Métodos de Laboratório Aplicados à Clínica

Técnica e Interpretação

Grupo
Editorial
Nacional

O GEN | Grupo Editorial Nacional – maior plataforma editorial brasileira no segmento científico, técnico e profissional – publica conteúdos nas áreas de ciências da saúde, exatas, humanas, jurídicas e sociais aplicadas, além de prover serviços direcionados à educação continuada e à preparação para concursos.

As editoras que integram o GEN, das mais respeitadas no mercado editorial, construíram catálogos inigualáveis, com obras decisivas para a formação acadêmica e o aperfeiçoamento de várias gerações de profissionais e estudantes, tendo se tornado sinônimo de qualidade e seriedade.

A missão do GEN e dos núcleos de conteúdo que o compõem é prover a melhor informação científica e distribuí-la de maneira flexível e conveniente, a preços justos, gerando benefícios e servindo a autores, docentes, livreiros, funcionários, colaboradores e acionistas.

Nosso comportamento ético incondicional e nossa responsabilidade social e ambiental são reforçados pela natureza educacional de nossa atividade e dão sustentabilidade ao crescimento contínuo e à rentabilidade do grupo.

Métodos de Laboratório Aplicados à Clínica

Técnica e Interpretação

A. Oliveira Lima

Professor *Honoris causa* da Universidade Federal do Rio de Janeiro e do Centro de Pesquisas Arlindo de Assis da Fundação Ataulfo de Paiva, Rio de Janeiro, RJ

J. Benjamin Soares

Diretor do Laboratório Carlos Chagas, Belo Horizonte, MG

J. B. Greco

Ex-Professor Convidado da Faculdade de Ciências Médicas de Minas Gerais, Belo Horizonte, MG.
Emeritus Member da *American Academy of Allergy and Immunology*

João Galizzi

Professor Emérito da Faculdade de Medicina da Universidade Federal de Minas Gerais, Belo Horizonte, MG

J. Romeu Cançado

Professor Emérito da Faculdade de Medicina da Universidade Federal de Minas Gerais, Belo Horizonte, MG

Oitava edição

GEN | GUANABARA KOOGAN

Os autores deste livro e a EDITORA GUANABARA KOOGAN LTDA. empenharam seus melhores esforços para assegurar que as informações e os procedimentos apresentados no texto estejam em acordo com os padrões aceitos à época da publicação, *e todos os dados foram atualizados pelo autor até a data da entrega dos originais à editora*. Entretanto, tendo em conta a evolução das ciências da saúde, as mudanças regulamentares governamentais e o constante fluxo de novas informações sobre terapêutica medicamentosa e reações adversas a fármacos, recomendamos enfaticamente que os leitores consultem sempre outras fontes fidedignas, de modo a se certificarem de que as informações contidas neste livro estão corretas e de que não houve alterações nas dosagens recomendadas ou na legislação regulamentadora.

Os autores e a editora se empenharam para citar adequadamente e dar o devido crédito a todos os detentores de direitos autorais de qualquer material utilizado neste livro, dispondo-se a possíveis acertos posteriores caso, inadvertida e involuntariamente, a identificação de algum deles tenha sido omitida.

Travessa do Ouvidor, 11
Rio de Janeiro – RJ – CEP 20040-040
Tels.: (21) 3543-0770/(11) 5080-0770 | Fax: (21) 3543-0896
www.grupogen.com.br | faleconosco@grupogen.com.br

CIP-BRASIL. CATALOGAÇÃO-NA-FONTE
SINDICATO NACIONAL DOS EDITORES DE LIVROS, RJ.

M552
8.ed.

Métodos de laboratório aplicados à clínica : técnica e interpretação / A. Oliveira Lima... [et al.]. - 8.ed., - [Reimpr.]. - Rio de Janeiro : Guanabara Koogan, 2018.
il.

ISBN 978-85-277-0686-5

1. Diagnóstico de laboratório. I. Lima, A. Oliveira, 1913-.

08-3593. CDD: 616.075
CDU: 616

Ao Prof. J. Baeta Vianna
in memoriam

Prefácio dos Autores à Oitava Edição

Faz agora 58 anos que o Professor Baeta Vianna, ao prefaciar a primeira edição deste livro, vaticinou que ele ocuparia lugar de relevo na literatura médica nacional.

Fruto da colaboração diária, solidária, metódica e documentada de cinco moços idealistas, em contato direto com o laboratório e com a clínica, iluminados pelo espírito da escola que os formou, a autoria do livro foi coletiva. Em cada capítulo, além do responsável, estavam presentes os outros companheiros, graças à livre troca de idéias e ao permanente incentivo.

Ao lado das técnicas então correntes, tinha como seu maior apanágio a interpretação dos resultados.

As sucessivas edições por que passou não lhe alteraram a feição.

As incontáveis aquisições tecnológicas dos últimos decênios tiveram profunda repercussão na Medicina, em particular na laboratorial. Criaram-se imensas facilidades práticas na execução dos exames, permitindo seguro controle de qualidade e exatidão e quase incrível economia de tempo. Tal progresso, entretanto, não tirou um dos atributos do livro, a correlação clínico-patológica, nem lhe diminuiu a serventia. A sétima edição, depois de reimpressa, esgotouse em pouco tempo, uma das razões que nos animaram a preparar a oitava, na expectativa de estarmos atendendo a uma necessidade.

Conservamos grande parte das técnicas convencionais, porque são úteis aos laboratórios de menor porte, além de encerrarem princípios fundamentais e, não raro, mostrarem a evolução histórica do método.

Além dos acréscimos e supressões, considerando as conquistas hoje alcançadas pela biologia molecular, enriquecemos o livro com um capítulo novo, sobre o diagnóstico das doenças infecciosas e genéticas pela reação em cadeia de polimerase (PCR), de autoria de Andrew J. G. Simpson e Catarina B. Cançado Simpson que, pela generosa colaboração, tornaram-se credores de nossa gratidão.

Por outro lado, tendo em mente a importância da epidemia mundial de imunodeficiência adquirida (AIDS, SIDA), contamos com a ajuda de Dirceu B. Greco, dono de sólida experiência, para fazer a revisão do assunto, e a quem expressamos nosso profundo reconhecimento.

Moveu-nos, também, o preito à memória dos companheiros falecidos. Lembrá-los é reviver dias venturosos.

José Benjamin Soares, discípulo de José Ória, trabalhador meticuloso, foi um dos precursores da Hematologia em Minas Gerais, como revelam as páginas deste livro dedicadas àquela especialidade;

Antônio de Oliveira Lima, autodidata, estudioso, objetivo e pertinaz, um dos maiores entusiastas da preparação deste texto, foi o pioneiro da Alergia em nosso país, atingindo a culminância entre os imunologistas brasileiros;

João Galizzi, figura humana inconfundível pela sinceridade, expoente da Gastroenterologia, benfeitor de gerações de alunos como professor de Semiologia de nossa Faculdade, foi eleito pela Academia Mineira de Medicina um dos vinte médicos mineiros de maior destaque no século XX.

Cumpre-se, ainda, agradecer a todos que nos ajudaram nesta revisão, em especial:

Ao Dr. João Galizzi Filho pela leitura do Capítulo 6 e as oportunas sugestões;

Ao Dr. José Euclides Franco Ribeiro e a seus colegas pela leitura do Capítulo 21 e proveitosas observações;

Ao Dr. Jairo Carvalhais Câmara pelo desenho da Figura 3.8.

Nossos agradecimentos se estendem ao Sr. Mauro Lorch e a todos os funcionários da Editora Guanabara Koogan que trabalharam neste compêndio, cuja apresentação vemse tornando cada vez mais esmerada, desde a primeira edição.

J. B. Greco
J. Romeu Cançado

Prefácio dos Autores à Primeira Edição

No decorrer de nossa carreira profissional, em contato diário com o laboratório e com a clínica, convencemo-nos da necessidade de um compêndio nacional, contendo técnicas mais correntes da prática laboratorial, assim como a interpretação dos resultados dos exames realizados. Esta convicção, fortalecida pela solicitação de colegas desejosos de inteirar-se destes métodos, levou-nos a publicar este manual, que, por certo, não é perfeito nem original. Abrange os métodos rotineiros mais adaptáveis ao nosso meio, visando sempre a sua aplicação clínica.

Nossa contribuição pessoal limita-se quase exclusivamente à seleção das técnicas, pela investigação de sua praticabilidade, e ao trabalho de percorrer a literatura nacional e estrangeira sobre o assunto.

Numa obra deste vulto muitas falhas serão encontradas. As sugestões e críticas contribuirão para o aperfeiçoamento de possíveis edições futuras.

Cumprimos o grato dever de consignar aqui nossos agradecimentos a todos aqueles que, direta ou indiretamente, contribuíram para a execução deste trabalho.

Agradecemos particularmente ao professor J. Baeta Vianna, a quem devemos a segura orientação de nossa formação científica; ao Dr. John P. Peters, professor de Clínica Médica da Universidade de Yale, e Dr. Donald D. Van Slyke, do Hospital do *Rockefeller Institute for Medical Research*, por nos terem autorizado a recorrer à magistral obra de sua autoria *Quantitative Clinical Chemistry*; a Philip B. Hawk, do *Food Research Laboratories, Inc.*, por permitir utilizarmos técnicas e interpretações do livro *Practical Physiological Chemistry*, de sua autoria, especialmente do capítulo de química do sangue; a A. H. Sanford, pelas gravuras reproduzidas de seu livro *Medical Diagnosis by Laboratory Methods;* a Varela e A. Fisher, autores, respectivamente, dos livros *Lecciones de Hematologia e Laboratorio,* pelas figuras adaptadas de suas obras. Estes agradecimentos são extensivos às editoras das obras citadas, respectivamente, *The Williams and Wilkins Co., P. Blakiston's Son and Co., Inc., W. B. Saunders Co.,* dos Estados Unidos, e *El Ateneo,* da Argentina.

Expressamos nossa gratidão ao Dr. Olinto Fonseca Filho, colega e amigo, pelas facilidades que nos proporcionou como diretor da Imprensa Oficial, onde esta obra foi impressa. Vários colegas, numerosos para citações individuais, estimularam-nos na realização deste manual, criticando e apresentando sugestões, pelo que formulamos nossos agradecimentos. O Senhor Luís Haas é merecedor de nosso reconhecimento pelo interesse que tomou por este livro, concorrendo com sugestões que melhoraram consideravelmente a apresentação do volume.

Agradecemos finalmente aos funcionários da Imprensa Oficial do Estado de Minais Gerais, que trabalharam na impressão deste manual, pela cooperação que nos deram.

A. O. L.
J. B. S.
J. B. G.
J. G.
J. R. C.

Prefácio do Prof. Baeta Vianna

Este livro, a que me foi dada a honra de prefaciar, é o produto de uma equipe de profissionais tal como o requerem as obras que em qualquer profissão refletem a diversidade das especializações.

Os moços que o compuseram, solidarizados social e intelectualmente no trabalho clínico diário, metódico e documentado, comemoraram há poucos meses o primeiro lustro de formatura e nestes poucos anos da labuta incessante alcançaram uma soma de conhecimentos que a outros mal bastariam dezenas.

Estimulados por um triunfo imediato na profissão, graças aos fundamentos científicos da sua cultura médica, resolveram contribuir para o progresso da medicina prática, entre nós, com um manual que se não deveria destinar apenas ao laboratorista, mas também a todo clínico que se preze de ser um profissional culto, esclarecido e atualizado.

Constitui uma tradição reservada aos espíritos anacrônicos prelecionar sobre se medicina é ciência ou arte e a qual dos dois cabe importância maior no diagnóstico, se ao laboratório, se à clínica, criando oposição entre domínios que se completam.

Para estes últimos, a sentença do grande cientista francês Charles Richet tem a força de um *veredictum: Ceux qui veulent opposer le laboratoire à la clinique et la clinique au laboratoire n'ont rien compris, ni au laboratoire ni à la clinique.*

O clínico que observou e concluiu, na posse de documentos objetivos escrupulosamente recolhidos e estudados, faz ciência à maneira dos cientistas profissionais, porque a medicina é cada dia mais ciência, e aquele que a exerce terá de possuir o método e os hábitos do cientista para servi-la digna e honradamente.

As ampliações de matéria e as correções do texto, necessárias e inevitáveis nas edições sucessivas deste manual, garantir-lhe-ão, dentro em breve, o lugar que lhe compete na literatura médica nacional como uma contribuição do maior valor para a orientação clínica e a formação científica dos nossos profissionais.

J. Baeta Vianna

Março de 1943

Conteúdo

Métodos de Laboratório Aplicados à Clínica

Técnica e Interpretação

1

Provas Diagnósticas em Alergia e Imunologia

Este capítulo versa sobre os principais métodos subsidiários para o diagnóstico das manifestações alérgicas e imunológicas. Descreve a maneira de executar e interpretar os diferentes testes cutâneos e mucosos; expõe as técnicas usuais de preparação e padronização de vários extratos alergênicos; encerra elementos de imunologia.

In vivo

1. Testes cutâneos de leitura imediata:
   a) Escarificação *(Esc)*
   b) Puntura *(Prick test)*
   c) Intracutâneo *(IC)*
2. Testes cutâneos de leitura tardia:
   a) de contato
   b) de Prausnitz-Küstner *(P-K)*
   c) Tuberculina e similares
3. Testes mucosos (de provocação):
   a) Oftálmico
   b) Nasal
4. Preparação de extratos alergênicos

In vitro

a) Citologia das secreções
b) Radioimunoensaio *(RIE)*
c) *ELISA* (**E**n*zime* **L***inked* **I***mmuno* **S***orbent* **A***ssay*)
d) *BLOT*
e) Diagnóstico das imunodeficiências
f) Diagnóstico da infecção pelo **HIV** (*AIDS* ou SIDA)

TESTES DE LEITURA IMEDIATA

Testes de Escarificação (*Esc*)

Material Necessário

Algodão, álcool, escarificador, palitos, extratos, garrote, solução milesimal de epinefrina (adrenalina), seringas descartáveis de 1 ml.

Pode-se usar, com vantagem, o escarificador *Sensi test* de *Barry Laboratories (Pompare Beach, Florida, 33064, USA)*; com ele, fazem-se escarificações indolores e uniformes, em tamanho e profundidade.

Técnica: 1. Fazer a limpeza da pele na face volar do antebraço, com álcool; pode-se utilizar também a região dorsal ou anterior das coxas; 2. Praticar pequenas escarificações (cerca de 3 mm) em colunas longitudinais, espaçadas de 3 a 4 cm, evitando-se afloramento de sangue (Fig. 1.1); 3. Colocar o extrato sobre as escarificações. Se o extrato é líquido, uma gota; se em pasta, porção que recubra a escarificação; se em pó, a quantidade que se retira com palito (Fig. 1.2). Neste último caso, dispor sobre o pó uma gota de hidrato de sódio décimo normal (0,1 N). Com um palito para cada extrato, distribui-se o material, de modo a recobrir a escarificação. Sobre uma das escarificações, fazer o teste de controle, só usando o líquido extrator ou o NAOH 0,1 N; sobre outra, uma gota de solução de histamina 0,1%; 4. Remover os extratos, o padrão positivo (histamina); com algodão dentro de 10 minutos; 5. Leitura das reações, ao fim de 15 a 20 minutos.

Leitura. A reação é negativa, quando não houver formação de pápula; duvidosa, quando o diâmetro da pápula for de menos de 5 mm, com eritema discreto; positiva, se superior a 5 mm (Fig. 1.5). Seguindo-se a classificação de Tulft, as reações, nos testes de escarificação, são expressas do seguinte modo (Quadro 1.1):

Na identificação da positividade, a pápula tem mais significação do que o eritema.

Cuidados. Se o paciente estiver hipersensibilizado para os alérgenos, poderá apresentar reação geral de caráter grave. Estão neste grupo as reações sistêmicas (anafiláticas), manifestando-se com prurido generalizado, inclusive palmar e plantar; dispnéia, cianose, hipotensão, relaxamento de esfíncteres; colapso, requerendo o emprego **imediato** de **epinefrina** (adrenalina), 0,5 ml da solução milesimal (em crianças, 0,01 ml/kg), por via sub-

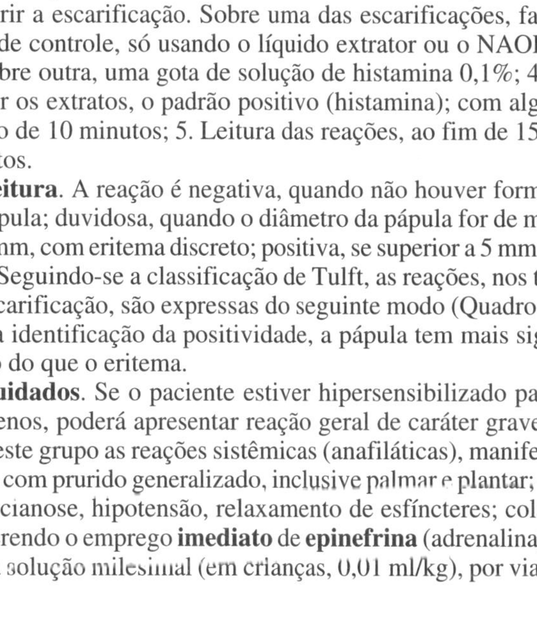

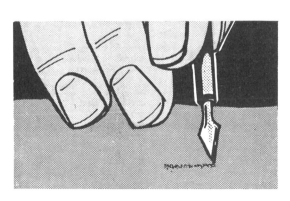

Fig. 1.1 Técnica para execução dos testes de escarificação. Escarificação linear da pele. A escarificação está aumentada; bastam 5 mm.

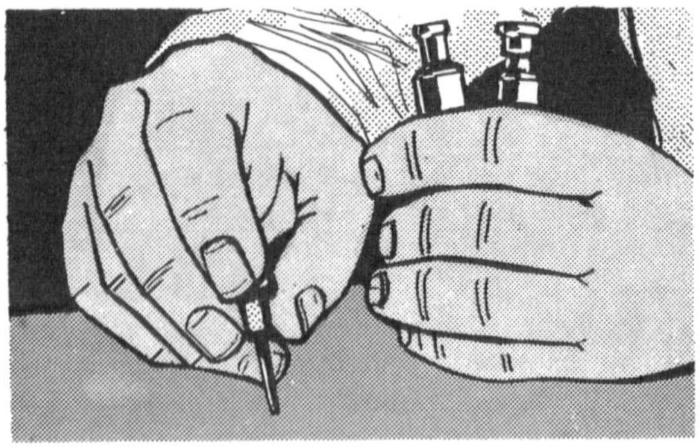

Fig. 1.2 Técnica para execução dos testes de escarificação. Deposição do extrato.

cutânea; repetir a dose, se necessário; empregam-se, nestes casos, quando graves também, anti-histamínicos e corticóides injetáveis. Estas ocorrências são raríssimas, mas o alergista deve estar preparado para tratá-las.

Não praticar grande número de testes, mas apenas os que a história clínica sugerir.

Se a região a ser testada for muito pilosa, remover os pêlos com barbeador elétrico.

Manter o paciente no consultório por cerca de 30 minutos, depois de terminadas as provas, evitando que sofra alguma reação fora das vistas do médico.

Na eventualidade de reação local muito intensa, deve-se prescrever anti-histamínico oral.

Testes de Puntura (*Prick Test*)

Técnica. Os testes poderão ser na região volar do antebraço, anterior da coxa ou no dorso.

1. Depois de limpa a pele com álcool, depositar uma gota de extrato e, com o auxílio de uma agulha, puncioná-la, delicadamente, sob a gota. Para esta punção, aplica-se leve pressão na agulha e levanta-se a pele, evitando-se afloramento de sangue (Fig. 1.3).
2. Empregar uma agulha esterilizada para cada teste. Testar também o líquido diluidor do extrato e com solução de histamina 0,1%.
3. Esperar um minuto, remover o extrato e fazer a leitura das reações, dentro de 10 a 15 minutos. Tebyriçá e cols. demonstraram que o extrato pode ser removido imediatamente após a prova; em estudo comparativo, verificaram que as reações são idênticas àquelas em que o extrato permaneceu 15 minutos em contato com a pele.

Leitura. As reações são classificadas em **negativas**, **duvidosas** e **positivas**. Adotar o mesmo critério usado para os testes por escarificação (Quadro 1.1).

Quadro 1.1 Critério para Expressar as Reações ESC

Teste ESC	Pápula	Eritema	Prurido Local
Negativo	<5 mm	Moderado	0
Positivo (+)	5 mm	Moderado	0
Médio (++)	5 a 10 mm	Apreciável	+
Forte (+++)	10 mm	Pronunciado	+

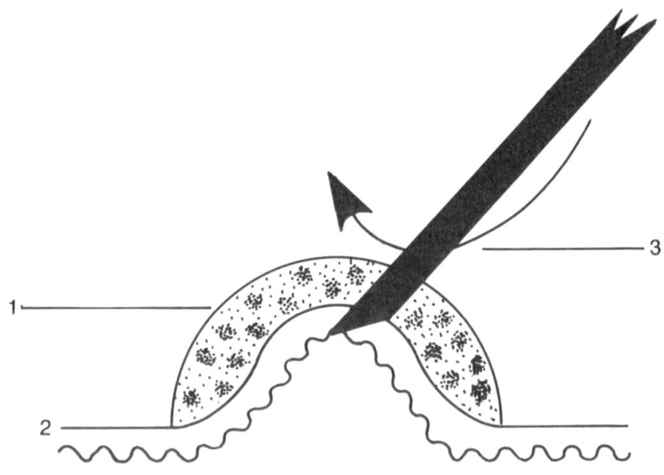

Fig. 1.3 Teste de puntura (esquemático). Mostra a gota do alérgeno, o ângulo da agulha em relação à superfície cutânea e a direção da agulha *(seta)*. 1. Gota do alérgeno; 2. Pele; 3. Movimento que se imprime à agulha. (Adaptada de Mygind.)

Marphree e Kniker, da Universidade do Texas, fizeram estudos comparativos entre os testes intracutâneos *(IC)* e testes com o emprego do dispositivo chamado *Multi-test* (Fig. 1.4). Com este pequeno aplicador (produzido por *Center Laboratories, 35 Channel Drive, Port Washington, N.Y., 11050, USA)*, executam-se oito provas simultaneamente, em espaços e profundidades iguais. A aplicação é rápida, quase indolor. Confrontados com os dos testes IC, os resultados são perfeitamente comparáveis, segundo os autores. Maganias idealizou dispositivo, a que denominou *Combion;* segundo ele, combina as vantagens do *Prick,* do *Esc* e do *IC.* Muito prático também é o ***DermoPIK*** *(de Greer Laboratories PO Box 800, Lenoir, NC 28645, USA).*

Testes Intracutâneos (*IC*)

Material Necessário

Algodão, álcool, seringas de 1 ml ao centésimo (uma para cada extrato); bateria de alérgenos; solução de histamina (0,1%); solução milesimal de epinefrina (adrenalina); garrote.

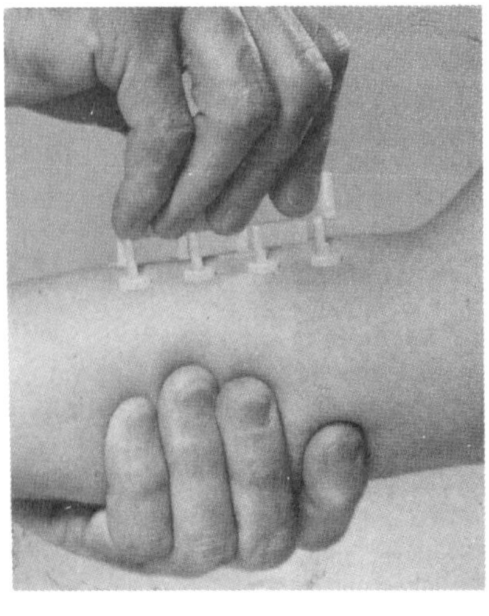

Fig. 1.4 Mostra como o *Multi-test* é aplicado.

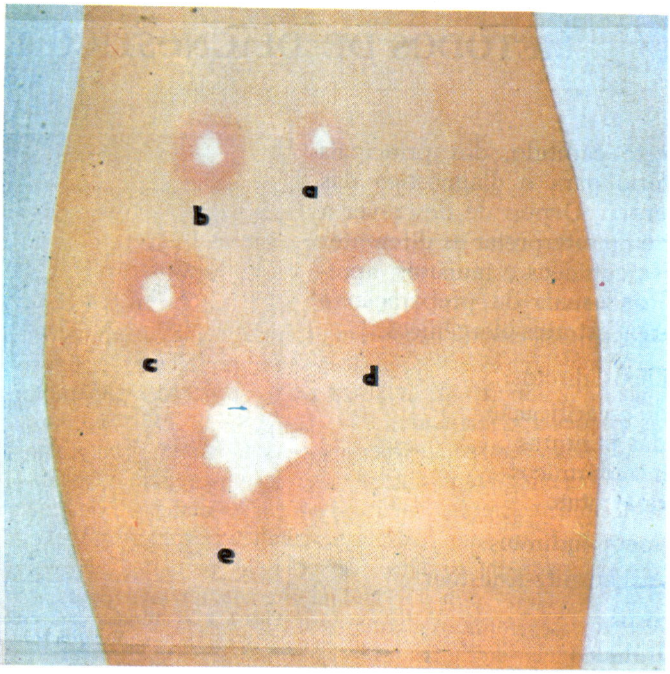

Fig. 1.5 Reações cutâneas nos testes de escarificação: a e b, ± (duvidosa); c, + (fraca); d, ++ (moderada); e, +++ (forte).

Técnica. 1. Fazer assepsia da região (face lateral do braço, em seu terço médio ou dorso, Figs. 1.6, 1.7 e 1.8). 2. Injetar, pela via **intracutânea** (não subcutânea), com a agulha em ângulo de 15 a 20 graus em relação à pele, 0,01 a 0,02 ml dos extratos em estudo, em filas longitudinais, espaçadas de 3 a 4 cm. Testar também com o líquido diluidor do extrato e com a solução de histamina 0,1%. Ao injetar, formam-se pequenas pápulas de cerca de 2 mm. Leitura ao fim de 15 a 20 minutos. O Quadro 1.2 mostra os critérios para a classificação das reações (Cooke). O eritema é sinal de menor valor do que a pápula. O grande eritema sem esta não significa reação positiva.

Registra-se a reação, contornando-se a periferia da pápula com caneta esferográfica (azul ou preta). Sobre este contorno, aplica-se fita adesiva transparente *(Scotch)*, de largura suficiente para recobri lo, comprimindo a. Ao retirá-la, tem-se, nela gravado, o desenho exato da pápula. Transferida para a ficha do paciente,

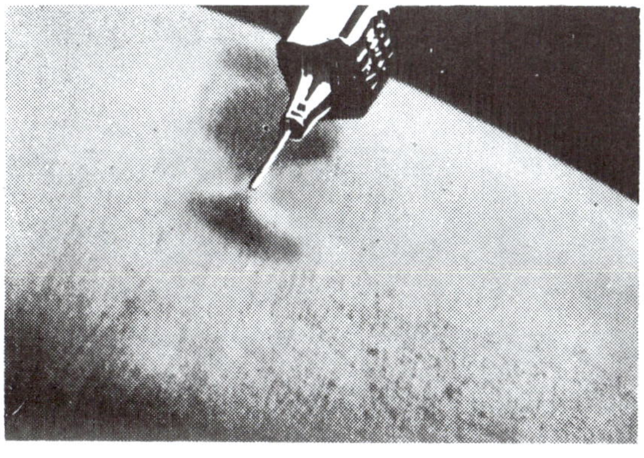

Fig. 1.6 Execução dos testes intracutâneos. Formação de pequena pápula.

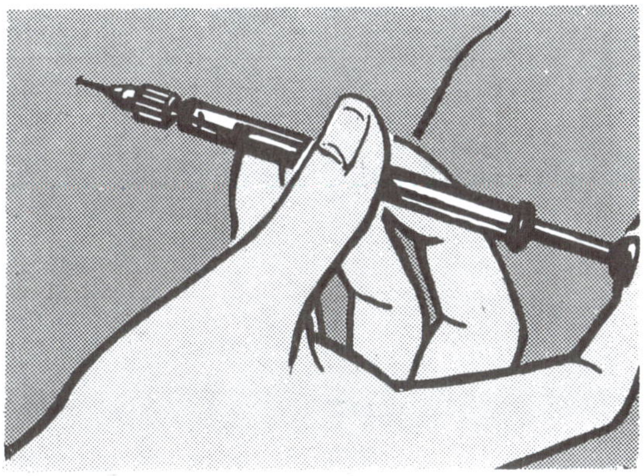

Fig. 1.7 Execução de testes intracutâneos.

dispõe-se do registro permanente da forma e do tamanho da reação cutânea, útil para comparações futuras.

Cuidados. Os mesmos recomendados para os testes de escarificação.

Mecanismos das Reações Positivas. A pápula urticariana que se forma nos locais dos testes positivos (**Esc**, **Puntura**, **IC**) resulta da liberação de histamina — substância existente, préformada mas inativa — no interior das células. A combinação do antígeno (extrato alergênico) com os anticorpos (IgE) existentes no endotélio dos vasos superiores da derme representa o fator traumático que põe em liberdade, na forma ativa, a histamina, além de outros mediadores (leucotrienos, bradicinina, prostaglandinas, fatores quimiotáticos para neutrófilos ou eosinófilos). Sob a ação destes mediadores, o capilar se dilata e se deixa atravessar por exsudato rico em proteínas. A pápula observada nos testes positivos é o resultado do acúmulo desse exsudato nas malhas do sistema lacunar. O eritema envolvente se origina no reflexo axônico que parte do centro da pápula. Várias outras substâncias libertam a histamina: tripsina, peptonas, toxinas bacterianas, venenos animais e vegetais, traumatismos além de queimaduras e substâncias químicas diversas. Por serem muito lábeis alguns extratos de fretas, Bierman *et al.* recomendam o emprego do próprio suco, para os testes cutâneos (ESC).

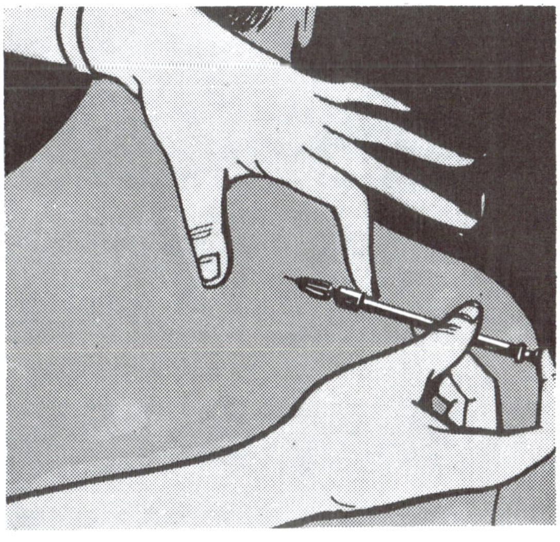

Fig. 1.8 Execução de testes intracutâneos da região dorsal.

Quadro 1.2 Critério para Expressar as Reações IC

Teste *IC*	**Pápula, em mm**	**Eritema**	**Prurido Local**	**Pseudópodos**
Negativo	2	0	0	0
Positivo (+)	5	Moderado	0	0
Positivo (++)	5 a 10	+	+	0
Positivo forte (+++)	10, 20	++	++	+
	ou mais	+++	+++	+++

INTERPRETAÇÃO

O teste cutâneo positivo evidencia a presença, nos vasos da derme, de reaginas específicas (IgE) para o alergênio em estudo, mas não significa que este seja, obrigatoriamente, o responsável pela manifestação alérgica. A razão é que o indivíduo pode ter reaginas para esta ou aquela substância sem padecer de sintomas clínicos evidentes. Por outro lado, o teste negativo não quer dizer que a substância testada não seja o agente etiológico primário da manifestação em estudo, e isto porque nem sempre há reaginas fixadas na derme, mas somente nos chamados "órgãos de choque". Há várias condições que podem interferir nos testes cutâneos, tornando-os falso-positivos ou falso-negativos. Entre as primeiras, figuram as seguintes: extratos irritantes; pele dermográfica; injeção de ar junto com o extrato; inoculação de maior volume do alergênio. Entre as segundas: extratos sem potência; ausência de reaginas na derme; execução dos testes em períodos refratários (logo após crises alérgicas agudas); testes em doentes em uso prolongado de epinefrina, de anti-histamínicos, de antidepressivos tricíclicos, de clorpromazina (amplictil). Assinale-se que os corticóides **não** inibem as reações tipo imediato.

Segundo Matzger, Turner e Patterson, não há risco da imunoterapia em gestantes, nem para a mãe, nem para o feto. Assim, também as provas cutâneas podem ser realizadas durante a gravidez. Entretanto, nas altas sensibilizações, há risco de reação sistêmica (muito rara), que será deletéria para a gestante e para o nascituro, pois a histamina liberada, em tal eventualidade, provoca contração uterina.

Este bioensaio, utilizado por profissional experimentado e afastadas as causas de erro enumeradas, é recurso de grande valor, mas apenas como complemento da minuciosa história clínica e do meticuloso exame físico. Segundo pronunciamento do *Practice Standards,* da *American Academy of Allergy and Immunology — AAAI*, as provas cutâneas mostram-se superiores ao *RAST* em certos estados anafiláticos, particularmente na alergia à pe-

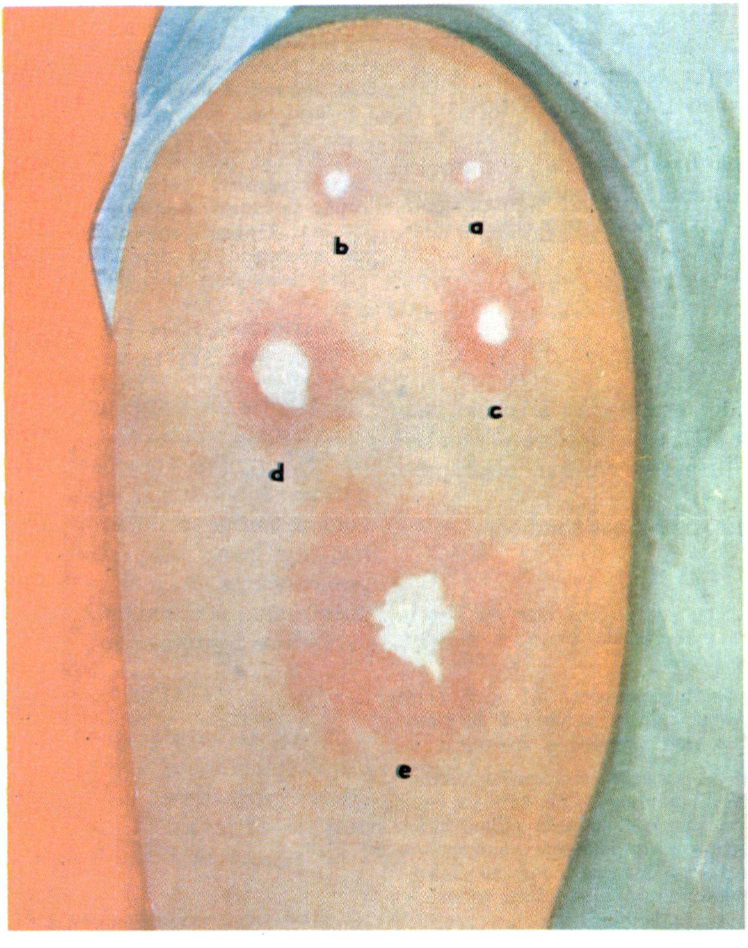

Fig. 1.9 Reações cutâneas nos testes intracutâneos: a e b, ± (duvidosa); c, ++ (fraca); d, ++ (moderada); e, +++ (forte).

nicilina e à picada de himenópteros; o *RAST* é considerado menos sensível do que o bioensaio (teste cutâneo). A *AAAI* salienta que a boa prática exige que o ato médico (história clínica, exame físico, provas cutâneas) seja exercido pelo próprio alergista; exprime sua preocupação quanto ao abuso dos testes e/ou do *RAST*, especialmente na utilização de grande número de provas com alimentos e inalantes, não justificáveis em face da história clínica. Esta é soberana em qualquer especialidade, de modo particular em alergia. Nenhuma técnica ou aparelhagem, por mais sofisticada que seja, a substitui.

Cumpre lembrar que a criança (até dois anos) e o adulto (acima de 65 anos) exibem menor reatividade aos testes cutâneos.

Nelson, do *National Jewish Center for Immunology, Allergy Skin Test Lab,* é de opinião que, a despeito do grande número de novos testes *in vitro* surgidos nos últimos anos, nenhum deles é superior aos testes cutâneos clássicos, e adverte: "a minuciosa história clínica e o exame físico são insuperáveis". Entre as vantagens da prova cutânea, enumera: 1) o resultado é imediato; 2) sua simplicidade; 3) menos dispendiosa do que as provas *in vitro*. **Este mesmo autor não é entusiasta dos testes cutâneos para alimentos; atribui grande valor às provas para inalantes; considera desnecessárias IgE total do soro, *RAST, MAST***, usando-as apenas em casos excepcionais. Carlquist *et al.* confrontaram os testes de puntura e o enzimático, *in vitro*, e concluíram haver correspondência entre os resultados obtidos.

Reed, da *Clínica Mayo*, de Rochester (EUA), afirma que raramente recorre aos testes para alimentos; os antígenos que usa rotineiramente são o pó domiciliar, alternária, ácaro e polens (de ambrósias e de gramíneas), importantes em seu país. Estes últimos não representam papel apreciável em nosso país.

Negreiros e cols., em sua obra "Alergia — Para Clínicos e Pediatras", no judicioso capítulo: "Os NÃO na Asma", adverte: "... não acredito muito em asma por alimento; existe, mas não é comum; portanto, não há sentido em empregar os testes para pesquisar alergia alimentar". Nos primórdios da alergia, testavam-se dezenas de alimentos.

Knicker é de opinião que as provas cutâneas são superiores ao *RAST*, especialmente no diagnóstico de estados anafiláticos graves. Considera o *RAST* preferível em situações nas quais a superfície cutânea não ofereça condições para os testes **IC**, **Esc** ou **Puntura** (dermografismo, eczema generalizado), ponto de vista este semelhante ao de Adkinson da Escola de Medicina da *Johns Hopkins University*.

Wood *et al.* compararam as provas cutâneas (puntura e intradérmica) e o *RAST*, em 120 pacientes; concluíram que o *prick* e o *RAST* são de excelente eficiência.

Os testes de leitura imediata têm seu valor primordial na avaliação de hipersensibilidade a alérgenos inaláveis; são de utilidade discutível para alimentos e não fidedignos para rastrear a sensibilidade a medicamentos, exceção feita à penicilina.

O número de testes varia de paciente a paciente, na dependência da história clínica, pois esta apontará os alérgenos suspeitos.

A bateria padrão mínima, em nosso meio, deverá incluir os seguintes antígenos: pó domiciliar, *Dermatophagoides,* fungos do ar, bem como o diluente do extrato e solução de histamina (0,1%) com provas negativas e positivas. Se a história clínica sugerir, acrescentar epitélio de animais (cão, gato, cavalo) e alimentos para os quais haja fortes suspeitas (leite, ovo, especialmente em crianças).

ALÉRGENOS PARA TESTES CUTÂNEOS

Inalantes. Pó domiciliar, ácaros *(Dermatophagoides pteronyssinus* e/ou *D. farinae),* penas, epitélio de animais (cão, gato, cavalo, boi), fungos do ar *(arpergillus, penicillium, mucor, alternária),* polens.

Pó Domiciliar e Ácaro. O pó domiciliar, o ácaro, pela alta percentagem de sensibilidade em alérgicos, especialmente nos portadores de alergia respiratória, serão enfocados com mais detalhes, pois representam papel importante na asma brônquica e na rinopatia alérgica. Devem, portanto, obrigatoriamente, fazer parte da bateria dos extratos. A grande maioria dos extratos alergênicos (as chamadas **vacinas**) empregados na imunoterapia para o tratamento da **asma brônquica** e da **rinite perene** contém estes dois elementos. Geralmente os indivíduos sensíveis ao pó domiciliar o são ao ácaro; raramente é a sensibilidade apenas para o pó, o que reforça a hipótese de que o poder antigênico deste depende do ácaro que encerra.

Assinale-se a dúvida freqüente que ocorre a leigos, especialmente aos portadores de queixas respiratórias, a respeito de carpetes em residências e sua responsabilidade na produção de sintomas. Dybendal *et al.* estudaram o conteúdo antigênico do pó domiciliar colhido em assoalhos carpetados e naqueles apenas encerados ou sintecados. Concluíram que não há diferença no teor alergênico do pó contido nos dois tipos de revestimento. Alergistas há, entretanto, que não aceitam esta conclusão.

Geller, estudando as reações positivas aos testes cutâneos, em trabalho recente, encontrou 74,08% a 62,43% de positividade para o pó domiciliar e para ácaros, respectivamente.

Rodriguez, Dyson e Mohagheghi testaram 809 indivíduos alérgicos (**IC** e **Puntura**) com extrato alergênico de inalantes (pó domiciliar, ácaro, pólen de gramíneas e de ambrósias; 51% reagiram ao pó, 43% ao ácaro, 48% às gramíneas *(Phleum pratensis),* 43% às ambrósias, e a outros em pequenas percentagens.

Polens. O pólen, agente etiológico de grande importância em vários países, responsável pela produção da **rinite polínica estacional** (chamada *Hay fever* nas nações de língua inglesa), com incidência de mais de 5% da população geral nos EUA, é de pouca importância no Brasil, pelo menos nas regiões Sudeste, Centro-Oeste, Nordeste e Norte. Esta é também a opinião de Geller e Mendes.

Lima, do Rio de Janeiro, e Mendes, de São Paulo, pioneiros e divulgadores da alergia no Brasil, contando com a colaboração de Greco, de Minas Gerais, todos autodidatas, interessaram-se em saber se havia casos de polinose em nosso País. Para tal, precisariam conhecer se ocorria alguma estação de polens em nossa atmosfera, de que espécie, em que concentração e em que época. Assim, empreenderam, pela primeira vez no Brasil, na década de 40, estudos de conteúdo de polens aéreos em diversas cidades. Demonstraram a existência de nítida estação polínica e o pólen identificado, na maioria das regiões investigadas, como sendo o da gramínea *Melinis minutiflora* (capim-gordura), nos meses de maio e junho. De posse desta referência, ficaram alertas no sentido de identificar casos de alergia respiratória produzidos pelo *M. minutiflora*. Apesar de existir estação de polens em número suficiente para despertar sensibilização clínica, os autores citados identificaram apenas meia dúzia de casos, em vários anos de observação. Estes mereceram publicação pela sua raridade e curiosidade.

Entretanto, nos últimos seis anos, alergistas do sul do País, entre eles Rosário Filho e Bernd, têm publicado dezenas de casos de **rinite polínica**. É provável que as condições ambientais e ecológicas dos Estados sulinos propiciem ambiente polínico mais rico e mais variado, aliado ao fator racial mais homogêneo e mais suscetível à sensibilização ao pólen. Rosário Filho, em correspondência ao *Journal of Allergy and Clinical Immunology* (abril de 1990), reafirma sua convicção de que a **febre do feno** *(hay fever)* não é rara no Brasil, pelo menos na região em que milita esse autor (sul do País); já diagnosticou ele mais de 100 casos, a maioria alérgicos ao pólen do *Lolim multiflorum* (centeio-italiano), nos últimos 12 anos. Todavia, perdura a singular raridade desta manifestação estacional nos Estados de São Paulo, Rio de Janeiro e Minas Gerais, bem como no Norte e Nordeste do País. O pólen é agente etiológico de grande importância, em vários países, responsável pela **rinite polínica** estacional (chamada *hay fever*). Por exemplo, sua incidência nos EUA é de mais de 5% da população geral, talvez porque, entre outros fatores, lá existe um arbusto, a *Ambrosia (Psylostachya, trifida* e outras espécies), cujos polens são de grande potência antigênica. Este arbusto *(ragweed)* não é encontradiço no Brasil.

Segundo Vieira e Negreiros, a incidência da **polinose** em Caxias do Sul, RS, é de 4,8%. Lorscheitter e Bernd identificaram nítida estação polínica em Porto Alegre, no período setembro-abril, originária de *Gramineae, Cyperaceae, Araucaria* e outros gêneros.

No Rio Grande do Sul, Rosário Filho refere que foi observada prevalência média de 1,4% de polinose na população geral.

A título de curiosidade, o primeiro trabalho publicado no Brasil sobre a polinose data de 1908, de A. Carini, e contém apenas uma indagação. Outros trabalhos pioneiros foram publicados por Oliveira Lima, no Rio de Janeiro, Greco, em Minas Gerais, e Ernesto Mendes, em São Paulo. Neste triângulo, Rio, Minas e São Paulo, a partir da década de 40, os estudos foram realizados com maior objetividade, inclusive com o levantamento polínico da atmosfera de várias regiões do Brasil. Bernd e Dra. Maria Luísa Lorscheitter têm diagnosticado poucos casos de rinite polínica, especialmente no Sul do país, raramente no Norte.

Alimentos. Trigo, arroz, milho, feijão, carnes (vaca, porco, galinha, peixe), leite, ovos.

Testes de Leitura Tardia

Usa-se a via intracutânea para os testes de leitura tardia, também chamados testes **tipo tuberculina**. A leitura é feita ao fim de 48 horas. A reação cutânea, quando positiva, é de tipo inflamatório, acompanhando-se de enduração (infiltração) e de eritema. Atinge seu desenvolvimento máximo em 48-72 horas.

Material Necessário

Algodão, álcool, seringas de 1 ml graduadas ao centésimo (uma para cada antígeno), de vidro ou descartáveis, montadas com agulhas 10/5.

Técnica

1. Fazer assepsia da pele, preferindo-se a região lateral do braço (terço médio) ou a volar do antebraço.
2. Injetar, pela via intradérmica, 0,1 ml (um décimo), com a agulha em ângulo de 15 a 20 graus em relação à superfície cutânea. Notar que o volume do antígeno (0,1 ml) é cinco vezes maior que o dos **IC** de leitura imediata.
3. Injetar, 0,1 ml de solução salina (NaCl a 0,85%) ou do meio de cultura, como controle.
4. Proceder à leitura, ao fim de 24-48 horas ou mais, dependendo do antígeno investigado.

Leitura. Nos testes com 0,1 ml, não se empresta valor à reação que surge dentro dos primeiros 30 minutos, pois, na maioria das vezes, é de natureza traumática. A reação positiva, nos testes de leitura tardia, caracteriza-se pela enduração, que atinge seu desenvolvimento máximo ao fim de 48 horas. O aspecto destas reações varia, de certo modo, com os antígenos em estudo. Na maioria dos casos, a leitura deve ser feita ao fim de 48 horas **(tuberculina, tricofitina, reação de Frei)**. Com a **lepromina (antígeno de Mitsuda)**, lê-se o resultado em 21 ou mais dias após o teste.

Cuidados. Observar o seguinte:

a. Usar uma seringa descartável para cada extrato. Na **prova de Mantoux** (tuberculina), Carneiro e Romão recomendam as seringas de vidro, pois o plástico das descartáveis adsorveria parte apreciável das tuberculoproteínas.
b. Certificar-se de que o material a ser testado se acha em condições ótimas; potente, estéril, não-irritante.
c. Só recorrer aos testes de leitura tardia quando houver suspeita de infecção por agente capaz de induzir esse tipo de sensibilização.

ANTÍGENOS

Dentre os antígenos mais usados com fins diagnósticos, baseados na pesquisa da sensibilidade tipo tuberculínea (reação tardia), figuram os seguintes: a própria **tuberculina**, **lepromina**, **tricofitina**, **oidiomicina**, **antígeno de Frei**, **suspensão de *Leishmania***, **brucelas**, **esporotricina**, **actinomicina**, **paracoccidioidina**, **coccidioidina**, **histoplasmina**, além de outros.

A bateria padrão para a avaliação da resposta imunológica tardia deve contar, pelo menos, com: **PPD** 5UT, *Candida* 1:100, Sk-Sd e tricofitina 1:100 (Fundação Ataulfo de Paiva).

O Quadro 1.3 mostra o que deve conter o *kit* para o estudo da hipersensibilidade celular, segundo alguns investigadores.

Testes de Contato

Os testes de contato, introduzidos por Jadashon em 1895, posteriormente padronizados e divulgados por Sulzberger e outros, têm mostrado, através dos tempos, grande valor para o alergista e para o dermatologista. Estas provas se prestam para identificar o agente etiológico de determinada dermatite de contato ou para confirmar uma suspeita.

Os agentes capazes de despertar a dermatite de contato são centenas. Entretanto, há contactantes mais freqüentes para os quais os dermatologistas recomendam testes, quando a história clínica não aponta algum em particular. Sampaio enumera relação de 20, entre eles: bicromato de potássio 0,5%, sulfato de níquel 5%, arseniato de sódio 10%, bicloreto de mercúrio 1%, procaína 1%, formol 5%, mercurocromo (como tal), picrato de butezina, parafenileno diamina 2%, DDT 5%, esmalte de unhas e outros.

Quadro 1.3

Substância	Diluição
DNCB	2%
DNCB	0,05%
Oidiomicina	1:100
Tricofitina	1:100
Estreptoquinase/dornase	
PPD	5 UT
E. coli	1:100
Salmonella	1:100
Toxóide estreptocócico	1:100

Entretanto, o homem entra em contato eventualmente com mais de um milhar de substâncias químicas que seriam capazes de sensibilizá-lo, dependendo da freqüência com que as manuseia e de seu poder sensibilizador.

Minelli e Swenson deparam 65,7% de testes de contato positivo em 70 pacientes com DO ao sulfato de níquel.

Nos testes de contato, as substâncias a serem investigadas deverão permanecer em contato com a epiderme durante 48 horas. A reação, nos casos positivos, é de aspecto eczematoso, surgindo, em geral, dentro de 48-72 horas. Visam à pesquisa da sensibilização da pele e das mucosas. São mais usadas em dermatologia.

Material Necessário

Algodão, éter e álcool; pequenos recortes de gaze em quadrados de cerca de 1 cm de lado; esparadrapo de 2,5 cm de largura; substâncias a serem testadas em concentrações apropriadas (ver relação com as respectivas diluições, no Apêndice 4, no fim do volume).

Técnica

1. Limpar a pele com éter e álcool, de preferência a região dorsal.
2. Colocar a substância a ser investigada diretamente sobre a pele do paciente — se em forma líquida ou em pasta, embebida no recorte de gaze; se em forma sólida, como se apresenta ou umedecida com solução salina. Recobrir o material com recorte de celofane e prendê-lo com esparadrapo. Vários testes poderão ser realizados de uma só vez (Figs. 1.10, 1.11 e 1.12).
3. Numerar os testes com lápis dermográfico para identificação posterior.
4. Retirar as provas ao fim de 48 horas, ou antes, se o paciente se queixar de prurido local intenso. Se negativas em 48 horas, nova leitura em 72 horas, eventualmente mais tarde. Nota: Os anti-histamínicos não interferem nas provas de contato.

Leitura

Removido o teste 48 horas depois de aplicado e retirados os restos de substância que permanecem aderidos à pele, procede-se à leitura da reação. Se tiverem sido realizados vários testes e for necessário esperar mais algumas horas para a leitura correta, marcar os locais com lápis dermográfico, para identificação posterior. A reação é considerada positiva quando, na área de aplicação da substância, forem notados eritema persistente, edema com ou sem vesículas ou bolhas, de acordo com o grau de sensibilidade do indivíduo. Bloch propõe a seguinte classificação das reações:

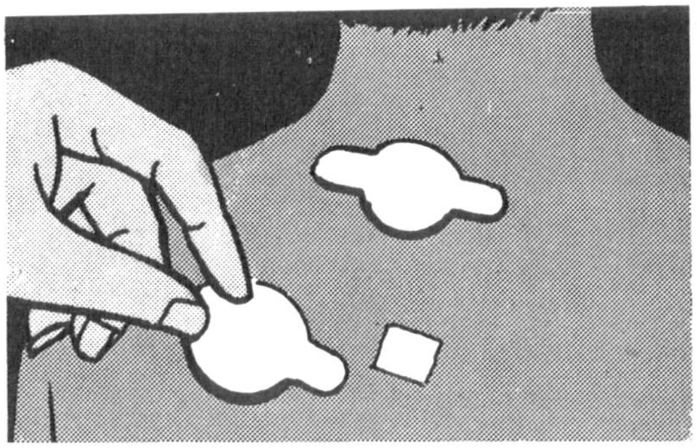

Fig. 1.11 Execução dos testes de contato na região dorsal. Em cima, um teste já aplicado; embaixo, um outro em execução.

0 — ausência de reação
± — eritema discreto
+ — eritema nítido
++ — eritema, edema e/ou formação de pápula ou vesícula
+++ — vesiculação nítida, pápula, edema, bolhas
++++ — desnudação, necrose

As reações duvidosas serão indicadas por ponto de interrogação, repetindo-se o teste em outro local.

Waldbott preconiza a seguinte classificação:

+ — eritema
++ — eritema e edema
+++ — eritema, edema, esboço de vesiculação
++++ — eritema, edema, vesiculação nítida, às vezes ulceração (esta é rara)

Aeling, *in Allergy, Asthma, and Ummunology,* fornece a bateria básica das substâncias a serem submetidas aos testes de contato (Quadro 1.4).

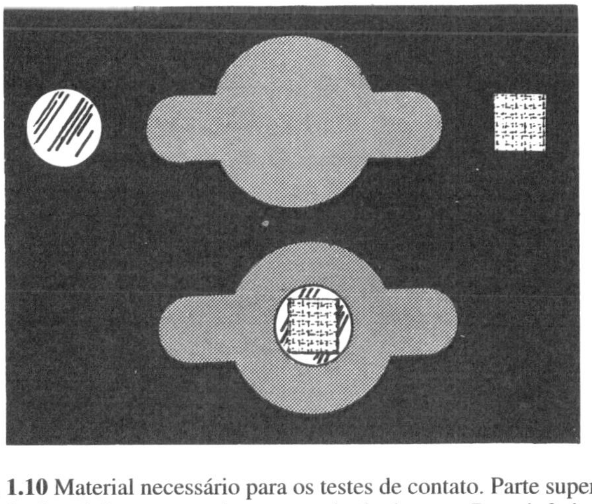

Fig. 1.10 Material necessário para os testes de contato. Parte superior: círculo de celofane, esparadrapo e quadrado de gaze. Parte inferior: as três peças já montadas para os testes.

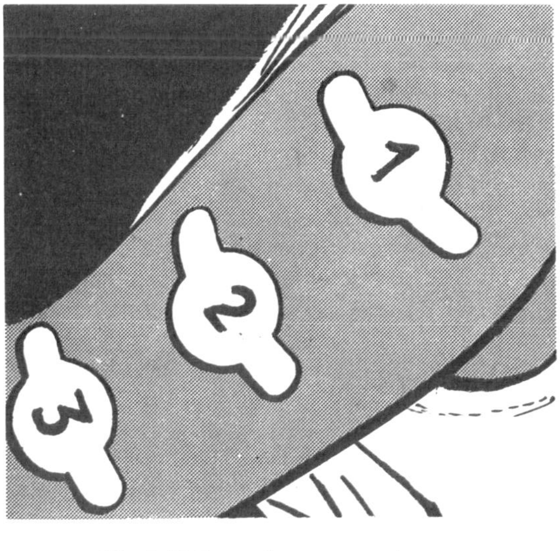

Fig. 1.12 Testes de contato no braço.

Quadro 1.4 Bateria Básica para Testes de Contato

Sulfato de níquel	2,5%
Bicromato de potássio	0,025%
Formaldeído	1%
Neomicina	20%
Benzocaína	5%
Lanolina	30%
Bálsamo-do-Peru	25%
Tiuram	1%
Epóxi	1%
Parafenilenodiamina	1%
Etilenodiamina	1%

Cuidados

a. Verificar se a substância não está em concentração que possa produzir irritação inespecífica. Orientar-se pela tabela do Apêndice 4, no final desta obra. Se a substância não consta da tabela, ensaiá-la cautelosamente em indivíduos normais, a fim de encontrar a diluição não irritante.
b. Não confundir a irritação inespecífica (eritema, edema) produzida pelo próprio esparadrapo; esta desaparece poucas horas após a remoção do teste. Lembre-se de que pode, excepcionalmente, haver sensibilidade específica pelo esparadrapo; em tal eventualidade, usa-se outro tipo: os chamados hipoalergênicos (*Scampor* fabricado por *Norgesplaster A/S,* Noruega, ou outro).
c. Instruir o paciente para não remover os testes antes das 48 horas, a menos que o prurido local seja muito intenso.
d. Todos os testes devem ser numerados.

Leitura dos Testes de Imunidade Celular. Fazer a leitura entre o 14.º e o 16.º dia; a reação fortemente positiva se traduz por eritema e enduração (++++).

INTERPRETAÇÃO

O DNCB e outros agentes (ver Quadro 1.3) têm sido usados para induzir sensibilidade no homem. A técnica de Catalona e cols. baseia-se no aparecimento de reação cutânea (edema, eritema e vesiculação), ao fim de 14 a 16 dias da aplicação do DNCB, e vem sendo amplamente empregada no estudo da deficiência imunológica. As que eventualmente ocorrem, ao fim de dois a quatro dias, em indivíduos não sensibilizados, são inespecíficas. Certa de 96% das pessoas normais exibem reações cutâneas positivas entre o 14.º e o 16.º dia da aplicação do teste. Este fato significa que estas pessoas foram capazes de se sensibilizarem ao agente estudado. Os doentes acometidos de deficiência da imunidade celular não se sensibilizam. Estes testes são empregados, ao lado de outras provas de imunidade celular (contagem de linfócitos T, inibição da migração dos macrófagos etc.), para a avaliação do grau de deficiência imunológica de doentes com neoplasia, viroses crônicas, micoses profundas, *AIDS* etc.

Prova de Prausnitz-Küstner *(P-K)*

Princípio

a. Os anticorpos responsáveis pelas reações cutâneas tipo imediato (IgE ou reaginas) também estão presentes no sangue circulante.
b. Esses anticorpos possuem a capacidade de se fixar à pele.
c. As áreas cutâneas inoculadas com o soro que contém as reaginas (IgE) adquirem sensibilização idêntica à da pele do doador. O objetivo desta prova é, pois, investigar a presença de reaginas no soro de uma pessoa, transferindo-as para a pele de indivíduo normal.

Material Necessário

Algodão, éter ou acetona, seringas de 1 ml (uma para cada extrato); seringas de 10 ml esterilizadas e secas; filtro de Seitz (para pequenos volumes) ou filtro tipo Swinny; solução milesimal de epinefrina.

Preparo do Soro do Doador. Retirar 5 a 10 ml do sangue do paciente, deixar coagular, pipetar o soro e esterilizá-lo em um dos filtros indicados. Mantê-lo no refrigerador.

Preparo do Receptor. Recomenda-se que o receptor (de preferência parente do doador), 24 horas antes da prova, não tenha ingerido os alimentos que serão testados, porque frações das proteínas intactas podem atravessar a parede intestinal sem sofrer digestão e, absorvidas, negativariam as reaginas do doador.

Técnica

1. Injetar 0,1 ml (um décimo) de soro do doador, intracutaneamente, em áreas cutâneas do receptor, de preferência na região dorsal ou lateral do braço (Fig. 1.13) espaçadas de 4 cm.
2. Marcar os locais injetados usando lápis dermográfico.
3. Os testes, com os alérgenos em estudo, também *IC*, são feitos 48 horas depois, injetando-se 0,01 a 0,02 ml do extrato nos locais marcados com lápis dermográfico. Fazer

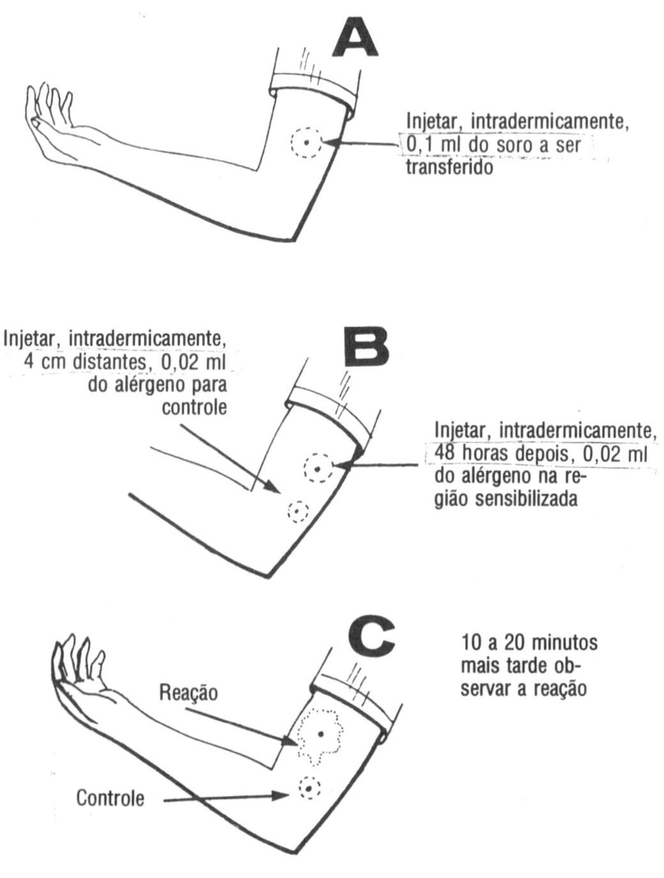

Fig. 1.13 Etapas da prova de Prausnitz-Küstner.

os mesmos testes IC em zonas de dorso nas quais não foi injetado o soro do doador.

4. Proceder à leitura das reações, seguindo-se o mesmo critério recomendado para os testes intracutâneos (Fig. 1.8 e Quadro 1.2).

Segundo Sales e Mendes, após uma hora da injeção do soro do doador, já se obtém a reação positiva, o que significa que a IgE transferida se fixa rapidamente na pele do receptor. Estes investigadores também demonstraram que, depois de sete dias, testes positivos ainda podem ser evidenciados.

Cuidados

a) O soro deve achar-se em condições ótimas: estéril e não-hemolisado.
b) Realizar o teste por via intracutânea, mais sensível do que por escarificação.
c) Fazer os testes rigorosamente nas áreas preparadas com o soro do doador.
d) Certificar-se de que os extratos alergênicos se acham em condições ótimas: potentes, estéreis e não-irritantes.
e) Instruir o receptor a não ingerir nenhuma das substâncias que serão testadas.
f) Verificar, antes do teste, se o doador não é portador de doenças transmissíveis (sífilis, hepatite virótica, *AIDS*, malária).

Hoje em dia, esta prova, por vários motivos, caiu em desuso, sendo empregada excepcionalmente em pesquisa.

TESTES DE PROVOCAÇÃO EM MUCOSAS

Estes testes são chamados de provocação, porque se coloca o antígeno em contato direto com a superfície da mucosa, simulando a situação real. De difícil padronização e incômodo, pode provocar reações graves. São utilizados em estudos experimentais.

Teste Oftálmico

Material Necessário

Gaze esterilizada; extratos alergênicos em frascos conta-gotas; solução milesimal de epinefrina (adrenalina).

Técnica. Instilar uma ou duas gotas do extrato alergênico no saco conjuntival de um dos olhos; o outro para controle.

Leitura. Se a reação é positiva, aparecerão, dentro de 15 minutos, congestão conjuntival, lacrimejamento e prurido no olho instilado. Para desaparecer a reação, basta instilar uma gota da solução milesimal de adrenalina no saco conjuntival.

Cuidados. a) Assegurar-se de que o extrato se acha em condições ótimas (potente, estéril, não-irritante); b) Lembrar-se da possibilidade, embora remota, de surgirem reações constitucionais ou focais.

Teste Nasal

Material Necessário

Gaze esterilizada; extratos alergênicos, em pó ou em solução; nebulizador; solução milesimal de adrenalina.

Técnica. Introduzir o alérgeno em uma das narinas, por aposição sobre a mucosa nasal ou por nebulização (o paciente não deve inspirar a nebulização).

Leitura. A reação positiva caracteriza-se por congestão da mucosa nasal do lado testado, seguida de espirros e coriza. Nada acontecerá na outra fossa nasal. O aparecimento ou aumento de eosinófilos na secreção, após o teste, reforça o diagnóstico de rinite alérgica, embora possam ocorrer casos de rinite eosinofílica não alérgica (Mullarkey).

VANTAGENS E DESVANTAGENS DOS TESTES DE LEITURA IMEDIATA

Escarificação ou Puntura

Vantagens. É de fácil execução. Os extratos são mais estáveis e conservam-se por mais tempo. Exige pouco material para sua execução. As reações inespecíficas são menos freqüentes. Menor risco para pacientes com elevado grau de sensibilização. Bem tolerado pelas crianças. Segundo Bernstein, podem ser empregados em crianças, a partir de um mês de idade, se houver evidente indicação clínica.

Permite a remoção do alérgeno, em caso de início de reação constitucional.

Desvantagens. É menos sensível que os testes **IC;** não permite a introdução de quantidades conhecidas do alergênio.

Testes Intracutâneos (IC)

Vantagens. São mais sensíveis do que o teste por escarificação ou puntura. Permitem a introdução de quantidades conhecidas do alergênio. Os mesmos extratos servem para a dessensibilização (imunoterapia).

Desvantagens. Requerem técnica aprimorada; exigem extratos titulados e purificados; são de maior risco em pacientes hipersensíveis; não permitem a retirada do alergênio, uma vez injetado, em caso de reações constitucionais; ocasionam reações inespecíficas com mais freqüência; de difícil execução na infância, antes dos três anos de idade.

Prova de Prausnitz-Küstner

Vantagens. Exeqüível mesmo quando o doador é portador de afecções cutâneas (ictiose, eczema generalizado, urticária, dermografismo); mais indicado para crianças ou pessoas altamente sensibilizadas, nas quais se teme provocar reação anafilática aguda.

Entretanto, a despeito das vantagens enumeradas, com o advento, nos últimos anos, de técnicas *in vitro* tão sensíveis e específicas quanto o *P-K* (rádio ou enzima imunoensaio), esta prova tem sido pouco utilizada.

Teste Oftálmico

Vantagens. Estabelece o grau da sensibilidade individual. Sensível e prático, no sentido de orientar quanto à conduta a seguir na soroterapia, por exemplo.

Desvantagens. Incômodo para o paciente; predispõe, pelo prurido, que acarreta, infecção conjuntival. Não permite a realização de vários testes no mesmo dia, mas, segundo Garcia-Ortega e cols., pode-se repetir a prova de 15 em 15 minutos, em cada olho, alternadamente, se negativa.

Teste Nasal

Vantagens. Fornece, nas rinopatias alérgicas, informação segura sobre a importância do alergênio em estudo.

Desvantagens. É incômodo para o paciente; não permite a realização de vários testes no mesmo dia.

PREPARAÇÃO DOS EXTRATOS

Diversas técnicas têm sido propostas para execução e padronização dos extratos alergênicos, obedecendo a princípios gerais comuns. Entretanto, os extratos poderão ser obtidos de laboratórios especializados, idôneos e confiáveis, como, por exemplo, do International Pharmaceutical Immunology do Brasil S.A. (Rua Loefgreen, 2455, São Paulo, SP, CEP 04040-033); *Center Laboratories* (*35 Channel Drive, Port Washington, N.Y.*, 11050-0110 USA) ou *Dome Hollister-Stier* (PO 3145, Spokane, WA 99207-3145, USA). *Lincoln Diagnostics, Inc.*, de Decatur, Il 62525, USA produz dispositivo prático com os extratos que permite os testes cutâneos mui rápidos e seguros.

Normas Gerais

1. Obter o material em estado natural, isto é, que não tenha sofrido a ação do calor ou de agentes químicos (pesticidas etc.).
2. Reduzir a pó o material sólido para facilitar a ação da solução extratora.
3. Eliminar a porção gordurosa (quando houver), tratando o material com solventes de gordura (éter, toluol ou acetona, Sovasol, tetracloreto de carbono). O éter e a acetona são muito inflamáveis, e o tetracloreto de carbono desprende gases tóxicos. **(Cuidado na sua manipulação!)**
4. Deixar a solução extratora em contato com o material, por tempo suficientemente longo. Nesta etapa, com alguns materiais, a utilização do liquidificador doméstico homogeneiza o material e torna a extração mais eficiente.
5. Obter os extratos em maior concentração, pois assim se conservam melhor.
6. Para as substâncias ricas em pigmento, usar soluções extratoras à base de sulfoxilato de sódio ($Na_2S_2O_4$); este descora os extratos, quando muito corados.
7. Dialisar os extratos, excetuando-se os de pólen, pó domiciliar, ovo, leite e soro de cavalo. Para tal, as chamadas "salsichas" de celofane *(cellophane sausage tubing)* são muito práticas. Ao fim de dois dias (há ocasiões em que a diálise deve ser mais prolongada), durante os quais o líquido da cuba dialisadora será trocado várias vezes (esta operação pode ser feita em água corrente), filtrar em papel e remover o toluol em funil separador. Se a diálise se processa em água corrente, será necessário repor ao extrato os sais da solução extratora empregada.
8. Não deixar resíduos de toluol nos extratos; este os torna irritantes.
9. Acertar o pH entre 7,0 e 7,4 por meio de ácido clorídrico 0,1 N ou hidrato de sódio 0,1 N, segundo o caso, utilizando papel indicador (Merck, Nitracina ou outro).
10. Esterilizar os extratos (não por aquecimento ou por meio de agentes químicos); usam-se para tal os filtros de Seitz.
11. Evitar refiltragens; os filtros absorvem parte do antígeno. Segundo Mendes, os solventes, quando empregados, são facilmente removidos com o auxílio de um "secador de cabelos".
12. Os extratos pobres em princípio ativo poderão ser concentrados, expondo-se o saco de celofane (ou a "salsicha") próximo a um ventilador, durante um dia ou mais.
13. Submeter à prova de esterilidade, para germes aeróbios e anaeróbios e, eventualmente, fungos.
14. Determinar o teor de N protéico. Os alergênios-estoque devem ser conservados no refrigerador, em frascos com rolha de borracha.
15. Os extratos líquidos se deterioram (perdem sua potência antigênica) ao fim de um a dois anos. Os extratos glicerinados (adicionar 40% de glicerina aos extratos-estoque depois de determinado seu teor de azoto) se conservam por vários anos, quando mantidos na geladeira.

Soluções extratoras

Solução de Evans (solução salina tamponada — SST)
N.º 1

NaCl *(p.a.)*	50,00 g
KH_2PO_4 *(p.a.)*	3,63 g
$Na_2HPO_4 12\ H_2O$ *(p.a.)*	14,31 g
Água destilada *q.s.*	1.000,00 ml

N.º 2

Fenol *(p.a.)*	40,00 g
Água destilada *q.s.*	1.000,00 ml

Conservar as duas soluções em frascos separados. No momento de usar, a uma parte de cada ajuntar quatro partes de água destilada. Por exemplo, em balão graduado de 1 litro, colocar 100 ml da solução n.º 1, 100 ml da n.º 2 e completar para o traço do balão com água destilada; deste modo, a mistura encerrará fenol a 0,4%. Sendo a solução de Evans das mais usadas para a extração e diluição dos alergênios, deve-se prepará-la em volume maior de cada vez.

Solução de Coca

NaCl *(p.a.)*	0,5 g
$NaHCO_3$ *(p.a.)*	0,275 g
Fenol *(p.a.)*	0,4 g
Água destilada *q.s.*	100,0 ml

É usada especialmente para a extração de polens, pó domiciliar e para a diluição de extratos concentrados.

Solução concentrada de Coca

NaCl *(p.a.)*	2,5 g
$NaHCO_3$ *(p.a.)*	1,25 g
Fenol *(p.a.)*	2,0 g
Água destilada *q.s.*	100,0 ml

Soluções à base de glicerina

a) Glicerina pura	50,0 ml
NaCl, solução a 1%	50,0 ml
b) Glicerina pura	67,0 ml
SST	33,0 ml

Solução de Stier-Hollister

Glicerina pura	46,0 ml
NaCl *(p.a.)*	4,0 g
Água destilada *q.s.*	100,0 ml

Esta é recomendada pela sua excelente propriedade conservadora do extrato. Seu inconveniente é dificultar a determinação do azoto.

Os extratos glicerinados deverão ser diluídos, de modo a não conter mais de 10% de glicerina, para os testes intracutâneos (**IC**).

Solução de Strauss-Spain

KH_2PO4 *(p.a.)*	2,72 g
NaOH (solução 1 N)	15,73 ml
Sulfoxilato de sódio	10,0 g
Água destilada *q.s.*	1.000,00 ml

A solução concentrada de Strauss-Spain é cinco vezes mais forte.

INALANTES

Pó Domiciliar (e Pós Similares)

1. Colher o pó, com aspirador (de tapetes, carpetes, assoalhos, colchões, travesseiros, cobertores, móveis estofados), de várias residências, especialmente de moradias de portadores de alergia respiratória; misturar todas as amostras colhidas;
2. Passar esta mistura *(pool)* através de fina tela de arame, a fim de remover material indesejável (palitos de fósforo, clipes, grampos, fragmentos metálicos etc.);
3. Colocar todo o pó em balão *erlenmeyer* de 1.000 ou 2.000 ml. Adicionar quantidades liberais de éter anidro e agitar, a fim de remover cera, corantes, gordura;
4. Filtrar em Büchner adaptado a balão *kitasato,* com vácuo; adicionar porções sucessivas de éter anidro, aspirando sempre com o vácuo, até obter filtrado incolor ou quase; desprezar este filtrado; deixar o pó secar à temperatura ambiente, já quase seco pela aspiração;
5. Pesar a quantidade obtida (cerca de 100 g) e adicionar parte igual de solução extratora (cerca de 100 ml da **SST** ou da solução de *Coca*);
6. Deixar que a extração se processe durante 48 horas, com agitações freqüentes; colocar todo o material em liquidificador doméstico, em média velocidade, durante 10 a 15 minutos, o que transforma o material em pasta homogênea, de coloração cinza-escura; esta simples operação facilita sobremodo a extração e a filtragem; filtrar novamente em Büchner, com vácuo; obtém-se líquido de coloração castanho-escura, que é o **extrato alergênico do pó domiciliar concentrado;** acertar o pH em torno de 7,0; esterilizar em filtro de Seitz, obedecida a técnica usual de esterilização;
7. Fazer provas de esterilidade para germes aeróbios e anaeróbios;
8. Diluir o extrato concentrado a 1:100, 1:1.000, 1:10.000 para prova **IC**.

Para escarificação ou puntura: a uma parte do extrato concentrado, adiciona-se parte igual da glicerina.

Usos

a. Para escarificação ou puntura: extrato glicerinado;
b. Para testes intracutâneos (**IC**): extrato-estoque diluído com solução salina (NaCl 0,85%) ou com solução salina tamponada (**SST**) a 1:10, 1:100, 1:1.000;
c. Para hipossensibilização (imunoterapia): extrato diluído 1:1.000.000; 1:100.000; 1:10.000; 1:1.000, de acordo com o grau de sensibilização do paciente.

Registre-se, de passagem, que a imunoterapia (hipossensibilização), ampla e abusivamente empregada em alergia clínica (as chamadas "vacinas"), é feita com extratos que encerram, em sua totalidade, pó domiciliar e ácaros. Entretanto, como advertem Thomas e Fish, judiciosamente, seu emprego abusivo, como tratamento de rotina, é condenável.

Barnes, em trabalho recente, põe em dúvida a utilidade da imunoterapia na asma.

A imunoterapia alérgica foi introduzida no tratamento dessensibilizante em 1911 por Noon e Freeman em trabalhos no *Lancet*. Mas até hoje pairam dúvidas sobre seu valor, seu mecanismo e sua eficácia em relação a outras modalidades de tratamento, segundo Weber.

Praça-Filho e Profeta, em trabalho recente, tecem válidas e oportunas considerações sobre a imunoterapia nas manifestações alérgicas no Brasil.

Reis, em trabalho bem documentado, discute o valor da imunoterapia (IT) e defende seu emprego precoce.

Segundo Mendes, o ácaro *Blomia tropicalis* é de grande importância em alergia respiratória, do lado do *Dermatophagoides pteronyssinus* e do *D. farinae*, além de outros, em menor grau, das cerca de 130 espécies de ácaros do pó domiciliar.

A imunoterapia (IT) não é indicada *na urticária crônica, nos eczemas e na alergia alimentar.* Este mesmo autor, em trabalho recente, chama a atenção para a grande importância do rigoroso controle ambiental nas alergias respiratórias.

Taketomi, E.A., em editorial publicado na Revista Brasileira de Alergia e Imunopatologia, exalta a importância da fauna acarina na produção de alergia respiratória (rinite e asma brônquica). Segundo este autor, a família *Pyroglyphidae* é constituída de 17 gêneros e 47 espécies, sendo o *Dermatophagoides pteronyssinus* uma das espécies principais em nosso meio.

Ácaros

Características Gerais do Parasito. O *Dermatophagoides*, um dos principais gêneros da família *Pyroglyphidae*, sob o ponto de vista alérgico, é ácaro ovíparo (ovo — larva — protoninfa — tritoninfa — adulto). Em levantamento da acarofauna realizado por Souza Moreira, em Belo Horizonte, MG, em material obtido de 41 residências, a família *Pyroglyphidae* foi a predominante, com o gênero *Dermatophagoides* (*farinae* e *pteronyssinus* — Figs. 1.14 e 1.15). Os adultos machos vivem de 60 a 80 dias; as fêmeas, de 100 a 150 dias.

Importância do Gênero. Os *Dermatophagoides* são os principais responsáveis pela alergenicidade da poeira domiciliar e, portanto, agentes importantes na produção da **rinite** e **asma brônquica alérgicas**. Dekker, em 1928, foi o primeiro a comprovar ser o ácaro do pó domiciliar o causador da grande maioria dos casos de asma. Estranhamente, esta constatação de Dekker permaneceu ignorada por mais de três décadas e só foi confirmada a partir dos anos 60, por Voorhorst e cols., bem como, em seguida, por autores de todo o mundo.

Cultura do *Dermatophagoides*. Sua cultura no laboratório não oferece maiores dificuldades.

Oliveira *et al.* verificaram a fauna acarina em colchões na cidade de Campinas, SP. Os ácaros do pó domiciliar, segundo os AA, são importantes nesta cidade. Segundo eles, foram encontrados especialmente na face inferior dos colchões especialmente os da família *Pyroglyphidae*. Os AA realizaram teste de puntura, dos quais 72,6% positivos para o *D. farinae*.

Eles vivem e se reproduzem melhor em temperatura em torno de 25°C e em umidade relativa em torno de 75%, condições

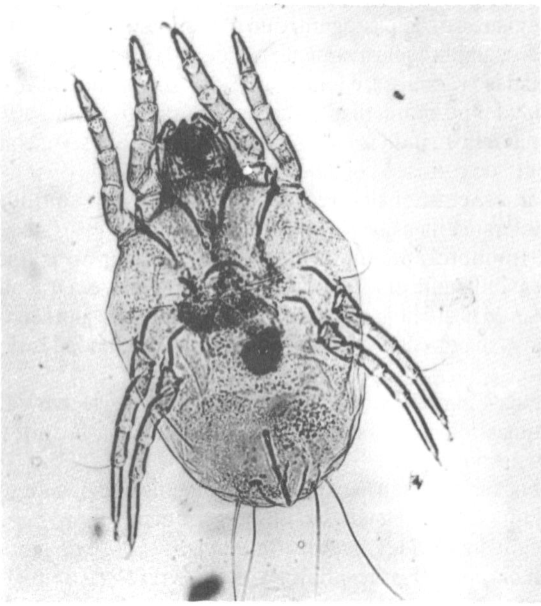

Fig. 1.14 Microfotografia do *D. farinae* (macho).

que se conseguem em dessecador de tamanho médio, contendo solução saturada de cloreto de sódio (NaCl a 33%). Dentre os nutrientes empregados, figuram a descamação epidérmica e do couro cabeludo, levedo, ágar ou triturado de crustáceo *Daphnea* (que se usa para a alimentação de peixes em aquários).

Pode-se usar também a seguinte técnica: 5 g de pó domiciliar, depois de tamizados, são dispostos em placa de Petri; adicionar 50 g de nutrientes e dispô-los no dessecador contendo a solução saturada de cloreto de sódio. Deixar à temperatura ambiente. Os ácaros serão encontrados quatro a seis semanas depois. A placa de Petri será retirada do dessecador para exame com lupa ou no estereoscópio.

Os ácaros medem cerca de 300 micra. São pacientemente captados com estilete, sob o estereoscópio, e recolhidos em frasco

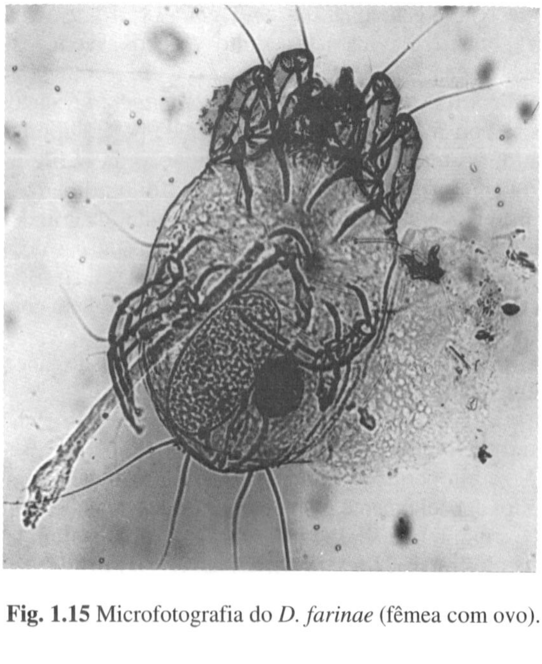

Fig. 1.15 Microfotografia do *D. farinae* (fêmea com ovo).

contendo solução fisiológica fenolada (0,4%). São necessários alguns milhares para se obter 1 g de ácaro. Filtra-se a solução que os contém; depois de secos, são pesados e extraídos em SST. Por exemplo: 1 g é extraído com 50 ml da solução salina tamponada (SST); filtra-se em Seitz, e, ao volume obtido, adiciona-se igual volume de glicerol autoclavado, em condições assépticas. Obtém-se, assim, o extrato a 1%.

Emprega-se este extrato para os testes por escarificação ou puntura. Nas provas intracutâneas, usam-se diluições 1:1.000, 1:5.000, 1:10.000. Na imunoterapia à qual muito se recorre nos casos de alergia respiratória, inicia-se o tratamento 1:100.000 ou 1:50.000, dependendo do grau de sensibilização do paciente.

Cultura Segundo Miyamoto, Ishii e Sasa. Obter o pó, como descrito no método anterior; isolar ao microscópio (estéreo) amostras do ácaro (*D. farinae* ou *D. pteronyssinus* ou ambos, pois antigenicamente são similares) e transferi-las para a placa de Petri com nutrientes (levedo, ágar, *Daphnea*, ou outros), aquecida previamente a 90°C para livrá-lo de outros ácaros, acaso neles presentes; manter a umidade em torno de 70%.

Para a cultura de quantidades maiores, os autores recomendam a garrafa de Roux, com base de 50 cm^2 e 5 cm de altura, com a boca fechada com tampão de papel, que permite a ventilação de seu interior e evita a saída dos ácaros; o meio de cultura é disposto em camada de cerca de 1 cm de altura; o tampão é removido uma vez por semana; o meio de cultura é misturado por agitações suaves do recipiente. A população é contada periodicamente, colocando-se 0,01 g do meio de cultura no estereoscópio. A umidade ótima e a temperatura ideal recomendada são, respectivamente, 75% e 25°C. O maior crescimento da população acarina foi obtido em meio de cultura composto, em partes iguais, de fermento seco e pó de peixe dessecado.

Segundo os autores deste método, o rendimento de 100 g do meio de cultura, com a técnica descrita, é de 2 a 3 g de ácaro. Estes são separados do meio de cultura fazendo-os flutuar em solução saturada de cloreto de sódio (33%), permitindo sua captação.

De acordo com Spieksma, os ácaros da família *Pyroglyphidae* (*D. farinae, D. pteronyssinus* e *Euroglyphus maynei*) produzem alergênios idênticos, mas diversos daqueles das famílias *Tyroglyphus maynei* e *Glycophagidae;* Charpin *et al.* também observaram a identidade antigênica dos dois primeiros. Este fato é importante, pois a cultura que encerrar as três espécies pode ser utilizada na preparação do extrato.

Chaieb e cols. verificaram a similaridade das reações cutâneas *(prick)* do *D. farinae* e do *D. pteronyssinus.*

Rosário Filho estudou o comportamento antigênico (teste por puntura) em 60 crianças atópicas, empregando o do *D. farinae* e *D. pteronyssinus*; concluiu que, antigenicamente, em face do teste cutâneo, são similares.

Ambrósio e cols. identificaram outros gêneros de ácaros no pó doméstico de residências de São Paulo, SP, entre os quais o *Suidasia pontificia,* o *Tyrophagus putrecentiae* e o *Alleuroglypho ovatus.* Baggio e cols. estudaram a presença de ácaros em 64 residências de diferentes bairros de Belém, PA; as maiores incidências foram de *Blomia tropicalis* (64%) e de *Dermatophagoides pteronyssinus* (23,5%) e outros em menor percentagem. Bern e cols., também em 64 moradias de Porto Alegre, RS, encontraram o *D. pteronyssinus* (64,4%) e o *B. tropicalis* (23,5%), percentagem inversa da observada em Belém. Serravalle, K. e Medeiros Jr., estudando a poeira domiciliar de 50 residências de Salvador, BA, concluem que o *Dermatophagoides pteronyssinus* é o ácaro de maior prevalência nesta cidade.

Estas investigações são mui importantes porque a presença de ácaros no ambiente doméstico, ao lado da herança atópica, concorre para o desenvolvimento da asma brônquica em crianças, como ponderam Sporik e cols.*

Haymann *et al.* demonstraram que os antígenos do *D. farinae* e do *D. pteronyssinus* são semelhantes e de pesos moleculares idênticos (24.000).

Mendes considera *Blomia tropicalis* o principal alérgeno do pó domiciliar, mas seu extrato ainda não é disponível no Brasil.

A fita reagente **Acarex**, de *Fisons Pharmaceuticals,* revela a presença e a quantidade aproximada de ácaros no pó (Ranson *et al.*)

PRODUTOS DE EMANAÇÃO ANIMAL

1. Colher o material (pena, pêlo, epitélio) diretamente do animal, evitando sangramento, com auxílio de tesoura, raspadeira, gilete, segundo o caso.
2. Extrair a gordura com éter anidro ou toluol. Remover o desengordurante e obter o resíduo seco. Extrair em **SST**.
3. Recobrir a superfície com toluol e deixar que a extração se processe no refrigerador, durante 48 horas. Agitar de tempos em tempos.
4. Filtrar em papel ou algodão.
5. Filtrar novamente e remover o toluol, em funil separador.
6. Acertar o pH em 7,0 e esterilizar em Seitz.
7. Praticar provas de esterilidade, adicionar glicerina esterilizada. Conservar no refrigerador, em frasco com rolha de borracha devidamente rotulado (data, solução extratora empregada).

Usos

a) Para **Esc** ou puntura: extrato não-diluído.
b) Para testes **IC**: extrato diluído.

INSETOS (*HIMENÓPTEROS*)

Preparação

1. Colher os insetos (abelhas, vespas, mosquitos, formigas, baratas) em frascos com éter etílico anidro. Triturá-los em gral; tratar o material repetidamente com acetona anidra; evaporar a acetona na estufa e reduzir o material a pó.
2. A uma parte do pó, juntar duas partes de SST e deixar que a extração se processe no refrigerador, durante 48 horas.
3. Filtrar em papel. O líquido obtido é esterilizado em filtro de Seitz.
4. Verificar a esterilidade.

Para os testes de escarificação ou puntura, empregar o extrato, ao qual se adiciona igual volume de glicerol.

Para os testes **IC**, injetar 0,02 ml.

Para hipossensibilização (imunoterapia), extrato diluído a 1:100.000, 1:10.000 ou 1:1.000, de acordo com o grau da sensibilidade do paciente; no caso da abelha, a imunoterapia é mais eficaz com o extrato do veneno do que do alergênio do corpo do inseto. Entretanto, a obtenção do veneno em volume suficiente para preparar o extrato é trabalhosa e demorada, mas ele pode ser adquirido de *Hollister-Stier (P. O. Box, 3145, Spokane, WA99220, USA),* pelo correio aéreo com cartão de crédito, Master Card, por exemplo. A imunoterapia somente é indicada quando o indivíduo sensibilizado não pode evitar a picada da abelha (apicultores, trabalhadores do campo, sitiantes).

De acordo com Ball, reações alérgicas sistêmicas pela picada de *himenoptera* causa mais de 49 fatalidades por ano nos EUA; na Europa, segundo Müller, a incidência de reações fatais é de cerca de 100 casos por ano. A imunoterapia com o veneno da abelha pode causar reações sistêmicas em mais de 20% dos indivíduos tratados.

LÁTEX

A alergia ao látex pode ocorrer em profissionais da área cirúrgica. Geller, Paiva e Geller testaram (puntura) 50 indivíduos desta área e verificaram 6% de sensibilização alérgica ao látex mediada por IgE.

ALIMENTOS

Frutos

1. Remover a porção não-comestível (sementes, polpa celulósica etc.) e recolher o suco, que pode ser obtido com liquidificador doméstico.
2. Tratar quatro volumes do suco com um volume de solução salina tamponada (SST), ou com a solução concentrada de Coca. Recobrir a superfície da mistura com toluol e deixá-la no refrigerador por 48 horas.
3. Filtrar e expor o filtrado (em "salsicha" de celofane) frente a ventilador, para concentrar.
4. Filtrar novamente; remover o toluol; ajustar o pH em torno de 7,0.
5. Esterilizar em Seitz; praticar provas de esterilidade; adicionar 40% de glicerina esterilizada e conservar no refrigerador, em frascos de rolha de borracha devidamente rotulados (data, método empregado, preparador).

Usos

a) Para escarificação ou puntura: extrato não-diluído.
b) Para teste IC: extrato diluído.

Leguminosas

1. Certa porção do material fresco (feijão, vagem, ervilha) é lavada em água corrente e triturada em gral ou em liquidificador doméstico.
2. Tratar a pasta obtida, exaustivamente, com éter, toluol ou **Sovasol**.
3. Tomar certa porção do material desengordurado e seco e tratá-la com SST ou solução de Strauss-Spain.
4. Deixar que a extração se processe, no refrigerador, durante 48 horas.

*Tem sido preocupação permanente dos alergistas de todo o mundo encontrar meio eficiente capaz de eliminar o ácaro e outros alérgenos do pó domiciliar, nos ambientes domésticos e de trabalho. Pela ubiqüidade destes acaríneos, sua biologia e *habitat* preferencial (colchões, travesseiros, tapetes, carpetes), ainda não se conseguiu processo eficaz para eliminá-los. Os aspiradores removem-nos apenas em parte, o mesmo acontecendo com os revestimentos impermeáveis. A firma americana *Allergy Control Products, Inc. (96 Danbury Road, Ridgefield, CT 06877)* produz solução à base de ácido tânico aplicada em *spray.* O ácido tânico, pretende-se, inativa o alérgeno do ácaro e de outros inalantes contidos no pó domiciliar. Esta solução é aplicada em aerossol (tapetes, carpetes etc.)

Também a *Fisons Pharmaceuticals (755 Jeferson Road, Rochester, NY 14623, USA)* fornece o **Acarosan**, produto que destrói ácaros em tapetes e carpetes.

Também a Bravir produz o Acarosol que pode ser adquirido de Telepost Shopping, de São Paulo, SP (Av. Santo Amaro, 1452, CEP 04506-001).

5. Deste ponto em diante, proceder como recomendado para os extratos de frutos.

Usos

a) Para escarificação ou puntura: extrato não-diluído.
b) Para IC: extrato contendo 0,05 mg N por mil.

Cereais

1. Obter grãos frescos (trigo, arroz, milho), livres de porção não-comestível, e reduzi-los a pó.
2. Tratar o pó com toluol ou *Sovasol* para desengordurar; remover o desengordurante e secá-lo.
3. Extrair certa porção do pó com solução salina tamponada (SST) ou com solução de Strauss-Spain; transformada em pasta, e deixada no refrigerador durante 48 horas.
4. Deste ponto em diante, procede-se como recomendado para frutos.

Usos

a) Para Esc ou puntura: extrato não-diluído.
b) Para IC: extrato contendo 0,05 mg N por mil.

Cacau

1. Castanhas frescas, que não tenham sofrido a ação do calor, são reduzidas a pó.
2. Remover a gordura com éter anidro, toluol ou *Sovasol.*
3. Tratar o pó desengordurado e seco com SST ou com solução de Strauss-Spain, transformando-o em pasta.
4. Proceder, em seguida, como recomendado na preparação de extrato de frutas.

Usos

a) Para Esc ou puntura: extrato não-diluído.
b) Para IC: extrato contendo 0,05 mg N por mil.

Carnes

1. Porção de carne (de vaca, porco, galinha ou peixe, crustáceos) é lavada em água corrente; retirar tendões, escamas e gordura; colocar no liquidificador em média velocidade, até homogeneizar.
2. Tratar a massa com quantidade liberal de acetona, até a completa remoção da gordura. Remover a acetona e reduzir o material a pó.
3. Tratar certa porção do pó, desengordurado, com SST ou com a solução de Strauss-Spain, o suficiente para embeber a massa.

   Extrair no refrigerador durante 48 horas. Se se desejar usar solução extratora glicerinada, o material não poderá conter restos de tendões, pois, em sua presença, o extrato se transformará em geléia.
4. Proceder, em seguida, como descrito para os extratos anteriores.

Usos

a) Para Esc ou puntura: extrato não-diluído.
b) Para teste IC: peixes e crustáceos: extratos com 0,001 mg N por mil; outras carnes: 0,05 mg de N por mil.

Leite (Albumina e Globulina)

1. Empregar 800 ml de leite fresco não-aquecido.
2. Remover a gordura por meios mecânicos (centrifugador, desnatadeira).
3. Adicionar ao leite desengordurado, gota a gota, 2,5 ml de solução de renina a 1% (quimosina) e esperar que a coagulação se processe, na estufa, a 37°C. Não agitar; ao fim de 30 a 40 minutos, estará completa a coagulação.
4. Remover a caseína por filtração (Büchner); o filtrado obtido só contém as proteínas solúveis (albumina e globulina).
5. Adicionar ao filtrado 7 ml de solução saturada de carbonato de sódio (a solução saturada deste carbonato é preparada adicionando três partes de água destilada e uma parte do sal — $Na_2 CO_3$, 10 H_2O.)
6. Ajustar o pH em 7,0 e esterilizar em Seitz. Praticar as provas de esterilidade, acrescentar 40% de glicerina e conservar em frascos esterilizados, com rolhas de borracha perfurável. Rotular e datar. Manter no refrigerador.

Usos

a) Para escarificação e puntura: extrato não-diluído.
b) Para testes IC: extrato diluído a 1:100.

Leite Total

1. Proceder como foi descrito para a preparação do leite sem caseína, até a etapa 2.
2. Neutralizar o leite desengordurado com 7 ml da solução saturada de carbonato de sódio e acertar pH em 7,0.
3. Esterilizar em Seitz. A filtração é lenta.
4. Ao filtrado, adicionar igual volume de glicerina esterilizada.

Usos

a) Para Esc ou puntura: extrato não-diluído.
b) Para testes IC: extrato diluído a 1:100, 1:50, 1:10.

Clara de Ovo

1. Lavar os ovos em água corrente e recolher a clara em condições assépticas.
2. A um volume de clara, adicionar 10 volumes de solução salina tamponada (SST). Colocar a mistura no refrigerador durante 48 horas.
3. Filtrar em papel e esterilizar em filtro de Seitz.
4. Submeter o extrato a provas de esterilização; conservá-lo em frascos com rolha de borracha, devidamente rotulados.

Usos

a) Para escarificação ou puntura: extrato não-diluído.
b) Para testes IC: extrato com 0,001 mg N por mil.

PADRONIZAÇÃO

Têm sido propostos vários métodos para padronizar os extratos alergênicos (Quadro 1.5). A estandardização pela simples diluição (soros, por exemplo) e pela correlação peso/volume (poeira domiciliar, entre outros) é muito usada. Dentre as titula-

Quadro 1.5 Unidades Usadas para a Padronização de Extratos Alergênicos*

Unidades	Baseadas em	Onde Empregadas
Noon	Alergênio de 1 μg de pólen	Obsoleta
Peso/volume	Peso em g por volume em ml	Universal
PNU**	1 PNU = 0,01 μg N protéico	Universal
AU**	Prova cutânea (IC, *Prick*)	EUA, Brasil
BU**	Prova cutânea (*Prick*) com histamina (antes chamada *HEP*)	Europa

*Adaptado de Platts-Mille e Chapman: J. Allergy Clin Immunol 87:621-625, 1991 e de Yunginger, J.W.: Ann Allergy 66:107-112, 1991.
***Allergy unit; **Biological unit; **Protein Nitrogen Unit.*

ções químicas: a determinação do N total e do N protéico (pouco usados hoje em dia).

A determinação do azoto total é efetuada pelo método de Cohen-Goodale. A titulação do extrato pela determinação do azoto protéico é feita pela técnica de Cooke-Stull. Em qualquer destes métodos de titulação, a potência dos extratos é expressa em unidades. Convencionou-se que uma unidade (de azoto total ou de azoto protéico) equivale a 0,0001 mg N por ml. De modo geral, o teor de azoto protéico é cerca de 40% do azoto total, o que possibilita, conhecendo-se um deles, calcular o outro.

A *Northern Society for Allergology* (EUA) estabeleceu, como padrão de referência para o teste de puntura *(Prick test)*, a solução de cloridrato de histamina, contendo 1 mg/ml (5,43 mmol/l, ou seja, 0,1%).

Nesta concentração, o teste positivo produzindo a pápula entre 6 e 8 mm foi arbitrariamente definido como 1 Unidade *HEP (histamina equivalent prick)*. Esta unidade de equivalência é a pápula obtida com o extrato em estudo.

Todo indivíduo, alérgico ou não, reage ao teste (puntura, Esc ou IC) com histamina, traduzido por pápula edematosa, eritema e prurido local.

O extrato alergênico que reage de modo equivalente ao teste com histamina (1 mg/ml) convencionou-se como contendo 1 Unidade *HEP* (também chamada *BU*).

A Unidade *HEP* foi proposta por Aas em 1978. Em 1984, o Comitê de Padronização em Alergia e Imunologia da Associação Escandinava sugeriu a histamina 10 mg/ml como a solução de referência, o que foi aceito no Congresso Nórdico de Turku, Finlândia.

Voorhorst preconiza a padronização do extrato alergênico, especialmente o do pó domiciliar, pelo bioensaio, empregando seqüência de concentração em múltiplos de 10 (1:10, 1:100, 1:1.000). As provas cutâneas com estas diluições são feitas em indivíduos não-alérgicos e em atópicos clinicamente sensíveis ao alergênio. Este bioensaio, simples e prático, presta-se também para o confronto de diferentes lotes do extrato (**AU**).

Pontes de Carvalho e Magalhães Rios, entre outros, endossam esta padronização.

PLANTAS TOXIALERGÊNICAS

Certas plantas são de grande potência antigênica; sensibilizam o indivíduo pela via transcutânea, produzindo, por vezes, extensas e graves dermatites de contato (**DC**), também chamadas **dermatite venenata**.

As plantas principais responsáveis por este tipo de hipersensibilidade, no Brasil e em vários países, são espécies da família *Anacerdeacea*. Em nosso País, a mais comum é a *Lithrea mollecides* (e outras espécies do gênero *Lithrea*), vulgarmente conhecida como aroeirinha ou aroeira. No Chile e outros países da América do Sul, é a *Lithrea caustica* e, também, outras espécies que produzem a dermatite conhecida pelo povo como *El litre*. Nos EUA, os gêneros preponderantes são o *Rhus* (*toxicondendron* ou outras espécies), responsável por elevada sensibilização; são vulgarmente conhecidas como *Poison ivy, Poison oak*. No Reino Unido, predomina a *Primula obconica*. Além dos gêneros e espécies enumerados, outras plantas são capazes de sensibilizar quem com elas tenha suficiente contato, se bem que em menor percentagem e com menos intensidade; citam-se o cajueiro, a mangueira, a figueira e, por mecanismo similar, a casca de laranja e a de manga, a castanha do caju, a bergamota *(Citrus bergamota, Citrus bergamia)*.

O agente responsável pela sensibilização, no caso da *Lithrea* e do *Rhus* e, talvez, de outras plantas, é um catecol *(urushiol):* o 3-Pentadecilcatecol; no caso da laranja, são terpenos. A substância sensibilizadora se encontra na óleo-resina das *Anacardeaceas* (ver **Preparação**).

Fitofotodermatite. A **DC** por fotossensibilização, produzida por algumas plantas, é causada por compostos químicos nelas presentes; dentre eles, o principal é o psolareno (furocumarina). Deve haver contato sensibilizador primário, seguido de exposição à luz ultravioleta, de comprimento de onda superior a 3.200 Å (unidade Angstrom) ou à luz solar. A furocumarina (psolareno) pertence ao grupo dos compostos aromáticos tricíclicos. É encontrada no aipo *(Aipum graveolens)*, na bergamota, na cenoura-branca, na figueira *(Ficus carica)*, além de outros vegetais. A furocumarina possui propriedade fotossensibilizadora e fototóxica, produzindo também reação cutânea não-imunológica.

Cota Barbosa, cirurgião plástico do Pronto-Socorro de Belo Horizonte, teve oportunidade de tratar 115 casos de jovens queimadas, produzidos pela folha de figueira, extração doméstica, usada como bronzeador, em cinco anos de observação. As queimaduras são graves e podem ser fatais, de mecanismo fototóxico, não-alérgico. Cumpre lembrar seu efeito carcinogênico.

As provas cutâneas na **DC** são de contato com a óleo-resina extraída da planta, cuja técnica de preparação se encontra a seguir. A execução do teste de contato está descrita em páginas anteriores. Entretanto, há algumas variações práticas que merecem ser descritas. Por exemplo, o chamado teste "aberto", isto é, a óleo-resina (geralmente a 1:50), é colocado sobre a pele da superfície volar do antebraço ou do dorso, em área de cerca de 0,50 cm^2, **sem** recobri-la com esparadrapo como no teste cutâneo clássico, deixando-se que o solvente (geralmente acetona) evapore; recomenda-se ao paciente que não lave o local da aplicação, nas primeiras 24-48 horas, quando é feita a leitura.

Reys preconiza a fricção na pele com folhas suspeitas, recentemente colhidas; leitura em 48 horas.

Outros autores recomendam fazer o teste empregando cerca de 1 cm quadrado de folha, recobrindo-a com esparadrapo, como no teste habitual; dispensa, assim, a preparação do extrato, que é trabalhosa. Além desta vantagem, simula o contato natural com a planta.

Quadro 1.6 Diagnóstico Diferencial entre Reações Fototóxicas e Fotoalérgicas (Adaptado de Di Gesu *et al.*)

	REAÇÕES	
	Fototóxicas	**Fotoalérgicas**
Incidência	Freqüente	Infreqüente
Quadro cutâneo	Queimadura solar	Eczematoso
Ocorre ao 1.º contato	Sim	Não
Início da reação	4 a 8 horas	> 24 horas
Espectro U-V	2.800 a 3.100 nm	3.200 a 4.500 nm
Concentração do agente	Dependente	Independente
Mecanismo	Não-imunológico	Imunológico

Serragem de Madeira. O teste de contato com a serragem oferece algumas dificuldades; o pó seco produz microtraumatismos no local do teste, resultando em reação folicular inespecífica; a adição de água ao material propicia a formação de ácido fórmico, também irritante inespecífico.

PREPARAÇÃO DOS EXTRATOS ÓLEO-RESINOSOS

Técnica

1. Colher folhas frescas (aroeirinha, figueira, mangueira) e secá-las na estufa a 40-50°C, durante 24 horas, de modo a torná-las friáveis.
2. Triturá-las, tamisar e colocar o pó em frasco limpo e seco; arrolhar, rotular e mantê-lo em temperatura ambiente.
3. Tratar 10 g do pó com 100 ml de álcool absoluto (ou éter etílico anidro, acetona ou metanol). Deixar que a extração se processe durante 24 horas, à temperatura ambiente; agitar de tempos em tempos. Se qualquer dos líquidos extratores contiver água, haverá oxidação e inativação do princípio antigênico.
4. Filtrar em papel, evaporar o solvente; obtém-se, assim, o extrato óleo-resinoso.

Uso

Para o teste de contato, o extrato óleo-resinoso é diluído em acetona: 1:100, 1:50 ou 1:10. Leitura 24-48 horas (ver anteriormente, Testes de Contato).

PREPARAÇÃO DOS ANTÍGENOS DE HELMINTOS

Nematódeos

Técnica

1. Obter vermes (oxiúros, áscaris etc.), lavá-los em água corrente e deixá-los secar na estufa a 37°C. Completar a secagem no vácuo, se necessário.
2. Reduzir o material a pó, triturando-o em gral, e tratá-lo com éter anidro, toluol ou tetracloreto de carbono.
3. Remover o desengordurante e tratar o pó, depois de seco, com SST. Deixar que a extração se processe, no refrigerador, com agitações periódicas, durante 48 horas.
4. Filtrar em papel de filtro, acertar o pH em torno de 7 e esterilizar em Seitz.
5. Praticar provas de esterilidade, transferir para frasco com rolha de borracha, devidamente rotulado, e conservar no refrigerador.

Usos

a) Para testes Esc ou puntura: extrato não-diluído;
b) Para testes IC: extrato contendo 0,01 mg NT ou equivalente.

Cestódeos

Técnica

1. Obter tênias adultas (*T. serrata,* facilmente encontrada no intestino do coelho; *T. taeniaeformis* — do gato; *T. solium* e *T. saginata* — do homem, porco e boi). Lavá-las em água corrente e secar em estufa. Completar a secagem no vácuo, se necessário.
2. Reduzir o material a pó, triturando-o em gral, e tratá-lo com éter toluol ou tetracloreto de carbono, para remover a gordura.
3. Retirar o desengordurante, tratar o pó com **SST** e deixar que a extração se processe no refrigerador, com agitações periódicas.
4. Dialisar dois dias, acertar o pH (7,0) e esterilizar em Seitz.
5. Fazer provas de esterilidade e transferir para frasco esterilizado, com rolha de borracha. Devidamente rotulado, é mantido no refrigerador.

Usos

a) Para testes Esc ou puntura: extrato não-diluído.
b) Para testes IC: extrato diluído, encerrando 0,01 mg NT.

Líquido Hidático

Técnica

1. Colher, assepticamente, o líquido hidático de cistos do fígado ou pulmão (homem, boi, carneiro) e verificar sua esterilidade.
2. Adicionar 0,5 de fenol; verificar sua potência, testando-o em doentes seguramente alerginizados; é conservado no refrigerador, em frasco com rolha de borracha devidamente rotulado (data, preparador etc.)

Para teste IC: 0,02 ml.

Trematódeos

SCHISTOSOMA MANSONI

Partindo-se de Cercárias (Técnica de Pellegrino)

1. Obter *Biomphalaria glabrata* infestados com *S. mansoni*; lavá-los, separá-los em grupos de 20-50 em *beakers* com 300 ml de água e expô-los à luz do sol ou de uma lâmpada durante uma a três horas, para provocar a saída das cercárias.
2. Filtrar as cercárias, em quatro dobras de gaze, para reter detritos dos caramujos; concentrá-las por filtração em filtros de vidro de média porosidade (grau M ou G, 3,0 com diâmetro de 20 μm); deixar a suspensão com as cercárias em frasco cônico no refrigerador, até o dia seguinte; desprezar o sobrenadante, liofilizar ou secar no dessecador em presença de cloreto de cálcio.
3. Pesar 100 mg das cercárias assim obtidas; adicionar 30 ml de solução de Coca, contendo mertiolato a 1:5.000; desintegrar o material em triturador *(Teflon, De Virtis)* em banho de gelo durante 10 minutos; deixar o extrato no refrigerador até o dia seguinte; centrifugar a 10.000 rpm, durante 30 minutos, e determinar o teor de nitrogênio do sobrenadante, que é o antígeno.

Usos

a) Para teste intracutâneo (IC): 0,02 ml do extrato com 20 a 40 μg por ml.

Partindo-se de Vermes Adultos (Técnica de Pellegrino)

1. Infestar cobaias com cercárias de *S. mansoni*. Ao fim de 60 dias, sacrificar os animais previamente injetados com 15 mg de heparina; retirar o fígado (depois de ligar a cava inferior próximo ao coração e entre a veia renal e o fígado); colocá-lo em placa de Petri; introduzir a cânula de perfusão em orifício que se faz na veia cava acima do diafragma; proceder à perfusão e colher os vermes eliminados.
2. Lavar os vermes repetidamente, em solução salina, e liofilizá-los ou secá-los em dessecador, em presença de cloreto de cálcio.

Continuar como recomendado para o extrato de cercárias.

Usos

Os mesmos para o extrato de cercárias.

INTERPRETAÇÃO

Os testes com antígenos de helmintos (nematódeos, cestódeos, trematódeos) são feitos por via intracutânea, injetando-se 0,02 ml. A leitura se faz aos 15 a 20 minutos, como descrito para os testes IC para alimentos e inalantes. As reações de caráter urticariano são consideradas positivas, quando o diâmetro da pápula for superior a 5 mm. Recomenda-se fazer também teste-controle, com a solução salina tamponada (SST).

Vargas e Pellegrino padronizaram a classificação da leitura das reações pela área, e não pelo diâmetro da pápula:

até 0,9 cm^2— negativa
$> 0,9$ e $< 1,10$—duvidosa
1,10 ou mais— positiva

As reações cutâneas com os extratos de helmintos são de **grupo**, e não de **espécie**. Assim, os testes positivos com extratos de oxiúros e de áscaris, por exemplo, não são específicos para a oxiurose, tampouco para a ascaridose.

As reações positivas imediatas aos extratos de helminto significam que o indivíduo **está** ou **estava** parasitado com o verme. Não quer dizer que a infecção ainda exista, pois a sensibilização cutânea pode persistir por anos, mesmo depois de eliminado o parasito.

Constituem método auxiliar precioso em casos obscuros, especialmente na esquistossomose e na cisticercose.

PREPARAÇÃO DE ANTÍGENOS

Trypanosoma cruzi

TÉCNICA DE DAVIS, MODIFICADA

1. Cultivar *T. cruzi* em meio apropriado (Bonacci ou outro). Obter cultura de três ou quatro raças humanas.
2. Suspender os parasitos em solução salina (0,9%), esterilizada, cuidadosamente, para não lacerar o meio de cultura; misturar as diferentes raças e centrifugar em alta velocidade.
3. Decantar o líquido sobrenadante livre de parasitos; suspender a massa em solução salina estéril e centrifugar novamente. Repetir esta operação três vezes.
4. Tomar a massa de parasitos e suspendê-la em 10 vezes seu volume de solução salina contendo mertiolato a 1:10.000; colocar o tubo no refrigerador até que a suspensão se congele.
5. Retirar o tubo do congelador, degelar a 37°C, em banho-maria, agitando vigorosamente, e recolocá-lo no congelador. Repetir a operação de congelamento e degelo diariamente, durante 10 dias, o que produz o rompimento dos corpos dos parasitos.
6. Centrifugar em alta velocidade, para a remoção dos restos dos corpos dos parasitos; obtém-se líquido opalescente, que é submetido a provas de estabilidade. Manter o extrato, em frasco de rolha perfurável, no refrigerador.

Usos

a) Para testes IC: injetar 0,1 ml (um décimo) do extrato não-diluído. A leitura é feita em 24 a 48 horas. A reação positiva é eritematoendurativa.
b) Para as reações serológicas: extrato diluído a 1:15, 1:10 e 1:2.

Leishmânias

TÉCNICA DE CORRÊA-PESSOA

1. Cultivar leishmânias em meio apropriado (*MNN* ou *Rugai*) durante 12 a 15 dias; suspender as leptomonas em solução de cloreto de sódio a 12 por mil e centrifugar. Repetir esta operação três vezes.
2. Suspender o sedimento em solução salina (0,9%) e agitá-lo com pérolas de vidro.
3. Padronizar a suspensão fazendo a contagem dos leptomonas por meio de hamacitômetro (cada ml deverá conter

aproximadamente 2 milhões de parasitos). A diluição da suspensão, se necessária para a padronização, se faz com solução salina fisiológica (NaCl 0,9%).

4. Deixar a suspensão na estufa a 50°C, durante três dias, agitando o balão três vezes por dia, e adicionar fenol na proporção de 0,4%.
5. Distribuir em ampolas de 0,5 ml ou em frascos com rolhas de borracha; aquecer em banho-maria a 60°C, durante três dias (30 minutos por dia), e praticar prova de esterilidade.

Usos

Para testes IC (reação de Montenegro): 0,1 ml (um décimo) de solução não-diluída. Leitura em 48-72 horas. Reação positiva é eritematoedematosa ou pustulosa.

Toxoplasma

PREPARAÇÃO PARTINDO DO EXSUDATO PERITONEAL DE CAMUNDONGOS

1. Inocular camundongos, por via intraperitoneal, com 0,3 ml de suspensão de *T. gondii*, contendo cerca de 500 organismos vivos; esperar três dias (não mais, pois os anticorpos antitoxoplasma formados no camundongo poderão passar para o exsudato peritoneal); sacrificar os animais e obter o exsudato com pipeta, em condições assépticas.
2. Lavar os parasitos duas vezes em solução de NaCl a 0,9% e obter uma suspensão contendo 10^8 organismos por ml. A contagem dos parasitos é feita no hemacitômetro.
3. Juntar 5 ml de água destilada estéril, congelada, e descongelar cinco vezes para a destruição dos parasitos.
4. Centrifugar, separar o sobrenadante (toxoplasmina concentrada), adicionar 0,01% de mertiolato; filtrar em Seitz e conservar no refrigerador em pequenos volumes.
5. Diluir a 1:100, 1:200 e 1:500 para os testes IC.

ANTÍGENOS MICÓTICOS

Fungos do Ar

Técnica

1. Obter os fungos em culturas puras *(Aspergillus, Penicillium, Mucor, Alternaria, Cladosporium)* e semeá-los em meio apropriado (extrato de malte a 10%, caldo glicosado, meios sintéticos).
2. Deixar os balões à temperatura ambiente até que toda a superfície do meio se recubra com a película do fungo (30 a 50 dias).
3. Colher a película com pinça e transferi-la para a placa de Petri, contendo álcool a 75%.
4. Secar a película na estufa e triturar em gral, reduzindo a massa a pó fino.
5. Conservar parte do pó à temperatura ambiente.
6. Tratar o pó com éter, para remover a gordura.
7. Evaporar o éter, secar e proceder sua extração com *SST* (5 g do pó para 100 ml do líquido extrator). Deixar que a extração se processe, no refrigerador, durante 48 horas.
8. Filtrar em papel e dialisar durante dois dias.
9. Filtrar novamente, acertar o pH em torno de 7,0 e esterilizar em Seitz.
10. Submeter à prova de esterilidade para bactérias e fungos determinando o teor de N. Adicionar 40% de glicerina e conservar no refrigerador, em frasco com rolha perfurável.

Usos

a) Para testes Esc ou puntura: extrato em pó ou líquido (não-diluído).
b) Para os testes IC: injetar 0,02 ml do extrato com 0,01 mg N por ml.
c) Para hipossensibilização: extrato-estoque (a 5%), diluído a 1:10.000, 1:1.000, 1:100, tateando-se a sensibilidade do paciente.

Fungos Patogênicos

Os extratos dos fungos patogênicos poderão ser preparados por diferentes métodos. Os de tricófitos, epidermófitos e micrósporos são obtidos pela técnica de Plato e Neisser, dando-se ao extrato a denominação **Tricofitina**. Os extratos de *Candida (Monilia)*, chamados **oidiomicina**, são preparados pela mesma técnica. Os meios, como o de Smith, descritos a seguir, prestam-se para fungos patogênicos e não-patogênicos: paracoccidióides, coccidióides, actinômices, blastômices, histoplasma, epidermófitos, tricófitos, micrósporos, *Aspergillus, Mucor*.

A. TRICOFITINA E OIDIOMICINA

1. Obter culturas puras de três a quatro raças de um dos dermatófitos *(E. floccosum, M. gypseum, M. audouri)*, quando se vai preparar tricofitina, e de três a quatro raças de *C. albicans*, de colônias lisas, quando se deseja obter oidiomicina. Cultivar os fungos em balões contendo 1% de peptona e 4% de maltose, durante um a dois meses, à temperatura ambiente.
2. Remover a película com pinça e colocá-la em gral e triturar. Durante a trituração, juntar quantidade de caldo de cultura (cerca de metade do volume anterior), até que o material triturado adquira a consistência de papa.
3. Acrescentar 0,5% de fenol, agitar durante 60 minutos (em agitador mecânico) e deixar a mistura na estufa, a 37°C, durante 24 horas.
4. Agitar novamente por 60 minutos; filtrar em papel e esterilizar em Seitz.
5. Praticar provas de esterilidade para germes e fungos e conservar no refrigerador, em frasco com rolha de borracha.

Usos

a) Para testes intracutâneos: tricofitina 1:30, oidiomicina diluída a 1:100. Injetar 0,1 ml (um décimo de ml). Leitura: 24-48 horas; reação positiva é eritematoendurativa.
b) Para hipossensibilização: extrato diluído 1:10.000, 1:1.000 1:500, de acordo com a sensibilidade do paciente.

B. *C. ALBICANS*

1. Cultivar várias raças de *C. albicans*, colônias lisas, em meio líquido (extrato de malte a 10%) a 37°C. Esperar que se forme denso depósito de células e centrifugar.
2. Decantar o sobrenadante, lavar o depósito com solução salina estéril e centrifugar novamente. Repetir esta operação três vezes, para a completa eliminação do meio de cultura.

3. Suspender as células em solução salina (0,9% de NaCl), esterilizar em banho-maria, a 60°C, fazer prova de esterilidade e adicionar 0,5% de fenol.
4. Fazer diluição com solução salina fenolada, de modo que a suspensão adquira turvação (tubo de 1 de MacFarland). Conservar no refrigerador em frasco com rolha de borracha, devidamente rotulado (data etc.).

Usos

Para testes IC: injetar 0,1 ml (um décimo de ml) da suspensão não-diluída. A reação positiva é eritematoendurativa. Leitura: 24-48 horas.

C. PREPARAÇÃO EM MEIO SINTÉTICO

Nos meios sintéticos, podem ser preparados antígenos de grande potência de todos os fungos patogênicos. O meio proposto por Smith presta-se para cultivo de todos os fungos. Sua fórmula é a seguinte:

Asparagina	14,0 g
K_2HPO_4 *p.a.*	1,31 g
Citrato de sódio *c.p.*	0,90 g
$MgSO_4 \cdot 7H_2O$ · *p.a.*	1,50 g
Citrato férrico, em escamas	0,30 g
Glicose *p.a.*	10,0 g
Glicerina *p.a.*	25,0 g
Água destilada *q.s.*	1.000,0 ml

Colocar o meio em balões de 300 ml e autoclavar a 15 libras, 20 minutos.

Técnica

1. Semear o fungo na superfície do meio e deixar à temperatura ambiente por dois meses. Findo o crescimento, agitar o balão para imergir a película e filtrar em papel no dia seguinte.
2. Filtrar o caldo em Seitz ou em Berkfeld N; praticar provas de esterilidade (para germes e fungos) e adicionar mertiolato para concentração final de 1:10.000. Manter no refrigerador, em frasco com rolha de borracha.

Usos

Para os testes IC: extrato diluído a 1:1.000, 1:100. Volume a injetar: 0,1 ml (um décimo de ml). Leitura: 48 horas. Reação positiva: eritematoendurativa.

Por esta técnica, poderão ser preparados antígenos dos seguintes fungos: *Actinomices* (**actinomicina**), *Nocardia, blastomices* (**blastomicina**), *coccidióides* (**coccidiodina**), *paracoccidióides, histoplasma, esporotricose, Candida, tricófitos.*

Para os fungos que adquirem a forma levediforme, quando em fase parasitária, recomenda-se obter antígeno também dessa forma, para o que basta cultivá-los a 37°C. O antígeno assim obtido deverá ser misturado com o do fungo cultivado em temperatura ambiente, em partes iguais. Esta é justificada pelo fato de existirem antígenos diferentes nos fungos cultivados em fase levediforme e em fase filamentar.

INTERPRETAÇÃO

Fungos do Ar. As reações obtidas com extratos de fungos do ar *(Aspergillus, Penicillium, Mucor)* são, habitualmente, tipo urticariano, surgindo dentro de 15-30 minutos, seja pelos testes IC puntura ou Esc. A interpretação destes testes não difere daqueles para inalantes.

Ferraroni e Castrillion estudaram a flora anemofila de Manaus, AM. Verificaram a predominância dos gêneros *Aspergillus* e *Penicillium* e chamam a atenção para sua importância em alergias respiratórias.

Croce *et al.* investigaram a presença de fungos nas bibliotecas da USP, São Paulo, SP; detectaram 28 gêneros de fungos, com maior incidência de *Cladosporium, Fusarium, Penicillium,* entre outros.

Tricofitina. Nos testes IC com a tricofitina, são obtidos dois tipos de reação:

a) **Reação imediata**, urticariana, que surge dentro de 20-30 minutos. A pesquisa deste tipo de reação deve ser feita com tricofitina a 1:1.000 ou 1:500, em volume igual ou inferior a 0,02 ml (dois centésimos de ml). A reação urticariana com tricofitina denuncia alergia reagínica.
b) **Reação tardia**, eritematoendurativa ou eritematoeczematosa, surge 24 a 72 horas após o teste. Na pesquisa deste tipo de reação, injeta-se 0,1 ml (um décimo de ml) de tricofitina diluída a 1:30.

A reação cutânea positiva, tipo tardio, com tricofitina, significa que o indivíduo está infectado (ou estava anteriormente) e alergenizado por fungos dermatófitos, não se sabendo quanto tempo perdura a sensibilidade cutânea após a remoção do fungo. O teste pode se mostrar positivo por meses ou anos, após a erradicação da micose. Portanto, o teste positivo não indica que a dermatose apresentada pelo paciente seja necessariamente devida a fungos dermatófitos. Constitui, todavia, recurso diagnóstico subsidiário valioso, quando corretamente interpretado. Se o teste é negativo, pode-se afastar, com grande margem de segurança, a etiologia micótica da dermatose em estudo.

A tricofitina é usada, com menos freqüência, em teste de contato.

Candidina (ou **oidiomicina**). Também com a oidiomicina, dois tipos de reação: a) **Reação imediata**, urticariana; b) **Reação tardia**, eritematoendurativa, eritematoeczematosa. Na pesquisa de reação imediata, injeta-se 0,02 ml de candidina, diluída a 1:1.000, 1:500. Para a reação tardia, o volume é de 0,1 ml (um décimo de ml).

A interpretação das reações (imediata e tardia) é a mesma do teste com tricofitina. Se somente o teste de leitura imediata é positivo, admite-se estar o paciente sensibilizado pela via inalatória (monílias do ar), de certa importância no capítulo das rinossinupatias e das manifestações das vias aéreas inferiores (asma brônquica).

As reações tardias com candidina são freqüentes, talvez porque o contato com monílias seja comum. Estes fungos são encontrados na boca, no grosso intestino, na própria pele. Assim, os testes positivos com oidiomicina são mais encontradiços do que com a tricofitina. Não obstante, cumpre praticá-los nas afecções cutâneas suspeitas.

Outros Fungos. Nos testes intracutâneos com antígenos das micoses profundas (**coccidioidina**, **blastomicina**, **esporotricina**, **histoplasmina**), pesquisa-se a sensibilização, injetando-se 0,1 ml (um décimo) do antígeno, com leitura ao fim de 24-48 ou 72 horas.

Os antígenos devem ser potentes, de preparação recente e não-irritantes, preferindo-se os obtidos no meio sintético, isento de proteínas (meio de Smith, por exemplo). Emprega-se o filtrado da cultura de 30 a 60 dias, diluído a 1:1.000, 1:100, como descrito anteriormente.

O teste positivo para determinado antígeno micótico revela que o indivíduo está (ou esteve) parasitado pelo fungo. Não indica necessariamente que a afecção em estudo seja produzida pelo fungo que se mostra reatógeno. Os testes cutâneos constituem recurso subsidiário e deverão ser interpretados à luz de outros exames.

Seja qual for o antígeno, consideram-se como positivas as reações com enduração superior a 5 mm de diâmetro. Deve-se praticar teste de controle, com 0,1 ml do meio de cultura, em diluição idêntica à do antígeno.

Antígenos de *A. fumigatus*

FILTRADO (SEGUNDO LONGBOTTON E PEPYS)

a) Cultivar *A. fumigatus* em meio sintético de Czapek-Dox, à temperatura de 27-37°C, durante três a quatro semanas.
b) Filtrar, separar a massa miceliana, dialisar contra água corrente, esterilizar em Seitz e conservar a −20°C.
c) Juntar solução de NaCl a 0,9% até que a concentração atinja 30 mg/ml.
d) Submeter à prova de esterilidade.

POLISSACARÍDEOS (SEGUNDO WESTPHAL E COLS.)

a) Obter a massa miceliana de *A. fumigatus*, de cultura de duas a três semanas em meio de Czapek-Dox, tratá-la com acetona e secar à temperatura ambiente.
b) Suspender 10 g do pó em 350 ml de água; aquecer a 65°C e adicionar 350 ml de fenol (0,4%).
c) Agitar durante 20 minutos à temperatura de 65°C, resfriar até 4°C e centrifugar. Decantar a fase aquosa e tratar a fase fenólica novamente com 300 ml de água a 68°C, voltar a 5°C e centrifugar.
d) Dialisar as duas fases aquosas contra água destilada; concentrar até 10 ml, centrifugar e precipitar com até 10 volumes de etanol, em presença de traços de acetato de sódio.
e) Lavar o precipitado com etanol e acetona e secar no vácuo. Dissolver em água o polissacarídeo bruto, contendo 50% de ácido nucléico, e precipitar o ácido nucléico com um volume de etanol. Colher o sobrenadante; concentrar e reprecipitar o ácido nucléico residual com um volume de etanol.
f) Centrifugar, eliminar o precipitado do ácido nucléico e precipitar o polissacarídeo com seis volumes de etanol.
g) Centrifugar, obter o precipitado, lavar com etanol e acetona, secar no vácuo e utilizar o polissacarídeo para as reações imunológicas na concentração de 10 mg/ml.

Usos

a) Para testes IC (de leitura imediata): 0,02 ml de extrato com 0,01 mgNml; Leitura: 20 a 30 minutos. Reação urticariana.
b) Para testes IC (de leitura tardia): 0,1 ml (um décimo de ml), com 10 mg de proteína por mil. **Reação tipo Arthus (vasculite).**

MEDICAMENTOS, ANESTÉSICOS E MEIOS DE CONTRASTE IODADOS

Medicamentos. A incidência das reações adversas aos medicamentos varia, segundo diferentes autores, entre 1% e 15%. As reações alérgicas são causadas pela interação das drogas (ou de seus metabólitos) com componentes do sistema imune. São, portanto, as que se originam de mecanismo imunológico (antígeno *versus* anticorpo). As de intolerância são produzidas por outros mecanismos, vários deles desconhecidos. Alguns autores os denominam pseudo-alérgicos, porque sua exteriorização se assemelha, em vários aspectos, às reações alérgicas verdadeiras.

As reações alérgicas propriamente ditas se enquadram nos Tipos I e II de Gell e Coombs. Há também as dos Tipos III e IV (Quadro 1.7).

A via intramuscular é a que produz maior número de reações de hipersensibilidade; a oral, muito menos, sendo a que oferece maior segurança neste aspecto. Uma vez sensibilizado o indivíduo, a anafilaxia pode ocorrer por qualquer via. A administração IM da droga é, pois, a de maior risco.

As provas cutâneas são fidedignas para rastrear a sensibilidade à penicilina, à insulina, à quimopapaína e, também, aos soros terapêuticos heterólogos. Seu valor para outros agentes, tais como medicamentos de pequeno peso molecular, anestésicos locais (**AL**) e meios de contraste radiológicos, é discutível ou de nenhuma utilidade, segundo alguns pesquisadores que se dedicam ao assunto.

Anestésicos Locais (AL). As reações adversas pelos **AL** e pelos anestésicos voláteis são raras, sob o ponto de vista imunológico. Mais freqüentes são as chamadas anafilactóides ou pseudo-alérgicas, de mecanismo questionável. As produzidas pelo **AL** podem acometer o sistema nervoso central, o aparelho cardiovascular, ou podem ser psicomotoras, idiossincrásicas ou resultantes de superdosagem, absorção muito rápida ou injeção IV inadvertida.

Os sintomas que podem ocorrer geralmente são devidos a reação vasovagal.

As provas cutâneas são de valor controvertido, neste particular, não oferecendo segurança quanto ao possível risco de reação adversa. Entretanto, os testes de provocação (Chandler) podem ser de algum auxílio (Quadros 1.9 e 1.10). É de interesse assinalar que a alergia aos anestésicos voláteis, segundo Adriani, inexiste, porque estes agentes são imunologicamente inertes, devido a se ligarem frouxamente aos receptores celulares.

Quadro 1.7 Reações Alérgicas a Medicamentos

Tipo	Mecanismo	Manifestação	Droga
I	IgE	Choque anafilático	Penicilina, Insulina, Quimopapaína
II	Anticorpos citotóxicos	Anemia hemolítica	Penicilina
III	Imunocomplexos	Doença do soro	Várias
IV	Célula dependente	Dermatite de contato	Neomicina, Estreptomicina, Paraben e outros

Quadro 1.8 Mostra Etapas do Teste com AL

Etapa*	Via	Volume	Diluição
1	Puntura	—	1:100
2	Puntura	—	0
3	IC**	0,02 ml	1:100

*Cada etapa com intervalos de 20 minutos.
**Intracutâneo.

Quadro 1.10 Prova de Provocação com AL

Via	Diluição	Dose
Puntura	0	1 gota
IC	0	0,02 ml
Subcutânea	1:100	0,1 ml
Idem	1:10	0,1 ml
Idem	0	0,1 ml
Idem	0	0,5 ml
Idem	0	1,0 ml

Vantagem colateral destas provas seria, em eventual reação grave ou fatal, caso o profissional seja denunciado por negligência *(mal practice)*, poder provar, pelos seus registros, que cuidados pertinentes foram tomados.

Nos Estados Unidos, segundo Shazo e Kemp, reações adversas aos meios de contraste convencionais (meios iônicos) ocorrem em 4% a 13% dos pacientes e reação anafilática em 0,04 a 0,36. Os meios noniônicos (baixa osmolaridade) produzem 0,7% a 3,1% de reações adversas e raras anafiláticas (0% a 0,04%). O mecanismo da reação anafilática aos meios de contraste ainda é desconhecido. Teste cutâneo ou prova *in vitro* não existe.

Como prevenção de reações adversas, recomendam-se: prednisona, difenidramine e efedrina.

Meios de Contraste Radiológicos (MCR). Os **MCR** são compostos triiodados, hipermolares, responsáveis por efeitos colaterais, graves ou fatais (reações pseudo-alérgicas, choque anafilactóide, broncoespasmo, urticária generalizada) que podem ocorrer em 2% dos indivíduos submetidos a esta propedêutica. As muito graves ou fatais (choque anafilactóide) são raras (cerca de 1:50.000 exames). Com o advento recente de **MCR** de baixa osmolaridade, as reações adversas devem diminuir ainda mais. Cumpre lembrar que, no choque anafilactóide, verifica-se **bradicardia** com a hipotensão.

O risco da segunda reação anafilactóide, em indivíduo que já sofreu choque, em exame anterior, é imprevisível, mas provável. O teste IC, embora de valor discutível, deve ser feito, como dito em relação ao anestésico local, para que o profissional não seja imputado de negligência, se denunciado à justiça comum ou ao CRM de sua jurisdição, pois os julgadores geralmente desconhecem as limitações da prova cutânea. Sua não-realização caracterizaria *mal practice*.

Sem esta ressalva, Taboga, Urguder e Magalhães Rios afirmam: "Não tem o menor valor a realização dos testes cutâneos com contrastes iodados." Estes autores enumeram os seguintes mecanismos das reações adversas aos **MCR**:

1) ativação do sistema do complemento;
2) liberação direta da histamina;
3) hipertonicidade do contraste;
4) ação quimiotóxica do próprio contraste.

No diagnóstico diferencial entre o **choque anafilático** e o **anafilactóide (reação vasovagal)**, lembra Mathews, este é acompanhado de **bradicardia**, **diaforese** e **palidez**, ao passo que, no anafilático verdadeiro, ocorrem **taquicardia** e **rubor**.

Lobato, radiologista de Belo Horizonte, entre outros que convivem com este problema, emprega, antes do exame radiológico, a **dose-teste** para rastrear a tolerância do paciente, além de outras provas, e faz a cobertura com corticóide e anti-histamínico.

Em prefácio de simpósio sobre alergia medicamentosa, patrocinado pela *AAAI* e o *FDA*, Goldstein, dos *NIH*, disse textualmente: *Some physicians and patients have tended to label any reaction to a drug as allergy.*

Penicilina e Outros Antibióticos β Lactam. Segundo Shazo e Kemp, penicilina é causa mais comum de reações alérgicas e anafilaxia. A incidência de alergia à penicilina gira em torno de 2%. As provas cutâneas com penicilina, se positivas, servirão de alerta quanto ao risco de seu emprego.

Para a prova cutânea com penicilina, utiliza-se a penicilina G, primeiro por escarificação ou puntura, com a solução encerrando 100 a 1.000 U/ml, dependendo da história clínica (reações pregressas, história alérgica pessoal ou familiar). Se o teste for negativo, será repetido com solução mais concentrada (10.000 a 100.000 U/ml). Persistindo a negatividade, recorre-se ao teste intracutâneo (0,01-0,02 ml), partindo-se de 10 U/ml, aumentando-se cautelosamente, se não surgir reação local ao fim de 20 a 30 minutos. É óbvio que, positivos os testes por escarificação ou puntura, torna-se dispensável a prova IC.

Com a identificação dos chamados determinantes (maiores e menores), o teste, com eles, tornou-se mais sensível, mais específico e de menor risco. As provas são feitas com **PPL** (peniciloilpolisina) e com a chamada **MCM** *(minor determinant mixture)*, mistura que encerra benzilpenicilina cristalina, benzilpeniciloato de sódio e alfa-benzilpeniciloilamina. Lembre-se de que a denominação menor *(minor)* não significa menor potência antigênica.

Sarti considera estes testes de incontestável valor no rastreamento de indivíduos que correriam risco de sofrer reação grave, se lhes fosse administrada penicilina, especialmente IM ou IV.

Quadro 1.9 Mostra Volumes e Vias de Provocação (AL); Cada Etapa com Intervalos de 15 Minutos

Etapa	Via	Volume	Diluição
1	Puntura	—	0
2	Subcutânea	0,1 ml	0
3	Idem	0,5 ml	0
4	Idem	1,0 ml	0
5	Idem	2,0 ml	0

Quadro 1.11 Testes Cutâneos de Hipersensibilidade à Penicilina (Adaptado de Gauderer, Maria C.A.)

Teste Cutâneo	Penicilina	PPL	MDM
Esc ou Puntura	10.000 U/ml	Como tal	10.000 U/ml
IC 0,02 ml	100 U/ml		100 U/ml
	1.000 U/ml	Como tal	1.000 U/ml
	10.000 U/ml		10.000 U/ml

Este autor preconiza a seguinte técnica para a preparação da MDM que transcrevemos, com sua expressa autorização:

Reagentes — Soluções-estoque

I. Solução estéril de NaOH 0,1 N.
II. Solução estéril de NaCl isotônica (0,9%).
III. Solução de penicilina G potássica.
A 1 frasco de 1.000.000 U de penicilina G potássica, adicionar 9,6 ml da solução de NaCl (II). Esta solução-estoque conterá 100.000 U/ml. Prepará-la toda semana e mantê-la no refrigerador.
IV. Solução de benzilpeniciloato de sódio. Introduzir, asseptícamente, 8,5 ml da solução I (NaOH 0,1 N) a 1,5 ml de solução de NaCl (II) em frasco de penicilina G potássica de 1 milhão de unidades. Agitar para completar a dissolução, deixando o frasco à temperatura ambiente durante 45 minutos; a seguir, 48 horas no refrigerador. Esta solução, mantida no refrigerador, é estável por um mês.

Reagentes para os Testes Cutâneos

A. **MDM**. Mistura de benzilpenicilina/benzilpenicilinato de sódio. Introduzir 1,0 ml de solução-estoque III a 0,8 ml de solução IV de benzilpenicilinoato em frasco estéril contendo 8,2 da solução II de NaCl. Agitar o frasco; a mistura conterá 10.000 U/ml da penicilina G e 1×10^{-2} **M** de peniciloato de sódio. Deve ser preparada todas as manhãs e mantida no refrigerador.
B. **PG**. Benzilpenicilina 10.000 U/ml. Diluir 1,0 ml de solução-estoque III em 9,0 ml de solução II da NaCl. Preparar nova solução todos os dias e conservar no refrigerador.
C. Controle é feito com a solução II de NaCl a 0,9%.

Sarti testou 6.764 indivíduos, no Hospital Universitário da Faculdade de Medicina de Ribeirão Preto, SP, para os quais havia sido prescrita a penicilina; destes, apenas 1,4% reagiu aos testes cutâneos. Os 6.668 não-reativos receberam o tratamento penicilínico sem apresentar qualquer reação adversa. Entre os 6.764 pacientes testados, 477 eram crianças, com idade de um a 12 anos. Apenas quatro delas, todas com mais de cinco anos de idade, reagiram positivamente.

Os testes são feitos por escarificação ou puntura e, quando negativos, por injeções intracutâneas com 0,02 ml. A leitura se faz aos 15 a 20 minutos. A reação positiva se traduz por pápula edematosa de tamanho e forma variáveis, segundo o grau de sensibilização como já descrito.

Antígeno da Brucela (Brucelérgeno)

É reação do tipo tuberculínico, isto é, de leitura tardia.

Para teste IC: Injeta-se 0,1 ml (um décimo) do **Brucelérgeno**. A leitura é feita ao fim de 48 horas. A reação positiva se traduz por enduração e eritema.

Classificação das Reações:

1) Apenas eritema: sem significação.
2) + Edema e eritema de 20 mm de diâmetro: positiva.
3) +++ Edema/eritema de 20 mm ou mais, acompanhados de reação sistêmica: positivo.

INTERPRETAÇÃO

Este teste, de pouco valor no diagnóstico da brucelose, é muito útil em inquéritos epidemiológicos.

A soroaglutinação, se corretamente praticada com antígenos das cepas tipo *FAO-OMS* (fase lisa), é a prova mais valiosa no diagnóstico.

As inoculações do **Brucelérgeno** não induzem sensibilização cutânea, mas podem dar origem à formação de aglutininas específicas, embora de baixo título e de curta duração (60 dias).

As variantes S (lisas) das brucelas podem ser diferenciadas pelo título de aglutinação com anti-soro homólogo.

À maneira de outras bactérias Gram-negativas, as brucelas encerram antígenos protéicos (nucleoproteínas), antígenos polissacarídeos e complexo polissacarídeo-glicolipídico.

REAÇÃO DE MITSUDA E DE FERNANDEZ, NA HANSENÍASE

Mitsuda

A reação de Mitsuda **(RM)**, introduzida em 1919 pelo investigador japonês que lhe empresta o nome, somente foi divulgada no mundo ocidental em 1923, por ocasião do Congresso Internacional de Lepra, realizado em Estrasburgo, França. Hayashi, em trabalho hoje considerado clássico, publicado no *International Journal of Leprosy*, consolidou o valor da **RM**, em todo o mundo.

O antígeno da **RM** é preparado a partir de hansenomas.

A **RM** é de leitura tardia, não em 48 horas como nas reações tipo tuberculina, mas ao fim de **21 a 28 dias**, após o teste IC.

Fernandez

Na reação de Fernandez **(RF)**, o antígeno é de origem bacilar, produzido segundo técnica de Charmendra. A leitura da reação é feita após 48 horas (tipo tuberculina) e ao fim de 21 a 28 dias.

Em ambas, **RM** e **RF**, injeta-se IC, na superfície volar do antebraço, 0,1 ml (um décimo de ml) dos respectivos antígenos.

Ambas as reações são muito úteis na classificação dos casos de hanseníase e nos levantamentos epidemiológicos.

Classificação das Reações:

Negativa	(−):	ausência de qualquer reação local;
Duvidosa	(±):	pequeno nódulo, apenas palpável;
Positiva	(+):	nódulo saliente, visível, infiltrado, de 5 mm de diâmetro;
Positiva	(++):	nódulo saliente, com mais de 5 mm, arroxeado;
Positiva	(+++):	nódulo ulcerado.

Na **hanseníase virchowiana** (antes denominada *L. lepromatosa)*, a **RM** é invariavelmente **negativa**; na **hanseníase tuberculóide**, é **positiva** na quase totalidade dos casos.

REAÇÃO DE FREI, NO LINFOGRANULOMA VENÉREO (LGV)

Preparação do Antígeno de Frei

1. Puncionar o material do bubão com seringa esterilizada, em condições assépticas, e transferi-lo para frasco esterilizado.
2. Aquecer em banho-maria a 60°C, durante uma hora, dois dias seguidos, e praticar provas de esterilidade, em meios aeróbios e anaeróbios.

3. Adicionar fenol na proporção de 0,8%; diluir a 1:5 com solução salina (0,9%) estéril, se o material estiver muito espesso. Conservar no refrigerador em frascos com rolha de borracha ou em ampolas.
4. Verificar sua potência, injetando 0,1 ml (um décimo) IC em indivíduo reconhecidamente sensibilizado. Se possível, testar o material purificado, preparado na membrana vitelina de ovos infectados. O antígeno original foi proposto por W. Frei, em 1925.

Uso

Para teste IC, injetar 0,1 ml (um décimo) do antígeno. Leitura em 48-72 horas. A reação positiva é eritematoendurativa ou necrótica.

INTERPRETAÇÃO

A reação inflamatória, no local inoculado com o antígeno de Frei, que às vezes surge ao fim de 24 horas e desvanece dentro de 48 horas, não tem significação imunológica. A leitura do teste deve ser feita depois de 48 horas. A positiva se caracteriza por eritema, edema e infiltração. Nos pacientes hipersensibilizados, pode ocorrer necrose. O desaparecimento total da reação se dá ao fim de oito a 12 dias, eventualmente mais tarde.

A reação de Frei é valioso recurso no diagnóstico de **LGV**. Revela-se positiva duas a três semanas depois de o indivíduo se infectar, não antes. Quando nitidamente positiva, indica que o paciente sofre ou já sofreu infecção pelo vírus paradenítico. A duração da sensibilidade cutânea, uma vez estabelecida, é permanente.

No **linfogranuloma venéreo** (também chamado doença de Nicola-Favre, bubão climático, poradenite, quarta doença venérea, linfogranuloma inguinal), produzido por espécie do gênero *Chlamydia,* como em outras moléstias infecciosas em que se empregam os testes cutâneos como auxiliar diagnóstico, a pele do paciente pode eventualmente se mostrar anérgica.

A reação positiva informa que o paciente padece ou padeceu de **LGV** e não indica, se positiva, que a lesão em estudo depende de infecção pelo vírus poradenítico, necessariamente. É de valor absoluto quando confirmada com antígeno preparado a partir do pus da lesão suspeita do próprio paciente.

TUBERCULINA

São três as tuberculinas mais usadas:

A tuberculina bruta de Koch (**OT**), a **PPD** *(purified protein derivative)* e a **PPD-Rt 23**.

Como assinalaram Carneiro e Romão, a tuberculina oficial usada no Brasil é a **PPD-Rt 23**, produzida no *Statens Seruminstitut* de Copenhague. Ela é diluída na Unidade de Tuberculina da Divisão Nacional de Pneumologia Sanitária, do Ministério da Saúde **(DNPS)**, em convênio com o Instituto de Tisiologia e Pneumologia da Universidade Federal do Rio de Janeiro (ITP-UFRJ). O **DNPS** fornece a **PPD**, sem ônus, através das Secretarias Estaduais e Municipais de Saúde, rigorosamente diluída e padronizada, segundo o estabelecido pela Organização Mundial de Saúde *(WHO)*.

Técnicas Mais Empregadas

A) De Von Pirquet
B) De Mantoux
C) De Vollmer

A) VON PIRQUET

Praticar assepsia da pele na região volar do antebraço; fazer duas incisões superficiais (não deve aflorar sangue) na epiderme, espaçadas de 3 cm. Em uma, colocar uma gota de tuberculina bruta (não-diluída); na outra, uma gota de solução salina (NaCl 0,9%), para controle. Após 15 minutos, recobrir as incisões com gaze, em se tratando de crianças. Observar o resultado ao fim de 48-72 horas.

Leitura

A reação positiva se caracteriza pelo aparecimento de edema, eritema e infiltração, ao fim de 48-72 horas.

Classificação das reações positivas:

(+)	**fraca**: infiltração em torno de 5 mm de diâmetro;
(++)	**média**: infiltração com diâmetro entre 6 a 10 mm;
(+++)	**forte**: diâmetro de infiltração acima de 10 mm;
(++++)	**muito forte**: infiltração superior a 20 mm.

B) MANTOUX

Após assepsia local, injetar intracutaneamente (IC), com seringa de vidro de 1 ml ao centésimo, agulha fina e curta, na face volar do antebraço ou lateral do braço, um décimo de ml (0,1) da solução de tuberculina na diluição desejada. Injetar também 0,1 ml do líquido diluidor, para controle.

Há nítida preferência mundial pela técnica de Mantoux, idealizada em 1908 para o teste com **OT**: outras técnicas (Tine, Vollmer) não oferecem vantagens sobre a de Mantoux. Recomenda-se o emprego de seringas de vidro para o teste de Mantoux, porque, acredita-se, o plástico das descartáveis adsorve parte apreciável das tuberculoproteínas.

PPD e PPD-Rt 23. Injeta-se intracutaneamente 0,1 ml (um décimo) da solução contendo 2 UT; se negativo, injetam-se 5 UT. A unidade internacional de tuberculina (UT) encerra 0,02 μg de **PPD-Rt**, que é igual a 0,1 ml da **OT** a 1:10.000 (0,01 mg).

Leitura

Convencionou-se o seguinte critério para expressar o resultado da prova de **PPD**, empregando-se **PPD-Rt**, 2 UT/0,1 ml:

1. Enduração de 0 a 5 mm — **não-reator**; 2. Enduração de 5 a 10 mm — **reator fraco**; 3. Enduração igual ou superior a 10 mm — **reator forte**.

A leitura da reação, advertem Carneiro e Romão, deve basear-se na medida (em mm) do diâmetro da enduração, e não do eritema envolvente. O grupo de **reatores fortes** compreende a maioria dos doentes acometidos de tuberculose, seja nas formas pulmonar ou extrapulmonar.

Como curiosidade, lembre-se de que a **PPD-Rt 23** foi preparada, pela primeira vez, em 1952, por Magnusson e Bentzon, em Copenhague, partindo de quatro cepas de *M. tuberculosis* humano.

Para facilitar a medição da enduração, marca-se seu contorno com caneta esferográfica e determina-se seu diâmetro com régua milimetrada.

Além das técnicas descritas, que são as mais usadas (epecialmente a de Mantoux), existem várias outras (Tine, Moro etc.). Rufino Netto as descreve em seu trabalho.

As diluições da tuberculina bruta **(OT)** devem ser de preparação recente, quando o diluidor for solução salina (NaCl 0,9%), uma vez que o produto perde sua potência antigênica, mesmo se mantidas no refrigerador. Há líquidos diluidores que conservam o título da tuberculina por longos períodos. A seguinte solução tamponada, como diluidora, mantém a potência da tuberculina inclusive do **PPD**.

Diluente estabilizador (Magnus e Waaler)

1. Solução tamponada de fosfato (STF), pH 7,38:

KH_2PO_4 *p.a.*	1,45 g
$Na_2HPO_4 \cdot 2\ H_2O$ *p.a.*	7,60 g
NaCl *p.a.*	4,80 g
Água destilada *q.s.*	1 litro

Dissolver e esterilizar a 120°C, durante 30 minutos, na autoclave.

2. Quinosol (sulfato de 8-hidroquinoleína) solução a 10%, em água destilada.
3. *Tween* 80 (polissorbato 80) solução a 5%. Dissolver 1 ml deste, estéril, em 19 ml (1 acima), contendo 0,1 ml por mil de Quinosol; aquecer ligeiramente para facilitar a dissolução.

Para preparar a solução estabilizadora

A 1 litro de STF, adicionar 1 ml de solução de Quinosol a 10% e 1 ml de solução de *Tween* a 5%.

Leitura da Reação

A reação positiva se traduz por infiltração com enduração, ao fim de 48-72 horas. As reações com diâmetro da infiltração igual ou superior a 5 mm são consideradas positivas.

Classificação das Reações. (−) **Negativa**: ausência de edema e de infiltração; (±) **duvidosa**: diâmetro da infiltração inferior a 5 mm; (+) **positiva fraca**: diâmetro da infiltração superior a 5 mm, mas inferior a 10 mm; (++) **positiva média**: diâmetro superior a 10 e inferior a 20 mm; (+++) **positiva forte**: diâmetro superior a 20 mm; (++++) **muito forte**: com infiltração, vesiculação e necrose. Cumpre assinalar que o eritema, se presente, não tem significação como critério de classificação.

C) VOLLMER

Remover a gordura cutânea com éter na região dorsal e aplicar o teste *(patch)* que contém a tuberculina bruta (**OT**); retirar o *patch* ao fim de 48 horas e fazer a primeira leitura; se negativo, nova leitura 24 horas depois da primeira.

Leitura

Em virtude da *perspiratio insensibilis*, a tuberculina será absorvida através da pele (absorção transepidérmica), atingindo o derma. Na interpretação das reações, certificar-se de que houve íntimo contato de tuberculina contida no *patch* com a pele. O paciente não se deve banhar, até que o teste seja removido.

Classificação das Reações. (+) **Positiva fraca**: eflorescências liquenóides, discreta enduração; (++) **positiva média**: erupção liquenóide e maior grau de enduração; (+++) **positiva forte**: erupção confluente, elevada e pronunciada infiltração, além da área do teste; (++++) **muito forte**: reação vesiculosa e infiltrativa, além da área de prova.

As reações com eventual formação de pústulas se devem à contaminação bacteriana da pele. Quando há alergia pelo próprio esparadrapo, as reações surgem exatamente na área de contato com este material.

A reação positiva com o teste de Vollmer equivale ao obtido com a prova de Mantoux com tuberculina 1:5.000.

Antila *et al.* confrontaram a **PPD** intracutânea e o teste epicutâneo *(patch)* em 41 indivíduos e concluíram que há boa correlação entre estas duas provas tuberculínicas.

INTERPRETAÇÃO

O teste tuberculínico positivo, por qualquer técnica, indica se o indivíduo está ou não contaminado pelo *M. tuberculosis,* não significando, entretanto, que esteja acometido da doença. Não é meio diagnóstico, quanto à eventual enfermidade e à sua localização — pulmonar, pleural ou ganglionar. Ao lado de outras provas, é realizado para delinear o perfil imunológico, quando se suspeita de imunodeficiência.

Lima, Magarão e Bethlem dividem a prova tuberculínica em: a) hipersensibilidade retardada clássica (48-72 horas); b) hipersensibilidade tipo Jones-Mota (24-36 horas); c) reação de Arthus; d) tipo imediato ou reagínico.

Há várias condições que interferem no resultado da prova tuberculínica, entre elas: vacinação recente, dentro de 30 dias, com vacina de vírus vivos atenuados — varíola, sarampo; gravidez, doença de Hodgkin, sarcoidose, senilidade, pele apergaminhada, desidratação, caquexia, estados finais de tuberculose, corticoterapia, vigente ou muito recente, febre. Nesses casos, os resultados serão válidos, se a reação se revelar positiva; se negativa, o teste deve ser repetido em outra ocasião.

Em pacientes com alergia ocular **(uveíte)**, recomenda-se que os testes sejam iniciados a partir de altas diluições (1:1.000.000, 1:100.000 etc.), dado o risco de reações focais na úvea.

Para a dessensibilização tuberculínica (alergia ocular), inicia-se com a diluição com a qual a prova foi negativa.

A dessensibilização tem caído em desuso; prefere-se o tratamento com esquema tuberculostático adequado.

Tavares e Reis estudaram o comportamento da prova com o **PPD-Rt 23**, 2UT, em mil crianças (idade de 0 a 30 dias) vacinadas com **BCG** intradérmica, seis meses após a vacinação. Das 1.000, 452 não responderam ao teste, 255 revelaram-se reatoras fracas e 293 exibiram reações de 10 mm de diâmetro ou mais.

Por sua vez, Brólio e Nardy testaram 324 crianças, seis meses após meia dose de **BCG** (0,05 mg). Empregaram também a **PPD-Rt 23**, 2UT. Constataram reatividade de 84%, sendo 41,7% de reatores fracos e 42,3% de reatores fortes.

REAÇÃO DE SCHICK (Difteria)

Técnica

Injetar intracutaneamente 1/10 da **DLM** (dose letal mínima) de toxina diftérica recentemente preparada, dissolvida em 0,1 ml de solução salina, na face volar do antebraço. Para controle, empregando outra seringa e agulha, teste idêntico, mas com a toxina previamente aquecida a 70°C, durante cinco minutos. As soluções para esta prova são encontradas no comércio especializado, produzidas por laboratórios idôneos.

Leitura

Faz-se a leitura da reação verificando os pontos inoculados seis dias consecutivos.

1. **Reação negativa**: ausência, nos dois braços, de qualquer sinal de positividade, exceto o pequeno traumatismo da agulha;
2. **Reação positiva**: no braço em que se usou a toxina aquecida (controle), ausência de reação. No braço testado com a toxina não-aquecida, surge, ao fim de 24-36 horas, área eritematosa no ponto da inoculação, de 1 a 2 cm de diâmetro, cujos tamanhos e intensidade se acentuam até o quarto ou quinto dia, desvanecendo em se-

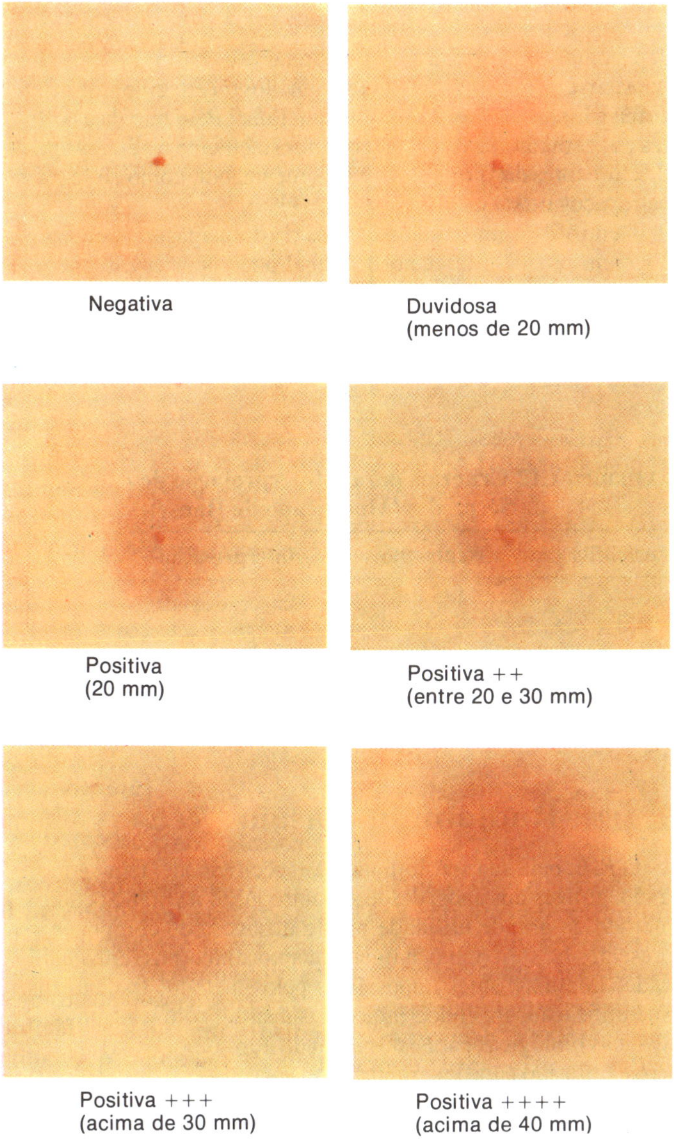

Fig. 1.16 Reações obtidas nos testes de Schick e Dick.

guida e aparecendo área mais pigmentada e com fina descamação.

3. **Reação falso-positiva**: nas primeiras 24 horas, desenvolve-se eritema difuso nos pontos inoculados de ambos os braços. Essa reação diminui rapidamente, desaparecendo por completo no terceiro ou quarto dia;
4. **Reação combinada**: nas primeiras 24 horas, desenvolve-se eritema difuso nos pontos inoculados em ambos os braços. No estado com a toxina-controle (aquecida), a reação desaparece completamente no terceiro ou quarto dia. No braço inoculado com a toxina, há reação até o quarto ou quinto dia, aumentando de intensidade. Em seguida, extingue-se lentamente, substituída por pigmentação e fina descamação.

INTERPRETAÇÃO

A **reação negativa** demonstra que o indivíduo possui anticorpos em concentração suficiente para estar imune à difteria. Trata-se, portanto, de pessoa não-suscetível à doença. **Não precisa ser vacinado**.

A **reação positiva** demonstra que o paciente não dispõe de anticorpos suficientes. Trata-se, pois, de indivíduo suscetível à difteria. **Precisa ser vacinado!**

A reação falso-positiva revela tratar-se de pessoa alérgica às proteínas do *B. difterico* (reação precoce), mas imune à difteria (ausência da clássica reação positiva). **Não necessita e não deve ser vacinado, em face de reações alérgicas que podem ocorrer**.

A **reação combinada** significa tratar-se de indivíduo alérgico às proteínas do *B. difterico* e ainda suscetível à difteria. **Necessita** ser vacinado, mas com cuidados especiais, a fim de prevenir reações alérgicas graves. Aconselhável, por isso, empregar a vacina em doses fracionadas, tateando a sensibilidade do paciente. Em tais casos, deve-se fazer a cobertura prévia com corticóide e anti-histamínico, tendo sempre à mão solução milesimal de epinefrina (adrenalina) para ser empregada (0,5 ml) imediatamente, na eventualidade de reação anafilática.

REAÇÃO DE DICK (Escarlatina)

Técnica

Injetar, intracutaneamente, na face volar do antebraço, 0,1 ml (um décimo) de toxina estreptocócica, contendo 1 STD.

Para controle, teste idêntico com a toxina aquecida a 100°C, durante duas horas.

INTERPRETAÇÃO

A reação positiva se caracteriza pelo eritema e edema, sem enduração nítida, em 24-48 horas, com diâmetro acima de 3 mm (Fig. 1.16). A leitura da reação deverá ser confrontada com o teste com toxina aquecida, a fim de se excluir a possibilidade da reação de tipo alérgico.

A interpretação da reação de Dick é semelhante à de Schick. Quando positiva, indica que o indivíduo é passível de sofrer escarlatina; se negativa, revela imunidade relativa à infecção.

MÉTODOS *IN VITRO*

Citologia das Secreções

A coleta de secreções pode ser realizada em:

a) **Indivíduos sintomáticos**: colhe-se amostra de secreção (conjuntival, nasal, brônquica ou do trato gastrintestinal). A secreção nasal será obtida pedindo-se ao paciente que se assoe em papel celofane.
b) **Indivíduos assintomáticos**: induzindo a produção de secreção, por provocação. Nestes casos, o antígeno em avaliação é colocado diretamente em contato com a mucosa a ser estudada, observando-se as alterações clínicas e colhendo-se a secreção a ser examinada. Testes de provocação não são utilizados de modo rotineiro pelos problemas inerentes ao método; entre eles, dificuldade na padronização de antígenos, reações adversas (desde o desconforto até reações sérias, como broncoespasmo agudo).

A secreção colhida é preparada em vários esfregaços, distribuindo-a (com espátula ou palito) sobre lâminas. Evitar esfregaços muito espessos; seca-se ao ar (ou por flambagem suave) e são corados pelo May Grunwald-Giemsa, Wright ou Hansel. Este último método é de execução simples e fornece belas preparações.

MÉTODO DE HANSEL
Preparação dos corantes:

a) Solução de eosina (1:200):
Eosina .... 0,5 g
Álcool metílico ou etílico a 95% .... 100 ml

b) Solução de azul-de-metileno (1:100):
Azul-de-metileno .... 1,0 g
Álcool metílico ou etílico a 95% .... 100 ml

Técnica

1. Recobrir o esfregaço com a solução de eosina a 1:200 e aguardar 30 segundos. Juntar água destilada, como na técnica de Wright, e esperar mais 30 segundos;
2. Remover o corante com água destilada, lavar o esfregaço com álcool metílico ou etílico a 95% e corar pelo azul-de-metileno a 1:100, durante 30 segundos; lavar com água destilada e deixar secar a lâmina ao ar ou por flambagem suave.

Precauções

O excesso de tratamento com álcool poderá descorar o azul-de-metileno retido pelos neutrófilos, tornando-os de coloração rósea.

Não raro os eosinófilos se rompem, e suas granulações poderão ser confundidas com bactérias. As secreções muito aquosas poderão não conter células suficientes para a avaliação correta. As secreções ricas em muco (este se cora em azul) costumam prejudicar a coloração dos eosinófilos. Neste caso, deixar o corante durante 60 segundos. Se os esfregaços acusarem excesso de coloração, remover parte do azul-de-metileno, tratando a lâmina com solução de ácido clorídrico contendo uma gota em 30 ml de água destilada. As soluções corantes de Hansel deverão ser conservadas em frascos âmbar, com conta-gotas. O contato com a borracha pode alterar os corantes. Não usar filtro azul no microscópio.

INTERPRETAÇÃO

O edema e a infiltração por eosinófilos são dos achados mais freqüentes em locais onde ocorrem reações alérgicas. Entre suas diversas funções, os eosinófilos formam complexos com antígenos a nível de mucosas, participando da modulação da reação imunológica (Fujita *et al.*). Além de eosinófilos, podem existir outras células inflamatórias, como neutrófilos, linfócitos, monócitos e, também, agentes infecciosos: bactérias e fungos, por exemplo.

Na interpretação do exame citológico, devem-se anotar:

- tipo: aquosa, mucosa, mucopurulenta, purulenta, sanguinolenta e quantidade da secreção
- flora: ausente, escassa, abundante. Se predominante Gram-positiva ou Gram-negativa; se existem fungos
- uso de medicação concomitante: vasoconstritores, anti-histamínicos, antibióticos, corticosteróides

A presença de eosinófilos sugere reação alérgica (Tipo I, Gell & Coombs). Se a quantidade é apreciável, ou seja, eosinófilos ocorrem em todos os campos examinados ou em grupos, se confirma a hipótese de envolvimento alérgico. Pelo fato de as células em geral não se distribuírem uniformemente no esfregaço, é difícil expressar o resultado em percentagem, como se faz nos esfregaços de sangue.

Neutrófilos, linfócitos e células de descamação abundantes sugerem processo infeccioso, o qual pode ocorrer associado a manifestação alérgica.

Hansel propôs critérios para interpretar a citologia das secreções, os quais estão apresentados, com modificação, no Quadro 1.12.

Quadro 1.12 Critérios para a Interpretação de Citologia de Secreções (Modificado de Hansel)

Eosinófilo	Neutrófilo	Interpretação
±	++++	Infecção aguda
++	++	Alergia + infecção
+++	±	Alergia com discreta infecção
++++	±	Alergia

Radioimunoensaio (*RIE*)

O *RIE*, pela sua sensibilidade e especificidade, tem-se mostrado, através dos anos, desde sua introdução na prática clínica, método de grande utilidade para a dosagem de componentes presentes no soro (tanto antígeno quanto anticorpos) em quantidades mínimas, antes impossíveis pelos métodos tradicionais. Sua utilização, em endocrinologia, substitui, com vantagens, as técnicas biológicas para a dosagem do hormônio. Além disso, o *RIE* é utilizado para determinar níveis plasmáticos de várias drogas (digoxina, digitoxina, morfina, aminofilina, entre outras) e de hormônios esteróides. Tem sido também empregado em oncologia, na pesquisa de antígenos carcinoembriônicos; na avaliação das hepatites viróticas, pela pesquisa de antígenos (HbsAg, HbcAg) e de anticorpos (anti-Hbs, anti-Hbc); em alergia, anticorpos específicos contra diversos antígenos podem ser avaliados pelo *RAST (Radio Alergo Sorbent Test).*

A despeito de todas estas indicações, várias são as desvantagens inerentes ao método: efeitos colaterais e como desfazer-se do material radioativo; instabilidade dos compostos utilizados (meia-vida relativamente curta dos radioisótopos); elevado preço do material e equipamento necessário (contador de raios beta ou gama).

Processo. Para se montar o *RIE*, para a dosagem de determinada substância, que denominaremos S, assim se resume o método:

1. A substância S é injetada em coelho, cabra ou carneiro, para a produção de anticorpos anti-S (estes anticorpos e demais reagentes podem ser adquiridos de diversos laboratórios em *kits*);
2. A mesma substância S é marcada com composto radioativo, geralmente iodo a 125 (S+);
3. A mistura S+ com anti-S é colocada em tubos de ensaio, aos quais se adicionaram concentrações variadas e conhecidas de substância S não-marcada. Como a ligação do antígeno com o anticorpo é competitiva, haverá equilíbrio,

Quadro 1.13 Lista Parcial das Substâncias que Podem Ser Dosadas por Radioimunoensaio (Adaptado de Stites, D.P. *et al.*)

Hormônios esteróides
- Aldosterona
- Androstenediona
- Cortisol, cortisona
- Deidroepiandrosterona
- Deidrotestosterona
- Deoxicorticosterona
- Deoxicortisol
- Estradiol (17-beta)
- Estrina
- Estriol
- Progesterona
- Testosterona

Hormônios peptídeos
- ACTH
- Angiotensina I e II
- Bradicinina
- Calcitonina
- Gastrina
- Glucagon
- Hormônio da paratireóide
- Hormônio do crescimento (*HGH*)
- Hormônio estimulante de alfa e beta-melanócitos
- Hormônio folículo-
- estimulante (*FSH*)
- Hormônio gonadotrófico coriônico (*HCG*)
- Hormônio pituitário luteinizante (*LH*)
- Hormônio tireóide estimulante (*TSH*)
- Insulina
- Lactogênio placentário
- Oxitocina
- Renina
- Secretina
- Tetraiodotironina (T4)
- Tiroglobulina
- Triiodotironina (T3)
- Vasopressina

Drogas
- Aminofilina
- Digitoxina
- Morfina
- Ouabaína

Outras
- AMP cíclico (cAMP)
- Alfa-fetoproteína (AFP)
- Anticorpos anti-DNA
- Anticorpos antitireoidianos
- Antígeno carcinoembriogênico (*CEA*)
- Antígeno da hepatite B (HBsAg)
- Fator intrínseco
- Ferritina
- Fibrinopeptídeo A
- GMP cíclico (cGMP)
- IgE (total e específica)
- Prostaglandinas
- Vitamina B_{12}

após algum tempo de incubação, sendo o anticorpo capaz de fixar cerca de 70% da substância S marcada (S+). Assim, quanto maior a quantidade da substância S adicionada, menor será a radioatividade ligada ao anticorpo;

4. Uma curva é então traçada, a qual permitirá o cálculo direto de qualquer substância S da amostra em estudo.

A Fig. 1.16 esquematiza o método e o gráfico ilustra o resultado exemplificado.

O anticorpo anti-S pode ser ligado à parede de tubos de poliestireno ou a polímeros insolúveis (fase sólida). Matrizes de carboidrato (*Sephadex,* agarose) e discos de papel (tamanho de um confete) têm maior afinidade pelo antígeno, mas os discos de papel são de mais fácil manuseio.

A relação parcial de substâncias que podem ser dosadas pelo *RIE* se encontra no Quadro 1.13.

Cumpre lembrar que anticorpos heterófilos do soro, quando presentes, interferem no ensaio, dando reações falso-positivas.

Enzima Imunoensaio (*ELISA*)

Este método, descrito por Engval e Perlmann, expresso pela sigla *ELISA (***E***nzyme* **L***inked* **I***muno* **S***orbent* **A***ssay),* foi desenvolvido com o objetivo de superar as desvantagens citadas do *RIE*, oferece praticamente a mesma sensibilidade deste (nível de ng/ml) e não requer material radioativo. Empregado tanto para a determinação de antígenos quanto de anticorpos, este método é análogo ao *RAST*.

Técnica

a) **Para a pesquisa de anticorpos**: o antígeno é fixado à fase sólida (placas ou pérolas de poliestireno), incubado com o soro em estudo, e, em seguida, com antiimunoglobulina ligada à enzima (fosfatase alcalina ou peroxidase). A atividade enzimática, revelada na fase sólida, é diretamente proporcional à quantidade de anticorpos presentes. Adiciona-se substrato específico para a enzima, para a quantificação desta atividade.

b) **Para a pesquisa de antígeno**: o antígeno é ligado à fase sólida, seguido da solução-teste e, depois, de um segundo anticorpo heterólogo (coelho, cabra, carneiro) contra o antígeno em estudo (marcado com a enzima). Este teste requer que tenha o antígeno, pelo menos, dois locais combinatórios.

A simplicidade do método advém do emprego de substâncias cromogênicas, as quais, inicialmente incolores, tornam-se coradas após degradação enzimática. A intensidade da cor é diretamente proporcional à quantidade de enzima fixada à fase sólida. A peroxidase, por exemplo, tornará vermelho o substrato ácido-5-peroxidase, ou de cor castanha a ortofenilenodiamina. A fosfatase alcalina, pouco mais sensível que a peroxidase, torna amarela a solução que contenha como substrato o paranitrofenil.

A modificação da cor pode ser avaliada a olho nu (intensidade + a ++++) ou medida em espectrofotômetro (absorbância em torno de 400 nm).

A Fig. 1.18 esquematiza o método para a determinação do antígeno. A firma Intercientífica Importação e Comércio Ltda. (Caixa Postal 3011, 12201-970 — São José dos Campos, SP) fornece *kits* diversos para determinações (PKU, ELISA, TSH e outros).

Aplicação

O *ELISA* dosa as mesmas substâncias que o *RIE*. Tem sido utilizado também para o imunodiagnóstico de infecções viróticas, entre as quais **sarampo**, **caxumba**, **rubéola**, **hepatite B**, citomegalovírus, rotavírus, adenovírus, Epstein-Barr, arbovírus, e vírus da imunodeficiência humana (HIV).

Apresenta este método uma série de vantagens: sensibilidade (ng/ml), simplicidade, estabilidade dos reagentes, pequeno volume de plasma (100 a 200 μl). O analista não se expõe aos riscos da radiação, o equipamento necessário é mais simples e permite automatização (STITES, D.P. & CHANNING ROGERS, R.P.).

IMUNODEFICIÊNCIAS

Diagnóstico Clínico

A maior parte dos problemas relacionados com deficiência dos mecanismos de defesa está associada a aumento de suscetibili-

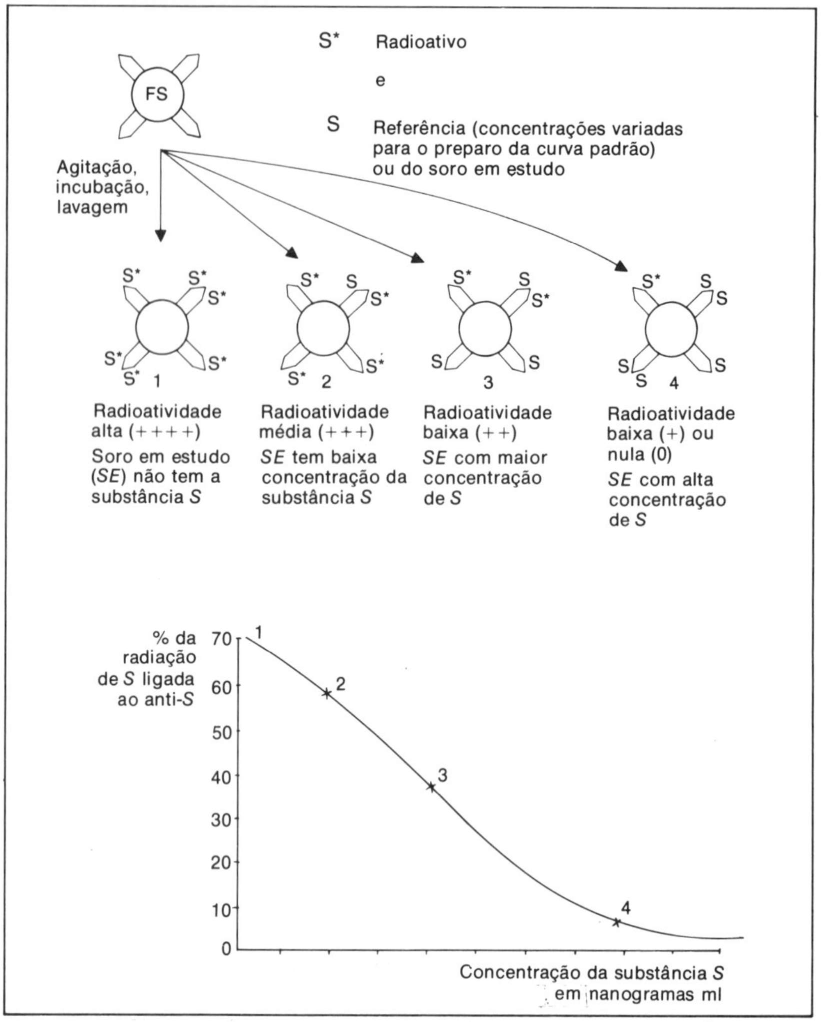

Fig. 1.17 Radioimunoensaio *(RIE)* para a determinação plasmática de substância *S*.

FS: fase sólida; *SE:* soro em estudo;
S:* substância *S* marcada com composto radioativo.

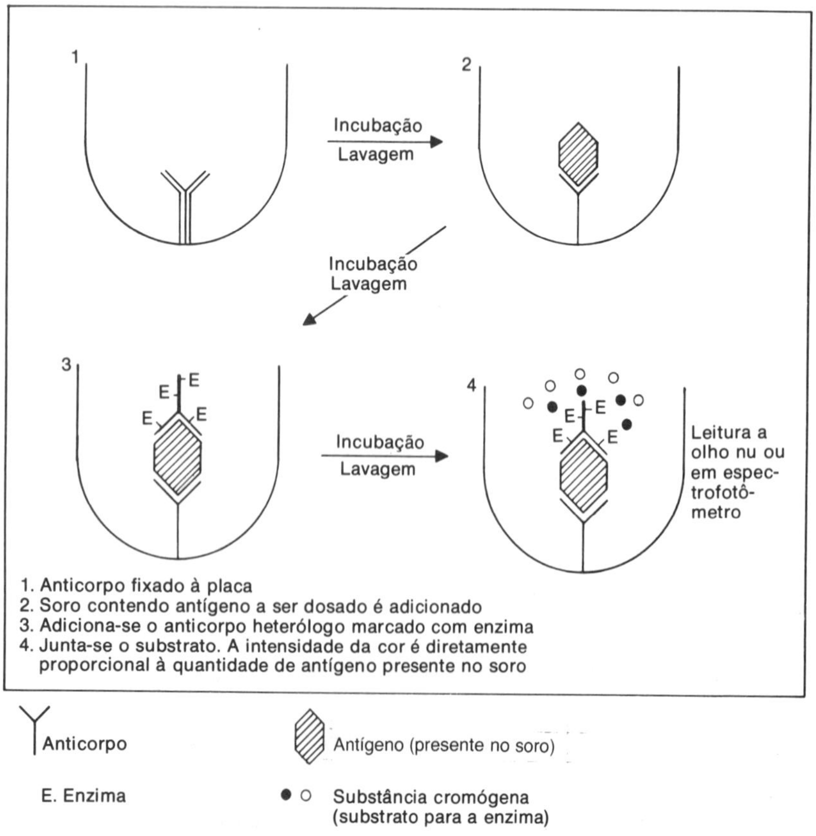

Fig. 1.18 *ELISA* — micrométodo em placa com dois anticorpos para a determinação de antígeno.

Quadro 1.14 Exames Laboratoriais Iniciais na Avaliação de Imunodeficiência

Hemograma completo	Leucometria global e específica, contagem e morfologia de linfócitos; avaliação das plaquetas
Dosagem das imunoglobulinas no soro	IgG (e subclasses), IgA e IgM (imunodifusão radial); IgE
Teste de Schick	Para avaliação de função de IgG
Título de iso-hemaglutininas	Anti-A e anti-B para avaliar função de IgM
Avaliar presença de infecções	Eritrossedimentação, culturas, radiografias
Avaliação da presença do timo	Radiografia do tórax em PA e perfil
Testes cutâneos de hipersensibilidade tardia	Intracutâneos: PPD, candidina, estreptoquinase-estreptodornase, tricofitina, caxumba, tétano Epicutâneo: dinitroclorobenzeno (DNCB)

dade a infecções. Entretanto, antes de se considerar como imunodeficiente o indivíduo com infecções repetidas, é importante ter em mente outros fatores que podem estar facilitando estas infecções. O Quadro 1.15 resume estes fatores. A maior parte destas condições predisponentes pode ser afastada pela história, e exames físicos meticulosos, complementados por provas laboratoriais relativamente simples. Lembrar que as crianças normais podem se resfriar até oito vezes por ano, e esta freqüência pode ser maior quando convivem com colegas da mesma faixa etária, em ambiente escolar. Estas manifestações respiratórias são, em geral, brandas, com melhora rápida e completa. O aumento da freqüência de acometimento das vias aéreas pode ser secundário a processo alérgico. Este se caracteriza por ausência de febre (na maioria das vezes), secreção mucosa com eosinófilos, história de outros sintomas de hipersensibilidade, história familial geralmente positiva para alergia e boa resposta e anti-histamínicos e/ou broncodilatadores.

Indivíduos imunologicamente normais podem ter infecções bacterianas graves (pneumonia, septicemia, osteomielite, meningite), mas a repetição de episódios deste tipo deve alertar o médico quanto à possibilidade de imunodeficiência. Alguns dados da história podem ser importantes: por exemplo, criança ativa, robusta e ágil é candidata pouco provável ao diagnóstico. Investigar a história de doenças maternas, o período de gestação, o peso ao nascer, a presença de doenças neonatais e o desenvolvimento motor. A história das doenças comuns à infância e as imunizações é fundamental: reação normal a vacinas com vírus vivos indica que os mecanismos de imunidade celular estão presentes. Por outro lado, o exame físico, revelando indivíduo com aspecto doentio, cronicamente enfermo, com palidez cutâneo-mucosa, irritabilidade, distensão abdominal e panículo adiposo escasso, pode sugerir imunodeficiência. Alterações cutâneas, tais como piodermites, eczema, petéquias, alopecia, podem também estar presentes, bem como hepatomegalia e/ou esplenomegalia. Cumpre lembrar que estas características podem estar também presentes em várias patologias do subdesenvolvimento, como desnutrição e endemias tropicais. Amígdalas atróficas e ausência de linfonodos cervicais, com episódios repetidos de infecções bacterianas das vias aéreas superiores, podem significar imunodeficiência.

Diagnóstico Laboratorial

Alguns dos exames complementares úteis na confirmação do diagnóstico de imunodeficiência são simples, podendo ser realizados em qualquer laboratório. Outros são mais sofisticados, mas, na verdade, são poucas vezes necessários. O Quadro 1.14 resume estes exames iniciais na avaliação de possível imunodeficiência. O leucograma contribui sobremaneira para o diagnóstico. Leucocitose pode ocorrer em infecção e, também, em leucemias; leucopenia pode ser secundária a reação medicamentosa, radiação ou infecção grave. Linfopenia (abaixo de 1.500/mm^3) pode estar relacionada com deficiência da imunidade celular. A dosagem de imunoglobulinas no soro (IgG, IgM e IgA) é mais específica que a imunoeletroforese; os níveis encontrados devem ser comparados aos normais para a mesma faixa etária. Têm significado clínico nível de IgG sérica inferior a 200 mg/dl ou nível total das três imunoglobulinas abaixo de 400 mg/dl.

Nas infecções crônicas, devem-se fazer culturas, radiografias e/ou outros exames complementares apropriados. A radiografia do tórax em crianças pode ser importante para avaliar o timo (ausência ou displasia).

Os testes intracutâneos de hipersensibilidade tardia fazem parte da avaliação da imunidade celular. Como dependem de exposição prévia, vários antígenos são empregados para aumentar a probabilidade de reação positiva. Um ou mais testes deverão ser positivos (pápula igual ou superior a 5 mm na leitura de 48-72 horas) em indivíduo imunologicamente normal acima de um ano de idade. Quando todos os testes se revelam negativos, a confirmação do defeito da resposta celular pode ser demonstrada pela incapacidade de sensibilização ao dinitroclorobenzeno **(DNCB)**. Praticamente, todos os indivíduos com imunidade celular normal são capazes de se sensibilizar quando expostos

Quadro 1.15 Situações que Predispõem Maior Suscetibilidade à Infecção

Aterações circulatórias	Anemia falciforme, diabetes, varizes, nefropatias
Alterações obstrutivas	Estenose ureteral ou uretral; Asma, doença pulmonar obstrutiva crônica, mucoviscidose, corpo estranho no pulmão; Obstrução faringo-timpânica
Fatores ecológicos incomuns	Superinfecção, infecção por germe resistente (hospitalar), reinfecção contínua (e.g., contato infeccioso, abastecimento de água impróprio)
Imunodeficiências secundárias	Prematuridade, desnutrição, esplenectomia, neoplasias, terapia imunossupressora, enteropatia com perda de proteína, esquistossomose, calázar, malária, doença de Chagas, AIDS

(epicutaneamente) a este composto químico. Aplica-se sobre a pele gaze embebida em solução de DNCB a 2%, por 24 horas; após 14 dias, a área sensibilizada é examinada e, se não houver reação local, outra área da pele é exposta à solução de DNCB a 0,2%; a reação tardia deve aparecer dentro de 24 a 48 horas.

Se esta avaliação primária for normal, a possibilidade de imunodeficiência se torna remota, a não ser que a história clínica seja extremamente sugestiva do contrário. Neste caso, faz-se avaliação mais específica, tanto da imunidade celular quanto da humoral, não cabendo neste texto pormenorizar os exames complementares necessários.

Indicação Clínica de Avaliação Imunológica

Através do avanço da imunologia básica, descrevendo vários mecanismos íntimos das reações celulares e da disponibilidade de técnicas sofisticadas para avaliarem estas reações, além da possibilidade de mecanismos imunológicos estarem envolvidos em várias doenças, vem sendo largamente difundido o uso (e abuso) de exames laboratoriais dispendiosos, cujo valor ainda não está estabelecido na clínica. Como resultado, a maioria dos imunologistas tem se preocupado com requisição prematura de muitos exames de avaliação imunológica, sem utilidade prática definida e muito caros para uso rotineiro. Em 1981, a Organização Mundial de Saúde (OMS) publicou análise deste problema, em que foram estudados oito testes freqüentemente solicitados: quantificação de IgE, complemento, imunocomplexos, auto-anticorpos, determinação de linfócitos *T* e *B* e blastogênese induzida por mitógenos. Concluiu a OMS que as indicações para estes exames eram muito limitadas e que, devido à falta de familiaridade dos clínicos ou por confiança exagerada nos processos imunológicos, tais exames têm sido supervalorizados. Em resumo, quase vinte anos após este alerta, o número de testes disponíveis aumentou enormemente e as dificuldades para sua interpretação ainda persistem. Assim, não existem testes específicos para definir-se um *Perfil Imunológico*, e todas as avaliações deverão ser feitas à luz da história clínica e exame físico minucioso.

SÍNDROME DE IMUNODEFICIÊNCIA ADQUIRIDA (SIDA/AIDS)

Introdução

Pela importância da síndrome e por todas as interações com o sistema imunológico esta será mais discutida com mais detalhe neste capítulo. A epidemia está no final de sua segunda década e nunca se estudou tanto sobre um único vírus, o HIV, na história da pesquisa biomédica. Apesar de sabermos que a AIDS é o estádio final da infecção pelo HIV, e que esta infecção leva à disfunção imunológica grave, ainda não estão completamente elucidados os mecanismos imunopatogênicos envolvidos.

Quadro Clínico

É variado, polimorfo; as manifestações clínicas mais freqüentemente relatadas incluem:

- Perda de peso inexplicável (mais de 10%);
- Diarréia crônica (mais de um mês);
- Tosse persistente (mais de um mês);
- Linfoadenopatia crônica, atingindo duas ou mais cadeias extra-inguinais;
- Presença de sarcoma de Kaposi;
- Candidíase na orofaringe;
- Herpes simples crônico disseminado;
- Alterações do sistema nervoso central;
- Sudorese noturna.

Muitas destas manifestações são semelhantes àquelas encontradas em patologias infectocontagiosas comuns em nosso meio, como, por exemplo, enterites secundárias à infecção por helmintos, protozoários ou bactérias; outras doenças sexualmente transmissíveis, principalmente aquelas com comprometimento linfonodal. Tuberculose pode ser parte importante do quadro da infecção por HIV.

Desta maneira, o diagnóstico é definido pela avaliação da história, achados do exame físico e exames laboratoriais.

Diagnóstico Laboratorial da Infecção pelo HIV

A presença de anticorpos anti-**HIV** significa que o indivíduo está infectado, e, a menos que se descubra a terapêutica específica, esta infecção é definitiva (para o resto da vida). Lembrar que infecção não é obrigatoriamente sinônimo de doença, mas sabe-se que, sem tratamento, alto percentual de pessoas infectadas desenvolverá alguma manifestação relacionada com a doença (ou a síndrome completa), com o correr do tempo: 30% em cinco anos e mais de 70% em dez anos de infecção.

Os métodos para determinação de anticorpos anti-HIV foram desenvolvidos em tempo recorde, com intuito primário de impedir a transmissão da infecção por transfusão de sangue (ou derivados).

Determinação dos Anticorpos Anti-HIV (sorologia)

O diagnóstico da infecção é geralmente baseado (infecção assintomática) ou confirmado (no caso de indivíduos com doenças indicativas de AIDS) na determinação de anticorpos anti-HIV no soro. A sua presença significa que o indivíduo está infectado e, a menos que se descubra terapêutica específica, esta infecção é definitiva, ou seja, para o resto da vida. Dois métodos têm sido rotineiramente utilizados para a pesquisa de anticorpos anti-HIV:

a. Ensaio imunoenzimático (*ELISA*): é o método indicado para o rastreamento (*screening*) de anticorpos anti-HIV. É simples, rápido, pode ser automatizado e tem custo relativamente baixo. *ELISA* repetidamente positivo, com amostras colhidas em épocas diferentes, indica infecção, o que deverá ser confirmado por outros métodos;
b. *Western blot*: permanece como método padrão de confirmação de positividade, apesar da possibilidade, ainda que pequena, de reações falso-positivas. É o método mais complexo e, nele, os diversos antígenos virais são separados por eletroforese, pesquisando-se a seguir a presença de anticorpos contra estes vários antígenos (P24, P31, P55, GP41, GP120, GP160, entre outros) (Fig. 1.19).

Segundo normas da Secretaria Nacional de Vigilância Sanitária, são os seguintes os critérios para interpretação do *Western blot*: a) amostra não-reagente: ausência de bandas de precipitação; b) amostra reagente: presença de duas bandas dentre as GP120, GP160, GP41, P24; c) amostra indeterminada: qualquer outro padrão. Como alternativa, pode ser empregada a imunofluorescência, metodologia de menor custo mas com maior pos-

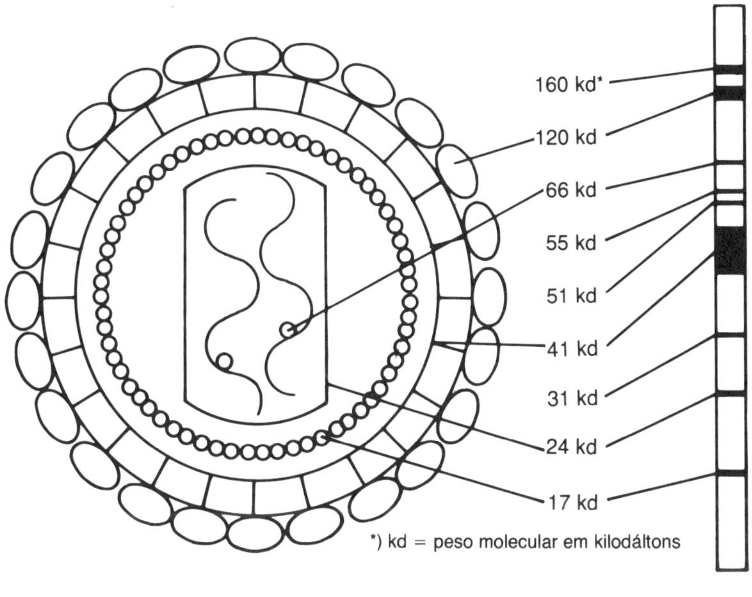

Fig. 1.19 Vírus de imunodeficiência humana e análise de seus vários componentes pela técnica *Western blot*.

sibilidade de diferenças de interpretação pela avaliação subjetiva de quem faz a leitura da lâmina.

Pesquisa do Vírus ou de Partículas Virais

a. Detecção de antígenos circulantes (P24 Ag, antígeno P24 circulante, teste P24 ou ensaio de captura para antígeno P24): Esta proteína do cerne viral, detectável no soro, indica que o vírus está em multiplicação. O encontro de antígenos virais circulantes tem algumas correlações clínicas importantes: está presente logo após a infecção aguda (antes da positividade do *ELISA* anti-HIV), podendo desaparecer na fase latente (ou assintomática), coincidindo com a produção de anticorpos anti-P24. O reaparecimento da antigenemia geralmente ocorre concomitante à progressão para a fase AIDS (doença). Apesar do entusiasmo inicial com este exame, sua sensibilidade e especialidade ficaram aquém do ideal, e ele passou a não ser rotineiramente utilizado na clínica. Entretanto, tem utilidade no diagnóstico precoce da infecção em recém-nascidos de mães infectadas pelo HIV.
b. Detecção do RNA ou DNA do HIV: Este pode ser detectado integrado ao genoma leucocitário (*PCR*-DNA qualitativo) ou no plasma (*PCR*-RNA qualitativo). A reação em cadeia de polimerase (*PCR = Polymerase Chain Reaction,* amplificação de gens) é o método mais sensível desenvolvido até agora. Aqui, pequenas seqüências de DNA ou RNA proviral são amplificadas milhares de vezes e reveláveis por sondas radiomarcas. Estes métodos qualitativos têm como indicações o diagnóstico da infecção pelo HIV em crianças nascidas de mães soro-positivas, para o esclarecimento de diagnóstico no caso de *Western blot* repetidamente indeterminado e para o diagnóstico da infecção pelo HIV em pessoas recentemente expostas ao risco (entre um e três meses após a situação de risco), ou seja, ainda antes da soroconversão.
c. Detecção do RNA do HIV no plasma (quantitativo): Atualmente, a *PCR* e outros métodos semelhantes, como bDNA e NASBA, têm sido utilizados para a quantificação de vírus circulante, caracterizando-se como marcador importante (associado à contagem de linfócitos CD4) da progressão da infecção e para o controle da eficácia de medicação anti-retroviral.
d. Cultura de vírus: Método complexo, necessita de laboratório especial (Nível P3 de segurança) pelo grande risco de contaminação. A sensibilidade é menor que a da *PCR* e não está disponível para uso rotineiro.

Alterações Imunológicas e Correlações Clínicas

A maior parte das manifestações clínicas da AIDS pode ser debitada à disfunção imunológica conseqüente à infecção. Esta disfunção foi inicialmente atribuída à capacidade do HIV de infectar linfócitos T auxiliares (T *helper* ou *linfócitos CD4)* e por efeito citopático, ou seja, destruição pura e simples de estas células provocarem imunossupressão. Entretanto, o percentual relativamente baixo de células aparentemente infectadas mesmo em indivíduos já com AIDS levou a questionamentos sobre este mecanismo. Além disso, o aparecimento de alterações imunológicas, bem antes da progressão da doença, sugere que o vírus pode perturbar o equilíbrio do sistema imunológico por mecanismos indiretos e, então, aproveitar-se do caos estabelecido para se comportar ele próprio como agente oportunista.

É consensual que o HIV tem o papel primário e *sine qua non* na iniciação e propagação do processo patogênico. Entretanto, os mecanismos intrínsecos para explicar a imunossupressão ainda não estão completamente elucidados (Quadro 1.16). Não cabe neste texto esta discussão. Para maior aprofundamento no assunto, consultar Pantaleo, Graziosi e Fauci, 1993 e Fauci 1996.

ALTERAÇÕES IMUNOLÓGICAS GERAIS

São múltiplas, podendo ocorrer nos diversos estádios clínicos:

- Leucopenia, principalmente pela diminuição do número de linfócitos. Esta linfopenia ocorre principalmente à custa da depleção de linfócitos com marcadores CD4 (compreende cerca de 2/3 dos linfócitos T circulantes), levando conseqüentemente à inversão da relação CD4/CD8 (normal em torno de 2/1);
- Hipergamaglobulinemia policlonal (produção aumentada mas com deficiências funcionais);

Quadro 1.16 Mecanismos Potenciais Responsáveis pela Diminuição Quantitativa ou Alteração Qualitativa dos Linfócitos CD4 na Infecção pelo HIV

- Efeito citopático direto do HIV sobre o CD4
- Formação de sincícia mediada pelo HIV
- Respostas imunológicas anti-HIV
  - Linfócitos T citolíticos
  - Citotoxicidade mediada por anticorpos e dependente de células (ADCC)
  - Células *natural killer*
- Mecanismos auto-imunes: reação cruzada de determinantes MHC Classe II, que tem certo grau de homologia estrutural com proteínas gp41 e gp120 do HIV
- Anergia secundária à ligação de complexos gp120-anti gp120 com parte da molécula CD4
- Disfunção imunológica secundária à anergia da linhagem Th1 (por distúrbios induzidos pelo HIV nas células apresentadoras de antígenos — *APC*)
- Superantígenos derivados do HIV levando à estimulação intensa e posterior anergia dos linfócitos CD4
- Estimulação da morte celular programada (apoptose) de linfócitos CD4

(Adaptado de Pantaleo, Graziosi e Fauci.)

- Aumento dos níveis de beta-2 microglobulina;
- Anergia cutânea (medida pelos testes de hipersensibilidade tardia);
- Distúrbios nas comunicações intercelulares (deficiência na produção de certas linfocinas e de seus receptores, deficiências na função das células apresentadoras de antígenos);

O Quadro 1.17 presume estas alterações imunológicas.

Quadro 1.17 Alterações Imunológicas na Infecção pelo HIV/AIDS

1. Alterações características:
   - Linfopenia
   - Diminuição seletiva de linfócitos CD4
   - Diminuição ou negativação das reações cutâneas de hipersensibilidade tardia (antígenos ubíquos)
   - Aumento dos níveis séricos das imunoglobulinas, principalmente IgG e IgA em adultos e, inclusive, IgM em crianças
   - Aumento da secreção espontânea de imunoglobulinas por linfócitos B
   - Aumento dos níveis séricos de beta-2 microglobulinas
   - Aumento dos níveis séricos e urinários de neopterinas
2. Alterações freqüentes:
   - Diminuição das respostas proliferativas de linfócitos *in vitro* após estímulo antigênico
   - Diminuição das respostas citotóxicas das células *natural killer*
   - Diminuição da citotoxicidade mediada por células
   - Diminuição da capacidade de resposta de anticorpos contra novos antígenos
   - Função alterada de células apresentadoras de antígenos — *APC*
   - Níveis aumentados de imunocomplexos
3. Outras alterações relatadas:
   - Aumento dos níveis de interferon gama
   - Diminuição dos níveis de timulina e aumento de alfa-1 timosina
   - Aumento das manifestações relacionadas com IgE (reações alérgicas)
   - Presença de IL6 e seu receptor e aumento da produção de Fator de Necrose Tumoral (*TNF*)
   - Diminuição da síntese de glutationa

As diversas manifestações clínicas da AIDS (infecções oportunistas e neoplasias) são, portanto, facilitadas pela disfunção imunológica desencadeada pelo HIV. Esta se exterioriza em quadros clínicos, que definiram com razoável precisão a doença AIDS, mesmo antes da descoberta do vírus HIV.

CORRELAÇÃO CLÍNICA DAS ALTERAÇÕES IMUNOLÓGICAS

- Infecção: os organismos oportunistas que se instalam quando ocorre a deficiência imunológica são exatamente aqueles normalmente eliminados como resultado da interação CR4-macrófago. O Quadro 1.18 lista os agentes infecciosos responsáveis pela maioria das infecções oportunistas da AIDS.
- Outras afecções (sarcoma de Kaposi e as neoplasias de células B): atuam provavelmente como tumores oportunistas e seriam secundárias à oncogênese pelo CMV e pelo vírus Epstein-Barr, respectivamente, em hospedeiro com distúrbios na função de células NK (*natural killer*).

Marcadores Imunológicos da Progressão da Infecção

- Determinação do número de linfócitos CD4 circulantes (valores normais: 500-1.400 células/mm^3): a contagem periódica de CD4 tem sido utilizada como marcador associado da progressão para doença, pois sua diminuição coincide com o aparecimento de afecções oportunistas que caracterizam a AIDS. A classificação dos Centros de Controle de Doenças dos EUA (CDC) de 1993 passou inclusive a considerar como portadores de AIDS aqueles indivíduos soropositivos com contagem de CD4 abaixo de 200 células por mm^3, mesmo quando assintomáticos. É exame de custo elevado, sendo recomendado equipamento sofisticado para sua realização (citômetro de fluxo).
- Dosagem dos níveis séricos de beta-2 microglobulina (valor normal: até 3,0 mcg/dl): outro marcador que foi também utilizado por mostrar correlação com risco de progressão para

Quadro 1.18 Agentes mais Freqüentemente Responsáveis pelas Infecções Oportunistas em Indivíduos com AIDS

Vírus	**Micobactérias**
Herpesvírus 1 e 2	*M. tuberculosis*
Citomegalovírus	*M. avium-intracellulare*
Varicela-zoster	*M. kansasii*
Epstein-Barr	*Legionella*
Papovavírus	
Adenovírus	**Espiroquetas**
	Treponema sp.
Fungos	
Candida	**Bactérias**
Pneumocystis	*Salmonella*
Cryptococcus	*Neisseria*
Histoplasma	*Shigella*
Nocardia	*Campylobacter*
	Chlamydia
Protozoários	
Toxoplasma	**Metazoários**
Isospora	*Strongyloides*
Cryptosporidium	
Giardia	
Entamoeba	
Leishmania	

doença quando seus níveis estão aumentados. Esta proteína de superfície é a cadeia beta das moléculas de Classe I dos antígenos maiores de histocompatibilidade (MHC), estando portanto presente em todas as células, em diversas concentrações. Seu aumento reflete ativação e/ou destruição celular.

- Testes cutâneos de hipersensibilidade tardia: teste intradérmico utilizando bateria de antígenos ubíquos (e.g., PPD, candidina, estreptoquinase-estreptodornase, tricofitina) pode ser útil no acompanhamento prospectivo de indivíduos infectados (10). Sabe-se que cerca de 95% dos indivíduos normais são capazes de reagir a, pelo menos, um dos antígenos. Por outro lado, pacientes com AIDS, em sua maioria, tornam-se anérgicos a estes antígenos. São testes simples, de baixo custo, com leitura feita 48 horas após a aplicação, considerando-se positiva a induração igual ou superior a 5 mm.
- Determinação da carga viral: apesar de não ser, senso estrito, marcador imunológico, a carga viral é marcador indireto da capacidade do sistema imunológico de controlar a replicação viral. Com o aperfeiçoamento das técnicas de biologia molecular, é possível determinar a carga viral circulante, e esta avaliação, associada à contagem dos linfócitos $CD4^+$, tem importante valor prognóstico (quanto menor a carga viral e maior o número de linfócitos $CD4^+$, melhor o prognóstico). Como já mencionado anteriormente, estes dois marcadores são utilizados tanto para a indicação do início da terapia antirretroviral quanto para o acompanhamento da eficácia dessa terapia.

Potenciais Dificuldades no Diagnóstico das Infecções Oportunistas Secundárias à Própria Disfunção Imunológica

Provas sorológicas, histológicas, exames radiológicos e manifestações clínicas, nas quais geralmente o diagnóstico se baseia, podem estar alterados na AIDS. A pneumonia por *Pneumocystis* e/ou a tuberculose pulmonar, por exemplo, podem ter evolução insidiosa por semanas ou meses em vez de dias, e a radiografia de tórax pode estar normal apesar de infecções extensas. Do mesmo modo, as respostas sorológicas da toxoplasmose e sífilis podem ser alteradas pela ativação policlonal dos linfócitos B e por sua incapacidade de responder a novos estímulos antigênicos. É possível que isto também ocorra em outras patologias. Além disso, reações dependentes da imunidade celular, como a formação de granulomas, podem estar alteradas em indivíduos co-infectados pelo HIV e pelo *Schistosoma mansoni*.

OUTROS MÉTODOS

- **Subpopulações de linfócitos** (CD4, CD8, relação T4/T8). É o procedimento mais estudado para monitorização de indivíduos **HIV**-positivos; os linfócitos são identificados de acordo com seus marcadores específicos (CD4 para a subpopulação T auxiliar/indutor e CD8 para T citotóxico/supressor).

  A depleção gradual dos linfócitos T4 é típica da infecção pelo **HIV**, mas ainda não se estabeleceu correlação inequívoca entre o número destes e o estágio da doença. Vários problemas subexistem: a) imprecisão do método — laboratórios diferentes podem dar resultados muito discordantes. Os métodos usuais utilizam anticorpos monoclonais e leitura por imunofluorescência ou por pérolas marcadas com cores diferentes; b) a contagem de linfócitos varia diariamente, alterando-se por outras infecções viróticas, pelo tipo de alimentação, bebidas e horário da coleta; c) evidências que a baixa de T4 seja fenômeno secundário em parte dos pacientes.

  Os números absolutos por mm^3 de CD4 variam muito de laboratório para laboratório (400 a 1.400). Hoje, acredita-se que pessoas com T4 inferior ou igual a 200 têm maior risco de desenvolver infecção oportunista; para estas, o *FDA (Food and Drug Administration*, EUA) liberou o uso de azidotimidina (Retrovir, AZT) e está indicada a utilização de profilaxia para *P. carinii* (Mansur, Ann. Int. Med., 1989).
- **Testes cutâneos de hipersensibilidade tardia**. Estes testes, já discutidos anteriormente, tendem a se negativar com a progressão da infecção pelo **HIV**. Sua avaliação, em associação à **VES** e à contagem de linfócitos no sangue periférico, pode ser útil no seguimento de indivíduos **HIV**-positivos (Greco, Paulino, Montreal, 1989).
- **Cultura do vírus**. Método difícil, necessita de laboratório especial (nível P3), pelo risco de contaminação. A sensibilidade é menor que a do *PCR*.

ALTERAÇÕES IMUNOLÓGICAS GERAIS

Estas são características, mas não patognomônicas:

- **Linfopenia**. Principalmente à custa da diminuição da população de linfócitos CD4;
- **Velocidade de eritrossedimentação (VES)**. Processo simples, mede a rapidez com que os glóbulos vermelhos se sedimentam (normal: menor que 15 mm/h em homens, menor que 20 mm/h em mulheres). **VES** aumentada tem sido associada a quadros clínicos mais graves da infecção pelo **HIV**.
- **Anergia cutânea**. Os testes cutâneos de hipersensibilidade tardia, utilizando bateria de antígenos ubíquos (p. ex., **PPD** 5U, Candidina 1:100, Estreptoquinase-estreptodornase e Tricofitina 1:100), tendem a se negativar com progressão da infecção pelo **VIII**. Sua avaliação, associada à **VES** e à contagem de linfócitos totais no sangue periférico, pode ser útil no seguimento de indivíduos **VIII**-positivos (Greco, Paulino, Montreal, 1989).
- **Aumento das imunoglobulinas séricas**. A elevação, principalmente da IgG, pode ser secundária a descontrole da função dos linfócitos T e/ou ação direta do vírus sobre os linfócitos B.

Em conclusão, vale enfatizar que muito cuidado e prudência devem ser exercidos na interpretação dos exames imunológicos; se o diagnóstico clínico for de certeza, a avaliação imunológica pouco acrescenta e, se normal, deverá ser revista. Por outro lado, se o diagnóstico clínico não for de certeza, os exames imunológicos por si sós não podem ser utilizados como confirmatórios do diagnóstico, apesar de fornecerem alguma pista e justificarem a continuação da propedêutica.

BIBLIOGRAFIA

AAS, K.: Standardization of Allergen *Extracts with Apropriate Methods. Allergy, 33*:130, 1978.

ABRAMSON, M.J., PUY, R.M. e WEINER, J.M. *Is allergen immunotherapy effective in asthma?* Am. J. Resp. Crit. Care Med., *151*:969-974, 1995.

ADKINSON, N.F.: *Allergy Observar,* vol. 7, jan.-fev., 1990.

ADRIANI, J.: *Allergic reactions to anesthetics and adjunctive drugs in dental patients. In*: FRAZIER, C.A.: *Dentistry and the Allergic Patient.* Springfield, Charles, C. Thomas, p. 110-130, 1973.

ALMIND, M. *et. al.*: *Duration of the inhibitory activity on histamine-induced skin weals of sedative and non-sedative antihistamines. Allergy, 43*:593-596, 1968.

AMBRÓSIO, L.C., GAGGIO, D., MORI, J.C., FERNANDES, M.F.M., KASE, M.T. e FERREIRA MELLO, J.: *Suidasia pontificia*: Alergizante de vias respiratórias. *Rev. Bras. Alergia Immunol., 12*:14-23, 1989.

AMERICAN ACADEMY OF ALLERGY AND IMMUNOLOGY *Practice Standards Committees,* July, 1982.

ANDERSON, J.A. e ADKINSON, Jr.: *Allergic reactions to drugs and biologic agents. JAMA, 258*:2891-2899, 1987.

ANTILA, M.A. *et al.*: Teste epicutâneo (*patch test*) de tuberculina. XXII Cong. Bras. Alergia e Imunopat. São Paulo, novembro, 1990.

AZULAY, T.D. e AZULAY, D.R.: Dermatologia. Ed. Guanabara Koogan, Rio de Janeiro, 1985.

BAGGIO, D., BELLES, N., AMBRÓSIO, L.C. e CRETELLI, N.B.S.: Ácaros do pó domiciliar na cidade de Belém, P.A. XXII Congresso Brasileiro de Alergia e Imunopatologia, São Paulo, SP, novembro, 1990.

BALL, T.M.: Analysis of 677 death certificates and 168 autopsies of sting insects deaths, J. All., Clin. Imunol., *75*:207, 1985.

BARNES, J.: Is Imunotherapy for Asthma Worthwhile? *N. Eng. J. Med., 334*:531, 1996.

BERN, L.A.G.: Alergia e pólen de gramíneas no Rio Grande do Sul (Brasil), XII Cong. Bras. Alergia e Imunopatologia (Tema Livre). São Paulo, SP, novembro, 1990.

BERN, L.A.G., BAGGIO, D.E. e CORDARO, C.: Ácaros do pó domiciliar da cidade de Porto Alegre, RS. XXII Congresso Brasileiro de Alergia e Imunopatologia. São Paulo, novembro, 1990.

BERN, L.A.G. e LORSCHEITTER, M.L.: Polens aéreos em Porto Alegre: Estudo da chuva polínica e relação com manifestações alérgicas, *Rev. da Amrigs., 35*:230, 1992.

BERNSTEIN, T.L.: *Proceeding of the task force of guidelines for standardizing old and new technologies. J Allergy Clin. Immunol.* (Supplement), *82*:487-526, 1988.

BIER, O.: *Microbiologia e Imunologia.,* São Paulo, 23.ª edição, Melhoramentos, 1984.

BIER, O., MOTA, I., DIAS DA SILVA, W. e VAZ, N.M.: *Imunologia Básica e Aplicada.* Rio de Janeiro, Ed. Guanabara Koogan, 3.ª ed., 1982.

BIERMAN, G.W., PEARLMAN, D.S., SHAPIRO, G.G. e BUSS, W.W.: Allergy, Asthma, and Immunology from Infancy to Adulthood, W.B. Saunders Co., Filadélfia, 3.ª edição, 1996.

BLATTER, W., GALLO, R.C. e TEMIN, H.M.: HIV causes AIDS. *Science, 241*:515-516, 1988.

BLOOM, B.R. e GLADE, P.T.: *In vitro Methods in Cell-mediated Imunity.* Academic Press, N. York, 1971.

BRÓLIO, R. e NARDY, S.M.C.: Hipersensibilidade tuberculínica de recém-nascidos com meia dose de BCG. 2.º Congresso Brasileiro de Pneumologia Pediátrica, Belo Horizonte, agosto, 1987.

BROSTOFF, J. *et. al.*: *Clinical Immunology.* London, *Gower Medical Publishing,* 1991.

BRUNINI, J.L.: Hipersensibilidade a pólen de "Chrysanthemam maximu" (margarida) na cidade de Itu (Estado de São Paulo). *Rev. Ass. Med. Brasil., 20*:267, 1974.

CAMARGO, N.E. e LESER, P.G.: *Diagnostic information from serological tests in human toxoplasmosis, Rev. Inst. Med. Trop. S. Paulo, 18*:222-238, 1976.

CARDOSO, R.A., CAMÕES, S.C. e MENDONÇA, I.F.: Atmospheric Pollen Counts in Brasilia, DF, Brazil, *Rev. Bras. Pesquisa Med. Biol., 8*:397, 1975.

CARINI, A.: Existe a febre do feno no Brasil? *Rev. S. Paulo, 11*:23, 1908.

CARLQUIST, I. *et. al.*: Identificação de alérgenos comparando testes de puntura e enzimático *in vitro. Rev. Bras. Alerg. Imunol., 12*:79-83, 1989.

CARNEIRO, A.J. *et al.*: Teste tuberculínico. *J. Pneumol., 12*:21-27, 1986.

CARNEIRO, A.J. e ROMÃO, P.A.A.: A prova tuberculínica. *Rev. Bras. Clin., 22*:16-18, 1986.

CDC 1993 *Revised classification system for HIV infection and expanded case definition for AIDS among adolescents and adults MMWR 41*:RR 41, 1992.

CDC *Revision of the CDC surveillance case definition for AIDS MMWR, 3*:1-15 S, 1987.

CHAIEB, J.A., CHATKIN, J.M., FRITSCHER, C.C. e TONIETO, V.: A asma atópica, o *prick* teste e suas correlações, *Rev. Ass. Med. Brasil., 25*:250-252, 1979.

CHANDLER, M.J. *et. al.*: *Provocative challenge with local anesthestics in patient with prior history of reaction. J. Allergy Clin. Imunol., 79*:883-886, 1987.

CHARPIN, J. *et. al.*: *Un parasite de la poussière domestique: le Dermatophagoides rôle dans la allergie respiratoire. Nouv. Presse Med., 1*:859-872, 1972.

CORRÊA, M.A.: Técnica do preparo da vacina e antígeno para a leishmaniose tegumentar americana. *Rev. Inst. Adolpho Luiz, 1*:389, 1941.

CROCE, J. *et. al.*: Fungos ambientais das bibliotecas da USP, XII Congresso da Soc. Brasil. de Alergia e Imunopatologia (Tema Livre). São Paulo, SP, novembro, 1990.

CROCE, J., ZUPPI, L.J, ANTILLA, M.A, Castro, F.M.: *Rev. Bras. Alerg. Imunopat., 15*:117, 1992.

CROWE, S. e MILLS, J. *Virus infections of the immune system in STITES*, DP, CHANNING RODGERS, FOLDS, JD & SCHMITZ, J IN STITES, PS TERR, AI, PARSLOW, TG MEDICAL IMMUNOLOGY 9TH EDITION, APPLETON & LANGE, STAMFORD, 1997, pg. 748-756.

CROWE, S., MILLS, J. *Virus infections of the immune system in STITES,* DP, CHANNING RODGERS, FOLDS, JD & SCHMITZ, J IN STITES, PS, TERR, AI, PARSLOW, TG MEDICAL IMMUNOLOGY 9TH EDITION, APPLETON & LANGE, STAMFORD, 1997, pg. 748-765.

DEKKER, H.: *Asthma und Milben. Münch. Med. Wochenschr., 75*:515-516, 1928.

DI GESU, G.M.S. *et. al.*: Fotodermatites por Piroxican. *Rev. Bras. Alerg. Imunol., 12*:125-128, 1989.

DYBENDAL, T. *et al.*: *Dust from carpeted and smooth floors. Allergy, 44*:401-411, 1989.

ENGVAL, E. e PERLMANN, P.: *Enzyme-linked immunosorbent assay (ELISA), Quantitative assay of IgG. Imuno. Chem., 8*:871, 1971.

FAUCI, A.S. *Host factors and the pathogenesis of HIV induced disease. Nature, 384*:529-534, 1996.

FERRARONI, J.J. e CASTRILLION, A.L.: Flora anemófila na cidade de Manaus, AM, XII Congresso Brasileiro de Alergia e Imunologia (Tema Livre), São Paulo, SP, novembro, 1990.

FILOGÔNIO, C.J.B., GRECO, D.B. e GRECO, J.B.: Estudo comparativo da sensibilidade cutânea ao *Dermatophagoides farinae* e ao pó domiciliar, XIV Congresso Brasileiro de Alergia e Imunopatologia, Recife, 1974.

FISHER, A.A.: *Contact Dermatits.* Filadélfia, Lea & Febiger, 1967.

FORTES, O.: Alergia: O que você precisa saber sobre as doenças alérgicas, Record, Rio de Janeiro, 1999.

FRADKIN, V.A.: Alergenos (tradução espanhola). Moscou, Ed. Mir, 1980.

FRAZIER, C.A.: *Dentistry and the Allergic Patient.* Springfield, Charles, C. Thomas, p. 110-130, 1973.

FUJITA, Y., RUBINSTEN, E., GRECO, D.B., REISMAN, R.E. e ARBESMAN, C.E.: *Antigen-antibody complexes in/on eosinophilis in nasal secretions. Int. Arch. Allergy Apl. Immunol., 48*:577-583, 1975.

GARCIA-ORTEGA, P., COSTA, B. e RICHART, C.: *Evaluation of the conjuntival provocation test in allergy diagnosis. Clin. Expert. Allergy, 19*:529-532, 1989.

GAUDERER, MARIA, C.A.: Alergia à penicilina e a outros antibióticos em pediatria, *Alergia Pediát., 2*:19-27, 1988.

GELLER, M.: *Respiratory otopy in Rio de Janeiro. Ann. Allergy, 64*:171-173, 1990.

GELLER, M.: O uso do poder imunológico, Imago Editora, Rio de Janeiro, 1991.

GELLER, M., PAIVA, T.C.B., GELLER, P.: Alergia ao látex mediada por IgE em centro cirúrgico. *Rev. Bras Alergia Immunopat. 20*:166, 1997.

GLEICH, G.J.: Current understanding of eosinophil function, *Hospital-Pract., 23*:137-160, 1988.

GOLDSTEIN, R.A.: *Drug allergy. Forward. J. Allergy Clin. Immunol. 74*:549-550, 1984.

GORINA, A.B.: A clínica e o laboratório, Medsi, Rio de Janeiro, 1996.

GRECO, D.B.: Doenças infecciosas e o sistema imunológico. *In*: E. TONELLI (ed.): *Doenças Infecciosas na Infância.* Rio de Janeiro, Medsi, p. 47-83, 1987.

GRECO, D.B.: Métodos diagnósticos *in vitro* e *in vivo* da alergia respiratória na infância. *Clin. Pediat., 1*:35-48, 1997.

GRECO, D.B., FILOGÔNIO, C.J.B. e GRECO, J.B.: Cultura em laboratório de ácaros de gênero *Dermatophagoides.* XIV Congresso Brasileiro de Alergia e Imunopatologia, Recife, 1974.

GRECO, D.B., FILOGÔNIO, C.J.B. e GRECO, J.B.: Estudo comparativo da sensibilidade ao *Dermatophagoides farinae* e ao pó domiciliar. *O Médico* (Portugal), *28*:138-141, 1997.

GRECO, D.B., MOREIRA, N.S., FILOGÔNIO, C.J.B., GRECO, J.B.: Demonstração da presença de ácaros em pó domiciliar em Belo Horizonte e outras cidades de Minas Gerais, XIV Congresso Brasileiro de Alergia e Imunopatologia, Recife, 1974.

GRECO, D.B., PAULINO, U.H.M., ADAMS, I.K., VITÓRIA, M.A.A., PRAÇA C.L., CASTRO, C.C., CASTRO NETO, M. e MOREIRA, D.N.: *Simple Laboratory Tests as markers for the Various Clinical Manifestations.* Montreal, Canadá, (abstract), 1989.

GRECO, D.B., TOLEDO JR., A.C.C., VITÓRIA, M.A.A. e BAMBIRRA, E.A. A esquistossomose mansoni em indivíduos infectados pelo HIV. *Rev. Soc. Bras. Med. Trop., 25*:48, 1992.

GRECO, J.B.: Atmospheric Pollen Surveys in Brasil, *Ann. All., 3*:283, 1945.

GRECO, J.B.: Choque anafilático. *In*: LOPEZ, M.: *Emergências Médicas,* 5.ª edição, Rio de Janeiro, Guanabara Koogan, 1989.

GRECO, J.B. e ALMEIDA, J.: A year-round study of the atmospheric pollen and fungus spore in Brasilia, the new Federal District of Brazil under constructio, *Acra Allerg., 14*:377, 1959.

GRECO, J.B. e OLIVEIRA LIMA, A.: The Pollen Content of the Air in Rio de Janeiro. *J. Allergy, 15*:138, 1944.

GRINER, P.F. e GLASER, R.J. *Misuse of laboratory test and diagnostic procedures. N. Engl. J. Med., 307*(21):1336-1339, 1982.

HALSTED J.A. e HALSTED, C.H.: *The Laboratory in Clinical Medicine,* 2.ª edição. W.B. Saunders Co., Filadélfia, 1988. WALLACH, J. Interpretação de exames de laboratório. Medsi, Rio de Janeiro, 1999.

HARRIS, R.I., STERN, M.A. e WATSON, H.K.: *Dose response curve of allergen and histamine in skin prick test. Allergy, 43*:565-572, 1988.

HAYMANN, P.W. *et. al.: Antigenic and structural analysis of group II allergens (Der f II and Der p II for house dust mites (Dermatophagoides PS). J. Allergy Clin. Imunol., 83*:1055-1067, 1989.

HUDDLESON, I.F.: *Brucelosis in Man and Animals.* Nova York, Commonwealth Fund, 1939.

JOBIN, E.L.J., MENDES, N.F. e OLIVEIRA LIMA, A.: *Imunologia Clínica,* Rio de Janeiro, Guanabara Koogan, 1980.

KAGAN, I.G. e PELLEGRINO, J.: *Clinical review of immunological methods for the Diagnosis of Bilharziasis. Bull. Org. Mond. Santé, 25*:611, 1961.

LAZZARINI, S.: Fauna acarina da poeira de colchões na cidade de Campinas, SP, *Rev. Bras.: Alerg. Imunopatol., 22*:188, 1999.

LeMAD, J., PAULI, G., TEKAIA, F., HOYET, C., BISSHOFF, E. e DAVID, B.: *Guanina contents and dermatophagoides pteronsyssinus allergens in house dust. J. Allergy Clin. Immunol., 83*:926-933, 1989.

LEUNG, D.Y.M., DIAZ, L.A., DeLEO, V., SOTER, N.A. *Allergic and immunologic skin disorders. JAMA, 278(22)*:1914-1923, 1997.

LIMA. A.D., MAGARÃO, M.F. e BETHLEM, N.: Alguns aspectos da imunologia da tuberculose, *J. Pneumol., 11*:98-106, 1985.

LOCKEY, R.R. e BUKANTZ, S.C.: *Allergen Immunotherapy,* New York, Marcel Dekker, Inc., 1991.

LORSCHEITTER, M.L. e BERND, L.A.G.: Estudo da chuva polínica em Porto Alegre, RS. XXII Congresso Brasileiro de Alergia e Imunopatologia, São Paulo, novembro, 1990.

MAGANIAS, N.H.: *The Combion Test. Immunol. Allergy Pract., 6*:45-51, 1984.

MANSUR, H., OGNIBENE, F.F., VARCHOAN, R. e AL, A.I.: *CD4 counts as predictors of opportunistic pneumoniae in human immunodeficiency virus (HIV) infection.,* III (3):223-231, 1989.

MATHEWS, N.P.: *Clinical spectrum of allergic and pseudoallergic drug reaction. J. Allergy Clin. Immunol., 74*:558-566, 1984.

MATZER, W.J., TURNER, E. e PATTERSON, R.: *The sofety of immunotherapy during pregnancy. J. Allergy Clin. Immunol., 61*:268-272, 1978.

MENDES, E.: Introdução ao Estudo da Flora Alergizante do Brasil, *Rev. Ass. Paulista Med., 20*:252, 1942.

MENDES, E.: O Problema da Alergia Clínica no Brasil. São Paulo Médico, p. 407-419, junho, 1942.

MENDES, E.: Imunopatologia. São Paulo, Sarvier, 1980.

MENDES, E.: Alergia no Brasil: Alérgenos Regionais e Imunoterapia. Editora Manole, São Paulo, 1989.

MENDES, E.: Doenças Alérgicas. Sarvier, São Paulo, 1998.

MENDES, N.F., PEIXINHO, Z., GRECO, D.B.: Diagnóstico imunológico da infecção pelo HIV. *Rev. Bras. Alergia Imunopat., 13*:196-200, 1990.

MICHALANY, E. e MICHALANY, N.S.: Patologia da Hanseníase. E. Paulista de Medicina, São Paulo, 1988.

MILLER, O. e GONÇALVES, R.R.: Laboratório para o Clínico, Ed. Ateneu, 1997.

MINELLI, L., SWENSON, ADRIANA, M.: Estudo de 70 casos de eczema de contato: alérgenos observados. *Rev. Bras. Alergia Imunopat., 20*:173, 1997.

MOREIRA, N. Ácaros *pyroglyphidae.* Tese, Instituto de Ciências Biológicas da UFMG, Belo Horizonte, 1975.

MULLARKEY, M.F.: *Eosinophilic nonallergic rinitis. J. Allergy Clin. Immunol., 82*:941, 1988.

MÜLLER, U. *Insect sting allergy, Gustav Fisher, Stuttgart,* 1990.

MIAMOTO, J., ISHII, A. e SASA, M.: A *successful method for mass culture of the house dust mite. Japan. J. Exp. Med., 45*:123-138, 1975.

MYGIND, N.: *Nasal Allergy.* Blackwell Scientific Publications, Londres, 1978.

NACLERIO, R., SOLOMON, W.: *Rhinitis and Inhalant Allergens. JAMA, 278(10)*:1842-1848, 1997.

NEGREIROS, E.B., ALMEIDA, C.A. e UNGIER, C.: *Alergia.* Rio de Janeiro, Liv. Atheneu, 1977.

NELSON, H.S.: *Diagnostic testing in allergy: The new and the old. Medical/Scientific Update, 6*:1-6, 1987.

O'BRIEN, W.A., HARTIGAN, P.M., MARTIN, D. *et. al. Changes in plasma HIV-1 RNA and CD4⁺ lymphocyte counts and the risk of progression to AIDS. N. Engl. J. Med., 334*:426-431, 1996.

OLIVEIRA LIMA, A. e DIAS DA SILVA, W.: *Imunologia, Imunopatologia, Alergia.* Rio de Janeiro, Guanabara Koogan, 1970

OLIVEIRA LIMA, A. e GRECO, J.B.: The pollen content of the air in Rio de Janeiro, Brasil, 1958.

OLIVEIRA LIMA, A., SEABRA, O. e LIMA, J.O.: Um novo caso de polinose no Brasil, Hospital, 54:155.

OLIVEIRA, C.H., BINOTTI, R.S., MUNIZ, J.R.O., PINHO Jr., A.J PRADO, A.P. e LAZZARINI, S.: Fauna acarina da poeira de colchões na cidade de Campinas, SP, *Rev. Bras. Aler. Imunopatol., 22*:188, 1999.

PANTALEO, G., GRAZIOSI, C. e FAUCI, A.S.: *The immunopathogenesis of Human Immunodeficiency Virus infection. N. Eng. J. Med., 328*:327-335, 1993.

PELLEGRINO, J. e MEMÓRIA, J.M.P.: A reação intradérmica na esquistossomose mansoni. *Rev. Inst. Med. Trop. S. Paulo, 2*:171, 1960.

PERRIN, L.F., DESCHAMP, C.H., DEVILLER, P. e JOLY, P.: *Reproductibility of skin tests: a comparative study of the Pepys prick test and the Morrow-Brown needle and their correlation with the serum IgE level. Clin. Allergy, 14(6)*:581-588, 1984.

PONTES DE CARVALHO, L. e MAGALHÃES RIOS, J.B.: *Alergia Clínica.* Rio de Janeiro, Guanabara Koogan, 1982.

PONTES DE CARVALHO, L.. *et al.*: Padronização de extratos alergênicos pela titulação da capacidade de induzir reações cutâneas. *Cad. Luso-Bras. Alergia e Imunol., 3*:4-9, 1984.

PRAÇA-FILHO, E., PROFETA, S.C.: A imunoterapia para doenças alérgicas no Brasil. *Rev. Bras. Alergia Imunopat., 19*:63, 1996.

QUEIROZ, C. e HENRIQUES, J.A.P.: Riscos de um rápido bronzeamento. *Ciência Hoje, 9*:26-29, 1989.

RANSON, J.H. *et al.: Acarex test correlates with monoclonal antibody test for dust mites. J. Allergy. Clin. Immunol., 87*:886, 8, 1991.

REED, C. *et al.: Quality assurance and standardizatioin of allergy extracts in allergy practice. J. Allergy. Clin. Immunol., 84*:4-8 1989.

REYS, AP. Imunoterapia precoce: considerações e ponto de vista. *Rev. Bras. Alergia Imunopatol., 20*:223, 1997.

ROSARIO FILHO, N.A.: Polinose em Curitiba — Apresentação de 21 casos. *Rev. Bras. Alerg. Imunopat., 9*-9-12, 1986.

ROSARIO FILHO, N.A.: Alergia policlínica em crianças. Relato de 4 casos. *J. Pediatr., 52*:271-373, 1987.

ROSARIO FILHO, N.A.: Análise de 50 casos de polinose por gramíneas, *Rev. Bras. Alerg. Imunol., 10*:25-29, 1987.

ROSARIO FILHO, N.A.: Atualização sobre polinose. *Rev. Bras. Alerg. Imunol.,12*:104-108, 1989.

ROSARIO FILHO, N.A.: *Pollinosis in Brazil; Changing concepts. J. Allergy Clin. Immunol., 85*:819-820, 1990.

ROSARIO FILHO, N.A.: Reflexões sobre a polinose: 20 anos de experiência. *Rev. Bras. Alergia Imunopatol., 20*:208, 1997.

ROTBERG, A. e BECHELLI, L.M.: *Tratado de Leprologia II. Etiopatogenia e Anatomia Patológica.* Serviço Nacional de Lepra, Rio de Janeiro, 1979.

RUFINO NETTO, A.: A prova tuberculínica. Rev. Ass. Med. Bras., 25:257-258, 1979.

SAMPAIO, S.A.P. Dermatologia Básica, Estudo e Pesquisa Editora Ltda., Rio de Janeiro, 1970.

SARMENTO, K.M.A.: Interpretação clínica atual de testes do PPD. *J. Sul-Am. Bioci., 2*:79-80, 1980.

SARTI, W.: *Routine use of skin testing for immediate penicillin allergy to 6.784 patients in an out-patient. Clinic. Ann. Allergy, 55*:157-161, 1985.

SCHATZ, M.: *Skin testing and incremental challenge in the evaluation of adverse reactions to local anesthetics. J. Allergy Clin. Immunol., 74*:606-616, 1984.

Secretaria de Vigilância Sanitária — Portaria 488, de 17 de junho de 1998, Procedimentos seqüenciados para detecção de anticorpos anti-HIV em indivíduos com idade acima de 2 anos. Diário Oficial n.º 114, 3-5, de 18 de junho de 1998.

Serological diagnosis of human immunodeficiency virus by Western blot testing. The consortium for retrovirus serology standardization. JAMA, 306(5):674-679, 1988.

SERRAVALLE, K. e MEDEIROS Jr. Ácaros da poeira domiciliar na cidade de Salvador, BA, *Rev. Bras. Alerg. Imunopatol. 22*:19-24, 1999.

SHAZO, R.D., KEMP, S.F. *Allergic reactions to drugs and biological agents. JAMA 278*:1895, 1996.

SITES, P.S., TERR, A.I., PARSLOW, T.G. *Medical Immunology. 9th Edition, Appleton & Lange, Stamford,* 1997.

STITES, D.P., CHANNING ROGERS, R.P., FOLDS, JD & SCHMITZ, J. IN STITES, PS, TERR, AI, PARSLOW, TG MEDICAL IMMUNOLOGY 9TH EDITION, APPLETON & LANGE, STAMFORD, 1997, PG. 211-253.

TABOGA, C.B., URGUDER, C. e MAGALHÃES RIOS, J.B.: Reações adversas às drogas. *Alergia Pediat., 2*:25-35, 1989.

TAKETOMI, E.A.: Editorial, *Rev. Bras. Aleg. Imunopatol. 22*:170, 1999.

TAVARES, T e REIS, F.J.: Alergia tuberculínica após BCG injetável em recém-nascidos. 2.º Congresso Brasileiro de Pneumologia Pediátrica, Belo Horizonte, MG, agosto, 1987.

TEBYRIÇÁ, J.N., EMERSON, F.E. e TEBYRIÇÁ, C.N.: Variante sobre o método de puntura em crianças, XXI Congresso Brasileiro de Alergia e Imunologia, Florianópolis, SC, novembro, 1988.

TUPYNAMBÁ A. e LIMA, A.O.: A questão da polenose, *Brasil Med., 54*:181, 1940.

VIEIRA, F.A.M. e NEGREIROS, E.B.: Arborização urbana com influência na epidemiologia da polenose em Caxias do Sul. *Rev. Bras. Alerg. Imunol., 12*:114-118, 1989.

VLADUTIU, A.D., SULEWISKI, M.M., PUDLAK, K.A. e STULL, G.G.: *Heterophilic antibodies interfering with radioimunoassay. JAMA, 248*:489-490, 1982.

VOORHORST, R., SPIEKSMAN, F.T.M. e VAREKAMP, H.: *House-dust Atopy and the House Dust Mite.* Leiden (Holanda), Stifler Scientific Pub. Co., 1969.

WALLACH., J.: Interpretação de exames de laboratório, Medsi, Rio de Janeiro, 1999 (trad.).

WEBER, W. *Immunotherapy with allergens. JAMA 278*:1881, 1997.

WEISS, R.A.: How does HIV causes AIDS? *Science 260*:1273-1279, 1993.

WOLFROM, R.: *Techniques en Allergie.* Paris, Flammarion, 1972.

WOOD, R.A. *et al.: A Comparison of Skin Prick tests, Intradermal Skin Test and RAST in the Diagnosis of Cat Allergy, J. Allergy. Clin. Immunology, 1103*:773, 1999.

YOLKEN, R.H.: *Enzyme-liked immunosorvent assay. Hosp. Pract., 13*:121-127, 1978.

2

Química do Sangue

COLHEITA DO SANGUE

Para colher o sangue destinado à análise, procede-se como na aplicação de injeção intravenosa, adotando-se, porém, alguns cuidados especiais.

A seringa deve estar perfeitamente limpa e seca, pelas razões seguintes: se contém alguma impureza (vestígio de medicamento, como soro glicosado, soro fisiológico etc.), o sangue será contaminado, falseando a dosagem; se não estiver seca, a umidade contida na agulha e nas suas paredes irá diluir o sangue e provocar certo grau de hemólise, prejudicial em algumas determinações.

As seringas devem ser reservadas exclusivamente para a colheita de sangue. Depois de esterilizadas, cumpre secá-las. O emprego das seringas descartáveis (**IBRAS, B.-D. Onmifix**) oferece várias vantagens, pois não contém umidade, evita-se a perda de tempo na esterilização, além de afastar o risco de transmissão de vírus e bactérias. Entretanto, a seringa de vidro oferece a vantagem de o êmbolo deslizar com maior suavidade e bolhas de ar não se prenderem em suas paredes. Existem também dispositivos especiais para colheita de sangue que consistem em um tubo com vácuo (contendo anticoagulante) e agulha descartável (*Vacutainer*, de *Becton-Dickson*, ou *Haima fuge*, da **IBRAS-CBO**).

Punção Venosa. A colheita deve ser rápida, uma vez que a manutenção do garrote, por muito tempo, conduz a modificações na distribuição de alguns constituintes do sangue e facilita a hemólise; é desaconselhável instruir o paciente a abrir e fechar a mão, com a finalidade de tornar a veia mais túrgida; esta manobra pode aumentar em até 2 mEq no caso da dosagem do potássio. As agulhas de maior calibre (25 × 8 ou 25 × 9) são as que melhor se prestam à colheita. As veias preferidas (Fig. 2.1) para a punção são as da dobra do braço (a basílica mediana ou a cefálica mediana). Em crianças de até 18 meses, utiliza-se a jugular. A tração do êmbolo da seringa deve ser feita com suavidade. O garrote será removido imediatamente antes de retirar a agulha da veia. Uma vez obtido, o sangue é transferido para tubo de ensaio, limpo e seco, tendo-se antes removido a agulha da seringa, deixando o material correr suavemente pelas paredes do tubo, contendo ou não anticoagulantes, dependendo da dosagem a ser feita. Podem-se empregar também, para receber o sangue, frascos tipo penicilina, com rolhas de borracha. Estes, muito resistentes, são vantajosos para o transporte do material de exame ao laboratório. Devem ser adrede preparados, como descrito a seguir para tubos de ensaio.

O sangue é colhido de preferência de manhã, com o paciente em jejum e em repouso, sobretudo para as dosagens de glicose, de fósforo inorgânico e dos triglicerídeos, além de outros constituintes. Embora a maioria dos componentes químicos sofra discretas alterações após desjejum normal, a lactescência provocada pela lipemia, depois de alimentos gordurosos, pode interferir em várias dosagens. Por esta razão, a colheita deve ser feita oito ou mais horas após a ingestão de alimentos; este espaço será dilatado (12 a 14 horas), principalmente para a determinação dos lipídios. É óbvio que dosagens de urgência podem ser feitas em sangue colhido a qualquer hora. Vários medicamentos alteram o resultado das dosagens; quando possível, o paciente deve abster-se deles seis a 24 horas antes da colheita do sangue, ou mais, como no caso da determinação de iodo.

Benfica e cols., de Botucatu, SP, em bem conduzido trabalho, estudaram a eventual influência do desjejum sobre as dosagens de diversos constituintes bioquímicos do sangue. Chegaram à conclusão de que apenas a determinação da glicose e da uréia — a primeira de modo mais significativo — se altera. O sangue foi colhido em jejum e 30 minutos após a refeição matinal (300 calorias, compreendendo 120 ml de leite, café, 50 g de pão e 10 g de manteiga). Consideram ser desnecessário o jejum para a determinação do hematócrito, hemoglobina, proteínas totais, albumina, lipídios totais, colesterol, triglicerídeos e ácido úrico.

Seis a 10 ml de sangue são suficientes para a maioria dos exames. Para algumas técnicas, bastam volumes menores, como, por exemplo, a dosagem da glicose, que pode ser feita em 0,3 ml e até menos. Para certos microprocessos, o sangue pode ser ob-

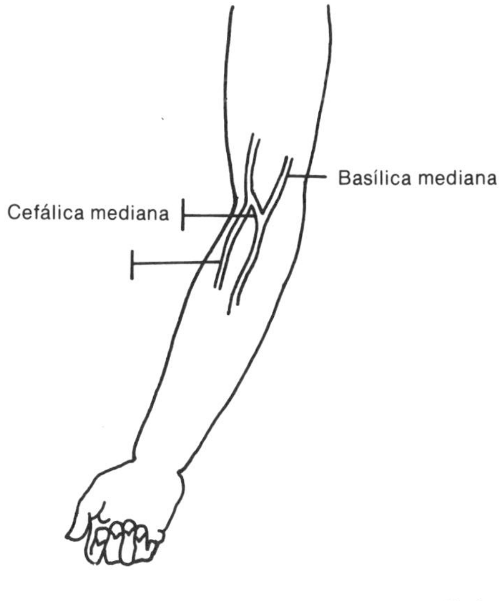

Fig. 2.1 Veias da fossa cubital utilizadas para a colheita do sangue.

tido por punção digital (no calcanhar ou no dedo grande do pé, em se tratando de crianças).

O plasma deve ser separado imediatamente após a colheita, realizando-se a dosagem logo a seguir ou dentro de uma hora. As determinações são feitas, de preferência, no plasma ou soro, porquanto os valores são neles estáveis. Se a análise não puder ser executada logo após a obtenção do material, o soro ou o plasma deve ser conservado na geladeira, em temperatura em torno de 5°C.

Separa-se o plasma ou o soro sem delonga, por meio de centrifugação. O sangue, sem anticoagulante, é deixado em repouso à temperatura ambiente, durante 20 a 30 minutos, depois do que o coágulo é cuidadosamente desprendido das paredes do tubo por meio de pequeno bastão de vidro, de extremidade lisa; leva-se, em seguida, ao centrifugador, e, depois de sedimentado o coágulo, pipeta-se o sobrenadante. O sangue colhido com anticoagulante é misturado suavemente por inversões sucessivas do tubo que o contém (não deve ser agitado) e centrifugado para a separação do plasma.

Punção Arterial. Algumas dosagens são processadas em sangue arterial em volume não possível de se obter pela punção digital, tornando necessária a punção de uma artéria. Para tal, puncionase a artéria radial ao nível de punho ou a branquial na fossa cubital, dispensando-se o emprego de garrote. A artéria femoral também pode ser utilizada. O êmbolo da seringa deve ser "lubrificado" com solução de heparina (100.000 U/ml) usando-se agulha longa e afiada. A colheita é feita com o bisel da agulha voltado para cima, e deve-se exercer o maior cuidado no sentido de evitar a introdução de bolhas de ar na artéria. Retirada a agulha, comprime-se firmemente o local da punção durante, no mínimo, **cinco minutos.** Compressão mais prolongada é necessária em hipertensos ou em pacientes em uso de anticoagulantes.

ANTICOAGULANTES

Os anticoagulantes mais freqüentemente empregados são: o oxalato de potássio, o oxalato de sódio, o fluoreto de sódio, a heparina, o de Heller e Paul, e o EDTA (ácido tetracético de etileno diamino).

Oxalatos. Se a dosagem for feita pouco tempo após a colheita (dentro de 20 minutos), o oxalato pode ser considerado o anticoagulante de escolha, prestando-se para quase todas as determinações em sangue total ou plasma. Não pode ser utilizado para a dosagem do cálcio, da fosfatase ácida, da amilase, do potássio, do sódio. O sal de potássio é mais solúvel do que o de sódio. Os tubos que vão receber o sangue são adrede preparados do seguinte modo: depois de muito bem lavados com abundância de água, deixar cair, no fundo de cada tubo, uma ou duas gotas ou, mais precisamente, 0,1 ml de solução de oxalato de potássio a 20%; colocá-los em estufa; depois de seco, o oxalato forma película, no fundo dos tubos, capaz de tornar 10 ml de sangue incoaguláveis. Pode-se também evaporar a solução colocada nos tubos, utilizando-se de uma chama, mas sem aquecer demasiadamente, pois o aquecimento acima de 80°C transforma o oxalato de potássio em carbonato. Deste modo, além de perder seu efeito anticoagulante, inutiliza o sangue para a determinação de reserva alcalina. Bandeira de Melo preconiza o emprego de uma gota do oxalato para cada 5 ml de sangue; não evapora a água de dissolução, considerando desprezível a diluição que uma gota produz nos 5 ml. Entretanto, o meio mais seguro seria colocar cerca de 10 mg de oxalato de potássio pulverizado, em cada tubo, para cada 5 ml de sangue. Sendo este sal solúvel, age com rapidez. Mistura-se, sem agitar, por inversões sucessivas do tubo.

Clark, calcada em estudo crítico bem conduzido dos anticoagulantes mais empregados em química do sangue, preconiza o emprego do oxalato de potássio (ou de sódio ou de lítio) quando o exame é feito imediatamente após a colheita.

Fluoreto de Sódio. Se a dosagem não puder ser levada a efeito logo depois de retirado o sangue, torna-se necessária a escolha de anticoagulante, especialmente em se tratando de glicose. Para esta dosagem, emprega-se o fluoreto de sódio (2,5 mg/1 ml de sangue) porque, além de anticoagulante, inibe a ação da enzima glicolítica. Entretanto, o fluoreto inibe a atividade da glicose-oxidase na dosagem enzimática deste hidrato de carbono, bem como a atividade da fosfatase ácida; portanto, não deve ser usado nestas duas determinações. Adicionado aos outros anticoagulantes, confere-lhes este efeito. Segundo Parker, 15 a 23 mg de glicose desaparecem por hora do sangue, após sua colheita, pela ação desta enzima. De acordo com Davidsohn e Henry, esta perda seria 5%/hora. Se a dosagem é retardada, especialmente em se tratando de glicose, o anticoagulante de escolha é a associação fluoreto de sódio-timol, na proporção de 10:1. Prepara-se esta mistura pulverizando-se 10 partes de fluoreto de sódio e uma parte de timol; homogeneiza-se e toma-se 0,1 g desta associação para cada 10 ml de sangue.

A glicólise pode ser evitada também pela refrigeração do sangue a menos de 4°C ou pela pronta separação do soro ou plasma, pois são os glóbulos que contêm a enzima glicolítica.

Heller e Paul. O anticoagulante de Heller e Paul é preparado dissolvendo-se 1,2 g de oxalato de amônio e 0,8 g de oxalato de potássio, sais puros, em 100 ml, com água destilada; a conservação se faz melhor pela adição de uma gota de formol a 40%. Os tubos podem ser preparados com 0,5 ml do anticoagulante, secados em estufa a 37°C, quantidade esta suficiente para 10 ml de sangue.

Heparina. A heparina, componente fisiológico do sangue, é um mucopolissacarídeo com propriedade anticoagulante específica, de peso molecular de 6.000 a 20.000, dependendo de sua origem e do método de sua dosagem. Impede a transformação da protrombina em trombina e, em conseqüência, a transformação do fibrinogênio em fibrina. Como anticoagulante do sangue, é empregada na concentração de 0,2 a 0,4 mg para cada 5 ml de sangue, ou uma gota de solução de 5.000 U/ml para 5 ml. Trata-se de excelente anticoagulante, mas seu preço é elevado.

EDTA. Emprega-se o sal dissódico do ácido tetraceticoetilenodiamino (EDTA), 1 a 2 mg para 1 ml de sangue. Comercialmente, é denominado *Sequestrene*. EDTA e NaF **não** devem ser empregados como anticoagulantes nos métodos de dosagem pela uricase.

REAGENTES E VIDRARIA

Há grande variedade, em graus de pureza, nos produtos químicos fornecidos pelas casas especializadas para os laboratórios de patologia clínica. Algumas dosagens requerem sais de alto grau de pureza. Os produtores dos compostos químicos adotam, cada um, uma sigla ou denominação própria (*p.a.*, *c.p.*, *A.R.* etc.) para expressar o grau de pureza.

O *National Bureau of Standards* (Washington, *DC*, 20234, *USA*) produz drogas de alta confiabilidade; tais drogas são indicadas para a preparação de padrões (colesterol, ácido úrico etc.) em trabalhos de pesquisa que exijam soluções de grande precisão.

Alves organizou excelente quadro com as características de cada fabricante, quadro este que aqui reproduzimos, com pequenas adaptações (ver Quadro 2.1).

Quadro 2.1 Os Diversos Graus de Pureza dos Produtos Químicos, de Acordo com Vários Fabricantes (Adaptado de Sérgio Luis Alves)

Nível de Pureza	Característica do Produto	Merck	Carlo Erba	J.T. Baker	Mallinckodt	Fluka	N.B.S.
Superior	Pureza química extremamente alta; geralmente utilizado para a confecção de padrões	*Suprapur*	*Standard*	*Ultrex* e *A.R.P.S. (Analyzed Reagent Primary Standard)*	*Primary-Standard*	*Standard*	Drogas de alta pureza para preparação de padrões
Analítico	Nível de pureza química controlado, adequado, tecnicamente, para a maioria das aplicações em laboratórios clínicos	*p.a. (pro analysi)*	*R.P.E.* (Reativo Puro Erba)	*A.R. (Analyzed Reagent)*	*A.R. (Analytical Reagent*	puriss. *p.a. (purissimum pro analysi)*	
Quimicamente puro	Quimicamente puro, produto satisfatório para algumas técnicas que necessitam de grau de pureza inferior àquele do produto analítico	*LAB*	Codex Puro	*C.P. (Chemically Pure)*	*C.P. (Chemically Pure)*	*purum p.a.* (puro)	
Farmacêutico	Produto cujo nível de pureza é controlado por farmacopéias para a aplicação *in vivo*. Não possuem características suficientes para os processos analíticos quantitativos	*DAB (Deutsches Arzneibuch) ERG (Erganzungs-buch zum Deutschen Arzneibuch)*	*Codex-Erba*	*U.S.P. (United States Pharmaco-poeia); NF (National Formulary)*	*U.S.P. (United States Pharmaco-poeia); NF (National Formulary)*	puriss. *pharm.*	
Purificado, Comercial, Industrial	Produto cujo nível de pureza deixa a desejar para aplicação no campo analítico	Industrial	—	*Practical, Purified,* Grau de laboratório	*Purified Technical*	*Practical Technical*	

A Fundação Brasileira para o Desenvolvimento do Ensino de Ciências — FUNBEC (Cidade Universitária, Galpão do IBECC, Caixa Postal 2089, São Paulo, SP), entidade que não visa lucros, fornece reagentes para Bioquímica e Bacteriologia, além de antígenos e vidraria.

Além da pureza das drogas a se empregar nas técnicas descritas, são imprescindíveis os seguintes cuidados, que devem ser rigorosamente observados: instrução do paciente quanto ao jejum (necessário em algumas dosagens) e quanto a medicamentos em uso que podem interferir no exame; utilizar vidraria escrupulosamente limpa.

A limpeza se faz empregando-se mistura sulfocrômica (ver sua preparação no Cap. 4) ou pelo sistema automático, ou pelo aparelho de ultra-som (de preço elevado), para limpeza de vidraria. Usar pipetas, buretas e balões graduados, devidamente aferidos; empregar pesos padronizados para as pesagens em balança analítica (para a preparação de padrões e reativos quantitativos); os exames devem ser feitos no mais curto espaço de tempo após a colheita, pois a demora falseia os resultados; controle de qualidade, cálculos apropriados.

São três os tipos principais de pipeta de fabricação americana: 1) a *TD* (*to deliver*), na qual pequena porção do líquido permanece no bico; 2) a *blowout*, com estreita cinta fosca na extremidade superior; como o nome indica, a pequena porção do líquido que fica no bico deve ser soprada; 3) a *TC* (*to contain*), depois de transferir o líquido pipetado (sangue, plasma ou soro), aspira-se o líquido sobrenadante algumas vezes, a fim de lavar as paredes da pipeta, onde parte do volume do sangue ficou retido.

Além destas, existem as chamadas pipetas mecânicas, que medem de microlitro a mililitro (*Oxford*, *Finnpipette*, *MLA*, *Socorex*, *Gilson*, *Merck*, como também as *manifold* [múltipla] e as descartáveis).*

VALORES DE REFERÊNCIA

Os níveis considerados normais (ou Valores de Referência), em Química do sangue, acham-se inseridos nos Apêndices 1 e 2 no final desta obra.

A faixa de normalidade dos elementos bioquímicos acha-se expressa em mg/dl, que é a unidade convencional, e em SI, abreviatura universalmente aceita do *Système International d'Unités*, como preceitua a **Organização Mundial de Saúde (OMS)**, isto é, mmol/l, μmol/l, nmol/l etc. Na referida Tabela de Valores de Referência, encontram-se os Fatores de Conversão (**FC**), de tal modo que, conhecendo-se o valor em SI (mmol/l), por simples operação matemática, obtém-se o correspondente em mg/dl; inversamente, com o FC, transforma-se a unidade convencional em mol/l. Este **fator de conversão** (**FC**) é importante, porque a grande maioria das publicações científicas (não somente médicas) de maior conceito universal só registram seus

*A biomédica Ogushi e o químico Alves publicaram recentemente livro que fornece informações relevantes e valiosas na instalação e funcionamento de um laboratório de patologia clínica, como: espaço físico, aparelhagem, arquivos, estrutura operacional, controle de qualidade etc. Fornecem também elementos sobre a administração contábil-financeira do laboratório.

dados em SI. Os médicos, de modo geral, não estão ainda familiarizados com as novas unidades. As publicações mais conceituadas (todas as da *American Medical Association*; o *New England Journal of Medicine*, o *Lancet* e várias outras) consignam os resultados laboratoriais em unidades SI.

Por esta razão, incluiu-se o **FC** no Apêndice 1, para se converter facilmente uma unidade em outra, pois ainda raciocinamos, por hábito e tradição, em mg/dl.

São escassos, no Brasil, trabalhos que versem nossos próprios valores normais. É louvável a contribuição de Maria R.C. Mathias, que estudou os níveis normais de elementos bioquímicos do sangue, em população selecionada, composta de 152 indivíduos hígidos, oriundos da Universidade de Botucatu, SP (alunos, doentes e funcionários). Mathias e cols. determinaram a faixa de normalidade de 22 parâmetros bioquímicos; estudaram simultaneamente alguns padrões hematológicos. Notaram que os valores de alguns elementos (creatinina, ácido úrico, triglicerídeos, aminotransferases) se mostraram apreciavelmente mais elevados no sexo masculino. Embora haja alguma identidade entre as taxas estrangeiras e as obtidas, Mathias e cols. acentuam judiciosamente serem mais reais os padrões de nosso meio, pois refletem nossas condições sócio-econômica, racial e técnico-laboratorial. No texto, os valores de referência são expressos em mg/dl e, entre parênteses, em unidade *SI*.

A *American Society of Clinical Pathologists* publicou, em 1990, um guia de bolso que transforma uma unidade em outra (mg/dl e *SI*). A mesma Sociedade criou programa de computador com esta finalidade.

O *NEJM Books* publica o manual *SI Unit Conversion Guide* organizado por Laposata, diretor dos Laboratórios Clínicos do *Massachusetts General Hospital*.

DESPROTEINIZAÇÃO DO SANGUE

Há vários métodos de desproteinização, mas serão descritos apenas o de Folin-Wu, o de Somogyi e o de Folin (desproteinização sem hemólise) por serem os mais práticos.

I. Método de Folin-Wu

Material Necessário

1) pipeta volumétrica de 5 ml;
2) balão graduado de 50 ml;
3) funil de vidro de 50 ml;
4) papel de filtro de 12 cm de diâmetro.

Soluções Necessárias

a) tungstato de sódio a 10%;
b) ácido sulfúrico 2/3 N.

Processo. Colocar, no balão de 50 ml, alguns mililitros de água destilada; pipetar exatamente 5 ml de sangue; limpá-lo da parede externa da pipeta e deixá-lo correr no fundo do balão, sob a água. Feito isto, aspira-se a água sobrenadante no balão, a fim de lavar as paredes internas da pipeta, deixando-a correr novamente e devagar, até que a pipeta fique limpa. É necessário este cuidado, do contrário não se teriam colocado no balão 5 ml, pois o sangue preso à parede da pipeta subtrairia o volume desejado. Terminada esta manipulação, lava-se novamente a pipeta em água corrente; pipetar 5 ml da solução de tungstato (a) colocando-os no balão; agitar por movimentos circulares e deixar repousar cinco minutos. Lavar a pipeta em água corrente. Pipetar 5 ml do ácido sulfúrico 2/3 N (b) e adicioná-los ao balão, vagarosamente, agitando-o. Completar o volume do balão com água destilada até a marca. Agitar vigorosamente. Filtrar em tubo ou cilindro limpo e seco. O filtrado deve ser incolor e cristalino como a própria água; caso não se consiga isto, refiltrar. Obtém-se um filtrado de sangue diluído de 1:10; 1 ml deste filtrado representa, pois, 0,1 ml de sangue.

Como foi exposto, obtêm-se cerca de 30 ml de filtrado, o suficiente para dosar uréia, creatinina e glicose. Caso se deseje maior volume do filtrado, basta usar balão de 100 ml e pipeta de 10 ml, seguindo a mesma orientação dada antes.

A desproteinização de soro ou plasma requer a metade do volume do ácido sulfúrico e do tungstato. Se foram pipetados 5 ml de soro ou plasma em balão de 50 ml, acrescentam-se apenas 2,5 ml da solução de tungstato (a) e 2,5 do ácido sulfúrico (b).

Quando se precipitam as proteínas do sangue total, o precipitado toma coloração castanho-escura. Se não tomar esta coloração, não houve precipitação completa das proteínas, talvez por excesso de oxalato. Nesta eventualidade, pode-se completar a precipitação adicionando-se ácido sulfúrico a 10%, gota a gota, agitando-se até não haver formação de espuma. Tratando-se de soro ou de plasma, a coloração do precipitado é clara.

Preparação das Soluções. Tungstato de sódio a 10%. Pesar 50 g de tungstato de sódio *A.R.* ou *p.a.* (*pro analysi*) e dissolvê-los em balão graduado de 500 ml com água destilada, completando o volume para a marca.

Ácido sulfúrico 2/3 N. Com 18,8 ml de ácido sulfúrico concentrado (D 1,84) dissolvido para 1 litro de água destilada, obtém-se a solução 2/3 N (ver Quadro 4.10, no Cap. 4). Usar ácido sulfúrico *c.p.* (quimicamente puro), *p.a.* (*pro analysi*), *A.R.* (*Analytical Reagent*) ou de equivalente grau de pureza (Quadro 2.1).

II. Método de Somogyi

Material Necessário

O mesmo do método anterior.

Soluções Necessárias

a) sulfato de zinco cristalizado a 10%;
b) hidrato de sódio 0,5 N.

Processo. A um volume de sangue, adicionar sete volumes de água destilada, mais um volume de solução de sulfato de zinco (a) e um volume de solução de hidrato de sódio (b); agitar e filtrar. Para soro ou plasma, a um volume de qualquer dos dois adicionar oito volumes de água destilada, 0,5 volume de (a) e 0,5 volume de (b).

A vantagem principal deste processo reside na dosagem da glicose. O hidrato de zinco formado remove substâncias redutoras de natureza não-hidrocarbonada (glutationa, cistina, ácido úrico). Como alguns processos de dosagem da glicose se baseiam na propriedade redutora deste glucídio, a presença de substâncias outras, também com esta propriedade, iria tomar parte na dosagem, ocasionando, por isso, valores mais elevados do que daria a glicose apenas. As dosagens de glicose, feitas no filtrado por este processo, fornecem valores cerca de 20 mg inferiores aos do filtrado de Folin-Wu.

Preparação das Soluções. Pesar 50 g de $ZnSO_4$, $7H_2O$ (*A.R.* ou *p.a.*); colocar em balão graduado de 500 ml; adicionar água destilada, dissolver e completar o volume para o traço; misturar e transferir para frasco com rolha esmerilhada.

Pesar 10 g de NaOH, *p.a.* ou *A.R.*; transferir para balão graduado de 500 ml; dissolver com água destilada e misturar e, depois de resfriado, completar para o traço com água destilada. Misturar novamente e colocar a solução em frasco com rolha esmerilhada. Passa-se um pouco de vaselina na rolha, a fim de evitar que ela se cole ao frasco.

III. Método de Folin (Desproteinização sem Hemólise)

Material Necessário

O mesmo do método anterior.

Soluções Necessárias

a) ácido sulfúrico 1/3 N;
b) solução de tungstato-sulfato de sódio.

Processo. A oito volumes da solução tungstato-sulfato, adicionar um volume de sangue. Misturar, agitando suave e lentamente, e deixar repousar cinco minutos. Adicionar um volume de ácido sulfúrico 1/3 N, agitando levemente durante a adição. Misturar bem por meio de agitação não-vigorosa. Filtrar imediatamente. O filtrado deve ser cristalino.

O principal atributo deste método está no fato de que as dosagens de ácido úrico e glicose, executadas no filtrado, são mais seguras, pois os glóbulos vermelhos do sangue encerram substâncias que interferem nestas. Não havendo hemólise, as substâncias contidas nas hemácias não são postas em liberdade, não interferindo, portanto, na determinação. Outra vantagem do processo resulta de serem os reativos mais baratos que os de Folin-Wu.

Preparação das Soluções. Ácido 1/3 N. Dissolver uma parte de ácido sulfúrico 1 N em duas partes de água destilada e misturar. Vinte e oito ml de ácido sulfúrico concentrado (D 1,84), *A.R.* ou *p.a.*, dissolvidos para um volume de 1.000 ml com água destilada, fornecem solução 1 N (ver Quadro 4.10, no Cap. 4).

Tungstato-sulfato. Dissolver 6 g de tungstato de sódio, *A.R.* ou *p.a.*, e 15 g de sulfato de sódio, também *A.R.* ou *p.a.*, anidro (ou 38 g de sulfato cristalizado) em água destilada, em balão de 1.000 ml, e completar para o traço. Misturar.

DOSAGENS

I. Dosagem da Uréia (Método de Crocker, Modificado)

Princípio. A uréia reage com a diacetilmonoxima, em presença de íons férricos, produzindo coloração rósea a vermelha; a sensibilidade da reação é aumentada pela tiossemicarbazida.

Material Necessário

1) tubos de ensaio;
2) pipetas graduadas de 5 ml;
3) pipetas de 0,02 ml (diluidor automático ou pipeta Grunbaun).

Soluções Necessárias

a) tiossemicarbazida a 0,5%;
b) diacetilmonoxima a 2,5%;
c) reagente de cor (mistura dos dois primeiros);
d) cloreto férrico (solução-estoque);
e) reagente ácido, de uso;
f) padrões de uréia (estoque e de uso).

Processo. Marcar dois tubos de ensaio, B (branco) e S (soro ou plasma); colocar 3 ml do reativo de cor em cada um deles; ao tubo B, adicionar 0,02 ml de água destilada e, ao S, 0,02 ml de soro ou plasma; misturar e acrescentar a cada um 2,5 ml do reagente ácido (e). Misturar e levar ao banho-maria, em ebulição, onde permanecerão exatamente 10 minutos. Ao fim deste tempo, retirar e resfriar em água fria durante três minutos. Fazer a leitura em 530 nm (mμ), ou com filtro verde, com a prova em branco em zero. Ler, na curva de calibração, o resultado em mg/100 ml de uréia. A taxa pode ser obtida também dividindo-se a absorvância do desconhecido pela absorvância do padrão e multiplicando-se pela concentração deste, manipulando simultaneamente com o soro ou plasma.

Curva de Calibração. Marcar quatro tubos de ensaio: B, 50, 100, 150 e colocar em cada um 3 ml de reagente de cor (c); adicionar ao tubo B 0,02 ml de água destilada e, aos demais, 0,02 ml de cada padrão de uso (v. preparação), de respectivamente 50, 100 e 150 mg/100 ml. Misturar e acrescentar a cada um 2,5 ml do reagente ácido, levando-os em seguida ao banho-maria em ebulição, por 10 minutos; esfriar três minutos, como no processo anterior.

Fazer as leituras em 530 nm (mμ) ou com filtro verde, com a prova em branco (B) em zero. Traçar a curva, valendo-se das leituras em adsorvância ou percentagem de transmitância.

Preparação das Soluções. Tiossemicarbazida. Dissolver 5 g deste em água destilada em balão de 100 ml; completar para o traço; misturar e transferir para frasco escuro.

Diacetilmonoxima. Pesar 25 g de diacetilmonoxima (2-3 butanodiona-2-oxima); transferir para balão graduado de 1.000 ml; dissolver em água destilada; completar para o traço, misturar e transferir para o frasco âmbar.

Reagente de cor. Em balão volumétrico de 1.000 ml, colocar 67 ml da solução de tiossemicarbazida e 67 ml da solução de diacetilmonoxima e diluir com água destilada para o traço do balão; misturar, transferir para frasco escuro; rotular, datar e conservar na geladeira.

Cloreto férrico. Dissolver 1,5 g de $FeCl_3 \cdot 6H_2O$ em 30 ml de ácido ortofosfórico a 85% e diluir para 45 ml com água destilada; misturar e transferir para frasco âmbar.

Reagente de ácido de uso. Em balão graduado de 1.000 ml, colocar cerca de 500 ml de água destilada e adicionar cuidadosamente, a pouco e pouco, 75 ml de ácido sulfúrico (D 1,84); misturar, deixar esfriar, adicionar 1 ml da solução de cloreto férrico; completar para o traço com água destilada e misturar.

Padrões de uréia. Pesar **exatamente** 1 g de uréia (*A.R.* ou *p.a.*); transferir quantitativamente para balão graduado de 100 ml; dissolver com água destilada; completar para a marca do balão e misturar; conservar na geladeira. Este é o padrão-estoque. Rotular e datar.

Padrões de Uso. Em três cilindros graduados de 10 ml, marcados 50, 100 e 150; colocar, respectivamente, 0,5 ml, 1 ml e 1,5 ml do padrão-estoque; completar os volumes para 10 ml com água destilada. Cada cilindro conterá, pela ordem, 50, 100 e 150 mg/100 ml de uréia.

Usar drogas de alto grau de pureza (*p.a.*, *A.R.* ou equivalente).

Soluções já prontas para uso, em método de dosagem semelhante a este, podem ser adquiridas de firmas especializadas (*Bioclin* e outras).

As tiras reagentes "Azostix" fornecem resultados semiquantitativos ultra-rápidos.

II. Dosagem da Uréia (Método de Scott)

Princípio. O filtrado, obtido pela precipitação das proteínas do sangue, com álcool ou acetona, é acidificado, usando-se indicador especial (metilvermelho-azul-de-metileno); extrato de urease é adicionado ao filtrado, e a uréia é quantitativamente transformada em carbonato de amônio, o qual é titulado com ácido sulfúrico 0,01 N.

Material Necessário

1) tubos de centrifugador graduados em 5 ml;
2) tubos de ensaio resistentes, de 160 mm × 16 mm;
3) pipetas de 0,2, de 1 e de 5 ml;
4) papel de filtro de 5,5 cm de diâmetro;
5) bureta de 1 ou 2 ml graduada ao centésimo.

Soluções Necessárias

a) ácido sulfúrico 0,05 N (N/20);
b) ácido sulfúrico 0,01 N (N/100);
c) hidrato de sódio 0,02 N (N/50);
d) indicador especial;
e) suspensão neutra de urease.

Processo. Em tubo de centrifugador graduado em 5 ml, contendo 3 a 4 ml de álcool absoluto, colocar 1 ml de soro, sangue oxalatado ou plasma. Cumpre deixar o sangue sair da pipeta vagarosamente, pois não se pode, depois de correr todo, retirar porções presas às paredes da pipeta, aspirando-se o álcool e deixando correr novamente, em virtude da formação de coágulos pelo álcool. Agitar o tubo vigorosamente, depois do que o volume é acertado para a marca de 5 ml com álcool absoluto. Misturar novamente e centrifugar, em alta rotação, por dois a três minutos, ou filtrar.

Pipetar 2,5 ml do filtrado ou centrifugado; colocá-los em tubo resistente de 160 × 16 mm e adicionar 3,5 ml de água destilada. A solução torna-se ligeiramente opalescente devido à precipitação de gorduras na concentração alcoólica reduzida pela adição da água. Adicionar 0,3 ml do indicador especial, e a reação alcalina (verde) é tornada ácida (púrpura-avermelhada) pela adição do ácido sulfúrico 0,05 N (N/20), misturando-se depois de cada gota. (A alcalinidade do filtrado varia com sua concentração de bicarbonato.) Adicionar hidrato de sódio 0,02 (N/50) cuidadosamente, até a reação se tornar alcalina outra vez, e, finalmente, acrescentar ácido sulfúrico 0,01 N (N/100), gota a gota, agitando até atingir ponto ligeiramente ácido. Por meio deste reajustamento do pH, evita-se a titulação final com ácido forte, permitindo controlar o ponto inicial da reação com uma gota de ácido sulfúrico 0,01 N, o que, em termos de uréia, é igual a 1 mg/100 ml.

Finalmente, 0,35 ml da suspensão neutra de urease (bem agitada) são adicionados, e, depois de tudo misturado, o tubo é fechado e levado ao banho-maria a 50-55°C, por 10 a 15 minutos. Retirar o tubo e titular com ácido sulfúrico 0,01 N até que se torne ligeiramente ácido (o mesmo ponto púrpura-avermelhado do início da reação). O número de mililitros consumidos na titulação × 60 = mg de uréia/dl.

Cumpre lembrar que o emprego de fluoreto de sódio como anticoagulante impossibilita a dosagem por este processo; *o fluoreto exerce ação inibidora sobre a urease.*

Preparação das Soluções. Ácido sulfúrico e hidrato de sódio (v. Cap. 4).

Indicador especial. Preparam-se dois indicadores separadamente: solução-estoque *A*: metil-vermelho 0,02% em álcool absoluto a 60% (por volume). O metil-vermelho sólido deve ser triturado em gral de vidro com álcool absoluto até completamente dissolvido; transferir para balão de 100 ml por lavagens sucessivas com álcool absoluto; 40 ml de água destilada são adicionados ao balão, e o volume é completado para o traço com álcool absoluto. Solução-estoque *B*: solução aquosa de azul-de-metileno a 10%.

O indicador é preparado adicionando-se 1 ml de azul-de-metileno (solução B) a 15 ml de metil-vermelho (solução A). Se a solução se apresentar de cor verde, é levada à reação ligeiramente ácida, acrescentando-se HCl 0,1 N, gota a gota, agitando-se até ficar púrpura-avermelhada. Esta solução se conserva indefinidamente, se guardada em frasco de cor âmbar com rolha de vidro. Ela é púrpura-avermelhada em solução ácida e verde-vivo em solução alcalina.

Suspensão neutra de urease. São colocados 100 mg de urease em pequeno gral de vidro; adicionam-se 4,5 ml de ácido sulfúrico 0,01 N; tritura-se e homogeneiza-se; quando emulsão uniforme for obtida, adicionam-se 0,2 ml do indicador especial. O extrato, se preparado corretamente, tem coloração amarelo-castanho (o ponto neutro do indicador) e se conserva, na geladeira, por um mês.

Além das técnicas descritas, há numerosos métodos de dosagem da uréia orientados no sentido de sua simplificação (**Menatest** *two steps* de A. Menarini e outros) ou de aumentar sua sensibilidade e especificidade. A maioria consiste em modificações baseadas na reação com a diacetilmonoxima, encontradas na literatura estrangeira e na nacional (Higashi e cols.; Machado, além de vários outros).

INTERPRETAÇÃO

No homem e nos mamíferos em geral, a uréia é o principal produto final do metabolismo protéico; é responsável por 80% do azoto não-protéico excretado na urrina, em condições normais. Sua taxa é mais elevada no soro (e no plasma) do que no sangue total. São mais fiéis os resultados quando a dosagem é feita no soro (ou plasma), porque não é afetada pelas eventuais variações do hematócrito.

O azoto não-protéico (*NPN*, em língua inglesa) é cerca de 75% maior no sangue total do que no plasma. A uréia constitui cerca de 45% do azoto total não-protéico. A dosagem do *NPN* é hoje pouco usada na clínica.

A uréia é o maior produto do catabolismo da proteína e dos aminoácidos. É eliminada na maior parte pelos rins e em pequena fração pelo suor. Constitui cerca de 80% do azoto total (80 a 90%) excretado pelos rins.

A taxa normal do azoto da uréia no sangue (*BUN* ou *blood urea nitrogen*), como expressam os autores americanos, varia de 8 a 20 mg/dl (3,0 a 7,1 mmol/l).

A elevação da uréia no sangue é conseqüência da redução da filtração glomerular, como na moléstia renal aguda ou crônica.

A taxa de uréia no sangue varia, em indivíduos normais, entre 20 e 40 mg/dl (3,3 e 6,6 mmol/l), na grande maioria dos casos, embora possam existir até 50 mg/dl (8,3 mmol/l) sem explicação patológica evidente. Os autores da América do Norte expressam a taxa da uréia em mg/dl de nitrogênio (*BUN — blood urea nitrogen*), oscilando a taxa, assim expressa, entre 8,0 e 20 mg/dl (3,0 e 7,10 mmol/l). Para se transformar N de uréia em uréia, multiplica-se por 2,14.

A uréia é formada no fígado a partir dos ácidos aminados e do íon amônio (NH_4), este derivado, em grande parte, da ação bacteriana no grosso intestino. O grupo NH_2 dos aminoácidos, que não é utilizado pelo organismo, é transformado em uréia. A uréia representa cerca de 50% de azoto não-protéico.

O aumento do teor de uréia no sangue pode ser devido a: 1) redução da eliminação renal; 2) aumento do catabolismo protéico; 3) combinação destes dois mecanismos.

Costuma-se classificar a elevação da azotemia em pré-renal, renal e pós-renal, lembrando-se que o termo azotemia significa elevação do azoto não-protéico do qual a fração principal é representada pela uréia.

Entre os exemplos de azotemia pré-natal, citam-se: **choque traumático** (traumatismo craniano, hipotensão pós-cirúrgica); **choque hemorrágico** (hemorragia pós-parto, úlcera perfurada);

desidratação aguda ou perda de eletrólitos **(acidose diabética, doença de Addison, disenteria aguda); descompensação cardíaca; infecção aguda** e **toxemia;** catabolismo protéico aumentado **(queimadura, febre).**

A elevação da taxa de uréia, de causa renal, é observada: na **glomerulonefrite** (aguda e crônica), na qual o teor pode atingir níveis de 300 mg/dl (100 mmol/l) ou mais; na **nefrosclerose;** na **tuberculose renal;** no **rim policístico;** nas **nefropatias malignas;** no **envenenamento pelo sublimado, pelo chumbo;** no **choque hemolítico pós-transfusional;** na **necrose tubular aguda;** na **hipogenesia renal;** em condições nas quais há bloqueio dos túbulos (**mieloma múltiplo, amiloidose renal, hemoglobinúria,** alguns casos de tratamento pela sulfonamida, transfusão de sangue incompatível, já citado).

A azotemia de mecanismo pós-renal compreende: **obstrução uretral** por cálculo ou compressão (tumores pélvicos etc.); **tumores** compressivos da bexiga; defeitos congênitos da bexiga ou da uretra; **obstrução prostática.**

A taxa de uréia acha-se reduzida: na insuficiência hepática aguda (**atrofia amarela do fígado; necrose hepática** tóxica devida ao tetracloreto de carbono, clorofórmio, fósforo) na **inanição**, na **cirrose**, na **doença celíaca**, na **hemodiálise**. O fígado é sítio da formação da uréia, mas a redução da azotemia somente ocorre nas lesões hepáticas muito extensas. A diminuição do teor da uréia é observada também no último trimestre de gravidez. É normal na nefrose.

A dosagem da uréia fornece grande subsídio semiológico, quando relacionada com sua excreção urinária (v. Cap. 3).

Em 110 indivíduos normais com menos de 40 anos, Vilela, empregando método de dosagem pela urease, obteve o valor médio de 26 mg/dl (4,3 mmol/l) de uréia.

I. Dosagem da Creatinina

Princípio. A creatinina contida no filtrado de sangue, tratada com uma solução alcalina de picrato, com esta reage, formando picrato de creatinina, de coloração alaranjada (reação de Jaffé).

Material Necessário

1) tubos de ensaio;
2) pipetas volumétricas de 1, de 5 e de 10 ml;
3) pipetas graduadas de 5 ml;
4) balão volumétrico de 100 ml.

Soluções Necessárias

a) padrão-estoque de creatinina;
b) padrão de uso de creatinina;
c) solução saturada de ácido pícrico (1,2%);
d) hidrato de sódio a 10%;
e) ácido clorídrico 0,1 N;
f) solução alcalina de picrato.

Processo. Marcar dois tubos de ensaio: B (prova em branco) e S (filtrado do sangue); no tubo B, colocar 5 ml de água destilada e, no S, 5 ml do filtrado; adicionar a cada um 2,5 ml da solução alcalina de picrato; misturar e deixar em repouso 10 minutos. Em seguida, fazer a leitura em 515 mμ (nm) de comprimento de onda ou filtro verde, com a prova em branco em zero. Fazer a leitura no gráfico de calibração, encontrando a correspondência em mg/100 dl de creatinina. Encontram-se, em casas especializadas, *kits* com as soluções rigorosamente preparadas para estas e outras dosagens (*Labtest*, *Wiener Lab*, *Bioclin* e várias outras).

Quadro 2.2 Resumo do Processo

	Tubo S	Tubo B
Filtrado de sangue	5 ml	—
Água destilada	—	5 ml
Solução de picrato	2,5 ml	2,5 ml
	Leitura ao fim de 10 minutos	

Preparação das Soluções. Padrão-estoque de creatinina. Pesar **exatamente,** em balança analítica, 100 mg de creatinina (*p.a., A.R., N.B.S.* ou *Suprapur*) e transferir quantitativamente para balão graduado de 100 ml; dissolver com cerca de 80 ml de HCl 0,1 N (8,4 ml de HCl concentrado, densidade 1,19, diluídos para 1.000 ml de água destilada, fornecem solução 0,1 N); completar para o traço do balão com HCl 1 N; misturar, transferir para frasco limpo e seco. Rotular com as devidas anotações (drogas empregadas, concentração, data e analista que preparou a solução) e manter em geladeira, onde a conservação será indefinida.

Solução saturada de ácido pícrico (1,2%). Colocar 1,5 g de ácido pícrito em balão *erlenmeyer* de 250 ml; adicionar 100 ml de água destilada aquecida a 70°C; deixar tomar a temperatura ambiente, ao abrigo da luz; no dia seguinte, decantar a solução, agora saturada, em frasco escuro. Rotular com as devidas anotações.

Solução de hidrato de sódio a 10%. Dissolver 50 g de NaOH com água destilada, em balão volumétrico de 500 ml; completar o volume para o traço do balão depois de tomar a temperatura ambiente e transferir para frasco de polietileno ou de vidro com rolha esmerilhada, na qual se deve passar um pouco de vaselina a fim de evitar que se prenda ao vidro.

Padrão de uso de creatinina. Transferir **exatamente** 1 ml do padrão-estoque para balão volumétrico de 100 ml; adicionar 20 ml de ácido clorídrico 0,1 N e completar o volume com água destilada. Misturar e conservar em geladeira, em frasco devidamente rotulado.

Solução alcalina de picrato. A 10 ml do ácido pícrito a 1,2% em tubo de ensaio, adicionar 2 ml da solução de hidrato de sódio a 10%. Esta solução deve ser preparada para cada dosagem, desprezando-se as sobras.

Curva da Calibração. Marcar cinco tubos de ensaio, 2, 4, 6, 8 e 10; colocar em cada um, respectivamente, 1 ml, 2 ml, 3 ml, 4 ml e 5 ml do padrão de uso; adicionar ao primeiro tubo 4 ml de água destilada; ao segundo, 3 ml; ao terceiro, 2 ml e ao quarto, 1 ml, perfazendo, assim, todos os tubos, 5 ml cada um; misturar. Os tubos corresponderão, pela ordem, a 2 mg/dl, 4 mg/dl, 6 mg/dl, 8 mg/dl e 10 mg/dl. Em um sexto tubo, colocar 5 ml de água destilada (prova em branco). A cada um dos seis tubos, adicionar 2,5 ml da solução alcalina de picrato; misturar e, ao fim de exatamente 10 minutos, fazer as leituras em 515 nm (mμ) de comprimento de onda ou empregando filtro verde. Traçar, com os números obtidos, a **curva de calibração** — percentagem de absorvância ou transmitância *versus* concentração em mg/dl.

II. Dosagem de Creatinina (Sem Desproteinização)

Princípio. O mesmo do método anterior.

Material Necessário

1) tubos de ensaio;
2) pipetas graduadas de 1 ml;
3) pipetas volumétricas de 2 ml.

Soluções Necessárias

a) padrão de creatinina 3 mg%;
b) ácido pícrico 1,2 g% (solução saturada);

c) solução alcalina (NaOH 10%);
d) ácido acético 6 M.

Todas estas soluções podem ser adquiridas prontas para o uso (**Bioclin** e outras).

Processo. Marcar três tubos de ensaio: B (branco), S (sangue) e P (padrão); ao tubo B, adicionar 4 ml da solução alcalina, 0,5 ml de água destilada e 1 ml da solução de ácido pícrico; ao tubo S, juntar 4 ml da solução alcalina, 0,5 ml do plasma em estudo (sem hemólise) e 1 ml da solução de ácido pícrico; finalmente, no tubo P, colocar 4 ml da solução alcalina, 0,5 ml do padrão e 1 ml da solução de ácido pícrico.

Misturar e deixar em repouso 20 minutos, à temperatura ambiente, ou incubar a 37°C durante 10 minutos. Ler os tubos S e P a 510 nm ou com filtro verde, zerando-se com o B. Para efeito do cálculo, a absorvância do plasma em estudo é designada S e, após adição do ácido acético, SA.

Aos tubos S e B, são adicionados 0,2 ml do ácido acético 6 M. Após três minutos, nova leitura a 510 nm ou filtro verde, zerando com o branco. A absorvância desta é designada SA.

Cálculo: $\dfrac{S - Sa}{\text{Absorvância do padrão}} \times 3 = \text{mg de}$

creatinina/dl; para transformar mg/dl de creatinina em μmol/l, multiplica-se pelo fator 88,4.

Preparação das Soluções. Ver método anterior. Somente o padrão de creatinina deve ser pesado rigorosamente em balança analítica.

INTERPRETAÇÃO

A creatinina é a dosagem do sangue mais requisitada pelos médicos. Nos EUA são realizadas 110 milhões/ano de dosagens, nos laboratórios hospitalares, segundo Pincus, menos apenas da dosagem de glicose e da uréia (*BUN*).

A creatinina é o elemento nitrogenado do sangue menos variável, no qual oscila normalmente de 0,6 a 1,5 mg/dl (53 a 132 μmol/l). A creatinina é um pouco mais elevada nos homens. As dosagens no soro ou no plasma pouco diferem. Ela é o anidrido da creatinina que se forma do ácido fosfórico da fosfocreatina muscular. É eliminada pelos rins em quantidade singularmente constante, através da filtração glomerular e excreção tubular ativa. Sua taxa independe da ingestão das proteínas da alimentação e não é afetada pelo volume urinário.

A reação de Jaffé, na qual se baseia a maioria dos métodos de dosagem, não é específica para a creatinina, mas este fato não afeta o valor clínico desta determinação como índice da função renal.

A bilirrubina e outros compostos do sangue de ictéricos interferem na reação de Jaffé. Outras substâncias, como acetona, acetoacetato, barbitúricos, sulfobromoftaleína, alteram a reação.

A elevação do teor de creatinina no sangue se dá na **insuficiência renal,** quando a taxa de uréia já se encontra aumentada. Na **nefrite incipiente,** registram-se valores entre 2 e 4 mg/dl; na **glomerulonefrite crônica,** com uremia, as taxas se elevam até 35 mg/dl (3.090 μmol/l), o que prognostica o desfecho letal próximo. As taxas acima de 5 mg/dl (440 μmol/l) evidenciam pronunciada insuficiência renal. A dosagem da creatinina é de grande valor no seguimento dos transplantados de rim.

Segundo Peace e Kaplan, a elevação de 2 mg/dl (177 μmol/l) do nível de creatinina, em transplantados renais, é considerada início de rejeição.

Nas obstruções urinárias por afecções de próstata, bexiga ou ureter, bem como na oligúria reflexa provocada pela nefrolitíase, verificam-se índices muito elevados, mas reversíveis pela remoção da causa da obstrução.

Os resultados são mais fiéis quando a dosagem é realizada em soro ou plasma.

A avaliação da função renal se faz, entre outros métodos, também pela prova da depuração endógena (v. Cap. 3).

Pereira Mesquita e cols., em 153 indivíduos normais, encontraram os seguintes valores para a creatinina:

Quadro 2.3

Limites Extremos	Média	Idades
1,00 a 2,10 mg/dl (88 a 185 µmol/l)	1,50 mg/dl (130 µmol/l)	19 a 57 anos
0,60 a 1,60 mg/dl (53 a 141 µmol/l)	1,32 mg/dl (116 µmol/l)	18 a 59 anos

Dosagem do Ácido Úrico (Método de Caraway)

Princípio. Este método se baseia na coloração azul obtida pela ação redutora do ácido úrico no filtrado sobre o reativo fosfotúngstico.

Material Necessário

1) tubos de ensaio;
2) pipetas volumétricas de 1 e de 5 ml;
3) pipetas graduadas de 5 ml.

Soluções Necessárias

a) reativo fosfotúngstico (Folin e Denis);
b) reativo fosfotúngstico diluído;
c) carbonato de sódio a 10%;
d) padrões de ácido úrico (estoque e de uso).

Processo. Marcar dois tubos de ensaio: S (soro) e B (prova em branco) e adicionar ao primeiro (S) 5 ml do filtrado do soro e, ao segundo, 5 ml de água destilada; acrescentar a cada um 1 ml da solução de carbonato de sódio a 10% e 1 ml do reagente fosfotúngstico, misturando após cada adição. Deixar em repouso, na temperatura ambiente, durante exatamente 30 minutos. Dentro dos 20 minutos seguintes, fazer a leitura fotocolorimétrica em 650 nm (mμ) ou usando filtro vermelho, zerando o aparelho com a prova em branco.

Ler, nas curvas de calibração, a taxa de ácido úrico em mg/dl. Os métodos enzimáticos são mais exatos; casas especializadas fornecem *kits* com as soluções e a técnica (**Wiener Lab, Labtest** etc.).

Quadro 2.4 Resumo do Processo

	Tubo S	Tubo B
Filtrado	5 ml	—
Água destilada	—	5 ml
Carbonato de sódio	1 ml	1 ml
Ac. fosfotúngstico	1 ml	1 ml

Preparação das Soluções. Reativo fosfotúngstico (reativo de Folin e Denis). Dissolver 100 g de tungstato de sódio (Na_2WO_4) livre de molibdato (*A.R.*, *p.a.* ou equivalente) em 80 ml de água destilada em balão não-graduado (munido de um condensador de refluxo e com pérolas de vidro); adicionar 80 ml de ácido fosfórico a 85% e levar à ebulição não-violenta, durante duas horas; deixar tomar a temperatura ambiente e transferir para balão graduado de 1.000 ml; completar o volume para o traço com água destilada, misturar e transferir para o frasco escuro. Rotular com as devidas anotações. Esta solução é de duração indefinida.

Reativo fosfotúngstico diluído. Diluir 10 ml do reagente anterior para 100 ml com água destilada. Mantido em frasco escuro, é estável, como o anterior.

Carbonato de sódio a 10%. Dissolver 100 g de carbonato de sódio anidro em água destilada; completar para o traço do balão; misturar e transferir para frasco de rolha esmerilhada. É estável.

Padrões de Ácido Úrico. Estoque. Pesar **exatamente,** em balança analítica, 0,100 g de ácido úrico (*A.R.*, *p.a.*, *Suprapur* ou *N.B.S.*) e transferir para balão volumétrico de 100 ml.

Pesar 150 mg de carbonato de lítio e transferir para balão de 100 ml não-graduado, adicionando cerca de 60 ml de água destilada; agitar até dissolver; filtrar, aquecer esta solução a 60°C. Aquecer levemente o balão contendo o ácido úrico. Transferir a solução de carbonato de lítio aquecida para o balão de 100 ml com ácido úrico, e agitar até dissolução completa. Resfriar; adicionar 2 ml de formol a 40% e 2,5 ml de ácido sulfúrico 1 N; misturar; completar para o traço com água destilada e homogeneizar. Transferir para frasco escuro e manter na geladeira, devidamente rotulado.

Padrão de Uso. Transferir 1 ml do padrão-estoque anterior para balão volumétrico de 100 ml; adicionar água destilada; completar o volume para o traço e misturar. Como não tem boa estabilidade, deve ser preparado para cada dosagem.

Curva de Calibração. Marcar seis tubos de ensaio de 10 mm × 19 mm: 2, 4, 6, 8, 10 e B; colocar, nos cinco primeiros, respectivamente, 1 ml, 2 ml, 3 ml, 4 ml e 5 ml do padrão de uso; completar o volume dos cinco primeiros tubos para 5 ml com água destilada e, no sexto tubo, colocar 5 ml de água destilada. Estes padrões correspondem, pela ordem, a 2 mg/dl, 4 mg/dl, 6 mg/dl, 8 mg/dl e 10 mg/dl de ácido úrico; o sexto tubo, prova em branco, não contém ácido úrico.

Adicionar aos seus tubos 1 ml da solução de carbonato de sódio a 10% e 1 ml do reagente fosfotúngstico. Deixar em repouso 30 minutos e fazer, em seguida, a leitura em 650 nm (mμ) de comprimento de onda ou usando o filtro vermelho, com o branco a 100% de transmissão (zero de densidade óptica). Traçar a curva de calibração.

INTERPRETAÇÃO

A taxa normal de ácido úrico no soro ou plasma varia de 2 a 7 mg/dl (0,12 a 0,42 mmol/l), nos homens, e 2 a 6,5 mg/dl (0,12 a 0,38 mmol/l), nas mulheres, antes da menopausa. A taxa encontrada por Mathias variou entre 4,0 e 8,1 mg/dl (238 a 480 μmol/l). Empregando-se método com uricase, os valores são um pouco superiores. O ácido úrico é o principal produto final do metabolismo das purinas no homem.

São alimentos ricos em purina: bebidas contendo cafeína, legumes, cogumelos, miúdos, espinafre e levedura.

Segundo Henry, estudo realizado em 1.419 americanos saudáveis a taxa de ácido úrico variou de 4 a 8,5 mg/dl (0,24 a 0,51 mmol/l) e, nas mulheres, 2,7 a 7,3 mg/dl (0,16 a 0,43 mmol/l).

O aumento da uricemia pode ocorrer por redução da excreção renal ou pelo excesso de produção. Os valores aumentados são observados em todas as formas de insuficiência renal com azotemia, e podem, muitas vezes, preceder o aumento da uréia sangüínea, atingindo níveis de até 15 mg/dl (0,90 mmol/l); na obstrução do trato renal (**adenoma da próstata, litíase ureteral bilateral** etc.); nas lesões renais (**tuberculose, pielonefrites, hidronefrose, rim policístico**); na **hipogenesia** dos rins e na **insuficiência cardíaca** congestiva. A hiperuricemia pode ocorrer na **eclâmpsia,** mesmo sem retenção simultânea da uréia, dado importante na diferenciação da eclâmpsia e da glomerulonefrite, complicando a gravidez.

As causas mais freqüentes da hiperuricemia são: insuficiência renal, crises recorrentes de artrose que respondem colchicina, gota (sendo esta mais comum nos homens em 90% dos casos), alcoolismo. O ácido úrico é importante na produção de cálculos renais; por outro lado, entretanto, os gotosos raramente sofrem de cálculo renal.

O ácido úrico se eleva em várias manifestações hematológicas (**leucemia, policitemia, drepanocitose, talassemia, anemia hemolítica**); no **mieloma múltiplo**; no **saturnismo**; na vigência de radioterapia em processos neoplásicos; na síndrome de **Lesch-Nyhan** (transtornos neurológicos e mentais, espasticidade, especialmente em crianças); na **síndrome de Down;** no **hipotireoidismo;** na **hipertensão**; na quimioterapia dos tumores malignos; na **psoríase;** no **jejum prolongado;** no **hiperparatireoidismo.**

Na **gota,** que é distúrbio do metabolismo purínico e que ocorre predominantemente no sexo masculino, os índices se situam acima de 10 mg/dl (0,6 mmol/l) devido à produção excessiva do ácido úrico e, simultaneamente, à redução da excreção ativa dos rins. A hiperuricemia, nesta afecção, pode ser intermitente, de modo que uma dosagem normal não é dado suficiente para afastar o diagnóstico.

A hipouricemia é achado pouco freqüente e de significação clínica limitada. Ocorre na **xantinúria hereditária,** condição benigna e rara; nos defeitos tubulares (**doença de Wilson** e **síndrome de Fanconi**), na anemia perniciosa, na doença celíaca, na doença de Hodgkin; na vigência do tratamento com a colchicina (*Colchicum autumnale*), com alopurinol, com probenecide, com corticosteróides, com fenilbutazona e com ACTH. O alopurinol é considerado o medicamento de maior atividade uricosúrica, agindo por combinação com a xantina-oxidase, o que impede a formação do ácido úrico.

A taxa média registrada por Vilela, em 80 pessoas normais, foi de 3,8 mg/dl (0,22 mmol/l), empregando o método de Folin.

Tastaldi e cols., utilizando também o método de Folin, em 154 indivíduos normais (87 do sexo masculino e 67 do feminino), encontraram os seguintes valores nas dosagens realizadas em plasma (média aritmética); homens — 4,29 mg/dl (0,25 mmol/l); mulheres — 3,36 mg/dl (0,20 mmol/l).

Pinheiro e Andrade chamam a atenção para a participação do ácido ascórbico, reduzindo o reativo fosfotúngstico e falseando os resultados da dosagem. Lembram que a presença de 1 mg/dl de vitamina C no soro eleva, na mesma proporção, o teor do ácido úrico.

Cumpre lembrar que pode ocorrer hiperuricemia em pacientes assintomáticos. Duffy e cols., desaconselham terapêutica para reduzir a taxa do ácido úrico em tais casos, a menos que se receie o aparecimento de uma das seguintes eventualidades: **artrite gotosa aguda, cálculo renal, nefropatia úrica,** moléstia cardiovascular. Os autores citados consideram normais os valores até 9 mg/dl (0,53 mmol/l). Afirmam, também, que a incidência de cálculo do ácido úrico na hiperuricemia é pouco maior que na população com taxa normal. McCarty relata casos de gota sem hiperuricemia.

Dosagem do Azoto Não-protéico Total

Princípio. O filtrado de sangue é "digerido" com ácido sulfúrico para transformar todo o azoto presente em amônia, a qual é dosada colorimetricamente pela reação corada obtida com o fenol-hipoclorito.

Material Necessário

1) pipetas graduadas de 0,1 ml e de 1 ml;
2) tubos de ensaio resistentes (*Pyrex*);
3) pipetas volumétricas de 1 ml e de 2 ml.

Soluções Necessárias

a) alcalina de hipoclorito;
b) reagente do fenol;
c) ácido sulfúrico a 30%;
d) hidrato de sódio a 1 N;
e) padrão de sulfato de amônio.

Processo. Em três tubos de ensaio resistentes, marcados B (prova em branco), S (prova com o filtrado) e P (padrão), colocar, respectivamente: 0,6 ml de água destilada; 0,1 ml do filtrado e 0,1 ml do padrão diluído; aos dois últimos, adicionar 0,5 ml de água destilada. A cada um dos três tubos, acrescentar 0,1 ml do ácido sulfúrico a 30% e uma pequena pérola de vidro. Levar à chama para a "digestão", até que fumaça densa encha todo o tubo; o digerido deve ser claro como água; caso contrário, deve-se levar o tubo novamente à chama.

Resfriar; adicionar 1 ml do reagente de fenol a cada tubo; misturar e adicionar imediatamente 1 ml da solução de hidrato de sódio 1 N e 1 ml da solução alcalina de hipoclorito; misturar novamente. Incubar a 37°C durante 15 minutos.

Adicionar 2 ml de água destilada a cada tubo; misturar e levar ao fotocolorímetro, fazendo as leituras em 600 nm (mμ) contra a prova em branco.

Cálculo:

Desde que o padrão empregado e tratado como o filtrado diluído 1:20 contém 2 mg/dl, ele é equivalente a 2 × 20 = 40 mg/dl,e, assim:

$$\frac{\text{Absorvância do filtrado}}{\text{Absorvância do padrão}} \times 40 = \text{mg / dl de N}$$

O filtrado do sangue deve ser preparado da seguinte forma, para este processo: a 1,7 ml de água destilada, adicionar 0,1 ml do sangue a examinar e 0,1 ml de ácido sulfúrico 0,67 N; misturar e acrescentar 0,1 ml da solução de tungstato de sódio a 10%; filtrar ou centrifugar. Do filtrado (ou centrifugado), tomar 0,1 ml e proceder como descrito no processo acima.

Preparação das Soluções. Solução alcalina de hipoclorito. Dissolver 12,5 g de NaOH em cerca de 400 ml de água destilada; resfriar e adicionar 20 ml de solução de hipoclorito de sódio (as soluções comerciais tipo *Dakin* podem ser usadas); diluir para 500 ml e transferir para frasco de polietileno. Conservar no refrigerador.

Reagente de fenol. Em frasco de 500 ml, colocar 25 g de fenol *A.R.* ou *p.a.* e 0,13 g de nitroprussiato de sódio ($Na_2Fe(C-N)_5NO \cdot 2H_2O$); dissolver em água destilada completando o volume para a marca do balão. Misturar e transferir para frasco escuro. Rotular com as devidas anotações e conservar na geladeira.

Hidrato de sódio 1 N. Dissolver 4 g de NaOH (*A.R.* ou *p.a.*) em água destilada, em balão de 100 ml; completar para o traço.

Ácido sulfúrico a 30%. Colocar cerca de 50 ml de água destilada em balão de 100 ml e adicionar cautelosamente, a pouco e pouco, agitando o balão, 30 ml de H_2SO_4 concentrado (densidade 1,84); esfriar e diluir para o traço do balão com água destilada. Misturar (**nunca adicionar a água ao ácido concentrado!**).

Padrão. Pesar **exatamente,** em balança analítica, 0,472 g de sulfato de amônio *p.a.* ou *A.R.*, previamente dessecado a 100°C; transferir para balão graduado de 1.000 ml; adicionar algumas gotas de ácido sulfúrico concentrado e diluir para 1.000 ml com água destilada. Esta solução corresponde a 0,1 mg/dl de azoto.

Padrão de Uso. Diluir o padrão que acabamos de ver 1:5 com água destilada, o que fornece concentração de azoto de 0,02 mg/ml.

Tungstato de sódio a 10% e ácido sulfúrico a 2/3 N (v. Desproteinização do sangue).

INTERPRETAÇÃO

O sangue normal contém 25 a 50 mg/dl (18-35 mmol/l) de azoto não-protéico, também expresso NNP (nitrogênio não-protéico), variando com seus constituintes, que são a uréia, o ácido úrico, a creatinina, a creatina, a amônia, os aminoácidos, além de vários outros compostos que dele participam em menor grau. O aumento do teor ocorre nas insuficiências renais e geralmente acompanha a taxa da uréia. Valores extremamente elevados podem ocorrer nas **glomerulonefrites** (aguda e crônica), na obstrução do trato urinário, nas lesões renais extensas **(tuberculose, rim policístico, pionefrose)**. Na **eclâmpsia**, as taxas geralmente se situam dentro dos limites normais.

A dosagem do azoto não-protéico é hoje pouco empregada na clínica.

Dosagem da Glicose (Método da Ortotoluidina)

Princípio. O grupo aldeídico da glicose se condensa com a ortotoluidina, formando glicosamina e uma base Schiff, que é, provavelmente, o produto corado da reação.

Material Necessário

1) tubos de ensaio;
2) pipetas graduadas de 5 ml;
3) pipetas volumétricas de 2 ml;
4) micropipetas (*Grunbaun*) de 0,02 ml.

Soluções Necessárias

a) reagente de cor (ortotoluidina);
b) ácido benzóico 0,25%;
c) padrões (estoque e de uso).

Processo. Marcar dois tubos de ensaio: B (prova em branco) e S (soro ou plasma); adicionar a ambos 2 ml do reagente de cor; ao tubo B 0,02 ml de água destilada e ao S 0,02 ml de soro (ou plasma); misturar.

Levar ao banho-maria, em ebulição, onde permanecerão **exatamente** 10 minutos; resfriar em água fria durante cinco minutos; deixar tomar a temperatura ambiente e fazer as leituras no fotocolorímetro, em 625 nm (mμ) de comprimento de onda ou usando o filtro vermelho, zerando o aparelho com a prova em branco.

Ler, na curva de calibração, os valores em mg/dl de glicose.

Preparação das Soluções. Em balão graduado de 1.000 ml, colocar 9,5g de borato de sódio, 1,5 g de tiouréia; adicionar cerca de 800 ml de ácido acético glacial; misturar e acrescentar 80 ml de ortotoluidina. Agitar após completa dissolução; completar para o traço com ácido acético glacial e misturar. Transferir para frasco âmbar, com as devidas anotações, e manter na geladeira. Este reagente é estável por vários meses, mas deve ser substituído se tomar coloração muito escura.

Ácido benzóico a 0,25% (solução saturada). Transferir 2,5 g de ácido benzóico puro para balão de 1.000 ml; adicionar cerca de 800 ml de água destilada; agitar, para dissolver, e completar o volume para o traço. Agitar novamente.

Padrão-estoque. Pesar, em balança analítica, **exatamente** 1 g de glicose (*p.a.*, *A.R.*, *Suprapur* ou *N.B.S.*) e transferir quantitativamente para balão graduado de 100 ml. Adicionar a solução saturada de ácido benzóico; misturar; completar para o traço com esta mesma solução e misturar. Transferir para frasco, rotular e conservar na geladeira.

Padrão de Uso. Marcar quatro tubos de ensaio: 50, 100, 200 e 300; colocar, em cada um, respectivamente, 0,5 ml, 1 ml, 2 ml e 3 ml do padrão-estoque acima; completar todos os volumes para 10 ml com a solução de ácido benzóico e misturar. Cada um destes padrões contém, pela ordem: 50 mg, 100 mg, 200 mg e 300 mg/dl de glicose.

Curva de Calibração. Marcar cinco tubos de ensaio: B, 50, 100, 200 e 300; colocar, em cada um, 2 ml do reagente de cor; ao tubo B, adicionar 0,02 ml de água destilada e, aos demais, pela ordem, 0,02 ml de cada um dos respectivos padrões de uso. Misturar e aquecer em banho-maria, em ebulição, durante exatamente 10 minutos. Resfriar em água durante cinco minutos e fazer as leituras, como descrito no processo. Traçar a curva de calibração, utilizando as leituras em percentagem de transmitância ou absorvância e as respectivas concentrações de cada padrão.

Nos aparelhos nos quais o volume mínimo é de 5 ml, empregar 5 ml do reagente de cor e 0,05 ml do soro e do padrão.

A dosagem da glicose, mesmo em sangue colhido com fluoreto, **deve ser feita logo após a colheita,** a fim de se evitar a ação glicolítica que reduz os valores com o passar do tempo.

Outras aldo-hexoses reagem com a ortotoluidina (galactose, por exemplo), mas sua presença no sangue é extremamente rara.

As soluções para esta dosagem, já prontas para o uso, podem ser adquiridas de **Labtest Ltda., Bioclin, Wiener Lab., Bio-Mériex** e outras firmas.

O ***Glucose Analyzer***, aparelho produzido por ***Yellow-Springs Instrument Co.*** (*Yellow Springs, Ohio, 45387*, EUA), permite a dosagem da glicose em 45 segundos, e o resultado é projetado em dígitos, em pequeno *écran*. Dispensa qualquer reagente, bastando injetar o sangue em uma câmara do instrumento. O preço é orçado em US$ 2.500.

INTERPRETAÇÃO

O pâncreas produz três hormônios principais: insulina, glucagon e somatostatina, que atuam no metabolismo dos hidratos de carbono. A insulina reduz a taxa da glicose, mantendo-a nos limites normais; o glucagon a aumenta e a somatostatina inibe ou reduz a secreção do glucagon e da insulina.

Os métodos de dosagem da glicose são químicos ou enzimáticos e um método químico, o da ortotoluidina.

A taxa de glicose no sangue em paciente em jejum de 10 a 12 horas varia entre 70 e 110 mg/dl; segundo alguns autores, 50 a 110 mg/dl (2,8 a 6,0 mmol/l).

A hiperglicemia é classificada: diabete insulina dependente ou juvenil (Tipo I); diabete não-insulina dependente (Tipo II); secundária relacionada com várias moléstias endócrinas: acromegalia, síndrome de Cushing, feocromocitoma, tirotoxicose e outras. A glicemia de jejum acima de 140 mg/dl (7,8 mmol/l) é considerada anormal.

O *diabetes mellitus* pode levar à cegueira, moléstias dos rins, doença vascular e do coração.

O controle do diabético tornou-se mais prático e rápido com a possibilidade de o próprio paciente fazer as dosagens de sua glicemia, graças a equipamento simples que existe no comércio especializado. Um desses equipamentos é o *Precision Q-I-D*, produzido por *Medisense, Inc.*, do Laboratório Abbott, de ótima qualidade, em estojo portátil, que contém, além do censor de glicose, tiras-teste e lancetas automáticas para a obtenção de sangue na polpa digital.

Uma gota de sangue, obtida pela punção de polpa digital, é colocada na fita-teste na parte indicada e esta tira é disposta no sensor; em segundos, a taxa de glicemia é projetada no pequeno écran do sensor, em mg/dl.

O sangue contém outras substâncias redutoras além da glicose (glutationa, ergotioneína, ácido úrico etc.) capazes também de intervir nas reações dos processos analíticos fundamentados na redução do reagente. Há desproteinizantes (Somogyi, Letonoff) que removem as substâncias redutoras não-glucídicas, de modo que o emprego destes, nos métodos de redução, fornece valores mais reais.

Dosando-se a glicose em filtrado obtido pela desproteinização com o tungstato, as taxas variam entre 90 e 120 mg/dl (5-6,7 mmol/l), ao passo que, em filtrado de Somogyi, a normalidade se situa entre 70 e 110 mg/dl (4 e 5 mmol/l).

Os níveis identificados por Mathias e cols., um pouco inferiores aos encontrados na literatura médica especializada, foram 68 a 102 mg/dl (3,7 a 5,6 mmol/l).

Estes valores se referem à glicemia pós-prandial, com oito a 10 horas de jejum e com o paciente em repouso. O esforço, certos estados emocionais (apreensão, ansiedade, medo) e o **cigarro** podem produzir elevação do teor, provavelmente aumentando a glicogenólise hepática através de hipersecreção de epinefrina. Esta elevação seria em torno de 10 mg.

Vivian N. Pereira *et al.* encontraram, em 7.263 dosagens da glicose, valores da glicemia entre 70 e 110 mg/dl em determinações pelo método enzimático da CELM.

As dosagens feitas no soro ou plasma são cerca de 10 mg mais elevadas que as realizadas em sangue total.

A glicose é o único hidrato de carbono circulante no sangue; outros monossacarídeos (frutose e galactose) podem, transitoriamente, ser encontrados no segue, após a alimentação, mas são rapidamente transformados em glicose pelo fígado.

A glicemia se eleva, depois da tomada de alimentos, a cerca de 160 mg/dl (9 mmol/l), dentro de uma hora, na pessoa normal. Transposto este nível (limiar renal), a glicose é excretada na urina, o que significa condição patológica.

A glicose do sangue se origina de três fontes: 1) da digestão dos polissacarídeos (amido) e dos dissacarídeos (lactose, sacarose); 2) da conversão dos ácidos aminados e do glicerol das gorduras em glicose; 3) da hidrólise do glicogênio do fígado.

Os níveis da glicemia são regulados pela interação de diversos hormônios, sobressaindo, por sua maior atividade, a insulina produzida nas células beta das ilhotas de Langerhans, cuja ação reduz a taxa glicêmica. Por outro lado, a epinefrina, a norepinefrina, o glucagon (produzido pelas células alfa das ilhotas do pâncreas e células idênticas, recentemente observadas no intestino), os glicocorticóides, o ACTH e o hormônio do crescimento atuam antagonicamente, elevando a glicemia. A atividade harmoniosa de todos estes fatores mantém as taxas fisiológicas da glicose no sangue.

Segundo Walsh, o pâncreas produz normalmente 1 unidade/hora de insulina, mas a ingestão de carboidrato aumenta a secreção da insulina cinco a dez vezes. A produção da insulina é estimulada pela elevação da glicemia, ao passo que o **glucagon** é produzido quando a taxa de glicose cai a 50 mg/dl (2,8 mmol/l) ou menos e é inibida sua secreção, quando os níveis ultrapassam 160 mg/dl (9 mmol/l). Em face destes dados, Unger sugere que a atividade das células alfa do pâncreas previne excursões da glicemia além destes limites.

Além dos hormônios citados, outras substâncias podem intervir na glicorregulação, umas provocando hipoglicemia (anabolizantes não-hormonais — buclizina, ciproeptádina; os hipoglicemiantes orais — sulfaniluréia e biguanida), outras produzindo hiperglicemia (anestesia pelo éter, morfina, monóxido de carbono).

A elevação da taxa glicêmica, em jejum, acima de 120 mg/dl (6,7 mmol/l) tem significação patológica. Níveis aumentados de jejum são considerados próprios do **diabete,** até prova em contrário. Nesta condição, a hiperglicemia pode atingir índices muito elevados, de até 1.000 mg/dl (56 mmol/l) ou mais. A taxa mais elevada registrada na literatura, ao que nos consta, é de 2.060 mg/dl (115 mmol/l). Tivemos oportunidade de examinar, há tempos, um caso em coma com 1.100 mg/dl (61 mmol/l). Cumpre lembrar que a taxa de glicose não guarda relação com a gravidade da moléstia, podendo ocorrer o coma com valores relativamente baixos e, inversamente, hiperglicemia alta sem coma. O limiar renal para a glicose, que é de 160 mg/dl (9 mmol/l), está muitas vezes elevado no diabete, daí ser precário orientar o tratamento apenas pela presença de glicose na urina. A prova de tolerância representa valioso auxílio na identificação e classificação dos distúrbios do metabolismo glucídico.

A **hiperglicemia** pode ocorrer também: na **asfixia,** na primeira fase do **choque traumático,** na **doença de Cushing,** na **acromegalia,** no **hipertireoidismo,** nos **traumatismos cranianos;** nos tratamentos intensivos e prolongados com **adrenocorticóides** e **ACTH;** na **pancreatite aguda;** no **feocromocitoma.** Em todos estes casos, a elevação da taxa glicêmica é moderada.

A hipoglicemia, como o nome indica, resulta da baixa taxa de glicose no sangue, com sintomas (sudorese, tremor, fraqueza, ansiedade) que aliviam rapidamente com a ingestão de açúcar.

Henry considera normal a oscilação da glicemia, durante o dia, entre 45 e 130 mg/dl (2,5 a 7,2 mmol/l); a elevação ocorre depois da alimentação, mas não excede 10 a 15 mg/dl (0,6 a 0,8 mmol/l). Para este autor, sintomas de hipoglicemia acontecem se a taxa é menor do que 45 mg/dl (2,5 mmol/l). A hipoglicemia que ocorre depois da alimentação é denominada "reativa", que acontece meia hora a três horas depois da ingestão de hidrato de carbono.

A glicemia de duas horas pós-prandial é método sensível no diagnóstico do diabete; se a glicemia excede 140 mg/dl (7,8 mmol/l); nesta eventualidade, a prova de tolerância clássica deve ser realizada.

As ilhotas normais secretam cerca 1 U/hora de insulina; após a ingestão de alimentos, especialmente carboidratos, aumenta 5 a 10 vezes, como afirma Walsh.

As pesquisas dos últimos anos têm revelado que a resistência à insulina, no diabete tipo II, é tão importante na patogenia quanto a falta de insulina no tipo I.

A **hipoglicemia** pode ser observada: após exagerado **esforço muscular** (corridas, lutas pugilísticas); no **hipotireoidismo;** no **hipopituitarismo;** nos **distúrbios da absorção intestinal** (doença celíaca, na disenteria); no tratamento desordenado com insulina ou com **hipoglicemiantes orais;** na **doença de Addison;** na **dipsomania;** na **anorexia nervosa.** Neste grupo, a principal manifestação é a hipoglicemia, que resulta ou da produção mais lenta da glicose, ou de sua utilização mais rápida, constituindo observação freqüente, na clínica diária, a chamada hipoglicemia reativa, onde os níveis glicêmicos se situam abaixo de 50 mg/dl (2,8 mmol/l) duas a três horas após a ingestão de alimento hidrocarbonado. Sua incidência é apreciável e, segundo Zivani, se procurada com cuidado, é maior que a do diabete. Muitos casos parecem devido à sensibilidade exaltada das células beta que respondem exageradamente ao estímulo do carboidrato ingerido.

Beenish e cols. afirmam que a hipoglicemia é a causa de morte em crianças acometidas de diarréia. Definem a hipoglicemia no nível de menos de 2,2 mmol/l (40 mg/dl); este estudo foi realizado em Daca, Bangladesh (Ásia).

Palardy e cols. consideram a hipoglicemia pós-prandial infreqüente; chamam a atenção para a necessidade da dosagem da glicose durante o episódio sintomático em que se suspeita tratar-se de baixas taxas da glicemia. Os níveis da glicose no sangue abaixo de 2,8 mmol/l (50 mg/dl) endossariam a suspeita.

A tríade de Whipple, formulada em 1938, ainda em parte prevalece: 1) redução da glicemia; 2) sintomas típicos (astenia, tremor etc.); 3) melhora rápida dos sintomas com a simples ingestão de glicose.

O hiperinsulinismo pode resultar de adenoma e, mais raramente, de carcinoma das ilhotas de Langerhans ou hiperplasia proveniente de outras causas. Segundo Zivani, citando trabalhos de Malherve e Hansen, a resposta insulínica em indivíduos normais é maior pela manhã. Jaspan, J.B. (*Hospital Practice*, 24:11, 1989) indaga: hipoglicemia: Fato ou Ficção?

Levine chama a atenção para a raridade da hipoglicemia orgânica devida a tumor das ilhotas de Langerhans, em comparação com a reacional, e adverte que mesmo esta não tem a elevada incidência que alguns autores americanos proclamam. Considera 40 mg/dl (2,24 mmol/l) de glicose como o nível crítico, abaixo do qual a sintomatologia se instala gradativamente — palpitação, sudorese, fraqueza, tremores, sensação de desfalecimento, fome, cefaléia, astenia e, se não tratada, perda do sentido.

Cahill e Soeldner, do *Elliott P. Joslin Research Laboratory*, em Boston, referem a fator (*pancreozymin*) produzido na parte superior do intestino, ainda não identificado, que estimularia as células beta a formar maiores quantidades de insulina. Nos indivíduos gastrectomizados, a rápida passagem dos hidratos de carbono da alimentação para o intestino conduz a maior produção do fator e conseqüente hipoglicemia. Em pessoas normais, pode ocorrer hiperprodução do fator ou uma hipersensibilidade das células beta e seu estímulo, o que explicaria, em alguns casos, os episódios de hipoglicemia. Chamam a atenção para o singular fato de que portadores de tumor das ilhotas de Langerhans, com hiperinsulinismo, podem ter níveis de glicose de 20 a 30 mg/dl (1,2 a 1,68 mmol/l), sem exibirem sintomas de hipoglicemia. De outra parte, nos diabéticos, a queda brusca da glicose para 100 mg/dl (5,6 mmol/l) pode produzir as manifestações de hipoglicemia.

Martins investigou o comportamento da glicemia no ciclo menstrual de 25 mulheres normais; concluiu que a glicose no sangue é mais elevada nos 24.° e 26.° dias do ciclo.

Vieira Filho estudou a glicemia de jejum e a de duas horas após sobrecarga de glicose em índios da Região Amazônica (aldeias Suruí, Xikrin e Gaviões). Encontrou a glicemia de jejum, entre os homens, de 45 a 80 mg/dl (2,52 a 5,0 mmol/l) e, entre as mulheres, de 45 a 90 mg/dl (2,52 a 5,0 mmol/l), não tendo surpreendido caso algum de diabete com a prova de sobrecarga.

A prova de tolerância é também de grande valor no estudo dos casos de hipoglicemia reativa (ver Cap. 3).

O diabete renal (glicosúria ortoglicêmica ou glicosúria renal) é uma síndrome caracterizada pela presença de glicose na urina, mas com glicemia normal e sem a sintomatologia do diabete. O que se dá é redução do limiar renal da excreção da glicose. Esta condição é relativamente rara. Em nove mil casos, Joslin encontrou apenas 15 portadores de glicosúria renal.

Silveira publicou síntese muito útil sobre o tema hipoglicemia.

Em 1962, Huisman e Dozy notaram que as hemoglobinas A_{1a}, A_{1b} e A_{1c} são percentualmente elevadas em diabéticos, em relação à hemoglobina total, cujo valor normal se acha em torno de 7%. Este complexo A_1, do qual A_{1c} constitui a maior fração, é denominado **hemoglobina glicosilada** ou **glico-hemoglobina.**

A determinação de hemoglobina glicosilada presta-se para o acompanhamento dos casos de **diabete** e para o rastreio do diabete ainda não manifestado clinicamente. O mérito desta determinação reside nos seguintes fatos: 1) independe da cooperação do paciente; 2) o tratamento insulínico não invalida o exame; 3) a tomada do sangue pode ser feita a qualquer hora, tenha o paciente se alimentado ou não; 4) o exercício físico não interfere; 5) há estreita correlação entre esta determinação e a prova de tolerância da glicose.

Os valores encontrados por Lev-Ran e Vanderlaan, em 167 indivíduos hígidos, com prova de tolerância à glicose normal, variaram de 6,8 a 9,8%. Estes autores julgam ser a determinação de hemoglobina glicosilada índice mais confiável do que a dosagem da glicemia ou da glicosúria.

Miranda e Lacerda, considerando HbA_1, como a soma da A_{1a} à A_{1c}, sendo a fração A_{1c} a predominante, confrontaram seus valores com os níveis da glicemia em diabéticos e em normais e depararam estreita correlação entre os valores obtidos.

Gigliotti, Arduíno e Achá estudaram o comportamento da HbA_1 em normais e em diabéticos; concluíram que existe correlação entre o teor desta e a concentração da glicose no sangue, o que os leva a concluir ser de grande valor a dosagem desta fração da hemoglobina para o seguimento dos diabéticos.

Sanazzaro, em exaustivo trabalho, estudou o comportamento da hemoglobina glicosilada em 100 indivíduos (normais e diabéticos). Em normais, encontrou a taxa percentual de 6,86 da HbA_1. Em 28 diabéticos insulino-dependentes e 47 não-insulino-dependentes, os índices foram, respectivamente, 11, 16 e 10,89. Concluiu que a glico-hemoglobina colabora eficazmente no rastreio, diagnóstico e controle do *diabetes mellitus*.

A despeito de todas as opiniões favoráveis, são ainda necessárias padronizações para o emprego mais amplo da determinação HbA_1. Adverte Gabbay que as seguintes situações falseiam os resultados das dosagens da HbA_1, produzindo valores mais elevados: hiperlipidemia, aspirina, álcool, uremia.

O equipamento especial para a dosagem da hemoglobina glicosilada é encontrado em casas especializadas (*BioRed* e outras). Existem *kits* para a determinação percentual da hemoglobina glicosilada (***Isolab's Fast Hemoglobin Test System,*** distribuído por AVL do Brasil, Rua Gal. Polidoro, 102. 22280, Rio de Janeiro, RJ). O laboratório Abbott (North Chicago, Il) fornece método rápido para a determinação da hemoglobina glicosilada. Johnson, em 1982, denominou **nitrosaminas*** as proteínas glicosiladas. Verificou-se, posteriormente, o valor de sua dosagem no sangue, ao lado da glicemia e das Hb glicosiladas, para o controle do diabético.

Haneda e 14 cols., da Universidade de Chicago, publicaram, em 1984, trabalho no qual pretendem identificar nova síndrome — **hiperinsulinemia familial.** Constataram a ocorrência, em três gerações de uma família, de insulina inativa devida à presença do aminoácido serina, em lugar da fenilalanina, na posição 24 da cadeia B da molécula deste hormônio. A alteração da seqüência dos ácidos aminados em uma das cadeias de molécula ou sua troca tornam a insulina biologicamente menos ativa, o que explica casos de diabéticos com hiperinsulinemia.

Segundo Kahn, o organismo normal produz 0,4 a 0,5 U/dia de insulina por quilo do peso corpóreo.

Segundo Fiorett *et al.*, o transplante de pâncreas pode deter as lesões da nefropatia diabética, mas os resultados benéficos se fazem sentir lentamente. A retinopatia diabética não se modifica como afirma Luzi. Segundo este mesmo autor, alternativa ao transplante de pâncreas é o transplante intraportal de ilhota; este recurso é pouco invasivo e relativamente seguro.

Insulina *Lispro*. Em 1996, foi aprovada pela Europa e pelos EUA esta insulina que é a natural, mas com a troca de posição destes aminoácidos na cadeia B; proline B28 passa a ocupar a posição 29 (a lisina) e vice-versa. Uma das vantagens desta insulina *lispro* é a sua ação imediata e não 20 minutos a meia hora depois de injetada como na insulina comum.

I. Dosagem do Colesterol Total (Método de Huang)

Princípio. A determinação baseia-se na coloração verde que se desenvolve, tratando-se o colesterol com anidrido acético e ácido sulfúrico concentrado (reação Libermann-Buchard).

Material Necessário

1) pipetas de 0,2 ml;
2) pipetas volumétricas de 5 ml;
3) tubos de ensaio;
4) pipetas graduadas de 1 ml.

Soluções Necessárias

a) reagente de cor;
b) padrões de colesterol.

Processo. Colocar 0,2 ml de soro em tubo de ensaio; adicionar 5 ml do reagente de cor; agitar imediata e vigorosamente. Colocar o tubo em cuba com água, mantendo-o no escuro durante, **exatamente,** 15 minutos.

Fazer a leitura em 607 nm (mμ) de comprimento de onda ou usando filtro vermelho. O aparelho deve ser zerado com água destilada.

Ler, na curva de calibração, a taxa de colesterol em mg/dl.

Preparação das Soluções. Reagente de cor. Colocar 150 ml de anidrido acético (*p.a.* ou *A.R.*) em *erlenmeyer* de 1 litro; adicionar 75 ml de ácido acético glacial (*p.a.* ou *A.R.*); misturar e colocar o *erlenmeyer* em uma cuba com gelo, durante 90 minutos. Em seguida, adicionar, agitando, 27,5 ml de ácido sulfúrico concentrado (D 1,84, *p.a.* ou *A.R.*) e deixar permanecer na cuba com gelo mais 30 minutos. Transferir para vidro escuro; adicionar 5 g de sulfato de sódio anidro e agitar até dissolver. Rotular com as devidas anotações e conservar na geladeira.

Padrão-estoque. Pesar, em balança analítica, **exatamente** 200 mg de colesterol puríssimo (*p.a. N.B.S.* ou *Suprapur*); transferir quantitativamente para balão volumétrico de 100 ml; adicionar ácido acético glacial (*A.R.* ou *p.a.*); dissolver e completar o volume, com ácido acético, para o traço do balão. A dissolução do colesterol se faz antes de completar o volume, levando-se o balão ao banho-maria a 37°C, durante 10

Quadro 2.5 Resumo do Método de Huang

Soro	0,2 ml
Reagente de cor	5,0 ml
Agitar	
Manter no escuro	15 min
Leitura	607 nm (mu)

*As soluções para esta dosagem podem ser adquiridas de **Labtest Sistemas Diagnósticos Ltda.**, Fone (031)441-8022, Belo Horizonte, MG.

a 12 horas, com agitações periódicas; completa-se o volume depois de dissolvido; é deixado tomar a temperatura ambiente. A partir deste, são preparados os padrões para a curva de calibração.

Curva de Calibração. Marcar quatro tubos de ensaio: 100, 200, 300 e 400 e a cada um adicionar, respectivamente, 0,1 ml, 0,2 ml, 0,3 ml e 0,4 ml do padrão-estoque. A cada tubo, acrescentar 5 ml do reagente de cor e agitar imediata e vigorosamente. Colocar em uma cuba com água e manter no escuro durante 15 minutos.

Fazer as leituras de 607 nm (mμ) ou com filtro vermelho, zerando o aparelho com água destilada. Construir o gráfico com as leituras em transmitância ou absorvância *versus* concentração em mg/100 ml.

O método, como descrito, é pequena modificação proposta por Mendes e Lopes que melhora a faixa de absorção.

Os reagentes para esta dosagem, já preparados, podem ser adquiridos de **Wierner Lab., Bio Mérieur,** de **Labtest,** de **Doles,** de **Bioclin.**

Será descrito, a seguir, um método de dosagem do colesterol empregando-se o colorímetro visual.

II. Dosagem do Colesterol (Método de Sackett)

Princípio. O mesmo do método anterior.

Material Necessário

1) pipeta de 0,2 ml (aferida);
2) pipeta de 10 ml graduada em décimos;
3) tubos de centrifugador de 15 ml;
4) balão *erlenmeyer* de 50 ml;
5) cilindros graduados de 10 ml, com rolha esmerilhada;
6) pipetas volumétricas de 2 e de 5 ml.

Nota: Todo o material deve estar perfeitamente limpo e seco.

Soluções Necessárias

Álcool puríssimo, redestilado, *A.R.* ou *p.a.*; éter puríssimo, redestilado, *A.R.* ou *p.a.*; clorofórmio *A.R.* ou *p.a.*; padrão de colesterol, contendo 0,4 mg em 5 ml; anidrido acético *A.R.* ou *p.a.*; ácido sulfúrico concentrado *A.R.* ou *p.a.*

Processo. Colocar 9 ml de álcool e 3 ml de éter em tubo de centrifugador de 15 ml; misturar bem e adicionar exatamente, gota a gota, 0,2 ml de plasma, soro ou sangue total; agitar, durante um minuto, vigorosamente.

Deixar o tubo repousar inclinado, com o sedimento uniformemente distribuído, durante 30 minutos ou mais; agitar novamente ao fim deste tempo, e centrifugar por cinco minutos: decantar todo o líquido sobrenadante em *erlenmeyer* de 50 ml limpo e seco. Evaporar em banho-maria até secar. Extrair o colesterol duas vezes ou mais (dois minutos de cada vez) com pequenas porções de clorofórmio, decantando de cada vez em cilindro graduado a 10 ml. Depois de cada adição de clorofórmio, aquecer ligeiramente em banho-maria. Deixar esfriar; completar exatamente para 5 ml com clorofórmio e arrolhar.

Em outro cilindro de 10 ml, colocar exatamente 5 ml do padrão de colesterol (contendo 0,4 mg nos 5 ml); deve-se marcar este cilindro com a palavra **Padrão.**

A cada um dos cilindros, adicionar simultaneamente 2 ml de anidrido acético e 0,1 ml de ácido sulfúrico concentrado; misturar por inversões sucessivas e deixar no escuro, por 15 minutos. Comparar no colorímetro, colocando-se o padão à direita.

Cálculo:

$$\frac{\text{Leitura do padrão}}{\text{Leitura do desconhecido}} \times 200 = \text{mg/dl de colesterol}$$

Preparação das Soluções. Padrão. É conveniente fazê-lo em duas concentrações: solução-estoque, contendo 0,1 g de colesterol por 100 ml; pesar exatamente, em balança analítica, 0,1 g de colesterol (*p.a.*, *Suprapur* ou *N.B.S.*); transferir para balão de 100 ml limpo e perfeitamente seco; dissolver em clorofórmio e completar para o traço com o mesmo; agitar bem e transferir para vidro escuro, seco e perfeitamente arrolhado (conservação melhor se faz na geladeira). Desta solução, faz-se o padrão de uso; colocar exatamente 8 ml do padrão-estoque em balão de 100 ml limpo e seco; diluir com clorofórmio e completar o volume para o traço (este padrão contém 0,4 mg de colesterol em cada 5 ml). A fim de evitar a pipetação difícil de 8 ml, pode-se fazer o padrão-estoque com 0,160 g de colesterol e o padrão de uso pipetando-se 5 ml deste e diluindo-se para 100 ml com clorofórmio.

As outras soluções são adquiridas prontas para o uso.

III. Dosagem do Colesterol (Método Aproximativo)

O FDA (*Food and Drug Administration* dos EUA) aprovou dispositivo para a dosagem do colesterol, que pode ser feita no próprio consultório. Trata-se de pequeno cartão com um círculo, quimicamente preparado, e escala de cores; no centro do círculo, coloca-se uma gota de sangue colhida por punção da polpa digital. Ao fim de **exatos** três minutos, remove-se o sangue e compara-se a cor desenvolvida no centro do círculo com as diferentes cores nele contidas.

Obtêm-se valores, comparando-se a tonalidade, de 150 mg/dl, 175, 200, 225 e 300 mg/dl (7,7 mmol/l).

São valores aproximativos que, pela singeleza e rapidez do método, se prestam para a triagem da colesterolemia. O dispositivo (*Chemcard*) é produzido por *Chematics Inc, P.O. Box 293, North Webster, IN* 46555, EUA.

Dosagem do Colesterol Total e da Fração Esterificada (Método de Bloor Modificado)

Princípio. A determinação baseia-se na comparação colorimétrica da cor verde que se desenvolve tratando-se o colesterol com anidrido acético sulfúrico concentrado (reação de Liebermann-Buchard). Dosam-se simultaneamente o colesterol total e o esterificado, e subtrai-se este daquele.

Material Necessário

1) pipetas de 0,2 ml, de 2 ml graduadas em centésimos;
2) pipetas de 5 ml;
3) balão graduado de 50 ml;
4) funil de vidro e papel de filtro;
5) balão *erlenmeyer* de 50 ml;
6) pipetas volumétricas de 1, de 2, de 5 e de 10 ml;
7) cilindros graduados de 10 ml com rolha esmerilhada;
8) 1 cilindro de 100 ml para se fazer a mistura álcool-éter.

Nota: Todo o material deve estar perfeitamente limpo e seco.

Soluções Necessárias

a) mistura álcool-éter 3:1;
b) clorofórmio, *A.R.* ou *p.a.*;
c) ácido sulfúrico concentrado *A.R.* ou *p.a.*;
d) anidrido acético, *A.R.* ou *p.a.*;
e) digitonina (solução hidroalcoólica);
f) padrão de colesterol 100 mg/dl;
g) padrão de uso;
h) éter de petróleo.

Processo. Em *erlenmeyer* de 50 ml, colocar 0,2 ml de soro, adicionar 5 ml da mistura álcool-éter e misturar; evaporar, até secar, em banho-maria. Resfriar; acrescentar 5 ml de clorofórmio e homogeneizar; adicionar 1 ml de anidrido acético, 0,1 ml de ácido sulfúrico concentrado (**não pipetar!**) e misturar.

Manter no escuro durante 10 minutos e, em seguida, fazer a leitura usando filtro vermelho ou em 650 nm (mμ) de comprimento de onda, zerando o aparelho com clorofórmio.

Ler, no gráfico de calibração, a correspondência em colesterol total. Deste valor será subtraída a taxa de colesterol esterificado.

Dosagem do Colesterol Esterificado

Processo. Em *erlenmeyer* de 50 ml, colocar 0,2 ml de soro e adicionar 5 ml da mistura álcool-éter, 1 ml da solução de digitonina e misturar.

Levar o *erlenmeyer* ao banho-maria, em ebulição, onde permanecerá até secar; resfriar; acrescentar 3 ml de éter de petróleo, homogeneizar e filtrar em papel de filtro, recolhendo o filtrado em outro *erlenmeyer*; extrair mais duas vezes, 3 ml na primeira extração e 2 ml na segunda, filtrando após cada extração; lavar o papel-filtro com 2 ml de petróleo, recolhendo todas as extrações no *erlenmeyer* que é levado, em seguida, à estufa ou ao banho-maria, até obter-se resíduo seco.

Resfriar e adicionar 5 ml de clorofórmio, 1 ml de anidrido acético e 0,1 ml de ácido sulfúrico, concentrado, como descrito para colesterol total; manter ao abrigo da luz durante 10 minutos e, em seguida, fazer a leitura em 650 nm (mμ), zerando o aparecimento com clorofórmio.

Ler, na curva de calibração, o valor correspondente. Este valor subtraído do obtido para colesterol total fornece a taxa de colesterol livre.

Nota: Nas últimas décadas, os métodos enzimáticos têm sido muito empregados na dosagem do colesterol.

Preparação das Soluções. Mistura álcool-éter. Em cilindro de 100 ml, colocam-se 45 ml de álcool puro, redestilado, e 15 ml de éter puríssimo **(Cuidado! Inflamável):** misturar. Obtêm-se, assim, cerca de 60 ml da mistura álcool-éter.

Clorofórmio. Usar clorofórmio *A.R.* ou *p.a.* Usar de boa procedência.

Ácido sulfúrico concentrado *A.R.* ou *p.a.* Usar de boa procedência.

Anidrido acético *A.R.* ou *p.a.*

Digitonina. A 55 ml de álcool etílico, adicionar 0,5 g de digitonina e 45 ml de água destilada e aquecer a 60°C para completa dissolução.

Éter de petróleo. Usar de boa procedência.

Padrão-estoque. Pesar **exatamente,** em balança analítica, 100 mg de colesterol puríssimo (*Suprapur, N.B.S.* ou *p.a.*), e dissolver para 100 ml com clorofórmio *A.R.* ou *p.a.*, em balão graduado desta capacidade limpo e seco; esta solução contém 1 mg do colesterol por ml. Deste padrão, prepara-se o de uso.

Padrão de Uso. Tomar exatamente 5 ml do padrão-estoque e transferir para balão volumétrico de 25 ml; completar o volume para o traço do balão com clorofórmio e misturar.

Curva de Calibração. Marcar quatro tubos de ensaio: 100, 200, 300 e 400 e adicionar a cada um, pela ordem, 1 ml, 2 ml, 3 ml e 4 ml do padrão de uso; completar os volumes para 5 ml e misturar. Acrescentar, a cada um, 1 ml de anidrido acético e 0,1 m de ácido sulfúrico concentrado; misturar e deixar no escuro durante 10 minutos. Fazer as leituras em 650 nm (mμ) de comprimento de onda ou com filtro vermelho, zerando o aparelho com clorofórmio.

Traçar a curva, registrando as leituras em percentagem de transmitância ou absorvância *versus* concentração em mg/100 ml.

INTERPRETAÇÃO

Os valores normais do colesterol total no sangue variam entre 150 e 250 mg/dl (3,9 e 6,5 mmol/l). É formado por duas frações — o colesterol livre e o esterificado (este, combinado com ácidos graxos), representando, respectivamente, 20 a 40% e 60 a 80% do total. A relação entre estas duas frações se mantém constante, a despeito das amplas variações da colesterolemia que podem ocorrer em estados patológicos, exceto em moléstias do fígado, nas quais a redução da parte esterificada é proporcional à gravidade da lesão parenquimatosa, podendo atingir 20-30% do total.

Em seu estudo da faixa de normalidade, em nosso país, Mathias e cols. depararam 138 a 260 mg/dl (3,49 mmol/l e 6,72 mmol/l).

As taxas encontradas por Rachid e cols., em 50 indivíduos normais, todos brasileiros, foram de 125 a 265 mg/dl (3,23 a 6,85 mmol/l); chamam a atenção para o fato de que os padrões de normalidade dos lipídios do sangue de adultos jovens (17 a 40 anos) não seguem os valores de referência registrados em tabelas estrangeiras.

São consideradas hipercolesterolemia, por Scott, na meia-idade, taxas acima de 240 mg/dl (6,21 mmol/l). Considera ideal os valores de 130 a 190 mg/dl (3,36 a 4,91 mmol/l) no adulto.

A hipercolesterolemia ocorre: no **diabete,** no qual têm sido assinaladas taxas elevadíssimas, de até 3.600 mg/dl (93,6 mmol/l) e parece guardar certa relação com a gravidade da moléstia, prestando-se sua determinação para o julgamento da eficácia terapêutica. Nas crianças diabéticas, o teor do colesterol do sangue é geralmente normal. Os valores elevados se reduzem com o tratamento insulínico. A relação colesterol livre/colesterol esterificado permanece estável, mesmo nas grandes elevações da taxa do sangue.

Na **síndrome nefrótica,** a hipercolesterolemia é achado constante, havendo registros na literatura de taxas de 2.200 mg/dl (57 mmol/l); os valores entre 500 e 700 mg/dl (13 e 18,10 mmol/l) são os mais freqüentes. Estes índices se reduzem na vigência de corticoterapia. Na **glomerulonefrite,** a colesterolemia geralmente se acha dentro dos limites da normalidade.

No **hipotireoidismo,** a hipercolesterolemia é achado constante, estando em relação proporcional com a redução do metabolismo basal. A taxa se normaliza com o tratamento hormonal de substituição e se eleva novamente com a suspensão do tratamento; este fato pode ter valor diagnóstico.

As **moléstias do trato biliar,** com icterícia, são acompanhadas de hipercolesterolemia, não havendo comprometimento do parênquima hepático. Corrigidas a obstrução e a icterícia, a taxa volta ao normal.

Na **anestesia pelo éter,** têm sido assinaladas taxas elevadas do colesterol, durante e após o ato cirúrgico.

Na **aterosclerose** pode ocorrer hipercolesterolemia e/ou hiperlipemia. O nível do colesterol e/ou dos lipídios totais pode

Quadro 2.6 Mostra de Risco Provável de Doença Coronariana

	Sem Risco	Com Risco
Triglicerídeos	< 150	> 200
Colesterol total	< 220	> 260
Colesterol LDL	< 150	> 190

conferir significação prognóstica quanto ao risco do acidente vascular. Estudos americanos revelam que os indivíduos com hipercolesterolemia, hipertensos e que fumam são oito vezes mais suscetíveis à cardiopatia isquêmica do que aqueles nos quais estejam ausentes estes três fatores. Friedman, com dados calcados em estudos estatísticos, afirma que os pacientes com níveis de colesterol entre 250 e 350 mg/dl (6,5 e 9 mmol/l) correm risco de acidente vascular três a cinco vezes maior do que os indivíduos com colesterol dentro dos limites da normalidade, e que hipercolesterolemia persistente acima de 350 mg/dl (9 mmol/l) leva, quase necessariamente, ao acidente vascular.

A hipercolesterolemia é verificada com freqüência nas **xantomatoses (síndrome de Hand-Schuller-Christian, xantelasma, xantoma diabético, xantoma tuberoso),** na **hiperlipemia idiopática familiar,** na **osteoartrite hipertrófica,** na **catarata senil** e na **psoríase.**

A **hipocolesterolemia** tem sido constatada na infância e na senilidade. Patologicamente, é verificada nas seguintes condições: no **hipertireoidismo,** onde as taxas podem cair a 60 mg/dl (1,5 mmol/l) na crise tireóidea ou antecedendo-a, ou permanecem entre 100 e 150 mg/dl (2,6 e 3,9 mmol/l), notando-se serem os níveis mais baixos no **bócio exoftálmico** que no bócio nodular tóxico; na **anemia perniciosa** e na **anemia hemolítica** têm sido registrados valores de até 50 mg/dl (1,3 mmol/l); nas doenças que acometem o parênquima hepático **(hepatite tóxica, hepatite virótica),** observa-se apreciável redução da fração esterificada, a qual guarda certa relação com a gravidade da lesão; nas doenças infecciosas agudas **(pneumonia, febre tifóide),** à custa principalmente do componente esterificado. Tem sido consignada a hipocolesterolemia, também na **doença de Addison,** na **tuberculose pulmonar grave;** na **obstrução intestinal** e **prostática;** na **doença celíaca** e nos estados caquéticos.

Numerosos investigadores têm registrado nítida associação de baixa colesterolemia e aumento da freqüência do **câncer colo-retal.**

Grupo internacional, compreendendo 11 países, estudou a hipotética relação entre o nível de colesterolemia e a mortalidade pelo câncer em 61.567 homens (de 40 a 69 anos). A investigação sugere, entre outras conclusões, que o câncer pode ter influência metabólica capaz de reduzir a taxa de colesterol no sangue.

Ferro e Ham, em 200 soros de indivíduos normais, encontraram as taxas de 150 a 310 mg/dl (3,9 a 8 mmol/l, com média geral de 238,0 (6,17 mmol.). As cifras de Vilela e Silva se situam em média, em 172 mg/dl (4,5 mmol/l). Friedman e Goldberg dosaram o colesterol em 2.033 jovens normais (de dois meses a 19 anos de idade) e encontraram a média de 157 mg/dl (4,0 mmol/l) no grupo cujas idades se situavam entre nove e 19 anos. Jones considera as dosagens do colesterol e dos triglicerídeos capazes de promover, por si sós, informações suficientes para a identificação de hiperlipidemias genéticas associadas à doença coronariana. Thelle e cols., na Noruega, em estudo de 7.213 mulheres e 7.368 homens, verificaram que o maior consumo do café (mais de oito xícaras/dia) eleva os níveis de colesterolemia.

O colesterol provém da dieta e da síntese pelo organismo. A dieta balanceada contém de 300 a 600 mg/dia, mas adverte a *American Heart Association*: na dieta diária, não deve exceder 300 mg. Lembre-se de que só a gema de ovo contém cerca de 250 mg de colesterol. Os indivíduos com hipercolesterolemia devem usá-la moderadamente. Cerca da metade origina-se dos ovos, e, o restante, dos laticínios e da gordura animal. Ele é o precursor dos ácidos biliares e dos hormônios esteróides.

Certos medicamentos (ácido ascórbico, brometos, clorpromazina, corticosteróides, iodos, vitamina A) podem produzir resultados da dosagem elevados.

A hipercolesterolemia com baixos níveis de lipoproteína de alta densidade (*HDL*) aumenta a possibilidade de arteriosclerose.

A colesterolemia é, em parte, afetada pela dieta e seu conteúdo de colesterol, pois outros fatores atuam na regulação, como a absorção intestinal e a biossíntese hepática na conversão do colesterol em ácidos biliares, o principal produto do metabolismo do colesterol. Kern, a propósito, cita o caso de paciente de 88 anos que ingere *25 ovos por dia,* nos últimos 15 anos e exibe uma colesterolemia em torno de 150 a 200 mg/dl (3,88 a 5,18 mmol/l). Este singular caso pode ser explicado, em parte, pela reduzida absorção do colesterol da dieta e por um acentuado aumento da conversão deste em ácidos biliares.

McNamara estima que apenas um quarto da população é afetado pela percentagem de colesterol da dieta.

A *American Heart Association* recomenda:

1) Dieta com menos de 30% da energia obtida da gordura total da dieta;
2) Menos de 30% das gorduras saturadas;
3) Menos de 300 mg/dia de colesterol (extraído de *The effects of polyssaturated fat vs. Mono saturated fat on plasma lipoprotein. JAMA 263*:2452,1993).

I. Dosagem do Colesterol — *HDL* (Método de *Bioclin*)

Princípio. Em presença de heparina e dos íons Ca, as lipoproteínas de baixa e alta densidade no soro formam complexo solúvel. Em meio ácido, as lipoproteínas de alta densidade (*HDL*) são precipitadas e separadas, e o conteúdo de colesterol desta fração é determinado pelo método de Huang.

Material Necessário

1) pipeta de 0,2 ml;
2) pipetas de 2 ml graduadas em centésimos;
3) tubos de centrifugador.

Soluções Necessárias

Obtidas de Quibasa Química Básica Ltda. (Rua Teles de Menezes, 92, fone (31) 441.5988, 31540 — Belo Horizonte, — MG.)

Processo. Colocar 0,2 ml de soro em tubo de centrifugador; adicionar 4 ml do reagente precipitante (fornecido por *Quibasa*); misturar e agitar durante um minuto. Repousar à temperatura ambiente durante 30 minutos. Em seguida, centrifugar a 3.000 r.p.m., durante 15 minutos. O sobrenadante contém o colesterol-HDL.

Em outro tubo de centrifugador, do mesmo peso e tamanho do anterior, colocar 2 ml de sobrenadante (obtido antes) mais 1 ml do reagente ácido. Agitar e repousar uma hora. Decantar o sobrenadante; manter os tubos sobre papel de filtro. Marcar este tubo com a letra S (soro). Tomar outro tubo e marcá-lo com a letra P (padrão). Ao tubo P, adicionar 0,05 ml do reagente de cor; ao tubo S, adicionar 2,5 ml do reagente de cor. Agitar fortemente, até dissolução do precipitado, e incubar a 37°C durante 10 minutos. Transferir o conteúdo de ambos os tubos para cubetas limpas e secas do fotocolorímetro. A cor desenvolvida é estável por 10 minutos.

Cálculo:

Medir as absorvâncias do padrão e do soro em 625 nm ou com filtro vermelho, acertando o zero com água destilada.

$$\frac{\text{Absorvância do soro}}{\text{Absorvância do padrão}} \times 100 = \text{mg/dl de colesterol / HDL}$$

II. Dosagem do Colesterol — HDL (Método de Campos)

Solução e Material Necessários

a) precipitante para o método proposto:
- ácido fosfotúngstico (Riedel) a 1,06 g/l
- cloreto de magnésio 6 H_2O (Merck) a 16,7 mmol/l

b) dosagem enzimática do colesterol:
- *kit* enzimático Merck Diagnóstica, n.º 14350

Para a dosagem do colesterol, foi utilizado sistema de fluxo semi-automático, constituído de um espectrofotômetro "Colleman Júnior III" acoplado a uma bomba peristáltica "Instafill Turner", conjugada a uma cubeta termostatizada por banho-maria circulante da ASCA. As leituras foram feitas em um "Concentration Computer", também de Tyner, acoplado ao sistema. Na pipetagem das amostras e dos reativos, utilizaram-se pipetas automáticas SMI (macro e *micro/pettor*) e Helena (*quickpette*).

Processo. Precipitação de VLDL e LDL. Tomar 0,5 ml de soro e juntar 1,0 ml do reativo precipitante ácido fosfotúngstico/ $MgCl_2$. Misturar em *vortex* e levar ao congelador por 30 minutos. Centrifugar a 3.000 g por 15 minutos.

Precipitação da Subfração HDL_2

Tomar 0,5 ml de sobrenadante e adicionar 1,0 ml do mesmo reativo precipitante. Misturar em *vortex* e deixar em temperatura ambiente por 10 minutos. Centrifugar a 3.000 g por 15 minutos.

Dosagem do Colesterol HDL e da Subfração HDL_3. Na fase inicial da análise do método, foi utilizado *kit* para dosagem enzimática do colesterol, da **Merk Diagnostica,** na proporção de 30 μl de sobrenadante da 1.ª etapa/1,0 ml reativo para HDL e 100 μl de sobrenadante da 2.ª etapa/1,0 ml reativo de dosagem para HDL_3. Após 30 minutos à temperatura ambiente, faz-se a leitura em 365 nm, em torno de 25°C. O autor deste método, comparando-o com o de Gidez, verificou estreita correlação entre os dois processos. Constatou também que os valores da HDL em mulheres sao mais elevados que em homens, respectivamente 40,7 mg/dl ± 9,6 e 35 mg/dl ± 10,5 (1,05 e 0,90 mmol/l). Estas são, em média, as taxas em 39 indivíduos.

Long *et al.*, utilizando dados obtidos em 10.000 indivíduos (homens, mulheres e crianças), sugerem fórmula matemática para se calcular LDL-C (lipoproteína) de baixa (TC), da lipoproteína de alta densidade (HDL) e dos triglicerídeos (TG), pela equação seguinte, o índice de LDL-C:

$$\text{LDL} - \text{C} = \text{TC} - (\text{HDL} + 0{,}16 \times \text{TG}).$$

Quando expressos em SI: 0,16 × TG (0,37 × TG). O mérito destas equações, dizem os autores, é reduzir o tempo e o custo na obtenção da LDL-C.

INTERPRETAÇÃO

As lipoproteínas do plasma transportam quase todo o colesterol e os lipídios esterificados no sangue. As principais lipoproteínas são quilomícrons, lipoproteína de muito baixa densidade (VLDL), lipoproteína de baixa densidade (LDL), lipoproteína de alta densidade (HDL).

A LDL constitui cerca de 59% das lipoproteínas totais do plasma. O colesterol é responsável por metade da massa de LDL.

O colesterol LDL é considerado o melhor indicador isolado de doença coronariana, ao lado de fatores de risco coexistentes, como hipertensão arterial, tabagismo, diabete e hipertrofia ventricular esquerda, segundo enumeram Kannel e Wilson; Róiz tece comentários sobre o colesterol e o infarto e seu metabolismo.

Os indivíduos com HDL elevada correm menor risco de doenças coronarianas. As mulheres, antes da menopausa, têm valores mais altos da lipoproteinemia de alta densidade e, portanto, são menos acometidas de enfermidade das coronárias. Os valores normais do colesterol HDL são: nos homens, 30 a 40 mg/dl (0,77 a 1,03 mmol/l); nas mulheres, 40 a 50 mg/dl; os números da pesquisadora Mathias e cols. são 30 a 64 mg/dl (0,77 a 1,65 mmol/l), respectivamente.

A fórmula de Friedewald permite calcular o valor do colesterol LDL, conhecendo-se as taxas do colesterol total, do colesterol HDL e dos triglicerídeos:

$$\text{Colesterol total} - \left(\frac{\text{Triglicerndeos}}{5} + \text{Colesterol} - \text{HDL}\right) = \\ = \text{Colesterol LDL}$$

Há estreita relação entre as cifras elevadas de LDL e o enfarte. O Quadro 2.9, extraído do Gilberto Angel, mostra risco provável das taxas no sangue.

Gordon e Ritking ratificam a conclusão de que baixa HDL é importante no prognóstico de risco coronariano.

Ueshima e cols. estudaram os níveis do HDL-colesterol, no Japão, em 1.804 homens e 1.561 mulheres, de seis diversos setores populacionais. Verificaram taxas de cerca de 10 mg/dl mais elevadas do que as de populações dos Estados Unidos. Estes achados militam em favor da hipótese de que os valores mais altos de colesterol HDL são verificados em países de baixa mortalidade devida à moléstia coronariana, como o Japão. Interessante assinalar que os autores não observaram diferenças apreciáveis do colesterol HDL do sangue colhido em jejum ou após alimentação.

O consumo moderado de álcool, segundo Hartung e cols., parece aumentar o nível de HDL-C em indivíduos de vida sedentária.

Quadro 2.7 Valores de Referência do Colesterol em Relação ao Risco de Acometimento Coronariano (Extraído de Tânia Martinez *et al.*)

Idade (Anos)	Risco Moderado	Alto Risco
2-19	Superior a 170 mg/dl (4,39 mmol/l)	Superior a 185 mg/dl (4,78 mmol/l)
20-29	Superior a 200 mg/dl (5,72 mmol/l)	Superior a 220 mg/dl (5,69 mmol/l)
30-39	Superior a 220 mg/dl (5,69 mmol/l)	Superior a 240 mg/dl (6,21 mmol/l)
40 ou mais	Superior a 240 mg/dl (6,21 mmol/l)	Superior a 260 mg/dl (6,72 mmol/l)

Quadro 2.8 Níveis de Colesterol LDL e sua Significação (Extraído de Tânia Martinez *et al.*)

LDL Colesterol (mg/dl)	Níveis
Inferior a 130 (1,47 mmol/l)	Desejável
130-159	Limítrofe
Igual ou superior a 160	Alerta

A redução dos níveis de HDL é relacionado com: 1) **vida sedentária;** 2) **obesidade;** 3) **tabagismo;** 4) **hipertrigliceridemia.**

Scheafer e Levy opinam que cada 1% de redução dos níveis do colesterol total e do colesterol LDL decresce o risco de acometimento coronariano em 1 a 2%.

Baylon e Fromatin chamam a atenção para o risco de acidentes vasculares graves pelo uso de anticoncepcionais sintéticos em mulheres com hiperlipidemia. Recomendam a determinação da lipidemia, antes da prescrição das "pílulas" contraceptivas, especialmente para uso prolongado.

Dosagem dos Triglicerídeos (Método de Fletcher)

Princípio. Os triglicerídeos do soro ou plasma são extraídos e saponificados, e o glicerol é oxidado em formaldeído que, reagindo com acetilacetona e amônia, dá origem a um complexo amarelo (reação de Hantzsch); este é dosado fotometricamente. Como o produto formado é fluorescente, a determinação pode ser feita também fluorometricamente.

Material Necessário

1) pipetas graduadas de 0,1 ml, de 1 ml e de 2 ml;
2) pipetas volumétricas de 1, de 2 e de 5 ml;

Quadro 2.9 Causas que Produzem Elevação e Redução da Taxa de HDL

Aumentam HDL
Exercício físico
Estrogênios
Insulina
Álcool
Hiperalfalipoproteinemia familiar
Redução de peso
Heparina
Ácido nicotínico
Diminuem HDL
Doença coronariana
Androgênios
Progestogênios
Diabete
Hipoglicemiantes
Fumo
Uremia
Dietas ricas em carboidratos
Dietas ricas em gorduras
Hipertrigliceridemia

3) tubos de centrifugador com tampa de plástico;
4) tubos de ensaio;
5) agitador elétrico ou manual.

Soluções Necessárias

a) isopropanol (álcool isopropílico) — usar de boa procedência;
b) hidrato de potássio a 5%;
c) metaperiodato de sódio ($NaIO_4$);
d) acetilacetona (2,4-Pentanadiona);
e) padrões (estoque e de uso).

Além destas soluções, necessita-se também de albumina óxido de alumínio).

Processo. A 0,1 ml de soro, em tubo de centrifugador com rolha de plástico, adicionar 5 ml de isopropanol, misturar e acrescentar cerca de 0,4 g de alumina; fechar o tubo com a tampa de plástico e agitar. Colocar no agitador e agitar durante 15 minutos. Em seguida, centrifugar a 3.000 r.p.m. durante cinco minutos.

Em dois tubos de ensaio marcados B (branco) e S (soro), colocar, respectivamente, 2 ml de isopropanolol e 2 ml de sobrenadante do tubo de centrifugador. Adicionar a ambos 0,6 ml de hidrato de potássio a 5%; misturar e levar ao banho-maria a 65-70°C, onde permanecerão 15 minutos; retirar os tubos; adicionar, a cada um, 0,5 ml do metaperiodato de sódio (solução a 0,065%); misturar e acrescentar 0,5 ml de acetilacetona a 0,75%. Levar os tubos novamente ao banho-maria a 65-70°C, onde permanecerão 15 minutos.

Retirados os tubos, deixá-los resfriar e fazer a leitura em 405 nm (mμ) de comprimento de onda ou filtro azul, zerando o aparelho com a prova em branco. Obtém-se, na curva de calibração, com a leitura fotométrica, o valor de triglicerídeos em mg/dl.

O processo descrito é ligeira modificação de Foster e Dunn do método original de Fletcher.

Curva de Calibração. Marcar quatro tubos de ensaio: 100, 200, 300 e 400 e colocar, em cada um, respectivamente, 0,5 ml, 1,0 ml, 1,5 ml e 2 ml do padrão de uso; adicionar, aos três primeiros tubos, pela ordem: 1,5 ml, 1,0 ml e 0,5 ml de isopropanol e misturar. Os números dos tubos correspondem a mg/100 ml de triglicerídeos (100 mg, 200 mg etc.), valores que construirão a curva de calibração.

Em um quinto tubo (marcado B), colocar 2 ml de isopropanol. Adicionar, aos cinco tubos, 0,6 ml da solução de hidrato de sódio a 5%, misturar e levar ao banho-maria a 65°C, onde permanecerão 15 minutos. Decorrido este tempo, retirá-los, deixar esfriar e adicionar a todos 1 ml da solução de metaperiodato a 0,065% e 0,5 ml de acetilacetona a 0,75%, misturando após cada adição dos reagentes. Levá-los novamente ao banho-maria a 65°C, por mais 15 minutos. Retirar, deixar esfriar e fazer as leituras em 405 nm (mμ) de comprimento de onda ou filtro azul, zerando o aparelho com a prova em branco (B). Construir o gráfico com as leituras em percentagem de transmitância ou absorvância *versus* concentração em mg/100 ml.

Preparação das Soluções. Isopropanol. Empregar produto puríssimo, de procedência garantida (*A.R.* ou *p.a.*).

Hidrato de potássio a 5%. Dissolver 5 g de KOH *p.a.* ou *A.R.* em 60 ml de água destilada e adicionar 40 ml de isopropanol. Transferir para frasco de polietileno e rotular. Segundo Foster e Dunn, é estável, à temperatura ambiente, por seis meses.

Metaperiodato de sódio. Em balão graduado de 1.000 ml, colocar cerca de 700 ml de água destilada; adicionar 77 g de acetato de amônio anidro e dissolver; adicionar 60 ml de ácido acético glacial e 650 mg de metaperiodato de sódio ($NaIO_4$); dissolver e diluir para 1.000 ml com água destilada. Misturar, transferir para frasco âmbar e rotular com as devidas anotações (drogas usadas, sua procedência e quantidades empregadas; data e nome do analista). Esta solução é estável pelo menos por seis meses, à temperatura ambiente.

Acetilacetona (2,4-pentanadiona). Adicionar 0,75 ml de acetilacetona (*p.a.* ou *A.R.*) a 20 ml de isopropanol (*p.a.* ou *A.R.*); misturar, acrescentar 80 ml de água destilada e homogeneizar. Conservação, como a solução anterior.

Padrão-estoque. Colocar 100 mg de trioleína em balão volumétrico de 100 ml; dissolver com isopropanol; completar o volume para 100 ml com este e misturar. Conservar na geladeira. Deixar atingir a temperatura ambiente antes de ser usado. Segundo Mendes e Lopes, pode-se usar o óleo de arroz ou de milho na preparação deste padrão.

Padrão de Uso. Transferir 0,8 ml do padrão-estoque para tubo de ensaio, limpo e seco; adicionar 9,2 ml de isopropanol e misturar.

Segundo Soloni, como os sabões e detergentes podem conter glicerol e/ou triglicerídeos, toda a vidraria deve ser meticulosamente lavada com água destilada, depois de retirado o sabão ou detergente, com abundância de água pura.

INTERPRETAÇÃO

A taxa normal de triglicerídeos no soro varia, em pessoas normais, entre 50 e 150 mg/dl (0,5 e 1,5 mmol/l), sendo um pouco mais baixa nas mulheres. Vários fatores podem alterar estes valores, independentemente de qualquer patologia. Henry recomenda cuidados antes da colheita do sangue para a dosagem — o paciente deve estar em jejum completo, sem alimento nas últimas 12 a 14 horas que precedem o exame; a última refeição tem que ser pobre em gorduras; o peso corpóreo estável nas duas semanas que procedem a dosagem é garantia de valores mais reais; não deve estar em uso de medicação que possa afetar, de alguma forma, a concentração lipídica do sangue; nas 24 horas que antecedem o exame, é vantajosa a abstenção de álcool e de qualquer medicamento. Ainda segundo Henry, se as taxas do colesterol e dos triglicerídeos se encontram dentro dos limites normais, pode-se afastar a possibilidade de algum distúrbio do metabolismo lipídico, mas, em contrapartida, se algum deles ou ambos estiverem elevados, cumpre pesquisar em maior profundidade a natureza do distúrbio.

O *National Cholesterol Education Program* assim classifica os níveis de triglicérides: abaixo de 200 mg/dl — normal; de 200 a 400 mg/dl — limite; de 400 a 1.000 mg/dl — elevado; acima de 1.000 mg/dl — muito elevado.

Burrows e Pereira consideram o nível sérico aumentado como o principal fator de risco de coronariopatias do homem idoso.

A investigadora Mathias e cols., em 152 indivíduos normais, encontraram os valores extremos 50 a 190 mg/dl (0,5 a 2,10 mmol/l).

Sacks e cols., dosaram os triglicerídeos e o colesterol em 116 pessoas, em dieta vegetariana e em grupo correspondente em dieta mista; a média do colesterol dos vegetarianos foi de 126 mg/dl (1,42 mmol/l) e de 184 no grupo-controle, situando os triglicerídeos, respectivamente, em média, em 59 a 86 mg/dl (0,66 a 0,97 mmol/l).

O Quadro 2.10, adaptado de Henry, mostra os valores normais dos lipídios do soro ou plasma.

A taxa dos triglicerídeos está elevada no **diabete,** na **síndrome nefrótica,** na **pancreatite,** na **hiperlipemia essencial** (exceto no tipo II), na **ateroesclerose** e **nas doenças coronarianas.**

Weindling e Henry chamam a atenção para os apreciáveis aumentos da gliceridemia provocados pelos agentes anticoncepcionais usados por via oral.

O uso exagerado de hidrato de carbono na dieta estimula a síntese hepática dos triglicerídeos e pode elevar os níveis de VLDL. Segundo Scott, em indivíduos magros, os glucídios não teriam efeito sobre a taxa de triglicerídeos.

Quadro 2.10 Valores Normais da Lipemia

	Média Normal	Valores Extremos
Lipídios totais	600 mg/dl (6 mmol/l)	400-1.000 mg/dl (4-10 mmol/l)
Fosfolipídios	250 mg/dl	150-350 mg/100 ml
Colesterol total	200 mg/dl (5,17 mmol/l)	150-250 mg/dl (3,9-6,5 mmol/l)
livre	50 mg/dl	
ésteres	150 mg/dl	
Triglicerídeos	100 mg/dl (1,13 mmol/l)	50-150 mg/dl (0,56-1,7 mmol/l)
Ácidos graxos livres	0,4 mEq/litro	0,2-0,6 mEq/litro
Alfa-lipoproteínas HDL	até 440 mg/dl	
Beta-lipoproteínas HDL	até 550 mg/dl	

Dosagem dos Lipídios Totais (Método de Chabrol e Charonnat, Modificado)

Princípio. Os lipídios do sangue, aquecidos com ácido sulfúrico concentrado, são oxidados; tratados com fosfovanilina, formam um complexo de coloração rósea.

Material Necessário

1) pipetas graduadas de 0,1 ml e de 0,2 ml (graduadas ao centésimo);
2) pipetas graduadas de 1 ml, de 2 ml e de 5 ml;
3) pipetas volumétricas de 2 ml.

Soluções Necessárias

a) ácido sulfúrico concentrado;
b) reagente de vanilina;
c) padrões.

Processo. Marcar cinco tubos de ensaio: S (soro), B (branco), 400, 600 e 800 (que conterão os padrões); adicionar, a cada um, pela ordem: 0,05 ml de soro, 0,05 ml de água destilada e 0,05 de cada um dos padrões de 400, 600 e 800 mg/dl; acrescentar a todos 2 ml de ácido sulfúrico concentrado. Levar os tubos ao banho maria, em ebulição, onde permanecerão 10 minutos, ao fim deste tempo, retirá-los e deixar esfriar em cuba com água fria. A cada um dos tubos, adicionar 5 ml do reagente de vanilina; misturar bem e deixar em repouso, durante 30 minutos, à temperatura ambiente.

Ler o padrão cuja cor mais se aproxima da amostra de sangue e o desconhecido contra a prova em branco, em 530 nm (mμ).

Cálculo:

$$\frac{\text{Absorvância do soro}}{\text{Absorvância do padrão}} \times \text{padrão} = \text{mg/dl}$$

A taxa pode ser obtida, também, através de uma curva de calibração.

Preparação das Soluções. Ácido sulfúrico concentrado. Usar ácido *A.R.* ou *p.a.* (D 1,84).

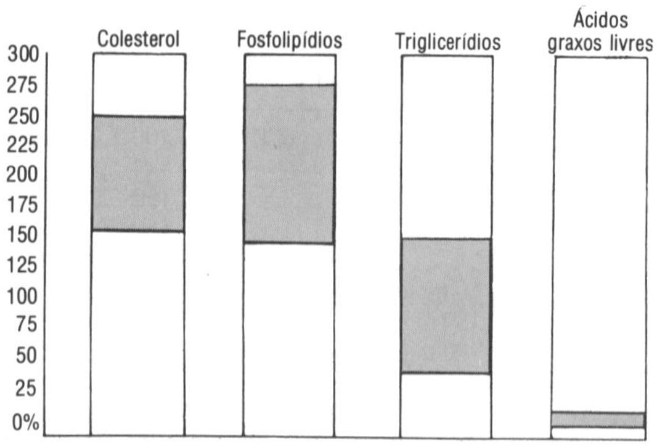

Fig. 2.2 Valores normais das frações lipídicas do soro.

Reagente de vanilina. Dissolver 1 g de vanilina em 100 ml de água destilada; aquecer o balão ligeiramente, para facilitar a dissolução; adicionar, misturando, 400 ml de ácido fosfórico a 85% (*A.R.* ou *p.a.*); homogeneizar, transferir para frasco escuro, rotular e manter à temperatura ambiente.

Padrão. Preparar o estoque dissolvendo 1 ml de óleo de oliva puro, com álcool absoluto, em balão graduado de 100 ml; completar para o traço com o álcool e misturar. Esta solução contém 1.000 mg/dl e, a partir dela, preparam-se os padrões de uso, tomando-se 10, 15 e 20 ml e completando-se o volume para 25 ml com álcool absoluto. Estes padrões contêm, respectivamente, 400, 600 e 800 mg/dl. Estes e o estoque se prestam para a construção da curva de calibração.

O óleo de arroz ou de milho pode ser também empregado na preparação do padrão.

INTERPRETAÇÃO

A taxa normal dos lipídos totais varia entre amplos limites — de 400 a 1.000 mg/dl (3,1 a 6,7 mmol/l) — em sangue colhido em jejum (de mais de 10 horas). Rachid e cols., em 50 indivíduos normais (25 mulheres e 25 homens, com idade média, respectivamente, de 29 e 24 anos), encontraram valores que oscilam entre 400 e 800 mg/dl (3,1 e 6,2 mmol/l). Os lipídios totais compreendem triglicerídeos, colesterol, fosfolipídios, glicolipídios, carotenóides, hormônios esteróides, vitaminas lipossolúveis (A e D) e ácidos graxos. Desta heterogeneidade, resultam a ampla variação de sua taxa e o valor pouco significativo de sua dosagem.

Acha-se aumentada no ***diabete,*** na **nefrose,** no **hipotireoidismo,** nas **xantomatoses,** na **hepatite aguda,** ou seja, nas condições em que seus componentes estão elevados.

A redução do teor é observada na **esteatorréia** e em outras síndromes de **malabsorção,** bem como no **hipertireoidismo** e nas **infecções agudas.**

Eletroforeses das Lipoproteínas (Método de Colfs e Verheyden)

Princípio. As lipoproteínas, em campo elétrico, migram do cátodo para o ânodo, de acordo com a carga de cada fração: o *Sudam Black B* impregna as frações com intensidade proporcional à concentração de cada uma. Por meio da eluição, determina-se o percentual dos componentes lipídicos.

Material Necessário

1) estabilizador de voltagem para manutenção de 200 volts;
2) tanque de eletroforese (Fig. 2.3);
3) fitas acetato de celulose;
4) pipetas de 0,1 ml.

Soluções Necessárias

a) tampão de barbital sódico (5,5-dietil-barbiturato de sódio);
b) corante (*Sudam Black B);*
c) eluidora (acetado de etila + metanol).

Processo. Impregnar as fitas com o tampão, durante 10 minutos, antes da corrida eletroforética; retirar o excesso do tampão comprimindo levemente entre folhas de papel de filtro e marcá-las para posterior identificação.

Distribuir as fitas no suporte, tendo antes misturado os tampões nos dois compartimentos (Fig. 2.3); se necessário, usa-se papel de filtro em tiras para aumentar o comprimento das fitas, de tal modo que ambas as extremidades toquem livremente o banho do tampão.

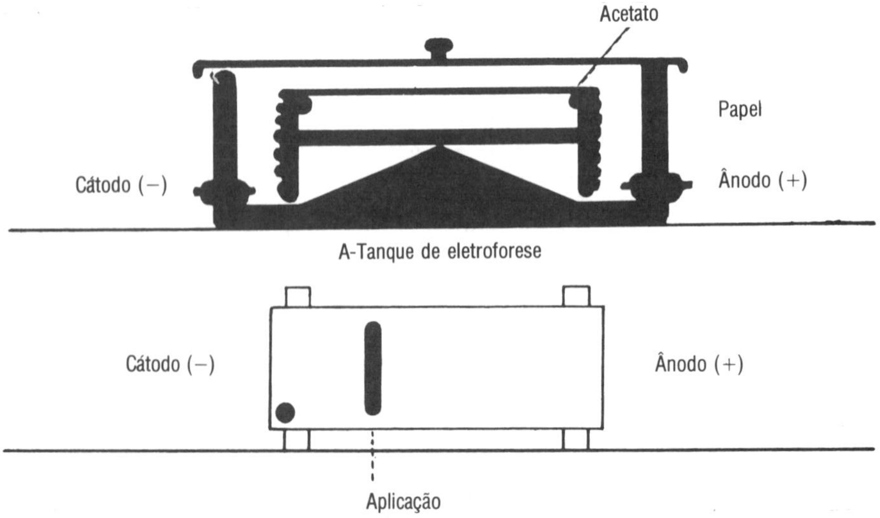

Fig. 2.3 Observam-se o tanque (esquemático) e o local da aplicação do soro na tira fixada no suporte. (Melo e Melo.)

Aplicar cerca de 0,01 ml de soro obtido recentemente, sendo um terço deste volume de cada vez em mais ou menos 15 mm; ajustar a tampa do aparelho e fornecer 2,5 mA como gradiente de amperagem por tira, aguardando 40 a 60 minutos. Em seguida, desligar o sistema e transferir a tira para a solução corante, e aguardar duas horas.

Lavar em água corrente e, depois, cortar as frações, nas linhas pontilhadas, como mostra a Fig. 2.4. São assim destacadas; alfa + pré-albumina; pré-beta; e beta e quilomícrons, estes raramente presentes.

Cada fração é colocada em tubos contendo 3 ml do eluidor; completada a eluição (rápida), ler as densidades ópticas contra o eluidor (equivalente à água), em 530 nm (mμ).

Cálculo:

$$\frac{\text{D.O. de fração}}{\text{Soma das D.O. das frações}} \times 100 = \%\ \text{da fração}$$

Preparação das Soluções. Tampão. Pesar 8,24 g de barbital sódico (Veronal: 5,5-dietilbarbiturato de sódio), colocar em balão graduado de 1.000 ml, dissolver com água destilada e completar o volume para o traço.

Corante. Dissolver 100 mg de *Sudan Black B* em 60 ml de álcool absoluto, adicionar 70 ml de NaOH a 5% e misturar. Preparar, para cada determinação, cerca de 10 minutos antes do término da eletroforese.

Solução eluidora. Misturar 4 volumes de acetato de etila e 1 volume de metanol. *A.R.* ou *p.a.*

INTERPRETAÇÃO

Sabe-se que os lipídios não circulam livres no sangue, mas que o fazem combinados a proteínas. A maioria deles combina-se a proteínas alfa ou beta, formando as lipoproteínas circulantes que foram classificadas em tipos por meio da ultracentrifugação ou da eletroforese. Este segundo processo de separação das diversas frações, pela sua facilidade operacional, tem sido amplamente empregado no estudo das lipemias.

Em 1967, Fredrickson e cols., após exaustivas pesquisas, propuseram uma classificação das hiperlipoproteinemias, na qual distinguiam cinco tipos (Fig. 2.5). Como nem todos os casos de hiperlipidemia observados na clínica podiam ser enquadrados no grupo proposto, a Organização Mundial de Saúde recomendou a subdivisão do tipo II de Fredrickson em IIa e IIb, correpondendo o IIa ao II original (hipercolesterolemia pura); no IIb verificam-se hipercolesterolemia e hipertrigliceridemia.

A fenotipagem de Fredrickson permite a identificação das hiperlipidemias primárias (genéticas) (Fig. 2.5) e secundárias (ocasionadas por doenças que afetam o metabolismo dos lipídios). As lipoproteínas são separadas pela eletroforese em quatro categorias, a saber; alfa-lipoproteínas, pré-beta-lipoproteínas, beta-lipoproteínas e quilomícron, cujos valores normais são mostrados na Fig. 2.7, original de Biasoli.

Os resultados podem ser falseados, se precauções especiais não forem seguidas na colheita de sangue; o paciente deve estar em completo jejum, abstendo-se de qualquer alimento nas 12 horas que precedem o exame; na semana anterior, deve ter tido dieta normal e habitual; não deve apresentar ganho ou perda de peso há pouco tempo, e o soro deve ser recente.

As relativas intensidades das diferentes faixas no perfil eletroforético e a determinação dos níveis de colesterol e dos triglicerídeos no sangue, em jejum, são utilizadas para a classificação dos tipos patológicos das lipemias. A classificação mais seguida é a de Fredrickson, com pequena modificação no desdobramento do tipo II. O conhecimento do tipo de lipemia é de grande utilidade no diagnóstico.

A Fig. 2.8 mostra o perfil eletroforético normal e as alterações verificadas nos diversos tipos de lipoproteinemia (esquemático).

O Quadro 2.9, adaptado de Biasoli, apresenta, de modo sinóptico, a freqüência, a sinonímia, a genética e as manifestações clínicas das dislipoproteinemias.

Ferrari e cols. estudam as dislipoproteinemias, sob o ponto de vista laboratorial, genético e terapêutico, fornecendo a metodologia empregada.

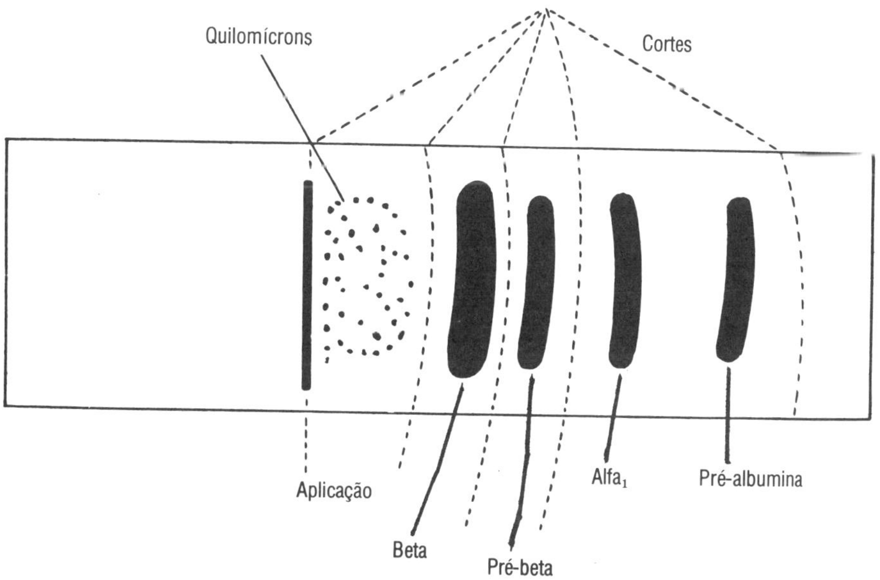

Fig. 2.4 Representação das diversas frações e dos locais, em linha pontilhada, onde as tiras devem ser recortadas para se proceder à eluição. (Adaptado de Melo e Melo.)

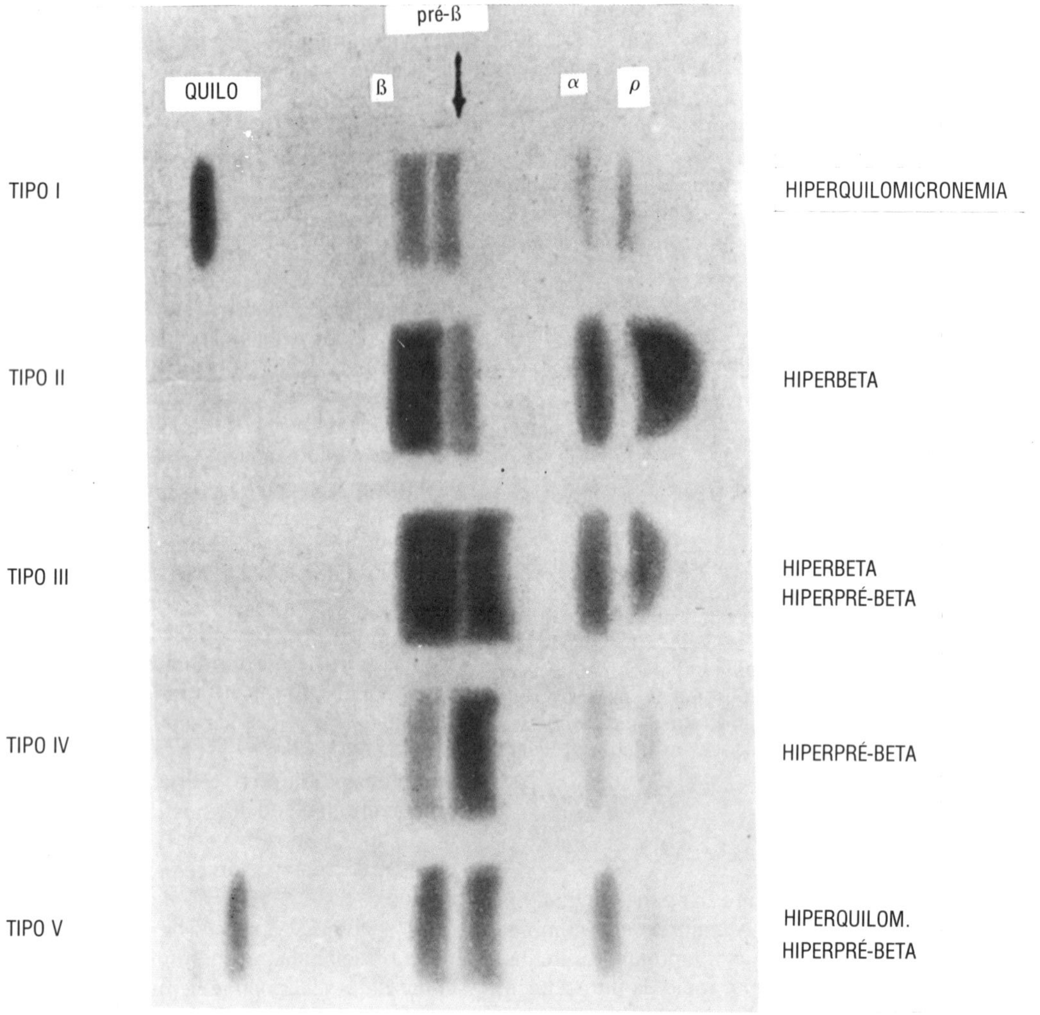

Fig. 2.5 Representação dos cinco tipos de hiperlipidemias.

Vannucchi, Santos, Marchini e Dutra de Oliveira reviram o lipidograma de 1.149 pacientes (de seis a 77 anos de idade) feitos no Hospitas das Clínicas de Ribeirão Preto, SP. Destes, 293 apresentaram hiperlipidemias e, entre estes, 11,6% eram portadores de nefropatia; 13,3% eram diabéticos e 15,7% tinham coronariopatias.

Mincis e cols., estudaram o perfil eletroforético das proteínas do soro em 293 doentes (122 esquistossomóticos, 80 cirróticos, 40 com artrite reumatóide e 51 com lúpus eritematoso disseminado). Observaram maior índice de alterações eletroforéticas nos esquistossomóticos e cirróticos do que nos demais estudados.

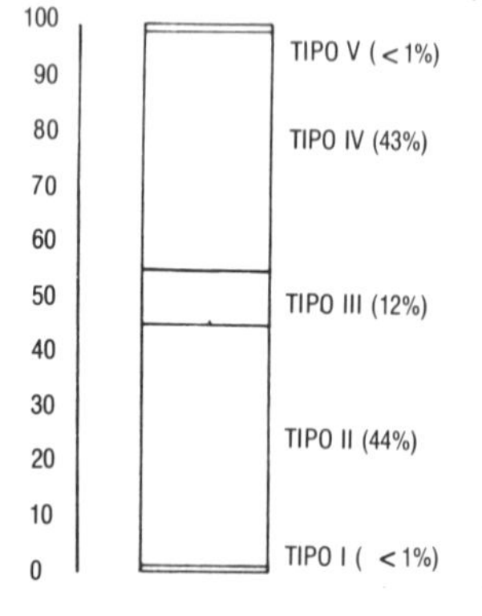

Fig. 2.6 Incidência das hiperlipidemias na população geral. (Segundo Biasoli.)

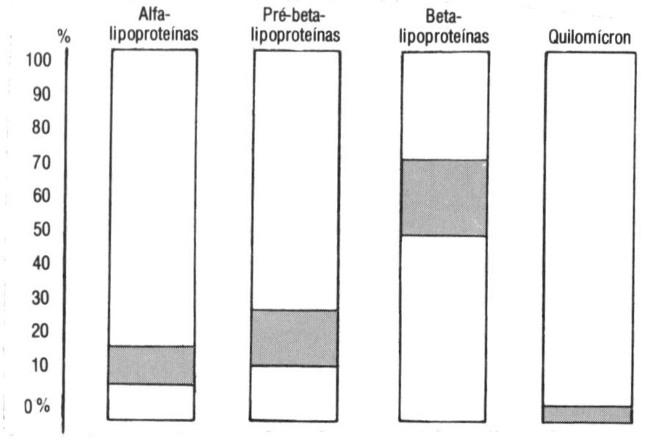

Fig. 2.7 Valores normais das lipoproteínas. (Dados de Biasoli.)

Fig. 2.8 Imagem eletroforética de um lipidograma normal. Há separação nítida da fração pré-beta-lipoproteína.

Quadro 2.11 Padrões Eletroforéticos, Freqüência, Manifestações e Sinonímia na Classificação de Fredrickson

Tipos	Sinonímia	Genética	Freqüência	Manifestações Clínicas	Teste de Tolerância à Glicose	Hiperlipidemias Secundárias
I	a) Doença de Burger-Crutz b) Trigliceridemia induzida por gorduras	Geneticamente recessiva	<1%	Aparecem cedo, na infância. Hepatosplenomegalia Dor abdominal (pancreatite?) *Lipemia retinalis*. Baixa incidência de doença cardiovascular	Normal	Disgamaglobulinemia Diabete melito Pancreatite Lupo eritematoso Linfoma
IIa e IIb	Hipercolesterolemia essencial familial	Quando genética, é dominante, esporádica	20-25%	Aparecem cedo, na infância (casos graves) e adultos jovens Xantomatose *Arcus cornea* Aterosclerose acelerada	Usualmente normal	Dieta rica em colesterol Porfiria Mieloma Nefrose (pouco freqüente) Obstrução hepática Macroglobulinemia
III	a) Hiperlipidemia idiopática b) Trigliceridemia com colesterolemia induzida por carboidratos c) "Beta larga"	Quando genética, é recessiva, esporádica	2-5%	Aparecem no adulto jovem (acima de 20 anos) Xantoma Alta incidência de doença cardiovascular	Anormal	Mixedema Disgamaglobulinemias e raramente as mesmas condições do tipo IV Diabete sacarino (instável). Etilismo. Pancreatite. Niemann-Pick. Gaucher. Doença do armazenamento do glicogênio.
IV	a) Hiperlipidemia idiopática b) Trigliceridemia induzida por carboidratos	Quando genética, é dominante, esporádica	43%	Aparecem em adultos. Obesidade freqüente Dor abdominal (pancreatite?) Doença cardiovascular freqüente	Anormal	Hipercalcemia idiopática da infância. Mixedema (pouco freqüente). Nefrose (freqüente). Progeria. Lipoatrofia. Queimadura grave. Fome. Malabsorção. Galactosemia. Contraceptivos. Gravidez. Disglobulinemia e mieloma
V	Doença? Síndrome? Trigliceridemia induzida por carboidratos e gorduras	Provavelmente genética e esporádica	<1%	Aparecem no adulto jovem Hepatosplenomegalia Obesidade Dor abdominal *Lipemia retinalis* Doença cardiovascular infreqüente	Anormal	Mieloma Macroglobulinemia Diabete melito insulinodependente Nefrose Alcoolismo e pancreatite

I. Dosagem dos Cloretos (Método de Schales e Schales)

Princípio. Os cloretos reagem com os íons mercúricos para formar cloreto mercúrio solúvel; ao adicionar excesso de íon mercúrico, o indicador (difenilcarbazona) se torna azul-violeta, mostrando o ponto final da dosagem.

Material Necessário

1) pipeta volumétrica de 2 ml;
2) microbureta graduada em 0,01 ml;
3) balão *erlenmeyer* de 50 ml.

Soluções Necessárias

a) difenilcarbazona 0,1%;
b) padrão de cloreto de sódio;
c) nitrato mercúrico.

Processo. Pipetar 2 ml do filtrado de sangue total, plasma ou soro e transferir esta fração para o balão *erlenmeyer*; adicionar quatro gotas do indicador (difenilcarbazona) e titular com a solução de nitrato mercúrico colocada em microbureta; o ponto final da dosagem é revelado pela coloração azul-violeta nítida que toma a solução.

Pode-se realizar a dosagem diretamente no soro ou plasma, sem desproteinização prévia; para isto, tomam-se 0,2 ml do soro ou plasma, adiciona-se 1,8 ml de água destilada e procede-se como no caso anterior. Os valores assim obtidos são um pouco superiores àqueles em que se emprega o filtrado, provavelmente devido à perda de cloretos no processo de desproteinização.

Tipos	Aspecto do soro	Colesterol	Triglicerídios	Eletroforese das lipoproteínas do soro	Alterações das frações: alfa	pré-beta	beta	quilomícron
Normal	Límpido	Normal	Normal	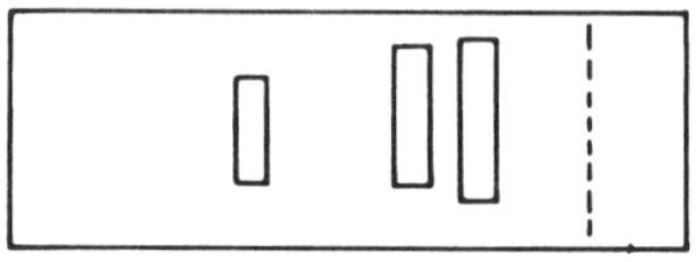	normal	normal	normal	presente ou ausente
I Hiperquilomicronemia (muito rara)	Leitoso	Aumentado	Muito aumentado	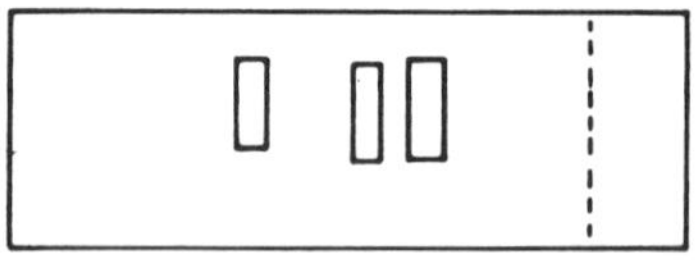	diminuída	ausente	diminuída	presente
IIa Hiperbetalipoproteinemia (comum)	Límpido	Aumentado	Normal	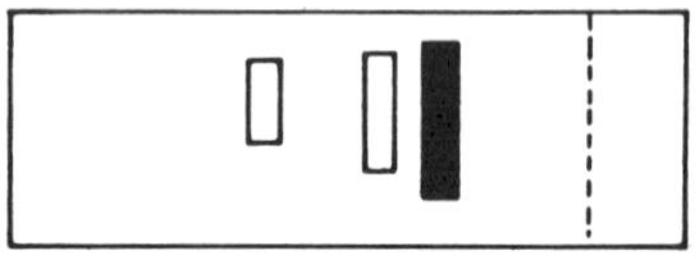	normal	normal	aumentada	ausente
IIb Hiperbetalipoproteinemia (comum)	Límpido	Aumentado	Ligeiramente aumentado (150 a 400 mg/100 ml)	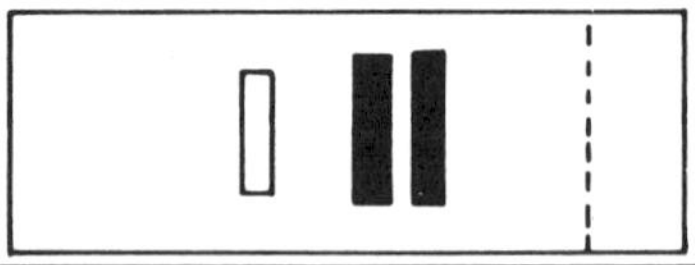	normal	ligei. aum.	ligei. aum.	ausente
III Lipoproteinemia "beta-larga" (pouco comum)	Límpido, turvo ou leitoso	Aumentado	Aumentado	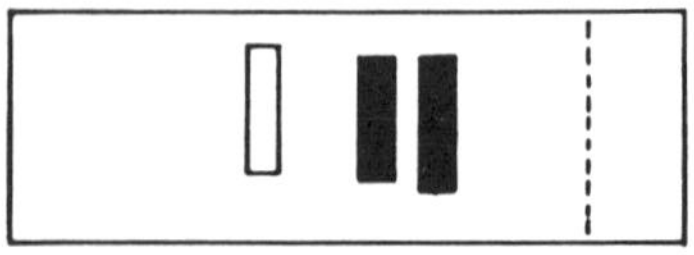	normal	aumentada	muito aument.	ausente
IV Hiperlipemia endógena (muito comum)	Límpido, turvo ou leitoso	Normal ou aumentado	Aumentado ou muito aumentado	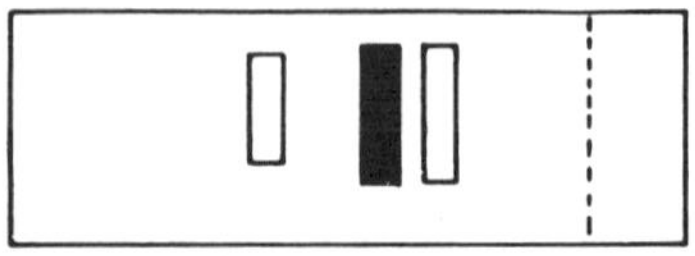	diminuída	aumentada	diminuída	ausente
V Hiperlipemia mista (rara)	Leitoso	Aumentado ou muito aumentado	Aumentado ou muito aumentado	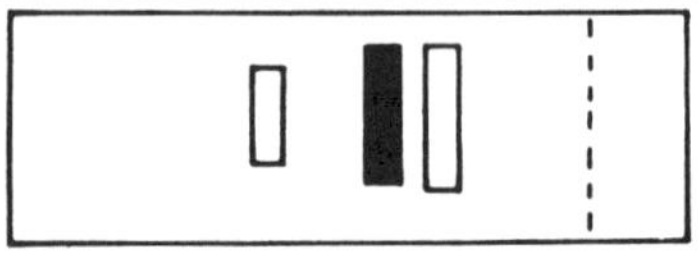	diminuída	aumentada	diminuída	presente

Fig. 2.9 Perfil eletroforético do soro normal e das alterações nos diversos tipos. (Adaptado de Biasoli.)

Cálculo:

$$\frac{100}{A} \times \text{ml da sol. de } Hg(NO_3)_2 = \text{mEq/l}$$

Expresso em mg, o cálculo é o seguinte:

$$\frac{100}{A} \times 5{,}85 \times \text{ml da sol de } Hg(NO_3)_2 = \text{mg/dl}$$

A representa o número de ml da solução de nitrato mercúrico necessário para 2 ml do padrão de NaCl.

Machado realizou estudo comparativo deste método com o de Whitehorn e encontrou valores um pouco mais elevados com o processo de Schales e Schales. Considera este método rápido, prático e não-dispendioso. Marcel Machado e cols. confrontaram este método com método potenciométrico e concluíram serem comparáveis nas dosagens em plasma e urina.

Preparação das Soluções. Difenilcarbazona. Dissolver 100 mg de s-difenilcarbazona (*Eastman Kodak Co*) em álcool a 95% e diluir para 100 ml. Colocar a solução em vidro escuro, rotular e conservar no refrigerador.

Padrão de cloreto de sódio. Dessecar certa porção de NaCl, *A.R.* ou *p.a.*, em estufa a 110°C por 24 horas. Depois de resfriado, pesar, em balança analítica, **exatamente** 584,5 mg. Transferir quantitativamente para balão graduado de 1.000 ml; dissolver com água destilada e completar para o traço. Esta solução é estável indefinidamente e contém 10 miliequivalentes por litro, ou 58,45 mg/dl. É empregada para padronizar a solução de nitrato mercúrico.

Solução de nitrato mercúrico. Colocar 200 a 300 ml de água destilada em balão graduado de 1.000 e adicionar 20 ml de ácido nítrico 2 N. Em seguida, adicionam-se 3 g de nitrato mercúrico *A.R.* ou *p.a.*; agita-se para dissolver e completa-se para o traço com água destilada. A padronização é feita da seguinte forma: colocar 2 ml do padrão de NaCl em pequeno *erlenmeyer*; adicionar quatro gotas do indicador (difenilcarbazona) e titular com a solução de nitrato mercúrico colocada em microbureta, como descrito no processo de dosagem. O número de ml da solução de nitrato mercúrico gasto será o valor *A* referido no cálculo. Esta solução de nitrato mercúrico é estável indefinidamente e não necessita ser conservada ao abrigo da luz.

A solução de ácido nítrico 2 N é preparada dissolvendo-se, em balão volumétrico de 100 ml, 13,2 ml do ácido *A.R.* ou *p.a.* (D 1,42) com água destilada; misturar e completar para o traço.

Schales e Schales recomendam preparar nova solução de difenilcarbazona sempre que ela se tornar amarela ou vermelho-cereja.

II. Dosagem dos Cloretos (Método de Whitehorn)

Princípio. Os cloretos são precipitados no filtrado do sangue por meio de nitrato de prata em presença de ácido nítrico concentrado, e o excesso de prata é titulado com solução de sulfucianureto, usando-se o sulfato de ferro e amônio como indicador.

Material Necessário

1) pipetas volumétricas de 5 e de 10 ml;
2) balão *erlenmeyer* de 50 ml;
3) bureta de 2 ou de 5 ml graduada em centésimos de ml.

Soluções Necessárias

a) nitrato de prata (1 ml = 2 mg de NaCl);
b) ácido nítrico concentrado *A.R.* ou *p.a.*;
c) sulfato de ferro e amônio pulverizado;
d) sulfucianureto de amônio (ou de potássio).

Processo. Pipetar 10 ml do filtrado (de sangue, plasma ou soro) e colocar em *erlenmeyer* de 50 ml; adicionar 5 ml de solução de nitrato de prata e agitar por meio de movimentos circulares; acrescentar cerca de 5 ml de ácido nítrico concentrado, agitar e deixar em repouso por cinco minutos. Em seguida, adicionar, por meio de uma espátula, mais ou menos 0,3 g de sulfato de ferro e amônio e agitar até dissolver. Titular o excesso de prata com o padrão de sulfucianureto de amônio colocado na bureta graduada em centésimos, até que a cor vermelho-salmão se forme e persista por 15 segundos, no mínimo, a despeito de agitação constante.

Sugestões. A fim de facilitar a verificação do ponto final da titulação, isto é, a viragem, é aconselhável realizar uma prova, como se fosse prova em branco, do seguinte modo: em *erlenmeyer*, igual ao da dosagem, colocar mais ou menos 5 ml da solução de sulfucianureto. Este *erlenmeyer*, assim preparado e colocado ao lado daquele em que se faz a dosagem, presta-se para o julgamento comparativo do ponto final da titulação. Este artifício se faz necessário apenas nas primeiras determinações. Após algumas dosagens, a apreciação do ponto final torna-se mais fácil. Dispor os *erlenmeyers* sobre azulejo branco. Antes de utilizar a bureta, deve-se colocar nela, por algum tempo, mistura sulfocrômica até enchê-la; lavá-la em seguida, com abundância de água e com a solução que vai conter na dosagem (no caso, o sulfucianureto).

Cálculo:

5 − número de ml gastos na bureta × 200 = mg/dl de NaCl.

Para tornar mais claro este cálculo, imaginemos um exemplo: gastaram-se na bureta 2,82 ml; temos, portanto:

$5 - 2{,}82 = 2{,}18;$
$2{,}18 \times 200 = 436$ mg/dl.

Para expressar o resultado em miliequivalentes de cloreto por litro, divide-se por 5,85.

Para calcular a taxa de cloretos dos glóbulos, determinam-se os teores do sangue total e do plasma, acha-se o volume globular pelo hematócrito e aplica-se a seguinte fórmula:

$$Cg = \frac{Cs - [Cp\,(I - V)]}{V}$$

Cg: cloreto dos glóbulos; Cs: cloreto do sangue total; Cp: cloreto do plasma; V: volume globular.

Quadro 2.12 Resumo do Processo

Filtrado do sangue	10 ml
Nitrato de prata	5 ml
Agitar	
Ácido nítrico concentrado	5 ml
Agitar	
Repousar cinco minutos	
Sulfato de ferro e amônio, cerca de	0,3 g
Agitar	
Titular com sulfucianureto de amônio, até coloração vermelho-salmão persistente por 15 segundos, no mínimo.	

Exemplo: Dosagem dos cloretos do plasma — 600 mg/dl (Cp); idem do sangue total 480 mg/dl (Cs); volume globular 0,45 (V); aplicando-se a fórmula, temos: cloreto dos glóbulos: 333 mg/dl.

Preparação das Soluções. Nitrato de prata (1 ml = 2 mg NaCl). Se o sal é *Suprapur, A.R.* ou *p.a.*, pesar exatamente 5,81 g e dissolver, em balão graduado de 1.000 ml, com água destilada; misturar e completar o volume para o traço; transferir para vidro escuro e conservar ao abrigo da luz. Caso o sal não mereça confiança quanto à pureza, pesar mais ou menos 6,5 g, dissolver em cerca de 1.000 ml de água destilada e acertar com padrão de NaCl, de tal modo que cada ml do nitrato corresponda a 2 mg de NaCl; como indicador, usam-se duas gotas de cromato de potássio em solução aquosa a 10%. O padrão de NaCl é feito pesando-se exatamente 1 g de NaCl (*Suprapur, A.R.* ou *p.a.*) em balança analítica, dissolvendo-se com água destilada em balão graduado de 1.000 ml; completar para a marca e misturar (1 ml = 1 mg NaCl). Antes de ser pesado, o sal deve ser dessecado em cápsula de porcelana até o desaparecimento da crepitação.

Ácido nítrico concentrado. Deve ser de boa procedência (*A.R.* ou *p.a.*). Verificar se contém HCl adicionando 2 ml da solução de nitrato de prata a 2 ml do ácido.

Sulfato de ferro e amônio puríssimo. Pulverizar certa porção e colocar em vidro de boca larga.

Sulfucianureto de amônio (ou de potássio). Pesar mais ou menos 2,8 g do sal de amônio ou 3,5 do de potássio e dissolver em cerca de 100 ml de água destilada. Acertar com a solução de nitrato de prata, de modo que 2 ml de NH_4CNS correspondam a 2 ml do nitrato; usa-se o sulfato de ferro e amônio como indicador. A viragem é como a descrita no processo para o sangue. Embora se consiga sulfucianureto em grau de máxima pureza, não se pode pesar a quantidade exata do sal por ser muito higroscópico e não resistir à dessecação sem que sofra alteração em sua molécula.

INTERPRETAÇÃO

O cloreto é o ânion extracelular mais abundante do organismo.

O sangue total contém 450 a 500 mg de cloreto por dl (expresso em NaCl). No plasma, os valores normais variam entre 570 e 620 mg/dl. As taxas normais em miliequivalentes por litro são: para o sangue total — 77 a 86; para o plasma — 98 a 106.

A diminuição dos cloretos do sangue é observada: no **diabete grave com acidose;** nos **estados febris;** nos **distúrbios gastrintestinais** (vômitos, diarréia copiosa); na **hipofunção adrenocortical (doença de Addison);** na **sudorese abundante** (mineiros, foguistas, desportistas), com ingestão copiosa de líquidos sem sal; nas fístulas altas do trato digestivo; nas fases avançadas da **insuficiência renal;** nas **queimaduras extensas;** nas **pancreatites agudas.**

A hipercloremia, menos freqüente, pode ocorrer na **nefrose;** na **hipertensão;** no pós-operatório por administração excessiva de solução salina fisiológica (NaCl 0,9%); na **eclâmpsia;** na acidose hiperclorêmica e na anemia (devido à maior proporção de plasma).

Na **mucoviscidose** (também chamada mucoviscocidose, doença fibrocística do pâncreas, fibrose cística do pâncreas, F/C), observa-se aumento da eliminação do NaCl pelo suor. Em normais, encontram-se valores de, no máximo, 50 mEq/l (50 mmol/l), ao passo que, na mucoviscidose, atinge níveis de 100 mEq e mais. A dosagem do NaCl no suor é a prova de laboratório mais segura para a confirmação diagnóstica desta doença e para rastrear novos casos. É moléstia predominante da infância.

Dallalana e Miller, estudando 189 crianças, 15 com mucoviscidose, observaram que os valores normais variaram de 3,5 a 46 mEq/l para o cloro e de 4,1 a 52 mEq/l para o sódio; nos portadores de mucoviscidose, oscilaram entre 61 e 119 mEq/l e 71,6 e 117, 8 mEq/l, respectivamente, para o cloro e o sódio. Neste trabalho, os autores fornecem detalhadamente a técnica da dosagem.

Salvaggio e Macri, do Hospital Infantil R. Gutierrez, de Buenos Aires, baseados em 13.700 determinações do teste do suor, concluem: são negativos os valores abaixo de 60 mEq/l; duvidosos entre 60 e 70 mEq/l; e positivos quando acima de 70 mEq/l Na.

Shwachman e cols. investigaram o comportamento das taxas de sódio no suor de 252 crianças com mucoviscidose e 252 normais; verificaram que todos os pacientes com mucoviscidose apresentaram valores acima de 70 mEq (75 a 148), tanto para o sódio como para o cloreto; nos normais, as taxas variaram de 15 a 45 mEq/l. Denominam *borderline* os teores que se situam entre 45 e 75, prevalecendo, nestes, o critério clínico para o diagnóstico.

Há aparelhos que medem o conteúdo de cloretos no suor por meio de eletrodo aplicado na pele, com leitura imediata; o suor, em reduzida região da pele, é provocado por aplicação de pilocarpina por iontoforese. Presta-se para o rastreamento de casos de F/C. Um destes aparelhos é fabricado por *Orion Research Inc.* (380 Putman Ave. Cambridge, Mass. 02139, EUA).

Para Rosenstein e cols., o **teste do suor** é a mais prática e segura prova para a confirmação do diagnóstico de C/F, quando executado com o maior rigor técnico.

O equilíbrio ácido-básico é mais facilmente apreciado quando a concentração dos vários componentes do sangue é expressa em miliequivalentes ou mmol/l, em lugar de mg/dl, como geralmente se faz. Em termos de miliequivalentes, os íons básicos (cátions) sódio, potássio, cálcio e magnésio equilibram exatamente os íons ácidos (ânion) bicarbonato, cloreto, fosfato, radicais orgânicos ácidos e proteínas (Fig. 2.10). O miliequivalente por litro é calculado pela fórmula:

$$\frac{\text{Miligramas por litro} \times \text{Valência}}{\text{Soma dos pesos atômicos}} = \text{mEq/l}$$

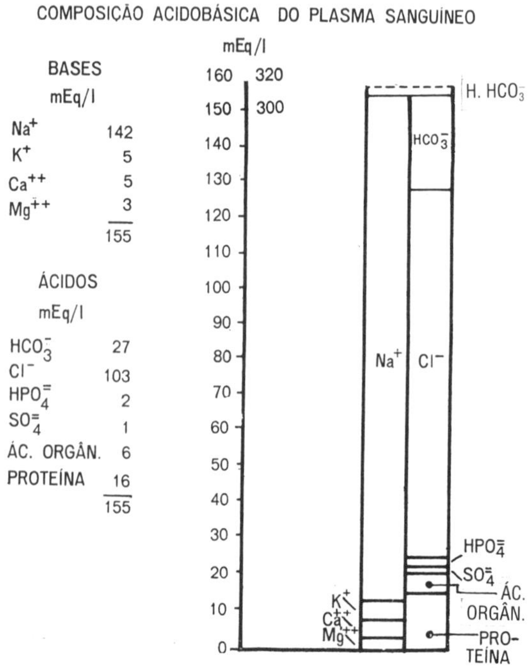

Fig. 2.10 Esquema mostrando a composição ácido-básica do plasma, expressa em mEq/l. (Segundo J. L. Lamble.)

Peters e van Slyke preconizam a determinação dos cloretos do plasma em vez de no sangue total. O teor do cloreto plasmático tem mais significação e presta-se melhor à interpretação. A taxa do cloreto celular é mais ou menos a metade da do plasmático. Daí a variabilidade do teor deste no sangue total, devido às oscilações que podem sofrer o número de hemácias e o volume do plasma.

Para a perfeita determinação dos cloretos do plasma, faz-se necessária a colheita do sangue sob óleo de parafina, a fim de evitar-se o *chloride shift*, isto é, a migração dos cloretos da célula para o plasma, quando o CO_2 se difunde do plasma para o ar. O óleo de parafina impede esta difusão.

Schales e Schales, empregando seu próprio método em pessoas normais, registraram os teores no soro entre 100 e 110 mEq/l; no sangue total, entre 77 e 88 mEq/l (mmol/l).

Dosagem do Fósforo (Método de Gomori)

Princípio. O filtrado do soro, obtido pela precipitação de suas proteínas pelo ácido tricloracético (e não pelo tungstato), é tratado com o ácido molíbdico, que é reduzido por um redutor a óxidos de molibdeno de coloração azul.

Material Necessário

1) pipetas volumétricas de 1 e 2 ml;
2) pipetas graduadas de 2 ml;
3) balão graduado de 10 ml;
4) tubos de ensaio.

Soluções Necessárias

a) ácido tricloracético a 10%;
b) molibdato de sódio a 5%;
c) ácido sulfúrico 10 N;
d) molíbdico-sulfúrica;
e) redutora;
f) padrões (estoque e de uso).

Processo. Em balão volumétrico de 10 ml, colocar 1 ml de soro e completar o volume para o traço com solução de ácido tricloracético a 10%; arrolhar, agitar e filtrar em papel de filtro de boa procedência, recolhendo o filtrado em tubo limpo e seco.

Marcar dois tubos de ensaio: B (branco) e S (soro); colocar, em B, 2 ml do ácido tricloracético e, em S, 2 ml do filtrado. Adicionar, a cada um, 2 ml da solução molíbdico-sulfúrica e 1 ml da solução redutora, misturando após cada adição.

Depois de 30 minutos, levar ao aparelho em 650 nm (mμ) ou com a prova em branco.

Verificar, na curva de calibração, o teor de fósforo em 100 ml.

Curvas de Calibração. Tomar quatro tubos de ensaio e marcá-los: 2,5, 5,0, 7,5 e 10 e colocar em cada um, respectivamente, 0,5 ml, 1,0 ml, 1,5 ml e 2 ml do padrão de uso; completar os volumes dos três primeiros tubos para 2 ml com a solução de ácido tricloracético; marcar um quinto tubo B e nele colocar 2 ml do ácido tricloracético; adicionar aos cinco tubos 2 ml da solução molíbdico-sulfúrica e 1 ml da solução redutora, misturando depois de cada operação.

Fazer as leituras após 30 minutos, como no caso anterior. Traçar a curva de calibração, registrando as leituras em percentagem de transmitância ou de absorvância *versus* concentração em mg/dl de fósforo.

Não se devem empregar detergentes para a lavagem do material. A hemólise falseia os resultados.

Gomori, autor desta modificação, comparou este método com os de Fiske-Subbarow e de Kuttnner-Cohen, verificando perfeita correspondência entre eles. Ressalta as vantagens do seu processo, que elimina inconvenientes dos outros.

Preparação das Soluções. Colocar 50 g de ácido tricloracético *A.R.* ou *p.a.* em balão volumétrico de 500 ml; dissolver com água destilada, completar para o traço do balão com água e misturar.

Molibdato de sódio a 5%. Pesar 25 g de molibdato de sódio ($Na_2MoO_4.2H_2O$), *A.R.* ou *p.a.*; transferir para balão volumétrico de 500 ml; dissolver em água destilada; completar o volume para o traço; misturar; transferir para frasco escuro e rotular.

Ácido sulfúrico a 10 N. Em balão graduado de 250 ml, colocar cerca de 150 ml de água destilada e adicionar a pouco e pouco, misturando, após cada adição, 70 ml de ácido sulfúrico *A.R.* ou *p.a.* (D 1,84); depois de resfriado, completar o volume para o traço do balão com água destilada. **(Nunca adicionar a água ao ácido!)**

Solução molíbdico-sulfúrica. Em frasco âmbar, limpo e seco, colocar 200 ml da solução de molibdato de sódio a 5%, 100 ml do ácido sulfúrico 10 N e 100 ml de água destilada. Misturar e rotular com as anotações pertinentes.

Solução redutora. Colocar 1 g de sulfato de p-metilaminofenol (*elon, fotol, verol*) e 3 g de bissulfito de sódio em balão volumétrico de 100 ml. Dissolver e completar o volume para o traço com água destilada. Misturar, transferir para o frasco escuro, rotular e conservar na geladeira.

Padrão-estoque. Pesar **exatamente,** em balança analítica, 439 g de fosfato biácido de potássio (KH_2PO_4) e transferir quantitativamente para balão graduado de 100 ml. Dissolver, completar para o traço com água destilada, misturar e colocar em frasco devidamente rotulado. Empregar o sal *Suprapur*, *A.R.* ou *p.a.* Este padrão contém 100 mg/dl. Transferir 1 ml do padrão-estoque para o balão volumétrico de 100 ml; completar o volume com água destilada, misturar e transferir para um frasco, com as devidas anotações. Este encerra 1 mg/dl.

INTERPRETAÇÃO

O organismo contém cerca de 500 g de fósforo inorgânico, 85% dos quais no adulto encontram-se nos ossos. O restante está na maioria combinado com lipídios, proteínas, glucídios e outras substâncias orgânicas, como fosfolipídios, ácidos nucléicos e nucleotides.

O fósforo é encontrado em quase todos alimentos, sendo o leite e derivados a principal fonte.

O conteúdo do fosfato inorgânico, no sangue do adulto normal, varia de 3 a 4,5 mg/dl (1 a 1,45 mmol/l), e o das crianças vai de 4,0 a 6,0 mg/dl; em mEq, 1,7 a 2,3 e 2,3 a 3,5, respectivamente.

Entre nós, Pimenta e cols., em São Paulo, verificaram a taxa do fósforo inorgânico em 187 indivíduos normais. Encontraram as seguintes variações (método de Kuttner-Lichtenstein-Bodansky):

A. Sexo masculino:
  Crianças: 3,76 a 5,90 mg/dl (1,2 a 1,9 mmol/l)
  Adultos: 2,36 a 4,56 mg/dl (0,76 a 1,5 mmol/l)
B. Sexo feminino:
  Crianças: 3,91 a 6,07 mg/dl (1,26 a 1,96 mmol/l)
  Adultos: 2,29 a 4,25 mg/dl (0,73 a 1,37 mmol/l).

Villela, no Rio de Janeiro, empregando o método de Fiske-Subbarow em 15 adultos normais, obteve a taxa média de 3,09 mg/dl (0,99 mmol/l), com o mínimo de 2,8 e o máximo de 3,8 mg/dl (1,22 mmol/l). Este autor, utilizando-se deste mesmo processo de dosagem em seis crianças normais (de um a oito anos de idade), encontrou a média de 5,8 mg/dl (1,87 mmol/l), com mínimo de 5,2 e máximo de 7,2 mg/dl (2,32 mmol/l) de P. Os níveis se reduzem nas fases de maior atividade metabólica dos hidratos de carbono, devido, provavelmente, à sua maior utilização para fosforilação dos metabólitos glucídicos. A fosfatemia varia na razão inversa da glicemia (Fig. 2.11). No diabete, a queda da fosfatemia que se segue à ingestão de glicose é retardada, diminuída ou está ausente, dependendo da gravidade da moléstia. Já foi sugerida a determinação de curva da fosfatemia pós-prandial como índice da gravidade do diabete. A Fig. 2.10, extraída de Peters e van Slyke, mostra tipos de curva da glicemia e da fosfatemia, depois de ingestão de glicose, em normais e em diabéticos.

Verifica-se hiperfosfatemia nas seguintes condições: **hipervitaminose D,** pelo emprego de altas doses de vitamina D ou pela irradiação excessiva de ultravioleta; na **insuficiência renal crônica** de qualquer natureza; no **hipoparatireoidismo;** em várias afecções ósseas (**osteoporose, carcinoma osteolítico metastático, mieloma múltiplo** e, também, na consolidação de fraturas); na **leucemia mielóide,** pela administração de **heparina;** nas dietas muito ricas em **leite;** no **hipertireoidismo,** na **hemodiálise;** na **anemia falciforme,** na **acidose lática.**

A hipofosfatemia é observada nos seguintes processos: no **raquitismo,** condição na qual os níveis de fosfato podem cair a 1-2 mg/dl (0,3 a 0,6 mmol/l); na **osteomalacia,** na qual a redução da fosfatemia é dos aspectos mais constantes; na **esteatorréia idiopática** (**doença celíaca, espru tropical** e **não-tropical**) por distúrbio na **absorção intestinal;** no **hiperparatireoidismo** (**osteíte fibrocística**) e na administração do **hormônio da paratireóide;** na **síndrome de Fanconi** (que se caracteriza pelo distúrbio da reabsorção tubular; várias substâncias são por isso eliminadas em excesso na urina, entre elas o fosfato, além de vários aminoácidos, glicose, ácido lático); no **hiperinsulinismo** espontâneo ou terapêutico; na **septicemia** por bactérias Gram-negativas; na **hipercalciúria idiopática;** na administração excessiva de solução glicosada parenteralmente.

A reabsorção do fosfato no rim se dá, em grande parte, nos túbulos proximais. Lesões neste sítio conduzem à maior eliminação e, conseqüentemente, à hipofosfatemia.

Cumpre assinalar que o maior valor clínico da determinação da fosfatemia se encontra nas **doenças de paratireóide;** na **insuficiência renal** e no **raquitismo.**

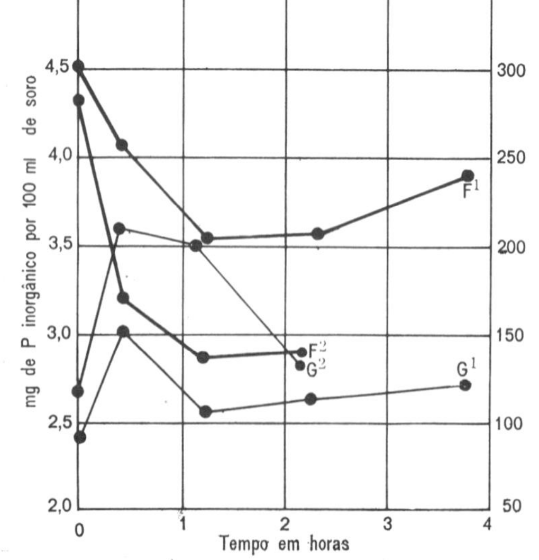

Fig. 2.11 Gráfico mostrando o efeito da ingestão de 200 g de glicose sobre a fosfatemia e a glicemia. F[1] e G[1] representam a fosfatemia e a glicemia em um mesmo indivíduo; notar que, enquanto a glicose se eleva no sangue, o fósforo cai. O mesmo se observa em F[2] e G[2].

Dosagem da Fosfatase Ácida "Prostática" (Método de Roy, Brower e Hayden)

Princípio. A fosfatase ácida do soro atua sobre o substrato de monofosfato de timolftaleína, e a timolftaleína libertada em sua forma azul é medida colorimetricamente.

Material Necessário

1) pipetas volumétricas de 1 ml e de 5 ml;
2) pipetas graduadas de 0,2 ml e de 10 ml;
3) balão graduado de 50 ml.

Soluções Necessárias

a) tampão de citrato (pH 5,95);
b) substrato tamponado;
c) reagente de cor;
d) solução-padrão-estoque de timolftaleína.

Processo. Transferir 1 ml do substrato tamponado para tubo de ensaio e colocar em banho-maria a 37°C (± 0,1°C) durante cinco minutos; adicionar exatamente 0,2 ml do soro em estudo, lavando a pipeta duas vezes por aspirações do substrato tamponado, a fim de retirar todo o soro preso às paredes da pipeta; acrescentar 5 ml do reagente de cor, **exatamente** 30 minutos depois da adição do soro. Misturar por meio de inversões do tubo convenientemente tampado.

Ler a absorvância em 590 nm (mμ) contra um branco do soro, o qual é preparado misturando-se 1 ml do substrato tamponado, 5 ml do reagente de cor e 0,2 ml do soro, adicionados nesta ordem.

O resultado é obtido com o auxílio da curva de calibração. Se a atividade for superior a 110 U/litro, repete-se o processo, empregando o soro diluído 1:10 com solução salina (NaCl 0,9%).

Curva de Calibração. Rotular seis tubos de ensaio: 1, 2, 4, 6, 8 e 10; adicionar a cada um, pela ordem: 1 ml, 2 ml, 4 ml, 6 ml, 8 ml e 10 ml do padrão diluído (este é preparado diluindo-se 1 ml do padrão-estoque com álcool puro, em balão graduado de 50 ml para o traço do balão). A cada tubo, adicionar, respectivamente, 9 ml, 8 ml, 6 ml, 4 ml, 2 ml e 0 ml de álcool, perfazendo assim 10 ml em todos os tubos.

Em tubos de ensaio, colocar: 1 ml do substrato tamponado, 0,2 ml de cada um dos padrões de uso antes preparados (marcar também estes tubos com as respectivas concentrações dos padrões) e 5 ml do reagente de cor. Ler no fotocolorímetro contra o branco contendo apenas álcool, em 590 nm (mμ). Traçar a curva, lembrando-se de que tais padrões correspondem, respectivamente, a 1,5; 3; 6; 9; 12; e 15 U/litro.

Preparação das Soluções. Tampão de citrato (pH 5,95). Prepara-se em primeiro lugar a **solução A:** dissolver 29,41 g de citrato trissódico ($C_6H_5Na_3O_7.2H_2O$). *A.R.* ou *p.a.*, com cerca de 950 ml da solução de *Brj-35* 20%, e completar o volume para o traço; misturar. A solução de *Bjr-35* é preparada dissolvendo-se 20 g em cerca de 60 ml de água destilada, com leve aquecimento; resfria-se e dilui-se para 100 ml; conserva-se por seis meses à temperatura ambiente. **Solução B:** dissolver 2,1 g de ácido cítrico mono-hidratado (*A.R.* ou *p.a.*) em cerca de 95 ml de água destilada; adicionar 2,5 ml da solução de *Brj-35* e diluir para 100 ml com água. Finalmente, a cerca de 900 ml da solução A, adicionar quantidade tal da solução B até se obter mistura com pH 5,95.

Substrato Tamponado. Dissolver 0,185 g de monofosfato sódico de timolftaleína com tampão, em balão graduado de 100 ml; completar para o traço com o tampão e misturar. A alcalinidade do monofosfato sódico de timolftaleína muda o pH para 6; é estável, na geladeira, por dois meses.

Reagente de Cor. Dissolver 2 g de NaOH e 5,3 g de Na_2CO_3 anidro com água destilada, em balão graduado de 1.000 ml, completando para o traço. Estável à temperatura ambiente, pelo menos por seis meses.

Solução-padrão-estoque de timolftaleína. Pesar 968,7 mg de timolftaleína *Suprapur*, *A.R.* ou *p.a.*; transferir para balão graduado de 100 ml; dissolver com álcool absoluto; completar para a marca do balão e misturar. Estável a 4°C por um ano.

Todas as soluções para esta dosagem podem ser adquiridas, prontas para o uso, de *Labtest*, utilizando este método com modificações que o tornaram mais simples.

Nota: Para aqueles que não dispõem de tempo, pode-se empregar um dos numerosos *kits* existentes no mercado especializado. Para a determinação da fosfatase ácida prostática, assim como a maioria das dosagens em bioquímica do sangue, a Hoechst do Brasil (Setor Diagnóstico Behring, São Paulo, SP) fornece todas as soluções, prontas para o uso, com a respectiva técnica operacional. Para a fosfatase ácida, a Hoeschst dispõe do *kit* que denomina *Enzygnost PAD. Labtest e Bioclin* também fornecem soluções para a realização da maioria das dosagens. Várias outras firmas existem no mercado especializadas na preparação e fornecimento de *kits*.

INTERPRETAÇÃO

Os valores normais da fosfatase ácida "prostática" variam com o método empregado na dosagem. Os autores do processo descrito, em 85 adultos normais (de 26 a 84 anos de idade), encontraram os seguintes teores: 0,11 a 0,60 U/litro. Em 23 pacientes com carcinoma prostático depararam, em dois casos, 0,66 a 1,2 U/litro e, nos demais, 6,2 a 423 U/litro. A fosfatase ácida tem sua atividade máxima em pH em torno de 5, daí sua denominação.

Define-se uma unidade internacional como igual à quantidade de enzima que libera, por hidrólise, 1 μmol de timolftaleína por minuto e por litro de soro a 37°C.

Pelo método de Bodansky, são considerados normais os limites entre 0,1 e 0,4; pelo processo de King-Armstrong, 1,1 a 5,5 U/litro; com o procedimento de Bessey, Lowry e Brock, 2,5 a 12 U/litro. Nas dosagens, a separação do soro deve ser feita imediatamente com o máximo de cuidado, a fim de evitar hemólise, pois os eritrócitos contêm fosfatase ácida, o que falsearia os resultados.

A principal significação clínica desta dosagem refere-se ao estudo de **moléstias da próstata.** A enzima é produzida principalmente na próstata, e, nos casos de carcinoma com metástase, as células malignas conservam a capacidade de produzi-la, atingindo no soro valores muito elevados. Os autores do processo descrito encontraram até 423 U/litro em tais casos. Como nenhum outro setor do organismo é capaz de formar esta enzima em quantidades apreciáveis, a verificação da fosfatase ácida em níveis elevados sugere tratar-se de metástase de carcinoma da próstata. Os autores chamam a atenção para o fato de que o carcinoma prostático, em velhos, pode exibir valores normais desta enzima, a despeito da presença de metástase. Em tais casos, recomenda-se a injeção de 25 mg de propionato de testosterona durante cinco dias seguidos, realizando-se novamente a dosagem que revelará teor elevado pelo estímulo do hormônio na produção da fosfatase; é a chamada prova de Sullivan. As dosagens sucessivas têm valor também no seguimento dos casos em tratamento — a castração, a hormonioterapia — e produzem queda no nível da enzima; o recrudescimento da moléstia faz com que os índices se elevem novamente.

Rodrigues Netto Jr. e cols., em estudo calcado em 47 pacientes com hipertrofia benigna da próstata (55 a 82 anos de idade), relatam que o alto índice de falsos diagnósticos levou-os à conclusão de que o nível da fosfatasemia ácida não constitui método seguro para o diagnóstico diferencial entre hipertrofia benigna e carcinoma.

O nível da fosfatase ácida no **sêmen** situa-se em torno de 2.500 U/ml (King-Armstrong).

A manipulação da próstata pelo toque retal conduz à elevação da fosfatemia ácida, mas em caráter transitório.

A fosfatase ácida (glicoproteína) com PM de cerca de 100.000 é sintetizada principalmente nas células epiteliais da próstata.

Os níveis da fosfatase ácida podem elevar-se em outras manifestações, como: **doença de Paget, osteoporose, hiperparatireoidismo, metástase osteolítica de carcinoma da mama,** nas **trombocitoses,** no **enfarte do miocárdio** e na **embolia pulmonar.**

Emprega-se, também, para o rastreio de câncer de próstata, a determinação do *PSA* (Antígeno Prostático Específico, em inglês *Prostate Specific Antigen*, cujos valores normais do soro variam de 2,5 a 7,5 ng/ml). Entretanto, embora chamado específico da próstata, outros órgãos o possam produzir (fígado, colo, pulmão, ovário). Bosch e Bernadich publicaram o caso de aumento do *PSA* em um casal acometido de grave hepatite A. Diamandis e Yu, em trabalho de 1995, chamam a atenção para a deficiência de especificidade do *PSA*.

Dosagem da Fosfatase Alcalina (Método de Bodansky-Gomori)

Princípio. O soro, que encerra a enzima fosfatase, hidrolisa o glicerofosfato (substrato), em pH alcalino, libertando o fosfato. O número obtido na dosagem deste, menos o teor de fosfato inorgânico do soro (também dosado), fornece o teor da fosfatase expresso em unidades.

Material Necessário

1) pipetas volumétricas de 0,5 ml, de 1 ml, de 2 ml e de 10 ml;
2) tubos de ensaio;
3) pipeta graduada de 5 ml;
4) papel de filtro de boa procedência.

Soluções Necessárias

a) substrato de glicerofosfato (pH 8,6 a 9,3);
b) ácido tricloracético a 10%;
c) padrão-estoque de fosfato;
d) padrão de uso de fosfato;
e) ácido sulfúrico 10 N;
f) solução molíbdico-sulfúrica;
g) reagente redutor.

Processo. Em dois tubos de ensaio marcados B-F (branco de fosfatase) e F (fosfatase), colocar 5 ml do substrato de glicerofosfato de sódio e levar ao banho-maria a 37°C, aí deixando cinco minutos para estabilizar a temperatura. Adicionar 0,5 ml do soro no tubo marcado F; misturar e deixar em banho-maria a 37°C durante, **exatamente,** uma hora.

Retirar do banho-maria; acrescentar a ambos 4,5 ml da solução de ácido tricloracético a 10%; misturar e filtrar, recolhendo o filtrado em dois outros tubos de ensaio, também marcados B.F. e F. Adicionar a ambos 2 ml da solução molíbdico-sulfúrica e 1 ml do reagente redutor, misturando após cada adição.

Ao fim de 30 minutos, fazer a leitura em 650 nm (mμ) de onda ou com filtro vermelho, zerando o aparelho com a prova em branco. Ler o resultado na curva de calibração da dosagem de fósforo e calcular o teor da fosfatase alcalina, multiplicando-se o resultado por 2 e, deste resultado, subtrair o teor do fósforo que deve ser dosado simultaneamente.

Exemplo: Leitura da fosfatase: 5,0; leitura do fósforo: 3,5; com estes números, temos (5,0 × 2) − 3,5 = 6,5 U de fosfatase alcalina/dl.

Preparação das Soluções. Substrato de glicerofosfato de sódio. Em balão volumétrico de 100 ml, colocar: 3 ml de éter de petróleo (ponto de ebulição de 20 a 40°C, puríssimo), cerca de 80 ml de água destilada, 0,5 de beta-glicerofosfato de sódio (Eastman), 0,424 g de dietilbarbiturato de sódio *U.S.P.* (barbital sódico); completar o volume com água destilada de modo a ficar o traço do balão entre a solução e o éter de petróleo. Misturar e transferir para vidro neutro com rolha esmerilhada, ao qual já se havia adicionado éter de petróleo em camada de 2,5 cm de espessura. Conservar a solução no refrigerador, depois de devidamente rotulada.

As demais soluções são as mesmas empregadas na dosagem do fósforo pelo método de Gomori.

INTERPRETAÇÃO

Os níveis normais da fosfatase alcalina (FAL) variam de acordo com o método de dosagem. Pelo método de Bodansky, oscila entre 1,5 e 5 unidades, no adulto, e 5 e 15 em crianças; pelo processo de King-Armstrong, os valores no adulto e na criança são, respectivamente, 4 a 13 e 15 a 20 unidades. Está elevada no terceiro trimestre da gravidez. Ela tem um pH ótimo em torno de 9.

Pelo método de Bodansky, uma unidade é definida como o equivalente à libertação de 1 mg de fósforo como íon fosfato, durante a primeira hora de incubação a 37°C e pH 8,6, com um substrato contendo beta-glicerofosfato de sódio. A unidade Bodansky pode ser convertida em unidade internacional multiplicando-se por 5,5.

A fosfatase alcalina acha-se elevada: no **raquitismo,** condição na qual é de grande valor no diagnóstico diferencial, podendo atingir 20 a 30 unidades e até mais (com o tratamento adequado, os níveis voltam aos limites da normalidade); na **doença de Paget,** o teor da fosfatase é consistentemente elevado, atingindo cifras muito altas, da ordem de 50 unidades ou mais; no **hiperparatireoidismo** pode haver hiperfosfatasemia; na **icterícia obstrutiva,** as taxas estão consideravelmente aumentadas ao passo que, nas icterícias tóxicas ou infecciosas, os valores são normais. Acha-se moderadamente aumentada: na **doença de Gaucher;** no **sarcoma osteogênico;** na **osteomalacia;** no **mieloma múltiplo;** na **tuberculose evolutiva;** no **hipertireoidismo;** na **leucemia mielóide;** na **doença de Recklinghausen.**

Pode haver hipofosfatasemia: na **enfermidade celíaca;** no **hipotireoidismo da infância.**

Em resumo, as principais indicações da dosagem da fosfatasemia alcalina, pela contribuição diagnóstica que pode trazer, são na doença de Paget, nas icterícias obstrutivas, no prognóstico de raquitismo e na suspeita de caráter maligno das enfermidades ósseas.

Admite-se que a determinação da fosfatase alcalina sirva para o diagnóstico diferencial entre a icterícia tóxica ou infecciosa e a icterícia obstrutiva. Cerca de 90% dos casos de obstrução do colédoco são acompanhados de taxas superiores a 10 unidades, ao passo que, em mais ou menos a mesma percentagem de casos de hepatite, os níveis são inferiores a 10 unidades.

Quadro 2.13 Situações nas Quais a FAL do Soro Está Aumentada

Doenças Hepatobiliares	Doenças Ósseas	Outras
Icterícia obstrutiva	Osteíte deformante	Fraturas
Cirrose biliar	Raquitismo	Crescimento
Colestase intra-hepática	Osteomalácia	Gravidez (1.º trimestre)
Hepatite viral	Hiperparatireoidismo	
Mononucleose infecciosa	Sarcoma osteogênico	
Cirrose alcoólica		

Dosagem das Transaminases (Método de Reitman e Frankel Modificado)

Princípio. As transaminases transferem o grupo NH_2 dos aminoácidos para cetoácidos alfa. A transaminase glutâmico-oxalacética (TGO, ou, de acordo com a nomenclatura atualmente recomendada, aspartato-aminotransferase) catalisa a reação: ácido oxalacético + ácido glutâmico ⇌ ácido alfa-cetoglutárico + ácido aspártico: a transaminase glutâmico-pirúvica (TGP, agora denominada alanina aminotransferase) catalisa a reação: ácido pirúvico + ácido glutâmico ⇌ alanina + ácido alfa-cetoglutárico. A atividade das transaminases é determinada medindo-se a quantidade de oxalacetato ou de piruvato, formados em condições padronizadas (pH, temperatura etc.), enquanto o ácido alfa-cetoglutárico se transamina para ácido glutâmico. A 2.4, dinitrofenil-hidrazina dos cetoácidos, obtida pela ação de 2.4, o dinitrofenil-hidrazina, é medida em fotômetro, com ondas de 505 nm (mμ). A 2.4, dinitrofenil-hidrazona dos ácidos oxalacético e pirúvico apresenta maior absorção a 505 nm (mμ) do que a 2.4, dinitrofenil-hidrazona do ácido alfa-cetoglutárico. A diferença em atividade óptica entre ambas mede a quantidade de oxalacetato ou de piruvato existente.

Unidades. Uma unidade de transaminase corresponde à quantidade de 1 micrograma de ácido pirúvico ou de ácido oxalacético formado, respectivamente, pelas enzimas TGP e TGO, em condições padronizadas.

A unidade internacional (UI) é a quantidade de enzima que transforma um μmol por minuto a 25°C.

Material Necessário

1) pipetas volumétricas de 1, de 5 e de 10 ml;
2) pipetas graduadas de 0,2, de 2 e de 10 ml;
3) balão graduado de 50 ml;
4) tubos de ensaio.

Soluções Necessárias

a) tampão de fosfatos;
b) solução de ácido alfa-cetoglutárico;
c) solução de ácido aspártico;
d) solução de alanina;
e) solução de 2-4, dinitrofenil-hidrazina;
f) solução de NaHO 0,4 N;
g) solução-padrão de piruvato de sódio.

Processo. É assim descrito:

A) Transaminase glutâmico-oxalacética (TGO). Adicionar 1 ml da solução do ácido alfa-cetoglutárico a 9 ml do ácido d-1-aspártico e misturar, obtendo-se o substrato oxalacético. Conservar no refrigerador.

Marcar dois tubos de ensaio B (branco) e D (desconhecido) e colocar, em cada um deles, 1 ml do substrato oxalacético.

Acrescentar 0,2 ml do soro em estudo no tubo D e misturar.

Incubar os tubos B e D em banho-maria a 37°C durante 60 minutos; juntar a cada tubo 1 ml de 2-4, dinitrofenil-hidrazina e misturar.

Adicionar 0,2 ml do soro em estudo ao tubo B; misturar, deixar em repouso à temperatura ambiente por 20 minutos; adicionar 10 ml de NaOH 0,4 N aos dois tubos e misturar.

Deixar os tubos em repouso por 10 minutos à temperatura ambiente, e fazer a leitura no fotômetro com onda de 505 nm (mμ).

Ler os resultados na curva de calibração e exprimi-los em unidades por mililitro de soro.

B) Transaminase glutâmico-pirúvica (TGP). A 9 ml da solução d-1-alanina, adicionar 1 ml da solução do ácido alfa-cetoglutárico e misturar; obtém-se, assim, o substrato pirúvico, que deve ser conservado no refrigerador. A partir deste substrato, do qual se toma 1 ml, agir como no processo para TGO, antes descrito. Fazer a leitura na curva de calibração, exprimindo os resultados em unidades por mililitro de soro.

Curva de Calibração. Transferir para balão volumétrico de 50 ml > 5 ml da solução-padrão de piruvato de sódio e completar o volume com tampão de fosfatos, pH 7,4.

Colocar, em seis tubos numerados, os seguintes volumes da solução-padrão de piruvato, diluída: 0,2; 0,4; 0,6; 0,8; 1,0; e 1,2 ml.

Completar os volumes de cada tubo para 1,2 ml com tampão de fosfatos (pH 7,4); adicionar a todos os tubos 1 ml da solução de 2-4, dinitrofenil-hidrazina e deixar em repouso, à temperatura ambiente, por 20 minutos.

Juntar, a cada tubo, 10 ml de NaOH 0,4 N; misturar, repousar 10 minutos e fazer a leitura no fotômetro, com onda de 505 nm (mμ). As concentrações dos padrões correspondem a 0,40; 0,80; 120; 160 e 240 unidades por mililitro.

Traçar a curva de calibração em papel milimetrado.

Preparação das Soluções. Tampão de fosfatos pH 7,4. Pesar 15 g de Na_2HPO_4 e 1,09 g de KH_2PO_4, ambos anidro (*A.R.* ou *p.a.*), e transferir para balão graduado de 500 ml; dissolver e completar com água destilada para o traço do balão. Ajustar o pH a 7,4 com ácido fosfórico ou com solução de NaOH 1 N. Conservar no refrigerador.

Ácido alfa-cetoglutárico. Pesar 292 mg de ácido alfa-cetoglutárico; transferir para balão graduado de 100 ml; dissolver e completar o volume para a marca do balão com água destilada. Conservar no refrigerador.

Ácido aspártico. Pesar 2,955 g de ácido d-1-aspártico; transferir para balão graduado de 100 ml; adicionar cerca de 50 ml do tampão de fosfatos (pH 7,4); acrescentar cerca de 20 ml do NaOH 1 N até a completa dissolução; acertar o pH em 7,4 e completar o volume para 100 ml com a solução-tampão de fosfato (ph 7,4). Conservar no refrigerador.

Alanina. Pesar 1,977 g de d-1-alanina; transferir para balão graduado de 100 ml; adicionar cerca de 50 ml do tampão de fosfatos; dissolver; acertar o pH em 7,4 e completar o volume para a marca do balão, com a solução-tampão. Conservar na geladeira.

2-4,dinitrofenil-hidrazina. Pesar 19,8 mg de 2-4,dinitrofenil-hidrazina; transferir para balão volumétrico de 100 ml; adicionar cerca de 90 ml de HCl 1 N e aquecer a 60°C até a dissolução; esfriar e completar o volume para o traço do balão com HCl 1 N. Conservar no refrigerador.

NaOH 0,4 N. Pesar 8 g de NaOH; transferir para balão graduado de 500 ml; dissolver com água destilada; depois de resfriado, completar o volume para o traço do balão.

Piruvato de sódio. Pesar 50 mg de piruvato de sódio; transferir para balão volumétrico de 100 ml; dissolver com a solução-tampão de fosfato (pH 7,4), completando o volume para a marca com este mesmo tampão. Conservar no refrigerador. Para todas as soluções, empregar produtos *A.R.* ou *p.a.*

Os laboratórios **Labtest, Bioclin, Wiener Lab, BioMérieux** e outros fornecem as soluções (*kits*) para esta determinação, já prontas para serem usadas.

Toda a vidraria empregada neste processo deve ser colocada na solução sulfocrômica (ver preparação, a seguir) e, depois, lavada meticulosamente em água de torneira e, a seguir, com água destilada.

Mistura Sulfocrômica. Em cilindros de 1 litro, colocar cerca de 30 g de bicromato de potássio comercial; adicionar 1 litro de ácido sulfúrico concentrado comercial e agitar com baqueta de vidro. Esta mistura é empregada para a limpeza de toda a vidraria. Deve ser substituída de tempos em tempos, especialmente quando muda de cor.

INTERPRETAÇÃO

Os valores normais das transaminases (prefere-se, hoje, denominá-las transferases) no soro oscilam de 5 a 20 U/ml, para a glutâmico-oxalacética (aspartato-aminotransferase — AST), e 5 a 15 U/ml para a glutâmico-pirúvica (alanina-aminotransferase — ALT). Os valores médios normais, entre nós, segundo Nery, são de 16,7 U/ml, para a TGO (AST), e de 18,3 U/ml, para a TGP (ALT), sendo a relação TGO/TGP de 1,2. A elevação da transaminasemia ocorre nos processos com necrose e destruição celular, como nas **hepatopatias,** no **enfarte do miocárdio** cujos níveis podem atingir 10 a 20 vezes os valores normais, normalizando-se após o quinto dia, nos **abscessos pulmonares** (ver também Cap. 3).

Guimarães e cols. consideram normais as seguintes cifras TGO (ALT): 8 a 40 U.; TGP (AST): 5 a 35 U/ml.

Nas **hepatites infecciosas agudas,** mesmo nas anictéricas, há acentuado aumento da transaminase, com valores acima de 250 U/ml em mais de dois terços dos casos, às vezes 500 ou 1.000 U/ml, com inversão da relação TGO/TGP (média: 0,63). Na forma necrotizante das hepatites, a relação AST, ALT (TGO/TGP) pode atingir índices acima de 1,0 (normal em torno de 0,6). A hiperatividade transaminásica do soro é precoce na **hepatite virótica** aguda, não havendo, no entanto, relação entre a intensidade do aumento da transaminase e o número de dias que medeia entre o começo da doença e a data do exame inicial. Nas formas benignas da **hepatite,** verifica-se, após elevação inicial, queda abrupta da atividade transaminásica do soro, coincidente com a melhora clínica do paciente. Na fase de convalescença da **hepatite infecciosa,** a normalização da TGP (ALT) é mais lenta que a da TGO (AST), mantendo-se a relação TGO/TGP (média: 0,067). As taxas persistentemente elevadas da ALT falam a favor da hepatite C. Nas **hepatites tóxicas,** o aumento da transaminase parece relacionar-se com a intensidade da lesão hepática. Nas hepatopatias crônicas (**hepatites crônicas, cirrose hepática),** os valores das transaminases não ultrapassam, em geral, 250 U/ml, salvo em fases de atividade da doença. Nas **neoplasias hepáticas,** o aumento da transaminase é proporcional à extensão e ao volume das lesões do fígado. Nas **icterícias extra-hepáticas** não-complicadas, os valores das transaminases, em geral, não vão além de 250 U/ml. No diagnóstico diferencial, entre as **icterícias hepatocelulares** e **obstrutivas,** é valiosa a determinação das transaminases. Cifras acima de 250 U/ml falam a favor de **icterícia hepática,** sobretudo se ultrapassam 500 U/ml.

Os teores mais elevados têm sido registrados na **necrose hepática,** como no **envenenamento pelo tetracloreto de carbono,** situação na qual as cifras podem atingir 15.000 U e mais. Na **hepatite virótica** são consignados níveis também muito altos, da ordem de 2.500 U e mais. No **enfarte do miocárdio,** dá-se apreciável aumento do teor de TGO, sendo reduzida a elevação de TGP.

Segundo Latner, a determinação da transaminase glutâmico-oxalacética fornece elemento de grande significação diagnóstica nas seguintes situações: a) na diferenciação entre **enfarte do miocárdio** e **insuficiência coronariana (isquemia),** não ocorrendo, nesta última, elevação do TGO; b) no diagnóstico de enfarte do miocárdio, quando as alterações do ECG não são bem definidas ou por serem de interpretação difícil devido a episódio anterior; c) na avaliação da extensão do enfarte. O perfil enzimático completa os achados do exame clínico e, muitas vezes, fornece elementos diagnósticos decisivos.

O aumento da TGO tem sido assinalado também na **anemia hemolítica aguda,** na **necrose renal,** nas **queimaduras graves** e no **cateterismo cardíaco.**

O uso de eritromicina pode interferir na dosagem.

Determinação da Desidrogenase da Glicose-6-Fosfato (G-6-PD)

Princípio. A hemoglobina se oxida, pelo nitrito de sódio, para metemoglobina, e há reconversão enzimática desta na presença do azul-de-metileno. A coloração desenvolvida (castanha) denuncia a deficiência de G-6-PD ou sua presença (vermelho-vivo).

Material Necessário

1) tubos de ensaio;
2) pipetas de 0,1 e de 2 ml;
3) banho-maria ou estufa (37°C).

Soluções Necessárias

a) nitrito de sódio 0,18 M;
b) glicose 0,28 M;
c) cloreto de azul-de-metileno.

Processo. Em três tubos de ensaio, colocam-se, em cada um, 2 ml de sangue normal (tubo I); 2 ml de sangue positivo, 0,1 ml da solução de nitrito e 0,1 ml da solução de glicose (tubo II); e, no tubo III, 2 ml do sangue em estudo (colhido em heparina), 0,1 ml da solução de nitrito, 0,1 ml da solução de glicose e 0,1 ml da solução de cloreto de azul-de-metileno. Misturar e incubar a 37°C durante três horas.

Ao fim de três horas, retirar 0,1 ml de cada tubo e colocar em três novos tubos contendo 10 ml de água destilada.

Procede-se, então, à apreciação visual das colorações desenvolvidas: o tubo I se apresentará vermelho-vivo (sangue normal); o tubo II, com cor castanha (tubo de positividade conhecida); o tubo III pode ser vermelho-vivo ou castanho, dependendo da deficiência ou não da G-6-DP.

Preparação das Soluções. Nitrito de sódio ($NaNO_2$) 0,18 M. Pesar 1,25 g de nitrito de sódio. *A.R.* ou *p.a.*; colocar em balão graduado de 100 ml; dissolver e diluir para o traço com água destilada.

Glicose 0,28 M. Pesar 5 g de glicose puríssima; dissolver e diluir para 100 ml, em balão graduado de 100 ml.

Azul-de-metileno 0,004 M. Pesar 0,15 g de cloreto de azul-de-metileno triidratado; dissolver e diluir para 1.000 ml de água destilada em balão graduado.

INTERPRETAÇÃO

O método descrito, apenas qualitativo, indica a presença ou a deficiência de G-6-PD e presta-se para o rastreio desta enzimopenia.

Duas são as variedades de deficiência desta enzima — a **negróide** (ou africana) e a **mediterrânea,** esta de maior gravidade. A hemólise é o denominador comum destas formas. Tem caráter recessivo ligado ao sexo; a deficiência é mais freqüente no sexo masculino. A incidência é mais elevada nas populações negróides. Medicamentos de uso corrente, como ácido acetilsalicílico, cloranfenicol, furandantina, sulfas, fenacetina, aminopirina (piramido); ácido para-aminossalicílico, antimaláricos e vários outros, podem desencadear crise hemolítica em indivíduos com deficiência de G-6-PD. Adverte Ramalho que se deve administrar, aos recém-nascidos com carência de G-6-PD, quando necessário, somente a vitamina K natural, pois os análogos sintéticos solúveis em água terão alta probabilidade de provocar hemólise. Recomendável, pois, muita ponderação ao prescrever-se drogas a pacientes com déficit de desidrogenase da glicose-6-fosfato.

Azevedo e cols. estudaram a deficiência da G-6-PD em 815 pacientes de um hospital de Salvador, BA, pelo *spot test*. Observaram 11,39% de deficientes entre os de raça negra, 7,85 entre os **mulatos escuros** e 6,98 entre os **mulatos médios.** A deficiência de G-6-PD mais encontradiça no Nordeste é a do tipo africano.

Marcos e Campos verificaram a incidência do déficit da G-6-PD em 1.000 negros do sexo masculino, pacientes ou acompanhantes em hospitais de Belo Horizonte, MG, deparando incidência de 7,8% de deficientes.

Ramalho e Beiguelman, em 204 doadores de sangue, em Campinas, SP, verificaram a deficiência enzimática em 10,42% dos negróides e 2,56% nos caucasóides. Advertem estes autores que, na transfusão de hemácias com a variedade mediterrânea de G-6-PD a pacientes medicados com drogas incompatíveis, pode ocorrer destruição das hemácias transfundidas, com risco de grave crise hemolítica. Sabe-se também que a ingestão de certo tipo de fava (*Vicia fava*) ou mesmo a inalação do pólen desta planta pode desencadear o favismo — anemia hemolítica aguda — em pacientes com déficit de G-6-PD da variedade mediterrânea.

Ramalho investigou a deficiência de G-6-PD em 440 recém-nascidos, em Campinas, SP, registrando déficit em 10,3% dos **negróides** do sexo masculino e apenas em 1,5% dos caucasóides. Sugere o emprego dos testes de rastreamento desta enzimopenia na rotina dos berçários brasileiros.

Em trabalho mais recente, Paixão e cols., de Ribeirão Preto, SP, estudaram 200 recém-nascidos, empregando os testes de fluorescência e o da redução da metemoglobina. Verificaram a deficiência de G-6-PD em 7,5% pelo teste de metemoglobina e 12% pelo da fluorescência, método simples e rápido. Os AA chamam a atenção para o valor do teste de fluorescência no rastreamento da deficiência da G-6-PD e propõem seja esta a prova de escolha para a sua investigação.

Presume-se haja na população mundial cerca de 100 milhões de pessoas com deficiência da desidrogenase da glicose-6-fosfato que se apresenta como erro genético ligado ao sexo (cromossomo X).

I. Dosagem da Creatina-Quinase (CK) (Método de Okinawa)

Princípio. Em meio alcalino, a creatina fosfotransferase (CPK) forma ADP + fosfocreatina; esta, em meio ácido, é hidrolisada, libertando creatina e fosfato; o fosfato inorgânico, assim obtido, é proporcional à atividade enzimática.

Material Necessário

1) tubos de ensaio;
2) pipetas de 0,5 ml;

3) pipetas graduadas de 2 ml;
4) pipetas volumétricas de 1 ml;
5) micropipetas de 50 μl.

Soluções Necessárias

a) creatinina 0,09 M;
b) mistura de adenosina trifosfato (ATP) e glutationa;
c) padrão;
d) ácido ascórbico 0,084 M;
e) molibdato;
f) solução alcalina.

Nota: Todas estas soluções devem ser adquiridas prontas para o uso, em *kits*, do **Laboratório DOLES, de Merck** (inibição imunológica) ou de eletroforese (**Helena do Brasil**). Martinez *et al.* recomendam o método da inibição imune.

Processo. Rotular dois tubos: B (branco do soro) e S (soro) em estudo; adicionar, a cada um, 0,5 ml do substrato de uso e incubar a 37°C, durante cinco minutos.

Ao tubo S, adicionar 50 μl do soro em estudo e incubar 20 minutos. Rotular outros dois tubos: P (padrão) e BP (branco do padrão); ao tubo P, adicionar 0,5 ml da solução-padrão e, ao tubo BP, 0,5 ml de água destilada.

Terminada a incubação, adicionar 50 μl do soro ao tubo B. Imediatamente, acrescentar, aos quatro tubos, 1 ml da solução de molibdato e 3 ml do ácido ascórbico 0,084 M. Deixar em repouso, à temperatura ambiente, durante 10 minutos.

Decorridos os 10 minutos, adicionar, a cada tubo, 0,5 ml da solução alcalina e homogeneizar, agitando.

Após um a dois minutos, ler os tubos S, B e P contra o tubo BP como branco, ajustando 100% de transmissão em 660 mm.

Cálculo:

$$\frac{\text{Leitura de S}}{\text{Leitura de P}} \times 130 = \text{U.I. de CK/l}$$

II. Dosagem da Creatina-Quinase (CK) (Método: Rosalki Adaptado por Strufaldi)

Princípio. Em série de reações acopladas, o ATP formado a partir da creatina-fosfato e ADP, pela ação da creatina-quinase, reage com a glicose na presença de hexoquinase, para formar a glicose-6-fosfato; esta, por sua vez, é oxidada pelo NADP, em presença da glicose-6-fosfato desidrogenase, para formar o 6-fosfogluconato e NADPH. A velocidade de aumento na absorvância em 340 nm, devido à redução do NADP a NADPH, é a medida da atividade da creatina-quinase.

Nota: Uma unidade é definida como a atividade da enzima capaz de transformar 1 mol de creatina-fosfato (equivalente a 1 μmol de NADP) por minuto e por litro, nas condições da dosagem.

Soluções Necessárias

Solução-tampão TRIS 0,05 M pH: 6,8. Em balão volumétrico de 1.000 ml, dissolver 6,05 g de TRIS (Trometamina) em, aproximadamente, 900 ml de água destilada. Ajustar pH em 6,8 com ácido clorídrico e completar o volume para 1.000 ml com água destilada.

Solução de difosfato de adenosina (ADP) 0,01 M. Em balão volumétrico de 10 ml, dissolver 49,3 mg de adenosina-5-difosfato, sal trissódico em aproximadamente 8,0 ml da solução-tampão TRIS. Ajustar o pH a 6,8 e completar o volume para 10 ml, com o próprio tampão. Conservar no congelador (estabilidade limitada).

Solução de creatina-fosfato 0,1 M. Em balão volumétrico de 10 ml, dissolver 363 mg de creatina-fosfato, sal dissódico hexaidratado em aproximadamente 8,0 ml da solução-tampão TRIS. Ajustar o pH a 8,0 (hidrólise poderá ocorrer em pH mais baixo) e completar o volume para 10 ml com o próprio tampão. Guardar no congelador (estabilidade variável).

Solução de glicose 0,2 M. Em balão volumétrico de 10 ml, dissolver 360 mg de glicose em aproximadamente 8,0 ml da solução-tampão TRIS e completar o volume a 10 ml, com o próprio tampão. Manter no congelador.

Solução de cloreto de magnésio 0,3 M. Em balão volumétrico de 10 ml, dissolver 286 mg de cloreto de magnésio ($MgCl_2$) em aproximadamente 8,0 ml da solução-tampão TRIS e completar o volume para 10 ml, com o próprio tampão.

Solução de NADP 0,008 M. Em balão volumétrico de 10 ml, dissolver 60 mg de NADP (Nucleotide de trifosfopiridina), sal dissódico, em aproximadamente 8,0 ml da solução-tampão TRIS. Ajustar o pH a 6,8 e completar o volume para 10 ml com o tampão. Guardar no congelador.

Solução de monofosfato de adenosina (AMP) 0,1 M. Em balão volumétrico de 10 ml, dissolver 499 mg de adenosina-5′ monofosfato, sal dissódico hexaidratado em aproximadamente 8,0 ml da solução-tampão TRIS. Ajustar o pH a 6,8 e completar o volume para 10 ml com o próprio tampão. Guardar no congelador (estabilidade limitada).

Solução de cisteína 0,05 M. Em balão volumétrico de 10 ml, dissolver 880 mg de cloridrato de L-cisteína monoidratada em aproximadamente 8,0 ml da solução-tampão TRIS. Ajustar o pH a 6,8 e completar o volume para 10 ml, com o próprio tampão. Preparar esta solução na hora do uso, para evitar deterioração.

Solução de hexoquinase (6 U.I./ml). Diluir uma suspensão de hexoquinase de levedura com solução-tampão TRIS, de modo a se obter solução final de aproximadamente 6 U.I./ml. Guardar no congelador (estabilidade limitada).

Solução de glicose-6-fosfato desidrogenase (3 U.I./ml). Diluir suspensão de glicose-6-fosfato-desidrogenase de levedura, com solução-tampão TRIS, de modo a se obter solução final com aproximadamente 3 U.I./ml. Guardar no congelador (estabilidade limitada).

Solução de substrato. No dia de uso, manter todos os reagentes à temperatura de 4°C. Combinar um volume de cada um dos reagentes (ADP, creatina-fosfato, glicose, $MgCl_2$, NADP, AMP, cisteína, hexoquinase, glicose-6-fosfato desidrogenase e solução-tampão TRIS), deixando a mistura a 4°C até o momento de usá-la (pode ser utilizada até quatro horas após a preparação). Verificar o pH antes do uso e, se não estiver a 6,8, ajustá-lo. A mistura pode ser liofilizada em alíquotas, com volume suficiente para um dia de uso, e estocada no refrigerador. A reconstituição é feita com volume apropriado de água destilada a 4°C, através de agitação suave, deixando-se a solução em repouso até completa dissolução. O material liofilizado é estável durante, no mínimo, seis meses, a 4°C.

Processo:

1. Colocar a 25°C a temperatura do compartimento do espectrofotômetro.
2. Em cubeta do espectrofotômetro, de 1 cm de espessura, pipetar 2,9 ml da solução do substrato e 0,1 ml do soro. Misturar, suavemente, por inversões da cubeta.
3. Incubar, durante seis minutos, em banho a 25°C.
4. Efetuar as leituras espectrofotométricas em 340 nm, ajustando o aparelho em uma absorvância de 0,300. Fazer a leitura inicial disparando ao mesmo tempo o cronômetro. Repetir as leituras após um, dois, três e quatro minutos.
5. Determinar a média das diferenças entre as absorvâncias por minuto (Δ A/min) e usá-la nos cálculos.

Nota: Com absorvâncias iniciais acima de 0,800 (em 334 ou 340 nm) ou 0,400 (em 366 nm) e diferenças entre absorvâncias superiores a 0,060/min (em 334 ou 340 nm) ou 0,030/min (em 366 nm), dilui-se 0,1 ml do soro com 0,9 ml de solução salina e repete-se novo teste com 0,1 ml desta diluição. Neste caso, multiplica-se o resultado final por 10.

Cálculo:

$$\frac{A/min}{\epsilon \times d} \cdot 10^6 \cdot \frac{VT}{VA} = mU/ml$$

$$\textbf{Fator} = F = \frac{1}{6,22 \times 10^3} \cdot 10^6 \cdot \frac{3,0}{0,1}$$

Fator = F = 4,823

Δ A/min × 4,823 = mU/ml

INTERPRETAÇÃO

A creatina-quinase (CK) é encontrada no miocárdio, nos músculos esqueléticos, no cérebro, pulmão e intestino.

No **enfarte do miocárdio,** a atividade CK no soro se eleva no período de seis horas após sua instalação, atingindo o máximo em 18 a 24 horas. Além desta verificação no enfarte, a creatina-quinase é observada em moléstias musculares e cérebro-vasculares.

Três são as isoenzimas da creatina-quinase identificáveis pela eletroforese: a BB, que é a do cérebro; a MM, dos músculos esqueléticos e do miocárdio; a MB é específica do miocárdio. Esta é de determinação muito complexa.

Os limites normais de CK variam de 10 a 60 UI/l. O exercício físico mais violento causa elevação do nível de modo apreciável.

O aumento da taxa é observado: no **enfarte do miocárdio,** uma de suas principais aplicações; na **distrofia muscular progressiva** (tipo Duchene); na **lesão muscular por esmagamento;** no **acidente vascular cerebral,** no **tétano;** na **intoxicação por monóxido de carbono;** no **hipotireoidismo;** no **alcoolismo crônico;** nas fases agudas da **psicose maníaco-depressiva,** elevação que tende a normalizar-se com o tratamento com sal de lítio; após **injeções intramusculares;** na **hemofilia grave** com sangramento nos músculos; na **dermatomiosite.**

Ver a distribuição relativa das três frações em alguns órgãos (Quadro 2.14).

Até 24 horas após a instalação do enfarte, os níveis séricos podem atingir cifras elevadas, de 160 a 2.000 UI/l.

Oliveira e cols. estudaram as isoenzimas da CK em 223 pacientes internados com suspeita de enfarte agudo pelo método otimizado de *Merck*. Concluem, entre outras considerações, que a CK-MB oferece sensibilidade de 96%, a par de 98% de especificidade.

Brown e cols. relataram valores excepcionalmente elevados de CK total em um indivíduo após corrida de 40 km, feita em 4 horas. Um dia após esta maratona, atingiu 13.280 U/l. Para estes autores, os valores de referência variam de 50 a 325 U/l.

Galizzi acentua que o estudo laboratorial de lesão miocárdica deve ser realizado pela determinação das enzimas CK, LDH e frações MB, LDH_1/LDH_2, a menos que o quadro clínico e o eletrocardiograma não deixem dúvidas quanto ao diagnóstico. Chama a atenção para a alta sensibilidade e especificidade da CK-MB no **enfarte,** da ordem de, respectivamente, 99 e 95%, nas dosagens feitas por cromatografia.

Quadro 2.14 Mostra a Distribuição da CK em Alguns Órgãos

	BB	MB	MM
Músculo esquelético	0	0	100
Coração	0	40	60
Cérebro	90	0	10
Pulmão	90	0	10
Intestino	100	0	0
Soro normal	0	15	85

I. Dosagem do Cálcio (Método de Golby, Hildebrand e Reilley, Modificado)

Princípio. O cálcio é titulado diretamente no soro com **EDTA,** utilizando-se o ácido calcon-carboxílico como indicador; ele é vermelho, em presença de cálcio, e azul na ausência deste.

Material Necessário

1) pipetas volumétricas de 1 e de 5 ml;
2) bureta de 5 ml (graduada em 0,02 ml);
3) *erlenmeyer* de 25 ml.

Soluções Necessárias

a) calcon (cálcio calcon-carboxílico);
b) hidrato de sódio 0,8 N;
c) EDTA (etileno-diaminotetracetato dissódico $2H_2O$);
d) padrão de cálcio (5 mEq/litro).

Processo. Em balão *erlenmeyer* de 25 ml, colocar 5 ml da solução de hidrato de sódio 0,8 N, 1 ml de soro e duas gotas do indicador (calcon). Misturar e titular com a solução de EDTA colocada em bureta, até o aparecimento da coloração azul. O ponto final da titulação é revelado quando a adição de excesso de EDTA não mais modifica a cor. A viragem será verificada, com mais segurança, fazendo-se uma titulação experimental com excesso de EDTA para efeito de comparação na dosagem do soro.

Para o cálculo do teor de cálcio, determina-se, em primeiro lugar, o fator pelo qual se deve multiplicar o volume de EDTA consumido na dosagem.

Determinação do Fator. Em *erlenmeyer* de 25 ml, colocar 5 ml da solução de hidrato de sódio 0,8 N, 1 ml do padrão de cálcio e duas gotas do indicador. Misturar e titular com a solução de EDTA colocada em bureta de 2 ou 5 ml (graduada em centésimos de ml) até o aparecimento da cor azul, como antes. Se, na titulação, foram consumidos 0,8 ml da solução de EDTA, significa que 0,8 ml correspondem a 0,1 mg de cálcio, que é o conteúdo de cálcio em 1 ml do padrão. Pela seguinte regra de três, calcula-se o fator:

0,8 ml ——— 0,1 mg
1,0 ml ——— x

donde $x = 0,125$; como os resultados são expressos em mg/dl, multiplica-se o valor x por 100, obtendo-se, no caso, 12,5. Se, na titulação da solução-padrão, foi gasto 1 ml, o fator será 10. Deste modo, na titulagem do soro, multiplica-se a leitura do volume gasto na bureta por 12,5, no primeiro exemplo, ou por 10, no segundo.

Se, na titulagem do soro, o consumo de EDTA foi, suponhamos, 0,75 ml, teremos, se o fator for 12,5: 0,75 × 12,5 = 9,37 mg de cálcio/dl (2,34 mmol/l).

Para se expressar o resultado em mEq/litro, divide-se por 2; em mmol, multiplica-se o valor em mg/dl por 0,25.

Preparação das Soluções. Calcon. Dissolver 50 mg de ácido calcon-carboxílico em 20 ml de metanol; transferir para vidro âmbar e manter na geladeira.

Hidrato de sódio 0,8 N. Pesar 32 g de NaOH; transferir para balão volumétrico de 1.000 ml; dissolver com água destilada e, depois de tomar a temperatura ambiente, completar o volume para o traço do balão e misturar. Deve ser conservado em frasco de polietileno, devidamente rotulado.

Padrão de Cálcio. Pesar **exatamente,** em balança analítica, 0,2502 g de carbonato de cálcio (previamente dessecado em estufa a 110°C); transferir para balão volumétrico de 1.000 ml; dissolver com água destilada; adicionar 0,5 ml de ácido clorídrico concentrado; completar o volume com água destilada e misturar. Empregar drogas *Suprapur*, *A.R.* ou *p.a.*

II. Dosagem do Cálcio (Método de Clark e Collip)

Princípio. O cálcio é precipitado diretamente do soro por meio de oxalato de amônio; o oxalato de cálcio, assim formado, é titulado com solução de permanganato de potássio (0,01 N).

Material Necessário

1) pipetas volumétricas de 1 e de 2 ml;
2) tubos de centrifugador de extremidade afilada (de 15 ml);
3) microbureta de 2 ml graduada em centésimos de ml;
4) banho-maria;
5) centrifugador elétrico.

Soluções Necessárias

a) oxalato de amônio a 4%;
b) amoníaco a 2%;
c) ácido sulfúrico 1 N;
d) permanganato de potássio 0,01 N.

Processo. Em tubo de centrifugador, introduzir 2 ml de soro límpido, 2 ml de água destilada e 1 ml de oxalato de amônio a 4%. Misturar bem, rodando o tubo entre as palmas das mãos, e deixar em repouso 30 minutos ou mais. Ao fim deste tempo, misturar novamente e centrifugar a 1.500 r.p.m., durante cinco minutos. Decantar o líquido que se sobrepõe ao pequeno precipitado branco e deixar o tubo invertido sobre papel de filtro, durante mais ou menos cinco minutos, a fim de que se enxugue. Introduzir, no tubo, 3 ml de amoníaco a 2% deixando cinco minutos; decantar e deixar secar, como antes. Repetir ainda uma vez a lavagem com amoníaco; centrifugar e decantar. Adicionar 2 ml de ácido sulfúrico 1 N diretamente sobre o precipitado, de modo a desfazê-lo. Colocar o tubo em banho-maria a 70°C, por um minuto. Quando todo o precipitado se dissolver (agitar com uma baqueta de vidro), titular com a solução de permanganato de potássio 0,01 N, colocado em microbureta graduada em centésimos de ml com torneira de vidro. O ponto final da titulação é mostrado por ligeira coloração rósea que persiste por um minuto, no mínimo, a despeito da agitação.

É aconselhável fazer a dosagem em duplicata. Deste modo, tira-se a média dos resultados e evita-se o inconveniente de não chegar ao resultado final, caso um dos tubos se inutilize. Grande divergência denuncia erro de técnica. Cumpre exercer o máximo cuidado para não se perder nenhuma parte do precipitado nas sucessivas decantações. É também aconselhável fazer uma prova em branco, empregando-se água em lugar do soro, para saber que quantidade de permanganato é necessária para produzir a mesma intensidade de cor rósea do tubo com soro.

Cálculo:

$$(x - b) \times 10 = \text{mg/dl de cálcio}$$

x representa o número de ml de permanganato usado na titulação, e b a prova em branco. **Exemplo:** Gastou-se na titulação 0,92 ml e, na prova em branco, 0,05 ml; temos, portanto,

$$(0{,}92 - 0{,}05) \times 10 = 8{,}7 \text{ mg/dl de Ca } (2{,}2 \text{ mmol/l})$$

Ribeiro de Souza propôs algumas modificações neste método, orientadas no sentido de simplificá-lo e torná-lo de execução mais rápida.

Preparação das Soluções. Oxalato de amônio a 4%. Pesar 4 g de oxalato de amônio *A.R.* ou *p.a.* e dissolver para 100 ml com água destilada.

Amoníaco a 2%. Dissolver 2 ml de amoníaco para 100 ml com água destilada.

Ácido sulfúrico aproximadamente 1 N. Dissolver 2,8 ml de ácido sulfúrico, *A.R.* ou *p.a.* (D. 1,84), para 100 ml com água destilada.

Permanganato de potássio 0,01 1N. Este reagente não pode ser preparado diretamente por pesada, embora se obtenha o sal puríssimo. É que o permanganato, nos primeiros dias depois de dissolvido, perde um pouco de sua concentração, oxidando substâncias orgânicas da água; só ao fim de algum tempo se estabiliza, continuando, todavia, a modificar seu título, mas por outros fatores (luz, poeira etc.). Necessita-se, portanto, de um padrão para seu preparo por meio de titulação. Usa-se, para tal, solução **exata** de oxalato de sódio (ou de potássio).

Preparação do Padrão. Pesar, em balança analítica, **exatamente** 0,67 g de oxalato de sódio *Suprapur*, *A.R.* ou *p.a.*; transferir quantitativamente para balão graduado de 1 litro e diluir para a marca com água destilada (ou melhor, bidestilada), tendo antes adicionado 5 ml de ácido sulfúrico concentrado. Esta é uma solução do oxalato de sódio 0,01 N que se conserva por vários meses. Com esta, a seguinte solução de permanganato de potássio é acertada.

Pesar aproximadamente 0,4 g de permanganato de potássio puríssimo, diluir para 1 litro com água destilada e deixar em repouso mais ou menos uma semana. Acertar com o padrão de oxalato de sódio 0,01 N, de tal modo que as duas soluções se correspondam volume a volume, colocando-se a solução de permanganato em microbureta de 2 ou 5 ml, graduada em centésimos de ml e com torneira de vidro. Pipeta-se um volume de oxalato de sódio — por exemplo, 2 ml — em pequeno *erlenmeyer* perfeitamente limpo; adicionam-se 2 ml de ácido sulfúrico 1 N; aquece-se em banho-maria a 70°C e titula-se com o permanganato até se obter coloração ligeiramente rósea, persistente por um minuto, no mínimo, a despeito da agitação (às primeiras gotas, o líquido do *erlenmeyer* toma coloração rósea que se mantém por algum tempo, descorando-se em seguida, devendo-se prosseguir na titulação quando

Quadro 2.15 Resumo do Processo

A)	Soro	2 ml
	Água destilada	2 ml
	Oxalato de amônio a 4%	1 ml
	Agitar	
	Repousar 30 minutos	
	Misturar	
	Centrifugar a 1.500 r.p.m. durante cinco minutos	
B)	Decantar	
	Deixar secar	
	Lavar com 3 ml de NH_3 a 2%	
	Centrifugar a 1.500 r.p.m. durante cinco minutos	
	Repetir B	
	Decantar; adicionar 2 ml de H_2SO_4IN	
	Dissolver o precipitado; banho-maria um minuto	
	Titular com $KMnO_4$ 0,01 N até tomar cor rósea	

esta coloração se desvanece). Deve-se gastar menos permanganato do que oxalato pipetado; a solução de permanganato está mais forte. Cumpre então diluí-la até que se corresponda com o oxalato, volume a volume, ou então calcula-se o "fator de correção", o que se obtém dividindo 2 (ou o número de ml de oxalato empregado) pelo número de ml de permanganato gasto na titulação. **Exemplo:** Na titulação gastou-se 1,90 ml para 2 ml de oxalato de sódio; temos, portanto, 1,90 ml de $KMnO_4$ que corresponde a 2 ml de oxalato de sódio 0,01 N.

1,00 ml de $KMnO_4$ corresponde a *x* ml de oxalato de sódio, donde:

$$x = \frac{2 \times 1}{1,90} = \frac{2}{1,90} = 1,05;$$

1,05 é o "fator de correção". O número de ml de $KMnO_4$ gasto na dosagem multiplicado por 1,05 corresponde ao número de ml que se gastaria se a solução fosse exatamente 0,01 N.

Pode-se acertar a solução de permanganato também com uma de ácido oxálico 0,01 N, a qual se obtém do seguinte modo: pesa-se **exatamente,** em balança analítica, uma fração de 0,63 g de ácido oxálico, puríssimo (*Suprapur*, *A.R.* ou *p.a.*) e dissolve-se para 1.000 ml com água destilada em balão graduado, tendo previamente juntado 5 ml de ácido sulfúrico concentrado *A.R.* ou *p.a.*; esta solução, assim preparada, se conserva por oito meses.

Todo o material empregado no preparo das soluções, bem como o próprio material da dosagem, deve ser rigorosamente limpo, lavado, primeiro, com a mistura sulfocrômica, em seguida, com abundância de água e, finalmente, com água destilada. A solução de $KMnO_4$ deve ser conservada ao abrigo da luz e da poeira e deve ser estandardizada freqüentes vezes, ou melhor, antes de cada dosagem.

Há, hoje em dia, analisadores automáticos que fornecem o valor do cálcio ionizado, projetado em pequeno *écran*, bastando injetar pequena porção do sangue no aparelho. O analisador é produzido, entre outros, por *Orion Research* (840 *Memorial Drive*, *Cambridge*, *Mass. 02139*, EUA).

INTERPRETAÇÃO

O soro normal contém 9 a 11,5 mg de cálcio por dl (2,25 a 2,87 mmol/l), sendo esta taxa um pouco mais elevada nas crianças. Expesso em miliequivalentes por litro, os valores normais variam de 4,5 a 5,7.

A ingestão de cálcio na dieta normal varia de 200 a 1.500 mg/dia, sendo a fonte principal o leite e derivados. A vitamina D estimula a absorção.

Com o advento dos analisadores automáticos, a determinação da calcemia tornou-se mais simples e rápida.

Mathias e cols., em seu estudo de 152 indivíduos normais, selecionados na Faculdade de Medicina de Botucatu, SP (alunos, professores, funcionários), encontraram a calcemia variando entre 8,8 e 10,9 mg% (2,20 e 2,70 mmol/l).

Duas são as frações do cálcio no plasma: a) **ionizada;** b) **não-ionizada.** Apenas a fração ionizada difusível (cerca de 45% de calcemia total) é biologicamente ativa. A fração não-difusível constitui 40 a 50% do total; acha-se combinada a proteínas, especialmente à albumina, e carece de atividade fisiológica. A porção ionizada é de 4,5 a 5 mg/dl (2,25 a 2,50 mEq/litro). As dosagens feitas no soro geralmente se referem ao cálcio total, pois a determinação da parte ionizada é muito complexa. Há fórmulas, baseadas nas cifras de albumina do plasma e do cálcio total, para obter maior significação clínica das dosagens da calcemia total. Subtraindo-se 0,09 mg do valor do cálcio para cada 0,1 g/dl de albumina acima da concentração teórica de 4,6 g/dl desta fração protéica, segundo Latner, seriam obtidos valores mais próximos do cálcio difusível. Na redução do nível da albumina abaixo de 4,6 g/dl, somam-se 0,09 mg ao teor de cálcio total para cada diminuição de 0,1 g.

A **hipercalcemia** é observada nas seguintes condições: no **hiperparatireoidismo,** pelo uso de **certos diuréticos** (tiazida); na **hipervitaminose A** e **D,** pela administração de altas doses de vitamina D, parecendo, entretanto, que existe suscetibilidade individual, pois alguns indivíduos apresentam hipercalcemia com doses de 50.000 U/dia e outros com 500.000 U/dia; no **mieloma múltiplo,** com valores que variam do normal a 20 mg/dl (5 mmol/l); em **neoplasias** (Fig. 2.12), especialmente quando há metástase osteolítica; na **sarcoidose,** por vezes acima de 14 mg/dl (3,5 mmol/l); na imobilização após **fratura óssea;** na **doença de Hodgkin;** no **hipertireoidismo;** na **doença de Addison,** no **transplantado renal;** na **osteíte fibrosa cística** (doença de Recklinghausen); na **doença de Paget,** especialmente quando a imobilização se prolonga. A ingestão de cálcio solúvel conduz à elevação de calcemia com volta ao nível normal ao fim de quatro horas, ao passo que a injeção intravenosa produz aumento rápido, mas o teor se normaliza dentro de duas horas; a injeção intramuscular de cálcio provoca hipercalcemia dentro de uma hora, e, ao fim de três horas, a cifra já é normal (Quadro 2.16).

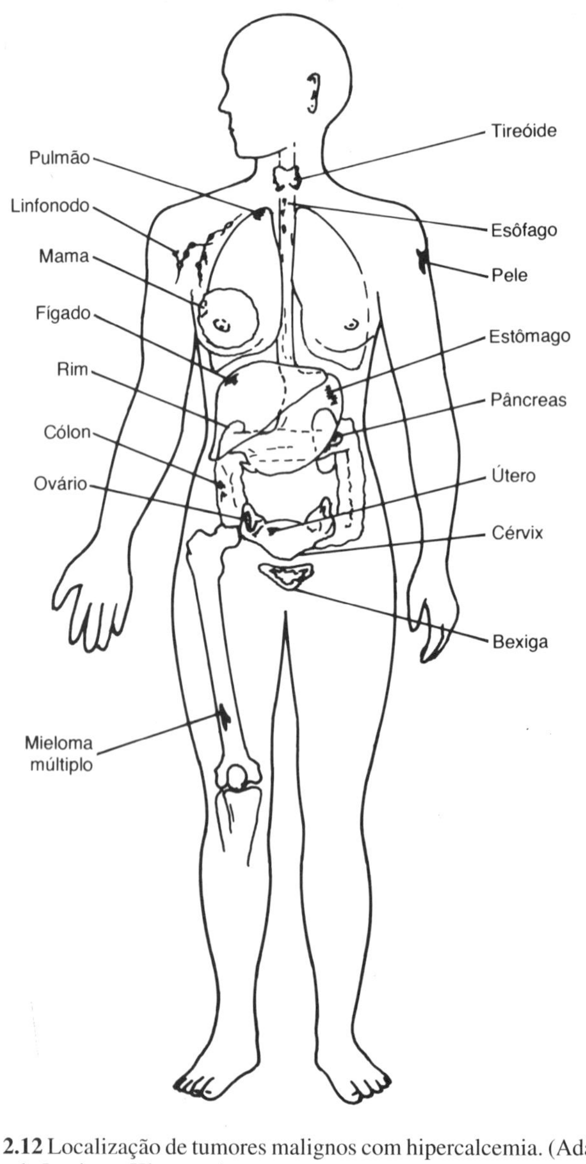

Fig. 2.12 Localização de tumores malignos com hipercalcemia. (Adaptação de Levine e Kleeman.)

Quadro 2.16 Causas de Hipercalcemia (Adaptado de Levine e Kleeman)

Neoplasias
- Metástases ósseas (osteólises)

Hiperparatireoidismo
- Idiopático
- Familial
- Hiperparatireoidismo secundário (insuficiência renal aguda e crônica, transplante renal, osteomalácia associada com má absorção)

Endocrinopatias
- Hipertireoidismo, hipotireoidismo, insuficiência adrenal, feocromocitoma, acromegalia

Intoxicações
- Vitaminas A e D, diuréticos tiazídicos, lítio

Miscelânea
- Desidratação com hiperproteinemia
- Insuficiência renal aguda associada com rabdomiólise (com mioglobinúria)
- Perda de fósforo na uremia
- Periostite generalizada
- Medicamentos: estrogênios, androgênios, progestinas, tamoxifeno (antiestrogênio)

Advertem Romão Júnior e cols. que níveis séricos de cálcio muito elevados geralmente estão associados a neoplasias (especialmente de pulmão ou de mama) e que a hipercalcemia, pela ação deletéria sobre os sistemas nervoso, cardiovascular e renal, impõe terapêutica de urgência. Relatam um caso de hipercalcemia grave, tratado pela diálise peritoneal, no qual a calcemia de 21,5 mg/dl (5,36 mmol/l) caiu para 10,5 (2,62 mmol/l).

Deve-se lembrar que os efeitos tóxicos e inotrópicos da **digitális** são potenciados pela hipercalcemia.

A **hipocalcemia** é registrada: no **hipoparatireoidismo** espontâneo ou conseqüente à remoção de adenoma da paratireóide ou após tireoidectomia; na deficiência da vitamina D (**raquitismo e osteomalacia**); na **insuficiência renal** (crônica ou aguda); na **hipomagnesemia;** na **gravidez;** na **doença celíaca do adulto** (**espru não-tropical** ou enteropatia produzida **pelo glúten**), resultante, talvez, de falta de peptidase para a hidrólise de peptídeos do glúten e conseqüente má absorção; na **síndrome nefrótica,** onde a hipocalcemia atinge apenas a fração não-difusível, ligada à albumina e, por isso, não ocorre **tetania,** sendo a redução do cálcio decorrente da própria baixa desta fração protéica na nefrose; na **pancreatite aguda** com cifras abaixo de 7 mg/dl (1,75 mml/l); certos anticonvulsivantes, quando usados por longo tempo, podem provocar hipocalcemia; em casos avançados de **calazar,** em razão da hipoproteinemia presente; na **alcalemia,** situação na qual há redução da fração ionizada, com conseqüente **tetania,** e ocorre, seja por administração de quantidades excessivas de álcali (bicarbonato, por exemplo), seja por hiperventilação (**tetania hiperpnéica**); em **transfusões maciças de sangue** citratado; nas perdas anormais de cálcio (**fístula duodenal** ou **pancreática**).

Segundo McCarron, os hipertensos têm pequena mas significativa redução do cálcio ionizado.

Os portadores de **litíase renal,** de oxalato de cálcio, têm calcemia normal; de outra parte, os hipercalcêmicos sofrem cálculo com maior incidência do que os normocalcêmicos.

Dosagem do Magnésio (Técnica de Bioclin)

Princípio. O corante de Mann e Yoe, em pH alcalino, produz coloração vermelha em presença do magnésio.

Material Necessário

1) tubos de ensaio;
2) pipetas volumétricas de 1 ml e automáticas de 0,02 ml.

Todo material deve ser rigorosamente lavado.

Soluções Necessárias

a) tampão de borato;
b) padrão de Mg;
c) reagente de cor.

Todas estas soluções podem ser obtidas de **Quibasa Química Básica Ltda.** (Rua Teles de Menezes, 92, CEP 31540, Belo Horizonte, MG. Fone (031)441-5988.)

Processo. Em três tubos de ensaio, marcados B (prova em branco), P (padrão) e S (soro ou plasma), colocar 1 ml do tampão de borato; ao tubo P, adicionar 0,02 ml do padrão e, ao tubo S, 0,02 ml do soro ou plasma, e 0,02 ml de água destilada ao tubo B. Misturar e adicionar, a cada um dos três tubos, 1 ml do reativo de cor. Agitar e deixar em repouso por cinco minutos. Finalmente, medir as absorvâncias dos tubos P e S em 505 nm, zerando com B (prova em branco).

$$\frac{\text{Absorvância do S}}{\text{Absorvância do P}} \times 2 = \text{mg/dl}$$

Para se obter o resultado em mEq/l, multiplica-se a fração S por 1,64.

Para se expressar o valor obtido em mmol/l, multiplica-se mg/dl por 0,411.

A dosagem deve ser no soro, pois alguns anticoagulantes interferem na determinação.

INTERPRETAÇÃO

Essencial para várias funções fisiológicas, o magnésio é o quarto cátion mais importante do corpo humano, 50% do qual está presente nos ossos.

Os valores normais da magnesemia variam de 1,5 a 3,0 mg/dl (0,62 a 1,23 mmol/l). A hipomagnesemia ocorre: na **síndrome de má absorção,** na grande **ressecção do intestino,** nas **diarréias,** na **esteatorréia do espru,** na **insuficiência pancreática;** nas perdas excessivas pela urina; na **hipercalcemia.** Todos os diuréticos, exceto a acetazolamida, aumentam a excreção de magnésio. Observa-se também no pós-operatório de **adenoma da paratireóide.**

A hipermagnesemia é registrada: na **insuficiência renal** (aguda ou crônica), na qual a administração de antiácidos ou laxantes pode produzir hipermagnesemia grave. É observada também na **eclâmpsia** e no recém-nascido de mãe com eclâmpsia.

A concentração do magnésio no soro, expressa em mEq, oscila em torno de 2. Vinte a 30% do magnésio no sangue está ligado à proteína, e o restante se encontra na forma ionizável.

Lopez e Nobrega, em estudo experimental em ratos Wistar, comprovaram a hipomagnesemia nos animais desnutridos; o mesmo deve ocorrer no ser humano em carência nutricional.

Rassmussen *et al.* chamam a atenção para a hipomagnesemia transitória no **infarto agudo** do miocárdio (**IAM**), situação na qual o magnésio sérico, nas primeiras horas, atinge níveis mais baixos nas 20 horas pós-**IAM,** normalizando-se em 48 horas.

Para Whang e Ryder, os níveis normais da magnesemia situam-se entre 0,74 e 0,99 mmol/l. A hipermagnesemia é encontrada nas **arritmias,** na **hipotensão,** na **obnubilação** que progride para o coma; produz diminuição dos reflexos tendinosos. Na hipomagnesemia ocorrem **tremor, nistagmo, exaltação dos reflexos tendinosos, fibrilação ventricular, fraqueza, arritmia cardíaca.**

Os alimentos mais ricos em magnésio são: vísceras (fígado, rim, coração e baço), gema de ovo, peixes, mariscos e legumes.

I. Determinação do Índice Ictérico (Método de Meulengracht)

Princípio. A intensidade da cor amarela do soro é comparada com a de uma solução-padrão de bicromato de potássio.

Material Necessário

1) pipetas graduadas de 1, de 5 e de 10 ml;
2) tubos de ensaio;
3) pipetas volumétricas de 10 ml.

Soluções Necessárias

a) padrão de bicromato de potássio;
b) ácido sulfúrico concentrado.

Processo. Em tubo de ensaio, colocar 0,5 ml de soro **(sem hemólise!);** adicionar 9,5 ml de água destilada e uma gota de ácido sulfúrico concentrado. Misturar após cada adição.

Fazer a leitura no fotocolorímetro, em 420 nm (mμ) de comprimento de onda ou com filtro azul, estabelecendo o zero com água destilada.

Ler, na curva de calibração, o teor do índice ictérico.

Curva de Calibração. Marcar cinco tubos de ensaio: 10, 20, 30, 40 e 50; colocar em cada um, respectivamente, 1, 2, 3, 4 e 5 ml do padrão de uso e completar os volumes dos quatro primeiros para 5 ml com água destilada e misturar.

Fazer as leituras com filtro azul ou em 420 nm (mμ) de comprimento de onda, zerando o aparelho com água destilada.

Traçar a curva com as leituras em percentagem de transmitância ou absorvância *versus* índice ictérico. Os números dos tubos correspondem aos valores do índice ictérico, isto é, 10, 20, 30, 40 e 50.

Preparação das Soluções. Padrão-estoque. Pesar, **exatamente,** 1 g de bicromato de potássio *p.a.*, *Suprapur* ou *A.R.* e transferir quantitativamente para balão volumétrico de 100 ml; adicionar água destilada, dissolver e completar para o traço, tendo antes acrescentado três gotas de ácido sulfúrico concentrado.

Padrão de Uso. Transferir 10 ml do estoque para balão volumétrico de 100 ml; dissolver e completar para o traço do balão com água destilada. Misturar e colocar em frasco escuro com as devidas anotações.

Ácido sulfúrico concentrado. Usá-lo de boa procedência, *A.R.* ou *p.a.*

II. Determinação do Índice Ictérico (Método de Newburger)

Princípio. O mesmo do método anterior.

Material Necessário

1) pipeta volumétrica de 1 ml;
2) pipeta graduada de 5 ml;
3) tubos de ensaio.

Soluções Necessárias

a) bicromato de potássio a 0,01 g% (1:10.000);
b) acetona *p.a.* ou *A.R.*

Processo. Pipetar 1 ml de soro e colocar em tubo de ensaio de 100 mm × 10 mm; adicionar 1 a 3 ml (dependendo da intensidade da coloração do soro) de acetona; misturar e deixar em repouso cinco minutos, centrifugando em seguida. Pipetar o sobrenadante e comparar com o padrão no colorímetro visual.

A hemólise, se houver, é removida pela acetona.

Cálculo:

$$\frac{\text{Leitura do padrão}}{\text{Leitura do soro}} \times \text{diluição} = \text{índice ictérico}$$

Exemplo: Se 1 ml do soro foi diluído para 4 ml (com 3 ml de acetona), com o padrão em 10 no colorímetro e o soro em 9, temos:

$$\frac{10}{9} \times 4 = 4{,}44, \text{ que é o índice ictérico.}$$

Preparação das Soluções. Pesar **exatamente,** em balança analítica, 0,05 g de bicromato de potássio *p.a.*, *Suprapur* ou *A.R.*; transferir quantitativamente para balão graduado de 500 ml; adicionar água destilada e duas gotas de ácido sulfúrico concentrado; misturar, completar o volume para o traço com água destilada, homogeneizar e colocar em frasco escuro, com as devidas anotações.

Acetona. Usá-la *A.R.* ou *p.a.*

INTERPRETAÇÃO

O índice ictérico varia entre 4 e 6. A zona de icterícia latente, isto é, hiperbilirrubinemia sem sinais clínicos de icterícia, compreende valores entre 6 e 15. Acima de 15, aparecem sintomas e sinais característicos de icterícia.

Um resultado como o seguinte: índice ictérico: 12 — significa que o soro tem intensidade de cor amarela 12 vezes maior que o padrão de bicromato. Deve-se ter em mente que, ao determinar o índice ictérico, este índice é medida do grau de coloração amarela do soro, e não necessariamente da bilirrubina, pois o processo é inespecífico. Contudo, pela sua simplicidade, presta-se ao *follow-up* de uma icterícia, isto é, para a verificação de seu progresso ou regressão, se não se dispõe de meios para a dosagem de bilirrubina.

Nos casos de icterícia extra-hepática, nos quais também a biliverdina pode estar presente no plasma, e como esta não dá a reação de van den Bergh, as cifras do índice ictérico são desproporcionalmente mais elevadas que os valores da bilirrubina.

A determinação do índice ictérico é passível de causas de erro. Entre elas avulta a da presença de pigmentos amarelos outros que não a bilirrubina. A carotenemia, por ingestão de certos vegetais e frutas (cenoura, espinafre, mamão etc.), de gema de ovo e manteiga, sobretudo em se tratando de diabéticos e de renais, é exemplo no qual há acentuação da cor amarela do soro sem ser devida à bilirrubina. O mesmo acontece com certos medicamentos (atebrina e outros). A causa de erro decorrente de hemólise pode ser afastada com o emprego da modificação de Newburger.

I. Dosagem de Bilirrubina (Método de Malloy e Evelyn)

Princípio. A combinação da bilirrubina com o ácido p-sulfanílico diazotado forma azobilirrubina, de coloração vermelho-violácea, a qual é medida colorimetricamente.

Material Necessário

1) pipetas volumétricas de 1, de 2 e de 10 ml;
2) pipetas graduadas de 1 e de 5 ml;
3) balão volumétrico de 10 ml.

Soluções Necessárias

a) soluções A e B do reativo de Ehrlich;
b) ácido clorídrico 1,5%;
c) álcool metílico;
d) padrões de bilirrubina (estoque e de uso).

Processo. Marcar quatro tubos de ensaio: 1, 2, 3, 4; adicionar 2,5 ml de água destilada aos tubos 1 e 2; aos de números 3 e 4, 2,5 ml de metanol. Em seguida, acrescentar 0,5 ml de ácido clorídrico 1,5% aos tubos 1 e 3, e, aos de números 2 e 4, 0,5 ml do reativo de Ehrlich; misturar e adicionar, a cada um dos quatro tubos, 2 ml do soro diluído 1:10 (tomar 1 ml do soro, colocar em balão volumétrico de 10 ml, adicionar água destilada até a marca e homogeneizar); misturar o conteúdo dos quatro tubos, evitando a formação de espuma; aguardar 15 minutos e fazer as leituras em 530 nm (mμ) de comprimento de onda ou com filtro verde. Zerar o aparelho com os tubos 1 e 3, que são os brancos de bilirrubina direta e de bilirrubina total. Ler, na curva de calibração, os mg/dl da bilirrubina direta e da total; a indireta é obtida subtraindo-se a direta da bilirrubina total.

Curva de Calibração. Tomar cinco tubos de ensaio; marcá-los 1, 2, 3, 4, 5; colocar em cada um, pela ordem, 0,5; 1,0; 1,5; 2,0; e 2,5 ml do padrão de uso de bilirrubina e completar os volumes para 4,5 ml com metanol e misturar. Os padrões assim preparados correspondem a 2,5; 5,0; 7,5; 10; e 12,5 mg/dl de bilirrubina.

Adicionar 0,5 ml do reativo de Ehrlich a todos os tubos; misturar e fazer as leituras, 15 minutos após, em 530 nm (mμ) de comprimento de onda ou com filtro verde, zerando o aparelho com metanol. Traçar a curva de calibração com as leituras em percentagem de transmitância ou absorvância *versus* concentração em mg/dl.

A Fig. 2.13 mostra a curva de calibração obtida por Malloy e Evelyn, a qual, segundo eles, se manteve estável (variação de 1%) durante dois anos, com controles repetidos.

Preparação das Soluções. Solução A do reativo de Ehrlich. Dissolver 0,1 g de ácido sulfanílico *p.a.* ou *A.R.*, em 100 ml de água destilada em balão graduado, tendo, antes de completar para o traço, adicionado 1,5 ml de ácido clorídrico concentrado (conservação indefinida).

Solução B do reativo de Ehrlich. Dissolver 0,5 g de nitrito de sódio *A.R.* ou *p.a.* em 100 ml de água destilada. Imediatamente antes de usar o reativo, adicionar 0,3 ml da solução B a 10 ml da solução A. A solução B se conserva, ao abrigo da luz, pelo menos durante seis meses.

Esta mistura, que é o diazorreagente empregado na dosagem, tem efêmera conservação; segundo Doumas e cols., ela se mantém estável por 24 horas, e não apenas por 30 minutos, como se supunha.

Ácido clorídrico 1,5%. Transferir 1,5 ml de ácido clorídrico concentrado D 1,14 (*p.a* ou *A.R.*) para balão volumétrico de 100 ml; adicionar água destilada até a marca e misturar.

Álcool metílico. Empregar produto *A.R.* ou *p.a.*

Padrões de bilirrubina. Pesar **exatamente**, em balança analítica, 10 mg de bilirrubina puríssima (*Eastman Kodak* ou *Hoffmann-La-Roche*); transferir, quantitativamente, para balão volumétrico de 100 ml; dissolver em clorofórmio, completar para a marca e misturar; este é o padrão-estoque e contém 10 mg/dl.

Padrão de Uso. Transferir 1 ml do padrão-estoque para tubo de ensaio, limpo e seco; adicionar 9 ml de álcool etílico puríssimo e misturar; este padrão encerra 1 mg/dl de bilirrubina.

II. Dosagem da Bilirrubina (Método de Powel)

Princípio. O mesmo do método anterior.

Material Necessário

1) pipeta graduada de 10 ml;
2) pipeta graduada de 1 ml (em centésimo de ml);
3) pipeta volumétrica de 5 ml.

Soluções Necessárias

a) reativo de Ehrlich (A e B);
b) benzoato de sódio-uréia;
c) ácido clorídrico 1,5%;

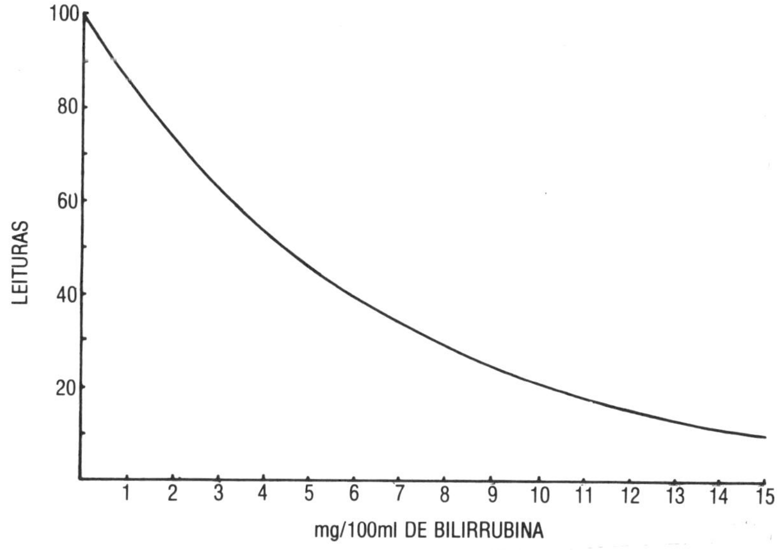

Fig. 2.13 Curva de calibração obtida por Malloy e Evelyn, invariável durante dois anos.

d) padrões de bilirrubina (estoque e de uso).

Processo. Bilirrubina direta: a 0,5 ml do soro, adicionar 0,25 ml do reativo de Ehrlich e 4,25 ml de água destilada. **Bilirrubina total:** a 0,5 ml do soro, adicionar 0,25 ml do reativo de Ehrlich e 4,25 ml da solução de benzoato de sódio-uréia.

Preparar também as **provas em branco** n.º 1 e n.º 2, como mostra o Quadro 2.17 (dois tubos com o desconhecido e dois tubos das provas em branco):

Quadro 2.17 Resumo do Processo

Bilirrubina Total	**Branco n.º 1**
Soro 0,5 ml Diazorreagente 0,25 ml Benzoato-uréia 4,25 ml	Soro 0,5 ml HCl 1,5% 0,25 ml Água dest. 4,25 ml

Bilirrubina Direta	**Branco n.º 2**
Soro 0,5 ml Diazorreagente 0,25 ml HCl 1,5% 4,25 ml	Soro 0,5 ml HCl 1,5% 0,25 ml Benzoato-uréia 4,25 ml

Misturar o conteúdo de cada um dos quatro tubos e deixar em repouso 10 minutos, findos os quais fazer as leituras no fotocolorímetro, tendo sido procedida antes a leitura do padrão, como descrito adiante, em 525 nm (mμ) de comprimento de onda. Prepara-se o padrão, colocando-se em um tubo: 4 ml do padrão de uso, 1 ml do reativo de Ehrlich (diazorreagente) e 4 ml de álcool absoluto; misturar e levar ao colorímetro, como antes, ou com filtro verde, depois de 30 minutos de repouso.

Sims e Horn recomendam que a adição da solução benzoato-uréia seja feita imediatamente após o diazorreagente, misturando-se completamente; recomendam também que se evite, ao máximo, a hemólise.

Cálculo:

A leitura dos desconhecidos menos a leitura das respectivas provas em branco, aplicando-se a fórmula que se segue, fornece-nos o teor de cada bilirrubina (total e direta) em mg/dl:

$$\frac{\text{Leitura do desconhecido} - \text{Leitura do branco}}{\text{Leitura do padrão}} \times 4 = \text{mg/dl}$$

Preparação das Soluções. Reativo de Ehrlich (diazorreagente). Usá-lo como descrito no método anterior.

Ácido clorídrico 1,5%. Ver método anterior.

Solução de benzoato de sódio-uréia. Colocar 10 g de benzoato de sódio em balão graduado de 100 ml; adicionar cerca de 60 ml de água destilada e 10 mg de uréia pura; dissolver e completar para o traço com água destilada; filtrar.

Solução-padrão de bilirrubina. Pesar **exatamente** 10 mg de bilirrubina pura **(Eastman-Kodak Co.);** transferir para balão graduado de 100 ml; adicionar clorofórmio *p.a.* ou *A.R.*; dissolver e completar para o traço com o mesmo clorofórmio; este é o padrão-estoque. O padrão de uso é feito diluindo-se 4 ml do estoque para 50 ml com álcool etílico a 95%, em balão graduado.

INTERPRETAÇÃO

O teor normal da bilirrubina no sangue varia de 0,2 a 1,0 mg/dl (4 a 18 μmol/l); ela se encontra sob duas formas — bilirrubina conjungada com o ácido glicurônico, a qual dá, com o reagente de Ehrlich (diazo), **reação direta,** e bilirrubina não-conjugada, insolúvel, que produz **reação indireta.** A taxa da **direta** oscila de 0,1 a 0,4 mg/dl (1,70 μmol/l a 6,8 μmol/l), e a da **indireta**, entre 0,1 e 0,6 (1,70 e 10 μmol/l).

A fonte de bilirrubina tem origem na destruição fisiológica das hemácias envelhecidas, situadas no sistema reticulendotelial, à custa da hemoglobina. Segundo Billing e Black, 1/80 da massa total dos glóbulos vermelhos é destruído por dia, fornecendo 7,5 g de hemoglobina, que dão origem a 2,50 mg de bilirrubina. Atingindo os sinusóides, a bilirrubina é captada pela membrana do hepatócito e se liberta da molécula de albumina à qual estava ligada, conjugando-se ao ácido glicurônico, o que lhe confere hidrossolubilidade (Fig. 2.14). Esta conjugação se faz por intermédio de glicuroniltransferase. É, em seguida, excretada no tubo digestivo e transformada em estercobilinogênio, o qual é parcialmene absorvido e reexcretado pelo fígado e, em parte, eliminado pela urina, sob a forma de urobilinogênio. O urobilinogênio é incolor, produzido pelas enzimas da porção distal do intestino delgado e do cólon, que agem sobre a bilirrubina conjugada.

A hiperbilirrubinemia (e a conseqüente icterícia) se instala sempre que há libertação excessiva da hemoglobina ou por insuficiência hepática ou, ainda, pela presença de obstáculos nas vias biliares.

A icterícia se evidencia quando a bilirrubinemia ultrapassa 2 a 2,5 mg/dl (3,4 a 4,2 μmol/l).

A hiperbilirrubinemia ocorre nos seguintes casos: no **recém-nascido,** podendo atingir 12 mg/dl (20,5 μmol/l); esta é considerada fisiológica, volta ao normal ao fim de uma semana e advém da imaturidade do mecanismo de conjugação do fígado; na **icterícia obstrutiva,** na qual a bilirrubina direta está aumentada; na **icterícia hepatocelular** (parenquimatosa), como na **hepatite por vírus,** na **cirrose,** na **necrose hepática aguda,** nos **tumores do fígado,** nas **intoxicações** (pelo éter, clorofórmio, tetracloreto de carbono); na **congestão hepática** devida à insuficiência do coração direito. Nestas situações, predomina a bilirrubina direta.

As icterícias por hemólise excessiva compreendem: a **anemia hemolítica,** a **hemoglobinúria paroxística,** a **policitemia,** a **malária,** a transfusão de sangue incompatível, a **anemia hemolítica perinatal (eritroblastose fetal),** o **envenenamento** por cogumelos e por picada de cobra. Nestas situações, a bilirrubina direta está moderadamente elevada, raramente acima de 10 mg/dl (17,1 μmol/l), a menos que haja lesão hepática concomitante; a bilirrubina indireta está aumentada.

A anemia hemolítica é diagnosticada, no adulto, pelo aumento da bilirrubina indireta no soro; geralmente com taxas de 1,5 a

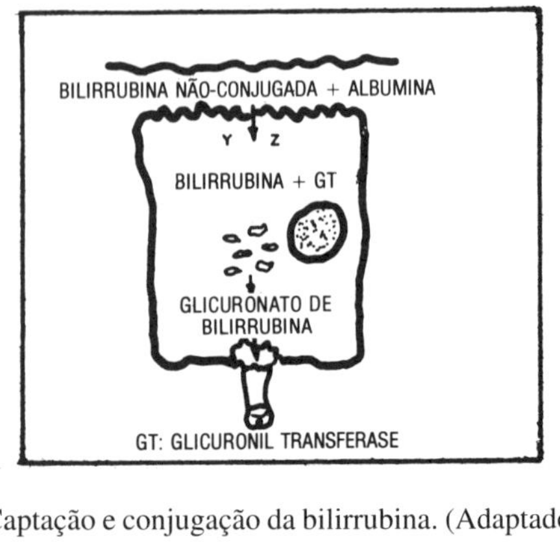

Fig. 2.14 Captação e conjugação da bilirrubina. (Adaptado de Dantas.)

3,0 mg/dl. Na síndrome de Gilbert que é uma deficiência no transporte da bilirrubina indireta.

Na síndrome de Crigler-Najjar, que é erro inato do metabolismo, é uma deficiência da conjugação da bilirrubina e é mais grave do que a síndrome de Gilbert. O recém-nascido com esta síndrome se apresenta ictérico, com a bilirrubina acima de 5 mg/dl. Nesta síndrome, há o risco de ocorrer *kernicterus*. No *kernicterus*, a bilirrubina não-conjugada se deposita no núcleo lenticular dos gânglios basais do sistema nervoso central, o que causa grave disfunção motora; quando a bilirrubina indireta excede 15 mg/dl, é motivo de alarme. A bilirrubina indireta de 20 mg/dl ou mais é quase patognomônica de *kernicterus*; é aconselhável, em tais casos, a fototerapia (ver também o Cap. 22, na seção Compatibilidade A-B-O maternofetal).

Na síndrome de Dubin-Johnson, também erro inato do metabolismo, há bloqueio da excreção da bilirrubina.

Obstrução biliar. No adulto, a colelitíase é a causa mais comum da hiperbilirrubinemia. Na hepatite virótica, como no caso da hepatite B, a taxa da bilirrubina pode atingir 5 a 10 mg/dl.

A explicação patológica da reação indireta reside do fato de que as células poligonais do fígado não são capazes (ou suficientes) de excretar todo o pigmento que lhes é trazido, permanecendo na circulação pigmento ligado a uma proteína que não pode ser conjugada ao ácido glicurônico.

Na **icterícia hemolítica** há produção aumentada do pigmento. De modo geral, a bilirrubina que não atravessou as células do fígado dá reação indireta; a que transpôs estas mesmas células produz reação direta.

A bilirrubina ligada à proteína (reação **indireta**) não é eliminada na urina.

Mattar e cols., de São Paulo, fizeram estudo crítico das provas de laboratório mais empregadas no diagnóstico diferencial das icterícias do tipo obstrutivo no lactente. Desta investigação, baseada em 24 casos, tiraram, entre outras, a seguinte conclusão: a determinação seriada da bilirrubina é a prova de maior valor para a orientação diagnóstica. Na dosagem, empregaram o método de Malloy-Evellyn, modificado por Watson.

Dosagem do Ferro (Método de Bothwell e Mallett)

Princípio. O complexo ferro-globulina é rompido pela ação do ácido clorídrico; a proteína é precipitada pelo ácido tricloracético, e o ferro libertado, reduzido pelo ácido ascórbico, forma, com 2,2′-dipiridil, complexo de coloração rósea proporcional à concentração do ferro.

Material Necessário

1) tubos de centrifugador de 15 ml;
2) tubos de ensaio;
3) pipetas volumétricas de 2 e de 5 ml;
4) pipetas graduadas de 1, de 2 e de 5 ml.

Soluções Necessárias

a) ácido clorídrico 2 N;
b) ácido tricloracético a 20%;
c) ácido ascórbico;
d) 2,2′-dipiridil (2,2′-bipiridina);
e) acetato de sódio (solução saturada);
f) padrões (estoque e de uso).

Processo. Tomar três tubos de centrifugador de 15 ml e marcá-los: B (branco), P (padrão) e S (soro ou plasma); colocar em cada um, respectivamente, 4 ml de água destilada, 2 ml do padrão de uso, 2 ml de água destilada e 4 ml de soro ou plasma no tubo S. Adicionar, a cada tubo, 2 ml do ácido clorídrico 2 N e agitar vigorosamente durante 45 segundos; o conteúdo do tubo S deve ser misturado com bastão de vidro.

Deixar em repouso durante 10 minutos; em seguida, adicionar 2 ml do ácido tricloracético a 20% aos três tubos e misturar; a adição ao tubo S se faz lavando o bastão de vidro, que é removido. Deixar em repouso mais 10 minutos e centrifugar a 2.500 r.p.m., durante 20 minutos; não é necessário centrifugar os tubos B e P.

Transferir 5 ml dos líquidos de cada tubo para três tubos de ensaio respectivos, marcados B, P e S. Adicionar, a cada um, cerca de 30 mg de ácido ascórbico, 0,5 ml da solução de 2,2′-dipiridil e 2,5 ml da solução saturada de acetato de sódio, misturando após cada adição.

Fazer as leituras, após cinco minutos, em 520 nm (mμ) de comprimento de onda ou filtro verde, zerando o aparelho com água destilada. Subtrair as leituras, em absorvância, do padrão (P) e desconhecido (S) da leitura do tubo em branco (B). Verificar as diferenças de leitura na curva, encontrando nela os valores em μg/ml, expressos em ferro, para o padrão e o desconhecido.

Curva de Calibração. Marcar cinco tubos de ensaio 80, 160, 240, 320, 400, que corresponderão aos teores em μg/dl para formar a curva; colocar em cada um, respectivamente, 0,5; 1,0; 1,5; 2,0; e 2,5 ml do padrão de uso; completar os volumes dos quatro primeiros tubos para 2,5 ml e misturar. Fazer simultaneamente uma prova em branco com 2,5 ml de água bidestilada.

Adicionar, a todos os tubos, 1,25 ml da solução de ácido clorídrico 2 N, 1,25 ml de ácido tricloracético a 20%, cerca de 30 mg de ácido ascórbico, 0,5 ml da solução de 2,2′-dipiridil e 2,5 ml da solução saturada de acetato de sódio, misturando após cada adição.

Deixar em repouso durante cinco minutos e fazer as leituras em 520 nm (mμ) de comprimento de onda ou com filtro verde, zerando o aparelho com água bidestilada.

Subtrair as leituras, em absorvância, dos padrões da prova em branco e traçar a curva em papel milimetrado contra concentração em microgramas/dl.

Toda a vidraria empregada neste processo deve ser escrupulosamente lavada, primeiro em água de torneira, depois de imersa em solução de bicromato de potássio (solução sulfocrômica); em seguida, em água destilada, obtida em destilador **de vidro,** como recomendam os autores do método.

Preparação das Soluções. Ácido clorídrico 2 N. Transferir 84 ml de ácido clorídrico *A.R.* ou *p.a.* (D 1,19) para balão volumétrico de 500 ml; adicionar água destilada até a marca do balão e misturar.

Ácido tricloracético a 20%. Pesar 100 g de ácido tricloracético *p.a.* ou *A.R.*; transferir para balão volumétrico de 500 ml; adicionar água destilada; dissolver, completar para a marca e misturar.

Ácido ascórbico. Empregar os cristais do ácido ascórbico.

3,3′-dipiridil a 0,4%. Pesar 0,4 g de 2,2′-dipiridil; transferir para balão volumétrico de 100 ml; adicionar 5 ml de ácido acético glacial; misturar até dissolver e completar o volume com água destilada.

Acetato de sódio (solução saturada). A cerca de 150 g de acetato de sódio, adicionar 100 ml de água destilada e misturar; parte do sal deve permanecer sedimentada no fundo do frasco, o que assegura a saturação.

Padrão-estoque. Pesar **exatamente,** em balança analítica, 0,352 g de sulfato ferroso amoniacal ($Fe(NH_4)_2(SO_4)_2(\cdot 6H_2O)$ *p.a.*; transferir quantitativamente para balão volumétrico de 500 ml; adicionar água destilada; dissolver, completar o volume para a marca do balão e misturar. Passar para frasco escuro e rotular. Transferir exatamente 10 ml do padrão-estoque para balão volumétrico de 250 ml; completar para a marca com água destilada, misturar e passar para frasco escuro, devidamente rotulado. Manter ao abrigo da luz.

Empregar, para todas as preparações, água de preferência bidestilada, e drogas *A.R.* ou *p.a.*

INTERPRETAÇÃO

Os valores normais do ferro sérico (plasmático) oscilam entre 50 e 150 μm/dl (4 a 27 μmol/l), segundo a maioria dos autores. Entretanto, Crosby e cols., estudando a sideremia de 3.699 doadores de sangue, consignam como normais os limites entre 50 e 200 μg/dl (4,0 e 35,8 μmol/l). Dos casos investigados, 3,5% apresentavam teores acima de 200, e 3,7%, abaixo de 50 μg/dl (9,0 μmol/l).

A dieta do homem deve conter cerca de 10 mg/dia de ferro. Os alimentos mais ricos neste elemento são as vísceras de animais (fígado, rins, baço). Outra fonte de ferro: gema de ovo, peixes, ostras e legumes.

O ferro é absorvido, em grande parte, pelo duodeno e jejuno; a absorção é sob a forma reduzida (sal ferroso). Cerca de 25% do ferro no organismo está sob as formas de ferritina e hemossiderina.

O ferro do soro mostra principalmente seu teor ligado à transferrina. A determinação somente do ferro sérico é de valor limitado.

A transferrina (siderofilina) é a beta-globulina mais importante; transporta o íon férrico para a medula óssea. Sua concentração no soro normal é de 200 a 400 mg/dl.

Crosby e cols. apontam as causas de hipersideremia: variação normal no decorrer do dia, com taxas acima de 200 μg/dl (35,8 μmol/l) de manhã; na vigência de tratamento com ferro, pela via oral ou parenteral; **transfusão maciça de sangue;** uso de drogas mielossupressivas **(metotrexato** ou **cloranfenicol),** por ação inibidora da eritropoese; **neoplasias da medula óssea;** uso de **anovulatórios;** mudanças de grandes **altitudes** para baixas; **anemia hemolítica** e **perniciosa; anemia aplástica; hepatite aguda, moléstias crônicas do fígado; hematocromatose** e algumas anemias hereditárias (*talassemia maior*).

Níveis baixos podem ocorrer (hipossideremia), nas **grandes hemorragias;** nas subidas e **grandes altitudes;** na **gestação;** na **menstruação;** nas **neoplasias,** nas **doenças do colágeno** em atividade, nas **infecções.**

Sessenta a 70% do ferro total do organismo está contido na hemoglobina; cerca de 15% se acham armazenados como ferritina; 3% como mioglobina e apenas 0,1% circula no plasma, em combinação com uma beta-globulina chamada transferritina. As necessidades diárias de ferro, para o homem adulto e para as mulheres depois da menopausa, variam de 5 a 10 mg/dia; após a menarca, a mulher necessita de 7 a 20 mg e, durante a gravidez, de 20 a 50 mg.

Nas **anemias siderопênicas,** o teor do ferro sérico situa-se abaixo de 80 μg/dl (14,3 μmol/l), ao passo que, na **anemia sideroacréstica,** ocorre elevação dos níveis normais por incapacidade da medula em utilizar o ferro plasmático na produção da hemoglobina. Só nas anemias com Hb — 9 g/dl (90 g/l), a determinação do ferro se torna fidedigna.

Maspes lembra que três são os exames suficientes para a identificação do mecanismo de uma anemia: 1) o **hemograma** incluindo contagem dos reticulócitos e das plaquetas; 2) o **mielograma;** 3) a **dosagem do ferro** sérico.

A dieta normal contém aproximadamente 10-20 mg de ferro/dia, a maior parte na forma orgânica. O ferro é absorvido na metade superior do intestino delgado, mas é mal assimilado sob a forma férrica.

Quadro laboratorial típico de anemia ferropriva séria: a) hemoglobina 9 g/dl (90 g/l); b) saturação de ferritina 15%; c) ferro sérico 40 μg/dl (7,0 μmol/l); d) VCM 80 μ^3.

Job, em tese de mestrado, entre outras conclusões, afirma que a depleção de ferro sem anemia ocorre, em apreciável percentagem, em doadores habituais de sangue.

Dosagem de Amilase (Método de Caraway)

Princípio. A amilase do soro, em condições ótimas, hidrolisa o substrato de amido; o restante não-hidrolisado, em presença de iodo, produz coloração azul, de intensidade inversamente proporcional à atividade enzimática.

Material Necessário

1) balões volumétricos de 10 e de 50 ml;
b) pipetas volumétricas de 1 e de 5 ml;
3) pipetas graduadas de 10 ml;
4) micropipeta de 0,1 ml.

Soluções Necessárias

a) substrato de amido tamponado;
b) solução-estoque de iodo;
c) solução de uso de iodo.

Processo. Marcar dois balões volumétricos de 50 ml: C (controle) e S (soro) e colocar, em cada um, 5 ml do substrato de amido; levar os dois balões ao banho-maria a 37°C, por cinco minutos, a fim de aquecer o conteúdo.

Retirar os balões, adicionar exatamente 0,1 ml de soro ou plasma ao balão S e colocar novamente em banho-maria a 37°C, durante, precisamente, sete minutos e 30 segundos. Os balões são retirados e, de imediato, se adicionam 5 ml da solução de uso de iodo a ambos; completar os volumes para a marca com água destilada e misturar por inversões sucessivas.

Logo em seguida, fazer as leituras em 660 nm (mμ) de comprimento de onda ou com filtro vermelho, zerando o aparelho com água destilada.

Cálculo:

$$\frac{\text{Absorvância do C} - \text{Absorvância do S}}{\text{Absorvância do C}} \times 800 = \text{U/dl}$$

A dosagem pode ser feita também com 0,02 ml de soro, reduzindo-se os demais volumes para a quinta parte, seguindo-se a mesma técnica e cálculo. Cumpre lembrar que o oxalato e o citrato inibem a atividade enzimática.

Preparação das Soluções. Substrato de amido tamponado. Dissolver 13,3 g de fosfato dissódico anidro (Na_2HPO_4) e 4,3 g de ácido benzóico, ambos *p.a.*, *Suprapur* ou *A.R.*, em cerca de 250 ml de água destilada e aquecer até entrar em ebulição. De outra parte, em separado, misturar 0,200 g de amido solúvel com 5 ml de água destilada fria e adicionar à mistura fervente, agitando; lavar o recipiente do amido com sucessivas porções de água destilada que são adicionadas ao todo. Manter a ebulição por um minuto, depois desta adição. Deixar esfriar, transferir para balão volumétrico de 500 ml e diluir para o traço com água destilada. Esta solução é estável à temperatura ambiente e deve permanecer límpida.

Solução-estoque de iodo 0,1 N. Dissolver 3,56 g de iodato de potássio (KIO_3) e 45 g de iodeto de potássio (sais *A.R.* ou *p.a.*) com cerca de 800 ml de água destilada em balão volumétrico de 1.000 ml; misturar até dissolver e adicionar aos poucos, agitando, 9 ml de ácido clorídrico concentrado. Depois de homogeneizado, completar o volume para a marca do balão com água destilada.

Solução de uso de iodo 0,01 N. Em balão volumétrico de 500 ml, colocar 25 g de fluoreto de potássio; adicionar cerca de 350 ml de água destilada e dissolver. Adicionar 50 ml da solução-estoque de iodo; completar o volume para a marca do balão com água destilada; misturar e transferir para vidro escuro. Conserva-se, por dois meses, na geladeira.

A unidade de amilase, neste processo, é definida por Caraway como a quantidade de enzima capaz de hidrolisar 10 mg de amido em 30 minutos, a uma etapa na qual não há formação de cor azul com o iodo.

INTERPRETAÇÃO

As amilases são enzimas que catalisam a hidrólise do glicogênio, da amilase da amilopectina. A determinação da amilase no soro e na urina tem sido usada no diagnóstico da pancreatite aguda, na qual oferece de 70 a 98% da sensibilidade e 70 a 75% de especificidade.

A amilase do soro se eleva dentro de 6 a 48 horas do início da pancreatite aguda.

Os níveis de amilase no soro de indivíduos normais variam de 60 a 160 unidades/dl (método de Somogyi e correlatos). No processo descrito (Caraway), são também estes os valores considerados normais. Os valores acima de 600 unidades Somogyi/dl são sugestivos de pancreatite aguda. As taxas acima de 1.000 unidades são encontradas quase só em pacientes com pancreatite aguda; entretanto, cerca de 20% dos pacientes exibem a atividade de amilase normal.

A amilasemia se acha elevada especialmente na **pancreatite aguda,** podendo atingir 500 U/dl e mais, deparando-se, na literatura, citações de casos com até 3.000 U/dl. Segundo Latner, a amilasemia normal, em manifestação suspeita de pancreatite aguda, nas primeiras 24 horas, fala contra esta hipótese diagnóstica, exceto em casos excepcionais, de evolução extremamente rápida, em que há destruição celular extensa. Os níveis de amilase voltam ao normal, em casos de pancreatite, ao fim de 48 a 72 horas, de tal modo que os valores dentro da normalidade, nesta fase, não excluem o diagnóstico. As afecções crônicas do pâncreas não apresentam valores aumentados.

As taxas elevadas são observadas nas seguintes condições, sem, contudo, atingirem níveis muito altos: **úlcera péptica; parotidite,** especialmente se bilateral; **litíase salivar;** infecções **(febre tifóide, malária, pneumonia, sarampo, meningite meningocócica, tifo exantemático); gravidez ectópica rota;** após administração de **opiáceos,** provavelmente em conseqüência de espasmo do esfíncter de Oddi; **carcinoma da cabeça do pâncreas; obstrução do canal pancreático** e na **obstrução intestinal.**

A hipoamilasemia ocorre em: **hepatopatias graves;** nos **grandes queimados;** na **insuficiência cardíaca congestiva** com **anasarca,** no **diabete** e, por vezes, na **pneumonia,** na **hepatite virótica,** no **transplante renal,** no **carcinoma do pulmão.**

Latner faz referência a um tipo de amilase, de elevado peso molecular, que é encontrado em algumas pessoas, chamado macroamilase e que resulta de polimerização da enzima. Não transpõe a barreira glomerular, de modo que a macroamilasemia ocorre sem aumento da amilase urinária.

Levitt, Ellis e Meier, reconhecendo que a elevada atividade amilásica do soro, em pacientes com dor abdominal, indica a pancreatite, salientam que a hipermilasemia duradoura não depende da lesão pancreática.

Dosagem do Iodo Protéico (Método de Barker e Humphrey)

Princípio. O iodo ligado à proteína é dosado sob a forma de iodeto, depois de precipitação e lavagens das proteínas e sua digestão, em alta temperatura, pela reação da catálise, na qual o iodeto descora o sistema cério-arsenito.

Material Necessário

1) pipetas volumétricas de 1 e de 2 ml;
2) pipetas graduadas de 1, de 2, de 5 e de 10 ml;
3) balões volumétricos de 100 ml;
4) suporte de metal para os tubos de ensaio;
5) tubos de centrifugador.

Soluções Necessárias

a) hidrato de sódio 0,5 N;
b) sulfato de zinco a 10%;
c) carbonato de sódio anidro 4 N;
d) ácido clorídrico 2 N;
e) sulfato de cério e amônia $(NH_4)_4CE(SO_4)_4 \cdot (2H_2O)$ 0,02 N;
f) arsenito de sódio 0,2 N;
g) padrões de iodo (estoque e de uso).

Processo. Em tubo de centrifugador, colocar 7 ml de água destilada e adicionar: 1 ml do soro em estudo (lavar a pipeta depois de colocado o soro, aspirando a água sobrenadante e deixando correr novamente); 1 ml de solução de hidrato de sódio 0,5 N e misturar; aguardar cinco minutos e adicionar 1 ml da solução de sulfato de zinco a 10%; fechar o tubo e agitar vigorosamente. Centrifugar a 3.000 r.p.m., durante três minutos; decantar o sobrenadante, desprezando-o; lavar o precipitado com água destilada (cerca de 8 ml), fechar o tubo e agitar; centrifugar novamente, como antes. Repetir a lavagem, centrifugação e decantação por mais três vezes.

Ao precipitado, depois das sucessivas lavagens, adicionar 1 ml da solução de carbonato de sódio 4 N.

Prepara-se simultaneamente a prova em branco; em tubo de centrifugador de 15 ml, colocar: 7 ml de água destilada; 1 ml de hidrato de sódio 0,5 N; 1 ml da solução de sulfato de zinco a 10%; fechar o tubo, agitar vagarosamente e fazer as lavagens, como descrito anteriormente. Adicionar 1 ml da solução de carbonato de sódio 4 N.

Levar os tubos para estufa com temperatura regulada em 90-95°C e aí deixá-los por cerca de 12 horas. O resíduo seco é, em seguida, calcinado em mufla, à temperatura de 600°C, durante cerca de três horas.

Às cinzas da incineração, depois de resfriadas, adicionam-se: 3 ml de ácido clorídrico 2 N, deixando escoar pelas paredes do tubo e misturar até completar a dissolução; 4 ml de água destilada e misturar. Faz-se o mesmo com a prova em branco.

Marcar três tubos: **B** (branco), **P** (padrão) e **S** (soro); em B e em P, colocar 3 ml do extrato da prova em branco citada e, em S, 3 ml do extrato ácido do soro em exame. Adicionar, em **B** e em **S,** 1 ml de água destilada e, em **P,** 1 ml do padrão de uso contendo 8 μg/dl. Misturar e adicionar, a cada um dos três tubos, 0,5 ml da solução de arsenito de sódio 0,2 N e misturar. Colocar os tubos em suporte de metal e levá-los ao banho-maria a 36-37°C durante 10 minutos, juntamente com a solução de sulfato de cério. Ao fim de 10 minutos, adicionar 1 ml desta solução de sulfato de cério a cada tubo, em intervalos de exatamente 30 segundos de um tubo para outro.

Leitura. Zerar o fotocolorímetro com água destilada e fazer as leituras exatamente cinco minutos após a adição do sulfato de cério, observando o intervalo de 30 segundos de um tubo para outro, de acordo com a adição anterior. Repetir a leitura 10 minutos depois da adição do sulfato de cério, com os mesmos intervalos de um tubo para outro. Ler em 420 nm (mμ) de comprimento de onda ou filtro azul e verificar, na curva de calibração, os valores referentes a cinco e 10 minutos expressos em μg/dl.

Curva de Calibração. Preparar quatro brancos, de acordo com a descrição do processo. Dissolver as cinzas após calcinação com 3 ml de ácido clorídrico 2 N; adicionar 4 ml de água destilada. Colocar duas séries de quatro tubos, marcados em duplicata **B,** 4, 8 e 12, em suporte de metal; adicionar a cada tubo 3 ml do extrato ácido obtido anteriormente; aos dois tubos **B,** acrescentar 1 ml de água destilada; a cada par dos demais tubos, adicionar 1 ml de cada padrão de uso contendo, respectivamente, 4 μg, 8 μg e 12 μg/dl (ver preparação das soluções). Misturar; acrescentar a todos os tubos 0,5 ml da solução de arsenito; misturar novamente e levar o suporte com os tubos ao banho-maria a 36-37°C, onde permanecerá 10 minutos, juntamente com o sulfato de cério. Ao fim deste tempo, retirar o suporte e adicionar, a cada tubo, 1 ml da solução aquecida de sulfato de cério, observando intervalos de exatamente 30 segundos de um tubo para outro.

Zerar o fotocolorímetro com água destilada e fazer as leituras aos cinco e 10 minutos como descrito no processo, no mesmo comprimento de onda ou filtro azul (Quadro 2.18).

Fazer dois traçados no mesmo papel, com números obtidos aos cinco e 10 minutos, em absorvância ou percentagem de transmitância *versus* a concentração de cada padrão de uso, isto é, 4 μg, 8 μg e 12 μg/dl. O resultado será expresso pela média entre os dois valores.

Barker e Humphrey, idealizadores do método descrito, compararam seu processo com uma técnica-padrão de dosagem, encontrando perfeita correspondência entre um e outro.

Preparação das Soluções. Hidrato de sódio 0,5 N. Pesar 10 g de NaOH *A.R.* ou *p.a.* e transferir para balão volumétrico de 500 ml; dissolver com água destilada, completar o volume, misturar e conservar em frasco de polietileno, devidamente rotulado.

Sulfato de zinco a 10%. Pesar 50 g de sulfato de zinco *A.R.* ou *p.a.*; transferir para balão volumétrico de 500 ml; dissolver e completar para o traço com água destilada. Misturar e transferir para frasco com rolha esmerilhada.

Carbonato de sódio 4 N. Pesar 106 g de Na_2CO_3 *A.R.* ou *p.a.*; transferir para balão volumétrico de 500 ml; dissolver com água destilada; completar para o traço; misturar e passar para frasco de polietileno.

Ácido clorídrico 2 N. Transferir 84 ml de HCl concentrado (D 1,19) *A.R.* ou *p.a.*, para balão volumétrico de 500 ml; dissolver com água destilada e completar para o traço. Misturar e transferir para frasco com rolha esmerilhada, devidamente rotulado.

Sulfato de cério e amônia. Passar 6,32 g de sulfato de cério e amônia ($(NH_4)_4\,Ce(SO_4)_4 - H_2O$), *Suprapur*, *A.R.* ou *p.a.*; colocar em balão volumétrico de 500 ml; dissolver em cerca de 150 ml de água destilada e adicionar aos poucos, agitando após cada adição, 20 ml de ácido sulfúrico concentrado *A.R.* ou *p.a.* Depois de tomar a temperatura ambiente, completar o volume para a marca; misturar e colocar em frasco âmbar, devidamente rotulado.

Arsenito de sódio 0,2 N. Pesar 4,95 g de óxido arsenioso *A.R.* ou *p.a.* **(veneno!);** colocar em *erlenmeyer* de 250 ml; adicionar 30 ml de hidrato de sódio a 4%; aquecer com agitações do *erlenmeyer*, até a completa dissolução. Transferir para *erlenmeyer* de 1.000 ml, adicionar 250 ml de água destilada, misturar e adicionar, gota a gota, ácido sulfúrico concentrado, até atingir pH francamente ácido ao papel de tornassol, o que se obtém com menos de 1 ml do ácido. Transferir, em seguida, para balão volumétrico de 500 ml; diluir com água destilada até a marca; colocar em frasco com rolha esmerilhada.

Quadro 2.18 Para Corrigir os Volumes de Acordo com Diferentes Temperaturas

Tubo	Leitura de Cinco Minutos	Leitura de 10 Minutos	Gama/dl
B	305	195	0
4	264	150	4
8	224	108	8
12	184	64	12

Padrões. Estoque Concentrado. Pesar **exatamente,** em balança analítica, 168,6 mg de iodato de potássio *Suprapur*, *A.R.* ou *p.a.*, transferir quantitativamente para balão aferido de 1.000 ml; adicionar água destilada e dissolver, completando o volume para o traço com água destilada. Misturar; transferir para frasco com rolha esmerilhada, limpo e seco; rotular e conservar na geladeira.

Estoque Diluído. Transferir exatamente 17,2 ml do padrão concentrado acima para balão aferido de 1.000 ml; diluir com água destilada até a marca e misturar. Passar para frasco com rolha esmerilhada; rotular e conservar na geladeira.

De Uso. Marcar três balões volumétricos de 100 ml; 4, 8 e 12; colocar, no 4 (equivalente a 4 μg/dl de iodo), 1 ml do padrão-estoque diluído; no 82 ml (8 μg/dl) e, no 12, 3 ml do padrão-estoque diluído; completar os volumes para 100 com água destilada e misturar. Com estes padrões, equivalentes, respectivamente, a 4, 8 e 12 μg/dl, constrói-se a curva de calibração.

INTERPRETAÇÃO

Os folículos da tireóide contêm colóide que encerram a tireoglobulina. O iodo é absorvido pelas células tireoidianas.

A maioria dos hormônios da tireóide circula ligado a proteínas do plasma; cerca de 70% da T_4 se liga à globulina, 20% à transtireoitina.

A biossíntese e a libertação dos hormônios da tireóide a partir da tireoglobulina são controladas pela tireotropina (hormônio estimulador da tireóide — *TSH*).

As desordens mais comuns do hipertireoidismo são auto-imunes, como na doença de Graves, que é devida a anticorpos e anticorpos circulantes (*TSH*). Outras manifestações que levam ao hipertireoidismo são o bócio tóxico multilobular, o adenoma tóxico e o carcinoma da tireóide.

O hipotireoidismo resulta da carência do hormônio tireoidiano nos tecidos que se traduz por bradicardia, sensibilidade ao frio, secura da pele, fraqueza muscular.

Como não existia método seguro para a determinação da função tireoidiana nos tecidos (o metabolismo basal tem ampla faixa de normalidade e altera-se facilmente por fatores extratireoidianos), passou-se a dar maior importância à medida do hormônio tireoidiano no plasma.

Os valores normais do iodo protéico no sangue oscilam entre 4 e 8 μg/dl (310 e 630 nmol/l), ou seja, todo o iodo precipitável por agentes desnaturadores de proteína. A quase totalidade é representada pelo iodo orgânico, sob a forma de tiroxina, ligado à proteína (o *PBI — protein bound iodine* — reflete a concentração do T_4 no soro). Na forma inorgânica, as taxas variam de 0,08 a 0,6 μg/dl. A dosagem do iodo protéico reflete a concentração do hormônio no sangue circulante, prestando-se, pois, para a avaliação do funcionamento da tireóide. É aconselhável determinar o iodo plasmático total. Se o valor encontrado não excede 2 a 3 μg/dl (160 a 230 nmol/l) do valor do *PBI*, pode-se afirmar que não existe contaminação com quantidades excessivas de iodetos livres.

A dosagem do iodo extraível pelo butanol *(BEI — butanol extractable iodine)*, cujo teor normal varia de 3 a 7 μg/dl (230 a 550 nmol/l), oferece algumas vantagens (não é influenciável por contaminações pela tireoglobulina, nem pelo iodo inorgânico), mas é de técnica complexa e trabalhosa, além de não afastar, como na dosagem do *PBI*, a interferência de compostos orgânicos iodados. Quando o *PBI* excede o *BEI* em mais de 20%, é indício de que ocorreu contaminação.

O *PBI* mede a fração iodo da molécula de T_4 (tireoxina ou tetraiodo, tireonina) que corresponde a 63,34% de seu peso molecular e dosa, assim, indiretamente, a concentração de T_4 do soro, responsável por 90% do iodo protéico.

O adulto normal necessita de ingestão mínima de 50 μg de iodo por dia. A carência deste elemento na alimentação e na água conduz à redução da síntese hormonal e à hiperplasia compensadora da tireóide (bócio). A tireóide secreta diariamente 75 μg de T_4 e 25 μg de T_3. Se há diminuição do hormônio no sangue, essa alteração é captada pelo hipotálamo e pela hipófise, a qual aumenta a secreção de *TSH* (*thyroid stimulating hormone*), que, por sua vez, ativa a secreção dos hormônios tireoidianos, através do sistema de controle denominado retroalimentação (*feedback*) até que os níveis sangüíneos se normalizem.

Os hormônios tireoidianos produzem estimulação metabólica característica, embora o mecanismo de ação seja ainda desconhecido. Modulam o nível de atividade de numerosos processos intracelulares. É de interesse assinalar que o cérebro, o baço e os testículos não parecem responder à ação da tireoxina. A administração de iodo aos portadores de hipertireoidismo leva à redução da excreção hormonal.

Como contribuição histórica, vale lembrar que Baeta Vianna, em 1930, em trabalho pioneiro, dosou a concentração do iodo na água potável, em alimentos de duas regiões de Minas Gerais com endemia bócica, registrando baixos teores deste elemento.

Os níveis de *PBI* se elevam durante a gravidez, o mesmo acontecendo com o uso de contraceptivos orais, de medicamentos que contêm iodo (**expectorantes à base de iodureto** de potássio, **enteroviofórmio, multivitaminas com sais minerais,** alguns **amebicidas, tintura de iodo** e outros), de **contrastes radiológicos,** de **cosméticos** (bronzeadores, bases para unhas). Deste modo, torna-se imperiosa a verificação da interferência de um destes fatores antes da dosagem do *PBI* sérico. Alguns destes agentes iodados podem permanecer no organismo por períodos que variam de semanas a anos, como, por exemplo, o lipiodol empregado na broncografia ou mielografia, cuja permanência pode perdurar por vários anos. Constitui também causa de erro na dosagem do iodo a contaminação do material utilizado na determinação.

Taxas elevadas do *PBI são* observadas no **hipertireoidismo** com hiperplasia difusa da tireóide **(doença de Basedow);** no **bócio nodular** e no **adenoma tóxico,** manifestações nas quais os níveis se elevam relativamente menos; e na **gravidez** (com aumentos discretos). São baixos os níveis do iodo protéico nas várias formas do **hipotireoidismo.** Rebelo *et al.*, em 49.055 crianças, encontraram 144 casos de hipotireoidismo congênito (1/3823).

Diversas provas são empregadas no diagnóstico de moléstias da tireóide. Na maioria das doenças tireoidianas, a história cuidadosa e o exame físico conduzem ao diagnóstico. Na avaliação laboratorial de início, na maioria dos casos, são extremamente úteis a medida do *PBI* ou da tireoxina sérica e a captação do I^{131} com o mapeamento cintilográfico. Os testes mais comumente usados são agrupados de acordo com o Quadro 2.19, adaptado de Williams.

Quadro 2.19 Provas de Laboratório Empregadas no Estudo de Doenças da Tireóide

1. Provas diretas da função tireoidiana: captação do I^{131}, em 6 e 24 horas
2. Provas relacionadas com a concentração e ligações dos hormônios tireoidianos no sangue
   a. Medidas da concentração humoral
      I. Concentração de T_4 sérica por análise competitiva — T_4(D)
      II. Concentração de T_3 — T_3 (*RIA*)
      III. Concentração do iodo protéico (*PBI* e *BEI*)
   b. Medidas das ligações (*binding*) hormonais
      I. Percentagem de T_4 livre — (%FT_4)
      II. Captação de T_3 *in vitro* — (RT_3U)
      III. Captação de T_4 livre — (FT_4)
      IV. Índice de T_4 livre (T_4RT_3 índex)
3. Provas que medem o impacto metabólico dos hormônios tireoidianos
   I. Metabolismo basal (*BMR*)
   II. Concentração do colesterol no sangue
   III. Reflexograma (tempo do reflexo aquileu)
4. Provas que medem os mecanismos de regulação da função tireoidiana
   I. Teste de supressão da tireóide
   II. Teste de estimulação pelo *TSH*
   III. Concentração sérica do *TSH*
   IV. Teste de estimulação pelo *TRH* (*TSH releasing hormone*)
5. Provas diversas
   I. Cintilograma — mapeamento da tireóide
   II. Testes para auto-anticorpos tireoidianos
   III. Biópsia da tireóide

Dosagem do Sódio (Método de Kramer-Gittleman)

Princípio. O sódio é precipitado como piroantimoniato de sódio em solução alcoólica. O antimônio pentavalente é reduzido a trivalente pelo iodureto de potássio, e o iodo libertado é dosado pelo hipossulfito.

Material Necessário

1) tubos de centrifugador de 15 ml;
2) pipetas graduadas de 1 ml (em centésimos);
3) pipetas de 5 ml graduadas em décimos de ml;
4) bureta de 2 ml graduada em centésimos de ml.

Soluções Necessárias

a) piroantimoniato de potássio a cerca de 2%;
b) álcool etílico a 95%;
c) álcool etílico a 30%;
d) ácido clorídrico concentrado (D 1,18);
e) iodureto de potássio a 2%;
f) hipossulfito de sódio 0,05 N;
g) goma de amido a 1%.

Processo. Em tubo de centrifugador de 15 ml, perfeitamente limpo, colocar 0,5 ml de soro e adicionar 2,5 ml do reativo de piroantimoniato de potássio (que deve ser límpido); colocar o tubo na geladeira, de modo que a temperatura do líquido atinja 10°C ou menos, o que se consegue em cerca de 30 minutos; atingida esta temperatura, adicionar, gota a gota, 0,75 ml de álcool a 95% (este também deve ser resfriado a 10°C ou menos), agitando-se o tubo. Deixar repousar 30 minutos e, em seguida, centrifugar a cerca de 3.000 r.p.m., durante cinco minutos; decantar. O precipitado deve ficar aderente ao fundo do tubo. Lavar o tubo internamente, deixando correr por suas paredes 5 ml de álcool a 30% e centrifugar novamente. Decantar como antes.

Adicionar 2,5 ml do ácido clorídrico concentrado e agitar o precipitado com baqueta de vidro afilada, a fim de dissolvê-lo. Acrescentar 2,5 ml de água destilada. Agitar. Adicionar 2 ml de solução de iodureto de potássio a 2%.

Liberta-se o iodo, que é titulado pelo hipossulfito de sódio 0,05 N colocado em microbureta de 2 ml graduada em centésimos de ml. O hipossulfito deve ser adicionado a pouco e pouco, agitando-se sempre. Quando a coloração amarela esmaecer, adicionar duas gotas de goma de amido a 1% e prosseguir na titulação até que a coloração, agora azul, desapareça por completo; o final da titulação deve ser executado **vagarosamente.** Anotar o número de ml gastos.

Uma prova em branco deve ser executada com todos os reativos e nas mesmas condições, sem o soro.

Quadro 2.20 Resumo do Processo

Soro	0,5 ml
Piroantimoniato	2,5 ml
Resfriar a 10°C	
Álcool a 95% (resfriado a 10°C)	0,75 ml
Repousar durante 30 minutos	
Centrifugar a 3.000 r.p.m. por cinco minutos	
Decantar	
Álcool a 30%	5,0 ml
Centrifugar	
Decantar	
Ácido clorídrico concentrado	2,5 ml
Água destilada	2,5 ml
Iodeto de potássio a 2%	2,0 ml
Titular com hipossulfito 0,05 N	

Cálculo:

$$\frac{f \times (\text{ml } Na_2S_2O_3 - \text{ml do B}) \times 100}{0,5} = \text{mg de Na/dl}$$

Nesta fórmula, *f* representa o fator de equivalência do hipossulfito 0,05 N em sódio (não confundir com o fator de correção para acertar a normalidade do reativo). Teoricamente, 1 ml de hipossulfito 0,05 N corresponde a 0,575 mg de Na; 0,575 representariam o fator teórico de equivalência. Contudo, na prática, devido a fatores de várias ordens, este número não é constante. Balint encontrou-o igual a 0,5585; Bandeira de Melo, igual a 0,5415, e nós, 0,540. Bandeira de Melo chama a atenção para o fato de que, "antes de se usar novo reagente de piroantimoniato de potássio, deve-se estabelecer, pela experiência, o seu fator experimental em face dos demais reativos"; determina o fator experimental de equivalência empregando solução de NaCl a 0,9% (sal *p.a.* ou *A.R.* rigorosamente pesado). A solução encerra 0,3538 g de Na/dl, ou seja, 1,769 mg em 0,5 ml. Opera-se como se se tratasse de soro.

Exemplo de cálculo para achar o fator de equivalência: 0,5 ml da solução de NaCl 0,9%, submetidos às mesmas manipulações do método para o soro, consumiram 3,25 ml do hipossulfito 0,05 N; nesta hipótese, temos:

$$3,25 \text{ ml}: 1,769:: 1 \text{ ml} : x$$

donde:

$$x = \frac{1,769}{3,25} = 0,544$$

Exemplo de cálculo para achar os mg/dl de Na no soro:

Considerando o fator de equivalência como igual a 0,544, a prova em branco (B) igual a 0 e empregando-se a fórmula, temos, supondo haver-se consumido 3,15 ml de hipossulfito 0,05 N:

$$\frac{0,544 \times 3,15 \times 100}{0,5} = 342 \text{ mg/dl de Na (148 mEq/l ou 148 mmol/l)}$$

Para transformar em miliequivalência por litro, dividir por 2,3. Para obter a taxa em mmol/l, multiplicar mg/dl por 0,435.

Preparação das Soluções. Piroantimoniato de potássio (*p.a.* ou *A.R.*). A 500 ml de água destilada em ebulição, em balão *Pyrex*, adicionar aproximadamente 10 g de piroantimoniato de potássio e continuar a ebulição por mais três a cinco minutos. Resfriar, em seguida, sob água corrente. À solução fria, acrescentar 15 ml de hidrato de potássio (isento de sódio, *p.a.* ou *A.R.*) a 10%. O reativo é filtrado em papel de filtro sem cinzas para frasco, de preferência parafinado. Parte do piroantimoniato não-solubilizado pode passar através do papel de filtro; todavia, sedimentar-se-á ao fim de algumas horas, deixando o líquido sobrenadante límpido. Esta solução se conserva bem à temperatura ambiente, mas deve ser desprezada se não se apresentar inteiramente cristalina. O reativo não deve dar precipitado, quando misturado a álcool, no modo seguinte: um volume de água destilada mais cinco volumes do reativo, mais um volume e meio volume de álcool a 95%.

Álcool etílico a 95%. Usar álcool redestilado.

Álcool etílico a 30%. Diluir 30 ml do álcool a 95% redestilado com água destilada até completar 95 ml.

Ácido clorídrico concentrado. Usar ácido clorídrico concentrado de densidade 1,18 *A.R.* ou *p.a.*

Iodureto de potássio a 2%. Pesar 2 g de iodureto de potássio, *A.R.* ou *p.a.*, e dissolver para 100 ml com água destilada. Deve empregar-se a solução recentemente preparada, sendo aconselhável preparar quantidade menor.

Goma de amido a 1%. Dissolver 1 g de amido solúvel, de boa procedência, em 100 ml de água em ebulição, adicionando-o pouco e pouco e prosseguir na ebulição por mais ou menos dois minutos.

A solução, assim preparada, não se conserva. Entretanto, preparada em solução de ácido salicílico a 0,1%, em lugar de água destilada, sua conservação prolonga-se consideravelmente.

Hipossulfito de sódio 0,05 N. Esta solução é preparada partindo-se de uma de iodato de potássio como padrão.

Pesar mais ou menos 15 g de hipossulfito de sódio e dissolver em água destilada para 1.000 ml. Esta solução é um pouco mais forte que a de 0,05 N. Acertá-la pelo iodato 0,1 N, de modo que um volume deste corresponda a dois volumes daquela solução; ou calcula-se o **fator de correção.** Suponhamos que 2 ml do iodato de potássio 0,1 N correspondam a 3,2 ml de hipossulfito de sódio (colocado em microbureta); calcula-se o **fator de correção** dividindo-se 4 (2 ml de iodato 0,1 N é o mesmo que 4 ml de iodato 0,05 N) por 3,2, o que nos dá 1,25 **(fator de correção).** Todos os números de hipossulfito obtidos na dosagem devem ser multiplicados por este fator.

Nota: As dosagens são mais precisas quando se empregam métodos baseados na fotometria de chama. Existe aparelho analisador que determina os valores de sódio e o potássio no sangue em pouco mais de 1 minuto, sem a utilização de chama, como nos espectrofotômetros. Este aparelho foi desenvolvido por *Orion Research* (*840 Memorial Drive, Cambridge, Mass. 02139*, EUA) para a *NASA*, para dosagens do K e do Na, no espaço. Trata-se do modelo SS-30. Seu preço é elevado.

INTERPRETAÇÃO

A taxa normal de sódio, no soro sangüíneo, varia de 300 a 340 mg/dl (135-145 mmol/l = mEq/l). Expresso em miliequivalente por litro ou mmol/l, o teor normal oscila entre 135 e 145. Em 10 estudantes normais, Bandeira de Melo encontrou a natremia, em média, igual a 333,6 mg/dl (145 mEq/l), com o mínimo de 318,8 (138 mEq/l) e o máximo de 345 mg/dl (150 mEq/l). Os valores consignados por Vilela, calcados em mais de 100 casos normais, empregando o método de Weibach, variam entre 310 e 355 mg/dl (139 e 150 mEq/l m ou mmol/l).

Kunzle e cols., de Ribeirão Preto, SP, dosaram os eletrólitos em 12 homens e 18 mulheres, de 15 a 33 anos de idade, todos hígidos. Para o sódio, encontraram os seguintes valores: 138 a 147 mEq/l (138 a 147 mmol/l).

O sódio é o principal cátion extracelular responsável pela pressão osmótica fora das células.

O sódio se encontrava, em sua quase totalidade, no líquido extracelular (plasma e fluido intersticial). Sua concentração varia em relação com o volume plasmático. Deste modo, taxa normal pode decorrer de modificação da quantidade de sódio, do volume plasmático ou de ambas as alterações. A hiponatremia pode ser apenas aparente nos casos em que o volume plasmático está aumentado, e, inversamente, baixa real do sódio pode revelar valores normais do soro se há hemoconcentração. Deduz-se, pois, que a taxa dos eletrólitos no soro pode ou não refletir a real situação, o que impõe critério e ponderação no emprego das soluções terapêuticas de reposição.

A Fig. 2.15 mostra a distribuição do sódio e demais componentes nos líquidos celular e extracelular.

A composição de cada um dos elementos está expressa em mEq/litro, embora a tendência hoje em dia seja exprimir os valores em mmol/l (milimoles por litro), por vários motivos, entre os quais o de alguns elementos poderem exibir mais de uma valência. Conservamos a denominação convencional e, entre parênteses, consignamos os valores em mmol/l. Note-se que, no caso do sódio e do potássio, mmol/l = mEq/l.

A transformação de mg/dl em mEq/l se faz empregando a seguinte fórmula:

$$\text{mEq/l} = \frac{\text{mg por litro} \times \text{valência}}{\text{peso atômico}}$$

O Quadro 2.21, adaptado de Ravel, mostra as condições clínicas nas quais pode haver a hiper- ou hiponatremia.

A hiponatremia é das mais comuns desordens eletrolíticas, em clínica; sua queda, se lenta em semanas, produz lassitude, câimbras, náusea. Se a redução da natremia é rápida, em um a dois dias, observam-se desorientação, confusão mental, convulsões e até coma. A hiponatremia é observada em polidipsia psicogênica, sudorese abundante, insuficiência adrenal, terapêutica com diuréticos, cetonúria, vômitos, diarréia (em crianças), queimaduras.

No **neoplasma do pulmão,** pode ocorrer hiponatremia devida à secreção de *ADH* (hormônio antidiurético) pelo próprio tumor, o que acontece na ausência da metástase cerebral.

Lesões cerebrais **(encefalites, polimielite bulbar, acidente vascular, metástase de carcinoma broncogênico)** se acompanham de redução do sódio plasmático.

Hipernatremia, bem como hipercloremia, é observada em conseqüência da administração parenteral de solução hipertônica de cloreto de sódio em pacientes com insuficiência renal. De outro lado, a hiponatremia e a hipocloremia resultam do emprego de grandes volumes de solução de glicose, em pacientes em déficit de Na e de Cl, como no **vômito,** na **diarréia** e na **insuficiência adrenocortical.**

A secreção inadequada de *ADH*, relacionada com distúrbios pulmonares e cerebrais, é designada **síndrome de Schwartz-Bartter;** os critérios essenciais para seu diagnóstico são: 1) hiponatremia; 2) urina hipertônica em relação ao plasma, mesmo durante administração de água; 3) hipernatriúria, mesmo com sobrecarga hídrica; 4) ausência de lesão renal e supra-renal; 5) correção da hiponatremia após restrição adequada de água (Quadro 2.21).

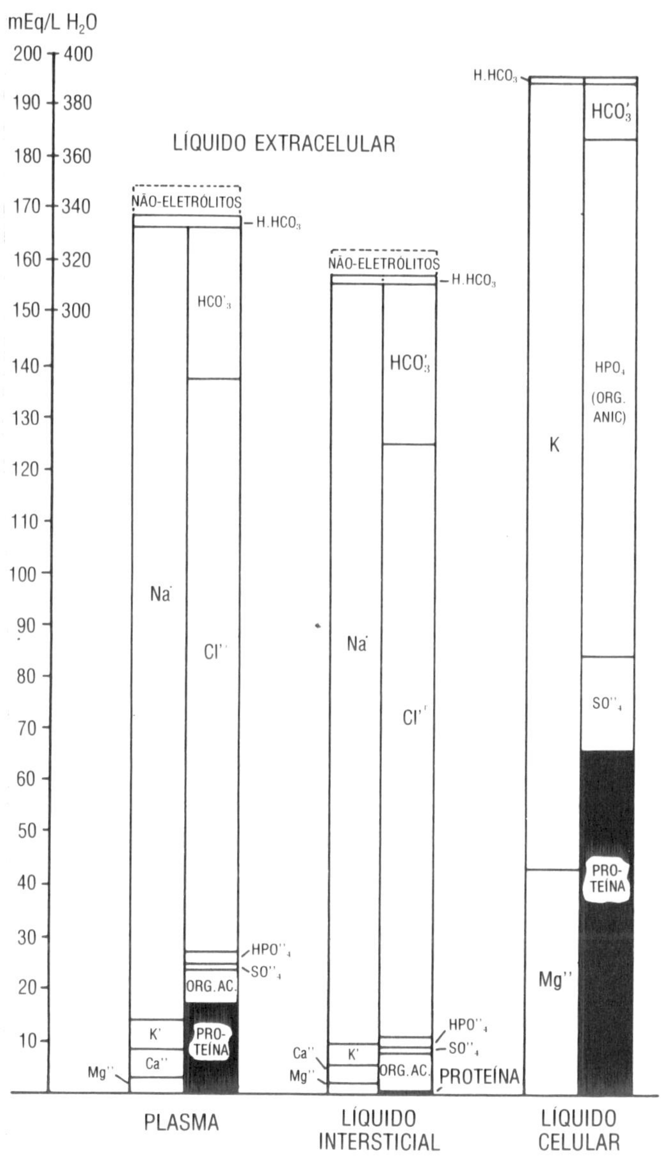

Fig. 2.15 Composição dos líquidos extra- e intracelular e respectivas concentrações em mEq/l. (Adaptado de Gamble.)

Foscarini lembra que se pode calcular a tonicidade aproximada duplicando-se o valor do sódio sérico em mEq/l, artifício de grande valia quando não se dispõe de osmômetro. Desse modo, a hiponatremia pode ser interpretada como índice de hipoosmolaridade e a hipernatremia como hiperosmolaridade, desde que os não-eletrólitos no sangue se encontrem dentro da normalidade.

I. Dosagem do Potássio (Método Camponovo, Modificado)

Princípio. O cobalto-nitrito de sódio reage com o potássio que se precipita como cobalto-nitrito de sódio e potássio; o precipitado é dissolvido em ácido clorídrico, e a cor verde resultante é comparada com um padrão tratado de modo idêntico.

Quadro 2.21 Ocorrência de Hipo- e Hipernatremia em Manifestações Clínicas

HIPONATREMIA

1. Devida à depleção de sódio e água:
   A) Perda de secreções gastrintestinais com reposição de fluido, mas sem reposição de eletrólitos:
      a) vômito; b) diarréia
   B) Perda através da pele, com reposição de fluido, mas sem eletrólitos:
      a) sudorese copiosa; b) queimaduras extensas
   C) Perda através do rim:
      a) diuréticos (clorotiazida, mercurial, furosemida, ácido etacrínico); b) insuficiência renal crônica (uremia) com acidose
   D) Perda metabólica:
      a) jejum com acidose; b) acidose diabética
   E) Perda de origem endócrina:
      a) doença de Addison; b) após corticosteróide
   F) Perda iatrogênica:
      a) paracentese; b) toracocentese
2. Devida a excesso de água (hiponatremia por diluição):
   A) Insuficiência cardíaca congestiva
   B) Cirrose hepática
   C) Insuficiência renal aguda ou crônica (oligúria)
   D) Ingestão excessiva de líquidos
   E) Acidose diabética
   F) Reposição inadequada de líquidos nos desequilíbrios hidroeletrolíticos
3. Perda intracelular:
   A) Caquexia
   B) Desnutrição grave
   C) Cirrose hepática
   D) Carcinomatose

HIPERNATREMIA

1. Administração deficiente de líquido (via oral ou IV)
2. Eliminação excessiva (sudorese excessiva, diabete insípido)
3. Alguns casos de lesão cerebral
4. Desidratação, que é o achado clínico mais freqüente na hipernatremia

Material Necessário

1) tubo de ensaio;
2) tubos de centrifugador de fundo cônico;
3) pipetas volumétricas de 1 e de 2 ml;
4) pipetas graduadas de 1 e de 5 ml.

Soluções Necessárias

a) cobalto-nitrito de sódio;
b) ácido clorídrico concentrado;
c) ácido clorídrico 0,01 N;
d) padrão de potássio.

Processo. Em tubo de centrifugador, colocar 1 ml de soro **(sem hemólise!);** adicionar 2 ml da solução de cobalto-nitrito de sódio e 1 gota de álcool amílico; misturar e deixar em repouso durante 45 minutos.

Centrifugar a 3.000 r.p.m. durante 10 minutos; decantar, desprezando o sobrenadante; adicionar alguns ml de água destilada e agitar o tubo, a fim de lavar o precipitado.

Centrifugar novamente a 3.000 r.p.m. durante 10 minutos; decantar, como antes; lavar o precipitado com água destilada; centrifugar como acima e decantar.

Colocar o tubo, invertido, sobre papel de filtro durante cinco minutos e, em seguida, adicionar 3 ml de ácido clorídrico concentrado; levar o tubo ao banho-maria a 60°C, para dissolver o precipitado; uma vez dissolvido, adicionar mais 3 ml do ácido clorídrico concentrado, misturar e fazer a leitura em 670 nm (mμ), zerando com o ácido clorídrico. Ler o resultado na curva de calibração.

Curva de Calibração. Marcar sete tubos de centrifugação: 12, 15, 18, 21, 24, 27 e 30, e colocar em cada um, pela ordem: 0,4; 0,5; 0,6; 0,7; 0,8; 0,9; e 1,0 ml do padrão; adicionar a todos 2 ml da solução de cobalto-nitrito de sódio; misturar e acrescentar uma gota de álcool amílico a cada um; deixar em repouso 45 minutos e, em seguida, centrifugar a 3.000 r.p.m., durante 10 minutos; decantar e desprezar o sobrenadante.

Adicionar alguns ml de água destilada, a fim de lavar o precipitado, agitando o tubo; centrifugar a 3.000 r.p.m., durante 10 minutos; decantar, desprezar o sobrenadante e repetir esta operação mais uma vez.

Depois de decantar, colocar os tubos invertidos sobre o papel de filtro, durante cinco minutos; adicionar a todos 3 ml de ácido clorídrico concentrado e levá-los ao banho-maria a 60°C, até dissolver os precipitados. Adicionar a todos mais 3 ml do ácido clorídrico concentrado e misturar.

Fazer as leituras em 670 nm (mμ) de comprimento de onda, zerando o aparelho com ácido clorídrico, e traçar a curva.

Os padrões correspondem a 12, 15, 18, 21, 24, 27 e 30 mg/dl de potássio.

Preparação das Soluções. Cobalto-nitrito de sódio. Preparam-se duas soluções A e B. **Solução A** — dissolver 25 mg de nitrato de cobalto cristalizado (*p.a.* ou *A.R.*) em 50 ml de água destilada, adicionando-lhe 12,5 ml de ácido acético glacial (*p.a.* ou *A.R.*). **Solução B** — dissolver 120 g de nitrito de sódio (*p.a.* ou *A.R.*) em 180 ml de água destilada.

Estas soluções são mantidas separadas. Para o uso, são reunidas na seguinte proporção: a 2 ml da solução A, adicionar 6,8 ml de B; passar uma corrente de ar na mistura, a fim de eliminar o óxido nitroso formado, o que consome cerca de 90 minutos.

Ácido clorídrico concentrado. Empregar ácido *p.a.* ou *A.R.* (D 1,19).

Ácido clorídrico 0,1 N. Em balão graduado de 500 ml, colocar 4,2 ml de ácido clorídrico concentrado (*p.a.* ou *A.R.*), adicionar água destilada até o traço e misturar.

Álcool amílico. Empregá-lo *p.a* ou *A.R.* (é usado para evitar a formação de espuma).

Padrão de potássio. Pesar **exatamente,** em balança analítica, 669 mg de sulfato de potássio seco (*Suprapur*, *p.a.* ou *A.R.*); transferir quantitativamente para balão volumétrico de 1.000 ml; dissolver com água destilada, completar para o traço e misturar: 1 ml = 0,3 mg de potássio.

II. Dosagem do Potássio (Método de Kramer-Tisdall)

Princípio. O potássio é precipitado e isolado como cobalto-nitrito de potássio e sódio; o nitrito do precipitado é dosado pelo permanganato.

Material Necessário

1) tubos de centrifugador de 15 ml;
2) pipetas volumétricas de 1, de 2 e de 5 ml;
3) pipetas graduadas de 1 e de 2 ml;
4) microbureta de 2 ml graduada em centésimos de ml;
5) banho-maria.

Soluções Necessárias

a) reativo de cobalto-nitrito de sódio;
b) nitrito de sódio 1:2;

c) permanganato de potássio 0,02 N;
d) oxalato de sódio 0,1 N;
e) ácido sulfúrico 4 N.

Processo. Em tubo de centrifugador de 15 ml, colocar exatamente 1 ml de soro **(não hemolisado!).** O menor vestígio de hemólise inutiliza o resultado. É de boa prática realizar a dosagem em duplicata; tira-se a média dos resultados finais, cuidando da perfeição da técnica, obtendo-se valores bem próximos. Além disso, há possibilidade de um dos tubos inutilizar-se.

Adicionar 0,5 ml da solução de nitrito de sódio 1:2. Misturar por meio de movimentos circulares do tubo, seguro pela extremidade superior, ou fazendo-o girar entre as palmas das mãos.

Deixar em repouso durante cinco minutos.

Adicionar vagarosamente, gota a gota, 2 ml do reativo de cobalto-nitrito de sódio, agitando o tubo a cada gota acrescentada. Deixar em repouso por 45 minutos. Adicionar, em seguida, 2 ml de água destilada. Agitar e centrifugar a cerca de 1.500 r.p.m., durante meia hora.

Decantar o líquido sobrenadante, sem revolver o precipitado.

Adicionar, deixando correr pelas paredes do tubo, 5 ml de água destilada e agitar ligeiramente, de modo que o líquido amarelado que se sobrepõe ao precipitado se dissolva na água.

Centrifugar, durante cinco minutos, a cerca de 1.500 r.p.m. Decantar e adicionar mais 5 ml de água destilada. Repetir esta lavagem com água mais duas vezes, o que perfaz o total de quatro lavagens. No final, o líquido sobrenadante deverá apresentar-se perfeitamente límpido e incolor.

Finalmente, decantar e adicionar excesso de permanganato de potássio (de 1,6 a 2 ml do permanganato 0,02 N), anotando a quantidade adicionada. Acrescentar 1 ml do ácido sulfúrico 4 N. Mergulhar o tubo em banho-maria, em ebulição, durante, no máximo, um minuto e meio. Findo este prazo, o precipitado deverá estar dissolvido e o líquido límpido, mas ainda róseo. Se a quantidade de permanganato tiver sido insuficiente, o líquido torna-se incolor e ainda conterá precipitado. Nesta eventualidade, mais permanganato deve ser adicionado (anotar a quantidade) e o tubo levado ao banho-maria, até todo o precipitado se dissolver e a coloração conservar a tonalidade rósea.

Quando o aquecimento é muito prolongado, pode acontecer que o líquido se turve e escureça definitivamente. Neste caso, a análise fica inutilizada. Facilita-se a dissolução do precipitado todo, aquecendo-se o tubo em banho-maria por alguns segundos; em seguida, segurando-o pela extremidade superior, bate-se com os dedos contra sua parte inferior. Esta operação resolve o precipitado, pondo-o em contato com a maior porção do líquido que se lhe sobrepõe.

Adicionar a solução de oxalato de sódio 0,01 N até descorar o excesso de permanganato; em geral, 2 ml são suficientes. Anotar a quantidade adicionada. Agitar e levar ao banho-maria por alguns segundos.

O excesso, agora de oxalato de sódio (o líquido está incolor), é titulado pelo permanganato 0,02 N colocado em microbureta de 2 ml graduada em centésimos de ml, com torneira de vidro, até que coloração ligeiramente rósea permaneça, a despeito da agitação. Utilizar fundo branco para melhor apreciação da viragem. A verificação da cor se faz olhando o tubo de cima para baixo, e não lateralmente.

Esta técnica está descrita, em parte, de acordo com as sugestões de Bandeira de Melo.

Cálculo:

Empregando-se 1 ml de soro, o cálculo será (Fórmula I):

$$f\,[2(A - C) - B] = \text{mg de potássio em 1 ml}$$

O número encontrado, multiplicado por 100, dá-nos os mg/dl de K. Na fórmula acima, *f* é um fator que representa os mg de K que correspondem à oxidação por 1 ml de permanganato de potássio 0,01 N; este fator, estabelecido por Kramer e Tisdall, é igual a 0,071; todavia, é aconselhável que cada analista determine o fator de seus reativos da maneira descrita adiante. Ainda com referência à fórmula, *A* representa o número total de ml de permanganato 0,02 N empregado; *C* representa o número de céntesimos de ml do mesmo permanganato necessário para conferir tonalidade rósea a um volume de água destilada igual aos da titulação; gastam-se, geralmente, 0,03 ml de permanganato; *B* é o número de ml de oxalato de sódio usado na dosagem.

Considerando-se o fator como 0,071 e *C* igual a 0,03, o cálculo para obtenção dos mg/dl de K será (Fórmula II):

$$7{,}1\,[2(A - 0{,}03) - B] = \text{mg/dl}$$

Exemplo: Suponhamos que 2 ml do permanganato foram inicialmente adicionados, seguidos de 2 ml de oxalato 0,01 N (B), e, finalmente, da microbureta na titulação, foram empregados 0,48 ml; temos, portanto:

$f = 0{,}071$
A = 2,48 (isto é, 2,00 inicial + 0,48 da titulação)
B = 2,00
C = 0,03

Aplicando-se a fórmula II, temos:

$$7{,}1\,[2(2{,}48 - 0{,}03) - 2] = 20{,}59 \text{ mg/dl } (5{,}25 \text{ mmol/l})$$

Para transformar em miliequivalentes por litro, divide-se por 3,9; o valor obtido é também igual a mmol/l.

Determinação do fator. Pesar, **exatamente,** em balança analítica, 0,381 g de KCl (*Suprapur*, *A.R.* ou *p.a.*) e dissolver para 1.000 ml em balão aferido, com água destilada; 1 ml desta solução contém 0,2 mg de potássio. Submeter 1 ml desta solução a todas as fases do processo seguinte, onde as letras *f*, *A*, *B* e *C* têm a mesma significação dada nas fórmulas anteriores:

$$\frac{\text{mg de potássio}}{2(A - C) - B} = f$$

Preparação das Soluções. Reativo de cobalto-nitrito de sódio. Preparam-se duas soluções separadamente. **Solução A** — dissolver 25 g de nitrato de cobalto *A.R.* ou *p.a.* em 50 ml de água destilada e adicionar 12,5 ml de ácido acético glacial *A.R.* ou *p.a.* **Solução B** — dissolver 120 g de nitrito de sódio *A.R.* ou *p.a.*, isento de potássio, em 180 ml de água destilada. Adicionar 210 ml de B sobre a totalidade de A e fazer passar corrente de ar pela solução até que todo o óxido nitroso seja eliminado. Cumpre filtrá-la, antes de usar. Uma vez que esta solução não se conserva por muito tempo, e sendo dispendiosos os sais empregados, convém manter as duas soluções em separado, como aconselha Bandeira de Melo, misturando-as em pequenas quantidades (mantida a mesma proporção) antes de usá-las. Quando necessário, juntam-se, por exemplo, 2 ml de A a 6,8 ml de B, areja-se por borbulhamento e filtra-se.

Nitrito de sódio 1:2. Dissolver 50 g de nitrito de sódio *A.R.*, *Suprapur* ou *p.a.*, isento de potássio, em 100 mg de água destilada.

Permanganato de potássio 0,02 N. Ver, neste capítulo, a preparação das soluções para dosagem de cálcio no sangue. Usar, porém, o dobro de permanganato, de tal forma que, na titulação, em face do oxalato de sódio 0,01 N, um volume daquele corresponda a dois volumes deste.

Oxalato de sódio 0,01 N. Ver preparação das soluções para dosagem de cálcio no sangue.

Quadro 2.22 Resumo do Processo

Soro não-hemolisado	1 ml
Nitrito de sódio 1:2	0,5 ml
Misturar bem	
Repousar durante cinco minutos	
Cobalto-nitrito de sódio, gota a gota	2 ml
Misturar. Repousar durante 45 minutos	
Água destilada	2 ml
Centrifugar a 1.500 r.p.m. durante 30 minutos	
A) Decantar: (não revolver o precipitado)	
A) Água destilada	5 ml
A) Agitar ligeiramente	
A) Centrifugar a 1.500 r.p.m. durante cinco minutos	
Repetir "A" duas vezes	
Decantar e adicionar	
Permanganato de potássio	1,6 a 2 ml
Ácido sulfúrico 4 N	1 ml
Banho-maria por cerca de um minuto	
Dissolver o precipitado	
Oxalato de sódio 0,01 até descorar o líquido	
Titular o líquido, agora incolor, com permanganato de potássio, até ligeira coloração rósea	

Ácido sulfúrico 4 N. Em balão graduado de 100 ml, contendo cerca de 60 ml de água destilada, adicionar 11 ml de ácido sulfúrico concentrado *A.R.* ou *p.a.* e completar o volume com água destilada. Misturar. **Não se adiciona água ao ácido!**

INTERPRETAÇÃO

O potássio (K^+) é o principal cátion intracelular (98%). Na coleta do sangue para sua dosagem, algumas precauções devem ser tomadas para evitar hemólise (manter o torniquete por pouco tempo, não fechar e abrir o punho muitas vezes etc.).

Os valores normais do potássio no plasma (soro) variam de 14 a 20 mg/dl; expressos em mEq/l, entre 3,5 e 5,0 (ou mmol/l). Os valores em mEq/l e em mmol/l são os mesmos. Cerca de 98% do potássio se encontra no líquido intracelular (hemácias, massa muscular), e o restante, obviamente, no líquido extracelular. A Fig 2.14 mostra a distribuição do potássio e dos demais componentes nos dois compartimentos. Bandeira de Melo encontrou, em 12 pessoas normais, empregando o método de Kramer-Tisdall, o valor médio de 20,05 mg/dl (5,0 mEq/l ou mmol/l) (Fig. 2.15).

Os valores encontrados por Kunzle *et al.* foram: 3,6 a 5,0 mEq/l ou mmol/l, em 30 indivíduos normais.

Neste mesmo trabalho, os autores dosaram a natremia e a potassemia em 28 alemães de Leverkussen (Alemanha), deparando valores quase idênticos aos encontrados na população brasileira investigada.

Levinsly, citado por Newmark e Dluhy, considera hiperpotassemia moderada os valores compreendidos entre 6,5 e 8 mEq/l e grave os teores acima de 8 mEq/l. Clinicamente, a sintomatologia de hiperpotassemia (**lassidão, fadiga, astenia**) se manifesta quando os níveis ultrapassam 8 mEq/l.

O organismo necessita de 50 a 100 mEq/por dia, quota esta fornecida pelos alimentos mais ricos em potássio (duas bananas médias contêm 28 mEq/l; 100 ml de leite, 4; 100 g de beterraba, 8,9, para citar apenas alguns exemplos).

Tanto a hiper- quanto a hipopotassemia podem produzir alterações cardiológicas graves, reveláveis no eletrocardiograma. Quando os níveis excedem 6,5 mEq/l, observa-se alargamento do complexo QRS; se o aumento do potássio se acentua, reduz-se a amplitude da onda P e o intervalo P-R se amplia; se a taxa supera 7,5 a 8 mEq/l, a onda P pode desaparecer. As alterações mais características, entretanto, são as da onda T, que se torna simétrica e pontiaguda.

Na hipopotassemia, as alterações mais importantes são: onda T baixa ou invertida; aparecimento de uma onda U proeminente que, segundo Newmark e Dluhy, pode dar a impressão de intervalo QT aumentado. Os níveis baixos (menos de 3,5 mEq/l) se traduzem por astenia e letargia; quando inferiores a 2,5 mEq/l, notam-se anorexia, náusea, vômitos e distensão abdominal, acompanhados de arritmias, dilatação ventricular esquerda e assistolia.

A hiperpotassemia ocorre: na **insuficiência renal aguda** (por vezes, na insuficiência crônica); no **choque transfusional;** na **doença de Addison;** pela **administração excessiva de sais de potássio;** nas **transfusões de sangue;** na **insuficiência cardíaca congestiva;** na **acidose grave** e nos **traumatismos com necrose muscular.**

A hipopotassemia é observada: **nas perdas através do trato gastrintestinal** (vômitos, diarréia, fístulas); pelo **uso de diuréticos;** na **doença de Cushing;** no **aldosteronismo primário (síndrome de Cohn);** nos **tratamentos prolongados com corticóide,** bem como com **ACTH;** no **pós-operatório;** na **alcalose;** na **paralisia familiar periódica (moléstia de Cavaré),** na **fase paralítica;** na **administração parenteral de solução salina (sem potássio)** em grandes volumes; na **hipomagnesemia;** na **recuperação da cetoacidose diabética.**

Na correção da hipopotassemia, Agarwal e Wingo chamam a atenção para o risco da administração de sal de potássio em solução de glicose, pois esta causa redução deste cátion no soro, propiciando a produção de arritmias e paralisia neuromuscular. O sal de potássio deve, portanto, ser administrado em solução *sem* glicose.

Kosman preconiza a determinação da potassemia, antes de iniciar a terapêutica diurética, e, mensalmente, na vigência do tratamento. Nos casos que chama de grande risco (pacientes digitalizados), as dosagens devem ser mais freqüentes. Esta mesma autora lembra que a hipopotassemia predispõe à intoxicação digitálica, mesmo em taxas não muito reduzidas, podendo desencadear graves arritmias.

Prados e Zollinger estudaram a deficiência do potássio no pré- e pós-operatório e apontaram os meios práticos de corrigir este déficit.

I. Dosagem das Proteínas Totais da Albumina e da Globulina (Método de Gornall, Bardawill e David)

Princípio. As proteínas totais do soro ou plasma e a fração albumina, tratadas pelo reagente de biureto, formam complexo de coloração azul-violácea cuja intensidade é proporcional à concentração das proteínas presentes na amostra.

Material Necessário

1) pipetas volumétricas de 0,5, de 2 e de 5 ml.;
2) pipetas graduadas de 2 ml (ao centésimo), de 5 e de 10 ml;
3) tubos de ensaio;
4) tubos de centrifugador de 15 ml.

Soluções Necessárias

a) sulfato de sódio a 22,6%;
b) éter etílico;
c) reagente de biureto;
d) padrões (estoque e de uso);
e) solução salina (NaCl 0,9%).

Processo. Transferir **exatamente** 0,5 ml de soro ou plasma para tubo de centrifugador de 15 ml e adicionar 9,5 ml da solução de sulfato de sódio a 22,6%; fechar o tubo, misturar por inversões (não por agitação) e transferir 2 ml para tubo de ensaio marcado **PT** (proteínas totais).

Ao restante, contido no tubo de centrifugador, adicionar 3 ml de éter etílico; fechar o tubo, misturar por meio de inversões sucessivas e centrifugar, durante cinco minutos, a 3.000 r.p.m.

Retirar 2 ml da camada inferior límpida e transferir para outro tubo de ensaio (marcado A — albumina).

Em terceiro tubo de ensaio, marcado B (branco), colocar 2 ml da solução de sulfato de sódio a 22,6%.

Adicionar, a cada um dos três tubos, 8 ml do reagente de biureto; misturar e deixar em repouso, durante 30 minutos, à temperatura ambiente.

Decorrido este tempo, fazer as leituras no fotocolorímetro em 530 nm (mμ) de comprimento de onda ou com filtro verde, zerando o aparelho com a prova em branco.

Verificar, na curva de calibração, a quantos gramas de proteínas totais e de albumina correspondem as leituras **(PT** e **A).** O teor de globulina é obtido subtraindo-se a concentração de albumina da concentração das proteínas totais. **Exemplo:** Teor das proteínas totais = 7,3 g/dl; da albumina = 4,5 g/dl; 7,3 − 4,5 = 2,8 g/dl de globulina. Neste exemplo, a relação albumina/globulina é igual a 1,62 (16,2 g/l).

Curva de Calibração. Marcar quatro tubos de ensaio: 3, 6, 9 e 12 (correspondentes às concentrações de proteína em g/dl); colocar em cada um, respectivamente, 0,5 ml; 1,0 ml; 1,5 ml; e 2 ml do padrão de uso; completar os volumes dos três primeiros para 2 ml (o quarto tubo já encerra 2 ml) com a solução de sulfato de sódio a 22,6% e misturar; em um quinto tubo, colocar 2 ml do sulfato de sódio a 22,6% (branco).

Adicionar, aos cinco tubos, 8 ml do reagente de biureto; misturar e deixar em repouso, durante 30 minutos; em seguida, fazer as leituras em 530 nm (mμ) de comprimento de onda, zerando o aparelho com a prova em branco.

Com as leituras obtidas, traçar a curva, em absorvância ou percentagem de transmitância *versus* concentração em g/dl.

Preparação das Soluções. Sulfato de sódio a 22,6%. Em *erlenmeyer* de 500 ml, colocar 113 g de sulfato de sódio anidro (*A.R.* ou *p.a.*); adicionar cerca de 300 ml de água destilada e misturar até a dissolução, aquecendo a 33°C; resfriar e transferir para balão graduado de 500 ml; completar para o traço com água destilada e misturar; conservar em estufa a 37°C.

Éter etílico. Usá-lo puro, de boa procedência.

Reagente de Biureto. Pesar 1,5 g de sulfato de cobre *A.R.* ou *p.a.* ($CuSO_4 \cdot 5H_2O$) e 6 g de tartarato duplo de sódio e potássio ($NaKC_4H_4O_6$ $4H_2O$), *A.R.* ou *p.a.*; transferir para balão graduado de 1.000 ml e adicionar cerca de 500 ml de água destilada; adicionar, com agitação constante, 300 ml de hidróxido de sódio a 10% (este preparado a partir de uma solução-estoque de NaOH a 65-75%, livre de carbonatos); completar o volume para a marca com água destilada; misturar e transferir para vidro parafinado internamente, ou para frasco de polietileno devidamente rotulado. Este reagente se conserva indefinidamente, mas deve ser descartado se houver precipitado preto ou avermelhado.

Padrão-estoque. Usar soro liofilizado e padronizado, obtido de firmas especializadas, empregando a concentração de 6 g/dl, ou usar soro de pessoas normais, atribuindo-lhe esta concentração. Pode-se ainda dosar o azoto protéico deste, pelo método de Kjeldahl, o qual, multiplicado por 6,25, fornece a concentração do soro analisado.

Padrão de Uso. Diluir 1 ml do padrão-estoque com solução fisiológica (NaCl a 0,85%) e misturar.

Solução fisiológica. Pesar 0,85 g de NaCl puro; transferir para balão volumétrico de 100 ml; adicionar água destilada, dissolver, completar para a marca do balão e misturar.

A dosagem de proteína total no soro de pessoa normal, para obtenção do padrão, pode ser feita também pelo método das densidades de Phillips e cols., a seguir.

Os idealizadores do método descrito, confrontando-o com o de Kjeldahl, verificaram perfeita correspondência entre ambos.

Determinação das Proteínas Totais, da Hemoglobina e do Volume Globular (Método de Phillips e Cols.)

Princípio. A densidade do sangue total, do plasma ou do soro é estabelecida deixando-se cair gotas de material em soluções de sulfato de cobre de densidade conhecida: o comportamento da gota com relação à solução fornece a densidade do material em estudo. Determinando-se a densidade do sangue total e do plasma, têm-se os valores da hemoglobina e do volume globular. Os resultados são obtidos consultando-se o gráfico (Fig. 2.18).

Soluções Necessárias

1) anticoagulantes de Heller e Paul;
2) solução saturada de sulfato de cobre;
3) solução-estoque de sulfato de cobre — densidade de 1.100;
4) soluções de sulfato de cobre de densidade, crescentes.

Processo. Colher o sangue venoso, tomando o cuidado de não manter o garrote por mais de um minuto. Transferir o sangue imediatamente após a colheita para tubo ao qual se adicionou o anticoagulante de Heller e Paul. É conveniente preparar de antemão o tubo com o anticoagulante do modo seguinte: colocar 0,2 ml da solução de Heller e Paul no tubo e dessecar. A quantidade de oxalatos de anticoagulante não deve exceder 1 mg para cada ml de sangue, de modo que ao tubo deverão ser adicionados cerca de 4 ml de sangue. Com exceção da heparina, outros anticoagulantes não devem ser empregados.

Se se deseja trabalhar com o sangue total e o plasma, mistura-se bem o sangue e transfere-se a metade para tubo limpo e seco; centrifuga-se a outra parte para obter o plasma.

Para a determinação das proteínas do soro, coloca-se o sangue em tubo limpo e seco sem anticoagulante.

De posse do sangue total, do plasma ou do soro, opera-se do modo seguinte: por meio de conta-gotas ou de seringa, aspira-se pequena quantidade do material; colocando-se a extremidade do conta-gotas ou da agulha da seringa a cerca de 1 cm do nível da solução de sulfato de cobre, deixa-se cair uma gota do material (Fig. 2.16); observa-se o comportamento da gota depois que perdeu o impulso de queda, pois inicialmente ela sempre cai, qualquer que seja a densidade do líquido testado. Decorridos cerca de cinco segundos, ocorre uma das três probabilidades: 1) a gota continua a cair; 2) fica paralisada; ou 3) sobe. Isto significa, com relação à solução de sulfato de cobre, respectivamente, densidade maior, igual ou menor. Se a gota cai, repete-se a mesma operação com solução de maior densidade, até a estabilização da gota. Inversamente, se ela sobe, trabalha-se, então, com soluções de densidades menores.

Cumpre notar que, depois de 10 a 15 segundos, as gotas vão permanecer no fundo do frasco, em qualquer hipótese. Para obter-se a densidade do sangue total, o tubo que o contém deve ser

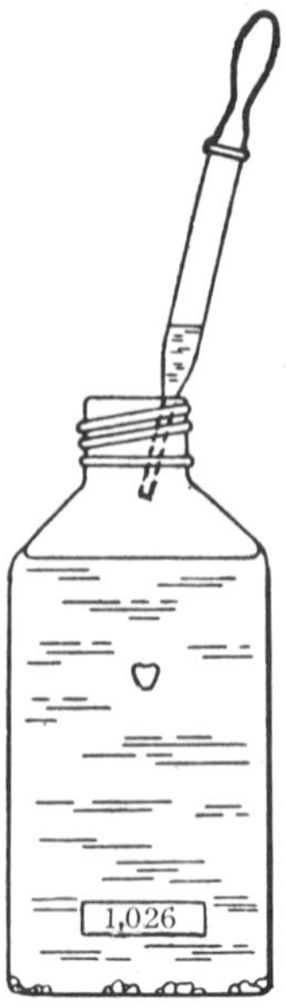

Fig. 2.16 Modo de deixar cair a gota (de plasma, soro ou sangue total) na solução de sulfato de cobre.

invertido 10 vezes para a perfeita homogeneização. É vantajoso empregar gotas pequenas. A mesma solução de sulfato de cobre pode ser utilizada repetidas vezes, ou cerca de uma gota para cada ml da solução, de tal modo que um frasco de 100 ml é suficiente para 100 determinações. É conveniente marcar, no frasco, o número de determinações que forem sendo feitas. Antes de cada dosagem, é necessário verificar se a superfície do líquido está livre de detritos de dosagens anteriores.

Cálculo:

Obtida a densidade, consulta-se o gráfico. A concentração das proteínas plasmáticas é lida diretamente na linha à esquerda da Fig. 2.17.

Exemplo: Densidade da gota: 1,026; consultando a Fig. 2.17, lê-se 6,5 g/dl.

Se se emprega o soro, ao resultado adiciona-se 0,3, que corresponde ao fibrinogênio removido pela coagulação.

Para obter o valor da hemoglobina e do volume globular (hematócrito), determinam-se as densidades do plasma e do sangue total; por meio de uma régua, ligam-se, no gráfico (Fig. 2.17), as duas densidades à esquerda e à direita e lêem-se, na linha oblíqua do centro, os respectivos valores.

Exemplo: Densidade do plasma, 1,026; densidade do sangue total, 1,060; lendo-se na linha oblíqua, temos: hemoglobina 16,3 g/dl, hematócrito 48.

Briquet e Mesquita fizeram estudo comparativo das determinações da hemoglobina e do hematócrito com este método e com método químico, para a primeira, e com o processo de Wintrobe, para a segunda, obtendo valores muito próximos.

Preparação das Soluções. Anticoagulantes de Heller e Paul (ver, neste capítulo, Anticoagulantes). Solução saturada de sulfato de cobre. Em frasco de quatro litros, colocar cerca de 1,812 kg de $CuSO_4 \cdot 5H_2O$ **(cristais finos)** ou o sal pulverizado (*A.R.* ou *p.a.*) e adicionar 2,5 litros

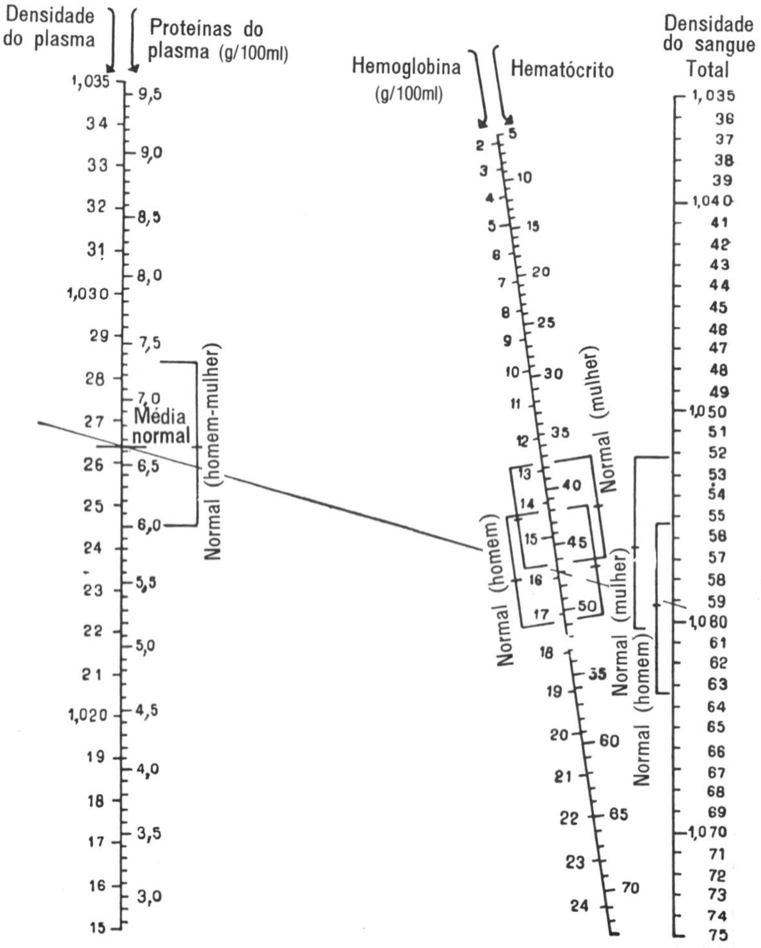

Fig. 2.17 Gráfico para calcular a proteína total, a hemoglobina e o volume globular (explicação no texto).

de água destilada. Arrolhar e agitar vigorosamente durante cinco minutos; duas pessoas deverão encarregar-se da agitação, cada uma, alternadamente, agitando por um minuto. Imediatamente ao fim de cinco minutos, tomar a temperatura, anotá-la e decantar a solução sobrenadante. Filtrar em funil grande (com papel de filtro ou algodão), em frasco limpo e seco. Esta solução é usada para preparar a densidade 1,100, como segue.

Solução-estoque de sulfato de cobre (D 1,100). Conhecida a temperatura da solução anterior, prepara-se a solução 1,100 de acordo com o Quadro 2.23. Em cilindro graduado de 500 ml, colocar o número de ml que o Quadro 2.23 indica e transferir para balão graduado de 1.000 ml, deixando escorrer 30 segundos; depois de transferido, completar o volume com água destilada, arrolhar e misturar; como o volume se reduz um pouco, completar novamente para o traço e misturar. Colocar todo o conteúdo em frasco de 4 litros, limpo e seco. Lavar o balão com água destilada e repetir a mesma operação mais três vezes; obtêm-se, assim, 4 litros da solução de densidade 1,100. Partindo desta solução, preparam-se as de densidade crescente. Deve-se marcar a temperatura em que foi preparada, pois, ao tempo do preparo das demais, a temperatura não deve afastar-se por mais de 5°C. **Exemplo:** À temperatura no momento da preparação, o da solução saturada era de 19°C; consultando o Quadro 2.23, verifica-se que, para esta temperatura, deverão ser tomados 497 ml da solução saturada, colocados no balão graduado de 1.000 ml, completando-se o volume para o traço com água destilada. Partindo desta solução de densidade 1,100, preparam-se as de densidades crescentes como segue.

Soluções de densidades crescentes. Colocar a solução anterior em bureta de 50 ou 100 ml e transferir para balão graduado de 100 ml tantos mililitros quantos são os dois últimos algarismos da densidade desejada menos 1 ml, e completar para o traço com água destilada. **Exemplo:** Densidade desejada 1,026; colocam-se, então, 25 ml da solução 1,100 no balão graduado de 100 ml e completa-se com água destilada para o traço. Mistura-se e transfere-se para frasco incolor, limpo e seco. Se se deseja solução de densidade 1,027, tomam-se 26 ml, e assim por diante.

INTERPRETAÇÃO

A albumina constitui cerca de 2/3 do total das proteínas do plasma. Por isto, a redução da albuminemia devida à deficiência de síntese (desnutrição, má absorção, disfunção hepática) ou por perdas (ascite, albuminúria nas nefropatias) resulta no desequilíbrio intravascular da pressão oncótica; esta perda se manifesta por edema periférico.

Outra função da albumina é a de transporte (tireoxina, bilirrubina, cortisol, estrogênio, cálcio, magnésio).

A hiperalbuminemia não é comum, embora possa ocorrer em casos de desidratação aguda.

Jejum prolongado (greve de fome), má absorção ou inanição associada à doença crônica grave são acompanhados de redução da proteinemia, a até menos de 2 g/dl.

Os valores normais das proteínas do plasma são: albumina, 3,5 a 5,50 g/dl (35 a 50 g/l); globulinas, 1,5 a 3,5 g/dl (15 a 35 g/l); fibrinogênio, 200 a 400 mg/dl (2,0 a 4,0 g/l); a taxa total varia de 6 a 8 g/dl (60 a 80 g/l). Os índices de normalidade variam com o método de dosagem empregado. Segundo Latner, os valores podem aumentar de 1 g, se o paciente permanecer de pé por meia hora ou mais, antes da colheita do sangue, em virtude da hemoconcentração que ocorre pela transudação capilar aumentada (aumento da pressão venosa).

O fracionamento das proteínas se fazia por meio de métodos físico-químicos (técnica de Howe), os quais não ofereciam mei-

Quadro 2.23 Mostra Como Obter a Solução de Densidade 1.100 para Diluição da Solução Saturada

Temperatura da Solução Saturada de $CuSO_4$, no Momento da Saturação em Graus Centígrados	Volume da Solução Saturada a Diluir-se para 1 Litro em ml	Temperatura da Solução Saturada de $CuSO_4$, no Momento da Saturação em Graus Centígrados	Volume da Solução Saturada de $CuSO_4$, no Momento da Saturação em Graus Centígrados	Temperatura da Solução Saturada de $CuSO_4$, no Momento da Saturação em Graus Centígrados	Volume da Solução Saturada a Diluir-se para 1 Litro em ml
10,0	587	20,0	488	30,0	424
10,5	581	20,5	485	30,5	421
11,0	575	21,0	481	31,0	418
11,5	569	21,5	477	31,5	415
12,0	563	22,0	474	32,0	412
12,5	557	22,5	470	32,5	410
13,0	552	23,0	466	33,0	407
13,5	546	23,5	463	33,5	404
14,0	541	24,0	459	34,0	401
14,5	536	24,5	456	34,5	398
15,0	531	25,0	453	35,0	395
15,5	527	25,5	450	35,5	392
16,0	522	26,0	446	36,0	389
16,5	518	26,5	443	36,5	387
17,0	514	27,0	440	37,0	384
17,5	509	27,5	438	37,5	381
18,0	505	28,0	435	38,0	378
18,5	501	28,5	432	38,5	374
19,0	497	29,0	429	39,0	371
19,5	493	29,5	427	39,5	368
20,0	489	30,0	424	40,0	365

Quadro 2.24 Valores Normais de Proteínas no Plasma; o Percentual Está de Acordo com o Encontrado por Heneine, do Departamento de Biofísica da Faculdade de Medicina da UFMG

Proteínas	Valores Normais g/dl	Percentual
Albumina	3,5-5,5	54,7%
Globulinas	1,5-3,5	44,52%
alfa-1	0,10-0,40	4,5%
alfa-2	0,40-1,20	9,9%
beta	0,50-1,10	12,1%
gama	0,50-1,50	18,02%
Fibrinogênio	200-400 mg/dl	

os capazes de identificar os vários componentes protéicos do plasma. Com o advento de novas técnicas de isolamento e identificação, amplas perspectivas se abriram com a individualização de várias frações das proteínas plasmáticas, proporcionando explicação para diversas manifestações clínicas. Assim, a ultracentrifugação, a eletroforese (em papel, em acetato de celulose etc.) e a imunoeletroforese ensejaram a identificação de dezenas de componentes protéicos do plasma.

Algumas proteínas são transportadoras (a ceruloplasmina transporta o cobre; as hepatoglobinas, a hemoglobina; as alfa- e beta-globulinas, os lipídios; as transferrinas, o ferro; a transcortina, o cortisol etc.); outras funcionam como fator de coagulação, como anticorpos e como componentes do complemento.

O perfil eletroforético identifica a albumina e as globulinas alfa-1, alfa-2, beta e gama (Figs. 2.18 e 2.19).

A imunoeletroforese, através do emprego de anti-soros específicos, revelou cinco componentes distintos na faixa das gamaglobulinas que receberam várias denominações, até que a Organização Mundial de Saúde recomendou nomenclatura uniforme, universalmente aceita, abreviando imunoglobulina para Ig, seguida de letras em caracteres maiúsculos correspondentes

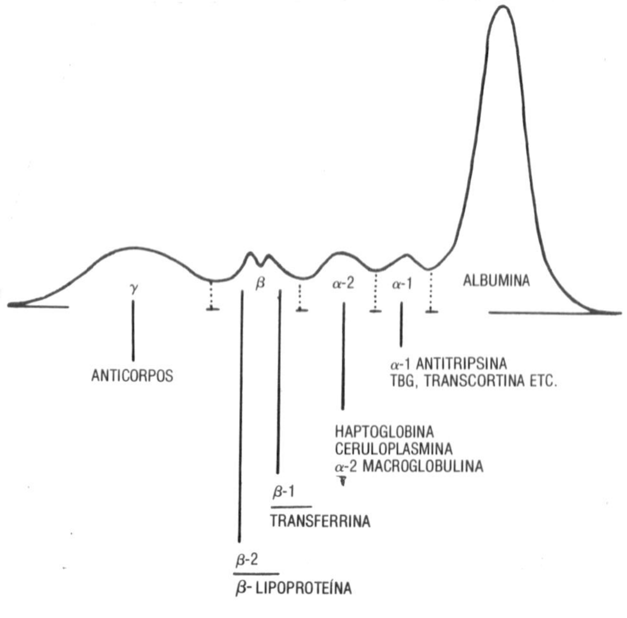

Fig. 2.18 Perfil eletroforético das proteínas do plasma.

a cada uma das cinco — IgA, IgG, IgM, IgD e IgE, as quais exibem propriedades físico-químicas e funcionais específicas.

No Quadro 2.24 estão consignados valores normais (absolutos e percentuais) de algumas proteínas do plasma.

Albumina. Os valores normais de albumina no plasma variam de 3,5 a 5,0 g/dl (35 a 50 g/l), seu peso molecular é de 69.000, sua constante de sedimentação é igual a 4,6 S e o sítio de sua síntese encontra-se no fígado. Representa importante papel na manutenção da pressão osmótica (oncótica) devido ao seu peso molecular relativamente baixo.

Raramente se depara com **hiperalbuminemia,** o que pode ocorrer na desidratação.

A **hipoalbuminemia,** redução dos níveis de albumina, entretanto, é observada em várias situações, como: na **síndrome nefrótica** devida às perdas maciças através dos rins e à diminuição da capacidade do organismo em sintetizá-la; na **insuficiência hepática** avançada **(cirrose, colangite, fígado cardíaco, hepatites crônicas, neoplasias),** lembrando-se de que o fígado é a principal sede da síntese da albumina; no catabolismo aumentado, que acompanha o **diabete,** a **tireotoxicose,** os **estados febris** prolongados; e nas **hemorragias maciças.**

A hipoalbuminemia é também observada nas carências alimentares (**Kwashiorkor** e outras), nas **queimaduras** graves, na **analbuminemia congênita.**

Uma vez que a albumina é responsável por 80% da pressão oncótica do plasma, baixando sua taxa a menos de 3 g/dl surgirá edema. Em tais casos, há tentativa de compensação por parte da globulina (alfa-2 e beta), cuja taxa no plasma se eleva, reduzindo a relação albumina/globulina, que oscila normalmente entre 1,5/l e 3/l.

Ferreira e cols., no estudo de 25 casos de esquistossomose, depararam protidemia total normal, mas com diminuição da albumina e nítido aumento da globulina (frações alfa-2 e gama). Estes achados confirmam observações anteriores de Coutinho e Loureiro, ao estudarem 80 casos de síndrome hepatoesplênica esquistossomótica.

Pode ocorrer **analbuminemia** (ausência quase total da albumina), rara anomalia congênita devida a defeito na síntese, com hiperglobulinemia compensadora. Latner refere-se também à **bisalbuminemia,** caracterizada por duplo pico no perfil eletroforético.

Na restrição alimentar, embora tenha sido demonstrado que a pequena ou nula ingestão de protéicos, por períodos limitados, não afeta o nível normal da proteinemia, a privação de protídeos por longo espaço (guerra, pobreza, ignorância) conduz à franca hipoproteinemia e suas conseqüências, entre elas o chamado "edema de nutrição" (hipoalbuminemia).

Nogueira Fonseca e cols., dosaram a albumina e as proteínas totais no sangue obtido do cordão umbilical de 64 crianças. Depararam os seguintes valores em média: albumina 3,3 g/dl; proteínas totais, 5,6 g/dl. Estas cifras não diferem das de outras populações do Terceiro Mundo.

Globulinas. Seu valor normal, compreendendo todos os seus componentes, varia de 1,5 a 3,5 g/dl (15 a 35 g/l). Mais de 30 componentes já foram caracterizados, dos quais serão focalizados os mais importantes.

A globulina alfa geralmente se acha aumentada nos **processos inflamatórios,** nas **neoplasias** e quando há danos aos tecidos.

A fração alfa-2 se encontra acentuadamente elevada na síndrome **nefrótica (nefrose lipóide, amiloidose renal),** na **icterícia obstrutiva,** na **tuberculose pulmonar,** no **hipertireoidismo,** na **hipertensão maligna,** na **febre reumática,** no **enfarte**

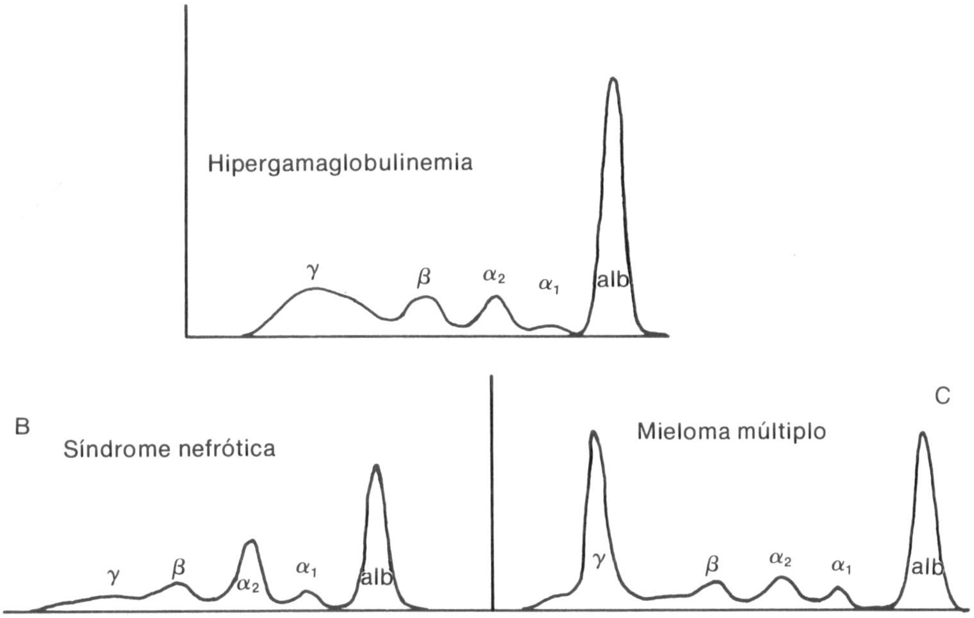

Fig. 2.19 Perfis eletroforéticos de: A) hipergamaglobulinemia; B) síndrome nefrótica; C) mieloma múltiplo. (Adaptado de Earle.)

do miocárdio, em **queimaduras graves,** na **periarterite nodosa** e na **artrite reumatóide.**

O componente alfa-1 está ausente na deficiência da antitripsina alfa-1, como ocorre no **enfisema pulmonar** familiar, deficiência por um único gene autossômico recessivo; os homozigotos podem ser acometidos de **enfisema panlobular** ainda jovens, ao passo que os indivíduos heterozigóticos parecem predispostos ao **enfisema centrolobular** relacionado com o **tabagismo.**

A antitripsina alfa-1 é uma glicoproteína produzida pelos hepatócitos e, em menor proporção, pelos fagócitos mononucleares. Sua função primordial é inativar a elastase leucocitária. O **enfisema pulmonar** se desenvolve mais em indivíduos com deficiência de alfa-1.

O reconhecimento desta correlação contribuiu para explorar melhor a patogenia do enfisema pulmonar. Em indivíduos normais, o nível de antitripsina alfa-1 deve ser superior a 100 mg/dl (1,0 g/l) no soro. O *NIH* (*National Institutes of Health*) dos EUA avalia que 2% de todos os casos de enfisema são devidos à deficiência desta alfa-1.

A **ceruloplasmina,** alfa-2 no perfil eletroforético (Fig. 2.18), apresenta-se com valores normais entre 20 e 50 mg/dl (3,1 a 3,3 mmol/l); a normalidade, expressa em unidades de oxidase, varia de 280 a 550. Acha-se reduzida na **doença de Wilson** (degeneração hepatolenticular), moléstia na qual o cobre se deposita em quantidades anormais em certos tecidos (cérebro, fígado, rins), acreditando-se seja devido, por falha genética, a uma inaptidão da alfa-2 em incorporar o cobre em sua molécula e transportá-lo como faz em estados normais.

A degeneração hepatolenticular é devida à alteração do metabolismo do cobre, na qual a excreção hepática deste elemento na bile é afetado, o que leva a depósito tóxico do cobre nos tecidos. O diagnóstico da doença de Wilson compreende afecção hepática, sinais neurológicos, anel de Kayser-Fleischer na córnea, redução do nível de cerulosplasmina no soro e aumento da concentração de cobre na urina e na biópsia hepática.

A **haptoglobina,** também alfa-2 no diagrama eletroforético, com valores normais entre 100 e 200 mg/dl (15 a 30 mmol/l), mostra-se aumentada nas **infecções,** nas **neoplasias** e nas **doenças do colágeno;** seus níveis se reduzem em **afecções hepatocelulares,** na **anemia perniciosa** e, especialmente, em presença de hemólise **(anemia hemolítica).** A ausência congênita da haptoglobina ocorre em cerca de 3% de pessoas da raça negra, aparentemente normais.

Betaglobulinas. A **hipobetaglobulinemia** é de ocorrência rara. A elevação de seus níveis, entretanto, acontece com freqüência, especialmente nos processos associados à hiperlipemia, tais como: **síndrome nefrótica, diabete, hipotireoidismo, hiperlipemia idiopática, xantomatose,** e, também, na **icterícia obstrutiva, cirrose biliar** e **porta, hepatite aguda.** Verifica-se **hiperbetaglobulinemia** outrossim no **mieloma múltiplo,** na **periarterite nodosa,** na **malária** e na **sarcoidose.** Os teores elevados estão geralmente relacionados com o aumento das betalipoproteínas.

Gamaglobulinas. Constituem classe da máxima importância; têm merecido constantes estudos, nas últimas décadas, pelo papel que representam na esfera da imunologia e da hipersensibilidade. É a fração que sofre as maiores oscilações, podendo com-

Quadro 2.25 Alguns Exemplos de Hipoproteinemia e suas Respectivas Manifestações Clínicas (Adaptado de Alper)

Proteína (Déficit)	Manifestação
Albumina	Edema moderado
Antitripsina alfa-1	Doença hepática e respiratória (**enfisema**)
Transferrina	Anemia com deficiência de ferro, resistente a tratamento
IgG, IgM, IgA	Maior suscetibilidade a infecções
Ceruloplasmina	**Doença de Wilson**
Fibrinogênio	Tendência a hemorragia
Inibidor de C-1	Angioedema hereditário
Lipoproteína-alfa	Infiltração gordurosa do fígado, baço, amígdala
Lipoproteína-beta	Acantocitose

preender até 50% das proteínas totais ou se reduzir consideravelmente.

As elevações mais nítidas são consignadas: a) nas **doenças** produzidas **por vírus** ou **protozoários;** b) nas **infecções bacterianas;** c) na **proliferação granulomatosa;** d) em situações diversas, como no **mieloma múltiplo,** na **cirrose hepática,** em **doença auto-imune da tireóide,** em **moléstias do colágeno,** em **queimaduras extensas** e em **linfomas.**

A hipogamaglobulinemia idiopática pode atingir ambos os sexos; é de aparecimento mais tardio, as taxas permanecem entre 0,1 e 0,2 g/dl, havendo também maior suscetibilidade a infecções; pode ocorrer hepatoesplenomegalia, ao lado de sintomas espru-símiles.

A deficiência secundária decorre de produção inadequada das gamaglobulinas, em virtude de afecções diversas, como **mieloma múltiplo, leucemias, linfomas, síndrome nefrótica** e **síndrome de má absorção (doença celíaca).**

Outras proteínas são de interesse e de valor clínico. A **proteína C reativa,** por exemplo, é produzida em situações nas quais há injúria tecidual, como nas **infecções,** nos **traumatismos** e nas **neoplasias** (v. Cap. 14).

As **crioglobulinas,** assim denominadas porque se precipitam em temperaturas de 7 a 11°C, ocorrem no **mieloma múltiplo,** no **calazar,** na **malária,** na **artrite reumatóide,** na **endocardite bacteriana subaguda,** e, por vezes, em uma **síndrome Raynaud-símile,** na qual existem sensibilidade ao frio e púrpura.

IMUNODIFUSÃO RADIAL

Princípio. A imunodifusão radial baseia-se no aparecimento de uma linha de precipitação circular resultante do encontro entre o antígeno e o anticorpo incorporado à placa de gel e ágar. Os diâmetros dos anéis de precipitação obtidos são diretamente proporcionais à concentração do antígeno depositado nos orifícios da placa. As placas para a imunodifusão podem ser preparadas no laboratório ou adquiridas no comércio (*Hyland, Behringwerke, Oxford* e outros).

Dosagem das IgG, IgA e IgM

Material Necessário

1) Placas de agarose contendo incorporado o anticorpo específico (anti-IgG, anti-IgA, anti-IgM).
2) Conjunto de padrões das imunoglobulinas para a confecção de curvas de calibração.
3) Capilares ou micropipetas, para o enchimento dos orifícios das placas com a solução do antígeno (imunoglobulinas).

Processo. É assim descrito:
1) Abrir as placas e deixá-las, durante cinco minutos, à temperatura ambiente, a fim de que se evapore a água de condensação acumulada nos orifícios.
2) Preparar as curvas de calibração com os padrões dos antígenos (imunoglobulinas) purificadas.
3) Depositar 5 μl, em duplicata, de três diluições do antígeno padrão, em orifícios diferentes da placa de agarose correspondente; no caso de IgG, usá-lo na diluição de 1:10 SST.
4) Fechar novamente a placa; conservá-la em câmara úmida, à temperatura ambiente, durante 24 horas, e medir os diâmetros das reações em torno dos orifícios.
5) Construir curva-padrão para cada imunoglobulina em três concentrações diferentes, em papel semilogarítmico (nas ordenadas, colocar as concentrações em mg%; nas abscissas, os diâmetros dos anéis em mm).
6) Depositar, em cada orifício da placa correspondente, 5 μl do soro a ser titulado (no caso de estar dosando IgG, diluir o soro 1:10), incubar a placa à temperatura ambiente, durante 24 horas, e medir os diâmetros da reação em torno dos orifícios.
7) Calcular o teor do antígeno pela curva de calibração, levando em conta o fator diluição.

Nota: Quando os valores das imunoglobulinas do soro, ou de outros antígenos em estudo, derem leitura além dos extremos da curva de calibração, repetir a dosagem com soro diluído.

INTERPRETAÇÃO

IgG. Encontra-se diminuída nos estados de **deficiência imunológica,** na **nefrose** e em certas **síndromes de malabsorção.** Está aumentada em várias **infecções bacterianas** e **parasitárias,** nas **hiperimunizações,** nas **hepatites crônicas ativas** e em certos estágios das **doenças auto-imunes.**

IgA. Reduzida na **ataxia telangiectásica,** nos **estados de imunodeficiência** (**disgamaglobulinemia** congênita ou adquirida, hipergamaglobulinemias), nas **síndromes de malabsorção.** Encontra-se elevada na **síndrome de Aldrich,** na maioria dos casos de **cirrose hepática,** em certos estágios das **doenças auto-imunes,** nas **infecções crônicas** e nos **mielomas por IgA.**

IgM. Diminuída nas agamaglobulinemias de certas **doenças linfoproliferativas,** nas **aplasias linfóides,** nos **mielomas por IgA** e **IgG,** nas **disgamaglobulinemias.** Encontra-se aumentada na **macroglobulinemia de Waldeström,** na **tripanossomíase, actinomicose, malária, mononucleose infecciosa** e em alguns casos de disgamaglobulinemias. As isoaglutininas, as aglutininas frias, os fatores reumatóides e os anticorpos contra o antígeno somático "O" de bactérias Gram-negativas são característicos (mas não exclusivos) da classe IgM. Níveis elevados de IgM no recém-nascido podem significar infecção congênita por vírus da rubéola, citomegalovírus, *T. pallidum* e *toxoplasma*.

Valores normais:
IgG = 1.240 ± 270 mg/dl
IgA = 280 ± 90 mg/dl
IgM = 120 ± 50 mg/dl

Os níveis das imunoglobulinas variam consideravelmente com a idade da criança. Na caracterização de imunodeficiência, é imperioso verificar os valores de referência correspondentes à idade do paciente. Naspitz e cols. estudaram a taxa das imunoglobulinas (G, M e A) em 280 crianças eutróficas, cujas idades variaram de recém-nascidos a 13 anos. O Quadro 2.26 destes autores, aqui reproduzido, mostra a apreciável variação dos teores nas diversas faixas etárias. Assinalam Naspitz e cols. que os valores por eles obtidos diferem das tabelas de normalidade da literatura estrangeira.

Dosagem da IgE

Processo. É assim descrito:
1) Abrir as placas e deixá-las cinco minutos à temperatura ambiente. O padrão de IgE é expresso em U/ml e vem aferido contra um **padrão da *WHO*,** onde pode ser adquirido.
2) Dissolver o padrão (liofilizado) em 0,5 ml de água destilada e preparar três diluições diferentes (por exemplo, 1:10, 1:4 e 1:2) para a execução da curva.

Quadro 2.26 Valores dos Níveis das Imunoglobulinas (G, M e A), em Diversas Idades, Obtidos por Naspitz e Cols.

Níveis de Imunoglobulinas Séricas em Brasileiros Normais nos Diferentes Períodos Etários							
		IgG		IgM		IgA	
IDADE	N.º	Média ± DP (mg/dl)	% Nível Adulto	Média ± DP (mg/dl)	% Nível Adulto	Média ± DP (mg/dl)	% Nível Adulto
0 a 30 dias	30	1066 ± 203 (750 − 510)	86	13 ± 10 (>5 − 39)	11	N.D.	—
1 a 4 meses	30	588 ± 184 (282 − 940)	47	39 ± 31 (15 − 191)	32	15 ± 11 (>2,8 − 58)	6
4 a 7 meses	30	685 ± 288 (330 − 1510)	55	62 ± 34 (23 − 146)	51	39 ± 18 (19 − 118)	15
7 a 12 meses	40	676 ± 220 (282 − 1115)	54	74 ± 30 (49 − 156)	61	46 ± 28 (12 − 104)	18
1 a 2 anos	30	891 ± 262 (410 − 1630)	72	90 ± 43 (28 − 173)	74	69 ± 45 (24 − 184)	27
2 a 3 anos	30	1054 ± 253 (610 − 1610)	85	105 ± 47 (29 − 195)	86	114 ± 65 (40 − 289)	46
3 a 6 anos	30	1210 ± 353 (630 − 2000)	97	104 ± 52 (24 − 276)	85	133 ± 67 (33 − 308)	52
6 a 9 anos	30	1258 ± 258 (750 − 1780)	104	105 ± 46 (28 − 212)	86	223 ± 112 (90 − 450)	87
9 a 13 anos	30	1340 ± 370 (660 − 2120)	108	99 ± 46 (30 − 180)	81	249 ± 119 (68 − 500)	97
Adultos	30	1245 ± 293 (830 − 2040)	100	122 ± 49 (57 − 212)	100	256 ± 103 (80 − 476)	100

3) Depositar, nos orifícios de 1-3, 20 μl de cada diluição do padrão e, nos demais orifícios, 20 μl de cada soro não-diluído a ser ensaiado.
4) Aguardar 30 minutos e colocar, nos mesmos orifícios, mais 20 μl de cada padrão e do soro em estudo. Cada orifício receberá, no final, 40 μl (2 c 20 μl). Usar micropipetas (*Hamilton, Eppendorf-Marlburg* ou outra).
5) Fechar as placas e deixá-las em câmara úmida à temperatura ambiente por três dias, quando se completa a difusão.

Intensificação do Precipitado. O anel de precipitados é geralmente mais tênue, mas pode ser intensificado, cobrindo-se a agarose com tampão de fosfato 0,1 M contendo 3-4 diidroxifenilalanina 0,1 M (DOPA). (Todas as formas estereoisoméricas da DOPA — D, L e D/L — podem ser usadas.)
1) Cobrir as placas com a solução de DOPA durante 10 a 16 horas, à temperatura ambiente, em câmara úmida.
2) Lavar as placas sob agitação durante 2-4 horas, com três trocas de água. Os soros lipêmicos podem dar anel de precipitação inespecífica. Nestes casos, deve-se retirar as lipoproteínas do seguinte modo: a 1 μl de soro, adicionar 10 μl de *Dextran* a 5%

Quadro 2.27 Características Gerais das Imunoglobulinas

	IgG	IgA	IgM	IgD	IgE
Concentração:					
mg/dl	8-16	1,2-4	0,5-2	0,005	40-400 mg
% do total	75	15	7	3	
Sedimentação	7S	7S, 11S	19S	7S	8S
Peso molecular (× 1.000)	155	170-390	900	160	190
Mobilidade eletroforética	γ	β lento	entre β e γ	entre β e γ	ϵ
Cadeias pesadas	γ 1, 2, 3 e 4	α 1 e 2	μ 1 e 2	δ	
Cadeias leves	2 k ou 2 λ	2 k ou 2 λ	2 k ou 2 λ	2 k ou 2 λ	2 k ou 2 λ
Meia-vida (dias)	25	6	5	3	2(?)
Fixa complemento?	Sim	Não	Sim	Não	Não

Quadro 2.28 Níveis de Imunoglobulinas no Soro de Pessoas Normais em Diferentes Idades

Idade	IgG	IgM	IgA	Imunoglobulina Total
	mg/dl			
Recém-nascidos	1.031 ± 20	11 ± 5	2 ± 3	1.044 ± 201
1-3 meses	430 ± 119	30 ± 11	21 ± 13	481 ± 127
4-6 meses	427 ± 186	43 ± 17	28 ± 18	498 ± 204
7-12 meses	661 ± 219	54 ± 23	37 ± 18	752 ± 242
13-24 meses	762 ± 209	58 ± 23	50 ± 24	870 ± 258
25-36 meses	892 ± 183	61 ± 19	71 ± 37	1.024 ± 205
3-5 anos	929 ± 228	56 ± 18	93 ± 27	1.078 ± 245
6-8 anos	923 ± 256	65 ± 25	124 ± 45	1.112 ± 293
9-11 anos	1.124 ± 235	79 ± 33	131 ± 60	1.334 ± 254
12-16 anos	946 ± 124	59 ± 20	148 ± 63	1.153 ± 169
Adulto	1.158 ± 305	99 ± 27	200 ± 61	1.457 ± 353

(*Dextran* 2.000, *Pharmacia*); centrifugar a 4.500 r.p.m., durante 20 minutos, e desprezar o precipitado. Colocar o sobrenadante (soro) nos orifícios das placas em estudo.

Avaliação. Medir os diâmetros dos anéis intensificados pela DOPA. Projetar em papel semilogarítmico, colocando, nas abscissas, as concentrações do padrão em U/ml e, nas ordenadas, o diâmetro dos anéis em mm.

Dosagem da IgD e da PCR

Processo. É assim descrito:

1) Depositar 20 μl nos orifícios de 1-3 duas diluições diferentes da solução-padrão (p. ex., IgD = 190 U/ml; diluir 1:10, 1:2, 1:1, o que corresponde a 19,95 e 190 U/ml, respectivamente).

Nos demais orifícios da placa, adicionar 20 μl do material em estudo (soro, PCR, urina, saliva). Em alguns casos, será necessário concentrar a amostra antes de sua solução.

2) Fechar as placas e mantê-las em câmara úmida, à temperatura ambiente, por dois a três dias.

3) Proceder à leitura dos diâmetros obtidos e construir a curva de calibração, como descrito para as demais imunoglobulinas.

O *NycoCard CRP** é prático e útil dispositivo para a determinação rápida da **PCR** no soro, plasma ou sangue total. Não requer aparelhagem alguma, exceto micropipetas. Fornece o resultado em menos de cinco minutos. Requer volumes mínimos do material a ser examinado, da ordem de μl. Revela concentrações da **PCR** de 1, 2, 4, 6, 10 e 20 mg/dl.

INTERPRETAÇÃO

IgE. Encontra-se aumentada nas afecções alérgicas **(asma, rinite, dermatite atópica),** nas infecções parasitárias **(ascaridíase, filariose, triquinose, esquistossomose, necatoríase),** na **síndrome de Wiskott-Aldrich,** no **mieloma por IgE,** na **síndrome de Job.**

IgD. Pouco se sabe sobre as propriedades biológicas da IgD. Funciona como anticorpo e se encontra elevada nos **mielomas** por IgD.

Com a identificação da proteína C-reativa no plasma de pacientes durante a fase aguda da pneumonia pneumocócica, verificou-se sua presença em outras inflamações. Foi denominada C-reativa porque reage com o polissacarídeo-C do pneumococo.

Esta identificação, ocorrida em 1930, bem como a elevação de outras proteínas (ceruloplasmina, fibrinogênio, ferritina) são denominadas proteínas de fase-aguda (*acuke phase proteins*).

A elevação destas proteínas é estimulada pelas citocinas (*cytokins*), especialmente a interleucina-6.

Em algumas moléstias, como na artrite reumatóide, a determinação da proteína C-reativa tem valor prognóstico, especialmente em dosagens sucessivas.

A proteína C-reativa se presta também para a diferenciação dos processos inflamatórios dos não-inflamatórios. A seu lado, a VES (eritrossedimentação) é ainda depois de sete décadas de sua utilização, amplamente usada, graças a sua simplicidade, facilidade de execução e baixo custo. Segundo Gabay e Kusbner, a VES é o exame mais largamente empregado em doenças inflamatórias.

A VES se modifica mais ou menos lentamente, segundo a melhora ou piora do estado infeccioso, do mesmo modo a PC-R se altera precocemente em tais situações. Sua concentração no soro do adulto varia de 450 ng/ml a 350 ng/dl: nas infecções bacterianas sua taxa se eleva. Nas viróticas, porém, seu teor tende a ser reduzido (ver também Cap. 14).

A concentração da PC-R no plasma se eleva nas infecções, nos traumatismos, nas queimaduras e no câncer avançado. No adulto normal, a PC-R varia em torno de 2 mg/litro.

PCR. O soro de indivíduos normais contém menos de 0,02 mg/dl de proteína C-reativa. Ela surge poucas horas após algum estímulo inflamatório **(enfarte, febre reumática, estados infecciosos).** Dentro de seis a oito horas após o episódio inflamatório, já pode ser surpreendida no sangue, sendo, pois, mais precoce que a aceleração da eritrossedimentação. É de grande valor na avaliação terapêutica. O tratamento com estrogênios pode dar resultado falso-positivo. Nos casos de insuficiência coronariana sem **necrose do miocárdio,** a prova é negativa.

Dosagem dos Componentes C_3 e C_4 do Complemento

Material Necessário

Placas de agarose contendo incorporado o anticorpo específico, anti-C_3 e anti-C_4.

Processo. É assim descrito:

1) Seguir o modelo usado para as imunoglobulinas.

*O *NycoCard CRP*, lançado em 1989, é obtido de *Nycomed Pharma As, PO Box 4284*, N-0401, Oslo 4, Noruega.

2) Preparar curvas-padrão para C_3 e C_4, com os antígenos em diferentes concentrações, e determinar o teor de C_3 e C_4 da amostra.

Nota: Os soros inativos, aquecidos a 56°C durante 30 minutos, **não** se prestam para a dosagem de C_3 e C_4.

INTERPRETAÇÃO

Os componentes C_3 e C_4 do complemento são encontrados nas **glomerulonefrites estreptocócicas,** no **lúpus eritematoso sistêmico,** nas **glomerulonefrites hipocomplementêmicas,** em diferentes doenças por complexos imunes, nas crioglobulinemias.

Valores normais: $C_3 = 145 \pm 22$ mg/dl; $C_4 = 40 \pm 10$ mg/dl.

Dosagem da Transferrina Alfa$_1$-Antitripsina, Alfa$_2$-Macroglobulina e Alfa-fetoproteína

Material Necessário

1) Placas de agarose com os diferentes antígenos incorporados (transferrina, alfa$_1$-antitripsina, alfa$_2$-macroglobulina, alfa-fetoproteína).
2) Padrões específicos para cada antígeno em três concentrações diferentes.

Processo. É assim descrito:

1) Abrir as placas e deixá-las à temperatura ambiente por cinco minutos. Depositar, nos orifícios de 1-3,5 μg da solução-padrão de cada concentração. Os padrões devem ser diluídos a 1:4 ou a 1:5, de acordo com a concentração especificada nas instruções que acompanham as placas.
2) Nos orifícios restantes, depositar 5 μl de cada amostra diluída a 1:5 usando de preferência soros recentes.
3) Incubar em câmara úmida, durante 24 a 48 horas, à temperatura ambiente, de acordo com a procedência do material.
4) Projetar os resultados em papel semilogarítmico, colocando, na abscissa, as concentrações em mg/dl e, na ordenada, as leituras dos diâmetros dos anéis de precipitação.
5) As amostras serão calculadas pela curva de calibração. Se o anel de precipitação ultrapassar o valor máximo da curva, repetir o teste com amostra diluída, multiplicando-se o resultado pela diluição.

INTERPRETAÇÃO

Transferrina. A transferrina é encontrada diminuída nas **infecções crônicas** e **agudas,** nas **neoplasias,** nas **doenças renais** e **hepáticas.** Está aumentada nas **hepatites agudas,** na **anemia hemolítica,** na **anemia perniciosa,** no **recém-nascido.**

Alfa$_2$-macroglobulina. Não se conhece bem sua função biológica. Tem sido encontrada em ligação com a tripsina, a quimiotripsina, a plasminotrombina, a insulina e os hormônios de crescimento. Pode também atuar como inibidora da atividade das proteases.

A alfa$_2$-macroglobulina encontra-se aumentada nas **nefroses,** na **ataxia-telangiectásica,** no **diabete** e em **doenças pulmonares crônicas,** sugerindo exercer também importante função na regulação do crescimento.

Alfa-fetoproteína. Encontra-se aumentada em pacientes com **carcinoma primário** da célula hepática.

Alfa$_1$-antitripsina. É a globulina mais abundante dentre as que migram na faixa de alfa-1 e representa o principal inibidor das proteases do soro. A deficiência dessa proteína se transmite com caráter codominante autossômico. Nos indivíduos heterozigotos, o teor da alfa$_1$-antitripsina se acha um pouco acima da metade do teor normal, mas, nos homozigotos, não vai além de 10% do normal. Certas formas de **enfisema pulmonar (panacinar)** são encontradas em pacientes com baixos teores sangüíneos de alfa$_1$-antitripsina (80 mg/dl ou 0,8 g/l). A alfa$_1$-antitripsina protege os alvéolos pulmonares pela ação antielastase, que impede a destruição das paredes alveolares pela elastase. Se os níveis caem abaixo de 80 mg/dl, a elastase inicia sua ação deletéria sobre os alvéolos.

Valores normais: transferrina = 200 − 400 mg/dl (2-4 g/l)
Alfa$_1$-antitripsina = 180 ± 50 mg/dl
Alfa-fetoproteína = 30 mg/dl
Alfa$_2$-macroglobulina = 250 ± 60 mg/dl (2,5 g/l)

Dosagem do Fibrinogênio (Método de Goodwin)

Princípio. O fibrinogênio do plasma é precipitado pelo $(NH_4)_2SO_4$; dissolve-se o precipitado em NaOH e dosa-se pelo reagente de biureto.

Material Necessário

1) pipetas;
2) tubo de centrifugador.

Soluções

a) saturada de $(NH_4)_2SO_4$;
b) NaOH a 10%;
c) reagente de biureto (v. Dos. Proteínas, Met. de Gornall).

Processo. Colocar 2 ml de água destilada em tubo de centrifugador; adicionar 1 ml de plasma, misturar; adicionar 1 ml da sol. sat. de $(NH_4)_2SO_4$; misturar e centrifugar a 3.000 r.p.m., durante cinco minutos.

Decantar o sobrenadante, desprezando-o; enxugar as paredes internas do tubo com **cotonete;** adicionar 2 ml de NaOH a 10% e misturar até completa dissolução do precipitado.

Em outro tubo, dispor 2 ml do NaOH (prova em branco), adicionando a este e ao anterior 8 ml do reagente de biureto; misturar, deixar em repouso durante 30 m; em seguida, leitura em 530 nm (mμ), zerando o aparelho com a prova em branco.

Ler na curva de calibração; dividir o resultado por 10; tem-se o resultado em mg/dl.

Curva de Calibração. Utiliza-se a do método de Gornall *et al.* para dosagem das proteínas.

OBSERVAÇÕES. Para laboratórios de grande atendimento diário, há aparelhos automatizados e computadorizados capazes de executar dezenas de determinações/hora, de numerosos elementos da química do sangue (**Reflotron,** de *Boehringer Mannheim;* o **Ektachem DT,** da *Kodak*; o **Vision,** da *Abbott*; o **Seralyzer,** da *Miles Diagnostics*; o **Turbox,** da *Orion Diagnostica*) (Quadro 2.30).

O **Turbox** é um aparelho automático portátil (4,5 kg) que dosa ampla série de proteínas (PCR, transferrina, IgG A, G, M, fibrinogênio, alfa-antitripsina e várias outras). É produzido por *Orion Diagnostica* (*PO Box 83*, 02101 Espoo, Finlândia). O aparelho faz as determinações em sangue e urina e os resultados são fornecidos impressos (*printout*).

O custo dos aparelhos enumerados atinge a média de US$5.000, exceto o Vision, cujo preço é US$17.000, valores estes proibitivos para a grande maioria dos laboratórios de nosso país (Quadro 2.30, pág. 2-63).

INTERPRETAÇÃO

É o fator mais abundante no mecanismo da coagulação, formador de fibrina.

A taxa normal de fibrinogênio no plasma, como foi visto, oscila entre 200 e 400 mg/dl (2 e 4 g/l). Magalhães e Koyana dosaram o fibrinogênio em 59 doadores de sangue (19 a 58 anos de idade), encontrando taxas entre 145 e 419 mg/dl (1,45 e 4,19 g/l), com nítida preponderância dos valores entre 100 e 300. Cumpre lembrar que o sangue, depois de coagulado, não mais contém fibrinogênio, mas sim fibrina.

Hiperfibrinogenemia. A maioria das infecções é acompanhada de aumento. Executa-se a **febre tifóide,** onde há diminuição. O teor de fibrinogênio acha-se também elevado: na **gravidez** e na **fase menstrual,** depois de **irradiações pelos raios X,** e na **nefrose.** Nesta última ocorrência, a taxa de fibrinogênio pode atingir 1.000 mg/dl (10 g/l). A fração fibrinogênio está ainda elevada no **mieloma,** no **linfogranuloma inguinal,** na **gestação** e com o uso de **medicação anticoncepcional.**

Os níveis elevados de fibrinogênio no sangue, segundo Kannell *et al.*, prenunciam acometimento cardiovascular; consideram de valor incluir a determinação de fibrinogenemia no perfil de risco deste acidente.

Hipofibrinogenemia. O fibrinogênio do plasma acha-se reduzido na **insuficiência hepática, febre tifóide, condições caquéticas,** especialmente nos casos de **tumores malignos.** Pode ocorrer hipofibrinogenemia aguda no **choque,** em **queimaduras graves,** no **câncer da próstata,** do **estômago** ou do **pâncreas,** bem como nas grandes cirurgias abdominais ou torácicas.

Dosagem das Mucoproteínas (Método de Winzler e Col.)

Princípio. As proteínas do soro são precipitadas com ácido perclórico, permanecendo as mucoproteínas em solução; estas, por sua vez, são precipitadas com ácido fosfotúngstico, dissolvidas com carbonato, e sua fração tirosínica é dosada pelo reagente de Folin-Ciocalteu.

Material Necessário

1) pipetas volumétricas de 2 ml;
2) pipetas graduadas de 1, de 5 e de 10 ml;
3) tubos de centrifugador de 15 ml;
4) tubos de ensaio;
5) papel de filtro (*Whatman* n.º 50);
6) funil de vidro;
7) balão graduado de 10 ml.

Soluções Necessárias

a) ácido perclórico 0,75 M;
b) ácido fosfotúngstico a 5%;
c) carbonato de sódio a 2,4%;
d) reagente de fenol (Folin-Ciocalteu);
e) padrão de tirosina.

Processo. Em balão graduado de 10 ml, colocar 2 ml de soro, adicionar ácido perclórico 0,75 M até a marca do balão; tampar, agitar e deixar em repouso durante 10 minutos. Ao fim deste tempo, filtrar, recolhendo o filtrado — que deve ser límpido — em tubo de ensaio limpo e seco.

Transferir 2 ml deste filtrado para tubo de centrifugador de 15 ml; adicionar 0,4 ml da solução de ácido fosfotúngstico e misturar, deixando em repouso 15 minutos; em seguida, centrifugar a 3.000 r.p.m., durante cinco minutos. Decantar o sobrenadante e colocar o tubo sobre papel de filtro, em posição vertical, a fim de drenar o líquido da parede interna do tubo; completar a retirada da umidade da parede do tubo por meio de "cotonete", tomando o cuidado de não tocar o precipitado preso no fundo.

Adicionar 4,5 ml da solução de carbonato de sódio a 2,4% e dissolver o precipitado por agitação, ou servindo-se de pequeno bastão de vidro; acrescentar 0,5 ml do reagente de fenol, agitando o tubo.

Marcar um tubo B, ao qual se adicionam 4,5 ml da solução de carbonato de sódio a 2,4% e 0,5 ml do reagente de fenol (prova em branco).

Deixar em repouso durante 30 minutos, e, em seguida, fazer as leituras em 650 nm (mμ) de comprimento de onda ou com filtro vermelho, zerando o aparelho com a prova em branco.

Verificar, na curva de calibração, a quantos mg/dl corresponde em fração tirosina.

Curva de Calibração. Marcar quatro tubos de ensaio: 2,5; 5,0; 7,5; e 10,0 e colocar, em cada um, pela ordem, 0,5 ml, 1 ml, 1,5 ml e 2 ml de padrão de uso de tirosina; o número de tubos correspondente ao valor de cada um em tirosina.

Completar os volumes de todos os tubos para 4,5 ml com a solução de carbonato de sódio a 2,4% e misturar. Em um quinto tubo, colocar 4,5 ml desta solução de carbonato (branco). Adicionar aos cinco tubos 0,5 ml do reagente de fenol; misturar e deixar em repouso durante 30 minutos.

Fazer as leituras em 650 nm (mμ) de comprimento de onda ou filtro vermelho, zerando com a prova em branco.

Traçar a curva, registrando as leituras em absorvância ou percentagem de transmitância contra concentração de tirosina em mg/dl.

Preparação das Soluções. Ácido perclórico 0,75 M. Transferir 12,5 ml de ácido perclórico a 60%, densidade 1,5 (ou 10,7 ml do ácido a 70%, densidade 1,6) *p.a.* ou *A.R.*, para balão volumétrico de 100 ml; completar o volume para o traço com água destilada e misturar. Manter em frasco âmbar, devidamente rotulado.

Ácido fosfotúngstico a 5%. Pesar 5 g de ácido fosfotúngstico *A.R.* ou *p.a.* e transferir para balão volumétrico de 100 ml; adicionar ácido clorídrico 2 N (16,7 ml de HCl concentrado, densidade 1,19 [*p.a.* ou *A.R.*] diluído para 100 ml, fornecem solução 2 N), dissolver, completar para o traço com este ácido e misturar. Manter em frasco âmbar, devidamente rotulado.

Carbonato de sódio a 2,4%. Pesar 2,4 g de Na_2CO_3, *p.a* ou *A.R.*; transferir para balão volumétrico de 100 ml; adicionar água destilada e dissolver; depois de resfriado, completar o volume para o traço com água destilada; misturar e colocar em frasco de polietileno, devidamente rotulado.

Reagente de fenol (Folin-Cicoalteu). Prepara-se colocando-se em *erlenmeyer* de 2.000 ml ou balão não-graduado desta capacidade: 100 g de tungstato de sódio *A.R.* ou *p.a.*, 25 g de molibdato de sódio *A.R.* ou *p.a.* e cerca de 700 ml de água destilada; adicionar 50 ml de ácido fosfórico, xaroposo, *A.R.* ou *p.a.*, e 100 ml de ácido clorídrico, também *A.R.* ou *p.a.*, e algumas pérolas de vidro. Levar à ebulição lenta por 10 horas, empregando condensador de refluxo ligado ao balão por meio de rolha de borracha ou cortiça, envolvida em folha de alumínio. Adicionar 150 g de sulfato de lítio *A.R.* ou *p.a.* a 50 ml de água destilada, 10 gotas de bromo e ferver por 15 minutos, sem o condensador, para remover o excesso de bromo, tomando-se cuidado, pois esta substância é muito irritante para a pele, olhos e vias aéreas. Diluir para 1.000 ml. A solução não deve ter tonalidade verde ou esverdeada. Filtrar e transferir para frasco âmbar, com rolha esmerilhada, rotulado com as anotações pertinentes (drogas empregadas, quantidades, data, nome do analista).

Padrão-estoque de Tirosina. Pesar **exatamente,** em balança analítica, 20 mg de tirosina puríssima (*Suprapur* ou *p.a.*); transferir quantitativamente para balão graduado de 100 ml e dissolver com ácido clorídrico 0,1 N; completar para o traço; misturar e colocar em frasco limpo e seco. Esta solução, segundo Cole, conserva-se pelo menos por seis meses, mantida na geladeira. O ácido clorídrico 0,1 N pode ser obtido diluindo-se 4,2 ml de HCl concentrado, *p.a.*, densidade 1,19 para 500 ml de água destilada.

Padrão de Uso de 2 mg/dl. Transferir 10 ml do padrão-estoque para balão volumétrico de 100 ml; completar o volume para a marca do balão com a solução de carbonato de sódio a 2,4%; misturar e passar para o frasco limpo e seco. Rotular e manter na geladeira.

INTERPRETAÇÃO

Os valores normais das mucoproteínas, que migram eletroforeticamente para a faixa das globulinas alfa-1, variam de 80-200 mg/dl (0,8-2,0 g/l). Winzler e cols. encontraram, em média, o seguinte teor: em proteína, 86,7 mg/dl.

Os valores estão aumentados em condições patológicas associadas a processos inflamatórios, degenerativos, proliferativos ou traumáticos, como, por exemplo: **neoplasias** com **metástases, doenças reumáticas, doenças cardiovasculares, glomerulonefrite aguda, obstrução biliar, infecções agudas** e **crônicas** e **pós-operatório.**

A diminuição é notada na **hepatite aguda, cirrose porta, hipertireoidismo,** no **diabete melito,** na **síndrome nefrótica** e, por vezes, no **mieloma múltiplo.**

Em 10 casos de **câncer,** Winzler e cols. depararam as seguintes concentrações médias: em tirosina, 8,53 mg/dl; em proteína, 228 mg/dl. Os casos catalogados por estes autores compreendiam **carcinomas do colo do útero** e **da mama,** todos com metástases; **doença de Hodgkin** e **mieloma múltiplo.**

As mucoproteínas são glicoproteínas e encerram mais de 5% de hexosamina, constituindo 1 a 2% das proteínas do plasma. Sua concentração no soro presta-se, em parte, como índice da atividade reumática, pois se mantém elevada quando outras provas da fase aguda se normalizaram. Podendo situar-se em níveis elevados em outras afecções articulares (**artrite reumatóide**); é na **enfermidade reumática** que sua dosagem proporciona as melhores informações sobre a atividade do processo inflamatório.

Mincis e cols. estudaram o comportamento das mucoproteínas em 82 casos de **neoplasias** do aparelho digestivo, empregando o método de Winzler, e assinalaram valores aumentados em 80,2% dos pacientes.

Determinação da Reserva Alcalina (Método de Baeta Vianna)

Princípio. O mesmo do método anterior.

Material Necessário

1) microureômetro de Baeta Vianna (Fig. 2.20);
2) cuba com água e termômetro;
3) pipetas de 1 ml graduadas em centésimo de ml;
4) pinça de metal;
5) pinça de madeira;
6) tubos de borracha.

Solução Necessária

Álcool octílico-ácido lático 1:4 (1 ml de álcool octílico mais 4 ml de ácido lático).

Processo. Colocar 0,5 ml de plasma ou soro no frasco A (Fig. 2.20); adicionar 0,5 ml de água destilada; distribuir o líquido pelas paredes internas do frasco, rodando-o em torno de seu maior eixo em posição horizontal, mas evitando que o líquido atinja o gargalo.

Com o líquido distribuído em fina camada no interior do frasco, expirar lenta mas completamente (depois de uma inspiração normal) através da boca do frasco, imprimindo-lhe simultanea-

Quadro 2.29 Para Corrigir os Volumes de Acordo com Diferentes Temperaturas

$V \times \frac{P \cdot bar}{760}$	ml de CO_2/dl a O°C e 760 mm				$V \times \frac{P \cdot bar}{760}$	ml de CO_2/dl a O°C e 760 mm			
	15°C	20°C	25°C	30°C		15°C	20°C	25°C	30°C
0,20	9,1	9,9	10,7	11,8	0,60	47,7	48,1	48,5	48,6
1	10,1	10,9	11,7	12,6	1	48,7	49,0	49,4	49,5
2	11,0	11,8	12,6	13,5	2	49,7	50,0	50,4	50,4
3	12,0	12,8	13,6	14,3	3	50,7	51,0	51,3	51,4
4	13,0	13,7	14,5	15,2	4	51,6	51,9	52,2	52,3
5	13,9	14,7	15,5	16,1	5	52,6	52,8	53,2	53,2
6	14,9	15,7	16,4	17,0	6	53,6	53,8	54,1	54,1
7	15,9	16,6	17,4	18,0	7	54,5	54,8	55,1	55,1
8	16,8	17,6	18,3	18,9	8	55,5	55,7	56,0	56,0
9	17,8	18,5	19,2	19,8	9	56,5	56,7	57,0	56,9
0,30	18,8	19,5	20,2	20,8	0,70	57,4	57,6	57,9	57,9
1	19,7	20,4	21,1	21,7	1	58,4	58,6	58,9	58,8
2	20,7	21,4	22,1	22,6	2	59,4	59,5	59,8	59,7
3	21,7	22,3	23,0	23,5	3	60,3	60,5	60,7	60,6
4	22,6	23,3	24,0	24,5	4	61,3	61,4	61,7	61,6
5	23,6	24,2	24,9	25,4	5	62,3	62,4	62,6	62,5
6	24,6	25,2	25,8	26,3	6	63,2	63,3	63,6	63,4
7	25,5	26,2	26,8	27,3	7	64,2	64,3	64,5	64,3
8	26,5	27,1	27,7	28,2	8	65,2	65,3	65,5	65,3
9	27,5	28,1	28,7	29,1	9	66,1	66,2	66,4	66,2
0,40	28,4	29,0	29,6	30,0	0,80	67,1	67,2	67,3	67,1

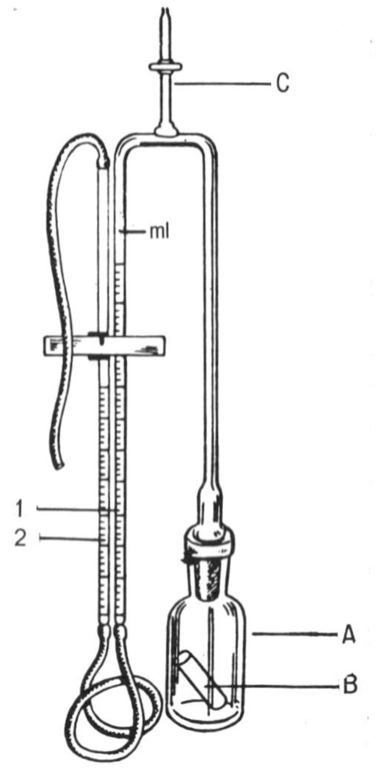

Fig. 2.20 Aparelho de Baeta Vianna empregado na determinação da reserva alcalina.

mente movimento de rotação, a fim de que todo o líquido entre em contato com o CO_2 do ar expirado. Tampar com uma rolha de cortiça e continuar a rotação. Repetir mais uma vez a expiração do ar alveolar.

Colocar três gotas da solução álcool octílico-ácido lático no tubo B. Com o auxílio de uma pinça, introduzir rapidamente o tubo B no interior do frasco A, não deixando que os líquidos contidos em um e outro entrem em contato.

Adaptar imediatamente o sistema de pipetas do aparelho do frasco A, tendo previamente lubrificado, com vaselina, a parte esmerilhada. Colocar o aparelho na cuba com água, até que a temperatura se estabilize.

Estabilizada a temperatura, dentro de cerca de 10 minutos, ajustam-se os níveis internos das pipetas 1 e 2, abrindo e fechando a torneira C. Se a temperatura estiver realmente estabilizada, os níveis das pipetas 1 e 2 se mantêm constantes. Faz-se, então, a leitura do menisco na pipeta 1, retira-se o aparelho da cuba e, inclinando-o quase horizontalmente, faz-se com que os líquidos contidos em A e em B se misturem. Agita-se energicamente para favorecer o desprendimento gasoso. Imerge-se o aparelho na cuba com água e procede-se à leitura do desprendimento de gás, fazendo com que os níveis novamente coincidam. Repete-se a agitação mais uma ou duas vezes, ou até que não mais haja desprendimento gasoso.

O volume de gás desprendido é igual à diferença entre as leituras final e inicial.

Cálculo:

$$V = \frac{\text{pressão barométrica}}{760} \times 2$$

O número obtido, feita a correção para a temperatura, é igual a volumes de CO_2.

Exemplo: V (volume desprendido no aparelho) = 0,35; pressão barométrica = 700; temperatura (no momento da análise) = 25°C; temos, portanto:

$$0,35 \times \frac{700}{760} \times 2 = 0,64$$

Consultando-se o Quadro 2.29, 0,64 a 25°C correspondem a 52,2 volumes de CO_2/dl.

Para temperaturas ambientes que oscilem em torno de 20°C e para fins clínicos, o cálculo pode ser assim simplificado:

$$(V \times 2 \times 100) - 12 = \text{Vols. de } CO_2/\text{dl}$$

Segundo Beraldo, a pressão barométrica em Belo Horizonte oscila em torno de 690 nm. Esse autor, confrontando o método de van Slyke com o de Baeta Vianna, encontrou desvio médio igual ou inferior a 0,5%.

INTERPRETAÇÃO

Os valores normais da reserva alcalina variam de 53 a 65 volumes de CO_2/dl ou, expressos em miliequivalentes, 24 a 30 (24 a 30 mmol/dl). Estes números se elevam ou se reduzem na alcalose ou na acidose.

A reserva alcalina se acha elevada na **acidose respiratória (enfisema, fibrose pulmonar, pneumoconioses),** em presença de insuficiência respiratória, aguda ou crônica. Valores elevados ocorrem também na **alcalose metabólica** (administração excessiva de alcalinos, perda de ácido pelo vômito, na estenose pilórica, ou dilatação aguda do estômago, na perda excessiva de potássio pelos rins).

Valores reduzidos são verificados na **alcalose respiratória (síndrome de hiperventilação** — histeria, ansiedade, febres elevadas, encefalite, acidose metabólica) **(cetose diabética, insuficiência renal** com **uremia; jejum prolongado; anestesia, eclâmpsia).**

Gorina assim classifica a gravidade da acidose: reserva alcalina entre **50 e 30 volumes/dl — acidose leve; abaixo de 30 — grave; inferior a 10- — provavelmente fatal.**

Saad, Rodrigues e Foss compararam os valores do conteúdo de O_2 e CO_2 obtidos pelo método manométrico de Van Slyke e pelo analisador automático. Os resultados alcançados demonstram que não houve variações significativas entre os dois processos.

A vantagem apontada pelos autores é a rapidez dos analisadores automáticos, a presteza com que se obtêm os resultados, além de sua simplicidade; o de Van Slyke é trabalhoso e exige técnica apurada.

COBRE

A taxa normal de cobre no soro no adulto é de 70 a 140 μg/dl (11 a 22 μmol/l); no homem, varia entre 80 e 155 μg/l (13 e 24 μmol/l) nas mulheres.

Oitenta a 95% do cobre total do plasma está ligado a uma alfaglobulina, denominada ceruloplasmina.

A mais importante anormalidade do metabolismo de cobre é representada pela degeneração hepatolenticular, a chamada doença de Wilson. Os mais comuns sinais e sintomas da moléstia são os que envolvem o sistema nervoso central — rigidez, disartria, disfagia, tremores, ataxia. A ceruloplasmina do plasma nesta doença está geralmente bem diminuída, chegando a muito menos de 20 mg/dl.

Quadro 2.30 Características de Alguns Analisadores Automáticos (Adaptado de *The Medical Letter 32*:96-97, out. 1990)

	Ektachem DT60 (Kodak)	*Reflotron (Boehringer)*	*Seralyzer (Miles)*	*Vision (Abbott)*	*Turbox* (Orion)*
Amostra	soro ou plasma	sangue total	soro ou plasma	sangue total	soro ou urina
Calibração	p/operador	p/operador	p/operador	p/fabricante	p/operador
Impressora	sim	opcional	opcional	sim	sim
Tempo/teste	5 min	3 min	3 min	10 min	5 min
Custo do equipamento	US$5.200	US$5.300	US$4.500	US$17.000	?
Peso	?	6 kg	10 kg	30 kg	4,5 kg

*Somente dosa proteínas.

Geralmente há hipercupremia na gravidez. Concentrações muito elevadas na ceruloplasmina são verificadas também em vários linfomas, em infecções (aguda ou crônica), na doença de Hodgkin, na artrite reumatóide, na cirrose biliar e na tireotoxicose.

A hipocrupemia é observada em condições associadas a hipoproteinemia, como na desnutrição (Kwashikor), na síndrome da má-absorção (espru), na nefrose.

AUTOMAÇÃO, COMPUTAÇÃO, ANALISADORES PORTÁTEIS (*desk-top systems for chemistries*)

Nas últimas décadas, vários fabricantes de equipamento médico têm lançado analisadores computadorizados, semiportáteis, para dosagem de diversos componentes bioquímicos do sangue. Estes equipamentos facilitam sobremodo as determinações, dispensam conhecimentos teóricos de bioquímica e de técnica laboratorial, e fornecem o resultado com grande rapidez. São confiáveis, pois os estudos comparativos com os métodos de análise tradicionais têm demonstrado pequenas discrepâncias entre uns e outros. Qualquer pessoa, dizem os fabricantes, com algumas poucas instruções é capaz de executar as dosagens, algumas complexas e penosas pelos métodos clássicos que carecem de estudos especializados em universidade.

Este fato preocupa, com razão, os patologistas clínicos de formação universitária. A especialidade, assim simplificada e banalizada, impede seu progresso e seu aperfeiçoamento. Ficaria, deste modo, limitada a seguir instruções dos fabricantes, a "comprimir teclas" de equipamento adquirido.

O Quadro 2.30 resume as características de cinco aparelhos. Quatro deles permitem a determinação da **bilirrubina, colesterol, creatinina, glicose, hemoglobina, potássio, fenobarbital, teofilina, triglicerídeos, aspartato aminotransferase** (*AST/GOT*), **alanina aminotransferase** (*ALT/SGPT*), além de várias outras. O *Turbox* dosa apenas proteínas (*CRP*, transferrina, IgG, IgM, IgA, fibrinogênio, haptoglobina, alfa-antitripsina, além de outras).

Nas últimas décadas, empregam-se técnicas automatizadas que dispensam conhecimentos de química, bastando seguir as instruções dos fabricantes.

A firma *PRISMA Systems Corporation*, entre várias outras, fornece o material que denominaram *Pro-Chem*, capaz de determinar rapidamente os diversos elementos químicos do sangue (uréia, ácido úrico, colesterol, triglicérides, glicose etc.

Conservamos nesta edição, os métodos clássicos de dosagem, primeiro pelo seu valor histórico, segundo, porque, em nosso vasto país de economias tão diversas, a maioria dos laboratórios não dispõe ainda de aparelhagem automática.

BIBLIOGRAFIA

ADOLPH, L. e LORENZ, R.: *Diagnóstico Enzimático das Doenças do Coração, Fígado e Pâncreas.* S. Karger, Munique, 1980.

AGARWAL, A. e WINGO, C.S.: Treatment of hypokalemia. *New Eng. J. Med., 340*:154, 1999.

ALVES, S.L.: Produtos químicos em Laboratórios de Análises Clínicas. *LAES, 1*:29 (ag., set.), 1980.

ALVES, S.L. *et al.*: *Manual de Colheita.* São Paulo, McWill Editores Incorporados Ltda., 1980.

ANDRIOLO, A., BORGES, D.R. e ARAUJO, P.S.: Determinação de transferases (transaminases) no soro. *Rev. Bras. Pat. Clin., 23*:141-144, 1987.

AZEVEDO, W.C., SILVA, M.L.F., GRASSI, M.C.B e AZEVEDO, E.S.: Deficiência de glicose-6-fosfato deidrogenase em pacientes de um hospital geral de Salvador, BA, Brasil. *Rev. Bras. Pesq. Med. Biol., II*:49-52, 1978.

BAETA VIANNA, J.: Bócio endêmico em Minas Gerais. *Ann. Fac. Med. Univ. Minas Gerais*, 1-27, 1930.

BARKER, S.B. e HUMPHREY M.J.: Clinical determination of proteinbound iodine in plasma. *J. Clin. Endocr, 10*:1-36-1.141, 1960.

BAUER, J.D., ACKERMANN, P.G. e TORO, C: *Clinical Laboratory Methods.* The C.V. Mosby Co., 9.ª ed, Saint Louis, 1982.

BAYULON, H. e FROMATIN, M.: *As Hiperlipidemias.* Organização Andrei Editora, São Paulo, 1982.

BEAUMONT, J.L., CARLSON, L.A., COOPER, G.R., FEFJAR, Z., FREDERICKSON, D.S. e STRASSER, T.: Classification of hyperlipidemias and hyperlipoproteinaemias. *World Health Org Bull., 43*:891-916, 1970.

BEMFICA, MARIA S.S., MIRA, L.R. e BURINI, R.C. Efeito do desjejum (café da manhã) sobre os resultados de exames bioquímicos sangüíneos. *Rev. Bras. Pat. Clin., 19*:175-180, 1983.

BEENISH, M. et al. Hipoglicemia during diarrhea in childhood. *New England J.M., 322*:1357-1363, 1990.

BERALDO, W.T.: Estudo comparativo dos processos gasométricos de Van Slyke e de Baeta Vianna para a determinação da reserva alcalina. *O Hospital, 28*:59, 1945.

BERTRAND, L.: O perfil enzimático das doenças do fígado e das vias biliares. *Nov., Presse Med., 1*:217-220, 1982.

BIASOLI, A.M.: Lipidograma — Lipoproteínas. *Rev. Bras. Pat. Clin., 10*:113-123, 1974.

BILLING, B.H. e BLACK, M.: citados por DANTAS, W.

BLISS, M: The Discovery of Insulin. The University of Chicago Press, 1982.

BOREL, J.P. *et al.*: *Como Prescrever e Interpretar um Exame Laboratorial* (tradução do francês). Organização Andrei Editora Ltda., São Paulo, 1984.

BORGES, D.R: Avaliação funcional do fígado nas hepatites virais. *Rev. Bras. Pat. Clin., 18*:41-44, 1982.

BOSCH, X. e BERNADICH, O.: Increased Serum Prostate Specific Antigen in a Man and a Woman with Hepatitis A. *New Eng. J. of Med., 337*: 1849, 1997.

BOTHWELL, T.H. e MALLET, B.: The determination of iron in plasma or serum. *Biochem. J., 59*:599-602, 1955.

BRIQUET, R. e PIRES DE MESQUITA; E.: Do choque: patogenia e diagnóstico. II. Método do sulfato de cobre. *O Hospital, 27*:717, 1945.

BROWN. L.A. *et al.*: Creatine kinase activity following strenuous exercise. *JAMA, 248*:21.971-72, 1982.

BUIST, A: Alfa-1 antitrypsin deficiency in lung and liver disease. *Hospital Pract., 24*:51-89, 1989.

BURROWS, S. e PEREIRA, C.F.A.: *Rev. Bras. Patol. Clin., 28*: n.º 1, 1992.

CAMPOS, D.R.P.: Subfracionamento do colesterol HDL por precipitação polianiônica a dosagem enzimática; um método simples. *Rev. Bras. Pat. Clin., 22*:78-83, 1986.

CARAWAY, W.T.: A stable starch substrate for the determination of amylase in serum and other body fluids. *Am. J. Clin. Path., 32*:97-99, 1959.

CASTRO BARBOSA, N.: Dosagem do colesterol no sangue. *Rev. Brasil. Med., 11*:755, 1954.

CHERNECKY, C.C., KRECH, R.L. e BERGER, B.J.: Métodos de Laboratório/Procedimentos Diagnósticos (tradução do inglês). Editora Guanabara Koogan, Rio de Janeiro, RJ, 1995.

CLARK, M.B.: Studies based on erros observed in use of anticoagulants in blood chemistry determinations. *Am. J. Med. Technol., 17*:190, 1951.

COUTINHO, A. e LOUREIRO, P.: Aspectos bioquímicos de insuficiência hepática na esquistossomose mansônica hepatoesplênica. *Ann. Fac. M.U. Recife, 20*:27, 1960.

CROCKER, C.L.: Rapid determination of urea nitrogen in serum or plasma without deproteinizations. *Am. J. Ned. Technol., 23*:361-365, 1967.

CROWLE, A.J.: *Immunodiffusion*. New York, Academic Press, 1961.

DANTAS, W.: Etiopatogenia das icterícias. *Arq. Cat. Med., 4*:99-105, 1975.

DARCY, D.A.: A quantitative application of the agardiffusion plate. The estimation of specific proteins in serum. *Immunology., 3*:325, 1960.

DeLONG *et al.*: A comparison of methods for the estimation of plasma low- and very low-density lipoprotein cholesterol. *JAMA, 256*:2372-2377 (nov. 7), 1986.

DIAMANDIS, E.P. e YU, H.: Prostate specific antigen and lack of specificity for prostate cells. *Lancet, 345*:1186, 1995.

DUFFY, W.B. *et al.* Management of assymptomatic hyperuricemia. *JAMA, 246*:2.215-16, 1981.

FAHEY, J.L. e MCKELVEY, E.M.: Quantitative determination of serum immunoglobulins in antibody-afarplates. *J. Immunol, 94*:84, 1965.

FERRARI, *et al.*: Dislipoproteinemias. *Rev. Bras. Anal. Clin., 7*:29-42, 1975.

FERRO, V.P. e HAM, A.B.: Rapid determination of total and free cholesterol in serum. *Am. J. Clin. Path., 33*:545-549, 1960.

FIORETTO, P. *et. al.*: Reversal of Lesions of Diabetic, Nephropathy after Pancreas Transplantation. *New Eng. J. Med., 339*:69, 1998.

FLETCHER, M.J.: A colorimetric method for establishing serum triglycerides. *Clin-Chim. Acta., 22*:393, 1968.

FOOD and DRUG ADMINISTRATION (FDA). *Drug Bulletin, 18*:29-30 (nov.) 1988.

FOSCARINI, L.G.: Tratamento dos distúrbios hidroeletrolíticos e ácido-básicos, *In*: LOPEZ, M.: *Tratamento Intensivo*, p. 167-183, 1975.

FREDRICKSON, D.S., LEVY, R.I. e LEES, R.S.: Fat transport in lipoproteins — An integrated approach to mechanisms and disordes. *New Engl. J. Med., 276*:34:44,94-103 e 273-281, 1967.

GABAY, C. e KUSHNER, I.: Acute-Plase Proteins and Other Systemic Responses to Inflamation. *New Eng. J. Med. 340*:448 (Feb. 11), 1999.

GABBAY, K.H.: Glicosylated hemoglobin and diabetes mellitus. *Med. Clin. N. América, 66*:1309-1315, 1982.

GALIZZI, T.: *Enzimas e infarto agudo do miocárdio* (comunicação pessoal).

GILBERTO, A.M: HDL y su importancia en la profilaxia del infarto. *Rev. Bras. Pat. Clin., 18*:86-89, 1982.

GOLBY, R.L., HILDEBRAND, G.P. e REILLEY, C.N.: Direct titration of calcium in blood serum. *J. Lab. Clin. Med., 50*:498-500, 1957.

GOMES, D.R., MAGALHÃES, L.A. e GASSE, S.P.: Ultramicrométodo de dosagem da uréia no sangue. *Rev. Bras. Pat. Clin., 8*:29-35, 1972.

GOMORI, G.: A modification of the colorimetric phosphorus determination for use with the photoelectric colorimeter. *J. Lab. Clin. Med., 27*:955-960, 1942.

GORDON, D.J. e RITKIND, M.D.: High density lipoprotein — the clinical implications of recent studies. *New Engl. J. Med., 231*:1311-1316, 1989.

GORINA, A.B.: A Clínica e o Laboratório, Tradução da 6.ª edição, espanhola, Medsi Editora Médica e Científica, Rio de Janeiro, RJ, 1996.

GOTTO, A.M.: Cholesterol intake and serum cholesterol level. *New Eng. J. Med., 324*:912, 1991.

GUIMARÃES, R.X. *et al.*: Aspectos das transaminases séricas nas hepatopatias. *O Hospital, 72*:205, 1967.

HANEDA, M. *et al.*: Familial hiperinsulinemia due to a structurally abnormal Insulin. Definition of an emerging new clinical syndrome. *New Engl. J. Med., 310*:1.288-1.294, 1984.

HARTUNG, G.H. *et al.*: Effect of alcohol intake on high-density lipoprotein cholesterol levels. *JAMA, 249*:747-750, 1983.

HENRY, J.B.: Clinical Diagnosis and Management by Laboratory Methods, 19.ª edição, W.B. Saunders, Filadélfia, 1996.

HENRY, J.B.: *Todd, Sanford, Davidsohn, Clinical Diagnosis and* Management by Laboratory Methods, 17.ª edição, W.B. Saunders, Co. Filadélfia, 1984.

HIGASHI, T., RUIZ, L.P., OLIVEIRA, J.F., BERTONI, L.C. e OBA, M.: Dosagem de uréia: Reagente único, utilizando diacetil monoxima. *Rev. Bras. Pat. Clin., 9:50*-51, 1973.

HOLLMAN, F. e HOERSTRA, J.B.L.: Insulin Lispro. *New Eng. J. Med., 337*:176, 1997.

INTERNATIONAL COLABORATIVE GROUP, CIRCULATING CHOLESTEROL LEVEL AND RISK OF DEATH FROM CANCER IN MEN AGED 40 TO 69 YEARS, *JAMA 248*:2853-2859, 1982.

JOB, F.: Deficiência de ferro sem anemia. Estudo feito em um grupo de doadores de sangue. Tese de Mestrado, resumida na *Rev. Brasil. Pesq. Med. Biol., 10*:348, 1977.

KAHN, C.R.: Insulin resistence: A common feature secretory rate of insulin in normal persons. *New Engl. J. Med. 315*:252, 1986.

KANNEL, W.B. *et al.*: Fibrinogen and risk of cardiovascular disease, The Framingham Study. *JAMA, 258*:1183-1186, 1987.

KANNEL, W.B. e WILSON, P.W.F. Efficacy of lipid profiles in prediction of coronary disease. *Reart J., 124*:768, 1992.

KERN, F. Jr.: Normal Plasma Cholesterol in an 88 Old Man Who Eats 25 Eggs a Day — Mechanisms of Adaptation *New Engl. J. Med., 324:*896, 1991.

KOSMAN, M.E.: Management of potassium problems during long-term diuretic therapy *JAMA, 230*:743-748, 1974.

KUNZLE, J.E., VILAS-BOAS, F.T., ZILIOTTO JUNIOR, A., SCANDIUZSI NETTO e GOUVEIA, E.G.: Estudo comparativo de eletrólitos plasmáticos em duas populações. *Rev. Bras. Pat. Clin., 16*:168-172, 1980.

LAPOSATA, M.: *S Unit Conversion Guide*, NEJM Books, Boston, Mass., 1992.

LATNER, A.L.: *Cantarow and Trumper Clinical Biochemistry*. W.B. Saunders Co., Filadélfia, 7.ª ed., 1975.

LEVINE, M.M. e KLEEMAN, C.R.: Hypercalcemia: pathophysiology and treatment. *Hospital Pract., 22*:93-99 (jul. 15), 1987.

LEVITT, M.D., ELLIS, G.L. e MEIER, P.B.: Extrapancreatic origin of chronic unexplained hyperamylasemia. *New Engl. J. Med., 302*:670-671, 1980.

LEV-RAN e VANDERLAAN, W.P.: Glycohemoglobins and Glucose Tolerance. *JAMA, 241*:912-914, 1979.

LEVY, R.I. e FREDRICKSON, D.S.: Diagnosis and management of hyperlipoproteinemia. *Am. J. Cardiol., 22*:576-583, 1968.

LOPEZ, F.A. e NÓBREGA, F.J.: Comportamento do magnésio plasmático e tecidual em desnutrição protéico-calórica experimental. *J. Ped., 44*:83-88, 1978.

LOPÉZ, M.: *Tratamento Intensivo*. Guanabara Koogan, Rio de Janeiro, 2.ª ed., 1975.
LUZI, L.: Pancreas Transplantion and Diabetic Complications. *New Eng. J. Med., 339*:115, 1998.
MACHADO, M.: The determination of urea nitrogen. Standardization of an ultramicromethod utilizing the Berthelot-Thomas reaction. *Rev. Ass. Med. Bras., 11*:410-413, 1965.
MACHADO, M.: Reavaliação dos métodos de dosagem de uréia. *Rev. Bras. Pat. Clin., 4*:11-13, 1968.
MAGALHÃES, E. e KOYANA, E.T.: A fibrinogenemia normal segundo determinações em doadores de sangue do HSE. *Rev. Med. HSE, 38*:39-42, 1976.
MANCINI, G., CARBONARA, A.O. e HEREMANS, J.F.: Immunochemical quantification of antigens by single radial immunodiffusion. *Immunochemistry, 2*:235, 1965.
MARQUES, A.: Alguns aspectos da fisiopatologia renal, II. Rim, água e sódio: regulação do meio interno. *Coimbra Med., 21*:579-589, 1974.
MARQUES, J. e CAMPOS, J.O.: Incidência da deficiência de glicose-6-fosfato deidrogenase em negros em Minas Gerais. *Rev. Ass. Med. Brasil., 21*:111, 1975.
MARTINEZ, T.L.R. *et. al.*: Evaluation of electrophoretic and immunological innibition methods for the determination of creatine kinase isoenzyme activity. *Rev. Bras. Pat. Clin., 19*:11-18, 1983.
MARTINEZ, T.L.R. *et al.*: Seleção de valores da referência *LAES, 11*: 12-18, 1990.
MARTINS, A.D.: Glicemia do ciclo menstrual. *XIII Congresso da Associação Médica de MG.*, Araxá, junho, 1977.
McCARRON, D.A.: Low serum, concentrations of ionized calcium in patients with hypertension. *New Engl. J. Med., 307*:226-228, 1982.
McCARTY, J.: Gout wihout hyperuricemia. *JAMA, 271*:302, 1994.
McNAMARA, DI: *Dietary cholesterol effects on lipid metabolis* (citado por Kern).
MATHIAS, M.R.C., CERVI, E.C., MIRA, L.R., CURI, P.R. e BURINI, R.C.: Estabelecimento das faixas e normalidades de variáveis hematológicas e bioquímicas de indivíduos adultos. *Rev. Bras. Pat. Clin., 22*:106-112, 1986.
MELO e MELO, M.: Lipídios séricos (conceito, metodologia e aplicações). *Rev. Bras. Pat. Clin., 9*:7-18, 1973.
MENDES, M.Q. e LOPES, H.J.J.: *Atualização em Bioquímica Clínica*. Mai Editora S.A., Belo Horizonte, 1973.
MINCIS, M., GUIMARÃES, R.X., ATRA, E. e TCHAKERINA, A.: Alterações qualitativas do perfil eletroforético (fusão beta-gama e fração "H") em doentes portadores de esquistossomose, cirrose e afecções difusas do tecido conectivo. *Rev. Ass. Med. Brasil., 26*:363-365, 1980.
MINCIS, M., GUIMARÃES, R.X., PEREIRA, D.H.M. e WACHSLICHT, H.: Microproteínas e fosfatase alcalina séricas nas neoplasias malignas do aparelho digestivo. *Rev. Ass. Bras., 18*:305-310, 1972.
MIRANDA, J.A.P. e LARCERDA, S.N.L.: Hemoglobina glicosilada — Clínica e Laboratório. *Rev. Bras. Pat. Clin, 17*:206-209,1981.
MUNDY, G.R. *et al.*: The hypercalcemia of cancer. *New Engl. J. Med., 310*:1718-1727, 1984.
NASPITZ, C.K., SOLÉ, D., SAMPAIO, M.C. e GONZALES, C.H.: Níveis séricos de IgG, IgM, IgA em crianças brasileiras normais. *Rev. Bras. Pat. Clin, 18*:79-84, 1982.
NATHAN, D.M., SINGER, D.E., HURXTHAL, K. e GOODSON, J.D.: The Clinical Information Value of the Glycosalated Hemoglobin. *New. Engl. J. Med., 310*:341-346, 1984.
NEWMARK, S.R. e DLUHY, R.G.: Hyperlkalemia and hypokalemia. *JAMA, 231*:631-633, 1975.
NOGUEIRA FONSECA, L.G., MOLINA, N. RAHAL, W. e FERRARI, C.I.L.: Teor de proteínas totais, albuminas e globulinas em recém-nascidos na cidade de Araçatuba, *JP ed., 43*:216-218, 1977.
OGUSHI, Q. e ALVES, S.L.: Administração em laboratório clínico. Atheneu, São Paulo, 1999.
OLIVEIRA, J.F., BERTONI, L.C., MARTINS JÚNIOR, R., COELHO, R.F. e MIYABE, O.M.: Estudos das isoenzimas de CK e LD. *Rev. Bras. Pat. Clin., 18*:64-68, 1982.
OLIVEIRA LIMA, A. e DIAS DA SILVA, W.: *Imunologia, Imunopatologia, Alergia — Métodos*. Editora Guanabara Koogan, Rio de Janeiro, 1970.
PAIXÃO, A.C., GONÇALVES, A.L., BORGES, E.G. e TONE, L.G.: Testes de rastreamento da deficiência da enzima glicose-6-fosfato desidrogenase (D-6-PD). *Rev. Bras. Pat. Clin., 22*:118-121, 1986.
PALARDY, J. *et. al.*: Blood glucose measurements during symptomatic episodes in patients with suspected postparandia hypoglycemia. *New. Engl. J. Med., 321*:1421-1425, 1989.
PEREIRA, V.N., TERRA, T.P.M., MARQUES, N.M.P., FERNANDES FILHO, R., COSTA, P.R.C.: Contribuição à determinação do perfil glicêmico no Amazonas, *Pharma. Brasil, 2*:15 (jan.-fev.), 1999.
PESCE, A.J. e KAPLAN, L.A.: *Methods in Clinical Chemistry*. C.V. Mosby, St. Louis, 1987.
PIMENTA, N., MONTENEGRO, L. e CAMPOS, O.: Contribuição ao estudo de fosfatemia normal em São Paulo. *O Hospital, 17*:5443, 1950.
PINCUS, M.R. ver HENRY, J.B.
PINHEIRO, J. e ANDRADE, N.P.: Contribuição à padronização de técnicas em bioquímica — Dosagem do ácido úrico. *Rev. Bras. Pat. Clin., 5*:40-46, 1969.
RACHID, J. *et al.*: Lipídios totais e suas frações em adultos normais jovens. *Rev. Bras. Pat. Clin., 19*:23-29, 1983.
RAMALHO, A.S.: Deficiência da desidrogenase de 6-fosfato de glicose (G6-PD) em recém-nascidos brasileiros. *Rev. Ass. Med. Bras., 27*:343-345, 1981.
RAMALHO, A.S. e BEIGUELMAN, B.: Deficiência de desidrogenase de 6-fosfato de glicose (G6-PD) em doadores de sangue brasileiros. *Rev. Ass. Med. Bras., 23*:259-260, 1977.
RASMUSSEN, H.S. *et al.*: Magnesium and acute miocardial infection; transient hypomagnesemia. *Arch. Int. Med., 146*:872-874, 1986. (Resumido na *Rev. Bras. Pat. Clin., 23*:25, 1987.)
REAVEN, G.M. e LAWS, A.: *Insulin Resistance: The Metabolic Syndrome X, Human Press*, Toronto, N.J., 1999.
REBELLO, A.L., GOMES, M.A.B. e RODRIGUES, C.L.V.: Diagnóstico precoce de hipotireoidismo congênito e PKU em nosso laboratório (Tema Livre). XXIV Congresso Brasileiro de Patologia Clínica, 1990.
RODRIGUES NETTO, Jr., ANDRADE, A.C.H., LEMOS G.C. e ARAUJO, J.T.: Estudo crítico das fosfatases ácidas da hipertrofia benigna da próstata. *Rev. Ass. Med. Bras., 28*:93-95, 1982.
RÓIZ, J.: *Kolesterolo Kaj Korintarkto, Med.* Intern: Revuo, 15-a: 136, 1992.
ROMÃO JUNIOR, J.E., MARTINS, M.A., PEREIRA, V.G., SABRAGA, E.: Hipercalcemia associada à neoplasia: tratamento dialítico. *Rev. Ass. Med. Bras., 28*:240-243, 1982.
ROSENSTEIN, B.J., LANGBAUM, T.S., GORDES, E. e BRUSILOW, S.W.: Cystic fibrosis: Problems encountered with sweat testing. *JAMA, 240*:1987-1988, 1978.
ROY, A.V., BROWER, M.E. e HAYDEN, J.E.: Sodium thymolphthalein monophosphate: A new acid phosphatase substrate with greater specifiy for the prostatic enzime in serum. *Clin. Chem., 17*, 1093-1102, 1971.
SAAD, M.J.A., RODRIGUES, W. e FOSS, M.C.: Comparação entre os valores do conteúdo de O_2 e CO_2 determinados pelo método manométrico de Van Slyke e analisador automático. *Rev. Pat. Clin. 23*:150, 1987.
SALVAGGIO, O.O. e MACRI, C.N.: Test del sudor. Evaluation retrospective sobre 13.799 pruebas. Resumido no *Jornal de Pneumol., 13*:3, 1987.
SANNAZZARO, C.A. de C: Hemoglobina glicosilada no "Diabetes Mellitus" e correlação com a glicemia em jejum. *Rev. Bras. Anal. Clin., 17*:3-10, 1985.
SCOTT, M.G.: Cholesterol and Coronary Heart Disease. *JAMA*, 2849-2858, 1986.
SACKETT, G.E.: Modification of Bloor's method for the determination of cholesterol in whole blood serum. *J. Biol. Chem., 65*:203, 1925.
SAHA, K. *et. al.*: A study of serum immunoglobulin including IgE and reaginic antibodies in patients with bronchial asthma, in relation to the spectrum of the disease. *Clin. Allergy, 5*:339-349, 1975.
SCHALES, O. e SCHALES, S.S.: A simple and accurate method for the determination of chloridre in biological fluids. *J. Biol. Chem., 140*:879-884, 1941.

SCHWACHMAN, H., MAHMOODIAN, A e NEFF, R.K.: The sweat test: Sodium and cloride value. *J. Pediatr., 98*:576-578, 1981.

SCHAEFER, E.J. e LEVY, R.I.: Pathogenesis and management of lipoprotein disorders. *New. Engl. J. Med., 312*:1300-1310, 1985.

SILVEIRA, I.C.: Hipoglicemia. *JBM, 44*:45-46, 1983.

SOLONI, F.G.: Simplified manual micromethod for determination of serum tryglicerides. *Clin. Chem., 17*:529-534, 1971.

SITEHM, R.: Radial diffusion technic for the quantitative estimation of precipitating antibody. *J. Lab. Clin. Med., 70*:528, 1967.

STRUFALDI, B.: *Obtenção de Amostras — Espectrofotometria — Controle de Qualidade.* McWill Editores Incorporados Ltda., São Paulo, 1981.

STRUFALDI, B. e NOGUEIRA, D.: *Enzimologia clínica.* McWill Editores Incorporados Ltda., S. Paulo, 1983.

TASTALDI, H., LESSER, W.S.P. e SIQUEIRA, M.C.: A uricemia normal em São Paulo, *An. Fac. Med., S. Paulo, 5*:67, 1939.

VANNUCCHI, H., SANTOS, J.E., MARCHINI, J.S. e DUTRA DE OLIVEIRA, J.E.: Estudo de lipidogramas em pacientes do Hospital das Clínicas da Faculdade de Medicina de Ribeirão Preto. *Rev. Ass. Med. Bras., 77*:261-263, 1981.

VERGANI, C., STABILINI, R. e AGOSTINI, A.: Quantitative determination of serum immunoglobulins by a single radial immunodifusion on cellulose acetate. *Immunochemistry, 4*:233, 1967.

VIEIRA FILHO, J.B.B.: Análise das glicemias dos índios das aldeias Suruí, Gaviões e Xikrin. *Rev. Ass. Med. Bras., 21*:253-255, 1975.

WALLACH, J.: Interpretação das Provas Diagnósticas (traduzido do inglês — *Interpretation of Diagnostic Tests,* 6.ª ed.), Medsi, Rio de Janeiro, 1999.

WALSH, T.N.: Pancreatic Islet Transplantation: the surgical treatment of diabetes. *J. Irish Coll of Phys and Surgeon, 19*:267, 1990.

WEINDLING, H. e HENRY, J.B.: Laboratory test results altered by "The Pill". *JAMA, 229*:1762-1768, 1974.

WHANG, R. e RYDER, K.W.: Frequency of hypomagnesemia and hypermagnesemia. *JAMA, 263*:3063-3064, 1990.

ZVIANI, N.: *Hipoglicemia Espontânea Idiopática. Neuroglicopenia.* Editora Publicações Científicas Ltda., Rio de Janeiro, 1975.

3

Provas Funcionais

PROVAS DE FUNÇÃO HEPÁTICA

Está incluído, no final do capítulo, estudo dos marcadores virais das hepatites; estudo sucinto, mas suficiente para permitir ao clínico fazer, com grande margem de segurança, o diagnóstico etiológico dos principais tipos de hepatite virótica e avaliar-lhes o prognóstico.

Ao estudar as Provas de Função Hepática, convém assinalar, inicialmente, dois fatos:

Primeiramente, algumas das chamadas provas de função hepática estudam, não o estado funcional do fígado, mas o seu aspecto anatômico, como a dosagem das aminotransferases (aspartato-aminotransferase, AST, e alanina-aminotransferase, ALT), da colinesterase e da desidrogenase lática. Em segundo lugar, nem sempre há correspondência perceptível entre os distúrbios funcionais, revelados pelas provas de função hepática, e o grau de acometimento orgânico do fígado. Como assinalaram Sheila Sherlock e Hans Popper, muitas vezes é impossível reconhecer a existência de insuficiência hepática a partir do quadro histológico.

Sobe a mais de uma centena o número de testes propostos para o estudo da função hepática. Cabe reconhecer que tem havido progresso nesse domínio, estando algumas provas solidamente incorporadas ao estudo de rotina do comportamento funcional ou das condições orgânicas do fígado.

Os testes baseados no metabolismo e na excreção da bilirrubina, no metabolismo das proteínas, na excreção de corantes e na dosagem das enzimas séricas são os que atualmente fornecem maior subsídio às indagações sobre o assunto.

Embora muitas das provas baseadas na dosagem das enzimas séricas estudem sobretudo o aspecto estrutural do fígado, o confronto de seus resultados com os dados da observação clínica e com os resultados de alguns dos demais testes confere-lhes tal significação que permite incluí-las no grupo dos testes de função hepática. É o caso, por exemplo, das aminotransferases ou transaminases, de grande valia hoje para o esclarecimento de certas patologias hepáticas e cuja importância assumiu progressivo relevo desde os trabalhos de Le Due, Wroblenski e Karmen, em 1954, mostrando haver na oclusão coronária, com lesão da célula miocárdica, acentuado aumento da aspartato-aminotransferase (transaminase glutâmico-oxalacética) no soro sangüíneo.

Por outro lado, a entrada em cena dos marcadores virais séricos, inaugurada com a descoberta, em 1963, por Blumberg e cols., do chamado antígeno Austrália (AU, HBsAg, antígeno de superfície), no soro de portadores do vírus da hepatite de longo período de incubação, veio contribuir para alargar enormemente os conhecimentos sobre a patologia hepática, assunto estudado no final deste capítulo.

De modo esquemático, os mais importantes conjuntos de provas de função hepática podem ser resumidos nos seguintes grupos:

1. Provas baseadas no metabolismo da bilirrubina;
2. Provas baseadas no estudo das enzimas séricas;
3. Provas baseadas no metabolismo das proteínas;
4. Provas baseadas na detoxicação;
5. Provas baseadas na excreção de corantes.

Os testes de maior aplicação prática estudados neste trabalho, com os respectivos valores normais, são os seguintes:

a) Dosagem da bilirrubina
   Direta — 0,1-0,4 mg/dl (1,7-6,8 nmol/l)
   Indireta — 0,1-0,6 mg/dl (1,7-10 nmol/l)
   Total — até 1,00 mg/dl (17 nmol/l)
b) Dosagem das aminotransferases (transaminases)
   Glutâmico-oxalacética (TGO): 5 a 20 UI ou até 40 U Cabaud
   Glutâmico-pirúvica (TGP): 2 a 15 UI ou até 35 U Cabaud
c) Fosfatase alcalina
   1,5 a 4,5 U/ml (0,13-0,40 nkat/l) — Bodansky
   4,0 a 13 U/ml (0,45-1,55 nkat/1) — King-Armstrong
   13 a 46 UI
   Crianças: 56 a 126 UI — Roy mod.
d) Tempo de protrombina: 100% ou 100% após inj. vit. K
e) Gama-glutamil transferase (GGT): 4 a 23 UI (Cinético)
f) Colinesterase: 8 UI (Cinético)
g) Desidrogenase lática: 4 UI (Cinético)
h) Leucino aminopeptidase: 11 a 35 UI (Cinético)
i) Proteínas:
   Albumina — 3,5 a 5,0 g/dl
   Globulina — 2,0 a 3,5 g/dl
   Fibrinogênio — 200 a 400 mg/dl
j) Bromossulfaleína: 0 a 3%, após 45 min (5 mg Bromossulf. p. k/p)
k) Urobilinógeno urinário: 1:10 a 1:40 (quantitativo)
l) Pigmentos e sais biliares na urina

Outros Métodos Úteis e, por vezes, Indispensáveis:

1) Hemograma (para pesquisa, também de esferocitose e drepanocitose)
2) Resistência globular
3) Vida média das hemácias
4) Punção biópsia do fígado
5) Laparoscopia, com biópsia hepática

Quadro 3.1 Principais Testes de Função Hepática

Teste	Significado
Bilirrubinas séricas (total e direta)	Diagnóstico e mecanismo da icterícia
Aminotransferase (TGO e TGP)	Lesão hepatocelular em atividade; inflamação
Fosfatase alcalina	Colestase; processo infiltrativo
Gama-glutamil transferase	Indução enzimática (álcool, drogas); colestase; processo infiltrativo
Albumina	Capacidade de síntese protéica; índice de gravidade
Atividade de protrombina (após vitamina K parenteral)	Capacidade de síntese protéica; tipo de icterícia; índice de gravidade

6) Cintigrafia ou mapeamento isotópico
7) Exame radiológico (radiografia simples do abdome, colecistografia oral, colangiografia intravenosa (prova da biligrafina), colangiografia transparieto-hepática, esplenoportografia, colangiopancreatografia endoscópica retrógrada, arteriografia hepática), venografia cava e hepática e outros
8) Tubagem duodenal
9) Dosagem sangüínea das enzimas pancreáticas
10) Exame do líquido ascítico
11) Exame parasitológico das fezes e biópsia retal
12) Dosagem de auto-anticorpos
13) Ultra-sonografia hepatobiliar e pancreática
14) Dosagem da alfa-1-antitripsina
15) Tomografia computadorizada
16) Ressonância magnética nuclear
17) Teste respiratório (*Breath test*) (avaliação da função hepática no homem, pela análise do ar respirado para a identificação de elementos marcados (especialmente o carbono))

É desnecessário ressaltar, como fator de sucesso na investigação, a realização prévia do exame clínico metódico e pormenorizado.

De mais a mais, a conduta recomendável na seleção dos testes a serem empregados, em cada caso, é a de procurar agir com simplicidade e muito critério, recorrendo aos exames estritamente necessários e de valor comprovado.

Dosagem da Bilirrubina Sangüínea

As determinações qualitativa e quantitativa da bilirrubina sangüínea têm valor diagnóstico e prognóstico. O conhecimento das alterações qualitativas é da maior importância na confirmação da icterícia e na discriminação de seu tipo (hepatocelular, obstrutiva, hemolítica, não-hemolítica familiar), enquanto as modificações quantitativas, observadas em dosagens sucessivas, permitem conhecer a intensidade e evolução do quadro ictérico, mas só o estudo de um e outro parâmetro, aliado aos dados da observação clínica e de outros testes, permitirá juízo mais seguro sobre o diagnóstico e o prognóstico do caso clínico.

Métodos de Dosagem

Praticamente, todas as técnicas de dosagem da bilirrubina se baseiam no princípio da reação de Van den Bergh ou se constituem em sua modificação, baseadas na diazorreação de Ehrlich (1883), como, por exemplo, as técnicas de Malloy-Evelyn, modificadas por Ducci e Watson ou Michaelson, de Powel, de Sims-Horn, de Jendrassik e Grofs, e o micrométodo de White, Haidar e Reinhold.

Não obstante seu valor mais histórico e, por isso mesmo, descreveremos, inicialmente, a reação de Van den Bergh.

Reação de Van den Bergh

Princípio. O soro é tratado pelo reagente de Ehrlich, registrando-se o tempo do aparecimento de coloração violeta-avermelhada (reação qualitativa) ou comparando-se esta cor com um padrão (reação quantitativa).

Material Necessário

Tubos de ensaio de 100 mm × 10 mm; pipetas volumétricas de 1, de 2 e de 10 ml; pipeta de 1 ml, graduada em centésimos.

Soluções Necessárias

Solução A do reativo de Ehrlich; solução B do reativo de Ehrlich; álcool absoluto; padrão de sulfato de cobalto.

Processo. *Reação direta (qualitativa).* Em tubo de ensaio de 100 mm × 10 mm, colocar 1 ml de soro e adicionar 1 ml do reagente de Ehrlich (composto de 10 ml da solução A, mais 0,3 ml da solução B), preparado no momento de usar. Se a icterícia for intensa, diluir o soro 1/5 ou 1/10 com água destilada. Em 1921, Van den Bergh discriminou os seguintes tipos de reação, segundo o tempo e o modo de aparecimento da cor vermelho-violeta; 1) a cor violeta desenvolve-se em 20 ou 30 segundos — é a chamada **reação direta imediata**, ou pronta; 2) nenhuma modificação de tonalidade se observa, até que tenha ocorrido um minuto ou mais, começando, então, a surgir coloração avermelhada que se acentua para violeta — é a **reação direta retardada**; 3) finalmente, a cor avermelhada surge, logo de início, como na reação pronta, mas acentua-se depois de algum tempo — **reação bifásica**. Cumpre salientar, entretanto, que esta discriminação da reação direta em direta imediata, direta retardada e direta bifásica já não mais é feita na prática.

Reação indireta (quantitativa). A 1 ml de soro, juntar 2 ml de álcool a 96%, misturar e centrifugar durante cinco minutos; tomar 1 ml do líquido sobrenadante, acrescentar 0,5 ml de álcool e 0,25 ml do reagente de Ehrlich. Comparar no colorímetro a cor que se desenvolve com a do padrão de sulfato de cobalto.

Cálculo:

$$\frac{\text{Leitura padrão}}{\text{Leitura do desconhecido}} \times 5 = \text{unidades de bilirrubina}$$

Reação de Van den Bergh Indireta, Modificada por Thannhauser e Andersen

As modificações principais da técnica de Thannhauser e Andersen consistem na realização da diazorreação antes de se acrescentar o solvente da bilirrubina (álcool) e no acréscimo da solução de sulfato de amônio para facilitar a solubilização da bilirrubina.

Princípio. O mesmo da reação anterior.

Material Necessário

O mesmo do método anterior.

Soluções Necessárias

As mesmas do método anterior mais solução saturada do sulfato de amônio.

Processo. A 1 ml de soro, colocado em tubo de centrifugador de 15 ml, adicionar 0,5 ml do reativo de Ehrlich, recentemente preparado. Deixar repousar dois minutos, adicionar 2,5 ml de álcool a 96% e 1 ml da solução saturada de sulfato de amônio, misturar e centrifugar. Conquanto, na reação, o soro tenha entrado na proporção de 1 para 5 (1 ml de soro, 0,5 ml de diazorreagente, 2,5 ml de álcool e 1 ml de solução saturada de sulfato de amônio), em verdade o cálculo se baseia no volume da camada de álcool sobrenadante, pois as duas camadas inferiores do tubo de centrifugação (sulfato de amônio, no fundo, e precipitado de proteína, logo acima) são praticamente isentas de bilirrubina. O líquido sobrenadante é solução alcoólica de azobilirrubina. Esta camada de líquido é comparada, no colorímetro, com o padrão de sulfato de cobalto. Se a cor for muito mais intensa que a do padrão, diluir com volume conhecido de álcool diluído (duas partes de álcool e uma parte de água), a fim de que a comparação se processe melhor.

Cálculo

Como a solução de sulfato de cobalto dá uma cor correspondente a 0,4 mg de bilirrubina, temos:

$$\frac{P}{D} \times \text{vol. camada de álcool} \times 0{,}4 \times d = \text{mg/dl de bilirrubina}$$

(D — leitura do desconhecido; P — leitura do padrão; d — diluição, se houver)

Preparação das Soluções. Solução A do Reativo de Ehrlich. Dissolver 0,1 g de ácido sulfanílico *A.R.* ou *p.a.* para 100 ml, com água destilada em balão graduado, adicionando, antes de completar para o traço, 1,5 ml de álcool clorídrico concentrado (conservação indefinida).

Solução B do Reativo de Ehrlich. Dissolver 0,5 g de nitrito de sódio *A.R.* ou *p.a.* em água destilada.

Imediatamente antes de usar o reativo, adicionar 0,3 ml da solução B a 10 ml da solução A. A solução B se conserva, ao abrigo da luz, pelo menos por seis meses.

Álcool Etílico Puríssimo

Padrão de Sulfato de Cobalto. Pesar exatamente 2,161 g de sulfato de cobalto anidro *A.R.* ou *p.a.* (ou 3,195 g de sulfato de cobalto cristalizado); transferir para balão graduado de 100 ml, dissolver com água destilada e completar o volume para marca. Conservar ao abrigo da luz.

Solução Saturada de Sulfato de Amônio. Dissolver 56 g de sal para 100 ml com água destilada.

O emprego do álcool etílico como solvente da bilirrubina tem o inconveniente de acarretar a perda de considerável quantidade do pigmento no precipitado protéico. Por isso, vários outros solventes foram propostos, como o álcool metílico diluído, a cafeína, a uréia e o benzoato de sódio.

Os métodos hoje empregados visam sobretudo a afastar os inconvenientes da precipitação do soro pelo álcool etílico, melhorar a dissolução da bilirrubina e aproveitar as vantagens da leitura fotocolorimétrica dos resultados.

Dentre as técnicas mais correntemente usadas, cabe citar: a) método de Malloy-Evelyn; b) método de Powell, que é modificação do primeiro; c) método de Sims-Horn, que, por sua vez, constitui aprimoramento da técnica empregada no método de Powell; d) "bilirrubina labtest", que tem como base o método de Sims-Horn (ver Cap. 2).

MÉTODO DE MALLOY-EVELYN

O método de Malloy-Evelyn, proposto em 1937, constitui considerável aprimoramento nas técnicas de dosagem da bilirrubina, não só por utilizar o álcool metílico como solvente do pigmento biliar (impedindo a perda de bilirrubina no precipitado protéico, uma vez que não há precipitação protéica), como pelo emprego do colorímetro fotoelétrico na determinação da concentração de bilirrubina.

Soluções Necessárias

1. Solução A: a mesma da reação de Van den Bergh
2. Solução B: a mesma da reação de Van den Bergh
3. Solução do diazorreagente, de preparo recente (adição de 0,3 ml da solução B a 10 ml da solução A)
4. Solução de HCl, preparada como para a solução A (15 ml de HCl concentrado, dissolvido em 1.000 ml de água destilada), para a prova em branco
5. Álcool metílico *A.R.* ou *p.a.*

Processo. Em uma das cubetas do colorímetro, colocam-se 5 ml de álcool metílico e 1 ml da solução de ácido clorídrico para a prova em branco. Na outra, são colocados 5 ml de álcool metílico e 1 ml do diazorreagente (mistura das soluções A e B).

Adicionam-se a cada cubeta 4 ml do soro ou plasma diluído a 1/10 com água destilada.

Mistura-se uniformemente o conteúdo das duas cubetas, invertendo-as de baixo para cima várias vezes. Com leves pancadas nas cubetas, ou leves movimentos de rotação das cubetas, são desfeitas algumas bolhas de espuma que, acaso, tenham se formado.

A leitura do colorímetro fotoelétrico é feita 30 minutos depois de preparada a solução da cubeta 2, usando-se filtro de 545 μm.

Para o cálculo, usa-se uma curva de calibração previamente preparada, a qual fornece os resultados em leitura direta.

Com este método, a bilirrubina total do sangue normal pode alcançar até 1 mg/dl (17 μmol/l).

Modificação no método de Malloy e Evelyn, que permite dosar separadamente a bilirrubina direta, consiste em fazer a prova empregando inicialmente água destilada (5 ml) associada ao soro (4 ml da diluição a 1/10) e ao diazorreagente de Ehrlich (1 ml), fazendo-se a leitura cinco minutos depois. Essa bilirrubina direta subtraída da bilirrubina total da cubeta 2 fornece o teor da bilirrubina indireta.

MÉTODO DE POWELL

Material Necessário

Pipeta graduada de 10 ml; pipeta de 1 ml graduada em centésimos; pipeta volumétrica de 5 ml; colorímetro fotoelétrico.

Soluções Necessárias

Reativo de Ehrlich; solução de Ehrlich para a prova em branco; solução de benzoato de sódio-uréia (a uréia é dispensável); solução-padrão de bilirrubina.

Processo. Bilirrubina Direta. A 0,5 ml do soro, adicionar 0,25 ml do reativo de Ehrlich e 4,25 ml de água destilada.

Bilirrubina Total. A 0,5 ml do soro, adicionar 0,25 ml do reativo de Ehrlich e 4,25 ml da solução de benzoato de sódio-uréia.

Preparar, também, **as provas em branco** n.º 1 e n.º 2, como segue:

N.º 1

Soro	0,5 ml
Solução de Ehrlich para a prova em branco	0,25 ml
Água destilada	4,25 ml

N.º 2

Soro	0,5 ml
Solução de Ehrlich para a prova em branco	0,25 ml
Solução de benzoato de sódio-uréia	4,25 ml

Misturar o conteúdo de cada um dos quatro tubos e deixar em repouso durante 10 minutos; ao fim desse tempo, fazer a leitura no colorímetro fotoelétrico, tendo-se feito antes a **leitura-padrão**, como será descrito adiante. Se a leitura for superior a 400, diluir o soro com água destilada; nesta eventualidade, a diluição deverá entrar no cálculo final.

Determina-se a **leitura-padrão** misturando-se 5 ml do padrão de uso com 1 ml do reativo de Ehrlich e 4 ml de álcool etílico a 95%; deixa-se em repouso durante 30 minutos e faz-se a leitura no colorímetro com filtro 54, verde (500-570 μm). Esta constitui a leitura-padrão; é constante durante vários meses, devendo ser conferida a cada seis a oito meses.

Cálculo

Em primeiro lugar, subtrai-se a leitura da prova n.º 2 da bilirrubina total e aplica-se a seguinte fórmula:

$$\frac{\text{Leitura do desconhecido}}{\text{Leitura do padrão}} \times 4 = \text{mg/dl de bilirrubina}$$

Obtém-se a bilirrubina indireta subtraindo-se da bilirrubina total o teor de bilirrubina direta encontrada.

Preparo das Soluções. Procede-se como a seguir:

a) Reativo de Ehrlich: é preparado como descrito na reação de Van den Bergh, usando-se, na dosagem, a mistura de 0,3 ml da solução A.

b) Solução de Ehrlich para a Prova em Branco: em balão graduado de 100 ml, colocar 1,5 ml de HCl *p.a.* ou *A.R.* e diluir para 100 ml com água destilada.

c) Solução de Benzoato de Sódio-uréia: colocar 10 g de benzoato de sódio em balão graduado de 100 ml, adicionar cerca de 60 ml de água destilada e 10 g de uréia pura; dissolver e completar para o traço com água destilada; filtrar.

d) Solução-padrão de Bilirrubina: pesar exatamente 10 mg de bilirrubina pura, *A.R.* ou *p.a.*; transferir para balão graduado de 100 ml; adicionar clorofórmio *p.a.* ou *A.R.*; dissolver e completar para o traço com o mesmo clorofórmio; este é o padrão-estoque. O padrão de uso é feito diluindo-se 4 ml do estoque para 50 ml, com álcool etílico a 95%, em balão graduado.

MÉTODO DE SIMS-HORN

O método de Sims-Horn é uma modificação do de Powell, oferecendo a vantagem de permitir a dosagem da bilirrubina em soro com baixo teor do pigmento, além de diminuir a influência da hemólise nos resultados.

"Bilirrubina Labtest". Tanto a técnica como os reagentes empregados na execução deste teste podem ser obtidos de *Labtest Sistemas Diagnósticos Ltda.*

INTERPRETAÇÃO

O sangue normal de 95% das pessoas contém, em média, 0,80 mg/dl (13,7 μmol/l) de bilirrubina, parte conjugada com o ácido glicurônico, que dá, com o reativo de Ehrlich, reação direta, e parte não-conjugada, ligada a uma albumina, cuja reação com o mesmo reativo é indireta. Cerca de 5% das pessoas normais têm um pouco mais (até 1,2 mg/dl) de bilirrubina total no sangue.

A bilirrubina se forma no sistema reticuloendotelial, a partir da hemoglobina. No fígado, é conjugada principalmente com o ácido glicurônico, formando, ao que parece, sobretudo diglicuroneto de bilirrubina; é excretada no intestino, onde, pela ação de bactérias, transforma-se em urobilinogênio (estercobilinogênio). Parte deste (cerca de 10%) é reabsorvida e reexcretada pelo fígado, mas pequena porção é eliminada na urina (1 a 4 mg em 24 horas).

A bilirrubina indireta, ligada a uma proteína, reage com o reativo de Ehrlich apenas em presença de álcool ou de outro solvente da bilirrubina. O padrão feito como foi indicado corresponde a uma unidade de bilirrubina. Uma unidade é definida por Hijmans Van den Bergh como sendo 1 g de bilirrubina em 200.000 ml de soro, correspondendo, portanto, a 0,5 mg/dl de bilirrubina. Para transformar em miligramas o número de unidades encontrado, multiplica-se por 0,5.

Fisiologicamente, certas variações do conteúdo de bilirrubina ocorrem no período de 24 horas. O jejum aumenta seu teor no sangue, de tal modo que os valores mais elevados são encontrados pela manhã, antes de qualquer alimentação.

Patologicamente, a hiperbilirrubinemia ocorre sobretudo nas circunstâncias seguintes: a) lesão difusa do parênquima hepático (**hepatite tóxica e infecciosa, cirrose**); b) obstrução dos canais biliares; c) hemólise excessiva.

Quando a bilirrubina total atinge níveis superiores a 2 mg/dl (34 μmol/l), exterioriza-se em icterícia.

Na icterícia hemolítica, bem como na eritroblastose fetal, isto é, na **doença hemolítica perinatal (DHPN)**, na **hemoglobinúria paroxística** e na **anemia perniciosa**, há aumento da bilirrubina ligada à proteína (bilirrubina não-conjugada, indireta).

Na **icterícia obstrutiva**, assim como nas lesões do parênquima hepático (hepatite por vírus, hepatite tóxica pelos arsenicais, pelo clorofórmio, pelo tetracloreto de carbono e pelos metais pesados, na **doença de Weil (leptospirose)**, na **cirrose**, na **febre amarela** e na **hepatite lúpica**), ocorre aumento da bilirrubina conjugada com o ácido glicurônico (bilirrubina direta).

A bilirrubina ligada à proteína (reação indireta) quase não é eliminada na urina.

A explicação patológica da bilirrubina indireta reside no fato de que as células poligonais do fígado (provavelmente os microssomos) não são capazes de conjugar e excretar todo o pigmento que lhes é trazido, permanecendo na circulação uma parte ligada à proteína e que não pôde ser conjugada ao ácido glicurônico.

Na icterícia hemolítica, há produção aumentada do pigmento. De modo geral, a bilirrubina que não atravessou as células do fígado produz reação indireta. A reação bifásica, provavelmente, é a combinação destes dois tipos de pigmento: indica que há certo grau de obstrução dos canalículos biliares e, ao mesmo tempo, alteração do parênquima hepático.

Mattar e cols. realizaram estudo crítico das provas de laboratório mais empregadas no diagnóstico diferencial das icterícias do tipo obstrutivo no latente, concluindo ser a determinação seriada da bilirrubina a prova de maior valor para a orientação diagnóstica. Na dosagem, empregaram o método de Malloy-Evelyn, modificado por Watson.

Aminotransferases (ou Transaminases)

Aminotransferases ou transaminases são enzimas que catalisam a transferência, reversível, de um grupo alfa-amino de um aminoácido para alfa-cetoácido, com a formação de novo aminoácido e alfa-cetoácido, segundo o Quadro 3.1.

Os valores normais das transaminases plasmáticas, de acordo com a International Union of Biochemistry, são:

Transaminase glutâmico-oxalacética (TGO ou AST): 5 a 17 UI.

Transaminase glutâmico-pirúvica (TGP ou ALT): 4 a 13 UI.

As transaminases, sobretudo a AST, estão presentes nas bactérias e em todos os tecidos animais, existindo em quantidades mais apreciáveis no miocárdio, fígado, músculos esqueléticos, cérebro, rins e testículos. Assim, qualquer lesão com destruição celular desses tecidos (à exceção do cérebro) provoca considerável aumento dessas enzimas no sangue.

Como a ALT existe em maior quantidade no hepatócito do que em outros tecidos, o seu aumento, mesmo não sendo maior que o da AST, tem mais significação clínica como sinal de lesão hepática.

Nas lesões do hepatócito, acompanhadas de necrose ou de simples aumento da permeabilidade celular, a dosagem das transaminases proporciona informações de grande utilidade. Tais lesões são acompanhadas de considerável aumento dessas enzimas no sangue. Admite-se que a necrose de apenas 1% do tecido hepático aumente duas a três vezes a atividade das transaminases sangüíneas.

Em gastroenterologia, a maior indicação da dosagem das transaminases reside no diagnóstico da **hepatite aguda**, sobretudo a virótica, a mais freqüente. Nesta afecção, o teor sangüíneo dessas enzimas se eleva 50 a 100 vezes, podendo alcançar concentrações de 2.500 a 3.500 UI, ou mais, por mililitro de sangue, o que não ocorre de modo tão pronunciado em nenhuma outra afecção.

Também na fase pré-icterícia da hepatite e nas formas anictéricas desta, a elevação das transaminases constitui achado de apreciável valor diagnóstico.

Aumentos de até 100, 200 e, mesmo, 300 unidades são pouco sugestivos da forma aguda da hepatite, falando mais a favor de outra causa para a icterícia (**colestase intra-hepática, obstrução das vias biliares extra-hepáticas, icterícia hemolítica, neoplasmas hepáticos, colecistopatias**), ou de hepatite crônica.

Quadro 3.2 Aspartato-aminotransferase, AST

(Transaminase glutâmico-oxalacética, TGO)

COOH	COOH		COOH	COOH
|	|		|	|
CH2	CH2		CH2	CH2
|	|		|	|
CHNH2	CH2	TGO	C=O	CH2
|	|	→ ←	I	I
COOH	C=O		COOH	CHNH2
Ácido aspártico	|		Ácido oxalacético	|
	COOH			COOH
	Ácido cetoglutárico			Ácido glutâmico
	Alanina-aminotransferase, ALT → (transaminase glutâmico-pirúvica, TGP)		CH3	COOH
CH3	COOH		|	|
|	|	TGP	C=O	CH2
CHNH2	C=O	→ ←	|	|
|	|		COOH	CH2
COOH	CH2			|
	|		Ácido pirúvico	CHNH2
Alanina	COOH			|
	Ácido alfa-cetoglutárico			COOH
				Ácido glutâmico

Dentre as causas extra-hepáticas que amiúde se acompanham de aumento das transaminases, sobretudo a AST, estão o **enfarte do miocárdio**, a **insuficiência cardíaca congestiva**, as **pericardites**, os traumatismos musculares.

A AST é encontrada no citoplasma e nas mitocôndrias, ao passo que a ALT está presente apenas no citoplasma, de sorte que o estudo da relação AST/ALT pode dar uma idéia do grau de lesão do hepatócito.

Na **hepatite infecciosa aguda**, por exemplo, caracterizada por lesão difusa, predominantemente citoplasmática, a relação AST/ALT é inferior a 1, ao passo que, na **hepatite crônica ativa**, a relação AST/ALT está em torno de 1.

Nas cirroses, a relação é quase sempre superior a 1,5.

Fosfatase Alcalina

Embora a fosfatase alcalina esteja presente normalmente em vários tecidos, sabe-se que, no homem, seu principal sítio de síntese é nos ossos.

Algumas peculiaridades do comportamento químico da enzima presente no soro sangüíneo de doentes com patologia hepatobiliar, bem como vários estudos experimentais, revelam que o aumento da fosfatase alcalina no sangue não se explica apenas pelo distúrbio da excreção hepática da enzima formada nos ossos. Há evidência de que, em certas circunstâncias, ela pode ser formada no próprio fígado.

Sabe-se também que a enzima é excretada principalmente pelo fígado, o que permitiu se considerasse sua dosagem no sangue uma das mais sensíveis e úteis provas de função hepática.

INTERPRETAÇÃO

Os valores sangüíneos normais variam de acordo com o método empregado na dosagem e com a idade do paciente.

Valores normais: 15-4,5 U/dl (Bodansky) no adulto; 5-14 U/dl (Bodansky) em crianças; 4-3 U/dl (King-Armstrong) no adulto; 15-30 U/dl (King-Armstrong) em crianças; 25-70 dl UI (Unidades Internacionais) no adulto.

A principal indicação da dosagem da fosfatase alcalina reside no diagnóstico da icterícia obstrutiva, quando seus níveis sangüíneos estão elevados, podendo alcançar cifras muito superiores aos valores normais.

Na colestase intra-hepática, mesmo sem icterícia, a fosfatase alcalina geralmente está aumentada até níveis desproporcionais com o grau de bilirrubina, o que valoriza mais os resultados do teste.

Mesmo nas afecções hepatocelulares, pode haver aumento da fosfatasemia, mas, em apenas cerca de 5% destes casos, os níveis sangüíneos atingem mais de 15 U Bodansky, o que, em geral, não ocorre na icterícia hemolítica e na cirrose porta.

Nos neoplasmas hepáticos, mesmo na ausência de icterícia, pode-se observar aumento da fosfatase alcalina, fato que ocorre também com outras doenças, como nas obstruções incompletas dos canais biliares, com icterícia discreta ou nula, abscesso hepático, amiloidose e sarcoidose, podendo os níveis sangüíneos da enzima alcançar 50 ou mais unidades Bodansky.

Admite-se a probabilidade de, nas afecções hepatobiliares, a hiperfosfatasemia depender de dois fatos: de distúrbio na excreção da enzima ou de sua superprodução nos hepatócitos ou nas células dos dutos biliares. Na interpretação dos resultados, cumpre levar em consideração as causas de aumento da fosfatase alcalina do sangue estranhas ao sistema hepatobiliar, como raquitismo, osteomalacia, doença de Paget, sarcoma osteogênico, carcinoma ósseo e certos casos de hiperparatireoidismo (ver dosagem de fosfatase alcalina no Cap. 2).

Tempo de Protrombina e Resposta à Administração Parenteral da Vitamina K

A determinação do tempo de protrombina, quando acompanhada da prova de Lord e Andrus (administração parenteral da vitamina K), constitui meio eficiente para o diagnóstico diferencial entre icterícia hepatocelular e obstrutiva.

O teste baseia-se fundamentalmente em dois fatos:

a) Formação, pelo hepatócito, da glicoproteína protrombina, com a participação da vitamina K, lipossolúvel, absorvida na luz intestinal, em presença dos sais biliares.
b) A baixa da protrombina na icterícia obstrutiva está ligada à ausência de sais biliares no intestino para favorecer a absorção da vitamina K.

Portanto, a diminuição da atividade da protrombina no doente ictérico pode significar:

a) Incapacidade de a célula hepática lesada sintetizar a protrombina — **icterícia hepatocelular**.
b) Incapacidade de a célula hepática sintetizar protrombina por ausência de vitamina K, não absorvida na luz intestinal, em virtude da ausência de sais biliares no intestino.
c) Associação de um e outro fatores.

A administração parenteral de vitamina K (por exemplo, uma injeção de *Kanation* ou *Synkavit* por via intramuscular ou intravenosa de 12 em 12 horas), acompanhada de nova determinação do tempo de protrombina, 24, 48 a 72 horas depois, permitirá esclarecer o tipo de icterícia, de acordo com um dos seguintes resultados observados:

a) Persistência da taxa de protrombina abaixo do normal, isto é, resposta negativa à administração de vitamina K (prova de Lord e Andrus negativa): a icterícia é hepatocelular ou mista.
b) Normalização do teor sangüíneo de protrombina ou elevação de, pelo menos, 15% (prova de Lord e Andrus positiva): a icterícia é, provavelmente, obstrutiva.

Todavia, a prova não pode ser analisada de maneira tão simplista. Vários outros fatos devem ser levados em consideração, como resposta não de todo negativa à administração da vitamina K, em casos de lesão hepática relativamente grave, sugerindo, no entanto, hepatite colangiolítica ou colestase intra-hepática.

Em doentes anictéricos, em uso prolongado de antibióticos, a redução do tempo de protrombina estaria ligada à ausência de síntese da vitamina K no intestino, pela destruição da flora bacteriana (o aporte alimentar de vitamina K em geral é muito baixo).

Ainda nas hepatopatias, a determinação do tempo de protrombina constitui requisito indispensável à possibilidade de fazer a punção biópsia do fígado.

Determinação do Tempo de Protrombina

Para a técnica da determinação do tempo de protrombina, ver Cap. 21.

GAMA-GLUTAMIL TRANSFERASE (GGT)

A dosagem da GGT é, como o da fosfatase alcalina, prova de estudo da capacidade excretora do fígado. Embora a enzima possa se encontrar aumentada na hepatite aguda, principalmente na forma colestática e em outras afecções hepáticas, é sobretudo no diagnóstico da colestase intra- e extra-hepática que seu estudo tem maior valor diagnóstico, revelando níveis sangüíneos muitas vezes superiores ao valor normal, que varia de 4 a 23 UI.

COLINESTERASE (CHE)

A colinesterase sérica, ou pseudocolinesterase, que é sintetizada pelo fígado, tem, quando dosada no sangue de indivíduos suspeitos de hepatopatia, apreciável valor, pelo fato de encontrar-se diminuída em todas as afecções hepáticas parenquimatosas difusas, como hepatite virótica, cirrose, neoplasma maligno metastático, fígado cardíaco e necrose amebiana do fígado. Não é, porém, método específico, pois pode estar diminuída na desnutrição, nas anemias, no infarto do miocárdio, nas infecções e na intoxicação pelos inseticidas organofosforados.

No caso da hepatite virótica, por exemplo, quando os níveis sangüíneos da enzima descem a níveis críticos, o retorno ao normal indica recuperação do doente, o que confere à prova um valor prognóstico. Os valores sangüíneos normais oscilam entre 3 e 8 U/ml.

Desidrogenase Lática

As desidrogenases fazem parte dos sistemas biológicos de oxidação-redução. A desidrogenase lática atua como substância oxidante, ativando o hidrogênio dos metabólitos e catalisando sua transferência através das coenzimas I e II, para as quais inicialmente transferem o hidrogênio.

Como as transaminases e a colinesterase, as desidrogenases são enzimas indicadoras de lesão celular, mas, também como elas, têm importância como prova de função hepática, embora de pouca aplicação prática. Valor normal: 4 UI.

Leucino Amino Peptidase (LAP)

A LAP se inclui entre as chamadas enzimas indicadoras de colestase como a fosfatase alcalina e a gama-glutamil transferase, apresentando-se aumentada, no sangue, na colestase intra- e extra-hepática e nas infiltrações neoplásicas do fígado.

Para a mesma pesquisa, entretanto, a dosagem da fosfatase alcalina está consagrada pelo uso, embora a LAP não apresente alterações nos processos ósseos que se acompanham de aumento da fosfatase alcalina.

Os valores normais sofrem variações bastante amplas, de 11 a 35 U/ml.

Eletroforese das Proteínas

Dentre as várias proteínas que são sintetizadas no fígado (albumina, fibrinogênio, protrombina, lipoproteínas, pseudocolinesterase, antitripsina), algumas têm tido sua dosagem no sangue utilizada como prova de função hepática.

A fração albumina das proteínas plasmáticas constitui-se em indicador da cronicidade e da intensidade das afecções hepáticas. Uma vez que a sua meia-vida é relativamente longa, nos processos agudos o organismo procura ajustar-se à sua baixa síntese pela diminuição de seu catabolismo e pelo aumento de sua sobrevida, não se observando alterações substanciais no teor sangüíneo.

A simples determinação da relação albumina/globulina não tem maior expressão clínica, por terem essas frações origem diferente (a albumina é sintetizada no fígado e as globulinas, principalmente, no sistema reticulendotelial).

A eletroforese, permitindo estudo mais discriminativo das concentrações plasmáticas de cada uma das frações protéicas, constitui hoje uma das provas de função hepática de maior aplicação clínica. A simplificação das técnicas em uso, como o emprego rotineiro da eletroforese em papel, ampliou o campo de aplicação do teste em hepatologia, tendo sido estabelecidos vários padrões eletroforéticos.

A **cirrose porta** descompensada oferece quadro característico de hipoalbuminemia, com hiperglobulinemia, sobretudo à custa da fração grama. A cirrose compensada pode apresentar níveis plasmáticos normais de albumina, dificultando a interpretação do quadro clínico. Por outro lado, hipoalbuminemia surge nos estados carenciais ou nas doenças febris prolongadas.

Na hepatite crônica ativa, as globulinas séricas atingem níveis sangüíneos muitíssimo elevados, traduzindo o comportamento do sistema reticulendotelial nessa afecção.

Na icterícia obstrutiva intra- ou extra-hepática de qualquer etiologia, com altos níveis dos lipídios sangüíneos, as frações alfa 2 e beta, que contêm lipoproteínas, estão elevadas, fato este que constitui elemento útil no diagnóstico diferencial entre cirrose biliar e cirrose porta; a elevação das frações milita em favor da cirrose biliar, desde que acompanhada (como ocorre também na cirrose porta) de hipoalbuminemia.

Na **cirrose pós-necrótica**, a hiperglobulinemia atinge níveis muito mais altos do que na cirrose porta. A eletroforese das proteínas, quando repetida periodicamente, constitui-se em elemento de valor prognóstico pela análise das alterações observadas.

Alfa-l-antitripsina

A dosagem da alfa-1-antitripsina é útil nos casos em que a **causa da hepatite crônica** e da **cirrose** não pôde ser esclarecida, pois sua deficiência está incluída entre as causas de tais afecções. Seus valores normais estão entre 150 e 350 mg/dl (1,5-3,5 g/l).

Urobilinogênio Urinário

Pesquisa. A 5 ml de urina (recentemente emitida) em tubo de ensaio, adicionar 1 ml do reativo de Ehrlich. Havendo quantidade anormal de urobilinogênio, aparece coloração vermelho-cereja (veja também Cap. 4).

Dosagem. Verificada a presença de urobilinogênio, fazem-se diluições crescentes da urina e verifica-se até que ponto a reação ainda é positiva.

Processo. Dispor seis tubos de 100 × 10 mm em suporte de madeira. No primeiro tubo, colocar 3,6 ml de água destilada e, nos demais, 2 ml; adicionar ao primeiro tubo 0,4 ml de urina, misturar e transferir 2 ml deste para o segundo tubo; misturar e transferir 2 ml deste para o terceiro tubo, e assim por diante, des-

Quadro 3.3 Valores Normais da Proteína do Soro

Proteínas totais	7,0 g/dl	100%
Albumina	4,3 g/dl	61,0%
Alfa-1	0,25 g/dl	3,5%
Alfa-2	0,5 g/dl	7,0%
Beta	0,8 g/dl	11,0%
Gama	1,2 g/dl	17,0%

prezando os 2 ml do último tubo. Desta forma, obtém-se urina nas diluições 1/10, 1/20, 1/40, 1/80, etc. Adicionar a cada um dos tubos duas gotas do reativo de Ehrlich e agitar. Dentro de cinco minutos, verificar até que diluição a reação é positiva (coloração róseo-avermelhada). Reação positiva acima da diluição 1/20 é considerada anormal. A urotropina inibe a reação, e a tripaflavina produz reação semelhante à do urobilinogênio.

INTERPRETAÇÃO

A urina contém normalmente traços de urobilinogênio que rapidamente se oxida para urobilina. O urobilinogênio é formado no intestino à custa da bilirrubina (ação das bactérias); uma parte dele é eliminada com as fezes e a outra, absorvida, volta ao fígado e é novamente eliminada para o intestino sob a forma de bilirrubina. Só pequena porção do urobilinogênio é excretada pelos rins. Quando existe insuficiência hepática, grande parte do urobilinogênio passa a ser excretada, verificando sua presença em diluições a 1/40 e mais. Sua pesquisa na urina tem, portanto, valor como prova de função hepática (nas **hepatites**, na **necrose hepática aguda** e **subaguda**, na **toxemia gravídica**, no **envenenamento pelo clorofórmio** e **tetracloreto de carbono**, na **cirrose porta**, na **anemia hemolítica**, na **anemia perniciosa**). A ausência de urobilinogênio na urina, em paciente com icterícia, denuncia obstrução completa do colédoco ou supressão total da excreção de bile pelo fígado. A deficiência da função excretora do fígado, produzida por agentes tóxicos, como clorofórmio e fósforo, causa o aparecimento de urobilina na urina, mesmo sem hiperbilirrubinemia. Quando a formação da bilirrubina é aumentada por agentes hemolíticos, a produção de urobilinogênio também aumenta. O urobilinogênio, em casos muito raros, pode ser formado fora do intestino. Rabinowitch cita o caso de mulher cuja urina apresentava grande quantidade de urobilinogênio. Verificou-se que era portadora de cisto do ovário, que continha coágulos de sangue e grande percentagem de urobilinogênio. Removido o cisto, a excreção de urobilinogênio cessou.

Deve-se ter presente que o urobilinogênio se oxida para urobilina logo após a emissão da urina. Sua pesquisa deve ser feita, portanto, em urina muito recente ou em urina conservada na geladeira e ao abrigo da luz.

PIGMENTOS E SAIS BILIARES

Pigmentos Biliares. Os principais pigmentos biliares são a bilirrubina e o seu precursor-biliverdina-, mas, ao proceder-se à sua oxidação ou redução, observam-se muitos outros pigmentos.

A pesquisa da bilirrubina na urina tem importância pelo seguinte fato: na icterícia hemolítica e nos outros tipos de icterícia não-hemolítica, com percentagem elevada de bilirrubina não-conjugada (percentagem de transporte ou incapacidade de conjugação nos microssomos, em virtude de provável defeito enzimático — imaturidade do sistema enzimático — como na **síndrome de Crigler e Najjar,** na **icterícia dos prematuros**), essa bilirrubina que permanece insolúvel em água e ligada à molécula de albumina não transpõe facilmente o glomérulo e, por isso, quase não aparece na urina (daí o nome de icterícia acolúrica), ao passo que, na icterícia hepatocelular ou obstrutiva, com grande percentagem de bilirrubina conjugada, hidrossolúvel e despojada da molécula de albumina, há passagem fácil do pigmento biliar para a urina, que, por esse motivo, se torna mais corada, com pesquisa fortemente positiva (icterícia colúrica).

A simples verificação da relação entre a intensidade da impregnação amarela do doente e a cor de sua urina já é um dado a ser considerado.

Pesquisa. É feita do seguinte modo:

I. **Reação de Gmelin.** Procede-se como descrito para a pesquisa de albumina (Cap. 4), usando-se, no entanto, ácido nítrico-nitroso em lugar de ácido nítrico. A formação de vários anéis coloridos no limite da separação dos dois líquidos denuncia a presença de pigmentos biliares. O anel verde é o mais característico.

Obtenção do Ácido Nítrico-nitroso: Em certa porção de ácido nítrico concentrado, colocar alguns fragmentos de madeira (palitos de fósforos, sem a cabeça, satisfazem), agitar e deixar até que o ácido tome tonalidade amarelada; em seguida, retirar os fragmentos de madeira. Este reativo pode ser preparado também adicionando-se quatro a seis pequenos cristais do nitrito de sódio a 10 ml de ácido nítrico, de densidade 1,40.

II. **Modificação de Rosenbach.** Filtrar mais ou menos 50 ml de urina em pequeno papel de filtro. No centro do papel aberto sobre azulejo branco, deixar cair uma gota de ácido nítrico-nitroso e observar a sucessão das cores (verde, violeta, azul).

III. **Prova de Kapsinow.** A mais ou menos 5 ml de urina, adicionar 0,5 ml do reativo de Obermayer. Misturar e aquecer. Coloração verde (biliverdina) indica a presença de pigmento biliar. Quando a urina contiver albumina, fervê-la e filtrá-la antes, repetindo-se a prova no filtrado.

Reativo de Obermayer: a 100 ml de HCl concentrado, acrescentar 0,3 g de percloreto de ferro.

IV. **Prova de Worth e Flitman.** A 1 ml de urina, adicionar 0,1 ml do reativo (ver preparação abaixo). Esperar 10 minutos. A coloração primitivamente amarela torna-se alaranjada, quando há bilirrubina na amostra testada.

Preparação do Reativo. A 8,5 ml de uma solução de NaOH5N, acrescentar 1,5 ml de uma solução de sulfato de zinco a 2%.

SAIS BILIARES

Sais biliares na urina têm mais ou menos o mesmo significado da presença dos pigmentos biliares (bilirrubina e biliverdina) e não necessitam de interpretação à parte.

Em casos raros, observa-se a presença de sais biliares na urina, na ausência dos pigmentos.

Pesquisa. Prova de Hay. Em pequeno copo, colocar alguns mililitros de urina límpida (se turvar, filtrar) e deixar cair, sobre sua superfície, flor-de-enxofre. Se a urina contiver sais biliares, o enxofre cai no fundo do copo (os sais biliares baixam a tensão superficial), sendo a velocidade da queda do enxofre proporcional ao teor de sais biliares. A flor-de-enxofre deve ser finamente pulverizada. Aconselha-se, também, baixar a temperatura da urina a 17°C antes da prova, não sendo, todavia, condição essencial esse cuidado. Taxas aproximadas de sais biliares por esta prova: se a queda do enxofre se der imediatamente, sem agitação do recipiente, corresponde a 0,01% ou mais; se ocorrer só depois de ligeira agitação, a 0,0025% ou mais.

PROVA DE BROMOSSULFALEÍNA

Material Necessário

1. Equipamento para punção venosa.
2. Tubos, pipetas e centrifugador.
3. Solução de hidrato de sódio a 10%.
4. Solução de ácido clorídrico a 5%.
5. Solução de bromossulfaleína a 5%: prepará-la no laboratório, dissolvendo 5 g de bromossulfaleína em 100 ml de água destilada; distribuir em ampolas de 3 ou 5 ml e esterilizar na autoclave. Cada mililitro desta solução contém 50 mg do co-

rante. Pode-se também obtê-la de fornecedores especializados, em ampolas esterilizadas, contendo 3 ml da solução a 5%, prontas para uso.

6. Série de padrões de bromossulfaleína: preparar, primeiramente, o padrão equivalente a 100%, dissolvendo-se 10 mg da solução a 5% de bromossulfaleína em 100 ml de água destilada alcalinizada com 0,25 ml de hidrato de sódio a 10%. A seguir, preparar os demais padrões, colocando 1, 2, 3, 4, 5, 6, 7, 8, 9 ml, respectivamente, desta solução em balões volumétricos de 10 ml e diluindo para a marca com água destilada alcalinizada (0,25 ml de hidrato de sódio a 10% em 10 ml de água destilada). Colocar esta série de padrões que correspondem, respectivamente, às concentrações de 10, 20, 30, 40, 50, 60, 70, 80, 90 e 100% do corante em tubos apropriados para a comparação. Arrolhar, parafinar e rotular os tubos. Se forem bem arrolhados e conservados no escuro, tais padrões manter-se-ão inalteráveis durante vários meses. Pode-se igualmente adquirir esta série de padrões no comércio especializado, de conservação indefinida.
7. Bloco comparador: empregar bloco semelhante ao usado na determinação do pH, ou adquirir o bloco especial, fornecido juntamente com a série de padrões e as soluções de bromossulfaleína a 5%.

Processo. Procede-se do seguinte modo:

1. Pesar o paciente em jejum e calcular a quantidade do corante requerida para a prova, na dose de 5 mg por quilo de peso. Para obtê-la, basta multiplicar o peso do paciente por 0,1: por exemplo, se pesar 60 kg, a quantidade será 60 × 0,1 = 6 ml.
2. Aspirar, exatamente, a quantidade necessária do corante em seringa bem calibrada e injetar, sem diluição, na veia, lentamente, consumindo pelo menos dois minutos. Tomar o cuidado de não infiltrar os tecidos que circundam a veia.
3. Precisamente aos cinco minutos e, de novo, aos 45 minutos após a injeção, colher 5 ml de sangue, de preferência na veia do braço oposto ao que recebeu a injeção do corante, empregando seringa e agulha descartáveis, a fim de evitar hemólise.
4. Colocar as duas amostras de sangue em tubos de centrifugação limpos e secos e, depois de coagulado o sangue, centrifugar para separar o soro.
5. Transferir cada um dos soros, em partes iguais, para dois tubos apropriados para a comparação (empregar tubos de diâmetro igual aos que contêm os padrões); a um deles, juntar uma gota de solução de hidrato de sódio a 10%, para dissolver a cor do corante, e, ao outro, uma gota da solução de ácido clorídrico a 5%, para fazer desaparecer qualquer coloração produzida pelo corante ou por hemólise.
6. Determinar a percentagem do corante presente no soro por comparação visual direta, no bloco comparador, do soro alcalinizado com a série de padrões, colocando-se o tubo que contenha o soro acidulado através do padrão e um tubo que contenha água destilada atrás do soro em exame.
7. Obtém-se assim, diretamente, pelo tubo-padrão que se comparou com o soro alcalinizado, a percentagem do corante que permaneceu retida na circulação.

INTERPRETAÇÃO

A prova de bromossulfaleína (BSF) era de grande utilidade no estudo da função hepática, quando ainda não se dispunha dos testes enzimáticos.

Dada a sua sensibilidade, constituía-se em meio eficaz de evidenciar as alterações do parênquima hepático ou sua integridade. É atualmente pouco utilizada na prática clínica, embora seja útil em pesquisa.

A retenção de mais de 3% do corante, 45 minutos após a injeção intravenosa lenta de solução a 5% de BSF, contendo 5 mg do corante por quilo de peso, traduz distúrbio da célula hepática ou do suprimento sangüíneo do fígado.

Dentre as numerosas causas da retenção do corante e que constituíam indicações do teste, citam-se: **cirrose compensada, degeneração gordurosa do fígado, hepatite tóxica** (sobretudo para controle de cura), **carcinoma metastático do fígado, amiloidose** e avaliação de risco operatório em certas hepatopatias. Em casos excepcionais, como na **síndrome de Dubin-Johnson** (em que há hiperbilirrubinemia conjugada), a colheita do sangue para dosagem do corante deve ser feita aos 45 e aos 120 minutos, pois, após a diminuição inicial da concentração sangüínea do corante, observa-se nova elevação ao fim de duas horas, por possível retorno ao sangue do pigmento conjugado por deficiência de transporte do mesmo através dos canículos biliares.

Dentre as alterações não primitivamente parenquimatosas do fígado, capazes de alterar a prova, citam-se: **obstáculo ao fluxo biliar, insuficiência cardíaca congestiva, oclusão da artéria hepática** ou **da veia porta** ou de um ou mais de seus ramos principais e a **síndrome de Budd-Chiari.**

Outras causas de retenção anormal do corante são: estados febris e de choque, anemia e idade avançada.

Conquanto desaconselhável, por questões técnicas (a solução a injetar é corada), a realização da prova em pacientes ictéricos, cumpre lembrar que, na icterícia hemolítica, os seus resultados, em geral, estão dentro dos limites normais.

Em casos de obstrução parcial das vias biliares, pode-se encontrar desproporcional retenção do corante.

A maior aplicação prática dessa prova era, sem dúvida, na fase pré-icterícia das hepatites e na cirrose hepática, em que costumava revelar lesões hepáticas antes de aparecer icterícia.

Prova do Verde Indocianina

O verde indocianina é utilizado como prova de função hepática pelo fato de ser eliminado exclusivamente pelo fígado, constituindo-se em teste mais específico do que o da bromossulfaleína. É empregado na dose de 0,5 mg/kg. Não é de uso corrente.

Outras Provas

Certas provas, baseadas principalmente nas alterações das globulinas plasmáticas e das lipoproteínas, como as da floculação da emulsão de cefalina-colesterol (prova de Hanger), da turvação do timol (prova de Naclagan) e da floculação do timol (prova de Neefe), foram superadas por testes de maior segurança, bastando citar a dosagem das aminotransferases e da fosfatase alcalina, bem como o emprego dos marcadores virais.

DIAGNÓSTICO DA HEPATITE VIRAL — MARCADORES VIRAIS SÉRICOS

As hepatites virais são doenças de caráter infeccioso que têm o fígado como "órgão-alvo", embora freqüentemente também acarretem comprometimento de outros setores. São, portanto, moléstias de caráter sistêmico. Sua patogenia é variada, dependendo da etiologia. As alterações histopatológicas e o curso clínico, por sua vez, são conseqüências das características da infecção viral, assim como do padrão de resposta imunológica do hospedeiro, o que possibilita inúmeras variações.

Os recentes e grandes avanços da biologia molecular têm permitido a identificação cada vez mais freqüente, no ser humano, de material genético de agentes virais, cuja exata importância clínica é difícil de se estabelecer. É necessária, portanto, muita cautela ao se atribuir a tais agentes um papel etiológico no panorama das hepatites virais.

Os agentes etiológicos relacionados às hepatites virais clássicas identificados até o presente são os vírus A, B, C, Delta, E, G e TT. Não está ainda bem estabelecida, no entanto, a real importância clínica dos dois últimos agentes mencionados (G e TT). É sabido, por outro lado, que outras doenças infecciosas, que não têm o fígado necessariamente como órgão-alvo, podem, eventualmente, causar quadros clínico-patológicos de hepatites semelhantes aos acima mencionados, devendo figurar no diagnóstico diferencial das hepatites de causa não determinada. Entre estas, destacam-se as infecções por vírus Epstein-Barr, citomegalovírus, vírus da febre amarela, vírus herpes simples, vírus da rubéola e outros.

Os vírus A (HAV) e E (HEV) têm, como se sabe, genoma de RNA, não sendo dotados de envoltório ou envelope, não sendo transmitidos por via parenteral e não causando infecção crônica. Não têm, pois, importância clínica como agentes causais de formas evolutivas e de seqüelas crônicas tardias, como a cirrose e o carcinoma hepatocelular.

A ***hepatite A*** pode apresentar-se como "hepatite fulminante" em 0,1 a 0,3% dos casos, com mortalidade de pelo menos 65%.

A ***hepatite E***, por sua vez, apresenta-se como hepatite fulminante em 1 a 2% dos pacientes. Em mulheres grávidas, no entanto, a freqüência deste tipo de apresentação chega a 10 ou 20% dos casos, por motivos ainda não bem compreendidos.

Os vírus B (HBV), C (HCV), Delta (HDV), G (HGV) e TT (TTV) podem, por outro lado, causar infecções crônicas, sendo bem conhecida a importância dos três primeiros agentes (HBV, HCV e HDV) como causas de hepatites crônicas e suas conhecidas seqüelas, ao contrário do que acontece com o HGV e o TTV.

A ***hepatite B*** tem, como principais formas de transmissão, as relações sexuais com pessoas portadoras do vírus, a exposição parenteral e a transmissão de mães portadoras do vírus para seus filhos — transmissão vertical. Apenas 20 a 35% das hepatites B agudas apresentam quadro clínico expressivo, ictérico, que permita seu diagnóstico. Sessenta e cinco a 80% dos pacientes apresentam infecção oligossintomática ou subclínica, passando despercebida. A forma fulminante é observada em cerca de 1% dos pacientes, com mortalidade de 85%. Cinco a 10% dos indivíduos adultos infectados transformar-se-ão em portadores crônicos do vírus, ficando os restantes curados da infecção. Cerca de 1/3 destes portadores crônicos desenvolverão hepatite crônica e cirrose, podendo evoluir para o carcinoma hepatocelular em 5 a 10% destes casos. Os portadores crônicos restantes não desenvolverão patologia clinicamente significativa. Por outro lado, cerca de 90% dos recém-nascidos de mães portadoras do HBV tornar-se-ão portadores crônicos do vírus, geralmente sem doença clinicamente expressiva.

A ***hepatite C*** tem na transmissão parenteral a forma de contágio mais bem estabelecida, embora sejam freqüentes os casos de transmissão dita esporádica, ainda não bem conhecida e adquirida na comunidade. Cerca de 30% dos casos registrados nos Estados Unidos e até 50% dos registrados no Brasil têm o modo de transmissão desconhecido, em pacientes não expostos a contágio parenteral. Embora possa haver transmissão de mãe para filho — vertical — principalmente com mães também infectadas pelo HIV ou com elevada carga viral, tal fato é bem menos freqüente que o observado com a hepatite B. Da mesma forma, a transmissão sexual, embora possível, é bem menos comum que com o HBV.

O genoma do HCV constitui-se de RNA linear de hélice única positiva, tendo elevada capacidade de desenvolver mutações, sobretudo na região de seu genoma correspondente à seqüência E2NS1, denominada proteína p-7 e associada à síntese de epítopos do envelope do vírus. Isto facilita o escape à reação imunológica do hospedeiro e a subseqüente permanência em seu organismo, com produção de doença crônica. O desenvolvimento de "quasiespécies" facilita tal fenômeno. Foram identificados, até o presente, oito a nove genótipos do HCV, que apresentam ampla variação geográfica e importância clínica ainda não completamente estabelecida. Os diferentes genótipos podem apresentar subtipos designados pelas letras minúsculas *a, b, c* e outras. A grande maioria dos casos de hepatite C têm início e transcurso subclínico ou oligossintomático, com apenas 5 a 10% dos pacientes apresentando quadro agudo ictérico. Oitenta e cinco a 90% dos indivíduos infectados evoluirão para a cronicidade, numa freqüência, pois, cerca de 10 vezes maior que a observada com a hepatite B. Vinte a 30% dos portadores crônicos do HCV desenvolverão cirrose hepática, que se apresenta como tal, na maioria, 15 a 20 anos após o início da infecção. A evolução para cirrose pode ocorrer mais rapidamente, no entanto, em cerca de 10 a 15% dos pacientes, sendo diagnosticada cinco a dez anos após o início presumível da infecção. Nos demais pacientes, pode a doença se arrastar ao longo dos anos como hepatite crônica de leve intensidade, com aminotransferases séricas normais ou pouco elevadas e flutuantes, tendo prognóstico ainda não bem estabelecido, mas, por certo, melhor que nas outras circunstâncias. A possibilidade de evolução para carcinoma hepatocelular ocorre

Quadro 3.4 Hepatites Virais

	A	B	C	D (Delta)	E	G*	TT*
Sigla	HAV	HBV	HCV	HDV	HEV	HGV	TTV
Genoma	RNA	DNA	RNA	RNA	RNA	RNA	DNA
Transmissão	Fecal-oral	Vertical Sexual Parenteral	Parenteral Esporádica Sexual	Parenteral Sexual	Fecal-oral	Parenteral (?)	Parenteral (?)
Cronicidade	Não	Sim	Sim	Sim	Não	Sim	Sim
Fulminante	0,1-0,3%	1%	0,1%	5-20%**	1-20%***	(?)	(?)

*Importância clínica ainda não estabelecida.
**20% na co-infecção.
***20% em gestantes.

em pacientes portadores de cirrose hepática, numa incidência anual de três a cinco por cento. A hepatite C é considerada como causa muito rara de apresentação fulminante, que ocorre apenas em 0,1% dos pacientes.

A ***hepatite delta*** (ou hepatite D) é causada, como se sabe, por um vírus de RNA, defectivo, que necessita do HBV para se replicar no hospedeiro e produzir doença. Distinguem-se dois modos de infecção pelo HDV: *co-infecção* ou infecção simultânea pelos HBV e HDV e *superinfecção,* ou infecção pelo HDV em indivíduos portadores crônicos do HBV. A co-infecção dá quase sempre origem a uma hepatite aguda autolimitada, enquanto a superinfecção freqüentemente se acompanha de cronificação da infecção delta e agravamento da moléstia.

O ***HGV*** apresenta grande identidade de seqüência de nucleotídios com o chamado vírus GB-C, razão pela qual são considerados como sendo o mesmo agente. É um vírus de RNA, da família *flaviridae* e de transmissão parenteral. Evidências recentes sugerem serem possíveis as formas vertical e sexual de transmissão. Tem sido detectado com freqüência em portadores crônicos do HCV e podem causar infecção crônica. No entanto, até o momento não foi possível comprovar-se sua importância clínica como causa de doença hepática inflamatória aguda ou crônica.

O ***TTV*** é constituído de DNA, tendo sido recentemente isolado do soro de paciente portador de hepatite pós-transfusional de causa desconhecida. Foi, a seguir, detectado no soro de doadores de sangue assintomáticos, assim como nos soros de portadores de hepatites fulminantes, hepatites crônicas e carcinoma hepatocelular. Sua exata importância clínica na etiologia de lesões hepáticas agudas ou crônicas ainda não está, no entanto, estabelecida.

Caso o exame clínico do paciente leve à suspeita de hepatite, sobretudo aguda, deve-se proceder aos seguintes testes:

A. Exames convencionais, sempre indispensáveis, como dosagem de bilirrubina sérica (direta e indireta), aminotransferases (ALT e AST) ou transaminases (TGT e TGO), fosfatase alcalina e tempo de protrombina, além do hemograma. Têm indicações especiais outros testes, como eletroforese de proteínas, gama-glutamil transferase, colinesterase, leucino-aminopeptidase, desidrogenase lática, urobilinogênio urinário e biópsia hepática (esta raramente utilizada nas hepatites agudas). Em certos casos, deve-se ainda recorrer a outros testes, como ao chamado monotest, reação de Paul-Bunnell, testes sorológicos para pesquisa do vírus de Epstein-Barr (para mononucleose infecciosa) e do citomegalovírus (doença citomegálica), radiografia simples do abdome, ultra-sonografia, tomografia computadorizada e laparoscopia, desde que não haja contra indicação.

B. Estudos dos marcadores virais séricos com a identificação dos vírus das hepatites A, B, C, D (Delta), E, G e TT (os dois últimos de importância clínica ainda não comprovada), é possível, através de métodos laboratoriais confiáveis, fazer o diagnóstico etiológico dos principais tipos de hepatite virótica, bem como estudar-lhes a evolução e o grau de infecciosidade e contagiosidade.

Após a descoberta, por Blumberg (1963), do chamado **antígeno Austrália**, Au, ou antígeno de superfície do vírus da hepatite B (HBsAg), e a identificação, por Feinstone (1971), do HAV e respectivos marcadores séricos **anti-HAV da classe IgM e IgG,** outros marcadores do vírus da hepatite B foram identificados: anti-HBs, HBcAg e anti-HBc da classe IgM e IgG, HBeAg e anti-HBe, DNA polimerase e DNA viral. Em 1977, *Rizzetto e cols.* identificaram novo antígeno da hepatite a que deram o nome de antígeno ou vírus **da hepatite delta (HDV)**, vírus defectivo, o qual, para replicar, exige a presença do vírus da hepatite B, podendo causar a hepatite delta, de prognóstico geralmente sombrio, identificável pelo anticorpo anti-HDV.

Em 1989, *Choo e cols.* e *Kuo et al.* isolaram do sangue de portadores da chamada hepatite não-A, não-B, que haviam se submetido a múltiplas transfusões de sangue ou hemodiálises, ou daqueles habituados ao uso de drogas injetáveis, o agente a que denominaram vírus da **hepatite C (HCV)**, responsável por significativa parcela daquela virose, fato que lhes permitiu a identificação dos anticorpos específicos do vírus (anti-HCV).

Epidemias de **hepatite não-A, não-B**, decorrentes de ingestão de águas contaminadas por fezes, levaram à admissão de novo tipo de hepatite viral, de transmissão entérica, a que deram o nome de **hepatite E**, já mencionada (vide Fig. 3.7)

O desenvolvimento desses testes diagnósticos específicos, alguns acessíveis à clínica diária, permite, como já foi dito, fazer com precisão o diagnóstico da hepatite e de seu agente etiológico, bem como a avaliação prognóstica da evolução da doença.

Para ajuizar-se a importância de tais aquisições, basta lembrar, conforme relata Gust, pesquisador da Organização Mundial de Saúde, que existem, atualmente, no mundo, mais de 220 milhões de portadores do vírus da hepatite B, dos quais cerca de 40 milhões têm grande probabilidade de falecer em conseqüência da infecção. Ressaltem-se o risco de contágio que esses pacientes oferecem e o alto índice de carcinoma hepatocelular nos HBsAg positivos. O quadro torna-se mais grave nas áreas de maior prevalência do vírus da hepatite delta (HDV), pela possibilidade da co-infecção e, sobretudo, da superinfecção, fato que agrava o prognóstico da doença.

Seleção Inicial dos Testes

Conquanto já se disponha, atualmente, de valiosa série de testes, na prática clínica deve-se inicialmente recorrer àqueles estritamente necessários, lançando mão de pesquisas complemen-

Quadro 3.5 Marcadores Sorológicos da Hepatite B

Marcadores	Significado
HBsAg	Presença do HBV (seja a infecção aguda ou crônica, com ou sem replicação viral ativa)
HBeAg	Replicação viral ativa; alta infectividade
HBV-DNA	Presença de infecção (aguda ou crônica); replicação viral
Anti-HBc e IgM	Infecção aguda atual ou recente (até 6 meses); pode estar positivo na infecção crônica, em baixos títulos
Anti-HBc total (IgG)	Contato com o HBV, atual ou passado
Anti-HBe	Ausência ou baixa replicação viral; baixa infectividade
Anti-HBs	Infecção resolvida; imunidade para hepatite B

OBS.: O HBsAg não é detectado no soro, mas no tecido hepático.

tares nas situações que requerem esclarecimentos complementares. A principal preocupação deve ser a da segurança diagnóstica, a qual, como é óbvio, tem seus alicerces na realização e interpretação de modo correto do exame clínico e dos testes bioquímicos.

Inicialmente, na fase aguda da hepatite deve-se recorrer à pesquisa de três testes: **a) Anti-HAV da classe IgM; b) HBsAg; c) Anti-HBc da classe IgM.**

Esse número de testes solicitado inicialmente poderá ser ampliado pelo teste para hepatite C (pesquisa do anticorpo anti-HCV), embora se saiba que o HCV cause hepatite aguda ictérica em apenas 5% dos casos. Além disso, o anti-HCV pode estar negativo nos primeiros dias ou semanas após a infecção aguda. Do mesmo modo, nas regiões onde a hepatite delta é endêmica e mesmo no Brasil, na Amazônia Ocidental, a pesquisa do anticorpo D (anti-HDV) deve ser considerada de absoluta necessidade.

Considerações Sumárias Sobre os Três Testes de Primeira Escolha. Anticorpo da hepatite A, revelador da fase aguda da doença (anti-HAV da classe IgM); antígeno de superfície da hepatite B (HBsAg); anticorpo do antígeno *core* (HBcAg) pertencente à parte central da partícula de Dane (anti-HBc da classe IgM).

A positividade de **anti-HAV IgM** revela fase aguda da hepatite A, salvo alguma causa de erro, bem como limitado número de resultados falso-positivos. Via de regra, este anticorpo está presente no soro sangüíneo durante todo o período ictérico, a partir da primeira ou segunda semana após seu aparecimento e a positividade das aminotransferases, para desaparecer cerca de seis meses após o início da doença. A pesquisa do anti-HAV IgG não tem maior utilidade, pois, se negativa, não exclui a fase aguda da doença e, se positiva, pode significar apenas que o paciente teve contato com portador da hepatite A. Sua presença no soro, que em geral é permanente, revela imunidade à reinfecção.

A pesquisa do vírus nas fezes não tem interesse prático, pois, em geral, ele não mais aí é encontrado, quando surgem os primeiros sintomas da doença, o mesmo acontecendo com sua presença no soro sangüíneo (vide Fig. 3.1).

Antígeno de Superfície da Hepatite B. A pesquisa do antígeno HBsAg se impõe sempre que haja suspeita de hepatite B aguda. Seu aparecimento no sangue, em quantidade evidenciável pelos métodos convencionais, dá-se cerca de duas a seis semanas antes das primeiras manifestações clínicas e bioquímicas, ainda no período de incubação da doença, à exceção de certos casos de transfusão de sangue com grande carga de vírus, quando as primeiras manifestações da doença surgem prematuramente. Via de regra, o antígeno desaparece do sangue dentro dos primeiros seis meses, sendo substituído pelo seu anticorpo anti-HBs, fato que não acontece nos 5 a 10% de indivíduos infectados que se tornam portadores crônicos do vírus.

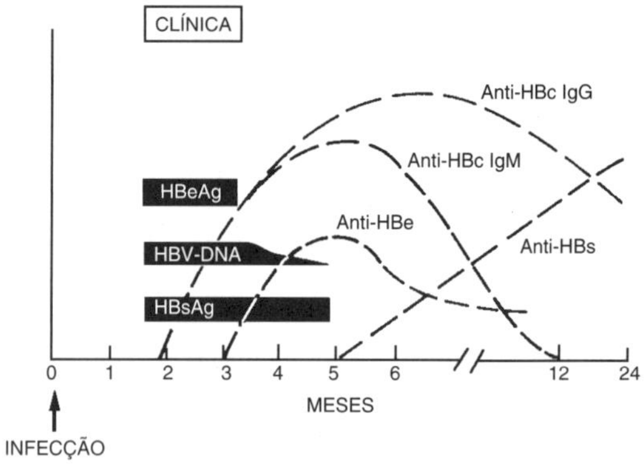

Fig. 3.2 Evolução da hepatite B aguda.

A pesquisa do **anti-HBc da classe IgM ou do anticorpo total (anti-HBc IgM/IgG)** constitui o elemento principal como critério para o diagnóstico da hepatite B aguda sendo, por vezes, o único marcador captável no soro sangüíneo nessa fase da doença, como quando ocorre o desaparecimento do HBsAg, sem que tenha surgido seu anticorpo (anti-HBs), ou melhor, na fase em que esses dois elementos se encontram em concentrações que lhes não permitam a identificação pelos métodos convencionais de pesquisa. No caso da pesquisa do anticorpo total anti-HBc IgM/IgG, a positividade do teste, bem como a do HBsAg, requer a pesquisa do anti-Bc IgM para confirmar ou não o quadro agudo da doença (vide Figs. 3.2 e 3.3).

Em Suma: A realização dos três marcadores leva às seguintes conclusões:

A. **Anti-HAV da classe IgM positivo e HBsAg e anti-HBc IgM negativos — Hepatite A.** Convém lembrar que o anti-HAV IgM, como já mencionado, aparece precocemente no soro, cerca de uma a duas semanas após as primeiras manifestações clínicas e bioquímicas, mas desaparece praticamente dentro de dois a seis meses, o que pode dificultar o diagnóstico da doença. A positividade do anti-HAV IgG, insistimos, pode significar apenas que o paciente já teve contato com o vírus.

B. **HBsAg positivo — provável hepatite B.** Pode, todavia, ocorrer que o portador crônico do antígeno esteja acometido de outro tipo de hepatite, de uma "exacerbação espontânea" ou assim como de outra afecção. Nesse caso, a positividade do anti-

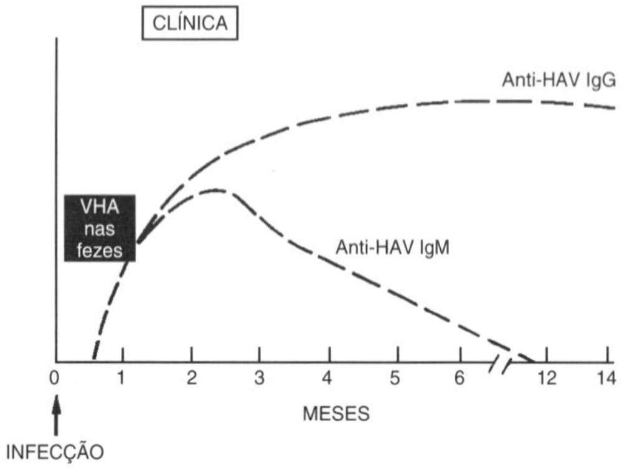

Fig. 3.1 Evolução da hepatite A.

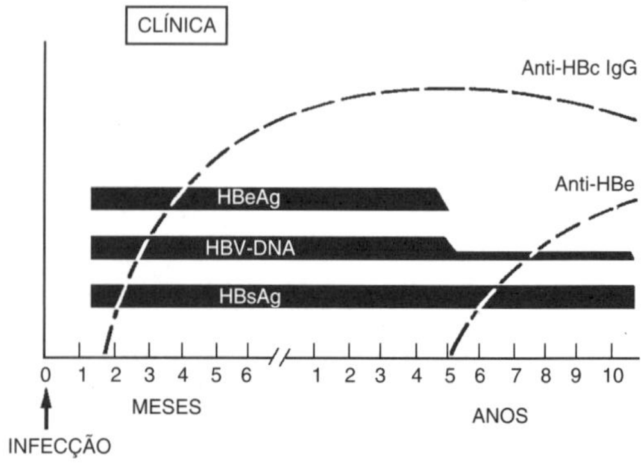

Fig. 3.3 Evolução da hepatite B crônica.

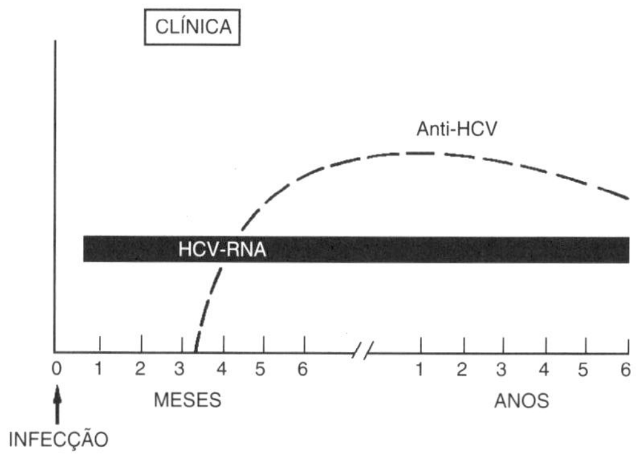

Fig. 3.4 Evolução da hepatite C aguda para a cronicidade.

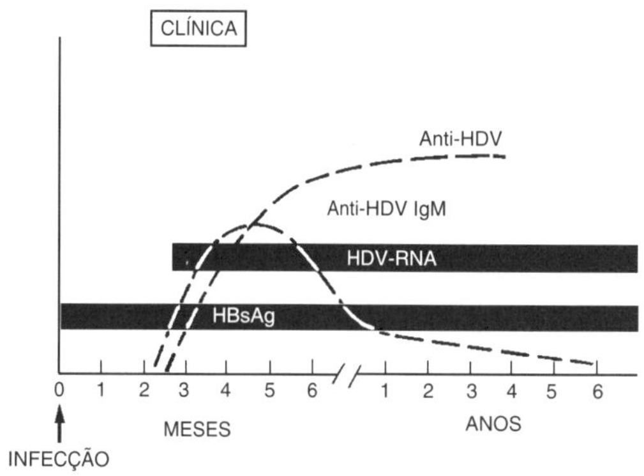

Fig. 3.6 Evolução da superinfecção delta aguda.

HBc IgM esclarece a situação, confirmando o diagnóstico de hepatite B aguda. A negatividade do HBsAg, na fase aguda, não exclui a possibilidade de hepatite B, pois, no momento do exame, o antígeno já pode ter desaparecido do sangue ou estar presente em concentração tão baixa que não permita a positividade da pesquisa pelos métodos convencionais. Ainda no caso de positividade do antígeno, sua negatividade posterior também confirma o diagnóstico de hepatite B.

C. **Anti-HBc total e HBsAg positivos e anti-HAV negativo.** O diagnóstico de hepatite B aguda só pode ser confirmado pelo anti-HBc IgM positivo, como já explicado.

D. **Negatividade dos três marcadores.** Pensar na possibilidade de hepatite C, hepatite E, hepatite "não-A-E", assim como em outras etiologias.

Os demais marcadores da hepatite B — **anti-HBs, HBsAg, anti-HBe, DNA viral e DNA polimerase** — serão pesquisados em circunstâncias especiais, como na complementação do diagnóstico, na avaliação prognóstica e no controle terapêutico de casos mais graves.

O anti-HBs aparece tardiamente no curso da hepatite aguda, no período pós-ictérico, cerca de 30 a 60 dias depois de normalizados os testes sangüíneos, quando, via de regra, a pesquisa do HBsAg já se tornou negativa. Está presente em 70 a 80% dos casos, quando, em geral, revela bom prognóstico. Sua pesquisa tem, entretanto, maior interesse epidemiológico, com seus resultados avaliados à luz do comportamento dos demais marcadores.

O HBeAg, nunca presente nos soros negativos para HBsAg, assim como o DNA polimerase e o DNA viral traduzem presença de replicação viral. Podem também estar presentes em pacientes assintomáticos, com HBeAg positivo e testes bioquímicos (bilirrubina, transaminases, tempo de protrombina) normais. A soroconversão do HBeAg para anti-HBe em geral traduz bom prognóstico, isto é, diminuição ou supressão da replicação viral, o que, entretanto, nem sempre acontece, conforme prova a presença de DNA viral, demonstrando a replicação do vírus.

Outros marcadores, como os anticorpos do vírus da hepatite delta, serão pesquisados em circunstâncias especiais. No caso de possível participação da hepatite delta, a pesquisa do anti-HDV IgG revela-se muito útil, em virtude da presença mais ou menos fugaz do anti-HDV IgM (vide Figs. 3.4 e 3.7).

Os principais subtipos do HBsAg — **adw, ayw, adr e ayr** — têm importância, sobretudo, epidemiológica, e sua distribuição geográfica é diferente.

A propósito, ainda, do HBsAg, cabe assinalar que, além do sangue, outros elementos do organismo podem contê-lo, como as fezes, a saliva, a urina, o suor, o sêmen, o leite materno, o líquido sinovial e as secreções vaginais.

A identificação desses marcadores virais conta, hoje, com valiosa série de testes. Vários laboratórios e institutos de pesquisas são autorizados a preparar e comercializar *kits* de testes que são fornecidos aos laboratórios de patologia clínica. Dentre os testes de maior utilidade e mais ampla aplicação, cabe citar, entre outros: *RIE* (radioimunoensaio), *ELISA (enzyme linked immuno-sorbent assay)*, IF (imunofluorescência), imunoeletroforese e imunodifusão.

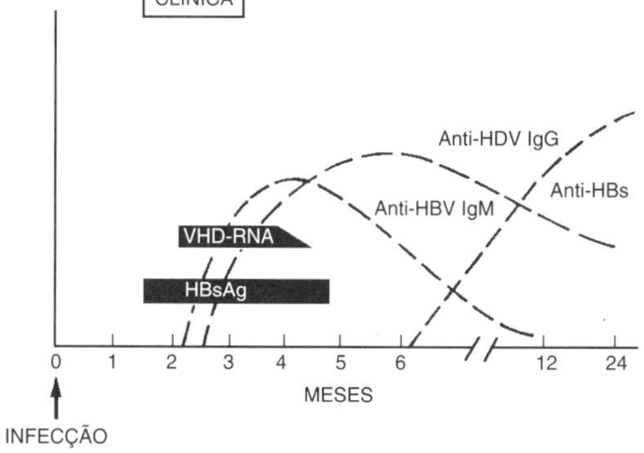

Fig. 3.5 Evolução da co-infecção delta aguda.

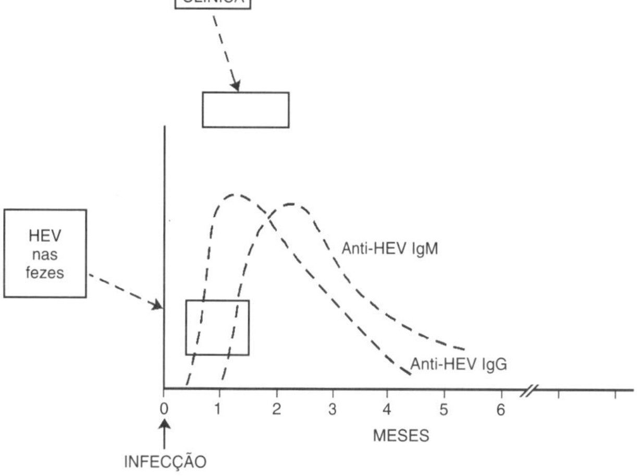

Fig. 3.7 Evolução da hepatite E.

A possibilidade de hepatite E será testada pela pesquisa do anticorpo anti-HEV.

Diagnóstico da Hepatite C

Como já mencionado, 85 a 90% dos indivíduos infectados pelo HCV desenvolvem infecção crônica, com elevado potencial evolutivo para cirrose. Após a clonagem do genoma do HCV, tornou-se possível diagnosticar a doença através da detecção do anticorpo anti-HCV e do RNA do HCV no sangue. No entanto, o diagnóstico da hepatite C, na prática, apresenta dificuldades, já que não existem marcadores sorológicos de infectividade e de replicação viral, como na hepatite B. Além disso, os testes disponíveis não diferenciam, com clareza, infecção aguda de crônica. Existem, ainda, variações dependentes das populações investigadas. A detecção do anti-HCV pode ser feita por *ELISA*, aglutinação passiva e Imunoblot. Os testes *ELISA* de segunda e terceira gerações, que apresentam maiores sensibilidade e especificidade que os iniciais, têm sido os mais utilizados. A presença do anti-HCV (IgG ou total) no soro indica infecção atual (aguda ou crônica) ou passada. A presença do vírus será comprovada pela detecção de seu RNA (HCV-RNA), por técnica de PCR. Na doença aguda, o anti-HCV pode ser detectado num período variável de uma a sete semanas, tendendo a desaparecer algum tempo após a cura e persistindo nos pacientes que se cronificam. O teste por Imunoblot é considerado suplementar e confirmatório, sendo mais específico mas menos sensível que o *ELISA*. É dito positivo quando há reatividade para pelo menos dois antígenos conhecidos (vide Fig. 3.4).

A utilização do anti-HCV IgM contra o antígeno C100-3 e outros do *core* do HCV não se justificou até o momento, porque, embora tal anticorpo seja positivo na doença aguda, persiste como tal na infecção crônica.

A presença do RNA-HCV no soro significa infecção atual, aguda ou crônica, refletindo replicação viral, infectividade e, quase sempre, algum grau de doença histológica. É considerado, pois, como o teste "padrão-ouro" para o diagnóstico da hepatite C. Torna-se positivo uma a três semanas a partir da infecção aguda, tendendo a desaparecer nos quatro primeiros meses na doença autolimitada e persistindo na cronificação. Por ser o teste mais sensível, é o mais indicado para controle de resposta ao tratamento, durante e após o tratamento. A presença de anti-HCV positivo com RNA-HCV negativo deve ser interpretada como resolução da infecção com persistência apenas do anticorpo, embora possa talvez dever-se também a viremia flutuante ao longo de infecção crônica, assim como a problemas de ordem técnica, relativos ao *primer* utilizado.

A detecção do RNA-HCV pode ser feita de modo quantitativo, usando-se o PCR, com amplificação do DNA existente, assim como o *branched*-DNA (bDNA, DNA *ramificado*), que utiliza hibridização com amplificação do sinal. Este último teste é menos sensível que o PCR, embora tenha a vantagem de ser reprodutível e padronizado.

A determinação dos diversos genótipos do HCV pode ser feita por técnicas de biologia molecular. Tem sido usada na prática para predizer a probabilidade de êxito terapêutico, assim como o provável tempo de tratamento. Assim sendo, genótipos considerados mais resistentes à terapêutica, como, por exemplo, o 1b, talvez necessitem de maior período de tratamento (um ano), enquanto genótipos "não 1", como 2 e 3, talvez possam ser tratados por apenas seis meses.

TESTE RESPIRATÓRIO PARA DIAGNÓSTICO DA INFECÇÃO PELO *HELICOBACTER PYLORI*

A partir de 1984, quando Marshall e Warren descobriram a presença do *Helicobacter pylori* na mucosa gástrica humana, numerosos trabalhos vêm se realizando, no mundo inteiro, com o objetivo de definir o papel dessa infecção na etiopatogenia de afecções digestivas comuns, mas de causa ainda obscura, como a gastrite, a úlcera péptica e a dispepsia não-ulcerosa.

O *H. pylori* coloniza somente as células epiteliais secretoras de muco do estômago humano. Nunca foi cultivado a partir das fezes. Pode ser isolado mediante biópsia da mucosa gástrica, que permite o exame histológico, a bacterioscopia, a cultura e a demonstração da atividade da urease.

A infecção pode ainda ser revelada pela sorologia.

O *H. pylori* possui a propriedade de produzir grande quantidade de urease, o que permitiu que se criassem testes respiratórios, empregando uréia marcada com carbono-13 e carbono-14, testes esses dotados de elevado índice de especificidade e de sensibilidade, a ponto de serem considerados o padrão-ouro do diagnóstico da infecção pelo *H. pylori*.

PRINCÍPIO. Pode-se detectar, no ar expelido pelos indivíduos acometidos da infecção pelo *H. pylori*, o CO_2 marcado, oriundo do desdobramento, pela urease da bactéria, da uréia marcada, administrada por via oral (Fig. 3.8).

INDICAÇÕES. Aplica-se o teste respiratório em ensaios clínicos para verificação do índice de erradicação da bactéria; no acompanhamento de pacientes, à cata de recidiva; e em pesquisa epidemiológica.

TÉCNICA. Transcreveremos a seguir a técnica padronizada no Serviço de Gastroenterologia e Nutrição e Cirurgia do Aparelho Digestivo (GEN-CAD), da Universidade Federal de Minas Gerais, segundo Vaz Coelho e colaboradores (1993).

Pela manhã, após jejum noturno e sem higiene oral matinal, os indivíduos se apresentavam no laboratório, onde eram submetidos à determinação da superfície corporal pelos parâmetros peso-altura e recolhidas amostras-controle do CO_2 expirado. A seguir, recebiam refeição líquida, constituída de seis medidas de Sustacal (suplemento nutricional contendo 23,4% de proteínas, 1,4% de gordura e 6,5% de carboidratos). Em 240 ml de leite, com o objetivo de retardar o esvaziamento gástrico. Depois de dez minutos, ingeriam 5 μCi de uréia marcada com ^{14}C (Amersham International), em 20 ml de água, seguida de cuidadosa higiene oral, apenas com escova e água, evitando-se a deglutição. Amostras de ar expirado eram então recolhidas aos 10, 15, 30 e 60 minutos após a ingestão. O CO_2 obtido nas amostras era fixado em 2 ml de uma solução 1:1 de etanol-hiamina acrescida de três gotas de solução de fenolftaleína (indicador do pH). Assim, quando o participante respirava através do circuito (Fig. 3.9), a mudança da cor vermelha (alcalina) para incolor (ácida) significava que 1 ml de CO_2 expirado havia sido captado pela solução fixadora. O circuito utilizado dispunha de pequeno reservatório central, onde se colocavam grânulos de cloreto de cálcio, para efeito higroscópico, e algodão, para evitar a aspiração acidental da solução de hiamina. Às amostras assim obtidas se acrescentavam 10 ml de solução cintilante, para contagem através de espectrofotômetro de cintilação líquida (Tri-Carb 3315-00, Packard Instrument Co. Inc.).

Os dados eram obtidos em contagem por minuto (CPM) e posteriormente transformados em desintegração por minuto (DPM). Para o cálculo do resultado final, foi utilizada uréia marcada ^{14}C

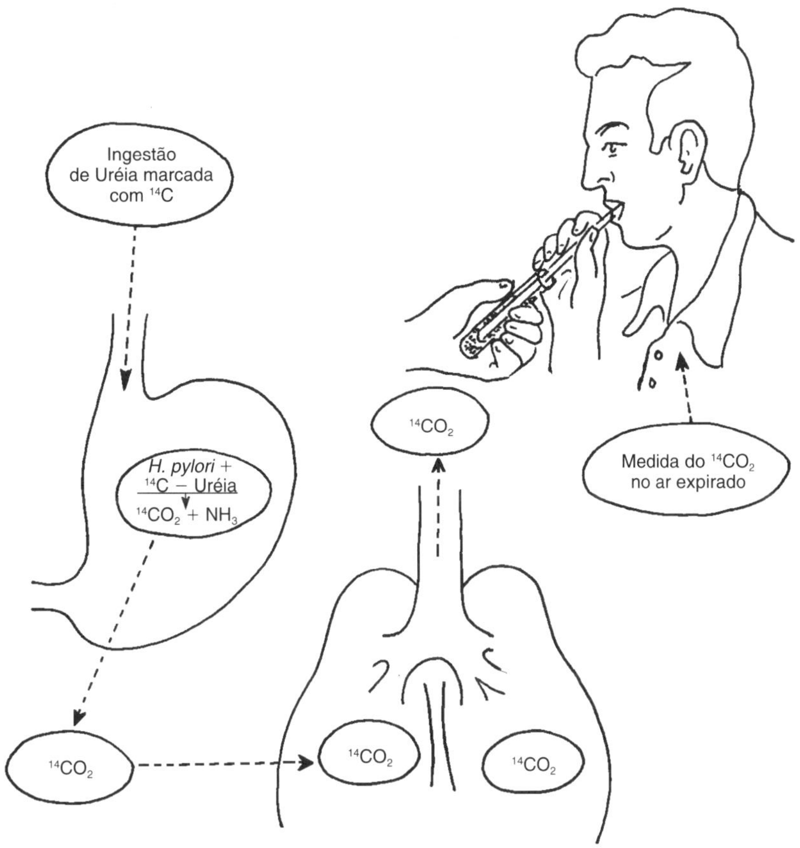

Fig. 3.8 Base do teste respiratório para o diagnóstico da infecção pelo *Helicobacter pylori.*

(Amersham International) como padrão primário, com atividade de 33 MDQ/ml. Tal padrão estava diluído de forma a ter atividade igual a $1{,}85 \times 10^5$ Bq ou 5 μCi/ml. Para o cálculo final da percentagem de $^{14}CO_2$ expirado, foram utilizados os seguintes dados:

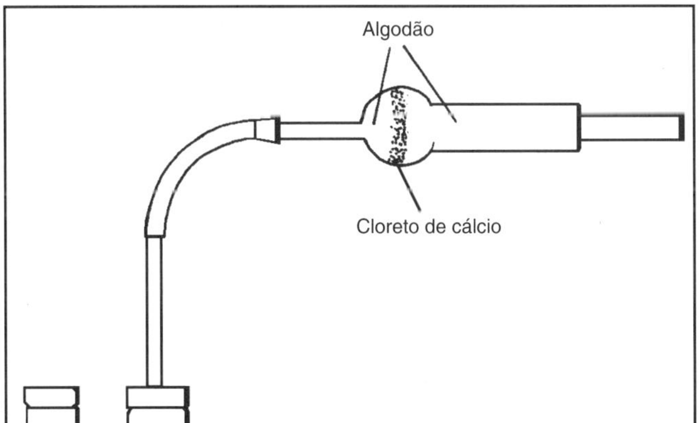

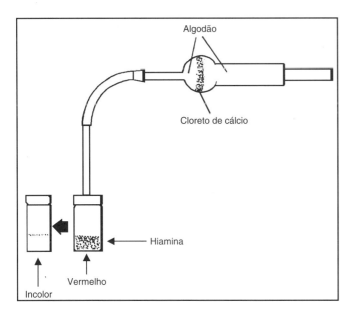

Fig. 3.9 Circuito utilizado para a realização do teste. (Reproduzida, com permissão, de Vaz Coelho, L.G. et al. Tópicos em Gastroenterologia — 4, Cap. 17, p. 265, Ed. MÉDSI, Rio de Janeiro, 1993.)

1, peso do paciente em kg; 2, DPM do padrão utilizado para calibração ($2{,}22 \times 10^5$); 3, Proporção da dose administrada *versus* padrão (1:25); 4, Concentração da hiamina (0,5 mol); 5, Volume da solução de hiamina (2 ml); 6, DPM da amostra por mmol de CO_2 coletado, multiplicado por 100. Os resultados foram expressos como o percentual de $^{14}CO_2$ excretado/mmol de CO_2 por peso do indivíduo e calculados a partir da fórmula:

$$\frac{\text{DPM / mmol da amostra} \times 100 \times \text{Peso (kg)}}{(2{,}22 \times 10^5 \times 25) \times (2 \times 0{,}5)}$$

Após o teste, os pacientes iniciavam a coleta da urina de 24 horas, durante três dias consecutivos, para determinar a fração diária de eliminação renal do isótopo ingerido.

RESULTADOS. Vaz Coelho e colaboradores submeteram ao teste 41 pessoas, excluídas mulheres grávidas ou com possibilidade de gravidez à época do estudo, e menores de 18 anos, todos livres do uso de medicamento ativo contra o *H. pylori*. Fazendo determinações aos 10, 15, 30 e 60 minutos, verificaram que as determinações aos 30 e aos 60 minutos apresentaram maior homogeneidade, sendo as que melhor discriminaram os indivíduos *H. pylori*-positivos dos *H. pylori*-negativos. Verificaram que os pontos de corte eram 0,19 para as determinações feitas aos 30 minutos e 0,16 para as realizadas aos 60 minutos. Desta forma os indivíduos com valores iguais ou inferiores a esses pontos foram considerados negativos.

Dos 41 examinados, 29 se mostraram *H. pylori*-positivos e 12 *H. pylori*-negativos.

Os autores concluíram que a sensibilidade do teste foi de 97% e a especificidade de 100%. Apesar da sensibilidade e da especificidade das determinações obtidas aos 10, 15, 30 e 60 minutos serem idênticas, concluíram que uma única determinação, realizada 30 minutos após a ingestão da uréia, pode ser suficiente para uso clínico. Aparentemente as determinações obtidas aos 60 minutos poderiam ser consideradas ideais.

EXPOSIÇÃO RADIOATIVA. A meia-vida biológica do carbono é curta, causando assim pequena exposição à radiação, estimando-se que a produzida pelo teste respiratório é inferior à que ocorre quando se realiza uma radiografia do tórax, por exemplo.

BIBLIOGRAFIA

BARNES, S., GALLO, G.A., TRASH, D.B. e MORRIS, J.S.: Diagnostic value of serum bile acid estimations in liver disease, *J. Cl. Path., 28*:506, 1975.

BATTS, K.P.: Hepatitis G. A virus in search of a disease. *Am. J. Clin. Pathol., 108*:616-18, 1997.

BEST, W.R., KARK, R.M., MUEHRCKE, R.C. e SAMTER, M.: Clinical Value of Eosinophil Counts and Eosinophil Response Tests. *JAMA, 151*:702, 1953.

BHAVNANI, M., LLOYD D., BHATTACHARYYA, A., MARPLES, J., ELTON, P., WORWOOD, M.: Screening for genetic haemocromatosis in blood samples with raised alanine aminotransferase. GUT, *46*(5):707-710, 2000.

BLUMBERG, B.S., ALTER, H.J. e VISNICH, S. A.: New Antigen in Leukemia Vera. *JAMA, 191*:541-546, 1965.

BURTIS, C.A., ASHWOOD, E.R.: Tietz Fundamentals of Clinical Chemistry, 4th edition, W. B. Saunders Company, Philadelphia, 1996.

CAMPOS, J.O. e CANÇADO, J.R.: Curvas glicêmicas anormais observadas em pacientes com a forma crônica da moléstia de Chagas. *O Hospital, 62:*275, 1962.

CHARLTON, M., ADJEI, P., POTERUCHA, J. et al.: TT-virus infection in North American blood donors, patients with fulminant hepatic failure, and cryptogenic cirrhosis. Hepatology, *28*:839-42, 1998.

CHOO, Q.L., KUO, G., WEINER, A.J., OVERBY, L.R., BRADLEY, D.W., HOUGHTON, M.: Isolation of a cDNA clone derived from a blood-borne non-A, non-b viral hepatitis genome. *Science, 244:*359-362, 1989.

COELHO, L.G.V., PASSOS, M.C.F., CHAUSSON, Y., GOMES, R., COSTA, M.A.M.S., LUZ, M.M.P. e CASTRO, L.P.: Teste respiratório com ^{14}C-uréia para o diagnóstico não-invasivo do *H. pylori*: Padronização do método, *In* Tópicos em Gastroenterologia 4, por L.P. Castro, P.R. Savassi-Rocha e L.G. Vaz Coelho, Cap. 17, pp. 263-271, Ed. MÉDSI, Rio de Janeiro, 1993.

DUSHEIKO, G., SCHMILOVITZ-WEISS, H., BROWN. D. et al: Hepatitis C viral genotype: an investigation of type-specific differences in geographic origin and disease. Hepatology, *19*:1113-18, 1994.

ERCOLANI, G., GRAZI, G.L., CALLIVA, R., PIERANGELI, F., CESCON, M., CAVALLARI, A., MAZZIOTTI, A.: The lidocaine (MEGX) test as an index of hepatic function: its clinical usefulness in liver surgery. Surgery *127*(4):464-71, 2000.

EXTON, W.G.: One Hour Two-Dose Dextrose Tolerance Test. *Am. J. Clin. Path., 4:*381, 1934.

FEINSTONE, S.M., KAPIKIAN, A.Z. e PURCELL, R.H.: Hepatite A: Detection by immune electron microscopy of a viruslike antigen associated with acute illness. *Science, 182:*1026, 1973.

GALIZZI F.J., LONG, R.G., BILLING, B.H., SHERLOCK, S.: Assessment of the (^{14}C) aminopyrine breath test in liver disease. GUT, *19*:40-45, 1978.

GALIZZI, F.J., MORGAN M.Y., CHITRANUKROH, A., SHERLOCK, S.: The detection of minimal liver disease by three methods. Scand J Gastroent, *13*:827-31, 1978.

GAULT, M.H.: The plasma phenolsulfonphthalein index (PSPI) or renal function: 1. Theorical consideration and investigative studies. *Canad. Med. Ass. J., 94*:61, 1966.

GAULT, M.H., KOCH, B. e DOSSETOR, J.B.: Phenolsulfonphthalein (PSP) in assessment of renal function. *JAMA, 200*:871, 1967.

GERLICH, W.H., CASPARI, G.: Hepatitis viruses and the safety of blood donations. J. Viral. Hepat. 6 Suppl. 1:6-15, 1999.

GOULD, S.E., ALTSHULER, S.S. e MELLEN, H.S.: The one hour two-dose glucose tolerance test in the diagnosis of diabetes mellitus. *Am. J. Med. Sc., 193*:611, 1937.

GRAHAM, D.Y., EVANS Jr, D.J., ALPER, L.C. et al.: *Campylobacter pylori* detected noninvasevely by the ^{13}C-urea breath test. Lancet *1*:1174-7, 1987.

GRECO, J.B.: The use of honey as a levulose tolerance test. *J. Lab. and Clin. Med., 25*:420, 1940.

GUST, I.D.: Programa de controle da hepatite na Ásia. *J. Bras. Med., 50:*(n.º 5):55-59, 1986.

HEPNER, G.W.: Breath analysis: Gastroenterological applications. *Gastroenterology, 67:*1250-1256, 1974.

HEPNER, G.W. e VESELL, E.S.: Assessment of Aminopyrine metabolism in man by breath analysis after oral administration of C^{14} Aminopyrine. Effects of Phenobarbital. Dissulfiran and portal cirrhosis. *The New England Journal of Medicine,* Dec. 26, 1974.

HOOFNAGLE, J. Hepatitis C: The clinical spectrum of the disease. Hepatology, *26*(3): Suppl. 1, 15-20S, 1997.

HOOFNAGLE, J., SHAFRITZ, D.A., POPPER, H.: Chronic type B hepatitis and the "healthy" HBsAg carrier state. Hepatology, *7*:758-63, 1987.

JAVITT, N.B.: Diagnostic value of serum bile acids. *Clin. Gastroenterology,* 6 (jan.), *219:*1977.

KRAWCZYNSKI, K.: Hepatitis E. Hepatology, *17*:932-41, 1993.

KUO, G., CHOO, Q., ALTER, H.J., GITNICK, G.L., REDEKER, A.G., PURCELL, R.H.: An Assay for Circulating Antibodies to a Major etiologic Virus of Human non-A, non-B. Hepatitis. *Science, 244:*362-364, 1989.

LEVIN, M.L. Creatinine clearance, *Hospital Pract., 24:*35-44, 1989.

MALLOY, H.T. e EVELYN, K.A.: The determination of Bilirrubin with the Photoelectric Colorimeter, *J. Biol. Ch., 119:*481-490, 1937.

MARSHAL, B.J., SURVEYOR, I.: Carbon-14 urea breath tests for the diagnosis of *Campylobacter pylori* associated gastritis. *J. Nucl. Med. 29*:11-16, 1988.

MARSHAL, B.J., WARREN, J.R.: Unidentified curved bacilli in the stomach of patients with gastritis and peptic ulceration. Lancet *1*: 1311-5, 1984.

MENEGHELLI, U.G. e REIS, L.C. F.: Estudos sobre o metabolismo dos hidratos de carbono na moléstia de Chagas. III. A prova de sobrecarga oral da galactose. *Rev. Ass. Med. Bras., 13:*3, 1967.

OAKLEY, W.G.: Adventure on hypoglycemia. *Tr. M. Soc.,* Londres, *78*:1, 1961.

POWELL, W.N.: A Method for the Quantitative Determination of Serum Bilirubin with the Photoelectric Colorimeter. *Am. J. Cl. Path., 8*:55-58, 1944.

REIS, L.C.F., OLIVEIRA, H.L. e VIEIRA, C.B.: Curvas glicêmicas anormais observadas em pacientes com a forma crônica da moléstia de Chagas. *Rev. Goiana Med., 6*:155, 1960.

RIZZETTO, M., CANESE, M.G., ARICÓ, O., TREPO, C., BONINO, F. and VERME, G.: Immunofluorescence detection of new antigen-antibody system (δ/anti-δ) associated to hepatitis B virus in liver and in serum of HBsAg carriers. GUT, *18:*997-1003, 1977.

ROTONDI, A.V.: Estudo comparativo entre a "clearance" da creatinina endógena e a da inulina. *Rev. Ass. Med. Bras., 13:*127, 1967.

SHERLOCK, S., DOOLEY, J.: Diseases of the Liver and Biliary System, 10th edition, Blackwell Science Ltd., Oxford e London, 1997.

THORN, G.W., FORSHAM, P.H., PRUNTY, F.T.G. e HILLS, A.G.: A test for adrenal cortical insufficiency — The response to pituitary adrenocorticotropic hormone. *JAMA, 137:*1005, 1948.

TOBIASSON, P., FRYDEN, A. e TAGESSON, C.: Serum bile acids after meals test and oral load of chenodeoxycholic acid. *Scand. J. Gastroent., 16:*763, 1981.

TODD-SANFORD-DAVIDSOHN: *Clinical Diagnosis and Management by Laboratory Methods,* 17.ª ed. Henry, J.B. (editor), Philadelphia, W.B. Saunders Co., 1984.

4

Exame da Urina

O exame da urina proporciona ao clínico informações preciosas sobre patologia renal e do trato urinário, bem como sobre algumas moléstias extra-renais. Pela sua simplicidade, baixo custo e pela facilidade na obtenção da amostra para análise, é exame de rotina, já utilizado desde a mais remota antiguidade, talvez aquele a que mais se recorre . Para McNeely, a urinálise é um dos mais valiosos exames de laboratório clínico, a despeito da crescente sofisticação e automação das pesquisas dos últimos anos.

COLHEITA

Para se proceder ao **exame completo** da urina, deve-se recolher todo o volume emitido em um nictêmero. Este cuidado é necessário para se obterem dados quanto à composição quantitativa da urina, como a eliminação de uréia, cloretos, glicose, ***VMA***, cetosteróides. Tendo-se em vista a pesquisa de albumina, por exemplo, basta a urina de uma única micção.

Para obter a urina de 24 horas, procede-se da seguinte maneira: esvazia-se a bexiga a dada hora (oito horas da manhã, por exemplo), desprezando-se esta micção; daí por diante, coleciona-se toda a urina emitida até o dia seguinte, inclusive a micção das oito horas (ou da hora em que se iniciou a colheita no dia anterior). Para o exame microscópico do sedimento urinário, deve-se utilizar urina recentemente emitida ou conservada em refrigerador.

Strufaldi recomenda o seguinte regime alimentar na véspera e no dia da colheita: 1) de manhã e à tarde: café com leite, pão e manteiga; 2) almoço e jantar: arroz, bife, pão, manteiga e queijo; evitar o uso, se possível, de toda medicação.

Como conservador urinário, emprega-se o toluol, bastando verter sobre a urina alguns mililitros, ou emprega-se mistura de urotropina e ácido acetilsalicílico na proporção de 2:1, utilizando-se 0,5 g para cada 100 ml da urina. Estas substâncias produzem aldeído fórmico na solução, e acredita-se não interfiram com nenhuma das pesquisas comumente empregadas. Formol a 40% é também bom conservador (10 gotas/100 ml de urina). Recomenda-se o uso de conservador apenas quando o exame não pode ser realizado no mesmo dia.

O cateterismo vesical e a punção suprapúbica somente são feitos em condições especialíssimas, por causa do risco de produzir infecção das vias urinárias. A colheita em crianças de tenra idade pode ser feita por meio de coletor plástico ou da punção suprapúbica. Rocha dá ênfase aos perigos do cateterismo vesical, assinala os casos em que é indicado e chama a atenção para as medidas profiláticas que devem ser tomadas, a fim de evitar infecção urinária (rigorosa assepsia e esterilização, emprego de quimioterápico), quando for imprescindível este recurso (drenagem de bexiga obstruída; após procedimentos urológicos da uretra, próstata e bexiga; finalidade propedêutica).

Kruse e cols. proscrevem formalmente a sondagem vesical e preconizam para a obtenção da amostra: a) técnica do jato médio, com assepsia dos órgãos genitais externos; b) técnica da punção suprapúbica; c) nas mulheres, técnica da punção transvaginal.

Nahoum salienta ser fundamental a colheita adequada da urina de 24 horas, especialmente para a dosagem de hormônios. Sugere sejam fornecidas ao paciente instruções, por escrito, de como proceder: a) lavar dois frascos de 1 litro (garrafas) com abundância de água; b) desprezar a primeira micção da manhã e recolher todas as micções posteriores, até o dia seguinte, à hora da segunda micção do dia anterior; c) colocar todas as porções nos frascos adrede preparados; d) manter os frascos, devidamente arrolhados, na geladeira; e) recolher as urinas antes do banho e antes de exonerar o intestino, para que não se perca nenhuma porção.

Em certos estados patológicos, é indicado realizar o exame da urina, separando-se a do dia e a da noite (na albuminúria ortostática, por exemplo).

Para o exame bacteriológico, utiliza-se a amostra da urina obtida no "jato médio", com as devidas cautelas de assepsia, especialmente em mulheres (ver Exame bacteriológico, neste capítulo).

O exame da urina compreende: a) **exame físico;** b) **exame químico** (qualitativo e quantitativo); c) **exame microscópico;** d) **identificação de cálculos;** e) **exame bacteriológico**.

EXAME FÍSICO

Volume

A unidade funcional do rim é o **nefrônio**. Cada rim contém cerca de um milhão de nefrônios. Cerca de 1.200 ml de sangue circulam nos rins, por minuto, são filtrados, e aproximadamente 1 ml de urina é formado por minuto. Cerca de 150 litros do filtrado glomerular são reabsorvidos pelos túbulos, nas 24 horas.

A determinação do volume se faz em cilindros graduados. No adulto normal, os limites de variação do volume urinário em 24 horas são muito amplos: de 1.000 a 1.500 ml. O volume excretado varia com a alimentação, com o exercício físico, com a temperatura ambiente e particularmente com a quantidade de líquido ingerido. Em crianças, a diurese é proporcionalmente maior do que no adulto.

Nas seguintes condições, o volume urinário é aumentado (**poliúria**): **diabete melito** e **insípido,** certas afecções do sistema nervoso, **amiloidose renal, rim contraído,** emoções, frio, polidipsia psicogênica e ingestão excessiva de líquidos.

Nota-se diminuição de volume (**oligúria**) nos seguintes casos: **nefrite aguda, moléstias cardíacas** e **pulmonares, febre, diarréia, vômito, choque, desidratação, nefropatia tubular tóxica** e **enfarte hemorrágico do rim.**

Cor

A cor da urina é variável e depende da maior ou menor concentração dos pigmentos urinários, de medicamentos ou de elementos patológicos nela eliminados e de certos alimentos.

Normalmente, tem coloração entre o amarelo-citrino e o amarelo-avermelhado. O urocromo é o principal responsável pela cor amarela, e a uroeritrina, pela vermelha. A quantidade de urocromo excretada por dia é calculada em torno de 7 mg, sendo esta eliminação muito constante no indivíduo normal. Em condições patológicas (estados febris, por exemplo), o teor de uroeritrina aumenta e a urina torna-se acentuadamente vermelha. As urinas ácidas em geral são mais escuras do que as alcalinas. Em estados patológicos, a urina pode exibir diversas colorações. As cores vermelha, castanha e negra devem ser identificadas como benzidina-positiva ou benzidina-negativa; as positivas são de urina que contém hemoglobina, hemácias ou mioglobina. Os glóbulos vermelhos serão verificados ao microscópio, após centrifugação, ou mesmo pela sedimentação espontânea. A hematúria de origem glomerular (**glomerulonefrite aguda**) jamais apresenta coágulos, ao passo que, em outros tipos de hematúria, como no **traumatismo** ou **tumor,** eles freqüentemente estão presentes. A urina de aspecto leitoso pode resultar da presença de pus ou grande quantidade de cristais de fosfato, cuja identificação se faz através do exame do sedimento. As urinas quilosas também se apresentam leitosas. A excreção de ácido homogentísico confere à urina coloração que vai do castanho ao negro (**alcaptonúria**). O uso de certos medicamentos (fenazopiridina — *Pyridium*, azul-de-metileno e outros) e a ingestão de determinados alimentos (beterraba) emprestam à urina coloração vermelha, azul ou outra.

A assertiva de que a fenitoína (Epelin, Hidantal, Comital, no Brasil, e Dilantin, nos EUA), quando eliminada pelos rins, confere à urina coloração vermelha é refutada por Derby e Ward. Segundo eles, vários tratados repetem esta afirmação, mas, em cuidadosa pesquisa bibliográfica, não conseguiram identificar a fonte que a comprove. O Quadro 4.1 mostra a coloração da urina em diversas situações, com suas causas prováveis.

Quadro 4.1 Cor que a Urina Pode Assumir em Diversas Condições

Cor	Causa Provável
Citrina a âmbar	Urocromo (normal)
Alaranjada	Urina concentrada
Amarela intensa	*Riboflavina-nitrofurantoína*, cenoura, beterraba, atebrina
Laranja-brilhante	*Pyridium*, piramido
Esverdeada	Bilirrubina-biliverdina, acriflavina, nitrofuronas, amitriptilina
Vinho ou castanho-avermelhada	Hemoglobina ou uroporfirinas, mioglobina, beterraba
Castanha a negra	Melanina, ácido homogentísico, metildopa, envenenamento pelo fenol, *Aralen*, porfirina, alcapton, melanoma
Quase incolor	Urina muito diluída
Vermelha	Fenolftaleína (urina alcalina), sangue, rifocina
Verde ou azul	Azul-de-metileno, infecção por *Pseudomonas*
Fluorescência amarelo-esverdeada	Flavonas de algumas preparações vitamínicas (complexo B)
Leitosa	Quilúria
Leitosa opalescente	Lipidúria, piúria
Castanho-escura	Altas doses de *Levodopa*

A coloração amarelo-esverdeada geralmente é produzida pela presença de pigmentos biliares, principalmente a bilirrubina. Depois de emitida, esta se oxida para biliverdina. A espuma da urina toma também cor amarela intensa.

A urina ácida, quando contém hemoglobina, depois de algum tempo se torna escura. Ocasionalmente, pode ocorrer melanúria na **doença de Addison.**

Aspecto

Em geral, a urina recentemente emitida é límpida. Deixada em repouso por algum tempo, pode haver formação de pequeno depósito (constituído por leucócitos, células epiteliais, muco) denominado nubécula. Esta é mais acentuada em urina de mulher.

As substâncias que mais freqüentemente turvam a urina são as seguintes:
a) fosfatos amorfos — juntando-se algumas gotas de ácido acético, a turvação se desfaz; b) uratos amorfos — a turvação desaparece

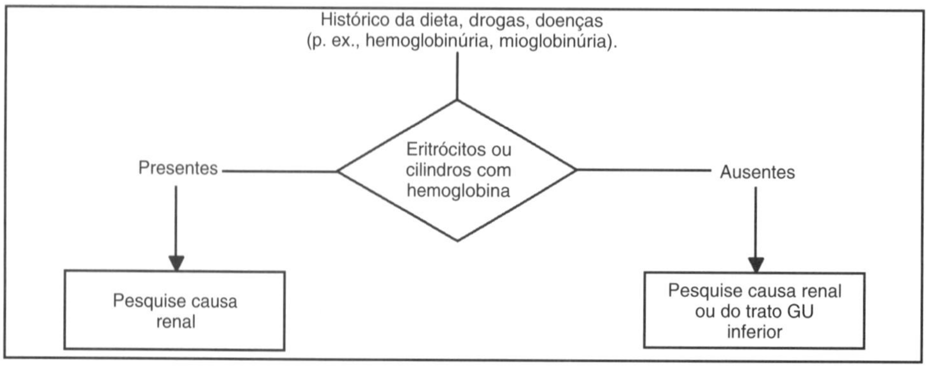

Fig. 4.1 Algoritmo para urina vermelha ou marrom. Esta figura, bem como as 4.5, 4.17, 4.23, 11.5, foram extraídas da obra Interpretação de Exames de Laboratório, de Jacques Wallach, por autorização expressa da editora Lippincott *Williams & Wilkins.*

com o aquecimento, mas persiste se se adiciona ácido acético; c) pus — é reconhecido pelo exame microscópico; d) germes — idem.

Odor

O cheiro característico da urina recentemente emitida (cheiro *sui generis*) tem sido atribuído a ácidos orgânicos voláteis que ela contém. Com o envelhecimento, o cheiro se torna amoniacal. Sob a influência de alguns medicamentos, a urina adquire odor particular.

Reação e pH

A reação da urina é verificada pelo papel de tornassol ou outro. A urina de reação ácida torna o papel tornassol azul de cor vermelha. Inversamente, a urina alcalina torna o papel vermelho em azul. Se a cor tanto de um como do outro papel não se altera, a reação é neutra. A reação é anfótera quando o papel de tornassol azul e o vermelho mudam de coloração.

O pH aproximado pode ser verificado pelo **Papel de Nitrazina** *Squibb*, **Papel Indicador Universal** *Merck* ou pelo **Labstix.** De passagem, cumpre lembrar que alguns antimicrobianos empregados em infecção do trato urinário têm maior atividade com o pH 5,5 ou menos (tetraciclinas, nitrofurantoína e mandelato de metenamina); outros (estreptomicina, canamicina e cloranfenicol) agem melhor em pH alcalino.

INTERPRETAÇÃO

A urina de 24 horas é ligeiramente ácida (pH em torno de 6,0). Quando há fermentação (algumas horas depois de emitida), a acidez aumenta. Depositada por mais tempo (48 horas), a urina sofre decomposição, sendo a uréia transformada em amônia, o que torna a reação muito alcalina.

A urina recente exibe reação alcalina nas seguintes condições: a) após as refeições (a turvação neste caso pode ser devida à precipitação de fosfatos); b) após a ingestão de medicamentos alcalinos; c) após a ingestão de frutas (laranja, limão, banana, pêssego), por serem suas cinzas alcalinas; d) após vômitos repetidos; e) na **pneumonia** em involução; f) em várias formas de **anemia**; g) na **cistite crônica**; h) na **alcalose**, seja respiratória (hiperventilação), seja metabólica.

Na **acidose** metabólica, a reação é ácida, com taxa aumentada da amônia e da acidez titulável; o mesmo ocorre na acidose respiratória. Os rins são um dos principais responsáveis pela manutenção da homeostase.

Densidade

É obtida por meio de densímetros (no caso, chamados urinômetros), de refratômetro ou o da fita (Multistix, por exemplo).

Quadro 4.2 Odor da Urina em Diversas Situações

Causa	Odor
Acetonúria	Lembra o da maçã
Alcaptonúria	Lembra o do clorofórmio
Aspargo (excesso na dieta)	De enxofre
Bacilos coliformes	Fecalóide
Câncer da bexiga	Fétido, nauseabundo
Pneumatúria	Fecal

Para obter-se a densidade, coloca-se uma porção da urina em cilindro de 100 ml. Faz-se desaparecer a espuma da superfície por meio de papel de filtro e mergulha-se nela o densímetro vagarosamente. A leitura é feita anotando-se o número que coincidir com a superfície da urina. Diamond e Andrews recomendam sejam testados os urinômetros, uma vez que, em 15 densímetros por eles aferidos, apenas quatro estavam exatos. Esta verificação é feita com água destilada, a 15°C, cuja densidade é igual a 1,000, e com solução de NaCl a 5%, também a 15°C, que tem a densidade 1,035; ou comparando-se com a densidade obtida pelo refratômetro.

Os urinômetros são graduados em determinada temperatura. Torna-se, portanto, necessário fazer a correção, segundo a temperatura da urina. Procede-se assim: se o urinômetro está graduado para 15°C (o que comumente acontece), a cada 3°C acima de 15°C, adiciona-se 1 ao algarismo da densidade obtida; a cada 3°C abaixo de 15°C, subtrai-se 1. Exemplo: se o urinômetro marca 1,015 a 21°C, a densidade a 15°C será 1,015 + 2 = 1,017. Alguns urinômetros já contêm um termômetro.

Temos, a seguir, o número de gramas de algumas substâncias que, contidas em um litro de urina, aumentam sua densidade em 0,001:

Albumina	3,9
Fosfato ácido de sódio	3,8
Uréia	3,6
Glicose	2,7
Cloreto de sódio	1,47

Se a urina contiver meio de contraste radiológico, a densidade pode estar acima de 1,040. Quando não se dispõe da quantidade de urina suficiente para fazer o densímetro flutuar, diluí-la com igual volume de água destilada, misturar e tomar a densidade. Ao expressar o resultado, multiplicar por 2 o último ou os dois últimos algarismos obtidos. Exemplo: densidade da urina diluída ao dobro = 1,012; densidade sem diluição = 1,024.

Quando se dispõe de apenas poucos centímetros cúbicos de urina, a densidade pode ser estabelecida com precisão utilizando-se refratômetro, como o de Goldberg*. Uma firma japonesa produz refratômetro portátil (pesa menos de 300 g) computadorizado, que fornece a densidade da urina em três segundos, bastando 0,2 ml do material; neste aparelho, a compensação da temperatura é automática. Com estes instrumentos, a densidade é obtida com o emprego de apenas uma gota de urina, e o resultado é dado por leitura direta na escala do aparelho.

Rachid e cols., em meticuloso trabalho recente, determinaram a densidade da urina empregando três processos: a) o do urodensímetro; b) o da fita **Multistix;** e c) com o refratômetro clínico (**Uricon**)**. Concluem que o método mais exato é o tradicional urodensímetro e o menos sensível é o da fita, comparando-os com os valores obtidos pela balança de Mohr. Foram usadas 22 amostras de urina.

INTERPRETAÇÃO

Normalmente, a densidade da urina de um nictêmero oscila entre 1,015 e 1,025. O rim normal é capaz de diluir ou concentrar a urina conforme a ingestão de líquidos, se maior ou menor, podendo a densidade variar entre 1,001 e 1,030 ou mais. O rim

*(Produzido pela *American Optical Company*).
** *Atago Co. Ltd. 32-10 Hocho, Itabashi-Ku, Tokyo,* 123.

doente em geral não possui esta capacidade, e a densidade da urina tende a se manter em torno de 1,010 (**isostenúria**), à medida que se agrava seu estado funcional, independentemente do teor do líquido ingerido. A densidade, de fácil e simples obtenção, fornece informações preciosas para o diagnóstico, fato este muitas vezes desprezado.

A densidade da urina de 1,020 a 1,025 ou mais, em paciente edemaciado, indica origem não-renal do edema.

A densidade da urina varia também em enfermidades extra-renais: **diabete melito, diabete insípido, estados febris.**

Denomina-se **osmolalidade** a concentração de partículas osmoticamente ativas em unidade de peso do solvente, e **osmolaridade** a concentração por unidade de volume, ou moles (peso molecular expresso em g), dissolvidas nas respectivas unidades (kg ou l). Expressa-se abreviadamente **mol** (mole) e **mmol** (milimole) o peso molecular em gramas ou em miligramas. Solução molar contém 1 mol/l; solução molal encerra 1 mol/kg.

Ver, no Apêndice, as novas unidades de medida adotadas pela Organização Mundial de Saúde (unidades **SI,** *Système International d'Unités*).

A densidade fixa em torno de 1,010 é denominada **isostenúria,** e **hipostenúria** quando abaixo de 1,007. Os principais responsáveis pela densidade da urina são a uréia, os cloretos e os fosfatos, no estado normal. A glicose, quando presente, eleva consideravelmente a densidade.

Se a amostra de urina apresenta densidade 1,025 ou mais, a capacidade de concentração do rim pode ser considerada normal. A densidade da urina da manhã, depois de 12 horas sem ingestão de líquidos, deve oscilar em torno de 1,025.

Tornou-se hábito, em nosso meio, expressar a densidade da urina em milhar — 1.015 ou 1.020, por exemplo — quando o correto é 1,015 ou 1,020 (um vírgula zero quinze ou um vírgula zero vinte).

Para provas de concentração e de diluição, ver Cap. 3.

No Apêndice 3, na parte final desta obra, encontra-se a relação das substâncias orgânicas e inorgânicas eliminadas em 24 horas pelo adulto normal, em dieta livre.

Em estados patológicos, a urina pode conter elementos não encontrados na urina normal, como, entre outros, proteína, glicose, sais biliares, pigmentos biliares, hemoglobina, mioglobina, lactose, ácido fenilpirúvico (**fenilcetonúria**), ácido homogentísico e diferentes aminoácidos.

Quadro 4.3 Alguns Caracteres Físicos da Urina

Urina		Valores Normais
Densidade:		
Recém-nascido		1,012
Lactente		1,002-1,006
Adulto		1,002-1,035 (média 1,015-1,025)
Osmolalidade		38-1.400 mOsm/kg de água (média 500-800 mOsm/kg)
pH		4,6-8,0
Volume:		
Recém-nascido		30-60 ml/24 horas
Criança:	3-10 dias	100-300 ml/24 horas
	10 dias a 2 meses	250-450 ml/24 horas
	2 meses a 1 ano	400-500 ml/24 horas
	1 ano a 5 anos	500-700 ml/24 horas
	5 anos a 8 anos	650-1.000 ml/24 horas
	8 anos a 14 anos	1.000-1.400 ml/24 horas
Adulto		1.000-1.500 ml/24 horas

Hormônios, vitaminas, metabólitos e medicamentos são também eliminados pela urina, e sua dosagem pode ser de grande interesse clínico.

EXAME QUÍMICO QUALITATIVO

A seguir serão descritos os diversos métodos de pesquisa dos constituintes patológicos eventualmente presentes na urina e, na parte seguinte, os métodos de dosagem.

TIRAS REAGENTES (Dipstick). Nos últimos anos, numerosos tipos de **tiras reagentes*** têm sido idealizados, objetivando tornar a pesquisa e mesmo a dosagem de elementos da urina mais rápida, mais simples e mais econômica. Dispensam conhecimento teórico e preparo básico do técnico nos laboratórios de Patologia Clínica.

Algumas das pesquisas são mais específicas do que as dos métodos clássicos (haja vista a pesquisa da glicose). As instruções e recomendações que acompanham as **tiras** devem ser observadas com rigor — data de validade, como usá-las e sua conservação.

Há nas casas fornecedoras grande variedade. Algumas de um a dois elementos, outras de até nove. Com elas se pesquisam: glicose, corpos cetônicos, bilirrubina, urobilinogênio, proteína, hemoglobina, determinam pH. Algumas indicam a densidade, mas com precisão discutível.

Há também **tiras** para o rastreio da **fenilcetonúria** e da **intoxicação alcoólica.** As **tiras** para a pesquisa do álcool** na urina se prestam também para determinar as taxas aproximativas da alcoolemia. São de grande valor para as polícias rodoviária e do trânsito metropolitano. Podem ser usadas também na saliva. Kapur, chefe da pesquisa do *Clinical Institute* de Ontário, Canadá (*Addiction Research Foundation*), testou a **tira** (*alcohol dipstick*) em 1.500 pacientes e afirma que os resultados são comparáveis aos obtidos pela espectrofotometria e a gás-cromatografia. Assinala sua vantagem pela rapidez da prova (60 segundos) e baixo custo. Chama a atenção para a praticabilidade de seu emprego nas unidades de emergência dos ambulatórios.

A Boehringer lançou o *Event Test*, para diagnóstico da gravidez. Trata-se de **tira reagente** para a detecção da **hCG** (gonadotropina coriônica humana) na urina, com sensibilidade, segundo os produtores, de 300 UI de hCG/l e especificidade de 99%. Os resultados são obtidos em cinco a 10 minutos.

As **tiras** para a pesquisa da glicose e dos corpos cetônicos (*keto-dias-tix, Uropaper GK, Urofita G, Gluketurtest, Rapignost (Boehringer)* e outras) podem ser usadas pelo próprio diabético e são de valor inestimável como sinal de alerta, quando positivas, pois significam glicemia acima de 160-180 mg/dl (8,9-10,0 mmol/l). Lembre-se de que este é o limiar de eliminação da glicose pelos rins e denuncia que a glicemia se acha acima deste nível.

Além das **tiras,** há no comércio especializado os **comprimidos reagentes** para algumas pesquisas.

Como já assinalado, a urina pode conter substâncias redutoras que não a glicose. Se acaso a prova de Benedict mostrar-se

*As principais firmas produtoras destas **tiras** são *Miles, Doles, Boehringer, Merck, Lilly, Eiken Chemical Co.*, Japão (representada no Brasil por *Immunolife*), *Biobrás*, Hoechst e Ames.

A *Alco-Screen*, produzida por *Chem-Elec, Inc. (P.O. Box 372, North Webster, IN 46555, USA)*, é uma **tira reagente que determina a concentração alcoólica de líquidos (saliva, urina etc.), segundo os produtores, de 20, 50, 100 e 300 mg%. A leitura do resultado se faz em dois minutos.

positiva (bem como a do comprimido reagente) e a glicofita, negativa, pode-se concluir que o glucídio (ou outra substância redutora), contido na urina em estudo, não é a glicose, mas sim outro açúcar (frutose, lactose ou pentose) ou outra substância redutora. Lembre-se de que o açúcar comum (sacarose), que pode ter contaminado a urina (frasco de coleta mal lavado), não é redutor.

Há aparelhos computadorizados*** que medem a absorbância nas **tiras** reagentes e fornecem as diversas taxas dos elementos eliminados na urina. Tais aparelhos, entretanto, são muito dispendiosos.

O **Clinitek 100** é um analisador automático da urina, com impressora, capaz de executar dezenas de testes/hora.

Proteína (Albumina)

Pesquisa

I. Pelas Tiras Reagentes (*Labstix, Albustix, Rapignost* ou outras. Em determinado pH, alguns indicadores conferem colorações diversas, dependendo da presença de proteína na solução testada. O azul-de-tetrabromofenol, por exemplo, em pH3, exibe coloração amarela; havendo proteína na solução, tomará coloração que vai do verde ao azul, dependendo da maior ou menor concentração proteica. As **tiras reagentes** baseiam-se neste princípio.

A prova se faz mergulhando rapidamente uma extremidade da fita na urina e comparando a cor que ela toma com a escala que acompanha o estojo das tiras.

Esta prova é simples e rápida, com a vantagem adicional de não haver interferência dos metabólitos dos agentes hipoglicemiantes, dos eventuais meios de contraste ou de doses maciças de penicilina.

II. Pelo Calor. Aquecer, em tubo de ensaio de 16 × 150 mm, mais ou menos 5 ml de urina (filtrá-la, se estiver turva, ou centrifugá-la) e adicionar duas a três gotas de ácido acético diluído. Há presença de proteína, se ocorrer turvação da coluna líquida; juntando-se ácido acético, esta turvação se acentua. Os fosfatos terrosos também produzem turvação com o calor, mas, quando se adiciona ácido acético, o precipitado dissipa-se, restabelecendo-se a transparência.

A prova pelo calor revela até 50 mg de albumina por litro (1:20.000). Certas proteínas (a de **Bence Jones,** por exemplo) se precipitam quando a temperatura da urina está próxima a 60°C; acima desta temperatura, elas se redissolvem. Quando a urina contém pouco cloreto, a albumina pode passar despercebida, não se coagulando enquanto não se adicionar pequena quantidade deste sal.

III. Pelo Ácido Nítrico Concentrado. Em tubo de ensaio, colocar cerca de 3 ml de urina límpida (se turva, filtrá-la previamente) e depositar no fundo do tubo, por meio de uma pipeta, mais ou menos 2 ml de ácido nítrico concentrado (D 1,42) deixando o ácido escapar lentamente para não se misturarem os dois líquidos.

Retirar a pipeta com cuidado. A formação de um anel branco (**anel de Heller**) no limite da separação dos dois líquidos denuncia a presença de albumina. Quanto mais espesso o anel, tanto maior o teor de albumina. Em vez de se exprimir o resultado por meio de cruzes, pode-se expressá-lo pela espessura do anel, em milímetros.

As pseudo-albuminas (destituídas de valor clínico) produzem também anel branco com o ácido nítrico, mas este se forma acima do limite de separação dos dois líquidos. Em urina com teor de uréia muito elevado, pode formar-se anel branco acima do de Heller; este, no entanto, é cristalino e devido à formação de nitrato de uréia. Diluindo-se a urina antes de fazer a pesquisa, este anel não deforma.

Substâncias balsâmicas (copaíba, tolu, terebintina), quando presentes em certa quantidade na urina, formam também anel branco. Juntando-se antes um pouco de álcool, este não se produz. Quando o anel é tênue, seja qual for sua natureza, o tubo deve ser examinado contra fundo preto, para a melhor apreciação do resultado.

Além das causas de erro expostas acima, a urina conservada com timol por algum tempo produz um anel que simula o da albumina. Esta formação é devida à ação do ácido nítrico sobre o timol, formando nitrosotimol e, possivelmente, nitrotimol. Este obstáculo é removido extraindo-se o timol da urina por meio de éter de petróleo, o que se faz do seguinte modo: agita-se igual volume de urina e éter de petróleo em tubo de ensaio, durante dois minutos, fazendo-se, em seguida, a pesquisa.

IV. Pelo Reativo de Roberts. Colocar cerca de 3 ml do reativo em um tubo de ensaio, incliná-lo e, por meio de uma pipeta, deixar correr pelas paredes do tubo cerca de 2 ml de urina de modo a não se misturarem os dois líquidos. Havendo albumina, esta se precipita no ponto de contato, formando anel branco. Esta modificação da pesquisa tem a vantagem sobre a de Heller por não se formarem anéis corados entre os dois líquidos, evitando assim confusão e facilitando a leitura do resultado, além de ser mais sensível. O reativo de Roberts é preparado misturando-se um volume de ácido nítrico concentrado e cinco volumes de solução saturada de sulfato de magnésio. A solução saturada é obtida dissolvendo-se 100 g do sal em 800 ml de água.

V. Pelo Ácido Sulfossalicílico (ASS). A cerca de 5 ml de urina, em tubo de ensaio, adicionar algumas gotas de solução de ácido sulfossalicílico a 20%. O aparecimento de nuvem branca ou de precipitado, também branco, denuncia a presença de albumina (Quadro 4.4).

Os uratos e resinas não interferem na reação com ASS. Este método é bastante sensível, prático e rápido. Revela a albumina desde 10 mg por 1.000 ml.

Na vigência de tratamento com sulfamidas hipoglicemiantes, pode ocorrer reação **falso-positiva,** bem como após o emprego de meio de contraste radiológico e doses maciças de penicilina.

INTERPRETAÇÃO

No estado normal, o glomérulo impede a passagem das moléculas de proteína para a urina. Entretanto, diminutas quantidades são eliminadas, parte é reabsorvida pelos túbulos e pequena porção (na ordem de 100 mg/24 horas; 300 mg, após exercício físico violento) é eliminada na urina, mas em taxas

Quadro 4.4 Mostra os Teores Aproximados de Proteinúria em Urina Testada com Ácido Sulfossalicílico

Grau do Precipitado	Proteína	Quantidade Aproximada em g/l
Turvação leve	traços	0,1 a 0,5
Turvação média	+	0,5 a 1,0
Turvação maciça	++	3,0
Coágulo pequeno	+++	5,0
Grande coágulo	++++	10,0 ou mais

***Super Aution Analyser*, da *Kyoto Deiichi Kagaku Co.*, Japão.
Nota: Os valores de referência da urina normal acham-se inseridos no Apêndice 3, no final desta obra.

mínimas não-reveláveis pelos métodos de pesquisa rotineiramente empregados.

A concentração de albumina no capilar glomerular é de cerca de 3.000 mg/dl e, em contrapartida, de apenas 0,3 mg/dl no filtrado.

Como a albumina, por causa de seu menor peso molecular, é a proteína predominante em estados patológicos, prevalece a denominação "albuminúria" em lugar de "proteinúria", que seria mais preciso.

A **albuminúria** é classificada em **funcional** e **orgânica.** Entre as funcionais incluem-se a produzida por esforço muscular exagerado, a decorrente do frio excessivo e a ortostática. Esta, também denominada benigna ou dos adolescentes, caracteriza-se pelo aparecimento de proteína na urina, apenas nas amostras colhidas durante o dia. Rytand e Spreiter, revendo seis casos de **proteinúria ortostática,** verificaram sobrevida de mais de 40 anos desde o achado inicial. Na **gravidez normal,** pode haver albuminúria; é de pequena intensidade, ocasional e intermitente.

A proteinúria orgânica é subdividida em: 1) **pré-renal;** encontrada nos **estados febris;** na **congestão venosa** (insuficiência cardíaca); no **mixedema**; no **mieloma múltiplo** (proteína de Bence Jones); 2) **renal: glomerulonefrite, nefrite lúpica, síndrome nefrótica, toxemia gravídica, nefropatias tóxicas** (pelo sublimado, chumbo, bismuto, fósforo, sulfonamidas); 3) **pós-renal (cistite, prostatite, uretrite, infecção da pelve renal** ou dos **ureteres).** Ocorre em 20 a 30% dos casos de **macroglobulinemia** (doença de Waldenström).

Castro Lima classifica a proteinúria como resultado de: 1 — escape de proteínas plasmáticas normais por defeitos da membrana glomerular; 2 — menor reabsorção tubular normal; 3 — concentração anormalmente alta de proteínas normais do plasma; 4 — presença de proteínas anormais no plasma; 5 — perdas normais de proteínas pelas células tubulares; 6 — drenagem anormal de linfa no rim ou trato urinário (quilúria).

Távora enumera as seis síndromes principais que afetam o aparelho urinário: 1) Insuficiência Renal Aguda (**IRA**); 2) Insuficiência Renal Crônica (**IRC**); 3) Anormalidades Urinárias Assintomáticas (**AUA**); 4 — Síndrome Nefrótica Aguda (**SNA**); 5 — Síndrome Nefrótica (**SN**); 6) Tubulopatias (**TU**). Considera essencial o exame da urina no diagnóstico destas síndromes.

As formas mais graves da proteinúria são: **síndrome nefrótica, hipertensão** e **insuficiência renal** progressiva.

Proteína de Bence Jones (BJ)

Pesquisa

A pesquisa deve ser feita em urina ácida (pH 4-6). Aquecendo-se a urina, em tubo de ensaio, coagula-se em torno de 60°C e se redissolve em temperatura de 100°C. Pode acontecer haver simultaneamente albuminúria, cujo precipitado, ao calor, mascara a proteína de Bence Jones. Em tal eventualidade, recomenda-se filtrar o precipitado a quente (em torno de 100°C) e fazer novamente a pesquisa no filtrado. Pode ser pesquisada também com o ácido tolueno sulfônico (ácido p-tolueno sulfônico — 12 g; ácido acético *q.s.* 100 ml): a 2 ml de urina, em tubo de ensaio (10 × 75 mm), adicionar 1 ml deste reagente, deixando-o correr vagarosamente pelas paredes do tubo (15 a 30 segundos); percutir o tubo levemente. A reação será positiva se surgir precipitado ao fim de cinco minutos. A albumina também é precipitada, mas somente quando em altas concentrações (acima de 25 g/dl). A sensibilidade deste reativo é de 0,3 mg/dl da proteína de BJ.

INTERPRETAÇÃO

A proteína de BJ foi observada pela primeira vez em 1847, em paciente com mieloma, pelo autor que lhe empresta o nome. A identificação mais segura desta proteína se faz por eletroforese. Trata-se de globulinas constituídas por dímeros de cadeias leves, cujo peso molecular é de 45.000, como demonstraram Edelman e Gally (Cadeias K ou λ). Sua pesquisa se mostra positiva em 60 a 80% dos casos de **mieloma múltiplo,** sendo sua concentração índice da gravidade da moléstia. Está também presente em 10 a 20% dos casos de **macroglobulinemia de Waldenström,** bem como em alguns portadores de **leucemia linfóide crônica,** de **linfossarcoma,** de **reticulossarcoma,** de **linfoma,** de **síndrome de Fanconi,** de **amiloidose.** A chamada macroglobulinemia primária de Waldenström é caracterizada por linfadenopatia, anemia, hepatosplenomegalia e elevado teor de macroglobulina (IgM, de peso molecular de 900.000) no soro e conseqüente hipoviscosidade sanguínea, afetando a microcirculação de vários órgãos.

Kyle e Greipp consideram a proteinúria de BJ indício de processo neoplásico, conclusão a que chegaram ao estudar sete casos, com seguimento de até 21 anos; alguns só apresentaram o quadro de mieloma ou amiloidose após vários anos de identificada neles a proteinúria de BJ, pelo que preconizam o acompanhamento de tais casos permanentemente. Segundo Solomon, os pacientes com **mieloma múltiplo** que exibam a proteinúria de BJ do tipo lambda (λ) têm maior risco de lesão renal e, portanto, prognóstico mais grave do que os que eliminam as cadeias leve capa (κ).

O mieloma múltiplo se evidencia por massas tumorais extensamente disseminadas, tumores ósseos dolorosos, fraturas espontâneas e anemia. O exame da urina revela taxas elevadas da proteína de Bence Jones (cadeia λ). Esta proteína pode acarretar lesões nas células do túbulo contornado distal.

Glicose

Vários hidratos de carbono (glicose, lactose, galactose, frutose, pentose, D-mano-heptolose [esta após a ingestão de grande quantidade de abacate]) podem ocasionalmente estar presentes na urina. O mais freqüente é a glicose, constituindo a glicosúria.

Quadro 4.5 Proteinúria e Microscopia do Sedimento em Normais e em Doença Renal

Condição	Proteína	Hemácias	Leucócitos	Bactéria	Cilindros
Normal	0 a traços	0 a 3	0 a 5	0	Hialino
Glomerulonefrite	1 a 2 +	> 20	0 a 10	0	Granular, hemático
Síndrome nefrótica	4 +	0 a 10	0 a 5	0	Hialino
Pielonefrite	0 a 1 +	0 a 10	> 30	++	Granular, leucocitário

Adaptado de Pesce. Hemácias e leucócitos visualizados em grande aumento; cilindros, em pequeno aumento.

Quadro 4.6 Achados na Urina, na Azotemia Pré-renal e na Insuficiência Renal Aguda

Achados	Azotemia Pré-renal	Insuficiência Renal Aguda
Sódio em mEq/L	< 10	> 20
Relação de creatinina Urina/Plasma	> 14:1	< 14:1
Sedimento	Normal	Cilindrúria

Adaptado de Pesce.

Pesquisa

I. Pelas Tiras Reagentes. Estas tiras fornecem rapidamente o resultado da pesquisa. Esta prova é específica, uma vez que se baseia na ação de uma enzima (glicoseoxidase) que remove dois íons hidrogênio da molécula da glicose, com formação de ácido glicônico. Os íons hidrogênio libertados combinam-se com o oxigênio do ar, com produção de H_2O_2. Este peróxido de hidrogênio, em presença de peroxidase, oxida a ortotoluidina, que toma coloração azul. É óbvio que a contaminação da urina com água oxigenada ou hipocloritos produzirá resultados falso-positivos. A vitamina C em grandes doses também interfere na reação. Os produtores das tiras reagentes fornecem, juntamente com o estojo, as instruções e tabela de cores para a avaliação do resultado.

Recomenda-se que a pesquisa da glicose seja realizada em urina emitida cerca de duas horas após o almoço. Para se conhecer a eliminação diária deste glucídio, a dosagem deve ser feita em urina de 24 horas.

II. Pelo Reativo de Benedict. Colocar 2,5 ml do reativo de Benedict (qualitativo) em tubo de ensaio e ferver, com auxílio de bico de gás ou lamparina a álcool. Se não houver mudança de coloração (submete-se o reativo à fervura antes de se juntar a urina, a fim de verificar se não está deteriorado ou contaminado por alguma substância redutora), adicionar exatamente quatro gotas de urina e continuar agitando sempre o tubo, de modo que se mantenha em ebulição durante, pelo menos, um minuto. Quando a pesquisa deve ser feita em várias amostras de urina, os tubos podem ser colocados em banho-maria em ebulição, durante cinco minutos. Caso a urina contenha glicose (mais de 0,08 g/dl), processar-se-á mudança de cor do reativo. Conforme a coloração obtida, pode-se avaliar aproximadamente o teor de glicose presente: solução azul (límpida) — 0 de glicose; precipitado esverdeado — traços de glicose; precipitado amarelado — 10 g de glicose por mil; precipitado vermelho — 20 g por mil ou mais.

Preparação do Reativo

Sulfato de cobre (puro, cristalizado)	17,3 g
Citrato de sódio (ou potássio)	173,0 g
Carbonato de sódio cristalizado	200,0 g
Água destilada *q.s.*	1.000,0 ml

Dissolver o citrato e o carbonato em mais ou menos 700 ml de água, com o auxílio de calor, e filtrar para balão graduado de 1.000 ml. (Se for empregado carbonato de sódio anidro, bastam 100 g.) Pulverizar certa porção de sulfato de cobre, pesar os 17,3 g, dissolver em cerca de 100 ml de água. Depois de dissolvido, adicioná-lo, pouco a pouco, à solução de citrato-carbonato, agitando o balão durante toda a adição. Esfriar e completar para 1.000 ml. Este reativo se conserva indefinidamente.

INTERPRETAÇÃO

A presença de glicose na urina revelada pelo reativo de Benedict ou outro processo, pela **tira reagente,** denuncia condição patológica, a menos que grandes quantidades de açúcar tenham sido ingeridas pouco antes da pesquisa (glicosúria alimentar) ou pela injeção endovenosa de solução de glicose hipertônica. Glicosúria persistente indica, na grande maioria dos casos, tratar-se de **diabete sacarino,** no qual o teor de glicose excretada pode ir de poucos gramas por 24 horas até centenas de gramas. A dosagem da glicosúria de 24 horas presta-se, em parte, para julgar a gravidade do caso, e para orientar o tratamento. Pometta a considera, muitas vezes, suficiente.

Embora constitua raridade, deve-se ficar de sobreaviso para um fato: nem toda urina que reduz o reativo de Benedict o faz devido à glicose — outros hidratos de carbono (com exceção da sacarose) podem ser os responsáveis pela positividade da pesquisa, bem como a vitamina C, a penicilina e as tetraciclinas, quando administradas em grandes doses.

Como assinalado anteriormente, os demais glucídios não reagem com as **tiras reagentes.**

Constituem curiosidade clínica, mas têm sido relatados, na literatura médica, casos de **pentosúria** e **frutosúria** essenciais. Estes casos, embora produzam reação positiva pelo reativo de Benedict, carecem da sintomatologia típica do **diabete melito.** Além disso, há provas químicas específicas para estes dois glucídios: a reação de Seliwanoff para a frutose e a de Tauber para a pentose, como se verá a seguir.

A galactose e a lactose podem ocasionalmente estar presentes na urina.

No rim normal, o limiar de excreção da glicose acha-se em torno de glicemia de 160 mg/dl (9 mmol/l); acima deste valor, os túbulos são incapazes de reabsorver o glucídio filtrado através dos glomérulos, e a glicose é eliminada na urina.

A causa principal da glicosúria é o **diabete melito** (**diabete sacarino,** *diabetes mellitus*). Toda glicosúria persistente é considerada devida ao **diabete,** até prova em contrário. No diabético, pode ter caráter errático, variando com a dieta e com a hora em que a urina é colhida. É vantajoso fazer a pesquisa em amostra obtida cerca de duas horas após o almoço, lembrando-se de que a avaliação exata é conseguida com dosagem na urina de 24 horas e com verificação da glicemia; em casos em que paire alguma dúvida sobre o diagnóstico, recorre-se à prova de tolerância à glicose (Cap. 3).

Na **glicosúria renal** (também denominada **ortoglicêmica, assintomática,** *diabetes innocens*), a pesquisa do glucídio é positiva, mas a glicemia se encontra dentro dos limites da normalidade, e normal é o perfil da prova de tolerância. Não é freqüente sua ocorrência, mas alguns exemplos têm sido registrados na literatura. Veloso e Pimenta reviram o assunto e relataram dois casos que estudaram com detalhe. Essa condição é devida à redução do limiar renal de reabsorção da glicose.

A epinefrina (*adrenalina*), seja exógena (injeção parenteral), seja endógena (**feocromocitoma**), pode produzir hiperglicemia e, em conseqüência, glicosúria.

A **pancreatite aguda** se acompanha de glicosúria, admitindo alguns autores que o diabete se instale em cerca de um terço dos casos avançados de pancreatite. Em outras doenças endócrinas, como **hipertireoidismo, acromegalia, síndrome de Cushing** (espontânea ou iatrogênica), a hiperglicemia e a glicosúria são achados de relativa freqüência.

O **tumor de células alfa** do pâncreas, pela produção aumentada de glucagon, causa glicosúria. Este tumor é raro.

Traumatismos cranianos são muitas vezes acompanhados de glicosúria, especialmente quando ocorre hemorragia subaracnóidea.

Na **síndrome de Fanconi,** em razão das lesões tubulares presentes, a glicose é excretada na urina.

Frutose (ou Levulose)

Pesquisa

A urina é levada à ebulição com igual volume de HCl a 25%; poucos cristais de resorcina são adicionados, e a ebulição é mantida por apenas mais 10 segundos; pesado precipitado vermelho, solúvel no álcool, indica tratar-se de frutose. Esta é a chamada reação de Seliwanoff. A glicose, aquecida por muito tempo em presença de HCl, transforma-se, em parte, em frutose. Evitar, portanto, o aquecimento prolongado.

INTERPRETAÇÃO

A frutosúria (ou levulosúria) é extremamente rara, mas, quando presente, pode ser confundida com a glicosúria. Como dissemos, a prova de Seliwanoff é quase específica, e a frutose não reage com as **tiras reagentes.**

Ocorre na **frutosúria essencial,** manifestação benigna, na **frutosúria alimentar** pela ingestão excessiva deste açúcar (o mel encerra cerca de 40% de frutose) e na recentemente descrita **intolerância hereditária à frutose.** Esta última condição, também rara, caracteriza-se por: 1) vômito e hipoglicemia após a ingestão de frutas ou mel; 2) a frutosemia atinge níveis elevados (20 mg/dl, ou mais, após ingestão da frutose ou de mel); 3) a elevação da frutosemia é acompanhada de queda acentuada da glicemia; 4) observa-se deficiência da enzima frutose-1-fosfato aldolase.

Cerca de 20 minutos após a administração oral de frutose ou de mel, o paciente com esta intolerância apresenta sudorese, vômito, tremor, vertigem e distúrbios da consciência. O diagnóstico é confirmado pela prova de tolerância à frutose (0,25 g por quilo de peso, pela via venosa, com a dosagem de frutose de meia em meia hora, durante duas horas); a frutosemia, nesta síndrome, se eleva de 0, em jejum, a 20 mg/dl ou mais no pico, que se dá aos 30 ou 60 minutos, surgindo sintomas de hipoglicemia. A explicação da queda da glicemia, em tais casos, seria o bloqueio da libertação da glicose pelo fígado. Segundo Greco, esta prova pode ser realizada também com o emprego do mel, administrando-se 80 a 100 g por via oral, com dosagem da frutose aos 60 e 120 minutos após a ingestão. A frutose normalmente não circula no sangue.

Galactose

Pesquisa

Quando o reativo de Benedict revela prova positiva ao exame da urina, sendo negativa a pesquisa com a glicoseoxidase (**tira reagente**), a substância redutora presente pode ser a galactose, especialmente se a reação de Seliwanoff também se mostrar negativa. A pesquisa pode ser feita pela **tira reagente** *Galactotix* (*Ames*). A identificação precisa deste glucídio se faz pela cromatografia. A formação de cristais específicos de osazona pelo aquecimento da urina com fenil-hidrazina e ácido acético também se presta para a identificação da galactose.

INTERPRETAÇÃO

A galactosemia é condição genética na qual o organismo, por deficiência de determinadas enzimas, torna-se incapaz de converter a galactose da alimentação em glicose (a lactose é formada por uma molécula de galactose e uma de glicose).

A urina pode conter galactose (galactosúria) em duas síndromes: **galactosemia por deficiência de transferase** e **galactosemia por deficiência de galactoquinase.** Em ambas o organismo é incapaz de metabolizar a galactose. Ocorrem em crianças. A primeira se caracteriza por vômitos, diarréia, atraso no desenvolvimento físico e mental, hepatosplenomegalia e catarata, ausência da enzima galactose-fosfato uridil transferase, galactosemia e galactosúria.

Na galactosemia por deficiência de galactoquinase, não há sintomas gastrintestinais nem atraso no desenvolvimento físico e mental, mas ocorre catarata na adolescência, ou antes. Como demonstrado por vários autores, as hemácias dos portadores de galactosemia não possuem a enzima galactose-1-fosfato uridil transferase ou da galactoquinase, segundo o tipo de cada uma.

Lactose

Pesquisa

Transferir 50 ml de urina para balão *erlenmeyer* e adicionar 12 ml de ácido nítrico concentrado. Aquecer em banho-maria até que o volume se reduza para cerca de 10 ml. Resfriar, acrescentar 10 ml de água e deixar repousar por uma noite. Forma-se precipitado branco de ácido múcico, caso haja lactose na urina.

Pelo Método de Wöhlk. A 5 ml de urina, adicionar 2 a 5 ml de amoníaco concentrado e cinco gotas de solução de hidrato de potássio a 20%; o tubo é colocado em banho-maria a 60°C durante 30 minutos. Coloração vermelha denuncia a presença de lactose.

INTERPRETAÇÃO

A lactosúria pode ocorrer nos últimos meses da **gravidez** e durante a **lactação.** Acontece também pela deficiência de lactase ou por intolerância, sem carência enzimática (Quadro 4.7). A diminuição da lactase é observada nas seguintes condições: **doença celíaca, espru tropical, kwashiorkor** (uma síndrome de plurideficiência), **colo irritável, pós-gastrectomia,** na intolerância ao leite. A tendência do ser humano é tornar-se deficiente em lactase, a partir da primeira ou segunda década de vida.

Pentose

Pesquisa

A 0,5 ml do reativo de Tauber, adicionar 0,1 ml de urina e levar à ebulição; resfriar e juntar 1 ml de água destilada. Havendo pentose, desenvolve-se coloração que vai do róseo ao vermelho; na ausência de pentose, a solução toma cor castanho-amarelada. Esta reação foi descrita por Tauber (1937).

Fórmula do Reativo

Benzidina	1,0 g
Ácido acético glacial	25,0 ml

Quadro 4.7 Intolerância à Lactose na Infância

Por Deficiência de Lactase	Sem Deficiência
Déficit ponderal	Diarréia, vômito
Prova de tolerância plana	Prova normal
Lactosúria variável	Lactosúria
Absorção normal de outros nutrientes	Diminuição de absorção da xilose

Adaptado de Stanbury, J.B. *et al.*

INTERPRETAÇÃO

A pentosúria é rara, ocorrendo especialmente na raça judaica. É assintomática; o interesse principal em sua identificação é que se presta a equívocos com o diabete, quando se obtém reação positiva na urina pela redução do reativo de Benedict. Trata-se de erro inato do metabolismo. Há evidências de que o glucídio responsável pela pentosúria é a L-xilulose e a quantidade excretada em 24 horas é praticamente estável, oscilando entre 1 e 4 g. A identificação precisa se faz por meio da cromatografia em papel. Reduz o reativo de Benedict a 55°C em 10 minutos ou ao fim de três horas, na temperatura ambiente. Cumpre lembrar que a frutose também reduz o reativo nesta temperatura, mas as pentoses não reagem com o reagente de Seliwanoff, tampouco com as **tiras reagentes.**

Acetona

Pesquisa

I. Pelas Tiras Reagentes (*Keto-diastix* e outras). Toca-se a urina com uma das extremidades da fita e faz-se a leitura na escala que acompanha o estojo. Devem ser seguidas as instruções fornecidas pelo fabricante. O Levodopa (3-Hidroxi-L-tirosina) pode produzir resultados falso-positivos. Certos medicamentos anti-hipertensivos (Metildopa, Captopril) dão resultado positivo.

II. Pelo Reativo de Rothera. Saturar mais ou menos 4 ml da urina, em tubo de ensaio, com o reativo de Rothera modificado; percebe-se a saturação pelo pequeno depósito de sulfato de amônio no fundo do tubo. Inclinar o tubo e deixar correr, cuidadosamente, por suas paredes, algumas gotas de amoníaco concentrado. Deixar o tubo em repouso. O aparecimento de anel roxo revela a presença de acetona. Quanto mais espesso o anel e quanto mais rápido o seu aparecimento, tanto maior será o teor de acetona. O reativo de Rothera é sensível até 1/10.000.

Preparação do Reativo

Nitroprussiato de sódio	1,0 g
Sulfato de amônio	100,0 g

Pulverizar o nitroprussiato de sódio em gral, adicionar o sulfato de amônio e misturar bem, até a homogeneização.

Esta modificação do reativo de Rothera foi introduzida pelo Prof. Baeta Vianna há vários anos. Posteriormente, Dukes descreveu modificação semelhante.

III. Pela Prova de Lippross. Pequena porção do reativo em pó (ver a seguir) é disposta sobre lâmina de microscopia; deixam-se cair algumas gotas de urina sobre o reativo. Em presença de acetona, o pó toma coloração violeta, depois de poucos minutos. A reação será mais bem apreciada quando se dispõe a lâmina contra fundo branco.

Preparação do Reativo

Nitroprussiato de sódio	1,0 g
Sulfato de amônio	10,0 g
Carbonato de sódio anidro	10,0 g

Pulverizar o nitroprussiato de sódio em gral, adicionar os outros dois sais e homogeneizar. Esta mistura é estável.

INTERPRETAÇÃO

Os corpos cetônicos (acetona, ácidos diacético e beta-hidroxibutírico) aparecem na urina em quantidade patológica (a urina normal contém 10 a 50 mg no volume de 24 horas), quando as gorduras não são totalmente oxidadas no organismo, seja por deficiência de glicogênio (**diabete, jejum prolongado, doenças agudas ou crônicas do fígado**), por excesso de gorduras na alimentação, seja em condições especiais (**vômitos acetonêmicos** da infância) (Quadro 4.8).

Quadro 4.8 Acetonúrias

Estados metabólicos
Diabete melito
Doença de von Gierke
Aumento das necessidades metabólicas
Eclâmpsia
Estados febris
Exercícios vigorosos
Exposição ao frio intenso
Gravidez
Hipertireoidismo
Lactação
Pós-operatório
Inanição
Jejum prolongado
Resultados falso-positivos pelo uso de:
Bromossulfaleína
Inositol
Levodopa
Metionina

Adaptado de Medeiros.

É da maior importância a pesquisa de corpos cetônicos da urina de diabéticos. Sua presença prenuncia ou revela acidose.

Rooth e Ostenson, autores suecos, relataram seus achados com a dosagem da acetona no ar alveolar, pela cromatografia; acentuaram ser o método valioso guia no tratamento do diabete.

Os chamados **corpos cetônicos** compreendem o ácido beta-hidroxibutírico, o ácido aceto-acético e a acetona, que representam, na cetonúria, 78, 20 e 2%, respectivamente, e têm a mesma significação sob o ponto de vista clínico. Por este motivo, não há maior interesse em analisá-los separadamente.

Em crianças, a cetonúria pode ocorrer em **doenças febris agudas** e em **estados tóxicos** acompanhados de vômito e diarréia.

Aparece na **hiperêmese gravídica,** nos **estados caquéticos** e após **anestesia geral,** relacionada provavelmente com o aumento do catabolismo tecidual. Na **doença de Von Gierke** (glicogenose), erro inato do metabolismo do glicogênio, pode sobrevir cetonúria, com simultânea hipoglicemia.

A pesquisa da cetonúria é de grande importância nos **diabéticos** tratados com os medicamentos hipoglicemiantes orais, uma vez que sua presença impõe o uso de insulina.

Ácido Diacético

Pesquisa

Colocar, em tubo de ensaio, mais ou menos 5 ml de urina e adicionar cinco gotas da solução de percloreto de ferro a 10%; filtrar em papel de filtro e acrescentar mais cinco gotas de percloreto. Se existe ácido diacético, a urina adquire coloração vermelho-bordô.

Outras substâncias (aspirina, antipirina, salicilatos, sulfocianuretos) produzem, nas mesmas condições, reação muito semelhante à do ácido diacético, se presentes na urina. Quando se suspeita de sua presença, a urina deve ser levada à ebulição antes de ser submetida à prova. Se se trata de uma daquelas substâncias, a prova continuará positiva; o ácido diacético é eliminado pela ebulição.

Fórmula do Reativo

Percloreto de ferro .... 10,0 g
Água destilada *q.s.* .... 100,0 g

Esta prova é chamada de Gerhardt e revela o ácido acetoacético em concentrações superiores a 25 mg/dl.

INTERPRETAÇÃO

A significação clínica da prova positiva é a mesma da cetonúria. A prova de Rothera positiva dispensa a verificação da de Gerhardt, pois o ácido diacético reage também ao nitroprussiato, simultaneamente com a acetona.

Hemoglobina

Pesquisa

I. Pelas "Tiras Reagentes". Tocar a parte reativa na urina. Dentro de um minuto, surge coloração azul na porção umedecida, caso a hemoglobina ou a mioglobina estejam presentes. É menos sensível quando há hemácias íntegras, e não hemoglobina livre. A vitamina C, em alta concentração, retarda ou inibe a reação. Devem-se seguir rigorosamente as instruções fornecidas pelo fabricante das tiras.

A reação se baseia na atividade da peroxidase da hemoglobina que decompõe o peróxido de hidrogênio; o oxigênio libertado oxida a ortotoluidina (dimetilbenzidina) que a tira encerra, produzindo a cor azul.

II. Pela Reação de Johannessen (ou de *Kastle-Meyer*). A 5 ml de urina, em tubo de ensaio, adicionar 20 gotas do reativo de Johannessen (Meyer) e 10 gotas de água oxigenada. O aparecimento de coloração que vai do róseo ao vermelho revela a presença de hemoglobina. Pode ser pesquisada também do seguinte modo: a 0,5 ml de urina juntar 0,5 ml do reativo e uma gota de água oxigenada. Existem várias outras reações para a pesquisa de sangue (guáiaco, benzidina, fluoresceína, ortotoluidina). Stammers fez estudo comparativo entre a da benzidina e a de Johannessen, concluindo que esta última, para pesquisa de sangue na urina, é três vezes mais sensível do que a primeira, ao passo que, para a pesquisa em solução aquosa de hemoglobina, é cerca de 20 vezes mais sensível.

Mecanismo da Reação. O reativo é preparado de tal modo que a fenolftaleína nele presente está sob a forma de anidrido ftálico, que é incolor. A presença de oxidases do sangue transforma este anidrido em fenolftaleína à custa do oxigênio da água oxigenada. Como o reativo é fortemente alcalino, há aparecimento de coloração rósea.

Preparação do Reativo de Johannessen (proposto originariamente por Kastle-Meyer)

Dissolver:

Fenolftaleína .... 1,0 g
KOH .... 25,0 g

em 100 ml de água destilada; adicionar 10 g de Zn em pó e ferver até a solução se tornar incolor; resfriar e adicionar igual volume de álcool a 96%. Colocar a solução em frasco de vidro, bem como o zinco, que sedimentará. Adicionar alguns mililitros de parafina líquida, a fim de evitar a oxidação do reativo.

INTERPRETAÇÃO

A **hemoglobinúria** ocorre quando a hemólise intravascular se processa com tal intensidade que a hemoglobina libertada não pode ser totalmente metabolizada. Atinge, assim, níveis sanguíneos superiores ao seu limiar renal e é eliminada pela urina. O teste para hemoglobina é positivo quando, na hematúria, há lise dos eritrócitos.

É observada: na **hemoglobinúria noturna paroxística** (síndrome de Marchiafava-Micheli, não-familial, descrita pela primeira vez por Strübing, em 1882; é distúrbio primário da medula óssea); na **deficiência da glicose-6-fosfato desidrogenase;** na **anemia hemolítica auto-imune** (pelo auto-anticorpo "frio", assim chamado porque reage a 20°C); na hemoglobinúria de grandes esforços (competições desportivas); em infecções (pelo *Plasmodium falciparum*); em reações medicamentosas (sulfonamidas, fenacetina, arsênico, quinino); na transfusão de sangue incompatível; em envenenamento por agentes químicos, por animais peçonhentos, por certos vegetais (e.g., favismo devido a uma leguminosa, a *Vicia faba*, pela ingestão da fava ou pela inalação de seu pólen).

A hematúria extra-renal pode ser: por **hemorragia uretral** (que se caracteriza por ocorrer no início da micção); por **traumatismos** da uretra (passagem de cálculo); por **adenoma prostático** e **câncer da próstata;** por **hemorragia vesical** (se copiosa, pode haver formação de coágulos); por outras lesões do trato urinário (**câncer, pólipos, papilomas, cistites**).

A **hematúria** de origem renal tem seu principal exemplo na **glomerulonefrite aguda;** na forma crônica, a presença de hemácias na urina é errática. Ocorre também na **litíase**, na **tuberculose renal,** nas **neoplasias renais;** é moderada e ocasional no **rim policístico** e na **nefrose.**

Mioglobina

Pesquisa

A 5 ml de urina em tubo de ensaio, adicionar 2,8 g de sulfato de amônio e agitar até dissolver. Nesta saturação, a hemoglobina, se presente, precipita-se. Filtra-se e observa-se o filtrado — se apresentar coloração vermelha ou castanho-escura, provavelmente se trata de mioglobina. A confirmação se faz por meio de eletroforese em papel ou pela espectrofotometria.

INTERPRETAÇÃO

A mioglobinúria ocorre após **exercícios musculares exagerados** (marchas, corridas); nos **traumatismos** (por sevícias, por esmagamentos); nas crises de cãibra; na **polimiosite aguda.**

Bilirrubina

Pesquisa

I. Pelas Tiras Reagentes. A urina deve ser recente. Há várias tiras *Multistix, Chemstrip* e outras que se baseiam na mudança da coloração, quando imergidas rapidamente na urina. O estojo das fitas contém a escala de cores.

II. Pelo Reativo de Fouchet. A 5 ml de urina em tubo de ensaio, adicionar 5 ml da solução de cloreto de bário. Misturar e filtrar em papel de filtro. Dispor o papel sobre outro não usado,

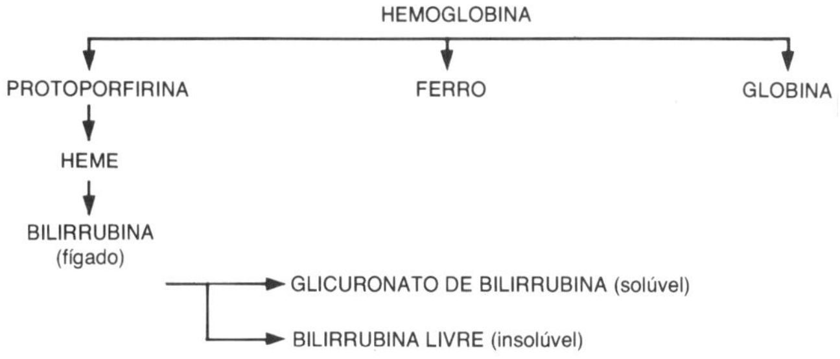

Fig. 4.2 Origem das bilirrubinas.

ambos sobre azulejo branco. Verter três a cinco gotas do reativo de Fouchet sobre o precipitado no papel de filtro. A presença de bilirrubina é denunciada pelo aparecimento de cor verde, cuja intensidade é índice aproximado da concentração do pigmento.

Preparação dos Reativos

Dissolver 10 g de cloreto de bário ($BaCl_2 2H_2O$) para um volume de 100 ml em balão graduado.

Reativo de Fouchet. Dissolver 25 g de ácido tricloracético (**cuidado ao manuseá-lo: muito corrosivo!**) em 100 ml de água destilada. Em outro frasco, dissolver 1 g de cloreto férrico em 10 ml de água destilada e adicionar à solução de ácido tricloracético. Misturar e conservar em frasco escuro.

INTERPRETAÇÃO

Pelos métodos habituais de pesquisa, a urina normal não encerra bilirrubina. É oriunda do metabolismo da hemoglobina (Fig. 4.2), formada nas células do sistema retículo-histiocitário do baço, da medula óssea etc. Encontra-se no sangue sob as formas livre (não-conjugada) e combinada (conjugada ao ácido glicurônico). Esta é excretada no duodeno pelo fígado, onde, pela ação de enzimas e bactérias, é transformada em urobilinogênio. A bilirrubina conjugada é solúvel; na prova de Van den Bergh no sangue, dá a chamada reação direta.

A **bilirrubinúria** é observada quando a bilirrubinemia se acha acima de 2 mg/dl, à custa da bilirrubina conjugada, e pode ser notada antes da coloração amarela da pele e mucosas.

Ocorre na **icterícia obstrutiva** (colangítica, obstrutiva ou neoplásica), na **icterícia hepatocelular** (infecciosa, tóxica ou cirrótica). De modo geral, não é evidenciada na **icterícia hemolítica,** especialmente na fase inicial, quando se apresenta no sangue sob a forma livre, não-solúvel.

Urobilinogênio

Pesquisa

I. Pelas Tiras Reagentes. Imergir a tira reagente (Urobilistix, que é impregnado com p-dimetil-amino-benzaldeído, produz coloração marrom-avermelhada com urobilinogênio), e comparar a coloração obtida com a tabela que acompanha as tiras.

II. Pelo Reativo de Ehrlich. A 5 ml da urina em tubo de ensaio, adicionar 5 ml do reativo. Misturar por inversões sucessivas do tubo. Adicionar 10 ml da solução saturada de acetato de sódio e misturar. O desenvolvimento de coloração rósea ou vermelha indica a presença de urobilinogênio ou de porfobilinogênio.

Toma-se uma porção da solução corada obtida, adicionam-se alguns mililitros de clorofórmio e mistura-se por inversões sucessivas do tubo, sem agitação violenta. Tratando-se de urobilinogênio, o clorofórmio tomará coloração rósea ou vermelha. Se a cor for devida ao porfobilinogênio, ela não será extraída pelo clorofórmio. O mesmo ocorre com a adição de butanol a uma outra porção do líquido corado; se a cor for devida ao urobilinogênio, o butanol, na parte superior da coluna líquida, adquire coloração rósea ou vermelha.

As sulfonamidas, a novocaína e o ácido aminossalicílico, se presentes na urina, falseiam os resultados.

Preparação dos Reativos

Reagente de Ehrlich. Dissolver 2 g de paradimetilaminobenzaldeído em 100 ml de uma solução de ácido clorídrico a 20% (v/v); conservar em frasco âmbar.

Acetato de sódio. Dissolver 100 g do sal ($C_2H_3NaO_2 3H_2O$) em 80 ml de água destilada.

Usar, na pesquisa, clorofórmio e butanol (álcool butílico) puros.

INTERPRETAÇÃO

A urina normalmente encerra traços de urobilinogênio, que rapidamente se oxida para urobilina. Cumpre, pois, fazer a pesquisa em urina recentemente emitida.

O urobilinogênio, bem como o estercobilinogênio, é formado no intestino pela ação redutora das bactérias sobre a bilirrubina, aí lançada pela bile. É reabsorvido na circulação porta e novamente excretado pelo fígado, parte eliminada na urina — cerca de 2 mg em 24 horas.

Sua taxa é elevada quando há hemólise (**anemia hemolítica**) ou em **hepatopatias.** Nesta última condição, o hepatócito se torna incapaz de reabsorver e reexcretar o urobilinogênio circulante. Acha-se elevada também na **policitemia,** no **cisto hemorrágico do ovário,** na **doença hemolítica perinatal,** em alguns estágios da **malária,** na **insuficiência cardíaca,** na **cirrose hepática.**

A redução ou ausência do urobilinogênio (e da urobilina) é observada na icterícia obstrutiva completa.

Urobilina

Pesquisa (Prova de Schlesinger)

A mais ou menos 2 ml de urina em tubo de ensaio (a urina não deve ser recente, mas de algum tempo depois de emitida), juntar 2 ml da solução saturada de acetato de zinco e filtrar. Fluorescência esverdeada no filtrado (comparar com igual volume de urina sem o reativo) denuncia a presença de urobilina. A apreciação da fluorescência se faz melhor à luz solar direta, contra fundo negro

> **Preparação do Reativo**
> Acetato de zinco: 0,10 g; álcool a 95%: 100 ml; ácido acético, *q.s.p.* ficar límpido. Manter em frasco escuro. Sua conservação é limitada porque o acetato se altera com o tempo.

INTERPRETAÇÃO

A significação clínica da urobilinúria é a mesma que foi registrada com relação ao urobilinogênio.

Sais Biliares

Pesquisa (Prova de Hay)

Em pequeno copo, colocar alguns mililitros de urina límpida (se turva, filtrar) e deixar cair flor de enxofre sobre sua superfície. Se a urina encerrar sais biliares, o enxofre cai ao fundo do copo (os sais biliares baixam a tensão superficial), sendo a velocidade da queda do enxofre proporcional ao teor de sais biliares. A flor de enxofre deve ser finalmente pulverizada. Aconselha-se, também, baixar a temperatura da urina a 17°C antes da prova, não sendo, todavia, condição essencial este cuidado. Taxas aproximadas de sais biliares por esta prova: se a queda do enxofre se der imediatamente, sem agitação do recipiente: 0,01% ou mais; se ocorrer só depois de ligeira agitação: 0,0025% ou mais.

A pesquisa de sais biliares, por este processo, tem sido abandonada por ser empírica, além de sujeita a várias causas de erro. Sua significação seria a mesma do que foi dito com relação aos pigmentos biliares.

Escatol

Pesquisa

A mais ou menos de 2 ml de urina, em tubo de ensaio, juntar igual volume de ácido clorídrico concentrado. O aparecimento de coloração avermelhada revela a presença de escatol; quanto mais intensa a coloração, tanto maior o teor existente.

Indican

Pesquisa

Pelo reagente de Obermayer; em tubo de ensaio, colocar iguais volumes de urina e do reativo de Obermayer. Adicionar mais ou menos 2 ml de clorofórmio. Misturar, invertendo o tubo algumas vezes, fechando-o com o polegar ou com rolha. Não se deve agitar vigorosamente, a fim de evitar emulsificação. O clorofórmio toma coloração azul, em presença de indican.

Preparação do Reagente de Obermayer

A 100 ml de HCl concentrado, adicionar 0,3 g de percloreto de ferro.

INTERPRETAÇÃO

Normalmente, há traços de escatol e indican na urina. Estas substâncias são formadas no intestino, de onde são absorvidas e eliminadas pelos rins. Quando existe obstipação ou putrefação intestinal, há maior produção e maior absorção e, conseqüentemente, maiores quantidades são encontradas na urina. A decomposição bacteriana da proteína corpórea (gangrena) conduz a maior eliminação de indican. A excreção do indican está também aumentada na **obstrução intestinal,** no **íleo paralítico,** na **peritonite,** na **febre tifóide,** no **câncer gástrico,** na **moléstia de Hartnup** (também chamada **doença H,** manifestação pelagróide, acompanhada de hiperaminoacidúria intensa), na **acloridria.**

Ácido Fenilpirúvico (Fenilcetonúria — *PKU*)

Pesquisa

I. Pela Tira Reagente (Fenistix). Esta tira contém sulfato de ferro e amônio, sulfato de magnésio e ácido ciclo-hesilsulfâmico. Mergulha-se rapidamente uma extremidade na urina; ao final de 30 segundos, compara-se a cor na tabela que a acompanha. Pode ser feita também dispondo a tira entre a dobra da fralda molhada do bebê, fazendo-se leve compressão e verificando-se a coloração ao final de meio minuto.

II. Pelo Cloreto Férrico. A 4 ml de urina em tubo de ensaio, adicionar 1 ml do reagente de magnésio; deixar em repouso cinco minutos e filtrar. Ao filtrado, acrescentar duas gotas da solução de ácido clorídrico a 10% e duas gotas da solução de cloreto férrico. O desenvolvimento de cor verde denuncia a presença do ácido fenilpirúvico.

A sensibilidade de ambas as provas se situa em 5 e 10 mg/dl. Exame muito empregado também para o rastreio da PKU é o da inibição bacteriana de Guthrie. Entretanto, os resultados obtidos devem ser confirmados pela cromatografia e fluorometria.

Preparação das Soluções

Reagente de magnésio. Em balão graduado de 1.000 ml, colocar 11 g de $MgCl_2$, 14 g de NH_4OH concentrado, dissolver com água destilada e completar para a marca do balão. Misturar.

Ácido clorídrico a 10%. Transferir 10 ml de ácido clorídrico concentrado (D = 1,19) para balão graduado de 100 ml e completar o volume para o traço com água destilada.

Cloreto férrico. Dissolver 10 g de $FeCl_3$ em balão graduado de 100 ml, com água destilada, completando o volume para o traço.

INTERPRETAÇÃO

As aminoacidúrias, entidades raras cuja incidência em brancos e orientais é de cerca de 1:10.000 nascimentos, são classificadas em primária ou metabólica e secundária ou renal (tubular).

A **fenilcetonúria** é doença autossômica recessiva cuja expressão é o achado do ácido fenilpirúvico na urina, foi descrita pela primeira vez por Fölling, em 1934, confirmando o que havia sido previsto por Garrod, em 1909, ao criar o conceito de **erros inatos do metabolismo.** Até agora foram descritos mais de uma centena destes "erros", causados por mutações genéticas.

A **fenilcetonúria** (também denominada **oligofrenia fenilpirúvica, doença de Fölling,** *imbecillitas phenylpyruvica*) resulta da falta da fenilalanina hidroxilase, que normalmente oxida a fenilalanina em tirosina. Parte da fenilalanina é transformada em ácido fenilpirúvico, que é excretado na urina (Fig. 4.3, bloqueio 1). Este defeito metabólico se instala nas primeiras semanas de vida; daí a indicação do exame da urina neste sentido, nos primeiros dias após o nascimento. O teor de fenilalanina se eleva a 30 vezes o normal no sangue, e a prova do cloreto férrico se revela positiva na urina, podendo ser assim evitado o comprometimento mental da criança, irreversível, depois de algum tempo.

O diagnóstico precoce da hiperfenilalaninemia possibilita o tratamento também precoce da doença, impondo dietoterapia, o que detém sua evolução.

Starling *et al.* fazem rápida revisão da fenilcetonúria (PKU) e se reportam ao Ambulatório de Fenilcetonúria do Serviço Especial de Genética do Hospital das Clínicas da UFMG, onde os pacientes suspeitos de PKU são atendidos por equipe interdisciplinar, com dosagens sucessivas da fenilalaninemia. Quando a dosagem de Phe (fenilalanina) é superior 240 µml/l, a criança é encaminhada a este ambulatório, onde são tomadas as devidas orientações.

Nóbrega, citado por Lacaz, pesquisou a **fenilcetonúria** em 311 deficientes mentais institucionalizados em São Paulo, encontrando 1,6% de positividade, assunto este versado em sua tese de doutoramento apresentada à Escola Paulista de Medicina, em 1967.

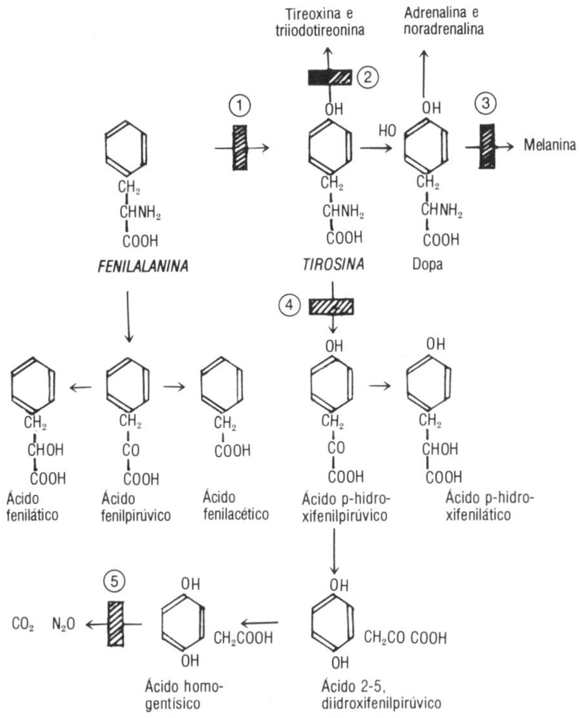

Fig. 4.3 Trilha metabólica da fenilalanina e bloqueios responsáveis por: 1, fenilcetonúria; 2, uma forma de cretinismo; 3, albinismo; 4, tirosinose; 5, alcaptonúria.

Esperon, em 3.000 pesquisas do ácido fenilpirúvico na urina, deparou três reações positivas que possibilitaram o diagnóstico de **fenilcetonúria** em três irmãos de sete meses, três e seis anos de idade.

Esperon e Esperon, pesquisando a fenilcetonúria em 4.914 crianças recém-nascidas, registraram a incidência de 0,042%. Chamam a atenção para que se evite a contaminação da urina com fezes, o que falseia os resultados da pesquisa. Preconizam o rastreio sistemático deste erro inato do metabolismo em recém-nascidos. A incidência encontrada por Rabelo *et al.* foi de 1:14.018.

Trata-se de uma **aminoacidúria metabólica,** na qual o nível do ácido aminado no sangue ultrapassa o limiar tubular de reabsorção.

Não há metabólitos anormais na fenilcetonúria, mas estes são normais em quantidades anormais. A incapacidade do organismo em converter a fenilalanina em tirosina causa uma série de distúrbios bioquímicos e fisiológicos, produzindo graves repercussões patológicas.

A fenilalanina no soro é maior que 15 mg/dl e na urina é superior a 100 μg/ml. O ácido fenilpirúvico na urina é achado importante, produzindo reação positiva com o cloreto férrico.

Segundo Pesce e Kaplan, são os seguintes os sintomas sugestivos de aminoacidúrias: **desenvolvimento mental deficiente, atrofia cerebral** ou **espasticidade; letargia periódica, hipotonicidade; convulsões,** a partir de um ano de idade, **vômitos episódicos** (com ou sem acidose); **hepatomegalia; acidose metabólica,** sem explicação aparente; moléstia aguda grave, sem explicação aparente; delonga no desenvolvimento (mental ou físico); intolerância a proteínas; **hipoglicemia, hiperamonemia;** problemas de comportamento, defeitos da fala; distúrbios renais, **nefrolitíase; cegueira, catarata,** deslocamento do cristalino, atrofia óptica; infecções recorrentes, **febre obscura.**

Ácido Homogentísico

Pesquisa

A 2 ml de urina, em tubo de ensaio, adicionar a solução de cloreto férrico a 10% gota a gota. Em presença do ácido homogentísico, a solução tomará coloração azul de fugaz duração. Reduz o reativo de Benedict.

Pode ser pesquisado, também, gotejando-se solução de hidrato de sódio a 10% a 2 ml de urina em tubo de ensaio. A cor da urina tornar-se-á escura em presença do ácido homogentísico.

Esta solução alcalina, colocada em papel brilhante de fotografia, à luz do dia, fará com que ele se torne preto pela ação reveladora do ácido homogentísico.

INTERPRETAÇÃO

O metabolismo da fenilalanina e da tirosina é interrompido na fase do ácido homogentísico (Fig. 4.3, bloqueio 5), que é eliminado pela urina e, nela, por alcalinização (fermentação amoniacal) e exposição ao ar, se oxida, tomando coloração escura. Este erro inato do metabolismo é chamado **alcaptonúria** e resulta da deficiência da enzima oxidase do ácido homogentísico (alcaptina). Nas cartilagens articulares e nos discos intervertebrais, temos a chamada **artropatia acronótica,** podendo ocorrer também rotura de discos intervertebrais, **prostatite** e **cálculo renal**. A deposição do pigmento nas estruturas oculares, no pavilhão da orelha e da pele precede a **artropatia ocronótica.** Trata-se de manifestação pouco freqüente e, como a fenilcetonúria, é do tipo metabólico, com hiperaminoacidemia.

Entre as aminoacidúrias do tipo renal (tubular), citam-se: a **síndrome de Fanconi,** a **moléstia de Hartnup** e a **cistinose,** que são congênitas, bem como as devidas à lesão secundária dos túbulos — **doença de Wilson, envenenamento** por metais pesados, pelo fenol e pelo ácido oxálico. Na síndrome de Fanconi e na doença de Wilson (degeneração hepatolenticular), são vários os aminoácidos que aparecem na urina. Os testes positivos para aminoácidos devem ser confirmados pela cromatografia. A alcaptonúria é entidade extremamente rara. Gamarski fez revisão deste assunto em publicação recente. Segundo Galjaard, a incidência da síndrome de Fanconi é de 1:200.000; da doença de Hartnup, 1:26.000; da cistinúria, 1:7.000.

Melanina

Pesquisa

Pelo Nitroprussiato. A 2 ml de urina em tubo de ensaio, adicionar três a quatro gotas de solução recente de nitroprussiato de sódio e duas gotas da solução de hidrato de sódio a 10%. Agitar. Surgirá cor vermelha, se a urina contiver acetona, creatinina ou melanina. Acidificar com duas gotas de ácido acético glacial. Melanogênio, em pequenas quantidades, produzirá cor verde; se maior quantidade estiver presente, surgirá cor azul, que se transformará em negra. A acetona faz aparecer cor roxa, e a creatinina, cor âmbar. A solução de nitroprussiato de sódio é obtida dissolvendo-se uns poucos cristais em 10 ml de água destilada.

INTERPRETAÇÃO

A melanina é pigmento derivado da tirosina. Os portadores de tumores melanóticos eliminam na urina o seu precursor, o melanogênio, que se polimeriza, em 24 horas, na temperatura

Quadro 4.9 Substâncias que Produzem Reações Coradas com o $FeCl_3$

Substância	Cor
Ácido aceto-acético	Vermelha ou castanho-avermelhada
Bilirrubina	Azul-esverdeada
Ácido homogentísico	Azul ou verde (fugaz)
Melanina	Precipitado cinzento que se torna negro
Ácido fenilpirúvico	Verde ou azul-esverdeada, tornando-se amarela
Medicamentos:	
Ácido aminossalicílico	Vermelho-castanha
Antipirina	Vermelha
Fenacetina	Vermelha
Cianatos	Vermelha
Derivados do fenol	Violeta
Derivados da fenotiazina	Púrpura-rósea
Salicilatos	Púrpura (estável)

ambiente, tomando coloração que vai da castanho-escura à negra (Fig. 4.3, bloqueio 3).

Porfobilinogênio

Pesquisa

Pelo Reativo de Ehrlich. A 1 ml de urina recentemente emitida, adicionar 1 ml do reagente de Ehrlich. Após 90 segundos, juntar 2 ml da solução saturada de acetato de sódio em 2 ml de uma mistura de álcool amílico-álcool benzílico e agitar. Deixar em repouso e observar. Coloração vermelha ou rósea na camada inferior da coluna líquida denuncia a presença de porfobilinogênio. Havendo urobilinogênio, a camada superior tomará cor vermelha.

Preparação dos Reativos

Reagente de Ehrlich e solução saturada de acetato de sódio, como para urobilinogênio.

Mistura álcool amílico-álcool benzílico. A 90 ml de álcool amílico (pentanol), adicionar 30 ml de álcool benzílico (fenilmetanol).

INTERPRETAÇÃO

O porfobilinogênio que se acha aumentado na **porfiria aguda intermitente** e na **porfiria variegata** (também chamada **porfiria genética sul-africana**) é normal ou pouco aumentado na **coproporfiria.** Nas **porfirias eritropoéticas** (congênita e protoporfiria) e na **cutânea tarda,** a eliminação urinária do porfobilinogênio se situa dentro dos limites da normalidade, isto é, menos de 4 mg/dia.

Na **porfiria aguda intermitente,** a presença do porfobilinogênio, demonstrável pela pesquisa na urina, é considerada quase patognomônica desta manifestação. Na fase aguda, segundo Marver e Schmid, os valores na urina podem ir de 30 a algumas centenas de miligramas em 24 horas; a pesquisa qualitativa se revelará, portanto, fortemente positiva.

A urina dos pacientes acometidos de porfiria, na fase aguda, tem coloração normal logo após a micção, tornando-se escura quando exposta à luz e ao ar.

O porfobilinogênio é formado pela condensação de dois moles do ácido delta-aminolevulínico.

Uroporfirinas

Pesquisa

Colocar 10 ml da urina em tubo de ensaio e irradiar, no escuro, com luz ultravioleta, o mesmo fazendo com urina normal para comparação. O aparecimento de fluorescência laranja-avermelhada denuncia a presença de uroporfirinas.

Se a prova for negativa, acidifica-se a urina até atingir pH 4 (utilizando-se do Papel Indicador Universal Merck ou do Labstix) e se aquece a urina, em banho-maria em ebulição, por 15 minutos. Resfria-se o tubo e repete-se a irradiação. A presença de uroporfirina é revelada pela fluorescência vermelha ou laranja-avermelhada.

Reagentes e Material

Ácido acético glacial, *p.a.,* papel indicador, lâmpada ultravioleta com filtro, de 100 W (366 nm).

Coproporfirina III

Pesquisa

A cerca de 5 ml de urina límpida em tubo de ensaio de 16 × 150 mm (de preferência de quartzo), adicionar 1 ml de ácido acético glacial, 5 ml de éter etílico e três gotas de água oxigenada a 3%.

Veda-se o tubo com tampa de borracha e mistura-se, invertendo-o 12 vezes. Deixa-se o tubo em repouso por 10 minutos. Se a mistura emulsificar, centrifuga-se durante dois minutos.

Examina-se, em quarto escuro, com luz ultravioleta refletida. A cor do éter na camada superior do tubo revela a presença ou não da coproporfirina. A coloração azul-pálida é considerada prova negativa. O aparecimento das cores violeta, rosa ou vermelha é tido como, respectivamente, reação +, ++ ou +++.

Reagentes

Ácido acético glacial, *p.a.,* éter etílico (éter sulfúrico). Água oxigenada (peróxido de hidrogênio 8-12 volumes = 2,5 − 3,5%).

INTERPRETAÇÃO

A porfiria, cuja classificação daremos a seguir, representa modelo dos defeitos genéticos na regulação enzimática.

A biossíntese das porfirinas e seus precursores se processa de acordo com o roteiro esquemático da Fig. 4.4, na qual AAL = ácido delta-aminolevulínico; PFB = porfobilinogênio:

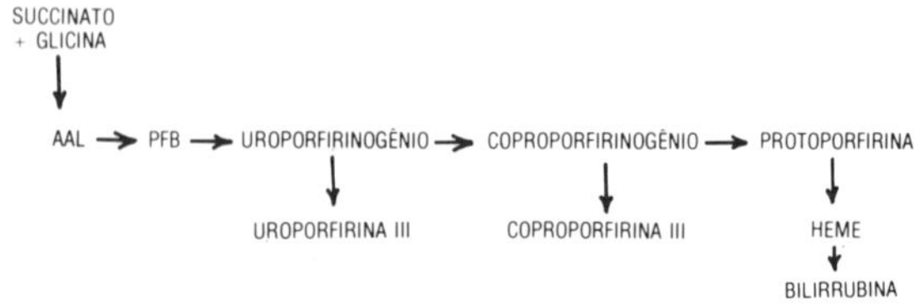

Fig. 4.4 Biossíntese do heme e porfirinas. (Adaptado de Marver e Schmid.)

O Quadro 4.10 mostra os achados, na urina, dos diferentes tipos de porfirinas, verificando-se que estas jamais se originam do catabolismo do heme. A urina normal encerra quantidades mui

Quadro 4.10 Classificação das Porfirias e Achados na Urina

Porfiria	PFB	URP	COP	AAL
1. Eritropoética Congênita (doença de Günther)	0	+++	++	0
2. Hepática				
a. Aguda intermitente (**PAI**)	+++	±	±	++
b. Variegata (**PV**) (cutânea tarda) hereditária tipo sul-africana	+++	+	++	++
c. Coproporfiria	++	+	+++	++
d. Cutânea tarda	±	+++	++	±
e. Tóxica		++	++	
3. Protoporfiria (protoporfiria eritropoética)	±	±	±	±

Adaptado de Marver e Schmid. PFB = Porfobilinogênio; URP = Uroporfirina; COP = Coproporfirina; AAL = Ácido delta-aminolevulínico.
Fonseca *et al.* apresentaram elucidativo caso de **PAI**, em publicação recente.

reduzidas de porfirinas. Entre os quatro isômeros da uroporfirina, da coproporfirina e da protoporfirina, apenas o I e o III têm significação clínica. Este último é encontrado na bile e nas fezes.

A **porfiria eritropoética (doença de Günther)** é congênita, e sua incidência é rara. Acomete a pele (fotossensibilidade), apresentando o doente lesões vesiculares ou bolhosas na face, dorso das mãos e em outras regiões atingidas pelos raios solares. A hipertricose é freqüente, e os dentes (decíduos ou permanentes) podem apresentar eritrodontia. A maioria dos casos registrados na literatura se acompanhavam de atividade hemolítica aumentada. A uroporfirina e a coproporfirina, ambas do tipo I, são excretadas em grande quantidade na urina. A coloração da urina vai do róseo ao vermelho (cor de vinho de Borgonha), especialmente na fase aguda da fotodermatite.

A **porfiria aguda intermitente** se manifesta por dores abdominais, de caráter moderado ou agudo, e por hipertensão arterial. Instala-se na puberdade. Pode haver pigmentação cutânea difusa. Paraplegia e perda temporária da visão têm sido relatadas. Não ocorre fotossensibilidade. A excreção do porfobilinogênio, que é um cromogênio monopirrólico, está grandemente aumentada na fase aguda da **PAI.** A excreção do ácido delta-aminolevulínico também se acha aumentada.

A **porfiria variegata,** também chamada porfiria genética sul-africana, se caracteriza: a) pela grande suscetibilidade da pele aos menores traumatismos e à luz; b) por crises desencadeadas pelo uso de certas drogas (barbitúricos e outras); c) pela excreção permanente de grandes quantidades de proto- e coproporfirina. Nas partes expostas à luz solar, os menores traumatismos podem conduzir a abrasões e erosões cutâneas e, até, à formação de bolhas. A despeito da acentuada fragilidade cutânea, a sensibilidade à luz é pouco perceptível. Logan *et al.* consideram importante a análise da porfirina na bile, na avaliação da **PV.**

A **coproporfirina hereditária** se assemelha à **porfiria variegata.** Muitos dos portadores são assintomáticos ou apresentam leves sintomas (abdominais, neurológicos ou psiquiátricos). Crises agudas podem ser desencadeadas pelo uso de barbitúricos ou tranqüilizantes ou por outros anticonvulsivantes. A característica principal é a excreção de grandes quantidades de coproporfirina III pelas fezes; a eliminação pela urina também é aumentada na fase aguda, o mesmo acontecendo com o ácido delta-aminolevulínico e com o porfobilinogênio.

A **porfiria cutânea tarda** é também chamada *porfiria sintomática, porfiria cutânea tarda sintomática, porfiria hepática adquirida* e *porfiria idiossincrásica* ou *constitucional.* São manifestações freqüentes a hiperpigmentação das partes expostas da superfície cutânea e a hipertricose da fronte. Quase todos os doentes apresentam hepatomegalia, e os exames histológico e de laboratório revelam comprometimento hepático. Não exibem manifestações abdominais ou neurológicas. Sua ocorrência é mais comum na meia-idade. A excreção de uroporfirina pela urina está aumentada, assim como de coproporfirina, o que confere à urina coloração rósea ou castanha. Característica peculiar é a resposta ao emprego da cloroquina em doses terapêuticas — a excreção urinária de porfirina é acentuadamente aumentada. Atribui-se este fato à formação de complexo cloroquina-uroporfirina, que é hidrossolúvel.

A **porfiria tóxica adquirida** foi descrita pela primeira vez em 1956, atingindo de maneira quase epidêmica milhares de pessoas no sul da Turquia. A manifestação se caracterizou por hepatomegalia, pronunciada porfirinúria, fotossensibilidade, pigmentação cutânea e hipertricose. Comprovou-se que o surto foi devido à intoxicação pelo hexaclorobenzeno empregado como fungicida nas plantações de trigo, pela ingestão deste cereal assim tratado.

A **protoporfiria,** também denominada *protoporfiria eritropoética e protoporfiria eritro-hepática,* difere da porfiria eritropoética por não ocorrer aumento da porfirinúria, nem hirsutismo, eritrodontia ou hiperpigmentação. Não se observa fragilidade cutânea ou formação de vesículas e bolhas, mas a exposição ao sol produz intenso prurido com eritema e edema nas superfícies cutâneas atingidas pelos raios solares. Freqüentemente está associada à colelitíase, e os cálculos consistem em protoporfirina precipitada. A eliminação urinária do ácido delta-aminolevulínico, do porfobilinogênio e das porfirinas situa-se dentro dos limites normais. O mais notável achado na protoporfiria é a elevada concentração de protoporfiria nas hemácias e nas fezes.

No envenenamento pelo chumbo (**saturnismo**), há aumento da excreção urinária do ácido delta-aminolevulínico, da coproporfirina III e da uroporfirina. Esta eliminação é também aumentada na cirrose hepática, na hepatite, na hemocromatose.

Cistinúria

Coelho, Heilberg e Schor preconizam o seguinte método para a pesquisa da cistinúria: a 2,5 ml de urina, adicionar três gotas de hidróxido de amônio e 1 ml de cianeto de sódio a 5%. (**Cuidado. Veneno violento!**). Agitar e, após 10 minutos, acrescentar duas gotas de nitroprussiato de sódio a 5%.

Coloração rosa-castanha indica reação negativa; a reação positiva é denunciada pelo desenvolvimento de cor violeta.

Como se vê, o método é simples e prático. Os autores anteriormente citados sugerem seja esta prova realizada, de rotina, na pesquisa da **litíase renal.**

Pneumatúria

A **pneumatúria,** condição incomum, refere-se à passagem de gás ou ar juntamente com a urina. Ocorre em presença de fístula entre a bexiga e o trato intestinal, em conseqüência de complicação cirúrgica ou pela rotura de divertículo inflamado do cólon. Em tais casos, a urina apresenta-se com odor fecal e piúria maciça.

Bacteriúria

Pesquisa

I. Pela Tira Reagente Microstix (Ames Co). O *Microstix (Ames Company)* associa o meio de cultura desidratado e o tetrazolium; este, quando reduzido pela multiplicação bacteriana, apresenta pontos vermelhos que, comparados com uma escala, indicam o número aproximado de bactérias.

II. Pela Prova de Griess (Modificada por Sleigh). A 1 ml de urina, em tubo de ensaio, adicionar duas gotas da solução de nitrato de potássio a 5%. Incubar o tubo a 37°C, em estufa ou em banho-maria, durante quatro horas. Ao fim deste tempo, acrescentar 1 ml do reativo (ver a seguir).

O aparecimento de cor rósea ou vermelha é considerado prova positiva e sugere a presença de 100.000 ou mais bactérias por mililitro.

Esta prova baseia-se na propriedade de várias bactérias de reduzir o nitrato para nitrito, o qual é revelado pelo reativo.

Se positiva qualquer das provas, é indicada a urocultura.

Preparação dos Reativos

Solução A. Dissolver 1,25 g de ácido sulfanílico em 500 ml de ácido acético a 30%.

Solução B. Dissolver 2,5 g de alfa-naftilanina (também chamada 1-aminaftaleno ou naftalidina) em 500 ml de ácido acético a 30%.

Antes de usar, misturar volumes iguais de cada uma destas soluções e, da mistura, tomar 1 ml para cada prova.

INTERPRETAÇÃO

Segundo vários autores, entre os quais Sacks e Abramson, Salomão Filho, Sabbaga e Pereira, esta prova é de valor para o rastreio de bacteriúria, com sensibilidade em torno de 90%; revela a presença de bactéria em concentração igual ou superior a 100.000 por mililitro, que é a taxa sugestiva de infecção do trato urinário. Entretanto, advertem Salomão Filho e cols., é de valor apenas em presença de germes Gram-negativos, sendo inoperante quando a infecção urinária for devida a *Streptococcus.*

A amostra da urina deve ser obtida no **jato médio,** na primeira micção da manhã, depois de rigorosa assepsia, e, nas mulheres, com afastamento dos grandes lábios, a fim de evitar contaminação. Recolher em recipiente esterilizado (ver Fig. 4.24). São imperiosos estes cuidados a fim de evitar resultados falso-positivos.

Cálcio (Prova de Sulkowitch)

Processo

A 5 ml de urina de 24 horas e 5 ml de solução de cloreto de cálcio, em tubos de ensaio, adicionar, a cada um, 5 ml do reativo de Sulkowitch. Misturar por meio de inversões sucessivas dos tubos. Ao fim de dois minutos, observar a turvação. O tubo com a solução de cálcio se prestará para comparação.

Se a urina estiver turva, centrifugá-la antes da prova. O pH deve ser acertado para 5 com ácido acético, utilizando-se o Papel Indicador Merck.

Não se verificando precipitação ou aparecimento de tênue nuvem branca, não haverá cálcio na urina e a calcemia será inferior a 7,5 mg/dl; quando se forma tênue precipitado branco, mas com intensidade menor que a do observado na solução de cálcio, a calcemia deve estar dentro dos limites normais. Se ocorrer pesado precipitado branco, igual ou superior ao apresentado pela solução de cálcio, a taxa deste no soro será provavelmente superior a 12 mg/dl.

Preparação dos Reativos

Dissolver 2,5 g de oxalato de amônio, 2,5 g de ácido oxálico e 5 ml de ácido acético glacial em água destilada e completar o volume para 150 ml.

Solução de cálcio (25 mg/dl). Dissolver 69 mg de $CaCl_2$ anidro, em balão graduado de 100 ml, com água destilada, e diluir para 100 ml.

INTERPRETAÇÃO

Em dieta mista, a eliminação diária do cálcio na urina do adulto normal é de 50 a 300 mg (2,5 a 15 mEq). A calciúria encontra-se aumentada no **hiperparatireoidismo,** na **osteoporose,** no **hipertireoidismo,** nas **neoplasias ósseas,** na **atrofia óssea** por **imobilização** (fraturas), na ingestão excessiva de leite e queijo, na **acidose renal,** em grande número de portadores da **doença de Wilson** (degeneração hepatolenticular), na **intoxicação pela vitamina D** e em alguns casos de **moléstia de Paget.**

A calciúria se acha reduzida no **raquitismo,** na **insuficiência paratireóidea** e no **mixedema.**

Perrone e cols., em trabalho calcado no estudo de 150 crianças com hematúria, consideram a hipercalciúria (>4 mg/kg/dia) uma das causas mais freqüentes da hematúria recorrente na infância.

Segundo Henry, entre os portadores de calculose cálcica, 40% têm hipercalciúria.

Fenotiazinas

Pesquisa

A 1 ml de urina, em tubo de ensaio, adicionar 1 ml do reagente de cloreto férrico. O aparecimento imediato de coloração rósea ou purpúrea sugere a presença de um fenotiazínico. Esta prova é mais sensível para a clorpromazina (**Amplictil**). A coloração que surge após 10 segundos não tem significação.

Preparação do Reagente

A 5 ml de uma solução de $FeCl_3$ a 5%, adicionar 45 ml de ácido perclórico a 20% e 50 ml de ácido nítrico a 50%. Misturar.

INTERPRETAÇÃO

Aproximadamente 50% do medicamento ingerido são eliminados pela urina e o restante pelas fezes. A eliminação é singularmente prolongada. Até seis meses após sua suspensão, o medicamento ou seu metabólito pode ser encontrado na urina. Esta prova se presta para a triagem do uso da droga ou para verificar se realmente sua prescrição médica está sendo obedecida. A identificação dos diversos medicamentos fenotiazínicos se faz pela espectrofotometria.

EXAME QUÍMICO QUANTITATIVO

Para se proceder a dosagens dos diferentes elementos eliminados pela urina, necessário se faz obter o volume total de 24 horas. As instruções para a colheita em um nictêmero foram expostas no início deste capítulo. Antes de se iniciarem as dosagens, mistura-se todo o volume em recipiente que o comporte e mede-se a eliminação total, a fim de que se possa calcular a excreção em 24 horas.

A urina deve permanecer no refrigerador até ser enviada ao laboratório. Pode ser conservada também com o emprego de substâncias químicas, como é recomendado mais adiante.

Dosam-se alguns elementos fisiológicos, patológicos, metabólitos e hormônios. Ao selecionarmos os métodos entre os numerosos processos de dosagem, orientou-nos sua praticabilidade, até onde esta característica não comprometia seu valor semiológico. Conservamos nesta edição algumas técnicas menos aprimoradas e de execução mais simples, o que permite sejam realizadas em laboratórios que não disponham de aparelhagem dispendiosa.

Aos principiantes nas técnicas de laboratório e para familiarizar-se com a nomenclatura de sua aparelhagem (aos estudantes de medicina, de farmácia, de patologia clínica, de biologia) o livro de Cabral, **Técnicas Fundamentais de Laboratório,** é recomendado.

Dosagem da Uréia (Método de Marsh)

Princípio

A uréia, na presença de íons férricos, reage com o diacetil, com produção de cor rósea ou vermelho-cereja.

Material Necessário

1) pipetas graduadas de 5 e de 10 ml;
2) micropipetas de 0,2 ml, graduadas ao centésimo;
3) banho-maria.

Soluções Necessárias

a) reativo A de diacetilmonoxima;
b) reativo B de tiosemicarbazida;
c) reativo cromogênico (mistura de A e de B);
d) solução de cloreto férrico;
e) reativo ácido;
f) padrões de uréia.

Processo. Tomar dois tubos de ensaio e marcá-los B (prova em branco) e U (urina); a cada um, adicionar 3 ml do reativo de cor; acrescentar 0,02 ml de água destilada em B e 0,02 ml da urina diluída 1:10 no tubo marcado U. A cada tubo, adicionar 2,5 ml do reativo ácido. Levar os tubos ao banho-maria em ebulição, de modo que toda a coluna líquida fique imersa na água fervente; ao fim de 10 minutos, retirar os tubos e resfriá-los por três minutos em água fria (Quadro 4.11).

Fazer a leitura em 530 μm de comprimento de onda ou com filtro verde, com a prova em branco em O. Ler o resultado na curva de calibração, multiplicando-o pela diluição da urina. **Exemplo:** Leitura na curva: 80 mg/dl; volume urinário: 1.200 ml; a urina foi diluída 1:10; o cálculo será:

$$\frac{80 \times 10 \times 1.200}{100.000} = 9,6 \text{ g de uréia/24 horas}$$

Curva de Calibração. A quatro tubos de ensaio marcados, respectivamente B, 50, 100 e 150, adicionar 3 ml de reativo de cor, 0,2 ml de água destilada ao tubo B e 0,2 ml de cada um dos padrões de uso (ver preparação) nos tubos marcados 50, 100 e 150. Acrescentar a todos eles 2,5 ml do reativo ácido. Colocar em banho-maria em ebulição durante 10 minutos; resfriar por três minutos. Fazer a leitura, como antes, e traçar a absorvância ou transmitância.

Preparação dos Reativos

Reativo A. Dissolver 12,5 g de diacetilmonoxima em água destilada, em balão graduado de 500 ml; completar o volume para o traço, misturar e transferir para vidro escuro, rotulando-o com as anotações: data, grau de pureza e fabricante da droga usada, nome do preparador.

Reativo B. Dissolver 2,5 g de tiosemicarbazida com água destilada, em balão graduado de 500 ml; completar para o traço, misturar e transferir para vidro escuro; rotular, como o anterior.

Reativo de cor. Em balão volumétrico de 1.000 ml, colocar 67 ml do reativo A e 67 do B. Completar o volume para o traço com água destilada, misturar e transferir para frasco âmbar, conservando-o em geladeira.

Solução de cloreto férrico. Dissolver 1,5 g de cloreto férrico ($FeCl_3 6H_2O$) em 45 ml de água destilada; adicionar 30 ml de ácido fosfórico a 85%, misturar e transferir para vidro escuro.

Reativo ácido. Em *erlenmeyer* de 2 litros, colocar cerca de 800 ml de água destilada e adicionar, aos poucos, 80 ml de ácido sulfúrico concentrado, com agitações à medida que se adiciona o ácido. Jamais adicionar a água ao ácido sulfúrico. Depois de resfriada a solução, transferi-la para balão volumétrico de 1.000 ml, completar o volume com água destilada e misturar. Retirar 0,5 ml desta solução; em seu lugar, adicionar 0,5 ml da solução de cloreto férrico. Misturar e transferir para frasco escuro.

Padrão-estoque de uréia. Pesar exatamente 1 g de uréia (*p.a.*), transferir quantitativamente para balão graduado de 100 ml, dissolver em água destilada, completar o volume para o traço, misturar e transferir para um frasco, que deve ser conservado na geladeira.

Padrões de uso de uréia (de 50, 100 e 150 mg/dl). Transferir exatamente 0,5, 1,0 e 1,5 ml do padrão-estoque para três balões graduados de 10 ml e completar o volume para o traço com água destilada. Marcar cada balão com as respectivas concentrações. Conservar na geladeira.*

Quadro 4.11 Resumo do Processo

	Tubo B	Tubo U
Reativo de cor	3 ml	3 ml
Urina 1:10	0	0,02 ml
Água destilada	0,02 ml	0
Reativo ácido	2,5 ml	2,5 ml
Banho-maria em ebulição 10 min; resfriar 3 min		

INTERPRETAÇÃO

A dosagem da uréia na urina é de limitado valor semiológico. Sua eliminação varia entre 10 e 20 g em 24 horas; está na dependência da dieta, e daí a possibilidade de sua variação sob limites mais amplos. A determinação da uréia urinária tem maior significação quando feita em tempo delimitado, juntamente com sua dosagem no sangue, como na prova de Depuração da Uréia (ver Cap. 3).

A excreção se acha aumentada: a) nas **dietas hiperprotéicas;** b) nos **estados febris** pelo **aumento do catabolismo** das proteínas; c) nas neoplasias; d) no hipertireoidismo.

*Soluções prontas para o uso para dosagem da uréia, bem como para a maioria das determinações bioquímicas, podem ser adquiridas de *Biobbas, Doles, Miles, Biolab-Mérieux, Diagnóstica Merck, Roche, Hoechst* e outros.

A eliminação pode estar reduzida: a) em **dietas pobres em proteínas;** b) na **insuficiência renal** com isostenúria; c) na **insuficiência hepática** grave. Vale lembrar, entretanto, que, embora seja o fígado a sede da formação da uréia, dada sua grande capacidade de reserva, apenas a destruição quase completa de seu parênquima impede que o catabolismo das proteínas se dê até a simplicidade da uréia.

A taxa de uréia, quando expressa em azoto, é de cerca da metade do valor da uréia, pois, do peso molecular desta, que é de 60, uma cota de 28 é representada pelo nitrogênio (50% da molécula).

Dosagem da Creatinina

Material Necessário

1) balão volumétrico de 100 ml;
2) pipetas volumétricas de 5 ml;
3) pipetas graduadas de 5 ml;
4) tubos de ensaio.

Soluções Necessárias

1) padrão-estoque de creatinina (1 ml = 1 mg);
2) solução de ácido pícrico a 1,2%;
3) solução de hidrato de sódio a 10%;
4) solução de ácido clorídrico 0,1 N;
5) padrão de uso de creatinina (1 mg/100 ml);
6) solução alcalina de picrato.

Processo. Colocar 1 ml da urina em balão volumétrico de 100 ml, diluir com água destilada até o traço do balão e misturar. Tomar 5 ml desta mistura e colocar em tubo de ensaio, que deve ser marcado U (urina). Em outro tubo de ensaio (marcado B = branco), colocar 5 ml de água destilada. Adicionar, a cada um, 2,5 ml da solução alcalina de picrato. Misturar. Ao fim de 10 minutos, realizar a leitura em 515 μm ou com filtro verde, levando a zero a prova em branco. Ler, no gráfico de calibração (ver Curva de Calibração, no Cap. 2), o valor em miligramas do tubo U.

Cálculo

Multiplicar por 10 o valor lido na curva de calibração. O número obtido será multiplicado pelo volume urinário de 24 horas (ou do espaço de tempo estudado) e o produto, dividido por 100.000, fornecerá a taxa de creatinina de um nictêmero.

Resumo do Processo

	Tubo U	Tubo B
Urina 1:100	5 ml	0
Água destilada	0	5 ml
Picrato alcalino	2,5 ml	2,5 ml
	Leitura ao fim de 10 min	

Preparação das Soluções. Padrão-estoque de creatinina. Pesar exatamente 0,1 g de creatinina e transferir quantitativamente para balão volumétrico de 100 ml; dissolver com cerca de 80 ml de HCl 0,1 N (8,4 ml de ácido clorídrico concentrado, D = 1,19 diluídos para 1.000 ml com água destilada fornecem solução aproximadamente 0,1 N); completar para o traço do balão com o ácido 0,1 N; misturar, transferir para frasco limpo e seco e conservar na geladeira.

Solução saturada de ácido pícrico (1,2%). Colocar 1,5 g de ácido pícrico em balão *erlenmeyer* de 250 ml; adicionar 100 ml de água destilada aquecida a 70°C; deixar tomar a temperatura ambiente, ao abrigo da luz; no dia seguinte, decantar a solução, agora saturada, em frasco escuro.

Solução de hidrato de sódio a 10%. Dissolver 50 g de NaOH com água destilada, em balão volumétrico de 500 ml, completando o volume para o traço do balão; transferir para frasco de polietileno.

Padrão de uso de creatinina. Transferir exatamente 1 ml da solução-estoque para balão volumétrico de 100 ml; adicionar 20 ml do ácido clorídrico 0,1 N; completar o volume com água destilada. Misturar e conservar na geladeira.

Solução alcalina de picrato. A 10 ml de ácido pícrico a 1,2%, em tubo de ensaio, adicionar 2 ml da solução de hidróxido de sódio a 10%; esta solução deve ser preparada para cada dosagem, desprezando-se as sobras.

INTERPRETAÇÃO

A excreção de creatinina, de 1 a 1,5 g em 24 horas, se faz pela filtração glomerular e pela secreção tubular. É produto final do metabolismo da creatina; esta aparece na urina de crianças e da mulher grávida, bem como no puerpério, mas em discretas quantidades.

A eliminação da creatinina se processa em taxas quase constantes. Sua excreção urinária não é influenciada pelo **esforço físico** e muito pouco pela dieta. Está **diminuída** em desordens associadas à **atrofia muscular** e **aumentada** em **estados febris.**

O estudo da eliminação da creatinina tem grande valor, quando relacionada com seu teor sanguíneo (ver Prova de Depuração da Creatinina Endógena, Cap. 3).

I. Dosagem do Ácido Úrico
(Método de Caraway)

Material Necessário

1) pipetas volumétricas de 1 e de 5 ml;
2) balão volumétrico de 100 ml;
3) tubos de ensaio;
4) pipetas graduadas de 10 ml.

Soluções Necessárias

1) solução de ácido fosfotúngstico (reagente de Folin-Denis);
2) solução de ácido fosfotúngstico a 10%;
3) reagente precipitante;
4) padrão de ácido úrico (estoque e de uso).

Processo. Tomar 5 ml da urina de 24 horas (se houver presença de uratos, aquecer a 60°C e filtrar) e transferir para balão volumétrico de 100 ml; completar o volume para o traço do balão, misturar e filtrar.

Em dois tubos de ensaio, marcados U e B, colocar, respectivamente, 5 ml do filtrado e 5 ml de água destilada; adicionar a ambos 1 ml da solução de carbonato de sódio a 10% e 1 ml da solução do ácido fosfotúngstico a 10%. Deixar em repouso durante 30 minutos (Quadro 4.12).

Fazer a leitura em 650 μm de comprimento de onda ou filtro vermelho, colocando a prova em branco (B) a 100% de transmissão (zero de densidade óptica). Comparar na curva de calibração (ver Cap. 2). Multiplicar a leitura da curva de calibração para soro por 20 (diluição que foi feita).

Cálculo

mg/dl (da leitura) $\times$ 20 $\times$ 0,01 = g/1.000 ml.

Preparação das Soluções. Dissolver 100 g de tungstato de sódio em cerca de 800 ml de água destilada em balão Florence; adicionar 80 ml de ácido fosfórico a 85% (*p.a.*); colocar algumas pérolas de vidro; adaptar um condensador de refluxo ao balão e levar à ebulição por 2 horas. Ao fim deste tempo, deixar tomar a temperatura ambiente, transferir para um balão graduado de 1.000 ml, completar para o traço com água destilada e misturar. Transferir para um frasco escuro, anotando no rótulo as drogas empregadas, data e nome do analista. Esta solução é de conservação indefinida.

Solução de ácido fosfotúngstico a 10%. Diluir 10 ml deste reagente para 100 ml com água destilada. Mantida em frasco escuro, com rolha esmerilhada, é estável.

Reagente precipitante. Em balão graduado de 100 ml, dissolver 10 ml de uma solução de tungstato de sódio a 10% em cerca de 70 ml de água destilada e adicionar 10 ml de solução de ácido sulfúrico 2/3 N (18,7 ml de ácido sulfúrico (*p.a.*) concentrado adicionados à água destilada e dissolvidos para 1.000 ml produzem a solução 2/3 N). **Não adicionar a água ao ácido!**

Padrões de ácido úrico. Prepara-se, em primeiro lugar, o padrão-estoque: pesar exatamente 1 g de ácido úrico (*p.a.*) e transferir para balão volumétrico de 1.000 ml. A 0,6 g de carbonato de lítio, em balão de 250 ml, adicionar 150 ml de água destilada e agitar até dissolver. Filtrar para remover todos os traços de substâncias insolúveis; aquecer esta solução a 60°C. Aquecer ligeiramente o balão contendo o ácido úrico. Transferir a solução de carbonato de lítio aquecida para o balão de 1.000 ml contendo o ácido úrico, lavando ao mesmo tempo o colo do balão. Agitar e misturar por minutos, ainda morna, e resfriar em água corrente. Ligeira turvação pode ocorrer, sem que isto inutilize o reativo. Adicionar 20 ml de formol (formol a 40%) e acrescentar água destilada até a metade do balão. Juntar três gotas de metil-orange e, finalmente, introduzir, vagarosamente e agitando, por meio de uma pipeta, 25 ml de uma solução de ácido sulfúrico 1 N. A solução deve-se tornar rósea quando ainda faltarem 2 a 3 ml do ácido a adicionar. Diluir para o traço do balão com água destilada, misturar completamente e transferir para frasco escuro. Arrolhar hermeticamente e conservar ao abrigo da luz. Esta solução contém 1 mg de ácido úrico por mililitro.

Padrão de uso. Transferir 1 ml do padrão-estoque para balão volumétrico de 100 ml; dissolver em água destilada e completar o volume para o traço do balão. Este padrão não se conserva e deve ser preparado no dia do uso.

Solução de carbonato de sódio a 10%. Dissolver 100 g de carbonato de sódio anidro em cerca de 800 ml de água destilada; depois de dissolvido, completar o volume de 1.000 ml com água destilada em balão graduado. Transferir para vidro escuro, com rolha esmerilhada, ou frasco de polietileno.

II. Dosagem do Ácido Úrico (Método de Baeta Vianna)

Material Necessário

1) balão *erlenmeyer* de 25 ml;
2) pipeta volumétrica de 1 ml;
3) pipeta graduada de 1 ml (ao décimo);
4) pipeta graduada de 1 ml (ao centésimo).

Soluções Necessárias

a) solução de bicromato de potássio;
b) solução saturada de bicarbonato de sódio;
c) goma de amido a 1%;
d) iodureto de potássio em natureza, *p.a.*;
e) solução recente de iodo (obtida partindo-se da solução de bicromato de potássio).

Processo. Colocar, em *erlenmeyer* de 25 ml, 1 ml de urina, 0,5 ml da solução saturada de bicarbonato de sódio, cinco gotas de goma de amido e mais ou menos 5 ml de água. Em vez de colocar a solução de iodo em uma bureta, é mais prático e mais rápido pipetá-la com a mão esquerda, usando-se uma pipeta de 1 ml graduada ao centésimo; o indicador da mão esquerda obtura a parte superior da pipeta e regula-se, depois de certo treino, o escoamento desta, que faz o papel de bureta. Tem-se, assim, a mão direita livre para agitar o *erlenmeyer*. Uma vez pipetada a solução do iodo, deixa-se que esta caia lentamente no *erlenmeyer*, agitando-se, até que surja ligeira coloração azul, persistente. Ler quanto de iodo foi consumido e calcular a taxa de ácido úrico da urina.

Nota: Este método de Baeta Vianna, bem como outros de menor precisão, é mantido nesta edição por seu interesse histórico e, mesmo, sentimental.

Quadro 4.12 Resumo do Processo

	Tubo U	Tubo B
Urina 1:20	5 ml	0
Água destilada	0	5 ml
Carbonato 10%	1 ml	1 ml
Ácido fosfotúngstico 10%	1 ml	1 ml
Repousar 30 min. Leitura		

Cálculo

O cálculo é simples: o volume de iodo gasto na pipeta representa, em gramas, a taxa de ácido úrico por 1.000 ml.

Exemplo. O consumo de iodo foi de 0,59 ml, o que significa ser a taxa de ácido úrico igual a 0,59 g por 1.000 ml de urina.

Preparação das Soluções. Bicromato de potássio. Pesar exatamente, em balança analítica, 5,837 g de bicromato de potássio *p.a.*; transferir quantitativamente para balão graduado de 1.000 ml, adicionar cerca de 900 ml de água, dissolver completamente e acrescentar 10 ml de ácido sulfúrico, concentrado. Completar o volume para o traço, agitar bem para a perfeita mistura e transferir para frasco escuro com rolha esmerilhada, limpo e seco (ou lavado com a própria solução de bicromato). Esta solução acidificada de bicromato de potássio, em presença de iodureto de potássio, liberta o iodo quantitativamente, dispensando deste modo o preparo da solução titulada de iodo, que não se conserva e cujo preparo é trabalhoso.

Solução saturada de bicarbonato de sódio. Pesar cerca de 10 g de bicarbonato de sódio e dissolver em 100 ml de água. Agitar bem. Deposita-se pequeno excesso do sal, o que garante tratar-se de solução saturada. Para o preparo desta solução, pode-se usar o sal fornecido pelas farmácias.

Goma de amido a 1%.

Iodureto de potássio. Empregar o sal em natureza, *p.a.*

Solução recente de iodo. Como esta solução não mantém seu título por muito tempo, e por ser de preparação mais ou menos complexa por meio de titulação, é obtida partindo-se dos reativos (a) e (d), do modo seguinte: colocar alguns cristais de iodureto de potássio em cilindro graduado de 20 ml e adicionar exatamente 2 ml do bicromato. Completar para 20 ml com água e agitar. O bicromato acidificado, como o é o reativo, põe o iodo do iodureto em liberdade, tomando, assim, a solução coloração castanho-escura. Se se pretende usar esta solução em dias seguidos, deverá ser transferida para vidro escuro, de rolha esmerilhada. Cumpre não usá-la uma semana depois de preparada. Várias causas tendem a modificar a concentração do iodo encerrado na solução.

INTERPRETAÇÃO

O ácido úrico é o produto final do metabolismo dos compostos purínicos que são derivados das nucleoproteínas alimentares (origem exógena) e das nucleoproteínas do metabolismo endógeno. Sua eliminação está, portanto, na dependência da alimentação e do catabolismo das próprias nucleoproteínas. Dois terços a três quartos são eliminados pelo rim.

Curioso notar que apenas no homem e nos antropóides o produto final do metabolismo das nucleoproteínas é representado pelo ácido úrico, sendo nos outros mamíferos um composto mais oxidado, a alantoína. O cão dálmata, todavia, constitui exceção, pois também elimina o ácido úrico.

A dosagem do ácido úrico na urina tem limitado interesse clínico, pois é difícil conhecer o conteúdo de purinas da alimentação de cada indivíduo. Sabe-se que a eliminação está aumentada: nos processos consumptivos (**neoplasias, leucemias**), na **anemia hemolítica,** nos infiltrados inflamatórios (**pneumonia**); na **gota,** ao cessar a crise; na degeneração hepatolenticular (**doença de Wilson**); em **estados febris agudos;** durante a **radioterapia;** na **corticoidoterapia.**

Os portadores de cálculo de ácido úrico nem sempre têm hiperuricosúria.

Acidez

Material Necessário

1) pipeta volumétrica de 10 ml;
2) balão *erlenmeyer* de 50 ml;
3) bureta de 25 ml.

Soluções Necessárias

a) hidrato de sódio 0,1 N;
b) fenolftaleína a 1%.

Processo. Pipetar 10 ml da urina de 24 horas e colocar no *erlenmeyer*; adicionar cerca de 5 g de oxalato de potássio pulverizado e misturar, a fim de precipitar o cálcio; acrescentar duas gotas da solução de fenolftaleína e titular com a solução de hidrato de sódio 0,1 N colocada na bureta, até que surja coloração rósea persistente.

Cálculo

Como o resultado é expresso em mililitros da solução de hidrato consumida na titulagem, o cálculo será:

$$\frac{\text{ml de NaOH} \times \text{Volume urinário de 24 horas}}{10}$$

Preparação das Soluções. Ver, a seguir, dosagem da amônia.

INTERPRETAÇÃO

A acidez urinária, expressa em mililitros da solução de NaOH 0,1 N, varia entre 200 e 500 ml. Acha-se aumentada na **acidose metabólica** nas **diarréias graves,** pelo uso de medicação acidificante, nas **dietas hiperprotéicas,** no **jejum prolongado.** A redução da acidez é verificada nos regimes predominantemente vegetarianos, no uso excessivo de alcalinos (15 g de bicarbonato de sódio reduzem-na para 100 ml).

A dosagem deve ser feita em urina de 24 horas, conservada sob toluol ou na geladeira.

Dosagem da Amônia (Método de Malfatti)

Material Necessário

1) pipeta volumétrica de 10 ml;
2) balão *erlenmeyer* de 50 ml;
3) bureta de 25 ml.

Soluções Necessárias

a) hidrato de sódio 0,1 N;
b) formol neutralizado a 20%;
c) fenolftaleína a 1%.

Processo. Pipetar 10 ml de urina e colocar em *erlenmeyer*; adicionar mais ou menos 10 ml de água e duas gotas de fenolftaleína. Titular com o hidrato de sódio 0,1 N, colocando na bureta até que surja ligeira coloração rósea, persistente. (Até este ponto é o que se faz para a dosagem da acidez urinária.) Uma vez neutralizada a urina, como se viu, adicionar 4 ml de formol neutralizado; a cor rósea se desvanece. Ler na bureta em que altura está o hidrato e prosseguir na titulação até que a cor reapareça. Ler novamente na bureta e calcular o número de ml de hidrato de sódio gasto, lembrando-se de que se deve contar a partir do ponto em que terminou a neutralização, antes de adicionar o formol.

Cálculo

O número de mililitros da solução de NaOH consumido $\times$ 1,7 $\times$ 100 = mg de amônia (mais ácidos aminados) por 1.000 ml.

Exemplo: Partindo de 0 na bureta, empregou-se, para a neutralização, 1 ml de hidrato; depois de adicionado o formol, a leitura na bureta passou a ser 5 ml. Foram gastos, portanto, para a neutralização (acidez urinária), 1 ml e, para a titulação final, 4 ml.

De acordo com o cálculo, temos: $4 \times 1{,}7 \times 100 = 0{,}680$ g de amônia por 1.000 ml.

INTERPRETAÇÃO

A eliminação da amônia em 24 horas varia em torno de 0,7 g. Acha-se reduzida nas dietas vegetarianas e na alcalose metabólica ou respiratória.

O aumento da excreção ocorre: nas dietas predominantemente protéicas; na acidose metabólica ou respiratória; no jejum prolongado.

Expressa em miliequivalentes, a eliminação diária varia de 20 a 70 mEq em 24 horas.

Na cistite, os resultados são elevados, mas pela ação de bactérias sobre a uréia, com formação de amônia. O mesmo acontece, quando a urina não é devidamente protegida desta ação, com a adição de toluol ou conservação no refrigerador.

A amônia é formada nos rins à custa de ácidos aminados e da glutamina.

Preparação das Soluções. Hidrato de sódio 0,1 N. Prepara-se esta solução partindo-se de uma de ácido de título exato, como padrão. Usa-se o ácido oxálico, que é obtido em grau de alta pureza e pode ser preparado por pesada. Proceder do seguinte modo: pesar exatamente, em balança analítica, 6,3 g de ácido oxálico *p.a.;* transferir quantitativamente para balão graduado de 1.000 ml; dissolver com água destilada e completar para o traço. Esta solução não se conserva indefinidamente.

Obtido, assim, o ácido oxálico 0,1 N; passa-se à preparação da solução de hidrato de sódio 0,1 N: prepara-se, em primeiro lugar, a solução concentrada isenta de carbonatos, do seguinte modo: em *erlenmeyer* de 300 ml, colocar cerca de 110 g de NaOH da melhor qualidade (*p.a.*) e adicionar 100 ml de água destilada. Dissolver e deixar, bem fechado, repousar por alguns dias, até que o carbonato se deposite, deixando líquido claro, sobrenadante, que é praticamente isento de carbonatos.

Preparação da solução 0,1 N. Colocar mais ou menos 6,3 ml da solução saturada de NaOH em balão de 1.000 ml. Adicionar mais ou menos 750 ml de água destilada e misturar. Em bureta limpa (a perfeita limpeza deve ser feita com mistura sulfocrômica), colocar a solução de hidrato de sódio do balão, tendo o cuidado de, depois de lavada com bastante água, lavá-la, também com a própria solução que vai conter. Deixar correr a solução até que o menisco fique no zero da bureta, certificando-se de que a extremidade inferior na bureta não contém bolhas de ar. Em *erlenmeyer* de 200 ou 300 ml, colocar exatamente 25 ml da solução de ácido oxálico anteriormente preparada e adicionar duas ou três gotas da solução alcoólica de fenolftaleína a 1%. Deixar cair no *erlenmeyer*, agitando-o, a solução de hidrato de sódio; os primeiros 10 ml podem ser adicionados rapidamente; depois, mais vagarosamente e, afinal, gota a gota, até que a solução do *erlenmeyer* tome ligeira coloração rósea persistente. Ler o número de ml gastos e repetir a mesma operação até que se obtenham dois resultados iguais ou muito próximos. O volume de NaOH gasto para neutralizar os 25 ml de ácido oxálico deve ser inferior a 25 ml. O hidrato de sódio está mais forte que o ácido, devendo ser diluído com certa quantidade de água destilada a ser calculada, a fim de se obter solução de NaOH 0,1 N. Para o procedimento, um exemplo esclarece o cálculo: suponhamos que, para neutralizar os 25 ml de ácido oxálico, foram empregados 15,6 ml da solução de NaOH. Em cada volume de 25 ml, deveríamos ter, portanto, 15,6 do hidrato mais 9,4 de água destilada (25 − 15,6 = 9,4). Deste modo, a mesma quantidade de NaOH que ocupava 15,6 ml passa a ocupar 25 ml. Sabemos, então, que, em cada 25 ml, precisamos colocar 9,4 de água; em 1.000, x, donde:

$$x = \frac{9{,}4 \times 1.000}{25} = 376 \text{ ml}$$

Portanto, em balão graduado de 1.000 ml, limpo e seco, colocar 376 ml de água destilada e completar o volume para o traço com a solução de hidrato de sódio. Misturar bem e verificar a exatidão do cálculo e a diluição, repetindo o que foi feito antes de ser diluído: 25 ml devem corresponder agora a 25 ml do ácido oxálico 0,1 N.

Formol a 20% neutralizado. Diluir um volume de formol (a solução de formaldeído do comércio é a 40%) com igual volume de água destilada; acrescentar duas gotas de fenolftaleína a 1% e adicionar solução de NaOH 0,1 N, até que se forme leve coloração rósea.

Fenolftaleína a 1%. Pesar 1 g de fenolftaleína e dissolver em 100 ml de álcool.

Por meio da diluição dos ácidos, podem-se obter soluções aproximadamente normais, seguindo-se o Quadro 4.13. Deve-se empregar ácido *p.a.*, medir exatamente o volume e diluir com água destilada em balão aferido. Para dosagens em que se requer maior precisão, as soluções assim obtidas não podem ser usadas. Cumpre prepará-las por meio de titulação, partindo se de padrão exatamente pesado, como descrito antes.

Para se preparar a solução de ácido clorídrico aproximadamente 1 N, tomam-se 84 ml do ácido, transferem-se para balão graduado de 1.000 ml e completa-se o volume para o traço com água destilada; da mesma forma com os demais ácidos, empregando os volumes mostrados na coluna lateral do Quadro 4.13. Para obter solução 0,1 N, toma-se um décimo do volume indicado para a solução 1 N.

I. Dosagem dos Cloretos
(Método de Schales e Schales)

Material Necessário

1) pipeta volumétrica de 2 ml;
2) balão *erlenmeyer* de 50 ml;
3) microbureta graduada em 0,01 ml.

Soluções Necessárias

a) difenilcarbazona a 0,1%;
b) nitrato mercúrico;
c) padrão de cloreto de sódio;
d) ácido nítrico 2 N.

Processo. Colocar 2 ml da urina diluída 1:10 em balão *erlenmeyer*; adicionar quatro gotas da solução de difenilcarbazona e titular com a solução de nitrato mercúrico, até aparecer nítida coloração azul-violeta. Ler o volume consumido na titulação e fazer o cálculo da concentração em g ou em mEq.

Cálculo

$$\frac{100}{A} \times 5{,}85 \times \text{ml de Hg }(NO_3)_2 = \text{g de NaCl/1.000 ml}$$

Para expressar em mEq/litro:

$$\frac{100}{A} \times \text{ml de Hg }(NO_3)_2 = \text{mEq/litro}$$

A representa o número de mililitros da solução de nitrato mercúrico empregado na titulação do padrão (ver preparação das soluções). Se a urina for diluída 1:20, multiplicar o resultado final por 2.

Preparação das Soluções. Difenilcarbazona. Dissolver 100 mg de s-difenilcarbazona em álcool etílico e diluir para 100 ml; conservar em frasco escuro, no refrigerador.

Nitrato mercúrico. Em balão volumétrico de 1.000 ml, colocar cerca de 300 ml de água destilada, adicionar 20 ml de ácido nítrico 2 N (ver Quadro 4.13, para sua preparação) e 3 g de nitrato mercúrico *p.a.*; dissolver e completar o volume para a marca do balão, com água destilada.

Padrão de cloreto de sódio. Dissecar uma porção de NaCl *p.a.* em estufa a 110°C por 24 horas. Depois de resfriada, pesar exatamente, em balança analítica, 584,5 mg e transferir quantitativamente para balão volumétrico de 1.000 ml; dissolver com água destilada, completar para a marca, misturar e transferir para um frasco; manter em lugar fresco. Esta solução é estável e contém 10 mEq/litro ou 58,45 mg de NaCl por cento. É empregada para a padronização da solução de cloreto mercúrico.

Padronização. Colocar 2 ml do padrão de NaCl em pequeno *erlenmeyer*; adicionar quatro gotas do indicador (difenilcarbazona) e titular com a solução de nitrato mercúrico, como descrito no processo da dosagem. O número de mililitros da solução de nitrato mercúrico consumido será o valor de *A* referido no cálculo.

Machado realizou estudo comparativo deste método com o de Whitehorn, encontrando valores mais elevados com o processo descrito. Marcel Machado e cols. confrontaram-no com um método potenciométrico e concluíram serem equivalentes nas dosagens, em plasma e urina.

Quadro 4.13 Volumes de Ácidos para Obtenção de Soluções Aproximadamente 1 N

Ácido	Normalidade	Volume q.s. 1.000 ml/água dest.
Ácido acético (D = 1,05)	1 N	58 ml
Ácido clorídrico (D = 1,19)	1 N	84 ml
Ácido nítrico (D = 1,42)	1 N	64 ml
Ácido sulfúrico (D = 1,84)	1 N	28 ml
Ácido sulfúrico	2/3 N	18,8 ml

INTERPRETAÇÃO

O adulto normal excreta, em 24 horas, 8 a 15 g de cloretos (expresso em NaCl). A eliminação é inversamente proporcional à perda de cloretos por outras vias — vômitos, sudorese excessiva, diarréia. Em mEq/l, a eliminação normal se situa em torno de 100 (100 mmol/l)/24 horas.

Em condições normais, a eliminação diária é equivalente à quantidade ingerida. Calcula-se que cerca de 1.000 g de cloreto de sódio são filtrados pelos glomérulos, em 24 horas, dos quais 99% são reabsorvidos pelo epitélio tubular.

A excreção de cloretos está **aumentada:** nos regimes ricos em sal, obviamente; sob a ação de diuréticos mercuriais, tiazídicos e teofilina (pela redução da reabsorção tubular); na **doença de Addison;** em certas **nefropatias (rim policístico, pielonefrite);** na **necrose tubular aguda.** Está **diminuída:** nas perdas extra-renais (**vômitos, diarréia, sudorese abundante**); nas **dietas hipossódicas,** no **diabete insípido**, em seu valor relativo a cada fração da urina; nos grandes infiltrados; na **síndrome de Cushing;** nos tratamentos intensivos com **corticóides.**

Sherman e Eisinger consideram a eliminação de sódio, em paciente oligúrico, superior a 40 mEq/l, sugestiva de **necrose tubular aguda,** como sendo a manifestação renal mais provável a ser lembrada na oligúria.

Em 28 indivíduos normais, Viegas e cols. depararam valores que oscilavam entre 5,8 e 17,9 g em 24 horas (média aritmética: 13,0).

II. Dosagem dos Cloretos
(Método de Fantus)

Material Necessário
1) tubos de ensaio;
2) frasco conta-gotas.

Soluções Necessárias
a) cromato de potássio a 20%;
b) nitrato de prata a 2,9%.

Processo
Colocar, em tubo de ensaio, 10 gotas de urina e uma gota de solução de cromato de potássio (K_2CrO_4); com o auxílio de um conta-gotas, adicionar a solução de nitrato de prata, gota a gota, até o aparecimento de cor vermelho-castanha. Agitar o tubo, após cada adição.

Este método é simples e de execução muito rápida, mas não tem a precisão dos anteriores.

Cálculo
Cada gota equivale a 1 g de cloreto por 1.000 ml. Se, por exemplo, foram consumidas 10 gotas, significa que a urina encerra 10 g por 1.000 ml.

Preparação das Soluções. Pesar 5 g de cromato de potássio puro (K_2CrO_4), transferir para balão de 50 ml, dissolver e completar o volume para 50 ml, com água destilada.

Nitrato de prata. Pesar exatamente 2,9 g deste sal (*p.a.*); transferir para balão graduado de 100 ml, dissolver com água destilada e completar para o traço. Misturar, transferir para frasco âmbar e conservar ao abrigo da luz.

Dosagem do Fósforo Inorgânico
(Método de Gomori)

Material Necessário
1) pipetas volumétricas de 1 e de 5 ml;
2) pipeta graduada de 10 ml;
3) balões *erlenmeyer* de 50 ml;
4) balão volumétrico de 100 ml;
5) tubos de ensaio.

Soluções Necessárias
a) ácido tricloracético a 10%;
b) solução molíbdico-sulfúrica;
c) reagente redutor.

Processo. Transferir 5 ml da urina para balão graduado de 100 ml e completar o volume para o traço com água destilada; se a urina estiver alcalina, adicionar gotas de ácido acético. A amostra da urina, depois de misturada, deve ser aquecida a 56°C em banho-maria.

Colocar 9 ml da solução de ácido tricloracético em um tubo de ensaio e adicionar, gota a gota, 1 ml da urina diluída. Deixar de repouso 10 minutos e filtrar ou centrifugar.

Marcar dois tubos de ensaio B e U; ao primeiro, adicionar 2 ml da solução de ácido tricloracético e, em U, 2 ml do filtrado da urina. A ambos acrescentar 5 ml da solução molíbdico-sulfúrica, misturar, e 0,25 ml do reagente redutor; misturar e deixar em repouso durante 45 minutos, ao abrigo da luz.

Ler em 650 μm ou filtro vermelho, com a prova em branco em 0. Verificar a concentração de fosfato na curva de calibração (ver dosagem no Cap. 2) e multiplicar o resultado por 20 (diluição); tem-se, assim, miligramas por 100 ml de urina. O número obtido $\times$ 0,01 = g por litro.

Preparação das Soluções. *Ácido tricloracético.* Pesar 50 g de ácido tricloracético, *p.a.* (**cuidado! muito corrosivo!**); transferir para balão graduado de 500 ml; dissolver com água destilada, completando para o traço do balão.

Solução molíbdico-sulfúrica. Pesar 2,5 g de molibdato de sódio ($Na_2MoO_42H_2O$) *p.a.;* transferir para balão graduado de 500 ml; adicionar cerca de 250 ml de água destilada e 25 ml de ácido sulfúrico 10 N (28 ml de ácido sulfúrico de densidade 1,84 diluídos para 100 ml produzem a solução 10 N); não adicionar a água ao ácido (ver Quadro 4.13). Completar para o traço com água destilada e misturar. Transferir para frasco âmbar e rotular, com as devidas anotações.

Reagente redutor. Pesar 1 g de sulfato de p-metilaminofenol (também chamado metol, fotol, elon, verol, rodol) e transferir para balão graduado de 100 ml; adicionar 3 g de bissulfito de sódio; dissolver com água destilada, completando o volume para o traço do balão. Misturar e transferir para frasco âmbar e conservar na geladeira. O parametilaminofenol pode produzir irritações na pele e reações de hipersensibilidade; evitar, pois, seu contato direto com a pele.

INTERPRETAÇÃO

A excreção do fósforo pela urina se situa em torno de 1 g em 24 horas, com oscilações na dependência da dieta. Do total eliminado pelo organismo, 40% se fazem pelas fezes. Por isso, o perfeito conhecimento da quantidade excretada seria possível se a dosagem fosse feita também nelas.

Apenas 4% do total eliminado ocorrem sob a forma orgânica.

A fosfatúria se acha aumentada: no **hiperparatireoidismo** ou pela administração do paratormônio (em conseqüência da redução da absorção tubular); nas dietas ricas em fósforo e pobres em cálcio; na **avitaminose D;** em alguns casos de **envenenamento** por metais pesados (chumbo, cádmio, urânio); na **síndrome de Fanconi,** devido a distúrbio da reabsorção tubular, o que conduz à hipofosfatemia e conseqüente osteomalacia, pelo rompimento do equilíbrio $Ca:PO_4$; na acidose; nas altas doses de vitamina D.

A fosfatúria está reduzida: na **osteomalacia;** no **hipoparatireoidismo;** na **hipovitaminose D,** quando a dieta é rica em cálcio; nos regimes pobres em fósforo.

Nas urinas alcalinas, os fosfatos se precipitam, o que as torna turvas, mesmo não estando elevada a eliminação. Este achado não tem significação clínica, a menos que seja constante, pela possível tendência à formação de cálculo.

I. Dosagem da Glicose (Método da Ortotoluidina)

Material Necessário

1) tubos de ensaio;
2) pipetas volumétricas de 1 e de 2 ml;
3) pipetas graduadas de 0,1 ml (aferidas);
4) balão volumétrico de 10 ml.

Solução Necessária

Reagente cromogênico.

Processo. Colocar 1 ml de urina (cuja pesquisa tenha revelado a presença de glicose) em balão volumétrico de 10 ml; adicionar água destilada até a marca e misturar. Diluições maiores devem ser feitas se há suspeita de altas concentrações do glucídio.

Tomar dois tubos de ensaio marcados B (prova em branco) e U (urina) e colocar, em ambos, 2 ml do reagente cromogênico; em B, 0,02 ml de água destilada; em U, 0,02 ml da urina diluída; misturar. Colocar os dois tubos em água fervente durante 10 minutos; ao fim deste tempo, imergi-los em água fria por cinco minutos; em seguida, fazer a leitura fotocolorimétrica em 625 μm ou filtro vermelho, com a prova em branco em zero. Ler o resultado na curva de calibração (ver dosagem da glicose, no Cap. 2).

Cálculo

Leitura na curva de calibração × 10 (ou outra diluição) × volume de 24 horas ÷ 100.000 = g de glicose/24 horas.

Exemplo: Leitura na curva: 100 mg%; diluição 1:10; volume de 24 horas: 2.500 ml; temos, portanto:

$$\frac{100 \times 10 \times 2.500}{100.000} = 25 \text{ g/24 horas}$$

> **Preparação das Soluções.** Usam-se as mesmas da dosagem no sangue (ver Cap. 2, Dosagem da glicose).

II. Dosagem da Glicose (Método de Benedict)

Princípio. O reativo de Benedict contém, além de outros sais, sulfocianureto de potássio e sulfato de cobre; o óxido cuproso formado pela redução reage com o sulfocianureto de potássio, formando sulfocianureto cuproso, que é branco. Esta mudança da cor azul para a branca indica o fim da reação.

Material Necessário

1) tubo de ensaio de 160 mm × 16 mm;
2) pinça para tubo de ensaio;
3) pipeta volumétrica de 5 ml;
4) pipeta graduada de 1 ml (ao centésimo);
5) chama de gás ou lamparina a álcool.

Solução Necessária

Reativo de Benedict (quantitativo).

Processo. Colocar exatamente 5 ml do reativo de Benedict em tubo de ensaio (sustentado pela pinça); adicionar 2 a 3 g de carbonato de sódio anidro e levá-lo à chama. Iniciada a ebulição (que não deve ser violenta), deixar cair a urina, colocada em pipeta de 1 ml, a pouco e pouco.

O ponto final da reação é indicado quando a cor azul do reativo desaparecer, tornando-se branca. Deve-se ter próximo um fundo branco (azulejo) para melhor apreciação do ponto final. Se a urina contém grande quantidade de glicose, deve ser preliminarmente diluída. É conveniente que se façam duas determinações — a segunda será mais precisa, pois saber-se-á, de antemão, o volume aproximado de urina a consumir, de modo que o ponto final pode ser percebido com mais precisão. A adição de urina ao reativo deve ser feita mui lentamente.

Cálculo

O reativo é preparado de tal forma que 5 ml são reduzidos por 10 mg de glicose. Portanto, o volume de urina consumido na dosagem contém 10 mg deste glucídio. Deste volume, por simples regra de três, calcula-se a quantidade de glicose por 1.000 ml. ***Exemplo:*** Suponhamos que, para atingir o ponto final da reação, gastaram-se 0,8 ml de urina não-diluída; isto significa que 0,8 ml contém 10 mg de glicose; daí o seguinte cálculo:

$$\begin{array}{ll} 0{,}8 \text{ ml} & — 0{,}010 \text{ g} \\ 1.000 \text{ ml} & — x \end{array}$$

$$\text{donde } x = \frac{0{,}010 \times 1.000}{0{,}8} = 12{,}5 \text{ g por } 1.000 \text{ ml}$$

Quando a urina encerra grande quantidade de glicose e tiver sido diluída, esta diluição deverá entrar no cálculo.

INTERPRETAÇÃO

Está, neste capítulo, na Pesquisa da glicose e, no Cap. 2, na Dosagem da glicose no sangue.

Preparação do Reativo

Sulfato de cobre cristalizado	18,0 g
Carbonato de sódio cristalizado	200,0 g
Citrato de sódio ou de potássio	200,0 g
Sulfocianureto de potássio	125,0 g
Ferrocianureto de potássio a 5%	5,0 ml
Água destilada *q.s.*	1.000 ml

Estes sais não podem ser dissolvidos em conjunto. Procede-se do seguinte modo: com o auxílio do calor, dissolver o carbonato (se for usado o carbonato anidro, bastam 100 g), o citrato e o sulfocianureto em cerca de 800 ml de água destilada, em *erlenmeyer (Pyrex)* de 1.000 mg; depois de dissolvido, filtrar para um balão graduado de 1.000 ml. Pesar exatamente, em balança analítica (os outros sais não precisam ser pesados em balança analítica), 18 g de sulfato de cobre cristalizado (*p.a.*), dissolver em mais ou menos 100 ml de água destilada e transferir quantitativamente para o balão graduado com os outros sais, a pouco e pouco, agitando durante a adição. É conveniente pulverizar o sulfato de cobre antes da pesada, a fim de facilitar sua dissolução. Adicionar os 5 ml da solução de ferrocianureto de potássio a 5%; resfriar a solução e completar o volume para o traço do balão com água destilada. Cinco mililitros desta solução correspondem a 10 mg de glicose. Este reativo se conserva indefinidamente.

I. Dosagem das Proteínas (Método de Folin e Denis)

Material Necessário

1) pipeta volumétrica de 1 ml;
2) pipetas graduadas de 1 e 5 ml;
3) balão graduado de 10 ml.

Soluções Necessárias

a) ácido sulfossalicílico a 3%;
b) ácido clorídrico a 1,5% em volume (ou seja, 0,6 g/100 ml);
c) cloreto de sódio a 0,9%.

Processo. Medir o volume urinário de 24 horas; se a urina estiver alcalina, acidificá-la com HCl concentrado, adicionado gota a gota. Marcar dois tubos de ensaio — B e U; colocar 1 ml da urina em ambos; ao tubo B, acrescentar 4 ml do ácido clorídrico a 1,5% e 4 ml do ácido sulfossalicílico tubo U; misturar.

Fazer a leitura de U, zerando o aparelho com a solução do tubo B, em 650 μm ou com filtro vermelho; verificar, na curva de calibração, a quantos miligramas de proteína a leitura corresponde.

Cálculo

$$\frac{\text{mg/100 ml de proteína} \times \text{vol./24 h}}{100.000} = \text{g de proteína/24 horas}$$

Preparação das Soluções. Ácido sulfossalicílico. Pesar 3 g deste ácido; transferir para balão graduado de 100 ml, dissolver, completar para o traço com água destilada e misturar. Ácido clorídrico a 1,5%. Em balão graduado de 100 ml, com água destilada, adicionar 1,5 ml de HCl concentrado; completar para o traço com água e misturar; esta solução é a 1,5% em volume, o que equivale a 0,6% em peso do ácido.

Curva de Calibração. Em primeiro lugar, dosar a proteína de um soro, não-ictérico e não-hemolítico, pelo método de biureto (ver Cap. 2); acertar a dosagem com soro fisiológico, de tal modo a obter uma solução de 6 g de proteína por cento (padrão-estoque).

Tomar cinco tubos de ensaio marcados 300 mg/100 ml, 200 mg/100 ml, 100 mg/100 ml, 50 mg/100 ml e 25 mg/100 ml; ao primeiro, adicionar 0,5 ml do padrão e 9,5 ml da solução de cloreto de sódio a 0,9% e misturar sem agitar; ao segundo (marcado 200 mg/100 ml), adicionar 2 ml da diluição anterior e 1 ml da solução de cloreto de sódio; no terceiro tubo, colocar 2 ml da primeira diluição e 4 ml da solução de cloreto; no quarto tubo, colocar 2 ml da diluição do terceiro e 2 ml da solução de cloreto de sódio; finalmente, no quinto tubo, colocar 1 ml da diluição do terceiro tubo e 3 ml da solução de cloreto de sódio. Misturar, depois de cada diluição, sem agitar muito. Os cinco tubos encerram, respectivamente, 300 mg/100 ml, 200 mg/100 ml, 100 mg/100 ml, 50 mg/100 ml e 25 mg/100 ml de proteína.

De cada um destes padrões, transferir 1 ml para dois tubos de ensaio; ao primeiro, marcado B, adicionar 4 ml do HCl a 1,5% e, ao segundo, 4 ml do ácido sulfossalicílico a 3%; repetir a mesma operação com os demais tubos. Dispor o aparelho em zero com o B de cada um e fazer a leitura dos padrões, empregando o filtro vermelho; traçar a curva com base nas leituras e na concentração dos padrões.

Proteinúria de 24 Horas (Ginsberg *et al.*)

Ginsberg *et al.*, partindo do raciocínio de que a relação proteína/creatinina (Pr/Cr) em uma única amostra de urina deve expressar a proteinúria de 24 horas, verificaram que a determinação da Pr/Cr (em mg/dl) é até mais confiável do que a dosagem da proteinúria de 24 horas, pois evita erros na colheita e na medição do volume do nictêmero. A relação Pr/Cr igual a 0,2 ou menos é normal. Os autores concluem que a determinação desta relação substitui, com vantagem, na maioria das vezes, a dosagem de urina de 24 horas.

II. Dosagem das Proteínas (Método de Esbach, Aproximativo)

Material Necessário

1) tubo de Esbach;
2) densímetro;
3) papel de tornassol.

Solução Necessária

Reagente de Esbach, ou de Tsuchiya.

Processo. Filtrar certa porção de urina (se estiver turva) e verificar a reação; se alcalina, juntar algumas gotas de ácido acético até torná-la ligeiramente ácida (verificar pelo papel de tornassol). Feito isto, determinar sua densidade, que deverá ser abaixo de 1,008; se estiver acima, diluir a urina com água; multiplicar os resultados pela diluição efetuada. Com esta urina de reação ácida e de densidade inferior a 1,008, encher o tubo Esbach até a letra U; colocar depois o reativo de Esbach até a letra R. Arrolhar e misturar por inversões do tubo. Deixar o tubo em posição vertical por 24 horas e fazer a leitura do nível do precipitado que sedimentou. As graduações 1/2, 1, 2, 3 etc. fornecem o resultado em gramas de albumina por litro. Assim, se o depósito for até a marca 1, a urina conterá 1 g de albumina por litro, caso não tenha havido diluição; se foi feita diluição, multiplica-se este resultado por ela.

Pode-se empregar, com vantagem, o reagente de Tsuchiya em lugar do de Esbach, resultando disso sedimentação mais rápida do precipitado. Este método é apenas aproximativo, como o é o das tiras reagentes (*Labstix* e outras), mas fornece alguma informação para fins clínicos.

Preparação das Soluções. Reagente de Esbach. Em balão volumétrico de 100 ml, colocar 1 g de ácido pícrico e 2 g de ácido cítrico; adicionar água destilada, dissolver e completar o volume para o traço. Misturar e transferir para frasco, rotulado com as devidas anotações.

Reagente de Tsuchiya. Em balão volumétrico de 100 ml, colocar 1,5 g de ácido fosfotúngstico, 5 ml de ácido clorídrico concentrado, adicionar água destilada, dissolver e completar para o traço. Misturar e transferir para um frasco; rotular.

INTERPRETAÇÃO

Ver, neste capítulo, Exame químico qualitativo, Pesquisa da albumina.

I. Dosagem do Urobilinogênio (Método de Watson e Hawkinson)

Material Necessário

1) pipetas graduadas de 5 e de 10 ml;
2) pipetas volumétricas de 2 ml;
3) balão volumétrico de 100 ml;
4) tubos de ensaio.

Soluções Necessárias

a) reagente de Ehrlich;
b) solução saturada de acetato de sódio;
c) ácido acético a 0,5%;
d) padrão.

Processo. A dosagem é feita em urina colhida em espaço fixo de duas horas; o paciente deve esvaziar a bexiga, por exemplo, às 13 horas, desprezando-se esta porção; verter toda a urina às 15 horas; medir o volume.

Marcar dois tubos de ensaio B e U. Em U, colocar, pela ordem: 2 ml da urina, 2 ml do reagente de Ehrlich e 4 ml da solução saturada de acetato de sódio.

No tubo B, também pela ordem: 4 ml da solução de acetato, 2 ml do reagente de Ehrlich e 2 ml da urina. Misturar após cada adição. O tubo B deve permanecer incolor.

Ler em comprimento de onda de 565 μm, colocando a prova em branco em 100% de transmissão (zero de densidade óptica). Comparar na curva de calibração e multiplicar o resultado por 4 (unidades/100 ml ou mg/100 ml).

A seqüência da adição dos reagentes deve ser rigorosamente observada; a prova em branco (tubo B) deve manter-se incolor; a determinação deve ser feita logo após obtida a urina, pois o urobilinogênio se oxida rapidamente para urobilina.

Preparação das Soluções. Reagente de Ehrlich. Em balão volumétrico de 250 ml, colocar 150 ml de ácido clorídrico concentrado *p.a.*, cerca de 100 ml de água destilada e adicionar 0,7 g de paradimetilaminobenzaldeído; dissolver, misturar e completar o volume para o traço com água destilada. Misturar, transferir para frasco escuro e rotular com as anotações pertinentes.

Acetato de sódio. A 130 g de acetato de sódio, adicionar 100 ml de água destilada aquecida a 45°C; agitar e deixar em repouso. Esta é a solução saturada da qual se usa o sobrenadante. Cristais do acetato devem permanecer insolúveis no fundo do frasco, o que assegura a saturação.

Ácido acético a 0,5%. Em balão graduado de 1.000 ml, contendo água destilada, colocar 5 ml de ácido acético glacial, completar o volume para o traço com água destilada e misturar.

Padrão-estoque. Em balão volumétrico de 1.000 ml, colocar 95 mg de Pontacyl violeta 6R (anazoleno) e 5 mg de Pontacyl carmim; adicionar 900 ml de ácido acético a 0,5%, dissolver e completar o volume com este ácido. Transferir para frasco com rolha esmerilhada e rotular.

Curva de Calibração. Em balão graduado de 100 ml, colocar 20,4 ml do padrão-estoque e completar o volume com o ácido acético a 0,5%, 1, 2, 3, 4, 5 e 6 ml do padrão diluído; no nono tubo, 8 ml; no 10.º, 10 ml e, no 11.º, 12 ml do padrão diluído; completar os volumes dos tubos para 12 ml com ácido acético a 0,5%.

Estes padrões correspondem a, respectivamente: 0; 0,025; 0,05; 0,10; 0,15; 0,20; 0,25; 0,30; 0,40; 0,50; 0,60; de unidade Ehrlich por cento (ou mg/dl). Fazer as leituras no fotocolorímetro em 565 μm, colocando o branco (zero do padrão) em 100% de transmissão (zero de densidade óptica). Com os valores obtidos, traçar a curva de calibração.

II. Dosagem do Urobilinogênio (Método Aproximativo)

Processo. Dispor seis tubos de ensaio de 100 × 10 mm em um suporte. No primeiro tubo, colocar 3,6 ml de água destilada e, nos demais, 2 ml; adicionar ao primeiro tubo 0,4 ml da urina; misturar e transferir 2 ml deste para o segundo tubo; misturar e transferir 2 ml deste para o terceiro tubo, e assim por diante, desprezando-se os 2 ml do último tubo.

Obtém-se, desta forma, a urina das diluições 1:10, 1:20, 1:40 etc. A cada um dos tubos, adicionar duas gotas do reagente de Ehrlich (ver preparação anteriormente) e misturar. Dentro de cinco minutos, verificar até que diluição a reação é positiva (coloração róseo-avermelhada). A urotropina inibe a reação.

INTERPRETAÇÃO

A eliminação do urobilinogênio, em duas horas, é inferior a 1 unidade de Ehrlich, no indivíduo normal; no método das diluições (aproximativo), a reação positiva acima de 1:20 é considerada patológica. Ver também Pesquisa do urobilinogênio, neste capítulo.

Dosagem do Ácido Vanilmandélico *(VMA)*

Material Necessário

1) pipetas volumétricas de 1, de 5 e de 10 ml;
2) pipetas graduadas de 0,2, de 5 e de 10 ml;
3) tubos de centrifugador de 12 e de 40 ml.

Soluções Necessárias

a) HCl 2 N em solução saturada de cloreto de sódio;
b) HCl 0,1 N em solução saturada de NaCl;
c) carbonato de potássio a 5% ou carbonato de sódio anidro a 4,6%;
d) p-nitroanilina (**evitar contato com a pele, com os olhos e com a roupa!**);
e) nitrito de sódio a 2%;
f) p-nitroanilina diazotizada;
g) acetato de etila;
h) n-butanol (álcool butílico);
i) padrão-estoque de ácido vanilmandélico (ácido 3-metoxi-4-hidroximandélico);
j) padrão de uso do ácido vanilmandélico (100 μg/ml);
k) Florisil (silicato de magnésio ativado).

Processo. A 10 ml de urina de 24 horas, filtrada, com pH ajustado entre 2,5 e 5,5, adicionar 0,5 g de Florisil; agitar vigorosamente durante 30 segundos e centrifugar; usar o sobrenadante e preparar, em duplicata, as soluções de acordo com o Quadro 4.14.

As soluções obtidas de acordo com o Quadro 4.14 são colocadas em tubos de centrifugador de 40 ml, de fundo redondo e gargalo estreito; agitar vigorosamente e adicionar 2,5 ml do ácido clorídrico 0,1 N e, mais uma vez, agitar com vigor durante um minuto; centrifugar a 1.500 r.p.m., durante cinco minutos, a fim de separar as duas camadas.

Transferir 8 ml da camada superior do centrifugado para outro tubo de 40 ml e acrescentar 5 ml de carbonato de potássio a 5%; agitar fortemente durante um minuto e centrifugar novamente a 1.500 r.p.m., durante cinco minutos; remover o acetato de

Quadro 4.14

	Urina (ml)	H_2O (ml)	Padrão (ml)	HCl 2N	Acetato de Etila (ml)
Prova em branco	0	4,0	0	2 gotas	10
Desconhecido	1	3,0	0	5 gotas	10
Padrão	0	3,8	2 gotas	10	

etila (camada superior) por sucção ou aspiração, rejeitando esta porção.

Colocar 4 ml do extrato carbonatado em tubo de centrifugador de 12 ml e adicionar 1 ml da p-nitroanilina; agitar vigorosamente durante 30 segundos e deixar em repouso um minuto; acrescentar 5 ml de butanol, agitar por 30 segundos e centrifugar. Remover cuidadosamente a camada superior, colocá-la na cuba do aparelho e fazer a leitura, em 450 e 540 nm, contra a prova em branco.

Cálculo

Absorvância corrigida (AC) = absorvância a 540 menos absorvância a 450;

$$\frac{\text{AC da amostra}}{\text{AC do padrão}} \times 0{,}02 \times \text{V} = \text{mg de } \mathit{VMA}/24 \text{ horas}$$

0,02 é a concentração do padrão em mg; *V* representa o volume de urina de 24 horas, em mililitros.

Preparação das Soluções. HCl 2 N em solução saturada de NaCl. Em solução saturada de NaCl, em balão graduado de 500 ml, colocar cuidadosamente 84 ml de HCl concentrado, *p.a.* (D = 1,19); diluir com água destilada, completar para o traço e misturar, tendo antes adicionado cerca de 20 g de NaCl *p.a.*

HCl 0,1 N em solução saturada de NaCl. Colocar 4,2 ml de HCl concentrado em balão volumétrico de 500 ml; adicionar cerca de 20 g de NaCl; diluir com água destilada, completar para o traço e misturar.

Carbonato de potássio a 5%. Dissolver 5 g de carbonato de potássio anidro (K_2CO_3) ou 4,6 g do carbonato de sódio anidro (Na_2CO_3) em água destilada; completar o volume para 100 ml e misturar.

p-Nitroanilina. Dissolver 0,5 g em 100 ml de HCl concentrado e diluir para 500 ml com água destilada. Misturar. (**Cuidado! Muito tóxico!**)

Nitrito de sódio a 2%. Dissolver 2 g em água destilada, completando o volume para 100 ml; esta solução deve ser preparada no momento de ser usada.

p-Nitroanilina diazotizada. Preparar no momento de ser empregada, misturando-se 2,5 ml da solução de nitroanilina (**evitar contato com a pele, com os olhos, com a roupa!**) com 7,5 ml de água destilada e 0,25 ml da solução de nitrito de sódio.

Acetato de etila. Empregar produto *A.R. (analytical reagent)* ou *p.a.*

Butanol-1 (álcool n-butílico). *A.R.* ou *p.a.*, bidestilado.

Solução-padrão-estoque de ácido vanilmandélico. Dissolver 10 mg do ácido 3-metoxi-4-hidroximandélico em 10 ml de água, em balão graduado de 10 ml. Esta solução contém 1 mg em 1 ml. Conservar no refrigerador.

Padrão de Uso. Diluir o padrão-estoque 1:10 com água destilada (1 ml = 0,1 mg). Manter no refrigerador, mas preparar semanalmente.

Florisil. Silicato de magnésio ativado.

Kanamura e Strufaldi propõem algumas modificações no método de Gitlow, tornando-o mais rápido e mais prático para a rotina laboratorial.

INTERPRETAÇÃO

A excreção urinária de *VMA*, no adulto normal, varia de 2 a 10 mg em 24 horas. Nicolau e cols., empregando técnica cromatográfica monodimensional, encontraram níveis que oscilaram entre 1,9 e 7,3 mg/24 horas, em 19 indivíduos normais. As taxas estabelecidas por Gitlow, utilizando seu próprio método de dosagem, são de 0,3 a 6,3 mg/24 horas (34 μmol/dia).

O aumento é observado principalmente no **feocromocitoma,** tumor geralmente benigno; presta-se esta dosagem para sua triagem ou confirmação diagnóstica. Índices elevados são observados também no **neuroblastoma,** no **retinoblastoma,** nos **tumores carcinóides,** no **ganglioneuroma,** nos tumores do **corpo carotidiano,** e, por vezes, na tensão (**estresse**), na **doença de Cushing,** nas **tireotoxicoses,** após exercício físico intenso, na **neurofibromatose (doença de Von Recklinghausen).**

A sintomatologia do **feocromocitoma** se acha resumida no Quadro 4.15, reproduzido de Srougi e Góes. Estes autores fizeram ampla revisão do assunto, com extensa e selecionada pesquisa bibliográfica. A leitura deste trabalho é recomendada (ver Bibliografia no final deste capítulo).

O ácido vanilmandélico é metabólito das catecolaminas (Fig. 4.6). Vulgarizou-se, como sua abreviatura, a sigla *VMA* (do inglês *Vanilmandelic Acid*), em lugar de **AVM** (ácido vanilmandélico). Sua dosagem é mais simples do que a dos seus precursores, e a principal aplicação se encontra nos casos de tumores do tecido cromafínico em atividade.

O **feocromocitoma** é tumor de células cromafínicas localizadas, em 90% dos casos, na medula da supra-renal, mais à direita. Quando extra-adrenal, pode situar-se no **órgão de Zuckerkandl** (paragânglio encontrado próximo à bifurcação da aorta), na bexiga, no tórax, na região cervical (Fig. 4.7). Secreta epinefrina e norepinefrina, o que causa hipertensão, contínua ou intermitente. A confirmação diagnóstica se faz pela dosagem do *VMA* ou por provas farmacológicas (bloqueio adrenérgico com fentolamina, *Regitina, Ciba*). Sendo estas menos seguras do que a determinação química. As catecolaminas são excretadas pelos rins, sendo 3 a 6% como tal e o restante sob a forma de metabólitos, dos quais parte é representada pelo ácido vanilmandélico (3-metoxi-4-hidroximandélico) e cerca de 20% pelas metanefrinas. Os tumores situados fora das adrenais secretam muito mais norepinefrina do que epinefrina (adrenalina).

Segundo Bravo e Gifford, o tumor é maligno em 8 a 10% dos casos. Os sintomas podem perdurar de um minuto a horas, mais usualmente uma hora. Deve ser considerado diagnóstico provável em pacientes com **hipertensão maligna,** como também nos casos de hipertensão durante a **indução da anestesia,** no decorrer do **ato cirúrgico** ou no **trabalho de parto,** ainda segundo Bravo e Gifford.

Os métodos mais empregados para o diagnóstico ou sua confirmação são a determinação das catecolaminas (ou seus metabólitos) na urina, pois o diagnóstico de feocromocitoma não deve ser feito apenas com base nos sintomas e sinais.

Mulinari e cols. estudaram a prova da supressão pela **clonidina** em 24 pacientes, sendo 10 portadores de feocromocitoma (com diagnóstico confirmado pela tomografia e pela cirurgia). Consideram que a supressão exercida pela clonidina nos níveis da metanefrina é útil para o diagnóstico do tumor, pois, neste, a administração oral da clonidina não reduz os níveis.

Nicolau e cols., em sete casos de **feocromocitoma,** encontraram valores de *VMA* que oscilaram de 12,1 mg a 50 mg/24 horas, com média global de 28,57 mg/24 horas. A maior taxa que verificaram foi em um caso de **neuroblastoma,** em menina de

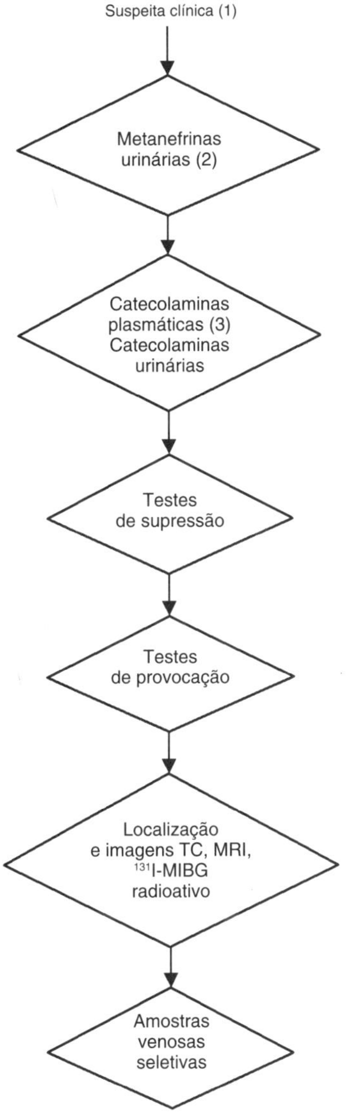

(1) História sugestiva de MEA (neoplasia endócrina múltipla) II. Hipertenso < 30 anos de idade. Qualquer hipertenso com sintomas incomuns. Apenas 20% dos pacientes com feocromocitoma têm hipertensão intermitente. O feocromocitoma é mais provável em pacientes mais jovens.

(2) Devido à elevada sensibilidade, metanefrinas normais na urina praticamente excluem feocromocitoma se não houver suspeita de MEA (neoplasia endócrina múltipla) II. Devido à baixa prevalência de feocromocitoma, mesmo < 10%. Metanefrinas urinárias podem ser diminuídas por diversas drogas (p. ex., L-dopa, contraste radiológico) e podem ser aumentadas por estresse (p. ex., IM, traumatismo SNC) e determinados medicamentos (p. ex., inibidores da MAO (monoaminoxidase), hidrazinas e proclorpreazina, clorpromazina, imipramina, metildopa, oxitetraciclina, fenacetina, fenotiazinas).
Se as metanefrinas estiverem aumentadas, VMA urinário deve ser determinado a seguir porque ele tem alta especificidade. A associação entre metanefrinas e VMA aumentados na urina é evidência de feocromocitoma e deve ser seguida por exames de localização.

(3) Mensuração de catecolaminas (principalmente no plasma) deve ser realizada juntamente com exames de localização, quando houver suspeita de MEA II. Embora as determinações de catecolaminas urinárias comumente apresentem resultados falso-negativos e falso-positivos, podem ser particularmente úteis em possível MEA II, mas alerta para fatores de interferência (p. ex., aumentadas por exercício físico, estresse, emoção, hipoglicemia, determinados medicamentos).

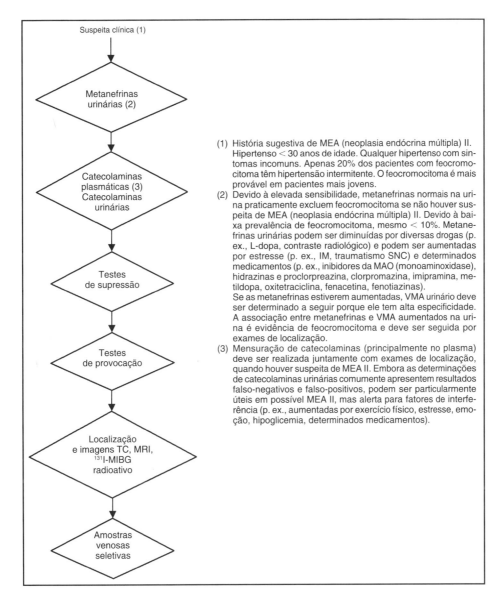

Fig. 4.5 Fluxograma de exames laboratoriais no diagnóstico do feocromocitoma.

dois anos de idade — 125 mg/24 horas. Estes autores estudaram também o comportamento deste metabólito em 19 portadores de doença hipertensiva essencial e constataram a média de 3,66 mg/dia.

Quadro 4.15 Sintomatologia, em Ordem de Freqüência, do Feocromocitoma (Extraído de Srougi e Góes)

Hipertensão	92%
Cefaléia	82%
Sudorese	67%
Palpitação	62%
Ansiedade	43%
Palidez	43%
Tremores	38%
Dor abdominal/torácica	38%
Náuseas e vômitos	34%
Fadiga	26%
Emagrecimento	15%
Constipação intestinal	7%

Peixoto, Araújo e Silva reportam o caso de paciente de 15 anos com episódios de cefaléia, hipertensão, sudorese profusa e lipotimia; a dosagem do ***VMA*** achava-se em 26,4 mg/24 horas; na cirurgia realizada constataram supra-renais normais, mas encontraram tumor de 5 cm de diâmetro junto à emergência das ilíacas (**órgão de Zuckerkandl**); retirado o tumor, a cura foi completa.

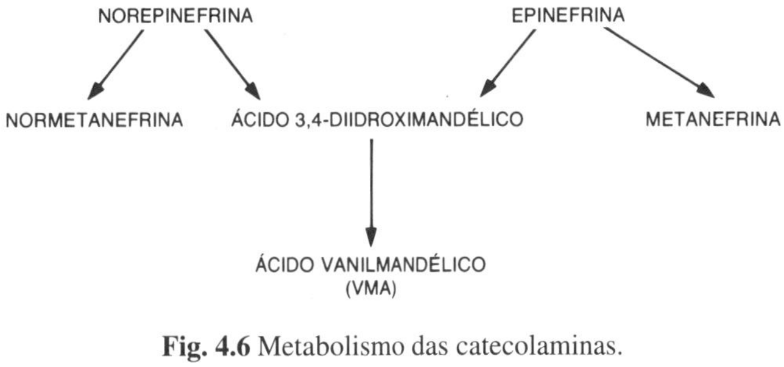

Fig. 4.6 Metabolismo das catecolaminas.

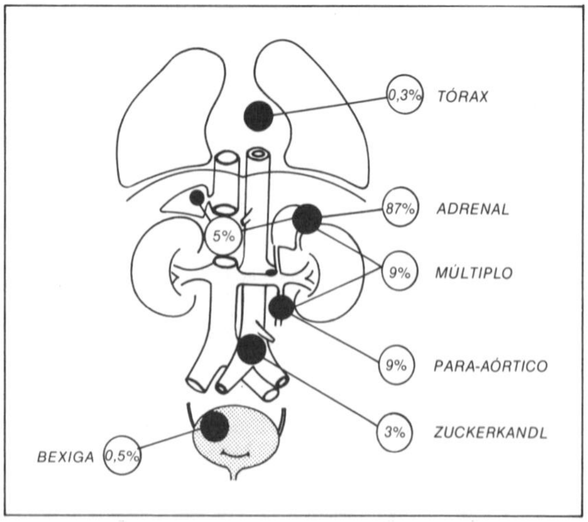

Fig. 4.7 Localizações preferenciais do feocromocitoma (em percentagem) em 503 casos recolhidos da literatura por Srougi e Góes.

Ribeiro Pires e cols. descrevem casos de localização similar, com excelente resultado cirúrgico.

Paes Leme e cols. relatam um caso de feocromocitoma operado com sucesso, tecem judiciosos comentários sobre aspectos peculiares desta cirurgia e fazem excelente revisão do assunto.

Messerli, Finn e MacPhee narram o caso de paciente com tumor localizado na bexiga, no qual a pressão arterial de 110/70 se elevava a 170/110 após a micção, com palidez, profusa sudorese e cefaléia intensa. Curou-se com a extirpação do tumor. Chamam a atenção para a raridade desta localização (0,06% de todas as afecções tumorais da bexiga).

Sullivan e Solomon estudaram a eliminação do ***VMA*** durante o dia e durante a noite, em seis casos de feocromocitoma e em 32 com hipertensão essencial; concluíram que a colheita da urina das sete da noite às sete da manhã proporciona resultados satisfatórios para triagem de cromafinomas.

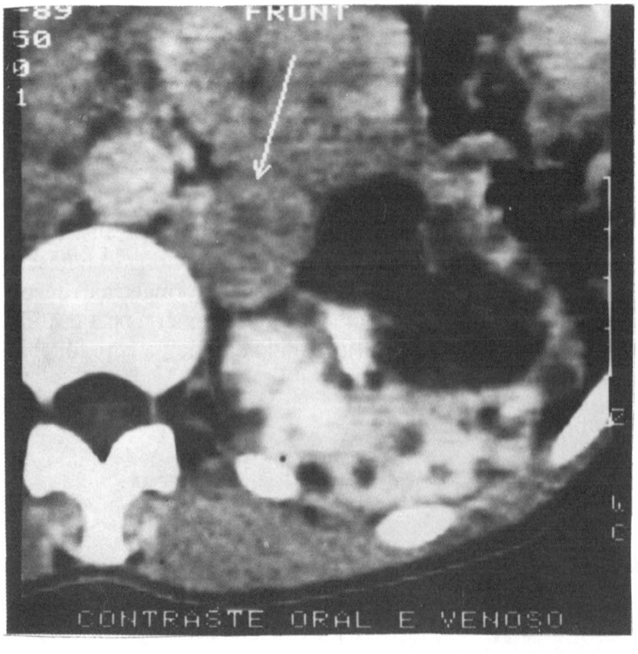

Fig. 4.8 Tomografia computadorizada em paciente com feocromocitoma (*seta*). O tumor localiza-se na adrenal esquerda. Vêem-se vértebra, aorta e rim, coincidentemente policístico. (Cortesia do Prof. J.R. Lambertucci.)

Em 26 pessoas normais, Magalhães Ferreira, empregando o método de Gitlow, encontrou a média de 6,08 mg/24 horas deste metabólito. Em seu trabalho, este autor fornece a técnica da dosagem do ***VMA*** por ele adaptada e simplificada.

Para a dosagem do ácido vanilmandélico, toda a urina de 24 horas deve ser recolhida em recipiente contendo 10 ml de ácido clorídrico concentrado. O paciente deve abolir todo medicamento e abster-se de abacate, cerveja, vinho, café, chocolate, banana, chá, frutas cítricas, produtos que contenham baunilha (sorvete e outros) nas 72 horas que antecedem a prova.

A dosagem do ***VMA*** está indicada também nos pacientes com hipertensão arterial, especialmente naqueles com menos de 40 anos; quando decorrente do feocromocitoma, é possível a cura pela cirurgia.

Para se transformar mg de ***VMA*** em ***SI***, multiplica-se pelo fator 5,05, obtendo-se, assim, a taxa em μmol. **Exemplo:** 3,66 mg/24 h $\times$ 5,05 = 18,5 μmol/24 horas.

Dosagem dos 17-hidroxicorticosteróides (Método de Porter-Silber, Modificado)

Material Necessário

1) pipetas volumétricas de 1, de 2,5 e de 10 ml;
2) cilindros graduados com rolha esmerilhada de 50 e de 100 ml.

Soluções Necessárias

a) clorofórmio *p.a.* ou *A.R.*; NaOH 0,1 N;
b) álcool etílico absoluto;
c) ácido sulfúrico 64% (v/v);
d) reagente alcoólico-sulfúrico;
e) fenilidrazina (solução alcoólica-sulfúrica recente);
f) glucoronidase (1.000 unidades/ml);
g) tampão de fosfato 0,5 M, pH 6,8;
h) padrão-estoque;
i) padrão de uso.

Processo. A urina deve ser recolhida durante 24 horas, em recipiente contendo 10 ml de toluol como preservativo. Medir todo o volume, misturar e retirar cerca de 100 ml para a dosagem.

Colocar 10 ml da amostra da urina em cilindro graduado, com rolha esmerilhada; adicionar 1 ml da solução de glucoronidase, 2 ml do tampão de fosfato e 1 ml de clorofórmio.

Em outros dois cilindros de 100 ml, colocar 10 ml de água destilada no primeiro, 10 ml do padrão no segundo e os demais reagentes como no caso anterior; os cilindros devem ser marcados U (o que contém a urina), P (o do padrão) e B (o da prova em branco); arrolhar os três cilindros, misturar e mantê-los na estufa a 37°C, durante 18 a 24 horas.

Adicionar a cada cilindro 50 ml de clorofórmio, misturar por inversões sucessivas durante 30 segundos e deixar em repouso para separar as fases orgânica e aquosa; remover a camada sobrenadante por aspiração; adicionar 10 ml da solução de NaOH 0,1 N a cada um dos cilindros e agitar durante 30 segundos. Deixar separar as duas fases e remover a camada alcalina por aspiração. Lavar a parte extraída pelo clorofórmio duas vezes, com 10 ml de água destilada, agitando após cada adição e removendo o sobrenadante.

Em cinco cilindros graduados de 50 ml, colocar, nos dois primeiros, 20 ml do clorofórmio (contendo a urina em exame); no terceiro e quarto, 20 ml do clorofórmio (contendo a prova em branco); e, no quinto cilindro, 20 ml do padrão.

Adicionar 5 ml da solução alcoólico-sulfúrica aos cilindros contendo a prova em branco (B) e aos cilindros que contêm o desconhecido (U); colocar, em cada um dos cilindros (branco, padrão e urina), 5 ml da solução de fenilidrazina. Arrolhar os cilindros e agitar vigorosamente durante 30 segundos, deixando em repouso 15 a 20 segundos.

Transferir as camadas sobrenadantes para cubas e colocá-las em banho-maria a 60°C, durante 45 minutos. Ler os controles desconhecidos contra o branco-controle; ler o padrão e os desconhecidos contra o branco, em 410 nm de comprimento de onda. Uma alíquota do branco e outra do desconhecido servem como branco-controle e como controle do desconhecido; as outras alíquotas são o branco do reagente, o padrão e o desconhecido.

Cálculo

$$\frac{U - C}{S} \times 0{,}005 \times V = \text{mg dos 17-OHCS/24 h}$$

U = absorvância do desconhecido (urina)
C = absorvância do controle
P = absorvância do padrão
0,005 = concentração do padrão em mg/ml
V = volume da urina de 24 horas em mililitros
17-OHCS = 17-hidroxicorticosteróides

Preparação das Soluções. Clorofórmio. Empregar de alto grau de pureza (*A.R.* ou *p.a.*).

NaOH, 0,1, N. Ver preparação adiante.

Álcool etílico. Usar o puríssimo.

Ácido sulfúrico a 64% (volume a volume). Adicionar, aos poucos e cuidadosamente, 640 ml de H_2SO_4 *p.a.*, concentrado, a 360 ml de água destilada. (**Nunca adicionar a água ao ácido!**)

Reagente alcoólico-sulfúrico. Misturar 100 ml do ácido sulfúrico a 64% com 50 ml de álcool etílico absoluto.

Reagente de fenilidrazina. Dissolver 50 mg de fenilidrazina ($C_6H_8N_2HCl$) em 50 ml do reagente alcoólico-sulfúrico; deve ser de preparação recente para cada dosagem. Empregar fenilidrazina "Baker" ou equivalente.

Glucoronidase. Preparar de modo a conter 1.000 unidades por mililitros com água destilada. Deve ser de preparação recente ou mantida congelada. Tampão de fosfato pH 6,8. Dissolver 68 g de KH_2PO_4 em 500 ml de água destilada, em balão graduado de 1.000 ml; ajustar o pH pela adição de 100 a 150 ml de NaOH 1 N; completar para o traço do balão com água destilada e misturar.

Padrão-estoque (1 ml = 100 μg). Transferir exatamente 25 mg de cortisol (*Sigma Chemical Co.* ou de outra procedência garantida) para balão volumétrico de 250 ml e diluir para a marca com álcool etílico absoluto.

Padrão de Uso (1 ml = 5 g). Diluir 5 ml do padrão-estoque para 100 ml com água destilada.

INTERPRETAÇÃO

Os valores normais da eliminação dos 17-OH corticosteróides, fornecidos por este método, são: no adulto, 10 a 15 mg/24 horas e, em crianças, dos dois aos 14 anos, 3 a 10 mg/24 horas. Esta dosagem se presta para o julgamento da função adrenocortical, pois mede a excreção da hidrocortisona (cortisol ou composto F) e deoxicortisona (composto S). Expresso em SI, até 36,9 μmol/dia.

Os teores se elevam na **síndrome de Cushing,** na **síndrome adrenogenital** (alguns casos), nos tratamentos com ACTH e/ou glicocorticóides (com doses acima da fisiológica, o que é habitual); no **carcinoma do córtex supra-renal.**

Taxas reduzidas são observadas na **doença de Addison, doença de Simmonds (hipopituitarismo),** ao interromper tratamentos prolongados com ACTH e/ou glicocorticóides.

Latner classifica a hiperfunção adrenocortical em: 1. Hipersecreção de todos os hormônios do córtex — **síndrome de Cushing** (pan-hipercorticalismo); 2. Hipersecreção somente dos androgênios — **síndrome adrenogenital;** 3. Hipersecreção exclusiva dos estrogênios — **feminização;** 4. Hipersecreção unicamente da aldosterona (**hiperaldosteronismo** primário). Casos há, entretanto, que se sobrepõem, produzindo outros hormônios.

Dosagem dos 17-cetosteróides (Método de Drekter e cols., Modificado)

Material Necessário

1) pipetas volumétricas de 1, de 2, de 5 e de 10 ml;
2) pipetas graduadas de 0,2, de 1 e de 5 ml;
3) agitador elétrico ou manual;
4) banho-maria.

Soluções Necessárias

a) formaldeído;
b) ácido clorídrico concentrado;
c) 1,2-dicloroetano;
d) hidrato de sódio em lentilhas;
e) álcool absoluto;
f) m-dinitrobenzeno;
g) hidrato de potássio (solução hidroalcoólica);
h) padrão de desidroepiandrosterona.

Processo. É o seguinte:

a) **Hidrólise.** Em frasco de 40 ml, colocar 10 ml da urina de 24 horas; adicionar 0,5 ml de formaldeído, misturar e acrescentar 3 ml do ácido clorídrico; homogeneizar. Fechar o frasco com tampa plástica, na qual tenha sido adaptado tubo capilar, através de pequeno orifício, e levá-lo ao banho-maria em ebulição durante 15 minutos; ao fim desse tempo, retirar o frasco e deixá-lo em repouso cinco a 10 minutos e, em seguida, imergi lo em água fria.
b) **Extração.** Adicionar a esta mistura 10 ml de 1,2-dicloroetano e agitar durante 15 minutos, utilizando-se de agitador elétrico ou manual; em seguida, centrifugar 10 minutos, removendo e desprezando a camada superior depois de terminada a centrifugação. Filtrar a camada que se sedimentou em frasco de 40 ml.
c) **Purificação.** Adicionar ao filtrado cerca de 20 lentilhas do hidrato de sódio e agitar novamente por 10 minutos; filtrar em papel de filtro tipo *Green 807* (ou *Whatman n.º1*). Em cada um de dois tubos de ensaio marcados U, colocar 2 ml do filtrado e levar à estufa a 80°C, onde permanecerão por 12 a 15 horas para secagem. Ao fim desse tempo, retirá-los e deixar em repouso para resfriar.
d) **Dosagem.** Aos resíduos dos dois tubos, adicionar 0,2 ml de álcool absoluto e agitar, até a completa dissolução.

Em três outros tubos de ensaio, marcados B, P-10 e P-20, colocar, respectivamente: 0,2 ml de álcool, 0,1 ml e 0,2 ml do padrão de desidroepiandrosterona; ao tubo P-10, acrescentar 0,1 ml de álcool. A cada um dos cinco tubos, adicionar: 0,2 ml de m-dinitrobenzeno e agitar; 0,2 ml da solução hidroalcoólica de hidrato de potássio, agitar e manter 60 minutos ao abrigo da luz. Finalmente, adicionar a todos os tubos 3 ml de álcool, misturar e fazer a leitura em 520 μm de comprimento de onda ou com filtro verde e com a prova em branco em zero.

Cálculo

Verificar, na curva de calibração, o valor do desconhecido e usar a seguinte fórmula:

$$\frac{\text{mg/dl (lido na curva)} \times \text{vol./24 h}}{1.000} = \text{mg em 24 horas}$$

Exemplo: Leitura na curva de calibração — 8 mg/dl.

Volume de urina de 24 horas — 1.200 ml; aplicando a fórmula, temos:

$$\frac{8 \times 1.200}{1.000} = 9{,}6 \text{ mg/24 horas}$$

Preparação das Soluções. Formaldeído a 1/5. A 4 ml de água destilada, adicionar 1 ml de formol. Misturar. Deve ser de preparação recente, no momento da dosagem.

Ácido clorídrico concentrado. Empregar ácido *p.a.* ou *A.R.* de procedência garantida.

1,2-Dicloroetano (bicloreto de etileno). Usá-lo puro, de boa procedência. *Nota:* seus vapores produzem irritação do trato respiratório e da conjuntiva, bem como distúrbio do equilíbrio.

Hidrato de sódio em lentilhas *p.a.* ou *A.R.*

Álcool absoluto.

m-Dinitrobenzeno. Se não for de alto grau de pureza, deve ser tratado da seguinte forma: dissolver 25 g em pequeno volume de éter etílico puríssimo, adicionar 5 g de carvão vegetal, agitar e filtrar, ao fim de 10 minutos; adicionar ao filtrado mais 5 g de carvão, agitar, filtrar novamente, ao fim de 10 minutos, e levar o filtrado à estufa a 37°C, onde permanecerá por 24 horas. Transferir o material obtido para frasco escuro.

Para cada dosagem, preparar o reagente do seguinte modo: pesar 116 mg do m-dinitrobenzeno purificado como anteriormente, colocar em pequeno *erlenmeyer* e adicionar 10 ml de álcool absoluto; agitar até a completa dissolução, podendo, se necessário, aquecer em banho-maria a 37°C para aumentar a solubilidade.

Hidrato de potássio (solução hidroalcoólica). Misturar 1 ml da solução saturada de KOH (1 parte deste para 0,9 parte de água destilada) com 5 ml de álcool absoluto. Na preparação desta solução saturada, dissolvendo, por exemplo, 100 g de KOH em 90 ml de água destilada, há desenvolvimento de calor; só usar depois de atingir a temperatura ambiente.

Padrão de desidroepiandrosterona a 20 mg/100 ml. Transferir 20 mg deste, exatamente pesado, para um balão graduado de 100 ml; adicionar álcool absoluto, completar para o traço do balão, misturar e transferir para frasco hermeticamente fechado. Manter na geladeira.

Curva de Calibração. Marcar quatro tubos de ensaio 5, 10, 15 e 20; adicionar a cada um, respectivamente, 0,05; 0,10; 0,15; e 0,20 ml do padrão e, aos três primeiros, 0,15; 0,10; e 0,05 de álcool absoluto, perfazendo, assim, todos eles, o volume de 0,20 ml. Correspondem a 5, 10, 15 e 20 mg/dl de desidroepiandrosterona, valores estes que serão marcados na curva. Em outro tubo de ensaio marcado B, colocar 0,20 ml do álcool. Adicionar aos cinco tubos 0,2 ml do m-dinitrobenzeno, 0,2 ml da solução hidroalcoólica de hidrato de potássio; agitar e conservar, durante uma hora, ao abrigo da luz. Adicionar, em seguida, 3 ml do álcool a cada um dos tubos e misturar.

Levar ao aparelho e fazer as leituras em 520 μm de comprimento de onda (ou com filtro verde) e a prova em branco em zero. Construir o gráfico de calibração, anotando as leituras em percentagem de transmitância ou absorbância *versus* concentração em miligramas por 100 mililitros.

INTERPRETAÇÃO

Os 17-cetosteróides dosados na urina procedem do córtex supra-renal, no homem e na mulher, e, no sexo masculino, cerca de um terço provém dos testículos. Compreendem grupo de hormônios (androsterona, desidroepiandrosterona, etiocolanolona e outros de menor importância) chamados androgênios. Encerram radical cetônico no carbono 17 do núcleo de origem, o ciclopentano fenantreno (Fig. 4.9). As variações patológicas são mostradas no Quadro 4.16.

Drekter e cols., empregando seu próprio método em 35 jovens do sexo masculino entre 20 e 30 anos de idade, encontraram a média de excreção diária igual a 16,9 mg/24 horas, com os extremos de 10 e 28,9 mg/24 horas.

A excreção diária, em pessoas normais, varia com a idade e o sexo: até os 10 anos — 1 a 4 mg para ambos os sexos; até os 20 anos — 6 a 21 mg no sexo masculino e 4 a 16 nas mulheres; até os 30 anos — 8 a 26 nos homens e 4 a 14 nas mulheres; até os 50

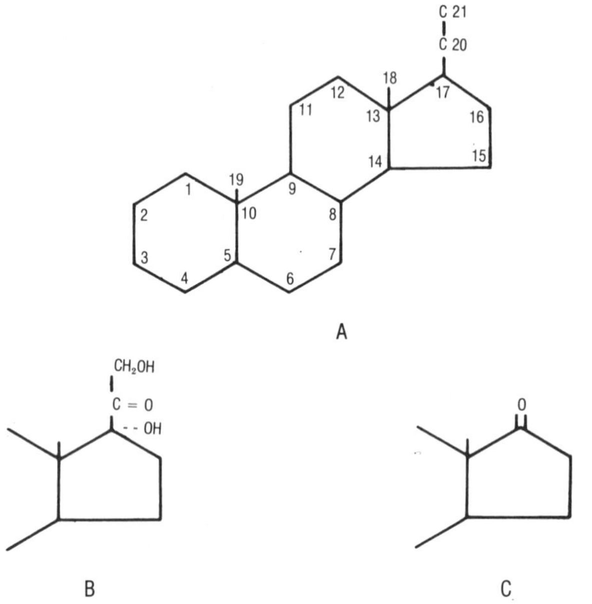

Fig. 4.9 Núcleo básico dos adrenocorticosteróides (ciclopentanofenantreno), mostrando a seqüência numérica dos átomos de carbono. *A* = núcleo dos 17-hidroxicorticosteróides; *B* = configuração da hidrocortisona; *C* = configuração dos 17-cetosteróides.

Quadro 4.16 Valores dos 17-cetosteróides Urinários em Estados Patológicos

Aumentados	Diminuídos
Carcinoma adrenocortical	Moléstia de Addison
Síndrome adrenogenital	Pan-hipopituitarismo
Hiperplasia adrenocortical	Mixedema
Acromegalia (não-constante)	Síndrome nefrótica
Virilismo	Doença crônica
Tumores do testículo	Hipogonadismo feminino
Gravidez (último trimestre)	Gota
Hirsutismo (não-constante)	Diabete melito
Tratamento com ACTH	Eunucoidismo
Estresse agudo	Tireotoxicose

Adaptado de Davidsohn e Henry.

anos — 5 a 18 e 3 a 9, respectivamente; até os 70 anos — 2 a 10 nos homens e 1 a 7 nas mulheres.

Esta dosagem deve ser feita em urina de 24 horas, recolhendo-se em recipiente adequado todo o volume eliminado neste espaço de tempo; despreza-se, por exemplo, a primeira micção das oito horas da manhã e recolhem-se todas as micções até as oito horas do dia seguinte, inclusive esta. Todo o volume deve ser enviado ao laboratório. A urina pode ser preservada com toluol ou conservada na geladeira até o final da colheita.

Alguns produtos farmacêuticos podem falsear o resultado da dosagem; é prudente que todo e qualquer medicamento seja suspenso nos três dias que antecedem o exame.

EXAME MICROSCÓPICO

Para proceder-se ao exame microscópico do sedimento urinário, a urina deve ser recente; do contrário, os elementos organizados (cilindros, hemácias, leucócitos) perdem sua estrutura normal, dificultando ou tornando impossível a identificação. Se o exame não puder ser feito logo após a emissão da urina, torna-se necessário adicionar a ela substância conservadora. As mais recomendadas para este fim são: formol, quatro gotas; ácido bórico, 0,3 g; ou toluol, 1 ml, para cada 120 ml de urina. Sempre que possível, a urina deve ser mantida no refrigerador até o momento da centrifugação.

Para a obtenção do sedimento, mistura-se a amostra da urina (sem agitar), de preferência a primeira da manhã, e colocam-se cerca de 10 ml em tubo de fundo cônico, resistente, levando-o ao centrifugador, depois de tarado com outro tubo idêntico que ficará em oposição no aparelho. Centrifuga-se, durante cinco minutos, a cerca de 2.000 r.p.m.

Se não se dispuser de centrifugador elétrico, ou mesmo manual, coloca-se a urina em tubo de fundo cônico e deixa-se em repouso na geladeira, durante mais ou menos seis horas.

Formado o sedimento, por meio de centrifugação ou do repouso, decanta-se o líquido sobrenadante, agita-se o resíduo que fica no fundo do tubo, transfere-se pequena porção para lâmina e recobre-se com lamínula. A quantidade colocada na lâmina deve ser tal que a lamínula não flutue.

Leva-se a lâmina, assim preparada, ao microscópio e examina-se com luz reduzida e pequeno aumento para visão de conjunto e, em seguida com objetiva 40, para identificação e contagem dos elementos observados. É aconselhável percorrer toda a superfície recoberta com a lamínula, especialmente para a pesquisa de cilindros, com a objetiva 10, passando-se para a 40 a fim de classificá-los.

Biasoli *et al.* apresentam processo de sedimentoscopia urinária, corado pelo May-Grüwald-Giemsa que permite a distinção entre células tubulares e piócitos. Ao mesmo tempo, os autores apresentam método pela peroxidase que permite a diferenciação das células tubulares e os piócitos.

Habitualmente, os achados são expressos em número de elementos identificados por campo microscópico, tomando-se a média de vários campos examinados. Como se vê, o resultado é semiquantitativo, pois são variáveis o volume da urina examinada, a quantidade do sedimento e o espaço de tempo da colheita. Não obstante, este método se presta para fins clínicos. Quando se desejam valores mais precisos, especialmente para acompanhar a evolução de uma nefropatia, recorre-se ao método de Addis, que será exposto a seguir. A *Boehringer Manheim Bioquímica S.A.* lançou, no comércio especializado, sistemas que facilitam sobremodo a sedimentoscopia (o *Kova-Slide* e o *Uri-Stain*).

Método de Addis

Este método, com o volume urinário conhecido, volumes exatos da amostra e com o emprego de câmara de contagem (Neubauer), fornece valores precisos dos elementos presentes na urina.

Processo

1) Colher a urina durante 12 horas seguidas — por exemplo, das oito da noite (despreza-se esta) às oito da manhã, inclusive;
2) Misturar e medir o volume total; transferir 10 ml da mistura para um tubo especial (Fig. 4.10);
3) Centrifugar a 2.000 r.p.m., durante cinco minutos;
4) Decantar a urina sobrenadante e ajustar o volume de sedimento obtido, com solução fisiológica (NaCl 0,9%), para 1 a 5 ml, dependendo da quantidade do resíduo visível no fundo do tubo; mistura-se até homogeneizar;
5) Colocar uma gota desta mistura na câmara de Neubauer (ver Cap. 21) e contar o número de hemácias, cilindros e leucócitos em toda a área reticulada, o que fornecerá o número destes elementos em 0,0009 ml.

Cálculo

O número de cilindros (ou outro elemento) eliminado em 12 horas é obtido aplicando-se a seguinte fórmula:

$$\frac{S}{v} \times n \times \frac{V}{10} = \text{cilindros (ou elemento contado)}$$

Nesta fórmula, *V* representa o volume de urina em 12 horas; *10*, o número de mililitros centrifugado; *S* é o volume no qual o sedimento foi diluído (1 a 5 ml); *n* é o número total de cilindros (ou outras células) contados; e *v* é o volume no qual a contagem foi feita.

Exemplo: Sedimento diluído para 2 ml: $S = 2$; contagem feita em 0,0009 ml: $v = 0{,}0009$; número de piócitos contados — 10; $n = 10$: volume urinário de 12 horas: 500; $V = 500$; temos, portanto:

$$\frac{2}{0{,}0009} \times 10 \times \frac{500}{10} = 1.111.000 \text{ piócitos/12 h}$$

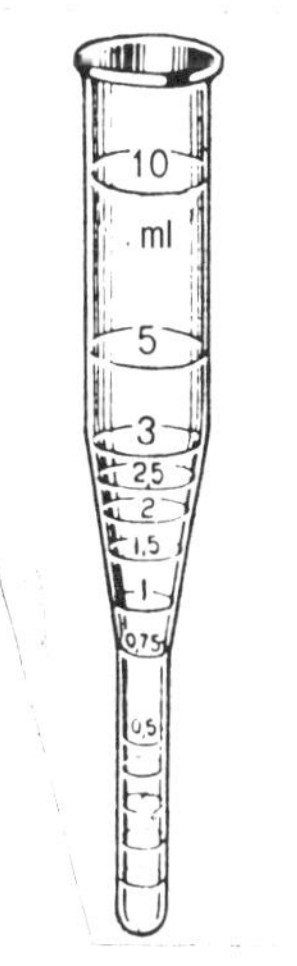

Fig. 4.10 Tubo de Addis.

INTERPRETAÇÃO

São considerados normais os seguintes números de cada uma das estruturas eliminadas em 12 horas:

Cilindros hialinos	até	5.000
Hemácias	até	500.000
Piócitos	até	1.000.000

Cifras acima destes valores são verificadas em moléstias renais, especialmente na **glomerulonefrite,** condição na qual esta contagem é de grande valor prognóstico. O número de hemácias e cilindros pode alcançar cifras elevadíssimas, da ordem de milhões.

Composição do Sedimento

O sedimento urinário se compõe de: a) **elementos organizados;** b) **elementos não-organizados.** Os primeiros se dividem em:

I. Elementos encontrados em urina ácida: urato amorfo, cristais de oxalato de cálcio, de ácido úrico e, menos freqüen-

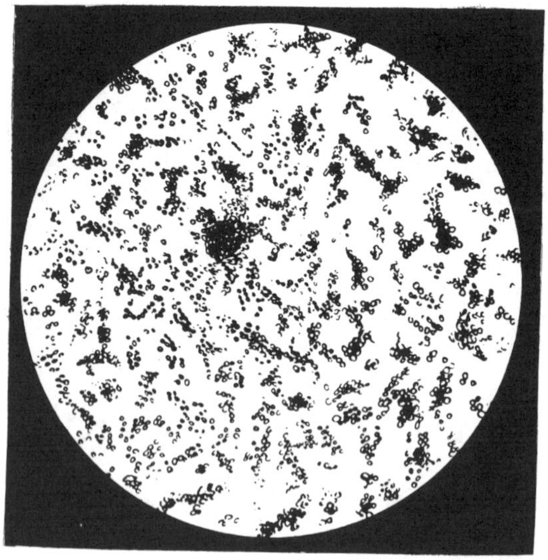

Fig. 4.13 Fosfato amorfo.

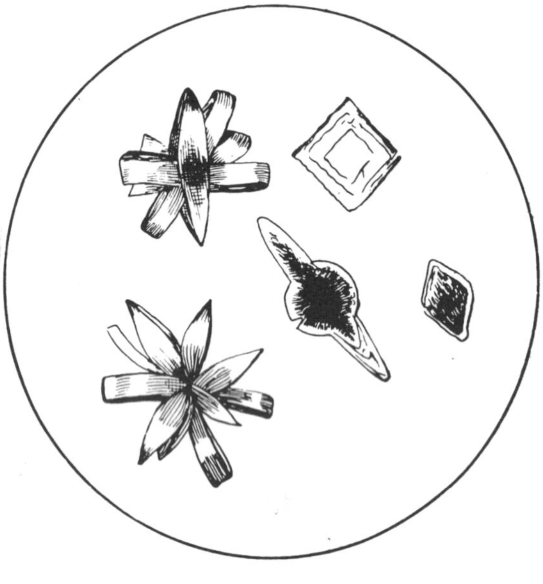

Fig. 4.11 Cristais de ácido úrico.

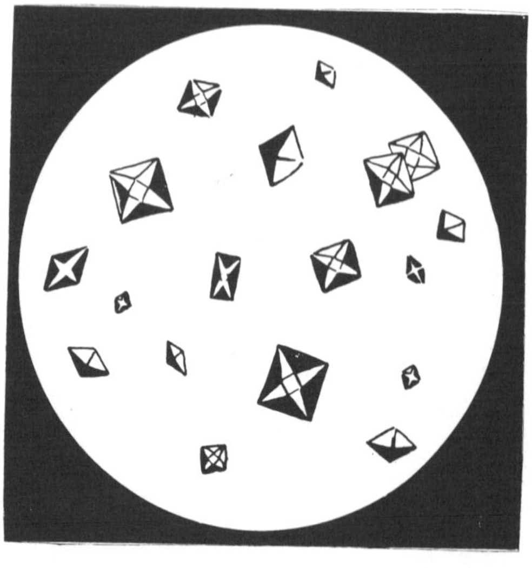

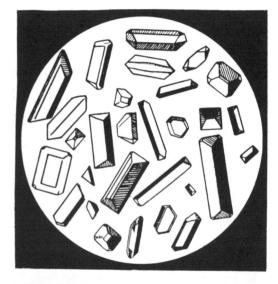

Fig. 4.12 Cristais de oxalato de cálcio.

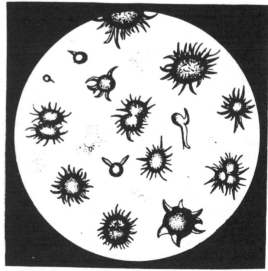

Fig. 4.14 Cristais de fosfato amoníaco-magnesiano (fosfato triplo e de urato de amônio).

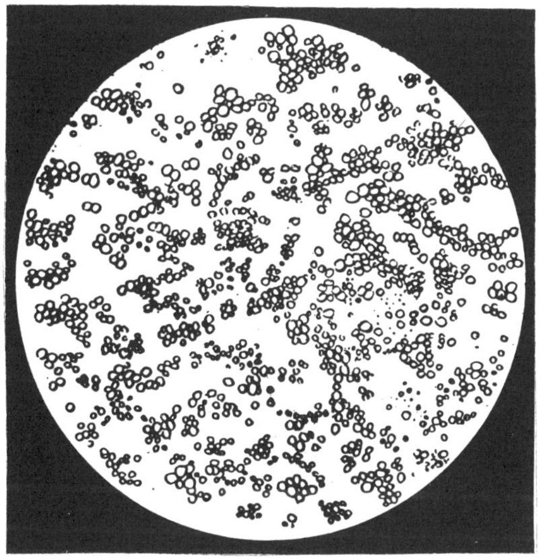

Fig. 4.15 Urato amorfo.

temente, de leucina, de tirosina e de cistina (Figs. 4.11, 4.12, 4.15 e 4.16).

II. Em urina alcalina, deparam-se: fosfato amorfo (Figs. 4.13 e 4.16); cristais de fosfato amoníaco-magnesiano, também chamado fosfato triplo (Figs. 4.14 e 4.16); cristais de fosfato de cálcio (Fig. 4.16); cristais de carbonato de cálcio (Fig. 4.16).

Os elementos organizados são divididos em:

A) cilindros, que são classificados em:
   1) cilindros **hialinos** (estreitos e largos, Fig. 4.18);
   2) cilindros **cerosos** (Fig. 4.19);
   3) cilindros **granulosos** (fina e grosseiramente granulosos, Fig. 4.19);
   4) cilindros **gordurosos** (Fig. 4.19);
   5) cilindros contendo **estruturas organizadas** (epiteliais, hemácicos, purulentos, bacterianos — Fig. 4.19);
   6) **cilindróides.**

B) **células epiteliais** provenientes de diferentes sítios do trato urogenital (Figs. 4.20 e 4.21);

C) **hemácias** (Fig. 4.19);

D) **piócitos** (Figs. 4.19 e 4.20);

E) **muco;**

F) **bactérias;**

G) **espermatozóides** (Fig. 4.19);

H) **estruturas diversas,** por contaminação após a emissão da urina (levedos, fibras de tecidos, gotas de gordura, grãos de amido, polens, gotas de parafina, hifas de fungos);

I) *Trichomonas vaginalis*, encontradiço em urina de mulheres, identificável, em amostra recente, pelo movimento de seus flagelos.

As figuras apresentadas nesta parte são esquemáticas, mas de utilidade na identificação das diversas estruturas encontradas no sedimento urinário.

A identificação das hemácias no sedimento apresenta alguma dificuldade porque outras estruturas se assemelham a elas, o que causa dúvida ao iniciante em sedimentoscopia. Os eritrócitos se apresentam sempre uniformes e com o mesmo diâmetro. Para facilitar a identificação dos elementos figurados (células, cilindros, bactérias, *Trichomonas*), pode-se empregar o corante *Unicor* (de *Doles*, Reativo B-1200), uma gota no sedimento: as hemácias se coram de rósea a púrpura; os núcleos dos leucócitos tomam coloração também púrpura; os cilindros se tornam mais nítidos.

Derot e Dousset realizaram cuidadoso estudo da cilindrúria, no que diz respeito à classificação, patogenia e interpretação clínica. Segundo eles, há três modos de formação dos cilindros: 1. **Transudação** (hialino puro); 2. **Exsudação** (hemácico e hialino-hemácico); 3. **Descamação** (epitelial puro). A classificação francesa divide os cilindros em: 1. **Homogêneos** (hialinos e cerosos); 2. **Celulares** (epiteliais, hemácicos e granulosos); 3. **Mistos** (grânulos gordurosos), hialinogordurosos e fibrino-hemácicos.

Ainda segundo Derot e Dousset, o cilindro hialino, formado de albumina, tem a mesma significação clínica da albuminúria. Os hialinos celulares significam descamação epitelial; inflamação, no caso dos hialinos-hemácicos. Os hialinos granulosos caracterizam degeneração e estase prolongada no nefrônio, decorrente de distúrbio mecânico.

Halsted e Halsted assinalam que os cilindros hialinos são precipitados de uma mucoproteína produzida no nefrônio distal (mucoproteína de Tamm-Horsfall) em urina hipertônica e ácida, não significando necessariamente doença renal. Para estes autores, os cilindros hemácicos são patognomônicos de **glomerulonefrite.** Ainda, segundo eles, os cilindros leucocitários ocorrem na **pielonefrite** e na **nefrite intersticial.**

Os cilindros epiteliais provêm de descamação recente, enquanto os epiteliais de fina e grossa granulação resultariam de retardamento da eliminação do cilindro, com maior ou menor degeneração celular. Os cilindros epiteliais se observam nas **afecções tubulares.**

Os gordurosos proviriam de degeneração gordurosa dos cilindros epiteliais, e os cerosos ou colóides seriam devidos à degeneração granulosa, também dos cilindros epiteliais.

Os cilindros hemácicos são particularmente encontrados nas **glomerulonefrites.** A espessura destes elementos reflete o sítio de sua formação.

Os autores citados descrevem método de coloração que permite dividir os cilindros em acidófilos, basófilos e bicromatófilos.

INTERPRETAÇÃO

Na **glomerulonefrite,** são encontrados numerosos cilindros (hialinos, granulosos e hemácicos), células renais e alguns leucócitos, além de franca hematúria e albuminúria. O achado de cilindros hemácicos é considerado quase patognomônico da **glomerulonefrite aguda** (GNA); a associação proteinúria, hematúria e cilindrúria hemácica raramente ocorre em outras patologias renais. Nolan e cols. encontraram **eosinofilúria** na **glomerulonefrite** e na **nefrite intersticial** aguda; afirmam que a eosinofilúria é útil para distinguir esta da **necrose tubular aguda,** na qual não encontraram eosinofilúria em 30 casos estudados. Empregaram a coloração de Hansel (a mesma usada para corar esfregaços de secreção nasal, Cap. 1), centrifugados a 2.000 r.p.m., cinco minutos. A eosinofilúria, assinalam Corwin e cols., embora não específica para **nefrite intersticial aguda,** pode ajudar na identificação de tais casos. Na **síndrome nefrótica,** as hemácias são escassas ou ausentes, mas há abundante cilindrúria (cilindros cerosos, granulosos e epiteliais) e podem ser observados lipóides birrefringentes, além de acentuada proteinúria (mais de 4 g/24 horas), lipidúria, hiperlipidemia e hipoproteinemia.

Os lipóides birrefringentes são corpúsculos arredondados que, vistos à luz polarizada, apresentam a forma de **cruz de malta;**

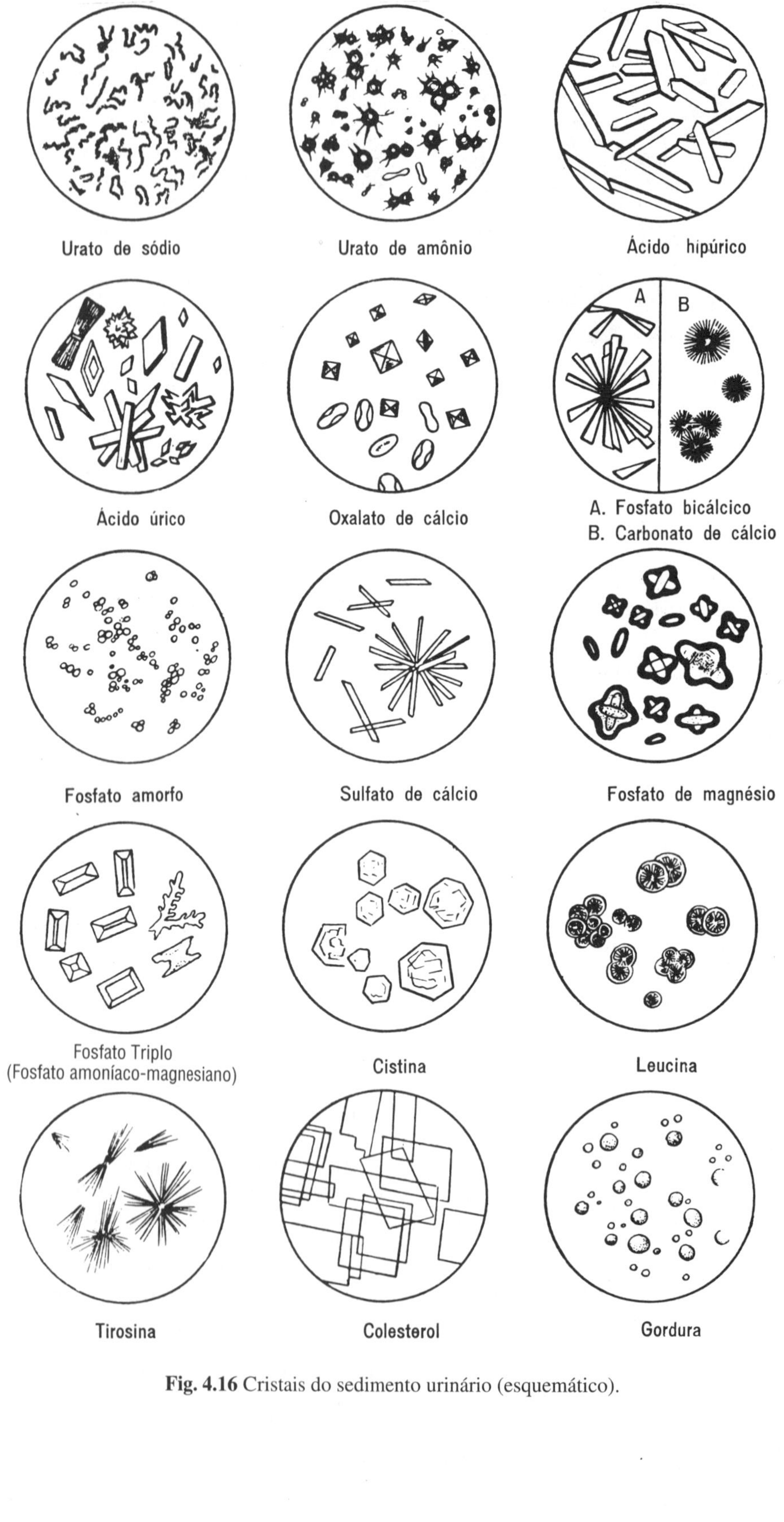

Fig. 4.16 Cristais do sedimento urinário (esquemático).

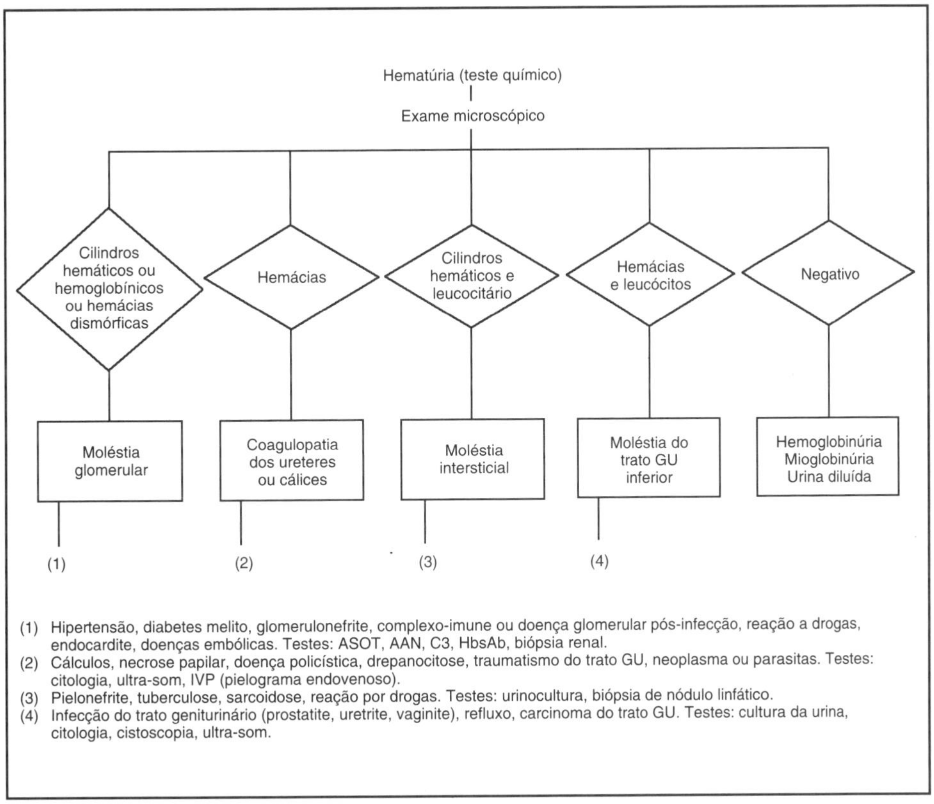

Fig. 4.17 Fluxograma para o diagnóstico de hematúria.

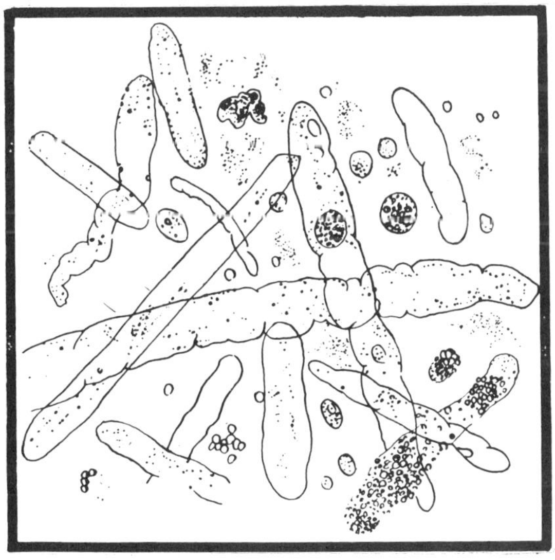

Fig. 4.18 Cilindros hialinos e granulosos (esquemático).

Quadro 4.17 Entidades Clínicas nas Quais Ocorre Hematúria

RENAIS
- Glomerulonefrites (aguda e crônica)
- Nefrose
- Litíase (cálice e bacinete)
- Nefropatia tóxica
- Rim policístico
- Traumatismo renal
- Tuberculose renal
- Tumores (benignos e malignos do rim)
- Pielonefrites
- Hidronefrose
- Nefroblastoma (tumor de Wilms)
- Hematúria assintomática

URETERAIS
- Litíase
- Tumores ureterais
- Fibrose retroperitoneal

VESICAIS
- Cistite
- Corpo estranho
- Litíase
- Tuberculose
- Tumores malignos e benignos

URETRAIS
- Corpo estranho
- Tumores malignos e benignos
- Traumatismo uretral
- Ulcerações meatais
- Uretrites

EXTRA-URINÁRIAS
- Hemofilia, leucemia, anemia drepanocítica
- Malária quartã
- Púrpura de Henoch-Schönlein, terapia com anticoagulantes
- Estados febris
- Menúria (fístula vésico-uterina)
- Factícia

para conseguir o fenômeno de birrefringência, Vallada recomenda o uso de lentes de óculos de terceira dimensão, colocando-se uma no condensador do microscópio e a outra na ocular; girando-se esta, encontra-se o ponto de formação da **cruz de malta.**

Cristais birrefringentes e proteinúria maciça sugerem **síndrome nefrótica;** sua ausência põe em dúvida o diagnóstico de **nefrose.**

Na **pielonefrite:** piócitos em número variável, cilindros leucocitários, hemácias, bacteriúria. Na **pielite:** piócitos em grande número, por vezes piúria maciça.

Na **litíase renal,** encontram-se hemácias em quantidade variável; os cristais podem, até certo ponto, orientar quanto à sua natureza, como, por exemplo, cristais hexagonais (Fig. 4.16) sugerem cálculos de cistina.

Na **tuberculose renal,** o exame microscópico do sedimento revela hemácias e piócitos; ausência de cilindros. Baciloscopia positiva, sem outras bactérias. A **tuberculose** renal é hoje menos freqüente do que há alguns anos.

A **cistite** se caracteriza, em face da sedimentoscopia, pela presença de abundantes piócitos, em números muitas vezes incontável ao exame habitual; o método de Addis fornece sua taxa exata.

Na **doença policística do rim,** o sedimento é muito variável, podendo ser encontrados piócitos e hemácias e, por vezes, cilindros hialinos, além da bacteriúria. Os cistos se esvaziam intermitentemente, emprestando à urina as características de seu conteúdo; quando há hemorragia no interior do cisto e ele se rompe, a urina se mostrará também francamente hemorrágica.

Lembra Branch que hematúria no jato médio, indolor, sugere tratar-se de **neoplasma** do trato urinário, ao passo que disúria com hematúria significa, na maioria das vezes, processo inflamatório.

Ver o Quadro 4.18, onde se encontram os principais achados físico-químicos e microscópicos de várias moléstias.

Os cilindros se originam nos túbulos por precipitação da proteína em sua luz ou por conglomerado de material no interior dos mesmos, refletindo a forma e o diâmetro do túbulo que lhe deu origem; os túbulos seriam uma espécie de molde. A precipitação das proteínas ocorre mais facilmente na porção distal do nefrônio e dos tubos coletores, exceto na **proteinúria de Bence Jones,** onde os cilindros são formados nos túbulos proximais.

A administração de diuréticos (furosemida, por exemplo) a voluntários normais, segundo Imhof e cols., produziu cilindrúria (cilindros hialinos).

IDENTIFICAÇÃO DE CÁLCULOS URINÁRIOS

Os cálculos muito pequenos (a chamada "areia") devem ser examinados em conjunto; os maiores são partidos, e cada uma das camadas concêntricas é examinada separadamente.

Método de Kamlet

Processo

1. Em primeiro lugar, deve-se descrever o cálculo quanto à forma, ao tamanho, cor, peso e, depois de seccionado, aparência.

   Exemplo: O cálculo submetido a exame é de superfície lisa, oval, amarelo-descorado, do tamanho de um grão de arroz (ou dizer o diâmetro em milímetros) e pesa tantos gramas. Seccionado, apresenta uma camada concêntrica de cor amarelo-escura.
2. O espécime é então dividido em duas frações: uma é reservada para a pesquisa de cistina, xantina, fibrina, colesterol e índigo; a outra é macerada em gral de porcelana, limpo e seco, até tomar consistência de pó fino; este pó é então adicionado a 50 ml de HCl a 10% em balão — efervescência, neste ponto, indica a presença de íon carbonato. A mistura é levada à ebulição lenta por cinco minutos, filtrada em bom papel de filtro (isento de cinzas), e o filtrado é igualmente distribuído por cinco tubos de ensaio de 200 × 20 mm.
3. A um dos tubos, adiciona-se NaOH a 10%, até torná-lo ligeiramente alcalino, acrescentando em seguida 5 ml do reativo de Nessler — turvação ou sedimento castanho indica a presença de íon NH_4.
4. Alcalinizar o tubo seguinte com NaOH a 10% e adicionar, cuidadosamente, ácido acético diluído, acidificando o meio. Acrescentar 1 ml de ácido arsenofosfotúngstico e 4 ml de NaCN (**Cuidado! Veneno!**) a 5% — o aparecimento de coloração azul, dentro de 60 segundos, indica tratar-se de ácido úrico ou urato.
5. Alcalinizar ligeiramente o terceiro tubo com NaOH a 10% e reacidificar com ácido acético diluído. Turvação ou pre-

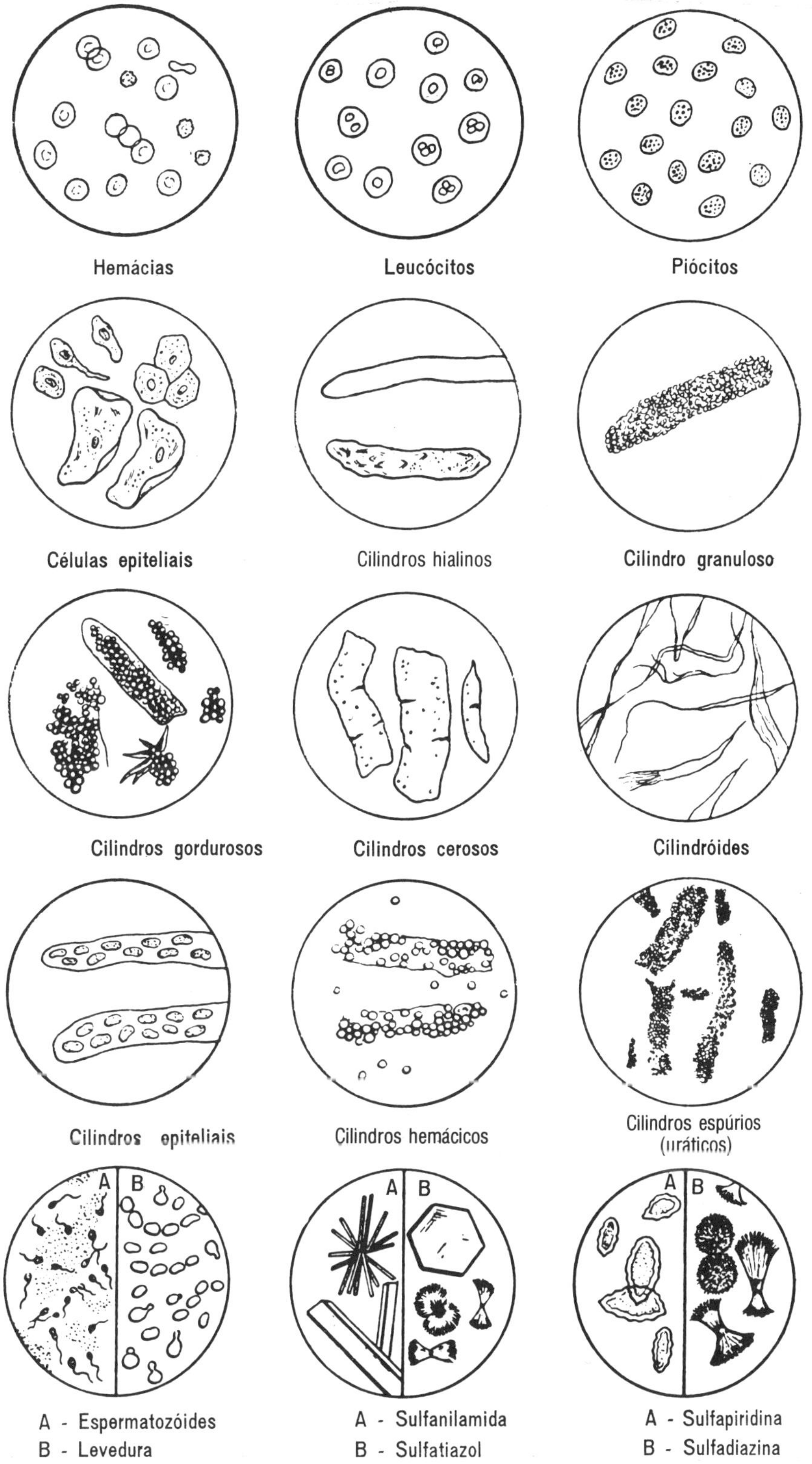

Fig. 4.19 Componentes do sedimento urinário (esquemático).

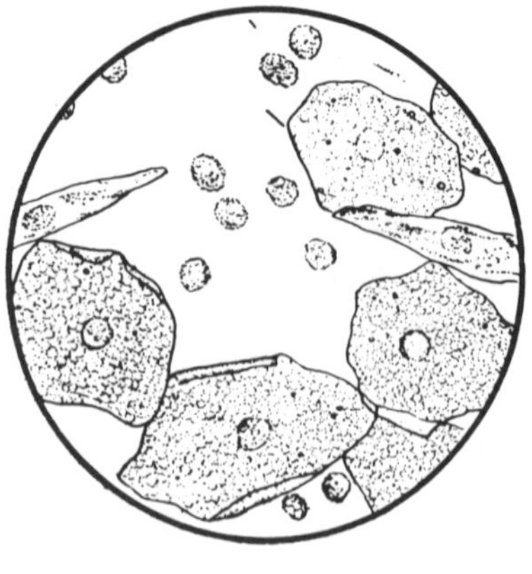

Fig. 4.20 Células epiteliais da vagina e piócitos.

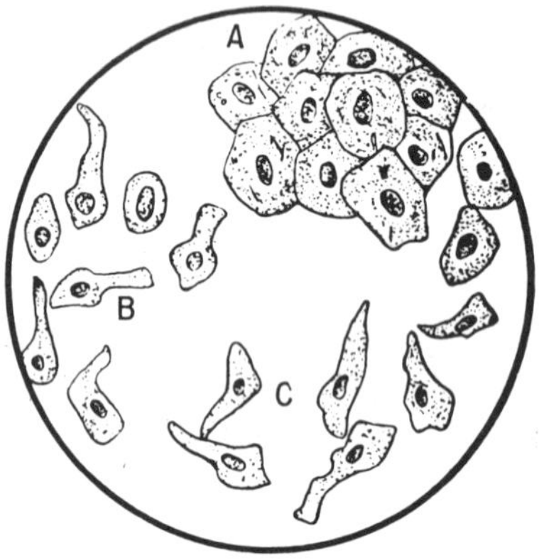

Fig. 4.21 Células epiteliais da bexiga (A), de camadas profundas da uretra (B) e do bacinete (C).

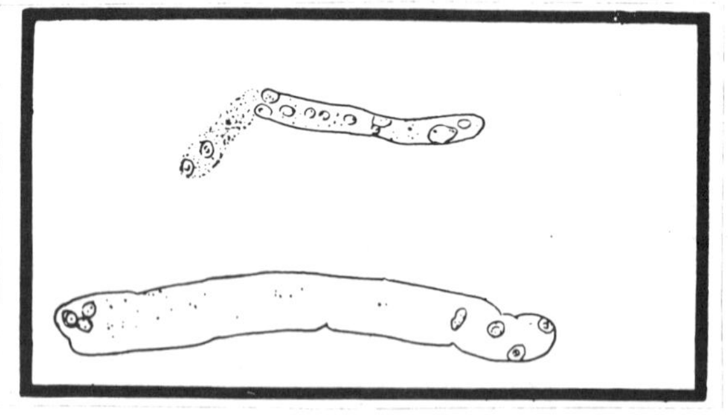

Fig. 4.22 Cilindros purulentos.

cipitado branco revela a presença de oxalato de cálcio. Se não resulta nenhuma turvação decorridos 10 minutos, adicionar 5 ml de oxalato de amônio (solução saturada) — precipitado branco, neste ponto, denuncia a presença de íon Ca (provavelmente $CaCO_2$).

6. Adicionar água amoniacal, forte, ao quarto tubo e 1 ml de solução alcoólica a 0,5% de p-nitrobenzenoazorresorcinol — o desenvolvimento de coloração azul, dentro de 30 segundos, indica tratar-se de íon Mg.
7. Ao último tubo, adicionar 2 ml do reativo de molibdato (partes iguais de H_2SO_4 e Na_2MoO_4 a 7,5%), 1 ml de solução de $SnCl_2$ (1 ml de solução de 10 g de $SnCl_2$ em 25 ml de HCl concentrado, diluído para 200 ml com água) — o desenvolvimento de coloração azul, dentro de 60 segundos, mostra presença de íon fosfato.
8. A outra metade do cálculo é agitada com 10 ml de clorofórmio — cálculo de índigo (formado pela oxidação do indican) tornará o clorofórmio azul. O clorofórmio é decantado do sedimento insolúvel.
9. Algumas gotas do clorofórmio são evaporadas em lâmina e cora-se pelo Sudan III. Glóbulos residuais de gordura na lâmina revelam tratar-se de urostealito (urostealito é o constituinte lipídico de certos cálculos).
10. Ao restante do clorofórmio, adicionar 5 ml de anidrido acético e 0,5 ml de ácido sulfúrico concentrado — coloração verde (reação de Leibermann-Buchard) denota a presença de colesterol.
11. O sedimento insolúvel da manipulação B é dividido em três partes: uma parte é dissolvida em ácido nítrico e cuidadosamente dessecada na chama — resíduo amarelo, que se torna alaranjado pela adição de NaOH a 10% e vermelho-intenso pelo aquecimento, indica tratar-se de xantina.
12. À segunda parte do sedimento da manipulação B, adicionar 2 ml do reativo de Millon (uma parte, em peso, de mercúrio, duas partes de ácido nítrico de densidade 1,42, também em peso, e diluir a solução em dois volumes de água destilada) e aquecer — a reação positiva para proteínas denuncia a presença de fibrina.
13. À última parte do sedimento da manipulação B, adicionar 2 ml de amoníaco concentrado e agitar por dois a três minutos — se se trata de cistina, placas hexagonais formar-se-ão pela evaporação espontânea do amoníaco, o que se verifica colocando-se uma gota da solução em lâmina.

Segundo Kamlet, 10 mg de concreção calculosa são suficientes para identificação. Os cálculos maiores são seccionados, e cada camada será analisada separadamente, raspando-se, para isto, cada uma delas.

Método de Feigl

Processo

Método mais simples e mais rápido é o de Feigl, referido por Davidsohn e Henry, cuja técnica é exposta a seguir.

Em placa escavada, de porcelana, colocar, nas quatro primeiras escavações, um pouco do cálculo depois de pulverizado e, na quinta, quantidade maior do pó. Adicionar os reagentes, de acordo com o Quadro 4.19, observando a reação que ocorrer em cada escavação.

Os reagentes empregados nesta técnica estão descritos neste capítulo, na dosagem do ácido úrico e dos fosfatos; a solução de nitroprussiato referido deve ser fraca e de preparação recente; o reativo de Nessler é preparado como se segue.

Reativo de Nessler (fórmula de Bock e Benedict). Em balão graduado de 1 litro, colocar 100 g de iodureto de mercúrio (HgI_2), 70 g de iodureto de potássio (KI) e adicionar cerca de 400 ml de água destilada; agitar até a completa dissolução. De outra parte, dissolver 100 g de NaOH em cerca de 400 ml de água destilada, resfriar e transferir para o balão de 1 litro contendo o HgI_2 e o iodureto de potássio, agitando. Completar o volume para 1.000 ml, com água destilada. Se houver formação de precipitado, a solução é decantada e transferida para frasco escuro devidamente rotulado.

Quadro 4.18 O Exame da Urina em Várias Moléstias

Manifestação Clínica	Achados Físico-químicos	Sedimentos
Glomerulonefrite aguda	Volume reduzido Hematúria Proteinúria (< 2 g/24 h)	Cilindros hemácicos Eritrócitos Células renais Piócitos Eosinófilos
Glomerulonefrite crônica	Proteinúria (> 3 g/24 h) Hematúria Isostenúria	Cilindros granulosos e cerosos Cilindros largos Células renais Cilindros hemácicos Hemácias, piócitos
Síndrome nefrótica	Proteinúria maciça (5 g/24 h) Lipidúria Hematúria discreta	Cilindros gordurosos e cerosos Lipóides birrefringentes Células renais com depósito lipídico
Pielonefrite aguda	Urina turva Prova de Griess positiva Proteinúria discreta	Piócitos em grande número Cilindros com piócitos Cilindros bacterianos Piócitos, eritrócitos
Pielonefrite crônica	Densidade reduzida Proteinúria (< 2 g/24 h)	Cilindros granulosos, cerosos, largos Raros cilindros purulentos
Rejeição de enxerto (aguda)	Oligúria Hematúria Proteinúria discreta	Células renais Cilindros epiteliais Cilindros hemácicos, cerosos Neutrófilos, linfócitos Hemácias
Lupo eritematoso (sistêmico)	Proteinúria	Hemácias Cilindros granulosos e hemácicos Cilindros gordurosos e cerosos Células renais Piócitos
Amiloidose	Proteinúria (globulina)	Cilindros granulosos e cerosos Hemácias, piócitos
Diabete melito	Glicosúria Proteinúria Cetonúria	Células renais Piócitos Cilindros (epiteliais, gordurosos, cerosos) Lipóide birrefringente
Drepanocitose	Densidade diminuída Hematúria maciça	Drepanócitos por vezes presentes
Hemocromatose	Hematúria Glicosúria Cetonúria	Células renais pigmentadas Cilindros epiteliais Cilindros granulosos
Rim policístico	Proteinúria (< 2 g/24 h)	Achados variáveis e intermitentes: piúria, bacteriúria, cilindros hialinos e granulosos, hematúria
Síndrome da hematúria assintomática	Hematúria Hemoglobinúria	Hemácias

Quadro 4.19 Identificação Simplificada de Cálculos Urinários

Reagente	Reação
1.º 1 gota de solução Na_2CO_2 e 2 gotas do reativo de ácido úrico	Coloração azul-intensa imediata indica ácido úrico e uratos
2.º 3 gotas de HCl; deixar esfriar e adicionar 1 pitada de MnO_2	Pequenas bolhas, desprendidas do fundo, revelam oxalatos
3.º 5 gotas da solução de molibdato e aquecimento em chama	Precipitado amarelo nítido significa fosfatos
4.º 1 gota de amônia + 1 gota de NaCN; esperar 5 min e adicionar 3 gotas de nitroprussiato de Na	Coloração vermelha, como de beterraba, denuncia cistina
5.º Adicionar 10 gotas de HCl Dividir este extrato ácido em 2 partes, distribuí-las em 2 escavações (A e B) e adicionar:	Efervescência espumosa indica carbonatos
a. 3 gotas da solução de NaOH e 3 gotas do reativo de Nessler	Precipitado amarelo ou laranja indica amônia
b. 3 gotas da solução de NaOH	Precipitado branco, leve, significa oxalato de cálcio Precipitado denso, fosfato de cálcio

Adaptado de Bradley e Benson.

INTERPRETAÇÃO

Kamlet estudou 644 cálculos, pelo seu método, e identificou os seguintes tipos: ácido úrico-urato de amônio (472), fosfato amoníaco-magnesiano (178), oxalato de cálcio (88), cistina (4), fibrina (1) e xantina (1).

Incidentalmente, assinale-se que os cálculos de ácido úrico e de cistina não são radiopacos.

Advertem os autores que a cristalúria raramente denuncia calculose renal, exceto no caso de cristais de cistina, que seriam indícios de cálculo desta natureza.

Wax e Frank relatam os achados em 220 casos de **litíase renal,** dos quais 77% foram identificados como sendo cálculos de oxalato de cálcio, 8% de fosfato amoníaco-magnesiano, 6% de ácido úrico, além de outros de menor incidência.

São três os fatores atuantes na produção de **litíase renal:** a diurese diminuída, a concentração urinária e a maior ou menor solubilidade de cristalóides na urina.

No ambulatório da disciplina de Nefrologia da Escola Paulista de Medicina, referem Schor e cols., há nítida predominância de cálculos de oxalato de cálcio, com incidência de 60 a 95%, seguidos, em menor proporção, de cálculos de ácido úrico, de fosfato-amoníaco-magnesiano e de cistina.

Malheiros, de Belo Horizonte, MG, em estudo de mais de 4.000 cálculos renais, também identificou o oxalato de cálcio como o responsável em mais de 80% dos casos examinados.

A propósito dos cálculos de cistina, que, como dito, são radiotransparentes, é de interesse assinalar, como lembra Schor e cols., citando tese de Giugliani, a importância da pesquisa da cistinúria, pois a presença deste aminoácido denuncia muitas vezes esta calculose. O método desta pesquisa, preconizado por Giugliani, é o seguinte:

A 2,5 ml de urina, adicionam-se duas ou três gotas de hidróxido de amônio e 1 ml de solução de cianureto de sódio a 5% (**Cuidado! Veneno violento!**); agitar e deixar em repouso 10 minutos; adicionar, em seguida, duas gotas de nitroprussiato de sódio a 5%. O aparecimento de coloração violeta significa resultado positivo, isto é, eliminação anormal de cistina; a coloração róseo-castanha exprime reação negativa.

A hipercalciúria, assinalam Schor e cols., quando superior a 250 mg de cálcio em 24 horas, nas mulheres, e 300 mg/24 horas, nos homens, é responsável por 30 a 50% da formação de **litíase cálcica.**

Koff, Roisenverg e Busato, de Porto Alegre, RS, analisaram 485 cálculos urinários pelo método cristalográfico, que é, segundo os autores, mais fidedigno do que os métodos químicos. Verificaram

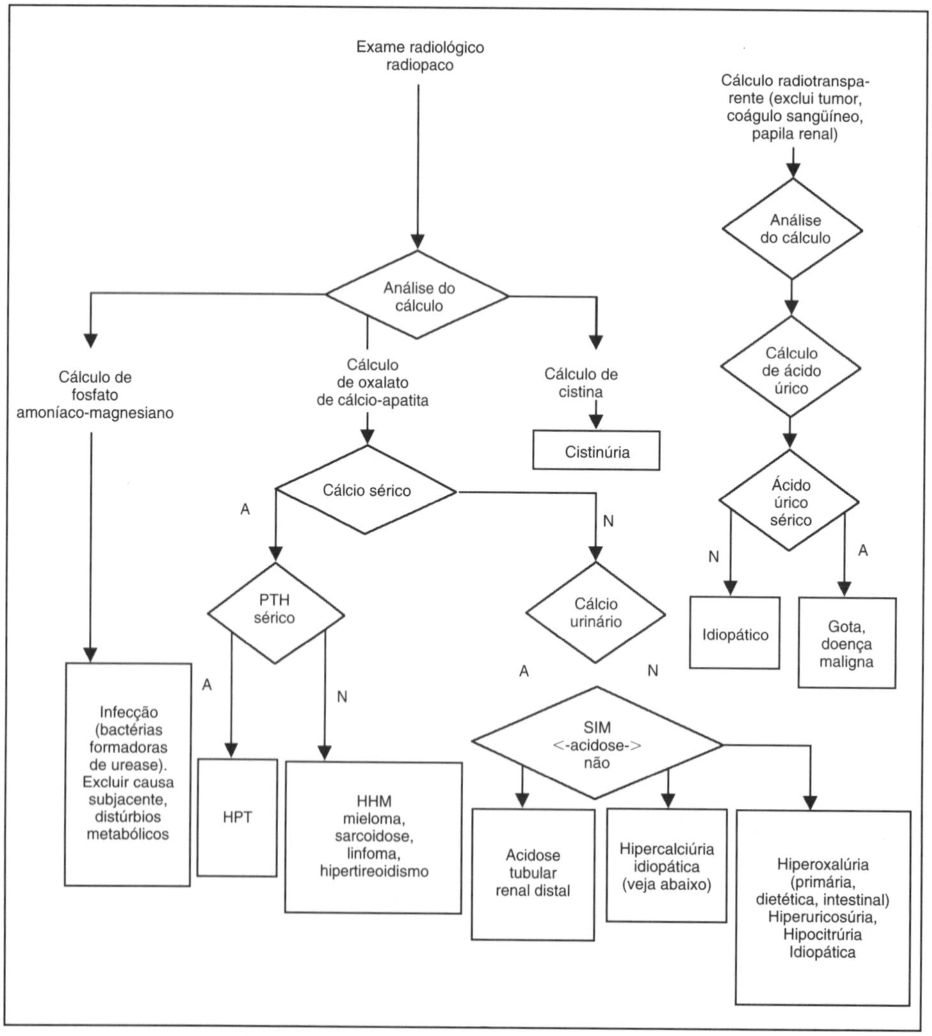

Fig. 4.23 Algoritmo para o diagnóstico de cálculo renal, conforme sinais de dor lombar, cólica renal, hematúria, febre e achados ao EAS (A = aumentado; N = normal; PTH = hormônio paratireoideano; HPT = hiperparatireoidismo; HHM = hipercalcemia umeral de malignidade).

a predominância de oxalato de cálcio puro ou associado ao fosfato de amônio e magnésio, ao fosfato de cálcio ou ao ácido úrico (81%).

EXAME BACTERIOLÓGICO

Exame Qualitativo

Técnica

1. Colher a urina assepticamente, após a higiene da região do meato uretral, desprezando os primeiros 10 a 20 ml e recolhendo o volume necessário no **jato médio.**

Silva de Assis e Mendonça preconizam os seguintes cuidados, em se tratando de mulheres: a) rigorosa limpeza da vulva e da vagina, com sabão e água esterilizada, seguida de assepsia destas estruturas; b) afastamento dos grandes lábios (Fig. 4.24), manobra esta que consideram imprescindível, a fim de que a colheita seja diretamente do jato urinário; c) a colheita deve ser feita, de preferência, por pessoal especializado.

Recomendam Flandrois e Chomarat a seguinte técnica: lavar cuidadosamente as mãos (água e sabão) e enxugar em toalha limpa; com uma das mãos, separar os grandes e pequenos lábios; lavar a vulva com compressas impregnadas de sabão líquido, **de diante para trás,** em um só movimento; desprezar esta compressa e repetir o mesmo com três novas compressas; usar a quinta compressa, esta embebida em água esterilizada, para remover o sabão.

1. Depois de urinar cerca de 25 ml, recolher o jato seguinte em recipiente esterilizado, tomando-se o cuidado de não tocar seu bordo superior com as coxas ou as vestes.
2. Semear 0,5 ml da urina em caldo simples, 0,5 ml em meio de enriquecimento (um dos recomendados para o cultivo das fezes) e 0,1 ml em placa de ágar-sangue.
3. Incubar a 37°C por 24 horas, repicar as culturas em ágar-sangue em dois ou três meios seletivos (de Kistensen, de Hot-Harris-Teague etc.) e identificar as bactérias cultivadas.

Exame Quantitativo

Técnica

1. Colher a urina nas melhores condições de assepsia: no homem, após desinfecção da glande com tintura de mertiolato, depois de meticulosa lavagem com água e sabão; na mulher, como preconizado por Silva de Assis e Mendonça, já descrito. Em ambos os casos, desprezar os primeiros mililitros e colher o **jato médio** em recipiente esterilizado. O exame deve ser feito imediatamente após a colheita; se mantida no refrigerador, a urina pode ser examinada dentro de 10 horas.
2. Praticar diluições da urina, com solução de NaCl 0,85%, a 1:10, 1:100, 1:1.000 e 1:10.000 em condições estéreis.
3. Distribuir 1 ml de cada diluição para tubos contendo 10 ml de ágar fundido a 45°C; agitar, verter em placas de Petri e incubar a 37°C, por 24 horas.
4. Selecionar as placas que contiverem de 30 a 300 colônias e multiplicar o número de colônias pelo título da diluição, obtendo-se, assim, o número de bactérias por ml de urina. Se, na placa de urina diluída a 1:1.000, contarmos 30 colônias, haverá 30.000 germes por mililitro de urina, pois cada colônia provém de uma bactéria.

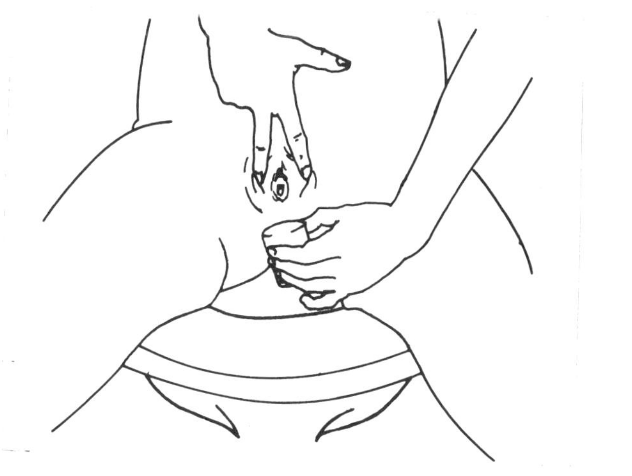

Fig. 4.24 Como obter amostra de urina, em mulheres, para sedimentoscopia e exame bacteriológico.

A urocultura se faz com mais facilidade e rapidez, empregando-se lâmina com meio de cultura nas duas faces (*Oxoid Dip Slide** ou *Uribac***). A companhia Prebac do Brasil Produtos Bacteriológicos Ltda.* fornece dispositivo chamado *Uribac*, aparelho este que permite o diagnóstico de infecção urinária e a identificação de *Escherichia coli* com grande facilidade. A Fig. 4.25 mostra a lâmina e seu tubo protetor estéril. Basta imergir a lâmina, segura pela tampa, na urina colhida do jato médio contida em recipiente estéril. As duas superfícies da lâmina são, assim, embebidas; deixa-se escorrer o excesso da urina e coloca-se no tubo protetor. Pode-se tocar apenas na tampa em que está presa a lâmina. Deixada 24 horas à temperatura ambiente que é tempo suficiente para o crescimento do *E. coli*, responsável pela maioria das infecções urinárias. Não havendo desenvolvimento neste período, o protetor com a lâmina é incubado a 37°C, durante 18 horas ou mais. Toda a manipulação é feita com a lâmina no seu tubo protetor. *Uricult* para a determinação rápida da urocultura é fornecido por Orion Diagnostica.***

A firma Diatech, de Israel, fornece o dispositivo *Dipslide* para a cultura rápida da urina.****

A urina pode ser colhida, com vantagens, depois da higiene da genitália, **diretamente** no jato dos primeiros ml (ou no final da micção); as duas faces da lâmina são diretamente embebidas com a urina. Dispensa-se, assim, a utilização de recipiente estéril para colher a urina. O próprio paciente, devidamente instruído, pode fazer esta operação.

Arneil e cols., que usaram o *Dip Slide* em numerosos casos, classificam os resultados obtidos em: 1) **Normal:** menos de 10.000 bactérias por ml (10^4); 2) **Duvidoso:** entre 10.000 e 100.000 (10^4 a 10^5) por ml; 3) **Positivo:** mais de 100.000 bactérias/ml.

A relação entre o número de bactérias é aproximadamente o seguinte: 1) menos de 20 colônias no *Dip Slide:* menos de 10.000 bactérias/ml (**normal**); 2) entre 20 e 200 colônias: 10.000 a 100.000 bactérias/ml (**duvidoso**); 3) mais de 200 colônias: mais de 100.000 bactérias/ml (**positivo**).

Observações Importantes

1. A presença de bactérias na urina pode resultar da poluição do frasco de colheita ou da contaminação da urina por germes

*Vallée Diagnostica (Rua São Lázaro, 244, 01103-020, São Paulo, SP).
**Probac (Rua Alvarenga, 2140, 05509, São Paulo, SP, tel: (011)813-7036).
***Orion Diagnostica, P.O. Box 83, 02101 Espoo, Finlândia.
****Diatech Diagnosticos Ltda., Science Park, Kyriat Weizmann, Aehvot 76326, Israel.

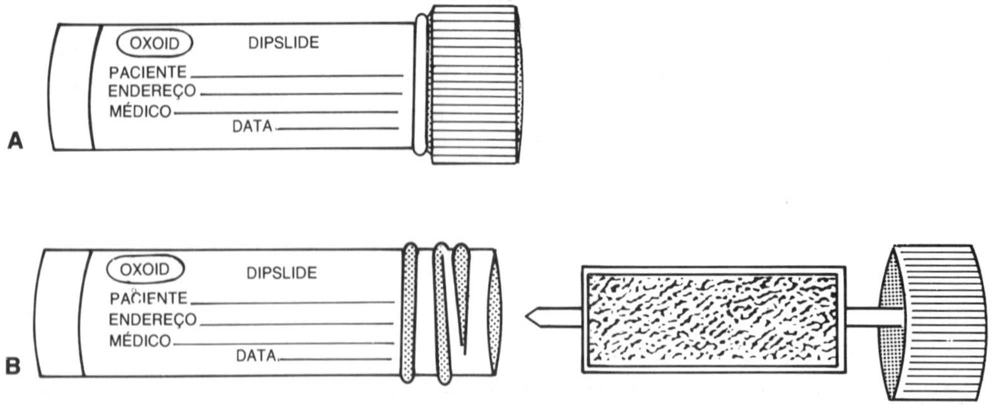

Fig. 4.25 (A) Lâmina recolocada no tubo, com a rosca. (B) Tubo aberto e a lâmina.

da uretra, onde podem existir, normalmente, até 4 cm acima do meato.

2. A colheita da urina por meio de instrumentos (sonda etc.) é desaconselhável nos estudos sobre a bacteriometria. A sonda poderá carrear bactérias para a bexiga, produzindo infecção secundária, que poderá ascender aos rins.
3. Colher a urina da primeira micção da manhã, por sua maior densidade. As micções posteriores, geralmente com urina de menor concentração, dão resultados falsos.
4. O tempo que decorre entre a colheita da urina e sua semeadura deverá ser o mais breve possível. Todavia, a urina poderá ser conservada a 4°C, no refrigerador, durante 10 horas.
5. Deverá haver certa correspondência entre a leitura final das diferentes placas. Se uma das placas com diluição a 1:10.000 acusa duas colônias (20.000 bactérias/ml), na placa a 1:1.000 deverá haver 20 colônias (20.000 bactérias/ml). Pequenas diferenças podem ser aceitas; as grandes exigem repetição do exame.
6. Quando houver crescimento apenas na placa de menor diluição, é porque o número de bactérias é realmente pequeno; se há crescimento somente nas placas mais diluídas, trata-se de contaminação ou erro de técnica.
7. Nas culturas com mais de uma bactéria, é indispensável contar cada tipo separadamente.

INTERPRETAÇÃO

De posse do resultado da contagem, proceder à sua avaliação do seguinte modo:

1. Quadro clínico de infecção aguda das vias urinárias altas e bacteriúria acima de 100.000/ml: **pielonefrite aguda** ou **crônica** em surto agudo.
2. Pobreza de sintomas urinários, com ou sem história de instrumentação (sondas etc.) das vias urinárias e bacteriúria acima de 100.000 bactérias/ml: **pielonefrite crônica.**
3. Quadro típico de infecção aguda das vias urinárias e bacteriúria inferior a 100.000 bactérias/ml: **infecção com obstrução** do trato urinário, desde que a contagem exceda a 1.000 bactérias/ml.
4. Nos casos em que nada sugere as três situações anteriores e bacteriúria entre 1.000 e 10.000 bactérias/ml, repetir o exame, pois, em geral, a bacteriúria será insignificante, sugerindo ter havido algum erro, numa das diversas fases, desde a colheita da urina até a interpretação dos resultados.
5. Nos casos em que a bacteriúria se situa entre 10.000 e 100.000 bactérias/ml em exames repetidos, sendo confuso o quadro clínico, e na ausência de obstrução, submeter o doente a exploração funcional mais apurada.
6. A cura clínica de uma **pielonefrite** só deve ser considerada quando a bacteriúria atingir níveis inferiores aos patológicos. Não é obrigatório, para isso, que a cultura da urina seja totalmente negativa.

Coimbra e cols., em 897 urinoculturas, isolaram *Escherichia coli* em 42,8%, *Klebsiella* em 25,2%, *Proteus* em 8,3%, *Pseudomas aeruginosa* em 7,3%, além de outras em pequeno percentual.

Turck, tecendo considerações sobre os novos conceitos das infecções do trato geniturinário, chama a atenção para a identificação da *Chlamydia trachomatis* como importante agente produtor de uretrite e epididimite; e, na mulher, cervicite (mucopurulenta, não-gonocócica, responsável por cerca de 50%, nos EUA), além de outras infecções geniturinárias. Matthews e cols. empregaram o *Clearview Chlamydia** em 376 casos e afirmam que o dispositivo revelou excelente sensibilidade e especificidade.

Segundo Schumann, quando a contagem se situa entre 10^3 e 10^5 (100.000), há possibilidade de estar presente infecção incipiente do trato urinário, o que impõe nova contagem com colheita obtida com maior rigor de assepsia.

Segundo Earle, o achado de uma ou mais bactérias por campo, em urina **não centrifugada,** pode indicar infecção do trato urinário.

Wallach chama a atenção para o fato de que menos de 10.000 colônias afastam a possibilidade de bacteriúria, embora — adverte — pequenas contagens ocorram em urinas de diminuta densidade e de baixo pH, desde que o paciente não esteja em uso de antibacterianos.

Vieira e Suassuna examinaram 1.000 amostras de urina para verificar a correlação, acaso existente, entre a bacteriúria e a piúria. Constataram que as contagens elevadas de bactérias são mais encontradiças nas piúrias altas. A correlação é direta, mas não absoluta, entre piúria e bacteriúria. Advertem estes autores que o critério geralmente aceito de contagem de 100.000 microrganismos/ml não deve ser considerado de valor absoluto, pois várias causas podem ser responsáveis pelas taxas elevadas da bacteriúria (colheita inadequada da urina, sua má conservação, de-

*Clearview Chlamydia é um kit produzido por Unipath Ltd (Norse Road, Bedford. MK41 OQG, England).

mora do exame, técnica do exame, uso desordenado de antimicrobianos). Vieira e Suassuna verificaram que o *E. coli* foi o microrganismo prevalente nas mulheres, e o *Streptococcus*, no homem.

Pio Cardoso, em 1.000 uroculturas, isolou *E. coli* em 84%, sendo a *Enterobacter* a segunda mais freqüente, mas com apenas 6%; este Autor chama a atenção para a precariedade dos métodos químicos (redução do trifenil tetrasólio, redução dos nitratos, pesquisa da catalase) para a triagem da bacteriúria, em vista do excesso de falso-positivos e falso-negativos.

É de interesse assinalar a relação entre piúria e infecção urinária. Latham e cols. estudaram 387 amostras de urina de mulheres, de um ano de idade a 95. Dos vários critérios empregados neste estudo, concluem ser a urocultura em amostras com piúria o critério mais eficaz para identificar infecção (92%).

É imperioso o rigor na observância das regras de colheita e transporte da urina. Naomi Oda fez estudo comparativo dos resultados das urinoculturas realizadas no Laboratório Central do Hospital das Clínicas da FMUSP, São Paulo, SP, em duas séries de exames: uma, em urina obtida sem rigor, e outra, na qual foram observadas com exatidão as regras de assepsia, tanto na colheita do material quanto no transporte ao laboratório. Esta Autora, entre outras conclusões, afirma que, após a adoção de rigorosa técnica de colheita e transporte, houve apreciável diminuição das culturas positivas.

Pesquisa do Bacilo da Tuberculose

1. Centrifugar 10 ml de urina a 3.000 r.p.m., durante 15 minutos, decantar e ressuspender o sedimento em uma a duas gotas de água destilada estéril, agitar e preparar esfregaços que serão corados pelo Ziehl (ver Cap. 7).
2. Adicionar 1 ml de ácido sulfúrico a 8% ao sedimento restante, agitar, incubar a 37°C por 30 minutos, neutralizar com NaOH a 4%, centrifugar e ressuspender o sedimento em 2 a 3 ml de água destilada estéril.
3. Semear tubos com meios de Lowenstein, Petragnani ou outro, e praticar provas de inoculação em cobaia, injetando 0,5 ml por via subcutânea, como recomendado para o escarro (ver Cap. 8).

BIBLIOGRAFIA

ADDIS, T.: A clinical classification of Bright's disease. *JAMA, 85*:163, 1925.

AINSEGART, O., GRANATO, E.S., NEEULAENDER, L.F., LINS, Z.L. e IOSHIZUNI, L.E.: Erros inatos do metabolismo. *Rev. Bras. Pat. Clín., 7*:36-38, 1971.

BAUER, J.D., ACKERMANN, P.G. e TORO, G.: *Clinical Laboratory Methods,* 9.ª ed., Saint Louis, The C.V. Mosby Co., 1982.

BRANCH, W.I.: Abnormal urinalysis. *In: Office Practice of Medicine.* W.B. Saunders Co., Filadélfia, 1982.

BRAVO, E.L. e GIFFORD, R.W. Jr.: Pheochromocytoma: Diagnosis, localization and management. *New Eng. J. Med., 311*:1298-1303, 1984.

CABRAL, F. VIANA: *Técnicas Fundamentais de Laboratório.* Campus da UFMG, Belo Horizonte, 1989.

CABRAL, G.L.: Fenilcetonúria Revisão 4-94, Atualização Científica da SBPC, Rio de Janeiro, 1994.

CHERNECKY, C.C., KRECH, R.L. e BERGER, B.J.: Métodos de Laboratório. Procedimentos Diagnósticos. Rio de Janeiro, Guanabara Koogan, 1995.

COELHO, SANDRA T.S.N., HEILBERG, ITA P., SCHOR, N.: Diagnóstico metabólico e tratamento da litíase renal. *Rev. Bras. Clín. Terap., 18*:220, 1989.

COIMBRA, W.A., CASTRO, B.J.G., ALVES, E.S. e NORBERG, A.N.: Infecção urinária. *LAES, 3*:42, 1981.

CORWIN, H.L., BRAY, R.A. e HABER, M.H.: The detection and interpretation of urinary eosinophils. *Arch. Pathol. Lab. Med., 113*:1256:1258, 1989.

DEDIAG: *Dicionário Brasileiro de Especialidades Diagnósticas.* McWill Editores Incorporados Ltda., São Paulo, SP, 1987.

DERBY, B.M. e WARD, J.W.: The Myth of red urine due to Phenytoin. *JAMA, 249*:1723-1724, 1983.

DREKTER, I.K., PEARSON, S., BARTCZAK, E. e McGAVACK, T.H.: A rapid method for the determination of total urinary 17-ketosterois. *J. Clin. Endocrinol., 7*:795-800, 1947.

EARLE, D.P.: *Manual of Clinical Nephrology.* Filadélfia, W.B. Saunders Co., 1982.

ESPERON, L.C.: *Contribuição ao Estudo da Fenilcetonúria.* Tese de Doutoramento, Faculdade de Medicina de Porto Alegre, URS, 1966.

ESPERON, L.C. e ESPERON, P.S.M.: Programas de investigação em massa dos erros inatos do metabolismo dos ácidos aminados. Nossa experiência. *J. Ped., 44*:146-159, 1978.

FELDMAN, J.M.: Diagnosis and management of pheochromocytoma. *Hospital Pract., 24*:175-179, 1989.

FLANDROIS, J.P. e CHOMARAT, M.: *Bacteriologie Medicale Pratique.* Medsi/McGraw-Hill, Paris, 1988.

FÖLLING, A.: Über Ausscheidung von Phenylbrentztraubensaure in den Harn als Stoffwechselanomalie in Verbindung mit Imbezzillität. *Z. Physol. Chem., 227*:169, 1934, citado por Knox, W.E. *in* STANBURY, J.B., WYNGAARDEN, J.B. e FREDRICKSON, D.S.

FONSECA, S.C., CARVALHO, M.D., PAULA, MARIA I.P.: *Porfiria Aguda Intermitente* (**PAI**), Caso clínico comentado, Caderno de Clínica Médica, n.º 5, 1991.

GALJAARD, H.: *Genectic Metabolic Diseases.* Elsevier/North Holland Biomedical Press (citado por Pesce *et al.*), Amsterdam, 1980.

GAMARSKI, J.: 3-Alcaptonúria e ocronose. *Temas de Medicina, 5*:53-77, 1981.

GARROD, A.E.: *Inborn Errors of Metabolism.* Oxford, 1909, citado por Knox, W.W. *in* STANBURY, J.B., WYNGAARDEN, J.B. e FREDRICKSON, D.S.

GINSBERG, J.M., BRUCE, S.C., MATARESE, R.A. e GARELLA, S: Use of voided urine samples to estimate proteinuria. *New Eng. J. Med., 309*:1543-1545, 1983.

GORINA, A.B. A Clínica e o Laboratório. Rio de Janeiro, Medsi, 1996 (Tradução da 16.ª Edição espanhola).

GUTHRIE, R. e SUSI, A.: A Simple Phenylalanine method for the detection of Phenyktonuria in large population of newborn infants. *Pediatrics, 3*:338-343, 1963.

HENRY, J.B.: Clinical Diagnosis and Management by Laboratory Methodsk. W.B. Saunders Co., 19th. Ed., 1996.

KANAMURA, C.T. e STRUFALDI, B.: Estudo do método extrativo para a determinação do ácido vanilmandélico (VMA) na urina. *LAES, 4*:30-32, 1983.

KOFF, W.J. ROINSENBERG, A. e BUSATO, O.: Análise mineralógica de cálculos urinários. *Rev. Ass. Med. Brasil., 30*:7-10, 1984.

KUTTER, D.: *Testes Rápidos en el Diagnóstico Clínico.* Ediciones Toray, Barcelona, 1977.

KYLE, R.A. e GREIPP, P.R.: Idiopathic Bence Jones Proteinuria. Long term follow-up in seven patients. *N. Engl. J. Med., 306*:564-567, 1982.

LACAZ, C.S.: Sobre a fenilcetonúria. *Rev. Bras. Pat. Clín., 5*:31-32, 1969.

LAMBERTUCCI, J.R.: Comunicação pessoal, 1990.

LASMAR, E.P. e TÁVORA, E.R.P. Síndrome da hematúria assintomática. *Rev. Assoc. Med. MG, 32*:27-28, 1981.

LATHAM, R.H. *et al.*: Laboratory diagnosis of urinary tract infection in ambulatory women. *JAMA, 254*:3333-3336, 1985.

LOGAN, G.M. *et al.*: *Bile porphyrin analysis in the evaluation of variegate porphyria, New Engl. J. Med., 324*:1408-11, 1991.

MAGALHÃES FERREIRA, V.L.: Dosagem do ácido vanilmandélico na urina (VMA). *Rev. Bras. Pat. Clín., 7*:13-16, 1969.

MALHEIROS dos SANTOS, J.: Incidência da nefrolitíase em Belo Horizonte, MG. Comunicação Pessoal, 1990.

MEDEIROS, A.: *Semiologia do Exame de Urina.* Rio de Janeiro, Editora Guanabara Koogan S/A, 1981.

MENDES, M.Q. e LOPES, H.J.: *Atualização em Bioquímica Clínica.* Belo Horizonte, Mai Editora S.A., 1973.

MESSERLI, F.H., FINN, M. e MACPHEE, A.A.: Pheochromocytoma of the Urinary Bladder. *JAMA, 247*:1863-1864, 1982.

MINDAIO, M.P. e HARRINGTON, J.T.: The diagnosis of glomerulonephritis. *New Eng. J. Med., 309*:1299-1302, 1983.

MULINARI, R.A. *et al.*: The Clonidine test for the diagnosis of pheochromocytoma: The usefulness of urinary metanephrine measurements. *Brazilian MJ. Med. Biol. Re., 20*:43-46, 1987.

NEWCOMER, A.D. e McGILL, D.B.: Clinical importance of lactase deficiency. *New Eng. J. Med., 310*:42-43, 1984.

NICOLAU, W., MURAMOTO, E., ASSIS, L.M., PIERONI, R.R. e CINTRA, A.B.U.: Determinação dos valores de excreção urinária de VMA em indivíduos normais e em portadores de doença hipertensiva arterial essencial. *Rev. Ass. Med. Bras., 15*:257-260, 1969.

NÓBREGA, F.J.: citado por LACAZ, C.S.

ODA, C.N.: Fatores significativos na colheita e transporte da urina para exame bacteriológico. *LAES*, Edição especial, 60-63, 1983.

PAES LEME, F. *et al.*: Feocromocitoma. *Anais Hosp. Sid. Nac., 1*:8-19, 1977.

PEIXOTO, H.S., ARAÚJO, L.C. e SILVA, J.A.T.: Feocromocitoma em órgão de Zuckerkandl. *J.B.M., 40*:100-103, 1980.

PERRONE, HELOÍSA C., TOPOROVSKI, J., AJZEN, H. e SCHOR, N.: Associação de hematúria e hipercalciúria na infância. *Rev. Ass. Med. Brasil., 34*:129-32, 1988.

PESCE AMADEO, J. e LAWRENCE A. KAPLAN: *Methods in Clinical Chemistry.* St. Louis, The C.V. Mosby Co., 1987.

PIO CARDOSO, J.: Predominância microbiana em 1.000 uroculturas quantitativas. *Rev. Farmácia e Bioquímica, 2*:35-39, 1971.

POMMETA, D.: Evaluation de la qualité du contrôle du diabète. *Med. et Hyg, 49*:1776-1778, 1991.

RABELLO, A.L., GOMES M.A.B. e RODRIGUES, C.L.V.: XXIV Congresso Brasileiro de Patologia Clínica (Tema livre), 1990.

RACHID, J., FRAGOSO, S.C., LIMA, Marly e CAPUTO, Ana C.R.: Densimetria urinária por três métodos — Estudo comparativo. *Rev. Bras. Pat. Clín., 25*:14-18, 1989.

RIBEIRO PIRES, W. *et al.*: Feocromocitoma extra-supra-renal. *Rev. Paul. Med., 91*:143-144, 1978.

ROCHA, H.: Uso e abuso do cateterismo vesical. *Clín. Geral, 1*:44 (jan.) 1968.

RYTAND, D.A. e SPRETER, S.: Prognosis in postural (orthostatic) proteinúria. *New Engl. J. Med., 305*:618-621, 1981.

SALOMÃO FILHO, A., SABRAGA, E. e PEREIRA, E.: Teste do nitrito modificado no diagnóstico da infecção urinária significativa. *Rev. Ass. Med. Bras., 13*:251, 1967.

SCHMIDT, B.J.: Erros inatos do metabolismo. *Rev. do Médico, 1*:139-142, 1982.

SCHOR, N., SANTOS, D.R., AJZEN, H. e RAMOS, D.L.: Litíase renal: estudo metabólico e tratamento clínico. *Rev. Ass. Med. Brasil., 29*:21-25, 1983.

SCHREIBER, A.D.: Paroxysmal nocturnal hemoglobinuria revisited. *New Engl. J. Med., 309*:723-725, 1983.

SCHUMANN, G.B.: Urine sediment examination. Baltimore, Williams & Wilkins, 1980.

SHERMAN, R.A. e EISENGER, R.P.: The use (and misuse) of urinary sodium and chloride measurements. *JAMA, 247*:3121-3124, 1982.

SILVA DE ASSIS, A. e MENDONÇA, J.S.: Colheita de urina na mulher. Comparação entre os resultados obtidos com o material colhido por cateterismo e jato médio. *Rev. Ass. Med. MG, 19*:117-122, 1968.

SOLOMON, A.: Bence Jones proteins: Malignant or Benign? *N. Engl. J. Med., 306*:605-607, 1982.

SROUGI, M. e GÓES, G.M.: Feocromocitoma. *Rev. Ass. Med. Brasil., 29*:55-62, 1983.

STARLING, ANA LÚCIA P., AGUIAR, M.J.B., KANUFRE, VIVIAN C. e SOARES, SÔNIA F.S. Fenilcetonúria, *Rev. Med. MG 9*:106, 1999.

STRUFALDI, B.: *Obtenção de Amostras, Espectrofotometria, Controle de Qualidade.* São Paulo, McWill Editores Incorporados Ltda., 1981.

SULLIVAN, J.M. e SOLOMON, H.S.: The diagnosis of pheochromocytoma. Overnight excretion of catecholamine metabolite. *JAMA, 231*:618-619, 1975.

TÁVORA, E.R.F.: Nefropatias e diagnóstico laboratorial. Resumido na *Rev. Bras. Anal. Clin., 19*:53, 1987.

TURCK, M.: New Concepts in Genitourinary Track Infections. *JAMA, 246*:2019-2023, 1981.

VIEIRA, L.M.M. e SUASSUNA, I.: Correlação de parâmetros laboratoriais para o diagnóstico de infecção urinária. *Rev. Bras. Pat. Clín., 16*:177-185, 1980.

WALLACH, J.: Interpretation of Diagnostic Tests, Boston, Little, Brown Co., 6th ed., 1996. Tradução, Interpretação de Exames de Laboratório, Medsi, Rio de Janeiro, 1999.

WALLACH, J.: Urinary tract infection: Diagnostic techniques, questions and answers. *JAMA, 248*:1509, 1982.

WETMORE, KARIN: Dipstick: Quick quantitation of ethanol in body fluids. *JAMA, 25*:1658 (Oct. 7), 1983.

5

Exame de Fezes

INTRODUÇÃO

O bolo alimentar, depois de deixar o duodeno, leva de três a seis horas para atravessar os seis metros de intestino delgado e alcançar o ceco. O conteúdo intestinal gasta 24 horas para percorrer toda a extensão do cólon.

A principal função do intestino delgado é a **absorção** dos produtos finais da digestão, isto é, dos monossacarídeos, resultantes da digestão dos carboidratos; dos aminoácidos, oriundos da digestão das proteínas; e dos ácidos graxos e glicerol, provenientes da digestão das gorduras. Absorvem-se, também, sais inorgânicos, sais biliares, pigmento biliar (urobilinogênio); água e vitaminas. Assim, à medida que o conteúdo duodenal — que, em resumo, é a mistura do conteúdo gástrico com a secreção da mucosa duodenal, com o suco pancreático (cerca de 800 ml produzidos por 24 horas) e com a bile (também, em média, 800 ml por 24 horas) — passa através do jejuno e do íleo, **processam-se a digestão e a absorção**, até que quase nada de substância nutritiva reste ao chegar ao ceco. O número de bactérias cresce progressivamente, à proporção que o íleo vai sendo transposto, e atinge **cerca de 50% do conteúdo sólido do intestino grosso**. O conteúdo do ceco e do transverso ainda é líquido, mas a água se absorve em ritmo tal que o do ângulo esplênico e do sigmóide é, de ordinário, pastoso ou já formado, e a consistência das fezes normais, ao serem eliminadas, permite que elas se deixem moldar com facilidade pelo esfíncter anal.

O **exame das fezes** pode ter as seguintes finalidades:

1. **O estudo das funções digestivas.**
2. **A dosagem da gordura fecal.**
3. **A pesquisa de sangue oculto.**
4. **A pesquisa de parasitos.**
5. **A coprocultura.**

ESTUDO DAS FUNÇÕES DIGESTIVAS

Dividiremos este estudo em três partes, a saber:

Técnica do exame.
Sinais coprológicos.
Síndromes coprológicas.

Técnica do Exame

Material Necessário: microscópio; lâminas e lamínulas; bateria de tubos de ensaio (12 tubos); pipetas, buretas, baquetas de vidro.

Soluções Necessárias

1. Lugol forte (solução iodo-iodurada assim composta: iodo, 1 g; iodeto de potássio, 2 g; água, 50 ml). Ou então lugol de Weigert estabilizado.
2. Solução aquosa saturada de bicloreto de mercúrio (33 g para 500 ml de água).
3. Reativo de Meyer-Johannessen.
4. Goma-guáiaco pulverizada.
5. Papel de tornassol (vermelho e azul), ou similar.
6. Ácido acético glacial.
7. Éter.
8. Álcool etílico.
9. Água oxigenada.
10. Sudan III a 1% em álcool a 70%.
11. Solução fisiológica (NaCl 0,9%).
12. Violeta de genciana fenicada.
13. Acetona purificada.
14. Tintura de guáiaco.
15. Solução de piramido a 5% em álcool a 90%.
16. Reativo de Hecht (solução aquosa de vermelho neutro a 1% e solução aquosa de verde brilhante a 2%; partes iguais; misturar no momento de usar).

PREPARO DO DOENTE

Para o exame funcional das fezes (estudo das funções digestivas), o paciente deve submeter-se a regime alimentar apropriado, em que entrem hidratos de carbono, gorduras e proteínas.

Nos dias que precederem a colheita do material, não usar qualquer medicamento.

Quanto ao regime alimentar, vários repastos de prova foram propostos, mas o essencial é que o paciente se submeta, antes do exame, a dieta variada, composta dos alimentos triviais, na proporção em que figuram na dieta normal.

Para assinalar o momento em que as fezes eliminadas começam a corresponder ao regime de prova, dá-se ao paciente, na refeição comum que precede o regime, uma substância corante para servir de indicador. Usa-se, para este fim, o carvão mineral em pó (1 g) ou o carmim (0,30 g). Eliminadas as fezes com o corante, recolher para exame a porção seguinte.

Na prática, é bastante recomendar ao doente que seu regime contenha, além de outros, os seguintes alimentos: carne, leite, batata, feijão e manteiga, que podem ser ingeridos *ad libitum* e no horário habitual. Este regime será mantido por 72 horas, depois das quais se colhe amostra de cerca de 50 g de fezes. Em casos excepcionais, de prisão de ventre rebelde, o tempo de uso da dieta poderá ser prolongado, mas nunca se poderão usar laxantes, que viriam a transtornar por completo a interpretação do exame.

COLHEITA DAS FEZES

Devem-se usar recipientes apropriados, como frascos de boca larga e rolha esmerilada, placas de Petri ou latas cuidadosamente limpas, sendo preferível, mas não indispensável, esterilizá-los. Colher o material correspondente à parte média da dejeção, em geral mais uniforme. Evitar a contaminação com urina, água ou outro elemento. Enviar logo ao laboratório o material, a fim de que se proceda ao exame o mais breve possível.

Na execução do exame funcional de fezes, cumpre realizar:

Exame físico ou macroscópico.

Exame microscópico (sinais coprológicos).

Exame químico.

Exame Macroscópico

Depois de verificada a reação das fezes pelo papel de tornassol e anotados os seus caracteres gerais (Fig. 5.1), procede-se ao exame macroscópico, após diluição, porque o exame exterior das fezes não ensina, senão em parte, sobre seu conteúdo. É preciso dispersar, por diluição cuidadosa, o conjunto dos detritos macroscópicos. Para isso, tritura-se em gral um pouco de fezes adicionando água pouco a pouco. A diluição final aproximada deve ser de 1 de fezes para 10 de água. Esta mistura é vertida em placa de Petri, grande, onde se espalha em camada fina. Colocando-se a placa sobre fundo negro, podem-se analisar bem os detritos suspeitos, tocando-os com bastão de vidro. Para facilitar o exame, recomenda-se pintar de negro metade da superfície do fundo da placa, de modo que a porção em exame fique parte contra fundo negro e parte contra fundo claro.

Consistência. As fezes normais são sólidas e contêm 75% de água.

Esta consistência sólida pode, em estado normal, variar ligeiramente. Bastam leves mudanças na percentagem de água para modificá-la. Deste modo, as fezes sólidas contêm 75% de água ou menos; as moles, cerca de 80%; e as líquidas, 90% ou mais. O teor de água pode aumentar por diarréia, alimentação vegetariana e outros fatores. Em certos casos excepcionais de diarréia, o teor de água pode atingir a quase 100%. Por outro lado, a dieta rica em proteína, a ingestão de pouco líquido e a constipação intestinal são fatores que levam à diminuição da água estercoral.

Peso. O peso das fezes eliminadas em 24 horas varia com a qualidade e a quantidade dos alimentos. O indivíduo são, submetido a alimentação ordinária, elimina em média 100 a 150 g por dia. Se a dieta for mais abundante, as matérias fecais diárias poderão pesar cerca de 250 g, ou chegar, nos portadores de fermentação intestinal intensa ou de enterite, a 800 g ou mais.

O peso costuma ser muito grande na insuficiência pancreática e nas síndromes de malabsorção. Pode reduzir-se a um terço do normal, ou menos, nos portadores de constipação intestinal.

Influem no peso, principalmente, a quantidade dos resíduos da alimentação, o estado da digestão gastrintestinal e a presença de sangue, muco e pus.

O leigo em geral se preocupa muito com a quantidade de fezes eliminadas por dia, e muitas pessoas procuram o médico queixando-se de que estão evacuando pouco, considerando a quantidade de alimento ingerida. Na ausência de outros sintomas, isso significa apenas **prisão de ventre**, dando ensejo a que a mucosa do cólon absorva a água das fezes, transformando-as em pequenas cíbalas pétreas.

Forma. A forma varia com a consistência. É moldada pelo esfíncter anal em cilindros mais ou menos uniformes. No estreitamento e no espasmo do reto, o calibre é diminuído, nas diarréias a massa fecal é amorfa e, na constipação intestinal rebelde, a forma é a de cíbalas.

Aspecto. É função da consistência, forma e homogeneidade da massa fecal, que se apresenta, de ordinário, como pasta fina e regular.

Cor. É ponto de reparo importante para a verificação da síndrome coprológica. Normalmente, é castanho-parda, coloração devida, em essência, ao pigmento biliar — a **estercobilina** ou **hidrobilirrubina**. Entretanto, mesmo em condições normais, a coloração sofre influência do regime alimentar: as verduras ricas em clorofila comunicam às fezes coloração esverdeada; a dieta láctea, coloração amarelada. O uso de certos medicamentos imprime coloração característica: os sais de ferro as tornam preto-esverdeadas; o bismuto em pequena quantidade dá coloração negra.

Em casos patológicos (Fig. 5.1), são características as fezes esbranquiçadas ou descoradas, resultantes da ausência de estercobilina, comparáveis à **massa de vidraceiro**; as fezes pretas (**melena**), resultantes da presença de sangue digerido; as verdes, devidas à aceleração do trânsito intestinal (**lienteria**); as avermelhadas, resultantes da presença de sangue não-digerido, via de regra proveniente das partes inferiores do intestino.

Odor. As fezes normais têm odor característico, devido à presença de certos produtos das reações intestinais, tais como: indicam, escatol, gás sulfídrico, metana, ácidos graxos e outros. O odor pode ser influenciado pelo regime alimentar, por certos medicamentos ou pelo tipo da flora intestinal. Sob determinadas condições patológicas, as fezes podem apresentar cheiro mais ou menos característico: cheiro **butírico** ou **rançoso**, nos casos de acentuada fermentação intestinal; **pútrido**, nos de intensa putrefação; **de esperma**, na disenteria bacilar; odor **pútrido penetrante**, nos carcinomas do cólon e reto. Geralmente, as fezes dos indivíduos em dieta láctea e as acólicas têm cheiro pouco acentuado.

Viscosidade. As fezes normais são de pouca viscosidade, que não depende da consistência, mas do teor de muco.

As da fermentação intestinal costumam ser pouco viscosas, arejadas, dando a impressão de massa esponjosa a quem as toca com uma baqueta de vidro, deslizam com facilidade no fundo do vaso que as contém e, em contato com a água, desfazem-se logo. As da putrefação intestinal, bem como as dos portadores de colite, são muito viscosas, aderem fortemente ao fundo do vaso e desfazem-se com dificuldade em contato com a água.

ELEMENTOS ANORMAIS

Muco (Fig. 5.1). A presença de *muco*, ou catarro, indica sempre irritação ou inflamação do trato intestinal. Só cuidaremos aqui de sua verificação macroscópica. Apresenta-se, via de regra, sob duas formas:

1) **Pequenas estrias**, intimamente misturadas com a massa fecal e cuja presença só se pode evidenciar diluindo-se as fezes com água e observando em camada delgada, em placa de Petri, contra fundo escuro; estrias de muco mais ou menos puro indicam irritação ou inflamação ligeira; em mistura com pus, sangue e células epiteliais, denotam processo inflamatório mais intenso (colites);

2) **Filamentos maiores**, como coágulo ou verdadeiras placas, em geral situados na superfície, podendo ser facilmente retirados com o auxílio de uma pinça. Esta forma se observa na chamada colite mucomembranosa e provém quase sempre da alça sigmóide e do reto. Sua presença pode ser passageira.

Ainda pelo exame macroscópico das fezes, em casos patológicos, podem-se observar, entre outros, os seguintes elementos:

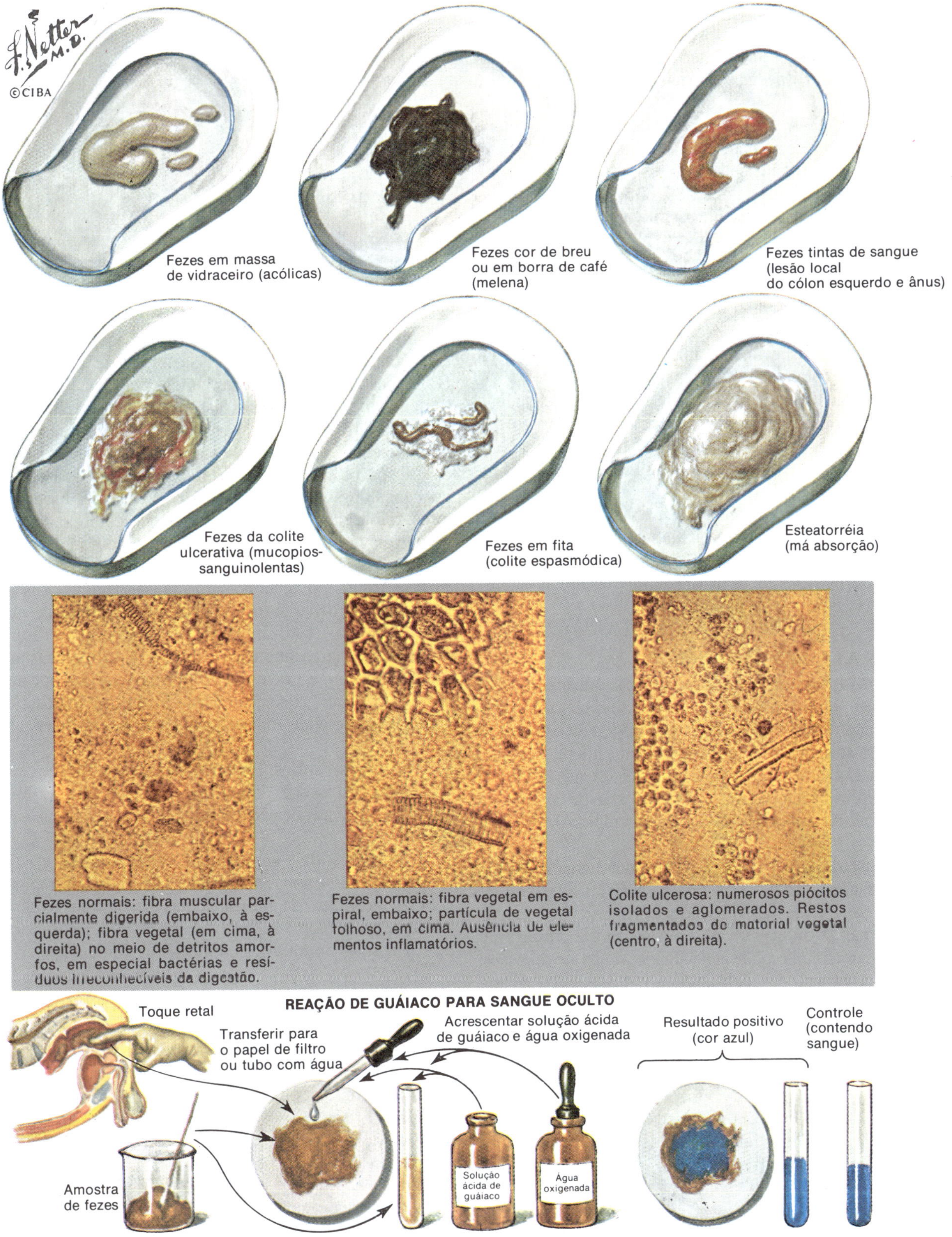

Fig. 5.1 Da *"Ciba Collection of Medical Ilustrations"*, volume 3 — DIGESTIVE SYSTEM, Parte II. Reproduzida por cortesia de Ciba-Geigy Limited, Basiléia. Reservados todos os direitos.

sangue, pus, resíduos alimentares, areia intestinal, cálculo, parasitos e **corpos estranhos**. Para melhor identificá-los, convém antes proceder à diluição, como exposto.

Normalmente, não se observam elementos em suspensão ou apenas detritos de celulose não digerível (membranas de folhas e fibras vegetais), em especial se o paciente estiver em regime à base de vegetais.

Sangue (Fig. 5.1). A verificação macroscópica de sangue se faz com mais facilidade no material não diluído. Quando o sangue provém das partes altas do tubo digestivo, tendo, portanto, sofrido a ação das enzimas da digestão, imprime coloração negra às fezes (**melena**). Nas disenterias, o sangue vem com freqüência misturado ao muco, ou disperso na massa fecal. Na disenteria amebiana, a quantidade de sangue em geral é menor e menos misturada ao muco que na bacilar. Nos processos hemorroidários, o sangue é vermelho rutilante e se limita apenas à superfície externa da massa fecal. Nas ulcerações do sigmóide, o sangue tem o mesmo aspecto, mas aparece quase sempre misturado à massa estercoral.

O aparecimento de sangue vivo nas fezes exige que seja feito o exame retossigmoidoscópico, por causa do câncer do reto, que é curável no início. Se a quantidade de sangue for grande e as evacuações freqüentes, indica-se a colonoscopia, que pode revelar o diagnóstico.

Pus (Fig. 5.1). Quando em abundância e mais ou menos puro, é de reconhecimento fácil; se em mistura com as fezes, dá-lhes coloração cinzenta mais ou menos característica; em pequena quantidade, só é possível identificá-lo ao microscópio.

Parasitos (v. Pesquisa de parasitos).

RESÍDUOS ALIMENTARES

Tecido Conjuntivo. Apresenta-se, macroscopicamente, seja sob a forma de membrana nacarada, seja, sobretudo, sob a forma de feixes filamentosos muito flexíveis, em geral esbranquiçados. Quando suspensos por uma agulha ou estilete, tomam a forma de gota. O exame microscópico permite identificá-lo com exatidão. Sua presença nas fezes, após a ingestão de carne crua, sugere insuficiência gástrica ou esvaziamento rápido do estômago.

Fibras Musculares (Fig. 5.1). Em casos patológicos podem-se ainda observar nas fezes, a olho nu, **fragmentos de carne**, de coloração parda ou castanha, sugerindo, à primeira vista, insuficiência pancreática ou aceleração do trânsito gastrintestinal. Porém, seu aparecimento pode estar ligado à falta de digestão, no estômago, da camada de tecido conjuntivo que envolve a parte muscular, impedindo a ação das enzimas pancreáticas sobre esta.

Gordura (Fig. 5.1). Pode ser verificada a olho nu nos casos de insuficiência pancreática, ingestão excessiva de gordura, trânsito intestinal acelerado, espru e outras síndromes de malabsorção.

Detritos Vegetais (Fig. 5.1). Em casos de insuficiência pancreática ou de trânsito intestinal muito acelerado, podem-se observar nas fezes, a olho nu, fragmentos de batata, maçã, cenoura e outros. A presença de membranas de folhas, fibras vegetais e fragmentos de celulose não digeríveis não tem significação semiológica, senão em casos especiais.

Cálculos. A presença, **rara** sem dúvida, de cálculos intestinais, biliares ou pancreáticos só se pode verificar pelo exame macroscópico, em geral após diluição do material. Estes cálculos distinguem-se dos pseudocálculos, de origem alimentar ou medicamentosa, pela consistência, superfície e forma, mas só os exames químico e microscópico podem identificá-los.

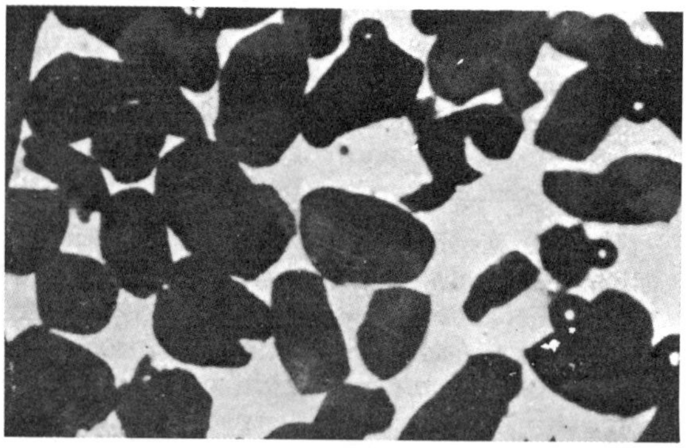

Fig. 5.2 Microfotografia da falsa areia intestinal.

Areia Intestinal. A presença de areia intestinal é de verificação muito fácil, máxime em fezes diluídas. Por diluições e decantações sucessivas, consegue-se obtê-la em estado quase puro. Ela é constituída de pequenas concreções de cálcio ou de fosfato de magnésio e de cálcio, associadas quase sempre a células vegetais. É **rara**. Pode também ser de origem alimentar, provindo de vegetais ingeridos pelo paciente, sendo então a falsa areia.

Falsa Areia Intestinal. É muito comum observar nas fezes pequenos fragmentos de cor negra, ou castanho-escura, dando a impressão de areia. Tal substância, que geralmente ocorre em grande quantidade e passa amiúde a constituir motivo de grande preocupação para os pacientes que a eliminam, compõe-se de fragmentos de linina, tendo sido analisada por um dos autores e preparada *in vitro* a partir da digestão de banana, de maçã e de alguns vegetais (Galizzi, 1943). Ao exame microscópico, tais partículas se apresentam sob a forma de cristais castanhos, de modo que eram, e ainda são, erroneamente, tidas por muitos laboratoristas como cristais ou massas de bilirrubinatos. Entre nós, a banana é a grande fonte de produção de tais partículas (Fig. 5.2).

Corpos Estranhos. Em casos mais raros, podem-se encontrar corpos estranhos, da mais variada natureza. É muito fácil reconhecê-los porque não sofrem a ação das enzimas gastrintestinais.

Fragmentos de Neoplasma e Pólipos. Muito excepcionalmente, podem-se notar, ao exame macroscópico, fragmentos de neoplasmas e mucosa intestinal, mas a identificação desses tecidos deve ser comprovada pelo exame histológico, porque a olho nu é possível confundi-los com detritos alimentares.

Exame Microscópico

Permite revelar os chamados **sinais coprológicos**.

Selecionam-se amostras de diferentes partes da massa fecal, em geral as mais suspeitas, porque o exame feito em porções tomadas ao acaso pode nada revelar de interesse.

Deve-se fazer o exame direto e após coloração pelo lugol.

O **exame direto** se faz colocando-se pequena porção da massa fecal em lâmina e recobrindo-se com lamínula, de modo a obter preparação homogênea e transparente. Em caso de fezes sólidas, coloca-se pequena porção sobre a lâmina, dilui-se com uma gota de solução fisiológica (Nall 0,9%), recobre-se com lamínula e seca-se o excesso de líquido com papel de filtro. Devem-se fazer no mínimo duas preparações*.

*O equipamento **Zester** (Produtos Especiais Para Laboratório Ltda., Fone (194)63-1947, Santa Bárbara D'Oeste, SP) simplifica e padroniza o preparo das fezes para seu exame.

A **preparação com lugol** se faz do seguinte modo: coloca-se pequena porção de fezes sobre a lâmina, junta-se ao material uma gota da solução de lugol forte e procede-se como anteriormente. Duas ou mais lâminas devem ser feitas. Examinar em primeiro lugar com a objetiva de pequeno aumento, para se ter visão de conjunto e poder focalizar rapidamente os pontos interessantes com a objetiva de maior aumento. Quando se emprega a objetiva de imersão, parafinar antes as bordas da lamínula.

Sob o ponto de vista semiológico, considera-se suficiente o reconhecimento dos seguintes elementos:

1. Resíduos alimentares de origem animal.
2. Resíduos alimentares de origem vegetal.
3. Substâncias de origem intestinal.

RESÍDUOS ALIMENTARES DE ORIGEM ANIMAL

Fibras Musculares (Fig. 5.1). São geralmente coradas de amarelo ou alaranjado pela bile e apresentam-se de ordinário sob três formas: a) a de cilindros alongados, de arestas agudas e estrias longitudinais e transversais bem nítidas (fibras mal digeridas); b) a de corpos retangulares de arestas arredondadas e estrias pouco visíveis (fibras digeridas); c) a de faixas ovais, amarelas, sem estrias, os chamados corpos de Nothnagel (fibras em estado avançado de digestão).

Após a ingestão de carne, podem-se encontrar nas fezes, em estado normal, as duas últimas variedades, porém em pequena quantidade; a primeira variedade (corpos cilíndricos com arestas nítidas e estrias bem visíveis) indica aceleração do trânsito intestinal (lienteria) ou insuficiência pancreática. A presença de fibras musculares não atacadas pelas enzimas é um dos sinais mais precoces da insuficiência pancreática. A digestão gástrica influi indiretamente na digestão das fibras musculares porque dissolve o tecido conjuntivo que as reúne, dissociando-as e tornando-as mais acessíveis à ação da tripsina.

Tecido Conjuntivo. O tecido conjuntivo apresenta-se ao exame microscópico sob a forma de feixes de filamentos alongados ou de fibras isoladas sinuosas e refringentes. Estes elementos tornam-se mais transparentes quando tratados pelo ácido acético e se coram em vermelho pelo reativo de Hecht. A verificação microscópica do tecido conjuntivo não tem grande valor semiológico; pode chamar a atenção para possível insuficiência gástrica.

Gorduras. Mesmo no estado normal, as fezes podem conter gorduras em pequena quantidade, sob a forma de gorduras neutras, ácidos graxos e sabões.

As gorduras neutras apresentam-se sob a forma de glóbulos, ou gotículas, ligeiramente corados pela bile e muito refringentes. Se são muito abundantes, reúnem-se em lagos. Coram-se em vermelho pelo Sudan III (sol. a 1% em álcool a 70%). A vaselina líquida, que alguns doentes ingerem como meio terapêutico, tem aspecto muito parecido com o das gorduras neutras, mas cora-se muito menos intensamente pelo Sudan III.

Os ácidos graxos apresentam-se sob a forma de agulhas finas, longas e entrecruzadas; aquecendo-se um pouco a lâmina, os cristais transformam-se em glóbulos semelhantes aos de gordura neutra. Coram-se de vermelho pelo reativo de Hecht.

Os sabões são em geral dificilmente reconhecíveis ao exame microscópico direto. Apenas os sabões de magnésio são descobertos com mais facilidade por se apresentarem formando círculos concêntricos. Todos os sabões se coram de verde pelo reativo de Hecht e de azul-cinza pelo azul-do-nilo.

Afastadas as causas de erro (lavagem intestinal oleosa, ingestão excessiva de gorduras etc.), o aparecimento de considerável quantidade de gorduras neutras nas fezes fala a favor de insuficiência pancreática (ausência de lipase). Os ácidos graxos, quando abundantes, indicam insuficiência biliar. O aparecimento de sabões não está ligado a insuficiência enzimática; sua formação é devida à presença, no intestino, de cálcio e magnésio, que fixam quantidade correspondente de ácidos graxos.

Tem grande valor semiológico, na síndrome de malabsorção, a determinação do teor de gordura das fezes (v. Dosagem da gordura fecal).

RESÍDUOS ALIMENTARES DE ORIGEM VEGETAL

Amido. Pode melhor ser observado nas **preparações com lugol**. O amido apresenta-se em geral sob três formas: amido situado no interior das células dos feculentos (**amido intracelular**) e disposto em pequenas massas, separadas por septos de celulose digestível, o todo incluído em uma membrana celulósica; **amido amorfo**, apresentando-se em geral sob a forma de faixas isoladas e mais ou menos irregulares, muitas vezes tapetadas de bactérias iodófilas; e **amido cru** (ingerido com pão, frutas etc.), sob a forma de grãos organizados por camadas concêntricas, ou massas mais ou menos amorfas. As duas primeiras variedades, via de regra, se coram em róseo pelo lugol, por já estarem sob a forma de eritrodextrina, enquanto o amido cru toma sempre coloração negra. O valor semiológico da presença de qualquer das variedades não é o mesmo e raramente indica insuficiência pancreática. As causas mais comuns do aparecimento exagerado de amido estercoral são o trânsito intestinal rápido, o excesso de ingestão de feculentos e a fermentação intestinal hidrocarbonada.

Celulose (Fig. 5.1). A celulose finamente dividida e visível apenas ao microscópio não tem a mesma significação de detritos, notados a olho nu, provenientes dos legumes. A celulose digestível constitui o arcabouço das células de amido, dos feculentos, e tem grande valor semiológico, ao contrário da celulose não digestível (folhas, pêlos vegetais etc.), dele desprovida.

Celulose Digestível. A celulose digestível mais bem estudada é a que forma o arcabouço das células de amido dos feculentos. Estas são arredondadas, ovais, ou irregularmente elípticas, abobadadas ou chatas, de contornos muito nítidos, possuindo no interior um septamento irregular, contendo ou não grânulos de amido. Normalmente, esse tipo de celulose não aparece nas fezes senão em quantidade insignificante; como sua digestão se faz no cólon, a presença em abundância indica, em geral, aceleramento do trânsito cólico.

Celulose Não-digestível. É constituída pela cutícula dos cereais, vasos e pêlos vegetais, grãos de pólen, esporos etc. Cumpre reconhecer as células em paliçada do feijão, um pouco mais curtas do que as do *petit-pois*, e os esporos de cogumelos, os grãos de pólen, que muitas vezes são confundidos com ovos de parasitos. É desprovida de valor semiológico.

Flora Iodófila. Seu estudo prende-se ao dos elementos de origem vegetal. Designa-se sob o nome de flora iodófila, flora particular, normalmente encontrada ao nível do ceco e do cólon direito, e constituída de lêvedos ou grandes bactérias que contêm amido e se coram de violeta pelo iodo. Distinguem-se: os clostrídios (*Clostridium butyricum*), que são os lêvedos ovais unidos em cachos ou cadeias; os leptótricos, bactérias de grande tamanho, dispostos em cadeias. A flora iodófila abundante nas fezes é índice de fermentação intestinal exagerada (síndrome de fermentação hidrocarbonada) ou de evacuação prematura do ceco e cólon direito (trânsito acelerado).

Lêvedos. De valor semiológico incerto, são reconhecidos pela forma oval, por suas dimensões (5 a 7 micros), pela coloração castanha que tomam com o lugol e pela presença de brotos (micélio gemulante).

Blastocystis hominis (v. exame parasitológico).

Cristais. Vários cristais podem ser encontrados nas fezes; entretanto, apenas alguns têm significação semiológica. Os mais comuns são: os cristais de **ácidos graxos**, já descritos; os de **fosfato amoníaco-magnesiano**, que aparecem nas fezes alcalinas; os cristais de **oxalato de cálcio**, que ocorrem principalmente após a ingestão de certos vegetais (feijão, tomate etc.), e cuja presença abundante poderia levar a pensar em insuficiência gástrica, visto como são dissolvidos pelo ácido clorídrico do estômago; os cristais de *Charcot-Leyden*, indício de ulceração intestinal e outrora usados para a diferenciação entre as disenterias amebiana e bacilar; os cristais de **hematoidina**, amarelos ou marrons, rômbicos ou em agulha, vistos após hemorragia intestinal, podendo também provir da alimentação, e cristais de medicamentos, como, por exemplo, os de **subóxido de bismuto**, que dão às fezes cor preta, após ingestão de sais de bismuto.

SUBSTÂNCIAS DE ORIGEM INTESTINAL

As mais comuns são: muco, hemácias, leucócitos e células epiteliais.

Muco. O muco em geral apresenta-se transparente ao exame microscópico, notando-se, de ordinário, em sua estrutura, detritos organizados em filas alongadas; células epiteliais, leucócitos, bactérias em colônias mais ou menos puras.

De preferência, fazer a pesquisa de amebas na parte mucosa das fezes.

Hemácias. As hemácias são rapidamente destruídas no meio intestinal. Todas as vezes que se vêem glóbulos vermelhos, deve-se concluir que a evacuação foi muito rápida a partir da lesão que sangra, ou que a lesão está situada nas partes terminais do intestino (reto, alça sigmóide).

Leucócitos e Piócitos. Como as hemácias, os leucócitos e piócitos também são rapidamente destruídos no conteúdo intestinal e seu aparecimento, em estado mais ou menos íntegro, sugere aceleração do trânsito a partir da lesão ou lesão das últimas partes do cólon. Quando presentes em grande quantidade, indicam sempre ulceração; entretanto, esta pode existir sem que eles apareçam. Dentre as numerosas causas de pus nas fezes, destacam-se: tuberculose, câncer, disenterias amebianas e bacilar, retossigmoidite gonocócica, retocolite ulcerativa inespecífica e retocolite da linfopatia venérea.

Células Intestinais. Podem aparecer células chatas, grandes, com núcleos volumosos, dispondo-se na superfície do cilindro fecal e provenientes da mucosa anal; células epiteliais prismáticas, geralmente muito alteradas e recobertas de muco, provenientes de descamação intestinal; e células neoplásicas ou originárias de tecidos necrosados. A citologia da mucosa intestinal não tem ainda a aplicação clínica que merece.

Exame Químico

No estudo químico das fezes, temos que considerar as **pesquisas** e as **dosagens.**

PESQUISAS. Algumas reações químicas, de execução relativamente fácil, são de grande importância clínica, enquanto outras, de execução bem mais complexa, se revelam úteis apenas em certos casos.

Alguns elementos, cujo estudo se faz por meios químicos, existem normalmente nas fezes; o exame visa apenas a verificar-lhes a quantidade ou modificações; outros só se encontram em casos patológicos.

As reações químicas simples se fazem antes ou depois de diluição, mas sem filtração.

Reação. Determina-se a reação das fezes pelo papel de tornassol, ou similar, empregando-se ao mesmo tempo os papéis azul e vermelho, colocando-se fragmentos de cada um em pontos diferentes da massa fecal, porque a sua reação pode variar de um lugar para outro. Se a reação for ácida, o papel azul torna-se vermelho e o vermelho não se altera; se alcalina, dá-se o inverso; se for neutra, os papéis conservam as respectivas cores. Em certos casos, a reação pode ser anfótera, isto é, o papel vermelho torna-se azul e o azul, vermelho.

No estado normal, a reação é ligeiramente alcalina ou neutra. Como, mesmo em condições normais, a reação sofre ligeiras oscilações com o regime alimentar (excesso de hidratos de carbono torna as fezes ácidas, enquanto o excesso de proteínas as torna alcalinas), alguns consideram normal a reação ligeiramente alcalina, neutra ou ligeiramente ácida. Na criança, em período de lactação, a reação é ácida, podendo o pH oscilar entre 6 e 5, chegando mesmo a 4,5. No adulto, as fezes com pH 6 já são irritantes para a mucosa. A reação depende principalmente da quantidade de ácidos graxos não absorvidos, da quantidade de ácidos orgânicos de fermentação e da quantidade de base (amoníaco desprendido nos processos de putrefação, bases de excreção etc.). Quando predominam os processos de fermentação, a reação é ácida e, quando a putrefação é o processo predominante, a reação é alcalina. A reação deve ser tomada nas fezes recém-emitidas, porque pode variar após a dejeção.

Pigmentos Biliares. A estercobilina é o pigmento biliar normal das fezes e o principal fator de sua coloração.

Verifica-se a presença desse pigmento pela reação do sublimado, cuja técnica é a seguinte (Fig. 5.3):

Tomam-se em tubo de ensaio cerca de 3 a 5 ml de fezes diluídas (5 a 10%) e junta-se igual quantidade de uma solução aquosa saturada de sublimado corrosivo (33 g de bicloreto de mercúrio em 500 ml de água). Ao fim de certo tempo, que varia de cinco minutos a 24 horas, o líquido

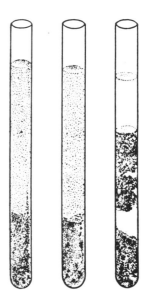

Fig. 5.3 Reação do sublimado. No tubo da direita, observa-se a colagem ao sublimado.

e especialmente o sedimento tomam coloração vermelho-tijolo no caso de haver estercobilina ou estercobilinogênio, ou verde, se o pigmento existente for a bilirrubina. Se as fezes não contêm pigmentos, a mistura não muda a cor inicial. A reação é tanto mais rápida quanto maior for a quantidade de estercobilinogênio e quanto mais recente o material em exame. Conservando-se o tubo à temperatura de 37°C, o aparecimento da cor se faz em menor tempo.

A reação precedente pode ser de grande aplicação na clínica. Negativa, indica ausência de bile no intestino (acolia); positiva para bilirrubina (aparecimento da cor verde), denota que o material examinado tem origem no intestino delgado. Em certos casos, pode ser interessante fazer a dosagem de estercobilina, o que é raro na clínica. O normal é a quantidade de estercobilina variar dentro de amplos limites (50 a 800 mg por mil).

Albumina. A pesquisa da albumina faz-se pela reação do sublimado, empregando-se o mesmo reativo e a mesma técnica da pesquisa de pigmentos biliares, recém-descrita. Apenas a leitura dos resultados é diferente: enquanto a presença ou a ausência de pigmentos biliares é indicada pela mudança ou não da coloração do precipitado, a presença de albumina se reconhece pela chamada reação da **colagem ao sublimado**, dada a analogia do processo com o método usual de clareação do vinho. Triboulet foi o primeiro a observar que, na reação do sublimado, se o líquido sobrenadante se tornava límpido, era sinal de gravidade do caso. Goiffon demonstrou que a clareação do líquido é devida à presença de albumina, cuja precipitação arrasta consigo todas as partículas em suspensão nas fezes, em especial os elementos microbianos que se depositam juntamente com a albumina, deixando o líquido sobrenadante de todo límpido. A técnica da reação, idêntica à usada na pesquisa dos pigmentos biliares, se resume no seguinte (Fig. 5.3):

Tomam-se em tubo de ensaio 3 a 5 ml de uma diluição fecal a mais ou menos 5% e acrescenta-se igual volume da solução aquosa saturada de sublimado. Agita-se o tubo. Havendo excesso de albumina nas fezes, ao fim de 2 a 24 horas produz-se uma sedimentação completa das partículas, deixando na parte superior um líquido completamente claro e transparente. Em certos casos, bastam apenas alguns minutos para que a parte superior do líquido se torne de todo límpida. A **colagem pelo sublimado** é índice seguro de ulcerações intestinais, sendo elemento de grande valor diagnóstico de lesão da mucosa intestinal.

Muco. Como já se disse, nas fezes normais existem apenas vestígios de muco. A pesquisa química deste elemento assim se faz:

Em um tubo de ensaio colocam-se 10 a 15 ml da diluição de fezes a mais ou menos 5% e acrescentam-se uma gota de amoníaco e 2 ml de ácido acético diluído ao terço. Este reativo precipita a mucina dissolvida, provocando a colagem. Deste modo, na ausência do muco visível a olho nu, pode-se verificar se há ou não excesso de muco nas fezes. Entretanto, esta reação raramente é positiva e há quem não lhe dê valor, julgando o muco sinal incerto e acessório de colite.

Dosagens

1. Ácidos orgânicos totais ou ácidos de fermentação. Pelo processo seguinte, de Goiffon e Nepveux, dosam-se todos os ácidos de fermentação (lático, acético, butírico, fórmico, succínico).

As fezes normais contêm quantidade mais ou menos certa de ácidos orgânicos, que vai de 14 a 16 ml por cento (sol. 1 N).

A maior parte destes ácidos é formada à custa dos processos de fermentação dos hidrocarbonados. Eis a técnica:

Tomam-se 50 ml de uma diluição fecal a 10% e a ela juntam-se 1 ml de solução concentrada de cloreto de alumínio a 36% ou algumas gotas de percloreto de ferro (6 a 8) e algumas gotas de solução alcoólica de fenolftaleína a 1%; agita-se a mistura. A seguir, acrescenta-se cerca de 2 g de hidrato de cálcio pulverizado, suficiente para alcalinizar (aparecimento de coloração, ligeiramente rósea). Agita-se a mistura novamente, esperam-se cinco minutos e filtra-se. Tomam-se 25 ml do filtrado, juntam-se 2 gotas de fenolftaleína, neutraliza-se com ácido clorídrico 0,1 N, adicionam-se, ao líquido neutro, 5 ml de solução de tropeolina 00 a 0,2% e faz-se a titulação com ácido clorídrico 0,1 N, deixando-o cair de uma bureta graduada ao décimo até o aparecimento de cor alaranjada, acrescentando, alternativamente com o ácido clorídrico, água destilada, até a persistência da coloração alaranjada, com volume total de 60 ml.

Anota-se a quantidade de ácido clorídrico 0,1 N gasta. A cor atingida deve ser exatamente aquela de 60 ml de água destilada contendo 12 ml de ácido clorídrico 0,1 N e 5 ml de tropeolina 00. O cálculo é muito simples: o volume gasto (lido na bureta) subtraído de 1,2 (excesso de ácido clorídrico necessário para comunicar a mesma coloração a 60 ml de água pura) representa o volume de ácidos orgânicos em solução 0,1 N contidos em 25 ml do filtrado; multiplicando-se por 4, obtém-se a quantidade de ácido em solução 0,1 N contida em 100 ml de filtrado, ou melhor, em 10 g de fezes; ou este mesmo número, expresso em solução normal, representa a quantidade de ácidos orgânicos contidos em 100 g de fezes.

INTERPRETAÇÃO

A quantidade normal é mais ou menos fixa, oscilando entre 14 e 16 ml por cento da solução 1 N.

As causas mais freqüentes de aumento de ácidos orgânicos nas fezes são a chamada **dispepsia fermentativa**, a **síndrome cecal** e o **trânsito acelerado**.

Há diminuição dos ácidos orgânicos principalmente nos casos em que ocorre baixa nos processos de fermentação intestinal e nas fezes diarréicas, com aumento considerável do teor de água.

2. Amoníaco e ácidos aminados. O amoníaco é um dos produtos finais da putrefação intestinal: daí a importância de sua determinação para se conhecer a intensidade das decomposições das substâncias azotadas.

A técnica é a seguinte: a 25 ml do filtrado obtido da colagem pelo alumínio ou pelo ferro e neutralizado do mesmo modo que para a dosagem de ácidos orgânicos, juntam-se 5 ml de formol de comércio, diluído ao dobro e neutralizado, usando como indicador a fenolftaleína; dosa-se a seguir a acidez desenvolvida, com hidrato de sódio 0,1 N. O volume gasto multiplicado por 4 dá a quantidade de amoníaco em ml de solução 0,1 N para 10 g de fezes; ou em ml de solução 1 N para 100 g de fezes.

INTERPRETAÇÃO

A titulação pelo formol mede o amoníaco livre ou combinado e os ácidos aminados, cuja presença tem a mesma significação clínica. A quantidade média de amoníaco oscila em torno de 3 ml de solução 1 N de amoníaco por 100 g de fezes. Números mais elevados traduzem, em geral, exagero da putrefação intestinal; as cifras baixas indicam diminuição. Como a determinação compreende o amoníaco livre e combinado, números normais às vezes não traduzem a intensidade do processo intestinal, visto como o amoníaco livre é volátil e facilmente reabsorvido pela mucosa, em especial nos casos de estase fecal. As fezes do intestino delgado e as do ceco não têm senão traços de amoníaco. A contaminação pela urina, por menor quantidade que seja, prejudica inteiramente a determinação.

3. Enzimas pancreáticas nas fezes. A dosagem, ou mesmo a simples pesquisa, das enzimas pancreáticas não tem valor prático, dada a enorme série de causas de erro, até agora irremovíveis, que influem nos resultados. Por outro lado, à dosagem desses fermentos nas fezes seria preferível sua determinação no líquido duodenal, que se consegue obter em estado de quase absoluta pureza. De valor na **mucoviscidose**.

Se a unanimidade dos pesquisadores nega valor à dosagem das enzimas pancreáticas nas fezes, para conhecimento do estado funcional do pâncreas, o exame microscópico para estimação do grau de digestão dos alimentos, mormente das gorduras e proteínas, é um dos meios mais eficientes de verificar o estado da função externa do pâncreas.

Síndromes Coprológicas

As seguintes **síndromes coprológicas** podem ser estabelecidas à luz dos sinais descritos:

1. Fezes normais	
2. Insuficiência gástrica	hipossecreção
3. Insuficiência pancreática	
4. Insuficiência biliar	
5. Hipersecreção biliar	hipersecreção
6. Fermentação hidrocarbonada	desvio da flora bacteriana
7. Putrefação	
8. Síndrome ileal	trânsito acelerado
9. Síndrome cecal	
10. Constipação	trânsito retardado
11. Falsa diarréia	
12. Colite mucosa	reação da mucosa
13. Colite mucomembranosa	
14. Colite hemorrágica	

São **esquemáticas** e, no mesmo indivíduo, pode haver a superposição de uma ou mais.

FEZES NORMAIS

Peso por 24 horas, 150 a 200 g.
Consistência, sólida.
Forma, cilíndrica.
Odor, fecal.
Reação, neutra ou ligeiramente alcalina.
Coloração, castanha.

O **exame macroscópico** depois de diluição não mostra senão fibras vegetais de tamanho médio.

O **exame microscópico** revela a presença de fibras musculares parcialmente digeridas, de margens arredondadas, quase sem estriação. Gorduras neutras e cristais de ácidos graxos são excepcionais, assim como não se deve observar amido. Celulose digestível muito rara. Presença de celulose indigestível: pêlos e vasos vegetais, células de feijão em paliçada etc. Os únicos elementos de origem intestinal que se encontram são raras células pavimentosas do intestino. O fundo do campo microscópico é formado por bactérias, que representam um quarto do peso das fezes recentes.

INSUFICIÊNCIA GÁSTRICA

A insuficiência gástrica, ocasionada pela diminuição ou pela ausência da secreção cloridropéptica, pode manifestar-se por diarréia. Esta sobrevém de ordinário ao fim das refeições, com uma descarga líquida, abundante, sem cólicas. Pode ser muito acentuada, com seis ou mais evacuações por dia, e o único meio de descobrir a causa é o gastrocidograma. A diarréia às vezes torna-se crônica, podendo levar os doentes a emagrecimento.

Além das gastrites hipo- e anaclorídricas, podemos encontrar este quadro de insuficiência gástrica nas infiltrações do piloro, por câncer ou inflamação, que acarretam abertura permanente do esfíncter, e nos portadores de gastrenterostomia, em virtude de mau funcionamento da boca anastomótica.

As fezes da **insuficiência gástrica** assim se caracterizam:

Cor, castanho-amarelada. A camada superficial toma rapidamente a coloração castanha quando em contato com o ar, de modo que, rompida a superfície, consegue-se estabelecer de maneira nítida a diferença de coloração entre a superfície oxidada e a profundidade não oxidada.
Reação, alcalina.
Estercobilina, positiva.

O **exame macroscópico** depois de diluição pode demonstrar pequenas porções de tecido conjuntivo, resíduos de carne, cujo sarcolema não foi digerido, e grandes resíduos vegetais, cuja pectina (tecido conjuntivo vegetal) também não foi digerida, em virtude de os fragmentos vegetais não se terem dissociado.

Ao **exame microscópico** observam-se feixes de tecido conjuntivo, fibras elásticas, placas de fibras musculares e cristais de oxalato de cálcio, depois da ingestão de células vegetais. A presença destes últimos só pode ter alguma significação quando em grande abundância. Também a presença de cistos de protozoários e de ovos de helmintos foi dada como sinal de probabilidade de insuficiência gástrica, o que não se pode aceitar.

Resumo da síndrome coprológica da insuficiência gástrica

Caracteres físicos	Fezes moles, superfície mais escura que a profundidade
Reação	Alcalina
Sublimado	Normal (estercobilina)
Exame macroscópico	Tecido conjuntivo
	Resíduos de carne
	Grandes restos vegetais
Exame microscópico	Fibras de tecido conjuntivo
	Agrupamentos de fibras musculares
	Abundantes cristais de oxalato de cálcio

INSUFICIÊNCIA PANCREÁTICA

Nesta condição patológica, as matérias fecais são muito volumosas, podendo atingir 700 ou 800 g por dia (Fig. 5.1).

Cor, acinzentada.
Superfície de diluição, brilhante, em virtude da presença de gordura neutra.
Odor, pútrido.
Reação, alcalina, por causa da putrefação protéica, podendo ser excepcionalmente ácida.

Reação do sublimado, normal, revelando a presença de estercobilina, o que distingue esta condição da insuficiência biliar total (icterícia obstrutiva).

O **exame macroscópico** depois de diluição revela a presença de gorduras, que se espalham em lençol ou lagos sobre a superfície.

Ao **exame microscópico** se nos deparam:

1. Fibras musculares não digeridas ou parcialmente digeridas, com margens e ângulos bem distintos e estriação visível.
2. Gordura neutra sob a forma de lençóis e glóbulos que se coram em vermelho-alaranjado pela solução alcoólica de Sudan III; não se notam ácidos graxos ou são raros.
3. Amido amorfo, amido intracelular e celulose digestível.

Releva notar que, somente nos casos típicos de insuficiência pancreática, o quadro anteriormente descrito se observa ao exame coprológico, ao passo que, nos diferentes graus de insuficiência, que forçosamente existem, esta síndrome é incerta. Nestes últimos casos, não padece dúvida de que o exame das massas fecais, como anteriormente descrito, não pode estabelecer o diagnóstico, cumprindo fazer a **dosagem das gorduras** nas fezes, como exposto no item 2 deste capítulo, ou a **dosagem das enzimas pancreáticas** no líquido duodenal, obtido pela prova da secretina.

INSUFICIÊNCIA BILIAR

Cumpre distinguir a insuficiência biliar ligeira e a grande insuficiência biliar que pode chegar até a **acolia**. No primeiro caso, cuja existência pode apenas ser clinicamente suspeitada, o exame coprológico não apresenta dados seguros para sua afirmação. Já na **acolia,** ou melhor, na **hipocolia acentuada,** dispomos de elementos diagnósticos, tanto clínicos como laboratoriais, que autorizam conclusões seguras. A acolia e a hipocolia extrema se observam mais comumente em conseqüência de obstrução do colédoco por cálculo ou câncer da cabeça do pâncreas ou vias biliares.

As fezes da acolia são **descoradas,** brancas ou branco-acinzentadas (Fig. 5.1).

Quando de **consistência** pastosa, elas se assemelham à **massa de vidraceiro**, mas podem ser mesmo líquidas ou endurecidas (cíbalas).

A **reação,** em virtude da presença de ácidos graxos, é ácida.

A **reação do sublimado** demonstra a ausência de pigmento biliar, permanecendo a diluição e o depósito com tonalidade acinzentada.

Depois de diluição, o **exame a olho nu** revela uma irisação da superfície do líquido, o que se deve à presença de ácidos graxos.

Ao **exame microscópico** observam-se agulhas de ácidos graxos, grandes ou pequenas, isoladas ou agrupadas, delgadas ou fusiformes, retilíneas ou ligeiramente curvas. Sob a forma de glóbulos, os ácidos graxos raramente aparecem, e um caráter distintivo importante é o fato de que ambos desaparecem, cristais e glóbulos, ao juntar-se à preparação uma gota da solução alcoólica de Sudan III. Eles desaparecem porque o álcool os dissolve.

Quanto às gorduras neutras, podem ser observadas, mas em pequena quantidade, o que serve para diferenciar estas fezes das de insuficiência pancreática, em que, como vimos, abundam as gorduras neutras.

No que concerne aos hidratos de carbono e às proteínas, sua digestão se faz normalmente, a menos que haja trânsito acelerado.

Resumo da síndrome coprológica de acolia

Caracteres físicos	Fezes esbranquiçadas, duras, pastosas ou líquidas
Reação	Ácida
Sublimado	Branco-acinzentado
Exame macroscópico	Aspecto brilhante
Exame microscópico	Numerosos cristais de ácidos graxos solúveis no Sudan III

HIPERSECREÇÃO BILIAR

Esta síndrome é episódica e de fácil reconhecimento.

Fezes **líquidas** ou semilíquidas, de **cor esverdeada** com reflexos amarelos, deixando, via de regra, sensação de queimadura anal depois de sua emissão. **Reação alcalina**. O **sublimado** indica a presença de bilirrubina.

FERMENTAÇÕES HIDROCARBONADAS

Clinicamente, esta condição não apresenta quadro característico. Observam-se, em geral, dor ao nível do ceco e diarréia pouco acentuada, com duas a quatro dejeções por dia. Timpanismo cecal. Eventualmente rágadas perianais e prurido, causados pela **forte acidez** das fezes. Estas são às vezes típicas, bastando a simples inspeção para se firmar o diagnóstico: moles, amarelo-ouro, odor acre forte. A formação de gás pode ser notada seja na superfície, onde se rompem as bolhas deixando visíveis pequenas crateras, seja no interior da massa, neste caso sendo possível a verificação quando as fezes estão contidas em vaso transparente.

Se a este **aspecto esponjoso** se junta a **reação ácida,** é que se trata, sem dúvida, de fezes de fermentação hidrocarbonada. Se não se consegue estabelecer o diagnóstico somente com a inspeção e a verificação da reação, recorre-se ao exame microscópico, que dá sinais de certeza. Nota-se a flora iodófila particularmente rica, vendo-se cadeias e agrupamentos de clostrídios que, por conterem amido, se coram de violeta pelo lugol. Vêem-se também cadeias longas de leptótrix. Cumpre notar que, na síndrome cecal, a flora iodófila é também muito rica, mas na fermentação hidrocarbonada é muito mais abundante. São também vistas em profusão no campo microscópico as células dos feculentos, que contêm grãos de amido não digerido, ou amido em vias de digestão, ou ainda eritrodextrina. Também o amido difuso extracelular é abundante.

Resumo da síndrome de fermentação hidrocarbonada

Caracteres físicos	Fezes moles, amarelo-ouro, com bolhas de gás, aspecto esponjoso, crateras na superfície devidas ao rompimento das bolhas
Reação	Ácida
Sublimado	Normal
Exame macroscópico	Aparência esponjosa, corando-se em violáceo pelo lugol
Exame microscópico	Flora iodófila, celulose digestível, amido intracelular e amorfo muito abundantes

As fibras musculares são bem digeridas e as gorduras estão ausentes ou notam-se apenas alguns glóbulos.

PUTREFAÇÃO

Nesta condição, os processos anormais de putrefação ocorrem no ceco e no cólon direito. Em virtude de sua ação sobre as proteínas, a putrefação leva à formação de amoníaco, que, combinando-se com os metais alcalino-terrosos existentes no lúmen intestinal, forma os cristais de fosfato amoníaco-magnesiano, os quais são, portanto, sinal certo deste estado, a menos que as fezes se hajam contaminado de urina.

Assim se apresentam as matérias fecais nesta síndrome: diarréicas, moles ou moldadas, de **coloração** escura ou preta, muitas vezes ricas em muco, **reação** alcalina, **sublimado** normal.

Resumo da síndrome coprológica da putrefação

Caracteres físicos	Fezes enegrecidas, pastosas, e com grande quantidade de muco, se há colite simultânea
Reação	Alcalina
Sublimado	Normal
Exame macroscópico	Muco. Fragmentos vegetais transparentes, celulose digestível
Exame microscópico	Amido amorfo abundante Amido intracelular Celulose digestível Cristais de fosfato amoníaco-magnesiano Muco e leucócitos se há simultaneamente colite

O **exame macroscópico** após diluição mostra a presença de muco e com freqüência restos vegetais (celulose digestível), prematuramente expulsos do ceco e cólon direito.

Ao **exame microscópico** vamos observar celulose digestível, amido amorfo e às vezes intracelular, sem flora iodófila. A ausência de flora iodófila é caráter importante, porque permite distinguir da simples evacuação prematura, que se acompanha de abundante flora iodófila.

O encontro de **cristais de fosfato amoníaco magnesiano** estabelece o diagnóstico. A presença de muco e leucócitos demonstra a colite que, via de regra, acompanha a putrefação. No que se refere às fibras musculares, estão bem digeridas ou ausentes em virtude de superdigestão.

Certos protozoários, como a ameba, o *Chilomastix* e o tricomonas, desenvolvem-se bem nesse meio de putrefação intestinal.

SÍNDROME ILEAL

A **síndrome jejunileal** nada mais é que a evacuação rápida do conteúdo do delgado.

As matérias fecais têm aparência **gelatinosa, coloração amarela**, não aderem ao recipiente mas deslizam sobre suas paredes; odor penetrante, **reação** alcalina ou neutra. A reação ao **sublimado** revela a presença de bilirrubina não oxidada (coloração verde-intensa).

Como se compreende, ao **exame microscópico** vamos observar a presença de fibras musculares não digeridas, de células de feculentos contendo grãos de amido, de gorduras neutras e de ácidos graxos; a flora iodófila está ausente ou é muito escassa.

Esta síndrome poderia confundir-se, à primeira vista, com a da insuficiência pancreática, mas dela se distingue pela presença de bilirrubina não oxidada, aspecto gelatinoso, coloração amarela e presença simultânea de gorduras neutras e ácidos graxos.

Resumo da síndrome coprológica jejunileal

Caracteres físicos	Massa gelatinosa, amarelo-ouro
Reação	Alcalina ou neutra
Sublimado	Coloração verde (biliverdina)
Exame macroscópico	Aspecto granuloso, diluição fácil, não aderente
Exame microscópico	Fibras musculares mal digeridas Gorduras neutras e ácidos graxos Amido intracelular Flora iodófila rara ou ausente

SÍNDROME CECAL

Nesta condição, as matérias fecais mostram os alimentos em estado de digestão mais adiantado e a flora iodófila é mais abundante que na síndrome ileal.

São **pastosas, amarelo-alaranjadas,** de **odor butírico**.

A **reação** é ligeiramente ácida ou neutra. A reação ácida se explica porque o ceco é sede normal de fermentações hidrocarbonadas com produção de ácidos orgânicos.

A **reação** do sublimado é normal.

O **exame macroscópico** depois de diluição mostra resíduos de celulose digestível, mais ou menos transparentes.

Ao **exame microscópico** vamos observar fibras musculares parcialmente digeridas, celulose digestível, amido intracelular, amido amorfo, agulhas ou gotículas de ácidos graxos e raras gotículas de gordura neutra. Flora iodófila abundante, mas não chega a ser igual à da fermentação hidrocarbonada.

Resumo da síndrome coprológica cecal

Caracteres físicos	Fezes moles, amarelo-alaranjadas, de odor butírico
Reação	Ligeiramente ácida ou neutra
Sublimado	Normal
Exame macroscópico	Flocos de celulose digestível em via de digestão
Exame microscópico	Celulose digestível Amido intracelular Amido amorfo Ácidos graxos (cristais e gotículas) Flora iodófila abundante

Esta síndrome se distingue da de fermentação porque, nesta última, o aspecto é esponjoso, com gás, a reação é mais ácida, a flora iodófila é mais densa e não se notam ácidos graxos.

SÍNDROME DE CONSTIPAÇÃO

Cumpre distinguir as fezes de constipação *sensu stricto* e as da falsa diarréia de Mathieu, uma constipação em que o produto de secreção da mucosa irritada volta a diluir as matérias fecais.

Fezes de Constipação. Em conseqüência de longa permanência no canal alimentar, as matérias fecais são ressequidas e seus elementos superdigeridos. O material se apresenta muito duro, seco, composto de cíbalas, unidas umas às outras por muco em que se pode notar sangue, sinal de irritação da mucosa pela própria massa estercoral.

A **reação** é alcalina. O **sublimado** é normal.

O **exame macroscópico** depois de diluição só mostra grandes resíduos alimentares.

Ao **microscópio**, observam-se bactérias em abundância, celulose indigestível e alguns cristais de fosfato amoníaco-magnesiano, sem outros elementos de origem alimentar.

Fezes da Falsa Diarréia. A **falsa diarréia** pode ser homogênea ou heterogênea.

No primeiro caso, a massa fecal é **diarréica, castanho-escura, líquida** ou **pastosa**, brilhante pelo seu conteúdo de muco, de **odor pútrido** e de **reação** alcalina.

A reação do **sublimado** revela a presença de estercobilina, e a colagem, a de albumina, proveniente de inflamação da mucosa, que segrega exsudato diluidor do conteúdo intestinal.

O **exame macroscópico**, depois de diluição, mostra muitas vezes filamentos de muco.

O **exame microscópico** é igual ao das fezes de constipação.

As fezes heterogêneas da falsa diarréia são formadas por cíbalas endurecidas, de mistura com líquido escuro e homogêneo.

Fezes da Colite Mucomembranosa. A aparência é a das fezes de constipação ou de falsa diarréia, em que se notam placas de muco mais ou menos endurecido. Se as fezes são duras, o muco as reveste, formando verdadeira modelagem da mucosa sobre as fezes; se líquidas, o muco sobrenada no fluido.

Colites. São o resultado de inflamação ou irritação da mucosa cólica. A gravidade destes estados patológicos varia muito, desde a colite simples ou **mucosa** até às colites hemorrágicas e ulcerosas. A etiologia é muito variada: **amebíase, infecção bacteriana, balantidiose, esquistossomose, alergia** e outras. Traduzem-se, clinicamente, pela tríade sintomática: dores abdominais, tenesmo e fezes mucossanguinolentas.

O exame de fezes, além de permitir o diagnóstico das colites parasitárias, pode acrescentar outros dados importantes.

Fezes da Colite. O elemento característico é o muco, cujo lugar de proveniência pode ser estabelecido do modo seguinte: quando intimamente misturado com as fezes e corado em amarelo, provém do delgado; quando misturado com as matérias mas rejeitado em pequenas porções, provém das partes altas do cólon; quando, finalmente, se espalha pela superfície das fezes, expulso depois das matérias ou nadando no líquido de uma falsa diarréia, provém das partes baixas do cólon, do sigmóide ou do reto.

Quando se trata de lesões mais profundas, observam-se estrias sanguinolentas.

É comum haver trânsito acelerado. A **reação** é variável, geralmente alcalina.

A reação do **sublimado** denota colagem das proteínas.

O **exame depois de diluição** mostra os flocos de muco. Ao **microscópio**, vêem-se leucócitos, eventualmente hemácias e, amiúde, um fungo: o *Blastocystis hominis*.

Cabe distinguir as fezes da **colite ulcerativa crônica**, também chamada **retocolite ulcerativa grave**, moléstia de causa desconhecida, acompanhada de diarréia profusa, às vezes com mais de 20 evacuações por dia, e na qual as fezes são líquidas e consistem em uma mistura das matérias fecais com sangue, muco e pus (Fig. 5.1).

Diagnóstico Etiológico das Síndromes Coprológicas

As síndromes coprológicas aqui expostas foram descritas, há bastante tempo, por autores europeus, com base nos achados do exame funcional. Elas representam, na verdade, o estudo morfológico das fezes e a tentativa de correlacioná-lo com eventuais alterações funcionais do tubo digestivo. Nem sempre tem significação etiológica, impossível na época da descrição. Com o progresso dos conhecimentos de gastrenterologia, o clínico vai conseguindo cada vez mais chegar ao **diagnóstico etiológico dos distúrbios funcionais gastrentéricos** e, ao se deparar com um dos quadros coprológicos analisados nas páginas anteriores, deve procurar desvendar-lhe a causa.

Assim, por exemplo, a chamada síndrome de fermentação hidrocarbonada bem poderá ocorrer como resultado de deficiência de dissacaridases intestinais.

Deficiência de Dissacaridase Intestinal

As deficiências de dissacaridases intestinais podem resultar de defeito enzimático isolado congênito, mas podem confundir-se com a síndrome do **cólon irritável**, a **enteropatia induzida pelo glúten**, a **fibrose cística**, a **colite ulcerativa**, a administração oral de neomicina ou canamicina, a infestação por *Giardia lamblia* e o **kwashiorkor**. Quando a vítima de **deficiência de lactase** bebe leite, a lactose não digerida chega ao intestino grosso, onde é parcialmente hidrolisada e fermentada por bactérias produtoras de gás, resultando em **flatulência**. O efeito osmótico da lactose e de seus metabólitos e a irritação do intestino pelo ácido lático produzido provocam **diarréia**, com a eliminação de **fezes espumantes**, contendo grandes quantidades de lactose e ácido lático. A diarréia, via de regra, melhora com a eliminação da lactose da dieta.

O meio de fazer o diagnóstico no adulto que apresente intolerância pelo leite é a **prova de tolerância à lactose**, na qual se seguem os níveis de glicemia após administração oral de 100 g de lactose, exatamente como na prova de tolerância à glicose (Basford e Henry, 1967). Os pacientes com deficiência de lactase exibirão elevação máxima de menos de 40 mg por 100 ml, expressa como glicose (ver também Cap. 4).

Como muitas pessoas normais podem experimentar diarréia e mostrar curva de tolerância bem planas, a **interpretação** da prova exige cautela, mas pode ser melhorada, comparando os resultados com os de uma prova de tolerância, realizada de maneira semelhante, em que se usa uma mistura de 50 g de glicose e 50 g de galactose. Neste caso, a curva plana indica malabsorção de hexoses em geral, enquanto a elevada sugere **diabete melito**.

Outro meio de diagnosticar a **deficiência de lactase** é pesquisar a atividade de lactase em fragmentos obtidos por **biopsia de mucosa intestinal**.

Gordura Fecal

Há vários métodos para avaliar o teor de gordura das fezes.

EXAME MICROSCÓPICO

A técnica mais simples é o exame microscópico com corantes, como o Sudan III. O processo tem sido amplamente empregado para triagem, por causa de sua simplicidade, e os resultados se correlacionam bem com as medidas quantitativas, quando se examinam alíquotas das mesmas fezes homogeneizadas. Para esse fim, coloca-se sobre uma lâmina pequena alíquota da suspensão de fezes, que se mistura com duas gotas de etanol a 95%, seguidas da adição e mistura de duas gotas de solução alcoólica saturada de Sudan III. Recobre-se com lamínula. Nestas condições, os ácidos graxos se apresentam como flocos levemente corados, ou como cristais em agulha, que não se coram e por isso podem passar despercebidos. Os sabões também não se coram, mas aparecem como flocos amorfos bem definidos, ou sob a forma de massas arredondadas ou cristais grosseiros. As gorduras neutras, entretanto, se mostram como grandes gotas alaranjadas ou vermelhas.

Quando se vêem 60 ou mais gotas coradas, de gorduras neutras, por campo de grande aumento, pode-se ter razoável certeza de que o doente tem esteatorréia. Aconselha-se cuidado na interpretação porque o óleo mineral ou o óleo de rícino podem simular a gordura neutra.

Repete-se o processo, adicionando-se várias gotas de ácido acético a 56% (volume a volume) à mistura das fezes, e aquecendo-se a lâmina várias vezes sobre uma chama, até que ocorra leve fervura. Isso converte as gorduras neutras e os sabões em ácidos graxos e funde os ácidos graxos, levando-os a formar gotas que se corarão fortemente pelo Sudan III. Examina-se então a lâmina ainda quente. Após esse procedimento, a presença de até 100 gotas coradas, por campo de grande aumento, é considerada normal.

Os doentes de esteatorréia pancreatógena costumam apresentar maiores aumentos de gordura neutra; os de esteatorréia enterógena tendem a revelar maiores aumentos de ácidos graxos e sabões.

DOSAGEM DA GORDURA FECAL

A determinação da gordura das fezes permite diagnosticar a esteatorréia, que consiste em perda fecal de gordura acima do nível considerado normal de até 7 g por dia.

Para determinar o teor de gordura fecal, recomenda-se o método de Van de Kamer, Wuinink, Ten e Weyers (1949). Transcrevemos a técnica, com as modificações introduzidas por Paula Castro, autora de excelente trabalho sobre o assunto.

Princípio. Os triglicerídeos das fezes são de início saponificados por solução alcoólica de hidróxido de potássio; a seguir acidifica-se o conteúdo com ácido clorídrico, para liberação dos ácidos graxos, dos sabões formados na saponificação. Os ácidos graxos são, então, extraídos com éter de petróleo e, a seguir, titulados com solução alcoólica de hidróxido de tetrametilamônio. O teor de gorduras é expresso em gramas de ácido esteárico (PM 284).

Soluções Necessárias

a) Solução alcoólica de hidróxido de potássio a 5,0%, contendo 0,4% de álcool amílico: dissolver 50,0 g de hidróxido de potássio em 50 ml de água, esfriar, adicionar 4,0 ml de álcool amílico e completar para 1.000 ml com álcool etílico absoluto.

b) Solução de hidróxido de tetrametilamônio (HTMA) N/10:
Solução de HTMA a 25,0% N/W 36,4 ml
Álcool etílico absoluto .... *q.s.p.* 100,0 ml

c) Solução de ácido benzóico N/10:
Ácido benzóico *p.a.* .... 12,2 g
Álcool etílico absoluto .... *q.s.p.* 1.000,0 ml

d) Solução de ácido clorídrico a 1:3:
Ácido clorídrico *p.a.* (D1,19) .... 1 parte
Água destilada .... 2 partes

e) Solução indicadora de azul de timol, alcoólica, saturada.

Técnica. Colocar o total das fezes recolhidas durante 24 horas em um liquidificador graduado para um litro e completar o volume com água destilada. Anotar o volume das fezes, que pode ser calculado conhecendo-se o volume de água utilizado para completar um litro. Emulsionar as fezes, por agitação, durante dois minutos, e transferir uma alíquota de 10,0 ml da emulsão para um frasco de *erlenmeyer* de 250 ml, o que é feito com ajuda de uma seringa calibrada de 10,0 ml, sempre em duplicata. Adicionar 47,5 ml da solução *a* (solução de hidróxido de potássio a 5,0%) e levar à ebulição durante 20 minutos, usando-se condensador de refluxo. Esfriar e acidificar o conteúdo do frasco com 15,0 ml da solução *d* (solução de ácido clorídrico 1:3), agitar e esfriar. Adicionar 25,0 ml de éter de petróleo (P.E. 40-60 C) e agitar por um minuto. Deixar em repouso para separar a camada etérea e pipetar 5,0 ml desta (camada sobrenadante) para um frasco de *erlenmeyer* de 50 ml. Adicionar cinco a seis gotas de solução e (solução alcoólica saturada de azul de timol), 1,0 ml de álcool absoluto e titular com a solução *b* (solução alcoólica de hidróxido de tetrametilamônio N/10). Essa solução foi padronizada com a solução *c* (solução de ácido benzóico N/10), usando-se azul de timol como indicador.

Cálculo. De acordo com o método, foi usado o peso molecular médio de 284 para os ácidos graxos, que corresponde ao peso molecular do ácido esteárico. Assim, 1,0 ml de solução de hidróxido de tetrametilamônio N/10 é equivalente a 0,0284 g de ácido graxo.

$$\text{Teor de gorduras (g/24h)} = \text{ml de HTMA} \; \frac{3}{\text{ml de HTMA para 3 ml de ácido benzóico}}$$

$$0{,}0284 \cdot \frac{1000}{10} \cdot \frac{25}{5}$$

ou, simplificando,

Teor de gorduras (g/24 h) = x.f.14,2

onde:

x = volume de solução de HTMA gasto na titulação da amostra

$$\text{f} = \text{fator de correção} = \frac{3}{\text{ml de HTMA para 3 ml de solução N/10 ácido benzóico}}$$

$$14{,}2 = 0{,}0284 \cdot \frac{1000}{10} : \frac{25}{5}$$

Método da Capacitância Elétrica. Por causa de sua rapidez e relativa simplicidade, este método pode aos poucos vir a substituir o de Van de Kamer, com o qual concorda bastante, segundo Davidsohn e Henry.

Para a determinação quantitativa da gordura fecal, uma alíquota de suspensão fecal é extraída com um solvente composto principalmente de benzenos clorados. Filtra-se o extrato e mede-se-lhe a capacitância elétrica, a qual se compara com a de padrões de trioleína tratados de modo semelhante.

Colheita das Fezes. Para ter valor, a dosagem de gordura nas fezes precisa ser considerada em relação à ingestão alimentar e ao tempo da colheita das fezes. A técnica corrente requer dieta que contenha cerca de 100 g de gordura por dia e colheita de fezes por três dias, para medir a excreção total de gordura.

Em nosso meio, Paula Castro submeteu os mesmos 10 indivíduos, considerados normais, a quatro tipos de dieta de crescente teor de gordura (I, com 6,6 g de gordura; II, com 53,3 g; III, com 122,1 g; e IV, 244,2 g) e verificou que o teor de gordura alimentar influi de forma significativa, embora discreta, no teor de gor-

Cardápio Padronizado da Dieta II
(de 53,38 g de gorduras, dosadas pelo método aqui exposto)

Refeição	Hora	Alimento	Quantidade
Desjejum	7:00	Café com leite:	
		leite	200 ml
		açúcar	20 g
		café	*q.s.p.*
		Pão com manteiga:	
		pão de sal	60 g
		manteiga	5 g
Colação	9:00	Laranja ao natural	150 ml
Almoço	11:30	Salada de alface e tomate com ovo cozido:	
		alface	20 g
		tomate	30 g
		ovo cozido	25 g
		Bife de chapa ao molho vinagrete:	
		carne	80 g
		batatinha cozida	100 g
		arroz simples	150 g
		feijão refogado	40 g
		Sobremesa:	
		mamão	100 g
		açúcar	10 g
Lanche:	14:00	Café com leite:	
		leite	200 ml
		café	*q.s.p.*
		açúcar	20 g
		Pão com manteiga:	
		pão de sal	60 g
		manteiga	5 g
Jantar	17:30	Arroz simples	150 g
		Feijão refogado	35 g
		Carne moída ao molho de tomate:	
		carne	40 g
		Angu (fubá)	20 g
		Legumes:	
		chuchu e quiabo refogados	100 g
		Sobremesa: doce em pasta	30 g

Cardápio Padronizado da Dieta III
(de 122,12 g de gorduras, dosadas pelo método aqui exposto)

Refeição	Hora	Alimento	Quantidade
Desjejum	7:00	Café com leite:	
		leite	200 ml
		açúcar	20 g
		café	*q.s.p.*
		Pão com manteiga:	
		pão de sal	60 g
		manteiga	10 g
Colação	9:00	Laranja ao natural	150 ml
Almoço	11:30	Salada de alface e tomate:	
		alface	20 g
		tomate	30 g
		Arroz simples	150 g
		Feijão refogado	40 g
		Bife a cavalo:	
		carne	100 g
		ovo	50 g
		Batata cozida	100 g
		Sobremesa: laranja com creme de leite:	
		laranja	100 g
		creme de leite	20 g
		açúcar	18 g
Lanche:	14:00	Leite	200 ml
		Pão com manteiga:	
		pão de sal	60 g
		manteiga	10g
Jantar	17:00	Sopa de macarrão e legumes:	
		macarrão	50 g
		chuchu	50 g
		cenoura	50 g
		Arroz simples	150 g
		Feijão refogado	35 g
		Frango guisado e desfiado	100 g
		Sobremesa: abacaxi ao natural	100 g
Ceia	19:00	Leite	200 ml

dura fecal. A média diária de excrecão fecal de gordura para as quatro dietas foi de 1,07 g, 1,88 g, 2,59 g e 3,78 g, respectivamente, para as dietas I, II, III e IV.

Destaca aquele autor o fato de não ter havido diferença significativa na excreção de gordura, quando os indivíduos estavam submetidos às dietas II e III, que foram admitidas como representativas dos limites mínimo e máximo da alimentação usual de nossa população, e que reproduzimos na página 5-13.

Destarte, pode-se considerar como **valor normal** para a excreção fecal de gordura da população brasileira, cujo teor de gordura alimentar se situa entre cerca de 50 e 120 g, a média das médias das dietas II e III, que corresponde a **2,24 g,** com os **limites mínimo e máximo de 1,83 g e 2,85 g.** O teor de gordura da alimentação da população brasileira não difere substancialmente do dos povos ocidentais que, em condições normais, é de 25 a 35% do valor calórico diário para o adulto, correspondente a cerca de 80 g em uma dieta de 2.500 calorias.

Face a esses dados, conclui Paula Castro que se pode realizar a determinação da gordura fecal **sem necessidade de colocar o paciente em dieta balanceada,** desde que ele venha se alimentando normalmente, o que vem reduzir de pelo menos três dias a duração do teste. Basta indagar sobre a alimentação habitual do doente, para saber se ele está se alimentando dentro dos padrões usuais da coletividade e, assim, mandar iniciar logo a colheita das fezes.

É difícil alguém conseguir alimentar-se bem com teor de gordura superior a 120 g por dia.

Dessa maneira, só seria necessário modificar a dieta dos doentes muito inapetentes, os quais podem estar ingerindo menos de 50 g de gordura por dia. Mas, mesmo assim, poder-se-ia fazer o exame e interpretar-lhe o resultado, considerando normais os valores encontrados para as dietas I e II, conforme o caso (1,07 e 1,88).

Quanto ao tempo mínimo de colheita das fezes para a obtenção de níveis de gordura fecal, sem diferença significativa da média de sete dias, foi de três dias, com qualquer das dietas, o que confirma o estabelecido na literatura.

Pode-se assim reduzir o tempo de realização da prova para apenas três dias de colheita, eliminando-se o período de equilíbrio.

Para a colheita diária das fezes, recomenda Paula Castro o uso de recipiente especial, esmaltado, que é conservado na geladeira a 4°C, retirado pelo paciente no momento da evacuação e de novo nela recolocado com as fezes, recebidas diretamente no recipiente. Este pode ser colocado no interior do vaso sanitário, mediante simples dispositivo (Fig. 5.4), o que permite que a exoneração intestinal se faça com o indivíduo em posição fisiológica, sentado no vaso.

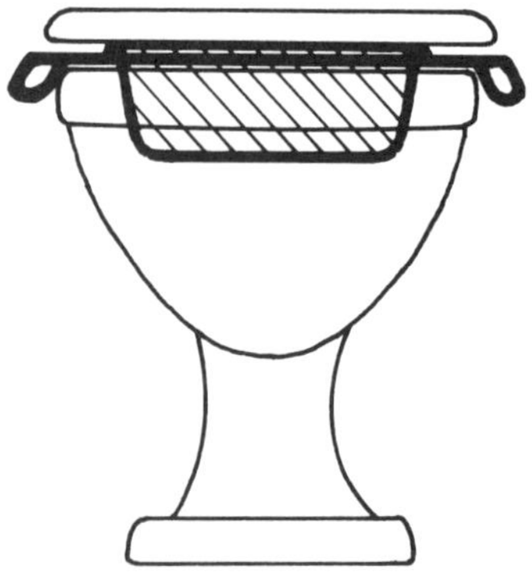

Fig. 5.4 Dispositivo usado para permitir ao paciente a colheita de fezes, sentado no vaso, em posição fisiológica (v. texto).

INTERPRETAÇÃO

A perda fecal de gordura acima do nível máximo de normalidade denomina-se **esteatorréia.** Em dieta de 100 g de gordura por dia, e com colheita de fezes de três dias (para medir a excreção total), a eliminação de mais de 5 g por dia é anormal, segundo Widman. No entanto, o limite entre o normal e o patológico varia de laboratório para laboratório, a maioria considerando o nível máximo normal em torno de 7 g. Em nosso meio, Paula Castro encontrou 2,24 g por dia, como exposto linhas atrás.

Os valores patológicos podem ultrapassar 50 g.

A maior parte de gordura fecal se compõe de ácidos graxos, saturados e não saturados, porque as gorduras neutras são hidrolisadas na porção superior do delgado pela lipase. A **deficiência de lipase,** em geral devida a doença do pâncreas, aumenta a proporção de gordura neutra. Neste caso, as fezes costumam conter quantidades excessivas de proteínas não digeridas, porque faltam também as **proteases pancreáticas.** Doença grave do fígado e do trato biliar, capaz de produzir esteatorréia, causa em geral icterícia e anormalidades da química do sangue, antes que a esteatorréia se constitua em problema diagnóstico.

Convém lembrar que os ácidos graxos da gordura fecal normal não são exatamente os da dieta. Ao que tudo indica, a atividade bacteriana, a descamação epitelial e os mecanismos de transporte pela mucosa modificam os elementos excretados. Como observam Wiggins e cols., o conteúdo fecal de gordura aumenta francamente, e pode aproximar-se do teor de gordura da dieta em condições tais como alteração da flora bacteriana intestinal, aumento da motilidade, metabolismo anormal da mucosa, diminuição do conteúdo de enzimas ou sais biliares ou apenas perda de superfície de absorção, como é o caso de ressecções ou fístulas.

Aumenta também o **cálcio fecal,** devido em parte à formação de sabão com os ácidos graxos e, em parte, ao transporte diminuído, resultante da absorção defeituosa de vitamina D que é lipossolúvel.

A Gordura Fecal em Crianças. Pode-se exprimir a quantidade de gordura nas fezes como percentagem do peso das fezes úmidas, percentagem do peso das fezes secas, percentagem da gordura alimentar absorvida e por peso por colheita de 24 horas (baseada na análise da colheita de pelo menos três dias). O último é o mais fidedigno e foi acima recomendado porque a ampla variação da concentração de água das fezes prejudica o primeiro, e o efeito da dieta sobre a massa fecal prejudica o segundo. Na criança e no lactente, em que não se pode usar a dieta padrão de gordura de 80-100 g, a expressão mais útil é o coeficiente percentual de retenção de gordura. Esta é a diferença entre a gordura fecal e a gordura ingerida, expressa como percentagem da gordura ingerida. O coeficiente de retenção de gordura de adultos e crianças normais é de 95% ou mais, embora em prematuros possa ser muito mais baixo. Fora daí, um valor baixo indica esteatorréia.

Em suma, são **valores normais:**

Adulto:

Ingestão de gordura g/24 h	g de ácidos graxos excretados em 24 h	Percentagem do ingerido excretada em 24 h
50	2-3	4-6
100	4-5	4-5

Criança: 5% ou menos da ingestão alimentar diária.

Sangue Oculto

Ao lado da dosagem da gordura fecal, outro exame químico das fezes, de importância fundamental, é a pesquisa correta de sangue, porque tanto o resultado positivo como o negativo têm significação clínica.

Princípio. A maioria das provas para pesquisa de sangue em amostras biológicas se vale dos efeitos catalíticos dos compostos do heme sobre a oxidação de substâncias orgânicas como a benzidina, o guáiaco e outras. Dos produtos de desdobramento de hemoglobina, apenas a hematina retém esta atividade de peroxidase, que está presente também na mioglobina e em certas enzimas vegetais. Cumpre lembrar dois fatos:

1. Pequena atividade fecal de peroxidase pode originar-se da carne da dieta ou, mais raro, de substâncias vegetais.
2. Pequenas quantidades de sangue podem não ter significação clínica.

Disso resulta que as reações para pesquisa de sangue nas fezes precisam ter sensibilidade apropriada.

O exame falso-positivo pode intranqüilizar o paciente; o falso-negativo pode impedir o diagnóstico precoce de doenças muito importantes.

O sangue cora a dejeção em negro (**melena**) quando provém de hemorragia alta, gástrica ou duodenal que ultrapasse 50 ml.

De outro lado, indivíduos perfeitamente normais perdem entre 1 e 3 ml de sangue por dia nas fezes, ao que parece de abrasões mínimas da mucosa da nasofaringe e da boca, assim como do trato gastrintestinal.

Para revelar quantidades entre esses dois níveis e, portanto, confirmar que as fezes escuras contêm de fato sangue (**sangue oculto**), são essenciais as provas de peroxidase.

A presença nas fezes de sangue visível a olho nu nunca é normal (Fig. 5.1). Quando presente sob a forma de estrias, sobre a superfície externa do bolo fecal, sugere **hemorróidas** ou anormalidades do ânus, mas pode também provir de lesões mais altas do cólon. Se o tempo de trânsito for muito rápido, o sangue das partes altas, como o estômago e o duodeno, pode aparecer vermelho-vivo ou vermelho-escuro nas fezes.

Para evitar conclusões errôneas, convém ter presente que a sede do sangramento nem sempre se pode deduzir pela cor das fezes, e que a regra geral de que fezes pretas significam sangramento gastroduodenal e sangue vermelho rutilante hemorragia do cólon terminal é sugestiva mas nem sempre absoluta. Na verdade, estrias de sangue na superfície das fezes bem conformadas muitas vezes significam sangramento hemorroidário, mas não excluem lesões do cólon, nem a existência simultânea de um ponto de sangramento mais alto e mais significativo.

Releva notar que pode haver sangramento contínuo de lesão duodenal ou gástrica sem que haja alteração da cor da massa fecal, em vista da exigüidade dessa hemorragia, assim como se podem observar fezes quase negras, nas putrefações intestinais, sem a presença de sangue.

A existência de **melena** não implica necessariamente hemorragia ativa, atual. Até cinco dias após uma única instilação de sangue no estômago, podem-se notar as fezes **cor de breu**, ou semelhante a **borra de café** (Fig. 5.1), e as provas para sangue oculto podem permanecer positivas por várias semanas.

A pesquisa de sangue oculto nas fezes deve ser precedida de dieta rigorosa por quatro dias, da qual se excluem as carnes, os vegetais verdes (clorofila) e os medicamentos à base de ferro; deve ser feita em material recentemente emitido.

1. REAÇÃO DO GUÁIACO

Princípio. A atividade de peroxidase do sangue decompõe o peróxido de hidrogênio, e o oxigênio libertado oxida o complexo do guáiaco, formando composto de cor azul (Fig. 5.1).

Soluções Necessárias

1. Ácido acético glacial.
2. Álcool etílico a 95%.
3. Goma-guáiaco pulverizada.
4. Peróxido de hidrogênio a 3% (água oxigenada).

Técnica. Colocar pequena quantidade de fezes sobre um pedaço de papel de filtro. Adicionar duas gotas de ácido acético glacial, duas gotas de uma solução recém-preparada de álcool etílico saturado com goma-guáiaco em pó e duas gotas de peróxido de hidrogênio a 3%. Misturar bem com um bastão. Observar a cor, imediatamente e ao fim de cinco minutos.

Ao mesmo tempo, proceder a um testemunho, usando apenas os reagentes sobre o papel de filtro. Demais, acrescentar uma gota de sangue a pequena quantidade de fezes e fazer a prova nesta mistura, como controle positivo.

Leitura. O desenvolvimento imediato de **cor azul** intensa no desconhecido significa reação positiva. Se aparece cor azul fraca dentro de cinco minutos, a reação é fracamente positiva; se não há mudança de cor ou surge cor esverdeada, a reação é negativa.

2. REAÇÃO DA BENZIDINA

Princípio. A atividade de peroxidase do sangue decompõe a água oxigenada, e o oxigênio libertado oxida a benzidina para formar um composto de cor verde ou azul. As gorduras podem dar a reação falso-positiva, de modo que, se houver gordura nas fezes, é preciso extraí-la antes com éter.

Soluções Necessárias

1. Peróxido de hidrogênio a 3%.
2. Reativo de benzidina. Dissolver 5 g de benzidina em pó (especial para reação de sangue) em 25 ml de ácido acético glacial. Deixar em repouso durante a noite e filtrar.

Técnica. Pôr o doente em dieta desprovida de carne, durante seis dias, e examinar as amostras no quarto, quinto e sexto dias.

Espalhar pequena quantidade de fezes sobre papel de filtro limpo e colocar duas gotas de água oxigenada sobre o esfregaço. Adicionar duas gotas de solução de benzidina. Observar a cor imediatamente.

Leitura. A reação da benzidina é mais sensível do que a do guáiaco, mas as gorduras podem torná-la positiva.

Nenhuma mudança de cor, negativa
Cor esverdeada, traços
Verde-claro +
Verde-escuro ++
Verde-azulado +++
Azul intenso ++++

3. REAÇÃO DE MEYER-JOHANNESSEN

Princípio. A fenolftaleína é reduzida pelo zinco para anidrido ftálico, o qual, oxidado pelo oxigênio desprendido da água oxigenada pelo sangue, se transforma de novo em fenolftaleína. Como o meio é alcalino, ela assume a coloração vermelha.

Soluções Necessárias

1. Peróxido de hidrogênio.
2. Reativo de Meyer-Johannessen

Este assim se prepara (ver também Cap. 4)

Fenolftaleína	2,0 g
Hidróxido de potássio anidro	20,0 g
Água destilada *q.s.p.*	100,0 ml

Juntar pó de zinco (10, 20 ou 30 g) e ferver até a descoloração completa. Filtrar. Este reativo se conserva por muito tempo com um pouco de pó de zinco depositado no fundo do frasco.

Processo. Colocar em um tubo de ensaio 5 ml de uma diluição de fezes próximo a 5%, acrescentar 0,5 a 1,0 ml do reativo de Meyer-Johannessen e, depois, duas a quatro gotas de água oxigenada.

Leitura. Se houver sangue, surge de imediato coloração **vermelha**. Reações muito tardias ou muito fracas devem ser desprezadas e coloração rosa-pálida também não tem significação.

4. REAÇÃO DE THEVENON E ROLLAND

Princípio. Semelhante ao das anteriores, baseado na atividade de peroxidase.

Soluções Necessárias

1. Água oxigenada.
2. Solução de piramido a 5% em álcool a 90%.
3. Ácido acético glacial.

Técnica. Pôr em um tubo de ensaio partes iguais da solução de piramido e da suspensão fecal; adicionar 10 a 15 gotas de ácido acético glacial e cinco a seis gotas de água oxigenada.

Leitura. Em presença de sangue, aparece, instantaneamente ou em alguns segundos, uma bela coloração **violeta.**

Comentário. A reação de Meyer-Hohannessen é extremamente sensível e permite pôr em evidência uma hemorragia de 0,5 ml por 24 horas.

A benzidina produz um pouco menos falso-positivos, mas é um carcinogênico potencial e saiu do uso rotineiro em laboratório (Widmann). A solução de goma-guáiaco é muito menos sensível, na verdade de 10 a 1.000 vezes menos que a benzidina, de certo modo na dependência da técnica usada. Seria talvez o mais conveniente como método de triagem, dispensando-se a dieta sem carne. Preparado de modo correto e guardado por um mês, o reagente de guáiaco pode detectar 0,5 a 1,0% de hemoglobina em uma solução aquosa.

INTERPRETAÇÃO

O encontro de sangue oculto nas fezes, mediante uma reação bem padronizada para evitar falso-positivos, quase sempre possui significação diagnóstica e denota ulceração em um ponto qualquer do tubo digestivo. As causas mais comuns de sangramento gastrintestinal superior são, por ordem de freqüência, a úlcera péptica, as varizes, a gastrite e o câncer gástrico, ao passo que a colite, o carcinoma do cólon e a diverticulite são as causas mais freqüentes de sangramento intestinal baixo.

Os doentes podem perder quantidades surpreendentes de sangue sem notar, até 150 ml por semana, segundo Stack e cols.

A perda prolongada de pequenas quantidades diárias pode produzir anemia e reações persistentemente positivas para sangue oculto, sem sintomas de localização.

Demonstrou-se que alguns medicamentos, como **salicilatos, esteróides**, os derivados da **rauwólfia**, a **indometacina** e demais antiinflamatórios, a **colchicina**, estão associados a perda sanguínea gastrintestinal aumentada, em indivíduos normais, e a aumento ainda mais pronunciado no sangramento de fontes patológicas. Isso, mesmo com administração parenteral.

Um fator desencadeante de perda sanguínea crônica e às vezes aguda é a **ingestão de aspirina.** Tem-se reunido cada vez mais provas de que ela é irritante gástrico. Até 70% dos pacientes que tomam regularmente grandes doses de aspirina podem ter sangue nas fezes, em média de 5 ml por dia. De vez em quando um paciente, em especial dentre os de **gastrite atrófica** preexistente, desenvolve, após a ingestão de aspirina, **gastrite aguda** com hemorragia maciça.

Costumava-se recorrer à pesquisa de sangue oculto nas fezes para tentar a diferenciação entre **úlcera** e **câncer** gástricos. No câncer, a hemorragia é, via de regra, constante (reação sempre positiva) e na úlcera, periódica (reação variável). Dados os progressos no diagnóstico das duas doenças, essa pesquisa perdeu o valor. Mesmo positiva, a probabilidade de câncer é baixa: 2,2% (Wallach).

PESQUISA DE PARASITOS

O material necessário para o **exame parasitológico de fezes** é o mesmo utilizado para o estudo das funções digestivas.

Quanto ao preparo do doente, pode resumir-se na administração de um purgante salino, em particular aos que sofrem de prisão de ventre. É desnecessário se as dejeções forem, de ordinário, pastosas ou líquidas

Colheita. Recolher cerca de 30 g de fezes em recipiente limpo e seco, de preferência frasco de vidro de boca larga, de fechamento fácil. Usam-se também as latinhas comuns para pomada. É preciso evitar a contaminação por urina.

Às vezes é necessário empregar método especial de colheita. Isto acontece quando se cuida de averiguar a existência de **oxiúros,** cujos ovos raramente se encontram nas fezes, porque a maioria deles adere à parede do reto e margem do ânus, em razão mesmo da biologia do verme. Investiga-se então sua presença com o auxílio do pequeno aparelho preconizado por Riff, que consiste em um pequeno tubo de vidro, de extremidades arredondadas, tendo uma delas pequena cúpula lateral que serve para colher um pouco das matérias aderentes à parede do reto. Também é muito prático o dispositivo formado de pequeno bastão de vidro, de extremidades arredondadas, em uma das quais se adapta, fazendo pequenas pregas, um fragmento de papel de celofane, mantido no lugar por um anel de borracha. Na outra extremidade do bastão, coloca-se uma rolha, de modo que o bastão é depois introduzido num tubo de vidro, que se fecha com a rolha. Este dispositivo (Fig. 5.5), introduzido por Hall, é conhecido como o *swab* NIH (*National Institutes of Health*).

Para a colheita, raspam-se com o celofane as margens do ânus, coloca-se o bastão no tubo, fecha-se e pode-se transportar ao laboratório. No momento do exame, o próprio celofane, desdobrado com pinças, pode servir de lamínula.

Outro recurso para a pesquisa de oxiúros, em crianças, consiste em raspar o depósito que fica debaixo das unhas da mão e com ele fazer o exame. É que o prurido anal leva a criança a coçar a zona pruriginosa, com o que os ovos penetram debaixo das unhas, o que também explica a auto-infecção comum com este verme.

Recomenda-se também o emprego da fita adesiva *Scotch* (transparente): aplica-se um pedaço da fita na região perianal,

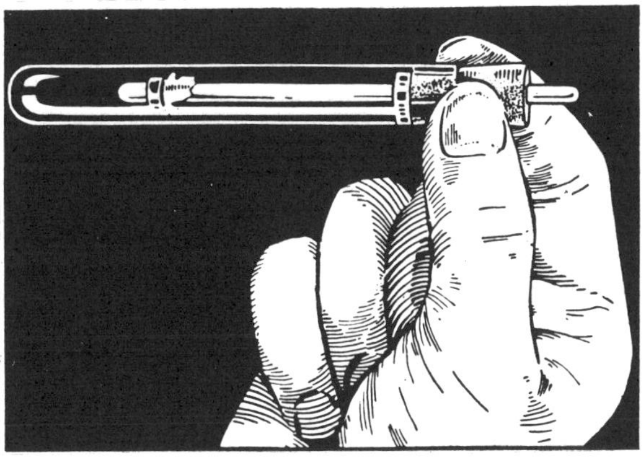

Fig. 5.5 *Swab* anal, com papel celofane na extremidade, preconizado pelo NIH (*National Institutes of Health*), para pesquisa de ovos de oxiúros na região anal.

retira-se e coloca-se sobre lâmina. Os ovos se prendem na parte colante e a própria fita serve de lamínula (Graham).

Merece ainda menção a necessidade de fazer o exame imediatamente após a dejeção, quando se trata da pesquisa das formas vegetativas dos protozoários, particularmente da ameba histolítica.

Quanto aos cistos dos protozoários e os ovos dos vermes, podem ser pesquisados muitas horas depois da emissão do material, e alguns deles até mesmo dias depois. Na prática, quando há necessidade de que o material seja conservado durante alguns dias antes de ser examinado, como é o caso de fezes que têm de viajar, recorre-se ao seguinte líquido conservador:

Formol	10,0 ml
Ácido acético	2,0 ml
Solução fisiológica (NaCl 0,9%)	100,0 ml

Colocada neste líquido, a porção mais suspeita (mucossanguinolenta, para a pesquisa de cistos de protozoários), cistos e ovos conservam a estrutura por muitos dias.

No caso de amebíase, recomendamos, de acordo com Sales da Cunha, colher as fezes no seguinte líquido conservador, chamado *Mif-tilden*:

Formol	10 ml
Solução tampão de fosfato	90 ml

Para preparar a solução tampão de fosfato, que terá o pH em torno de 7,2, adicionar 88 ml de fosfato de sódio M/15 a 12 ml de fosfato biácido de potássio M/15.

O paciente deve colher as fezes logo depois de emitidas, na proporção de uma parte de fezes para três do conservador. Agitar. Fazer o exame no máximo dentro de uma semana, assim: coar o material em gaze, centrifugar e ressuspender em éter, para separação dos detritos, colocar na lâmina, corar com lugol, recobrir com lamínula.

Se o laboratório recebe as fezes recém-emitidas, recomenda aquele autor duas condutas:

1. **Fezes diarréicas,** com muco e sangue. Fazer microscopia direta e também colocar as fezes no fixador de Schaudinn (1 parte de fezes para 2 do fixador).

Fixador de Schaudinn:

Solução aq. saturada de $HgCl_2$	80,0 ml
Álcool a 95%	20,0 ml
Ácido acético glacial	3,0 ml

2. **Fezes formadas.** Recorrer ao fixador e proceder ao exame imediato usando a centrífugo-sedimentação em formol-éter:

   a) misturar as fezes em solução salina contendo formol a 10%, de modo a dar um volume de 10 a 12 ml da suspensão, coada a seguir em duas camadas de gaze unida, para um tubo de centrifugação.
   b) centrifugar a 2.500 r.p.m., um minuto; rejeitar o sobrenadante, acrescentar 2 a 3 ml de solução salina, ressuspendendo-se o sedimento; depois, completar o volume com esta e centrifugar de novo, por 1 minuto.
   c) repete-se a operação anterior, ressuspende-se o sedimento em 2 a 3 ml de formol a 4%, completa-se o volume para 10 ml com solução salina (NaCl 0,85%).
   d) depois de cinco minutos, adicionar 2 a 3 ml de éter sulfúrico, agitar energicamente, centrifugar a 1.500-2.000 r.p.m., por dois minutos.
   e) depois de desprezar o sobrenadante e limpar a superfície interna do tubo com algodão, examinar o sedimento corado pelo lugol.

Exame Macroscópico

Não deve nunca ser omitido.

Além de permitir eventualmente a verificação de **tênias, áscaris, oxiúros** e **necátor**, é ele que orienta quanto à escolha da parte mais suspeita para ser submetida ao exame microscópico ou à concentração. Não é raro que o paciente coloque no recipiente um exemplar de oxiúros e suspeite do exame parasitológico ao receber o resultado negativo, porque o laboratorista não fez o exame macroscópico.

Exame Microscópico

EXAME DIRETO

Faz-se em primeiro lugar o exame direto, a fresco, muito simples e que consiste na diluição de pequena porção da matéria fecal com solução fisiológica, e em seguida o exame ao microscópio. Pode-se fazer a diluição em cápsula de porcelana e colocar uma gota desta suspensão sobre a lâmina, recobrindo-se com a lamínula, ou fazer a diluição na própria lâmina, recobrir com a lamínula e, caso necessário, remover com papel de filtro o líquido que transbordar a lamínula. O exame com solução fisiológica será feito em fezes frescas para a pesquisa da forma vegetativa de ameba, balantídio e flagelados.

A seguir são examinadas lâminas preparadas como anteriormente, usando-se, em vez de solução salina, o lugol forte. Este tem a vantagem inestimável de corar os cistos dos protozoários, em particular seus núcleos e outras estruturas internas, permitindo a identificação.

Além do lugol, outro reativo empregado na identificação dos cistos é a iodeosina de Donaldson, cuja fórmula é a seguinte:

Solução saturada de eosina em (NaCl) (0,9%)	2 ml
Solução de iodo	1 ml
Solução fisiológica (NaCl) (0,9%)	2 ml

A solução de iodo é a seguinte:

Solução fisiológica (NaCl) (0,9%) .... 100 ml
Iodureto de potássio .... 5 g
Iodo *q.s.p.* saturação.

Por este método é fácil distinguir os cistos, que tomam coloração entre o amarelo e o castanho.

De interesse prático é a técnica de Bezerra Coutinho, que visa a estabilizar a solução de lugol, impedindo a formação de ácido iodídrico e possibilitando a identificação dos trofozoítos e das formas pré-císticas e císticas de *E. histolytica*. Ei-la:

1. Lugol segundo Weigert e D'Antoni:

Iodeto de potássio .... 5 g
Água .... 100 ml
Saturar com iodo ressublimado.

2. Modificação de Bezerra Coutinho:

Filtrar ou decantar.
Acrescentar 1 g de cloreto de potássio.
Guardar em frasco escuro com rolha esmerilada.

INTERPRETAÇÃO

Compreende-se, facilmente, que a sensibilidade do exame direto depende da quantidade de cistos e ovos presentes nas fezes eliminadas. Se houver poucos, passarão despercebidos, porque se examina uma porção muito pequena de material. Por exemplo, no caso da pesquisa de ovos de *Schistosoma mansoni*, o limite inferior dessa sensibilidade é de 20 ovos por grama de fezes (Katz e cols.).

COLORAÇÃO PELA HEMATOXILINA FÉRRICA, DE HEIDENHAIN

Este processo tem por fim o estudo minucioso dos flagelados e amebas, salientando as estruturas nucleares.

Soluções Necessárias

1. Hematoxilina de Heidenhain: dissolver 0,5 g de hematoxilina em 10 ml de álcool e acrescentar 90 ml de água destilada. Deixar a mistura **amadurecer** várias semanas antes de usá-la.
2. Solução de Schaudinn: preparar uma solução saturada de bicloreto de mercúrio. Tomar duas partes desta solução e acrescentar uma parte de álcool a 95%.
3. Ácido acético glacial.
4. Tintura de iodo.
5. Soluções alcoólicas: fazer soluções contendo 50%, 70% e 95% de álcool.
6. Mordente de alúmen férrico: preparar uma solução a 2% de sulfato férrico e amônio.
7. Solução de hidrato de amônio.
8. Acetona: se se deseja um corante de fundo, pode-se juntar a uma parte de acetona pequena quantidade de eosina ou verde-de-malaquita.
9. Xilol.
10. Bálsamo-do-canadá.

Processo

1. Preparar uma solução fixadora pela adição de 2 ml de ácido acético glacial a 50 ml da solução de Schaudinn.
2. Fazer esfregaço uniforme das fezes, em lâminas, que se colocam na solução fixadora durante 30 minutos.
3. Lavar em água da torneira durante 30 minutos. Adicionar algumas gotas de tintura de iodo e lavar em água da torneira.
4. Desidratar, colocando as lâminas em frascos de coloração; primeiro, durante cinco minutos, no que contém álcool a 50%. Transferir para álcool a 70%, deixando 10 minutos ou mais. Transferir para o álcool a 95% durante cinco minutos, depois voltar para o álcool a 70% durante cinco minutos e, finalmente, colocar no álcool a 50% pelo prazo de cinco minutos.
5. Lavar em água da torneira quatro ou cinco vezes.
6. Colocar no mordente de alúmen férrico a 2%, pelo tempo de 30 minutos a duas horas.
7. Lavar em água várias vezes e, por último, em água destilada.
8. Colocar na solução de hematoxilina durante 15 minutos ou mais.
9. Lavar em água da torneira várias vezes e descorar na solução do alúmen férrico por cerca de dois a três minutos, e então examinar a lâmina ao microscópio. Esta parte da técnica é a mais importante e cumpre ser aprendida pela experiência. Manter as lâminas sempre úmidas pela solução de alúmen férrico e vigiar cuidadosamente o aparecimento da intensidade ótima de descoloração.
10. Lavar em água da torneira a que se juntaram duas a três gotas de hidrato de amônio.
11. Desidratar no álcool a 50% durante cinco minutos, transferir para o álcool a 70% por cinco minutos, colocar a seguir no álcool a 95% também por cinco minutos e, finalmente, na acetona por cinco a 10 minutos.
12. Se se deseja um corante de fundo, colocar as lâminas em outra solução de acetona a que foi adicionada uma pequena quantidade de eosina ou verde-de-malaquita, deixando-as permanecer por 30 segundos.
13. Clarear no xilol durante um a dois minutos.
14. Montar imediatamente, antes que as lâminas sequem, com bálsamo-do-canadá e lamínulas compridas.

CONCENTRAÇÃO DE OVOS E CISTOS

Geralmente a concentração de ovos e cistos das fezes visa ao seu achado, de modo mais rápido, nas infecções, mesmo ligeiras, em que o exame direto é negativo. Só o fato da existência de numerosas técnicas de enriquecimento de ovos e cistos prova que nenhuma delas é de todo eficiente. Via de regra, as técnicas que servem para a concentração de ovos de helmintos não se prestam para concentrar os cistos de protozoários, e vice-versa.

Os seguintes métodos são vantajosos, simples e eficientes.

Método de Willis

(Para ovos)

1. Emulsionar bem cerca de 2 g de fezes em solução saturada de cloreto de sódio (32 g %), dentro de um recipiente apropriado, de forma cilíndrica, como, por exemplo, um frasco de Borrel.
2. Obtida a emulsão, encher o recipiente com a mesma solução saturada de cloreto de sódio até que a superfície líquida coincida perfeitamente com as bordas do vaso.
3. Deitar sobre a boca do recipiente uma lâmina, que deverá ficar em contato com o líquido. Deixar a lâmina permanecer pelo menos cinco minutos, para que os ovos subam à superfície e adiram à lâmina.
4. Retirar com cuidado a lâmina, virando-a sem espalhar o líquido aderente que encerra os ovos e outros objetos leves.

Método de De Rivas

(Para ovos e cistos)

Colocar 1 g de fezes em um tubo de ensaio de tamanho médio. Acrescentar 5 ml de solução de ácido acético a 5%. Se necessário, desfazer o material com bastão de vidro ou colocar algumas pérolas de vidro no tubo. Fechá-lo com rolha de borracha e agitar a mistura com força durante meio minuto. Deixar depositar por meio minuto, enquanto se assentam as partículas maiores. Remover a suspensão homogênea sobrenadante com pipeta ou filtrá-la através de dupla camada de gaze para tubo de centrifugador. Juntar igual porção de éter. Arrolhar o tubo e agitar fortemente por alguns momentos. Centrifugar durante alguns minutos. Quatro camadas distintas se formam. O extrato etéreo, ao alto, pode ser removido e usado para a pesquisa do sangue oculto. Abaixo do éter, forma-se um tampão de detritos (bile, sabões, matéria protéica). Sob este, deposita-se a solução de ácido acético e, no fundo do tubo, encontra-se um pequeno sedimento. Colher este sedimento com pipeta capilar, colocá-lo na lâmina, recobrir com lamínula e examinar ao microscópio.

Método de Craig

(Para pesquisa de cistos)

Suspender em 10 ml de água ou de soro fisiológico uma quantidade de fezes de volume aproximado ao de uma ervilha. Filtrar em tela fina ou em gaze (duas camadas) para um tubo de centrifugação. Juntar água até encher o tubo. Misturar e centrifugar com velocidade moderada, durante cinco minutos. Recolher o sedimento com pipeta, preparar os esfregaços e examinar.

Método de Sedimentação Espontânea (Lutz/Hoffman, Pons e Janer)

Indicado principalmente para a pesquisa de ovos de *Schistosoma mansoni*, serve também para a de ovos e larvas de outros vermes.

Como observa Rabello (1990), este método foi descrito por Lutz (1919), no Brasil, e padronizado por Hoffman, Pons e Janer (1934), em Porto Rico.

De fácil execução e baixo custo, é o mais usado nos laboratórios clínicos.

Colocar cerca de 2 g de fezes em frasco tipo Borrel com 10 ml de água, deixando-as permanecer por 10 a 20 minutos, até amolecerem. Em seguida, desfazer cuidadosamente com bastão de vidro, juntando-se mais 20 ml de água. Passar então esta suspensão por tela metálica, de 80 a 100 malhas por centímetro quadrado, ou retalho de gaze, e recolher em tubo cônico, onde se deixa sedimentar. A passagem pela tela deve ser a mais rápida possível. Depois de sedimentado, decantar o líquido sobrenadante e colher, com pipeta, bem no fundo do tubo, pequena porção do sedimento que se coloca entre lâmina e lamínula.

Quanto maior o tempo permitido para a sedimentação, maior a positividade dos resultados.

Método de Centrifugação-flutuação

Este método, desenvolvido por Faust e cols. (1938), é considerado simples e eficiente para a concentração tanto dos ovos de helmintos como dos cistos dos protozoários, em um estado que permite o diagnóstico e deixa flutuar as larvas de estrongilóides ainda vivas.

Processo

1. Preparar uma suspensão fecal, misturando cerca de 10 partes de água filtrada com uma da amostra fecal (mais ou menos do tamanho de uma noz).
2. Cerca de 10 ml da suspensão fecal são filtrados por uma camada de gaze molhada, em um pequeno funil, para um tubo de centrifugação. Centrifuga-se por 1 minuto a 2.500 r.p.m.
3. Deita-se fora o líquido sobrenadante; juntam-se 2 ou 3 ml de água; o sedimento é desfeito por agitação, acrescentando-se água para quase encher o tubo.
4. O processo é repetido até que o líquido sobrenadante seja claro, geralmente três a quatro vezes, para lavar o sedimento.
5. Verte-se fora o último líquido sobrenadante; 3 a 4 ml da solução de sulfato de zinco de densidade 1,180 (solução a 33%) são adicionados; desfaz-se o sedimento e acrescenta-se solução de sulfato de zinco em quantidade suficiente para encher o tubo até cerca de 1 cm da sua boca.
6. Centrifuga-se o tubo por 1 minuto a 2.500 r.p.m.
7. Na camada superficial fica flutuando o material que vai servir para o exame. Com uma alça de platina, várias vezes mergulhada nesta camada superficial, remover uma porção, pô-la na lâmina, juntar uma gota de lugol forte, misturar, recobrir com lamínula e examinar.

Método do MIF (Mertiolato-iodo-formol)

Para ovos, cistos e trofozoítos (Blagg e cols.)

Solução A:

Glicerina	5 ml
Formol concentrado	25 ml
Tintura de mertiolato (*Lilly*)	200 ml
Água destilada	250 ml

Solução B: lugol a 5% recém-preparado (até três semanas).

Conservar ambas as soluções em frascos escuros. Toda vez que se vai fazer o exame, misturam-se 2,35 ml da solução A com 0,15 ml da solução B.

Desmancha-se uma amostra de fezes, do tamanho de um grão de feijão, na mistura de A e B. Filtra-se a amostra, assim fixada e corada, através de gaze dupla, para um pequeno tubo de centrifugador que contém 4 ml de éter. Agita-se fortemente; depois de agitar, não deve ficar éter na superfície. Deixa-se repousar durante dois minutos e se centrifuga por um minuto a 1.600 r.p.m. Desprende-se com uma baqueta a camada entre o éter e a zona do MIF e, em seguida, decanta-se a parte líquida. No fundo do tubo se encontram ovos de vermes, cistos de protozoários e suas formas vegetativas.

Método de Baerman-Moraes

Para isolamento de larvas de estrongilóides

As larvas, em água aquecida, sedimentam espontaneamente.

Material Necessário

1. Funil de vidro de 10 cm de diâmetro, cuja haste se continua em um tubo de borracha fechado por pinça de pressão, tendo, na extremidade distal, uma ponta de pipeta.
2. Tela metálica com 1.225 malhas por cm^2, presa em um aro metálico de 7 cm de diâmetro, provido de cabo.
3. Vidro de relógio.

Processo

1. Tomar cerca de 10 g de fezes e espalhá-los, com o auxílio de um bastão de metal, sobre a tela metálica em uma superfície aplanada circular de aproximadamente 5 a 6 cm de diâmetro.
2. Colocar a tela no funil.
3. Colocar água a 45°C no funil, até que cubra parcialmente as fezes contidas na tela.
4. Depois de uma hora, abrir a pinça que fecha o tubo de borracha, deixando escoar 5 a 7 ml de líquido para um vidro de relógio.
5. Examinar com microscópio entomológico com objetiva 4 × 5 ×.

Contagem de Ovos nas Fezes

Método de Stoll. Emprega-se um frasco tipo **erlenmeyer,** cujo gargalo traz duas marcas: a inferior, indicando os 56 ml, e a superior, os 60 ml (Fig. 5.6).

1. Encher o frasco até 56 ml com NaOH 0,1 N.
2. Colocar as fezes, até que o nível superior atinja 60 ml (4 g de fezes em 60 ml de solução de NaOH 0,1 N fazem a diluição de 1:15, isto é, 15 ml da suspensão contêm os ovos correspondentes a 1 g de fezes).
3. Colocar pérolas de vidro no frasco, tampar com rolha de borracha e, em seguida, agitar com força, para obter suspensão

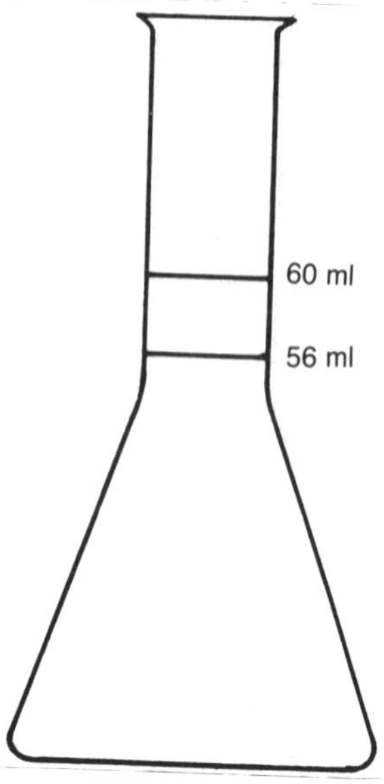

Fig. 5.6 Frasco de Stoll para a contagem de ovos nas fezes.

Quadro 5.1 Resultados do Exame Parasitológico de Fezes de 2.500 Pacientes

Protozoa	**Pacientes Infectados**	**Percentagem**
Entamoeba histolytica	259	10,3
Entamoeba coli	621	24,8
Endolimax nana	58	2,3
Iodamoeba bütschlii	11	0,4
Giardia intestinalis	251	10,0
Chilomastix mesnili	156	6,2
Trichomonas hominis	36	1,4
Balantidium coli	4	0,16
Metazoa		
Ascaris lumbricoides	489	19,5
Necator americanus	366	14,6
Trichuris trichiura	513	20,5
Strongyloides stercoralis	217	8,6
Enterobius vermicularis	73	2,9
Taenia, sp.	23	0,9
Hymenolepis nana	1	0,04
Schistosoma mansoni	100	4,0

bem homogênea. Convém deixar a solução de NaOH 0,1 N atuar durante a noite, a fim de conseguir boa desintegração dos resíduos fecais, principalmente em se tratando de fezes duras.

4. Agita-se o frasco, retiram-se com pipeta 0,15 ml da suspensão, que se colocam sobre uma lâmina. Recobre-se com lamínula 22 × 40, contam-se os ovos, multiplica-se por 100 para obter o equivalente a 1 g de fezes. Se se examinam 0,075 ml da suspensão, multiplica-se por 200.

Outros Métodos. Há muitos outros processos de contagem de ovos, como o de Bell, o de Barbosa e o de Kato.

O último está hoje muito em voga na literatura médica brasileira. De acordo com Rabello (1990), foi descrito por Kato e Miura, em 1954, que idealizaram a tamisação das fezes em tela, para reter os detritos de maiores dimensões. O material obtido é então coberto por lamínula de celofane embebida em solução de glicerina e verde-malaquita, que permite a dessecação e o exame de preparação seca e clara. É uma técnica qualitativa de esfregaço espesso; todavia, usando volume de **fezes de peso conhecido** e contando todos os ovos presentes na lâmina, Martin e Beaver deram valor **quantitativo** ao método de Kato.

As vantagens apontadas por Rabello, para o método de Kato, sobre as demais técnicas quantitativas são a simplicidade de colheita e execução, o baixo custo e a possibilidade de manter a lâmina preparada, em temperatura ambiente, durante meses.

Muitas modificações da técnica de Kato surgiram, destacando-se a de Katz e cols., que consiste em substituir a pesagem das fezes em balança analítica pelo preenchimento do orifício de um cartão com dimensões padronizadas, visando a obter o mesmo volume e peso das fezes **sem necessidade da balança.**

Principais Parasitos em Nosso Meio

As parasitoses intestinais são extremamente freqüentes entre nós. O Quadro 5.1 mostra o resultado de 2.500 exames de fezes realizados em Belo Horizonte. Trata-se de doentes de todas as idades, das classes sociais mais altas, a maior parte residente na cidade e pequeno número em diferentes zonas rurais. Utilizaram-se métodos de concentração variados, tendo sido feito apenas um exame em cada caso.

Castilho *et al.*, examinaram 5.642 amostras fecais de diversas clínicas da Sta. Casa de São Paulo, SP, encontraram 38,7% de exames positivos, sendo a maior incidência, entre os metazoários, 7,2% de *Ascaris lumbricoides*, seguida de *Trichuris trichiura* (4%). O *Schistosoma mansoni* foi encontrado em 1% dos exames.

No meio rural, os índices percentuais são mais elevados.

PROTOZOÁRIOS

Os protozoários patogênicos que a coproscopia revela no homem pertencem às classes *Rhizopoda*, *Mastigophora* (*Flagellata*), *Sporozoa* e *Ciliata*. Deixamos de lado, nesta exposição de protozoários intestinais, porque raros ou desprovidos de papel patogênico para o homem, os pertencentes à classe *Sporozoa*, que são: a *Eimeria stiedae* e a *Isospora hominis*. Ocupamo-nos das outras classes.

Classe *Rhizopoda*

Amebas. São sete as espécies de amebas encontradas como parasitos naturais do homem.

1. *Entamoeba histolytica* Schaudinn, 1903.
2. *Entamoeba hartmanni* Von Prowazek, 1912.
3. *Entamoeba coli* (Grassi, 1879) Hickson, 1909.
4. *Entamoeba gingivalis* (Gros, 1849) Smith & Barret, 1914.
5. *Endolimax nana* (Wenyon & O'Connor, 1917) Brug, 1918.
6. *Iodamoeba bütschlii* (Von Prowazek, 1912) Dobell, 1919.
7. *Dientamoeba fragilis* Jepps & Dobell, 1918.

Das seis espécies que vivem no intestino grosso, somente uma, a *E. histolytica*, tem atividade patogênica para o homem, embora não raro seja comensal inofensivo.

A *E. hartmanni*, encontrada em indivíduos assintomáticos e incapaz de invadir os tecidos intestinais, não é patogênica para o homem, mas precisa ser identificada porque pode confundir-se com a *E. histolytica*.

A Espécie *Histolytica*

Neste tópico, estamos nos valendo do trabalho de Sales da Cunha, autor de substanciosa monografia sobre a patogenia da amebíase, a cuja gentileza ficamos devendo também as Figs. 5.7, 5.8, 5.9 e 5.10, que enriquecem este capítulo.

As espécies de *Entamoeba* podem-se reunir em três grupos, segundo o número de núcleos dos cistos maduros: oito, quatro ou um núcleo.

Vamos nos ocupar apenas das amebas tetranucleadas, por sua significação clínica, as quais constituem o *grupo histolytica*, onde a mais conhecida é a *E. histolytica*.

Nele se incluem as seguintes espécies (Neal, 1966):

Entamoeba auslastomi, da sanguessuga
Entamoeba hartmanni, do homem
Entamoeba histolytica, do homem
Entamoeba invadens, de vários répteis
Entamoeba knowlesi, da tartaruga terrestre
Entamoeba moshkovskii, de esgoto
Entamoeba philippinensis, de peixe
Entamoeba pyrrhogaster, da salamandra
Entamoeba ranarum, de vários batráquios
Entamoeba terrapinae, das tartarugas

Entamoeba histolytica Schaudinn, 1903. A amebíase pode ser definida como a presença da *E. histolytica* no organismo humano, acompanhada ou não de manifestações clínicas (Comitê de Peritos da **OMS,** 1969).

Embora varie de uma para outra área geográfica do globo, a incidência da amebíase é estimada em torno de 10% da população. São mais acometidas as regiões tropicais e subtropicais, embora a doença tenha sido observada em quase todas as latitudes.

Morfologia

Trofozoítos. Encontram-se geralmente em fezes disentéricas, liquefeitas, ou em culturas. Quando observados nestas condições, e logo após a emissão das fezes, esses trofozoítos costumam ser grandes, com diâmetro entre 10 e 60 micrômetros, conforme se localizem em ulcerações ou no lúmen intestinal.

Dotados de grande atividade, modificam continuamente de forma pela incessante emissão de pseudópodos, que são grossos e digitiformes e se fazem em rápidas sucessões, de modo quase explosivo, mas notável em fezes mucossanguinolentas (Figs. 5.7 e 5.11).

A movimentação pode ser contínua ou intermitente, segundo as condições em que estão expostos à observação, principalmente a temperatura e umidade.

Na maioria das vezes, os pseudópodos são lançados em uma das extremidades do trofozoíto, a que imprimem movimentação tipicamente direcional. Outras vezes, porém, retraem-se, e novos pseudópodos são emitidos em outras direções, ou, ainda, a sucessão de pseudópodos em uma só direção é tão rápida que a ameba parece estar deslizando sobre a superfície observada.

Verifica-se, com muita freqüência, na região posterior à emissão dos pseudópodos, uma espécie de causa, a região **uróide**, a que comumente aderem resíduos celulares, hemácias, bactérias, muco ou detritos, conforme a natureza das fezes (Figs. 5.7 e 5.11).

O citoplasma apresenta-se com nítida diferenciação entre o ectoplasma, que é claro (hialino) e periférico, e o endoplasma, finamente granuloso e onde se situam o núcleo e os vacúolos digestivos.

Esta diferenciação entre o ecto- e o endoplasma observa-se melhor nos trofozoítos ativos e em movimentação, tornando-se menos nítida quando eles entram em degeneração.

O núcleo nos trofozoítos a fresco é pouco visível, o que não se verifica nos trofozoítos em degeneração ou quando se usa contraste de fase.

A posição do núcleo no citoplasma varia conforme os movimentos citoplasmáticos.

Trofozoítos Corados. Nas preparações fixadas em Schaudinn e coradas pela hematoxilina férrica, nota-se também a diferenciação nítida entre o ecto- e o endoplasma (Fig. 5.8). O núcleo torna-se bem destacado, em geral sob forma esférica ou ligeiramente ovalada. O diâmetro do núcleo pode ser de 4 a 5 e, mesmo, de 7 micros. A membrana nuclear é bastante delgada na parte interna. A ela justaposta, encontra-se a cromatina periférica, formada de pequenos grânulos escuros, quase sempre do mesmo

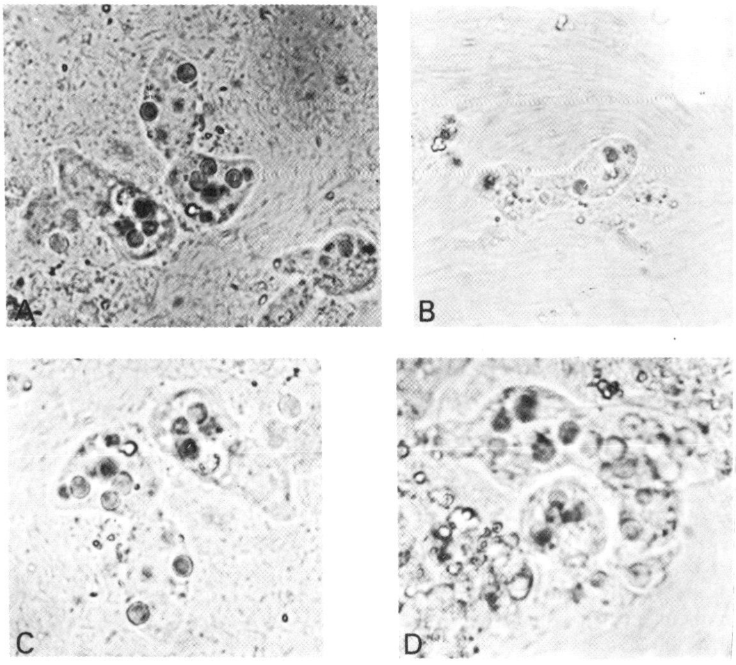

Fig. 5.7 Trofozoítos a fresco de *E. histolytica*. Material colhido por curetagem da substância necrótico-purulenta das lesões ulceradas do retossigmóide, em paciente com forma disentérica da amebíase. Notar em ***A***, ***B***, ***C*** e ***D*** a presença de pseudópodos hialinos, a diferenciação entre o ecto- e o endoplasma e hemácias fagocitadas; 520 ×. (Gentileza de Sales da Cunha.)

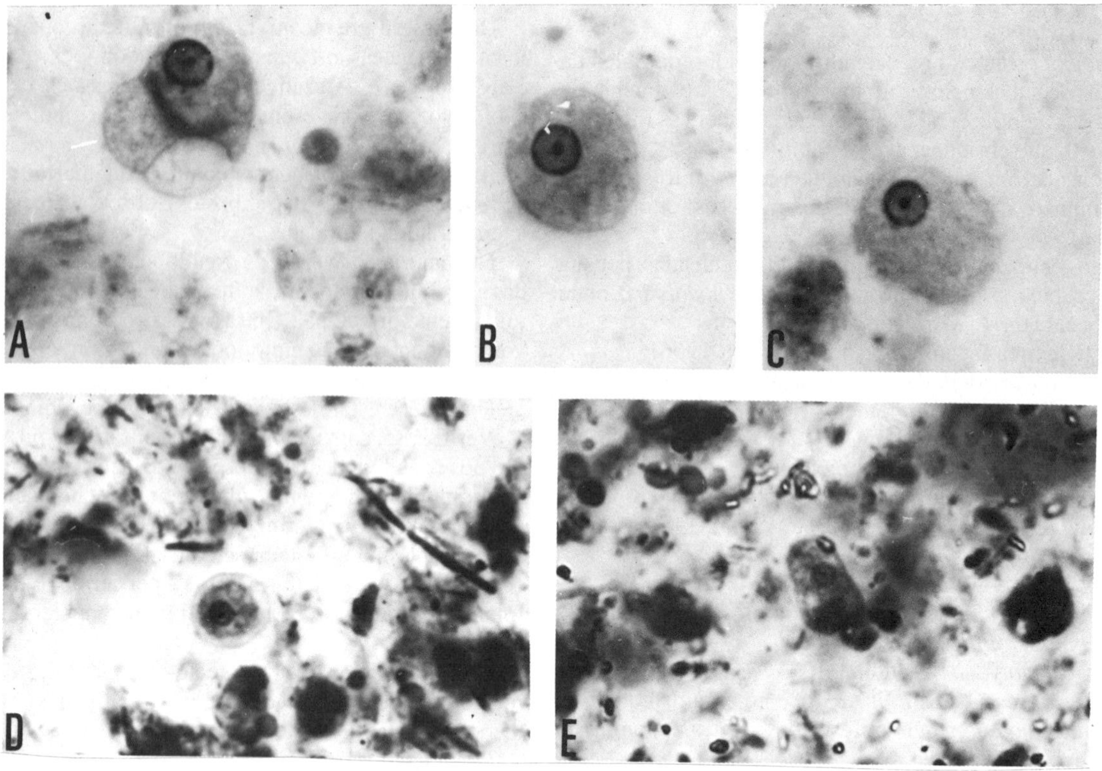

Fig. 5.8 Trofozoítos de *E. histolytica* corados pela hematoxilina férrica. Em ***A***, grande trofozoíto com cromatina periférica regular e filamentos que a unem ao cariossomo central, como uma rede; ***E***, presença de vacúolo de glicogênio. Em ***B*** e ***C***, trofozoítos bem corados, evidenciando nítida estrutura da cromatina nuclear. Em ***D***, notar a distinção entre o ecto- e endoplasma, em um trofozoíto de tamanho menor "raça pequena"; 1.300 ×. (Gentileza de Sales da Cunha.)

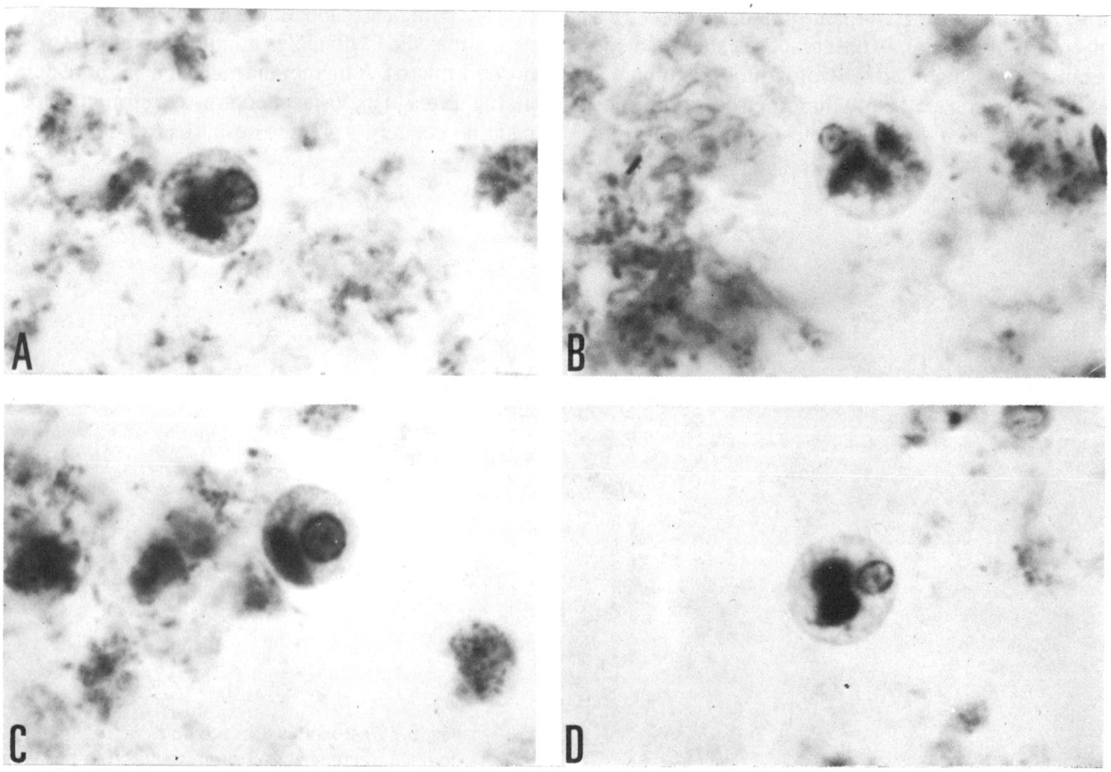

Fig. 5.9 Cistos de *E. histolytica* corados pela hematoxilina férrica. Em ***A***, cariossomo central; em ***B***, cisto com núcleo grande e filamentos que unem a cromatina nuclear ao cariossomo excêntrico. Em ***C*** e ***D***, cromatina nuclear com grânulos regulares e cariossomo levemente excêntrico. Corpos cromatóides em forma de bastonetes em número de 1, 2 e 3; 1.300 ×. (Gentileza de Sales da Cunha.)

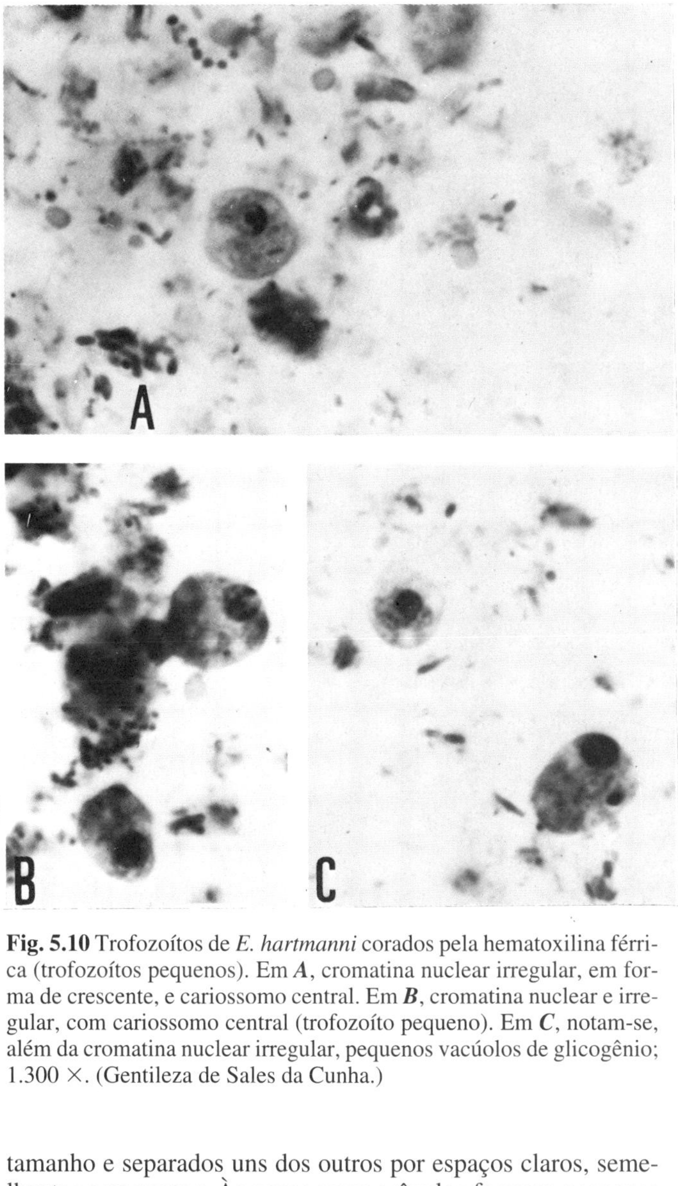

Fig. 5.10 Trofozoítos de *E. hartmanni* corados pela hematoxilina férrica (trofozoítos pequenos). Em ***A***, cromatina nuclear irregular, em forma de crescente, e cariossomo central. Em ***B***, cromatina nuclear e irregular, com cariossomo central (trofozoíto pequeno). Em ***C***, notam-se, além da cromatina nuclear irregular, pequenos vacúolos de glicogênio; 1.300 ×. (Gentileza de Sales da Cunha.)

tamanho e separados uns dos outros por espaços claros, semelhantes e pequenos. Às vezes esses grânulos formam pequenas placas ou se unem, originando uma linha escura.

Na parte central do núcleo, encontra-se o **cariossomo,** que, em geral, é um ponto negro ou, mais raramente, um aglomerado de pequenos grânulos. Tem, na maioria das vezes, contorno regular e **posição central**; algumas vezes pode estar ligeiramente excêntrico. Nas boas preparações, vê-se com freqüência o cariossomo rodeado por um halo incolor, delimitado por finas fibrilas que se unem à superfície interna da membrana, formando fina rede.

Os trofozoítos que se localizam no lúmen intestinal são menores do que os observados nas ulcerações ou fezes mucossanguinolentas, e seu diâmetro em geral varia entre 10 e 20 micros. Encontram-se nas fezes pastosas ou liquefeitas. A diferenciação entre ecto- e endoplasma também é nítida, embora o ectoplasma em algumas formas seja menos distinto.

A morfologia dos trofozoítos do lúmen intestinal e a daquelas das ulcerações são semelhantes, diferindo, porém, no conteúdo dos vacúolos digestivos. De fato, enquanto os trofozoítos de ulcerações apresentam hemácias, restos celulares, restos de hemácias e hemoglobina, os provenientes do lúmen intestinal possuem bactérias e detritos diversos, fagocitados no conteúdo intestinal (Fig. 5.8).

Nas formas degeneradas, ou sob a ação de purgativos, observam-se de ordinário aspectos diversos; às vezes, o cariossomo torna-se grande e excêntrico, e a cromatina se distribui irregularmente ou em grandes massas (Wenyon, 1965).

Pré-cistos. Fase intermediária entre trofozoíto e cisto, os pré-cistos são, em geral, esféricos ou ovóides. Tanto em preparações a fresco quanto coradas, não se nota nítida distinção entre o ecto- e o endoplasma. Os pré-cistos são menores que os trofozoítos, têm um único núcleo e, no citoplasma, amiúde se encontram corpos cromatóides, ou bastonetes com pontas rombas.

Cistos. São esféricos ou ovais (Fig. 5.9). Quando observados em coloração, ou a fresco, apresentam-se como uma estrutura homogênea, clara e refringente ou ligeiramente amarelada. Os núcleos são pouco visíveis.

Quando corados pelo lugol, ou hematoxilina férrica, os núcleos tornam-se facilmente visíveis e seu número varia de um a quatro.

A cromatina apresenta-se também, na maioria dos casos, com distribuição regular; o cariossomo é ligeiramente puntiforme, central ou um pouco excêntrico (Fig. 5.9).

A posição dos núcleos nos cistos é muito variável.

Observa-se também que parte do citoplasma se acha ocupada por uma formação que contém glicogênio, o **vacúolo de glicogênio,** massa ora irregular e difusa, ora regular e delimitada. Geralmente, os cistos possuem um único vacúolo de glicogênio. Quando corado pelo lugol, o vacúolo tem coloração castanha ou amarelo-castanha, que contrasta bastante com o fundo amarelo do restante do citoplasma. Nas preparações coradas pela hematoxilina férrica, o glicogênio se dissolve e, em seu lugar, aparece espaço claro ou acinzentado.

Estes vacúolos podem também ocupar posições diversas tanto na parte central como na periférica, e às vezes deslocam os núcleos e, mesmo, os corpos cromatóides.

Nos cistos da *E. histolytica*, os corpos cromatóides apresentam-se comumente sob a forma de bastonetes curtos e grossos, com pontas arredondadas. Às vezes são vistos também sob a forma de massas ovaladas, esféricas ou regulares. Seu número varia de um a quatro, sendo mais comumente de um a dois (Fig. 5.9).

Tanto o glicogênio como os corpos cromatóides são mais freqüentes nos cistos imaturos e tendem a desaparecer nos cistos com quatro núcleos.

Amebas Para-histolíticas (Tipo Laredo). Em 1956, Cornell isolou formas trofozoíticas da *E. histolytica* das fezes de um paciente de Laredo (Califórnia) que apresentava repetidos episódios de diarréias, perda de peso, fadiga fácil e dor epigástrica. Essas amebas, cultivadas em meio de Nelson a 37°C, apresentaram baixo rendimento, tendo-se observado poucos cistos típicos de *E. histolytica*. No entanto, aquele autor, em 1958, observou que essa amostra se cultivava bem à temperatura ambiente (Dreyer, 1961).

De 1964 a 1966 foram citados mais cinco isolamentos de amostras de fezes humanas, do mesmo grupo Laredo, conforme Goldman (1969):

1. Amostra "H" ou Huff, descrita por Beaver e cols., 1956.
2. Amostra AG, descrita por Entner e Most, 1965.
3. Amostra JA, idem.
4. Amostra de Nelson e Torres, 1964.
5. Amostra 403, de Richards e cols., 1966.

As diferenças básicas entre as amostras tipo Laredo e a *E. histolytica* são as seguintes (Comitê de Peritos de **OMS,** 1969):

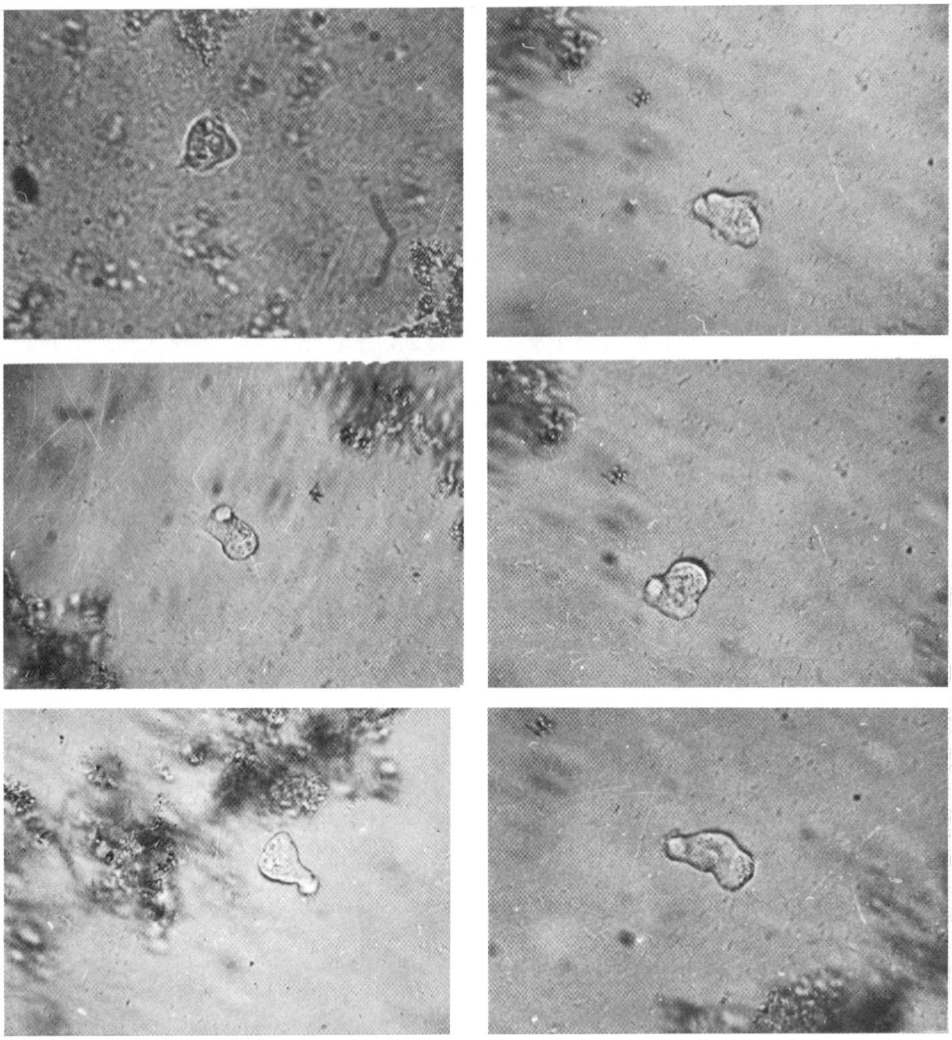

Fig. 5.11 Microfotografias de formas vegetativas (trofozoítos) de *E. histolytica* nas fezes de um paciente de disenteria aguda; (original).

a) a temperatura ótima para o cultivo dos trofozoítos das amostras tipo Laredo é de 25 a 30°C, embora cresçam entre 10 e 37°C;
b) diferenças antigênicas entre as amostras tipo Laredo e as formas típicas de *E. histolytica*, quando se utilizam técnicas de imunofluorescência, precipitação em gel e hemaglutinação;
c) as amostras tipo Laredo têm patogenicidade escassa ou nula para o homem e baixa ou ausente para os animais de laboratório suscetíveis, ao contrário das da *E. histolytica*;
d) diferenças bioquímicas da enzima amebiana (glucoquinase) e da composição quantitativa dos aminoácidos presentes nas amebas.

***Entamoeba moshkovskii* Tshalaia, 1941.** Têm sido isolados em vários países, inclusive entre nós, por Silva (1972), exemplares dessa espécie, em instalações de tratamento de água e em esgotos. Apesar de suas semelhanças com a *E. histolytica*, a *E. moshkovskii* tem duas características distintas: multiplica-se a temperaturas entre 10 e 37°C e sobrevive nas soluções hipotônicas, formando vacúolos contráteis. Trata-se, pois, de uma espécie distinta da *E. histolytica*, mas semelhante às amostras do tipo Laredo.

Por outro lado, os trabalhos de infecção, em laboratório, com *E. moshkovskii* não têm propiciado resultados satisfatórios. Silva (1972) não conseguiu infectar girinos, jias, ratos e cobaias com as amostras desse protozoário.

Goldman (1969) aventa a possibilidade de constituir a *E. moshkovskii* um parasito de hospedeiros não humanos, como pequenos invertebrados que habitam o lodo ou matéria orgânica em decomposição, fato este que Silva (1971), com base em seus estudos e na análise da literatura, contesta, admitindo-a como um protozoário de vida livre, até que um eventual hospedeiro seja encontrado.

Assim, a hipótese filogenética proposta por De Carneri (1968) e Meerovitch (1965), segundo a qual as amebas com cistos tetranucleados teriam origem em uma espécie anaeróbica de vida livre, é a mais aceitável. Após uma série de transformações no meio exterior, essa espécie de vida livre teria sofrido modificações bioquímicas, morfológicas e de adaptabilidade a várias temperaturas e a outros fatores que a levaram a acomodar-se finalmente nos intestinos do homem e de outros animais. E, assim, por força de adaptações sucessivas, teria passado por uma fase não patogênica, durante a qual seria capaz de viver no lúmen intestinal sem causar lesões, até assumir uma fase de parasitismo definido, resultando na *E. histolytica* (homem) e na *E. invadens* de ofídios (Silva, 1972).

Por essa razão, Sales da Cunha acredita que a *E. moshkovskii* pode ser situada no grupo das amebas tetranucleadas, de vida livre, como uma espécie distinta da *E. histolytica*.

***Entamoeba hartmanni* Von Prowazek, 1912. Trofozoítos** (Fig. 5.10). São geralmente pequenos, com diâmetro de 3,5 a 10,5 e, mais comumente, de 5 a 8 micros (Neal, 1966).

Sua movimentação também é bastante ativa. A distinção entre o ecto- e o endoplasma não é tão evidente quanto na *E. histolytica*, observando-se, no entanto, por ocasião da emissão de pseudópodos, quando o ectoplasma se apresenta como uma faixa hialina.

Nos trofozoítos corados pela hematoxilina férrica, além do núcleo, que se apresenta bem visível, observam-se vacúolos e detritos, mas nunca restos celulares ou hemácias.

O núcleo é geralmente pequeno, com diâmetro entre 2 e 2,5 micros. A cromatina justaposta à membrana nuclear pode apresentar-se condensada em pequenos grânulos de distribuição regular, como ocorre na *E. histolytica*, e também com variações em que se condensa em uns poucos grânulos, que variam em tamanho e localização, de ordinário separados por intervalos grandes.

A cromatina apresenta-se ainda condensada em barras ou em formas de crescente, mas sempre justaposta à membrana nuclear (Fig. 5.10).

O cariossomo é puntiforme, com localização central ou ligeiramente excêntrico. Barreto (1963) observou que, em 78% dos trofozoítos, por ele examinados, a cromatina periférica estava disposta sob a forma de crescentes ou em blocos irregulares que, nos restantes 22%, se dispunha em camada espessa e contínua e que só ocasionalmente era delicada e regular como na *E. histolytica*.

Cistos. São, como os da *E. histolytica*, esféricos ou ligeiramente ovalados. Os núcleos, tais como os desta, variam quanto ao número de um a quatro, conforme o estado de maturação dos cistos.

São em geral menores que os da *E. histolytica*, com diâmetro entre cinco e oito, raramente ultrapassando 9 micros.

Quanto aos corpos cromatóides, possuem de um a seis, de ordinário de três a seis. São digitiformes, cocóides, irregulares ou ainda, mais raramente, em forma de bastonetes como os da *E. histolytica*.

Quando corados pelo lugol ou pela hematoxilina férrica, os núcleos têm morfologia semelhante à observada nos trofozoítos, embora os grânulos de cromatina sejam menos densos.

O citoplasma cinzento pela hematoxilina férrica mostra diversos espaços claros, talvez resultantes dos vacúolos de glicogênio. Estes, tanto pelo lugol como pela hematoxilina férrica, são em maior número e menores do que os verificados na *E. histolytica*, onde o vacúolo é único e grande.

A Amebíase e o Laboratório Clínico

Entamoeba histolytica. É a única espécie reconhecidamente patogênica para o homem e encontra-se nas fezes sob a forma vegetativa e cística, fato peculiar à maioria dos protozoários intestinais (Figs. 5.7 a 5.14).

A **forma vegetativa** encontra-se na disenteria aguda e nos casos quiescentes, se se obtêm fezes líquidas por meio de catártico (Fig. 5.11). Algum tempo depois de eliminadas as fezes, se conservadas em temperatura próxima à do corpo, esta espécie ainda apresenta os "movimentos amebóides" característicos, emitindo pseudópodos. É a mais ativa entre as encontradas nas fezes humanas. As duas características mais importantes para a identificação da forma vegetativa da *E. histolytica* são a sua motilidade nas fezes frescas e a presença de hemácias ingeridas. Nas infecções crônicas e nos **portadores**, a forma vegetativa pode ser vista depois do uso de catártico salino, sendo a mais propícia ao achado do parasito a primeira emissão líquida, porque as últimas são muito diluídas.

Quanto aos **cistos**, aparecem nos casos crônicos e nos casos chamados **portadores** de amebíase. É pela presença dos cistos que se faz a grande maioria dos diagnósticos de amebíase, uma vez que é difícil encontrar a forma vegetativa da *E. histolytica* nas fezes, mesmo frescas, a não ser que cuidados especiais sejam tomados. São também os cistos que têm importância do ponto de vista sanitário, pois são forma de resistência e de disseminação da doença. Os pacientes de disenteria aguda, porque a forma vegetativa morre logo depois de deixar o hospedeiro, não têm importância sob o ponto de vista epidemiológico. Os cistos, quando desenvolvidos, contêm quatro núcleos; quando jovens, podem conter um ou dois.

Quanto à freqüência da *E. histolytica* nas fezes, na população total, seria, de acordo com Brumpt, na Inglaterra, 5%; na França, mais de 4%; na Califórnia, 26,5%; na Venezuela, 30%; e, em Buenos Aires, 24,5%. Nos Estados Unidos, Craig calculou que entre 5 a 10% da população total são portadores de *E. histolytica*. Wenyon e O'Connor dão as percentagens de 5,3 e 20, respectivamente, para a *E. histolytica* e a *E. coli* entre tropas militares em estado de saúde, ao passo que, entre os nativos do Egito, as percentagens sobem a 13,7 e 48,6. G. Gomes, em Bogotá, encontrou 20,16%.

Encontramos a *E. histolytica* 259 vezes em 2.500 exames, ou seja, em 10,3% dos exames realizados (Quadro 5.1).

Finalmente, salientamos o fato de que, para calcular a freqüência dos **portadores** de amebas, é necessário fazer vários exames de fezes. Chega-se a pensar que, para isso, dever-se-ia multiplicar por três a percentagem encontrada em um único exame.

Entamoeba coli (Figs. 5.13 e 5.14). Não é patogênica para o homem.

Forma Vegetativa. Diferencia-se da histolítica por seu tamanho maior, pseudópodo menos distinto, menor diferença entre o ecto- e o endoplasma, motilidade reduzida, núcleo muito mais visível e porque seus vacúolos digestivos excepcionalmente contêm hemácias.

Forma Cística. Os cistos da ameba coli são maiores que os da histolítica, contendo de oito a 16 núcleos.

Esta ameba é encontrada, segundo Deschiens, com a freqüência de 25% dos exames de fezes realizados em Paris. Goiffon encontrou-a em 20% das fezes examinadas, sem fazer pesquisa especial para este parasito. Para Brumpt, a incidência no homem é ainda maior (50%). Todd e Sanford registram a percentagem de 20% dos exames de fezes na população total, nos Estados Unidos. Nós encontramos este protozoário 621 vezes em 2.500 exames de fezes, o que representa uma percentagem de 24,8%, com um único exame em cada pessoa.

Endolimax nana (Fig. 5.13). A forma vegetativa mede 6 a 12 micros de diâmetro e seus vacúolos digestivos nunca contêm hemácias. Os cistos são ovóides, com cerca de 7 a 9 micros de diâmetro, e usualmente contêm um ou dois núcleos muito pequenos, fracamente visíveis, e quatro núcleos quando completamente desenvolvidos (Fig. 5.13).

Encontramos esta espécie 58 vezes em 2.500 exames (2,3%). É tida como habitante freqüente do cólon normal.

A Amebíase no Brasil e em Outros Países

A análise dos dados disponíveis sobre a incidência e freqüência das formas clínicas da amebíase no Brasil levou Sales da Cunha (1975) a admitir que as infecções pela *E. histolytica* apresentam percentuais extremamente variáveis nos diversos pontos

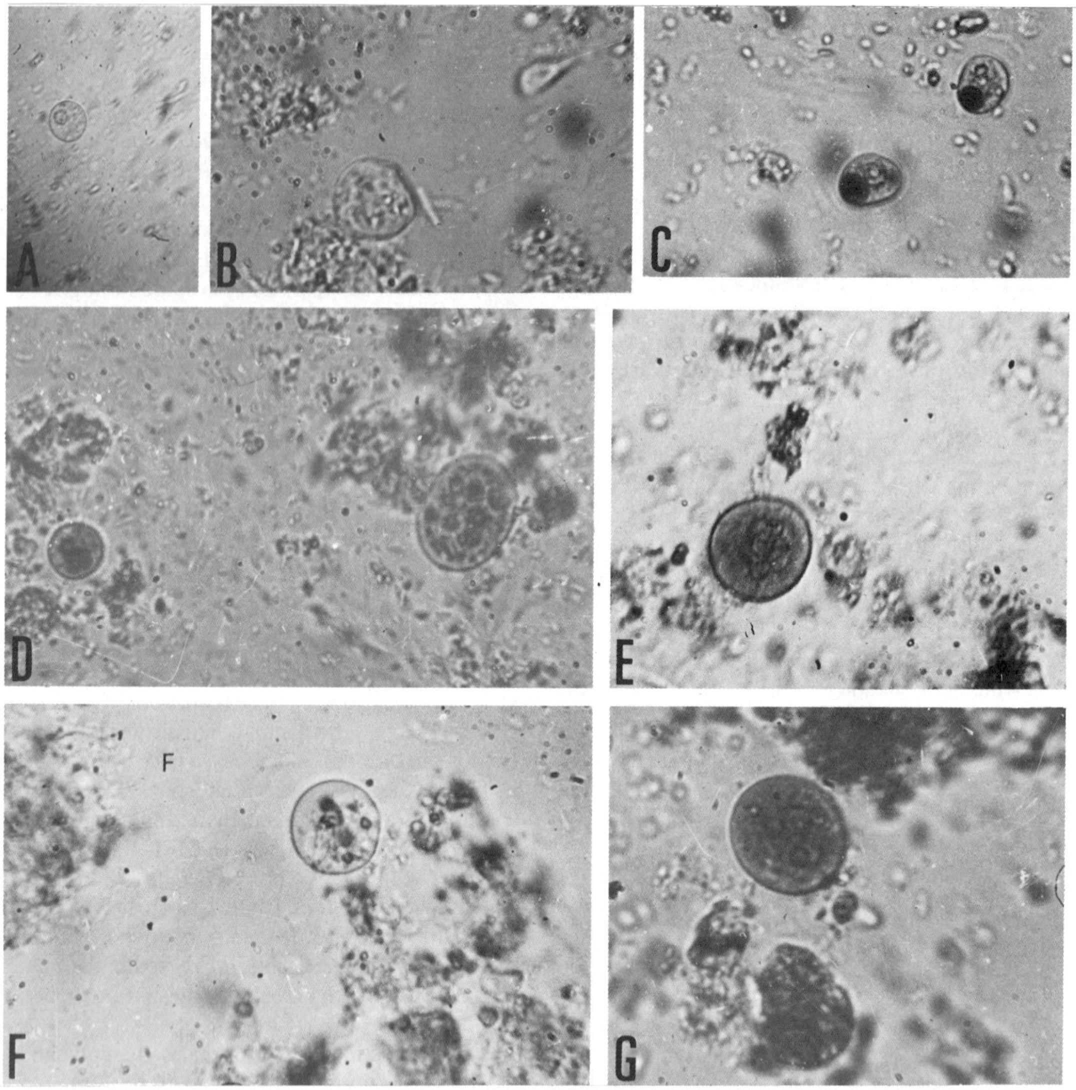

Fig. 5.12 Microfotografia das amebas encontradas nas fezes coradas pelo lugol. Em ***A***, cisto de *E. histolytica*. Em ***B***, formas vegetativas de *E. histolytica* e *Trichomonas hominis* (associação comum na amebíase aguda). Em ***C***, cistos de *I. bütschlii*. Em ***D***, ***E***, ***F*** e ***G***, cistos de *E. coli* corados pelo lugol. Aumentos diferentes (original).

do País, talvez em decorrência da falta de padronização dos métodos diagnósticos. Muitos dos pesquisadores por ele consultados mostram-se inseguros em fornecer dados numéricos, em face das dificuldades na revisão dos métodos de laboratório usados.

Do ponto de vista clínico, conclui aquele autor que a amebíase apresenta-se entre nós, comumente, sob a forma assintomática ou de colite não-disentérica e que, em algumas circunstâncias, surge sob a forma disentérica. No levantamento por ele realizado, só apareceram nove casos de **necrose coliquativa aguda amebiana** do fígado, dos quais apenas um foi autopsiado e dois outros comprovados à cirurgia.

Na literatura médica nacional, encontrou ele referências esparsas a casos de necrose coliquativa amebiana aguda e verificou que as formas clínicas graves de amebíase são raras e não assumem a proporção observada em outros países, como o México, a África do Sul, a Tailândia, a Índia e os do Oriente Médio.

Para julgar-se a freqüência e a gravidade da amebíase em determinada região geográfica, o número de **abscessos hepáticos amebianos** é, segundo os estudiosos do assunto, o índice mais seguro.

São de Sales da Cunha as seguintes informações:

No México, Biagi e Beltran (1969) referem que, de 10 abscessos hepáticos, nove são de natureza amebiana, e que dados de autópsia revelam que a amebíase é a causa de morte em 4 a 12% dos casos. Sepúlveda (1971), em 3.000 autópsias realizadas no Hospital Geral do México, no período de 1963 a 1969, encontrou 120 casos de necrose coliquativa aguda amebiana (4%). No Congresso Mundial de Gastrenterologia, realizado na Cidade do México, Bautista e cols. (1974) apresentaram estudo de 1.333 pacientes com necrose coliquativa amebiana, no período de 1963 a 1970. Olaeta e cols. (1974) relataram 125 pacientes examinados com este quadro clínico, no período de 1971 a 1974, e afirmaram que o **abscesso amebiano do fígado** é expressão da patologia da miséria.

Na Índia, Tansurat (1966), em 130 autópsias de pacientes falecidos de amebíase, encontrou 23 casos de necrose coliquativa amebiana e 64 de colite ulcerosa extensa, com perfuração intestinal. Subramanian (1968), no Hospital de Madras, encontrou, nos últimos anos, cerca de 900 casos de **abscessos hepáticos amebianos**. Mehta e Vakil (1970) estudaram, de 1963 a 1967,

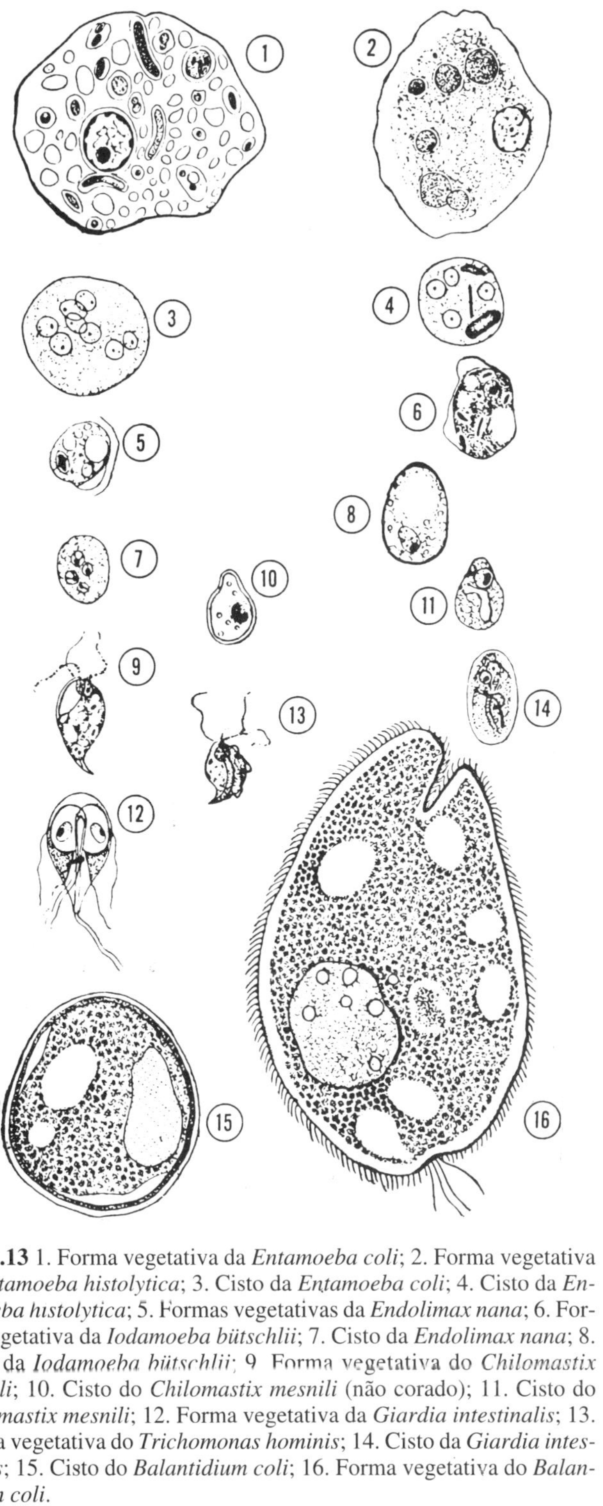

Fig. 5.13 1. Forma vegetativa da *Entamoeba coli*; 2. Forma vegetativa da *Entamoeba histolytica*; 3. Cisto da *Entamoeba coli*; 4. Cisto da *Entamoeba histolytica*; 5. Formas vegetativas da *Endolimax nana*; 6. Forma vegetativa da *Iodamoeba bütschlii*; 7. Cisto da *Endolimax nana*; 8. Cisto da *Iodamoeba bütschlii*; 9. Forma vegetativa do *Chilomastix mesnili*; 10. Cisto do *Chilomastix mesnili* (não corado); 11. Cisto do *Chilomastix mesnili*; 12. Forma vegetativa da *Giardia intestinalis*; 13. Forma vegetativa do *Trichomonas hominis*; 14. Cisto da *Giardia intestinalis*; 15. Cisto do *Balantidium coli*; 16. Forma vegetativa do *Balantidium coli*.

no Hospital de Bombaim, 190 casos de abscesso hepático amebiano.

Nos Estados Unidos, Canadá, Polônia, Romênia e França, os percentuais de infecção situam-se entre 1,6 e 5% (Doxiades, 1969).

No Japão, segundo Okamoto (1953), a incidência, que era de 5%, aumentou muito depois da Segunda Grande Guerra, até atingir cerca de 10% ou mais. A **disenteria amebiana** e o **abscesso hepático**, antes raros, passaram a ser encontrados, mudando-se, assim, a fisionomia clínica da amebíase, fato que o autor relaciona com a introdução de "amostras estrangeiras" de *E. histolytica*, dotadas de maior patogenicidade que as "nativas".

O aumento da incidência e da morbidade da amebíase, em diferentes regiões geográficas, dependeria da virulência das amostras de *E. histolytica*.

Nos Estados Unidos, na Polônia e na Romênia, a amebíase apresenta-se, de ordinário, assintomática e são raríssimos os casos de disenteria amebiana.

Em resumo, no Brasil, as formas clínicas da amebíase não se apresentam com a gravidade e a intensidade verificadas no México e em nações africanas e asiáticas, conclui Sales da Cunha. São raros, entre nós, os casos de necrose coliquativa aguda do fígado, pouco freqüentes as formas disentéricas da amebíase e mais encontradiças as formas de colite não disentérica e as assintomáticas. Por outro lado, as manifestações clínicas predominantes no Brasil são superiores às encontradas nos Estados Unidos e em países europeus. Desta forma, as manifestações clínicas da amebíase no Brasil situam-se entre os dois extremos, o que traduz, sem dúvida, diferenças de ordem patogênica e de virulência da amostra brasileira da *E. histolytica*.

CLASSE *MASTIGOPHORA*

Os flagelados desta classe, encontrados nas fezes, pertencem aos gêneros *Giardia*, *Chilomastix* e *Trichomonas* (Figs. 5.13, 5.15 e 5.16).

Giardia lamblia (Lamblia intestinalis). Este flagelado, conhecido desde 1681, quando Leuwenhoeck o descobriu em suas próprias fezes, além de viver no intestino delgado, no intestino grosso e, às vezes, no estômago, é encontrado com freqüência nas vias biliares. Sua sede de eleição é a parte superior do intestino delgado, principalmente o duodeno.

De acordo com Deschiens e Carvaillo, é o flagelado mais comum nas fezes, na região de Paris, atingindo de 8 a 10%. Na América do Norte, Todd e Sanford, citando uma série de exames de 2.876 soldados, compilados por Kofoid, dão a percentagem de 5,8. Outras compilações encontram a incidência entre a população geral até de 12%, enquanto Maxcy verificou até 20% em um grupo de crianças examinadas em Baltimore. Já Lynch, em 1.040 exames, realizados em quatro anos, achou a percentagem de 2,3. A discrepância se explica, em parte, por ser a giárdia mais freqüente entre as crianças.

Em nosso meio, Balena assinalou a percentagem de 5,7, e nós achamos este flagelado 251 vezes em 2.500 exames de fezes (10%). A ação patogênica da giárdia é muito discutida.

É piriforme, mede de 12 a 20 micros de comprimento e tem uma depressão, em sua face ventral, com que se adapta às células epiteliais da parede intestinal (Figs. 5.13 e 5.15).

Os cistos são ovóides, medem cerca de 8 a 14 micros, e apresentam membrana hialina nitidamente espessa (Figs. 5.13, 5.15 e 5.16).

Chilomastix mesnili (Figs. 5.13 e 5.16). Este se encontra nas fezes sob a forma vegetativa, muito móvel, e sob a de cistos. A forma vegetativa confunde-se com a do *Trichomonas*, mas a diferenciação é simples após coloração pela hematoxilina férrica. É parasito cosmopolita. Por causa da fácil confusão com o tricomonas, é difícil indicar a sua freqüência no homem.

Dá-se grande importância à falta de ácido clorídrico no estômago como fator propício à proliferação do parasito no intestino. A propósito, lembramos que, segundo Goiffon, em todas as infecções intestinais por protozoários flagelados, nota-se hipoquilia gástrica.

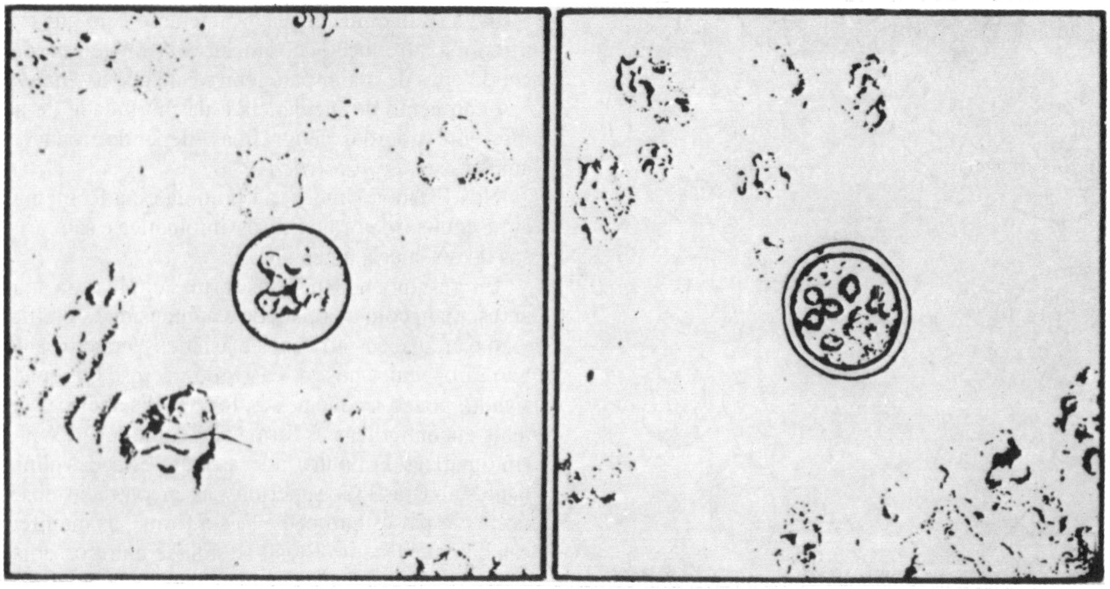

Fig. 5.14 Cistos de *Entamoeba coli*; um levemente corado pelo lugol; outro, intensamente. Neste vêem-se, nitidamente, os núcleos e a dupla membrana (esquemática).

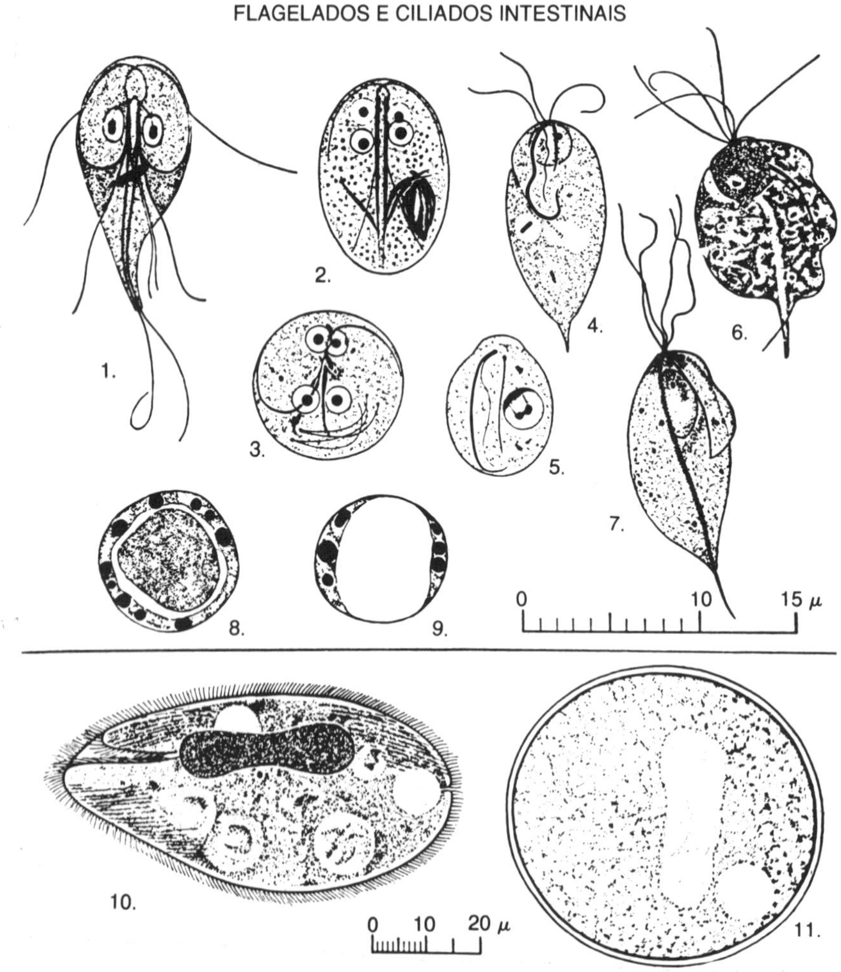

Fig. 5.15 Após coloração pela hematoxilina férrica: 1, Trofozoíto de *Giardia lamblia*. 2, Cisto de *G. lamblia*. 3, Cisto de *G. lamblia*, visto pela extremidade. 4, Trofozoíto de *Chilomastix mesnili*. 5, Cisto de *C. mesnili*. 6, Trofozoíto de *Trichomonas hominis*. 7, Trofozoíto de *T. vaginalis*. 8, *Blastocystis hominis*. Sem coloração. 9, *B. hominis*. 10, Trofozoíto de *Balantidium coli*. 11, Cisto de *B. coli*. (De Hunter, Frye e Schwartzwelder: *A Manual of Tropical Medicine,* 4.ª ed. W.B. Saunders, 1966.)

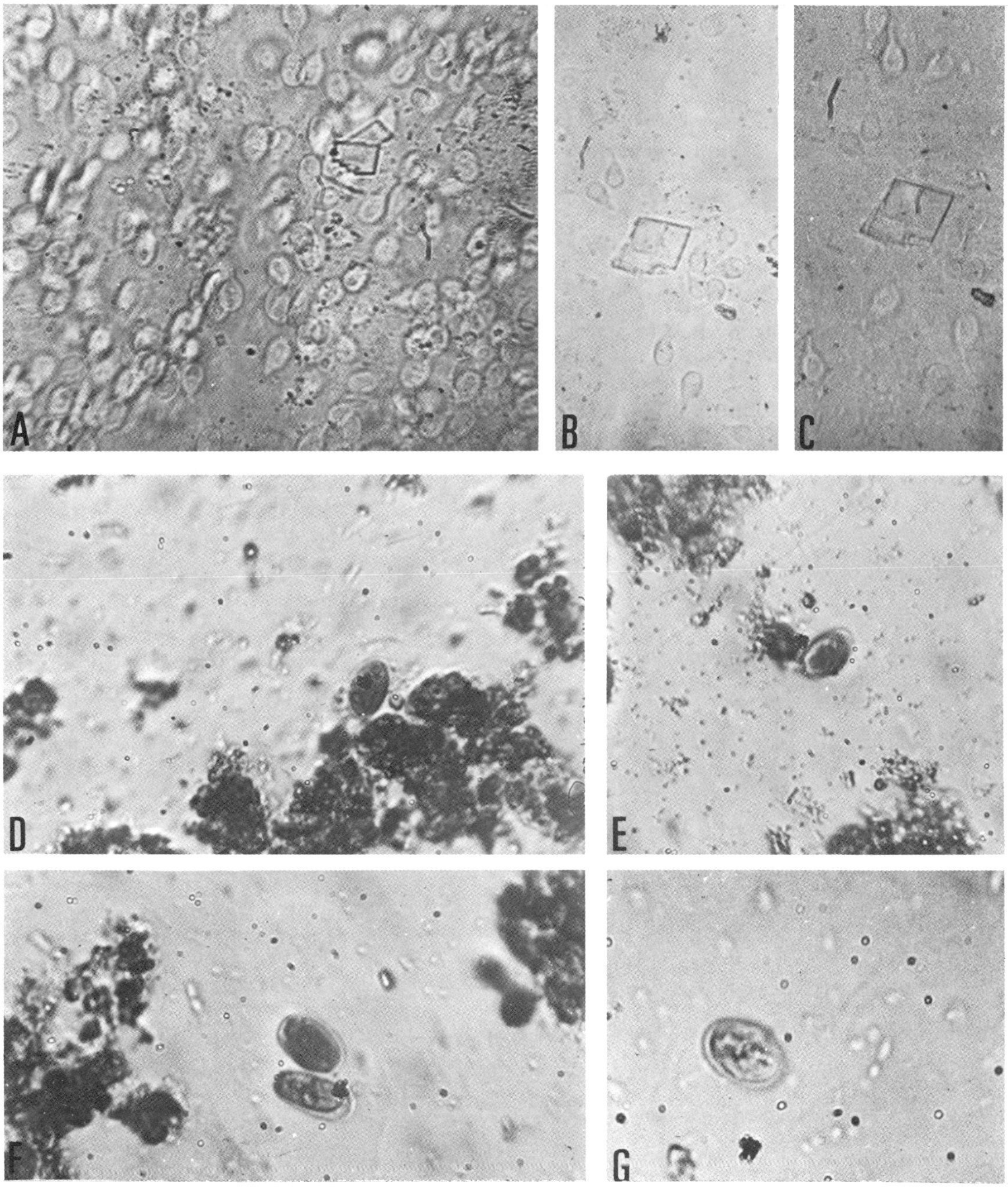

Fig. 5.16 Trofozoítos e cistos de *Giardia lamblia* (sinônimo: *Giardia intestinalis*; *Lamblia intestinalis*). Em ***A***, ***B*** e ***C***, trofozoítos na bile, colhida por tubagem duodenal de um paciente que também tinha colelitíase, revelada pelos cristais de colesterol. Em ***D***, ***E***, ***F*** e ***G***, cistos nas fezes.

Encontramos o *Chilomastix mesnili* 156 vezes em 2.500 exames de fezes (6,2%) (ver Quadro 5.1). De patogenicidade discutível, tem como *habitat* usual o intestino grosso.

É piriforme, medindo de 13 a 24 micros de comprimento. Os cistos são ovais, com 7,5 a 8,5 micros de comprimento (Figs. 5.13 e 5.15).

Trichomonas hominis (Figs. 5.13 e 5.15). Vive no intestino grosso, mas tem sido encontrado também em outras partes, como as vias biliares, os pulmões, os abscessos pulmonares e a cavidade pleural. Só aparece nas fezes diarréicas. A ausência de cistos desta espécie, no homem, não permite encontrá-los nas fezes sólidas, como acontece com os outros flagelados. Este é um caráter diferencial importante entre ele e o *Chilomastix*. É considerado parasito anódino do tubo digestivo, quando em pequeno número, abundando sobretudo nos casos de diarréia alcalina; mas é encontrado também nas diarréias ácidas. Uma vez aclimatado ao meio intestinal, sua pululação pode levar à irritação crônica do intestino. Está amiúde associado às amebas. Deschiens dá a freqüência do *Trichomonas* em Paris como de 0,5%. Na América do Norte, segundo Todd e Sanford, a incidência é de 3% da população total. Encontramos este flagelado 36 vezes em 2.500 exames de fezes (1,4% dos exames) (Quadro 5.1).

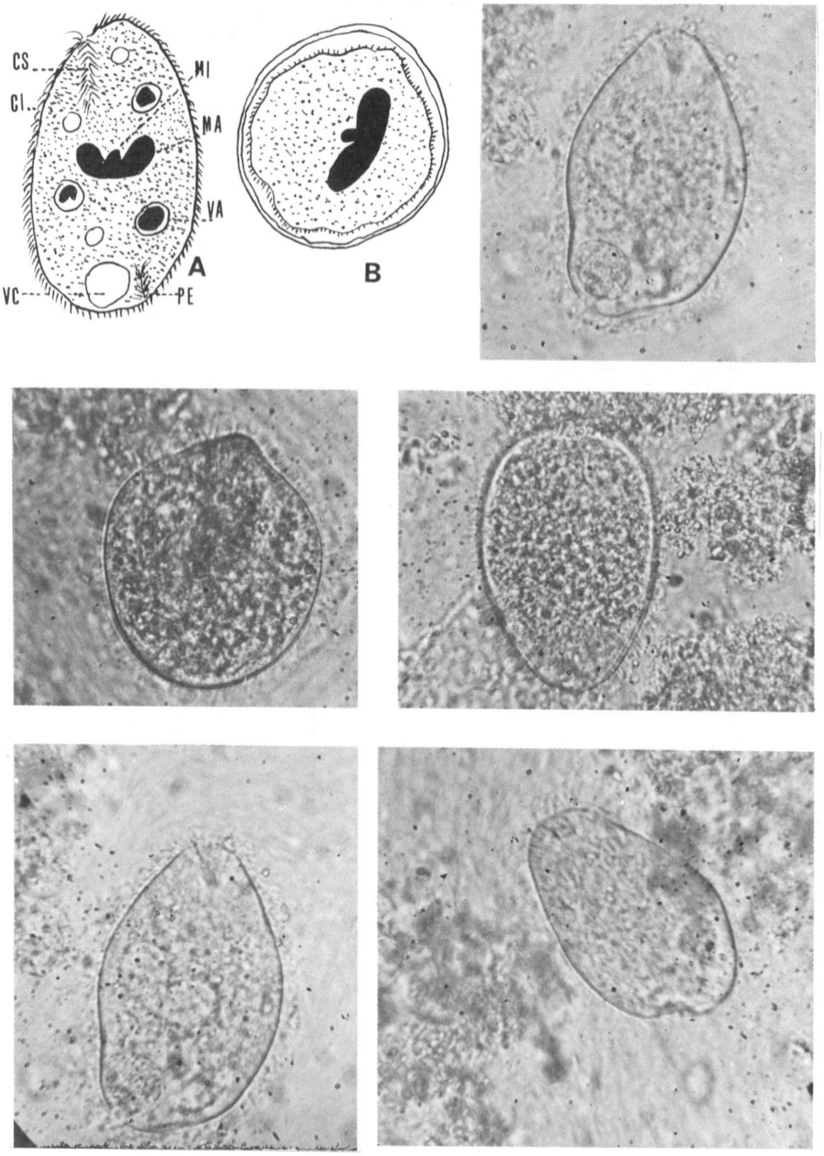

Fig. 5.17 *Balantidium coli*, ao alto, à esquerda: ***A***, trofozoíto; ***B***, cisto; ***CI***, cílio; ***CS***, citostoma; ***MA***, macronúcleo; ***MI***, micronúcleo; ***PE***, poro egestivo; ***VA***, vacúolo alimentar; ***VC***, vacúolo contrátil. O restante da figura é de microfotografias de trofozoítos nas fezes de paciente de disenteria balantidiana aguda.

CLASSE *CILIATA*

Balantidium coli (Figs. 5.13, 5.15 e 5.17). Agente causal da **disenteria balantidiana**. Na transmissão ao homem dessa enfermidade, tem grande importância o porco, que seria o reservatório da balantidiose humana.

As dezenas de milhares de exames de fezes realizados tanto em indivíduos sãos como doentes, do mundo inteiro, permitiram mostrar, a par de sua vasta distribuição geográfica, a raridade da infecção balantidiana no homem. Este parasito já foi assinalado em todas as partes do mundo.

O *Balantidium coli*, antes denominado *Paramoecium coli*, penetra na membrana mucosa do intestino grosso, produzindo estado diarréico semelhante ao da disenteria amebiana. É um microrganismo móvel, de cerca de 60 a 100 micros de comprimento e 50 a 70 de largura, recoberto de cílios; o parasito é tão grande que sua presença na lâmina dificilmente escapará à observação, se estiver ainda móvel (Figs. 5.13, 5.15 e 5.17).

Helmintos

Passamos agora ao estudo dos metazoários mais comuns ao exame de fezes, em todo o mundo. Dividem-se em três grupos bem conhecidos: nematóideos, cestóideos e trematóideos.

NEMATÓIDEOS

Ascaris lumbricoides (Figs. 5.18 e 5.19). Habitante do intestino delgado, em geral em grande número, às vezes ultrapassando 200, causa sintomas nervosos e gastrintestinais que, não raro, podem faltar. Os adultos são menos suscetíveis à infecção que as crianças. Quando os vermes são numerosos, podem produzir massas abdominais grandes, facilmente palpáveis, e mesmo obstrução intestinal.

O diagnóstico se faz pelo encontro dos vermes ou seus ovos nas fezes. Os ovos, via de regra numerosos, são elípticos, medem cerca de 45 a 50 por 60 a 75 micros, amarelos ou castanhos, dotados de espessa membrana (Figs. 5.18 e 5.19).

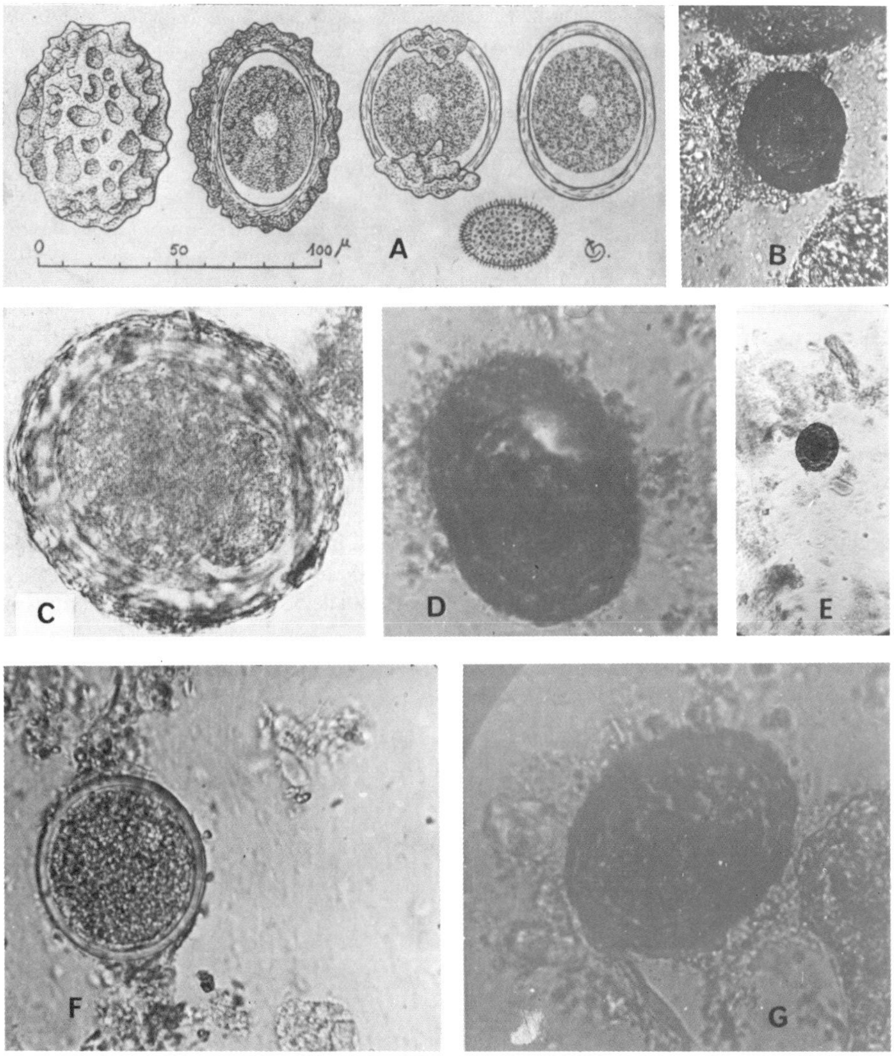

Fig. 5.18 *Ascaris lumbricoides*. ***A***, À esquerda, ovos normais, com o invólucro externo; à direita, ovos que perderam, em parte ou totalmente, o envoltório externo; embaixo, à direita, um esporo de trufa. (De E. Brumpt: *Precis de Parasitologie*, 6.ª ed., p. 839. Masson et Cie., 1949.) ***B***, ***C***, ***D***, ***E*** e ***G***, Ovos fecundos nas fezes; ***F***, ovo fecundo, sem o envoltório externo.

É dos helmintos mais comuns no Brasil. Os dados estatísticos de Heraldo Maciel dão a percentagem de infecção de 36,8 em adultos, marinheiros de nossa Armada. Entre os escolares da capital da Bahia, a percentagem é de 73,16, segundo Alfredo Brito. Brumpt reuniu em um quadro os dados de diferentes autores, de várias partes do mundo, do qual retiramos as seguintes percentagens: França (soldados durante a guerra), 15%; França (hospitais de Marselha), 8,15%; Amazônia, 52%; Venezuela, 32%. Já Deschiens consigna a freqüência de 1 a 2,5% em Paris, e Guiart assinala de 10 a 20% na França. Cumpre mencionar a maior freqüência deste parasito nas crianças, muito conhecido e facilmente explicável pelo maior contato delas com o solo poluído, de onde se contaminam com ovos no estado infectante. Souza Araújo encontrou no Paraná, em crianças de 0 a 10 anos, índice de infestação de 90% pelo áscaris. R. Muniz de Aragão registrou que, em João Pessoa, este verme ocupa o primeiro lugar em uma estatística de 4.972 exames, com a percentagem de 51,7. Em Belo Horizonte, de acordo com levantamento da Sociedade Pestalozzi, cujo laboratório atende a crianças em sua maioria residentes na cidade, o áscaris está em primeiro lugar entre os helmintos, com percentagem de 22,6 em 601 exames.

Encontramo-lo 489 vezes em 2.500 exames (19,5%).

A patologista clínica Lobato examinou as fezes de 1.540 crianças, de cinco a 14 anos de idade, na periferia da cidade de Pedro Leopoldo, MG, próxima a Belo Horizonte. Encontrou, entre outros achados, o seguinte percentual de incidência de helmintos:

Áscaris	—	28,5%
Tricocéfalo	—	3,5
Oxiúro	—	1,5
Estrongilóide	—	1,2
Necator	—	0,7
Esquistóssoma	—	0,5
Tênia	—	0,1
H. nana	—	0,1

Desejamos ainda pôr em relevo o fato de que, a par dos ovos fertilizados típicos, facilmente reconhecíveis, às vezes se encontram ovos não-fertilizados (Fig. 5.18), em geral globulosos e tão irregulares no seu contorno que pouco se assemelham a ovos. Tais ovos não fertilizados sem dúvida escapam muitas vezes a microscopistas menos experientes.

Ancylostoma duodenale e ***Necator americanus*** (Fig. 5.20). Vivem no intestino delgado, muitas vezes em grande número, sendo os agentes da ancilostomose, muito difundida em nosso País, de cuja população rural é um dos flagelos. Como se sabe, são vermes dos mais perniciosos, produzindo freqüentemente anemia, às vezes fatal, quando não tratada e associada à desnutrição.

O diagnóstico se faz pelo achado dos ovos do parasito nas fezes. Os ovos do ancilostoma podem ser diferenciados dos do necátor, sendo estes um pouco maiores; na prática, porém, esta distinção não se faz porque não tem interesse clínico (Fig. 5.20).

No Brasil, encontramos tanto o *Ancylostoma duodenale* como o *Necator americanus*. O *Necator*, originário do Continente Africano, predomina nas regiões para onde os negros africanos foram levados em grande escala. O *Ancylostoma*, proveniente do Continente Europeu, avulta nas zonas de maior imigração européia. Mas, de modo geral, a ancilostomose no Brasil é causada pelo *Necator americanus*, não destoando da noção de que, nas Américas — do Norte, Central e do Sul —, é a espécie predominante.

Souza Araújo verificou no Paraná, em crianças, a percentagem de infecção de 83.

A Comissão Rockefeller achou os seguintes dados percentuais para a ancilostomose:

Maranhão	96,5%
Pernambuco	93,4%
Alagoas	94,1%
Bahia	90,8%
Rio de Janeiro	83,9%
Minas Gerais	72,9%
São Paulo	58,8%
Paraná	31,9%
Santa Catarina	39,6%
Rio Grande do Sul	39,6%

Encontramos o necátor 366 vezes em 2.500 exames (14,6%). Na zona rural e nos hospitais gerais, as percentagens são muito mais elevadas. Na antiga enfermaria de Terapêutica Clínica, do Hospital das Clínicas de Belo Horizonte, que recebia indigentes das zonas suburbana e rural, figurou em primeiro lugar na lista de freqüência.

Os ovos são elípticos, de membrana fina, transparente, lisa, com o protoplasma dividido em dois, quatro, oito ou mais segmentos arredondados. Medem de 32 a 38 por 52 a 61 micros (Fig. 5.20).

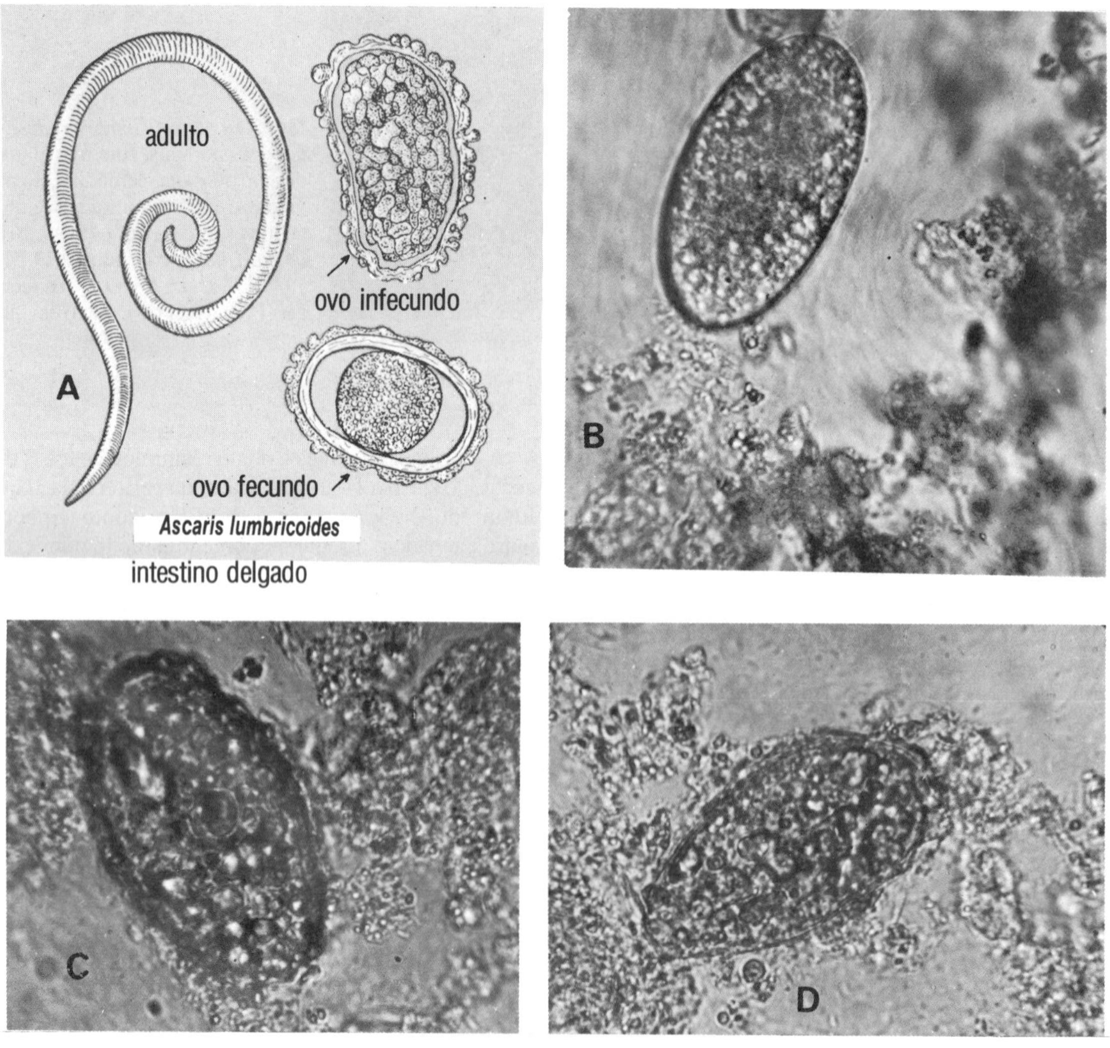

Fig. 5.19 *Ascaris lumbricoides*. ***A***, Desenho ilustrativo do verme adulto e dos dois tipos de ovos encontrados nas fezes, o fecundo e o infecundo. (De Hepler, O.E.: *Manual of Clinical Laboratory Methods*, 4.ª ed., p. 130. Charles C. Thomas, 1949.) ***B***, ***C***, ***D***, Ovos infecundos nas fezes.

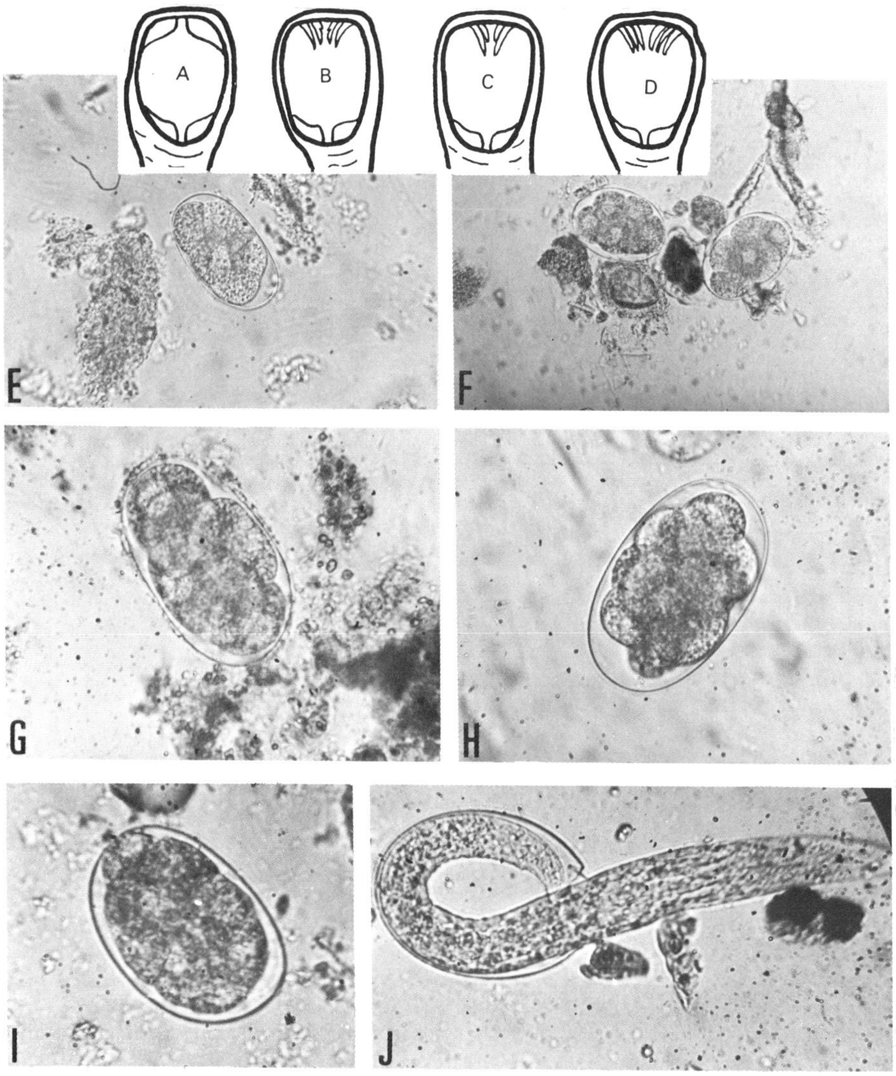

Fig. 5.20 *Ancilostoma* e *Necator*. No diagrama, abertura oral dos ancilostomídeos adultos: ***A***, *Necator americanus*; ***B***, *Ancylostoma duodenale*; ***C***, *Ancylostoma brasiliense*; ***D***, *Ancylostoma caninum*. ***E***, ***F***, ***G***, ***H***, ***I***, Ovos de *Necator americanus* nas fezes de um doente; ***J***, Larva deixando o ovo (aumentos diferentes).

Strongyloides stercoralis (Fig. 5.21). Agente etiológico da estrongiloidose ou anguilulose. Embora alguns autores o considerem inofensivo, admite-se que produza enterite catarral benigna. Outros lhe atribuem grande patogenicidade e há registro na literatura de casos fatais. Vive de preferência na porção superior do intestino delgado, e, via de regra, nem o verme adulto nem seus ovos aparecem nas fezes, a menos que exista diarréia acentuada. Em geral, os ovos se abrem no intestino, e, quando a infecção é muito intensa, podem-se encontrar larvas em abundância nas fezes, assim como são também vistas no líquido duodenal (Fig. 5.21).

Uma vez que as condições ambientais para o desenvolvimento deste helminto são as mesmas que para o do ancilostoma e do necátor, é freqüente a coexistência de um deles com a estrongiloidose. O estrongilóide tem distribuição geográfica mais ampla, porque pode desenvolver-se em temperatura mais baixa, vivendo em regiões onde o ancilostoma e o necátor não o conseguem. Entre nós, a estrongiloidose é muito comum, mas, para que os dados estatísticos sejam merecedores de fé, torna-se necessário que as larvas do necátor não sejam confundidas com as do estrongilóide, o que não é raro. Para esta distinção, os seguintes dados devem ser observados (Fig. 5.21).

Examinar fezes recentemente emitidas para a pesquisa de larvas rabditóides. A diferenciação entre as larvas do *S. stercoralis* e as do *N. americanus* é feita pelo estudo de seus caracteres biológicos e morfológicos. Larvas rabditóides, encontradas em fezes recentemente emitidas, são com certeza de *S. stercoralis*; achadas em fezes que permaneceram no meio ambiente por 24 horas, são provavelmente de necátor ou ancilostoma. Eis as características estruturais que permitem a distinção: 1) a boca da larva rabditóide do *S. stercoralis* é mais curta do que a da larva do necátor; 2) o órgão genital primitivo da larva rabditóide do *S. stercoralis* é bem desenvolvido e nítido, enquanto o da larva rabditóide do necátor é muito rudimentar. O tamanho do corpo da larva e a forma do bulbo esofagiano são também caracteres distintivos (Fig. 5.21).

Quanto à freqüência, em nosso meio, Martins e Versiani encontraram a percentagem de 13,70 no norte de Minas Gerais.

Verificamos, observando os caracteres enumerados antes, a presença do *Strongyloides stercoralis* em 217 pessoas das 2.500 examinadas (8,6%).

Thichuris trichiura (Fig. 5.22). Mede de 3,5 a 5 cm e vive no intestino grosso, em especial no ceco, com a extremidade delgada introduzida na mucosa. Em geral a tricurose, ou tricocefalose, é assintomática, embora às vezes certos sintomas gastrintestinais, distúrbios nervosos e anemia lhe tenham sido atribuídos. Como muitos outros parasitos intestinais, os quais, lesando a mucosa, favorecem a invasão bacteriana, há quem

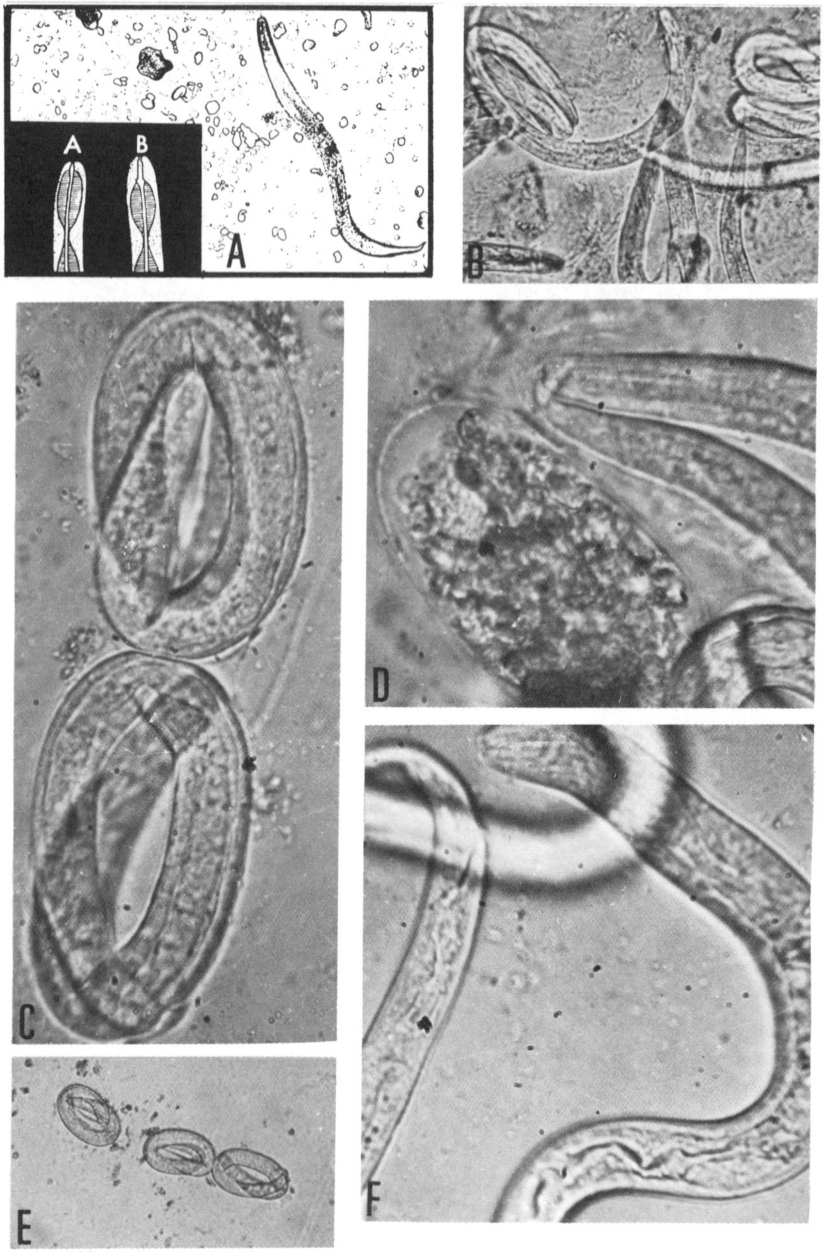

Fig. 5.21 *Strongyloides stercoralis*. Em ***A***, larva rabditóide nas fezes e um diagrama ilustrativo da diferença das cavidades orais das larvas de *Strongyloides* (*A*) e *Necator* (*B*). Em ***B***, ***C***, ***D***, ***E*** e ***F***, larvas de *Strongyloides* na bile colhida por tubagem duodenal (aumentos diferentes).

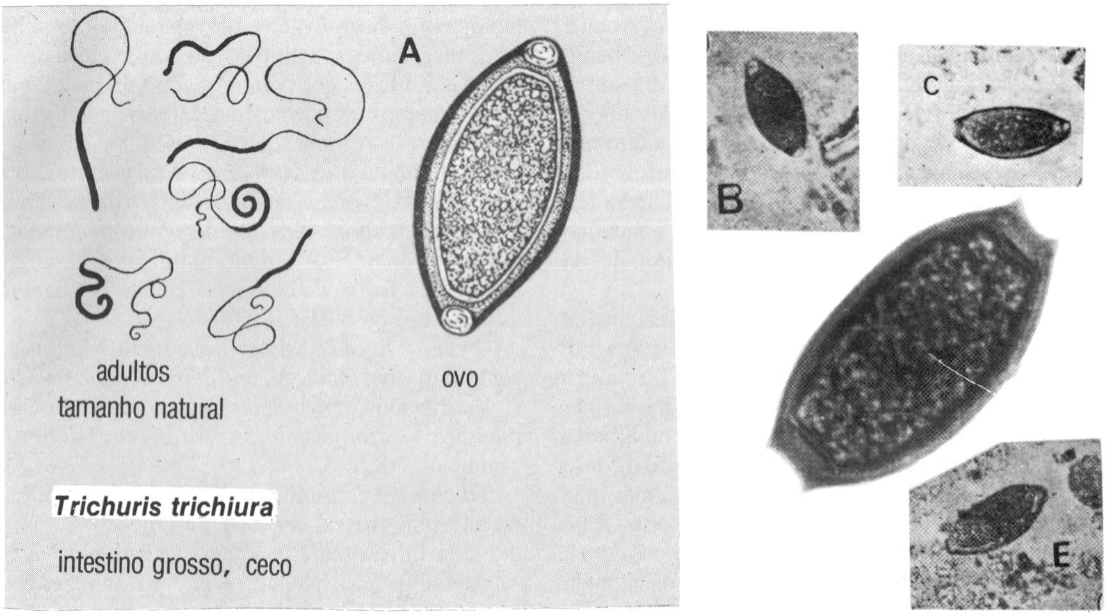

Fig. 5.22 *Trichuris trichiura* (*sinônimo: Trichocephalus trichiura*). ***A***, Desenho ilustrativo dos vermes adultos, tamanho natural, e do ovo. (De Hepler, O.E.: *Manual of Clinical Laboratory Methods*, 4.ª ed., p. 130. Charles C. Thomas, 1949.) ***B***, ***C***, ***D***, ***E***, Ovos em diversos aumentos, nas fezes.

pense que o tricocéfalo talvez desempenhe algum papel na etiologia da apendicite, da febre tifóide e de outras infecções intestinais.

Os vermes adultos raramente aparecem nas fezes. O diagnóstico se faz pelos ovos, cujo aspecto é inconfundível: ovóides, castanhos, de 50 a 54 micros de comprimento por cerca de 23 de largura, com um opérculo em cada extremidade (Fig. 5.22).

É um dos parasitos intestinais mais freqüentes no Brasil. Em nossa casuística, ocupa o primeiro lugar entre os helmintos e os protozoários. Encontramo-lo 513 vezes em 2.500 exames (20,5%) (ver Quadro 5.1).

Em Porto Alegre, RS, segundo Pereira Filho, a tricurose existe em 100% das pessoas examinadas. Em Santa Catarina, segundo Procópio Gomes, em 96%. No Paraná, de acordo com Souza Araújo, em 87,5% (crianças). No Rio de Janeiro, RJ, conforme Gomes de Faria, em 67% (crianças). Na Bahia, Adroaldo de Carvalho estima em 96,06% a taxa de infecção.

Também no estrangeiro os índices de infecção são elevados. Brumpt registra, entre outros, os seguintes: Inglaterra (mineiros), quase 100%; Coréia, 93,7%; França (hospitais de Paris), 70%; Filipinas, 59%; Estados Unidos (Geórgia), 24%.

Enterobius vermicularis (Fig. 5.23). Os vermes são amiúde encontrados nas fezes, em especial depois de enema abundante, enquanto os ovos raramente o são. Estes são incolores e assimetricamente ovais, com um lado achatado; têm cerca de 50 micros de comprimento por 16 a 25 de largura, com membrana de duplo contorno, fina; quando depositados, já contêm o embrião parcialmente desenvolvido (Fig. 5.23).

O parasito é cosmopolita, sendo o homem seu único hospedeiro conhecido. No ciclo vital do helminto há pontos que me-

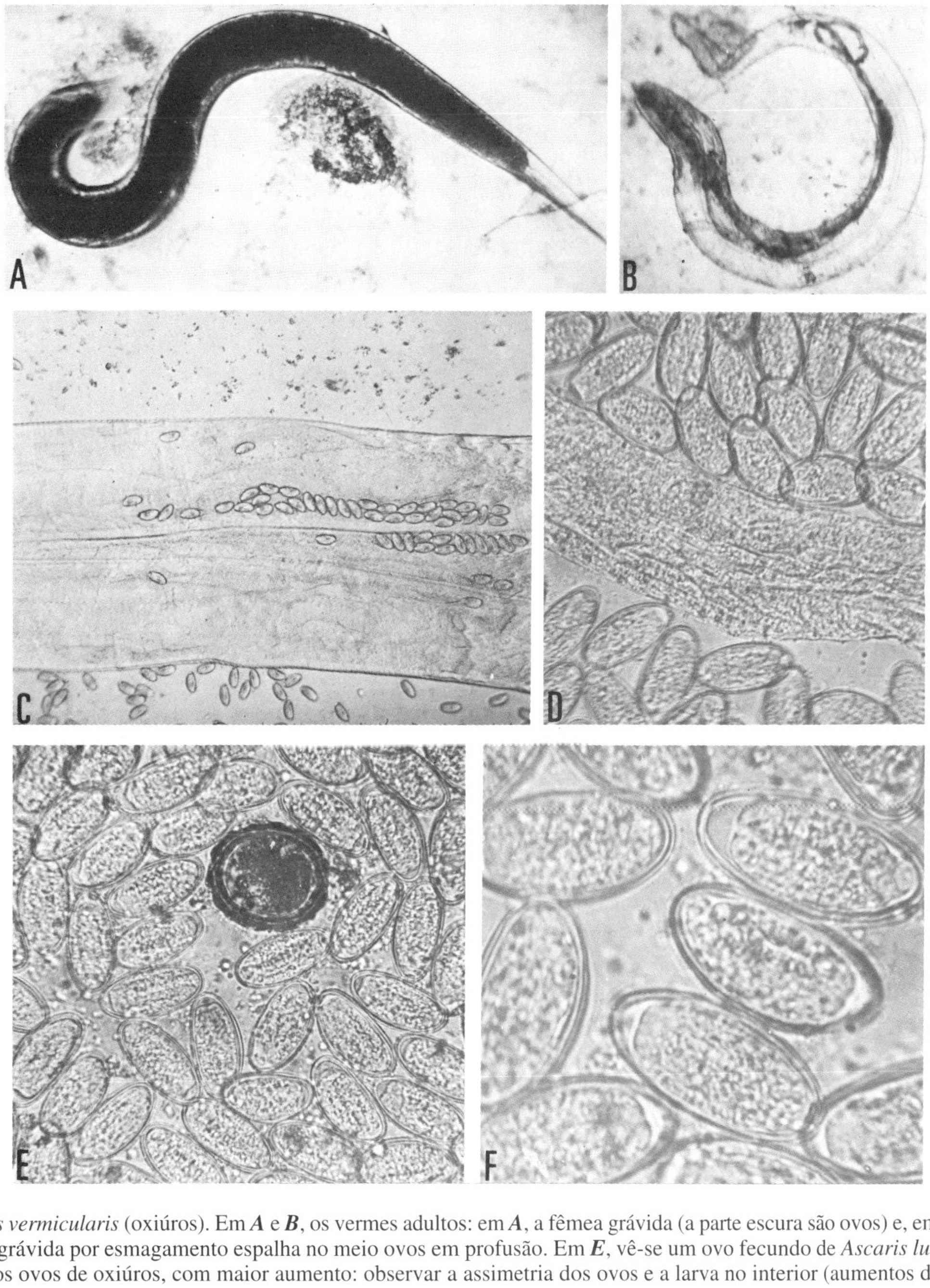

Fig. 5.23 *Enterobius vermicularis* (oxiúros). Em ***A*** e ***B***, os vermes adultos: em ***A***, a fêmea grávida (a parte escura são ovos) e, em ***B***, o macho. 20 ×. Em ***C*** e ***D***, a fêmea grávida por esmagamento espalha no meio ovos em profusão. Em ***E***, vê-se um ovo fecundo de *Ascaris lumbricoides* entre os do oxiúros. Em ***F***, os ovos de oxiúros, com maior aumento: observar a assimetria dos ovos e a larva no interior (aumentos diferentes, original).

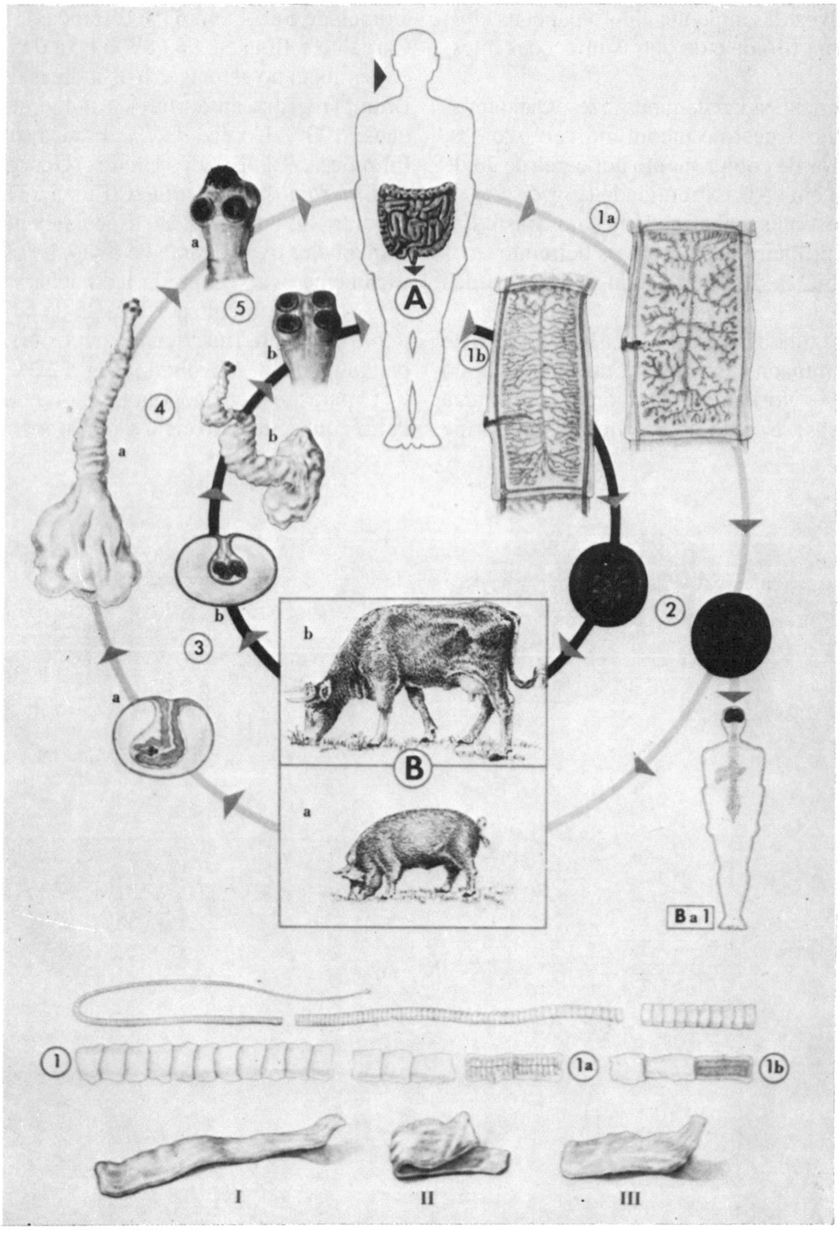

Fig. 5.24 *Taenia saginata* e *Taenia solium, a,* Ciclo externo na figura, tênia do porco; *b*, Ciclo interno na figura, tênia do boi. ***A***, Hospedeiro definitivo: só o homem, tênia no intestino delgado. *1*, A tênia, na parte inferior da figura; *1a*, Segmento maduro de *T. solium*; *1b*, Segmento maduro de *T. saginata*. *2.* Os ovos da tênia; embrióforo com larvas de seis ganchos, morfologicamente difícil diferenciar as duas espécies. ***B***, Hospedeiros intermediários: *a*, O porco (por exceção o homem); ***B*** *a 1*, Surgindo a cisticercose; *b*, O gado vacum. *3-4*, Larvas em diferentes estágios da extrusão do excólex. *3a*, *Cysticercus cellulose* de *T. solium* (com coroa de ganchos e quatro escavações, sugadoras, começo da extrusão); *3b*, *Cysticercus bovis* de *T. saginata*, com quatro ventosas sugadoras apenas! 4, Estádio larvário extroso da *T. solium* (*a*) e da *T. saginata* (*b*). *5a*, Cabeça da tênia do porco, com coroa de quatro ganchos, e *5b*, Cabeça da tênia do boi, sem coroa de quatro ganchos. *I-III*, Fases de movimento de segmentos de tênia, recém-eliminados. (Reproduzido de G. Piekarski: Tablas de Parasitilogia Medica, Edit. por Farbenfabriken Bayer, 1961.)

recem ser assinalados, porque deles podem-se tirar muitas aplicações. Assim, o *Enterobius vermicularis* não necessita nem de hospedeiro intermediário nem de período de incubação fora do corpo. O intenso prurido produzido pelo deslizamento das fêmeas grávidas para fora do ânus, regiões perianal e perineal, e pela postura dos ovos, provoca a coçadura, pelo doente, da zona atingida. Contaminadas as unhas, cedo ou tarde é o ovo levado diretamente à boca ou, como ele é resistente à dessecação, pode atingir aquela meta por outras vias. Alguns admitem até a auto-infecção intra-intestinal.

Embora freqüente no Brasil, isto não é comprovado pelas estatísticas, em virtude dos métodos empregados na pesquisa. O processo de escolha para a pesquisa deste verme é o *swab* NIH (Fig. 5.5).

Heraldo Maciel registra os seguintes dados: Rio de Janeiro (crianças de 0 a 12 anos), 1,1% (Faria); Santa Catarina, 1% (Gomes). Cita ainda aquele autor as percentagens apontadas por outros investigadores, como Genésio Pacheco, que orça em 3%, Gonzaga, que registra 1,5%, Faria e Magalhães, que dão 3%, Abreu e Magalhães, que anotam 1,5%, e Cunha, para

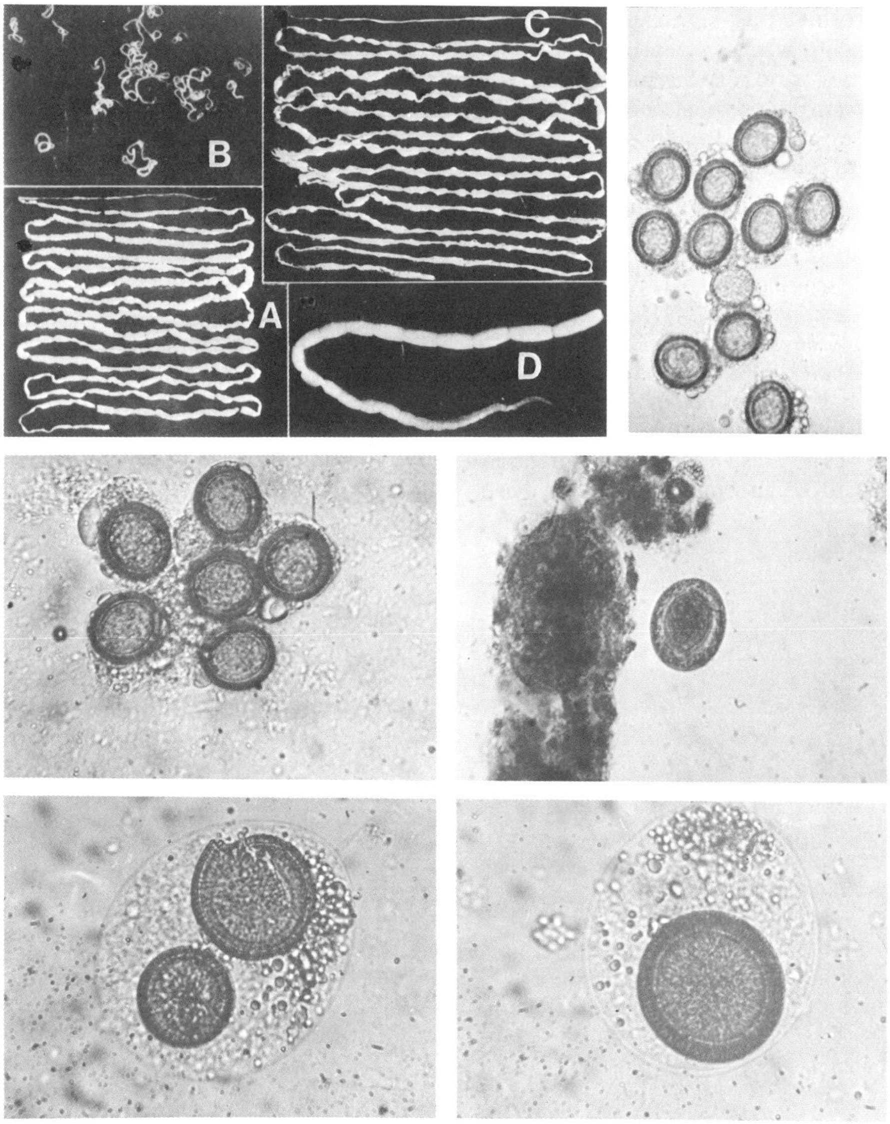

Fig. 5.25 *Taenia saginata*. ***A***, Adulto. ***B***, *Hymenolepis nana*, adultos; ***C***, *Diphyllobothrium latum*, adulto; ***D***, *Dipylidium caninum*, adulto. Nas microfotografias, ovos de *Taenia saginata* nas fezes humanas, isolados e aglomerados (aumentos diferentes).

quem a percentagem é de 0,37%. Nosso índice foi de 2,9% em 2.500 exames (Quadro 5.1). Este baixo índice se explica porque o parasito não realiza a postura no intestino do hospedeiro, sendo o ovo apenas excepcionalmente encontrado nas fezes. Quando se usam outros recursos para a pesquisa, como procurar nas unhas das crianças ou raspar a pele das margens do ânus, as percentagens sobem. Assim, Onello de Carvalho, pesquisando os ovos nas unhas de crianças, registra a incidência de 22,4%. Cristóvão, em São Paulo, empregando o *swab* NIH, encontrou a positividade de 61,41% em 241 crianças. Lino Vieira, em Belo Horizonte, usando o método de Graham, encontrou 11% de positivos em 100 crianças de menos de cinco anos.

CESTÓIDEOS

Taenia saginata (Figs. 5.24, 5.25 e 5.26). Em geral solitário no intestino, é verme cosmopolita. O hospedeiro intermediário é o boi. Os ovos são idênticos aos da *T. solium*. Quanto aos anéis, maduros, destacam-se isolados, são muito móveis, deixando o intestino ativamente, transpondo o esfíncter anal, podendo-se encontrá-lo entre as roupas.

Taenia solium (Fig. 5.24). Apesar do nome, é menos solitária no intestino que a *T. saginata*, sendo também cosmopolita; em nosso meio, é menos freqüente que a saginata. Seu hospedeiro intermediário é o porco.

A diferenciação entre estas duas tênias baseia-se, na prática, de preferência no estudo da morfologia do corpo. Os anéis da *T. solium* são menores, não têm movimentos ativos, não se eliminam ativamente, mas são carregadas pelas fezes; as ramificações uterinas são menos abundantes, mais grossas e ramificadas. Quanto aos ovos, são idênticos aos da *T. saginata*, apenas um pouco maiores — 30 a 35 micros de diâmetro (Figs. 5.24 e 5.25).

O meio mais seguro de fazer a diferenciação entre as grandes tênias é o estudo da estrutura do escólex e do útero. O escólex deve ser examinado com objetiva de pequeno aumento ou lente manual. O útero fica bem visível comprimindo-se o anel entre duas lâminas de vidro.

Hymenolepis nana (Fig. 5.26). Cestóideo que evolui normalmente sem hospedeiro intermediário, é raro entre nós, figura uma única vez (Quadro 5.1) em 2.500 exames (0,04%).

Diagnóstico de Laboratório das Teníases

O diagnóstico de laboratório das teníases baseia-se no achado dos proglotes e dos ovos nas fezes, aos exames macro- e microscópico. Em se tratando de *T. saginata*, os ovos são encontrados nas matérias fecais, porque os anéis se esvaziam de seus ovos no intestino do hospedeiro, ao passo que os ovos da *T. solium* raras vezes aparecem nas fezes, porque seus anéis são eliminados passivamente. Os anéis da *Hymenolepis nana* são, via de regra, esfacelados no intestino, resultando disto a eliminação abundante de ovos (Fig. 5.26). Os ovos da *T. solium* são tão semelhantes aos da *T. saginata* que, na prática, não é possível a distinção (Figs. 5.24 e 5.25).

São ovóides ou esféricos, de cerca de 30 micros de diâmetro, amarelos ou castanhos, de córtex espesso estriado no sentido do raio. Dentro, vêem-se os seis ganchos do embrião (oncosfera), dispostos em três pares paralelos (*T. saginata*).

A freqüência das teníases no Brasil é pequena, com relação a outros países, devido ao fato de não ser muito difundido o hábito da ingestão de carnes cruas. A mais comum é a *T. saginata*, mas, onde há maior consumo de carne de porco, como no interior, a incidência da *T. solium* aumenta, obviamente. Ao comparar a freqüência, na França, da *T. solium* com a da *T. saginata*, Brumpt diz que, naquele país, para 100 grandes tênias, 99 são *T. saginata* e 1 apenas é *T. solium*. Encontramos a *T. saginata* e a *T. solium* 23 vezes em 2.500 exames de fezes (0,9% para a espécie). Quanto aos outros cestóideos (*Dipylidium caninum, Dyphyllobothrium latus* etc.), carecem de importância clínica em nosso meio.

TREMATÓIDEOS

Schistosoma mansoni (Figs. 5.27, 5.29, 5.30, 5.31 e 5.32). Ocupará nossa atenção apenas o *Schistosoma mansoni*, agente da esquistossomose mansônica, amplamente disseminada no País. À medida que se vão fazendo estudos mais acurados, avalia-se a grande distribuição deste verme no Brasil. O foco

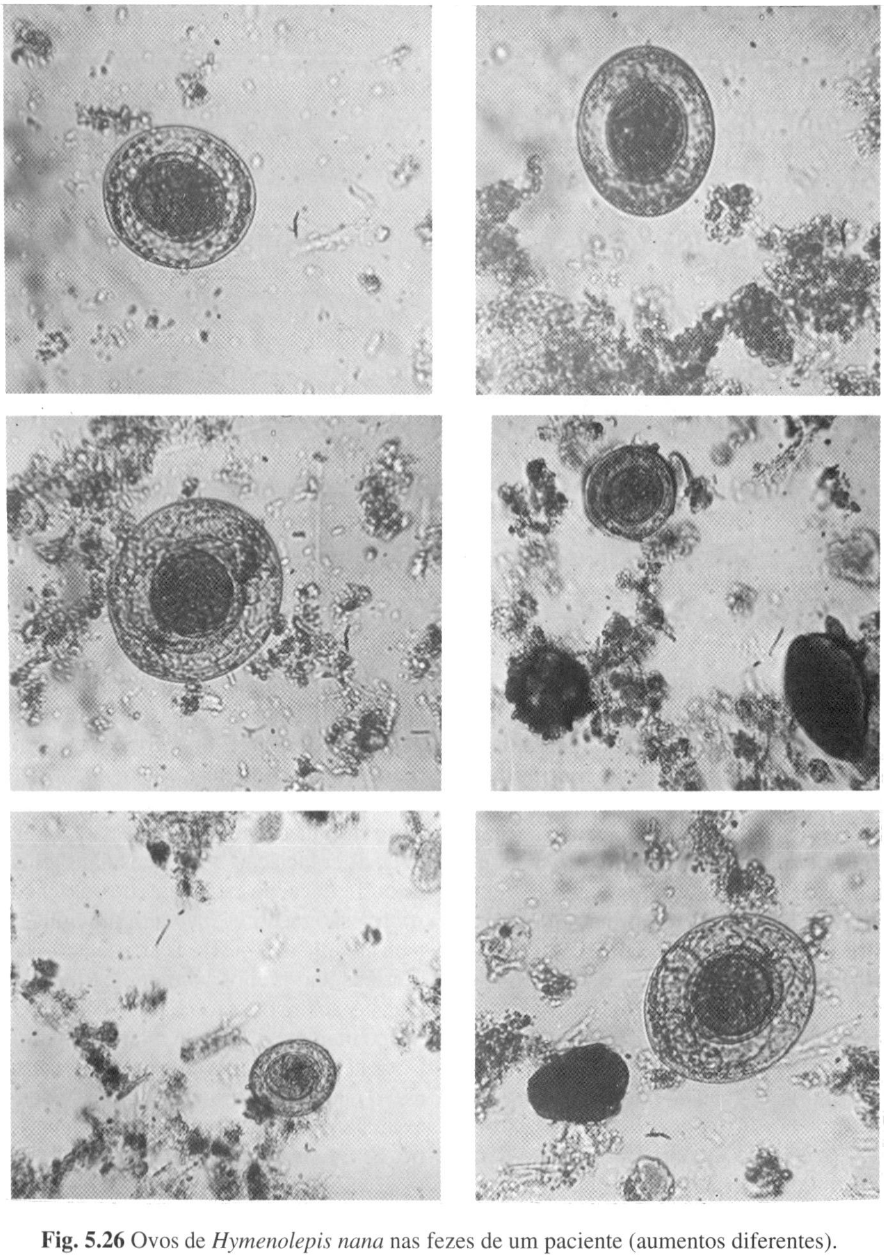

Fig. 5.26 Ovos de *Hymenolepis nana* nas fezes de um paciente (aumentos diferentes).

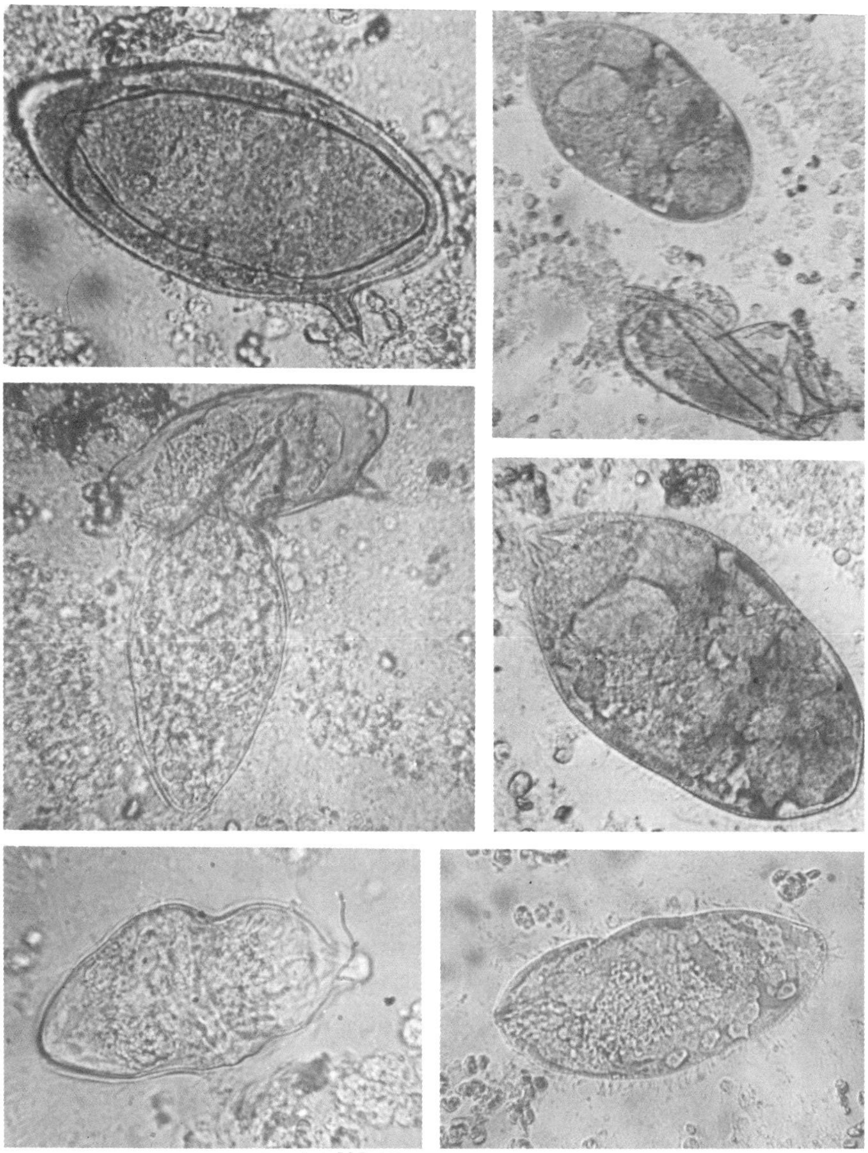

Fig. 5.27 Ovos, cascas e miracídios de *S. mansoni* em fezes humanas, podendo-se observar o fenômeno da ecdise (aumentos diversos, original).

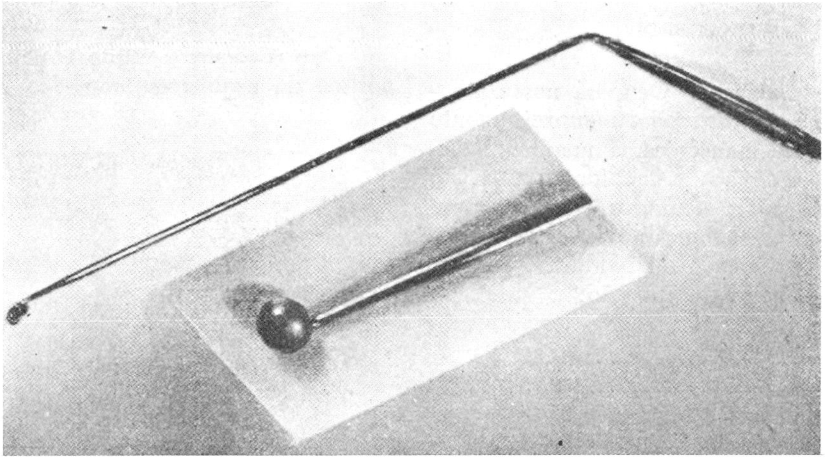

Fig. 5.28 Cureta para raspagem da mucosa retal. A haste reta mede 25 cm de comprimento por 4 mm em seu maior diâmetro. Afila progressivamente, terminando em forma de concha, de 9 mm de diâmetro.

mais antigo é o do Nordeste, com as seguintes percentagens de infecção:

Alagoas	34,8%
Sergipe	32,7%
Bahia	23,1%
Pernambuco	20,5%
Paraíba	10,8%
Rio Grande do Sul	6,5%
Maranhão	1,8%

O Estado de Minas Gerais é outro grande foco dessa helmintíase.

No ciclo evolutivo deste verme aparece como hospedeiro intermediário um molusco, em nosso meio o *Australorbis glabratus*, também chamado *Planorbis guadeloupensis*, *P. olivaceus*, *P. nigricans*, *P. immunis*, *P. centimetralis* e, possivelmente, *P. peregrinus*, segundo Viana Martins.

O diagnóstico se faz pelo achado dos ovos nas fezes (Fig. 5.27) ou em fragmentos da mucosa retal. Os vermes adultos vivem nas vênulas da mucosa do cólon descendente, sigmóide e reto, onde as fêmeas depositam os ovos, que são eliminados com as fezes. O reconhecimento do ovo é feito pelo tamanho e pela espícula lateral que o caracteriza. De coloração amarela, os ovos medem de 112 a 162 por 60 a 70 micros e são providos de uma espícula pontiaguda que fica ao nível de separação entre o terceiro e o último quarto do ovo. Dentro do ovo vê-se um embrião ciliado: o **miracídio** (Figs. 5.27, 5.29, 5.30, 5.31 e 5.32).

Nos casos em que não há eliminação abundante de ovos, cumpre recorrer ao método de enriquecimento por sedimentação.

Outros recursos valiosos para o diagnóstico da esquistossomose são a pesquisa dos ovos em fragmentos de mucosa, colhidos por biópsia retal, e a raspagem retal, expostos adiante.

Em 1920, Melo Teixeira, em Belo Horizonte, encontrou, em 9.955 exames de fezes, positividade para esse trematóide de apenas 0,49%. Em 1937, Viana Martins, examinando as fezes de 180 pessoas, principalmente crianças em idade escolar, residentes na Vila Afonso Pena, nos arredores de Belo Horizonte, encontrou a percentagem de infecção de 27,77, após concentração pelo método de Hoffman, Pons e Janer (que dá os melhores resultados para ovos de *Schistosoma*, mas que concentra também, embora em grau menor, os ovos dos outros helmintos). Em 1938, Viana Martins e Valdemar Versiani descobriram, nos arredores de Belo Horizonte, o *Australorbis glabratus* parasitado por cercárias de *Schistosoma mansoni*. Ainda em 1938, estudaram a incidência da esquistossomose mansônica no norte de Minas Gerais, encontrando, na cidade de Pedra Azul, a maior percentagem de infecção por este trematóide, que foi de 85,18% ao exame direto, sem concentração, em crianças em idade escolar! Ainda os mesmos autores, em 1939, chamam a atenção para o aumento da positividade para o *S. mansoni* em Belo Horizonte, pois, enquanto em 1932, com 333 exames, era de 1,50%, em 1938, com 2.650 exames, passou a 11,69% (exames realizados no I.B. Ezequiel Dias).

Em 2.500 exames de fezes, encontramos o *Schistosoma mansoni* 100 vezes (4%).

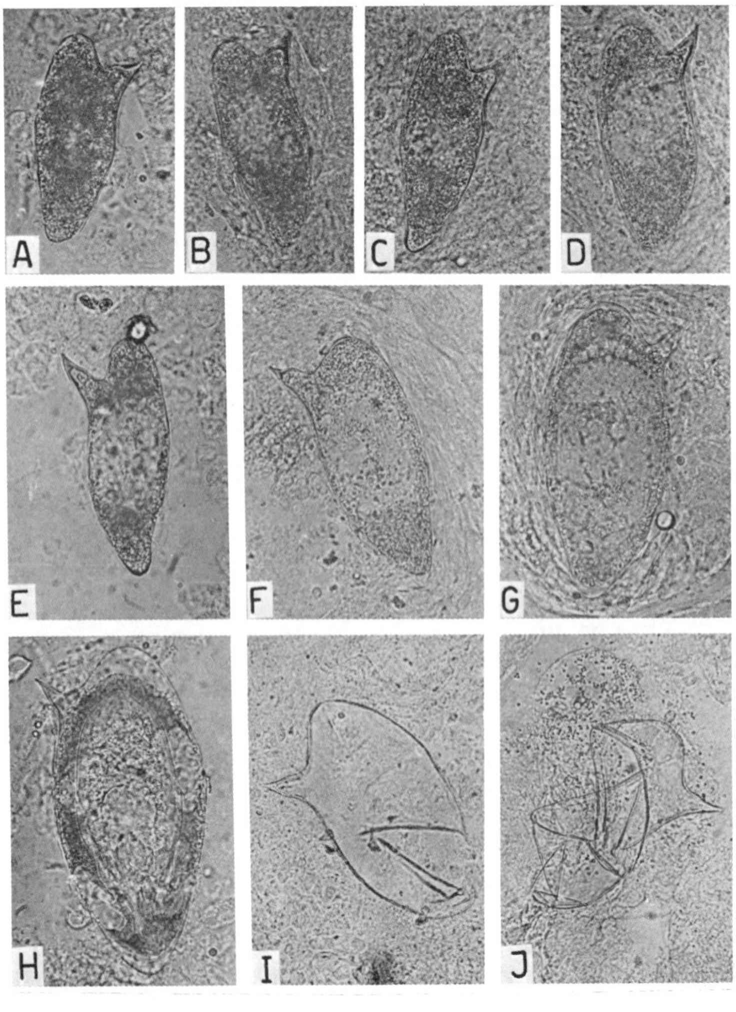

Fig. 5.29 Preparações por compressão de ovos viáveis de *S. mansoni* removidos por biópsia e raspagem da mucosa retal de pacientes. (De Cançado, J.R.; Sales da Cunha, A.; Garcia de Carvalho, D. e Cambraia, J.N.S.: *Bull. Wld. Hlth. Org. 33*:557-566, 1965.) ***A*** e ***B***, Ovos imaturos de primeiro estádio; ***C*** e ***D***, Ovos imaturos de segundo estádio; ***E*** e ***F***, Ovos imaturos de terceiro estádio; ***G***, Ovos imaturos de quarto estádio; ***H***, Ovos maduros; ***I*** e ***J***, Cascas depois da ecdise.

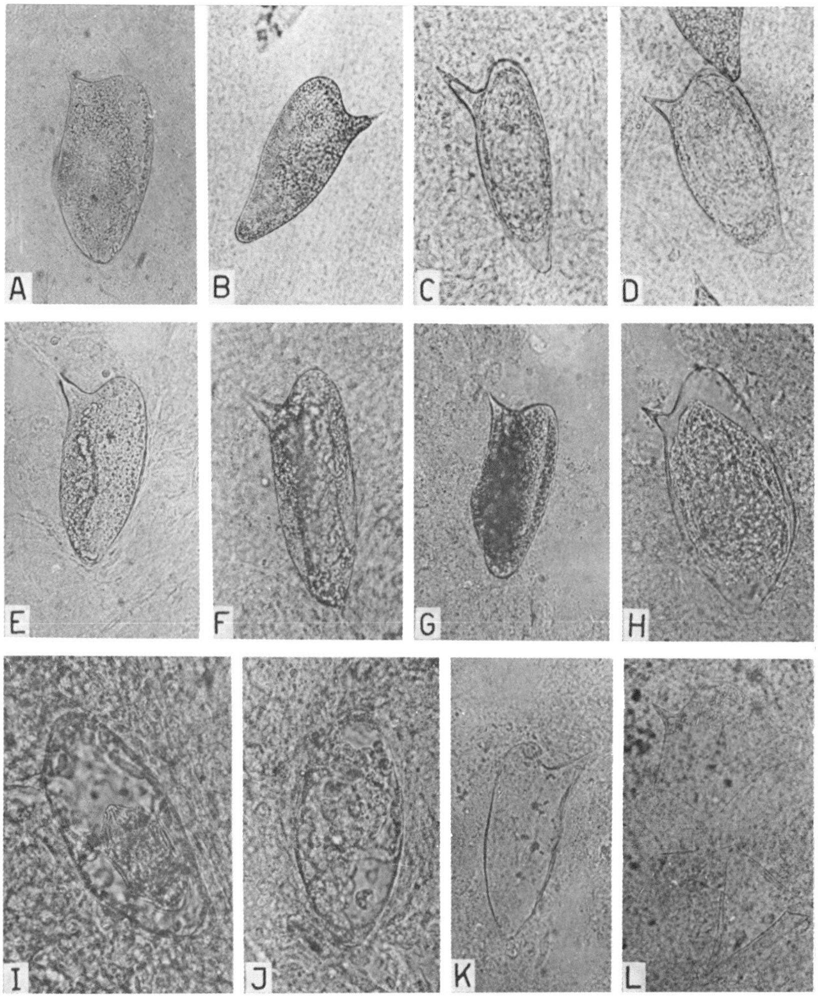

Fig. 5.30 Preparações por compressão de ovos recentemente mortos de *S. mansoni* removidos por biópsia e raspagem da mucosa retal de pacientes. (De Cançado, J.R.; Sales da Cunha, A.; Garcia de Carvalho, D. e Cambraia, J.N.S.: *Bull. Wld. Hlth. Org. 33*:557-566, 1965.) ***A*** e ***B***, Ovos imaturos granulosos; ***C*** e ***D***, Ovos imaturos com embrião retraído; ***E***, ***F***, e ***G***, Ovos imaturos semitransparentes; ***H***, Ovo maduro com a estrutura do miracídio apagada; ***I***, Ovo maduro com embrião retraído; ***J***, Ovo maduro grosseiramente granuloso; ***K*** e ***L***, Cascas após a absorção e desintegração do conteúdo.

Técnica da Biópsia Retal (Otolina e Attencio, modificado). Sem lavagem intestinal prévia, salvo se, nessas condições, a colheita dos fragmentos for impossível, após inspeção externa e toque retal, estando o paciente em posição genupeitoral em mesa clínica comum, introduz-se o retoscópio ou retossigmoidoscópio, de que há vários tipos, lubrificado com vaselina. Feita a retoscopia ou a retossigmoidoscopia, procede-se à biópsia, que deve ser múltipla, isto é, retirada de vários fragmentos de mucosa (quatro, seis ou mais), cada um do tamanho aproximado de um grão de arroz cru. Usa-se para isso uma pinça de biópsia longa (cerca de 30 cm) e reta, ou levemente recurvada na ponta, de que também há vários tipos. Somente a prática assegurará destreza de manejo, que é muito fácil. Os locais escolhidos para a retirada dos fragmentos são as válvulas de Houston ou as pregas da mucosa intervalvular. Após o pinçamento da válvula ou prega mucosa, gira-se e traciona-se, suave e coordenadamente, a pinça, visando a reduzir o traumatismo. Em seguida, inspeciona-se o ponto de biópsia para verificar eventual hemorragia, que, via de regra, é insignificante e dispensa qualquer medida hemostática. A biópsia é indolor.

Os fragmentos obtidos pela biópsia são a seguir colocados, sem qualquer preparo e sem lavagem em água, sobre lâmina, recobertos com lamínula, invertendo-se a preparação sobre papel de filtro ou mata-borrão, exercendo-se pressão sobre a lâmina, a fim de esmagar os fragmentos. Examina-se ao microscópio, a princípio com pequeno aumento, para procurar e contar os ovos, e, depois, com grande aumento, para classificá-los (**oograma**) (Figs. 5.27, 5.30, 5.31 e 5.32). As lâminas podem conservar-se na geladeira por muitos dias.

Técnica da Raspagem Retal com Cureta. Cançado, Hadad, Mineiro, Faleiros e Rosário introduziram este método simples, inócuo, rápido e eficiente de diagnóstico da mansoníase intestinal, que pode ser praticado por qualquer clínico ou laboratorista, cuja técnica dispensa a pinça de biópsia; exige apenas uma cureta (Fig. 5.28) e um retoscópio.

Adotando-se o mesmo preparo como para a biópsia retal, acima descrita, introduz-se o retoscópio lubrificado com sabão ou vaselina (esta prejudica o exame microscópico) até transpor o canal anal. Retira-se o mandril e faz-se a iluminação. Se não for possível desde logo a raspagem, pela presença de fezes, introduzem-se pelo retoscópio um ou mais pedaços de gaze, que, empurrados pela cureta em direção ao sigmóide, levam consigo as matérias fecais, deixando ver pelo menos até a válvula retal média. Convém aconselhar o paciente a defecar antes do exame.

Faz-se a raspagem em áreas sucessivas de baixo para cima. Raspa-se primeiro a válvula retal inferior; depois, a média, seguindo-se a mucosa acima desta e, por fim, a válvula retal superior, a mucosa das imediações da junção superior e a mucosa das imediações da junção retossigmóide. Evita-se, destarte, a contaminação do material raspado pela vaselina, o que se daria se se procedesse ao exame de cima para baixo, ou seja, da junção retossigmóide para o canal anal. O uso do sabão como lubrificante dispensa estes cuidados. Não conseguimos em todos os casos raspar todas as áreas acima assinaladas. Se houver pequenos restos fecais na ampola, devem ser evitados, raspando-se somente as áreas limpas. Evitam-se fragmentos maiores de fezes, comprimindo-os entre o retoscópio e a parede do reto.

Manobramos com a cureta como se quiséssemos retirar algo preso ou aderido à mucosa retal e não apenas colocado sobre ela. A força usada determina, às vezes, pequeno sangramento, máxime em mucosa hiperêmica, destituído de qualquer importância. Note-se que a raspagem é muito pouco traumática, já que não se busca retirar fragmentos da mucosa.

No decurso da raspagem, retira-se a cureta duas ou três vezes; apresentada ao auxiliar, este transfere o conteúdo da concha, com palito, para a lâmina de vidro.

Distribui-se o material raspado em duas ou quatro porções, sobre uma ou duas lâminas de exame de fezes (cada lâmina comporta duas porções); recobre-se cada porção com uma lamínula 24 × 32 e examina-se ao microscópio, com objetiva de pequeno ou grande aumento. Às vezes, sobretudo em mucosas friáveis ou muito hiperêmicas, a cureta pode remover pequenos fragmentos de mucosa; de forma alguma, porém, comparáveis aos menores fragmentos retirados pela pinça da biópsia. Cumpre lembrar que a raspagem é superficial e a biópsia, profunda. É a raspagem, na verdade, uma curetagem superficial do reto.

CLASSIFICAÇÃO DOS OVOS DE *SCHISTOSOMA MANSONI*

Admite-se em geral, como observam Cançado e cols. (1965), que as fêmeas põem os ovos nas vênulas da camada submucosa do intestino (cólon descendente, sigmóide e reto), de modo contínuo, cada uma produzindo perto de 300 ovos por dia. Enquanto os ovos permanecem na camada submucosa do intestino, passam por várias alterações evolutivas antes de atingirem o lúmen intestinal. A partir do momento da oviposição, ainda imaturos, os ovos passam pelo primeiro, segundo, terceiro e quarto estádios; ao fim do sexto dia, tornam-se ovos maduros e encerram o miracídio inteiramente desenvolvido (Fig. 5.29).

Nesta fase madura, o ovo permanece vivo nos tecidos do intestino pelo prazo máximo de 12 dias, ao cabo dos quais morre se não tiver sido expulso com as fezes. Vários tipos morfológicos de ovos mortos também se formam, porque o ovo pode morrer em qualquer fase de sua evolução, desde imaturo até maduro (Figs. 5.29 e 5.30).

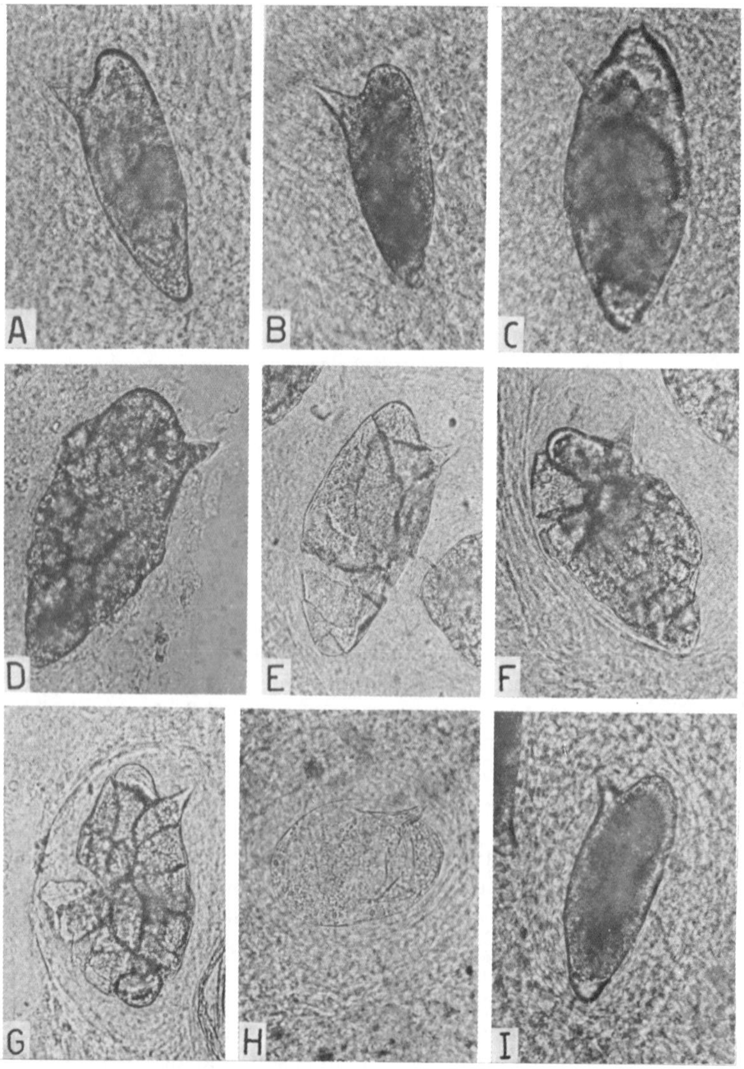

Fig. 5.31 Preparação por compressão de ovos mortos de *S. mansoni* (ovos calcificados e granulomas) removidos por biópsia e raspagem da mucosa retal de pacientes. (De Cançado, J.R.; Sales da Cunha, A.; Garcia de Carvalho, D. e Cambraia, J.N.S.: *Bull. Wld. Hlth. Org. 33*:557-566, 1965.) ***A*** e ***B***, Ovos imaturos escurecidos; ***C***, ***D***, ***E***, ***F*** e ***G***, Ovos maduros calcificados, ***H*** e ***J***, Granulomas com ovos.

Classificamos os **ovos** de *S. mansoni* em dois tipos:

Ovos de *S. mansoni*
- **Vivos**
  - Imaturos
  - Maduros
- **Mortos**
  - Recentemente mortos
  - Calcificados
  - Granulomas

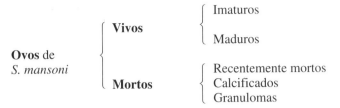

Os **ovos vivos imaturos** classificam-se, de acordo com o desenvolvimento do embrião, em imaturos de primeiro, segundo, terceiro e quarto estádios (Fig. 5.29).

O de primeiro estádio tem um embrião pequeno, de cerca de um terço do diâmetro transverso do ovo (Fig. 5.29); no de segundo estádio, o embrião é pouco maior que metade do diâmetro transverso do ovo; quando o embrião atinge dois terços do diâmetro longitudinal, está no terceiro estádio e, quando ocupa toda a casca do ovo, no quarto estádio (Fig. 5.29).

No entanto, desde que se lembre que é de seis dias o tempo que o ovo leva para passar do primeiro ao quarto estádio — tempo necessário para o embrião alcançar a fase de miracídio —, é irrelevante distinguir esses estádios, bastando contá-los sob a rubrica única de *ovos imaturos*.

Os **ovos maduros** contêm o miracídio completamente desenvolvido, cuja vitalidade se traduz por sinais visíveis: células em chama ativas, contrações do miracídio e batimentos dos cílios. Também se consideram ovos vivos as cascas, remanescentes da ecdise, porque representam ovos maduros de que se libertou o miracídio (Fig. 5.29).

Os **ovos mortos** são de vários tipos e dependem do tempo decorrido após a morte (Figs. 5.30 e 5.31).

Os **ovos recentemente mortos** possuem muitos tipos porque a morte do embrião ou do miracídio pode ocorrer em qualquer fase do desenvolvimento. Quando ocorre na fase da imaturidade, teremos os ovos hemitransparentes, os granulosos e os de embrião retraído (Fig. 5.30).

Quando a morte ocorre após a maturação, teremos os ovos de estrutura apagada, os de miracídio retraído e os grosseiramente granulosos (Figs. 5.30 e 5.31).

Os **ovos mortos** e o granuloma, que pode conter ovo ou não, são apresentados nas Figs. 5.30, 5.31 e 5.32.

O Oograma Quantitativo

Na **esquistossomose mansoni**, o exame microscópico de fragmento da mucosa retal, retirado por biópsia, ou do material colhido por raspagem da superfície do reto, revela numerosos ovos, os quais, contados e classificados, constituem o **oograma.** Se pesarmos o material recolhido, contarmos e classificarmos todos os ovos nele contidos, faremos o que denominamos de **oograma quantitativo**, em que se dá o resultado por grama do material examinado, o qual aplicamos com grande êxito na avaliação de medicamentos novos na terapêutica da mansoníase (Cançado e cols., 1965).

A Fig. 5.32 ilustra a evolução do oograma em vários períodos após a cura (parada da oviposição).

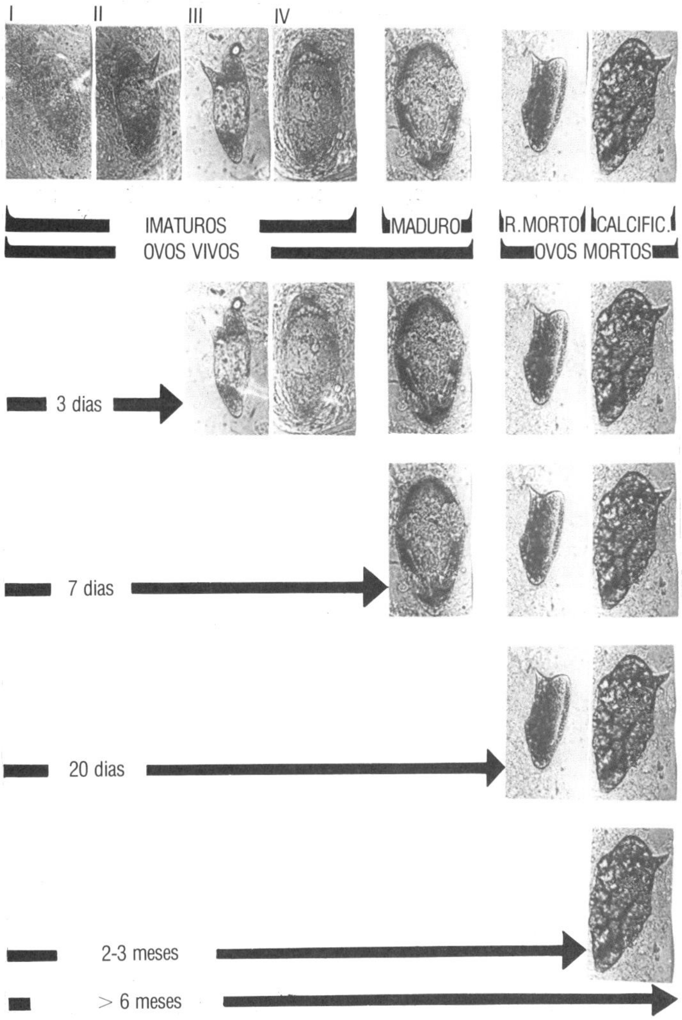

Fig. 5.32 Evolução do oograma por efeito de um medicamento curativo da esquistossomose. Na fileira superior estão dispostos os diferentes tipos de ovos vivos e mortos, com menção do tempo, após a postura, em que podemos encontrá-los na mucosa retal; nas quatro fileiras inferiores estão ilustrados os tipos de ovos possíveis de serem encontrados ao oograma, se se fizer a biópsia retal com três dias (segunda fileira), sete dias (terceira fileira), 20 dias (quarta fileira) e, finalmente, dois a seis meses após a ação do medicamento, isto é, da interrupção da postura. (Original de A. Sales da Cunha.)

PESQUISA DE MIRACÍDIOS

Teste da Eclosão do Miracídio

Princípio. Consiste em pôr a **chocar** os ovos do verme, para a saída do embrião (miracidioscopia).

É um método sensível que, após incubação, permite observar o miracídio com auxílio de uma simples lente manual. Por ele o diagnóstico da Esquistossomose pode ser feito sem microscópio (Fulleborn, 1921; Weber, 1973).

Colheita, Preparação e Exame das Fezes

1. O paciente recebe um frasco de vidro, contendo 40 ml de solução fisiológica de concentração dupla (18 g NaCl por litro), e uma pequena espátula plana de madeira, pedindo-lhe que, com auxílio da espátula, coloque uma porção de fezes, do tamanho de uma noz, dentro do vidro que contém a solução salina.
2. Agita-se bem a amostra.
3. Quando chega ao laboratório, é de novo fortemente agitado e peneirada através de uma tela de arame 100, para um frasco de sedimentação cônico. Os detritos que ficam na tela são

lavados com soro fisiológico (NaCl, 9 g por litro) a partir de uma pipeta. Enche-se o frasco com soro fisiológico e deixa-se que sedimente por 30 minutos.

4. Com o auxílio de uma trompa de água, remove-se, por aspiração, o líquido sobrenadante, assegurando-se de que não se desfaça o depósito no fundo do frasco. Enche-se de novo o frasco com soro fisiológico e deixa-se sedimentar por mais 30 minutos.
5. Repete-se o processo n.º 4 e, se o sobrenadante ainda estiver turvo, é necessário fazer terceira lavagem. Depois, o depósito deve ser agitado por rotação do frasco e todo o conteúdo despejado num tubo de centrifugador de 15 ml, e rodado a 1.000 r.p.m. durante 90 segundos.
6. O líquido sobrenadante é removido com a trompa, deixando-se 0,5 ml de depósito.

O espécime está, então, pronto para os exames micro- e macroscópico (miracidioscopia).

Exame Microscópico. São examinados 0,05 ml do sedimento entre lâmina e lamínula.

Incubação. Adiciona-se água de fonte (sem cloro) ao restante do depósito e deixa-se o frasco à luz solar ou artificial, para observação. Na hora do exame, aquece-se o tubo a 38°C e examina-se com lupa. Os miracídios têm um movimento natatório característico: nadam em linha reta, ziguezagueando através do campo de visão. Fazem-se três observações por dia, durante dois dias (48 horas).

OUTROS PARASITOS

Blastocystis hominis (Fig. 5.15). Organismo de natureza vegetal, pertencente aos blastomicetos, é habitante comum do intestino humano, onde se encontra em mais de 50% dos casos, segundo Brumpt. Desprovido de papel patogênico, segundo a maioria dos autores, considerado por outros apenas testemunha de perturbações diversas do intestino, sua presença nas fezes seria, no máximo, sinal de alguma colopatia. Observamo-lo 330 vezes em 1.000 exames de fezes. Lynch encontrou-o nas fezes de mais de 40% de pacientes hospitalizados, em Charleston, EUA.

É um corpo arredondado ou oval, incolor, de 5 a 15 micros de diâmetro (Fig. 5.15).

Visto superficialmente, pode confundir-se com cistos de protozoários intestinais.

EXAME BACTERIOLÓGICO DE FEZES (Coprocultura)

Colheita do Material. As fezes devem ser examinadas o mais cedo possível após a emissão, evitando-se contaminação com urina. Quanto mais depressa forem plantadas, mais seguros os resultados. Colher o material em frascos esterilizados, contendo, sempre que possível, um líquido conservador. Quando as fezes contêm muco, uma porção deste deverá ser incluída na amostra. Maior percentagem de resultados positivos se obtém de amostras em que há sangue e muco. Pode-se, também, usar material colhido diretamente do reto, com o auxílio do *swab* ou da cureta de raspagem retal.

Líquidos Conservadores. Quando a semeadura das fezes não pode ser feita logo depois de emitidas, colocá-las em frascos contendo líquido conservador, que mantém a vitalidade das enterobactérias patogênicas. A fórmula seguinte é de um dos líquidos conservadores mais empregados:

Glicerina bidestilada	300 ml
Cloreto de sódio	6,0 g
Fosfato dipotássico	3,1 g
Fosfato monopotássico	1,0 g
Água destilada	700 ml

Esterilizar em autoclave. Tomar duas partes do líquido e uma das fezes. Deixar a suspensão depositar durante 10 minutos antes da semeadura.

Meios de Enriquecimento. Os meios de enriquecimento mais usados são os do tetrationato, o de Kauffmann, com verde brilhante, o de selenito e o combinado de Mueller-Kauffmann.

Meios Seletivos ou Diferenciais. Há vários meios seletivos: Holt-Harris-Teague, Drigalski-Corradi, Endo, MacConkey, SS, Kristensen-Lester-Jürgens, Wilson-Blair, desoxicolato-citrato e outros (Quadro 5.2). Para os exames de rotina, os mais usados são o de Teague, MacConkey, SS e desoxicolato-citrato.

Plantio do Material. Obter o material e semeá-lo, simultaneamente, em **meio seletivo** e em **meios de enriquecimento**. Os meios de enriquecimento, além de inibirem a flora normal, favorecem a multiplicação dos patogênicos. Os meios seletivos são, também, inibidores da flora normal, encerram indicadores da reação do meio e lactose, que possibilita a separação entre as bactérias lactose-positivas e negativas.

Inocular uma placa contendo um daqueles meios de enriquecimento, empregando volume de fezes do tamanho de uma ervilha; incubar a 37°C por 24 horas e passar para placas com meios seletivos. Fazer também semeadura diretamente do material para três meios seletivos e incubar a 37°C por 24 horas. A semeadura será feita com alça, ou bastão de vidro dobrado em L, em três setores diferentes de cada placa, de modo a esgotar o material, partindo-se de inóculo abundante.

Pescagem das Colônias. Após 24 horas de incubação nos meios seletivos, pescar as colônias suspeitas e passá-las para ágar e meios com carboidratos, além de outras provas bioquímicas.

Quadro 5.2 Meios Diferenciais para o Isolamento das Enterobactérias

Meio de Cultura	Agente Inibidor	Indicador de pH	Coloração das Colônias: Coliformes	Coloração das Colônias: Germes Lactose-negativos
Drigalski	Cristal violeta	Tornassol	Vermelha	Azul
Endo	—	Fucsina descorada com sulfito	Vermelha	Incolor
Holt-Harris-Teague	—	Eosina-azul-de-metileno	Negra	Rósea
Kristensen	Verde brilhante	Vermelho-de-fenol	Amarela	Vermelha
SS	Sais biliares Verde brilhante	Vermelho neutro	Vermelha	Incolor

Quadro 5.3 Comportamento das Enterobactérias em Três Açúcares Adicionados de Sulfato Ferroso e Cistina

Grupo	Superfície	Base	H_2S
Coliformes	A	AG	−
Proteus	K	AG	v
Paracoli	K	AG	v
Salmonella	K	AG	+
Salm. typhosa	K	A	+ (tardio)
Shigella	K	A	−
Alcalígenes	K	K	−

A — ácido; K — alcalino; + positivo; − negativo; v — variável; G — gás.

Pode-se também semear as colônias suspeitas em tubos contendo o meio com três açúcares de Krumwiede, semi-inclinado, fazendo-se uma picada penetrante no fundo do tubo e passando a agulha na superfície do meio. Para decidir se uma colônia é típica ou suspeita, consultar o Quadro 5.3. Depois de 24 horas de incubação, registrar as reações surgidas no ágar a três açúcares, podendo usar-se os seguintes símbolos:

- $+$ Ácido no fundo, parte inclinada incolor sem gás (*B. typhosus*, *B. dysenteriae*).
- $\oplus$ Ácido e gás no fundo, parte inclinada incolor (grupo paratifo-enterítides).
- $\pm$ Ácido no fundo e no inclinado, sem gás (cocos e algumas raças de *B. typhosus*).
- $\pm$g Ácido e gás no fundo, ácido na parte inclinada (*B. coli* e outras culturas que fermentam a lactose e a sacarose com produção de ácido e gás).

Usando meio com três açúcares, adicionado de sulfato ferroso e cistina, poder-se-á adotar a interpretação resumida no Quadro 5.3.

Isolada a bactéria suspeita, procede-se à sua identificação, o que se faz por meio das provas bioquímicas e serológicas.

1. Identificação Bioquímica. As provas bioquímicas de rotina constam da fermentação de vários açúcares (glicose, manita, maltose, lactose, sacarose), produção de indol, H_2S, citrato, urease, reação de VM e VP, lisina-decarboxilase, triptofano-desaminase. A bactéria em estudo deverá ser semeada nos diferentes meios indicados para a pesquisa de cada uma dessas substâncias. É possível, no entanto, com o emprego dos três meios seguintes, obter informação correspondente a todos os caracteres do quadro, com exceção do citrato:

a) **Meio sólido lactose-glicose-H_2S.** Semeadura em picada e em superfície, obtendo-se as respostas seguintes: fermentação em profundidade (glicose) e em superfície (lactose); produção de H_2S; produção de lisina-decarboxilase verificada pela adição de nidrin ao extrato clorofórmico do induto que surge na superfície.

b) **Meio semi-sólido manita-mobilidade.** Semeadura em picada, permitindo verificar a mobilidade (crescimento difuso ao longo da linha de picada) e fermentação da manita.

c) **Meio líquido uréia-indol.** Permite verificar a presença de urease pela alcalinização do meio, de indol pela adição do reativo de Kovacs e de triptofano-desaminase mediante a adição de percloreto de ferro.

Na opinião de LeMino, o uso destes três meios permitirá, na maioria dos casos, a identificação bioquímica das enterobactérias (Quadro 5.4).

2. Identificação Serológica. A identificação serológica das enterobactérias se faz à custa de anti-soros específicos. Esta aglutinação poderá ser feita em lâminas: tomar uma gota do anti-soro e uma gota da suspensão bacteriana, misturando-as; agitar a lâmina por movimentos circulares e praticar a leitura da aglutinação ao fim de um a três minutos. Nos casos indicados, quando se desejar uma aglutinação quantitativa, praticar aglutinação em tubos, como na reação de Widal.

GRUPOS E TIPOS SEROLÓGICOS DA FAMÍLIA *ENTEROBACTERIACEAE*

Os grupos e subgrupos da família *Enterobacteriaceae* podem ser subdividos em unidades menores, ou tipos serológicos, os quais se obtêm pelo estudo da composição antigênica dos microrganismos em questão. Dentre os principais antígenos das enterobactérias figuram os antígenos O ou somáticos, os antígenos H ou flagelares e os antígenos K ou capsulares. Os anti-soros para a caracterização desses diferentes antígenos são fornecidos por laboratórios especializados.

Grupo *Escherichia*. Possui os antígenos **O, K** e **H,** os antígenos **K** podendo ser das variedades **A, B** e **L**. Todos os antígenos são designados por algarismos arábicos, permitindo reconhecer os grupos e tipos serológicos por fórmulas antigênicas. Há *E. coli* que são patogênicos somente quando estão fora do seu *habitat* normal (peritonite, pielonefrite etc.); outros são mesmo "enteropatogênicos", como os grupos 026:B6, 055:B5, 056:B7, 0111:B4, 0112:B11.

Quadro 5.4 Provas para a Identificação Rápida das Enterobactérias

Gênero	Gás em Glicose	Lactose	Manita	Mobilidade	Indol	Citrato	H_2O	Urease	DA	LDC
Escherichia	±	±(*)	+	±	+	−	−	−	−	+
Aerobacter	+	±	+	+	−	+	−	−	−	+
Klebsiella	+	±	+	−	−	+	−	+	−	+
Hafnia	+	−	+	+	−	+	−	−	−	+
Citrobacter	+	±	+	+	−	+	+	−	−	−
Arizona	+	±	+	+	−	+	+	−	−	+
Salmonella	+	−	+	+	−	+	±	−	−	+
Shigella	−	−	±	−	±	−	−	−	−	−
Providence	±	−	±	+	+	+	−	−	+	−
Proteus	±	−	−	+	+	−	+	+	+	−

(*) Positivo ou negativo.
Exceções importantes: 1) *Salmonella typhosa* não produz gás nem utiliza citrato; 2) *Proteus rettgeri* fermenta a manita, não produz H_2O e utiliza citrato.

Quadro 5.5 Algumas das *Salmonellas* Mais Importantes em Patologia Humana (Súmula do Esquema de Kauffmann e White)

Grupo	Tipo Serológico	Antígenos Somáticos	Antígenos Flagelares	
			Fase 1	Fase 2
A	*S. paratyphi* A	2	0	—
	S. paratyphi B	4	b	1,2
B	*S. typhi-murium*	4	i	1,2
	S. bredeney	4,27	1v	1,7
	S. cholerae-suis	7	c	1,5
C1	*S. montevideo*	7	gms	—
	S. oranienburg	7	mt	—
C2	*S. Newport*	8	eh	1,2
	S. typhi	9Vi	d	—
D	*S. enteritidis*	9	gm	—
	D. Dublin	9	gp	—
	S. butantan	10	h	1,2
E1	*S. anatum*	10	eh	1,6
	S. give	10	iv	1,7
E4	*S. Senftenberg*	19	gst	—

Grupo *Shigella*. Conforme suas características bioquímicas e serológicas, o gênero *Shigella* se divide em quatro grupos serológicos, os três primeiros encerrando vários tipos identificados pelos antígenos O:

Grupo A — *Sh. dysenteriae* (10 tipos serológicos); o tipo 1 corresponde ao bacilo de Shiga; o tipo 2, à *Shigella ambigua*.
Grupo B — *Sh. flexneri* (10 tipos serológicos).
Grupo C — *Sh. boydii* (15 tipos serológicos).
Grupo D — *Sh. sonnei* (1 só tipo serológico).

Grupo *Salmonella*. O grupo *Salmonella* encerra os antígenos O, H e uma variedade de K, o antígeno Vi. Os antígenos H estão sujeitos a variação de fase, podendo existir antígenos H nas fases 1 e 2 (Quadro 5.5).

Grupo Arizona. A divisão serológica deste grupo em tipos se faz à custa dos antígenos H, flagelares (fases 1 e 2). Podem causar infecções intestinais e extra-intestinais no homem, embora não sejam muito freqüentes.

Grupo *Citrobacter*. Compreende as bactérias do grupo *Bethesda-Ballerup* e a *Escherichia freundii*. São encontradas no tubo digestivo humano e têm sido vistas em associação com outras bactérias, em afecções extra-intestinais (pielonefrite e outras).

Grupo *Klebsiella*. O grupo *Klebsiella* é subdividido em tipos serológicos graças aos antígenos capsulares K. Conhecem-se mais de 70 tipos. Podem causar infecções extra-intestinais, especialmente nos aparelhos respiratório e urinário.

Grupos *Proteus* e *Providence*. Nestes dois grupos figuram bactérias encontradiças nas fezes de indivíduos normais e em portadores de afecções do aparelho digestivo. Podem causar infecções extra-intestinais.

INTERPRETAÇÃO

A porção inferior do tubo digestivo representa um sistema biológico complexo, em que se podem encontrar normalmente numerosas espécies de bactérias. A flora intestinal pode se compor de quantidades enormes de *Escherichia coli*, *Aerobacter*, *Proteus*, *Bacteroides*, *Staphylococcus*, *Enterococos*, *Clostridium perfringens*, lactobacilos e levedos.

Já mencionamos que mais da metade do peso das fezes é dada pelas bactérias, a maioria das quais estão mortas.

É possível que haja no trato digestivo, em estado normal, microrganismos que não foram ainda isolados e identificados. Há trabalhos a indicar que o número relativo dos diferentes micróbios da flora normal varia muito de dia para dia, talvez na dependência da dieta, da fisiologia e da bioquímica do intestino.

A *Escherichia coli* normalmente predomina entre os organismos cultivados das fezes. Também ocorrem os *bacteroides* em grande número, mas não são cultivados de rotina porque são anaeróbios. O desvio acentuado do número relativo dessas bactérias nas fezes pode indicar situação anormal.

Certos microrganismos podem aparecer no intestino e, embora dele não sejam habitantes normais, têm pouco potencial patogênico ou nenhum.

Demais, alguns dos organismos da flora intestinal normal podem produzir doença, em determinadas circunstâncias. Assim é que raças produtoras de enterotoxina do *Staphylococcus aureus* amiúde estão presentes no intestino e, em circunstâncias especiais, podem produzir doença grave. O mesmo se suspeita com relação ao *Proteus morgani*, certas bactérias Gram-positivas (estafilococo, estreptococo) e outras, de modo que o assunto merece ainda mais pesquisas.

Alguns membros da flora normal do intestino são capazes de produzir doença fora do trato digestivo. A *E. coli*, a *Klebsiella*, o *Proteus* e a *Pseudomonas aeruginosa* são causas comuns de infecção do trato urinário. Também não raro se encontram essas bactérias no sangue, como causa final de morte no carcinoma, AIDS e outras doenças consuntivas.

Na criança e no lactente, certos tipos de *E. coli* podem causar diarréia grave e, às vezes, fatal.

As bactérias entéricas patogênicas mais comuns são as *Salmonella*, inclusive a *S. thyphi*, várias espécies de *Shigella*, a *E. coli* enteropatogênica, o *Vibrio comma* e o *S. aureus*.

ENTEROBACTÉRIAS PATOGÊNICAS COMUNS

Tendo em vista a interpretação do resultado das coproculturas, transcreveremos a seguir dados sobre a patogenicidade de algumas enterobactérias comuns, retirados do manual de Wallack, 1996.

ESCHERICHIA COLI. *E. coli* produtora de verotoxina (ECPV), associada com duas doenças distintas:

Síndrome hemolítico-urêmica e colite hemorrágica 0157:H7 (em geral, oriunda de carne bovina, malpassada; também de leite cru, sidra, rosbife, em especial no idoso e na criança).

Cepas enteropatogênicas específicas identificadas por sondas genéticas (em especial o serotipo 015:H7). É uma causa importante da síndrome hemolítico-urêmica na criança e da púrpura trombocitopênica trombótica no adulto.

E. coli enterotoxigênica (ECET) — as toxinas causam diarréia secretória tipo cólera, nos países do terceiro mundo.

E. coli enteropatogênica (ECEP) — diarréia em lactentes e crianças.

SHIGELLA. As espécies causam a disenteria bacilar. A coprocultura é positiva em mais de 70% dos pacientes. Pode-se recorrer também ao esfregaço retal.

A microscopia das fezes mostra muco, hemácias e leucócitos.

As provas sorológicas são inúteis. Não há técnicas de imunoensaio enzimático e da reação em cadeia da polimerase (PCR).

A leucometria é normal. As hemoculturas são negativas.

São os seguintes os achados laboratoriais devidos às complicações:

Perda exagerada de líquido e eletrólitos (hiponatremia, hipocalemia, hipoproteinemia, hipoglicemia);
Hemorragia intestinal;
Recaída em 10% dos pacientes não tratados;
Estado de portador;
Artrite aguda, especialmente na doença não tratada, devida à *Shigella shigae* (cultura do líquido sinovial negativa).

SALMONELLA. Febre tifóide devida à *Salmonella typhosa*. O diagnóstico se baseia na cultura.

A hemocultura é positiva nos primeiros dez dias de febre, em 90% dos pacientes, e durante as recaídas; após a terceira semana, a positividade cai para menos de 3%.

A coprocultura é positiva depois do décimo dia. Positiva depois do quarto mês revela o portador, o que ocorre em 3% dos casos.

A urocultura é positiva durante a segunda e a terceira semanas, em 25% dos pacientes, mesmo que a hemocultura seja negativa.

É pouco útil o critério sorológico de aumento de cerca de quatro vezes do título O, em doentes não vacinados, em área endêmica. O diagnóstico sorológico não é confiável, razão por que a reação de Widal tem sido abandonada.

A reação de Widal pode ser positiva por causa de vacinação ou infecção tifóide prévia.

Reação falso-positiva devida a doença febril inespecífica (reação anamnéstica) e nas doenças auto-imunes.

Tratamento precoce com cloranfenicol ou ampicilina pode determinar título negativo ou baixo.

Elevação do título O pode significar infecção com qualquer organismo das salmonelas do Grupo D (por exemplo, *Salmonella enteritidis*, *Salmonella panama*) e não apenas *Salmonella typhosa*.

Variação nos antígenos de diferentes fabricantes pode ser responsável por grandes diferenças nos títulos O, na mesma amostra de soro.

O título H é muito variável e por isso de pouco valor no diagnóstico da febre tifóide. Menos de 10% de casos na área endêmica são soronegativos.

Enzimaimunoensaio e sondas de DNA continuam sob investigação. A contagem de leucócitos é baixa: 4.000-6.000 por mm^3, durante as primeiras duas semanas; 3.000 a 5.000, nas duas semanas seguintes. Leucometria de 10.000 ou mais sugere perfuração ou supuração.

A hemossedimentação é diminuída. É comum anemia normocítica, mas, se há hemorragia, a anemia se torna hipocrômica e microcítica.

Achados de laboratório devidos às complicações:

É comum aumento no soro da lactato deidrogenase, da fosfatase alcalina e da aspartato amino transferase (AST ou SGOT).

Hemorragia intestinal ocorre em 20% dos doentes, sendo profusa em 10%; surge em geral na segunda ou na terceira semanas. Menos freqüente nos tratados.

Perfuração intestinal surge em 3% dos pacientes não tratados.

Recaída se dá em cerca de 20% dos doentes, em geral 1 a 2 semanas depois da defervescência.

A hemocultura volta a ser positiva.

Não se modificam os títulos da reação de Widal.

Podem aparecer lesões supurativas secundárias (p. ex., pneumonia, parotidite, furunculose).

Ocasionalmente, surgem provas funcionais hepáticas anormais (bilirrubinemia, AST) e hepatite (em cerca de 5% dos doentes).

Salmonella paratyphi A e B e *Salmonella choleraesuis*, em geral causadoras da febre paratifóide.

Hemocultura e coprocultura positivas e leucopenia, como na febre tifóide.

VIBRIO COMMA. Agente da cólera, a coprocultura é positiva.

A identificação de vibriões móveis nas fezes, mediante imunofluorescência, microscopia de campo escuro e de contraste de fase, imobilizados por anti-soro específico, permite diagnóstico específico rápido.

Provas sorológicas.

Elevação de quatro vezes no título do imunoensaio enzimático para anticorpos antitoxina, em soros pareados. Aumenta em 12 dias e pode persistir durante meses.

Provas de aglutinação direta e de anticorpo vibriocida mostram elevação de 4 vezes do título, em mais de 90% dos doentes.

Achados de laboratório devido à grande perda de líquidos e eletrólitos.

Perda de sódio, cloreto e potássio.

Choque hipovolêmico.

Acidose metabólica.

Uremia.

Helicobacter pylori, organismo espiralado produtor de urease, antes classificado como *Campylobacter pylori*.

Encontra-se gastrite por *H. pylori* em quase todos os ulcerosos duodenais; e em 80% dos casos de úlcera gástrica produzida por antiinflamatórios não-esteróides; mas a maioria das pessoas infectadas não desenvolve úlceras. Não é convincente a associação dos doentes de dispepsia não-ulcerosa.

Biopsia endoscópica do antro:

Cultura (sensibilidade de 70-80%).

Demonstração do organismo, por coloração especial, com sensibilidade e especificidade, acima de 90%.

Provas sorológicas para anticorpos IgG contra *H. pylori*.

Sensibilidade de 88%. O título decresce lentamente em 6 a 12 meses depois da erradicação do *H. pylori*.

Testes respiratórios de atividade da urease usando uréia oral marcada com 14C- ou 13C- (sensibilidade e especificidade de 95%).

Com exceção das sorológicas, as provas podem ser falsamente negativas se o paciente usou antibióticos, bismuto ou omeprazol, recentemente.

Há evidência de que a infecção pelo *H. pylori* se associa com adenocarcinoma do estômago e talvez com linfoma não-Hodgkin.

YERSINIA ENTEROCOLITICA. Bacilo cocóide Gram-negativo anaeróbico facultativo, transmitido principalmente pela ingestão de água, leite e alimento contaminados.

As fezes podem conter leucócitos, hemácias e sangue visível, em cerca de um quarto dos doentes. A coprocultura exige técnicas especiais e deve ser interpretada com cuidado, por causa de cepas ambientais de baixa virulência, não-patogênicas, distinguíveis sorologicamente.

Provas sorológicas.

Aglutinação em tubo, ELISA e radioimunoensaio se elevam uma semana depois do início dos sintomas, alcançando 1:200 ou mais. Títulos de mais ou menos 1:128 por ocasião das complicações sugerem yersinose. Em doentes de artrite, podem permitir o diagnóstico retrospectivo.

Limitações.

Anticorpos presentes anos após a infecção.

Pode haver reação cruzada com *Brucella abortus*, *Rickettsia species*, *Salmonella species*, *Morganella morgoni*.

Em 5% de pessoas sadias, sem história de infecção anterior, pode aparecer título de 1:32 ou mais.

Achados de laboratório causados por infecção focal em muitos sítios extra-intestinais sem bacteremia detectável (p. ex., faringite, linfadenite, abscesso hepático ou esplênico, endocardite).

Achados de laboratório causados por doença reativa (p. ex., artropatia, eritema nodoso, síndrome de Reiter, miocardite, glomerulonefrite).

Uso e Abuso do Antibiograma

A tendência de muitas bactérias para tornarem-se resistentes aos antibióticos resultou em problema de significação crescente, máxime com os estafilococos e o bacilo da tuberculose. Estas amostras resistentes causaram o aumento, alarmante às vezes, de infecções graves, no hospital e fora dele. Eis por que há que pensar nas conseqüências do uso inadequado de antibiótico e na eventual importância de selecionar o antibiótico certo, com o auxílio das provas de suscetibilidade.

A maioria das infecções cede rapidamente à administração **empírica** de um ou outro dos antibióticos de uso corrente, escolhido à base da experiência anterior e, por conseguinte, as provas de suscetibilidade **não** são necessárias. Somente quando o **diagnóstico é incerto**, em casos de **recaída** ou quando a doença **não melhora logo** e se mostra **grave** e avassaladora, a ajuda do laboratório é essencial e pode ser decisiva na escolha do antibiótico ativo sobre a bactéria invasora.

Coprocultura e Antibiograma. Há, entre nós, abuso e distorção na prática dessas provas, que amiúde são solicitadas sem necessidade, levando a antibiogramas de germes normais no intestino e conseqüente erro terapêutico.

Mecanismo da Resistência. Não se conhece bem o mecanismo exato do desenvolvimento de resistência bacteriana. Sabe-se que a população bacteriana é heterogênea com relação à suscetibilidade a determinado antibiótico, e a bactéria resistente pode surgir espontaneamente, como resultado de mutação ou adaptação. Às vezes, ela depende da produção de uma enzima específica, que destrói o medicamento, haja vista a formação de penicilinase pelos estafilococos. É possível até que o microrganismo se torne dependente do antibiótico.

Demonstrou-se que as bactérias resistentes contêm um elemento genético extracromossômico composto de DNA — o fator R. Grupos de genes determinantes de resistência se ligam ao fator R, que se reproduz e se transfere de célula a célula, transmitindo assim a raças bacterianas, antes suscetíveis, o poder de resistência ao medicamento.

Convém lembrar também que nem sempre há correspondência entre os resultados das provas de suscetibilidades *in vitro* e a resposta ao tratamento, observação freqüente em casos de infecção dos tratos urinários gastrintestinal, o que tem justificado levantar-se dúvidas sobre a validade dessas provas.

É evidente que elas só serão úteis se o microrganismo for o agente etiológico da infecção.

De ordinário, são desnecessárias as provas de suscetibilidade aos seguintes organismos, porque até hoje eles não mostraram grande tendência à criação de resistência: *Streptococcus pyogenes* e *Diplococcus pneumoniae*.

São imperativas as provas para certas bactérias, como o grupo *coli-aerogenes*, o *Proteus*, o *Pseudomonas aeruginosa*, *Staphylococcus aureus* e o *Streptococcus faecalis*.

Não se devem fazer os testes de suscetibilidade a antibióticos diretamente em culturas mistas, obtidas da amostra, porque são inúteis e desnorteantes.

Método de Difusão em Ágar (Disco). É o mais simples e o mais rápido. O meio usado pode ser o ágar de infusão ou ágar sangue. Para sulfonamida, recomenda-se meio livre de ácido paraminobenzóico, como o ágar de Mueller-Hinton.

Distribui-se com o auxílio de um pedaço de algodão, sobre a superfície seca da placa, o organismo que haja crescido em uma cultura em caldo, de duas a cinco horas, de tal maneira que se permita crescimento uniforme e confluente.

Coloca-se a placa inoculada na estufa para secar, porque a umidade tenderá a dissolver os antibióticos no papel de filtro e dar resultados errôneos.

Dispõem-se os discos na placa, a intervalos eqüidistantes. Cuide-se de que o meio entre em contato com toda a superfície do disco. Este pode ser de três tipos: o disco úmido, preparado pela imersão de discos estéreis, de papel de filtro, em soluções do antibiótico, logo antes de colocá-lo na pláca; discos secos, existentes no comércio ou feitos no laboratório; ou discos múltiplos, contendo vários antibióticos em uma unidade. O importante é que o disco seja de potência certa e bem padronizado.

Incubam-se as placas a 37°C, durante a noite ou até que se desenvolva o crescimento. Em alguns casos, em especial no caso de inoculações abundantes feitas de manhã, a leitura pode ser feita depois de cinco a seis horas.

Leitura. Baseia-se na presença ou ausência de uma zona distinta de inibição em torno dos discos. O diâmetro da zona de inibição varia com o antibiótico e com o organismo em exame. Os resultados por este método são estritamente qualitativos, e o diâmetro da zona de inibição não indica necessariamente a eficácia relativa do antibiótico. Se se usam duas diluições do antibiótico, os resultados podem ser dados assim:

Suscetível: zona distinta de inibição em torno dos discos de ambas as diluições.

Moderadamente Suscetível: zona distinta somente em torno da concentração mais alta.

Resistente: nenhuma zona em torno dos discos.

Por vezes, vêem-se colônias esparsas, desenvolvendo-se dentro da zona de inibição. Representam variantes resistentes do microrganismo em exame, ou contaminantes, e devem ser coradas pelo Gram e repicadas.

Para outros pormenores de técnica, ver o manual de Vallada.

BIBLIOGRAFIA

ARANTES PEREIRA, O.: *Biopsia retal no diagnóstico da esquistossomose mansoni no Brasil.* Debates promovidos pela Soc. Gastroent. e Nutrição de São Paulo, 1953.

BASFORD, R.L. e HENRY, J.B.: Lactose Intolerance in the Adult. *Postgrad. Med., 41:A.* 70, 1967.

BAUER, J.D.: *Clinical Laboratory Methods,* 9.ª ed. Saint Louis, The C.V. Mosby Company, 1982.

BLAGG, W.; SCHLOEGEL, E.L.; MANSOUR, N.S. e HHALAF, G.I.: A new concentration technic for the demonstration of protozoa and helminth eggs in feces. *Am J. Trop. Med. Hyg., 4:*23, 1955.

CANÇADO, J.R.: Incidence of intestinal parasites in a tropical area of Brazil. *Amer. J. Digest. Dis., 10*:98, 1943.

CANÇADO, J.R.; HADAD, E.; MINEIRO, E.M. e FALEIROS, U.: Contribuição para a diagnose da esquistossomose mansônica — a raspagem retal com cureta. *O Hospital, 52*:9-22 (out.), 1957.

CANÇADO, J.R; HADAD, E.; FALEIROS, U e ROSÁRIO, H.: A raspagem retal com cureta. *IX Congr. Bras. Gastrent.*, Rio de Janeiro (8 a 12 out.), 1957.

CANÇADO, J.R.; SALES DA CUNHA, A; GARCIA DE CARVALHO, D. e CAMBRAIA, J.N.S.: Evaluation of the treatment of human *Schistosoma mansoni* infection by the quantitative oogram technique. *Bull. Wld. Hlth. Org., 33*:557-566, 1965.

CASTILHO, V.L.P.; CANUTO, J.B.; CARVALHO, C.; RIBEIRO, A.H. e MARTINS, A.R.: Incidência de parasitoses intestinais do Setor de Parasitologia Clínica da Santa Casa de Misericórdia de São Paulo. Rev. Bras. Pat. Clin., 30, 1994.

CRISTÓVÃO, D.A.: Do valor do método do "Swab" NIH no diagnóstico da enterobiose intestinal e da incidência desta em crianças de São Paulo. *Rev. Clin. de São Paulo, 9*:148, 1941.

DAVIDSOHN, I. e HENRY, J.B.: *Todd Sanford's Clinical Diagnosis by Laboratory Method.* 15.ª ed., Saunders, Philadelphia, 1974.

DESCHIENS, R. e CARVAILLO, R.: *La coprologie en pratique medicale.* Paris, N. Maloine, 1929.

FULLEBORN, F.: Arch. f. Schiffs u. Trop. *Hyg, 25:*324, 1921 (Cit. p. Weber).

GALIZZI, J.: Falsa areia intestinal. *Brasil-Médico, 57:*365, 1943.

GOIFFON, R.: *Manual de Coprologie Clinique.* 3.ª ed., Paris, Masson e Cie., 1935.

HADAD, E.: Raspagem retal com cureta no diagnóstico da esquistossomose mansônica. *Tese de doutoramento.* Fac. Med. U.M.G., Belo Horizonte, 1957.

HEUPKE, W.: *Die Feces des Menschen.* Verlag von Theodor Steinkopff, Leipzig, 1939.

HOFFMAN, W.A.; PONS, J.A e JANER, J.L.: Sedimentation-concentration method in schistosomiasis mansoni. *Puerto Rico J. Publ. Health Trop. Med., 9:*283-298, 1934.

KATZ, N.; COELHO, P.M.Z e PELLEGRINO, J.: Evaluation of Kato's quantitative method through the recovery *of Schistosoma mansoni eggs* added to human feces. *J. Parasit., 56*:1032-3, 1970.

KATZ, N.; CHAVES, A. e PELLEGRINO, J.: A simple device for quantitative stool thick smear technique in schistosomiasis mansoni: *Rev. Inst. Med. Trop. São Paulo, 14:*397-340, 1972.

LAMBERTUCCI, J.R.; CARVALHO, O.S. e KATZ, N.: A esquistossomose mansoni em Minas Gerais. *Rev. Soc. Bras. Med. Trop., 20*:47-52, 1987.

LE MINOR: *Le Diagnostic de Laboratoire des Enterobacteries.* 3.ª ed., Paris, 1967.

LEVINSON, S.A. e MACFATE, R.P.: *Clinical Laboratory Diagnosis.* 7.ª ed., Lea & Febiger, Philadelphia, 1969.

LINO VIEIRA, G.: Incidência do *E. vermicularis* em crianças de Belo Horizonte. *XI Semana Brasil. Debates Científicos.* Recife, 22 a 29 de janeiro de 1958.

LOBATO, BERNADETE, G.B.: Comunicação pessoal, out. 1991.

LUTZ, A.: *Schistosomum mansoni* and schistosomiasis observed in Brazil. *Mem. Inst. Oswaldo Cruz, 11*:109-140, 1919.

MARTIN, L.C. e BEAVER, P.C.: Evaluation of Kato Thick Smear technique for quantitative diagnosis of helmintic infections. *Am. J. Trop. Med. Hyg., 17*:382-391, 1968.

MELLO TEIXEIRA, J.: A esquistossomose mansônica na infância, em Belo Horizonte, *Tese*, B. Horizonte, 1920.

NEAL, R.A.: Experimental studies on Entamoeba with reference to speciation. Adv. *Parasitology, 4*:1-57, 1966.

OTOLINA, C. e ATTENCIO, M.: Nuevos caminos para el diagnóstico preciso de la schistosomose mansoni. *Rev. Policlínica Caracas, 1:*35, 1943.

PAULA CASTRO, L.: Influência da gordura exógena sobre a gordura fecal em indivíduos sem esteatorréia. *Tese.* U.F.M.G., Belo Horizonte, 1975.

PEREIRA, R.B.: *O Método de Ottelina e Atencio no diagnóstico da esquistossomose mansoni.* Imprensa Oficial, Belo Horizonte, 1950.

PINTO, C.: *Zooparasitoses de interesse médico e veterinário.* Editora Científica, 2.ª ed., Rio de Janeiro, 1945.

PRATA, A.: *Biopsia retal na esquistossomose mansoni. Bases e aplicações no diagnóstico e no tratamento.* S.N. Ed. Sanit., Rio, 1957 (*tese, cátedra*).

RABELLO, ANA L.T.: O exame parasitológico de fezes, a biópsia retal e o teste imunoenzimático no diagnóstico da esquistossomose mansoni humana. *Tese de Mestrado* — Curso de Pós-Graduação em Medicina Tropical, U.F.M.G., Belo Horizonte, 1990.

RODRIGUES DA SILVA, J.: Estudo clínico de esquistossomose mansoni. *Tese.* Rio de Janeiro, 1949.

SALES DA CUNHA, A.: Patogenia da amebíase. *Tese.* U.F.M.G., Belo Horizonte, 1975.

SALLE, A.J.: *Fundamental Principles of Bacteriology.* 4.ª ed., McGraw-Hill, Nova Iorque, 1954.

SCHAUB, I.G. e FOLEY, M.K.: *Methods for Diagnostic Bacteriology.* 2.ª ed., St. Louis, C.V. Mosby, 1943.

SILVA, E.F.: *Entamoeba moschkovskii* Tshalaia, 1941: Novos focos na América do Sul. *Tese de mestrado.* Belo Horizonte, 141 pp., 1972.

SONNENWIRTH, A.C. e JARETT, L.: *Gradwohl's Clinical Laboratory Methods and Diagnosis,* 8.ª ed., Saint Louis, The C.V. Mosby Company, 1980.

STACK, B.H.R; SMITH, T.; HYWEL, J.J. e FLETSCHER, A.: Measurement of blood and iron loss in colitis with a whole body counter. *Gut., 10*:769, 1969.

TODD-SANFORD-DAVIDSOHN: *Clinical Diagnosis and Management by Laboratory Methods*, 17.ª ed., Saunders, Philadelphia, 1984.

VALLADA, E.P.: Manual de coprocultura: Isolamento e identificação bacteriana. 2.ª ed., Atheneu, São Paulo, 1998.

VAN DE KAMER, J.H.; BOKKEL HUININK; TEN, H. e MEYERS, H.A.: Rapid method for the determination of fat in feces. *J. Biol. Chem. 177*:347-55, 1949.

WALLACH, J.: *Interpretation of diagnostic tests.* 6th ed., Little Brown & Co., Boston, 1996.

WEBER, M.C.: Miracidial hatching in the diagnosis of bilharziasis. *Cent. Afr. J. Med., 19*(9):11-14, 1973.

WIDMANN, F.K.: *Goodale's clinical interpretation of laboratory tests.* 7.ª ed., F.A. Davis Company, Philadelphia, 1973.

WIGGINS, H.S.; HOWELL, K.E.; HELLOCK, T.D. e STALDER, J.: The origin of fecal fat. *Gut., 10*:400,1969.

6

Exame da Secreção Gástrica, do Líquido de Estase Duodenal, da Bile e da Secreção Pancreática

Os grandes avanços técnico-científicos observados nos últimos anos introduziram novos métodos diagnósticos em Gastroenterologia, que, em alguns casos, se somaram a procedimentos já tradicionais e ainda importantes, enquanto em outros vieram substituir com vantagens métodos antigos. Os amplos horizontes proporcionados pela moderna endoscopia, a dosagem de gastrina sérica por radioimunoensaio, os chamados "testes respiratórios" utilizando elementos radioativos, assim como a melhor compreensão da importância etiopatogênica do *Helicobacter pylori*, são acréscimos significativos na abordagem diagnóstica e terapêutica das doenças do sistema digestivo. Com efeito, a infecção pelo *H. pylori* pode atualmente ser diagnosticada através de diferentes recursos, como a colheita de fragmento de mucosa gástrica para o teste da urease, para exame histológico com colorações adequadas como o Giemsa, para cultura em meios específicos e para exame por PCR. Pode ainda ser detectada por outros métodos que não dependem da endoscopia, como o sensível "teste respiratório" utilizando uréia marcada com carbono 13 ou 14, ver Cap. 3), assim como a detecção sérica por ELISA de anticorpos de classe IgG e IgA, esta de maior importância em estudos epidemiológicos. É importante distinguir, ainda, os procedimentos que têm utilidade sobretudo em pesquisa, daqueles que são empregados na prática clínica diária.

O exame da secreção gástrica e dos líquidos duodenais obtidos por sonda têm hoje indicações clínicas muito restritas, em vista da disponibilidade dos recursos propedêuticos acima mencionados, acrescidos de outros, como a ultra-sonografia computadorizada, a ressonância magnética nuclear, a colangiopancreatografia endoscópica retrógrada, a laparoscopia com biópsias e outros.

EXAME DA SECREÇÃO GÁSTRICA

O estudo da secreção gástrica visa a conhecer, principalmente:

a) o volume de suco gástrico secretado em determinado período de tempo;
b) a quantidade de ácido clorídrico presente no estômago, quer na chamada secreção basal (aquela que se recolhe depois de esvaziado o estômago), quer na secreção obtida depois da administração ao paciente de estimulante das células parietais da mucosa gástrica.

As indicações para o estudo da secreção gástrica na prática clínica são hoje muito limitadas. Continua sendo, no entanto, de grande utilidade com investigações científicas sobre o papel etiopatogênico do *H. pylori*, assim como sobre a ação de novas substâncias anti-secretoras, além de algumas situações clínicas específicas.

Os testes relacionados à secreção gástrica visam principalmente ao estudo do *ácido clorídrico* e da *pepsina*, no suco gástrico obtido por sonda, e da *gastrina* e do *pepsinogênio*, dosados no sangue circulante. A dosagem de gastrina sérica é subsídio importante no diagnóstico da síndrome de Zollinger-Ellison; valores acima de 400 pg/ml confirmam a suspeita diagnóstica. A dosagem sérica de pepsinogênio pode fornecer, de modo mais simples, informações equivalentes à dosagem da pepsina na secreção gástrica obtida por sonda. Os testes realizados através de sonda gástrica dividem-se nos chamados "testes secretórios" e nos "testes provocativos". Entre os primeiros destacam-se os *testes aumentados da histamina* e *do Histalog*, o *teste da pentagastrina* e o *teste da insulina*. Entre os "provocativos", o *teste da secretina* e o *teste da infusão de cálcio*.

As situações clínicas que ainda se constituem em indicações para os testes secretórios são o diagnóstico da síndrome de Zollinger-Ellison, o controle da dosagem de medicamento anti-secretor (inibidor de bomba de próton), necessário para manter o portador desta patologia sob controle adequado, e como auxiliar no diagnóstico da anemia perniciosa.

Persistindo dúvidas quanto ao diagnóstico da síndrome de Zollinger-Ellison, com gastrinemia basal entre 250 e 400 pg/ml, seriam indicados os "testes provocativos", como o teste da secretina, mais sensível embora dispendioso, e o pouco utilizado teste da infusão de cálcio, demorado, também dispendioso, menos sensível e mais sujeito a efeitos colaterais importantes.

Gastroacidograma

O emprego de substâncias de forte ação estimulante da secreção gástrica, capazes de ativar praticamente todo o conjunto de células secretoras de ácido no estômago, valorizou os resultados do gastroacidograma, especificando melhor suas indicações.

Tais estimulantes, administrados parenteralmente, compreendem sobretudo a histamina em dose aumentada (TAH), o *histalog* no teste de sobrecarga (TAHg) e a pentagastrina, além da insulina com indicações mais restritas.

Os tradicionais repastos de prova de uso oral, por não estimularem ao máximo e de modo uniforme a secreção gástrica, estão hoje abandonados.

A escolha dos estimulantes está subordinada ao preenchimento de requisitos essenciais, como boa tolerância pelo paciente (que deve estar sujeito ao menor risco possível), segurança e utilidade dos resultados, os quais deverão ser reproduzidos com aceitável discrepância, fácil aquisição e custo razoável, além de duração não muito longa do teste.

O Teste Aumentado da Histamina

O emprego de estimulantes capazes de promover o estímulo máximo das células parietais do estômago permitiu que se estabelecesse certa relação entre o teor da acidez e o grau de integridade da parede gástrica, o que se tornou possível após duas séries de trabalhos: a) as pesquisas iniciais de Cox, determinando o número de células parietais da mucosa gástrica de indivíduos normais e de portadores de úlcera gastroduodenal; b) os resultados de Kay, sobre a secreção gástrica máxima, após o emprego da histamina (fosfato de histamina) em injeção subcutânea, na dose de 0,04 mg por quilo de peso corporal, quantidade muito superior àquela até então empregada no estudo da secreção gástrica.

Com efeito, o teste aumentado da histamina (TAH), em doentes posteriormente submetidos à gastrectomia com exame histopatológico da parte do estômago retirada, permitiu comprovar a estreita correlação existente entre o teor da acidez e o número de células parietais.

Mas o teste aumentado da histamina, conquanto represente apreciável avanço no estudo da secreção gástrica, tem o inconveniente de acarretar efeitos colaterais, como rubor e calor exagerados, náusea, palpitação, cefaléia, alterações da pressão e do pulso que nem mesmo a aplicação intramuscular de um anti-histamínico, como, por exemplo, uma ampola de 100 mg de prometazina, cerca de meia hora antes, consegue eliminar totalmente, produzindo, ainda, em alguns casos, certa sonolência bastante incômoda. Pode mesmo, em casos excepcionais, produzir colapso circulatório.

O Teste Aumentado do *Histalog*

Fez-se mister, pois, a pesquisa de novas substâncias que, possuindo os efeitos desejáveis da histamina em dose reforçada, não apresentassem tão acentuados efeitos colaterais.

Constituíram avanço na solução do problema os trabalhos de Lee e Jones. Rosiere e Grossman, Kirsner e Ford demonstraram que um isômero de histamina (composto 24, que é o bicloridrato de 3 — β aminoetil pirazol — o *histalog*) possui propriedades de estimular a secreção ácida do estômago, sem apresentar tão acentuadamente os efeitos colaterais daquela substância.

O *histalog* apresenta sobre a histamina a vantagem de dispensar aplicação prévia de anti-histamínico.

Os estudos posteriores de Ward e cols. e Zaterka e Neves sobre a dose de *histalog* necessária para produzir a secreção máxima de ácido pelo estômago ampliaram o campo de aplicação do teste, que passou a ser chamado de sobrecarga do *histalog* (TAHg).

Em estudos comparativos com a histamina, empregando doses crescentes de *histalog*, Ward e cols. fixaram a dose média ideal em 100 mg, enquanto Zaterka e Neves estabeleceram a dose de 1,7 mg por quilo de peso como capaz de produzir ação máxima sobre a secreção ácida do estômago, com mínimos efeitos colaterais, tais como rubor, calor e cefaléia, embora a literatura médica se refira a raros acidentes graves, como o caso do enfarte do miocárdio e morte assinalado por Baron. Em virtude dessa possibilidade mesmo remota de acidentes mais graves, também com o *histalog* (e a pentagastrina), recomenda-se que seu emprego seja sempre feito sob vigilância médica e em ambiente aparelhado para a correção imediata de qualquer reação mais séria.

Por não estarem isentos de efeitos colaterais, os estimulantes da acidez gástrica, administrados parenteralmente, não devem ser empregados em doentes portadores de afecções, como cardiopatias, pneumopatias avançadas, úlcera gastroduodenal em atividade ou penetrante em órgãos vizinhos e pancreatites.

O *histalog* mantém a ação estimulante sobre a secreção gástrica, por mais tempo que a histamina, mas seu efeito máximo se dá pouco mais tardiamente.

O Teste da Pentagastrina

A pentagastrina, pentapeptídeo sintético, contendo os aminoácidos responsáveis pela ação da gastrina e de ação fisiológica igual a delta, em injeção subcutânea, na dose de 6 μg por quilo de peso, produz secreção máxima de ácido, como a histamina e o *histalog*, com efeitos colaterais geralmente insignificantes.

Logo que a substância foi liberada para uso clínico, em 1966, Abernety e cols. fizeram amplos estudos sobre a quantidade necessária para produzir o estímulo máximo e a via ideal de administração, concluindo ser a dose de 6 μg por quilo de peso corporal a indicada, quando utilizada a via subcutânea, mas que a administração intravenosa, em infusão lenta, na mesma dosagem de 6 μg por quilo de peso, é a que produz efeito análogo. Mais tarde, verificou-se que também a via intramuscular pode ser usada, na mesma dosagem, com resultados semelhantes.

O estímulo máximo produzido pela pentagastrina ocorre dentro da primeira hora. A dificuldade na sua obtenção e o elevado custo são os principais empecilhos a seu uso.

Do exposto, conclui-se que o estimulante de escolha para o estudo corrente da acidez gástrica, em nosso meio, ainda é o *histalog*, na dose de 1,7 mg por quilo de peso corporal.

O Teste da Insulina

Princípio. A insulina administrada endovenosamente (teste de Hollander, modificado), em doses apropriadas, produz hipoglicemia capaz de estimular fortemente a secreção ácida do estômago, sobretudo através do vago.

Primeiramente cabe lembrar as três fases em que se processa a secreção gástrica.

Fase Cefálica. Os estímulos, transmitidos pelo vago, atuam diretamente sobre as células parietais do estômago, promovendo a secreção de ácido, e, sobre a mucosa do antro, induzindo a formação de gastrina, o mais poderoso estimulante da secreção gástrica conhecida. Assim, a liberação de gastrina tanto pode ser incitada pela fase gástrica como pela cefálica.

Fase Gástrica. É de responsabilidade sobretudo da gastrina, que não é elaborada apenas pelo estímulo vagal, mas também pela ação de substâncias secretagogas, como as proteínas e seus produtos de desdobramento que atuam também diretamente sobre as células parietais, incentivando-as à formação de secreção ácida. A fase cefálica, conforme foi assinalado, pode ser iniciada pela hipoglicemia insulínica; os efeitos glicopênicos atuam através das áreas hipotalâmicas de onde partem os estímulos vagais. Conforme salientava Grossman, alguns autores sustentam que a gastrina liberada em resposta à insulina não mais se produz após a vagotomia, ao passo que os outros não aceitam essa interpretação, admitindo que a insulina possa também liberar a gastrina por efeito não-vagal.

Fase Intestinal. Está na dependência de fator hormonal, provavelmente a própria gastrina, formada na mucosa duodenal. Cabe ressaltar que tais fases se inter-relacionam, havendo, em cada uma delas, a participação de mais de um fator.

Técnica. A técnica da prova é relativamente simples: depois de esvaziado o estômago e recolhida a secreção basal durante 2 horas, estando o doente em jejum de pelo menos 12 horas, aplica-se-lhe na veia uma quantidade de insulina regular correspondente a 0,2 U por quilo de peso, recolhendo-se, durante outras 2 horas, em frações de 60 minutos, toda a secreção gástrica. Destina-se, também, a glicemia do paciente em amostras de sangue obtidas logo após o término da colheita basal e 30, 60 e 90 minutos depois da injeção de insulina.

As condições fundamentais para que o teste tenha validade são: a) que a glicemia do paciente, no decurso da prova, desça a 30 ou 40 mg/dl (1,66 ou 2,22 mmol/l), o que geralmente se observa na amostra recolhida aos 30 minutos; b) que haja acidez na secreção basal ou naquela obtida após estímulo insulínico.

Conquanto não exista critério rígido de avaliação dos resultados do teste e levando-se em consideração as restrições que se lhe fazem, poder-se-ia admitir uma das possibilidades seguintes: 1) **vagotomia completa**, quando a concentração ácida de qualquer das alíquotas de uma hora obtidas após a injeção de insulina for inferior àquela das alíquotas de uma hora de secreção basal de maior concentração de ácido; 2) **vagotomia incompleta**, quando o teor de ácido das duas alíquotas obtidas após a administração da insulina for superior ao teor de ácido das duas porções da secreção basal, ou, ainda, se a quantidade de ácido da secreção basal de cada hora se mostrar superior a 2 mEq.

Técnica do Gastroacidograma

Preparo do Doente. Para a intubação gástrica, cumpre observar os seguintes cuidados:

a) O doente deve estar em jejum, sem tomar qualquer alimento durante, pelo menos, oito horas. A água e o cigarro devem também ser excluídos. Cumpre evitar, ademais, o cheiro e a vista dos alimentos, pela influência sobre a fase psíquica da secreção gástrica.
b) O paciente não deve usar medicação alguma nos dias anteriores à prova; o número de dias (três, em média) que deve decorrer entre a suspensão dos medicamentos e a execução da prova varia segundo a capacidade de eliminação do medicamento e sua ação farmacodinâmica. São eles os antagonistas dos receptores H (**cimetidina, ranitidina** e **famotidina**) e os inibidores da bomba de prótons (**omeprazol, pantoprazol, lanzoprazol, rabeprazol**). Os alcalinos e as soluções ácidas também alteram os resultados.

É ainda importante esclarecer o doente sobre a simplicidade e a inocuidade da prova.

Material Necessário. O material para a análise do suco gástrico consta de:

Sonda de Einhorn ou uma de suas variedades (Levine, Rehfuss, Hollander); seringas de 1, de 2 ou de 10 ml; cilindro graduado para colheita do líquido de estase gástrica e da secreção basal; vaso para receber a saliva do paciente; cinco vidros marcados (15, 30, 45, 60, 75) para colheita das diversas porções obtidas após a administração do estimulante ou do repasto de prova; microscópio, lâminas e lamínulas; cápsulas de porcelana ou tigelas brancas; pequenos bastões de vidro.

Soluções Necessárias. Soluções de xilocaína 2 a 4%, para a anestesia da faringe ou das fossas nasais (de uso raro); hidrato de sódio 0,1 N, rigorosamente titulado (ver Cap. 4); reativo de Toepfer (dimetilaminoazobenzeno em solução alcoólica a 0,5%); solução alcoólica de fenolftaleína a 1%, ou de vermelho neutro, ou de púrpura bromocrisol (indicadores), reativo de Johannessen (ver Cap. 4).

Passagem da Sonda

É recomendável o uso de luvas.

Na execução da tubagem, cabe considerar: a) posição do doente; b) vias de introdução da sonda; c) porção da sonda a ser introduzida.

a) **Posição do doente.** O doente deve estar sentado em cadeira comum ou no leito (se estiver acamado), ficando o médico à sua frente, mas um pouco de lado, para evitar as conseqüências de eventual acesso de vômito ou de tosse.
b) **Vias de introdução da sonda.** No tocante à via de introdução da sonda, é indiferente que se prefira a nasal ou a oral. Via de regra, fazemos as primeiras tentativas pela nasal, por julgá-la mais bem tolerada pela maioria dos doentes.
c) **Tipos de sonda.** Há vários tipos de sonda, empregando-se, para a tubagem gástrica, os modelos descritos para a intubação duodenal. Merece referência, por ser modelo original, a de Einhorn, que se caracteriza, principalmente, por ter na oliva orifícios arredondados (ver, na parte de estudo da bile, a descrição desta sonda). Posteriormente, a sonda de Einhorn foi modificada por Rehfuss, Levine e outros, mas os demais tipos constituem pequenas variações do tubo de Einhorn. Na sonda de Rehfuss, a oliva é um pouco maior e mais pesada e, em lugar de orifícios, possui fendas longitudinais, em número de seis. O indispensável é que a sonda possa ser deglutida e mantida no estômago, durante o tempo necessário, sem grande dificuldade para o paciente, que tenha calibre suficiente para a colheita do material gástrico e que a oliva tenha peso suficiente para permanecer na parte inferior do estômago. Cabe dizer, entretanto, que não é necessário tipo especial de sonda. Pode-se confeccioná-la no próprio laboratório, depois de adquirir o tubo de borracha de cerca de 4 mm de diâmetro externo e a oliva.

Os tubos de pequeno diâmetro e as olivas pouco volumosas oferecem a vantagem de poder ser introduzidos e retirados sem dificuldade, desde que tenham rigidez suficiente para que suas paredes não se coaptem pela aspiração.

A sonda de Einhorn e suas variedades são marcadas a 40, 56 e 70 cm a partir da oliva, números que correspondem às distâncias que vão da arcada dentária à cárdia, ao piloro e à segunda porção do duodeno, respectivamente. Deve-se lembrar que, na introdução da sonda pela via nasal, o trajeto a ser percorrido é cerca de 5 a 6 cm mais longo.

d) **Porção da sonda a introduzir.** Ponto também importante diz respeito à porção a ser introduzida, pois a posição do fundo do estômago varia consideravelmente. Nos indivíduos normais e de estatura mediana, a distância da arcada dentária ao antro pilórico é de aproximadamente 58 a 60 cm (boca e faringe — 15,5 cm; esôfago — 25 cm; estômago — 18 cm, *apud* Testut). Mas, como se sabe, influem grandemente, na extensão desse trajeto, o tipo morfológico do paciente, a posição do corpo, o grau de repleção dos intestinos e os movimentos diafragmáticos. Para salientar a dificuldade clínica, ao se determinar a posição do fundo do estômago, basta lembrar os estudos radiológicos do estômago e cólon feitos por Moody, Van Nuys e Chamberlain, em 1.150 estudantes sadios, de nacionalidade inglesa ou norte-americana. Como linha de reparo, tomaram a biilíaca (obtida traçando-se uma horizontal entre os pontos mais elevados das duas cristas ilíacas). A grande curvatura do estômago normal foi encontrada em posições diversas, desde 7,3 cm acima até 13,5 cm abaixo da linha biilíaca, e a parte mais baixa da grande curvatura estava abaixo dessa linha em 74% dos homens e em 85% das mulheres. Nestas, em 46%, o fundo do estômago ultrapassava a citada linha em mais de 5 cm; em apenas 25% dos homens, o fundo da víscera atingia tal posição.

Pode-se determinar, de maneira aproximada, o comprimento de sonda a ser deglutido colocando-se o tubo externamente, na projeção que ela deve percorrer, observando-se a posição presumível do estômago e marcando o ponto da sonda até onde deverá ela ser deglutida.

O procedimento é o seguinte: passa-se a sonda, de preferência por uma das fossas nasais, e, logo que a primeira marca (45 cm) atinja a asa do nariz, começa-se a aspiração suave, fazendo-se, ao mesmo tempo, com que o doente vá deglutindo lentamente a sonda (na maioria das vezes, antes que a segunda marca alcance a fossa nasal, o líquido de estase gástrica é obtido por aspiração). Logo que o suco gástrico comece a fluir, o doente deglute mais 2 ou 3 cm de sonda, que é fixada, em sua face, com esparadrapo.

Sempre que necessário, a localização da extremidade distal da sonda deve ser orientada pela radioscopia, pois assim se pode ter certeza de sua localização na porção inferior da cavidade gástrica. Nesse caso, estando o paciente sentado, toma-se como reparo fluoroscópico a coluna vertebral, frente à qual deve localizar-se a extremidade inferior da sonda. As sondas radiopacas são as que oferecem condições para essa orientação.

Quando o controle radioscópico é desnecessário, deve-se esmerar nos cuidados para uma posição adequada da oliva. Nesse caso, além dos cuidados já indicados, depois que, por aspirações suaves, se retira todo o suco gástrico de estase, injetam-se pela sonda 20 a 30 ml de água filtrada e, a seguir, procura-se recuperá-la. Caso isto aconteça, a sonda provavelmente está em posição correta. Quando não se consegue recuperar a água injetada, deve-se voltar a extremidade distal da sonda até o cárdia (orientando-se pelas marcas da sonda) e promover a sua reintrodução até que a extremidade distal adquira posição supostamente correta com a recuperação da água injetada.

Ressalte-se que a posição correta da sonda, com o esvaziamento completo do estômago, é condição indispensável à segurança dos resultados.

Paula Castro, que tem grande experiência no estudo da secreção gástrica, observou que, em 25% de seus pacientes, a extremidade da sonda só pôde ser colocada em posição correta com o auxílio da fluoroscopia.

White e Juniper, em estudo bem conduzido sobre o grau de reprodutibilidade dos resultados do gastroacidograma feito no mesmo indivíduo em dias diferentes, realizaram o teste do *histalog* cinco vezes em cada um dos 12 pacientes voluntários, analisando antes a secreção basal recolhida durante duas horas em alíquotas de uma hora (a secreção após a administração do estimulante foi recolhida, também, durante duas horas, em alíquotas de 15 minutos). Concluíram que a reprodutibilidade dos resultados em limites aceitáveis depende, sobretudo, de dois fatores: da capacidade de esvaziar completamente o estômago, ao final de cada período, e da possível variação no índice de produção da secreção basal (por isso mesmo, fizeram a sua coleta durante duas horas em vez de uma hora, como se faz habitualmente).

As principais causas da colheita incompleta do líquido de estase são: a) não ter a sonda alcançado o estômago; b) permanência da oliva na parte alta do estômago; c) ter a oliva se localizado muito próximo ou junto ao piloro; d) obstrução da sonda; e) formação de nó na sonda, quase sempre por causa de deglutição de quantidade exagerada da sonda.

Normalmente, a quantidade média de suco gástrico de estase varia de 40 a 60 ml, mas resíduo de 20 ml já pode ser considerado de volume normal. Quando o paciente é acometido de náuseas e vômitos, pode-se ter volume de estase de 80 a 100 ml, sem que isso signifique retenção ou hipersecreção gástrica.

A Secreção Basal. Esvaziado o estômago, com o doente ainda em jejum, passa-se à colheita da secreção basal durante os 60 minutos seguintes, por aspiração mais ou menos contínua e suave, manualmente ou por meio de bomba de sucção.

Em geral, o volume total da secreção basal recolhida durante uma hora gira em torno de 45 a 70 ml.

Durante a colheita da secreção basal, o paciente deve estar, tanto quanto possível, em condições basais, sem a interferência de fatores que possam influir no estímulo ou na inibição da secreção gástrica, como a vista e o odor dos alimentos e a sensação de medo, angústia ou aborrecimento. É recomendável que, mesmo antes de se recolher a secreção que irá servir para exame, desprezem-se as porções iniciais obtidas nos primeiros 20 a 30 minutos para permitir ao doente melhor adaptação às condições da prova.

Exame das Porções Obtidas. Ainda durante o andamento da prova ou logo depois de colhido todo o material, faz-se o exame das porções obtidas.

Inicia-se o exame pela secreção basal, determinando-se-lhe o volume, o pH e a acidez, sendo esta última expressa em mEq/hora.

Mesmo nos indivíduos normais, há variações bem amplas na acidez basal, relacionadas ao sexo, à idade e à própria constituição do paciente.

Procede-se, a seguir, à análise das diversas alíquotas de 15 minutos, visando a obter as seguintes informações.

a) Volume exato de cada porção;
b) Quantidade de ácido secretado em cada porção;
c) Quantidade de ácido secretado durante os 60 minutos, representada pela soma da acidez das quatro alíquotas recolhidas, o que resulta na produção máxima de ácido (PMA), expressa em mEq/hora;
d) Quantidade de ácido secretada nas duas porções consecutivas cuja soma revelou maior quantidade de ácido e que representa a resposta máxima de ácido (RMHg) expressa em mEq por 30 minutos;
e) pH de cada uma das frações.

Dosagem da Acidez Gástrica

Técnica. A porção recolhida durante os 60 minutos, no caso da secreção basal, ou em cada período de 15 minutos, no caso da secreção pós-estímulo, é rigorosamente medida e filtrada em gaze. A seguir, coloca-se em um pequeno recipiente (cápsula de porcelana, cálice ou tigelinha) 1 ml do líquido filtrado, adicionando-se a ele 1 ml de água destilada e uma gota da solução de fenolftaleína a 1% (pH do ponto de viragem entre 8 e 9), ou de vermelho neutro (pH de viragem em torno de 8,5) ou de púrpura de bromocresol (cuja viragem se faz com pH em torno de 6,5). Titula-se deixando-se cair gota a gota, de microbureta ou de bureta graduada ao centésimo, solução de NaOH 0,1 N, rigorosamente titulada, até que a solução tome coloração ligeiramente rósea, persistente. Para isso, algumas vezes é necessário acrescentar ao líquido a ser titulado apenas uma fração de gota de solução de NaOH, recolhendo-se esta fração no bico da bureta por meio do bastão de vidro com que se está agitando o líquido em exame.

Ocorrida a viragem, lê-se a quantidade de NaOH 0,1 N consumida, a qual representa a quantidade de ácido clorídrico presente em 1 ml de suco gástrico.

Como, entretanto, a acidez é expressa em mEq de ácido clorídrico por meia hora ou por uma hora, os cálculos se processam do seguinte modo, respectivamente:

$$\frac{\text{Vol. NaOH consumido} \times \text{Vol. em 30 min}}{10} = \text{mEq/30 min}$$

$$\frac{\text{Vol. NaOH consumido} \times \text{Vol. em 60 min}}{10} = \text{mEq/hora}$$

(A divisão por 10 deve-se ao emprego de NaOH 0,1 N, e não NaOH 1 N.)

A resposta máxima ao *histalog* (RMHg), convém repetir, é obtida pela dosagem da acidez das duas **frações consecutivas** de suco gástrico que somem maior produção de ácido, o que, via de regra, se dá com o *histalog*, como já foi assinalado, um pouco mais tardiamente do que quando se emprega a histamina (RMH), razão pela qual, após a administração do *histalog*, se despreza a fração de suco gástrico obtida nos primeiros 15 minutos e prolonga-se até os 75 minutos.

Precedendo a interpretação do gastroacidograma, cabe dizer algumas palavras sobre o valor da determinação do pH da secreção gástrica.

Nos casos em que há baixa concentração de ácido no líquido em exame, o conhecimento do pH do suco gástrico constitui índice mais sensível do teor deste ácido do que as informações dadas pelo método titulimétrico. Daí a sua importância clínica, sobretudo quando o diagnóstico da acloridria se mostra necessário, como na atrofia difusa da mucosa gástrica da gastrite atrófica e da anemia perniciosa, bem como em algumas outras circunstâncias.

A medida do pH se faz comumente pelo método potenciométrico (potenciômetro Metrohm, por exemplo).

Usa-se o suco gástrico não-diluído. A técnica não apresenta qualquer particularidade, e os aparelhos em geral se fazem acompanhar das instruções necessárias.

No homem, o pH normal do estômago, em jejum, gira em torno de 1,5.

Como critério para o diagnóstico da acloridria, adota-se a persistência do pH do suco gástrico sempre acima de 6 (seis), mesmo após o estímulo máximo da secreção gástrica.

INTERPRETAÇÃO

Valores Normais. Mesmo em pessoas normais, o teor de ácido clorídrico da secreção gástrica mostra ampla variação relacionada, como já dito no estudo da secreção basal, ao sexo, à idade e à própria constituição do paciente, além das variações ligadas aos diferentes estimulantes e técnicas empregadas.

Os valores normais, no adulto, são um pouco mais elevados no homem do que na mulher e mais altos em relação às crianças; mas, como salienta Baron, há poucos estudos sobre a secreção gástrica normal na criança. Serão dados, por isso, os valores médios normais para o homem e para a mulher, da secreção basal e daquela obtida após emprego do estimulante por via parenteral (*histalog*).

O Gastroacidograma nas Diversas Patologias

A seguir, será feito resumo do comportamento do gastroacidograma naquelas principais patologias nas quais os resultados têm alguma significação.

Evidentemente, a ordem em que se apresentam as diversas patologias não guarda relação com a importância do exame no estudo delas.

Cabe lembrar que a inclusão da endoscopia como método de rotina no estudo da patologia gástrica abriu caminho à freqüente realização de biópsia da mucosa, proporcionando conhecimentos mais seguros de seu estado anátomo-funcional.

Úlcera Gástrica e Câncer do Estômago. Na úlcera gástrica, o volume e o pH do suco gástrico podem situar-se dentro da faixa da normalidade, mas é freqüente observar hipossecreção, com hipo- ou anacidez.

Não é diferente o quadro na maioria dos casos de câncer do estômago, mas em cerca de 20%, observa-se ausência completa de ácido, e, como adverte Baron, em aproximadamente 5% dos casos de carcinoma do estômago, há secreção de ácido superior a 2 mEq por hora.

Gastrite Atrófica. Na gastrite atrófica, o estudo da acidez gástrica oferece informações úteis, sobretudo depois dos estudos de Guiss e Stewart, seguidos pelos trabalhos de vários outros autores, mostrando que, à medida que a gastrite atrófica se intensifica, diminuem o número de células parietais e a acidez do estômago, com desaparecimento completo do ácido clorídrico nos processos difusos.

Sabe-se que, na atrofia difusa da mucosa gástrica da anemia perniciosa, na gastrite atrófica avançada e em certos casos de câncer gástrico, anemia aplástica e artrite reumatóide, há ausência completa de acidez gástrica, e o pH do suco gástrico, determinado pelo potenciômetro, não cai abaixo de 6, mesmo após estímulo máximo com histamina, *histalog* ou pentagastrina.

A verificação de acidez acima de 0,25 mEq por hora ou de pH inferior a 6 ao estímulo máximo fala contra a atrofia difusa da mucosa gástrica, excluindo assim a anemia perniciosa, a gastrite atrófica difusa, bem como qualquer outra afecção de cujo quadro faça parte a atrofia difusa da mucosa gástrica.

Úlcera Duodenal. Na úlcera duodenal, como se sabe, predomina a hipercloridria. O maior número de células parietais da mucosa gástrica nos portadores de úlcera duodenal (cerca de um bilhão e oitocentos milhões para o homem, e um bilhão e quinhentos milhões para a mulher) é acompanhado, em cerca de dois terços dos casos, de apreciável aumento da secreção e da acidez do estômago, tanto na secreção basal como nas diferentes porções, colhidas após administração de estimulantes das citadas células.

Síndrome de Zollinger-Ellison (síndrome Z-E, gastrinoma). A síndrome de Zollinger-Ellison é representada pela tríade: a) tumores benignos e sobretudo malignos das células **não-beta** do

Quadro 6.1 Valores Normais da Acidez Gástrica, Secreção Basal e Suco Gástrico Obtido após *histalog* (1,7 mg/kg)

	Secreção Basal (mEq/hora)		Prod. Máx. Ácido (PMP) (mEq/60 min)		RMHg mEq/30 min
Sexo	Média	Limites	Média	Limites	
Homem	2,4	0,0 a 20	18,0	10 a 42	12,5
Mulher	1,5	0,0 a 15	15,0	5 a 35	9,5

pâncreas (e, mais raramente, de outra localização, como o duodeno e o próprio estômago), responsáveis pela secreção abundante da gastrina (daí a denominação de gastrinomas dada a esses tumores); b) hipersecreção ácida do suco gástrico; c) úlcera gastroduodenal fulminante, simples ou múltipla, que recidiva apesar de reiteradas operações do estômago, mas que inexiste em alguns casos, assim como pode ser discreto o aumento da secreção e da acidez do estômago. Acrescente-se à tríade a hipergastrinemia. Em cerca de um terço dos casos, a diarréia constitui manifestação proeminente.

Nessa síndrome, o gastroacidograma mostra-se de grande valor. No trabalho original, em 1955, seus descobridores já assinalaram, como um de seus componentes essenciais, o grande aumento da acidez gástrica, tendo sido observado, em ambas as doentes estudadas, pronunciado aumento de volume e da acidez do suco gástrico recolhido durante 12 horas. Mas, ainda hoje, com o estudo da secreção basal e o emprego de estimulantes capazes de produzir funcionamento máximo das células parietais, não se dispõe de parâmetros seguros para o diagnóstico da síndrome com base apenas no estudo da secreção gástrica, pois os resultados podem levar a diagnósticos falso-positivos e falso-negativos. De qualquer modo, como assinala Marks, aumento acentuado da acidez basal, atingindo mais de 60% da acidez obtida após estímulo máximo da secreção gástrica, milita a favor da síndrome de Zollinger-Ellison. Nessas circunstâncias, geralmente o teor de ácido clorídrico está acima de 40 mEq/hora, com acentuado aumento também do volume da secreção.

Os dois parâmetros do gastroacidograma que dão melhor indicação da síndrome são constituídos pelo aumento da velocidade da secreção basal e relação existente entre a acidez basal e aquela produzida após estímulo (como já foi assinalado, nessa síndrome a acidez basal, via de regra, equivale, em mEq, a pelo menos 60% da produção máxima de ácido por hora).

Constitui também forte indício da síndrome a acidez noturna de 12 horas contendo mais de 100 mEq de ácido clorídrico, associada à secreção basal de ácido superior a 15 mEq/hora.

Critério mais seguro para o diagnóstico laboratorial da síndrome, mas que foge às finalidades deste livro, é fornecido pela dosagem da gastrina no soro pelo radioimunoteste, quando o encontro de valores cinco a 30 vezes acima do normal fala fortemente a favor da doença. Como, entretanto, em certas afecções, como na anemia perniciosa, a serogastrina pode apresentar-se também muito aumentada (por não ocorrer a inibição natural de sua formação no antro do estômago pelo ácido clorídrico, inexistente nessa afecção), o estudo da gastrina pelo radioimunoensaio não dispensa a realização do gastroacidograma.

Sendo a gastrina, na síndrome em estudo, secretada principalmente pelas células não-beta do adenoma do pâncreas ou mais raramente de outra víscera, e não pelas células do antro gástrico, como em geral ocorre, não haverá inibição de sua secreção proporcionada pelo aumento da acidez gástrica induzido pelo próprio hormônio.

Úlcera Duodenal Pós-operatória. Nos doentes gastrectomizados que continuam com sintomas de úlcera, nos quais os exames radiológico e endoscópico se mostram inconclusivos, a verificação de acidez gástrica acima de 15 mEq após a sobrecarga de *histalog* (TAHg) ou de histamina (TAH) é muito sugestiva de recidiva da úlcera, ao passo que, se a PMA (produção máxima de ácido) for inferior a 1,0 mEq/h, torna-se pouco provável a presença de úlcera da boca anastomótica ou jejunal.

Valores Médios da Acidez Gástrica. O Quadro 6.2 contém resumo dos valores médios da acidez nos indivíduos normais e em portadores das principais patologias nas quais o gastroacidograma é comumente empregado. Cumpre assinalar que cada grupo normal ou patológico inclui percentagem significativa de casos com acidez que se distancia para mais ou para menos da média apresentada, induzindo o médico menos avisado a interpretação errônea dos resultados. Desnecessário esclarecer que os resultados da análise gástrica, como aqueles de quaisquer outros métodos subsidiários, devem ser interpretados à luz dos dados oferecidos pelo exame clínico.

Repastos de Prova

Vários repastos de prova foram empregados para a análise fracionada do suco gástrico, não preenchendo nenhum deles as condições de reparo ideal que estimule, ao máximo ou de modo uniforme, a secreção do estômago. Por isso, foram substituídos pelos estimulantes parenterais, conservando apenas valor histórico.

Com o esvaziamento completo do estômago, encerra-se a prova. A remoção da sonda, como sempre, é feita com o paciente sentado e por meio de tração contínua, mas lenta, a fim de evitar traumatismo das vias digestivas e áreas superiores à passagem da oliva.

EXAME DO LÍQUIDO DE ESTASE DUODENAL, DA BILE E DA SECREÇÃO PANCREÁTICA

Como já assinalado, a propósito da tubagem gástrica, também a tubagem duodenal não é usada nos dias atuais, devido ao advento de métodos de diagnóstico mais precisos. No entanto preferimos conservar nesta obra o essencial dos métodos, não só por seu valor histórico, e pelos ensinamentos que encerram, mas também por sua aplicação em pesquisa e até mesmo pela eventual utilidade prática. Por exemplo, a endoscopia é hoje o método de escolha para o diagnóstico das doenças gastroduodenais. Recorre-se de ordinário a biópsia. Mas não mais se examina ao microscópio o líquido de estase duodenal, embora isso seja possível com o equipamento da endoscopia.

A falta do exame microscópico do líquido de estase duodenal está deixando passar sem diagnóstico as parasitoses, por exemplo, a estrongiloidíase e a giardíase, muito comuns em nosso meio.

A Intubação Duodenal

A aspiração duodenal foi praticada em primeiro lugar por Boas, em 1889, introduzindo a sonda gástrica, em jejum, seguida de massagem no lado direito do abdome. Depois de Boas, Hemmeter, em 1895, usando processo de difícil consecução, praticou, com relativo sucesso, a intubação duodenal. Os trabalhos de Hemmeter foram seguidos pelos de Kuhn, em 1989. Todavia, a intubação duodenal só se inclui entre os processos de aplicação prática em 1909, quando Einhorn atingiu o duodeno, utilizando sonda apropriada que recebeu seu nome. A sonda de Einhorn tem sofrido várias modificações.

Baseado na sugestão que, em 1917, Meltzer havia feito sobre a possibilidade de provocar o escoamento da bile através do esfíncter de Oddi, relaxado em virtude da instilação, no duodeno, de solução concentrada de sulfato de magnésio, Lyon, em 1919, publicou suas conclusões sobre a viabilidade de separação da bile dos diferentes segmentos do trato biliar.

Preparo do Doente. O preparo do dente é o mesmo indicado para a tubagem gástrica, recomendando-se a suspensão de todos os medicamentos pelo prazo mínimo de três dias e jejum completo no dia da realização do teste.

É desnecessário o emprego de antiespasmódicos nos dias que precedem a prova, com o fim de facilitar a progressão rápida da sonda até o duodeno.

Quadro 6.2 Valores Médios da Acidez Gástrica em Indivíduos Normais e em Portadores de Afecções nas quais se Faz o Gastroacidograma

		Acidez Basal (mEq/hora)		PMA (produção máxima de ácido — mEq/hora)		RMHg (resp. máxima ao *histalog* mEq/30 minutos)	
		Média	Variações	Média	Variações	Média	pH médio
Normal	Homem	2,0	0,0-20,0	18,0	10,0-42,0	10,5	1,5*
	Mulher	1,5	0,0-15,0	15,0	5,0-35,0	8,5	
Úlcera duodenal	Homem	7,0	0,3-35,0	30,0	8,0-60,0	18,0	
	Mulher	4,0	0,1-10,0	25,0	7,0-40,0	15,0	
Úlcera gástrica	Homem	3,0	0,0-15,0	12,0	0,0-42,0		
	Mulher	2,0	0,0-12,0	8,0	0,0-35,0		
Síndrome de Zollinger-Ellison**		20,0	15,0-30,0	33,0	20,0-110,0		
Gastrite atrófica difusa		0,0	0,0-0,0	0,0	0,0-0,25		6 ou mais
Anemia perniciosa		0,0	0,0-0,0	0,0	0,0-0,25		6 ou mais
Câncer do estômago	Homem	1,5	0,0-12,0	7,0	0,0-42,0		
	Mulher	1,0	0,0-12,0	3,0	0,0-35,0		
Úlcera jejunal		8,0	0,5-35,0	20,0	10,0-60,0		
Doença de Ménétrier***		0,0	0,0-0,0	0,0	0,0-0,50		
Gastrite hipertrófica hipersecretora****		7,0	0,5-25,0	25,0	0,1-45,0		

*As células parietais produzem solução rica em ácido clorídrico, muito ácida, portanto, com pH que pode chegar a 0,8. Com a mistura com outros elementos, inclusive muco, o pH se eleva, atingindo níveis mais elevados com a deglutição de saliva e de alimentos. Mas, à medida que o estômago vai se esvaziando, o pH desce até aproximadamente 1,5, quando, talvez por mecanismo de defesa, há inibição temporária da secreção gástrica.
**Tem maior valor semiológico na síndrome de Zollinger-Ellison a presença de acidez basal igual ou superior a 60% da acidez observada após estímulo máximo.
***Elevado teor de proteínas no suco gástrico.
****Ausência de aumento apreciável de proteínas no suco gástrico.
Os dados apresentados no quadro acima representam a média dos valores encontrados por diversos autores que estudaram o assunto, citados no texto. Mas, cabe lembrar Baron, quando adverte que os valores médios têm importância relativa por indicarem resultados de grandes variações e que só mesmo os achados mais extremos se revestem de maior importância. De mais a mais, enquanto alguns autores empregam como estimulante a histamina em dose máxima, outros empregam ora a histamina, ora o *histalog* e, dentre os que empregam este último, alguns usam a dose de 1,7 mg por quilo de peso corporal, ao passo que outros preferem 1,0 mg ou 1,5 mg por quilo de peso, ou ainda dose fixa de 100 mg. Baron, por exemplo, afirma que o *histalog* em doses superiores a 1,0 mg por quilo de peso causa efeitos colaterais indesejáveis. Finalmente, ainda há os que mais recentemente passaram a usar a pentagastrina.

Material Necessário. Consta principalmente do seguinte:

1. Sonda de Einhorn ou de uma de suas variantes (Rehfuss, Hollander, Levine e, para estudo da secreção pancreática, sonda de via dupla, como a de Diamond, Lagerlof, Dreiling ou Sarles);
2. Seringa de 20 ml;
3. Vaso para colheita da saliva;
4. Recipientes marcados (*erlenmeyers*, cálices, frascos de boca larga, tubos de ensaio), para a colheita das diferentes porções (líquido de estase gástrica, líquido de estase duodenal, suco pancreático, biles A, B e C);
5. Cápsula de porcelana ou tigelinha branca para dosagem da acidez do resíduo gástrico;
6. Dois vasos de 250 a 500 ml para a lavagem do estômago (se possível, o dispositivo de Murphy);
7. Microscópio, lâminas e lamínulas, para exame a fresco das diferentes porções;
8. Pipetas volumétricas de 1, 2 e 5 ml;
9. Suporte com 12 tubos de ensaio;
10. Material empregado na dosagem das enzimas pancreáticas (além do acima citado, copo *Pyrex*, de cerca de dois litros, seis balões *erlenmeyer* de 50 ml, duas buretas graduadas ao décimo, duas pipetas volumétricas de 25 ml, uma pipeta volumétrica de 5 ml, um cilindro graduado de 250 ml, um tripé, um termômetro para líquidos, material para banho-maria).

Soluções Necessárias. São as seguintes:

1. Para o exame dos líquidos de estase gástrica e duodenal, ver Soluções e reativos necessários para o exame do suco gástrico;
2. Para a prova de Meltzer-Lyon: solução de sulfato de magnésio a 33%;
3. Para a obtenção do suco pancreático e dosagem das enzimas, secretina purificada, pancreozimina cerulínica, soluções alcoólicas de fenolftaleína a 1 e 2%, solução de hidrato de sódio 0,1 N, solução de ácido clorídrico a 0,5%, carbonato de sódio, reativo de Benedict quantitativo, emulsão de gelatina a 5%, solução de amido a 5%, emulsão de óleo de oliva a 20%, ácido sulfúrico 0,1 N e outros reativos, na dependência das técnicas de dosagem das enzimas a serem empregadas.

Técnica. Na intubação duodenal, devem ser considerados dois tempos:

a) **Passagem da sonda até o estômago.** Este tempo em nada difere da passagem da sonda para a tubagem gástrica (ver Exame da secreção gástrica).

b) **Passagem da sonda do estômago para o duodeno.** Feita a intubação gástrica e retirado o líquido de estase do estômago, providencia-se a passagem da sonda para o duodeno. Antes disso, se necessário, procede-se à lavagem do estômago completamente vazio e, com o paciente sentado, instilam-se, pela sonda, 250 a 300 ml de água fervida, tépida; terminada a instilação, o doente deverá tomar sucessivamente as posições de decúbito dorsal, decúbito lateral esquerdo, decúbito ventral e decúbito lateral direito. A água é, então, aspirada lentamente, ou melhor, deixa-se que ela escoe por sifonagem, colocando a extremidade externa da sonda em nível inferior à posição do estômago do doente. Nem sempre se consegue extrair todo o líquido injetado, explicando-se este fato pelo curto tempo de permanência da água no estômago. Experiências de Rehfuss, Bergeim e Hawk demonstraram que 500 ml de água, instilados no estômago, abandonam-no dentro de 10 a 20 minutos. Outras vezes, o volume do líquido extraído ultrapassa de muito o do líquido injetado. Explica-se este fato, segundo conclusões dos autores anteriormente citados, pelo poder estimulante da água sobre a secreção gástrica, admitindo Rehfuss, Bergeim e Hawk que, na média dos indivíduos normais, a água tem poder estimulante tão forte quanto o repasto de Ewald. Na prática, entretanto, só se faz a lavagem gástrica quando se encontra resíduo gástrico macroscopicamente patológico.

Da multiplicidade de meios para proceder à passagem da sonda para o duodeno, deve-se considerar o seguinte princípio: a introdução da sonda até o ponto julgado necessário deve-se fazer lentamente; o tempo adequado para este fim nunca deve ser inferior a 30 minutos. Boa técnica é a que aconselha a deglutição de 2 cm de sonda de cinco em cinco minutos.

Para determinar o comprimento de sonda necessário para atingir a segunda porção do duodeno, vários meios são de utilidade prática, mas, como nenhum deles oferece segurança absoluta, melhor será recorrer a todos, ou ao maior número possível, ao mesmo tempo. Deve-se, assim:

1. conhecer a distância que separa, nos indivíduos normais e de estatura mediana, a arcada dentária da porção do duodeno em que se localiza o esfíncter de Oddi;
2. ter em vista a estatura do indivíduo, seu biótipo e a variação da posição das vísceras abdominais com relação a estes fatores;
3. medir, na parte externa do corpo, a distância que corresponde ao trajeto a ser percorrido internamente pela sonda (para isso, usava-se, a princípio, porção de sonda da arcada dentária à espinha ilíaca ântero-superior do lado direito, passando pela cicatriz umbilical; posteriormente, verificou-se que a medida abrangendo também o trajeto do duodeno é mais segura);
4. guiar-se, dentro de certo limite, pelas marcas da sonda;
5. se necessário, controlar radioscopicamente a passagem e a posição da sonda.

Posição do Doente. Antes de iniciar a deglutição da porção suplementar da sonda, o doente deve deitar-se em decúbito lateral direito, com a perna esquerda flexionada e a direita distendida, de modo que o abdome fique ligeiramente inclinado para a direita.

Chegada da Sonda ao Duodeno. Em média, a oliva atinge o duodeno em 20 minutos a duas horas. Alguns autores consideram como o tempo normal o compreendido entre 45 minutos e três horas. Nos casos de hiperperistaltismo gástrico e quando há relaxamento e dilatação do piloro, amiúde a sonda atinge o duodeno imediatamente.

Causas de Demora na Passagem da Sonda. Como a passagem da sonda do estômago para o duodeno, adotando-se a técnica convencional, se faz principalmente à custa do peristaltismo gástrico, é claro que, nos indivíduos em que este se acha diminuído, a passagem é mais demorada. A tonicidade do piloro influencia, também, consideravelmente: nos indivíduos com hipertonia desse esfíncter, a passagem torna-se mais demorada. Ainda cabe considerar o "controle ácido do piloro", estudado por Cannon. Esse autor demonstrou que, quando a acidez no antro atinge determinada concentração, o piloro se abre e, enquanto o ácido é neutralizado no duodeno, o piloro se fecha; também, a distensão do intestino delgado inibe a evacuação gástrica por ação mecânica. A forma e a situação do estômago têm ainda influência sobre o tempo de passagem da sonda (em indivíduos com o estômago altamente situado e hipertônico, em geral a sonda atinge o duodeno mais facilmente).

Causas que Impedem a Passagem da Sonda para o Duodeno. São as seguintes:

1. estenose do piloro, cujas causas podem ser:
   a) neoplasia;
   b) retração cicatricial, conseqüente sobretudo a processo ulceroso;
   c) corpos estranhos;
   d) compressão externa.
2. espasmo do piloro;
3. estômago muito alongado, ficando o piloro em posição elevada com relação à grande curvatura da víscera;
4. enrolamento da sonda no estômago;
5. formação de nó na sonda;
6. ausência ou diminuição muito acentuada do peristaltismo gástrico.

Sinais da Presença da Sonda no Duodeno. O escoamento espontâneo, ou por aspiração suave, de líquido amarelo-ouro, límpido (nos casos normais), viscoso, transparente ou contendo raros flóculos de muco, ligeiramente alcalino, é indício quase seguro da presença da oliva no duodeno. Nos estágios patológicos, estas características podem variar, dificultando o reconhecimento da localização da oliva.

Meios para Saber se a Sonda Atingiu o Duodeno. O meio mais seguro para verificar a localização da oliva é através do controle radioscópico. Como foi dito anteriormente, o escoamento espontâneo (ou após suave aspiração) de líquido amarelo-ouro, ligeiramente alcalino, viscoso, transparente ou contendo raros flóculos de muco, indica, geralmente, a presença da sonda no duodeno. A aspiração de pequena quantidade de líquido amarelo-ouro de reação ácida é, ao contrário, indício quase certo da presença da oliva no estômago.

Quando não se consegue aspirar líquido algum com a seringa, e há constrição da sonda e dificuldade em mover o êmbolo, a oliva está quase seguramente no duodeno. Se a sonda estivesse no estômago, obter-se-ia, pela aspiração, suco gástrico ou ar. Deve-se fazer uma ressalva para os casos de obturação dos orifícios da oliva por flocos de muco ou por alimentos contidos no estômago, nos casos de retenção gástrica, como na estenose do piloro.

Estando a oliva no estômago, insuflando-se pela seringa ar ou líquido, recolhem-se estes por aspiração, o que, em geral, não ocorrerá se a oliva estiver no duodeno. Estando a oliva no estômago, a insuflação de ar, após deglutição ou instilação de líquido (40 a 50 ml), produzirá gargarejo, o que, via de regra, não ocorre se a oliva estiver no duodeno.

Colheita do Líquido de Estase Duodenal. Verificada a presença da oliva no duodeno, inicia-se a colheita do líquido de estase duodenal, por aspiração suave por meio de seringa de 10 a 20 ml ou por sifonagem.

Os dois métodos são empregados correntemente. O resíduo duodenal normal é, geralmente, uma mistura de suco pancreático, bile e suco duodenal, contendo, quase sempre, pequena porção de suco gástrico, quando não se emprega a sonda de dupla luz. Faz-se uma colheita, em média, durante 10 a 20 minutos.

LÍQUIDO DE ESTASE DUODENAL

Exame

Para a rotina clínica, no exame do líquido de estase duodenal, bem como das diferentes biles, são de grande importância: a) o estudo dos caracteres gerais e físicos; b) o exame microscópico, a fresco (antes e depois de centrifugação do material).

Caracteres Gerais. Nos indivíduos normais, em jejum, obtêm-se, geralmente, cerca de 15 a 30 ml de líquido de estase duodenal, amarelo-ouro ou amarelo-esverdeado, límpido ou ligeiramente turvo, levemente viscoso, alcalino ao papel de tornassol e sem cheiro quando fresco. Algumas horas após a colheita, torna-se mais ou menos turvo e toma coloração esverdeada (oxidação da bilirrubina, dando biliverdina).

Exame Microscópico. Deve-se efetuar logo após a colheita do líquido. Prepararam-se várias lâminas, que serão imediatamente examinadas ao microscópio. Uma parte do material é centrifugada durante cinco minutos a 3.000 r.p.m. e, com o sedimento, novas preparações serão feitas e examinadas. A necessidade de fazer o exame microscópico logo após a colheita do material requer que o doente seja intubado junto ou próximo do laboratório. Estando o doente acamado, o microscópio deve ser levado junto de seu leito.

A fim de conservar os elementos celulares, que são facilmente atacados pelas enzimas pancreáticas e duodenais, dois métodos são sugeridos: colher o material em solução de formol a 10% ou deixá-lo cair no líquido de Bouin, contendo ácido pícrico e formol, que conserva os elementos celulares. Contudo, o exame deve ser feito imediatamente após a colheita do material, pois o emprego de conservadores costuma prejudicar a análise.

Nos indivíduos normais, o líquido duodenal não contém elementos celulares, ou contém apenas raras células de descamação da mucosa duodenal, raríssimos leucócitos ou piócitos, escassos filamentos de muco claro e germes em pequena quantidade. Pode conter, acidentalmente, elementos das vias digestivas ou das áreas superiores (da boca, da laringe, da faringe) ou do esôfago e do estômago, além de corpúsculos salivares ou hemácias provenientes de traumatismo da mucosa duodenal pela oliva (sucção da mucosa por forte aspiração). Esses elementos, encontrados acidentalmente, são mais comuns nos casos em que a passagem da sonda para o duodeno não foi precedida de lavagem gástrica.

Nos casos patológicos, podem ser observados:

a) elementos citológicos em quantidade anormal;
b) parasitos;
c) cristais;
d) restos alimentares;
e) bactérias.

Citologia

a) **Elementos das altas vias digestivas e aéreas ou do estômago.** Células de descamação das mucosas gástrica, esofagiana e bucal, piócitos etc. Estes elementos raramente são encontrados no duodeno, quando se faz previamente a lavagem gástrica.
b) **Elementos provenientes do duodeno.** Células de descamação da mucosa duodenal; piócitos, provenientes de processo inflamatório do duodeno (nos casos de duodenite e úlcera duodenal); hemácias, muito comuns nos casos de úlceras ou câncer do duodeno, mas sua presença não tem valor diagnóstico porque pode resultar de pequenos traumatismos da mucosa produzidos pela sonda; muco em abundância, geralmente refletindo processo inflamatório ou simples irritação da mucosa duodenal.
c) Elementos provenientes das vias biliares ou do fígado. (Ver Cap. 3.)

Muco Amarelo

O valor diagnóstico deste elemento está subordinado às mesmas causas de erro na interpretação da presença dos chamados piócitos amarelos. Quando incrustado de cristais de colesterol, ou de cristais de bilirrubinatos, constitui forte indício de litíase. (Ver exame das biles A, B e C.)

Muco Oleaginoso

A presença de muco oleaginoso (Figs. 6.1 e 6.2) no líquido de estado duodenal e nas biles não tem valor semiológico. Lyon, que o descreveu pela primeira vez, julgava-o um éster de colesterol, e sua origem estaria ligada à alteração da mucosa do canal cístico. Sua presença, segundo o autor em apreço, teria grande importância do diagnóstico da inflamação catarral do canal cístico. Mas, como foi cabalmente demonstrado por um dos autores deste livro (J.R.C.), o suposto muco oleaginoso é constituído dos ácidos biliares (glicocólico e taurocólico) formados pela reação do ácido clorídrico do estômago sobre os sais biliares contidos na bile (glicolato e taurocolato de sódio). O oleaginoso, na verdade, nenhuma relação possui com o canal cístico; sua presença indica apenas que o estômago segrega suco gástrico ácido, via de regra hiperácido, e que houve contaminação da bile por esse suco (ver Figs. 6.1 e 6.2).

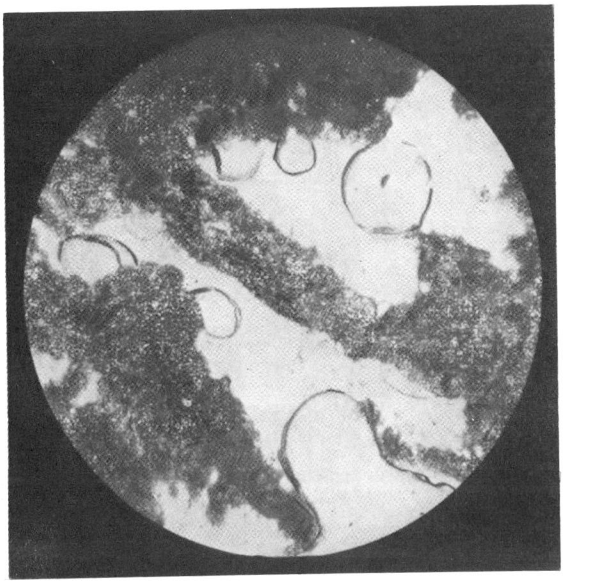

Fig. 6.1 Reproduzida de *An atlas on biliary drainage microscopy*, de B.B. Vincent Lyon. Conforme demonstrado por um dos autores (J.R.C.), o chamado **muco oleaginoso** não possui qualquer significação patológica (Fig. 6.2).

PARASITOS

Protozoários. *Giardia lamblia.* É o protozoário mais freqüentemente encontrado no líquido de estase duodenal. Este parasito tem no duodeno e jejuno seu *habitat* de eleição, sendo a tubagem duodenal bom meio para verificar sua presença no trato digestivo, embora o exame das fezes, pela facilidade de execução, constitua o método de escolha. É encontrado com mais freqüência sob a forma vegetativa, ao contrário do que se dá nas fezes, onde a forma cística é mais comum. A giardia é um flagelado de corpo piriforme, muito afilado na parte posterior, medindo cerca de 10 a 20 μm de comprimento e 6 a 10 μm de largura, na maior extensão. A porção anterior do flagelo apresenta, em sua face ventral, uma depressão reniforme, em torno da qual se implantam seis flagelos dirigidos para a parte posterior. A extremidade posterior do corpo é munida de outro par de flagelos. Após a coloração, percebem-se nitidamente dois núcleos, um de cada lado da linha mediana do corpo, no centro dos quais a cromatina está mais ou menos condensada, segundo o estado evolutivo do flagelo. O protozoário apresenta em seu corpo achatamento dorsoventral acentuado. Os cistos são geralmente de forma ovóide com quatro núcleos. Medem de 13 a 18 μm de comprimento e 8 a 9 μm de largura.

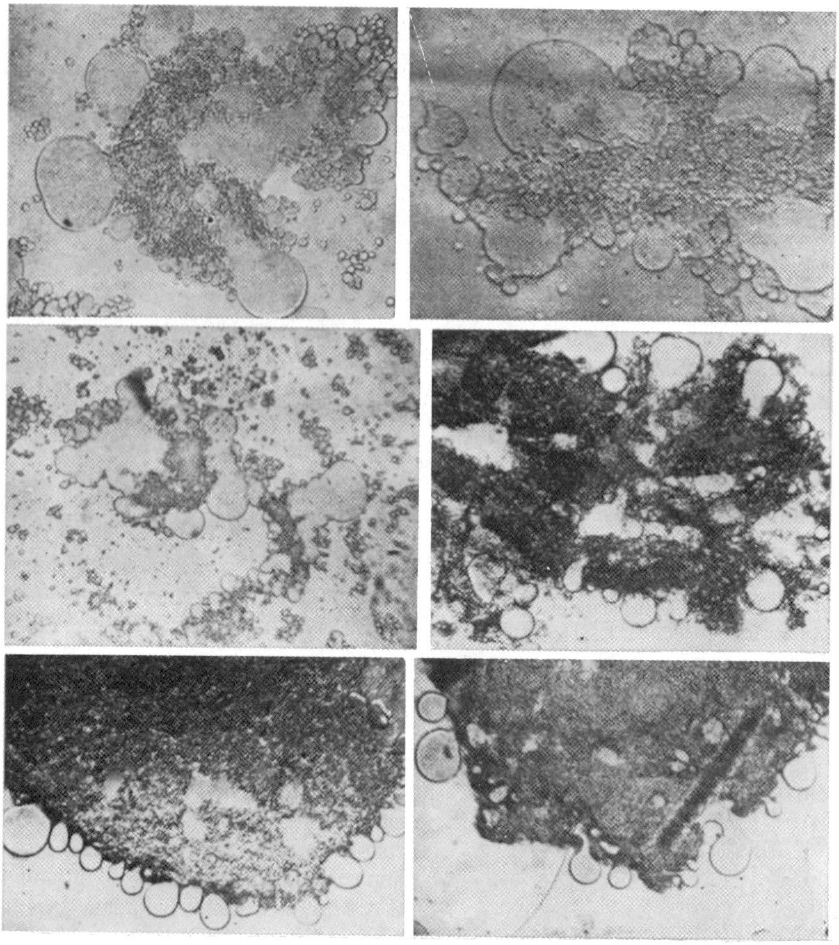

Fig. 6.2 Seis microfotografias em que se pode ver a formação do chamado **muco oleaginoso** na mistura de bile vesicular e suco gástrico ácido, em pessoa isenta de doença do trato biliar. (200 ×, aprox.; original de J.R.C.)

Entamoeba histolytica. É rara a presença de ameba no duodeno; todavia, pode ser encontrada, tanto sob a forma vegetativa como sob a forma cística.

Outros protozoários, como *ameba coli* e tricômonas, podem ser encontrados no duodeno, mas raramente.

Metazoários. *Necator americanus* e *Ancylostoma duodenale.* A intubação duodenal permite a pesquisa destes vermes, embora o exame das fezes constitua o método de escolha. Entre nós, a infecção pelo *Necator* é a mais freqüente. No Nordeste, para onde se dirigiu a maior parte dos negros africanos, é ele o agente quase exclusivo da parasitose intestinal. O *Ancylostoma duodenale* veio para o Brasil com os colonizadores europeus, sendo a sua incidência maior no sul do País, para onde se dirigiu a maior parte dos imigrantes europeus. Mesmo nessa região, porém, predomina o *Necator*. O diagnóstico da infecção por esses vermes fez-se pela presença dos ovos no material examinado. No líquido de estase duodenal, colhido recentemente, é raro encontrar-se a larva. Em alguns casos, pode-se fazer o diagnóstico macroscopicamente, pela presença de vermes adultos no material. A diferenciação entre *Necator* e *Ancylostoma* é relativamente difícil, mas esta diferenciação tem pouca importância prática, visto que a patogenia e a terapêutica destas verminoses são as mesmas.

Strongyloides stercoralis. É também comumente encontrado no conteúdo duodenal, sendo a intubação bom recurso para sua pesquisa. Faz-se o diagnóstico, via de regra, pelo encontro das larvas rabditiformes. Dada a semelhança com as larvas do *Necator* e do *Ancylostoma*, deve-se fazer o exame logo após a colheita do material, pois, enquanto as larvas do estrongilóide já saem do intestino completamente formadas e fora do ovo, as do *Necator* e do *Ancylostoma* só se formam no exterior, após estágio nunca inferior a 24 horas.

Podem também encontrar-se no conteúdo duodenal: ovos de *Schistosoma mansoni,* de *Ascaris lumbricoides*, de *Trichuris trichiura* e ganchos de tênia (nos casos da *Taenia solium*).

Artrópodes. Com relativa freqüência, observa-se ao exame dos líquidos de estase gástrica e duodenal e das biles, a presen-

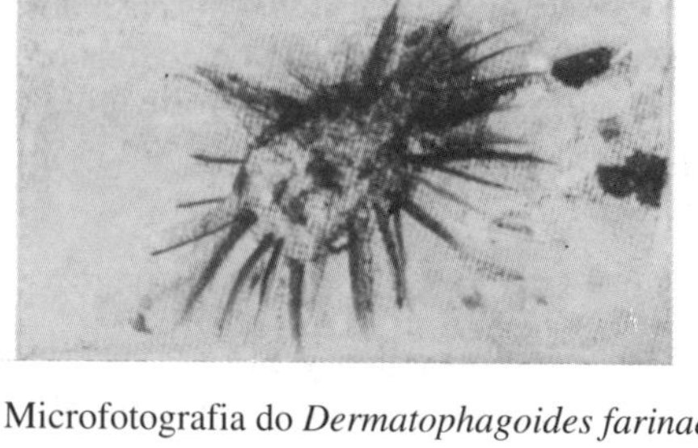

Fig. 6.3 Microfotografia do *Dermatophagoides farinae* na bile.

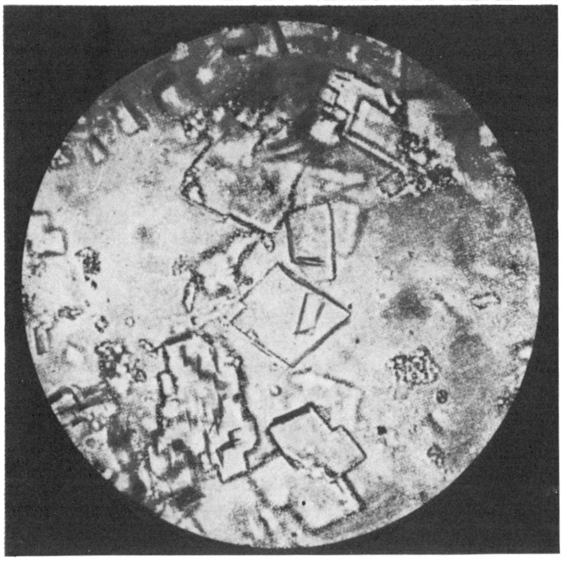

Fig. 6.4 Cristais de colesterol na bile (colelitíase).

ça de certos artrópodes da ordem dos acarinos e subfamília dos *Tyroglyphyneos: Dermatophagoides farinae, siro* e *longior* (Fig. 6.3). Tais parasitos são ingeridos com os alimentos contaminados (farinha, queijo), uma vez que podem existir em abundância em certos alimentos fermentados. Acreditamos, porém, que sua presença nesses líquidos decorra, na maioria das vezes, da contaminação do material de laboratório imperfeitamente lavado.

Cristais

Podem ser observados, no conteúdo duodenal, cristais de colesterol (Figs. 6.4 e 6.5), bilirrubinato de cálcio, carbonato de cálcio, leucina, tirosina. No estudo das diferentes biles, este assunto será estudado.

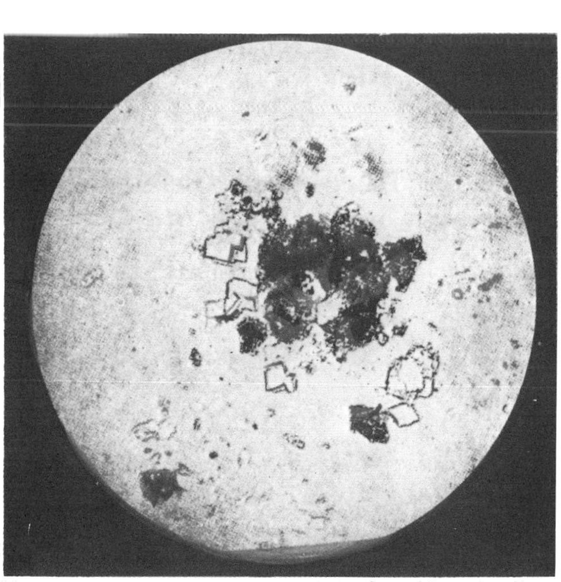

Fig. 6.5 Cristais de colesterol na bile (colelitíase).

Restos Alimentares

Nos indivíduos normais, 10 a 12 horas após a última refeição não deve haver alimento algum no duodeno. O achado de restos alimentares pela intubação, feita pela manhã, em jejum, indica freqüentemente retardamento acentuado do trânsito, provocando estase duodenal ou estenose abaixo da segunda porção do duodeno. Nessas condições, podem encontrar-se grânulos de amido, cristais de ácidos graxos, fibras musculares parcialmente digeridas, células vegetais.

Bactérias

No estado normal, o líquido duodenal é geralmente muito pobre em bactérias, mas a assepsia, mesmo relativa, é rara. Se os germes aí encontrados habitam realmente o duodeno ou se o conteúdo duodenal foi contaminado pelo suco gástrico, bile ou suco pancreático, só após a colheita do material, por técnica especial, se consegue saber, mesmo assim com segurança muito relativa. O colibacilo é o mais encontrado no duodeno, vindo em seguida os cocos, principalmente o estafilo- e o estreptococo.

EXAME QUÍMICO

Pesquisa. Sangue. A presença de sangue no conteúdo duodenal, revelada apenas pelos métodos químicos, não tem significação clínica, visto ser difícil excluir a influência de fatores acidentais, como traumatismo da mucosa duodenal pela sonda e restos alimentares contendo fibras musculares.

Muco. A pesquisa deste elemento faz-se principalmente por processos físicos.

Dosagens. Diferenciação do pH. Em casos excepcionais, onde se faz necessária, a determinação do pH no conteúdo duodenal deve ser feita eletrometricamente; a determinação pelo método colorimétrico é prejudicada pela coloração do líquido. O líquido de estase duodenal puro é uma mistura de suco pancreático, suco duodenal e bile (e secreção dos canais biliares), todos de reação ligeiramente alcalina, variando esta alcalinidade com a concentração de cada um dos elementos que o constituem.

Dosagem das Enzimas Pancreáticas. A determinação da concentração das enzimas pancreáticas no líquido de estase duodenal tem maior valor semiológico quando se consegue obter suco pancreático relativamente puro, com o emprego de técnica e estimulante apropriados (ver Cap. 3)

Prova de Meltzer-Lyon

Colhido o líquido de estase duodenal, faz-se a prova de Meltzer-Lyon, que consta do seguinte: a) instilação, no duodeno, da solução de sulfato de magnésio; b) colheita da bile A ou bile coledociana; c) colheita da bile B ou bile vesicular; d) colheita da bile C ou bile hepática.

Técnica. Após a retirada do resíduo duodenal, instilam-se, no duodeno, 30 ml da solução de sulfato de magnésio a 33%, previamente filtrada e aquecida à temperatura de 37 a 40° C. Devem-se instilar lentamente por meio de seringa de 20 ml ou por dispositivo especial (conta-gotas de Murphy).

A instilação rápida do sulfato de magnésio provoca distensão súbita do duodeno e movimentos antiperistálticos, acarretando, às vezes, náuseas e vômitos e podendo fazer a sonda voltar ao estômago. O estimulante fisiológico da contratilidade vesicular é o hormônio colecistocinina, descoberto e bem estudado por Ivy, presente no duodeno e jejuno (parte superior).

Na execução da prova de Meltzer-Lyon, merecem atenção, principalmente: a) a seqüência das cores; b) a microscopia da bile; c) a cristalografia; d) o exame bacteriológico.

Bile A. Após a instilação do sulfato de magnésio, em tempo que varia em média de cinco a 15 minutos, extraem-se, ou por sifonagem (deixando a extremidade externa da sonda em nível inferior ao leito do doente) ou por aspiração suave, 10 a 20 ml de líquido amarelo, pouco viscoso — é a bile A ou bile coledociana.

Bile B. Nos casos normais, 15 a 30 minutos após a instilação do sulfato de magnésio, há o escoamento de cerca de 30 a 40 ml de bile concentrada, verde-escura, límpida, viscosa e muito rica em pigmentos biliares — é a bile vesicular. Esta bile pode drenar por fluxo único, abundante, ou por pequenas porções separadas por curtos intervalos. Preferimos colher a bile B por aspiração suave, deixando que o escoamento se faça por sifonagem após a colheita de porção caracteristicamente vesicular. Colhida a bile vesicular, enquanto se procede ao seu exame microscópico, deixa-se que novas porções sejam obtidas por sifonagem. Em certos casos, após a primeira resposta vesicular, faz-se nova instilação de sulfato de magnésio, a fim de se obter esvaziamento completo da vesícula; nesses casos, a microscopia da bile fornece dados mais seguros.

Bile C. Finalmente, após a retirada da bile vesicular, começa a colher-se bile amarelo-clara, muito límpida, pouco concentrada e pouco viscosa e que se escoa em gotas, lentamente — é a bile C ou bile hepática. Dentro de 15 a 20 minutos, colhem-se, em média, 10 a 15 ml.

À medida que vão sendo colhidas, as biles devem ser colocadas em recipientes limpos e secos, de preferência em cilindros graduados de 50 ml.

Baseando-se no comportamento da vesícula ao estímulo pelo sulfato de magnésio, a prova de Meltzer-Lyon apresenta-se positiva, negativa ou duvidosa.

Prova de Meltzer-Lyon Positiva. A prova de Meltzer-Lyon é positiva quando, dentro de certo tempo (20 a 30 minutos) após a instilação da solução de sulfato de magnésio, são colhidos 30 a 40 ml de líquido cujos caracteres macroscópicos, microscópicos ou químicos permitem identificar a sua procedência vesicular. Nos casos normais e na maioria dos casos patológicos, a simples inspeção do líquido permite a identificação de sua origem vesicular. Em raros casos, mesmo com métodos mais apurados, não se consegue identificar a procedência do líquido obtido; nessa eventualidade, a prova é considerada duvidosa, devendo-se submeter o doente a novo teste.

Prova de Meltzer-Lyon Negativa. A prova de Meltzer-Lyon é considerada negativa quando, após a instilação do sulfato de magnésio, não se obtém bile que apresenta os caracteres normais ou patológicos da bile vesicular. Antes, porém, de se considerar a prova como negativa, devem ser feitas novas instilações de sulfato de magnésio. A conduta será a seguinte: se 30 a 40 minutos após a primeira instilação de sulfato de magnésio não houver escoamento da bile vesicular, faz-se nova instilação; esperam-se mais 30 minutos e, se ao fim deste prazo, ainda não se conseguir a bile B, a prova será provisoriamente considerada negativa e procede-se a nova intubação em dia subseqüente.

As causas mais comuns da prova de Meltzer-Lyon negativa são mecânicas ou funcionais.

Causas Mecânicas. Podem estar localizadas:

1. no duodeno: tumores duodenais, processos inflamatórios do duodeno obstruindo o esfíncter de Oddi;
2. nos canais biliares: causas intrínsecas — cálculo, parasitos, processos inflamatórios; causas extrínsecas — tumores (principalmente da cabeça do pâncreas), linfonodopatia, bridas produzindo angulação, aneurismas;
3. na vesícula: cálculos, atrofia, agenesia e pericolecistite, impedindo a contração do colecisto.

Causas Funcionais. Atrofia vesicular (colecistoatonia), espasmos dos canais biliares e distúrbio neuromuscular entre a vesícula e o esfíncter de Oddi.

Em geral, quando o obstáculo do escoamento da bile B se localiza na vesícula ou no canal cístico, consegue-se colher as biles A e C, e não há icterícia (salvo se o obstáculo compromete os demais canais, como, por exemplo, cálculo do cístico comprimindo o hepático). Localizando-se o obstáculo em outra parte (no duodeno, nos canais colédoco e hepático ou no fígado), não se colhe nenhuma das três biles e, em geral, o doente é acometido de icterícia intensa, a não ser que a obstrução seja parcial.

Prova de Meltzer-Lyon Duvidosa. A prova de Meltzer-Lyon é considerada duvidosa quando, após a primeira ou segunda instilação do estimulante da contratilidade vesicular, obtêm-se líquidos cujos caracteres não permitem identificar a sua procedência vesicular ou extravesicular. Neste caso, faz-se nova prova, em dia posterior.

Bile A

Origem. A bile A (coledociana), que Lyon considerava como o conteúdo do canal colédoco, é, segundo alguns autores, a mistura do conteúdo desse canal com a solução de sulfato de magnésio injetada e as secreções do duodeno e do pâncreas.

Exame Microscópico. Normalmente, ao exame microscópico da bile A, podem-se observar apenas raríssimos piócitos, escassos filamentos de muco e uma outra célula epitelial do duodeno ou das vias biliares.

Bile B

Origem. A bile B é de procedência vesicular.

Caracteres Físicos. Volume: 30 a 40 ml. **Cor:** castanho-escura. **Reação:** ligeiramente alcalina. **Aspecto:** límpido ou contendo apenas raros flóculos de muco em suspensão. **Consistência:** viscosa, fortemente concentrada. **Densidade:** 1.015 a 1.020.

Exame Químico. O exame químico compreende principalmente a pesquisa de sangue.

Exame Microscópico. O exame microscópico deve ser efetuado imediatamente após a colheita da bile, fazendo-se preparações antes e depois da centrifugação do material.

Bile C

Origem. Dá-se o nome de bile C à que vem diretamente dos canalículos hepáticos. Pode, todavia, contaminar-se de pequenos fluxos de bile vesicular e de suco duodenal.

Caracteres Físicos. Geralmente, durante 15 a 20 minutos, colhem-se 10 a 15 ml. **Cor:** amarelo-citrina. **Aspecto:** límpido. **Reação:** ligeiramente alcalina. **Consistência:** ligeiramente viscosa.

Em geral, mesmo após a centrifugação, não se consegue sedimento. O encontro de raras células dos canalículos biliares e escassos filamentos de muco não tem significação clínica.

Exame Microscópico das Biles em Casos Patológicos

Nos casos patológicos, podem ser observados ao exame microscópio da bile:

a) parasitos;
b) cristais;
c) fungos;
d) bactérias.

PARASITOS

Os parasitos encontrados nas diferentes biles são os mesmos assinalados no estudo microscópico do líquido de estase duodenal, mas não há possibilidade de certificar-se, pela intubação, de sua procedência. O fato de haver maior número de parasitos na bile vesicular, como geralmente ocorre com o estrongilóide e a giárdia, não indica a sua procedência da vesícula. O sulfato de magnésio em solução concentrada, irritando a mucosa duodenal, provoca intensa esfoliação, levando para o lúmen intestinal maior número de parasitos, que são recolhidos pela sonda juntamente com as biles. Só o exame da bile diretamente colhida da vesícula, por punção ou após operação, permite certificar-se da presença do parasito no seu interior. A parasitose vesicular, mesmo a giardíase, é rara, segundo estudos feitos nas biles colhidas diretamente do colecisto. Não se pode, portanto, falar em giárdia na vesícula apenas porque o parasito foi encontrado em maior número na bile vesicular colhida durante a prova de Meltzer-Lyon.

CRISTAIS

Desfrutou de grande prestígio no diagnóstico da **colelitíase** a presença de **cristais de colesterol** e **bilirrubinato de cálcio** na bile. Piersol, Bockus e Shay, baseados no estudo de 124 casos operados, nos quais o exame prévio da bile havia revelado a presença de um desses elementos ou de ambos, chegaram à conclusão de que o encontro das duas espécies de cristais, na mesma bile, seria patognomônico de **litíase.** A presença de maior quantidade de um deles apenas sugeria litíase em estado potencial. Os chamados cristais de bilirrubinato de cálcio apresentam-se, ao microscópio, geralmente sob a forma de massas amorfas ou de granulações de tamanho variável e coloração que pode variar do amarelo-ouro ao castanho (em geral, são vermelho-castanhos, semitransparentes ou opacos).

Os cristais de colesterol apresentam-se, via de regra, em lâminas irregulares delgadas, incolores e transparentes, de ângulos facetados (Figs. 6.4 e 6.5).

São também encontrados na bile, mas com menor freqüência, cristais de fosfato de cálcio, tirosina, leucina, ácido hipúrico, oxalato de cálcio, sulfato de magnésio e outros.

FUNGOS

Podem-se encontrar fungos tanto no líquido de estase duodenal como nas diferentes biles, principalmente na bile B. São comuns nos casos de estase e nos processos neoplásicos.

LITÍASE BILIAR

Coube certa importância à intubação duodenal no diagnóstico da litíase biliar, através da verificação da presença dos cristais de colesterol e de bilirrubina ou de uma das duas variedades na bile. Todavia, o aprimoramento dos métodos radiológicos, como a colecistografia com a prova funcional até esvaziamento máximo da vesícula e a prova da biligrafina, nos casos em que a vesícula não se impregne à colecistografia oral, e, sobretudo, o advento da ultra-sonografia tornaram dispensável a indicação da tubagem duodenal com tal finalidade.

COLECISTITE CRÔNICA NÃO-CALCULOSA

Lyon, desde 1919, ao individualizar as diversas biles, segundo a sua procedência dos diferentes segmentos do trato biliar — bile coledociana (ou bile A), bile vesicular (ou bile B), bile hepática (ou bile C) —, asseverava que a verificação microscópica das células epiteliais colunares, intensamente coradas pela bile, constituía uma das provas da procedência vesicular da bile B. Ainda na mesma época, Lyon chamou a atenção para presença de células de pus, na bile, em casos de colecistite.

Destas verificações iniciais de Lyon, surgiu o enorme interesse atribuído ao exame microscópico da bile, para o diagnóstico das colecistopatias. Com efeito, a partir desses estudos, numerosos outros apareceram sobre a correlação dos dados microscópicos da bile com a natureza da doença colecística.

Chiray e Semelaigne, já em 1922, encareciam a importância da prova de Meltzer-Lyon para o diagnóstico da **colecistite crônica não-calculosa**, que consideravam muito freqüente, mas pouco estudada.

Piersol e Bockus e Hollander assinalaram também a importância do exame microscópico da bile para o diagnóstico da colecistite crônica, chamando a atenção para a verificação das células de pus na bile vesicular como elemento de valor para o reconhecimento da inflamação. Todavia, já nessa época, Hollander, demonstrando que a intensidade de coloração das células não guardava relação constante com a sua procedência, enfatizava a necessidade de fazer o estudo comparativo entre as células do estômago, do duodeno e da vesícula.

Lyon, em 1926, novamente chamou a atenção para a importância do exame da bile no diagnóstico da inflamação do colecisto, acentuando o encontro, nesta afecção, de número anormal de leucócitos polimorfonucleares, células epiteliais e muco, corados de amarelo.

Em 1928, em colaboração com Swalm, assinalou Lyon a presença de células coradas de amarelo também em indivíduos isentos de sintomas digestivos, que só mais tarde apareciam.

Por outro lado, sabe-se, de acordo com os estudos de Cançado, que o chamado muco oleaginoso, que Lyon e Swalm admitiam fosse sinal patognomônico da inflamação catarral do cístico, nada mais é do que um precipitado dos ácidos biliares resultantes do contato da bile com o suco gástrico, sem qualquer significação patológica.

Fato inegável, entretanto, é que Lyon, ao afirmar que a presença de células coradas de amarelo na bile indicava não só a sua procedência vesicular como a existência da inflamação colecística, exagerou consideravelmente o valor semiológico da intubação duodenal e contribuiu para que, com freqüência, se fizesse o diagnóstico da colecistite crônica não-calculosa.

Muitas manifestações abdominais de natureza desconhecida passaram a ter, na inflamação da vesícula, uma explicação aparentemente satisfatória. Os mais variados sintomas dispépticos, aliados ao encontro, na bile colhida à intubação duodenal, das supostas células de pus coradas de amarelo, muitas vezes justificavam o diagnóstico de inflamação vesicular.

Esta noção errônea da ocorrência freqüente e da significação das células (sobretudo os piócitos) coradas de amarelo, baseada na identificação incorreta dos elementos encontrados ao exame microscópico do sedimento biliar, teve ampla divulgação, incorporando-se entre os sinais de valor semiológico definido, ensinados a cada passo nos manuais de gastrenterologia e de laboratório.

O **diagnóstico da colecistite não-calculosa** tornou-se fato corrente, ao alcance mesmo daquele que, sem maior experiência, dispusesse de sonda e microscópio.

Assim, os portadores de "pus na vesícula" passaram a constituir legião tanto maior quanto mais difundido o falso conceito diagnóstico da colecistopatia, e mais ineficazes, como não podiam deixar de ser, os meios terapêuticos propostos. Diante desse insucesso de terapêutica clínica, não faltaram os que advogassem a terapêutica cirúrgica, realizando *larga manu* a colecistectomia, com resultados quase sempre deploráveis.

Natureza das Células da Bile Coradas de Amarelo. O primeiro autor a levantar-se contra a admitida procedência vesicular das células coradas de amarelo da bile foi Hollander, em 1923, que, em experiências *in vivo*, mostrou que a bile refluída para o estômago, em contato com suco gástrico ácido, tinge de amarelo os elementos citológicos aí presentes. Durante muito tempo, entretanto, os estudos de Hollander permaneceram quase inteiramente ignorados, e ele próprio acatava a importância diagnóstica dos elementos da bile corados de amarelo. Só bem mais tarde, seus estudos passaram a merecer maior atenção.

Os Falsos Piócitos da Bile. Ao que consta, entretanto, a maior contribuição para o esclarecimento da verdadeira natureza dos chamados piócitos amarelos foi dada por Lindenberg, de São Paulo. Examinando a bile de 50 pacientes, pôde observar, pelo exame de esfregaços corados, que os grumos que apresentavam a fisionomia de pus eram constituídos por aglomerados de células epiteliais. Em nenhum dos 50 espécimes examinados foi observada a presença de piócitos.

Inspirados nestas observações de Lindenberg, Oria e Carvalhais estudaram o sedimento biliar a fresco e após coloração. Depois de examinarem grande número de lâminas do sedimento biliar, fixado e corado, identificaram vários aspectos morfológicos de células epiteliais de origem diversa (duodeno, vesícula, parênquima hepático, estômago), que, ao se desintegrarem sob a ação das enzimas digestivas, adquirem a morfologia dos chamados "pseudopiócitos".

ESTUDO DA SECREÇÃO PANCREÁTICA

As expressões suco pancreático e secreção pancreática, empregadas para designar o líquido recolhido no duodeno após estímulo da secreção extensa do pâncreas, são impróprias, dada a composição do líquido, mas serão usadas aqui como força de expressão, para enfatizar o objetivo a ser alcançado: o conhecimento do estado funcional do pâncreas, através da análise de sua secreção externa em estado de maior pureza possível, meta que dia-a-dia se mostra mais alcançável com a introdução de novas técnicas de coleta da secreção externa do pâncreas, como sua obtenção diretamente no canal de Wirsung, por cateterismo, após endoscopia duodenal.

No estudo da secreção pancreática, tem importância clínica conhecer o volume obtido em determinado tempo, o seu teor em enzimas e bicarbonato de sódio e a eventual presença de células neoplásicas.

A interpretação dos resultados estará na dependência da pureza com que foi obtido o material e da segurança oferecida pelos métodos empregados em sua análise, além de uma série de fatores, como a grande reserva funcional da víscera, permitindo que lesões pronunciadas não se acompanhem de alterações evidenciáveis das enzimas, as variações normais destas segundo o grupo populacional, os métodos e técnicas empregados, além de uma pequena percentagem (cerca de 5%) de resultados falso-positivos e falso-negativos.

Os vários aspectos da função pancreática têm sido investigados através de testes que envolvem a tubagem duodenal, assim como de métodos que prescindem de tal recurso, como as dosagens séricas de bicarbonato, os testes a partir da ingestão oral de substratos a serem digeridos pela secreção pancreática, as dosagens de quimiotripsina e elastase-1 em fezes de 24 horas e os testes respiratórios.

Os testes feitos através de sonda duodenal baseiam-se em estímulo direto da secreção exócrina do órgão, como os *testes da secretina-ceruleína* e da *secretina-pancreozimina*, ou em seu estímulo indireto, por refeição balanceada intraduodenal, denominada *prova de Lundh.*

O **teste da secretina-ceruleína ou da secretina-pancreozimina** baseia-se no estímulo à secreção pancreática exógena pela secretina associada à ceruleína ou à colecistocinina-pancreozimina, seguida de análise quantitativa dos elementos do suco pancreático colhido através de sonda duodenal. Usa-se sonda de duplo lúmen que possibilite também aspiração da secreção gástrica, inibindo o seu efeito estimulante sobre a secreção pancreática durante o teste.

Aspira-se a secreção duodenal basal durante 20 minutos. Faz-se, a seguir, a infusão endovenosa de secretina, 1 u/Kg e de ceruleína, 75 ng/Kg (ou pancreozimina, 3 u/Kg. O suco duodenal é a seguir colhido durante três períodos de 20 minutos, para dosagens de bicarbonato e enzimas pancreáticos.

Trata-se de exame bastante sensível e específico no diagnóstico da pancreatite crônica sem calcificações detectáveis, embora requeira pessoal bem treinado e seja oneroso, o que limita seu uso mais freqüente.

Os **testes de Lundt, de Imondi *et al.*** e outros são atualmente pouco empregados, baseando-se no estímulo da secreção pancreática pelo efeito, ao nível do duodeno, de refeição balanceada. A concentração de tripsina é determinada no suco duodenal colhido, podendo ser útil no diagnóstico dos distúrbios do pâncreas, embora com menos eficiência que os testes com estímulo direto.

Os testes através da colheita do suco pancreático por cateterismo seletivo do ducto pancreático por via endoscópica não têm demonstrado maior sensibilidade que os baseados na colheita do suco duodenal.

Alguns testes de função pancreática não necessitam da tubagem duodenal. Baseiam-se na ingestão oral de substâncias que necessitam, para sua absorção intestinal, sofrer antes a ação das enzimas pancreáticas. Vários elementos têm sido recentemente investigados com tais propósitos, sem que se tenha chegado a um teste satisfatoriamente sensível e específico. Um destes utiliza o ácido benzoil-L-tirosil-p-aminobenzóico (**bentiromida, BT**) que, digerido pela quimiotripsina pancreática, dá origem ao ácido paraaminobenzóico **(PABA)**. Após absorção intestinal e metabolismo hepático, o PABA é excretado na urina, o que possibilita um meio de avaliação da função exócrina do pâncreas. Outra substância usada é o pancreolauril **(dilaurato de fluoresceína, FDL)** que, após sofrer hidrólise pela ação de uma esterase, origina fluoresceína. Após rápida absorção e conjugação hepática, a fluoresceína sofre excreção urinária, em que é subseqüentemente dosada, proporcionando um teste mais sensível que o anterior. Tais procedimentos, no entanto, são pouco sensíveis e apresentam várias outras limitações, como resultados imprecisos em pacientes fazendo uso terapêutico de enzimas pancreáticas, hepatopatas, nefropatas, diabéticos, portadores de doença celíaca ou de doença de Crohn, assim como em pacientes gastrectomizados. O teste utilizando BT sofre também influência de medicamentos que contenham acetaminofen e sulfas.

Alguns testes utilizados na propedêutica da síndrome de má-absorção em geral, não-específicos para o pâncreas, como a **dosagem de gordura fecal**, podem ser úteis na avaliação do grau de insuficiência exócrina e como parâmetro para o tratamento com extratos pancreáticos (ver Cap. 5).

Outros testes propostos para o diagnóstico da insuficiência pancreática exócrina baseiam-se na dosagem fecal de substâncias como a **quimiotripsina,** a **elastase-1** e outras. A determinação da atividade da quimiotropsina é feita em fezes de 24 horas, embora uma medida única dê resultados semelhantes. Valores inferiores a 5,6 μ/g ocorrem na insuficiência pancreática exócrina. Resultados falso-positivos podem ocorrer na esteatorréia de origem não-pancreática, assim como nas diarréias. A determinação, por ELISA, da elastase-1, tem sido utilizada como teste pela maior estabilidade que esta substância apresenta ao nível duodenal. Limitações importantes, como baixas sensibilidade e especificidade, têm, no entanto, restringido seu uso.

Os **testes respiratórios** usando ^{13}C-triglicerídeos mistos têm se mostrado pouco sensíveis em detectar a pancreatite crônica em fase inicial, além de se alterarem na síndrome de má-absorção não-pancreática.

De qualquer modo, são testes que requerem técnicos de laboratórios mais especializados, para que sejam minimizadas as causas de erro na execução da prova e interpretação dos resultados.

Atualmente, outros meios de estudo, como a ultra-sonografia, a tomografia computadorizada e a ressonância magnética nuclear substituem com vantagem, em grande parte dos casos, os testes mencionados.

Convém lembrar, ainda, ser a tubagem duodenal contra-indicada nas pancreatites agudas e não haver alterações significativas da secreção exócrina da víscera na fase inicial dos neoplasmas do corpo e, via de regra, durante toda a evolução daqueles da cauda.

BIBLIOGRAFIA

ACCARY, J.P., MIGNON, M. & BONFILS, S.: Plasma gastrin increase after insulin in duodenal ulcer patients before or after surgery. *Digestion, 248*:210, 1974.

BARON J.H.: The pancreas. Mt Sinai J Med 67(1):68-75, 2000.

CANÇADO, J.R.: *A Obstrução Catarral do Cístico.* Belo Horizonte (teste), 1948.

CELLO, J.P.: AIDS and the Gastroenterologist. *Scandinavian Journal of Gastroenterology, 25* (Suppl. 125): 146-158, 1990.

CLAIN, J.E., & PEARSON, R.K.: Diagnosis of chronic pancreatitis. Is a gold standard necessary? Surg Clin North Am *79*(4):829-45, 1999.

DREILING, D.A.: Studies in pancreatic function. V. The use of the secretin test in the diagnosis of pancreatitis and in the demonstration of pancreatic insufficiencies in gastrointestinal disorders. *Gastrenterology, 24*:540-555, 1953.

EINHORN, M.: New bucketless lead weighted gastroduodenal tube with a review of the american contribution to the development of these tubes. *Am. J. Digest. Dis. and Nutrition, 5*:77, 1938.

GROSSMAN, M.I.: Physiology and pathology of gastrin.*Clinics in Gastroenterology, 9* (sept.):533, 1972.

HIRSCHOWITZ, B.I.: Zollinger-Ellison syndrome: pathogenesis, diagnosis and management. *Am J Gastroenterol 92*(Suppl. 4): 44S-48S; discussion 49S-50S, 1997

HOLLANDER, F. & PENNER, A.: History and development of gastric analysis procedure (Second Installment). *Am. J. Digest. Dis. and Nutrition, 5*:786, 1938.

KIRSNER, J.B. & FORD, H.: The gastric secretory response to histalog. *J. Lab. Clin. Med., 46*:307, 1974.

KORMAN, M.G.: Helicobacter pylori: Fact or Fiction? *Scandinavian Journal of Gastroenteroly, 25* (Suppl. 125): 159, 1990.

LANKISCH, P.G., SCHMIDT, I.: Fecal elastase 1 is not the indirect pancreatic function test we have been waiting for. Dig. Dis. Sci., *45*(1):166-7, 2000.

LANKISCH, P.G., SCHMIDT, I.: Exocrine pancreatic function tests, 1999: is the best we have good enough? Scand. J. Gastroenterol., *34*(10):945-7, 1999.

LANKISCH, P.G., SEIDENSTICKER, F., OTTO, J. *et al.*: Secretin-pancreozymin test (SPT) and endoscopic retrograde cholangiopancreatography (ERCP): both are necessary for diagnosing or excluding chronic pancreatitis. Pancreas, *12*:149-52, 1996.

LOSER, C., MOLLGAARD, A. & FOLSCH, U.R.: Faecal elastase 1: a novel, highly sensitive, and specific tubeless pancreatic function test. *Gut, 39*:580-6, 1996.

LYON, B.B.V.: Quelques considerations sur l'evolution, le diagnostic et le traitment des affection du tractus biliaire. *La Prense Medicale, 87*:1, 361, 1936.

LYON, B.B.V. & SCHWALM, W.A.: Obstruction of the cystic duct of a catarrhal variety. *J.A.M.A., 90*:833, 1928.

MANFREDI, R., COSTAMAGNA, G., BRIZI, M.G., MARESCA, G., VECCHIOLI, A., COLAGRANDE, C. & MARANO, P.: Severe chronic pancreatitis versus suspected pancreatic disease: dynamic MR cholangiopancreatography after secretin stimulation. *Radiology, 214*(3):849-55, 2000.

MARKS, I.H.: The augmented histamine test. *Editorial-gastroenterology, 41* (n.º 6):599, 1961.

MARSHALL, B.J.: Unidentified curved bacilli on gastric epithelium in active chronic gastritis. *Lancet, 1*:1273-1275, 1983.

MARSHALL, B.J. & WARREN, J.R.: Unidentified curved bacilli in the stomach of patients with gastritis and peptic ulceration. *Lancet, 1*:1311-1315, 1984.

MEISSNER, W.A.: Distribuition of parietal cells in gastric disease. *Arch. Path, 44*:261, 1947.

MORIYASSU, F., NABUYUKIB, B., NISHIDA, O., NAKAMUTA, T., SOY, Y., KAWASAKI, T., SAKAI, M., MIYAKE, T. & UCHINO, H.: *Am. J. Gastr., 82*:139, 1987.

PAULA CASTRO, L.: Considerações sobre novos métodos de estudo da secreção gástrica. O teste aumentado da histamina e do *histalog. J. Bras. Med., 10*(3):233-242, 1966.

PEETSALU, A., HARKONEN, M., PEETSALU, M., VARIS, K.: Risk evaluation of postvagotomy ulcer recurrence by using endoscopic Congo red test and gastric secretion tests. Hepatogastroenterology, *45*(23):1912-7, 1998.

RIBET, A., DUFFAUT, M., VAYSSER, N. & LAVAL, J.: Interet de la caeruleine en perfusion dans l'exploration fonctionelle du pancreas. *Arch. Franc. Mal. App. Dig., 61*:541-548, 1972.

ROBINSON, P.J., SHERIDAN, M.B.: Pancreatitis: computed tomography and magnetic resonance imaging. *Eur. Radiol., 10* (3):401-8, 2000.

ROSENFELD, L.: Gastric tubes, meals, acid and analysis: rise and decline. Clin. Chem., *43*(5):837-42, 1997.

ROSIERE, C.E. & GROSSMAN, M.I.: An analog of histamine, that stimulates gastric acid secretion without other actions of histamine. *Science, 113*:651, 1951.

STADIL, F. & REHFELD, J.F.: Gastrin response to insulin after selective, highly selective and truncal vagotomy. *Gastroenterology, 66*:7, 1974.

WARD, S., GILLESPIE, I.E., PASSARO, E.D. & GROSSMAN, M.I.: Comparison of histalog and histamine as stimulants for maximal gastric secretion in human subjects and in dogs. *Gastroenterology, 44*:620, 1963.

WETTSTEIN, M., HUSSINGER, D.: Secretin-induced plasma bicarbonate decrease as a simple indicator of exocrine pancreatic function. Pancreas, *13*:193-7, 1996.

WHITE, E. & JUNIPER, K.: Repeatability of gastric analysis. *Am. J. Dig. Dis., 18*:7, 1973.

ZATERKA, S. & NEVES, D.P.: Maximal gastric secretion in human subject after histalog stimulation. Comparison with augmented histamine test. *Gastroenterology, 47*:251-257, 1964.

ZOLLINGER, R.M. & ELLISON, E.H.: Primary peptic ulcerations of the jejunum associated with islet cells tumors of the pancreas. *Ann. Surg., 142*:709, 1955.

7

Elementos de Técnica Bacteriológica

A análise bacteriológica de um material patológico compreende três ordens de pesquisas:

1. Exame direto ao microscópio.
2. Isolamento em cultura pura.
3. Inoculação em animais de experiência.

Cuidaremos, neste capítulo, somente do exame direto ao microscópio.

EXAME DIRETO AO MICROSCÓPIO

Faz-se de dois modos:

a) **A fresco;**
b) **Após coloração.**

O **exame a fresco** consiste em examinar ao microscópio a preparação obtida, colocando-se sobre a lâmina uma gota do material, que se recobre com lamínula.

O **exame após coloração**, que se usa a cada passo, é de execução simples e consiste no seguinte:

1. **Esfregaço.** Distribui-se sobre a lâmina, com o auxílio da alça de platina ou objeto que a possa substituir, uma gota do produto a examinar, de modo que forme camada tão fina quanto possível.
2. **Dessecação.** Deixa-se a preparação secar ao ar, sem aquecimento.
3. **Fixação.** Fazer aderir a preparação à superfície do vidro e "fixar" em sua forma os elementos figurados. Pode ser obtida por dois métodos:
   a) pelo calor, passando-se sobre a chama, por três vezes, a lâmina, com a superfície na qual foi feito o esfregaço voltada para cima;
   b) pelo álcool absoluto, que deve ser preferido sempre que se deseja a conservação perfeita da estrutura celular. Faz-se agir o álcool absoluto sobre a preparação durante cinco minutos.
4. **Coloração.** Feito o esfregaço, dessecado, fixado, vem a coloração.

Os métodos de coloração mais usados no laboratório clínico são:

Coloração simples.
Coloração dupla.
Método de Ziehl-Nielsen.
Método de Fontes.
Método de Fontana-Tribondeau.
Método de Neisser.

Coloração Simples

Usa-se, neste processo, um único corante. Qualquer corante pode ser empregado, mas recorre-se comumente ao azul-de-metileno. A grande maioria dos micróbios toma o corante.

Azul-de-metileno alcalino de Löffler

Azul-de-metileno	0,3 g
Álcool absoluto	30 ml
Depois de dissolvido, adicionar:	
Solução de NaOH a 1%	1 ml
Água destilada	100 ml

Técnica. Deixar agir a solução de azul-de-metileno sobre a lâmina fixada, pelo lapso de um ou dois minutos; em seguida, lavar em água. Deixar secar e examinar ao microscópio.

Coloração Dupla

Como indica o próprio nome, usam-se dois corantes. O primeiro que descrevemos é o **método de Gram**, o mais usado de todos os processos de coloração.

MÉTODO DE GRAM

Soluções Necessárias

a) Cristal violeta:

Cristal violeta	1 g
Álcool absoluto	10 g
Ácido fênico	1 g

Dissolver e adicionar:

Água destilada	90 ml
Filtrar.	

b) Lugol ou solução de iodo de Gram:

Iodo metaloídico	1 g
Iodureto de potássio	2 g
Água destilada	200 ml

c) Fucsina de Ziehl diluída (ver adiante a fórmula da fucsina de Ziehl). Diluir uma parte da fucsina de Ziehl em nove partes de água destilada.

Técnica

1. Recobrir a lâmina com a solução de cristal violeta e deixar por 30 segundos a um minuto. Deitar fora o excesso do corante ao cabo deste tempo.
2. Sem lavar com água, verter, sobre a preparação, a solução de lugol, deixando-a agir durante um minuto.
3. Ainda sem lavar a preparação, deixar cair sobre a lâmina inclinada álcool absoluto, até que a cor roxa cesse de desprender-se.
4. Lavar com água.
5. Corar pela fucsina de Ziehl diluída durante 30 segundos.
6. Deitar fora o corante e lavar com água. Secar.

INTERPRETAÇÃO

Neste processo realiza-se primeiro a coloração simples com o cristal violeta. Se, depois deste primeiro tempo, tratássemos a preparação pelo álcool absoluto, teríamos por resultado o descoramento completo de todas as bactérias, porque os corantes se dissolvem no álcool. Para fixar o corante e impedir que ele seja dissolvido pelo álcool, intercala-se, entre a coloração pelo cristal violeta e a descoloração pelo álcool, a ação de um mordente que, no caso, é o lugol.

Assim tratadas, as bactérias se dividem em dois grupos: uns que **não se descoram** sob a ação do álcool (são os Gram-positivos). Outros **que se descoram** completamente (são os Gram-negativos). Estes últimos são postos em evidência pela ação da fucsina diluída, que os cora em vermelho (Fig. 7.1).

Como se verá nas partes seguintes, o método de Gram é o mais usado dos processos de coloração.

Resumo. Entre os estudantes, é comum a seguinte frase como meio mnemônico para se guardar a ordem dos diferentes corantes empregados no método de Gram: **Vi Lulu Ali Fumando.** As sílabas iniciais das palavras dessa frase são também iniciais das soluções corantes, na ordem em que são usadas: Violeta, cristal (**Vi**); Lugol (**Lulu**); Álcool (**Ali**), Fucsina de Ziehl (**Fumando**).

MÉTODO DE ZIEHL-NIELSEN

É também processo de dupla coloração.

Soluções Necessárias

a) Fucsina fenicada de Ziehl, cuja fórmula é:

Fucsina básica	1 g
Álcool absoluto	10 ml
Ácido fênico nevoso	5 g
Água destilada	100 ml

Triturar em gral de vidro 1 g de fucsina básica com 10 ml de álcool absoluto; juntar os 5 g de ácido fênico, continuando a trituração. Em seguida, adicionar por pequenas porções cerca de 60 ml de água destilada, transferindo-se, então, tudo para um frasco separado. Lavar o gral duas ou três vezes com os restantes 40 ml de água, que são transportados para o frasco que contém a fucsina. Repousar 24 horas. Filtrar.

b) Mistura álcool-ácido

Álcool a 95%	97 ml
Ácido clorídrico conc. puro	3 ml

c) Azul-de-metileno. Usar o azul-de-metileno alcalino de Löffler, cuja fórmula foi indicada anteriormente.

Técnica

1. **Coloração.** Recobre-se a lâmina, previamente fixada, com a fucsina de Ziehl. Com o auxílio de lâmpada de álcool colocada sob a lâmina, aquece-se lentamente até a emissão de vapores, durante cinco minutos. Cumpre evitar que o corante seque sobre a lâmina, removendo-se a fucsina, se necessário. Não se deve permitir que o líquido entre em ebulição porque, a esta temperatura, as propriedades tintoriais do bacilo se alteram e sua morfologia pode modificar-se.
2. Lavar rapidamente em água.
3. Tratar a preparação pela mistura álcool-ácido, deixando-a gotejar sobre a lâmina inclinada, até que não remova mais o corante. Quando a mistura fluir incolor, passa-se para o tempo seguinte.
4. Lavar em água corrente.
5. Corar pelo azul-de-metileno, durante 40 segundos a um minuto.
6. Lavar em água. Secar ao ar, examinando, depois, com objetiva de imersão.

Veja-se a modificação desta técnica no capítulo sobre exame do escarro, na parte referente à pesquisa do bacilo de Koch.

INTERPRETAÇÃO

Se se examinasse ao microscópio a preparação após o quarto tempo, isto é, depois do ácido clorídrico e do álcool, só se veriam os bacilos da tuberculose, corados em vermelho pela fucsina, pois são os únicos elementos que resistem à ação descorante do ácido e do álcool absoluto (daí a denominação de bacilos álco-

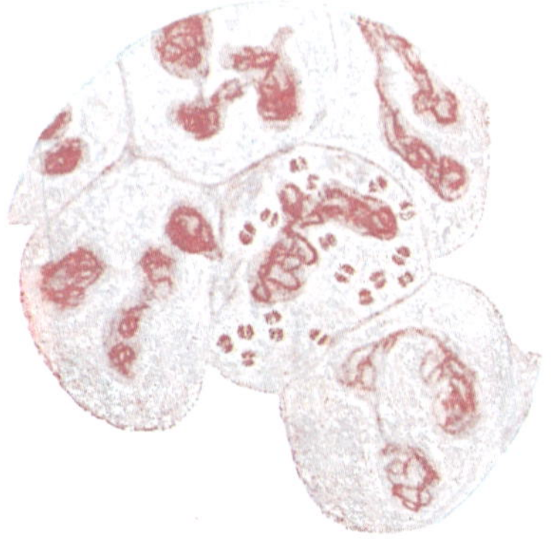

Fig. 7.1 Gonococos intracelulares (Gram).

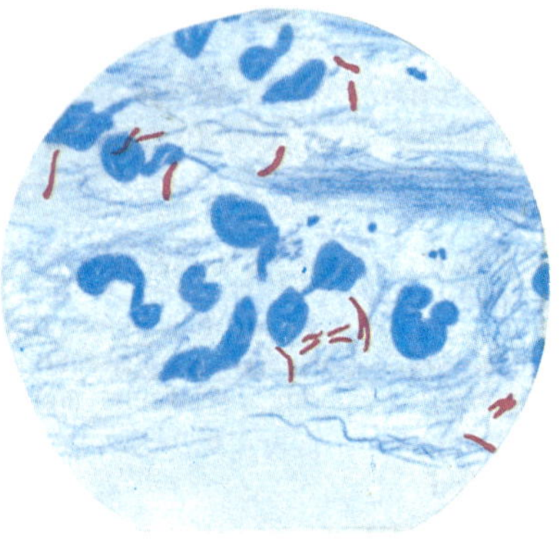

Fig. 7.2. Bacilo de Koch no escarro (coloração Ziehl-Nielsen).

ol-ácido resistentes). Para facilitar a focalização, cora-se o fundo com azul-de-metileno, estabelecendo assim contraste nítido com a cor vermelha da fucsina (Fig. 7.2).

Emprego. Usa-se o método de Ziehl-Nielsen para a pesquisa de bacilos de Koch no escarro ou em outros materiais patológicos. Também é usado para a pesquisa de bacilos da lepra no muco nasal, serosidade ganglionar.

Resumo

Fucsina de Ziehl, cinco minutos.
Lavar em água.
Mistura álcool-ácido, até fluir incolor.
Azul-de-metileno, meio a um minuto.

Método de Fontes

Este método resulta da combinação dos dois processos que acabam de ser descritos — o Gram e o Ziehl-Nielsen.

Soluções Necessárias

a) Fucsina fenicada de Ziehl
b) Cristal violeta
c) Lugol de Gram
d) Azul-de-metileno

Técnica

1. Corar pela fucsina fenicada de Ziehl, a quente, até a emissão de vapores (como para o método de Ziehl-Nielsen), durante dois minutos.
2. Lavar rapidamente em água.
3. Corar a preparação com a solução de cristal violeta, usada no método de Gram, dois minutos.
4. Tratar em seguida a preparação, não sendo necessário lavá-la previamente, pelo lugol (solução de iodo de Gram).
5. Lavar em água.
6. Corar finalmente pelo azul-de-metileno durante 30 segundos a um minuto.

Lavar com água e deixar secar ao ar. Examinar com objetiva de imersão.

Emprego. Este método tem o seu emprego indicado quando se deseja observar as granulações dos bacilos.

Resumo

Fucsina, dois minutos.
Lavar.
Cristal violeta, dois minutos.
Lugol, um minuto.
Lavar.
Azul-de-metileno, 30 segundos a um minuto.
Lavar.

MÉTODO DE FONTANA-TRIBONDEAU

Este método tem por fim a impregnação do corpo dos espiroquetas pela prata reduzida (impregnação argêntea).

Soluções Necessárias

a) Soluções de Ruge, cuja fórmula é:

Ácido acético glacial	1 ml
Formol a 40%	2 ml
Água destilada	100 ml

b) Álcool absoluto.

c) Solução mordente de tanino, cuja fórmula é:

Tanino (ácido tânico)	5 g
Água fenicada a 1%	100 ml

d) Solução de nitrato de prata amoniacal de Fontana, cuja preparação é a seguinte:

Dissolver 1 g de nitrato de prata em 20 ml de água destilada (solução a 5%), separando-se cerca de 4 ml desta solução. Ao restante, adiciona-se NH_3 diluído, gota a gota, até o aparecimento e desaparecimento de precipitado de cor castanha. Juntam-se então os mililitros da solução de $AgNO_3$ que foram separados, até que a solução se torne ligeiramente opalescente.

A solução de prata de Fontana deve ser preparada na hora da coloração, por não se conservar. A solução de $AgNO_3$ a 5% conserva-se ao abrigo da luz.

Técnica. Colheita do Material. No cancro primário, via de regra, demonstra-se facilmente a presença do treponema de Schaudinn, contanto que não se tenha iniciado ainda a cicatrização e nenhum tratamento local tenha sido feito.

Nas lesões secundárias, também pode encontrar-se treponema. Raras vezes, é evidenciado nas lesões sifilíticas terciárias, mesmo em cortes anatomopatológicos.

A colheita do material é de suma importância. Procura-se obter o chamado "soro de irritação". Costuma-se dizer que, para se conseguir resultado satisfatório na pesquisa do treponema dos cancros, é indispensável "fazer o cancro chorar". Consegue-se o soro de irritação, nos casos em que ele não flui espontaneamente, o que, aliás é excepcional, produzindo irritação na parte mais profunda da lesão, evitando, porém, o sangramento.

1. Distribuir o material sobre a lâmina e secar (não fixar pelo calor).
2. **Desemoglobinização.** Recobre-se a lâmina três ou quatro vezes, durante meio minuto, com a solução de Ruge. Este tempo tem por fim fixar a preparação e sobretudo desemoglobinizá-la; o ácido acético destrói as hemácias, cuja presença eventual poderia prejudicar o exame. Deita-se fora a solução.
3. **Fixação.** Fixa-se ainda pelo álcool absoluto, para o que basta recobrir a lâmina com o álcool, que se deixa evaporar.
4. **Ação mordente.** Trata-se em seguida pela solução de tanino, durante 30 segundos, aquecendo-se ligeiramente até o desprendimento de vapores.
5. Lavagem com água destilada.
6. **Impregnação argêntea.** Faz-se agir então a solução de nitrato de prata amoniacal de Fontana. Deixa-se esta solução agir primeiramente a frio alguns instantes; depois, renovando-a, submete-se a aquecimento leve até a emissão de vapores, durante 30 segundos. A preparação toma cor castanho-clara.
7. Lava-se em água destilada, seca-se e examina-se em imersão.

INTERPRETAÇÃO

O tanino, que impregna os espiroquetas, reduz a solução de $AgNO_3$ que se deposita no corpo destes microrganismos. Os espiroquetas aparecem em castanho-escuro sobre o fundo castanho-claro da preparação.

O método de Fontana tem sua aplicação máxima, na prática, na pesquisa do treponema de Schaudinn, nas lesões sifilíticas (cancro sifilítico e lesões secundárias, principalmente).

Resumo

Ruge, 30 segundos.
Álcool absoluto, e evaporar.
Tanino, 30 segundos. Lavar em água destilada.
Nitrato de prata amoniacal, 30 segundos.
Lavar e secar ao ar.

MÉTODO DE NEISSER

Soluções Necessárias

a) Solução A:

Azul-de-metileno	1 g
Álcool absoluto	20 ml
Ácido acético glacial	50 ml
Água destilada	950 ml

b) Solução B:

Cristal violeta	1 g
Álcool absoluto	10 ml
Água destilada	300 ml

c) Solução aquosa de vesuvina (também chamada marrom-de-bismark) a 0,4% ou, então, solução de crisoidina a 1%, em água; para preparar esta solução, aquecer e filtrar.

Técnica

1. Fazer os esfregaços e fixar pelo modo usual.
2. Corar durante 30 segundos com uma mistura de duas partes da solução A e uma parte da solução B.
3. Lavar em água.
4. Corar durante 30 segundos com vesuvina a 0,4% ou com crisoidina a 1%.
5. Lavar e secar.

INTERPRETAÇÃO

As granulações metacromáticas se coram em azul por este processo, enquanto o corpo dos bacilos se cora de castanho pelo marrom-de-bismarck ou pela crisoidina.

Este é o método de coloração diferencial padrão para o bacilo da difteria.

Resumo

Corante de Neisser, 30 segundos.
Lavar.
Vesuvina a 0,4%, 30 segundos.
Lavar e secar.

MÉTODO DE ALBERT
(Para corar o *Corynebacterium diphtheriae*)

Soluções Necessárias e Técnica

1. Fazer os esfregaços e fixar pelo modo usual.
2. Corar, por um minuto, com a seguinte solução:

Azul-de-toluidina	0,15 g
Verde-de-metila	0,2 g
Ácido acético glacial	1,0 ml
Álcool (95%)	2,0 ml
Água destilada	100,0 ml

3. Lavar em água e secar com papel de filtro.
4. Aplicar a seguinte solução de iodo, por um minuto:

Iodo	2,0 g
Iodeto de potássio	3,0 g
Água destilada	300,0 ml

5. Lavar em água, secar e examinar.

Modificação de Laybourn. Apesar de a fórmula anteriormente transcrita haver-se revelado na prática plenamente satisfatória, alguns preferem substituir nela o verde-de-metila pelo verde-de-malaquita.

Embora o de Neisser venha sendo há longo tempo considerado o corante diferencial padrão para o *Corynebacterium diphtheriae*, o método de Albert é mais satisfatório e o substitui com vantagem.

Resumo

Corante de Albert, um minuto.
Lavar, secar.
Solução de iodo, um minuto.
Lavar, secar e examinar.

INTERPRETAÇÃO

As granulações metacromáticas se coram em negro e se mostram muito proeminentes, ao passo que o corpo do bacilo fica corado em verde-escuro, ao lado dos outros microrganismos, que se coram quase todos de verde-claro.

SENSIBILIDADE BACTERIANA AOS ANTIBIÓTICOS

ANTIBIOGRAMA

Princípio

Usa-se, geralmente, o método da disco-difusão. Consiste na aplicação de um pequeno disco de filtro, impregnado de antibiótico, à superfície do ágar, onde se inoculou o microrganismo. A difusão do antimicrobiano do ágar forma em torno do disco um halo de inibição ao crescimento. Pela medida desse halo, classifica-se o microrganismo em resistente (R), intermediário (I) ou sensível (S). Processo simples, fácil e muito exato, quando bem-feito. Entretanto, revela apenas resultado qualitativo, não fornecendo o valor da concentração inibitória mínima. Às vezes necessária.

Método dos Discos

1. Obter discos, de laboratórios especializados, com os vários antibióticos, em concentração única ou em duas ou três concentrações.
2. Preparar placas de Petri com ágar-simples, ou ágar-sangue, e inocular a superfície com cultura em caldo da bactéria em estudo. A semeadura deve ser uniforme, para se obter crescimento confluente, utilizando-se *swab* de algodão.
3. Secar as placas a 37°C por uma hora (o excesso de umidade poderá prejudicar os resultados) e colocar os discos em pontos eqüidistantes (3 a 4 cm uns dos outros), diretamente sobre o meio de cultura.
4. Incubar as placas a 37°C por 24 horas e proceder à leitura dos resultados, registrando-se a presença ou medindo-se a extensão dos halos de inibição em torno dos diferentes discos.

INTERPRETAÇÃO

Na interpretação dos resultados, leva-se em conta o tipo de disco que se empregou, se de concentração única, se de duas ou três concentrações.

1. **Discos de concentração única.** O grau de sensibilidade da bactéria ao antibiótico é avaliado pelo diâmetro do halo produzido em redor do disco. O seguinte critério tem sido geralmente adotado:

Halo maior que 15 mm: altamente sensível
Halo entre 10 e 15 mm; moderadamente sensível
Halo inferior a 10 mm: insensível

Os discos de concentração única encerram, em geral, as seguintes concentrações de antibióticos:

Penicilina	20 U
Estreptomicina	50 μg
Oxitetraciclina	50 μg
Tetraciclina	50 μg
Cloranfenicol	50 μg

A aferição da sensibilidade baseada no diâmetro do halo de inibição em torno de um disco com concentração única de antibióticos poderá levar a erros devidos ao grau de difusão da substância no meio de cultura e à densidade do inóculo. Em geral, os discos com dose única encerram excesso de antibiótico.

2. **Discos com duas ou três concentrações.** O grau de sensibilidade da bactéria é aferido, nestes casos, pela simples existência, ou não, de halo de inibição em torno dos discos com as diferentes concentrações do antibiótico. Para os discos de duas concentrações de antibióticos, organizadas pela divisão de antibióticos da *U. S. Food and Drug Administration*, os seguintes padrões são adotados:

Sensível	zona distinta de inibição em volta dos discos de ambas as concentrações
Moderadamente sensível	zona distinta de inibição somente em volta dos discos de maior concentração
Resistente	ausência de zonas de inibição em ambos os discos

O Quadro 7.1 registra as concentrações dos diferentes discos com antibióticos com duas concentrações.

Quadro 7.1

	Concentração Baixa	Concentração Alta
Aerosporina	50 U	300 U
Bacitracina	2 U	10 U
Canamicina	5 μg	30 μg
Cloranfenicol	5 μg	30 μg
Clorotetraciclina	5 μg	30 μg
Diidrestreptomicina	2 μg	10 μg
Eritromicina	5 μg	15 μg
Estreptomicina	2 μg	10 μg
Neomicina	5 μg	30 μg
Nitrofurantoína	25 μg	100 μg
Novobiocina	5 μg	30 μg
Oleandomicina	2 μg	15 μg
Oxitetraciclina	5 μg	30 μg
Penicilina	2 μg	10 μg
Sulfonamida	50 μg	300 μg
Tetraciclina	5 μg	30 μg
Vancomicina	5 μg	30 μg

Quadro 7.2

Penicilina	0,5	1	10 U
Diidrestreptomicina	1	10	100 μg
Oxitetraciclina	10	30	60 μg
Tetraciclina	10	30	60 μg
Cloranfenicol	10	30	60 μg

No Quadro 7.2 estão as concentrações de alguns discos com três concentrações de antibióticos.

Nos últimos anos surgiram aparelhos que realizam antibiograma de maneira automatizada, com base no princípio da microdiluição em caldo.

Testam vários antibióticos ao mesmo tempo, mais depressa que os métodos convencionais, em até 6 horas em vez de 24 horas. Sua maior vantagem reside na rapidez.

PROVA DE RESISTÊNCIA AOS TUBERCULOSTÁTICOS

1. Preparar meio de Lowenstein-Jensen (ver Cap. 8), em tubos, com os tuberculostáticos nas concentrações mostradas no Quadro 7.3.
   Os tuberculostáticos serão adicionados antes da coagulação dos meios.
2. Semear tubos-testemunhas, sem bacteriostáticos;
3. Incubar os tubos a 37°C por 30 dias e proceder à leitura dos resultados, anotando os tubos com crescimento e sem ele. O crescimento simultâneo no tubo-testemunha e nos tubos adicionados com o tuberculostático indicará resistência à referida concentração da droga. Sob o ponto de vista clínico, os níveis considerados como denunciando resistência para os três tuberculostáticos referidos são os seguintes:

Estreptomicina	2 μg/ml
Isoniazida	0,2 μg/ml
P A S	0,5 μg/ml

CONCENTRAÇÃO DE BACTÉRIAS/ml

Escala de MacFarland

Preparação

1. Colocar em 10 tubos, de diâmetro uniforme, 0,1, 0,2, 0,3, 0,4 ml etc., 1,0 ml de solução a 1% de cloreto de bário.

Quadro 7.3

Diidrestreptomicina	Isoniazida	PAS
microgramas/ml		
2	0,05	0,125
4	0,1	0,25
8	0,2	0,5
16	0,5	1,0
32		2,0
64		4,0
		8,0

Quadro 7.4

Tubos	$BaCl_2$ a 1% (ml)	H_2SO_4 a 1% (ml)	Concentração de Germes/ml
1	0,1	9,9	300 milhões
2	0,2	9,8	600 milhões
3	0,3	9,7	900 milhões
4	0,4	9,6	1.200 milhões
5	0,5	9,5	1.500 milhões
6	0,6	9,4	1.800 milhões
7	0,7	9,3	2.100 milhões
8	0,8	9,2	2.400 milhões
9	0,9	9,1	2.700 milhões
10	1,0	9,0	3.000 milhões

2. Completar os volumes para 10 ml com solução a 1% de ácido sulfúrico, obtendo-se turvação crescente devido às diferentes concentrações de sulfato de bário.

   O Quadro 7.4 mostra a correlação entre as turvações de sulfato de bário e a das concentrações de germes.
3. Obter a suspensão bacteriana em solução de NaCl a 0,85%, livre de material do meio de cultura, e comparar, em tubos de igual diâmetro, com os tubos da escala.

A escala de MacFarland (Quadro 7.4) presta-se para comparações de suspensão de estafilococos, estreptococos, neissérias e enterobactérias. O *H. influenza*, com 1 bilhão de germes, dá turvação correspondente ao tubo número 1; o pneumococo, na concentração de 700 milhões.

Toxigenicidade de *C. diphteriae* pela Imunodifusão

REAGENTES

1. Meio de cultura:

Proteose-peptona (*Difco*)	4 g
Maltose	0,6 g
Ácido lático	0,14 g
Água destilada *q.s.*	100 ml

   Ajustar o pH a 7,8. Misturar com 100 ml de água a 3% em NaCl a 0,85%, de pH 7,8.
2. Antitoxina diftérica, diluída em solução de NaCl a 0,85% para conter 1.000 U/ml.
3. Suspensão viva de *C. diphteriae*.

Técnica

1. Fundir 10 ml do meio de cultura, juntar 2 ml de soro normal de cavalo, estéril, e derramar em placa de Petri de 9 cm.
2. Embeber uma tira de papel de filtro na antitoxina, eliminar o excesso de antitoxina e depositá-la na superfície do meio, enquanto ainda fluido, e esperar que ela se afunde no meio.
3. Secar a placa na estufa a 37°C, durante 30 minutos, e usá-la no mesmo dia.
4. Inocular a suspensão bacteriana no meio de cultura, praticando três a quatro esfregaços em ângulo reto com a tira

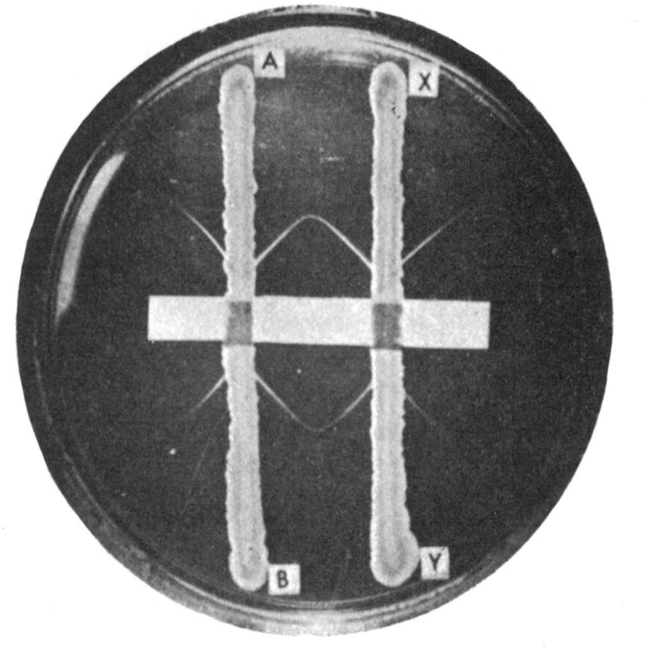

Fig. 7.3 Método de Elek para demonstrar a ação toxígena do bacilo diftérico.

de papel de filtro (Fig. 7.3). Cada placa deverá receber, também, inoculação de cepa toxigênica conhecida, para controle positivo.
5. Incubar a 37°C e examinar após 24-48 horas.

INTERPRETAÇÃO

1. A reação positiva se caracteriza pelo aparecimento de finas linhas brancas formando arcos a partir das tiras de papel.
2. As linhas são mais visíveis ao fim de 48 horas. Após esse tempo, costumam aparecer linhas secundárias, provavelmente representando a interação de substâncias bacterianas que se difundem pelo meio e onde encontram os anticorpos presentes no soro. Estas linhas secundárias podem prestar-se a confusões com as linhas toxígenas, mas aparecem nas cepas toxígenas como nas não-toxígenas. Esta dificuldade raramente surge quando a leitura das placas é feita dentro de 48 horas.
3. A placa da Fig. 7.3 demonstra que a opacidade produzida no meio de cultura por certas cepas de *Corynebacterium* independe da produção de toxina.

BIBLIOGRAFIA

BAUER, J.D.: *Clinical Laboratory Methods*, 9th ed., St. Louis, Mosby, 1982.

BIER, O.: *Microbiologia e Imunologia*, 23.ª edição, São Paulo, Edições Melhoramentos, 1984.

RAVEL, R.: *Laboratório Clínico*, 4.ª ed., Rio de Janeiro, Editora Guanabara, 1988. (Tradução.)

SCHAUB, I. G. e FOLEY, M. K.: *Diagnostic bacteriology*, 5.ª ed., St. Louis, The C. V. Mosby Co., 1958.

8

Exame do Escarro

Colheita. Somente em casos especiais tem importância a colheita de todo o esputo expectorado em 24 horas. Via de regra, o escarro a ser examinado deve ser aquele eliminado de manhã, porque é nesta ocasião que costuma aparecer o esputo bacilífero.

É assim que, na tuberculose incipiente, só no escarro matinal surgem pequenos focos mucopurulentos ricos em bacilos, que não existem na expectoração de qualquer outra hora do dia. Instruir o paciente para escovar os dentes e lavar muito bem a boca com água e, então, expectorar o material para exame, procurando expulsar escarro dos pulmões ou brônquios, evitando a contaminação com exsudatos nasal e faríngeo, saliva e alimentos.

Em se tratando de criança, a obtenção do escarro é geralmente difícil; neste caso, pesquisam-se os bacilos seja nas fezes, seja no suco gástrico.

Para receber o esputo, cumpre empregar recipientes apropriados, de boca larga, com tampa. Tais frascos devem ser esterilizados e limpos e ao paciente recomenda-se evitar a contaminação da parte externa pelo escarro, medida que visa a proteger o analista. É preferível não usar desinfetante. Em casos especiais, recorre-se à lavagem brônquica.

EXAME MACROSCÓPICO

Volume. Na prática, quase nunca se faz a medida exata do volume expectorado em 24 horas. As doenças em que o volume de escarro de 24 horas é grande são: tuberculose cavitária avançada, edema pulmonar, abscesso pulmonar e empiema, quando se rompem, e bronquectasia, **adenomatose pulmonar** e **CA** de células alveolares.

Cor. O escarro pode ser incolor ou ter coloração amarelada ou esverdeada, de acordo com a proporção de muco e pus. Na icterícia, na pneumonia caseosa e na pneumonia lobar com fase de resolução lenta, pode apresentar colorido verde-brilhante, por causa da presença de pigmento biliar ou de pigmento sangüíneo alterado.

A presença de sangue ou de pigmento sangüíneo transmite ao escarro cor rósea, vermelha ou castanho-avermelhada. A observação de sangue rutilante, geralmente em rajas, indicia tuberculose pulmonar. É bem conhecido o **escarro cor de ferrugem** da pneumonia, o qual também pode aparecer no enfarte pulmonar. O escarro do abscesso amebiano do pulmão, aberto nos brônquios, exibe tonalidade de chocolate ou café-com-leite. Cinzento ou negro é o escarro de pessoas que trabalham em ambiente que encerra carvão em pó, e na antracose.

Consistência. A consistência do escarro é função de seu conteúdo em muco, pus e soro. Rotulam-se as diferentes amostras de esputo com os seguintes nomes: **escarro seroso, mucoso, purulento, mucopurulento** e **seropurulento.**

Na prática, encontra-se escarro muito consistente e viscoso na pneumonia e no enfarte pulmonar, assim como na bronquite aguda inicial e depois de uma crise de asma; a viscosidade é tal que o vaso contendo o esputo pode ser invertido sem que ele se desprenda.

O escarro **numular** é produto das cavernas tuberculosas e cavidades bronquectásicas, sendo massas mucopurulentas que se achatam em discos semelhantes a moedas (daí o nome) e afundam na água.

Cheiro. O escarro recentemente expectorado não tem cheiro característico. Pela eliminação pulmonar de certas substâncias medicamentosas, apresenta cheiro característico, como, por exemplo, o do creosoto, guaiacol, álcool. Pode ter cheiro pútrido (gangrena pulmonar, bronquite pútrida etc.).

Formação de Camadas. Quando se coloca num cilindro volume maior de escarro, nota-se, em certos casos, a separação em três camadas nitidamente distintas. Tal fato ocorre na bronquectasia e na gangrena e abscessos pulmonares.

Cálculos Pulmonares. Estas concreções, brancas ou acinzentadas, também chamadas pneumólitos, aparecem principalmente na tuberculose crônica com eliminação de pequenos nódulos de tecido tuberculoso calcificado. É observação rara.

Tampões de Dittrich. São massas caseosas, cinzentas ou amarelas, cujo tamanho varia entre o de uma cabeça de alfinete e o de grão de ervilha, e que exalam mau cheiro quando esmagadas. São tidas, entre os leigos, como sinal de tuberculose, o que não é o caso. Formam-se nos brônquios, ocorrendo mais freqüentemente na bronquite pútrida e na bronquectasia, embora possam ser expectoradas também por pessoas normais. Dá-se também, às vezes, o nome de tampões de Dittrich às massas caseosas formadas nas criptas das amígdalas. Examinados ao microscópio, os tampões de Dittrich se mostram formados de resíduos granulosos, glóbulos de gordura, cristais de ácidos graxos e bactérias.

Cilindros Brônquicos (Fig. 8.1). São cilindros que se ramificam à semelhança de uma árvore, geralmente constituídos de fibrina, formando-se dentro dos brônquios, donde a variedade de seu tamanho. De cor usualmente branca ou acinzentada, podem também ser castanhos ou avermelhados, em virtude da presença de hemoglobina. Para reconhecê-los, o melhor é transferir as partículas suspeitas para a água, fazendo-as flutuar, o que lhes evidencia a estrutura arborescente. A identificação pode ser realizada a olho nu, em exame com lente manual ou com a objetiva de pequeno aumento, no microscópio, segundo suas dimensões.

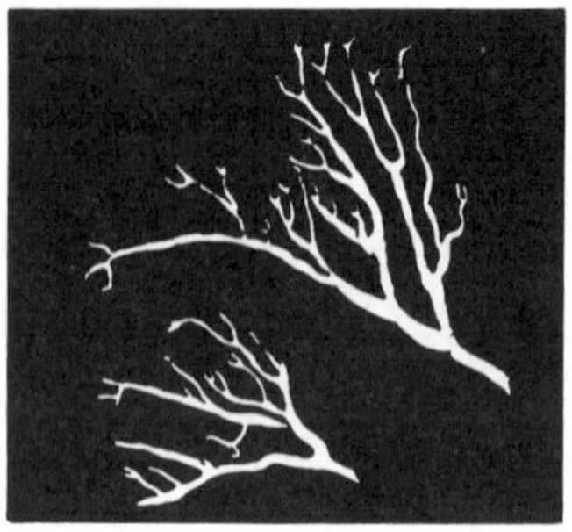

Fig. 8.1 Cilindros brônquicos como aparecem ao serem distendidos cuidadosamente e observados contra o fundo negro. Tamanho natural. Raramente são achados íntegros. (De Todd e Sanford.)

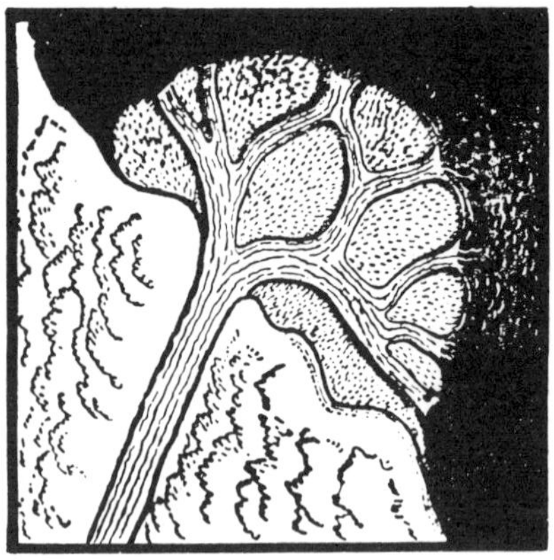

Fig. 8.2 Fibras elásticas no escarro de tuberculose pulmonar, não-coradas, vistas com objetiva de grande aumento. (De Todd e Sanford.)

Aparecem na **pneumonia**, na **bronquite fibrinosa** e na **difteria**, quando esta atinge os brônquios.

EXAME MICROSCÓPICO

O exame microscópico do escarro é feito **a fresco** ou **após coloração**, cada um destes processos indicado para a identificação de certas estruturas.

Cumpre fazer sempre o exame macroscópico cuidadoso, de modo a escolher as porções mais suspeitas. Deste modo, aconselha-se espalhar o material em camada fina em placa de Petri, das maiores. Examina-se a olho nu, contra fundo negro colocado a alguma distância, cuidadosamente. Pode-se usar também lente manual. Se não se faz previamente esta inspeção cuidadosa, pode acontecer que sejam submetidas a exame microscópico justamente as partículas inadequadas, com perda de tempo e trabalho.

Exame a Fresco

Tem as vantagens de mostrar certas estruturas que não se vêem após coloração, de dar idéia geral sobre os outros elementos presentes e de permitir a escolha apropriada das partículas em que se vai pesquisar o bacilo tuberculoso, por exemplo. Para realizá-lo, o melhor é manipular o escarro com palitos, que se queimam imediatamente. Coloca-se a pequena porção escolhida para o exame em lâmina limpa, recobre-se com lamínula e examina-se com objetiva de imersão.

Deve-se ter cuidado para o escarro não ultrapassar as bordas da lâmina, empregando-se assim, no exame, uma gota cujo tamanho a prática pode ensinar.

Pelo exame **a fresco** evidenciam-se, entre outras, as seguintes estruturas:

Fibras elásticas.
Espirais de Curschmann.
Cristais de Charcot-Leyden.
Células pigmentadas.
Glóbulos de mielina.
Grãos actinomicóticos.
Parasitos.

Fibras Elásticas (Fig. 8.2). São provenientes do tecido pulmonar (paredes alveolares, bronquíolos e vasos sangüíneos), donde sua presença no esputo constitui dado patognomônico de destruição parenquimatosa, desde que elas não se tenham originado acidentalmente da alimentação. Aparecem no **abscesso**, na **gangrena** e nas **neoplasias pulmonares**, mas são mais freqüentes na **tuberculose** pulmonar, máxime nos casos adiantados.

Para pesquisá-las, recomenda-se método de concentração que consiste em ferver o escarro com solução de hidrato de sódio a 10% (uma parte do escarro e duas partes de hidrato), e centrifugar; pesquisar as fibras no depósito. Se for feito, porém, o exame macroscópico cuidadoso, de modo a escolher-se justamente as partículas mais suspeitas, que são aquelas de coloração amarelada ou esverdeada ou então a parte mais purulenta do escarro, o método de concentração pode ser dispensado.

As fibras elásticas, vistas isoladas ou em feixe, são filamentos de tamanho variável, ondulados, de duplo contorno e de diâmetro uniforme. Estes filamentos nunca apresentam dobras súbitas, mostrando, ao contrário, curvas suaves em sua extensão. Fazer o exame a princípio com objetiva de pequeno aumento, recorrendo depois ao aumento maior para a identificação segura.

Espirais de Curschmann (Fig. 8.3). São filamentos espiralados, de comprimento variável, freqüentemente não ultrapassando 1,5 cm. Assim, podem ser às vezes reconhecidas a olho nu, apresentando-se como fibras ondulosas, de coloração esbranquiçada ou amarelada, geralmente enroladas sob a forma de pequenas esferas. Sua natureza não está estabelecida definitivamente. Ao exame microscópico, nota-se linha central clara que tem sido interpretada como fenômeno óptico.

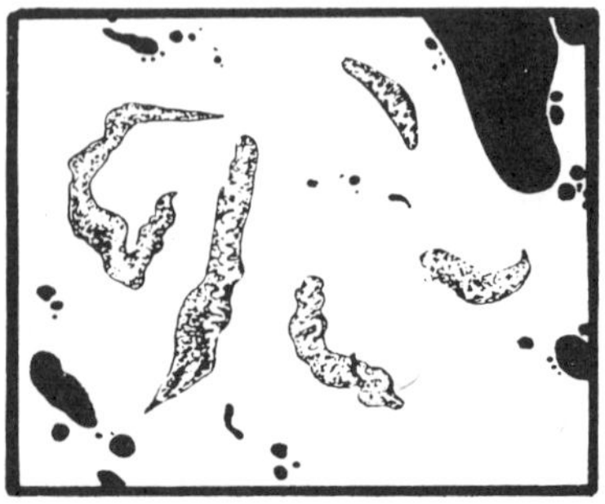

Fig. 8.3 Espirais de Curschmann, comprimidas entre duas lâminas. Tamanho natural. Cada uma está envolvida de massa de muco. (De Todd e Sanford.)

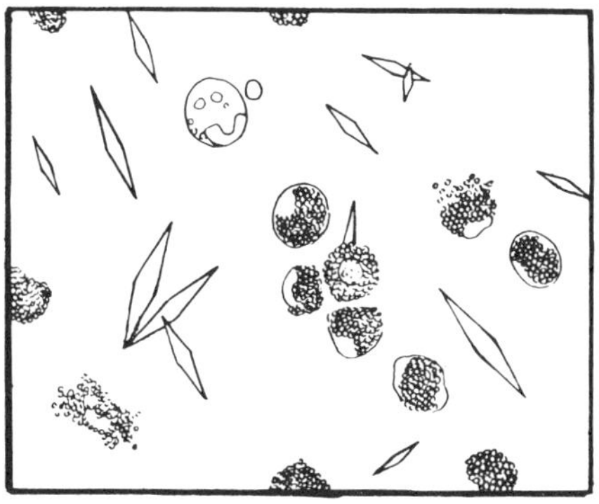

Fig. 8.4 Cristais de Charcot-Leyden e eosinófilos no escarro de um caso de asma brônquica. (De Todd e Sanford.)

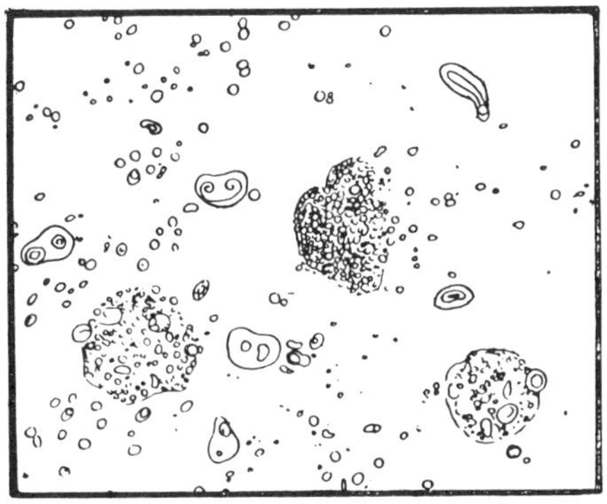

Fig. 8.5 Glóbulos de mielina, livres e intracelulares, do "escarro matutino normal". (De Todd e Sanford.)

As espirais de Curschmann são características da **asma brônquica**, vistas raramente na bronquite crônica e em outros estados, mas, em geral, observa-se nestas últimas condições o fundo asmático.

Cristais de Charcot-Leyden (Fig. 8.4). São cristais incolores, pontiagudos, hexagonais, quando vistos em corte transversal, de tamanho variável, sendo o comprimento médio igual a três ou quatro vezes o diâmetro da hemácia.

Aparecem, às vezes, depois que o esputo foi expectorado e permaneceu à temperatura ambiente por algum tempo, embora ausentes imediatamente depois da colheita.

Ocorrem geralmente nos casos de **asma brônquica**, aderindo freqüentemente às espirais de Curschmann. São provavelmente originados dos eosinófilos.

Células Pigmentadas. São grandes mononucleares que englobaram pigmentos. Duas são as espécies de células pigmentadas mais comumente encontradas:

1. As que contêm hemossiderina; são as chamadas **células da insuficiência cardíaca**, porque se originam nos casos de congestão pulmonar passiva da descompensação cardíaca. No escarro fresco, as células da insuficiência cardíaca aparecem como corpos arredondados, incolores ou acinzentados, cheios de grânulos de tamanho variável e de coloração cambiante entre o amarelo e o castanho.
2. As que contêm carvão, chamadas **células cheias de carvão.** Aqui os grânulos são negros, intra- e extracelulares. Encontram-se, numerosas, nos escarros de portadores de antracose. Também nos fumantes exagerados e naqueles que vivem em ambiente enfumaçado, podem ver-se estas células no escarro matinal, mas os grânulos de carvão são menores.

Glóbulos de Mielina (Fig. 8.5). São glóbulos incolores, de tamanho variável, esféricos, ovais ou piriformes, às vezes simulando gotas de gordura, apresentando a característica de que os glóbulos maiores mostram no seu interior linhas concêntricas ou espiraladas.

Estes glóbulos de mielina podem ser intracelulares, quando pequenos, o que pode confundi-los com as células da insuficiência cardíaca.

O perigo maior de dúvida reside, porém, em tomarem-se os glóbulos de mielina, que não têm significação clínica, por elementos mais importantes, notadamente blastomicetos.

Grãos Actinomicóticos (Fig. 8.6). São os chamados "grãos de enxofre", encontrados no escarro nos casos de actinomicose pulmonar, cinzentos ou amarelos e visíveis a olho nu. A pesquisa do *Actinomyces hominis*, agente da actinomicose pulmonar, doença rara, cujo quadro clínico é semelhante ao da tuberculose, consiste no exame macroscópico cuidadoso, visando aos "grânulos do enxofre", que são depois esmagados entre lâmina e lamínula e examinados com objetiva de pequeno aumento.

Outros Fungos Causadores de Micoses Pulmonares. A dois grupos pertencem os fungos causadores de micoses pulmonares: o dos lêvedos e o dos fungos filamentosos (bolores). Entre as pneumomicoses, além da actinomicose, cumpre citar a pneumomicose pelo *Aspergillus fumigatus*, a blastomicose pulmonar, mais encontradiça em nosso meio, e a micose pulmonar pelo *Neogeotrichun pulmoneun* (O. Magalhães).

Finalmente, cumpre notar que a presença de bolores no escarro é geralmente produto de contaminação, sem significação clínica. Às vezes eles se desenvolvem no pus das cavidades pulmonares.

Parasitos. Eis os parasitos já identificados no escarro, de uma forma ou de outra, em diferentes partes do mundo, relevando notar, porém, que estes achados são extremamente raros: *Trichomonas hominis, Paragonimus westermanni, Strongyloides stercoralis, Entamoeba histolytica* e *Schistosoma mansoni.*

Exame do Escarro Após Coloração

Faz-se a coloração dos esfregaços de escarro para se estudarem as **bactérias** e as **células.**

Fazer três esfregaços, que se coram pelo Gram, pelo Ziehl-Neelsen e pelo May Grünwald-Giemsa. Os dois primeiros prestam-se para o estudo das bactérias, e o último, para a citologia.

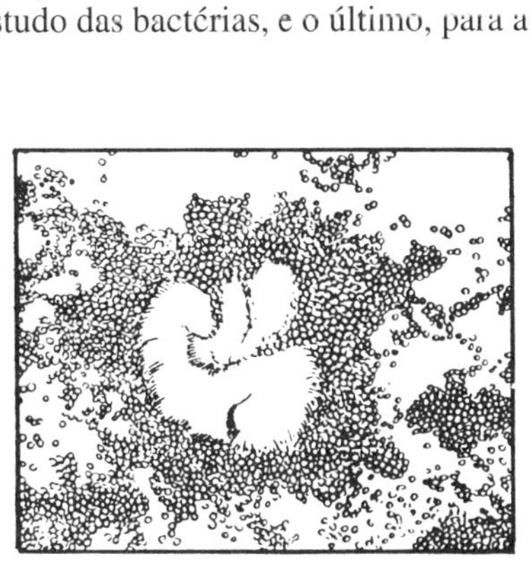

Fig. 8.6 "Grãos de enxofre", comprimidos sob lamínula, do pus de um caso de actinomicose dos gânglios linfáticos submaxilares. (De Todd e Sanford.)

BACTÉRIAS

Ao exame de qualquer escarro, nota-se a presença de grande número de bactérias saprófitas da boca, fato que pode confundir os principiantes. Entre as bactérias patogênicas que aparecem no escarro, citam-se o bacilo da tuberculose, o estafilococo, o estreptococo, o pneumococo, o bacilo de Friedländer, o da influenza, o *Micrococcus catarrhalis* e o *Bacillus pertussis*. Como o bacilo da tuberculose é aquele cujo reconhecimento tem grande valor na clínica, é providencial que ele possa ser facilmente identificável ao simples exame bacterioscópico.

Pesquisa do Bacilo de Koch

Usa-se a coloração pelo método de Ziehl-Neelsen. A presença de bacilos álcool-ácido-resistentes no esfregaço sustenta o diagnóstico de tuberculose pulmonar. Quando se encontra apenas um ou dois bacilos, é imperioso segundo exame para confirmação, porque, embora longínqua, existe a possibilidade de que a lâmina não estivesse perfeitamente limpa, de que os bacilos proviessem de contaminação ou de que o bacilo achado fosse outro bastonete ácido-álcool-resistente.

Conforme dito, a propósito do exame microscópico, cumpre escolher, para o exame a fresco e corado, as porções de escarro mais suspeitas, isto é, de preferência as partes mais purulentas, e evitar o muco que, geralmente, não contém bacilos. Por isso, o exame do escarro corado deve ser feito com material recente, porque com o tempo o esputo se liquefaz, perdendo-se assim a oportunidade de selecionarem para exame as partículas favoráveis.

Já foi interpretado o método Ziehl-Neelsen anteriormente. O bacilo da tuberculose é "ácido-resistente", o que quer dizer que, uma vez corado, ele resiste à descoloração, mesmo pelos ácidos minerais, que descoram rapidamente as outras bactérias.

A propósito do processo de coloração de Ziehl-Neelsen, a seguinte **modificação** é muito prática: depois de corado o escarro pela fucsina fenicada, descora-se pela mistura de álcool assim composta:

Ácido clorídrico concentrado	3 ml
Álcool a 95%	97 ml

Em vez de usar o azul-de-metileno para corante de fundo, usa-se mistura constituída de partes iguais de álcool e solução aquosa saturada de ácido pícrico (1,2%). Assim, o fundo da preparação é amarelo-claro em que se destacam os bacilos da tuberculose corados em vermelho, não aparecendo as células e as outras bactérias.

INTERPRETAÇÃO

Em preparação corada pelo método original de Ziehl-Neelsen, os bacilos de Koch aparecem como bastonetes vermelhos, delgados, contrastando com o fundo azul (ver Fig. 7.2). Seu comprimento médio é de 3 a 4 μm, ou seja, aproximadamente a metade do diâmetro da hemácia. Aparecem isolados ou agrupados, freqüentemente encurvados, nodulados, sendo possível que os bacilos grandes, nodulados, estejam presentes nos processos tuberculosos menos ativos do que aqueles em que aparecem bacilos menores, uniformemente corados. O número de bacilos, na maior parte dos casos, não tem relação com a gravidade da doença. Às vezes, mesmo em casos adiantados, várias preparações precisam ser examinadas para que se possa encontrar um único bacilo. O aspecto dos bacilos é quase sempre típico, a ponto de se afirmar que, se há lugar para dúvida, é que o elemento em questão provavelmente não é bacilo da tuberculose.

O exame negativo não afasta a possibilidade de estar presente a tuberculose. A significação do exame negativo, quando o escarro é purulento, torna-se muito maior do que quando é mucoso. Ao relatar-se o resultado, convém anotar o número médio de bacilos presentes por campo microscópico; embora este processo não seja índice exato do número de bacilos eliminados, é útil na clínica.

Outros bacilos ácido-resistentes são: o da lepra, o do esmegma, o da manteiga, e um bacilo que tem sido encontrado na água destilada envelhecida, razão por que não se deve usar água destilada velha para lavar as preparações em que se pesquisa o bacilo da tuberculose e como solvente de corantes.

Homogeneização do Escarro

Se a baciloscopia direta for negativa, é indispensável a homogeneização do escarro e a concentração do material. Para isso existem vários métodos.

MÉTODO DE PETROFF

a) Misturar partes iguais de escarro e NaOH a 4%, agitar vigorosamente por cinco minutos e incubar a 37°C durante 30 minutos.
b) Centrifugar a 3.000 r.p.m., preparar esfregaços com o sedimento e corar.

MÉTODO DA ANTIFORMINA

a) Misturar partes iguais de escarro e antiformina preparada no dia do exame (cinco volumes de hipoclorito de sódio a 20% e um volume de NaOH a 40%), arrolhar o tubo, agitar vigorosamente durante cinco minutos e incubar a 37°C por 30 minutos.
b) Adicionar igual volume de água destilada, centrifugar a 3.000 r.p.m., durante 10 minutos, preparar esfregaços com o sedimento e corar.

Cultura do Bacilo da Tuberculose

Técnica A

1. Misturar partes iguais de escarro e solução de NaOH a 4%, em tubo de centrifugador; agitar durante cinco minutos, centrifugar a 3.000 r.p.m. durante 10 minutos e remover o sobrenadante.
2. Juntar ao sedimento uma gota de indicador vermelho-fenol e neutralizar com HCl 2 N (até coloração rósea). Utilizar o material para esfregaços, inoculação em meio de cultura e inoculação em cobaia. A adição de 50-100 unidades de penicilina reduz a contaminação bacteriana.

Técnica B

1. Misturar partes iguais de escarro e de solução a 15% de fosfato trissódico ($Na_3PO_4 12H_2O$), agitar vigorosamente e incubar a 37°C por 24 horas.
2. Neutralizar com um volume de solução a 13% de fosfato monossódico (NaH_2PO_4) e semear nos meios indicados.

Inoculação do Escarro em Meio de Cultura

CULTURA EM TUBOS

a) Obter o meio de cultura desejado (de Dorset, Loewenstein, Petroff, Petragnani, Sauton, Long, Dubos), inocular o escarro preparado como recomendado antes, com auxílio de pipeta, deixar o tubo inclinado e incubar a 37°C, por quatro a seis semanas.
b) Controlar o crescimento das colônias, registrar suas características e preparar esfregaços para coloração pelo Ziehl.

CULTURA EM LÂMINA

a) Cortar uma lâmina ao meio, no sentido longitudinal, semear escarro em uma das extremidades, mergulhar em solução de ácido sulfúrico a 6%, durante 20 minutos, e lavar em água estéril.
b) Mergulhar a lâmina em meio de cultura composto de sangue humano hemolisado (25% de sangue citratado e 75% de água destilada), incubar a 37°C e registrar as características das colônias após quatro a seis semanas.

Inoculação do Escarro em Cobaia

1. Duas cobaias normais (não-sensíveis a 0,1 ml de tuberculina diluída a 1:10) são inoculadas, por via subcutânea, com 0,5 ml do sedimento de escarro homogeneizado.
2. Anotar a data da inoculação e observar os animais diariamente a partir do 15.º dia, pesquisando sinais da doença (adenopatia etc.).
3. Autopsiar uma das cobaias ao fim de seis semanas e pesquisar a presença de adenopatia caseosa e de tubérculos nos vários órgãos (baço, fígado etc.). Preparar esfregaços das lesões suspeitas e corar pelo Ziehl.
4. Se o exame da primeira cobaia não permitir o diagnóstico, praticar teste com tuberculina na segunda cobaia (0,1 ml de tuberculina a 1:10, por via intradérmica), alguns dias depois. Teste positivo fala a favor de infecção tuberculosa. Caso o animal não adoeça e a reação à tuberculina se mantenha negativa, sacrificar o animal no 60.º dia e praticar leitura definitiva do resultado. Anotar as alterações macroscópicas de acordo com a escala de Jensen:

   I. Abscesso local.
   II. Abscesso local e adenopatia regional e portal.
   III. Abscesso local e adenopatia regional e portal, com nódulos no baço.
   IV. Tuberculose generalizada de grau médio.
   V. Tuberculose generalizada grave.

A inoculação em cobaia é o método mais sensível para a pesquisa do bacilo da tuberculose, humana ou bovina. Esta inoculação permitirá classificar o bacilo como: a) virulento — graus IV e V; b) atenuado (resistente à isoniazida) — graus I e II, ou III; c) avirulento (saprófito ou atípico) — ausência de lesão.

MICOBACTÉRIAS ATÍPICAS

Existem numerosas micobactérias anônimas, ou atípicas, não-patogênicas, capazes de crescer nos meios de cultura empregados e que não devem ser confundidas com as micobactérias patogênicas. Muitas dessas micobactérias atípicas têm sido encontradas em casos de afecções pulmonares. Podem diferenciar-se do bacilo humano e do bovino, entre outras, pelas seguintes características: a) resistência à isoniazida e ao PAS; b) presença de pigmento (amarelo, laranja etc.); c) crescimento a 28°C; d) ausência do fator corda; e) não-patogenicidade para a cobaia.

Testes de Resistência do *M. tuberculosis*

1. **Princípio.** Três diluições do material patológico são semeadas em meios de cultura sem a droga (testemunhos) e em meios com determinadas concentrações das diferentes drogas. Calcula-se, a seguir, a proporção de bacilos resistentes sobre a totalidade da população bacilar.
2. **Meio de cultura.** De Loewenstein-Jensen, sem fécula de batatas.

Meio de Loewenstein-Jensen com Hidrazida do Ácido Isonicotínico (INH)

Concentração da droga: 0,1 e 0,2 μg/ml de meio.
Volume do meio: 400 ml.
Volume das soluções das drogas: 40 ml.
Concentrações da droga na solução: 1 e 2 μg/ml.
Quantidade da droga nas soluções: 40 e 80 μg/ml.

Preparação da Solução-mãe e Diluições

1. Pesar 100 mg de INH e dissolver em 10 ml de água destilada estéril (solução-mãe), obtendo-se solução com 10.000 μg/ml.
2. Tomar 1 ml da solução-mãe e transferir para tubo de ensaio com 9 ml de água destilada estéril (solução 2), obtendo-se solução com 1.000 μg/ml.
3. Transferir 1 ml da solução 2 para tubo com 9 ml de água: solução 3 com 100 μg/ml.
4. Transferir 2 ml da solução 3 para tubo com 8 ml de água: solução 4 com 20 μg/ml.

Preparação das Soluções Finais. 0,1 μg/ml: pipetar 2 ml da solução 4 para balão estéril de 1 litro contendo 38 ml de água destilada estéril. 0,2 μg/ml: colocar 4 ml da solução 4 em balão estéril de 1 litro contendo 36 ml de água destilada estéril.

As soluções finais serão preparadas acrescentando 360 ml de meio de cultura, medido em proveta graduada estéril. Após agitação cuidadosa, distribuir em tubos de ensaio no volume de 7 ml em cada tubo e coagular a 85-87°C durante uma hora.

Meio de Loewenstein-Jensen com Diidrestreptomicina (DSM)

Concentrações da droga: 2 a 4 μg/ml.
Volume de meio: 400 ml.
Volume das soluções da droga: 40 ml.
Concentração da droga nas soluções: 20 e 40 μg/ml.
Quantidade da droga nas soluções: 800 e 1.600 μg.

Preparação da Solução-mãe e Diluições

1. Pesar 117 mg de sulfato de diidrestreptomicina e dissolver em 10 ml de água destilada estéril: solução-mãe com 10.000 μg/ml.

2. Tomar 1 ml da solução-mãe e transferir para tubo de ensaio com 9 ml de água destilada: solução 2 com 1.000 μg/ml.
3. Transferir 3 ml da solução 2 para tubos com 27 ml de água: solução 3 com 100 μg/ml.

Preparação das Soluções Finais. 2 μg/ml: colocar 8 ml da solução 3 em balão estéril de 1 litro com 32 ml de água destilada estéril. 4 μg/ml: colocar 16 ml da solução 3 em balão de 1 litro com 24 ml de água destilada.

Preparar as soluções finais acrescentando 360 ml de meio de cultura, agitar, distribuir em tubos (7 ml em cada tubo), coagular a 85-87°C durante uma hora.

Meio de Loewenstein-Jensen com PAS

Concentrações da droga: 0,25 e 0,5 μg/ml.
Volume do meio: 400 ml.
Volume das soluções da droga: 40 ml.
Concentrações da droga nas soluções: 2,5 e 5 μg/ml.
Quantidade da droga nas soluções: 100 e 200 μg.

Preparação da Solução-mãe

1. Pesar 138 mg de paraminossalicilato de sódio (equivalentes a 100 mg de PAS) e dissolver em 10 ml de água destilada estéril: solução-mãe com 10.000 μg/ml.
2. Tomar 1 ml da solução-mãe e transferir para tubo de ensaio com 9 ml de água destilada: solução 2 com 1.000 μg/ml.
3. Transferir 1 ml da solução 2 para tubo com 9 ml de água destilada: solução 3 com 100 μg/ml.

Preparação das Soluções Finais. 0,025 μg/ml: pipetar 1 ml da solução 3 para um balão estéril de 1 litro contendo 39 ml de água destilada. 0,5 μg/ml: pipetar 2 ml da solução 3 em balão de 1 litro contendo 39 ml de água destilada.

Preparar as soluções finais juntando 360 ml de meio de cultura, agitar, distribuir em tubos com 7 ml, coagular a 85-87°C durante uma hora.

Meio de Loewenstein-Jensen com Ciclosserina (CS)

Concentrações da droga: 20 a 30 μg/ml.
Volume de meio de cultura: 400 ml.
Volume das soluções da droga: 40 ml.
Concentrações da droga nas soluções: 200 e 300 μg/ml.
Quantidade da droga nas soluções: 8.000 e 12.000 μg.

Preparação da Solução-mãe e das Diluições

1. Pesar 100 mg de CS e dissolver em 10 ml de água destilada estéril: solução-mãe com 10.000 μg/ml.
2. Tomar 3 ml da solução-mãe e transferir para tubo com 2 ml de água destilada: solução 2 com 1.000 μg/ml.

Preparo das Soluções Finais. 20 μg/ml: colocar 8 ml da solução 2 em balão de 1 litro com 32 ml de água destilada estéril. 30 μg/ml: colocar 12 ml da solução 2 em balão de 1 litro contendo 28 ml de água destilada estéril.

Preparar as soluções finais acrescentando 360 ml de meio de cultura, agitar, distribuir em tubos (7 ml em cada tubo) e coagular a 85-87°C durante uma hora.

Meio de Loewenstein-Jensen com Etionamida (ETH)

Concentrações da droga: 10 e 20 μg/ml de meio.
Volume do meio: 400 ml.
Volume das soluções da droga: 40 ml.
Concentrações da droga nas soluções: 100 e 200 μg/ml.
Quantidade da droga nas soluções: 4.000 e 8.000 μg.

Preparação da Solução-mãe e das Diluições

1. Pesar 100 mg de ETH e dissolver em 10 ml de etilenoglicol; colocar na estufa a 37°C durante 24 horas: solução-mãe com 10.000 μg/ml.
2. Pipetar 2 ml da solução-mãe, com pipeta levemente aquecida, transferir para tubo com 18 ml de água destilada estéril, também previamente aquecida: solução 2 com 1.000 μg/ml.

Preparação das Soluções Finais. 10 μg/ml: pipetar 4 ml da solução 2 para balão de 1 litro contendo 36 ml de água destilada estéril previamente aquecida. 20 μg/ml: colocar 8 ml da solução 2 em balão de 1 litro com 32 ml de água destilada estéril aquecida.

Preparar as soluções finais juntando 360 ml de meio de cultura, agitar, distribuir em tubos (7 ml em cada tubo) e coagular a 85-87°C durante uma hora.

Meio de Loewenstein-Jensen com Canamicina (KM)

Concentrações da droga: 10 e 20 μg/ml de meio.
Volume do meio: 400 ml.
Volume das soluções da droga: 40 ml.
Concentrações da droga nas soluções: 100 e 200 μg/ml.
Quantidade da droga nas soluções: 4.000 e 8.000 μg.

Preparação da Solução-mãe

1. Pesar 100 mg de KM e dissolver em 10 ml de água destilada estéril: solução-mãe com 10.000 μg/ml.
2. Tomar 2 ml da solução-mãe e transferir para tubo com 18 ml de água destilada: solução 2 com 1.000 μg/ml.

Preparação das Soluções Finais. 10 μg/ml: colocar 4 ml da solução 2 em balão de 1 litro contendo 36 ml de água destilada estéril. 20 μg/ml: colocar 8 ml da solução 2 em balão de 1 litro contendo 32 ml de água destilada estéril.

Preparar as soluções finais juntando 360 ml de meio de cultura, agitar, distribuir em tubos (7 ml em cada tubo) e coagular a 85-87°C durante uma hora.

Meio de Loewenstein-Jensen com Pirazinamida (PZA)

Para os testes com pirazinamida, os meios de cultura com as drogas (e o meio de controle) deverão ter o pH em 5,0, para o que se utilizam H_2SO_4 a 10% e potenciômetro. São necessários, em geral, 7-8 ml de H_2SO_4 a 10% para cada litro de meio.

Concentrações da droga: 25 e 100 μg/ml.
Volume de meio: 400 ml.
Volume das soluções da droga: 40 ml.
Concentrações da droga nas soluções: 250 e 1.000 μg/ml.
Quantidade da droga nas soluções: 10.000 e 40.000 μg/ml.

Preparação da Solução-mãe

Pesar 100 mg de PZA e dissolver em 10 ml de água destilada estéril: solução-mãe com 10.000 μg/ml.

Preparação das Soluções Finais. 25 μg/ml: colocar 1 ml da solução-mãe em balão de 1 litro contendo 39 ml de água destilada estéril. 100 μg/ml: colocar 4 ml da solução-mãe em balão de litro contendo 36 ml de água destilada estéril.

Preparar as soluções finais juntando 360 ml de meio de cultura, agitar, distribuir em tubos (7 ml em cada tubo) e coagular a 85-87°C durante uma hora.

TESTE DIRETO

O teste direto deverá ser praticado sempre que no material patológico existir número suficiente de bacilos (pelo menos 100 colônias nos meios de controle). Para avaliar a riqueza do material em bacilos, usa-se o seguinte método:

1. Fazer esfregaços com o material (escarro etc.), corar pelo Ziehl-Neelsen e contar o número de bacilos por campo microscópico.
2. Classificar o material do seguinte modo:

Negativo	ausência de bacilos
Positivo (+)	menos de 1 bacilo por 10 campos
Positivo (+ +)	1-10 bacilos por 10 campos
Positivo (+ + +)	10-100 bacilos por 10 campos
Positivo (+ + + +)	mais de 100 bacilos por 10 campos

3. Semear os materiais com resultados "negativos" ou positivos (+) após tratamento pelo método de Darzins modificado, sem diluição, apenas em meio de cultura sem a droga.
4. Semear os materiais positivos (+ +), não-diluídos e diluídos a 1:10 ou 1:100; os positivos (+ + +) não-diluídos e diluídos a 1:100 e 1:1.000; os positivos (+ + + +) não-diluídos e diluídos a 1:1.000 ou 1:10.000, todos, depois de depurados pelo método de Darzins. Semear meios de cultura com drogas, para controle.

TESTE INDIRETO

O teste indireto é feito a partir do crescimento em meio de cultura sem droga:

1. Retirar, com alça de platina, o maior número possível de colônias, depositar o material em *erlenmeyer* com algumas pérolas de vidro e 0,5 ml de solução fisiológica; agitar durante 30 segundos, juntar 2-3 ml de solução fisiológica estéril e agitar.
2. Transferir para tubos de ensaio estéreis contendo 5 ml de solução fisiológica a quantidade necessária da suspensão para obter-se turvação correspondente ao tubo 3 ou 4 de MacFarland (1 mg de bacilos/ml) e preparar diluições a 1:10, 1:1.000, 1:100.000 e 1:1.000.000.
3. Semear três lotes de tubos, com 0,2 ml por tubo. Lote A com as diluições 1:10 e 1:1.000, em meios de cultura com drogas e sem elas; lote B com a diluição a 1:100.000; lote C com a diluição a 1:1.000.000, esta última só em meio de cultura sem droga.
4. Incubar os tubos a 37°C até evaporação do líquido semeado, substituir a rolha de algodão por rolha de borracha ou de cortiça e continuar a incubação por 10 ou mais semanas.
5. Contar o número de colônias nos diferentes tubos e estabelecer a proporção de bacilos resistentes a cada droga. Exemplo de uma contagem com determinação da proporção de bacilos resistentes (Quadro 8.1).

Com relação à diidrestreptomicina (DSM), o número de colônias nos tubos de lote B (100 colônias nos tubos com drogas e 100 colônias nos tubos sem droga) será fácil; através de simples regra de três; calcular que 100% dos bacilos são resistentes à concentração de 4 μg/ml. Com relação à hidrazida do ácido isonicotínico (INH), houve crescimento de duas colônias nos tubos do lote B (tubos com 0,2 μg/ml da droga), pelo que se conclui que 2% dos bacilos são resistentes a essa droga. Pelo mesmo raciocínio, conclui-se que menos de 1% dos bacilos são resistentes ao PAS.

Critérios de Resistência. O Quadro 8.2 condensa os critérios adotados no Laboratório Central de Tuberculose (1965) para estudo da resistência das micobactérias em face de vários medicamentos.

MÉTODO DE SAENZ E COSTIL

a) Tomar 2 ml do material, ou do sedimento, após centrifugação e triturar em gral, com pequena quantidade de areia esterilizada.
b) Adicionar 2 ml de ácido sulfúrico a 15% e incubar durante 20 a 30 minutos.
c) Juntar uma ou duas gotas de solução a 1% de tornassol.
d) Neutralizar com solução de NaOH a 30%, até o aparecimento de tonalidade lilás, limite da neutralidade, correspondente a pH entre 6,8 e 7,2.
e) Semear cerca de 0,5 ml por tubo, usando no mínimo quatro tubos.

MÉTODO DE CORPER E STONER

a) Colocar em um tubo determinada quantidade de material e idêntico volume de solução a 15% de fosfato trissódico cristalizado ($Na_3PO_4 12H_2O$), equivalente à solução a 10% do sal anidro quimicamente puro.
b) Deixar 24 horas na estufa a 37°C.
c) Neutralizar com solução a 5% de ácido sulfúrico, usando o tornassol como indicador.

MÉTODO DE CORPER, MODIFICADO NO LCT

a) Colocar 2 ml de escarro ou sedimento de outros materiais em pote para escarro.

Quadro 8.1

Lote	Diluição	Testemunhos		DSM (4 μg/ml)	INH (0,2 μg/ml)	PAS (0,5 μg/ml)
A	1	+ + +	+ + +	+ + +	+	30
B	1/100	110	90	100	2	0
C	1/1.000	13	7	—	—	—

+ + + crescimento confluente
+ mais de 100 colônias

Quadro 8.2

Drogas e Concentrações Críticas		Percentagem de Colônias Após 42 Dias		
		Sensível	Sensível Zona Limite	Resistente
SM	4	menos de 1	—	igual ou mais de 1
INH	0,2	menos de 1	—	igual ou mais de 1
PAS	0,5	menos de 1	—	igual ou mais de 1
ETH	10	igual ou menos de 20	20 a 50	igual ou mais de 50
ETH	20	igual ou menos de 2	2 a 10	igual ou mais de 10
CS	20	igual ou menos de 20	20 a 50	igual ou mais de 50
	30	igual ou menos de 2	2 a 10	igual ou mais de 10
KM	10	igual ou menos de 30	30 a 100	100
	20	igual ou menos de 2	2 a 10	igual ou mais de 10
PZA	25	igual ou menos de 10	10 a 50	igual ou mais de 50
	100	igual ou menos de 2	2 a 10	igual ou mais de 10

b) Adicionar 2 ml de fosfato trissódico a 15%.
c) Deixar na estufa a 37°C durante 24 horas. No caso de urina e fezes, 72 horas.
d) Neutralizar com 2 ml de fosfato monossódico a 13%.

MÉTODO DE DEPURAÇÃO SP DE DARZINS

O material patológico (1 ml quando purulento; 2-3 ml, quando fluido) é colocado em tubos de centrifugação, estéreis, com capacidade, pelo menos, para 15 ml, com fundo redondo, contendo 10 pérolas de vidro de 3-3,5 mm de diâmetro; ao material se adicionam 5 ml do seguinte purificador, que deve ser conservado, sem esterilizar:

NaOH	1,0 g
$Na_3PO_412H_2O$	1,0 g
Água destilada	100 ml

Os tubos são fechados com rolhas de borracha fervidas, secas, e postos em caixa de metal ou cilindro coberto com uma tampa, colocando-se então a caixa horizontalmente em agitador de Kahn e agitando-se durante cinco minutos, tendo o cuidado de manter as oscilações no mesmo sentido do eixo dos tubos. Qualquer agitador, com 275 oscilações por minuto e 3 cm de deslocamento horizontal, pode ser usado. Após a agitação, estando o material finamente disperso, são os tubos removidos da caixa e cada um recebe 1 ml do precipitado, conservado em tubos de 15 ml, esterilizados na autoclave:

$CaCl_2$	0,5 g
Água destilada	100 ml

Os tubos são fechados com as mesmas rolhas e, por duas vezes, virados sobre si mesmos. Em poucos segundos aparece precipitado gelatinoso abundante:

$$Na_3PO_4 + {}_8CaCl_2 - Ca_3(PO_4) + {}_6NaCl$$

Espera-se um minuto para levar os tubos à centrifugação, durante cinco minutos, 2 mil rotações por minuto, abrindo-se, por fim, e rejeitando-se o líquido claro sobrenadante, tendo, é óbvio, o cuidado de proteger sua extremidade aberta com a própria rolha, para evitar a saída das pérolas de vidro. São novamente fechados com as mesmas rolhas e sacudidos contra os dedos para se agitar bem o precipitado formado no fundo. No ato de fechar e abrir os tubos, flambam-se a boca destes e a extremidade da rolha de borracha, na chama. Dissolve-se então o precipitado com o solvente:

Ácido cítrico	3,0 g
Citrato de amônio	2,5 g
Citrato de sódio	2,0 g
Água destilada	100 ml

(Dividir em tubos de 5 ml e esterilizar na autoclave.)

Tomam-se 0,3 ml de solvente com pipeta de 1 ml e leva-se ao precipitado no fundo do tubo. Aspira-se duas vezes a mistura (0,5-0,6 ml total), daí para a pipeta e depois semeia-se nos meios de cultura apropriados.

MÉTODO DE DARZINS

a) Em tubo com pérolas de vidro, colocar 5 ml da solução purificadora e 1 ml da solução precipitadora.
b) Colocar 2 ml (aproximadamente) do material a tratar e agitar no agitador elétrico ou manual, por 20 minutos, tendo antes trocado a rolha de algodão por outra de borracha, esterilizada por fervura.
c) Deixar na estufa à temperatura de 37°C, por 24 horas, para perfeita sedimentação.
d) Decantar e colocar de 0,3 a 0,8 ml, de acordo com o sedimento, da solução solvente.
e) Semear em meio de cultura apropriado.

Solução purificadora

Fosfato trissódico	1,0 g
Hidróxido de sódio	1,0 g
Água destilada	100 ml

Não necessita esterilização

Solução precipitadora

Cloreto de cálcio	0,5 g
Água destilada	100 ml

Esterilizar a 120°C — 20 min

Solução solvente

Ácido cítrico	3,0 g
Citrato de amônio	2,5 g
Citrato de sódio	2,0 g
Água destilada	100 ml

Distribuir em tubos de ensaio
Esterilizar a 120°C — 20 min
Conservar na geladeira.

LAVADO TRAQUEOBRÔNQUICO

(Via Supraglótica)

1. Doente sentado, munido de um copo parafinado. Assepsia da boca com 2 ml de solução fisiológica e lançamento da solução no copo.
2. Gargarejo com 2 ml de solução a 1:1.000 de neotutocaína, percaína ou tetracaína, durante cinco minutos.
3. Tração e fixação da língua com o indicador e polegar da mão esquerda (protegidos com gaze ou luva de borracha) e introdução de 3 ml de solução anestésica. Esperar cinco minutos, tracionar novamente a língua e introduzir, lentamente, 10 ml de solução fisiológica, até a penetração do líquido na traquéia e a volta dele com sensação de ligeiro sufocamento do paciente (pequeno acesso de tosse). Com tração adequada da língua, consegue-se entrada e saída do líquido pela glote sem os efeitos tussígenos repetidos, que poderão introduzir o líquido nos alvéolos.
4. Colher todo o material, desde a etapa 1, no copo parafinado. O anestésico não deverá ser usado em concentração superior a 1:1.000 por causa dos efeitos inibidores do crescimento das micobactérias. Ver Quadro 8.3.

OUTRAS BACTÉRIAS DO ESCARRO

Staphylococcus e *Streptococcus.* São encontrados freqüentemente, não só em muitas condições patológicas, como tuberculose em estado adiantado, bronquite, pneumonia, mas também como saprófitas da cavidade bucal normal.

Pneumococcus. Causador da pneumonia lobar, em cujo escarro se encontra em grande número; surge também como saprófita inofensivo em outras doenças, como a tuberculose, e existe na saliva em estado normal. Pode produzir, entre outras inflamações, pleurisia, meningite e otite média.

Bacilo de Friedlaender (Klebsiella pneumoniae). Este germe está amiúde presente no aparelho respiratório em condições normais, embora possa aparecer em certos casos de pneumonia, seja só, seja junto ao pneumococo.

Bacilo da influenza (*Haemophilus influenzae*, bacilo de Pfeiffer). É encontrado, às vezes em abundância, nas secreções nasais e brônquicas da maior parte dos casos de influenza, fato que levou a considerar-se esta bactéria como o agente da influenza. Durante a grande pandemia de 1918 não se confirmou essa especificidade. Sabe-se hoje que ele não é a verdadeira causa da influenza, mas apenas invasor secundário.

Micrococcus catarrhalis (Neisseria catarrhalis). Este diplococo Gram-negativo, que não se pode distinguir do gonococo e do meningococo senão mediante cultura, encontra-se na secreção nasal de indivíduos sadios e no escarro de condições inflamatórias da árvore respiratória, sendo de significação patogênica muito reduzida.

Bacillus pertussis (Haemophilus pertussis). O bacilo da coqueluche é encontrado em abundância no escarro nesta moléstia, principalmente na fase inicial.

Células

Reservar a preparação corada pelo May Grünwald-Giemsa ou por processo de coloração semelhante, para o estudo das células, que são:

Leucócitos.
Células epiteliais.
Hemácias.

Os pontos principais do estudo das células são os seguintes:

Leucócitos. A predominância do escarro de polimorfonucleares neutrófilos faz suspeitar de infecção piogênica.

A predominância de linfócitos indica infecção tuberculosa pura, incipiente ou benigna. Destarte, a mudança da fórmula leu-

Quadro 8.3 Micobactérias de Interesse Médico

GRUPOS	Tempo de Crescimento	Temperatura 22	37	45	Pigmto.	Niacina	Catalase TA	68°	NO^3	*TWEEN*	Aril Sulfatase
M. tuberculosis	lento (12/15 d)	+	+++	−	Ausente	+	+	−	−	(−)	
M. bovis	lento (25/40 d)	+	+++	−	Ausente	(−)	+	−	(−)	(−)	
(Grupo I) M. kansasii	lento (7/21 d)	++	+++	−	Ausente	(−)	+	+	+	+	
M. balnei	lento (7/21 d)	+++	−	−	Ausente	(−)	+	+	(−)	(−)	
M. avium	lento (14/21 d)	++	+++	+++	Ausente	(−)	+	+	(−)	(−)	(−)
Grupo II	lento (7/21 d)	+	+++	−	Presente	(−)	+	+	−/+	(−)	
Grupo III	lento (7/21 d)	+	+++	−	Ausente	(−)	+	+	−/+	(−)	++
M. fortuitum	rápido (2/5 d)	+++	+++	−	Ausente	(−)	+	+	−/+	(−)	+
Grupo IV-Saprófitas	rápido (2/5 d)	+++	+++	−	Presente ou Ausente	(−)	+	+	−/+	(−)	

cocitária do escarro, em um caso de tuberculose, de linfocítica para polinuclear, indica o aparecimento de infecção secundária.

A eosinofilia no escarro é característica da asma brônquica, embora não seja patognomônica da doença.

Células Epiteliais. O valor do seu reconhecimento reside na orientação que elas fornecem sobre o sítio de procedência do escarro, donde o nome que às vezes se lhes dão de "células-guias"; evita-se assim examinar material do nariz ou da faringe, quando a suspeita é de lesão pulmonar. São facilmente reconhecíveis, mesmo sem coloração.

Hemácias. Presentes em pequeno número em quase todo escarro. Quando em abundância e constantes, sugerem tuberculose ou outra afecção.

INTERPRETAÇÃO

1. **Bronquite Aguda.** A princípio o escarro é mucoso, pegajoso, às vezes com rajas de sangue. Em pequena quantidade, aumenta, até que passa a ser mucopurulento, amarelo ou acinzentado. No começo encerra poucos leucócitos, que se tornam depois mais numerosos. As bactérias são abundantes.
2. **Bronquite Crônica.** Escarro amarelado ou verde amarelado, abundante, mucopurulento. Ao exame microscópico, nota-se grande número de piócitos, muitas vezes em acentuada desintegração. Numerosas bactérias, de várias espécies, principalmente estafilococos. Poucas células epiteliais podem ser encontradas.
3. **Bronquectasia.** Escarro purulento, esverdeado ou acinzentado, com mau cheiro, sendo eliminado em grande quantidade em 24 horas (às vezes até um litro). Tem a propriedade de separar-se em três camadas, quando deixado a depositar: a primeira de pus, a média de soro e a superficial de muco. Flora bacteriana abundante e variada. Freqüentemente surgem pequenas hemorragias.
4. **Edema Pulmonar.** O escarro nesta condição patológica apresenta-se muito fluido, abundante, de coloração que varia entre o rosa ou amarelo-claro e o castanho-escuro, segundo a quantidade de hemácias presentes. Notam-se poucos leucócitos e células epiteliais.
5. **Asma Brônquica.** Durante o acesso e depois dele, o escarro é mucoso, em pequena quantidade e muito pegajoso. Características: espirais de Curschmann, cristais de Charcot-Leyden e grande número de eosinófilos (ver Cap. 1).
6. **Pneumonia Lobar.** O escarro, nesta moléstia, é reduzido, pegajoso, cor de ferrugem, com hemácias ou pigmento sangüíneo alterado, leucócitos, células epiteliais, pneumococos e, às vezes, cilindros fibrinosos muito pequenos; tais são as características do escarro na fase de hepatização da moléstia.
7. **Gangrena Pulmonar.** O escarro da gangrena pulmonar, que é fluido, abundante, de tonalidade castanha e de mau cheiro penetrante, tem a propriedade de separar-se em três camadas distintas, quando deixado em repouso: grande depósito de coloração castanha, formado por pus, resíduos celulares e pigmento sangüíneo; camada intermediária líquida, clara e camada superficial espumosa. Ao exame microscópico, observam-se bactérias em extrema abundância, inclusive, às vezes, um bacilo álcool-ácido-resistente, que não é o bacilo de Koch. Notam-se também fibras elásticas.
8. **Tuberculose Pulmonar.** O escarro na tuberculose pulmonar é de aspecto variável, segundo a fase da doença. Assim, na tuberculose pulmonar incipiente, quando pode deixar de existir a tosse e o escarro chega à laringe pela ação dos cílios brônquicos (podendo, portanto, passar despercebido), consegue-se obter, com a cooperação inteligente do enfermo, o esputo eliminado de manhã, em geral muito reduzido e mucoso ou com raras estrias amareladas. O bacilo da tuberculose pode ser encontrado em grande número, nesta fase.

   Em fase adiantada, o escarro é semelhante ao da bronquite crônica, com a presença do bacilo de Koch e de fibras elásticas.

   Nos casos muito avançados, ocorre o chamado "escarro globuloso", que apresenta massas acinzentadas, duras, em suspensão na parte líquida do esputo.

BIBLIOGRAFIA

BIER, O.: *Microbiologia e Imunologia.* Ed. Melhoramentos, 23.ª ed., São Paulo, 1984.

LENNETTE, E.H., SPAULDING, E.H. e TRUANT, J.P.: *Manual of Clinical Microbiology,* 2.ª ed. Amer. Soc. Microbiology, Washington, 1974.

SONNENWIRTH, A.C. e JARETT, L.: *Gradwol's Clinical Laboratory Methods and Diagnosis,* 8.ª edição. The C.V. Mosby Co., St. Louis, 1980.

9

Transudatos e Exsudatos

Os líquidos patológicos, obtidos por punção das cavidades, normalmente contêm muito pouco material. Dividem-se em duas classes: os **transudatos** e os **exsudatos**.

Os **transudatos** são coleções líquidas ou derrames de origem não-inflamatória, que se formam de modo passivo, à maneira dos edemas, mecanicamente. Sua cor é amarelo-clara ou amarelo-esverdeada, podendo ser límpidos, ligeiramente turvos ou opalescentes. Não se coagulam espontaneamente, contêm menos de 2,5 g/dl de albumina e poucas células. Densidade abaixo de 1,018. Raramente aparecem bactérias.

Os **exsudatos** são de origem **inflamatória** ou **neoplásica,** de formação ativa, tendem a coagular-se, quando em repouso, são mais ricos em células e em albumina, sua densidade é superior a 1,018. É quase sempre possível identificar o agente causal, infeccioso, neoplásico ou de outra natureza.

No Cap. 10 são estudados os **exsudatos externos** de algumas cavidades ou condutos abertos para o exterior, semelhantes, por sua etiologia, aos **exsudatos** das cavidades fechadas.

A diferenciação entre **transudatos** e **exsudatos** se faz pelos caracteres físicos, químicos, citológicos e bacteriológicos. Esta diferenciação é quase sempre fácil, mas em alguns casos é necessário ter também em vista a evolução clínica do processo (Quadro 9.1).

Quadro 9.1

Caracteres	Transudatos	Exsudatos
Aspecto	Geralmente límpido	Variável (purulento, hemorrágico)
Cheiro	Inodoro	Variável
Cor	Amarelo-clara	Variável
Coagulação	Ausente	Freqüente
Densidade	Menor que 1,018	Maior que 1,018
Proteína (g/dl)	Menos de 3,0	Mais de 3,0
Reação de Rivalta	Negativa	Positiva
Bacterioscopia	Negativa	Positiva
Citodiagnóstico	Predominância de células mesoteliais	Predominância de polinucleares — processo agudo Predominância de linfócitos — processo crônico Predominância de hemácias — processo hemorrágico Glicose = glicemia

EXAME FÍSICO

Anota-se o **volume** em ml, o **aspecto,** que pode ser límpido, opalescente, turvo, seroso, serofibrinoso, seropurulento, hemorrágico, lactescente, quiloso; o **cheiro,** que pode ser pútrido, fétido; a **cor,** que pode estar ausente (incolor) ou então o líquido se mostra cítrico, amarelo, esverdeado, avermelhado. Verificar ainda a existência de partículas em suspensão, a ocorrência ou não da coagulação e a densidade.

EXAME QUÍMICO

Dosagem da Albumina. Empregar um dos métodos usados para urina (Esbach, Aufrecht). Se houver muita albumina, diluir o líquido com solução fisiológica (1:10); multiplica-se o número encontrado pela diluição.

Reação de Rivalta. Em cilindro graduado de 100 ml, colocar 100 ml de água e 0,8 ml de ácido acético a 10%; misturar bem e deixar cair, na superfície deste, uma gota do líquido em exame; tratando-se de **exsudato,** a gota formará, em seu trajeto para o fundo do vaso, nuvem esbranquiçada, que se compara freqüentemente com fumaça de cigarro, ao passo que, se for **transudato,** esta nuvem é muito tênue ou não aparece.

O resultado é negativo ou positivo; neste último caso, segundo a capacidade da nuvem formada, classifica-se de + a ++++.

Por isso só a reação de Rivalta é insuficiente para classificar o líquido, pois ela indica apenas e de modo grosseiro a quantidade de globulinas.

EXAME BACTERIOLÓGICO

Sendo necessário proceder a culturas, é imprescindível aumentar as precauções de assepsia, a fim de evitar contaminações.

Os esfregaços para a bacterioscopia se fazem com o material tal como é obtido, ou então depois de sua centrifugação. Corar um esfregaço pelo Gram e outro pelo Ziehl-Neelsen. Quando a pesquisa direta é negativa para o bacilo de Koch e persiste a suspeita clínica, far-se-á a inoculação em cobaia (ver **Exame do Escarro,** Cap. 8)

EXAME CITOLÓGICO

O citodiagnóstico é feito com o auxílio da contagem diferencial das células do **transudato** ou **exsudato**, principalmente do pleural ou peritoneal. Se o líquido é turvo, fazem-se esfregaços sobre lâmina, do mesmo modo que com o sangue (ver **Hematologia,** Cap. 20). Quando o líquido é claro, centrifugar, pelo menos, cinco minutos e fazer os esfregaços com o sedimento. O líquido deve ser examinado logo depois de colhido, o mais tardar até uma hora após a colheita; junta-se a solução de citrato de sódio a 10%, na proporção de uma parte da solução de citrato para 10 partes do líquido, para impedir a coagulação. O método de coloração deve ser o de May Grünwald-Giemsa, ou similar.

A predominância de leucócitos polimorfonucleares indica processo infeccioso agudo (Fig. 9.1). Os comumente encontrados são os neutrófilos. Os eosinófilos e os basófilos são raros, embora, em cerca de 1 a 5% dos derrames pleurais, se encontre grande número ou mesmo preponderância de eosinófilos.

Cumpre notar que, nos esfregaços, os neutrófilos podem estar contraídos, sendo facilmente confundidos com linfócitos, daí a importância de fazer esfregaços delgados.

A predominância de linfócitos indica processo crônico, geralmente tuberculoso (Fig. 9.1.2).

A predominância de hemácias significa processo hemorrágico, a menos que o sangue seja produzido pela punção.

A predominância de células mesoteliais, contendo o líquido poucas células, estabelece a natureza desse fluido como sendo **transudato.** As células mesoteliais são grandes, citoplasma abundante, com um ou dois núcleos arredondados ou ovais, que não se coram bem. No câncer há predominância destas células, mas simultaneamente elas se acompanham de grande número de linfócitos e de hemácias.

O **diagnóstico citológico** em geral, usando-se amostras de material proveniente da vagina, colo uterino, endométrio, pulmão, brônquios, esôfago, vias urinárias, estômago, reto, cólon, pleura, peritônio, pericárdio etc., vem recebendo grande incremento nos últimos tempos (Papanicolaou).

LÍQUIDO SINOVIAL

O líquido sinovial é dialisado do plasma, acrescido de mucina, secretado pelos sinoviócitos. Seu exame constitui elemento de valor no diagnóstico das afecções reumáticas.

Colheita. Qualquer articulação poderá ser puncionada, sendo mais acessível a dos joelhos, cotovelos, punhos e tornozelos. Puncionar as articulações em condições assépticas, com agulha 40 × 3 mm, montadas em seringa de 10 ou 20 ml.

EXAME MACROSCÓPICO

Aspecto. O líquido sinovial normal é de aspecto transparente e raramente encerra pequenos flocos.

Cor. De coloracão clara ou amarelo-clara. Se o líquido é avermelhado, atentar para a possibilidade de mistura sangüínea no ato da punção.

Volume. Em condições normais, o volume do líquido sinovial do joelho oscila de 0,13 a 4 ml; em derrames patológicos pode variar de 0,1 a 240 ml.

Viscosidade. A viscosidade do líquido sinovial será pesquisada por inclinação do tubo que contenha pequeno volume do líquido, observando-se seu deslocamento.

EXAME MICROSCÓPICO

Praticar contagem diferencial das células existentes no líquido sinovial, utilizando-se da mesma técnica para contagem dos leucócitos do sangue. A citologia do líquido sinovial normal é a seguinte: monócitos, 45%; linfócitos, 33%; neutrófilos, 6%; clamatócitos, 7%; células sinoviais, 9%.

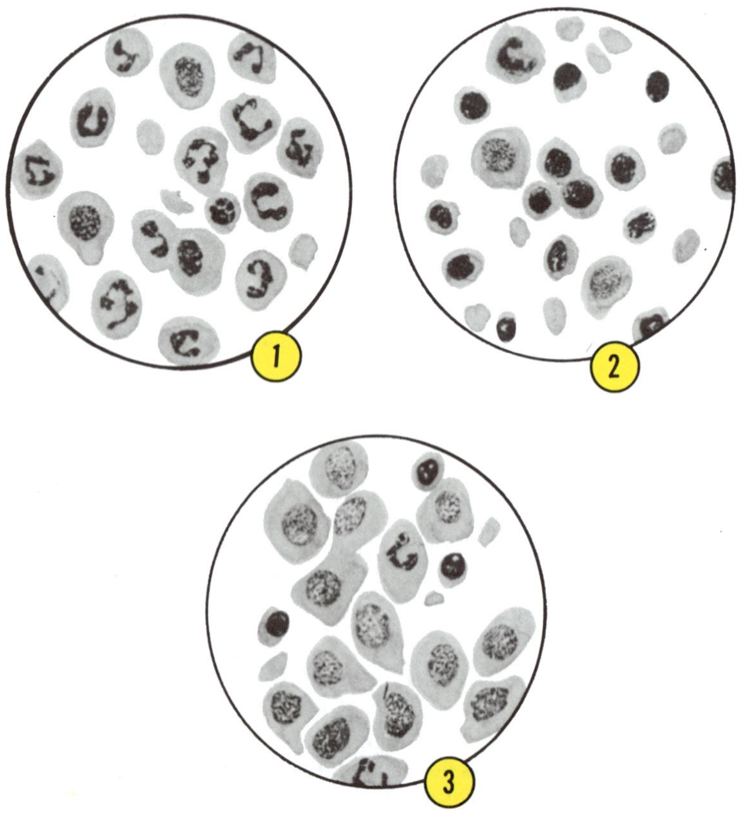

Fig. 9.1 1. Exsudato de tipo agudo (infecção); 2. Exsudato de tipo crônico, hemorrágico; 3. Transudato (neoplasia?).

EXAME BIOQUÍMICO

Praticar dosagens de proteínas (biureto) e de glicose (Folin-Wu) e verificar a presença de mucina. Esta se pesquisa pela seguinte técnica: centrifugar 1 ml de líquido sinovial, misturar ao sobrenadante 4 ml de água destilada e juntar, gota a gota, 0,13 ml de solução 7 N de ácido acético. O resultado será expresso do seguinte modo:

- **** grumo acordoado, firme, em líquido claro. Normal.
- *** massa mole, em líquido claro ou turvo.
- ** massas friáveis, pequenas, líquido turvo.
- * pequeno número de flocos, ou ausência total, em líquido turvo.

EXAME BACTERIOLÓGICO

a) Esfregaços para coloração pelo Gram e pelo Ziehl;
b) Exame cultural, com semeaduras nos meios habituais, inclusive para *M. tuberculosis*.

Classificação das Alterações

As alterações do líquido sinovial podem ser classificadas em três grandes grupos.

a) Grupo I, ou traumático;
b) Grupo II, ou inflamatório;
c) Grupo III, ou intermediário.

Caracterizam-se as alterações do Grupo I (que se encontram nas **artrites traumáticas, osteocondrite dissecante, osteocondromatose, artropatia de Charcot, osteartrite, osteartropatia de Pierre-Marie**): líquido sinovial amarelo-claro límpido, viscosidade normal, não se coagula, proteínas ligeiramente acima do normal, glicose normal. Leucócitos inferiores a 3.000, polimorfonucleares em torno de 500 por mm^3. Teor de mucinas normal (4+, 3+).

Nas alterações do Grupo II (que se encontram na **gota, febre reumática, neoplasias, a. reumatóide, artrites infecciosas** em geral, **bursites, hidrartose intermitente**), o líquido sinovial é de coloração amarelo-sujo, turvo, de viscosidade diminuída, baixo teor de mucina (1+), densidade elevada, coagulável (coágulos grandes e firmes, de fibrina); proteínas elevadas principalmente à custa das globulinas, glicose reduzida. Leucócitos em número superior a 3.000 por mm^3 e neutrófilos acima de 5.000 por mm^3.

As alterações do líquido sinovial do Grupo III (achados na **hemofilia, eritema nodoso, anemia falciforme, hemangioma ostearticular, artropatia neurodistrófica**) se situam em posição intermediária entre os Grupos I e II, não sendo, portanto, tão características.

BIBLIOGRAFIA

FLOREY, H.: *General Pathology*. Filadélfia, W. B. Saunders Co., 1959.
HOULY, J.: *Contribuição do Laboratório ao Diagnóstico das Doenças Reumáticas*. Rio, Editorial Sul-Americana, 1965.
PAPANICOLAOU, G.N.: *Atlas of Exfoliativa Cytology*. Cambridge, Mass., Harvard University Press, 1954.
PARKER F.P.: *A Textbook of Clinical Pathology*, 3.ª ed. Baltimore, The Williams & Wilkins Co., 1948.
RAVEL, R.: *Laboratório Clínico*. Rio de Janeiro, Editora Guanabara, 1988. (Tradução de Clinical Laboratory Medicine.)

10

Exsudatos Externos

BOCA, FARINGE, NARIZ

Entre a variedade de microrganismos existentes em abundância na boca, merece anotação primeiramente o *Leptotrichia bucalis*, que se encontra em grande número nas criptas das amígdalas e no tártaro dos dentes. Este microrganismo, que faz parte da família *Actinomycetaceae*, incluída por alguns autores entre as bactérias e por outros entre os fungos, pode ser encontrado em todos os produtos que entrem em contato com a cavidade oral; forma a maior parte das manchas esbranquiçadas da *Pharyngomycosis leptotrica*. Sua morfologia é a de bastonete delgado, segmentado, que geralmente se cora de cor violeta pelo lugol. No escarro, pode ser tomado por fibra elástica; no suco gástrico, por bacilos de Oppler-Boas. A diferenciação se faz pelo lugol.

Amebas e espiroquetas são freqüentes na boca de pessoas portadoras de piorréia alveolar. Nesta doença surge a *E. gengivalis*, sempre acompanhada de miríades de bactérias, muitas vezes de espiroquetas e às vezes de outros protozoários. Endamebas e espiroquetas podem existir também na boca de pessoas normais.

O **sapinho**, ou **estomatite cremosa**, é doença da boca mais freqüente na criança, relativamente comum nos primeiros dois meses de idade; também acomete o adulto, mas, neste caso, na fase caquética de algumas doenças consuntivas ou devido ao abuso de certos antibióticos. É causado por fungos diferentes, sendo, porém, o mais conhecido a *Candida albicans*, também denominada *Oidium albicans* e *Endomyces albicans*. A estomatite cremosa se caracteriza pela presença, na mucosa bucal, de manchas a princípio vermelhas e depois brancas. Estas máculas podem estender-se até a laringe ou faringe, e mesmo mais além.

Outro fungo semelhante, a *Monilia psilosis*, pode existir na boca na **esteatorréia idiopática** ou **esprue**, de que já foi considerado agente etiológico.

As **inflamações agudas pseudomembranosas**, que se localizam principalmente nas amígdalas e na nasofaringe, são causadas, de ordinário, pelo bacilo diftérico, mas o agente causador pode ser também o estreptococo. Esta é questão de grande importância prática, porque envolve o diagnóstico da difteria.

Difteria

Exame Direto. Deve ser realizado sempre, embora seja mais seguro completar com a cultura, nos casos negativos.

Fazer esfregaços com material colhido diretamente nas membranas e corar pelo método de Neisser ou de Albert (ver Cap. 7). Os bacilos diftéricos se apresentam como bastonetes retos ou curvos, de tamanho muito variável, fracamente corados de amarelo pelo Neisser, com várias granulações (granulações metacromáticas de Babes-Ernst) intensamente coradas de azul-escuro, ou pretos ou então com granulação metacromática em cada uma das suas extremidades. Têm às vezes a forma de haltere, por causa da dilatação das extremidades. Têm tendência para o paralelismo. Agrupam-se em feixes. Às vezes a disposição de dois bacilos é a de L, V ou Y. No caso de difteria, desde que os esfregaços tenham sido feitos corretamente, os bacilos dominam os campos microscópicos.

Cultura. Para o cultivo do bacilo da difteria, a que se recorre freqüentemente na prática, empregam-se como meio o soro sangüíneo de Löffler (ver Apêndice 5).

Retirar o material da garganta, de preferência junto às falsas membranas, com o auxílio de estilete metálico, esterilizado, com algodão em uma das extremidades (Fig. 10.1). Semeia-se na superfície de tubo de soro de Löffler inclinado; incuba-se a 37°C. Examinam-se esfregaços do que houver desenvolvido, ao fim de 8, 12, 18, 24 e 36 horas, corando-se pelo Neisser ou Albert.

A seguir, método rápido para a cultura do bacilo diftérico.

Brady, Brody, Lenarsky, Smith e Gaffney estudaram a eficácia de método rápido para o diagnóstico da difteria, em que se obtém o resultado entre duas e quatro horas. Este processo, comparado com o método clássico de Löffler, revelou resultados idênticos em ambos.

A técnica é a seguinte: o tampão de algodão esterilizado da extremidade de um estilete metálico (Fig. 10.1) é embebido com soro de cavalo não-diluído, não-aquecido, sem nenhum conservador. O algodão é depois espremido suavemente contra as paredes do tubo de ensaio, de modo a remover excesso de soro. Estilete e algodão são retirados do tubo de ensaio e ligeiramente aquecidos em chama para conseguir-se a coagulação superficial do soro. Os estiletes, assim preparados, são usados para obter do modo usual as culturas de material do nariz e da garganta, apenas com a diferença de que, em vez de semearem-se em meios de cultura, os estiletes são colocados em tubos de ensaio esterilizados, incubados e examinados ao fim de duas e de quatro horas. Aspecto prático deste processo é que o próprio bolso do paletó do analista pode servir de estufa. Ao fim do tempo de incubação, fazer esfregaços com o próprio estilete.

Algumas vezes encontram-se bacilos que apresentam semelhança morfológica com o bacilo diftérico, mas avirulentos. Dá-

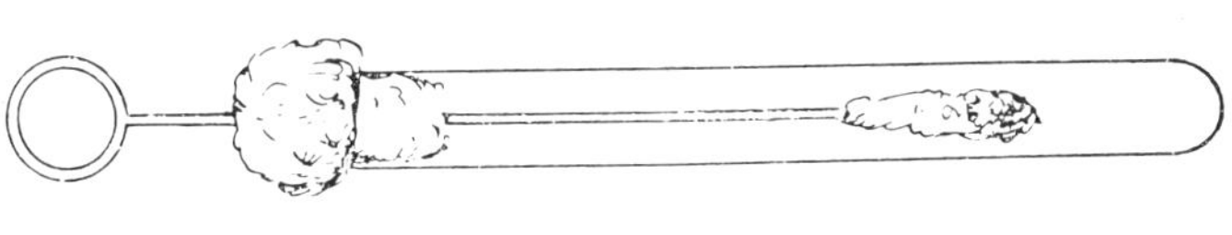

Fig. 10.1 Tampão de algodão esterilizado para a colheita do exsudato faríngeo.

se-lhes o nome de bacilos pseudodiftéricos ou difteróides: são, principalmente, o bacilo de Hoffmann e o bacilo *xerosis*, que se distinguem do bacilo de Löffler por características tintoriais, culturais e biológicas.

Quando há necessidade de determinar a virulência de um bacilo isolado de lesões suspeitas de difteria, procede-se do seguinte modo:

1. Isolamento do germe suspeito em cultura pura.
2. Inoculação em cobaia, que é o animal de escolha, por via subcutânea ou intraperitoneal.

No caso de ser o germe virulento, a cobaia morrerá dentro de dois dias. Como controle, injeta-se em outra cobaia a mesma dose de bacilos, adicionada de 100 a 200 unidades de soro antidiftérico. Esta cobaia sobrevive. A cobaia que morre, injetada com o germe sem soro, apresenta ingurgitamento característico nas glândulas supra-renais.

Angina de Vincent

Esta doença pode confundir-se, na fase aguda, com a difteria e, no estado crônico, com a **sífilis**. É inflamação pseudomembranosa e ulcerosa da boca e da faringe. Os esfregaços do material obtido das úlceras ou membranas mostram, após coloração, grande número de espiroquetas e bacilos fusiformes, constituindo o quadro característico da **associação fusospirilar**, donde o nome de **angina fusospirilar de Vincent**.

Para se fazer o esfregaço, limpa-se com algodão a superfície da lesão, o que visa à remoção das bactérias saprófitas que, por sua abundância, poderiam mascarar o quadro; colhe-se o material da parte mais profunda. Cora-se pelo Gram. Tanto o bacilo fusiforme, que tem a forma de um fuso de extremidades mais ou menos afiladas e cujo comprimento é de 4 a 8 μm, como o espiroqueta, que tem a forma de fio ondulado, muito fino e cujo comprimento é de 10 a 20 μm, são Gram-negativos, sendo que os espiroquetas se coram fracamente. A sua reação ao Gram não é, todavia, constante, podendo o bacilo fusiforme, às vezes, reter o cristal violeta. Outros métodos de coloração podem ser usados para pôr em evidência a associação fusospirilar: o violeta-degenciana e o Giemsa.

Ulcerações Tuberculosas

Entre outras lesões ulcerosas da boca, que possam requerer o auxílio do laboratório para firmar-se o diagnóstico, estão as **ulcerações tuberculosas**. Afasta-se a contaminação pelo escarro e colhe-se o material por curetagem do fundo da úlcera; fazem-se esfregaços, fixa-se e cora-se pelo Ziehl-Neelsen. Quando aparecem grupos de células que não se separam pela feitura do esfregaço e que encerram os bacilos intracelulares, o diagnóstico é certo.

INTERPRETAÇÃO

É indispensável fazer tanto o exame direto como a cultura. O primeiro, embora não possua o mesmo valor desta, não pode nunca ser omitido porque, em certos estados patológicos da faringe que clinicamente se assemelham à difteria, o diagnóstico pode ser firmado apenas pelo exame direto. Tal é o caso da **angina de Vincent**, causada pela associação fusospirilar, em que a cultura nos meios rotineiros não teria valor, dado que estes germes são anaeróbios.

No que concerne à difteria, o exame direto tem apenas o valor de suposição, porque o encontro de alguns germes suspeitos pode ocorer em indivíduos adultos indenes de difteria e nos portadores dos germes.

Cumpre, igualmente, notar, no exame de exsudato faríngeo, a predominância de determinado germe, que seria então o causador da angina.

Com relação à cultura, vale assinalar que é o meio mais fiel de diagnosticar a difteria; seu grande inconveniente é a demora indispensável para o desenvolvimento e a identificação do *Corynebacterium diphteriae*, donde a vantagem do método rápido de Brady e cols.

Em última análise, porém, compete ao clínico decidir qual a terapêutica a adotar, porque o analista apenas poderá acrescentar um dado aos já existentes e só excepcionalmente decidir o diagnóstico.

M. LEPRAE NO MUCO NASAL E NO LÍQUIDO ASPIRADO DE GÂNGLIO LINFÁTICO

Realiza-se freqüentemente esta pesquisa entre nós e é, sem dúvida, meio útil, porque o diagnóstico de laboratório da lepra se faz na prática pela pesquisa direta do bacilo. Além da pesquisa no muco nasal e no líquido de punção ganglionar, às vezes recorre-se ao exame de lesões cutâneas ulceradas, fazendo-se o esfregaço com o material proveniente da raspagem da ulceração. Outras vezes põe-se à mostra mui facilmente a doença pelo exame do líquido proveniente da incisão de nódulo cutâneo, quando miríades de bacilos de Hansen podem ser vistas depois de coloração pelo método de Ziehl-Neelsen. É comum fazer a incisão de nódulos no pavilhão da orelha e examinar o líquido assim obtido.

Aspecto Microscópico do Bacilo da Lepra. O *Mycobacterium leprae*, descoberto em 1868 por Armauer Hansen, não é inoculável nem cultivável e só pode ser caracterizado por seu aspecto morfológico nas lesões. A distinção com o bacilo tuberculoso e os outros álcool-ácido-resistentes não se faz por método de coloração especial, mas pela formação das chamadas "globias", que se localizam dentro dos mononucleares. A sua morfologia, depois de coloração pelo método de Ziehl-Neelsen, é muito semelhante à do bacilo de Koch, mas o bacilo da lepra tem a tendência para agrupar-se em feixes de bastonetes paralelos, reunidos por uma espécie de geléia que não é ácido-resistente, dando-se o nome de "globia" ao conjunto dos bastonetes encerrados nesta geléia. As "células leprosas" são os mononucleares que contêm em seu protoplasma as "globias".

Muco Nasal. ***Colheita.*** Quando há abundância de bacilos no muco nasal, basta fazer o esfregaço com o auxílio de um estilete metálico, com algodão na extremidade. Neste esfregaço, depois de corado, encontram-se os bacilos facilmente. Mas o melhor é fazer a raspagem da parede interna da fossa nasal ou mesmo o simples atrito mais enérgico com o tampão estéril de algodão contra essa parede.

Outro recurso para a colheita do muco nasal consiste em provocar coriza medicamentosa, mediante a administração ao doente de 4 g de iodureto de potássio, um ou dois dias antes do exame.

Coloração. Método de Ziehl-Neelsen (ver Cap. 7).

Características do *M. leprae* no muco nasal são as "globias" situadas no interior das células mononucleares.

A necessidade de diferenciação com o bacilo tuberculoso pode apresentar-se quando o encontro de bacilos ácido-resistentes no escarro levantar a dúvida entre lesão leprosa do pulmão e tuberculose pulmonar, freqüente entre os leprosos; a inoculação em cobaia nos ensinará se se trata do bacilo de Koch.

Punção de Gânglios Linfáticos. Nas formas latentes, os gânglios linfáticos, principalmente os inguinais, podem ser atingidos isoladamente durante muitos anos.

Técnica da Punção. A punção do gânglio linfático tem o fim de aspirar material para exame. Escolher um gânglio inguinal aumentado de volume. Passar iodo na pele e inserir no gânglio agulha de injeção, ligada à seringa pequena que contém algumas gotas de solução salina fisiológica estéril. Tem-se a certeza de que a agulha penetrou na cápsula do gânglio quando os movimentos imprimidos à agulha se transmitem ao gânglio. Girar a agulha de modo a desfazer um pouco de tecido ganglionar, injetar a solução salina (NaCl 0,85%), movimentar de novo a agulha com cuidado e retirar o líquido por aspiração. Com este, fazer esfregaço, fixar e corar pelo Ziehl-Neelsen.

EXSUDATO URETRAL

O exame do exsudato uretral visa ao diagnóstico das uretrites. Estas podem ser causadas pelo gonococo (*Neisseria gonorrhoeae*). As uretrites gonocócicas são as mais freqüentes. Outros germes, como *clamidia*, *estafilococos*, *estreptococos*, bacilos difteróides ou alguns diplococos Gram-positivos também podem ser responsabilizados. É freqüente a associação destes últimos germes ao gonococo.

Colheita. Depende da fase evolutiva do processo:

1. **Fase aguda**. Na uretrite aguda do homem fazem-se, com o exsudato uretral, por meio de alça de platina, esfregaços da camada delgada e uniforme.

   Na mulher, a secreção deve ser colhida ao nível da uretra, ou então no colo uterino ou na glândula de Bartholin. A secreção vaginal não serve, porque a flora bacteriana normal saprófita é muito abundante e o gonococo dificilmente é identificável no meio dela.

   Ao contrário, na vulvite purulenta das meninas é fácil a pesquisa e a identificação do agente etiológico, seja o gonococo, seja outro germe.
2. **Fase crônica**. Na **uretrite crônica**, examinar-se-á a **gota matinal** ou os filamentos da urina, que se compõem de muco e piócitos; são mais abundantes na primeira micção da manhã; o exame deve ser imediato, porque os filamentos se dissolvem na urina. Recolhem-se os primeiros 20 ou 30 ml da micção e, com a alça de platina ou a pipeta, "pescam-se" os filamentos, que são espalhados sobre lâmina, fixados e corados (Gram). Quando não existem filamentos, pode ser necessário examinar o sedimento obtido por centrifugação prolongada e à alta velocidade. A fim de remover a uréia, que impede a fixação do material e se dissolve no momento da coloração, às vezes removendo o esfregaço, o sedimento pode ser lavado uma vez com água ou solução salina, ou então pode-se juntar uma gotícula do soro sangüíneo e fazer o esfregaço do modo usual.

Coloração. Pode ser a simples (azul-de-metileno), ou então (e esta é mais freqüente) a dupla coloração pelo método de Gram (ver Cap. 7).

Aspecto Microscópico. Os gonococos podem ser identificados, quase com certeza, em esfregaços corados de preferência pelo Gram. São cocos ovóides ou semelhantes ao grão de café, que se dispõem aos pares, os dois elementos se defrontando pela sua face plana. São geralmente intracelulares em sua maior parte; esta disposição intracelular, assim como a apresentação em agrupamentos são pontos importantes para sua identificação. Os diplococos Gram-negativos extracelulares só devem ser tomados por gonococos quando investigação posterior mostrar estas bactérias intracelulares.

Quando a flora bacteriana é mui abundante, torna-se difícil encontrar o gonococo.

Estafilococos, estreptococos e pneumococos são às vezes relativamente Gram-negativos, quando intracelulares.

Os gonococos, via de regra, são encontrados facilmente no pus das inflamações gonocócicas não-tratadas, agudas ou subagudas (conjuntivite, uretrite), mas são achados dificilmente no pus das inflamações e abscessos crônicos e no sedimento urinário.

Cultura

1. Semear a secreção uretral em placas de ágar-ascite ou ágar-chocolate, incubar em atmosfera de 10% de CO_2 a 37°C, durante 48 horas;
2. Derramar 1 ml de solução a 1% de tetrametilparafenilenodiamina na superfície da placa, esperar 5 minutos, verter fora o excesso de corante e examinar ao microscópio. As colônias de gonococo se diferenciam das colônias de outras bactérias pela coloração rósea que adquirem.

EXSUDATO OCULAR

O exame que se realiza usualmente no material proveniente do olho é o direto ao microscópio, após coloração pelo Gram ou Giemsa.

No estado normal, costumam encontrar-se na conjuntiva o *Staphylococcus albus*, o *Bacillus xerosis* e o pneumococo.

No estado patológico se nos deparam:

1. A ceratite e a conjuntivite não-específicas, em que encontramos principalmente os estafilococos, os pneumococos e os estreptococos.
2. A úlcera serpiginosa da córnea, via de regra ligada ao pneumococo.
3. A **conjuntivite infecciosa aguda**, cujo agente parece ser o bacilo de Koch-Weeks, bastonete Gram-negativo, pequeno, delgado, intra- e extracelular.
4. A **blefaroconjuntivite** aguda ou crônica, produzida pelo *Hemophilus* de Morax e Axenfeld, diplobacilo Gram negativo, curto e espessado, freqüentemente intracelular, e de que algumas vezes pode evidenciar-se uma cápsula delicada. Esta blefaroconjuntivite é comum, e o colírio de sulfato de zinco parece ser seu medicamento específico.
5. A **oftalmia gonocócica**, cujo diagnóstico precoce é muito importante e pode ser feito segura e facilmente pelo exame microscópico do pus antes do tratamento (coloração pelo Gram, como para o exame do pus uretral).
6. A **conjuntivite pseudomembranosa**, em que se encontram o estreptococo ou o bacilo diftérico. No diagnóstico da conjuntivite diftérica, o exame direto é de pouco valor, por causa da presença freqüente do *Bacillus xerosis*, no saco conjuntival de pessoas sadias, morfologicamente idêntico ao bacilo diftérico, de que se pode distinguir apenas após cultivo, razão por que o quadro clínico é aqui mais importante que os dados de laboratório.
7. Os **corpos de inclusão**, que se põem em evidência raspando-se, de preferência, as pálpebras inferiores, espalhando o material sobre lâmina, fixando pelo álcool metílico e corando pelo Giemsa. Descorar com o álcool etílico. São pequenos corpos

intracelulares que aparecem como pontos azuis, agrupados em cachos no citoplasma das células epiteliais. Na prática, esses elementos se encontram na chamada **blenorréia de inclusão**, forma benigna da ***oftalmia neonatorum***, causada por corpos de inclusão oriundos do trato genital da mãe (diferente da oftalmia gonocócica) e que, no adulto, é conhecida como **conjuntivite de piscina**, condição essa estudada por Thygeson; e no **tracoma**, doença crônica e contagiosa, caracterizada no laboratório pelos **corpos do tracoma** (*Chlamydia trachomatis*).

8. A conjuntivite alérgica, cuja característica diagnóstica é a presença em abundância de eosinófilos no exsudato conjuntival.

EXSUDATO DO OUVIDO

Otite Média Aguda. Os agentes mais comuns desta infecção são o pneumococo e o estreptococo. A presença deste último deve ser temida, porque o estreptococo produz mastoidite e meningite muito mais freqüentemente que o pneumococo. Via de regra, a presença de outras bactérias indica infecção secundária, a não ser quando a otite é complicação de outras moléstias infecciosas, como a febre tifóide, a difteria e a influenza. Quando a supuração perdura por algum tempo, sempre há contaminação pelo estafilococo.

Otite Média Crônica. Nesta condição podem encontrar-se o estafilococo, o bacilo de Friedländer, o colibacilo e o bacilo piociânico.

Quando se trata de tuberculose, o bacilo de Koch é eliminado, mas dificilmente posto em evidência, sendo preciso, além disso, fazer a distinção com o bacilo do esmegma e outros bacilos ácido-resistentes, presentes no ouvido.

A técnica de exame destes exsudatos é a mesma descrita para os outros exsudatos externos, descritos páginas atrás.

CANCRO MOLE

Exame Direto. O cancro mole é causado pelo bacilo de Ducrey ou bacilo do cancro mole, *Hemophilus ducreyi*. A sua pesquisa por exame direto se faz no pus.

Técnica. Com a alça de platina ou de pipeta, colhe-se profundamente o pus da lesão e fazem-se lâminas que se coram pelo Gram. Ao exame microscópico, observa-se a presença de bacilos curtos, Gram-negativos, de extremidades arredondadas, intra- ou extracelulares, geralmente isolados, mas com tendência para formação de cadeias (daí o nome de estreptobacilos). Não tomam, o mais das vezes, a cor senão nas extremidades, o centro permanecendo incolor, o que lhes dá o aspecto característico de naveta.

Intradermorreação de Ito-Reenstierna

Faz-se a injeção intracutânea de 0,1 ml de emulsão opalescente de estreptobacilos mortos, na pele de indivíduos atingidos de cancro mole. Determina-se assim reação local, que falta nos indivíduos sãos. A reação é constituída, ao fim de 48 horas, de pequena pápula, envolvida de zona eritematosa mais ou menos extensa, formando-se, algumas vezes, no centro, pequena pústula.

Tal reação já é positiva no oitavo dia após o aparecimento do cancro, e persiste por vários anos depois de sua cura e de suas complicações. Deste modo, ela permite o diagnóstico atual e mesmo retrospectivo da doença.

CANCRO DURO E OUTRAS LESÕES SIFILÍTICAS

O agente etiológico da sífilis, o *Spirocheta pallida* ou *Treponema pallidum* (Fig. 10.2), descoberto em 1905 por Shaudinn e Hoffmann, é encontrado nas lesões primárias, secundárias e terciárias da moléstia, mas na fase terciária sua presença não tem valor diagnóstico, em virtude de sua raridade.

Também na sífilis hereditária sua presença carece de valor diagnóstico. Cumpre notar, porém, que, nas bolhas do pênfigo palmar e plantar, encontra-se em abundância o treponema. O microrganismo ocorre também no córtex dos portadores de **paralisia geral**, **neurolues**, no fígado e no pulmão dos fetos heredossifilíticos, fatos que interessam à anatomia patológica. Fica, pois, claro que é no cancro e nas lesões secundárias que o exame direto se aplica. A pesquisa do treponema no cancro duro tem grande aplicação na clínica.

Colheita do Material. É parte importante da pesquisa, pois o material mais favorável para o exame é o suco textural das porções profundas, o qual tem os treponemas em grande número e, via de regra, não acompanhados de outros microrganismos. A colheita do material em cancros submetidos a tratamento local deve ser muito cuidadosa, sendo conveniente repetir a pesquisa 48 horas depois, se necessário.

Depois de limpo o cancro, fazer sair um pouco de serosidade, o que se consegue ou por compressão da lesão entre o índex e o polegar (**usar luva de borracha!**), ou pela raspagem cuidadosa com cureta; produz-se sem demora a exsudação do soro, com o que se fazem esfregaços muito finos. Deve-se evitar o escoamento de muito sangue, mas a presença de algumas hemácias pode ser até vantajosa, porque ajuda a escolher campos favoráveis e, segundo o corante usado, servirá de prova da sua qualidade.

Obtém-se ainda o material para exame de modo mui satisfatório pela punção dos gânglios linfáticos regionais, quando estes estiverem crescidos.

Métodos de Exame. O exame direto pode ser a fresco ou após coloração, sendo o mais satisfatório o exame a fresco em campo escuro. Mas, como este exame requer condensador especial, na prática corrente lança-se mão dos métodos de coloração, principalmente do método de impregnação argêntea de Fontana-Tribondeau (ver Cap. 7).

Exame a Fresco. À microscopia usual, o exame a fresco não deixaria ver os treponemas, extremamente pálidos e diáfanos. Recorre-se então ao ultramicroscópio, que, empregando iluminação tangencial, deixa ver os espiroquetas luminosos, em forma de saca-rolha, lentamente móveis.

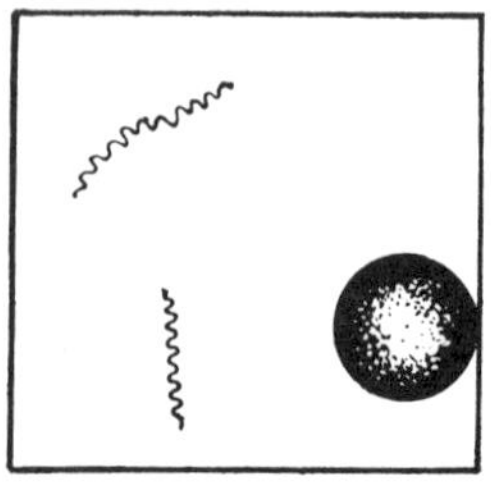

Fig. 10.2 *Treponema pallidum*. Dois destes microrganismos ao lado de uma hemácia (esquemático).

Técnica. Colocar a serosidade diluída com solução salina (NaCl 0,85%) entre lâmina e lamínula e examinar ao microscópio, adotando-se os seguintes cuidados:

a) retirar o condensador Abbé do microscópio e colocar o condensador para campo escuro;
b) procurar o foco da lente condensadora da luz e usar o espelho plano;
c) colocar uma gota de óleo de imersão sobre o condensador de campo escuro e pôr a lâmina que vai examinar de modo que ela esteja, por sua face inferior, em contato com o óleo de imersão.

Examina-se com objetiva a seco ou então com a de imersão, usando neste último caso óleo por cima da lamínula.

Vêem-se então os treponemas, com sua forma de saca-rolha, brilhantes.

Exame Após Coloração. O treponema cora-se mal pelos corantes usuais, donde a necessidade de métodos especiais.

1. **Método de Burri, com tinta-da-china** (também chamada tinta-da-índia ou nanquim).

   Deposita-se sobre a lâmina uma gota da serosidade obtida e, antes que seque, uma gota do nanquim-de-Burri. Espalhar sobre a lâmina (podendo-se fazer isto com outra lâmina, como se faz esfregaço de sangue), secar e examinar à imersão. A tinta-da-china cora o fundo em negro, mas os treponemas, que não se coram, aparecem em claro sobre o fundo negro, imóveis porque dessecados.

   Dada sua simplicidade, o método de Burri foi bem-aceito, mas não merece confiança absoluta, porque a tinta-da-china contém fibrilas vegetais onduladas que podem causar equívoco.

   Em vez da tinta-da-china, tem sido recomendado o colargol (prata coloidal), diluído em água na proporção de 1:20.

2. **Método de Fontana-Tribondeau** (impregnação argêntea, Cap. 7).
3. **Método panóptico de Pappenheim.** Este método duplo de Pappenheim (May Grünwald-Giemsa) é o que proporciona os melhores resultados entre os processos baseados na coloração pelo azul-se-azur (azul-de-Giemsa). Tem aplicação, sobretudo, para o estudo da estrutura dos espiroquetas. Para a técnica, ver Hematologia (Cap. 21).

DERRAME PLEURAL

Segundo Ravel, as duas causas mais comuns de derrames pleurais são **insuficiência cardíaca congestiva** e **neoplasia**; em terceiro lugar viriam a **tuberculose** ou a **pneumonia**, todos com densidade superior a 1,016. A taxa de glicose no exsudato, inferior 20% do nível mínimo da glicemia, sugere malignidade. A presença de grande número de granulócitos segmentados fala em favor de infecção (**empiema**), ao passo que o achado de numerosas células mononucleares milita em favor da hipótese da **neoplasia**.

BIBLIOGRAFIA

GRADWOHL'S: *Clinical Laboratory Methods and Diagnosis*. St. Louis, 8.ª ed., The C.V. Mosby Company, 1980,

PARKER, F.P.: *A Textbook of Clinical Pathology*, 3.ª ed., Baltimore, The Williams & Wilkins Company, 1948.

RAVEL, R.: *Laboratório Clínico*, 4.ª ed., Rio de Janeiro, Editora Guanabara, 1988 (Tradução).

11

Exame do Esperma

O exame do líquido seminal tem por objetivo o estudo da espermatogênese e o cultivo de bactérias, particularmente do gonococo.

INFECUNDIDADE NO HOMEM

Preparo do Paciente

O exame deve ser precedido de abstinência sexual de quatro a sete dias, pelo menos. Examina-se o produto de uma única ejaculação. Sempre que possível, obter o material pela masturbação ou pelo *coitus interruptus*. O exame deve ser feito dentro de 30 a 60 minutos, protegendo-se o esperma contra temperaturas elevadas.

Albuquerque e Albuquerque fazem excelente revisão da análise do esperma, versando todos os aspectos, normais e patológicos, do líquido seminal.

Colheita do Material

O esperma pode ser obtido por três processos. Primeiramente (e é o melhor método), pode-se conseguir o material no próprio laboratório. A colheita pode ser feita pelo paciente no domicílio, levando-se o material imediatamente ao laboratório. Finalmente, pode-se lançar mão do preservativo de borracha, desde que este seja cuidadosamente lavado pelo paciente de modo a remover o pó de sua superfície. Depois do coito, o preservativo é amarrado, cuidadosamente envolvido em um lenço, colocado sob as vestes, junto à pele, para manter a temperatura aproximada à do corpo, e levado **imediatamente** para exame. O melhor método de colheita, porém, é a manipulação auto-erótica ou o *coitus interruptus*.

Exame Macroscópico

Volume. O volume médio de todo o esperma de uma ejaculação, de indivíduos abaixo de 40 anos de idade, é de 3 ml (entre 3 e 5 ml). Volumes pequenos (em volta de 0,5 ml) são, via de regra, patológicos, ao passo que volumes maiores não são anormais.

Consistência. A consistência do sêmen fresco é de caráter gelatinoso especial, liquefazendo-se em 10 e 30 minutos, quando exposto ao ar. Se originariamente fluido, denota pobreza de espermatozóides; enquanto esperma espesso, que não se liquefaz rapidamente, é, muitas vezes, anormal.

Cor. O esperma apresenta opalescência acinzentada. Períodos prolongados de abstinência sexual podem transmitir ao esperma tonalidade amarelada.

Reação. O pH do esperma é de 7,0 a 8,0. Este é achado tão constante que, praticamente, se torna desnecessária a sua medida.

Exame Microscópico

O exame microscópico é o mais importante, porque não se podem tirar conclusões definitivas somente com o exame macroscópico.

Começa-se o exame depois que o esperma se fluidifica. Com pipeta capilar, mistura-se completamente o sêmen e coloca-se uma gota sobre a lâmina, recobrindo-a com lamínula. Os espermatozóides são facilmente visíveis com a objetiva média. Normalmente, são abundantes e de movimento ativo. Se não se encontra nenhum espermatozóide, centrifuga-se o material, para concentrá-lo, o que é necessário nos casos de oligospermia. Se ainda não se consegue visualizar espermatozóide algum, é preciso corar os esfregaços. Só depois que todos estes métodos foram realizados, com resultados negativos, é que se pode falar de azoospermia.

Aspermia e Azoospermia. Azoospermia é a condição em que não se encontram espermatozóides, mas vêem-se células da espermiogênese mais ou menos maduras, ao passo que, na *aspermia*, não se identificam nem espermatozóides nem células (Fig. 11.5).

Contagem dos Espermatozóides (Normospermia, Hiperespermia e Oligospermia)

Para contar o número de espermatozóides por ml de esperma, lança-se mão da pipeta conta-glóbulos para hemácias (ver Cap. 21). O líquido diluidor é a solução salina (NaCl 0,85%) corada pela fucsina fenicada de Ziehl (ver Cap. 7), na proporção de 0,1 ml da última para 100 ml da primeira. Levine *et al.*, em 131 homens normais, encontraram apreciável redução na concentração de espermatozóides no ejaculado no verão, em relação ao número contado no inverno, nos mesmos indivíduos. Segundo os autores, esta verificação explicaria a menor natalidade na primavera, em regiões de clima quente. Lembre-se de que a temperatura intra-escrotal é 2 a 3°C menor do que a retal.

A técnica é similar à da contagem de hemácias (ver *Hematologia*, Cap. 21). Depois de bem agitado, colocar o líquido em câmara de Thoma-Zeiss ou semelhante. Contam-se 16 quadrados grandes, o que equivale a 256 pequenos quadrados (16 × 16). Para se obter o número correspondente a um quadradinho, dividir por 256 o número obtido. Multiplicar por 100 ou 200, de acordo com a diluição; por 400 (porque são 400 quadradinhos em 1 mm quadrado) e, finalmente, por 1.000 (para ter o resultado em ml).

$$\text{N.}^{\circ} \text{ por ml} = \frac{n \times 100 \text{ (ou } 200) \times 400.000}{256}$$

INTERPRETAÇÃO

Normalmente, o número de espermatozóides por ml varia entre 60 e 120 milhões. Números maiores (**hiperespermia**) não são patológicos, ao passo que números inferiores (**hipospermia** ou **oligospermia**) são anormais. Existe, nas casas fornecedoras especializadas, a câmara de **Horwell** (Fig. 11.1), construída especificamente para a contagem de espermatozóides. Com ela, a contagem se torna mais rápida e mais precisa; a focalização do campo microscópico se mantém estável.

Há também a câmara **MicroCell** com a vantagem adicional de ser **descartável**. É produzida por *Fertility Technologies, Inc.* (*215 Oak St. Natick, MA 01760, USA*). Ginsburg e Armant, em trabalho recente, a confrontaram com outras câmaras e a recomendam.

Motilidade (Normocinesia, Hipercinesia e Hipocinesia-astenospermia)

Para contar o número de espermatozóides móveis, recorre-se à ocular fenestrada de Schilling (ver Cap. 21), que divide o campo microscópico em quatro quadrantes. Dentro de 30 a 60 minutos depois da obtenção do esperma, pelo menos 80% dos espermatozóides são móveis. Normo-, hipo- e hipercinesia expressam o grau da motilidade. **Astenospermia** é a diminuição dos espermatozóides móveis, fato que geralmente acompanha a hipocinesia. **Necrospermia** é a ausência de espermatozóides, condição muito rara. Na maioria dos casos em que não se encontram espermatozóides móveis, trata-se de falsa necrospermia, de cinesia latente, que pode ser demonstrada pela provocação da motilidade, para o que se usa solução isotônica de sais de magnésio (cloreto e sulfato).

Métodos de Coloração do Esperma. Coloração supravital, hemalaun-eosina e May Grünwald-Giemsa.

Coloração Supravital. Juntar uma gota de solução aquosa a 1% de brilhante azul ao esperma. Este corante não altera rapidamente a motilidade dos espermatozóides, deixando tempo suficiente para a observação. Com este método, consegue-se evidenciar melhor as diferenças na forma e tamanho dos espermatozóides.

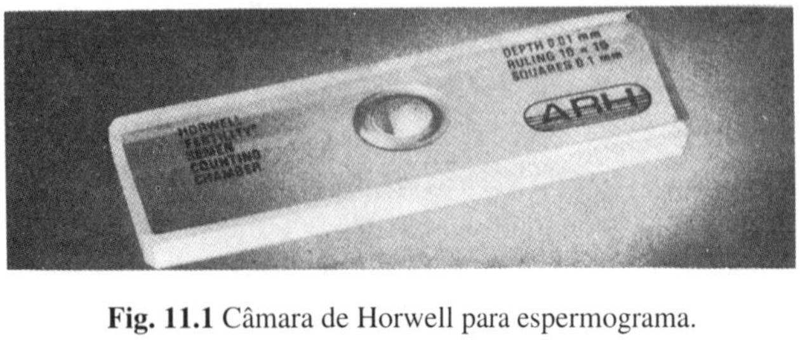

Fig. 11.1 Câmara de Horwell para espermograma.

Esfregaços Corados. Preparar o esfregaço como o de sangue, tão fino quanto possível. Secar ao ar, fixar e corar. Para o exame cuidadoso da estrutura dos espermatozóides e das células da espermatogênese, corar, respectivamente, pelo hemalaun-eosina e pelo May Grünwald-Giemsa.

Fórmula da solução de hemalaun:
Hemateína cristalizada a 2% em álcool a 95% — 5 ml:
$KA1 (SO_4)_2 \cdot 12H_2O$ em solução aquosa a 5% — 100 ml.

Técnica. Fixar pelo álcool metílico, por dois minutos.
Refixar pelo álcool etílico a 95% e a 70%, por cinco minutos.
Lavar rapidamente em água.
Corar durante 20 minutos pelo hemalaun.
Deixar em água corrente durante 30 minutos ou, sendo possível, 12 horas.
Corar pela segunda vez pelo hemalaun fresco, durante cinco minutos.
Lavar em água durante 10 minutos.
Corar, durante três minutos, com solução alcoólica de eosina a 3% (contraste).
Diferenciar pelo álcool sucessivamente a 70, 90 e 100%.
Clarear pelo carboxileno e montar em bálsamo.
May Grünwald-Giemsa (ver Cap. 21).

Examinar com objetiva de imersão, contando pelo menos 200 espermatozóides e células da espermatogênese. Além desses dois elementos, encontram-se macrófagos, micrófagos, espermiófagos, células de Sertoli, células epiteliais do trato urinário e seminal e leucócitos. Podem-se encontrar ainda corpúsculos de lecitina, cristais de ácidos graxos, cristais de Boettcher e cilindros testiculares.

INTERPRETAÇÃO

O esperma normal contém 80% de espermatozóides morfologicamente normais (Fig. 11.2); a relação entre as células da espermatogênese e os espermatozóides maduros é de 0,25 a 2 daquelas para 100 destes. Na azospermia só se encontram células da espermiogênese (Quadro 11.1).

O desaparecimento gradual dos espermatozóides no esperma é índice da eficácia da **vasectomia**. Dentro de seis meses, 48% dos operados se encontram azoospérmicos; em um ano, 88%; e em 18 meses, 95%. Os espermatozóides móveis desaparecem mais rapidamente; as formas imóveis não são férteis.

A **dosagem da frutose** (levulose) no sêmen é de real valor: a taxa deste glucídio no esperma é inversamente proporcional à atividade germinativa celular (número de espermatozóides). O teor diminuído deste hidrato de carbono resulta, muitas vezes, do nível reduzido de testosterona, ou revela insuficiência da vesícula seminal. A taxa média no homem normoespérmico é de 250 mg/dl (13,0 mmol/1).

Borges Jr. estudou 131 homens com esterilidade conjugal; dos 131 estudados, 57 apresentaram espermograma normal.

Sem embargo, trabalhos há que não esposam esta interpretação. Por exemplo, Bottini e Garlipp, da UNICAMP, Campinas, SP, estudaram 300 amostras do sêmen de indivíduos normais, dosando a frutose e o ácido cítrico. Concluíram que os níveis de ambos não guardam relação com o número de espermatozóides presentes no ejaculado.

Matheus, Barrionovo e Sala, da Faculdade de Medicina de Ribeirão Preto, SP, descrevem método simplificado para a dosagem da frutose no sêmen humano.

Já em 1980, Piva e Donida relataram sua modificação do método de Roe, tornando a dosagem da frutose, no sêmen, de mais fácil execução.

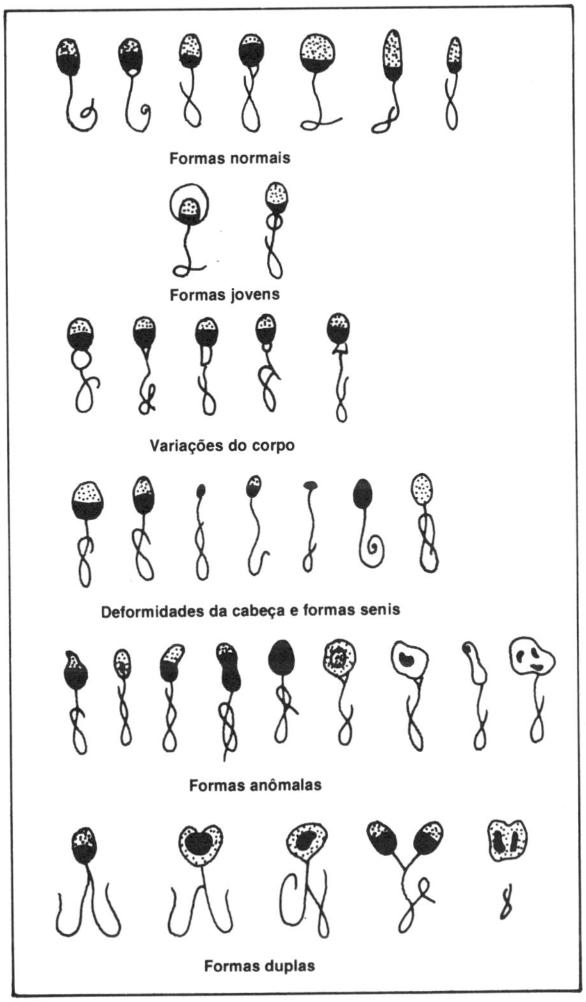

Fig. 11.2 Aspectos morfológicos do espermatozóide, esquemático. (Extraída de Bauer.)

Quadro 11.1 Espermograma

	Normal	Patológico
Número	60-180 milhões/ml	< 60 Oligospermia
Espermatozóides imaturos	< 5%	> 5%
Volume	3 a 5 ml	< 3 ml
Frutose	200 a 300 mg/dl (11,0 a 16,5 mmol/l)	< 200 mg/dl (11 mmol/l)
Mobilidade imediata	60 a 80%	< 50%
na 6.ª hora	50%	< 50%
Morfologia	80 a 90%	< 80%
pH	7,0 a 8,0	< 7,0
Viscosidade	Não-liquefeito	
Liquefação	Completa em 30 min	
Proteínas	2,5-4,5 mg/dl	
Leucócitos	< 1.000.000/ml	
Hemácias	< 1.000.000/ml	
Aspecto	Opalescente	

ESPERMOCULTURA

A espermocultura visa especialmene à pesquisa de *Neisseria gonorrhoeae*.

Preparo do Doente

Interromper qualquer tratamento.
Reativar o processo inflamatório pelas bebidas alcoólicas.
Colher o esperma cinco horas depois da última micção.

Colheita

A obtenção do esperma realiza-se por métodos diferentes, como dito no início deste capítulo. Para cultura, o melhor é fazer a colheita no próprio laboratório, por manipulação auto-erótica. A colheita em domicílio pode ser permitida desde que não se afaste das normas do método.

Deve-se, antes, praticar a assepsia externa. A lavagem uretral, que removeria as bactérias situadas na uretra anterior, não deve ser feita porque poderia prejudicar o exame, como é fácil compreender. Para receber o esperma, usam-se placas de Petri esterilizadas. Colocar as placas na estufa a 37°C. Dentro de 10 a 30 minutos, o esperma se liquefaz.

Cultura

Os meios de cultura propostos para o desenvolvimento do gonococo são numerosos. Via de regra, recomendam-se os meios que contenham proteína animal: ágar-sangue, ágar-soro, caldo-soro, ágar-ascite.

Descreve-se, a seguir, o método de McLeod e cols., que é o recomendado.

Emprega-se o meio ágar-sangue-chocolate, que é descrito no Apêndice 5. A semeadura deve ser feita em placas, cumprindo usar várias destas. É conveniente também o uso de uma placa de ágar comum, que, impedindo o crescimento de gonococo, facilitará a identificação.

As placas de ágar-sangue-chocolate são semeadas com o material em exame. No caso de esperma, este pode ser centrifugado. Colocar as placas em vaso anaeróbio e juntar CO^2 até que a mistura final, que enche o vaso, seja de anidrido carbônico a 8 ou 10% no ar. Incubar a 36°C durante 18 horas e, depois, 24 horas, sob as condições aeróbias ordinárias. Esta última permanência na estufa nem sempre é necessária. Entre os diferentes tipos de germes que usualmente se desenvolvem neste meio, de modo luxuriante, as colônias pequenas semelhantes a gotas de orvalho (tal o aspecto das colônias de gonococos) podem ser identificadas por meio da reação da oxidase, que assim se executa: verter cuidadosamente, sobre a placa, pequena quantidade de solução aquosa a 1% de cloridrato de tetrametil-p-fenilenodiamina, que se deita fora imediatamente. O efeito desta solução é transmitir às colônias de gonococos cor púrpura-claro. Deste modo, colônias com o aspecto acima descrito que se tornam rapidamente púrpura-claro e que, ao exame microscópico, se mostram formadas de diplococos Gram-negativos, podem ser provisoriamente consideradas como de gonococos. Para identificação, as colônias são "pescadas" e estudadas cultural e bioquimicamente. Pode acontecer, às vezes, que colônias de diplococos Gram-negativos, sendo positiva a reação da oxidase, não sejam de gonococos verdadeiros, quando se faz a identificação.

Mas estas bactérias não dão mais do que 1 a 5% de erro. Ocorre isto principalmente nos casos crônicos, de modo que se deve ter muito cuidado antes de dar o resultado, procedendo-se à identificação. A confusão é muitas vezes causada pelo estafilococo e pelo estreptococo Gram-negativos.

INTERPRETAÇÃO

Na gonorréia crônica, o fato de não se conseguir demonstrar a presença do gonococo não pode ser considerado como indício certo de que esta bactéria esteja fora de causa. Recorre-se, então, a métodos como a reação de fixação do complemento e a reação da precipitina.

Cumpre lembrar o importante papel desempenhado pela *Chlamydia trachomatis* nas **uretrites não-gonocócicas** (**UNG**) do homem e na **cervicite** e uretrite das mulheres. A *C. trachomatis* é responsável por cerca de 50% dos casos de **UNG**, nos EUA, bem como das cervicites mucopurulentas não-gonocócicas.

Com a terapêutica antimicrobiana, diminui muito a necessidade da realização de espermoculturas.

Pesquisa de Auto-aglutininas Contra Espermatozóide

1. Obter esperma contendo mais de 100.000.000 de espermatozóides por/ml, viáveis; diluir com solução de Baker (glicose tamponada) para se obterem 40.000.000/ml de espermatozóides.
2. Misturar a diluição do esperma com igual volume de gelatina a 10% em solução salina isotônica.
3. A tubos 5 × 45 mm, adicionar um volume de diluição do esperma em gelatina a igual volume de diluições do soro em estudo (inativado e diluído a 1:4, 1:8, 1:16, 1:32 etc., em solução salina); incubar a 37°C por duas horas e fazer a leitura.

Leitura das Reações

1. A reação positiva caracteriza-se pelo aparecimento de grumos brancos de espermatozóides aglutinados.
   Sedimentacão rápida dos grumos é impedida pela viscosidade do meio gelatinoso (Fig. 11.3).
2. A inativação do soro em estudo previne aglutinação inespecífica que, às vezes, ocorre com soros frescos normais. Títulos acima de 1:32 são considerados positivos. O teste é específico para espermatozóide.

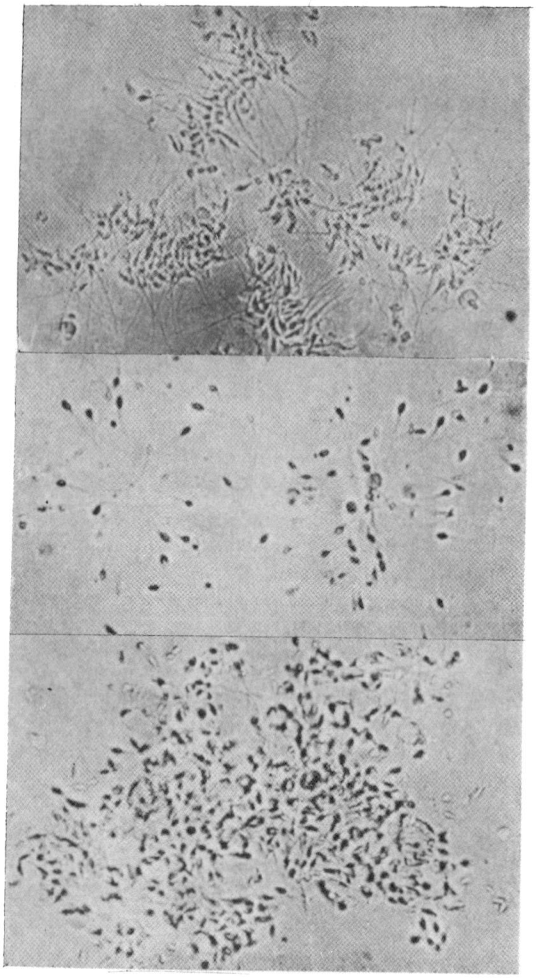

Fig. 11.4 Aglutinação de espermatozóides. Em cima: *cabeça-cabeça*; meio; *cauda-cauda*; embaixo: *cabeça-cauda*. (Segundo Rumke e Hellinga, 1959.)

3. Há vários tipos de aglutinação: a) cabeça com cabeça; b) cauda com cauda; c) tipo misto, em que os dois tipos podem ocorrer (Fig. 11.4).

Teste de Imobilização

1. Misturar, em lâminas de microscopia, uma gota de esperma diluído em solução salina, de modo a encerrar cerca de

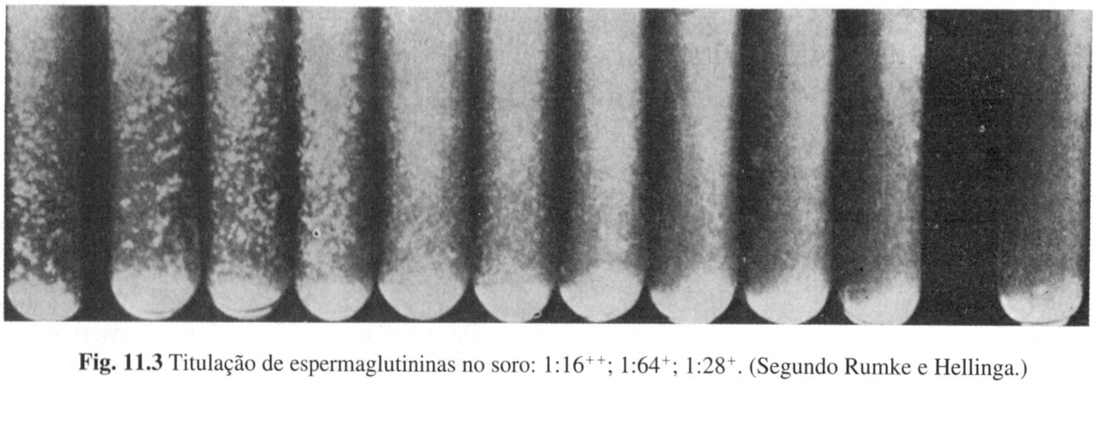

Fig. 11.3 Titulação de espermaglutininas no soro: 1:16^{++}; 1:64^{+}; 1:28^{+}. (Segundo Rumke e Hellinga.)

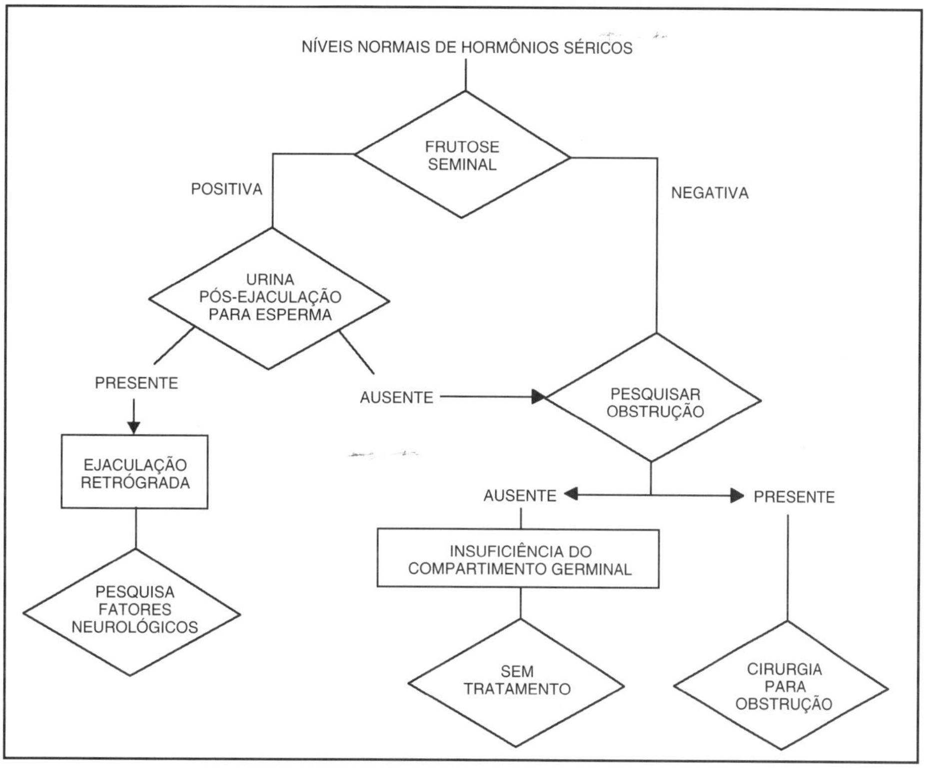

Fig. 11.5 Avaliação de azoospermia.

4.000.000 de espermatozóides, com duas gotas de soro inativado a 56°C, por 30 minutos, em diferentes diluições, em solução salina (1:4, 1:8 etc.) e uma gota de soro fresco de cobaia (ou humano) diluído a 1:20 (complemento).

2. Recobrir com lamínulas, selar os bordos com vaselina e incubar a 37°C, por duas horas. Para controle, preparar lâmina com soro normal inativado.
3. Determinar a percentagem dos espermatozóides inativados comparativamente com a lâmina de controle.

BIBLIOGRAFIA

ALBUQUERQUE, OSWALDO DE e ALBUQUERQUE, ZAIR BENEDITA P. DE: *Análise do Esperma*, Pharm. Bras. Ano II, Número 16 Set./Out., 1999.

BAUER, D.J.: *Clinical Laboratory Methods*, 9.ª ed., St. Louis, Mosby 1982.

BERKOW, R. e FLETCHER, A.J.: *The Merck Manual of Diagnosis and Therapy*, 15.ª edição, Rahway, N.J. 07065, 1987.

BORGES, D.S.R. *et al.*: *Valores de Referência em Exames de Laboratório*. São Paulo, Livraria Editora Santos, 1982.

BORGES JR. e EDISON: *Análise crítica do espermograma*. LAES, Fev./Mar., 1995.

BOTTINI, PAULA V. e GARLIPP, CÉLIA R.: Bioquímica do líquido espermático — relação entre as dosagens de frutose e ácido cítrico e a contagem de espermatozóides. *Rev. Bras. Pat. Clin., 24*:116-119, 1988.

GINSBURG, K.A. e ARMANT, D.R.: The influence of chamber characteristics on the reliability of sperm concentration and movement measurements obtained by manual and videomicrographie analysis. *Fert Steril 53*:882-887, 1990.

GUIMARÃES, R.X e GUERRA, C.C.C.: *Clínica e Laboratório*, ed. 4.ª Sarvier, São Paulo, 1990.

HENRY, J.B.: *Clinical Diagnosis and Management by Laboratory Methods*, W.B. Saunders, 19.ª ed, Filadélfia, 1996.

LEVINE, R.J. *et al.*: Differences in the quality of semen in outdoor workers during summer and winter. *N. Eng. J. Med., 323*:12-16, 1990.

MATHEUS, MARIA, BARRIONOVO, N. e SALA, M.A.: Técnica de dosagem de frutose no sêmen humano. *LAES, n.º 3*, 1986.

PIVA, S, e DONIDA, L.G.: Dosagem da frutose espermática: método simplificado. *Rev. Bras. Anl. Clin., 12*:43-47, 1980.

12

Hemocultura

INTRODUÇÃO

A hemocultura é reconhecidamente meio de diagnóstico importante em quase todos os tipos de moléstias infecciosas bacterianas. Às vezes, estabelece o diagnóstico, como na febre tifóide, nas várias septicemias estafilocócicas e estreptocócicas e em outras condições infecciosas; outras vezes, influi na terapêutica e no prognóstico, permitindo, em alguns casos, a instituição de tratamento específico.

Indicações

Como ensina Henry, as indicações para se proceder à hemocultura, embora numerosas, podem resumir-se nas seguintes situações:

a) ocorrência de súbita mudança no pulso e na temperatura, com calafrios ou sem eles, prostração e hipotensão arterial;
b) história de febre baixa, intermitente e persistente, associada à presença de sopro cardíaco;
c) sempre que haja suspeita.

Técnica

1. Faz-se a antissepsia cuidadosa da pele do braço (fossa cubital), com tintura de iodo e colhem-se 20 ml de sangue venoso com seringa de 20 ml montada com agulha calibrosa, esterilizada em forno a 180°C (Fig. 12.1) ou em autoclave.
2. Semear o sangue no meio de cultura indicado, sem remover a agulha. O tipo de meio de cultura dependerá da bactéria que se suspeita encontrar (Apêndice 5):
a. estreptococo, estafilococo, pneumococo; caldo glicosado (5 a 10 ml de sangue para 100 ml de meio);
b. bacilo tífico; caldo biliado (5 ml de sangue para 15 ml de meio);
c. brucelas: caldo-fígado ou caldo-triptose (5 a 10 ml de sangue para 100 ml de meio);
d. anaeróbios: tioglicolato ou similar (5 ml de sangue para 15 ml de meio).
3. Incubar 35 a 37°C, inspecionar a cultura durante sete dias e proceder à identificação da bactéria.

Questões Importantes

1. A adição de pérolas de vidro ao meio de cultura ou de 1 a 2% de citrato de sódio impede a formação de coágulos. A solução de citrato (autoclavada) poderá ser aspirada na seringa, antes do sangue.
2. Se o paciente está em uso de penicilina, adicionar 50 unidades de penicilinase para 100 ml do meio.
3. Na interpretação dos resultados da hemocultura, ter sempre em mente a hipótese de contaminação por bactérias do ar ou da pele, especialmente por estafilococos, difteróides, *B. subtilis* ou outros.
4. Sempre que possível, realizar a hemocultura durante a elevação da temperatura.
5. Repetir a hemocultura nos casos duvidosos ou quando se suspeita de contaminação.

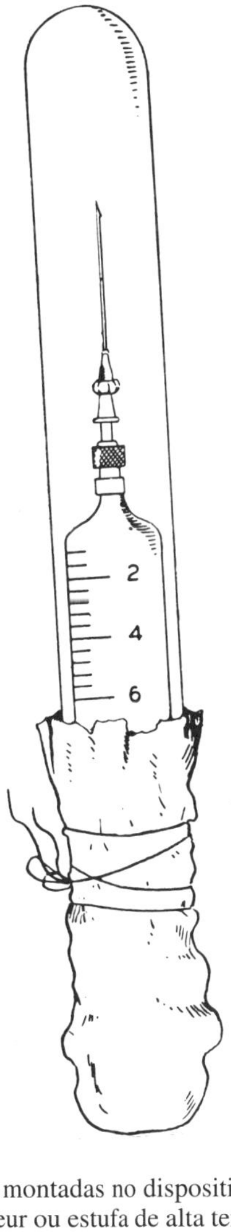

Fig. 12.1 Seringa e agulha montadas no dispositivo para esterilização pelo calor seco (forno Pasteur ou estufa de alta temperatura), de preferência usar seringas de 20 ml.

6. Tanto quanto possível, evitar colher o sangue estando o doente em uso de drogas bacteriostáticas ou bactericidas.
7. A bactéria pode ser encontrada no sangue, em casos de septicemia [infecção puerperal (*Str. pyogenes*), osteomielite (*St. aureus*), endocardite (*Str. viridans*), brucelose, febre tifóide] ou em casos de **bacteriemias transitórias**, quer durante infecções, quer após extrações dentárias e amigdalectomia (*Str. salivarius*).
8. Na febre tifóide, a hemocultura positiva-se, em geral, durante as duas primeiras semanas da doença.
9. Na endocardite bacteriana e na brucelose, é indispensável praticar hemoculturas em dias diferentes.
10. *Br. abortus, N. meningitis* e *H. influenzae* crescem melhor em atmosfera contendo 10% de CO_2.

As bactérias mais comuns causadoras de septicemia estão relacionadas no Quadro 12.1, segundo a experiência de Wallack.

NORMAS GERAIS

Via de regra, a bacteriemia é intermitente, exceto a da endocardite, razão por que é imperioso fazer-se mais de uma hemocultura. Deve ser norma do laboratório nunca fazer apenas uma hemocultura em cada episódio de septicemia.

Como as bactérias naturais da pele podem estar ligadas a processos infecciosos oriundos de material protético, é essencial a anti-sepsia cuidadosa do local da flebotomia com tintura de iodo.

Em quase todos os casos de endocardite, bastam duas hemoculturas para se isolar o agente etiológico; em outros tipos de bacteriemia, três hemoculturas, feitas separadamente, em geral são suficientes. Como a bacteriemia no adulto é muito baixa, o índice de isolamento de bactérias do sangue é diretamente proporcional ao volume de sangue cultivado. Recomenda-se, portanto, colherem-se em cada hemocultura entre 20 e 30 ml (no mínimo 10 ml). Na criança, a bacteriemia é muito mais alta, de modo que bastam 1 a 3 ml de sangue. Donde se conclui que o volume de sangue e o número de hemoculturas dependem da intensidade e da intermitência da bacteriemia.

De ordinário, o sangue é semeado diretamente nos frascos que contêm o meio, na beira do leito; mas, segundo Henry, pode ser transportado para o laboratório, em tubo estéril que contenha sulfonato polianetol de sódio (SPS) na concentração de 0,025 a 0,050%, e então inoculado nos frascos de meio, na diluição no meio líquido de pelo menos 10%. Recomenda esse autor, como meio adequado, um digerido de soja-caseína (por exemplo, *Tryptic Soy, Difco Laboratories, Detroit, Mi* ou *Trypticase Soy, BBL, Cockeysville, Md*), mas outros meios, como o caldo a base de coração e cérebro ou o caldo peptona, cujo preparo se encontra no Apêndice 5, são satisfatórios. Há no comércio frascos com meios para hemocultura, de preferência com 100 ml do meio.

As hemoculturas devem ser incubadas a 35-37°C, durante pelo menos sete dias, e, em caso de suspeita de endocardite, até por duas ou três semanas, antes de serem dadas como negativas. Incubar dois ou três frascos a vácuo, enquanto os outros devem ser processados aerobicamente.

Os frascos devem ser examinados macroscopicamente, todo dia desde o primeiro, para verificar a presença de turvação, hemólise, formação de gases ou de colônia. Em presença de qualquer um desses sinais, devem-se realizar subculturas, para meios apropriados ao isolamento do organismo visto no esfregaço feito com material do meio, corado pelo Gram. De rotina, entre as subculturas deve-se incluir uma placa de ágar-sangue para ser incubada anaerobicamente. Cerca de 10% das bacteriemias são polimicrobianas, de modo que se devem usar meios diferenciais nas subculturas. Na ausência de qualquer sinal de crescimento, o frasco aeróbico deve ser de rotina subcultivado, entre 6 e 18 horas depois de ter sido inoculado, mediante a retirada de uma alíquota da mistura sangue-meio, através do tampo de borracha, com auxílio de uma seringa e agulha esterilizadas, e inoculada em placa de ágar-sangue-chocolate, que se incuba a 35-37°C, em CO^2, a 5 a 10%, por 48 horas. Alternativa conveniente é um frasco de meio bifásico.

Em vez de subculturas de rotina, pode-se recorrer ao exame microscópico de um esfregaço corado com acridina laranja.

A menos que surjam em várias culturas, o isolamento de *Bacillus* sp, *Corynebacterium, Propionibacterium acnes e Staphylococcus epidermidis* representa contaminação. Todavia, como esses organismos causam, com freqüência, infecção de material protético, como válvulas, cateteres e *shunts*, só tirar esta conclusão depois de discutir o achado com o médico do paciente.

Toda hemocultura positiva deve ser comunicada imediatamente ao médico, tão logo se disponha dos resultados dos esfregaços corados pelo Gram. O germe isolado deve ser logo submetido a antibiograma, a fim de que se possa ajustar o regime antibiótico. Há no comércio vários sistemas de hemocultura, de

Quadro 12.1 Causas de Bacteriemia

Organismo	% de Casos	Fatores Predisponentes
Staphylococcus epidermidis	34	Cateter intravenoso, próteses valvulares cardíacas, *shunts*.
Escherichia coli	22	Instrumentos e cateteres de demora genitourinários, perfuração intestinal, aborto séptico.
Staphylococcus aureus	15	Abscesso, úlcera de decúbito, osteomielite, pneumonia estafilocócica.
Pseudomonas species	6	Queimaduras, quimioterapia imunossupressora.
Alpha streptococcus	6	Cirurgia dentária, doença da gengiva.
Streptococcus pneumoniae	6	Alcoolismo, doença pulmonar obstrutiva crônica, pneumonia pneumocócica.
Bacteroides species	3,5	Traumatismo, doença dos tratos gastrointestinal e genitourinário.
Haemophilus influenzae	3	Nasofaringite por *H. influenzae*.
Candida species	1,5	Queimaduras, quimioterapia imunossupressora, alimentação parenteral.
Streptococcus pyogenes	1,4	Faringite e amigdalite estreptocócicas.
Clostridium species	1,4	Aborto séptico, doença das vias biliares, cirurgia.
Salmonella species	0,8	Alimento ou água contaminados.

Um terço das bacteriemias estafilocócicas são primárias. São fatores predisponentes as defesas imunes diminuídas (por exemplo, diabete *mellitus*, neoplasia, corticóide-terapia, hemodiálise).
Traduzido de Wallack, J.: Interpretation of diagnostic tests, sixth edition, USA, 1993.

vários fabricantes, como Roche e Johnson, usando vários artifícios, com a desvantagem do custo.

NOVAS TÉCNICAS

Entre as novas técnicas destinadas a melhorar o diagnóstico de laboratório das doenças infecciosas, está a reação em cadeia de polimerase (*PCR*), do inglês *Polimerase Chain Reaction*), que amplifica o DNA dos microrganismos em amostras do paciente e que é objeto do Cap. 23.

BIBLIOGRAFIA

BIER, O.: *Microbiologia e Imunologia*, 23.ª ed., São Paulo, Edições Melhoramentos, 1984.

GRADWOHL'S Clinical Laboratory Methods and Diagnosis, 8.ª edição. St. Louis, The C. V. Mosby Co., 1980.

HENRY, J.B. *Clinical Diagnosis and Management by Laboratory Methods*, 18.ª ed., W.B. Saunders Company, Philadelphia, 1991.

WALLACK, J.B.: *Interpretation of diagnostic tests,* Jacques Wallach, U.S.A., 6.ª ed., 1996.

13

Diagnóstico Precoce da Gravidez

O estudo da fisiologia da reprodução, no sexo feminino, demonstrou que a atividade periódica dos órgãos genitais depende de hormônios pré-hipofisários e ovarianos, existentes em quantidades mínimas fora da gestação; durante esta, entretanto, dada a existência de nova fonte de produção hormonal — representada pela vilosidade coriônica —, aparecem em teor elevado, sendo facilmente apreciados, no sangue e na urina, pelos métodos de laboratório.

Para que a investigação desses hormônios constitua bom método diagnóstico, são necessários, entretanto, os seguintes requisitos:

a) o aumento da concentração hormonal deve ser muito precoce e constante nos períodos de gravidez;
b) não deve existir, fora da gestação, nenhum estado, fisiológico ou patológico, capaz de aumentar, notavelmente, a concentração hormonal;
c) existência de método de laboratório capaz de demonstrar, de modo fácil e seguro, a presença do hormônio.

Dentre os hormônios segregados durante a gravidez, só a gonadotrofina coriônica (GCH) preenche tais requisitos, pelo que constitui a base do diagnóstico precoce da gravidez. A gonadotrofina só não satisfaz o requisito **b**, por encontrar-se em concentração muito elevada nos tumores de origem placentária (**mola hidatiforme** e **coriepitelioma**).

As povas para o diagnóstico da gravidez são numerosas e baseiam-se em mecanismos diversos: químicos, alérgicos, biológicos e imunológicos (RIA, ELISA).

As provas baseadas na pesquisa da GCH (biológicas e imunológicas) aprovaram na prática; as demais, fundamentadas em outras alterações hormonais ou metabólicas da gravidez, não fornecem resultados satisfatórios.

Os principais testes químicos propostos baseiam-se na pesquisa, na urina ou no sangue, de estrógenos (Cuboni, 1934), pregnandiol (Guterman, 1944 e Venning), gonadotrofina coriônica (Bowman e Maria Izabel Mello, 1942), histidina (Kapeller-Adler, 1934; e Ricketts, Carson e Saeks, 1948), estrona livre (Richardson, 1951) e outros. Embora ofereçam em seu favor a demonstração direta do hormônio, os testes químicos não resistiram às provas de controle, sendo abandonados por não apresentarem exatidão satisfatória ou por serem demasiado complexos. Ainda não há teste químico prático e seguro para o diagnóstico precoce da gravidez.

Os testes alérgicos apresentam alta percentagem de reações inespecíficas, tornando-se destituídos de valor prático. As principais provas preconizadas baseiam-se no comportamento da pele em face da injeção intracutânea, quer de gonadotrofina coriônica (Gilfillen e Gregg), quer do colostro (Falls, Freda e Cohen), a qual, na ausência de gravidez, provocaria pápula urticariforme.

O problema do diagnóstico precoce da gravidez ficou resolvido com o advento das reações biológicas, quando Aschheim e Zondek, em 1928, trouxeram notável contribuição com a prova que lhes traz o nome. Baseada no efeito da gonadotrofina coriônica da urina das mulheres grávidas sobre os ovários de camundongos impúberes, provoca a formação de folículos hemorrágicos.

Aceita universalmente, a referida prova, embora apresente em seu favor o elevado índice de exatidão de 98 a 99% e permita com relativa facilidade a determinação quantitativa da gonadotrofina coriônica, tem, entretanto, as desvantagens de não ser simples, ser de execução demorada, necessitando de 96 horas para a leitura dos resultados, e mostrar-se pouco econômica, exigindo cinco camundongas.

Posteriormente, para simplificar a execução da prova e abreviar a leitura dos resultados, foram propostas várias modificações do ensaio original, base dos métodos biológicos, pelo emprego de outros roedores, como coelhas (Friedman-Tales Martins, 1931, Brown-Hoffman, 1932, e Clauberg, 1936), ratas (Frank R.T., e Berman, 1941; Salmon, Geist e Frank I.R., 1942; Kupperman, Greenblatt e Noback, 1943; e Bunde, 1947) ou aplicando o mesmo princípio a outras espécies animais: a fêmea da rã sul-africana *Xenopus laevis* Daudin (Hogben, 1930; e Weisman e Coates, 1942), a fêmea de peixe japonês (Fleishman e Kahn, 1932), ou, finalmente, verificando o efeito da gonadotrofina coriônica sobre os testículos de outros animais, como hipertrofia dos testículos do rato (Brouha, Hinglais e Simonnet, 1931) e espermatorréia no sapo (Galli Mainini, 1947; e Robbins, Parker e Bianco, 1947).

De acordo com as investigações de Robbins e cols., que empregaram gonadotrofina pura em lugar de urina, o sapo macho *(Xenopus laevis)* é consideravelmente mais sensível a este hormônio e reage com maior rapidez do que a fêmea e os demais animais de laboratório.

Das reações mencionadas, a prova de Friedman-Tales Martins tornou-se, durante muito tempo, a mais utilizada, substituindo a clássica reação de Ascheim-Zondek, porque, além de oferecer alta sensibilidade (98%) e de possibilitar a dosagem da gonadotrofina coriônica, permite reduzir o tempo de observação dos resultados para 48 horas; é de execução mais simples e mais econômica, exigindo apenas uma coelha.

A reação de Frank e Berman emprega duas ratas, e a leitura dos resultados se faz em oito horas. Suplantou a reação de Friedman quanto à redução do prazo (de 48 horas para oito horas), equiparando-se, porém, a ela em exatidão, simplicidade e economia.

A reação de Galli Mainini, tão logo divulgada, substituiu os métodos biológicos clássicos, passando a ser usada rotineiramente, em virtude de sua especificidade e facilidade de execução.

Entretanto, os numerosos inconvenientes dos métodos biológicos, decorrentes de múltiplos fatores variáveis (concentração hormonal na urina, idade, peso, tamanho, espécie, reatividade ou refratariedade do animal, experiência do laboratorista), além do custo e da manutenção dos animais, levaram os pesquisadores a orientarem-se no sentido de descobrirem reação que reunisse as seguintes condições: especificidade, rapidez, sensibilidade, economia e facilidade de execução.

Com a descoberta das provas imunológicas, a de inibição da hemaglutinação, por Wide e Gemzell, em 1960, bem como sua modificação, a de inibição da aglutinação do látex em 1964, ficou resolvido o problema do diagnóstico precoce da gravidez. Tais provas, baseadas na pesquisa da gonadotrofina coriônica, na urina ou no sangue, substituíram com vantagens os métodos biológicos. Sua aplicação na prática satisfaz plenamente, preenchendo os requisitos assinalados.

Embora não mais usada, mantemos no texto a reação baseada no uso do sapo macho, devido a seu valor histórico e didático.

Reação de Galli Mainini

Galli Mainini, na Argentina, trouxe, em 1947, grande subsídio ao assunto, com a apresentação de uma prova para o diagnóstico precoce da gravidez com o emprego do sapo macho (*Bufo arenarum* Hensel) como reator.

A prova foi inspirada nos trabalhos de Houssay e Lascano Gonzalez (1929) e de De Robertis, Burgos e Breyter (1946), que mostraram o desprendimento dos espermatozóides das células de Sertoli e sua migração para a bexiga do batráquio macho, quando se administrava gonadotrofina ao animal, mediante implantação subcutânea de hipófise.

Os numerosos trabalhos revelam que esta reação apresenta elevado índice de exatidão — cerca de 98%. Seus resultados concordaram em quase 100% dos confrontos com a reação de Friedman. Equipara-se em exatidão à reação de Friedman, tendo sobre esta a vantagem da resposta mais rápida.

Mecanismo. Baseia-se na propriedade que tem a urina da mulher grávida de provocar, por seu conteúdo em GCH, rápida liberação e migração dos espermatozóides do sapo, até a bexiga, semelhante à ação da gonadotrofina hipofisária. Comprova-se a positividade ou negatividade da reação pela presença ou ausência de espermatozóides em uma gota de urina do sapo, colhida em sua cloaca por meio de pipeta fina e observada ao microscópio entre lâmina e lamínula, uma a três horas após injetar, no saco linfático lateral do sapo macho, 10 a 20 ml de urina da suposta grávida.

Material e Soluções Necessários

1) Seringas de 10 ou 20 ml com agulhas finas e longas.
2) Pipeta fina, conta-gotas com pêra de borracha, capacidade de 1 ml.
3) Microscópio, lâminas e lamínulas.
4) Urina da suposta grávida. Deve ser recente, filtrada e colhida da primeira micção da manhã, quando há maior concentração hormonal. Caso não se execute a prova no mesmo dia, conservar a urina no refrigerador.
5) Concentração do hormônio coriônico da urina.

Nos casos de resultados falso-negativos, cumpre concentrar a urina pelo processo de Castro Barbosa, para livrá-la dos produtos tóxicos naturais ou decorrentes de fermentação e do uso de medicamentos, tornando-a inócua para os animais.

A) Colocar 100 ml da urina em cilindro de 500 ml, provido de rolha esmerilhada, e juntar 400 ml de álcool etílico absoluto. Agitar a mistura vigorosamente, durante um a três minutos, a fim de facilitar a precipitação.

B) Separar o álcool por centrifugação ou filtração:

a) **Por centrifugação.** Centrifugar o líquido em tubos grandes. O sobrenadante vai sendo decantado e substituído por novas porções. Obtém-se, por fim, no fundo dos tubos, o precipitado contendo o hormônio. Lavar o precipitado com alguns ml de éter sulfúrico, a fim de remover o álcool (tóxico para os animais). Reunir os precipitados em um só tubo e centrifugar. Decantar o éter e dissolver o precipitado com cerca de 10 ml de água destilada. Após nova centrifugação, obtém-se o líquido sobrenadante, contendo o hormônio, que será injetado no sapo.

b) **Por filtração.** Depois de escoado o líquido vertido no funil provido de papel de filtro, lavar o precipitado com um pouco de éter sulfúrico, que arrasta todo o álcool (tóxico para os animais). Recorre-se a uma trompa, para auxiliar a filtração. Colocar o funil com o papel de filtro contendo o precipitado em tubo de ensaio e verter 10 ml de água destilada sobre o precipitado ainda úmido. Misturar com bastão de vidro. Depois de filtrado todo o líquido, adicionar mais 4 a 5 ml de água destilada sobre o precipitado, para recuperar pequena parte do hormônio retido no papel. Obtém-se, assim, o filtrado que contém o hormônio, dissolvido na água, a ser injetado no sapo.

C) Antes de injetar o líquido sobrenadante ou o filtrado, contendo o hormônio concentrado, é necessário remover os traços de éter (tóxico para o sapo) que a solução encerra, por evaporação em placa de Petri, mediante o uso de ventilador ou simplesmente por exposição ao ar ou na estufa a 37°C. Pode-se injetar a metade ou todo o líquido correspondente, respectivamente, a 50 e 100 ml da urina.

6) Animal reator. Emprega-se o sapo macho adulto, das espécies do gênero *Bufo*, existentes no Brasil. São as seguintes as variedades com seu respectivo peso. *Bufo arenarum* (Hensel) — 50 a 150 g; *Bufo marinus* (Schneider) — 30 a 160 g; *Bufo paracnemis* (Lutz) — 100 a 400 g; *Bufo crucifer* (Wied) — 35 a 60 g; *Bufo d'Orbigny* — 30 a 40 g.

Quando se emprega variedade de batráquio ainda não utilizada por outros pesquisadores, é necessário assegurar-se, inicialmente, se o animal tem espermatorréia contínua, isto é, se contém espermatozóides maduros durante todo o ano. Os batráquios de espermatorréia cíclica só podem ser utilizados durante o período de espermatogênese ativa.

Segundo Lutz, as seguintes características permitem conhecer facilmente os sapos do gênero *Bufo:* pele seca (ao contrário das rãs) e áspera, cheia de formações verrucosas, extremidades curtas, não permitindo grandes saltos, hábitos terrestres e cores pouco vivas.

A parte que mais interessa é a distinção entre o macho e a fêmea. As características principais do macho, e que indicam também sua maturidade sexual, são as seguintes:

a) Canto do cio. O macho coaxa, quando preso entre dois dedos pelas axilas.
b) Luvas nupciais (manchas escuras que recobrem as extremidades dos pés e mãos).
c) Abraço sexual provocado (o animal junta as mãos sobre um estilete, quando com este se lhe irrita o abdome).
d) Pigmentação do dorso (coloração uniforme, variando somente em tonalidade, que vai do verde-oliva ao pardo quase preto).
e) Tamanho. O macho é maior que a fêmea.

f) Antebraços fortes (caráter sexual secundário).
7) Captura e conservação dos animais.

Os batráquios utilizáveis são capturados nos jardins e terrenos com vegetação e umidade. São mantidos em gaiolas ou viveiros (sapário), de tamanhos variados, de acordo com a necessidade do laboratório. Podem manter-se em jejum durante vários meses. Durante este período, vivem de suas próprias reservas e podem ser usados repetidamente. A única exigência do animal é que o lugar onde habita seja úmido, a fim de manter seu equilíbrio hídrico, o que se consegue colocando, no fundo do sapário, vasilha com água, renovada com freqüência. É necessário evitar a imersão dos animais na água, pois nestas condições morrem dentro de dois a três dias. Devem ser colocados em lugar silencioso, escuro e de temperatura moderada. Podem-se, também, reter os animais em gaiolas no refrigerador a 5°C. Deste modo, conservam-se nutridos, embora não recebam alimentação alguma. Antes de utilizá-los, colocá-los alguns minutos na estufa a 37°C, ou em água a 30°C, especialmente no inverno.

8) Repetição da prova no mesmo sapo.

Cada animal pode ser utilizado, geralmente, quatro a seis vezes, desde que haja uma semana de intervalo entre uma prova e outra, que se mantenha em bom estado de nutrição e, sobretudo, que se comprove previamente — como sempre se deve proceder — a ausência de espermatozóides na sua cloaca.

Técnica. A prova deve ser efetuada pela manhã, a fim de dar tempo para a leitura, nos casos de respostas tardias.

1) **Seleção dos animais.** Observar:

a) *Peso* — preferir os animais de 100 a 150 g.
b) *Aspecto* — desprezar os animais desnutridos, os de aspecto doentio e os que apresentarem defeitos físicos.
c) *Reatividade* — todo animal deve, inicialmente, ser posto à prova quanto à capacidade de reação ao estímulo da gonadotrofina coriônica. Poderá ser usado se reagir pela espermatorréia 60 minutos após a injeção de 40 UI de *Pregnyl* (Organon).

2) **Identificação.** Marcar dois sapos selecionados, aplicando tira de esparadrapo, numerada e datada, na perna de cada um.

3) **Cateterismo de prova.** Antes de injetar os animais, fazer o cateterismo de prova a fim de verificar se existem espermatozóides na urina colhida na cloaca. Desprezam-se os animais que apresentarem espermatozóides espontaneamente ou como seqüela de prova anterior.

4) **Modo de lidar com o animal.** Antes de fazer o cateterismo, coloca-se o sapo sobre superfície impermeável (tabuleiro esmaltado ou de vidro) porque, muitas vezes, o animal emite urina espontaneamente, sendo, então, fácil recolhê-la com pipeta.

Para fazer o cateterismo, segura-se o sapo em posição dorsal, com a mão esquerda e, com a direita, introduz-se a pipeta na sua cloaca.

Para injetar o animal, conservá-lo imobilizado em posição ventral, contra a superfície da mesa com a mão esquerda ou com a colaboração de ajudante; faz-se injeção com a mão direita. Pode-se, também, mantê-lo em posição ventral sobre a mão esquerda.

Para evitar o contato direto do corpo do sapo com a mão esquerda do operador, a qual deve ser protegida, aconselha-se o uso de luva de borracha, ou melhor, de saco de borracha pura, de cerca de 20 cm de largura por 70 cm de comprimento.

5) **Injeção da urina da suposta grávida.** Injetar dois sapos simultaneamente, um com 10 ml e outro com 20 ml, da urina, previamente filtrada. Aplicar a injeção no saco linfático lateral, onde a urina rapidamente se espalha. Pode-se aplicar a metade da dose no saco linfático esquerdo e a outra metade no direito. Usar agulha fina e longa, para evitar o refluxo da urina.

6) **Tempo de observação.** Colocar os animais em gaiolas ou recipientes de vidro, cobertos com tela. Castro Barbosa sugere colocá-los em recipiente contendo água a 37°C, em quantidade suficiente para banhar parte de seu corpo. Deste modo, a água penetra através da pele (graças à grande permeabilidade cutânea dos batráquios à água e ao ar), sendo a produção de urina rápida e abundante. Deixá-los em recanto do laboratório à temperatura ambiente, ou melhor, na estufa a 37°C. Os animais mantidos a temperatura mais elevada (37°C) reagem mais rapidamente e com doses menores.

Fazer a leitura após uma h.. Se negativa, efetuá-la novamente três horas após a injeção. Para certeza absoluta, é conveniente estender a observação das reações negativas até 12 horas após a injeção. A resposta, traduzida pela espermatorréia, ocorre, na maioria das vezes, uma hora após a injeção.

7) **Cateterismo do sapo.** Com auxílio da pipeta conta-gotas, colher pequena quantidade de urina (0,5 ml) na cloaca do sapo. Mantendo o animal em posição dorsal, introduzir a pipeta na cloaca, dirigindo a ponta para a face ventral; com pequenos movimentos de vaivém, a urina penetra, espontaneamente ou por suave aspiração, na pipeta, em quantidade suficiente para o exame. Deve-se evitar o cateterismo profundo que, além de provocar lesões no sapo, facilita a saída de fazes com urina, prejudicando a leitura.

Havendo dificuldade em colher a urina por cateterismo ou quando os espermatozóides são raros (estes elementos não se acham uniformemente distribuídos na urina do sapo, podendo ficar aglomerados no líquido retido na cloaca) e a prova continua negativa três horas após a injeção, Castro Barbosa aconselha esvaziar a bexiga do animal, lançando mão da seguinte técnica: segurar o sapo pelo dorso e colocá-lo dentro de um copo de 500 ml, mantendo o animal sempre pelo dorso, de modo a conservá-lo suspenso dentro do copo. Deixar cair do frasco conta-gotas duas a três gotas de éter sobre seu ventre. Imediatamente o sapo lançará no copo, em jatos sucessivos, toda a urina contida na cloaca. Centrifugar a urina obtida e, com o sedimento, preparar a lâmina.

8) **Leitura da reação.** Colocar uma gota da urina colhida sobre lâmina e recobri-la com a lamínula. Levar ao microscópio e examinar diretamente com objetiva 40 × e ocular 7 ×.

9) **Reação positiva.** A reação positiva evidencia-se pela presença, no campo microscópico, de espermatozóides em número variável, mas sempre suficiente para permitir o diagnóstico. Eles se apresentam como pequenas linhas negras, dotadas de movimentos ondulantes característicos.

10) **Reação negativa.** A reação negativa caracteriza-se pela ausência completa de espermatozóides ao exame microscópico. Observam-se apenas alguns restos fecais, raras células epiteliais e infusórios *(Balantidium)*.

Quando negativa a primeira leitura, efetuada uma hora após a injeção, deve-se fazer uma segunda, três horas após. Só se pode considerar o resultado negativo depois de uma terceira leitura, realizada 12 horas após a injeção da urina.

INTERPRETAÇÃO

A positividade da prova depende da concentração da gonadotrofina na urina. Segundo Galli Mainini, a concentração do hormônio que produz reação positiva é de 40 UI, isto é, a urina deve conter no mínimo 4.000 UI/l para provocar espermatorréia no sapo.

A eliminação do hormônio ocorre em todo o período da gravidez normal, variando, porém, a sua concentração, geralmente acima de 4.000 UI/l de urina, à medida que a gestação evolui com o decorrer dos meses.

Os níveis da GCH duplicam, em média, cada dois dias, nos primeiros dois meses da gestação normal. Esta progressão não ocorre na gravidez ectópica.

A gonadotrofina coriônica começa a ser eliminada pela urina desde que o ovo se fixa ao organismo materno, o que se dá por volta do 14.º dia após a fecundação, ou seja, na época em que era esperada a menstruação que faltou. Daí por diante, sua concentração aumenta rapidamente, com cerca de 14.000 UI/l no primeiro mês, alcançando o máximo, cerca de 60.000 UI/l, no segundo mês, especialmente entre o 45.º e o 60.º dia. Nessa época, pode atingir proporções tão elevadas (ultrapassando 1.000.000 UI/l) que se julgavam antes características de processos patológicos coriônicos (mola hidatiforme e coriepitelioma). No terceiro mês, a concentração cai um pouco, para aproximadamente 30.000 UI/l; do quarto ao quinto mês, mantém-se em cerca de 10.000 UI/l. Do sexto mês em diante, até o final da gravidez, ocorre nova queda, mantendo-se, em geral, sua concentração mais ou menos constante entre 5.000 e 7.000 UI/l de urina, para desaparecer do organismo dentro de um a dois dias após o parto. Do quinto mês de gravidez em diante, às vezes ocorre eliminação reduzida da gonadotrofina coriônica, tornando a sua concentração na urina inferior a 4.000 UI/l; obtendo-se reação negativa, injetam-se apenas 10 ml de urina no sapo.

Quanto à precocidade desta prova, vários autores já observaram reações positivas com quatro a cinco dias de amenorréia. Em cerca de 98% dos casos, a reação mantém-se positiva durante todo o período da gravidez, obedecendo à curva da concentração hormonal e tornando-se negativa um a dois dias após o parto.

As reações positivas revelam sempre a existência de eliminação de gonadotrofina coriônica, o que indica vitalidade das vilosidades coriônicas, podendo estar o feto vivo ou não. Quando a reação é negativa, não há gestação ou a atividade da placenta já não existe, por estar o ovo morto.

Cumpre assinalar que a reação pode mostrar-se positiva em processos patológicos coriônicos (mola hidatiforme e coriepitelioma). Nestes casos, especialmente no coriepitelioma, a gonadotrofina coriônica atinge concentrações elevadíssimas na urina. Com a expulsão ou remoção total da mola, a reação torna-se negativa dentro de cerca de seis semanas. A prova qualitativa não tem valor diagnóstico nestes casos patológicos, fornecendo apenas orientação clínica, ressalvando-se os possíveis erros com as gestações normais.

Na gravidez ectópica, a prova constitui recurso diagnóstico de urgência, podendo mostrar-se positiva ou negativa, conforme a evolução da gravidez. A reação positiva revela a existência de tecido coriônico vivo. A reação negativa não exclui a prenhez ectópica, da qual o tecido coriônico pode estar morto.

Causas de Erro. São de três ordens as causas de erro mais freqüentes, todas levando a resultados falso-negativos:

a) As que correm por conta do animal: refratarismo, deficiência fisiológica, carência alimentar, intoxicações ou caquexia, animais mantidos muito tempo fora da água.
b) As decorrentes da urina injetada: urinas de baixa concentração hormonal, tóxicas e fermentadas.
c) As atribuídas a erro de técnica: refluxo da urina injetada, cateterismo defeituoso, injeções mal aplicadas e que atingem o pulmão, iluminação e focalização imperfeitas do campo microscópico.

Em suma, a reação de Galli Mainini constitui excelente prova para o diagnóstico precoce da gravidez. Quando positiva, tem valor decisivo (excluídos a mola hidatiforme e o coriepitelioma). Entretanto, quando negativa, não exclui com segurança a gravidez, sendo aconselhável o controle pelas provas imunológicas (RIA, ELISA).

REAÇÃO DE GALLI MAININI QUANTITATIVA

A determinação quantitativa da GCH constitui recurso diagnóstico e prognóstico de grande aplicação prática em uma série de afecções, especialmente na gravidez patológica, nos tumores de origem placentária (**mola hidatiforme** e **coriepitelioma**) e nos casos de tumor secretante do testículo **(teratoma testicular).**

Nestas afecções, a concentração do hormônio, no sangue e na urina, acha-se, conforme a evolução, elevadíssima.

Para se apreciar o conteúdo urinário do hormônio coriônico, utilizam-se, teoricamente, três elementos de juízo, de acordo com a resposta do sapo à injeção da urina:

1) O tempo que decorre desde a injeção de determinada quantidade de urina até o aparecimento de espermatozóides na urina do sapo.
2) O número de espermatozóides encontrados no campo microscópico em tempo fixo, depois da injeção de determinada quantidade de urina.
3) A quantidade mínima de urina necessária para provocar resposta positiva em sapos injetados com quantidades decrescentes de urina.

Os dois primeiros métodos oferecem a vantagem de se poder usar pequeno número de animais e quantidade fixa de urina, mas suas desvantagens e inconvenientes são grandes. No primeiro caso, é necessária a observação a intervalos muito curtos e só se podem determinar quantidades abaixo da dose mínima que provoca a reação máxima, pois, acima desta, todas as quantidades produzirão o máximo de resposta. O segundo método apresenta, entre outros, o inconveniente de os espermatozóides não se acharem uniformemente distribuídos na urina do sapo. Para evitar este inconveniente, é necessário colher toda a urina do sapo e estabelecer a proporção entre o número de espermatozóides e a quantidade extraída, mas sem a garantia de que o esvaziamento da bexiga tenha sido completo. Pode-se conseguir tal fim com o recurso aconselhado por Castro Barbosa, mediante o uso do éter, conforme a descrição feita na parte referente ao cateterismo do sapo.

Por esses motivos, parece preferível o terceiro método que, sem ser perfeito, oferece maiores garantias.

MÉTODO DE GALLI MAININI

Técnica

1) Preparar diluições crescentes da urina cujo conteúdo gonadotrófico se quer determinar, de modo que cada diluição contenha 4, 2, 1, 0,5, 0,25 e 0,125 ml da urina em volume total de 4 ml.
2) Injetar cada sapo com uma destas diluições, tendo-se o cuidado de marcá-los devidamente.
3) É conveniente efetuar a determinação em duplicata, para maior segurança dos resultados. Assim, o total de urina necessária é de 15,75 ml e o número de sapos, 12.
4) Colocar os animais à temperatura ambiente, ou melhor, a temperatura mais ou menos constante, entre 14 e 18°C, que não influa na reação, para que se possam comparar os resultados das determinações efetuadas em dias diversos.
5) Fazer a leitura dentro dos prazos comuns para esta reação, estabelecendo, pela pesquisa microscópica dos espermatozóides, qual a quantidade mínima de urina que, injetada em cada um de dois sapos da série, foi capaz de produzir resposta positiva. Por exemplo, se se obtêm reações positivas nos dois sapos injetados com 4 ml cada um, nos dois com 2 ml e nos dois que receberam 1 ml, mas foram negativas nos que receberam 0,5, 0,25 e 0,125 ml, conclui-se que 1 ml desta urina contém a quantidade mínima necessária de gonadotrofina para provocar reação positiva nos sapos injetados.
6) Como o valor dos resultados é apenas comparativo entre as médias encontradas nos distintos meses das gestações normais e os valores anormais nos estados patológicos, faz-se a apreciação de dois modos:
   a) Estabelecer a curva de valores normais, injetando urina de grande número de mulheres grávidas, e determinar a média, em ml, das quantidades mínimas necessárias para cada mês de gravidez. Esta curva básica normal se presta para comparação nas deter-

minações subseqüentes. Por exemplo, se, durante o terceiro mês de gestação, se obtêm respostas positivas com 1 ml, a urina que a provoca com 0,25 ml terá a concentração de gonadotrofina quatro vezes maior, ultrapassando a média normal.

b) Se se deseja avaliar e traduzir em unidades internacionais a concentração da gonadotrofina urinária, deve-se estabelecer, previamente, em série grande de animais, a dose mínima de preparação conhecida de GCH (gonadotrofina coriônica humana) em UI capaz de produzir resposta positiva na maior percentagem de animais injetados.

Segundo Galli Mainini, esta dose é de aproximadamente 40 UI.

O cálculo é simples: se, por exemplo, 0,5 ml de urina produziu resposta positiva, presume-se que contenha aproximadamente 40 UI, o que representa 80 UI/ml, e, se a quantidade total de urina emitida em 24 horas for 700 ml, a paciente terá eliminado 56.000 UI nesse período, ou 80.000 UI/l.

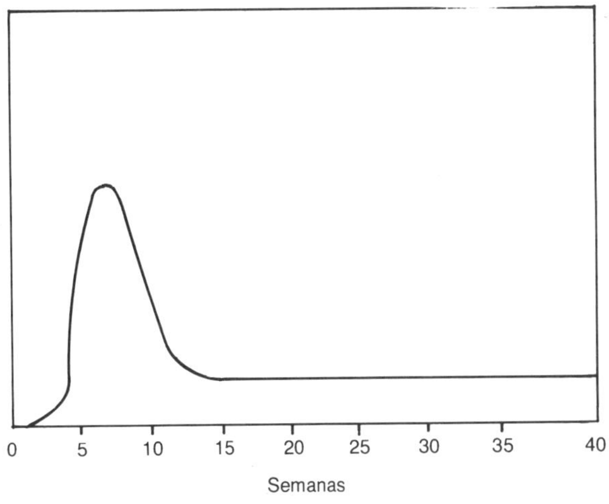

Fig. 13.1 Perfil da GCH durante a gravidez normal (adaptado de Ravel).

Curva da Gravidez Normal

Na gravidez normal, Gori determinou a quantidade mínima de urina necessária para obter resposta positiva, considerando os distintos meses de gestação, e traduziu as quantidades em unidades internacionais de gonadotrofina coriônica. Efetuou reações quantitativas em 150 mulheres grávidas, estudando 15 grávidas em cada mês de gestação e nos dias imediatos ao parto. Adotou a técnica de Galli Mainini, uma vez obtida resposta positiva com 10 ml de urina.

Assim, Gori estabeleceu as médias mensais e, com elas, a curva de valores normais.

O volume mínimo de urina capaz de produzir resposta positiva foi de 0,2 ml, correspondente a gestações de 45 a 60 dias (Quadro 13.1).

Traduzida a quantidade mínima de urina em unidades de gonadotrofina coriônica, vê-se que os casos com as maiores concentrações atingem 200.000 UI/l, o que sucede aproximadamente no segundo mês de gestação. Depois do quinto mês, se observa, com relativa freqüência, que a quantidade mínima de urina para provocar resposta positiva é superior a 10 ml, isto é, que esses são os casos em que a reação, efetuada segundo a técnica corrente, fornece resultado negativo, o que vale dizer que existe na urina concentração gonadotrófica inferior a 4.000 UI/l.

Curva Patológica

Nos processos patológicos coriônicos (**mola hidatiforme** e **coriepitelioma**), o teor da GCH é variável, atingindo, porém, conforme sua fase, proporções elevadíssimas.

O conceito primitivo, baseado na alta concentração do hormônio no sangue e na urina, como característica patognomônica desses processos patológicos, não prevalece, pelos seguintes fatos básicos:

a) Na gravidez normal, na segunda falha menstrual, há considerável produção de GCH, tanto ou mais do que na gravidez molar ou no coriepitelioma.

b) As altas concentrações registradas no **coriepitelioma** correspondem, em geral, a casos avançados ou de metástases; nos iniciais, a produção do hormônio é igual ou inferior à da gravidez normal.

c) As baixas concentrações do hormônio no sangue ou na urina não excluem os processos patológicos referidos.

O diagnóstico desses processos não repousa, pois, no teor elevado de gonadotrofina coriônica (GCH), mas nas suas determinações quantitativas, efetuadas em série, estabelecendo-se a curva da sua concentração no sangue ou na urina.

Depois da expulsão ou remoção da mola, é aconselhável fazer determinações quantitativas mensais durante seis meses e, depois, bimensalmente, durante mais de seis meses. Pelo estudo da curva de concentração, surpreende-se o momento em que se inicia a formação maligna, pelo curso ascendente, franco e constante que toma a curva. Faz-se, assim, o diagnóstico precoce do coriepitelioma pós-molar muito antes do aparecimento dos sinais clínicos. Do mesmo modo, devem-se fazer determinações repetidas depois do tratamento do coriepitelioma, para certificar-se de sua cura ou revelar recidivas ou metástases.

Quadro 13.1 Resultado das Distintas Determinações

Meses de Gestação	Quantidade Máxima de Urina	Quantidade Mínima de Urina	Quantidade Média de Urina	Concentração Média de GCH em UI/l
1.º mês	9,0 ml	0,4 ml	2,9 ml	13.793
2.º mês	1,5 ml	0,2 ml	0,7 ml	57.142
3.º mês	1,5 ml	0,3 ml	1,2 ml	33.333
4.º mês	7,0 ml	1,0 ml	3,9 ml	10.256
5.º mês	7,0 ml	1,0 ml	3,8 ml	10.526
6.º mês	13,0 ml	2,0 ml	6,6 ml	6.060
7.º mês	12,0 ml	1,5 ml	5,2 ml	7.692
8.º mês	13,0 ml	1,5 ml	6,7 ml	5.970
9.º mês	13,0 ml	2,0 ml	6,0 ml	6.666

Puerpério: a reação foi negativa após 24 a 48 horas.

Depois de gestação normal ou de aborto, a reação qualitativa torna-se negativa dentro de poucos dias. Portanto, depois desse período, a positividade da prova qualitativa ou a ascensão da curva gonadotrófica indica provável existência de tumor coriônico, afastada a hipótese de nova gravidez. Com a expulsão espontânea ou a remoção cirúrgica total do tumor primário, a prova qualitativa torna-se negativa dentro de uma a seis semanas (curva de cura imediata). Casos há, entretanto, em que, pela persistência de restos de vilosidades, a reação continua positiva, e a curva se retarda, demorando seis a 12 semanas a cair (curva de cura retardada).

Persistindo a positividade e a curva da concentração gonadotrófica continuando em ascensão, pode-se concluir que houve metástases (curva de malignidade). Se, porém, a reação se tornou negativa após a expulsão da mola e de novo se positivou, com ascensão da curva, cumpre admitir, sob reserva, o diagnóstico do coriepitelioma, até que se exclua, definitivamente, a hipótese de nova gravidez.

PROVAS IMUNOLÓGICAS

Consistem as provas imunológicas na demonstração, por mecanismo antígeno-anticorpo, do hormônio específico da gravidez — a gonadotrofina coriônica humana (GCH) — existente em alta concentração na urina e no sangue das mulheres em período de gestação.

A GCH é uma glicoproteína, composta de duas subunidades polipeptídicas (alfa e beta), de poder antigênico observado por Zondek, em 1931, e por Bussard e Grabar, Leathem e Rao e Shahani: a administração repetida de GCH em animais produz, com o tempo, redução progressiva de sua atividade, em virtude da formação de anticorpos anti-GCH. Quando posta em contato, *in vitro*, com tais anticorpos, a GCH combina-se com eles, neutralizando sua ação. Com o uso de gonadotrofina coriônica homóloga não se observa este fenômeno, pois tal hormônio é espécie-específico.

Baseados nessas observações, realizaram os pesquisadores, em 1960, as primeiras tentativas para aplicar as propriedades antigênicas da GCH no diagnóstico da gravidez, utilizando-se de três provas imunológicas clássicas: a reação de precipitina, por McKean, a reação de fixação do complemento, por Brody e Carlstrom, e a prova de inibição da hemaglutinação, por Wide e Gemzell.

Esta última prova despertou grande interesse, dadas sua sensibilidade e facilidade de execução. Entretanto, em virtude de inconvenientes, ligados à conservação dos glóbulos, bem como ao prazo para a leitura dos resultados, sofreu várias modificações, entre elas a prova de inibição da aglutinação do látex, na qual os glóbulos sensibilizados à GCH são substituídos por partículas de látex também sensibilizadas à GCH.

Encontram-se no mercado especializado vários *kits* destinados ao diagnóstico precoce da gravidez, o que torna esta pesquisa de fácil execução. O exame pode ser feito no laboratório, no consultório ou no domicílio, em amostra de soro ou urina, como se vê no Quadro 13.2.

Quadro 13.2 *Kits* de Testes de Gravidez

Tipo de Teste	Teste Realizado no	Fabricante	Nome Comercial	Tipo de Ensaio
Soro	Laboratório	Hybritec	Tandem-R	imunorradiométrico
Soro	"	Abbott Laboratories	IMX HCG	fluométrico de micropartículas
Soro ou urina	"	Wallace	Delfia HCG	fluorescente resolvido no tempo
Soro	"	PB Diagnosis	Opus hCG	fluométrico ligado a enzima
Soro	"	Biomerica	IRMA HCG	imunorradiométrico
Soro	"	Baxter Diagnostics	Stratus HCG	fluométrico ligado a enzima
Soro	"	Scrono Diagnostics	MAIAclone	imunorradiométrico
Soro	"	Organon Teknika	NMI	imunorradiométrico
Soro	"	Abbott Laboratories	β-HCG 15/15	imunoabsorvente ligado a enzima
Soro	"	Ciba Corning	ACS 180	quimioluminescente
Soro	"	Immulite	Immulite HCG	quimioluminescente imunométrico
Soro	"	Baxter Diagnostics	Stratus β-HCG	fluométrico ligado a enzima
Soro	"	Abbott Laboratories	IMX β-HCG	fluométrico de micropartículas
Soro	"	Immunonuclear (INC)	Gammadab β-HCG	RIA
Soro	"	INC	HCGβ RIA	RIA
Soro ou urina	"	Amersham	Amerlex-M	RIA
Soro ou urina	"	Diagnostics Products	HCG	RIA
Urina	Consultório	Hybritec	Tandem-ICON	imunorradiométrico
Urina	"	Abbott Laboratories	TestPack Combo	e. sanduíche baseado em corante
Urina	"	Quidel	RAMP	imunoabsorvente ligado a enzima
Urina	"	Becton Dickinson	Precise	sanduíche baseado em corante
Urina	"	Wampole	UCG-BETA Stat	hemaglutinação
Urina	"	Organon Teknika	Pregnosticon	e. sanduíche baseado em corante
Urina	"	Roche Diagnostics	Pregnosis	látex aglutinação
Urina	"	Stambio	Quicktell	látex competitivo
Urina	"	Behring Diagnóstica	Rapi Tex	lástex
Urina	Domicílio	Leeco Diagnostics	Preview	e. sanduíche baseado em corante
Urina	"	Whitehall Laboratories	Clear Blue Easy	sanduíche baseado em corante
Urina	"	Becton Dickinson	Q-test	sanduíche baseado em corante
Urina	"	Parke-Davis	E.P.T.	de anticorpo gêmeo baseado em corante
Urina	"	Carter Wallace	First Response	de sítio simples baseado em corante

Retirado e levemente alterado de Henry J.B. Clinical Diagnosis and Management by Laboratory Methods, 19 edition, W.B. Saunders, 1996, modificado de Cole, L.A. e Seifer D.B., Kardana A., Braunstein G.D. Selecting human chorionic gonadotropin immunoassays. Consideration of crossreacting molecules in first-trimester pregnancy serum and urine. Am. J. Obstet. Gynecol., 1993, *168(5)*:1580-1586.

PROVA DE INIBIÇÃO DA HEMAGLUTINAÇÃO

Método de Wide e Gemzell

Mecanismo. Baseia-se no princípio imunológico, descoberto por Boyden, em 1951, de que um antígeno pode ser adsorvido na superfície de glóbulos vermelhos, tratados previamente com formol e tanino, e que tais glóbulos, assim sensibilizados, se tornam aglutináveis por soro contendo os anticorpos correspondentes. Boyden descobriu também que a aglutinação pode ser inibida pela adição do antígeno, o qual fixará especialmente os anticorpos, neutralizando sua ação. Este princípio presta-se, assim, para a demonstração, em um líquido, da presença de determinado antígeno.

A prova de inibição da hemaglutinação, de Wide e Gemzell, constitui aplicação deste princípio, sendo a gonadotrofina coriônica humana (GCH), presente na urina das gestantes, o antígeno a demonstrar. Para a prova empregam-se, além da urina, glóbulos sensibilizados à GCH e soro de coelho anti-GCH.

A prova se processa em duas fases:

A primeira consiste em misturar a urina a examinar com o soro anti-GCH.

Na segunda fase adicionam-se, à mistura, os glóbulos sensibilizados à GCH.

Poderá ocorrer uma das duas eventualidades seguintes:

1) Se a urina não contiver GCH (ausência de gravidez), o soro anti-GCH permanecerá livre e aglutinará, na segunda fase, os glóbulos sensibilizados à GCH.
2) Se a urina encerrar GCH em concentração elevada (gravidez), esta irá combinar-se com os anticorpos específicos, contidos no soro anti-GCH, neutralizando-os e deixando os glóbulos, na segunda fase, sem se aglutinar.

Material e Soluções Necessários. O equipamento completo para a prova de inibição da hemaglutinação encontra-se no comércio, pronto para uso, contido no estojo de *Pregnosticon* ou *Pregnosticon all in* (Organon). Para seu uso, consultar as instruções que o acompanharam.

1) Urina. Deve ser recente, filtrada e colhida da primeira micção matinal. Congelar a urina, caso o exame não seja feito no mesmo dia.
2) Antígeno. Gonadotrofina coriônica humana (GCH), liofilizada ou em ampolas contendo 1.500 UI (*Pregnyl, Organon).*
3) Adjuvante de Freund, cuja fórmula é a seguinte:

Bayol "55" (óleo mineral inerte)	8,5 ml
Arlacel "A" (*Hill Top Laboratories,* EUA)	1,5 ml
Bacilos mortos de tuberculose	10,0 mg

Autoclavar a 120°C, durante 15 minutos, e colocar em ampolas.

4) Glóbulos sensibilizados à GCH. Obter glóbulos vermelhos humanos ou de carneiro, formolizá-los, taninizá-los e sensibilizá-los, usando 250 UI de GCH para cada ml de suspensão de glóbulos a 2,5%. A formolização, taninização e sensibilização dos glóbulos estão descritas no Cap. 14, hemaglutinação segundo Boyden. Se se desejar liofilizar os glóbulos já preparados para a prova, obter suspensão a 10% em 10% de sacarose e 4% de soro normal de coelho.
5) Glóbulos não-sensibilizados à GCH. Preparar tais glóbulos de acordo com as indicações do item anterior, deixando, porém, de adicionar a GCH.
6) Anti-soro (soro de coelho anti-GCH).
   a) Preparação. Injetar coelhos, por via subcutânea, com 500 UI de GCH em 0,2 ml de adjuvante completo de Freund. Repetir a injeção semanalmente, durante três semanas. Colher o soro duas semanas depois da última injeção do antígeno e titulá-lo contra glóbulos sensibilizados à GCH.
   b) Titulação. Preparar diluições seriadas do anti-soro de coelho (a 1:10, 1:20, 1:40 etc.) com tampão de fosfatos, pH 7,2, contendo 1% de soro normal de coelho (0,5 ml em cada tubo) e adicionar 0,05 ml (uma gota) de glóbulos formolizados, taninizados e sensibilizados à GCH. Em seguida, agitar, deixar à temperatura ambiente e fazer a leitura das reações ao fim de três horas. O título do soro será dado pela mais alta diluição que produzir hemaglutinação.

Técnica

1) Um volume da urina é misturado com um volume de suspensão a 2,5% de hemácias humanas ou de carneiro, formolizados e taninizados (mas não-sensibilizados à GCH), para remoção de hemaglutininas inespecíficas.
2) Centrifugar, remover os glóbulos e diluir a urina a 1:5 com solução fisiológica.
3) Tomar dois tubos de hemólise e numerá-los 1 e 2.
4) Colocar, em cada um, 0,5 ml da urina diluída e 0,1 ml do soro de coelho anti-GCH na diluição de seu título (diluição máxima que produziu hemaglutinação); agitar e incubar a 37°C, durante 30 minutos.
5) Acrescentar ao n.º 1, 0,05 ml (uma gota) da suspensão a 2,5% de glóbulos sensibilizados à GCH.
6) Juntar ao tubo n.º 2, 0,05 ml (uma gota) da suspensão a 2,5% de glóbulos não-sensibilizados à GCH.
7) Deixar os tubos à temperatura ambiente e fazer a leitura dos resultados ao fim de três horas, observando a presença ou ausência de hemaglutinação. A hemaglutinação caracteriza-se pelo aspecto uniformemente turvo do líquido; sua ausência se evidencia pela sedimentação dos glóbulos sob a forma de anel pardacento, de contornos regulares (Fig. 13.2).
8) Leitura do tubo n.º 1: se existir gonadotrofina coriônica humana em teor elevado na urina (gravidez), não haverá hemaglutinação. Se, ao contrário, houver ausência de gonadotrofina coriônica na

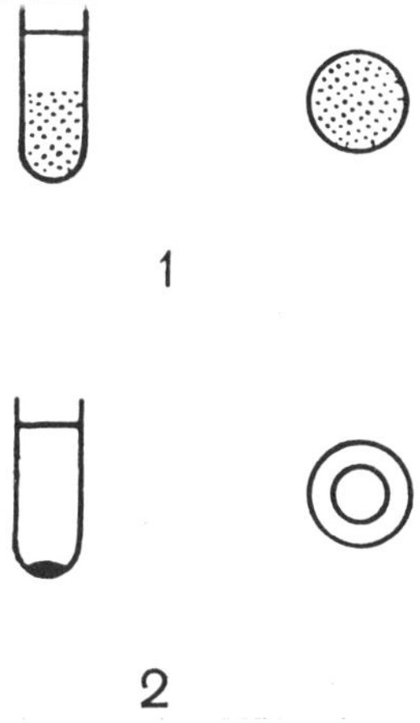

Fig. 13.2 Prova de inibição da hemaglutinação. 1. Hemaglutinação (ausência de gravidez); 2. Inibição da hemaglutinação (gravidez).

urina ou presença em título baixo (ausência de gravidez), ocorrerá hemaglutinação.

9) Leitura do tubo n.º 2: não deverá apresentar hemaglutinação, havendo ou não GCH na urina, pode ser o tubo testemunho dos glóbulos não-sensibilizados à GCH.
10) Para maior segurança dos resultados, recomenda-se acompanhar a prova com testemunhos de urinas de grávida e não-grávida, procedendo-se de acordo com a técnica descrita anteriormente.

A prova de inibição da hemaglutinação pode ser executada **quantitativamente,** em especial na gravidez patológica e nos tumores de origem placentária (**mola hidatiforme** e **coriepitelioma**).

INTERPRETAÇÃO

Em virtude da sensibilidade extremamente elevada da prova de inibição da hemaglutinação, as urinas não-diluídas, de mulheres não-grávidas, poderão apresentar resultados falso-positivos.

A menor quantidade de GCH revelada por esta prova foi 0,005-0,010 UI, que correspondem a 0,002-0,004 μg de *Pregnyl.*

A reação é positiva quando a concentração de GCH na urina, 21 a 23 dias após a ovulação, for superior a 1.000 UI/l.

A reação negativa só pode ser considerada fidedigna quando a prova for feita 38 dias após o último período menstrual.

A sensibilidade desta prova, demonstrada por seus autores em urinas de não-grávidas e de mulheres com gravidez normal (mais de 37 dias após o último período menstrual), foi da elevada ordem de 99,8%.

PROVA DE INIBIÇÃO DA AGLUTINAÇÃO DO LÁTEX

Mecanismo. Conforme já assinalado, a prova de inibição da aglutinação do látex constitui modificação da inibição da hemaglutinação, substituindo-se os glóbulos sensibilizados à gonadotrofina coriônica humana (GCH) por partículas de látex também sensibilizadas à GCH.

Baseia-se no mesmo princípio imunológico descoberto por Boyden, aplicado à prova de inibição da hemaglutinação, estando a GCH presente na urina das gestantes o antígeno a demonstrar. Empregam-se partículas de látex sensibilizadas à GCH e soro de coelho anti-GCH.

Consiste a prova em misturar a urina com o soro de coelho anti-GCH, adicionando-se depois, à mistura, suspensão de partículas de látex sensibilizadas à GCH. Na ausência de gravidez, a urina não contém GCH, ficando livre os anticorpos contidos no soro anti-GCH, os quais aglutinarão as partículas de látex sensibilizadas à GCH. No caso de gravidez, a GCH presente na urina, neutralizará os anticorpos contidos no soro anti-GCH, inibindo a aglutinação das partículas de látex sensibilizadas à GCH.

A prova de inibição da aglutinação do látex resultou do trabalho de equipe da divisão diagnóstica da *Ortho Research Foundation* (EUA) e da *Organon* (Holanda).

A princípio, a prova era realizada em tubos (Goldin, 1962), passando depois, em virtude de certas causas de erro, ocasionadas pela centrifugação dos tubos e pelo banho-maria, a ser executada em lâminas (Spadoni e cols., 1964, e Hutcherson e cols., 1964). Constitui-se esta modalidade ideal para aplicação clínica, não só pela sensibilidade e facilidade de execução, como, especialmente, pela rapidez dos resultados.

Será descrita somente a técnica executada em lâminas, que fornece os resultados em apenas três minutos.

Material e Soluções Necessários. O equipamento completo para a prova de inibição da aglutinação do látex, executada em lâminas, encontra-se no comércio, pronto para uso *(kits) Gravindex (Ortho Diagnostics — Johnson & Johnson)* e *Pregnosticon Planotest (Organon).* Tal equipamento deve ser conservado no refrigerador à temperatura de 2 a 8°C (não congelar). Na ocasião de usar, todos os reativos e a urina deverão estar à temperatura ambiente.

1) Urina colhida da primeira micção matinal deve ser recente, filtrada ou centrifugada. Congelar, se o exame não for feito no mesmo dia. Urinas contendo sangue ou elevado conteúdo protéico, bem como contaminadas por bactérias, não devem ser utilizadas.
2) Antígeno. Gonadotrofina coriônica humana (GCH) em pó ou em ampolas contendo 1.500 UI *(Pregnyl, Organon).*
3) Adjuvante de Freund (fórmula no método anterior).
4) Partículas de látex sensibilizadas à GCH. Obter látex de poliestireno (*Dow Chemical Co.,* EUA), contendo partículas, bem como sua sensibilização à GCH; encontram-se descritas nas publicações citadas.
5) Anti-soro (soro de coelho anti-GCH). A preparação, por sensibilização de coelhos com GCH em adjuvante de Freund, bem como sua titulação, acham-se descritas nos artigos citados.

Técnica

1) Colocar uma gota da urina em lâmina.
2) Juntar uma gota de soro anti-GCH.
3) Com bastão de vidro, misturar as duas gotas.
4) Agitar a mistura suavemente, de um lado para outro, mediante movimentos de inclinação da lâmina, durante 30 a 60 segundos.
5) Adicionar uma a duas gotas de suspensão de partículas de látex, depois de bem agitada.
6) Com bastão de vidro, misturar bem, espalhando a mistura sobre área de cerca de 2,5 cm de diâmetro.
7) Misturar com cuidado, mediante movimentos de inclinação da lâmina.
8) Após 2 minutos, fazer a leitura dos resultados: colocar a lâmina sobre fundo negro e observar a presença ou ausência de aglutinação. A aglutinação caracteriza-se pela formação de precipitado, constituído de finos grânulos, facilmente visíveis a olho nu; na ausência de aglutinação, a mistura permanece lisa e homogênea, como no início (Fig. 13.3).

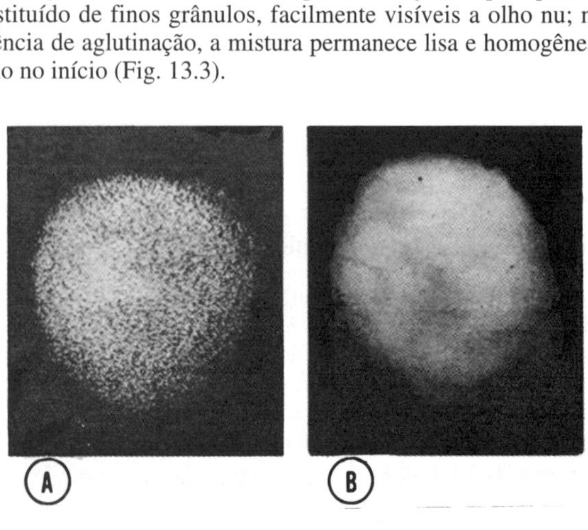

Fig. 13.3 Prova de inibição da aglutinação do látex. A) Aglutinação do látex (ausência de gravidez); B) Inibição da aglutinação do látex (gravidez).

9) A ocorrência de aglutinação demonstra a ausência de GCH na urina, indicando a inexistência de gravidez.
10) A inibição da aglutinação revela a presença de GCH, sinal de existência de prenhez.
11) É aconselhável fazer provas de controle positivo e negativo para a gravidez, utilizando-se, no primeiro caso, de urina seguramente positiva, que poderá ser congelada e usada em provas subseqüentes, e, no segundo caso, de solução fisiológica ou de urina negativa para a gravidez.

INTERPRETAÇÃO

A positividade da prova de inibição da aglutinação do látex depende da concentração da GCH na urina. A urina deve conter pelo menos 3,5 UI por ml (limiar de sensibilidade da prova) para obter-se inibição da aglutinação do látex.

A eliminação urinária da GCH ocorre em todo o período da gravidez normal. Varia, porém, a sua concentração, em geral acima de 3.500 UI/l, conforme o período gestacional.

A GCH aparece na urina logo no oitavo dia após a data em que era esperada a menstruação que faltou, isto é, com gravidez inferior a um mês. Daí por diante sua concentração, variável entre as gestantes, aumenta com rapidez, sendo de 5.000 a 15.000 UI/l no primeiro mês, 50.000 a 100.000 UI/l no segundo, atingindo o máximo, entre 150.000 e 500.000 UI/l, no terceiro. Do terceiro ao sexto mês, a concentração reduz-se, sendo de 15.000 a 50.000 UI/l. No sexto mês, sofre nova queda, após a qual se torna constante, até o final da gravidez, variando entre 5.000 e 10.000 UI/l; desaparece dois a três dias após o parto e, também, se o feto morrer. Se houver retenção de tecido placentário, a GCH persiste no puerpério. Nos casos de aborto, a concentração da GCH sofre grande redução, podendo desaparecer por completo da urina. Na gravidez extra-uterina, a concentração da GCH, é variável, sendo amiúde reduzida, a ponto de não atingir o teor necessário para produzir reação positiva.

A precocidade da prova é bem grande, revelando-se positiva logo no oitavo dia de amenorréia, correspondente a gestação inferior a um mês (Quadro 13.3).

As reações positivas são sempre exatas e seguras, demonstrando eliminação de GCH, sinal de vitalidade das vilosidades coriônicas. As reações negativas só são fidedignas se as provas forem feitas cerca de 38 dias após a última menstruação. Se antes, devem ser repetidas alguns dias mais tarde, quando completar o prazo estipulado.

A sensibilidade desta prova, conforme verificaram Hutcherson e cols., foi de 98,88% entre as mulheres em geral, 94,2% entre as grávidas e 100% entre as não-grávidas. Spadoni e cols. obtiveram índices mais elevados: 97% entre as grávidas e 100% entre as não-grávidas.

PROVA QUANTITATIVA DE INIBIÇÃO DA AGLUTINAÇÃO DO LÁTEX

A prova de inibição da aglutinação do látex pode ser executada quantitativamente, permitindo determinar, com rapidez, a concentração da GCH urinária em UI. A prova quantitativa é indicada tanto na gravidez como, em especial, nas condições patológicas de origem placentária (**mola hidatiforme** e **coriepitelioma**), nas quais a GCH se encontra, conforme a evolução, em concentrações muito elevadas.

Consiste em preparar uma série de diluições crescentes e duplicadas da urina a examinar, colhida durante 24 horas, cujo volume total se mede. Submete-se, em seguida, cada uma dessas diluições, à prova de inibição da aglutinação do látex, tal como na técnica qualitativa. O título corresponde à recíproca da maior diluição da urina que apresentar inibição da aglutinação do látex. Mediante a aplicação de uma fórmula, pode-se calcular a concentração da GCH em UI (1 UI corresponde à atividade de 0,1 mg de GCH), conhecendo-se o título da maior diluição da urina que não apresentar aglutinação do látex, bem como a sensibilidade da prova (a menor concentração de GCH que produz inibição da aglutinação do látex), a qual se verificou ser 3,5 UI por ml de urina.

Material e Soluções Necessários. Os mesmos empregados na prova qualitativa.

Técnica

1) Dispor uma série de oito tubos em suporte.
2) Distribuir 0,5 ml de solução fisiológica em cada um dos tubos.
3) Adicionar ao tubo n.º 1, 0,5 ml da urina, colhida durante 24 horas, depois de bem misturada.
4) Com pipeta, misturar bem o conteúdo do tubo n.º 1, por aspirações sucessivas, e transferir 0,5 ml para o tubo n.º 2. Repetir a operação com o tubo n.º 2 e transferir 0,5 ml para o n.º 3, e assim por diante, até o n.º 8, do qual, depois de misturado seu conteúdo, retirar 0,5 ml.
5) As diluições crescentes e duplicadas da urina, assim preparadas, corresponderão a 1:2, 1:4, 1:8, 1:16, 1:32, 1:64, 1:128 e 1:256.
6) Submeter cada diluição da urina à prova de inibição da aglutinação do látex, tal como na prova qualitativa.
7) O título corresponde à recíproca da maior diluição da urina que não apresentar aglutinação do látex. Exemplo: ausência de aglutinação a 1:16, aglutinação a 1:32 — o título será 16.
8) A concentração da GCH, expressa em UI, na urina excretada em 24 horas, pode ser calculada aplicando-se a seguinte fórmula: UI de GCH em 24 horas = V × D × S, onde V representa o volume total em ml da urina emitida em 24 horas, D o título da maior diluição que não apresentar aglutinação do látex e S a sensibilidade da prova, que corresponde a 3,5 UI de GCH por ml de urina. Exemplo: V = 1.500 ml, D = 8 e S = 3,5. Temos, pois, 1.500 × 8 × 3,5 = 42.000 UI de GCH em 24 horas.

Quadro 13.3 Características de Algumas Provas de Gravidez (Adaptadas de Ravel)

Prova	Sensibilidade UI/l	Sensibilidade UI/ml	Demora do Resultado	Positivo (Dias a Partir do Último Período Menstrual)
Aschim-Zondek (camundongo)	600-700	0,6-0,7	96 h	30-40
Friedman-Tales Martins (coelho)	1.000-5.000	1,0-5,0	48 h	35-41
Galli Mainini (rã)	1.000-5.000	1,0-5,0	2 h	35-41
GCH (em lâmina)	1.500-3.000	1,5-3,0	2 min	35-41
GCH (em tubo)	500-2.000	0,5-2,0	2 h	30-40
GCH *(Neocept, Sensi-Tex)*	200-250	0,2-0,25	1,5-2 h	28-35

INTERPRETAÇÃO

A determinação quantitativa da GCH na urina constitui importante recurso diagnóstico e prognóstico dos tumores de origem placentária (**mola hidatiforme** e **coriepitelioma**).

Nessas condições patológicas, a GCH encontra-se, geralmente, em concentrações muito elevadas, podendo atingir 50.000 UI/l de urina, ou mais, conforme sua evolução.

Entretanto, quando se encontram tais concentrações elevadas entre o 60.º e o 90.º dia após o último período menstrual, pode tratar-se de:

a) Excreção patológica, produzida por **mola hidatiforme** ou **coriepitelioma**.
b) Excreção normal, decorrente de gravidez, coincidindo com o momento de elevação máxima.

Nesses casos, cumpre fazer o diagnóstico diferencial, repetindo-se a determinação quantitativa da GCH, quinzenal ou mensalmente, a fim de estabelecer a curva da sua concentração. Se a curva tomar curso ascendente, franco e constante, pode-se firmar o diagnóstico de processo patológico coriônico. Releva notar que concentrações baixas do hormônio não excluem a possibilidade da existência de tais processos coriônicos.

Na gravidez normal, a curva apresenta perfil característico, conforme assinalado na interpretação da prova qualitativa.

A concentração de GCH pode ser expressa em UI/ml ou mg/ml. A relação entre UI/ml e ng/ml é a seguinte: 1 UI/ml = 83,3 ng/ml: 1 m UI/ml = 0,08 ng/ml; 1 ng/ml = 12 mUI/ml.

BIBLIOGRAFIA

BARR, W.A.: A comparison of the Hogben pregnancy test with an immunological method. *J. Obst. & Gynec. Brit. Comm., 70*:551, 1963.

BAUER, J.D. *et al.*: *Clinical Laboratory Methods.* St. Louis, The C. V. Mosby Company, 9.ª ed., 1982.

CASTRO BARBOSA, N.: Subsídio ao Teste de Galli Mainini. *Rev. Bras. Med., 10*:663, 1963.

COLE, L.A., SULER, D.B., KARDANA, A. BRUNSTEIN, G.D.: Selecting human chorionic gonadotropin immunoassays: considerating of cross-reacting molecules in first-trimester pregnancy serum and urine. *Am. J. Obstet. Gynecol, 168(5)*:1580-1586, 1993.

COSTA FERREIRA, H. e TSUNO, T.: Diagnóstico imunológico da gravidez: técnica do consumo de soro de coelho anti-GCH pela inibição da hemaglutinação em tubos capilares. *Rev. Hosp. Clin. Fac. S. Paulo, 21*:142, 1966.

GALLI MAININI, C.: *El Diagnóstico del Embarazo con Batracios Machos.* Editorial Impaglione, Buenos Aires, 1948.

GALLI MAININI, C.: *Pregnancy Test. JAMA, 138*:121, 1948.

GALLI MAININI, C.: Reacción diagnóstica del embarazo en la que se usa el sapo macho como animal reactivo. *La Sem. Med., 54*:337, 1947.

GALLI MAININI, C. *et. al.*: Valor actual de las reacciones gravídicas biológicas para el diagnóstico del embarazo normal y patológico, discusión. *Obst. y Ginec. Lat. Am., 5*:554, 1947.

GOLDIN, M.: The use of latex particles sensitized with human chorionic gonadotropin in a serologic test for pregnancy. *Am. J. Clin. Path., 38*:335, 1962.

HOUSSAY, B.A. & LASCANO GONZALES, J.M.: Relaciones entre la hipófisis y el testículo en el sapo. *Rev. Soc. Arg. Biol., 5*:77, 1929.

HENRY, J.B.: Clinical Diagnosis and Management by Laboratory Methods, 19th. ed., W.B. Saunders Company, Philadelphia, 1996.

HUTCHERSON, W.P., SCHWARTZ, H.A. & BATES, H.M.: A simple slide pregnancy test with the use of an immunological techinique, *Am. J. Obst. & Gynec., 89*:70, 1964.

MELLO, M.I.: Diagnóstico precoce da gravidez pela reação de Galli Mainini em alguns anfíbios brasileiros. *O Hospital, 33*:57, 1948.

MOREIRA, O.: Diagnóstico da gravidez. Nossa experiência com a reação de Galli Mainini, *Anais do 2.° Cong. Bras. Ginec. Bras. Ginec. e Obst., São Paulo., 2*:497, 1949.

NOTO, T.A., MIALI, J.B. & RIEKERS, H.: Quantitation of human chorionic gonadotropin in urine using the slide immunologic test for pregnancy. *Am. J. Obst. & Gynec., 90*:859, 1964.

PACIORNICK, M. e COEN, A.P.: Os testes imunológicos no diagnóstico precoce da gestação. *Rev. Ass. Med. Bras., 12*:417, 1966.

PEIXOTO, S. e ANDREUCCI, D.: Diagnóstico imunológico da gestação. *O Hospital, 72*:509, 1967.

POWELL, J., STEVENS, V.C., DICKEY, R.P. & ULLERY, J.C.: Immunologic pregnancy testing in urine and serum. *Am. J. Obst. & Gynec., 96*:844, 1966.

RAVEL, R.: *Laboratório Clínico*, 9.º ed. (Tradução), Rio de Janeiro, RJ, Editora Guanabara Koogan, 1988.

RODRIGUES LIMA, O. e GELLI PEREIRA, O.: Diagnóstico biológico da gravidez utilizando o "Bufo Marinus"-macho. *An. Bras. Ginec., 24*:246, 1947.

SALLES, A.A., CENZO, M.A. e BAIOCCHI, O.: O teste de Galli Mainini com o "Bufo Marinus". Seu emprego na clínica em conjunto com o teste de Frank. *Med. Cir. Farm., 160*:445, 1949.

SALZBERGER, M. & NELKEN, D.: The immunologic pregnancy tes. *Am. J. Obst. & Gynec., 86*:899, 1963.

SATO, T. & GREENBLATT, R.B.: Detection of early pregnancy. *Am. J. Obst. & Gynec., 91*:31, 1965.

SOUTHAM, A.L., SULTZER, B.M. & COHEN, H.: Evaluation of a rapid immunologic test for pregnancy. *Am. J. Obst. & Gynec., 85*:495, 1963.

SPADONI, I.R., McLEAN, R.B. & HERRMANN, W.L.: A rapid immunologic test for the detection of early pregnancy. *Western J. Surg. Obst. & Gynec., 72*:92, 1964.

SPEROFF, B., GLASS, R.H. & CASE, N.G.: Clinical Gynecologic Endocrinology and Infertility, 5th. ed., Williams e Wilkins, Baltimore, 1994.

WIDE, L.: An immunological method for the essay of human chorionic gonadotropin. *Acta Endocrinol Suppl., 70*:11, 1962.

WIDE, L. & GEMZELL, C.A.: An immunological pregnancy test. *Acta Endocrinol., 35*:261, 1960.

YAHIA, C. & TAYMOR, M.L.: A 3-min immunologic pregnancy test. *Obst. & Gynec., 23*:37, 1964.

14

Provas Sorológicas

PESQUISA DE PRECIPITINAS

Técnica do Anel

1. Preparar diluições seriadas do antígeno em solução de NaCl a 0,85% (1:4, 1:8, 1:16, 1:32, 1:64 etc.), em volumes de 0,1 ml. O último tubo só conterá a solução de NaCl para controle.
2. A cada tubo juntar 0,1 ml do anti-soro, límpido, tocando-se a ponta da pipeta no fundo do tubo. O soro deverá escoar lentamente e não se misturar com a solução de cloreto de sódio.
3. Deixar a 37°C, por duas horas, e anotar os tubos em que haja formação de anel interfacial. O título do soro é dado pela maior diluição do antígeno que produzir anel nítido de precipitação (Fig. 14.1 A).
4. Nos casos duvidosos, agitar os tubos, incubá-los por 12-24 horas a 4°C e anotar os tubos em que houver formação de precipitado.

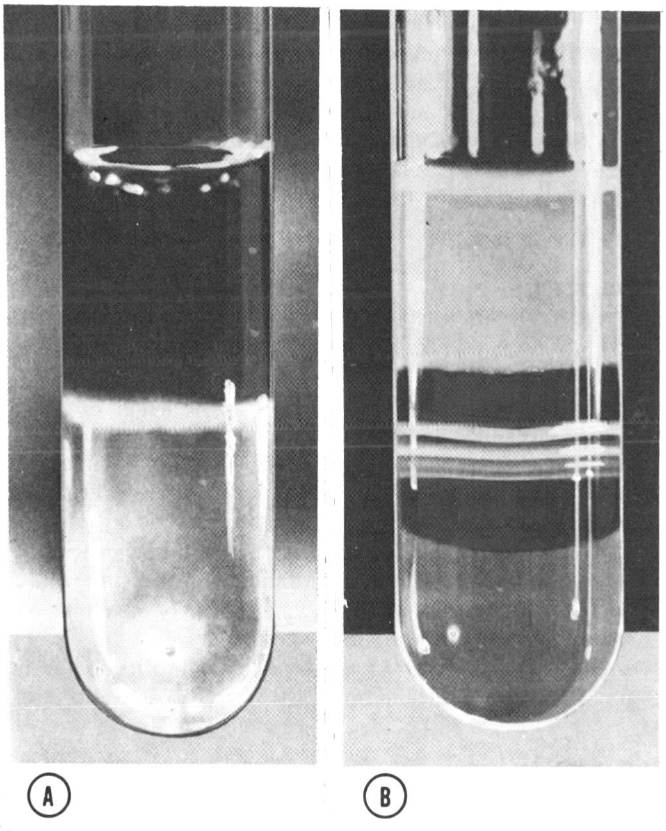

Fig. 14.1 A, Reação de precipitinas pela técnica do anel; B, Reação de precipitinas pela difusão em gel de ágar, em tubo. (Gentileza de *Beringwerke AG.*)

Aplicação. Os testes de precipitinas pela técnica do anel têm sido muito empregados em medicina legal, na identificação de sangue, esperma, carnes, leite. São também usados no estudo de antígenos bacterianos e na determinação quantitativa dos anticorpos precipitantes.

Técnica da Difusão em Gel de Ágar

A) Em tubos, segundo Oakley e Fulthorpe

1. Preparar ágar a 2% em solução de NaCl a 0,85%, filtrar ainda quente, juntar 0,1% de azida sódica e esfriar até 45-50°C.
2. Tomar o volume desejado, misturar com igual volume do anti-soro em estudo e depositar com pipeta Pasteur 1 ml em tubo de 8 × 0,8 mm. Resfriar. Não tocar as paredes do tubo com a pipeta.
3. Depositar sobre a primeira coluna 1 ml da solução de ágar a 1% com azida sódica (mas sem o anti-soro). Resfriar.
4. Pipetar a solução do antígeno, depositá-la sobre a segunda coluna, arrolhar os tubos e deixar a 37°C, durante 24-48 horas. Proceder à leitura das reações. Na leitura, considerar características das linhas de precipitação: número, altura, densidade (Fig. 14.2).

B) Em placas, segundo Ouchterlony

1. Recobrir placas de Petri (ou lâminas de vidro de tamanhos di-

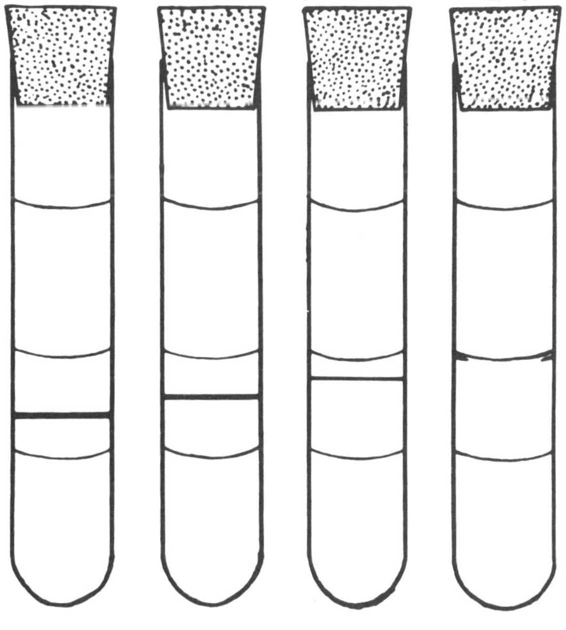

Fig. 14.2 Reação de precipitinas em gel de ágar, em tubos, segundo Oakley e Fulthorpe.

versos, inclusive lâminas para microscopia) com solução a 0,1% de ágar em água e deixar na estufa para secar.
2. Depositar sobre essas placas (ou lâminas) solução a 1% de ágar em NaCl a 0,85%, contendo 0,1% de azida sódica ou 0,01% de mertiolato, até obter camada de 2-3 mm de espessura.
3. Produzir um orifício na região central e vários (2, 3, 4, 5, 6, 8 ou mais) em redor (Fig. 14.3), de modo que a distância entre estes orifícios e o central seja de aproximadamente 10 mm. No micrométodo (lâmina de microscópio), os orifícios e as distâncias serão bastante reduzidos. Os orfícios podem ser circulares, triangulares, quadrados, retangulares. Há moldes apropriados para a produção regular desses orifícios (Fig. 14.5).
4. Colocar o anti-soro (não-diluído) no orifício central e os antígenos, em diferentes diluições, nos orifícios circunferenciais.
5. Conservar as placas ou lâminas em câmara úmida, no refrigerador, ou à temperatura constante (entre 25 e 37°C) e observar a formação das linhas de precipitação durante 24 e 48 horas e ao fim de sete dias.

Aplicação. A técnica da difusão dupla, em placas ou lâminas, segundo Ouchterlony, tem, entre outras, as seguintes aplicações: a) permite a comparação direta de vários antígenos e anti-soros uns com os outros; b) possibilita a identificação de antígenos em misturas, com antígenos conhecidos; c) permite o estudo de reações cruzadas entre antígenos.

É de fundamental importância, nos estudos de anti-soro e de antígenos na prova de Ouchterlony, o emprego de sistemas em determinadas proporções. Se muito afastados da zona de proporções ótimas, poderá haver resultados falsos nos tipos básicos de precipitação.

De acordo com o parentesco imunológico dos antígenos empregados no sistema, quatro tipos básicos de precipitação podem formar-se nas placas de Ouchterlony: tipo I — reação de identidade; tipo II — reação de não-identidade; tipo III — reação de identidade parcial; tipo IV — reação de inibição (Fig. 14.4).

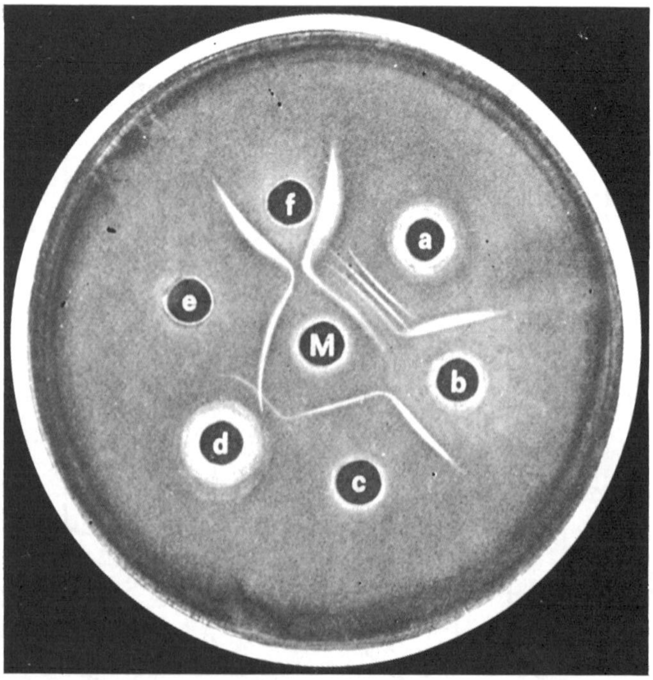

Fig. 14.3 Reação de precipitinas em gel de ágar, em placas, segundo Ouchterlony. (Gentileza de *Beringwerke AG.*)

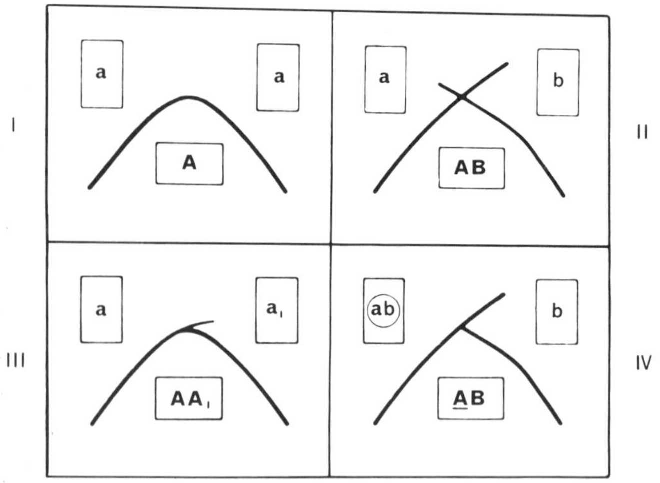

Fig. 14.4 Padrões básicos de precipitação em gel de ágar; I, Reação de identidade entre os antígenos: II, Reação de não-identidade; III, Reação da identidade parcial (presença de esporão); IV, Reação de inibição.

SORO-AGLUTINAÇÃO PARA BRUCELOSE

I. Preparação do Antígeno

1. Selecionar colônias lisas de *Br. abortus* (cepa B19, 1.119 ou B99), utilizando-se de um dos seguintes métodos: a) **Prova da tripaflavina em tubo:** misturar 0,5 ml da suspensão de brucela com 0,5 ml de solução a 1:500 de tripaflavina e fazer a leitura da aglutinação após alguns minutos; b) **Prova de tripaflavina em lâmina:** misturar em lâmina uma gota da suspensão de brucela com uma gota de solução de tripaflavina a 1:500 e fazer a leitura de aglutinação ao fim de um minuto; c) **Prova do cristal violeta:** inocular placa de Petri com meio de Albimi com 2,5% de ágar, 1% de dextrose e 5% de glicerina; incubar a 37°C, por quatro dias, cobrir a placa com solução aquosa de cristal violeta a 1:2.000 durante cinco segundos. As colônias lisas se coram de verde-azulado, e as não lisas (rugosas), de vermelho ou vermelho-azulado.
2. Repicar amostra lisa para meio de ágar-batata em tubo, incubar a 37°C, por 48 horas, juntar 2 ml de solução salina estéril a cada tubo e controlar a pureza (Gram).
3. Semear garrafas de Roux com meio de ágar-batata, com 1 ml da suspensão; incubar a 37°C, durante 72 horas, mantendo-se as garrafas em posição invertida (ágar para cima), remover a água de condensação, juntar 20 ml de solução salina estéril a cada garrafa e suspender as bactérias com bastão de vidro.
4. Para cada 100 ml da suspensão, acrescentar 0,2 g de trifeniltetrazolium, agitar durante 10 minutos, deixar na estufa a 37°C, durante duas horas, aquecer a 60°C, por uma hora, em banho-maria, e fazer prova de esterilidade.
5. Filtrar em gaze, juntar 0,5% de fenol e 1% de glicerina; lavar três vezes com solução salina.

II. Padronização do Antígeno

A) Antígeno para a prova rápida, em lâmina

1. Em seis tubos de aglutinação distribuir porções de 0,5 ml da suspensão densa e quantidades crescentes da solução a 10% de NaCl (Quadro 14.1).

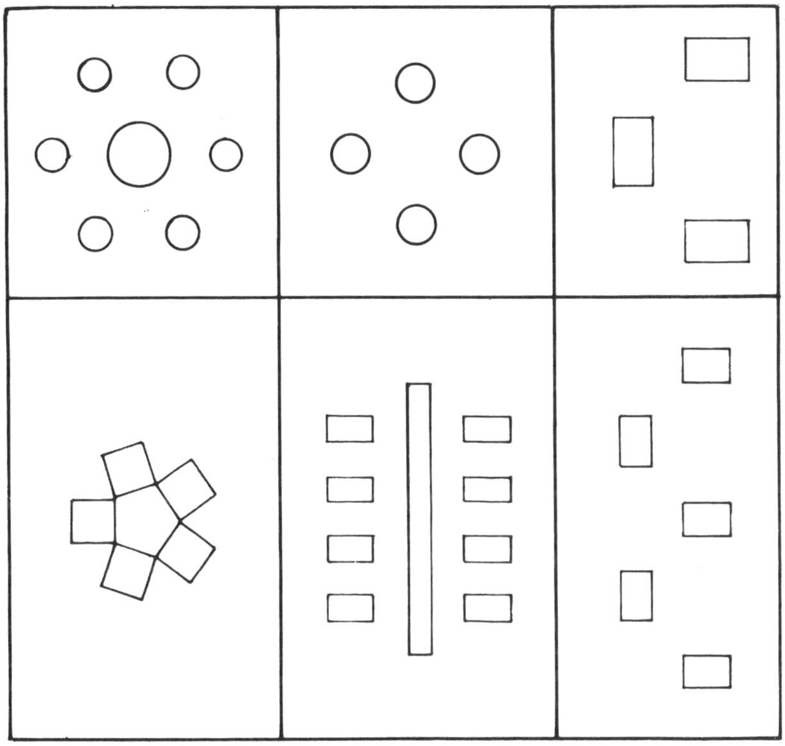

Fig. 14.5 Alguns arranjos usados para a difusão em gel de ágar, em placas.

2. Experimentar cada uma dessas misturas pelo método semiquantitativo em lâmina (ver adiante) com 0,04, 0,02, 0,01 e 0,005 de uma diluição de soro antibrucela ativa a 1:200 pelo método do tubo. A diluição conveniente será a que fornecer o resultado seguinte: $0,04^{+++}$, $0,02^{++}$, $0,01^{+}$ e $0,005^{-}$ ou ±.

B) Antígeno para a prova lenta, em tubos

1. Obter soro *anti-Br. abortus* de título conhecido, de preferência soro padronizado (fornecido pelo *Veterinary Laboratory, Ministry of Agriculture and Fisheries, Weybridge, Surrey, Great Britain,* recomendado pelo Comitê de Peritos em brucelose *da FAO/WHO)*, e preparar diluições em solução salina a 1:160, 1:200, 1:240, 1:280 e 1:320 (0,5 ml em cada tubo).
2. Preparar diluições da suspensão concentrada (cerca de 2%) a 1:20, 1:22, 1:24, 1:26 e 1:28 em solução salina, 0,5 ml em cada tubo.
3. Juntar o antígeno ao anti-soro, incubar a 37°C durante 20 horas e proceder à titulação em bloco (Quadro 14.2).
4. Escolher a diluição da suspensão que der 50% de aglutinação^{++} na diluição final 1:480 do soro padrão. No exemplo dado, a diluição a 1:24 foi a que forneceu^{++} na diluição a 1:480. Esta diluição a 1:24 da suspensão concentrada constitui o "concentrado padronizado de *Br. abortus* para a prova de aglutinação".

Método Rápido, em Lâminas

1. Depositar em lâmina uma gota do soro do paciente, uma gota da suspensão corada e padronizada de brucelas e misturar com palito.
2. Continuar a mistura com inclinações da lâmina e praticar a leitura da reação ao fim de um a três minutos.

Método Semiquantitativo, em Lâminas

1. Com pipeta serológica de 0,2 ml, depositar em lâmina (contendo cinco quadrados horizontais e cinco verticais) as quantidades de soro do paciente indicadas no Quadro 14.3.

Quadro 14.1

Antígeno	Solução de NaCl a 10%
0,5 ml	0
0,5 ml	0,1
0,5 ml	0,2
0,5 ml	0,3
0,5 ml	0,4
0,5 ml	0,5

Quadro 14.2

Diluição do Soro	1:160	1:200	1:240	1:280	1:320
Diluição final do soro + suspensão do antígeno	1:320	1:400	1:480	1:560	1:640
Suspensão concentrada diluída a					
1:20	+++	++	+	0	0
1:22	+++	++	−	0	0
1:24	+++	+++	++	+	0
1:26	+++	+++	++	−	0
1:28	+++	+++	+++	++	+

Quadro 14.3

Quadrado da Lâmina	Volume de Soro (ml)	Volume do Antígeno (ml)	Diluição que Corresponderá à Prova em Tubos
1	0,08	0,03	1:20
2	0,04	0,03	1:40
3	0,02	0,03	1:80
4	0,01	0,03	1:160
5	0,005	0,03	1:320

2. Juntar 0,03 ml da suspensão de brucela (suspensão densa corada com tetrazolium) a cada um dos quadrados e misturar com palito.
3. Continuar a mistura com inclinações circulares da lâmina, durante três minutos, e praticar a leitura das reações. O título do soro é dado pela mais alta diluição que acusa aglutinação nítida.

Aglutinação em Tubos (lenta)

1. Preparar diluições seriadas do soro do paciente (1:10, 1:20, 1:40, 1:80, 1:160, 1:320 etc.) em NaCl a 0,85% (1 ml em cada tubo).
2. Adicionar a cada tubo uma gota da suspensão padronizada de brucelas coradas com tetrazolium. O último tubo de controle conterá apenas a solução de NaCl a 0,85% e a suspensão de brucelas.
3. Agitar os tubos e incubá-los a 37°C, por 48 horas, praticando a leitura das reações. O grau de aglutinação será considerado 0, 1^+, 2^+, 3^+ ou 4^+, na dependência do número de agregados e do grau de clareamento do sobrenadante. O título aglutinante do soro é revelado pela mais alta diluição que acusar aglutinação 1^+.

ANTICORPOS BLOQUEADORES NA BRUCELOSE

Técnica de Zinneman e cols., Modificada

1. Preparar diluições seriadas do soro que se supõe conter anticorpos bloqueadores (1:10, 1:20, 1:40, 1:80, 1:160, 1:320, 1:640 etc.) com solução de NaCl a 0,85% (1 ml em cada tubo) e incubar a 37°C, por três horas.
2. Adicionar a cada tubo 0,3 ml do "soro indicador". Este "soro indicador" deverá conter título elevado de aglutininas antibrucelas (1:640, por exemplo). A maior diluição deste soro que mostrou reação 4^+ é a que será adicionada a cada tubo.
3. A um tubo-controle adicionar 0,5 ml da suspensão de brucelas, 0,5 ml de solução salina e 0,03 ml do "soro indicador".
4. Incubar novamente a 37°C, por 24 horas, e ler as reações.

Leituras das Reações. A existência de bloqueio no soro em estudo (presença de anticorpos bloqueadores contra brucelas) será indicada por aglutinação menor do que aquela do tubo-controle. O título em anticorpo bloqueador do soro é determinado pelo registro da inibição da aglutinação pelo soro em estudo, comparativamente à aglutinação do tubo-controle. O último tubo a mostrar qualquer inibição da aglutinação, comparado com o tubo-controle correspondente, será tomado como a leitura final. Os tubos com aglutinação 4^+, 3^+, 2^+, 1^+ e resultado negativo serão registrados como bloqueio negativo, 1^+, 2^+, 3^+, 4^+, respectivamente.

INTERPRETAÇÃO

No diagnóstico da **brucelose humana** a determinação do teor de aglutininas no soro tem valor considerável. Altos títulos de aglutininas podem ser encontrados na fase aguda da infecção. Títulos acima de 1:80 são tidos como significativos de infecção brucelótica. Há, no entanto, condições em que a soro-aglutinação se mostra negativa na presença de infecção. O título de aglutininas pode cair, e mesmo desaparecer, em formas subclínicas e nos casos de longa duração. Outra dificuldade na interpretação dos testes de aglutinação é a que decorre do fenômeno de "prozona", no qual a aglutinação é inibida nos tubos contendo as mais altas concentrações do anti-soro. Os anticorpos bloqueadores são considerados os responsáveis por essa inibição. Estes anticorpos bloqueadores na brucelose aparecem, no soro, mais tarde que as aglutininas. Nos casos de longa duração, não raro, só se encontram os anticorpos bloqueadores. As bactérias recobertas por esses anticorpos não podem ser aglutinadas pelas aglutininas. O soro de pacientes com anticorpos bloqueadores inibe, parcial ou totalmente, a aglutinação das brucelas, quando adicionadas ao soro aglutinante. Os anticorpos bloqueadores se formam após estímulo maciço e prolongado com brucelas.

TESTE DA "FIXAÇÃO EM SUPERFÍCIE" NA BRUCELOSE

Técnica de Castañeda

1. Depositar, próximo à extremidade de uma tira de papel de filtro, duas gotas de antígeno concentrado de brucelas (corado pela hematoxilina) e deixar secar.
2. Depositar, sobre a mancha seca do papel, uma gota do soro do paciente; mergulhar a extremidade do papel em solução de NaCl a 0,85% e deixar que a solução se difunda.
3. Proceder à leitura das reações. Os soros com aglutininas (positivos) fixam a mancha do antígeno, enquanto, nos soros negativos e naqueles só com anticorpos bloqueadores, o corante é eluído, deixando mancha azul mais ou menos nítida.

Prova do Anel para Pesquisa de Brucelas no Leite

1. Um ml de leite é misturado com uma gota de antígeno concentrado de brucelas (corado com tetrazolium ou hematoxilina); incubar a 37°C, durante 30 minutos, ou deixar uma-duas hora(s) à temperatura ambiente.
2. Leitura da reação. Nos casos positivos, separa-se um disco de creme corado, que sobe à superfície do tubo, deixando o resto do líquido mais ou menos descorado. Nos casos negativos, sobe disco incolor ou ligeiramente amarelado, permanecendo com a coloração que adquiriu ao ser misturado com o antígeno colorido.

Esta prova do anel, nos casos positivos, deve ser controlada com a aglutinação em tubos.

REAÇÃO DE WIDAL

Princípio. A reação de Widal, ou soro-diagnóstico da febre tifóide, vale-se do aparecimento de aglutininas no sangue circulante do doente de infecção tífica ou paratífica. Estas aglutininas são específicas e, colocado o soro sanguíneo *in vitro* junto à suspensão homogênea de bacilos tífico, paratífico A ou paratífico B, dá-se a reunião das unidades bacterianas em flocos que se depositam, deixando límpido o líquido sobrenadante. Verifica-se, assim, qual o agente causador da infecção.

Material Necessário

1. Suspensão homogênea de bacilos tíficos, paratíficos A e paratíficos B (eventualmente paratíficos C).

Preparo da Suspensão. Raspar o crescimento de culturas em ágar, de 18 a 24 horas, de amostra do germe atenuado por várias semanas de crescimento em meios de cultura, com freqüentes repicagens, e suspender em solução fisiológica. A cada 10 ml da suspensão, adicionar 0,1 ml de formol a 5%. A suspensão, colocada na geladeira, conservar-se-á por vários meses. Quando se manifesta qualquer tendência para aglutinação espontânea, deve ser abandonada. As suspensões podem ser adquiridas prontas.

2. Cerca de 0,5 ml de soro do doente.
3. Solução fisiológica (0,85% g de NaCl em 100 ml de água destilada).
4. Tubos de ensaio (80 × 8 mm ou 100 × 10 mm).

Técnica

A reação de Widal se faz de dois modos: pela técnica microscópica e pela macroscópica. Descreve-se, a seguir, a técnica macroscópica, preferível na clínica, embora requeira volume maior de soro e seja mais demorada.

Separar o soro por centrifugação e transferi-lo com pipeta para tubo de ensaio limpo e seco.

Em suporte de madeira, com três fileiras de orifícios, dispor sete tubos de ensaio, em cada fila. Desta maneira, faz-se, simultaneamente, prova de aglutinação com as três suspensões: tífica, paratífica A e paratífica B, cada qual em uma fila.

Ao primeiro tubo de cada fila adicionar 0,9 ml de solução salina fisiológica e em todos os tubos 0,5 ml da mesma solução.

Colocar, no primeiro tubo, somente 0,1 ml do soro em exame, nas três séries de tubos, usando-se portanto o total de 0,3 ml de soro. Agitar o primeiro tubo e transferir 0,5 ml do soro diluído para o segundo. Agitar o segundo tubo e transferir 0,5 ml para o terceiro. Agitar esse tubo e transferir 0,5 ml para o quarto, e assim por diante, até o sexto tubo, do qual 0,5 ml não deve ser posto no sétimo, mas deitado fora. O sétimo tubo conterá apenas a solução salina, sem soro, e servirá de testemunho da reação. Obtém-se, deste modo, série de diluições do soro, como segue: 1:10, 1:20, 1:40, 1:80, 1:160 e 1:320.

Acrescentar a cada tubo 0,5 ml da suspensão bacteriana: na primeira fileira, a suspensão de bacilos tíficos; na segunda, a de paratíficos A, e, na terceira, a de paratíficos B, assinalando com **T**, **A** e **B.** Esta última adição duplica a diluição do soro em cada um dos tubos, de modo que as diluições finais são: 1:20, 1:40, 1:80, 1:160, 1:320 e 1:640.

Em alguns casos, é aconselhável usar mais um tubo, com diluição de 1:1.280.

Agitar bem, misturando completamente o conteúdo de todos os tubos, e deixar o suporte em lugar moderadamente quente, ou na estufa a 37°C, pelo espaço de oito a 12 horas, às vezes menos tempo — cinco horas.

Nos tubos em que a reação é positiva, forma-se no fundo depósito constituído de bactérias aglutinadas, com o líquido sobrenadante claro. O tubo testemunho e os negativos estarão turvos e sem sedimento. Se houver aglutinação até o terceiro tubo, considera-se a reação de Widal positiva até a diluição de 1:180, para o germe em questão.

INTERPRETAÇÃO

A leitura da reação de Widal se faz anotando-se a maior diluição em que se deu a aglutinação das bactérias e, ainda, o tempo que esta aglutinação consumiu para se produzir.

Aglutinação na diluição de 1:20 e 1:40 não tem significação. No tubo testemunho não deve haver aglutinação.

Aglutinação na diluição de 1:80, em pessoa não-vacinada, deve ser considerada positiva, isto para o bacilo de Eberth (*S. typhi*) e o paratífico B (*S. paratyphi B*), porquanto, para o paratífico A (*S. paratyphi A*), cuja capacidade aglutinogênica é menor que a dos outros dois, a aglutinação a 1:40 pode ser considerada suspeita.

Em indivíduos vacinados, torna-se necessária a aglutinação em diluições mais altas. Nestes casos de vacinação antitífica, uma única reação de Widal, via de regra, não tem valor, porque ela se torna positiva pelo espaço mínimo de um ano após a vacinação, e, em cerca de 25% dos casos, pelo prazo de quatro a cinco anos ou mais. Esta a razão por que uma única reação de Widal não tem valor em indivíduos vacinados vários anos antes. Entretanto, uma série de reações positivas, com aumento do título aglutinogênico de uma para outra, merece confiança.

Quanto mais numerosos os dias de doença, maior a positividade da reação de Widal. Normalmente, o tempo médio do aparecimento de reação positiva é do sexto até o 10.° dia de evolução da moléstia, embora excepcionalmente possa ela surgir antes, até no terceiro ou quatro dia, assim como pode não aparecer, senão ao cabo de três ou quarto semanas. Nas formas tóxicas graves, pode encontrar-se ausência total de aglutininas, isto é, reação de Widal negativa. À vista disso, reação de Widal negativa, logo no início da doença, deve ser repetida alguns dias mais tarde.

De valor prático o conhecimento do fenômeno de coaglutinação, o qual consiste no fato de, fazendo-se a reação simultânea com os três agentes (T, A e B), além da aglutinina específica, que faz aglutinar o germe correspondente, a presença das coaglutininas acarreta a aglutinação das outras duas bactérias. Nestes casos, a espécie aglutinada com a maior diluição do soro pode ser considerada como a causadora da infecção.

Caso que pode acontecer é a chamada reação "anamnésica", título aglutinante maior para o bacilo de Eberth do que para os paratíficos (*Salmonella* sp.) por ocasião do processo febril, em indivíduos que sofreram anteriormente febre tifóide.

Uma vez positiva, a reação de Widal assim permanece durante toda a doença e, não raro, persiste por muitos anos.

Como se verá nas páginas seguintes, algumas das eventualidades anteriores são mais bem resolvidas pela reação de Widal com antígenos H e O.

Antes de passarmos ao estudo desta modalidade da reação de Widal, damos a origem da denominação H e O. Embora a diferença essencial entre a aglutinação somática e a flagelar já tivesse sido apontada em 1903 por Smith e Reagh, e Beyer e Reagh, respectivamente, foram os trabalhos de Weil e Felix, em 1917, sobre o bacilo *proteus*, que deram origem a estas designações. O bacilo *proteus*, em sua forma normal flagelada, dá origem à camada de crescimento fino que se espalha amplamente pela superfície do meio em que ele se desenvolve.

Este tipo de crescimento foi chamado por Weil e Felix a forma *Hauch* — a forma de exalação. Variante, não flagelada, se desenvolvia em colônias isoladas, nada crescendo entre estas colônias; era a forma *ohne Hauch* — a forma sem "exalação". Para simplificar, na linguagem corrente, designam-se tais formas simplesmente de H e O, de modo que o antígeno flagelar, termolábil, é o antígeno H, enquanto o antígeno somático, termoestável, é o antígeno O.

Reação de Widal com Antígenos Somático e Flagelar

Em conseqüência de interessantes trabalhos sobre a variação bacteriana, empregam-se na reação de Widal os antígenos somático e ciliar, que lhe aumentam o valor diagnóstico.

A diferença entre o antígeno O, somático, e o antígeno H, flagelar, reside na diferença de aglutinação destes antígenos quando postos em contato com o soro de animais injetados. Assim o antígeno O, injetado em animais, produz soro com aglutininas que dão aglutinação fina, granular, específica para o grupo O, ao passo que o antígeno H, injetado em animais, leva à formação de soro aglutinante, que dá aglutinação flagelar, em flóculos.

Preparação dos Antígenos. A reatividade do antígeno H pode ser anulada pelo álcool, de modo que, se se tratam culturas pelo álcool, pode-se obter suspensão padrão que representa somente o antígeno O. Por outro lado, o formol interfere com a aglutinação O e, se a aglutinina formada em caso de febre tifóide é principalmente do tipo O, uma suspensão formolizada pode deixar de pô-la à mostra. Desta maneira, os reagentes necessários para a pesquisa de aglutininas H e O são suspensões formolizadas e alcoolizadas, respectivamente. O antígeno *O* é alcoolizado e o antígeno *H* é formolizado.

1. *Antígeno H flagelar.* Para se obter esse antígeno, que é formolizado, procede-se do modo seguinte: a partir de amostra selecionada, que se toma de cultura em ágar, de 24 horas, fazem-se suspensões de bacilos tíficos em solução fisiológica que contém 0,2% de formol. Deixar na geladeira, durante 72 horas. Controlar a esterilidade. Com solução formolizada a 0,2%, diluir até a concentração dada por turvação igual ao padrão n.º 3 de sulfato de bário (Mac Farland).
2. *Antígeno O somático.* Depois de obtida a amostra selecionada, semear fenol-ágar (fenol na concentração de 1:800). Raspar as colônias em volume mínimo de solução fisiológica, emulsionando mui cuidadosamente, e acrescentar cerca de 20 vezes o volume de álcool absoluto. Aquecer a 40-50°C, durante meia hora. Centrifugar (se necessário) e suspender o depósito em solução fisiológica, que se junta até a densidade adequada. Usar como conservador o clorofórmio. Esta suspensão conserva-se bem, mas, caso for usada suspensão antiga, o melhor é centrifugá-la e ressuspender em solução fisiológica nova. Não é recomendável a prática de conservar as suspensões O em álcool e diluir no momento do uso, porque o álcool pode destruir a aglutinibilidade dos germes.

Na execução da reação, observar os cuidados seguintes:

Diluir o soro a 1:10, 1:20, 1:40 etc. O soro e o antígeno são misturados em partes iguais. Incubar a 50-55°C.

A leitura da reação é feita duas horas depois para o tipo H e 24 horas depois para o tipo O. Para este último, também depois de 24 horas na geladeira. Nos tubos em que houve aglutinação, sobrenada líquido claro. Agitando-se levemente, notam-se grumos.

INTERPRETAÇÃO

Primeiramente cumpre distinguir os tipos diferentes de reação que se obtêm em indivíduos vacinados contra a febre tifóide e em doentes. Nos acometidos de **febre tifóide**, aparecem no soro sanguíneo tanto a aglutinina O como a H, mas a primeira surge em título muito mais elevado, enquanto a aglutinina H pode faltar. Assim, a verificação de aglutinina O em título elevado significa febre tifóide, porque nem a vacinação, nem moléstias febris podem levar à formação de aglutininas O, no soro, em título elevado. Já nos indivíduos vacinados contra a febre tifóide acontece o contrário. A concentração de aglutininas H no soro é elevada, ao passo que as aglutininas O existem em título baixo. Nos vacinados, observa-se que o título das aglutininas H cresce, à medida que se fazem as injeções da vacina, caindo novamente meses depois. Aglutininas O aparecem, mas em título muito mais baixo.

Quando se observa aglutinação a 1:80 ou superior, com o antígeno alcoólico, é porque o indivíduo tem febre tifóide ou infecção por germe próximo do bacilo de Eberth. Se a aglutinação é com o antígeno formolizado, nos mesmos títulos, estamos diante de um dos três casos:

1) o indivíduo tem febre tifóide;
2) já teve febre tifóide; ou
3) recebeu vacina antitífica.

Desta maneira, a presença de aglutinina O no soro poderia servir de critério diagnóstico em pessoas vacinadas. Em tais casos, o diagnóstico seguro não pode, porém, ser feito com uma única prova com a suspensão O.

Felix e Gardner encareceram a necessidade da padronização da reação de Widal.

Ribeiro, Hermeto e Brandão realizaram, em Belo Horizonte, 1.018 reações de Widal pela técnica de Felix e Gardner. Empregaram suspensões padrões preparadas de acordo com as instruções da Comissão de Higiene da Sociedade das Nações, utilizando amostras do laboratório do *Medical Research Council*, de Oxford, chegando a conclusões interessantes que salientam o valor do uso dos antígenos O e H e verificando, em cinco casos, aglutinação para o *Bacterium parathyphosum* C (1,11%).

REAÇÕES DE AGLUTINAÇÃO PARA LEPTOSPIROSE

Aglutinação Rápida, em Lâmina

1. A uma gota do soro do paciente em lâmina de microscópio, misturar uma gota do antígeno de leptospira (*Difco,* ou outro). O antígeno consiste numa suspensão formolizada de várias raças de leptospira cultivadas em meio de Stuart.
2. Agitar a lâmina, imprimindo-lhe movimentos circulantes durante quatro minutos, e proceder à leitura das reações. Praticar testes de controle com soro reconhecidamente negativo e com soro positivo.

   Reação positiva: presença de grumos.
   Reação duvidosa: grumos muito discretos.
   Reação negativa: suspensão uniforme.

Prova Semiquantitativa, em Lâmina

1. Com pipeta serológica de 0,2 ml, depositar em lâmina (contendo cinco quadrados horizontais e cinco verticais) as quantidades de soro do paciente indicadas no Quadro 14.4.
2. Juntar 0,03 ml da suspensão de leptospira (antígeno *Difco*, ou outro) a cada um dos quadrados e misturar com palito.
3. Continuar a mistura com inclinações circulares da lâmina durante quatro minutos e praticar a leitura das reações:

   ++++ aglutinação completa.
   +++ 75% da aglutinação.
   ++ 50% da aglutinação.
   + aglutinação discreta.

Quadro 14.4

Quadrado da Lâmina	Volume de Soro (ml)	Volume do Antígeno (ml)	Diluição que Corresponderá à Prova em Tubos
1	0,08	0,03	1:20
2	0,04	0,03	1:40
3	0,02	0,03	1:80
4	0,01	0,03	1:160
5	0,005	0,03	1:320

O título do soro é dado pela mais alta diluição que acusar aglutinação nítida.

Aglutinação em Tubos

1. Preparar diluições do soro do paciente (1:10, 1:20, 1:40 etc.) com solução de NaCl a 0,85% (0,5 ml em cada tubo), juntar 0,5 ml da suspensão de leptospira a cada tubo e agitar.
2. Incubar a 37°C, por duas horas, deixar no refrigerador até o dia seguinte e praticar a leitura das reações; esta é semelhante à da reação de Widal.
3. Praticar testes-controles com soro negativo e positivo para leptospirose.

Aglutinação-lise

1. Preparar diluições do soro (1:10, 1:20, 1:40 etc.) com solução de NaCl a 0,85% (0,5 ml em cada tubo) e acrescentar 0,5 ml de suspensão de leptospiras vivos.
2. Deixar os tubos a 37°C, por duas horas; colher uma gota de cada tubo e examiná-la ao microscópio, em campo escuro.
3. Praticar leitura das reações. Os grumos de leptospiras aparecem como bolas muito refringentes, podendo-se ver os espiroquetas móveis presos à periferia. Nas concentrações mais fortes de soro do paciente, nos casos positivos, observa-se aglutinação e, nas mais altas diluições. lise, dos parasitos.

INTERPRETAÇÃO

Título aglutinante acima de 1:200 denuncia a doença de Weil. O título aglutinante sobe rapidamente com o progresso da doença, podendo atingir números muito elevados (1:10.000, 1:40.000 etc.). Soros de doentes com determinados, tipo sorológico de leptospira acusam títulos iguais, quando testados com antígenos de tipos sorológicos heterólogos, especialmente na fase aguda da infecção.

TESTE PARA TRIQUINOSE, EM LÂMINA

Técnica

1. Inativar o soro do paciente a 56°C, por 30 minutos, pipetar 0,05 ml em cada anel de parafina feito em lâminas de vidro (como na prova de VDRL) e misturar com uma gota de emulsão do antigeno (*Difco, Lederle* ou outro).
2. Agitar a lâmina com movimentos circulares, durante quatro minutos, e praticar a leitura da reação ao microscópio, com pequeno aumento. Os resultados são expressos como na reação de VDRL. Na reação negativa, os cristais permanecem completamente dispersos, sem nenhuma floculação. Interpretar os resultados do seguinte modo:
   Ausência de floculação: não-reator.
   Pequenos grumos: reator fraco.
   Grumos médios e grandes: reator.

INTERPRETAÇÃO

Os testes sorológicos são particularmente úteis no diagnóstico da infecção por *T. spiralis,* especialmente nos casos duvidosos. O teste em lâmina se torna positivo ao fim da segunda semana de infestação. Poderá o teste ser praticado com soros em diferentes diluições, semiquantitativamente. Reação que acusa aumento progressivo do título é mais significativa que um teste isolado.

PROVAS SOROLÓGICAS NA HIDATIDOSE

Teste do Látex em Lâmina com Líquido Hidático, Segundo Szypes e Kagan

Partículas de Poliestireno. Preparar diluição a 1:4 da suspensão do látex de poliestireno em tampão de glicina, pH 8,2-8,4.

NaCl	9,0 g
$CaCl_2$	1,0 g
Glicina	7,31 g
NaOH 1N	3,5 ml
H_2O destilada *q.s.*	1 litro

Quando diluída a 1:100, esta solução-estoque dá densidade óptica de 0,33 a 0,36 em mμ no espectrofotômetro de Coleman Jr. As partículas do látex medem de 0,2 a 0,4 μm.

Antígeno. Obter líquido hidático de carneiro, dialisar a 4°C, durante 24 horas, contra água destilada; concentrar até um terço do volume original por evaporação; restaurar a isotonicidade com solução de NaCl a 0,85%; ajuntar 0,01% de mertiolato e conservar a −20°C, em pequenos volumes.

Sensibilização do Látex. Misturar 5 ml de líquido hidático, 15 ml de tampão de glicina e 3 ml do látex de poliestireno (diluição-estoque a 1/4); agitar; conservar no refrigerador.

Teste em Lâmina

Misturar uma gota da suspensão e uma gota do soro inativado a 56°C, durante 30 minutos; misturar; agitar durante um a dois minutos e fazer a leitura.

O teste é positivo em 97% dos pacientes com hidatidose.

HEMAGLUTINAÇÃO PASSIVA NA HIDATIDOSE

Antígeno. Líquido hidático ou antígeno purificado de líquido hidático.

Sensibilização das Hemácias

1. Obter um volume da suspensão a 2,5% de hemácias humanas O-Rh-negativo taninizadas, em tampão de fosfato pH 7,2, e misturar com um volume de líquido hidático não-diluído e dois a três volumes de tampão 6,5.
2. Deixar à temperatura ambiente por 30 minutos; lavar três vezes com tampão de fosfatos pH 7,2 e obter suspensão a 2,5% no mesmo tampão.

Hemaglutinação e Inibição de Hemaglutinação

A hemaglutinação na hidatidose é de grande valor e mais sensível do que a reação de fixação do complemento. Apresenta inúmeras vantagens sobre a fixação do complemento por ser de execução mais rápida, mais simples e menos dispendiosa. Enquanto a hemaglutinação é positiva em 85% dos casos de hidatidose, a fixação do complemento o é em 70%.

PURIFICAÇÃO DO ANTÍGENO DO LÍQUIDO HIDÁTICO, SEGUNDO DENIS

1. Obter líquido hidático fresco de cistos hepáticos, ou pulmonares, de carneiro; resfriar a 4°C, juntar ácido tricloracético até concentração de 5% e incubar a 4°C, até o dia seguinte.
2. Centrifugar, lavar o precipitado três vezes com água destilada, para remover o excesso de ácido, e suspender o depósito em 50 ml de água destilada.
3. Juntar, gota a gota, sob agitação, solução a 10% de NaOH até que a dissolução do precipitado seja completa; centrifugar e eliminar o precipitado eventual.
4. Resfriar o sobrenadante a 4°C; adicionar ácido acético 1 N até que a precipitação seja completa.
5. Deixar no refrigerador até o dia seguinte; centrifugar, lavar o precipitado com água destilada para remoção do excesso de ácido e secar no vácuo a 37°C, sob cloreto de cálcio.
6. Triturar o precipitado em gral e conservar no dessecador sob cloreto de cálcio. Para uso nas provas sorológicas, preparar diluições a 1:1.000.

REAÇÃO DE SABIN-FELDMAN

Material

1. Suspensão de toxoplasma: exsudato peritoneal de camundongos, contendo acima de 50 milhões de organismos por mililitro. No dia da prova, preparar a suspensão para uso misturando 0,2 ml de exsudato, 0,02 ml de solução a 1% de heparina e 0,8 ml de soro humano normal ("fator acessório").
2. "Fator Acessório": soro humano normal, livre de toxoplasmose.
3. Solução tamponada de azul-de-metileno, preparada no dia da prova:

Solução saturada de azul-de-metileno em álcool a 95% .... 1 vol.
Tampão de ácido bórico, pH 11,0 .... 9 vols.

Tampão:
Na_2CO_3 (sol. a 0,53%) .... 97,3 ml
$Na_2B_4O_7 \cdot 10\ H_2O$ (sol. a 1,91%) .... 2,7 ml

Técnica

1. Preparar diluições do soro do paciente em NaCl a 0,85% (1:4, 1:16, 1:32, 1:64. 1:128, 1:256, 1:512 etc.), em volumes de 0,5 ml; acrescentar 0,1 ml da mistura exsudato peritoneal-heparina-soro humano normal e incubar a 37°C, por 30 minutos.
2. Juntar 0,1 ml da solução de azul-de-metileno a cada tubo.
3. Depositar uma gota de cada tubo em lâmina de microscópio e contar o número de parasitos, corados e não-corados em azul.
4. Praticar teste-controle usando soro humano normal e soro de paciente com toxoplasmose.

INTERPRETAÇÃO

O título do soro é dado pela maior diluição em que 50% ou mais dos parasitos apresentam citoplasma descorado, isto é, que não receberam o azul-de-metileno. A reação de Sabin torna-se positiva no início da infecção e permanece positiva por anos. Sua principal desvantagem está no fato de requerer organismos vivos. O seguinte critério tem sido geralmente adotado na interpretação dos resultados dessa reação (Quadro 14.5).

A reação de Sabin-Feldman presta bons serviços para se avaliarem os resultados terapêuticos ou a evolução da doença.

Quadro 14.5

Idade	Reação Positiva
Abaixo de 10 anos	1:16 ou acima
De 10 a 19 anos	1:32 ou acima
Acima de 20 anos	1:64 ou acima

REAÇÃO DE WEIL-FELIX

Preparação do Antígeno

1. Cultivar cepas de *Proteus OX* (*Proteus OX 19, Proteus OXK, Proteus OX 2, Proteus OXL*), em gelose inclinada, por 12-24 horas.
2. Suspender as bactérias em solução de NaCl a 0,85% contendo 0,5% de formol; ajustar a concentração de germes de modo que a turvação final corresponda à do tubo n.º 3 da escala de Mac Farland. Este antígeno poderá ser adquirido já pronto de laboratórios especializados (*Difco*, ou outro).

Aglutinação Semiquantitativa, em Lâmina

1. Com pipeta sorológica de 0,2 ml, depositar em lâmina (contendo cinco quadrados horizontais e cinco verticais) as quantidades do soro do paciente indicadas no Quadro 14.6.
2. Juntar 0,3 ml da suspensão de *Proteus OX* em cada quadrado e misturar com palito.
3. Continuar a mistura com inclinações circulares da lâmina, durante três minutos, e praticar a leitura das reações:

++++ aglutinação completa.
+++ 75% da aglutinação.
++ 50% da aglutinação.
+ aglutinação discreta.

O título do soro é dado pela mais alta diluição que apresenta aglutinação nítida.

Aglutinação em Tubos

1. Preparar diluições do soro do paciente (1:10, 1:20, 1:40 etc.) com NaCl a 0,85% (0,5 ml em cada tubo); adicionar 0,5 ml da suspensão de *Proteus* e agitar.
2. Incubar a 37°C, por duas horas; deixar no refrigerador até o dia seguinte e praticar a leitura das reações como se fosse uma reação de Widal.

INTERPRETAÇÃO

Aglutinação a 1:160, ou acima, constitui forte evidência a favor do diagnóstico de **tifo exantemático.** Nos casos duvido-

Quadro 14.6

Quadrado da Lâmina	Volume de Soro (ml)	Volume do Antígeno (ml)	Diluição que Corresponderá à Prova em Tubos
1	0,08	0,03	1:20
2	0,04	0,03	1:40
3	0,02	0,03	1:80
4	0,01	0,03	1:160
5	0,005	0,03	1:320

sos, dever-se-á repetir o teste no decurso da doença. Havendo aumento progressivo do título, deverá tratar-se de tifo exantemático; em se tratando de reação inespecífica, como no decurso da febre tifóide, a reação de Weil-Felix regredirá ou seu título ficará estacionário.

As aglutininas Weil-Felix aparecem do quinto ao 10.º dia de infecção, atingem seu acme na convalescença e desaparecem dentro de seis meses. Há casos de riquetsioses em que a reação é negativa, como, por exemplo, na **febre Q** (produzida pela *Rickettsia burnetii*). Pacientes tratados com antibióticos, antes da retirada do sangue, podem apresentar títulos aglutinantes baixos. Como na reação de Widal, cumpre lembrar o fenômeno de prozona, isto é, reação negativa com fortes concentrações do soro do paciente e positiva com diluições mais altas. Nas infecções recentes por *Proteus*, as aglutininas podem ser encontradas em títulos elevados.

DETERMINAÇÃO DO TÍTULO DE ANTIESTREPTOLISINA "O"

Técnica de Rantz e Randall

Material Necessário

1. Tampão de fosfatos, pH 6,5.
   NaCl .... 7,40 g
   KH_2PO_4 .... 3,17 g
   Na_2HPO_4 .... 1,81 g
   H_2O destilada *q.s.* .... 1 litro
2. Solução de cloreto de sódio a 0,85%.
3. Suspensão a 5% de hemácias humanas:
   Sangue humano .... 9 ml
   Citrato de sódio 1M .... 1 ml

Centrifugar, desprezar o sobrenadante, refazer o volume inicial com NaCl a 0,85%, misturar por inversões do tubo e centrifugar. Repetir esta operação três vezes. Ressuspender as hemácias no tampão de fosfatos pH 6,5, obtendo-se a suspensão a 5%.

4. Estreptolisina "O": obter o material em forma liofilizada de laboratórios idôneos (*Difco, Instituto Pasteur,* ou outro). Dissolvê-lo no dia da prova com o volume de H_2O recomendado.

Técnica da Reação

1. Colher o sangue do paciente; separar o soro e conservá-lo no refrigerador. Desprezar os soros hemolisados ou contaminados.
2. Inativar o soro no dia da prova, em banho-maria a 56°C, por 30 minutos.
3. Preparar três diluições do soro inativado: a 1:10, a 1:100 e a 1:500 em tampão de fosfatos pH 6,5.
4. Proceder à titulagem do poder antiestreptolítico do soro, seguindo-se as indicações do Quadro 14.7.

O título é dado pela maior diluição do soro onde não houve hemólise. Se a hemólise ocorreu, por exemplo, até o tubo 6, o título da antiestreptolisina "O" do soro será de 166 unidades Todd por ml de soro. Valores normais por este método atingem 160 unidades Todd/ml.

Micrométodo de Jablon

Material Necessário. O mesmo recomendado na técnica de Rantz e Randall.

Técnica de Reação

1. Colher o sangue da polpa digital ou do lobo da orelha, em tubos capilares.
2. Deixar que a coagulação do sangue se processe; fechar, com chama, uma das extremidades do capilar e centrifugar a 1.000 r.p.m., durante 10 minutos, para obtenção do soro.
3. Quebrar os capilares na junção do coágulo com o soro, transferir 0,03 ml do soro para pipeta sorológica de 0,1 ml graduada ao milésimo. Esta transferência se faz justapondo-se, com certa angulação, as extremidades do capilar e da pipeta.
4. Depositar 0,03 ml do soro em tubo de 75 × 10 mm; juntar 0,27 ml do tampão de fosfatos, de pH 6,5, obtendo-se a solução "A" (solução diluída a 1:10).
5. Transferir para outro tubo 0,05 ml da solução "A" e juntar 0,45 ml do tampão de fosfatos, obtendo-se a solução "B" (soro diluído a 1:100).
6. Pipetar num terceiro tubo 0,09 ml da solução "B" e adicionar 0,36 ml do tampão de fosfatos, obtendo-se a solução "C" (soro diluído a 1:500). Partindo das soluções "A", "B" e "C", obtêm-se as demais diluições, conforme mostra o Quadro 14.8.

Quadro 14.7

	Soro Diluído a 1:10		Soro Diluído a 1:100					Soro Diluído a 1:500					Não Hemolisa	Hemolisa
Tubos	**1**	**2**	**3**	**4**	**5**	**6**	**7**	**8**	**9**	**10**	**11**	**12**	**13**	**14**
ml de soro diluído	0,8	0,2	1,0	0,8	0,6	0,4	0,3	1,0	0,8	0,6	0,4	0,2	0	0
ml de tampão de fosfatos	0,2	0,8	0	0,2	0,4	0,6	0,7	0	0,2	0,4	0,6	0,8	1,5	1,0
Agitar suavemente														
ml de estreptolisina	0,5	0,5	0,5	0,5	0,5	0,5	0,5	0,5	0,5	0,5	0,5	0,5	0	0,5
Agitar suavemente e incubar a 37°C por 15 minutos														
ml de suspensão de hemácias humanas 5%	0,5 em todos os tubos													
Agitar suavemente, incubar a 37°C por 15 minutos. Agitar de novo e incubar por outros 30 minutos. Centrifugar a 1.500 r.p.m. por um minuto e proceder à leitura das reações														
Unidades Todd por ml de soro	12	50	100	125	166	250	333	500	625	833	1.250	2.500	Controles	

Quadro 14.8

Tubos	1	2	3	4	5	6	7	8	9	10	11	12	13	14
Solução	A	A	B	B	B	B	B	C	C	C	C	C	—	—
ml da solução ...	0,08	0,02	0,1	0,08	0,06	0,04	0,03	0,1	0,08	0,06	0,04	0,02	0	0
ml de tampão de fosfatos	0,02	0,08	0	0,02	0,04	0,06	0,07	0	0,02	0,04	0,06	0,08	0,15	0,1
Agitar suavemente														
ml de estreptolisina "O"	0,05 a cada tubo												0	0,05
Agitar suavemente e incubar a 37°C, por 15 minutos														
ml de suspensão de hemácias a 5%	0,05 a cada tubo													
Agitar suavemente e incubar a 37°C, por 15 minutos. Agitar de novo e deixar por outros 30 minutos, a 37°C. Centrifugar a 1.500 r.p.m. e praticar a leitura das reações														
Título do soro em unidades Todd/ml	12	50	100	125	166	200	333	500	625	833	1.250	2.500	Ausência de hemólise	Hemólise

INTERPRETAÇÃO

As pesquisas sobre a **antiestreptolisina "O"** iniciaram-se com os trabalhos de Todd, em 1932, e, desde então, tem sido, de todos os anticorpos antiestreptocócicos, o mais estudado. Em cerca de 70-80% dos pacientes com infecção estreptocócica, há aumento significativo do teor de antiestreptolisina "O" do sangue, e a determinação desse título constitui o melhor teste de rotina no estudo da enfermidade reumática. Além de muito elevada a percentagem de pacientes com títulos altos nessa afecção, métodos idênticos de titulagem vêm sendo usados pela maioria dos pesquisadores. Na doença reumática em atividade, os títulos em antiestreptolisina "O", em média, são mais elevados do que nas infecções estreptocócicas comuns ou em pessoas aparentemente normais. Em geral, esses títulos ultrapassam 200-300 unidades Todd por ml de soro. Os valores normais vão até 166 unidades por mililitro. Os valores máximos se encontram entre a terceira e a quinta semanas da doença. Ao contrário do que ocorre na maioria das infecções estreptocócicas não-complicadas, a taxa dos anticorpos na enfermidade reumática diminui mui lentamente, ocorrência de que se tem utilizado para estudos sobre o comportamento da atividade da doença. A determinação do título de antiestreptolisina "O" representa, também, recurso de grande valia no diagnóstico das infecções estreptocócicas recentes, pois que esse título ainda se mantém elevado na fase de convalescença.

O micrométodo preconizado por Jablon e cols. tem sido recomendado para estudos epidemiológicos, especialmente em crianças. Apresenta, entre outras, as vantagens de dispensar determinação prévia do volume plasmático e a correção do hematócrito, permitindo comparação direta com o método original de Rantz e Randall.

PROTEÍNA C REATIVA

A **proteína C reativa (PCR)** é uma proteína patológica (glicoproteína), que tem a propriedade de reagir com o polissacarídeo somático C do pneumococo, formando precipitado em presença de íons cálcio. Ocorre no soro na fase aguda de vários **processos inflamatórios** (afecções neoplásicas, necrose, doenças reumatóides do colágeno), podendo atingir, em certos casos, até 2% das proteínas do plasma. Migra na eletroforese como globulina gama (pH 8,0). Seu coeficiente de sedimentação está em torno de 7. Não atravessa a placenta, é termolábil, destruindo-se a 70°C, em 30 minutos. Precipita-se na diálise contra água destilada. Pode ser induzida por injeções subcutâneas de certas bactérias mortas (estreptococos, *A. aerogenes* etc.). A necessidade de cálcio para precipitar-se em presença de polissacarídeo pneumocócico diferencia esta reação das reações sorológicas ordinárias. A PCR poderá ser revelada no soro humano por inúmeras técnicas sorológicas.

Teste de Precipitação com Soro Antiproteína C Reativa

A. Teste qualitativo

1. Mergulhar o tubo capilar (0,8 × 100 mm) no soro antiproteína C reativa (*Difco* ou outro) e encher um terço do seu comprimento.
2. Limpar a extremidade do tubo, mergulhá-la no soro do paciente (não usar plasma) e aspirar, por capilaridade, volume igual de soro. Cuidar para que não fiquem bolhas de ar entre os dois soros. Misturar por inversões repetidas do tubo.
3. Implantar o tubo verticalmente em suporte de plasticina, ou cera de modelagem, deixando uma coluna de ar entre o fundo do tubo e a plasticina. Praticar testes idênticos com soro positivo e com soro negativo.
4. Incubar a 37°C, por duas horas, e deixar no refrigerador até o dia seguinte. Praticar a leitura das reações: nos casos positivos, forma-se precipitado que poderá ser expresso semiquantitativamente de 1 a 4, na dependência da quantidade do precipitado.

B. Teste quantitativo

1. Preparar diluições do soro do paciente, em solução de NaCl a 0,85%, de 1:2 até 1:512.

2. Pipetar, cuidadosamente, 0,2 ml de cada diluição do soro sobre 0,2 ml do soro antiproteína C reativa (este pode ser diluído de acordo com sua potência). Praticar teste de controle com 0,2 ml do soro antiproteína C reativa e 0,2 ml da solução salina.
3. Incubar os tubos a 37°C, durante 30 minutos, praticar a primeira leitura e manter a 4°C, até o dia seguinte, para a segunda leitura.

O título do soro é dado pela mais alta diluição em que houver formação de precipitado.

C. Teste de precipitação em gel ágar
1. Praticar orifícios no gel de ágar a 1% preparado em lâmina de microscópio.
2. Encher o orifício central com o soro antiproteína C reativa, e os orifícios em volta, com as diferentes diluições do soro em estudo.
3. Deixar a lâmina em câmara úmida, em placa de Petri, à temperatura fixa e fazer a leitura dos resultados no dia seguinte. Nos casos positivos, haverá formação de uma linha de precipitação entre o orifício central e o orifício do soro correspondente. Este método se presta para o estudo de triagem, quando muitos soros terão que ser estudados.

Teste de Hemaglutinação

1. Preparar um volume de suspensão de hemácias humanas O-Rh-negativo a 5%; misturar com volume da solução a 0,5% de polissacarídeo C do pneumococo, deixar a 37°C, por duas horas, com agitações ocasionais, e centrifugar.
2. Lavar as hemácias duas vezes com NaCl a 0,85%; ressuspender na mesma solução, obtendo-se suspensão a 1%.
3. Ao soro em estudo, adicionar 0,1 ml de solução de citrato de sódio a 30% (para fixar os íons de cálcio); preparar diluições seriadas de 1:10 a 1:520, em NaCl a 0,85% (0,5 ml em cada tubo).
4. Juntar 0,05 ml da suspensão a 5% de hemácias sensibilizadas a cada tubo; agitar, incubar a 37°C, por duas horas, depois a 4°C, até o dia seguinte, e fazer a leitura da aglutinação.

INTERPRETAÇÃO

O sangue de indivíduos normais não encerra proteína C reativa revelável pela técnica do capilar. A presença dessa proteína no soro indica a existência de processo inflamatório em atividade, infeccioso ou não. Ela está invariavelmente presente na **enfermidade reumática**, na **artrite reumatóide** (soro, líquido sinovial), **doenças neoplásicas**, **enfarte do miocárdio** com necrose, **colagenoses** em geral, **viroses**, **queimaduras**, no **pênfigo foliáceo** (Furtado *et al.*).

A quantidade de PCR no soro reflete, de certo modo, a extensão e a gravidade do processo inflamatório. Sua presença tem valor semelhante ao da hemossedimentação. A PCR pode aparecer no primeiro dia do processo inflamatório e desaparecer logo depois da remoção do estímulo patogênico. Sua determinação repetida no soro tem sido empregada no prognóstico e na orientação e controle da eficiência do tratamento instituído.

REAÇÃO DE WAALER-ROSE

Material Necessário

1. **Soro do paciente:** inativá-lo a 56°C, por 30 minutos, e adsorvê-lo com hemácias de carneiro (misturar igual volume de soro inativado e de papa de hemácias de carneiro, lavadas, deixar durante uma hora, a 37°C, e centrifugar) para remoção dos anticorpos heterófilos.
2. **Hemácias de carneiro:** conservar hemácias de carneiro de Alsever a 4°C, por um a dois meses. Tomar certa porção, lavar três vezes com solução de NaCl a 0,85% e obter suspensão a 2% na mesma solução.

Titulação de Hemolisinas

1. Obter soro de coelho anti-hemácias de carneiro (hemolisina, ou amboceptor), inativar a 56°C, 30 minutos, e conservar no congelador em pequenos volumes.
2. Titular o soro de coelho anti-hemácias de carneiro (soro hemolítico) em presença de excesso de complemento de cobaia, como mostra o Quadro 14.9.

Misturar primeiro a hemolisina, as hemácias e a solução salina. Incubar a 37°C, durante 15 minutos, adicionar soro de cobaia e incubar novamente a 37°C, por 30 minutos, em banho-maria.

A mais alta diluição de hemolisina que produzir hemólise completa (100%) constitui uma unidade hemolítica.

Sensibilização das Hemácias. Tomar um volume da suspensão de hemácias a 2% e misturar com um volume da diluição de hemolisina contendo duas unidades hemolíticas (dose subaglutinante). Assim, por exemplo, se a unidade hemolítica está contida na diluição a 1:2.000 do soro, empregar, para a sensibilização das hemácias, diluição do soro a 1:1.000.

Processo

1. Preparar diluições do soro do paciente (previamente inativado) em solução de NaCl a 0,85% (0,5 ml em cada tubo), obtendo-se diluições a 1:2, 1:4, 1:8, 1:16, 1:32, 1:64, 1:128 etc.
2. Adicionar a cada tubo 0,05 ml (uma gota) da suspensão a 2% de hemácias de carneiro, sensibilizadas. Agitar e deixar à temperatura ambiente três horas.
3. Ler as reações e deixar os tubos no refrigerador até o dia seguinte, quando será feita nova leitura.
4. Praticar testes de controle pipetando, noutra série de tubos, 0,05 ml da suspensão a 2% de hemácias normais de carneiro, não-sensibilizadas, e 0,5 ml de diferentes diluições do anti-soro. Sempre que possível, realizar provas com soro positivo de artrite reumatóide.

Leitura. Proceder como recomendado para a hemaglutinação de Boyden (Fig. 14.6).

Quadro 14.9

Hemolisina 0,1 de dil. 1	Suspensão de Hemácias de Carneiro (2%)	Soro de Cobaia Diluído a 1:20 (complemento)	NaCl a 0,85%
500			
1.000			
2.000			
3.000			
4.000			
5.000	0,1 ml	0,1 ml	0,7 ml
6.000			
7.000			
8.000			
9.000			
10.000			

INTERPRETAÇÃO

O soro de indivíduos normais encerra, em geral, anticorpos heterófilos (até 1:80) que devem antes ser removidos por adsorção com hemácias de carneiro. Estes anticorpos heterófilos não devem ser confundidos com os anticorpos que se encontram no soro dos pacientes com artrite reumatóide (fator reumatóide), também capaz de aglutinar, em títulos elevados, as hemácias de carneiro sensibilizadas. A prova de Waaler-Rose é positiva (em títulos acima de 1:32) em cerca de 70% dos casos de artrite reumatóide.

PROVA DO LÁTEX COM EOSINA

Técnica de Singer e Plotz

1. Depositar sobre duas lâminas de vidro 0,2 ml (três a quatro gotas) de sangue total (colhido na ponta do dedo) ou 0,05 ml (uma gota) de soro do paciente. Sobre uma das lâminas, adicionar uma gota (0,05 ml) da solução de eosina a 1% em água destilada e, na outra, uma gota da solução de eosina a 2%. Misturar com palitos (diversos).
2. Juntar duas gotas (0,1 ml) da suspensão de látex de poliestireno a cada lâmina e misturar. Continuar a mistura com inclinações suaves da lâmina. A suspensão-estoque de látex é obtida misturando 0,1 ml da suspensão original (*Dow Chemical Co.*) com 10 ml de água destilada.
3. Praticar a leitura ao fim de dois a três minutos e anotar a presença de aglutinação granular fina nos casos positivos. Nos casos negativos, só se nota suspensão avermelhada homogênea.

INTERPRETAÇÃO

Esta ordem da adição dos reativos deverá ser observada: sangue, eosina, látex. Se o látex for adicionado antes da eosina, poderá ocorrer aglutinação inespecífica. Em teste positivo deverá haver aglutinação nas duas lâminas. Esta prova é positiva em 85% dos casos de artrite reumatóide. Em outras condições patológicas, sua positividade é inferior a 5%. Esta reação é tão sensível quanto a prova do látex sensibilizado com globulina gama.

PROVA DO LÁTEX COM GLOBULINA GAMA

Técnica de Singer e Plotz

Preparação das Partículas de Látex

1. Tomar 1 ml das partículas de látex de poliestireno (*Dow Chemical Co.*) com 0,81 de mícron de diâmetro, suspender em 10 ml de água destilada e filtrar em papel.
2. Ajustar a suspensão com tampão de glicina (NaCl 0,15 M, glicina 0,1 M, NaOH 0,0025 M). Ajustar o pH em 8,2-8,4 de modo que 0,1 ml da "suspensão-estoque de látex", quando misturado com 10 ml do tampão de glicina, dê transmitância de 7% medida a 650 mμ em espectrofotômetro. Há autores que usam a suspensão do tubo número 10 da escala de Mac Farland.

Sensibilização das Partículas de Látex

1. Tomar 0,1 ml da "suspensão-estoque de látex"; misturar com 9,5 ml do tampão de glicina e 0,5 ml de uma solução de globulina gama humana a 0,5% em solução de NaCl a 0,85%.
2. Incubar a 37°C durante 30 minutos.

Execução da Prova

Teste em Lâmina

1. Diluir o soro do paciente a 1:20 com tampão de glicina, depositar uma gota sobre lâmina de vidro e misturar com uma gota de látex sensibilizado com globulina gama humana. Continuar a misturar com inclinações suaves da lâmina e praticar a leitura ao fim de um a três minutos. Praticar testes de controles com soro negativo e com soro positivo.
2. Nos casos positivos, aparecerá aglutinação do látex ao fim de 1-3 minutos, permanecendo inaglutinado no soro de controle negativo.

Testes em Tubos

1. Praticar diluições do soro do paciente (1:10, 1:20, 1:40, 1:80, 1:160 etc.) com tampão de glicina (0,5 ml de cada tubo); adicionar 0,5 ml da suspensão de látex sensibilizada com globulina gama humana.
2. Incubar a 56°C em banho-maria por 90 minutos. A incubação a 37°C dará algutinação espontânea das partículas.
3. Praticar a leitura das reações, registrando o título máximo do soro que apresentar aglutinação nítida.

PESQUISA DE ANTICORPOS HETERÓFILOS

Aglutinação Rápida, em Lâmina

1. Depositar sobre lâmina de microscópio uma gota do soro do doente e uma gota de suspensão a 10% de hemácias formolizadas, de carneiro ou de cavalo. A técnica para a formolização das hemácias é descrita a seguir. Misturar com palito e continuar a mistura por inclinações em círculo da lâmina, durante três minutos.
2. Praticar a leitura da reação. Havendo aglutinação das hemácias (casos positivos), realizar a hemaglutinação em tubos.

Aglutinação em Placas, Técnica de Cox

Obter placas de vidro com quatro quadrados horizontais e quatro verticais e praticar a reação de hemaglutinação seguindo as recomendações do Quadro 14.10.

Prova de Paul-Bunnell-Davidsohn. Primeira Fase

1. Inativar o soro do paciente a 56°C, durante 30 minutos.
2. Tomar 12 tubos de hemólise e adicionar 0,4 ml de solução de NaCl a 0,85% ao primeiro tubo e 0,25 ml aos demais.
3. Adicionar ao primeiro tubo 0,1 ml de soro do paciente e passar 0,25 ml para o segundo; retirar 0,25 ml do segundo e passar para o terceiro tubo etc., sucessivamente, desdobrando-se as diluições de 1:5 a 1:10.240.
4. Distribuir 0,1 ml da suspensão a 1% de hemácias lavadas de carneiro a todos os tubos. As diluições do soro passarão a 1:7; 1:14, até 1:14.336.
5. Agitar os tubos e deixá-los à temperatura ambiente durante três horas, quando será feita a leitura da hemaglutinação:
   - +++ sedimento firme, líquido sobrenadante límpido.
   - ++ sedimento facilmente desagregável, em flocos, pela agitação.
   - \+ aglutinação fina, pouco visível a olho nu.
   - ± aglutinação microscópica.

Segunda Fase

1. A dois tubos de centrifugação, juntar 0,5 ml de soro inativado; adicionar, respectivamente, 0,1 ml da suspensão a 20% de glóbulos fervidos de boi e 0,1 ml de cocto-antígeno de rim de cobaia:

   a) "Suspensão de glóbulos de boi, fervidos":

Quadro 14.10

Quadrado da Lâmina	1	2	3	4
Soro do paciente	0,08 ml	0,04 ml	0,02 ml	0,01 ml
Suspensão a 10% de hemácias formolizadas de carneiro	0,025 ml	0,025 ml	0,025 ml	0,025 ml
	Diluição do soro			
1.ª fila de quadrados: soro não-diluído	1/20	1/40	1/80	1/160
2.ª fila de quadrados: soro diluído a 1:10	1/200	1/400	1/800	1/1.600
3.ª fila de quadrados: soro diluído a 1:100	1/2.000	1/4.000	1/8.000	1/16.000
4.ª fila de quadrados: soro-controle	—	—	—	—

Preparar uma suspensão a 50% de hemácias de boi em solução de NaCl a 0,85% e lavá-las três vezes por centrifugação. Em banho-maria fervente, por uma hora, juntar 0,5% de fenol e conservar no refrigerador.

b) "Cocto-antígeno de rim de cobaia":

Suspensão a 20% de polpa de rim de cobaia em solução de NaCl a 0,85%; manter durante uma hora em banho-maria fervente; juntar 0,5% de fenol e conservar no refrigerador.

2. Deixar uma hora em contato à temperatura ambiente, adicionar 1,9 ml de solução de NaCl a 0,85% (diluição do soro 1:5), centrifugar e obter os sobrenadantes: B-boi; C-cobaia.
3. Tomar duas séries de seis tubos e distribuir 0,25 ml de solução de NaCl a 0,85% em todos os tubos.
4. Ao primeiro tubo de uma das séries, juntar 0,25 ml do sobrenadante "B" e ao da outra, 0,25 ml do sobrenadante "C".
5. Desdobrar as diluições, em cada série, passando 0,25 ml de um tubo para o outro (1:10, 1:20, 1:40 etc.)
6. Distribuir 0,1 ml da suspensão a 2% de hemácias de carneiro em todos os tubos, ficando as diluições a 1;14, 1:28 etc.
7. Agitar os tubos e deixá-los à temperatura ambiente por três horas. Praticar a leitura das reações como na primeira fase.

INTERPRETAÇÃO

Normalmente, o título das aglutininas heterófilas para hemácias de carneiro varia entre 1:7 e 1:56. Títulos aglutinantes acima de 1:224 só se observam na **mononucleose infecciosa** e na **doença do soro.** Na **mononucleose infecciosa,** o título, via de regra, é elevado, podendo atingir a 1:7.168 ou mais. Título crescente é bom critério diagnóstico, no início da doença. Título aglutinante a 1:224 (aglutinação nos seis primeiros tubos) em pessoa que não tenha sido submetida à soroterapia (soro eqüino), recentemente, e que apresente quadro clínico e hematológico sugestivo de **mononucleose infecciosa** constitui índice presuntivo dessa doença. Na **leucemia linfóide aguda,** que se pode confundir com **mononucleose infecciosa,** os anticorpos heterófilos acham-se ausentes ou presentes em títulos muito baixos. Assim, essa prova permite o diagnóstico diferencial entre esta e outras formas de leucemia e a mononucleose infecciosa.

Através das provas de adsorção com hemácias de boi e com rim de cobaia, consegue-se demonstrar, nos soros humanos, três tipos de anticorpos para hemácias de carneiro: a) as aglutininas do soro normal, de tipo Forssman; b) as aglutininas da doença do soro, de tipo Forssman; c) as aglutininas da mononucleose infecciosa, não de tipo Forssman.

A segunda fase da reação de Paul-Bunnel-Davidsohn é praticada com o propósito de classificar a aglutinina heterófila em estudo. Se o soro não-adsorvido acusava reação positiva a 1:224 e, depois de adsorvido do rim de cobaia, passou a aglutinar a 1:56, deduz-se que a adsorção deixou apenas 56/224, isto é, 1/4 dos anticorpos aglutinantes originalmente presentes no soro, havendo, portanto, adsorção de 3/4 (75%) dos anticorpos. Na **mononucleose infecciosa**, a adsorção do soro pela emulsão de rim de cobaia produz remoção de 50 a 70% das aglutininas heterófilas, permanecendo pelo menos 1/4 do título. Se todas, ou quase todas (mais de 90%) as aglutininas foram removidas, não se trata de **mononucleose infecciosa**. A adsorção pelas hemácias de boi confirma o diagnóstico, pois as aglutininas anticarneiro são completamente, ou quase completamente (mais de 90%), adsorvidas pela suspensão de hemácias de boi. Na **doença do soro**, os dois antígenos (rim de cobaia e hemácias de boi) adsorvem completamente (mais de 90%) as aglutininas anticarneiro. O Quadro 14.11 resume as três possibilidades que podem ocorrer.

TESTE EM LÂMINA COM HEMÁCIAS DE CAVALO (MONOTESTE)

1. Formolizar hemácias de cavalo e obter suspensão a 4% em SST (Solução Salina Tamponada).
2. Praticar testes em lâmina como rotineiramente.

Observações: os autores — Holff e Bauer — alegam ser o monoteste em lâmina, com hemácias de cavalo, mais sensível para o diagnóstico da mononucleose infecciosa (98% de correlação) do que com hemácias de carneiro, sendo baixa a incidência de reações falsas.

Quadro 14.11

Adsorção das Aglutininas Anti-hemácias de Carneiro		Diagnóstico
Hemácias de Boi	**Rim de Cobaia**	
Total	Total	Doença do soro
Total	Parcial (50-70%)	Mononucleose infecciosa
Parcial (25-50%)	Total	Anticorpo de Forssman

HEMAGLUTINAÇÃO COM HEMÁCIAS TANINIZADAS

Técnica de Boyden, Modificada por Stavitsky

Material Necessário

1) Solução salina tamponada (SST) de pH 7,2:

NaCl	8,5 g
Na_2HPO M/15	72,0 ml
KH_2PO M/15	28,0 ml
H_2O destilada *q.s.*	1 litro

2) Solução salina tamponada (SST) de pH 6,4:

NaCl	8,5 g
Na_2HPO_4 M/15	87,0 ml
KH_2PO_4 M/15	13,0 ml
H_2O destilada *q.s.*	1 litro

3. Tubos de ensaio de 100 × 10 mm, de fundo regular, com os respectivos suportes.
4. Solução de ácido tânico: solução-estoque a 1% de ácido tânico, *p.a.* em SST, pH 7,2. Conservar em vidro âmbar a 4°C. Validade: sete dias. Desta solução-estoque, obter a diluição a 1:20.000 para a tanificação das hemácias.
5. Diluentes para o soro: os soros que serão titulados deverão ser diluídos com uma das seguintes substâncias preparadas em SST, pH 7,2: gelatina a 0,2%, soro-albumina bovina a 0,2%, polivinilpirrolidona 0,35%, soro normal de coelho a 1%.

Se usar soro de coelho, este deverá ser límpido e sem hemólise. Inativá-lo a 56°C por 30 minutos e adsorvê-lo com as hemácias que vão ser usadas: hemácias humanas O-Rh-negativo ou hemácias de carneiro. Para essa adsorção, tomar um volume de papas de hemácias (lavadas três vezes com SST, pH 7,2) e juntar igual volume de soro de coelho inativado e diluído a 1:10 em SST, pH 7,2, levar ao banho-maria a 37°C, durante 60 minutos, centrifugar e colher o soro em condições estéreis. Adicionar 0,1% de mertiolato e conservar no congelador em pequenos volumes.

6. Suspensão de hemácias: colher sangue de carneiro, ou sangue humano O-Rh-negativo, em igual volume de Alsever, e conservá-lo no refrigerador a 4°C. Tomar o volume desejado no dia, ou na véspera da prova; centrifugar, lavar três vezes com SST, pH 7,2, e obter a suspensão a 2,5% com SST, pH 7,2. As hemácias em solução de Alsever poderão ser conservadas durante quatro a seis semanas a 4°C.
7. Solução de Alsever:

Glicose	2,05 g
Citrato de sódio	0,80 g
Cloreto de sódio	0,42 g
Água destilada *q.s.*	100 ml

Ajustar o pH em 6,1 com solução de ácido cítrico a 5% e esterilizar em Seitz. Como anticoagulante, juntar um volume de sangue e um volume de solução. Conservar a mistura sangue-Alsever no refrigerador.

8. Anti-soros: inativá-los a 56°C, por 30 minutos. Se usar hemácias de carneiro, em lugar de hemácias humanas O-Rh-negativo, será necessário adsorver os soros com as hemácias de carneiro: um volume de soro inativado e um volume de papas de hemácias lavadas, deixar a 37°C, por 60 minutos, e centrifugar.

Tanificação das Hemácias

1. Misturar volumes iguais da suspensão de hemácias a 2,5% em SST, pH 7,2, e de solução de tanino a 1:20.000 em SST, pH 7,2; deixar em banho-maria a 37°C, durante 10 minutos, e centrifugar a 1.000 r.p.m., por três minutos.
2. Lavar as hemácias com dois volumes de SST, pH 7,2, e ressuspendê-las em um volume da mesma solução. As hemácias taninizadas tornam-se muito frágeis e só se conservam durante 24 horas a 4°C.

Sensibilização das Hemácias Taninizadas

1. Tomar quatro volumes da solução de SST, pH 6,4, um volume da solução do antígeno (contendo de 250 a 1.000 microgramas de proteína por mililitro) e um volume da suspensão a 2,5% de hemácias taninizadas (sempre nessa ordem) e conservar à temperatura ambiente por 30 minutos, com agitações suaves ocasionais.
2. Centrifugar a 1.000 r.p.m., durante três minutos, lavar as hemácias três vezes com SST, pH 6,4, e ressuspendê-las na solução de pH 7,2, obtendo suspensão a 2,5%. As hemácias sensibilizadas, mesmo quando conservadas a 4°C, só devem ser usadas no dia de sua preparação.

Reação de Hemaglutinação

1. Preparar diluições do anti-soro (1:10, 1:20, 1:40 etc.), em quatro séries de tubos 100 × 10 mm, utilizando SST, pH 7,2, contendo 1% de soro de coelho (este previamente inativado e adsorvido com as hemácias em uso).
2. A cada tubo contendo 0,5 ml da diluição do anti-soro, juntar 0,05 ml (uma gota) da suspensão a 2,5% de hemácias taninizadas e sensibilizadas. Agitar e deixar os tubos em repouso à temperatura ambiente, durante três horas. Nas outras três séries de tubos, praticar testes de controle do anti-soro e do antígeno: numa das séries, pipetar 0,05 ml da suspensão de hemácias taninizadas e não-sensibilizadas e 0,5 ml das diferentes diluições do anti-soro; nas outras séries, 0,05 ml da suspensão de hemácias taninizadas e sensibilizadas e 0,5 ml de diferentes diluições de um soro positivo (de potência conhecida) e outro de soro normal.

Leitura. A leitura das reações se faz ao fim de três horas. Registrar os resultados obtidos, agitar os tubos e conservá-los no refrigerador até o dia seguinte, para nova leitura. O título do anti-soro é dado pela maior diluição que acusar reação positiva 1^+, de acordo com os seguintes critérios preconizados por Stavitsky:

++++	aglutinado granuloso, compacto.
+++	aglutinado livre, fosco, no fundo dos tubos, com dobras nos bordos.
++	aglutinado liso, fosco, com os bordos algo anfractuosos.
+	anel estreito, vermelho, circunscrevendo um aglutinado liso, fosco.
±	anel vermelho, mais largo que o anterior, circunscrevendo área menor, ou sob a forma de simples botão no fundo do tubo.

A leitura das reações poderá ser feita também após ligeira agitação dos tubos, anotando-se a aparência das células aglutinadas. É método menos seguro, menos sensível.

Provas de Inibição da Hemaglutinação

1. A cada tubo com 0,5 ml de diluições seriadas do anti-soro, juntar 0,1 ml da solução do antígeno em estudo (contendo de 250 a 1.000 microgramas de proteína) e 0,1 ml de SST, pH 7,2, a cada tubo de controle.

2. Adicionar 0,05 ml da suspensão a 2,5% de hemácias taninizadas e sensibilizadas; agitar, deixar em repouso à temperatura ambiente por três horas e praticar a leitura das reações.

Formolização de Hemácias. A hemaglutinação pode também ser realizada com hemácias formolizadas, as quais apresentam as seguintes vantagens: a) podem ser taninizadas: b) conservam-se por tempo indeterminado; c) podem ser liofilizadas; d) são muito mais resistentes à hemólise.

Técnica de Castro

Soluções Necessárias

Solução "A":

$MgSO_4\ 7H_2O$	45,0 g
H_2O destilada *q.s.*	1 litro

Solução "B":

Formol (40%) neutro	2,7 ml
Solução "A"	100 ml

1. Colher sangue, desfibriná-lo imediatamente com pérolas de vidro, filtrar em gaze para remoção da fibrina.
2. Tomar um volume de sangue desfibrinado e lavá-lo três vezes com cinco volumes da solução "A" gelada.
3. Suspender as hemácias em igual volume da solução "A", tomar um volume e misturar com 10 volumes da solução "B" gelada.
4. Deixar a 5°C, por 24 horas, e depois na estufa, a 37°C, por mais 24 horas. Conservar a suspensão no refrigerador até o momento de ser usada. As hemácias preparadas por essa técnica não apresentam agregados irreversíveis nem o fenômeno de crenação.

Técnica de Ingraham

1. Obter hemácias em solução de Alsever, lavá-las quatro vezes com solução de NaCl a 0,85% contendo 0,05M de fosfato dissódico e 0,5% de glicose (SSTG). Obter suspensão de hemácias a 50% na mesma solução.
2. Tomar um volume de formol neutro (a 40%) e três volumes de SSTG uma vez e meia mais concentrada do que a fórmula anterior, mas sem glicose. Obtém-se solução de formol a 10%.
3. A um volume da suspensão de hemácias a 50%, gelada, misturar quatro volumes da solução de formol a 10%. Agitar e conservar a suspensão no refrigerador.

REAÇÃO DE MIDDLEBROOK-DUBOS

Material Necessário

1. Soro do paciente: deverá ser inativado a 56°C, por 30 minutos. Se se desejar usar hemácias de carneiro, em vez de hemácias humanas O-Rh-negativo, será necessário adsorver o soro com as hemácias de carneiro (misturar igual volume de soro inativado e de hemácias, deixar a 37°C por uma hora e centrifugar), para remoção dos anticorpos heterófilos.
2. Hemácias humanas O-Rh-negativo (ou hemácias de carneiro) em Alsever: lavá-las três vezes com SST (solução de fosfato dibásico 0,01 M em NaCl a 0,85%, pH 7,2).

Sensibilização das Hemácias. Se se vai usar tuberculina bruta, não-glicerinada, Lederle (4 × OT), diluída em 11 volumes da SST, tomar 24 volumes desta tuberculina e misturar com um volume de papa de hemácias lavadas. Se se vai usar tuberculina bruta, não-glicerinada, de BCG, obtida em meio sintético, como recomendam Andrade e Silva, proceder do seguinte modo:

Tuberculina bruta de BCG, não-glicerinada	1 vol.
Tampão de fosfatos, pH 7,2 (SST)	11 vols.
Papa de hemácias, lavadas	1/2 vol.

Tanto num caso como no outro, incubar a mistura em banho-maria a 37°C, durante duas horas, agitando de 15 em 15 minutos. Lavar três vezes com tampão de fosfatos (SST) e suspender as hemácias no mesmo tampão, obtendo-se suspensão a 0,5%. Estas hemácias poderão ser usadas dentro de três dias, se conservadas a 4°C.

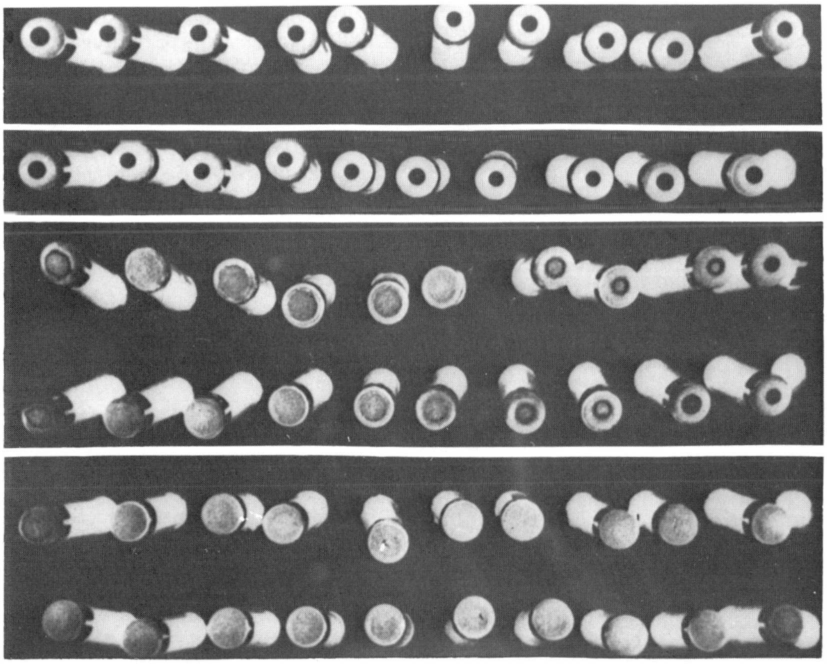

Fig. 14.6 Padrões da reação de hemaglutinação com hemácias taninizadas, segundo Boyden.

Realização da Prova

1. Preparar diluições do soro em estudo (1:4, 1;8, 1:16, 1:32, 1:64 etc.) com tampão de fosfatos (SST) (0,5 ml em cada tubo) e juntar 0,5 ml da suspensão a 0,5% de hemácias sensibilizadas. Nos tubos de controle, colocar 0,5 ml das diferentes diluições do soro e 0,5 ml de suspensão a 0,5% de hemácias não-sensibilizadas.
2. Colocar 0,1 ml de soro de coelho (inativado a 56°C, por 30 minutos, e adsorvido com hemácias humanas O-Rh-negativo ou com hemácias de carneiro) em cada tubo; agitar, deixar a 37°C, por duas horas, e, depois, a 4°C, até o dia seguinte. Devem-se, ainda, incluir dois tubos testemunhos: solução salina com hemácias sensibilizadas e solução salina com hemácias não-sensibilizadas. Incluir, sempre que possível, dois soros, um positivo e outro negativo.

Leitura. Na leitura dos tubos, observar que as reações positivas apresentam-se com o depósito de hemácias espalhado e fragmentado, ao passo que as negativas têm os bordos perfeitamente uniformes. Em caso de dúvida, confirmar o resultado pela agitação do tubo. Nas reações positivas, há formação de grumos compactos que se levantam com facilidade e só dificilmente se desagregam. Nas reações negativas, o depósito se suspende com mais facilidade e sem a formação de grumos, a suspensão mantém-se uniforme, igual ao tubo testemunha.

INTERPRETAÇÃO

A prova da Middlebrook-Dubos pode ser encontrada positiva na **tuberculose** e na **hanseníase.** Os testes tuberculínicos e a vacinação com BCG produzem positividade transitória em títulos baixos (1:4, 1:8). Os títulos, nos casos de tuberculose ativa, podem variar de 1:4 a 1:24, ou mais.

Títulos acima de 1:32 raramente são encontrados em pessoas normais. Via de regra, são mais elevados nos casos ativos do que nos inativos, tanto na tuberculose como na lepra. A prova de Middlebrook-Dubos constitui ótimo elemento para controle da terapêutica, pelo fato de haver diminuição progressiva dos títulos de aglutinação, paralelamente à melhora clínica e à baciloscopia dos doentes. Reação positiva, com títulos altos (acima de 1:32), em pessoa aparentemente sadia que não tenha se submetido à reação de Mantoux ou à vacinação com BCG, levanta a suspeita de **tuberculose** ou **hanseníase.**

O valor da prova de Middlebrook-Dubos pode ser deduzido do Quadro 14.12, organizado por Andrade e Silva, onde figuram resultados obtidos por diferentes autores.

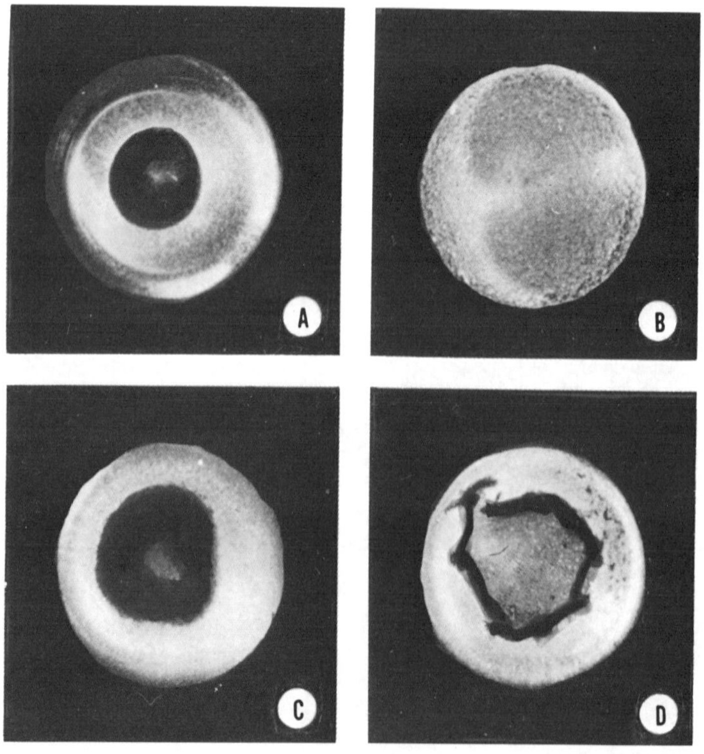

Fig. 14.7 A. Reação negativa, em botão; B. Reação positiva, em lençol; C. Reação positiva; D. Reação positiva.

Quadro 14.12

	Tuberculosos		**Sadios**		**Outras Doenças**	
Autores	**N.º**	**%**	**N.º**	**%**	**N.º**	**%**
Smith & Scott (1950)	104	80	241	24	—	23
Gernez & Rieux (1950)	124	85	61	5	—	—
Rothbard (1950)	168	92	216	0	—	6
Rothbard e cols. (1951)	94	90	100	0	40	2
Kirby (1951)	93	66	—	10	251	10
Andrade & Silva (1951)	68	77	87	6	—	—

HEMAGLUTINAÇÃO COM POLISSACARÍDEOS DE BACTÉRIAS GRAM-NEGATIVAS

Anticorpos Completos e Incompletos

Técnica de Neter

1. Obter hemácias humanas O-Rh-negativo, em solução de Alsever; lavá-las três vezes com a solução de NaCl a 0,85% e preparar suspensão a 2,5%.
2. Colher os anti-soros e inativá-los a 56°C, durante 30 minutos.
3. Preparar os lipopolissacarídeos (antígeno O, antígeno de Boivin) das bactérias Gram-negativas (*E. Coli, Salmonellas, Shigelas*), aquecendo suspensão densa de bactérias (em solução de NaCl a 0,85%) a 100°C, por uma hora. Centrifugar e obter o sobrenadante.
4. Incubar um volume da suspensão de hemácias a 2,5% com um volume do sobrenadante (lipopolissacarídeo), incubar a 37°C, durante 30 minutos, e lavar as hemácias três vezes com solução de NaCl a 0,85%.
5. Preparar diluições seriadas do anti-soro em solução de NaCl a 0,85% (0,50 ml em cada tubo) e misturar 0,05 ml (uma gota) da suspensão a 2,5% de hemácias sensibilizadas. Preparar tubos-controles com hemácias não-sensibilizadas. Sempre que possível, praticar teste também com soro positivo.
6. Incubar a 37°C, por 30 minutos, centrifugar a 100 r.p.m., por um minuto, e fazer a leitura da aglutinação para anticorpos completos. Determinar o título pela mais alta diluição do anti-soro que apresentar aglutinação.
7. Lavar as hemácias três vezes com solução da NaCl a 0,85%, juntar 0,05 ml (uma gota) de anti-soros de Coombs a cada tubo que não tenha acusado hemaglutinação e centrifugar, como na etapa anterior.
8. Fazer a leitura da hemaglutinação para anticorpos incompletos.

DIAGNÓSTICO DA RUBÉOLA

A revelação de anticorpos contra o vírus da **rubéola (Sarampo alemão)** constitui o método de escolha para o diagnóstico laboratorial da doença. Esses anticorpos podem ser demonstrados por diferentes técnicas: hemaglutinação e inibição da hemaglutinação, testes de neutralização, reação de fixação do complemento, imunofluorescência, precipitação em gel de ágar.

Hemaglutinação

Técnica

1. Obter o antígeno hemaglutinante do vírus da rubéola (liofilizado: *Flow-Laboratories; B-D Merieux, Rubrascan Kit*) e controlar seu título. Para isso, preparar diluições duplas, seriadas (1:2, 1:4, 1:8, 1:16 etc.) do antígeno em SST (pH 6,4) contendo 0,4% de soro albumina bovina (titulação em placas de plástico, *Microtiter*) em volume de 0,05 ml e ajuntar mais 0,05 ml do tampão contendo albumina bovina.
2. Adicionar a cada orifício da placa 0,5 ml de suspensão a 0,25% de hemácias de pinto de um dia e incubar a 4°C, durante 90 minutos, depois à temperatura ambiente, por 60 minutos, e fazer a leitura da hemaglutinação. Considera-se que a maior diluição do antígeno que produziu aglutinação completa encerra uma unidade hemaglutinante (Quadro 14.13). *Nota*: as hemácias de pinto de um dia serão colhidas em solução de Alsever e conservadas a 4°C. Poderão ser usadas durante uma semana. No dia da prova, lavar certo volume três vezes com tampão veronal (pH 7,2) contendo 6% de gelatina fundida. Ressuspender as hemácias em igual volume do mesmo tampão, obtendo-se suspensão a 50%. Preparar diluição a 0,25% em solução tamponada de fosfato, pH 6,4.

Inibição da Hemaglutinação

Técnica

1. A 0,2 ml do soro do doente, acrescentar 0,8 ml de tampão de veronal-gelatina e 1 ml da suspensão a 25% de caulim (para remoção de inibidores da reação); deixar à temperatura ambiente, durante 20 minutos, com agitações freqüentes.
2. Centrifugar, separar o sobrenadante, juntar-lhe 0,1 ml de suspensão a 50% de hemácias de pinto; incubar, durante 30 minutos, a 4°C, centrifugar e obter o sobrenadante (que representa o soro diluído 1:10).
3. Preparar diluições seriadas do soro (em placas de plástico) em 0,05 ml da solução salina tamponada + soro de albumina bovina. Juntar a cada orifício 0,05 ml do antígeno (contendo quatro unidades hemaglutinantes) e incubar a 4°C, durante duas horas.
4. Adicionar, em cada orifício, 0,05 ml de suspensão a 0,25% de hemácias de pinto e fazer a leitura das reações. Determinar a diluição do soro que inibiu a hemaglutinação de modo completo.
5. Cada teste deverá ser controlado pela inclusão de uma titulação da hemaglutinação do antígeno, de um soro na menor diluição ensaiada com as hemácias e 0,025 ml da solução salina tamponada, em lugar do antígeno, e de soros positivos e soros negativos (Quadro 14.14).

INTERPRETAÇÃO

O teste de inibição da hemaglutinação é o método de escolha para se determinar o estado imunológico do indivíduo com rubéola. O vírus da rubéola produz duas entidades clínicas, isto é, a **rubéola congênita** e a **rubéola adquirida** após o nascimento. O diagnóstico de rubéola, na gravidez, é de grande importância. Colabora na decisão de interrompê-la (Quadro 14.15). Pelo fato de o isolamento e a identificação do vírus serem demorados, os testes sorológicos têm sido os preferidos, especialmente a inibição da hemaglutinação. Os anticorpos contra o vírus aparecem logo depois de reduzido o exantema, atingindo o título máximo em 10 a 20 dias. Na fase aguda, o sangue deverá ser colhido o mais cedo possível, e o da convalescença, mais tarde. As provas deverão ser realizadas nestes soros, bem como em controles positivos e negativos. Aumento de quatro vezes, ou mais, nos títulos da fase de convalescença, leva ao diagnóstico de **rubéola adquirida.** Em pacientes com a história de rubéola e que só são vistos duas a três semanas após a doença, é possível fazer o diagnóstico pesquisando-se os anticorpos da classe IgM. Após quatro semanas, não será mais possível. Algumas pessoas expostas ao vírus da rubéola acusam aumento do título de anticorpos específicos da classe IgG, embora raramente apresentem sintomas. Soros obtidos logo após o nascimento podem conter anticorpos inibidores da hemaglutinação, em título igual ou superior ao do soro materno. Estes anticorpos da classe IgG são adquiridos através da placenta, o que não acontece com os da classe IgM. A determinação da classe de anticorpo antiviral na criança é de grande utilidade, uma vez que os da classe IgM são produzidos pela criança na infecção congênita. A persistência de anticorpos inibidores da hemaglutinação além dos 24 meses de idade, após o desaparecimento dos anticorpos passivamente adquiridos da mãe, constitui dado de grande valor no diagnóstico de rubéola congênita. Os indivíduos com anticorpos inibidores da hemaglutinação podem não responder à vacinação contra rubéola.

Testes para Nucleoproteínas

Pesquisa de Células LE

Princípio. Um anticorpo presente na fração globulina gama do soro dos pacientes com **lupo eritematoso,** o chamado fator LE (anticorpo), reage com a nucleoproteína dos núcleos dos leucócitos. A nucleoproteína em presença do anticorpo é fagocitada pelos neutrófilos polinucleares ou, ocasionalmente, pelos monócitos. Os fagócitos, com o material nuclear ingerido, constituem a célula LE. A formação de células LE requer a presença, no soro, do fator LE, de leucócitos mortos (ou lesados) e de leucócitos vivos capazes de fagocitose.

Quadro 14.13

Orifício	Controle de Hemácias	2	3	4	5	6	7	8	9	10	11	12
Diluições do antígeno		$\frac{1}{2}$	$\frac{1}{4}$	$\frac{1}{8}$	$\frac{1}{16}$	$\frac{1}{32}$	$\frac{1}{64}$	$\frac{1}{128}$	$\frac{1}{256}$	$\frac{1}{512}$	$\frac{1}{1.024}$	$\frac{1}{2.048}$
SST + soro albumina	0,05	0,05	0,05	0,05	0,05	0,05	0,05	0,05	0,05	0,05	0,05	0,05
Antígeno	—	0,05	0,05	0,05	0,05	0,05	0,05	0,05	0,05	0,05	0,05	0,05
Hemácias de pinto 0,25%	0,05	0,05	0,05	0,05	0,05	0,05	0,05	0,05	0,05	0,05	0,05	0,05

Quadro 14.14

Orifício	Soro-Controle	2	3	4	5	6	7	8	9	10	11	12
Diluição do soro		$\frac{1}{10}$	$\frac{1}{20}$	$\frac{1}{40}$	$\frac{1}{80}$	$\frac{1}{160}$	$\frac{1}{320}$	$\frac{1}{640}$	$\frac{1}{1.280}$	$\frac{1}{2.560}$	$\frac{1}{5.120}$	$\frac{1}{10.240}$
SST + soro albumina	0,05	—	0,05	0,05	0,05	0,05	0,05	0,05	0,05	0,02	0,05	0,05
	0,05	0,05	0,05	0,05	0,05	0,05	0,05	0,05	0,05	0,05	0,05	0,05
Antígeno 4 U hemaglutinantes	0,05	0,05	0,05	0,05	0,05	0,05	0,05	0,05	0,05	0,05	0,05	0,05
Incubar a 4°C, durante 2 horas, e juntar:												
Hemácias de pinto 0,25%	0,05	0,05	0,05	0,05	0,05	0,05	0,05	0,05	0,05	0,05	0,05	0,05

Quadro 14.15 Mostra Percentagem de Risco de Anomalias do Nascituro, de Gestante Acometida de Rubéola (Adaptado de Turgeon)

Tempo de Gestação	Percentagem de Risco
Primeiro mês	50%
Primeiro trimestre	25%
Três meses	>10%
Quatro a cinco meses	6%
Depois de cinco meses	0%

A célula LE encerra, assim, dois núcleos. O núcleo do fagócito se acha achatado na periferia da célula. A maior parte do citoplasma é ocupada pela massa nuclear transformada. O citoplasma se reduz a estreita faixa na periferia do leucócito. Na célula LE, a estrutura da cromatina normal é substituída por massa arredondada, homogênea, de coloração purpúrea, de tamanho variável, mas usualmente maior que a hemácia. O fagócito pode englobar mais de um núcleo. O fenômeno descrito como nucleofagocitose não deve ser confundido com o fenômeno LE. Na nucleofagocitose, o núcleo permanece com sua cromatina intacta. Poderá haver nele alterações degenerativas, principalmente picnose, que têm aspecto difuso, ou localizado, nas margens, e vacúolos nucleares. A inclusão é freqüentemente menor do que na verdadeira célula LE. Essas células são chamadas **tart cells**.

A. Técnica de Zimmer e Hargraves

1. Colher 8 ml de sangue em tubo, deixar coagular e incubar a 37°C, durante 30 minutos.
2. Fragmentar o coágulo com bastão de vidro, filtrar em gaze para remoção dos coágulos e centrifugar o soro, contendo as células, a 2.000 r.p.m., por cinco minutos.
3. Aspirar a parte superior do soro, transferir o restante para tubo de hematócrito e centrifugar a 2.000 r.p.m., durante cinco minutos.
4. Aspirar todo o sobrenadante e transferir o depósito de células (*buffy coat*) para lâminas; preparar esfregaços e corar pelo Wright ou Giemsa. Pesquisar as células LE (Fig. 14.8).

B. Técnica de Zinklam e Conley

1. Colher 10 ml de sangue em tubo contendo três gotas de solução a 1% de heparina e algumas pérolas de vidro e deixar à temperatura ambiente, durante 90 minutos.
2. Agitar o tubo manualmente, ou em aparelho próprio, para rotura do coágulo, durante 30 minutos, filtrar em gaze e transferir para tubo de hematócrito. Proceder, daí por diante, como recomendado por Zimmer e Hargraves.

C. Técnica de Snaper e Nathan

1. Preparar substrato de leucócitos, colocando algumas gotas de sangue normal dentro de um anel de borracha (cerca de 0,8 cm de diâmetro e 0,2 cm de altura) colocado sobre lâmina de microscopia. Em cada lâmina, preparar dois substratos.
2. Colocar a lâmina em placa de Petri forrada com papel de filtro umedecido (câmara úmida) e incubar à temperatura ambiente, durante uma hora.
3. Empurrar para um dos lados os anéis de borracha, lavar as lâminas com soro humano normal (a lavagem com solução de NaCl a 0,85% poderá deformar os leucócitos), para remoção do excesso de hemácias, a secar à temperatura ambiente. Estes substratos poderão ser usados dentro de dois meses.
4. Na lâmina com os substratos, colocar de cada lado dois fragmentos de lamínula (que servirão de pilares), depositar uma gota volumosa de soro do doente sobre lamínula de 22 mm e invertê-la sobre os pilares, recobrindo os substratos.
5. Incubar a 37°C, por duas horas, em placas de Petri forradas com papel de filtro umedecido.
6. Deslocar a lamínula para o lado, lavar com soro normal (não com solução salina) para remoção do excesso de hemácias e corar com Wright ou Giemsa.

Nota: a técnica indireta pode ser realizada também do seguinte modo:

1. Colher 10 ml de sangue humano normal., em tubo de vidro, adicionar três gotas de solução de heparina a 1:100 e 4 ml de polivinilpirrolidona a 3,5% (*Subtosan,* Rhodia). Deixar o tubo inclinado em ângulo de 45°, à temperatura ambiente, e colher o plasma rico em leucócitos.
2. Centrifugar a 2.000 r.p.m., colher os leucócitos e preparar esfregaços circulantes em lâmina de microscópio e deixar secar à temperatura ambiente. Estes substratos podem ser usados durante dois meses.
3. Depositar sobre o substrato uma gota do soro em estudo e uma gota de suspensão de leucócitos de pessoa normal; misturar, cobrir com lamínula e incubar, em câmara úmida a 37°C, durante uma hora.
4. Retirar a lamínula, secar e corar com Giemsa ou Wright.

ANTICORPOS CONTRA NUCLEOPROTEÍNAS

A. Hemaglutinação

Técnica de Miescher e Strassle

1. **Antígeno:** solução 0,5% de DNA ou de desoxirribonucleoproteína (de timo de vitela) em tampão de fosfatos pH 8,0.
2. **Hemácias de carneiro taninizadas:** misturar um volume de hemácias lavadas a 50% e um volume de ácido tânico a 1:40.000 (ambos em tampão de fosfato, pH 7,8); incubar a 37°C, durante 10 minutos,

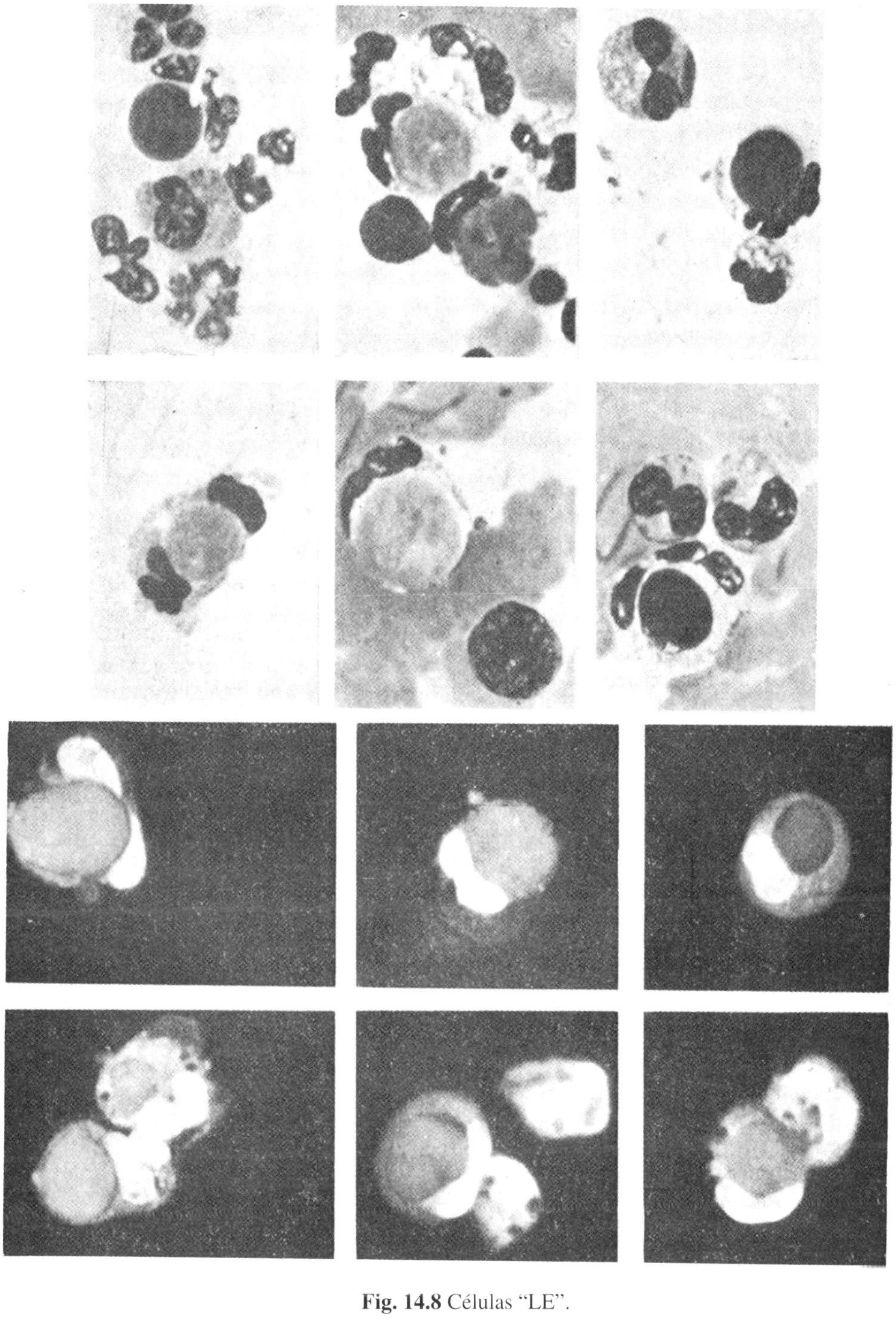

Fig. 14.8 Células "LE".

centrifugar a 5°C (1.500 r.p.m., por cinco minutos), lavar duas vezes com o tampão de fosfato e ressuspender no mesmo tampão, usando três vezes o volume original da suspensão de hemácias.

3. **Soro do paciente,** inativado a 56°C, durante 30 minutos, e adsorvido com hemácias de carneiro.
4. **Sensibilização das hemácias:** misturar um volume de suspensão de hemácias taninizadas, dois volumes da solução do antígeno, incubar a 37°C, por 30 minutos, centrifugar a 1.500 r.p.m., durante cinco minutos, lavar três vezes com tampão de fosfato e preparar suspensão a 0,25% no mesmo tampão.
5. **Hemaglutinação:** preparar diluições seriadas do anti-soro (1:8 a 1:1.024) em tampão de fosfato pH 8,0 (0,5 ml em cada tubo), juntar 0,5 ml da suspensão de hemácias sensibilizadas a cada tubo, agitar, deixar à temperatura ambiente, por duas a três horas, e, depois, a 4°C, até o dia seguinte. Fazer a leitura das reações.

Observações: títulos de 1:32 a 1:1.024 foram encontrados pelos autores na maioria dos casos de lupo **eritematoso.** Resultados negativos foram obtidos em 25 doentes com artrite reumatóide e em 50 soros normais.

B. Imunofluorescência

Técnica de Friou

1. Obter suspensão de núcleos celulares (de leucócitos, células de timo ou de fígado de vitela, de hemácias nucleadas), segundo uma das técnicas recomendadas, e conservar a −20°C.
2. Depositar uma gota da suspensão de núcleos em lâmina, deixar secar e fixar com etanol a 95%.
3. Colocar duas gotas do soro em estudo na diluição desejada (quando se quer fazer estudo quantitativo) sobre o esfregaço de leucócitos;

incubar em câmara úmida a 37°C, por 30 minutos; lavar com tampão de fosfatos pH 7,2-7,4, durante 15 minutos.
4. Colocar sobre o esfregaço duas gotas do conjugado de antiglobulina gama-isotiocianato de fluoresceína; incubar em câmara úmida a 37°C, por 30 minutos; lavar com o tampão de fosfato pH 7,2, juntar uma gota de glicerina tamponada com fosfato, recobrir com lamínula e examinar ao microscópio com luz ultravioleta.
5. Praticar testes com soro positivo, com soro negativo e com soro previamente adsorvido com núcleo-histona, sempre que possível.

Técnica de Tan

1. Preparar cortes de rim de rato ou de camundongo, de 4μm de espessura, em criostato; fixar em acetona por 10 minutos à temperatura ambiente e secar ao ar.
2. Adicionar duas gotas do soro em estudo sobre o corte de rim; incubar à temperatura ambiente, durante 30 minutos, e lavar duas vezes em solução salina tamponada (0,01 M, pH 7,0), cinco minutos em cada lavagem.
3. Aplicar o conjugado de globulina gama com fluoresceína sobre os cortes; incubar à temperatura ambiente, por 30 minutos, e lavar SST como acima.
4. Montar em glicerina a 50% em solução salina tamponada (SST) e examinar ao microscópio com luz ultravioleta.

C. Aglutinação do Látex de Poliestireno

Técnica de Christian. Látex de poliestireno. Pipetar 2 ml da preparação-estoque de látex de poliestireno (*Dow Chemical Co., USA*), juntar 20 ml de água destilada, filtrar em papel Whatman n.º 40 e adicionar suficiente tampão de borato, ou de glicina (pH 8,2-8,4), até que 0,1 ml da suspensão misturado com 10 ml do tampão resulte em 70% de transmissão da luz com onda de 650 mμ.

Sensibilização de Partículas de Látex

1. Tomar 2 ml da suspensão de partículas de látex diluída como anteriormente; acrescentar solução a 1:20 de nucleoproteína em solução de NaCl a 0,85% com o pH ajustado em 8,2 com tampão de glicina; incubar a 37°C, por 30 minutos.
2. Centrifugar a 15.000 r.p.m., durante 30 minutos, desfazer o sobrenadante, lavar o depósito de partículas com o tampão de glicina e ressuspender em 200 ml do mesmo tampão.

Aglutinação. Preparar diluições seriadas do soro em estudo em tampão de glicina, pH 8,2 (1 ml em cada tubo) de 1:2 a 1:512; juntar 1 ml da suspensão de látex sensibilizado com nucleoproteína, agitar, incubar em banho-maria a 37°C, por uma hora, centrifugar a 2.000 r.p.m., por 10 minutos, e fazer a leitura. O teste é considerado positivo se ocorrer aglutinação do látex na diluição de 1:4, ou acima.

PRECIPITINAS CONTRA TIREOGLOBULINA

Técnica de Doniach e Roitt

1. Usar como antígeno o extrato total de tireóide humana, em solução salina, ou a tireoglobulina purificada pela técnica de Derrien e cols., na concentração de 5 mg/dl.
2. Empregar a difusão em gel de ágar em tubos ou em placas.

HEMAGLUTINAÇÃO PASSIVA COM TIREOGLOBULINA

Técnica de Roitt e Doniach

1. Hemácias humanas, O-Rh-negativo, usadas dentro de sete dias de conservação em solução de Alsever. Preparar suspensão a 4% em solução tamponada, pH 7,2. Taninizar pelo método de Boyden.
2. Preparar suspensão de hemácias lavadas e taninizadas a 2% SST, pH 7,2; adicionar um volume da solução de tireoglobulina (tireoglobulina purificada contendo 2,5 mg/dl); incubar à temperatura ambiente, durante 30 minutos; lavar três vezes com solução salina tamponada (SST), contendo 1% de soro normal de coelho (previamente inativado e adsorvido com hemácias humanas O-Rh-negativo) e obter suspensão a 1%.
3. Preparar diluições seriadas do soro em estudo, inativado a 56°C, por 30 minutos, juntar 0,1 ml em cada tubo; acrescentar 0,1 ml da suspensão de hemácias sensibilizadas, praticar a leitura das reações ao fim de três horas, à temperatura ambiente, e, ao fim de 24 horas, a 4°C.
4. Praticar testes de controle usando soro normal.
5. Praticar, também, testes de inibição da hemaglutinação. Para os testes de inibição, misturar 2,5 ml de tireoglobulina purificada a cada mililitro do soro e, com este soro, achando-se os anticorpos neutralizados, realizar a prova de hemaglutinação. Neste caso, a hemaglutinação deverá dar resultados negativos.

Preparação da Tireoglobulina

Técnica de Derrien, Modificada por Roitt

1. Obter certa quantidade de glândulas tireóides, lavar em solução salina gelada para remoção do sangue, retirar a gordura, cortar em pequenos fragmentos, triturar em liquidificador, obtendo-se homogeneidade a 50% em solução fisiológica, e deixar no refrigerador até o dia seguinte.
2. Espremer em pano de linho e centrifugar a 10.000 r.p.m., durante 10 minutos.
3. Tomar 100 ml do sobrenadante, juntar, gota a gota, 72,5 ml de solução saturada de sulfato de amônio, obtendo-se concentração de 42% de saturação. Agitar durante 30 minutos, à temperatura ambiente, e centrifugar por 10 minutos, a 6.000 r.p.m.
4. Desprezar o sobrenadante, dissolver o precipitado em 50 ml de sulfato de amônio a 45% de saturação (80 ml da solução saturada e 100 ml de água destilada) e adicionar, gota a gota, 10,75 ml de água destilada para obter concentração final de sulfato de amônio a 37%.
5. Deixar a mistura no agitador elétrico por duas horas e centrifugar a 10.000 r.p.m., durante 10 minutos.
6. Precipitar a tireoglobulina do sobrenadante pela adição, gota a gota, de 4,1 ml de solução saturada de sulfato de amônio, obtendo-se saturação final do sulfato a 42%.
7. Centrifugar a 10.000 r.p.m., por 10 minutos, e desprezar o sobrenadante. Dissolver a tireoglobulina em solução de NaCl a 0,85% e reprecipitar com sulfato de amônio, repetindo-se toda a operação.
8. Dissolver a tireoglobulina em solução de NaCl a 0,85% e dialisar contra a mesma solução a 4°C, até a completa eliminação do sulfato de amônio (teste negativo com o reativo de Nessler).
9. Determinar o teor de proteínas pelo biureto e conservar em pequenos volumes a −20°C.

ANTÍGENO AUSTRÁLIA E SEUS ANTICORPOS

Várias técnicas têm sido propostas para a pesquisa dos antígenos da hepatite por vírus B (HBsAg, HBV), antígeno associado à hepatite e de seus anticorpos (anti-HBsAg), figurando entre eles: difusão em gel de agarose, eletroforese em direções opostas (*crossing-over*), fixação do complemento, hemaglutinação passiva e inibição da hemaglutinação, imunomicroscopia eletrônica, aglutinação de hemácias, agregação de plaquetas, radioimunoensaio, ELISA. Cada método oferece vantagens e desvantagens, diferindo bastante em sensibilidade, especificidade, simplicidade e custo operacional. Os processos mais comuns e sua sensibilidade relativa se acham no Quadro 14.16.

Quadro 14.16

Método de Ensaio	HBsAg	Anti-HBsAg	Tempo Necessário para o Teste (horas)
Difusão em gel de agarose	1	1	24-72
Eletroforese em direções opostas	5	10	1
Fixação do complemento	10	1	18
Inibição da ação hemaglutinação passiva	10	—	3-6
Hemaglutinação passiva, direta e reversa	—	4.000	3
Aglutinação de hemácias	250	—	3
Radioimunoensaio	1.000	4.000	4-120
ELISA	2.000-10.000	—	1

Difusão em Gel de Agarose

Técnica

1. Recobrir lâminas de microscópio (2,5 × 7,6 cm) com 2,5 ml de agarose a 0,8% em tampão de fosfatos, pH 7,2, contendo 0,01% de azida sódica, e esperar solidificar.
2. Perfurar na agarose seis orifícios periféricos (3 mm de diâmetro) em torno (5 cm de eqüidistância) de um orifício central (5 mm de diâmetro), utilizando molde metálico.
3. Encher os orifícios 2, 4 e 6 com soro positivo para HBsAg (soro de referência) e os orifícios 1, 3 e 5 com o soro em estudo. Este poderá, se necessário, ser concentrado.
4. Incubar a lâmina em câmara úmida durante duas horas. Esta operação é recomendada porque as moléculas do HBsAg, pelo seu tamanho, se difundem mais lentamente que as moléculas do anticorpo. Assim, as linhas de precipitação do complexo antígeno-anticorpo se formam em ponto mais distante dos orifícios periféricos.
5. Encher o orifício central com o soro de referência, isto é, com o soro contendo anti-HBsAg ou com o que contém HBsAg. Incubar em câmara úmida por 24-72 horas e proceder à leitura dos resultados. Se se deseja fazer subtipagem do HBsAg, usar anti-soros de referência apropriada. Os subtipos *ay* e *ad* de HBsAg seriam colocados nos orifícios 2, 4, 6 e no orifício central o anti-soro anti-HBsAg subtipo-específico, homólogo. Anti-soros anti-HBsAg monoespecíficos, contendo somente anti-d ou anti-y, podem, também, ser usados como anti-soros de referência, para reforçar a especificidade. Registrar as linhas de precipitação acusando identidade dos HBsAg, ou das linhas com *spurs* denunciando identidade parcial dos HBsAg.

Eletroforese em Direções Contrárias (*Crossing-over*)

Princípio. O HBsAg, com ponto isoelétrico entre pH 4,4 e 5,2, migra no campo eletroforético para o pólo positivo, enquanto o anti-HBsAg (globulina gama), devido à eletroendosmose, migra para o pólo negativo. Linha de precipitação se formará no ponto em que o HBsAg e o anti-HBsAg se encontrarem em concentrações ótimas. A especificidade e a sensibilidade da prova dependem da potência do anti-soro de referência, do qual se tenham removido os anticorpos contra as proteínas do soro humano. Podem ocorrer fenômenos de **prozona** (resultados falso-negativos) quando houver grande excesso de HBsAg ou de anti-HBsAg nos soros reagentes. A **prozona** por excesso de HBsAg poderá ser evitada diluindo-se o anti-soro reagente com o soro homólogo normal, ou com fração globulina.

Material Necessário

1. Cuba de acrílico para eletroforese com ponto móvel para 8,5 cm.
2. Fonte de corrente elétrica contínua, com variação de 0 a 500 V.
3. Fitas de acetato de celulose (*Celloge*) de 5,7 × 14 cm.
4. Tampão: veronal sódico, 10,30 g, veronal ácido, 1,84 g, **Tris** (Trometamina) 7,2 g, água até 1.000 ml.
5. Anti-soros de referência: (*a*) contendo HBsAg; (*b*) contendo anticorpos contra HBsAg.

Técnica

1. Colocar a fita de acetato de celulose de 5,7 × 14 cm, previamente impregnada com o tampão de veronal, sobre o suporte de 8,5 cm na cuba de eletroforese. Marcar na fita o lado positivo (+) e o negativo (−).
2. Depositar na parte central da fita, e em linha horizontal, 5 μl de cada um dos soros em estudo. Cada fita permite o ensaio de seis amostras.
3. No lado positivo, a 1 cm do centro (onde foram colocados os soros em estudo), depositar 5 μl do anti-soro HBsAg de referência (contendo o anticorpo anti-HBsAg) em seis posições, no mesmo alinhamento das posições anteriores.
4. No lado negativo, à mesma distância e em posição simétrica, colocar 5 μl de referência contendo o antígeno Austrália (HBsAg). Utilizar, para isso, molde-guia especial com as distâncias demarcadas.
5. Proceder à eletroforese durante 25 minutos (200 V). Terminado o tempo, lavar a fita em solução fisiológica durante uma hora, com agitação constante.
6. Corar e descorar pelos processos já indicados anteriormente para eletroforese das proteínas.

INTERPRETAÇÃO

De acordo com a Fig.14.9, representando o esquema da eletroforese pelo *crossing-over*, pode-se concluir: se a linha de precipitação se forma do lado do pólo positivo, o soro em estudo encerra o HBsAg (HBV); se a linha se forma do lado do cátodo, o soro encerra anticorpos anti-HBsAg.

A pesquisa do HBsAg, ou de seus subtipos, e dos respectivos anticorpos era o único recurso empregado no diagnóstico das hepatites pelo vírus B. Faz-se também, pela fixação do complemento, a pesquisa de anticorpo contra o HBcAg (a letra *c* significando "core", ou "nucleóide", ou ácido nucléico, do vírus, enquanto a letra *s* em HBsAg significa que o antígeno é da superfície do vírus). As pesquisas dos antígenos HBcAg e HBsAg poderão ser feitas em biópsias do fígado através da imunofluorescência indireta, onde têm sido descritos dois padrões: fluorescência nuclear (anti-HBcAg) e fluorescência citoplasmática (anti-HBsAg). O HBsAg, o anti-HBsAg e o anti-HBcAg poderão existir juntos ou isolados no soro de um indivíduo. O Quadro 14.17, adaptado de Hoofnagle e cols., mostra os cinco diferentes padrões de reatividade desses antígenos e anticorpos e suas possíveis interpretações.

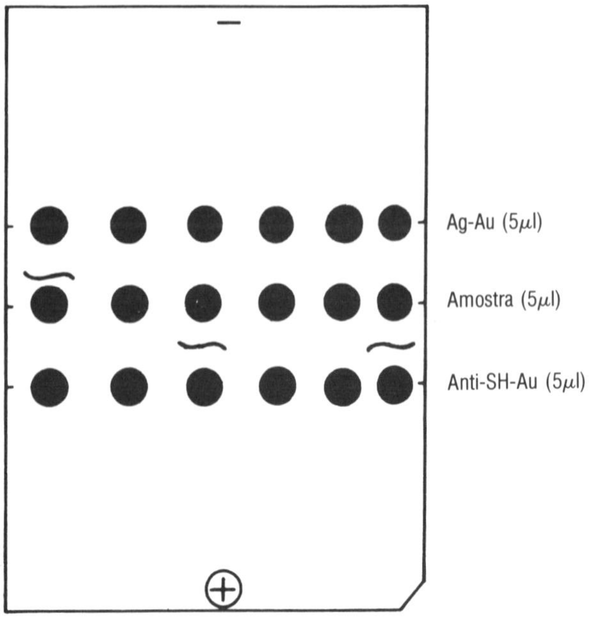

Fig. 14.9 Eletroforese em acetato de celulose na pesquisa de antígeno Austrália e de seu anticorpo.

Quadro 14.17

HBsAg (antígeno Austrália)	Anti-HBsAg	Anti-HBcAg	Possíveis Interpretações
+	–	–	Aparecimento precoce na hepatite por vírus B (HBV)
+	–	+	a) Aparecimento tardio na hepatite por vírus B b) Portador crônico de HBsAg
–	+	+	Convalescença de hepatite por vírus B
–	+	–	a) Tardio, na convalescença da hepatite por vírus B b) Soroconversão c) Estímulo antigênico repetido por HBsAg sem reinfecção
–	–	+	a) Precoce, na convalescença da hepatite por vírus B b) Portador crônico, com níveis de HBsAg (hipotético)

BIBLIOGRAFIA

ACKROYD, J.F.: *Immunological Methods.* Oxford, Blackwell, 1964.

ALMEIDA, J.O.: Técnica de la reacción de fijación del complemento en gotas para excluir donadores de sangre. *Biol. Ofic. Sanit. Panam., 55:*133, 1963.

BAUER, J.D.: *Clinical Laboratory Methods.* St. Louis, Mosby Co., 9th ed., 1982.

BERKOW, R. e FLETCHER, A.J.: *The Merck Manual,* 15th ed., Merck & Co., Inc. Rahway, NJ, 1987.

BOYDEN, S.V.: The absorption of proteins on erythrocytes treated with tannic acid and subsequent hemagglutination by anti-protein. *J. Exper. Med., 93:*107, 1951.

COX, C.D.: Preservation of sheep erythrocytes and their use in a rapid plate titration of hererophilic antibodies in infectious mononucleosis. *J. Lab. Clin. Med., 48:*298, 1956.

FURTADO, T.A., CARDOSO, J.P. e CISALPINO, E.O.: A proteína C reativa no pênfigo foliáceo. *O Hospital, 58:*541, 1960.

JABLON, J.M., SAUL, M. e SASLAW, M.S.: Micromethod for determination of titers of streptolysin O. *Amer. J. Clin. Path., 30:*83, 1958.

KABAT, E.A. e MAYER, M.M.: *Experimental Immunochemistry,* 2.ª ed., Springfield, Charles C. Thomas, 1961.

MIDDLEBROOK, G. e DUBOS, R.: Specific serum agglutination of erythrocytes sensitized with extracts of tubercle bacilli. *J. Exper. Med., 88:*521, 1948.

MUNIZ, J.: Imunidade na doença de Chagas *(Trypanosomiasis americana). Men. Inst. Oswaldo Cruz, 60:*103, 1962.

OUCHTERLONY, O.: *Progress in Alergy, 5:*1, 1958.

PACHECO, G. e THIAGO DE MELLO, M.: *Brucelose.* Rio de Janeiro, I.B.G.E., 1965.

PIO CARDOSO, J.: *Sorologia,* 2.ª edição. Edição do Autor, Faculdade de Farmácia, Belo Horizonte, 1981.

PREER, J.R.: A quantitative study of a technique of double diffusion in agar. *J. Immunol., 77:*52, 1956.

RAVEL, R.: *Laboratório Clínico,* 4.ª ed., Editora Guanabara, Rio de Janeiro, 1988. (Tradução.)

SINGER, J.M. e PLOTZ, C.M.: Slide latex fixation test. *JAMA, 168:*180, 1958.

STAVITSKY, A.B.: Micromethods for the study of proteins and antibodies. I. procedure and general applications of hemagglutination and hemagglutination-inhibition reaction with tannic acid protein-treated red blood cells. *J. Immunol., 72:*360, 1954.

TURGEON, M.L.: *Immunology and Serology in Laboratory Medicine.* St. Louis, C.V. Mosby Co., 1990.

WILKINSON, P.C.: Immunoglobulin paterns of antibodies against brucella in man and animals. *J. Immunol., 96:*457, 1966.

15

Diagnóstico Sorológico da Sífilis

O diagnóstico sorológico da sífilis investiga as alterações imunológicas que se manifestam no soro sangüíneo, em conseqüência da infecção pelo *Treponema pallidum.*

Quando o indivíduo contrai a sífilis, formam-se em seu soro, em resposta à ação do *T. pallidum*, dentro de quatro a seis semanas após a infecção ou de uma a três semanas após o aparecimento da lesão primária, dois tipos básicos de anticorpos:

a) Anticorpos inespecíficos, denominados reaginas (não confundir os anticorpos reagínicos em alergia) ou anticorpos antilipóides, em resposta aos antígenos lipóides do treponema ou resultantes da ação do treponema sobre os tecidos.
b) Anticorpos específicos *anti-T. pallidum.*

As provas empregadas para revelar a presença dos anticorpos do primeiro tipo denominam-se provas não-treponêmicas. São executadas com antígenos inespecíficos, obtidos de extratos de órgãos (como o coração de boi) ou preparados com a fração ativa de tais órgãos, a **cardiolipina**, associada à lecitina e ao colesterol, em proporções apropriadas. As usadas para demonstrar a presença de anticorpos do segundo tipo, chamadas provas treponêmicas, são executadas com antígenos específicos, a partir de suspensões vivas ou mortas do *T. pallidum.*

PROVAS COM ANTÍGENOS ("LIPOÍDICOS") NÃO-TREPONÊMICOS

As provas com antígenos não-treponêmicos são de dois tipos:

a) Provas baseadas na reação de fixação do complemento.
b) Provas baseadas no princípio da floculação.

Apesar de a reação de fixação do complemento não mais ser usada de rotina para o diagnóstico sorológico da sífilis, permanece ela no texto, como na edição anterior, porque ilustra a evolução desse processo e possui excepcional valor didático.

Nos serviços médicos oficiais, aconselha-se hoje usar como rotina o teste VDRL ou o RPR (reagina plasmática rápida), ou outro equivalente. Os resultados positivos nesses testes de triagem devem ser confirmados pelo uso do FTA-ABS (absorção do anticorpo fluorescente treponêmico) ou do TPHA (microaglutinação para o *Treponema pallidum*), ou outro teste confirmatório, aplicáveis ao soro e não ao líquor.

Reação de Fixação do Complemento

Mecanismo. Embora seu maior emprego seja na sífilis, a reação de fixação do complemento pode ser aplicada no diagnóstico de qualquer doença infecciosa, desde que o antígeno seja conhecido e possa ser obtido em forma apropriada.

Para se compreender o mecanismo de fixação do complemento, é indispensável conhecer os princípios da bacteriólise e da hemólise, nos quais se baseia a reação.

Bacteriólise. Com suas experiências clássicas, em 1894, Pfeiffer mostrou que, quando cobaias restabelecidas da cólera eram infectadas com *Vibrio comma*, seu soro possuía forte atividade bacteriolítica contra esse microrganismo. Quando o soro da cobaia era aquecido, essa atividade desaparecia. Estudos posteriores revelaram que a atividade bacteriolítica decorria de duas substâncias: uma, termestável, encontrada somente no sangue de animal imune, e outra, termolábil, presente no soro de quase todos os animais de sangue quente, imunes ou não. Ehrlich denominou tais substâncias **amboceptor** e **complemento**, respectivamente. A bactéria que produziu a imunidade e contra a qual a atividade era dirigida foi denominada **antígeno**.

Segundo Ehrlich, o poder bacteriolítico reside realmente no complemento, servindo o amboceptor específico apenas como elemento intermediário, que liga o complemento a uma espécie particular de bactéria e, assim, possibilita a ação do complemento. Sempre que ocorre a união desses três elementos — *in vivo* ou *in vitro* — há bacteriólise. Se o amboceptor bacteriolítico, ou bacteriolisina, estiver ausente, o complemento, mesmo quando existente em abundância, não poderá ligar-se às bactérias e, portanto, não as atacará. Se, ao contrário, o complemento estiver ausente, ocorrerá a união do amboceptor com a bactéria, mas não haverá bacteriólise. Em tal caso, diz-se que a bactéria se acha sensibilizada, e a adição subseqüente de complemento acarretará rapidamente a bacteriólise.

Hemólise. Outras substâncias, além das bactérias, podem agir como antígenos, sobretudo os glóbulos vermelhos, cuja destruição se denomina hemólise. O mecanismo é análogo ao descrito para a bacteriólise. A injeção de glóbulos vermelhos lavados, de uma espécie animal em outra, provoca a formação do amboceptor hemolítico, ou hemolisina, que é capaz de ligar o complemento aos glóbulos daquela espécie e, assim, produzir sua destruição. Quando a hemólise se produz *in vitro*, o processo é visível a olho nu pela libertação da hemoglobina dos glóbulos destruídos. Quando se misturam os reagentes, os glóbulos formam, no início, suspensão avermelhada opaca. Quando ocorre a hemólise, a hemoglobina difunde-se no líquido, que toma coloração vermelho-clara transparente, sem sedimento visível. Se não ocorre a hemólise, os glóbulos intactos depositam-se lentamente no fundo, formando sedimento vermelho, com sobrenadante claro e incolor (Fig. 15.1).

Aplicação dos Princípios da Bacteriólise e da Hemólise. A função que desempenham, na reação, os três elementos participantes da bacteriólise e da hemólise é resumida no esquema ao lado.

Nos dois sistemas assinalados, verifica-se que o complemento é o mesmo em ambos, servindo, pois, tanto para a bacteriólise como para a hemólise.

A reação para fins clínicos consiste em pesquisar o amboceptor bacteriolítico, cuja presença no soro estabelece o diagnóstico da afecção correspondente.

Executa-se a reação colocando, em tubos, quantidades conhecidas de cultura ou extrato da bactéria invasora ou de órgãos (antígeno bacteriolítico), soro sanguíneo do doente e complemento (soro fresco de cobaia). Ocorrerá uma das duas eventualidades:

Sistema bacteriolítico

Antígeno (*bactéria invasora*)	+	Amboceptor bacteriolítico (*no soro dos indivíduos infectados*)	+	Complemento (*no soro dos animais*)	=	Bacteriólise

Sistema hemolítico

Antígeno (*glóbulos vermelhos*)	+	Amboceptor hemolítico (*no soro do animal injetado com glóbulos vermelhos*)	+	Complemento (*como acima*)	=	Hemólise

a) Se o doente for portador da afecção suspeitada, contendo, portanto, o seu soro o amboceptor correspondente, o complemento fixar-se-á ao antígeno pelo seu amboceptor específico, não restando complemento algum em estado livre.

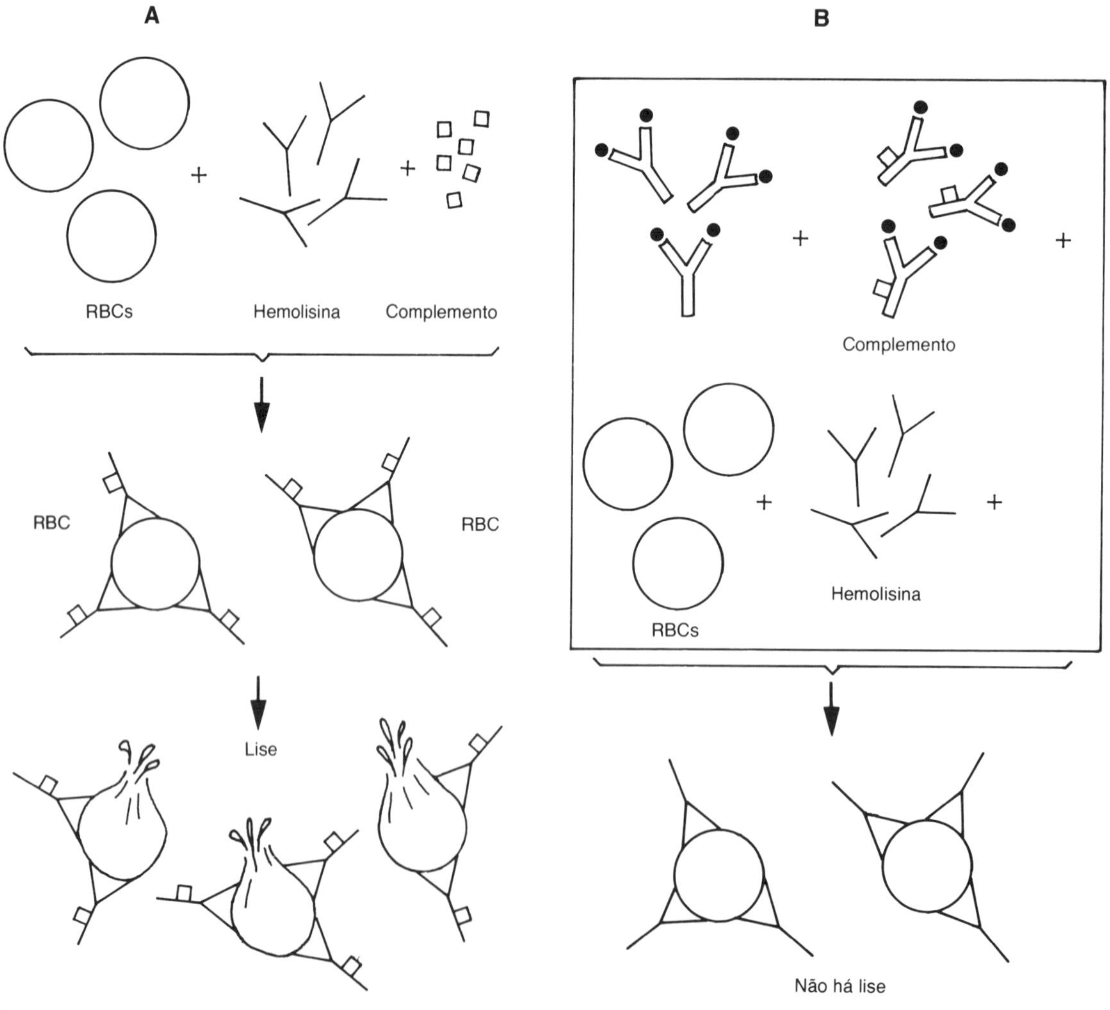

Fig. 15.1 Representação esquemática da prova de fixação do complemento. RBCs — hemácias; RBC — hemácia. Em B não há lise porque todo o complemento está ligado no complexo antígeno-anticorpo. (Adaptado de Turgeon.)

b) Se o soro do doente não contiver o amboceptor específico para efetuar a ligação com o antígeno, o complemento não se fixará e permanece livre no líquido.

Em uma ou outra destas eventualidades, não haverá demonstração do que se passou, sendo, por isso, necessário juntar um indicador, que revelará se o complemento ainda permanece livre. O indicador constitui-se dos dois elementos específicos do sistema hemolítico: glóbulos vermelhos e amboceptor hemolítico.

Se houver complemento livre, o sistema hemolítico se completará, com conseqüente hemólise dos glóbulos vermelhos. Se, ao contrário, o complemento se tenha fixado ao antígeno pelo amboceptor bacteriolítico, não ocorrerá hemólise (Fig. 15.1).

O resultado da reação pode ser resumido no seguinte esquema:

1. *Resultado negativo ou não-reativo* = Hemólise
Antígeno — Amboceptor hemolítico
Complemento <
Soro não-específico — Glóbulos vermelhos

2. *Resultado positivo ou reativo* = Ausência de hemólise
Antígeno — Amboceptor hemolítico
> Complemento
Soro específico — Glóbulos vermelhos

Como o *Treponema pallidum*, descoberto por Schaudinn e Hoffmann, em 1905, não fosse cultivável, utilizaram, como antígeno, o extrato aquoso de *fígado humano* de feto sifilítico, rico em treponemas, que logrou êxito, e cuja propriedade de fixar o complemento, na opinião daqueles pesquisadores, estava na dependência dos treponemas presentes.

Em 1907, Levaditi e Marie, na França, e Landsteiner, Müller e Pötz, na Alemanha, verificaram que se obtinham resultados idênticos com antígenos preparados de **fígado normal**, e concluíram não ser o treponema que fazia o papel de antígeno, mas sim certas substâncias, identificadas depois como lipóides solúveis em álcool, existentes nos extratos de fígado humano ou animal. Desde então, os investigadores passaram a empregar, como antígenos, extratos de órgãos normais — o fígado e, mais tarde, o coração de boi —, não se podendo considerar a reação específica conseqüente à combinação antígeno-anticorpo conforme a teoria.

Com o isolamento, por Pangborn, em 1941, da fração ativa do antígeno de coração de boi — a **cardiolipina** —, começaram os pesquisadores a preparar os antígenos com essa substância padronizada, associada à lecitina e ao colesterol, em proporções adequadas, o que ampliou acentuadamente a sensibilidade e a especificidade da reação, apesar de não ter eliminado as reações inespecíficas ou falso-positivas, às quais está sujeita.

Embora a reagina não seja o amboceptor bacteriolítico específico e verdadeiro do *T. pallidum*, ela age do mesmo modo, fixando o complemento aos lipóides dos extratos de órgãos e ao complexo cardiolipina-lecitina, contidos no antígeno. A reagina é peculiar à sífilis, apesar de ser produzida também por certas afecções, dando lugar às reações inespecíficas ou falso-positivas.

A técnica de fixação do complemento original de Wassermann não é mais empregada por ser muito menos sensível que as atualmente em uso. Suas numerosas modificações diferem consideravelmente em sensibilidade, isto é, a capacidade de reagir na presença de pequenas quantidades de reagina luética, e em especificidade, ou seja, apresentar-se livre de reações inespecíficas ou falso-positivas.

Tais modificações da técnica original de Wassermann subdividem-se em dois tipos: as que seguem Wassermann, utilizando o sistema hemolítico anticarneiro (técnicas de Bordet, Kolmer, Eagle, Assis, Sordelli-Miravent, Maltaner-Almeida e outras) e as que acompanham Noguchi, empregando o sistema hemolítico anti-humano (técnica de Craig e outras).

Já se observaram casos de sífilis em que a reação se apresentou **reativa** no soro fresco e **não-reativa** no soro inativado. Atribuiu-se este fato à alteração físico-química do soro, produzida pelo aquecimento a 56°C, para destruição do complemento. Segundo Noguchi, a reagina luética pode ser termolábil ou termestável. Quando há predominância de reagina termolábil, a reação no soro inativado apresenta-se não-reativa.

Será descrita apenas a técnica de fixação do complemento de Kolmer, pelo seu interesse histórico.

A reação de fixação do complemento tem sido aplicada também no diagnóstico de grande variedade de doenças, produzidas por **bactérias, fungos, vírus, riquétsias** e **parasitos.**

Reações de Floculação

São inúmeras as reações de floculação para o diagnóstico sorológico da sífilis, cujo mecanismo, regido pelas leis de floculação dos colóides, é o mesmo em todas elas, diferindo apenas em técnica, sensibilidade, especificidade e interpretação.

O antígeno que se usava para essas reações era o extrato alcoólico de coração de boi, adicionado de colesterol. Tal antígeno é constituído de várias substâncias complexas, em quantidades variáveis e desconhecidas.

Com o advento da **cardiolipina**, passou-se a utilizar, para quase todas as reações de floculação, antígenos preparados com essa substância purificada, associada à lecitina e ao colesterol, em proporções adequadas. O uso de tais antígenos permite a preparação de partidas idênticas, com componentes conhecidos, em proporções ótimas, em relação à sensibilidade e à especificidade.

Embora os antígenos à base de cardiolipina pura tenham aumentado a sensibilidade e a especificidade, não eliminaram as reações inespecíficas ou falso-positivas, que às vezes ocorrem; certamente por serem, conforme já assinalado, antígenos inespecíficos, não-treponêmicos.

A reação negativa, ou melhor, **não-reativa**, não apresenta floculação.

A reação positiva, ou **reativa**, caracteriza-se pela formação de flóculos ou precipitados, resultantes da combinação da reagina, presente no soro luético, com os componentes do antígeno, isto é, partículas de colesterol, com ou sem cardiolipina, recobertas de lipóides. As partículas assim sensibilizadas precipitam-se pelo eletrólito presente. A função do colesterol é servir de centro de adsorção das substâncias lipóides, resultando na formação de partículas maiores, que, quando recobertas com a reagina, se tornam visíveis a olho nu.

Nessas reações, a formação de flóculos ou precipitados é favorecida pela agitação, que deve ser feita em condições padronizadas, em agitador elétrico, para que se obtenham resultados comparáveis, em diferentes provas.

Algumas dessas reações são executadas em tubos, outras, em lâminas. Estas últimas são microrreações de execução mais simples e mais rápida.

Entre as numerosas reações de floculação já propostas para o diagnóstico sorológico da sífilis, figuram as de Michaelis, Sachs-Georgi, Vernes, Meinicke, Kahn, Kline, Eagle, Hinton,

Chediak, Migliano, além de outras. Posteriormente surgiram a de Mazzini e a do VDRL, de sensibilidade e especificidade já comprovadas.

Serão descritas apenas as de Kahn e do VDRL, as mais empregadas.

PROVAS COM ANTÍGENOS TREPONÊMICOS

Não obstante seu valor incontestável no diagnóstico sorológico da sífilis, as provas com antígenos não-treponêmicos, em uso corrente, podem se apresentar **reativas** na ausência total de sífilis, em várias afecções agudas ou crônicas, sobretudo a **malária**, a **hanseníase virchowiana**, a **mononucleose infecciosa**, a **tuberculose**, as **doenças do colágeno** e **certas viroses**, constituindo as reações inespecíficas ou falso-positivas. Os resultados **reativos**, obtidos com tais provas, não indicam necessariamente que o paciente tenha sífilis; revelam apenas a presença de uma substância, a reagina, combinada ao antígeno, fixando-o ao complemento ou produzindo sua floculação.

Para permitir o diagnóstico específico da sífilis, pela demonstração do anticorpo diretamente relacionado com o *T. pallidum*, foram propostas as provas com antígenos treponêmicos que vieram aumentar, consideravelmente, a sensibilidade e a especificidade das reações. Entende-se por sensibilidade a capacidade da prova de reagir na presença de sífilis, e, por especificidade, a capacidade de não reagir em sua ausência.

A primeira prova com antígeno treponêmico, denominada prova da imobilização do *T. pallidum* (**TPI**), foi descrita por Nelson e Meyer, em 1949. Para esta prova, utiliza-se como antígeno a cepa patogênica Nichols do T. *pallidum*, mantida em passagens sucessivas no testículo de coelhos. A suspensão de treponemas, obtida da orquite luética, é adicionada ao meio de sobrevida de Nelson em anaerobiose, onde os treponemas permanecem vivos e móveis. Executa-se a reação adicionando a esta mistura o soro inativado do doente e o complemento. A prova **reativa** caracteriza-se pela imobilização dos treponemas.

Como os anticorpos específicos anti-*Treponema pallidum* se formam mais lentamente que os não-específicos, esta prova é menos sensível na sífilis primária que as provas não-treponêmicas. Assim, o soro de doente de sífilis primária pode ser **reativo** às provas não-treponêmicas e **não-reativo** à prova da imobilização do *T. pallidum* (**TPI**).

A **TPI** muito contribuiu para a elucidação das reações biológicas inespecíficas ou falso-positivas. Pouco se difundiu na prática, em virtude de dificuldades na preparação do antígeno e do perigo de contágio, em se tratando de treponemas patogênicos vivos. Considerando-se sua complexidade técnica, instalações dispendiosas são exigidas. É executada em laboratórios centrais devidamente equipados.

Por essas razões, utilizando suspensões mortas do *T. pallidum* como antígeno, surgiram várias outras provas, a saber: provas de imunoaderência do *T. pallidum* (**TPIA**), prova da aglutinação do *T. pallidum* (**TPA**), prova de fixação do complemento (**TPCF**) e prova do azul-de-metileno com o *T. pallidum* (**TPMB**). Tais provas, entretanto, não são usadas por apresentarem os mesmos inconvenientes da prova de Nelson e Meyer e por serem de sensibilidade e especificidade inferiores às desta.

Em 1953, D'Alessandro e Dardanoni propuseram nova prova com antígeno treponêmico: a prova de fixação do complemento com a proteína de Reiter (**RPCF**), que se revelou satisfatória, fornecendo os resultados comparáveis aos obtidos com a prova de Nelson e Meyer. Para esta, utiliza-se, como antígeno, um treponema não-patogênico para o homem (o treponema de Reiter), o qual contém uma proteína comum ao *T. pallidum*. Prepara-se o antígeno da cultura deste no meio líquido de tioglicolato de Brewer modificado, contendo soro de cavalo. Após a incubação, os treponemas são lavados, congelados e dialisados. Executa-se a prova no soro ou no líquor, usando-se a técnica de Kolmer com um quinto do volume. Por ser feita por esta técnica é também conhecida por prova de Kolmer com a proteína de Reiter (**KRP**).

Em 1957, Deacon e cols., aplicando o método da imunofluorescência ao diagnóstico da sífilis, elaboraram a prova do anticorpo treponêmico fluorescente (**FTA**), destinada, por sua sensibilidade e especificidade, a substituir a da imobilização do *T. pallidum* (**TPI**), tornando o diagnóstico específico da sífilis mais acessível ao laboratório clínico.

Baseia-se na imunofluorescência, método descrito por Coons e cols., em 1941, empregado em bacteriologia, que permite a marcação dos anticorpos (globulinas) com corante fluorescente. Os anticorpos (globulinas) marcados fixam-se ao antígeno homólogo, tornando-o fluorescente em luz ultravioleta. Este método é direto, exigindo a marcação de todos os soros a examinar, o que o torna inexeqüível, na prática, pelo tempo que consome. O método empregado por Deacon e cols. é indireto e mais prático; consiste em duas fases: na primeira, aplica-se o anticorpo (não-marcado) sobre o antígeno, colocado em lâmina; na segunda, adiciona-se um soro antiglobulina humana, marcado com corante fluorescente, o qual irá fixar-se ao complexo antígeno-anticorpo, tornando o antígeno visível em luz ultravioleta. A prova será **reativa** se o antígeno se apresentar fluorescente, e **não-reativa** em caso contrário. Utiliza-se como antígeno a cepa patogênica de Nichols do *T. pallidum*. O soro é diluído a um quinto e a antiglobulina humana, obtida por imunização de coelhos, é marcada com o isotiocianato na fluoresceína.

Em 1960, Deacon e cols. modificaram a técnica original dessa prova e propuseram a do anticorpo treponêmico fluorescente-200 (**FTA-200**). Esta consiste na alteração da diluição do soro a examinar para 1/200, em vez de um quinto, pois, com esta última diluição, observaram reações positivas inespecíficas em soros de indivíduos normais, decorrentes de anticorpos produzidos por treponemas não-patogênicos, ubíquos da boca e dos intestinos. Com essa modificação, obteve-se maior especificidade, porém menor sensibilidade.

Posteriormente, em 1964, Hunter, Deacon e Meyer fizeram nova modificação na prova do anticorpo treponêmico fluorescente (**FTA**). Descreveram a prova do **anticorpo treponêmico fluorescente** com absorção (**FTA-ABS**), na qual se faz a absorção dos anticorpos inespecíficos diluindo o soro a examinar com uma suspensão, obtida da rotura de corpos do treponema de Reiter pelo ultra-som (**sonicato** protéico de Reiter). Recentemente, passou-se a empregar suspensão aquosa estável do treponema de Reiter, em lugar do **sonicato**, a fim de obter uniformidade na absorção dos anticorpos inespecíficos. Esta modificação trouxe grandes vantagens para a prova, aumentando consideravelmente sua sensibilidade, por permitir o emprego do soro a examinar diluído a um quinto e não a 1/200. Constitui importante contribuição ao diagnóstico específico da sífilis, revelando-se superior à prova da imobilização do *T. pallidum* (**TPI**) tanto em sensibilidade como em especificidade. Todavia, esta prova, conforme assinalado para a da imobilização do *T. pallidum* (**TPI**), bem como para as demais com antígeno treponêmico, pode apresentar-se **não-reativa** na sífilis primária.

Relatório dos Resultados das Provas Sorológicas. Para registrar os resultados das provas sorológicas, recomendou o *US*

Public Health Service, em 1953, o uso de outra terminologia. O novo sistema adota uniformidade nos relatórios, evitando implicações diagnósticas. De acordo com essas recomendações, os termos positivo, fracamente positivo e negativo foram substituídos pelos termos **reativo, fracamente reativo** e **não-reativo**, nos relatórios das provas qualitativas.

Ao expressar os resultados das provas quantitativas (que devem ser executadas rotineiramente em todos os soros reativos), recomenda-se que o título final seja anotado em termos da maior diluição em que o soro produz resultado **reativo**, em vez de fornecê-lo em termos de unidades artificiais. Por esse meio, as reações de intensidade idêntica receberão o mesmo título em termos de diluição, quando diferentes provas forem empregadas.

Escolha das Provas Sorológicas. De acordo com as recomendações da *American Venereal Disease Association*, em 1961, ficou estabelecido adotar o seguinte critério quanto ao emprego e à interpretação dos resultados das provas sorológicas para o diagnóstico da sífilis:

1. Submeter rotineiramente todos os soros às provas sorológicas com antígenos não-treponêmicos, especialmente às reações de floculação: à reação do **VDRL** e à de Kahn, bem como às de fixação do complemento, como a reação de Kolmer.
   a) Se o resultado for **não-reativo** e não houver sinais clínicos ou história de contágio da doença, pode excluir-se a sífilis.
   b) Se o resultado for **reativo**, confirmado em nova amostra de soro, pode afirmar-se o diagnóstico da sífilis. Neste caso, cumpre executar a reação quantitativa, a qual estabelece base sorológica nos pacientes, para acompanhar a atividade da doença e a resposta sorológica ao tratamento.
2. Se persistirem dúvidas quanto ao resultado reativo, depois de repetidas as provas com antígenos não-treponêmicos, e se os sinais clínicos e a história da doença estiverem em desacordo com o resultado, recomenda-se submeter o soro à prova da fixação do complemento com a proteína de Reiter (**RPCF**), conhecida também por reação de Kolmer com a proteína de Reiter (**KRP**), executada pela técnica de Kolmer com um quinto do volume.
   a) Se o resultado for **reativo**, confirma-se o diagnóstico da sífilis.
   b) Quando o resultado for **não-reativo**, pode tratar-se de sífilis recente, de sífilis tardia de longa duração, sífilis tratada ou reação inespecífica ou falso-positiva.
3. Neste caso, cumpre submeter o soro à prova de imobilização do *Treponema pallidum* (**TPI**) e/ou à prova do anticorpo treponêmico fluorescente com absorção (**FTA-ABS**).
   a) Se o resultado for **reativo**, por uma ou outra dessas provas, confirma-se o diagnóstico da sífilis.
   b) Quando o resultado for **não-reativo**, considera-se caso de reação inespecífica ou falso-positiva, podendo admitir-se também a existência de sífilis recente.

As provas com antígenos não-treponêmicos são empregadas no diagnóstico da sífilis, tanto no soro como no líquor. Não obstante serem executadas com antígenos inespecíficos, são sensíveis e específicas.

Empregam-se, de preferência, as reações de floculação em lâminas, por serem de técnicas mais simples e mais rápidas do que as de floculação em tubos e as de fixação do complemento. Entre tais reações, a mais usada é a do **VDRL**.

As provas com antígenos treponêmicos, em especial a da imobilização do *T. pallidum* (**TPI**) e a do anticorpo treponêmico fluorescente com absorção (**FTA-ABS**), embora excelentes provas confirmatórias da sífilis, são menos usadas rotineiramente. São mais dispendiosas e de técnica mais complexa do que as provas com antígenos não-treponêmicos.

Tais provas são reservadas para casos especiais ou casos-problema nos quais a história, o exame clínico, o exame em campo escuro e as provas com antígenos não-treponêmicos não permitem estabelecer o diagnóstico.

A maior contribuição dessas provas compreende os seguintes casos:

1. Permitir a distinção entre as reações luéticas verdadeiras e as reações inespecíficas ou falso-positivas, com as provas com antígenos não-treponêmicos.
2. Colaborar no estabelecimento do diagnóstico correto, em pacientes com manifestações clínicas ou antecedentes de sífilis, que, por efeito do tratamento ou do tempo, apresentam as provas com antígenos não-treponêmicos **não-reativas**, no soro e no líquor.

Segundo Enokiara, recomenda-se utilizar a **VDRL** como reação de triagem e, se positiva, confirmá-la com a **FTA-ABS**. No seguimento sorológico dos casos tratados, são aconselháveis as reações a cada três meses, no primeiro ano, e a cada seis meses, no segundo.

INTERPRETAÇÃO

A interpretação dos resultados obtidos com as provas sorológicas para a sífilis deve ser feita com ponderação. Como outros métodos diagnósticos, eles nem sempre refletem, com segurança absoluta, o estado da afecção. O diagnóstico deve basear-se, portanto, no conjunto de dados clínicos e sorológicos.

No decurso da infecção luética, as reações sorológicas sofrem modificações apreciáveis em intensidade e freqüência em relação à fase da doença. Assim, no período primário (**cancro**), as reações sorológicas só se tornam reativas algum tempo depois do aparecimento da lesão inicial, isto é, após a formação dos anticorpos luéticos (IgM). Este tempo gira em torno de 20 dias.

Com a evolução da doença, a percentagem das reações **reativas** aumenta, atingindo 100% no período secundário ou septicêmico, elevando-se rápida e progressivamente o título dos anticorpos (IgG) (Quadro 15.1).

Oportuno lembrar que os agentes responsáveis pelas treponematoses endêmicas (**Framboesia** ou **Bouba**, *T. pertenue*; a **Pinta**, *T. cerateum*; a **Bejel** ou sífilis não-venérea, encontradiça na Ásia e na África) são, morfológica e serologicamente, semelhantes ao *T. pallidum*.

Na fase tardia da sífilis, as reações sorológicas apresentam-se também **reativas**. Depois de muitos anos, alguns casos podem tornar-se **não-reativos**, a despeito de possível comprometimento do aparelho cardiovascular e/ou do sistema nervoso central. A maioria continua **reativa** durante toda a vida.

Quadro 15.1 Sensibilidade de Algumas Provas para Sífilis

	Sífilis (Estágio)		
Reação	**Primária**	**Secundária**	**Tardia**
Não-treponêmica **VDRL** (Kahn)	70%	99%	70%
Treponêmica **FTA-ABS** (fluorescente)	85%	100%	85%
TPI (imobilização)	50%	97%	—

Há certa diferença no momento do aparecimento das reações **reativas** entre os métodos de fixação do complemento e os de floculação. Em geral, as provas de fixação do complemento apresentam-se **reativas**, também mais precocemente, após o tratamento.

As provas com antígenos treponêmicos, conforme assinalado, podem apresentar-se **não-reativas** no período primário (**sífilis recente**).

A sífilis do sistema nervoso central (SNC) pode ser diagnósticada pela reação de fixação do complemento, bem como pelas provas de floculação no líquor e no soro. A **paralisia geral progressiva (neurolues, demência paralítica)**, invariavelmente, dá resultados **reativos** em ambos. Na **tabes**, na **sífilis cerebral** e na **neurolues vascular**, as reações reativas revelam-se menos constantes, podendo ser **não-reativas** no soro.

Na **sífilis latente** sem sintomas clínicos, os anticorpos luéticos não se formam em quantidade suficiente para produzir reação **reativa**. Segundo vários autores, 50 a 75% dos casos tornam-se **reativos** após a reativação biológica.

As crianças com sintomas de **sífilis congênita** apresentam-se **reativas** em 90 a 100% dos casos, enquanto, naquelas cujos sintomas clínicos só se desenvolvem mais tarde, ocorre em apenas 40 a 45%.

Alguns recém-nascidos com reação **reativa** nunca apresentam sintomas clínicos, tornando-se a reação logo **não-reativa**. Admite-se que, nesses casos, haja transferência dos anticorpos luéticos do sangue da mãe para o do filho, sem passagem de treponemas.

Efeito do Tratamento. O tratamento específico da sífilis, dependendo do período em que for instituído, modifica sensivelmente a evolução clínica, bem como a sorologia da doença.

Se o doente for tratado antes do aparecimento do cancro, é provável que este não se manifeste e que as provas sorológicas permaneçam **não-reativas**. Se tratado no período primário soronegativo, as reações sorológicas, via de regra, continuarão **não-reativas**. Se o tratamento for instituído no período primário, as provas sorológicas, em geral, tornar-se-ão **não-reativas**, dentro de seis meses. Durante o período secundário, as provas só se tornarão **não-reativas** dentro de 12 a 18 meses.

O efeito do tratamento, depois da fase secundária, é variável. De regra, quanto mais precoce a terapêutica, mais rápida será a resposta sorológica. Por outro lado, se o tratamento for instituído 10 anos após o início da doença, o título sorológico pouco se modificará. Quanto mais tempo o doente permanecer sem a medicação específica, tanto mais demorará sua reação sorológica a se tornar **não-reativa**. Se ele tiver lesões clínicas, elas melhorarão com o tratamento, embora a sorologia permaneça inalterada. Tendo recebido dose ótima de penicilina, é pouco provável que qualquer dose adicional deste antibiótico venha a alterar sua sorologia.

Positividade à diluição 1:2 é considerada memória imunológica em pacientes curados.

Reação de Kolmer (RK)

Baseia-se a **RK** no mecanismo da fixação do complemento, constituindo a modificação mais usada da técnica original de Wassermann.

Com a descoberta da fração ativa do antígeno de coração de boi, a **cardiolipina**, Kolmer e Linch propuseram, em 1948, substituir o antígeno empregado para essa reação por novo antígeno, constituído de cardiolipina, lecitina e colesterol. O uso deste antígeno tornou a reação mais sensível e específica para a sífilis.

A **RK** pode ser executada de acordo com sua técnica original, bem como de conformidade com a modificação semimicro, usando-se a metade ou um quinto do volume dos reagentes da técnica original, especialmente na reação quantitativa, quando só se dispõe de pequena quantidade de soro ou de líquor. A técnica com um quinto do volume dos reagentes é utilizada para a **RK** com a proteína de Reiter (**KRP**).

Será descrita a técnica original, aplicável ao soro e ao líquor.

Material e Soluções Necessários

Toda a vidraria a se usar deve estar quimicamente limpa, seca e esterilizada pelos métodos habituais.

1. Pipetas de 1 e de 2 ml, graduadas ao centésimo; de 5 e 10 ml, graduadas ao décimo.
2. Pipetas de hemólise de 13 × 100 mm.
3. Cilindros de 50 ou 100 ml, graduados, com rolhas esmerilhadas.
4. Tubos de centrifugação de 10 e de 30 ml, graduados.
5. Suportes para tubos comportando 12 filas de seis tubos cada.
6. Banho-maria de temperatura regulável a 37 e a 56°C.
7. Refrigerador, centrifugador.
8. Esterilizador, seringas e agulhas.
9. Solução de cloreto de sódio a 0,85%.
10. Suspensão de glóbulos vermelhos de carneiro, a 2%.
11. Hemolisina ou amboceptor anticarneiro titulado: soro de coelho anticarneiro.
12. Complemento titulado: soro fresco de cobaia.
13. Antígeno: solução alcoólica contendo 0,03% de cardiolipina, 0,05% de lecitina e 0,3% de colesterol.
14. Soro do doente. Obtê-lo do sangue colhido por punção venosa (com o paciente em jejum), após coagulação e centrifugação. Empregar seringa esterilizada e seca (ou descartável), a fim de evitar hemólise. Inativar em banho-maria a 56°C, durante 30 minutos. Os soros previamente inativados devem ser reinativados a 56°C, durante 10 minutos, no dia da reação.

Para que a reação de fixação do complemento seja de sensibilidade máxima, é necessário remover, dos soros em exame, as hemolisinas naturais anticarneiro. Para isto, proceder do seguinte modo:

a) Colocar 1 ml de cada soro em tubo de 12 × 75 mm, deixando no refrigerador durante 15 minutos ou mais.
b) Adicionar uma gota de glóbulos de carneiro concentrados e lavados, em cada soro, e misturar bem.
c) Recolocar os tubos no refrigerador, durante 15 minutos.
d) Centrifugar e separar os soros por decantação.
e) Inativar a 56°C, durante 30 minutos. Os soros absorvidos previamente inativados devem ser reinativados em banho-maria a 56°C, durante 10 minutos.

15. Líquor. Centrifugá-lo e usar o sobrenadante, transferido para um tubo. Os líquidos contaminados ou que contenham sangue não se prestam pra a reação. Inativar em banho-maria a 56°C, durante 15 minutos, para remover as substâncias anticomplementares termolábeis.

Suspensão de Glóbulos de Carneiro a 2%

Preparação. O procedimento é o seguinte:

1. Pode-se conseguir o sangue no matadouro, sendo, porém, melhor manter um carneiro para este fim, o qual se sangra na veia jugular externa.

2. Colher o sangue em solução de citrato de sódio a 1% em solução fisiológica — uma parte de sangue para quatro partes da solução citratada. Misturar. Pode-se, também, colher na solução de Alsever modificada, adicionada de diidrestreptomicina, a qual oferece a vantagem de conservar a resistência dos glóbulos à hemólise durante, pelo menos, dois meses.
3. Colocar o sangue citratado em tubos de centrifugação graduados e lavar três a quatro vezes, do seguinte modo:

a) Centrifugar até que os glóbulos se tenham sedimentado.
b) Remover o sobrenadante com pipeta capilar.
c) Adicionar três a quatro volumes de solução fisiológica; misturar e centrifugar novamente. O tempo e a velocidade de centrifugação devem ser sempre os mesmos para as três ou quatro lavagens dos glóbulos. Não centrifugar durante muito tempo, tampouco em grande velocidade, para evitar que os glóbulos, comprimindo-se no fundo do tubo, se hemolisem.

4. Depois da terceira ou quarta centrifugação, anotar o volume dos glóbulos sedimentados.

Exemplo: Glóbulos — 0,4 ml
Solução NaCl 0,85% *qs* — 20 ml

Hemolisina ou Amboceptor Anticarneiro

Preparação. Faz-se, em um coelho, de cinco em cinco dias, cinco a seis injeções intravenosas de 5 ml cada uma, de suspensão a 10% de glóbulos vermelhos de carneiro, lavados. Sangrar o coelho, sete a nove dias após a última injeção, se a titulação prévia fornecer uma unidade de 0,5 ml da diluição a 1:4.000 ou mais. Separar o soro e conservá-lo no refrigerador com igual volume de glicerol. Guardado no refrigerador, mantém sua atividade por muito tempo.

Titulação. O amboceptor e o complemento devem ser titulados toda vez que se faz a reação. O amboceptor conserva-se sob a forma líquida, com igual volume de glicerol. O volume usado nas titulações e na reação é sempre 0,5 ml, sendo a finalidade da titulação estabelecer a diluição do amboceptor para permitir esta dose.

a) Preparar diluição-estoque de hemolisina a 1:100, como segue:

Hemolisina glicerinada (a 50%)	2,0 ml
Solução fisiológica (NaCl 0,9%)	94,0 ml
Fenol a 5% em sol. fisiológica	4,0 ml

Mantém-se ativa, durante várias semanas, se conservada no refrigerador.

b) Para a titulação, fazer as seguintes diluições, em 10 tubos, misturando bem o conteúdo de cada tubo:

0,2 ml da diluição 1:100 + 1,8 ml de sol. fisiol. = diluição a 1:1.000.
0,2 ml da diluição 1:100 + 3,8 ml de sol. fisiol. = diluição a 1:2.000.
0,2 ml da diluição 1:100 + 5,8 ml de sol. fisiol. = diluição a 1:3.000.
0,2 ml da diluição 1:100 + 7,8 ml de sol. fisiol. = diluição a 1:4.000.
0,2 ml da diluição 1:100 + 9,8 ml de sol. fisiol. = diluição a 1:5.000.
0,5 ml da diluição 1:3.000 + 0,5 ml de sol. fisiol. = diluição a 1:6.000.
0,5 ml da diluição 1:4.000 + 0,5 ml de sol. fisiol. = diluição a 1:8.000.
0,5 ml da diluição 1:5.000 + 0,5 ml de sol. fisiol. = diluição a 1:10.000.
0,5 ml da diluição 1:6.000 + 0,5 ml de sol. fisiol. = diluição a 1:12.000.
0,5 ml da diluição 1:8.000 + 0,5 ml de sol. fisiol. = diluição a 1:16.000.

c) Fazer a diluição do complemento a 1:30, conforme a descrição a seguir.

Quadro 15.2

Tubos N.º	Hemolisina 0,5 ml Diluição	Complemento 1:30	Solução Fisiológica	Glóbulos A 2%
1	1: 1.000	0,3 ml	1,7 ml	0,5 ml
2	1: 2.000	0,3 ml	1,7 ml	0,5 ml
3	1: 3.000	0,3 ml	1,7 ml	0,5 ml
4	1: 4.000	0,3 ml	1,7 ml	0,5 ml
5	1: 5.000	0,3 ml	1,7 ml	0,5 ml
6	1: 6.000	0,3 ml	1,7 ml	0,5 ml
7	1: 8.000	0,3 ml	1,7 ml	0,5 ml
8	1:10.000	0,3 ml	1,7 ml	0,5 ml
9	1:12.000	0,3 ml	1,7 ml	0,5 ml
10	1:16.000	0,3 ml	1,7 ml	0,5 ml

d) Preparar a suspensão de glóbulos de carneiro a 2%.
e) Proceder à titulação das hemolisinas em uma série de 10 tubos (Quadro 15.2).

Misturar o conteúdo de cada tubo e colocar em banho-maria a 38°C, durante uma hora. Ler a unidade de hemolisinas. A unidade é a mais alta diluição de hemolisina que, na dose de 0,5 ml, produz hemólise completa.

Empregar duas unidades nas várias titulações e na reação principal. Diluir as hemolisinas de modo que 0,5 ml contenham duas unidades.

Exemplo: Os tubos 1, 2, 3, 4, 5 e 6 apresentam hemólise completa, enquanto os restantes não a apresentam. A unidade de amboceptora será 0,5 ml da diluição a 1:6.000 (tubo 6); duas unidades serão 0,5 ml da diluição a 1:3.000. Diluir o amboceptor de modo que 0,5 ml contenha duas unidades, a partir da diluição-estoque a 1:100. Assim, para se preparar a diluição a 1:3.000, juntar 1 ml da hemolisina a 1:100 a 29 ml de solução fisiológica.

Complemento

Preparação. Deve-se usar o soro obtido de, pelo menos, três cobaias sadias. Escolher as bem nutridas, de preferência em jejum há 12 horas; não utilizar as fêmeas grávidas.

Fazer a colheita do sangue da cobaia por punção intracardíaca, usando-se seringa e agulha fina, esterilizadas e secas.

Anestesiar as cobaias levemente, com éter; introduzir a agulha e retirar 4 a 5 ml de sangue de cada uma. É suficiente o total de 10 a 15 ml. Colher o sangue em tubos de centrifugação individuais. Deixá-los à temperatura ambiente, até o sangue se coagular, guardando, em seguida, no refrigerador durante uma noite ou, pelo menos, durante uma hora. Separar os soros por centrifugação e, a seguir, misturá-los, transferindo-os para outro tubo. Quando mantido no refrigerador, o soro de cobaia conserva sua atividade complementar durante três a quatro dias.

Conservação. Os métodos mais empregados para a conservação do complemento são os seguintes:

a) Adicionar 1 g de cloreto de sódio a cada 10 ml de soro de cobaia. Quando mantido em frasco escuro no refrigerador, o soro conserva sua atividade durante três semanas ou mais.
b) Juntar uma parte do soro de cobaia a uma parte da seguinte solução:

Acetato de sódio .... 12 g
Ácido bórico .... 4 g
Água destilada esterilizada .... 100 ml
Conservar no refrigerador.

c) Deixar o soro no congelador até o momento de usá-lo, adicionando-se-lhe, antes, 0,2 g de acetato de sódio a cada 10 ml.
d) O melhor método de conservação do complemento é o liofilizado, obtido por desidratação do soro no vácuo, em baixa temperatura. O complemento conserva sua atividade durante oito a 12 meses, mantido no refrigerador. O complemento liofilizado é fornecido por laboratórios especializados em frasco contendo o equivalente a 5 ml de soro fresco.

No momento de usar, diluir o complemento juntando 1 ml do soro de cobaia a 29 ml de solução fisiológica, para preparar a diluição a 1:30. Quando se empregar o método de conservação *b*, em que o soro é diluído a 1:2, adicionar 1 ml do soro a 14 ml de solução fisiológica (NaCl 0,9%).

Titulação. É necessário que tanto o amboceptor como o complemento sejam titulados toda vez que se executa a reação de fixação do complemento.

A titulação do complemento deve ser iniciada 30 minutos depois que os tubos para a titulação do amboceptor tenham sido colocados em banho-maria.

a) Preparar a diluição do complemento a 1:30 como descrito.
b) Diluir o antígeno de modo que 0,5 ml contenha 10 unidades ou a dose a empregar. Para preparar esta diluição, colocar em frasco a quantidade necessária de solução fisiológica e adicionar o antígeno, gota a gota, agitando a cada adição. Preparar quantidade de antígeno suficiente para as titulações e a reação principal.
c) Preparar a suspensão de glóbulos de carneiro a 2%.
d) Em 10 tubos, proceder à titulação do complemento como no Quadro 15.3.

A menor quantidade de complemento, a 1:30, que apresentar hemólise completa, será a unidade exata. O tubo próximo, de diluição mais elevada, será a unidade completa.

Na reação de fixação do complemento e nas várias titulações, empregar duas unidades completas, diluídas de modo que sejam contidas em 1 ml.

Exemplo:

Unidade exata .... 0,25 ml da diluição a 1:30
Unidade completa .... 0,30 ml da diluição a 1:30
Dose (duas unidades completas) ..... 0,60 ml da diluição a 1:30

Para calcular a diluição a empregar, de modo que 1 ml contenha a dose de duas unidades completas, Kolmer recomenda dividir 30 pela dose; por exemplo:

$$\frac{30}{0,60} = 50 \text{ ou 1 ml da diluição do soro de cobaia a 1:50.}$$

Quando se executa a reação principal, sem a fixação durante uma noite no refrigerador, podem-se empregar duas unidades exatas de complemento.

Se o complemento fornecer uma unidade de 0,1 a 0,25 ml da diluição a 1:30, deve-se tomar arbitrariamente 0,3 ml como unidade exata.

Kolmer aconselha diluir o complemento em solução fisiológica fria e não na solução conservada à temperatura ambiente.

O complemento não-diluído e principalmente o diluído devem ser conservados no refrigerador.

Antígeno

Diluição. Para preparar a diluição do antígeno cardiolipídico, colocar a quantidade necessária de solução fisiológica em cilindro e adicionar o antígeno, gota a gota, agitando continuamente. A quantidade necessária a preparar deve ser calculada de acordo com o número de tubos que conterão antígeno na reação e nas titulações. A dose para a reação é 0,5 ml da diluição do antígeno, indicada no rótulo do frasco, que geralmente é a 1:150. Deixar à temperatura ambiente, em cilindro arrolhado. O antígeno diluído deve permanecer à temperatura ambiente pelo menos durante uma hora, antes de ser usado. Adquirir o antígeno já padronizado.

Técnicas

Pode-se lançar mão de duas técnicas: a **qualitativa**, realizada em dois tubos para cada soro ou para cada líquor, e a **quantitativa**, executada em oito tubos para cada soro e em seis tubos para cada líquor, em diluições seriadas com solução fisiológica. A técnica quantitativa deve ser executada rotineiramente, sempre que o soro ou o líquor se apresentarem **reativos** na técnica qualitativa. Expressar o resultado em termos da maior diluição do soro ou do líquor que produzir reação ativa 1+, 2+, 3+ ou 4+.

Na véspera de executar a reação, tomar as seguintes providências:

Quadro 15.3

Tubos n.º	Complemento 1:30	Antígeno 10 Unidades	Solução Fisiológica (NaCl 0,9%)		Hemolisina 2 Unidades	Glóbulos a 2%	
1	0,10 ml	0,5 ml	1,4 ml	Misturar. Colocar em banho-maria a 37°C, durante uma hora.	0,5 ml	0,5 ml	Misturar. Colocar em banho-maria a 37°C, durante uma hora. Ler os resultados.
2	0,15 ml	0,5 ml	1,4 ml		0,5 ml	0,5 ml	
3	0,20 ml	0,5 ml	1,3 ml		0,5 ml	0,5 ml	
4	0,25 ml	0,5 ml	1,3 ml		0,5 ml	0,5 ml	
5	0,30 ml	0,5 ml	1,2 ml		0,5 ml	0,5 ml	
6	0,35 ml	0,5 ml	1,2 ml		0,5 ml	0,5 ml	
7	0,40 ml	0,5 ml	1,1 ml		0,5 ml	0,5 ml	
8	0,45 ml	0,5 ml	1,1 ml		0,5 ml	0,5 ml	
9	0,50 ml	0,5 ml	1,0 ml		0,5 ml	0,5 ml	
10	0	0	2,5 ml		0	0,5 ml	

1. Lavar e secar os tubos e as pipetas.
2. Colher e lavar os glóbulos vermelhos de carneiro.
3. Colher o sangue da cobaia.
4. Colher o sangue do doente e separar o soro.
5. Colher o líquor do doente.

No dia de executar a reação:

1. Preparar a diluição do complemento.
2. Preparar a suspensão de glóbulos de carneiro a 2%.
3. Titular o amboceptor hemolítico e determinar a unidade.
4. Titular o complemento e determinar a unidade.
5. Inativar o soro, em banho-maria, a 56°C, durante 30 minutos.
6. Inativar o líquor, em banho-maria, a 56°C, durante 15 minutos.
7. Preparar a diluição do antígeno, de acordo com seu título, de modo que 0,5 ml contenha a dose (10 unidades). O antígeno deve ser vertido lentamente sobre a solução fisiológica.

Técnica da Reação Qualitativa

1. Dispor série de tubos de hemólise em suporte, sendo dois para cada soro e dois para cada líquor, bem como dois para cada soro ou líquor testemunhos, **reativo** e **não-reativo**, além de três para testemunhos, respectivamente, do antígeno, do sistema hemolítico e dos glóbulos.
2. Colocar 0,2 ml de cada soro nos tubos 1 e 2 desta série.
3. Colocar 0,5 ml de cada líquor nos tubos 1 e 2 desta série. Colocar 0,2 ml do soro nos tubos 1 e 2.
4. Juntar 0,5 ml de solução fisiológica em cada um dos tubos n.º 2.
5. Adicionar solução fisiológica aos três tubos testemunhos: 0,5 ml ao testemunho do antígeno, 1 ml ao testemunho do sistema hemolítico e 2,5 ml ao testemunho dos glóbulos.
6. Juntar 0,5 ml da diluição apropriada do antígeno do tubo n.º 1 de cada soro ou líquor, de cada soro ou líquor testemunho, e ao tubo testemunho do antígeno.
7. Agitar os tubos e deixá-los à temperatura ambiente, durante 10 a 30 minutos.
8. Em seguida, juntar 1 ml de complemento (contendo duas unidades completas) a todos os tubos, **exceto** ao testemunho dos glóbulos.
9. Agitar cuidadosamente, para misturar, e colocá-los no refrigerador a 6-10°C, durante 15 a 18 horas.
10. Em seguida, colocar os tubos em banho-maria, a 37°C, durante 10 minutos.
11. Adicionar 0,5 ml de hemolisina (contendo duas unidades) a todos os tubos, exceto ao testemunho dos glóbulos.
12. Acrescentar 0,5 ml da suspensão de glóbulos a 2%, previamente agitada, a todos os tubos.
13. Misturar o conteúdo de cada tubo por agitação cuidadosa.
14. Colocar os tubos em banho-maria para a segunda incubação a 37°C. Examinar os controles de cinco em cinco minutos. O tempo da segunda incubação depende dos soros-controle, não devendo exceder uma hora. Proceder à leitura dos resultados 10 minutos depois que os testemunhos do antígeno, do sistema hemolítico e do soro ou líquor apresentarem hemólise completa.
15. Retirar os tubos do banho-maria, ler e registrar os resultados das reações, de acordo com os padrões de leitura, cuja preparação será vista a seguir, exceto nos casos em que haja inibição da hemólise no tubo-controle.
16. Todos os soros ou líquidos que apresentarem inibição da hemólise no tubo-controle devem ser recolocados em banho-maria, a 37°C, durante tempo suficiente para a segunda incubação completar uma hora. Em seguida, ler e registrar os resultados.
17. Preparação dos padrões de leitura.
    a) Aquecer os tubos da solução de hemoglobina (obtidos da titulação ou dos tubos-controles) em banho-maria, a 56°C, durante cinco minutos.
    b) Preparar diluição a 1:6 da suspensão de glóbulos a 2%, juntando-se 5 ml de solução fisiológica a 1 ml da suspensão de glóbulos a 2%.
    c) Preparar os padrões de leitura misturando a solução de hemoglobina com a suspensão de glóbulos, conforme o quadro abaixo:

Suspensão de Glóbulos a 1:6 (ml)	Solução de Hemoglobina (ml)	Fixação do Complemento Equivalente	
		Percentagem	**Registro**
3,0	0,0	100	4+
1,5	1,5	50	3+
0,75	2,5	25	2+
0,3	2,7	10	1+
0,15	2,85	5	±
0,0	3,0	0	−

18. Leitura e registro dos resultados.
    a) Todos os controles do soro e do líquor devem apresentar hemólise completa.
    b) Fazer a leitura das reações comparando-as com os padrões de leitura e registrar o grau da fixação do complemento observado de acordo com o Quadro 15.4.

Técnica da Reação Quantitativa

1. **No soro:**
    a) Dispor oito tubos em um suporte.
    b) Colocar solução fisiológica: 0,9 ml no tubo 1 e 0,5 ml nos demais.

Quadro 15.4

Leitura das Reações	Leitura dos Controles	Resultado	Leitura das Reações	Leitura dos Controles	Resultado
4+	−	**Reativo**	3+	3+	Anticomplementar
3+	−	**Reativo**	3+	2+	Anticomplementar
2+	−	**Reativo**	3+	1+	**Fracamente reativo**
1+	−	**Reativo**	3+	±	**Reativo**
±	−	**Fracamente reativo**	2+	2+	**Não-reativo**
−	−	**Não-reativo**	2+	1+	**Não-reativo**
4+	4+	Anticomplementar	2+	±	**Fracamente reativo**
4+	3+	Anticomplementar	1+	1+	**Não-reativo**
4+	2+	**Fracamente reativo**	±	±	**Não-reativo**
4+	1+	**Reativo**			

c) Adicionar 0,5 ml do soro reativo em exame, inativado, ao tubo 1.
d) Misturar o conteúdo do tubo 1 e transferir 0,5 ml para o tubo 8 (testemunho) e 0,5 ml para o tubo 2.
e) Misturar o conteúdo do tubo 2 e transferir 0,5 ml para o tubo 3, e assim sucessivamente até o tubo 7, do qual, depois de misturado seu conteúdo, retirar 0,5 ml.
f) Obtêm-se assim diluições do soro a 1:1 (não-diluído), 1:2, 1:4, 1:8, 1:16, 1:32 e 1:64. O tubo 8 (soro a 1:1, não-diluído) é o testemunho.

2. No líquor:
a) Dispor seis tubos em um suporte.
b) Colocar 0,5 ml de solução fisiológica nos tubos 2, 3, 4, 5 e 6.
c) Adicionar o líquor reativo em exame, inativado: 0,5 ml ao tubo 1, 0,5 ml ao 2 e 0,5 ml ao 6 (testemunho).
d) Misturar o conteúdo do tubo 2 e transferir 0,5 ml para o 3, e assim por diante até o tubo 5, do qual, depois de misturado seu conteúdo, retirar 0,5 ml.
e) Obtêm-se assim diluições do líquor a 1:1 (não-diluído), 1:2, 1:4, 1:8 e 1:16. O tubo 6 (líquor a 1:1, não-diluído) é o testemunho.

3. Dispor três tubos no suporte para os testemunhos do antígeno, do sistema hemolítico e dos glóbulos e neles colocar, respectivamente, 0,5 ml, 1 ml e 2,5 ml de solução fisiológica.
4. Juntar 0,5 ml da diluição apropriada do antígeno aos sete primeiros tubos de cada soro, aos cinco primeiros tubos de cada líquor e ao tubo testemunho do antígeno.
5. Agitar os tubos, para misturar seu conteúdo, e deixá-los à temperatura ambiente, durante 10 a 30 minutos.
6. Completar a reação de acordo com a técnica da reação qualitativa (seguir do item 9 ao item 18).
7. Ler e registrar os resultados em termos da maior diluição do soro ou do líquor que produzir **reativa** 1, 2, 3 ou 4, conforme o Quadro 15.5.
8. Se se obtiver resultado **reativo** na diluição do soro a 1:64 ou do líquor a 1:16, preparar diluições mais elevadas e executar a reação novamente.

Outras Aplicações da Reação de Fixação do Complemento

Além da **RK**, praticam-se no soro outras reações baseadas na fixação do complemento, empregando-se antígenos específicos para o diagnóstico da **tuberculose**, da **blenorragia**, da **eqüinococose**, da **cisticercose**, da **doença de Chagas**, da **doença de Lyme** e outras afecções.

A técnica da reação é a mesma empregada para o diagnóstico da sífilis (Kolmer). Os reativos são também os mesmos, à exceção do antígeno, que é específico para cada enfermidade. O sistema hemolítico é idêntico ao descrito, titulando-se, do mesmo modo, a hemolisina. Assim também acontece com o complemento que é titulado em presença do antígeno, empregado na dose da reação. A quantidade de soro a empregar é similar à da reação para o diagnóstico da sífilis. A primeira incubação ainda é idêntica, com a diferença de que, após 15 a 18 horas no refrigerador, a 6-8°C, a imersão em banho-maria, a 37°C, é de 30 minutos, e não de 10 a 15 minutos como na reação para sífilis.

Pode-se substituir esta primeira incubação pela de duas horas a 37°C, em banho-maria, especialmente na reação de fixação do complemento para a tuberculose.

Os resultados são fornecidos do mesmo modo, **reativos** ou **não-reativos**, dependendo da ausência ou da presença de hemólise, completa ou parcial, dos glóbulos de carneiro.

Tuberculose. É usada como complemento aos demais métodos diagnósticos desta afecção (baciloscopia, culturas, inoculações, reações alérgicas). Não há, todavia, uniformidade de opinião quanto ao seu valor. Não é de uso corrente.

Blenorragia. É de grande interesse clínico, sobretudo no diagnóstico diferencial das **salpingites** e das **artrites gonocócicas**.

Cumpre observar que a gonofixação (reação de Oppenheim) só é **reativa** duas a três semanas após o início da infecção. É **não-reativa** nas **uretrites anteriores** em 80 a 90% dos casos de infecção subaguda ou crônica, sempre que exista localização extra-uretral da infecção. A reação permanece **reativa** por vários meses após a cura clínica da infecção.

Enquanto as reações **reativas** permitem firmar o diagnóstico de infecção gonocócica, as **não-reativas** não a excluem.

Os antígenos empregados são emulsões em solução fisiológica de vários tipos de gonococos, ou seus produtos de extração, obtidos com diversos solventes.

Equinococose e Cisticercose. O diagnóstico sorológico destas afecções pode ser feito mediante o emprego de antígenos preparados do líquido cístico bovino, para a equinococose, e do *Cysticercus cellulosae* ou *bovis*, para a cisticercose.

Lembre-se de que a fixação do complemento para a **equinococose** pode ser **reativa** na cisticercose, e vice-versa.

Doença de Chagas (ver Cap. 16). Constitui a reação de fixação do complemento para a tripanossomose americana (reação de Machado-Guerreiro) ótimo método empregado no diagnóstico das formas crônicas dessa doença.

O xenodiagnóstico é de valor absoluto quando positivo.

Doença de Lyme (DL). A **DL** foi identificada na cidade de *Lyme* (Conn., EUA), em 1975. É produzida pela espiroqueta

Quadro 15.5

Soro ou Líquor							
Não diluídos	Diluições						
1:1	1:2	1:4	1:8	1:16	1:32	1:64	Resultado
4	3	1	–	–	–	–	**Reativo** a 1:4
4	–	–	–	–	–	–	**Reativo** (4+) a 1:1
4	4	3	2	–	–	–	**Reativo** a 1:8
4	4	4	4	4	1	–	**Reativo** a 1:32
3	1	–	–	–	–	–	**Reativo** a 1:2
1	–	–	–	–	–	–	**Reativo** (1+) a 1:1
2	1	±	–	–	–	–	**Reativo** a 1:2
±	–	–	–	–	–	–	**Fracamente reativo** a 1:1
–	–	–	–	–	–	–	**Não-reativo**
4	4	4	4	4	4	4	**Reativo** a 1:64

Quadro 15.6 Titulação do Poder Hemolítico do Soro

Tubos	1	2	3	4	5	6	7	8	9	10	11	12	13	14
Soro ativo	0,1	0,1	0,1	0,1	0,1	0,1	0,1	0,1	0,1	0,1	0,1	0,1	0,1	0,1
NaCl a 0,85%	1,0	0,9	0,8	0,7	0,6	0,5	0,4	0,3	0,2	0,1	0,2	0,15	0,1	0,3
Antígeno	–	–	–	–	–	–	–	–	–	–	0,1	0,15	0,2	–
Glóbulos	0,1	0,2	0,3	0,4	0,5	0,6	0,7	0,8	0,9	1,0	–	–	–	–

Borrelia burgdorferi; as provas sorológicas mais usadas para comprovar o diagnóstico clínico são a imunofluorescência indireta e o teste imunossorbentenzima-associado (chamado ELISA — *Enzime Linked Immuno Sorbent Assay*).

Entretanto, provas positivas ocorrem em outras espiroquetoses (a **sífilis**, por exemplo), mas, segundo Duffym, é de valor na confirmação do diagnóstico da **DL**. Assinale-se que a **VDRL** mostra-se negativa nesta borreliose.

A pesquisadora Turgeon diz que a incidência da **DL** tem aumentado acentuadamente, nos EUA, nos últimos anos, tendo sido registrado nesse país, em 1987-1988, 1,4 caso/100.000 habitantes/ano.

A *B. burgdorferi* é transmitida por carrapato do gênero *Ixodideos* (*dammini, scapularis, pacificus* e outras espécies). A **DL** seria uma ameaça também no Brasil?, indaga e alerta Souza e Silva. É doença multissistêmica: cutânea (*erythema migrans*), articular (**artrite**), cardíaca (**bloqueio atrioventricular**), neurológica (**meningoencefalite, cefaléia**). A penicilina por via oral ou a tetraciclina são mui eficazes em seu tratamento, sobretudo, segundo Bateman e White, se administradas na fase inicial (*erythema migrans*). Como a lues, ocorre em três estágios.

Chlamydia trachomatis. Araújo e Fortuna estudaram a soropositividade da *C. trachomatis* e sua relação com outras doenças sexualmente tansmissíveis, em prostitutas da cidade de Santos, SP. Em 45 pacientes investigadas, depararam 42% de reações positivas para a sífilis e 100% de positividade para o *C. trachomatis*.

Nas mulheres, as conseqüências da infecção por *C. trachomatis* são principalmente infertilidade, dor pélvica crônica e abortamento.

Reação de Kahn

O grande valor semiológico das reações de floculação ficou demonstrado em dois Congressos Internacionais de Sorologia, realizados em Copenhague (1928) e em Montevidéu (1930). Inúmeras foram as reações confrontadas (Wassermann, Kolmer, Kahn, Müller, Meinicke, Sachs-Georgi, Sigma). A reação de Kahn despertou maior interesse por apresentar reais vantagens sobre as demais, pela sua maior especificidade e sensibilidade, além de ser de técnica fácil e rápida.

Por estas razões, foi adotada, oficialmente, como a sororreação padrão da sífilis no Departamento de Saúde Pública do Estado de Michigan, nos Estados Unidos, e nos laboratórios da Marinha desse país, onde suplantou quase completamente as reações de fixação do complemento, antes do advento de técnicas mais específicas.

A reação de Kahn é um aperfeiçoamento da reação de Sachs-Georgi, introduzida em 1922.

Compreende a reação ***standard*** e a reação ***presuntiva***, as quais só diferem pelo antígeno utilizado. Para a primeira, emprega-se o antígeno ***standard*** e, para a segunda, o antígeno sensibilizado, isto é, o primeiro enriquecido de lipóides.

Será descrita apenas a reação ***standard***, cuja aplicação no soro e no líquor difere apenas no tratamento destes dois líquidos. Será descrita, também, a reação de Kahn quantitativa, aplicada ao soro e ao líquor.

Material e Soluções Necessários

O material a usar (tubos, pipetas etc.) deve ser de vidro neutro, limpo e seco. Para a perfeita limpeza, coloca-se o material na mistura sulfocrômica*, durante várias horas. Lavar, depois, em água corrente, secando em seguida no forno Pasteur ou na estufa a 150°C.

1. Pipetas de 1 ml, graduadas ao centésimo ou de 0,45 ml, com três divisões de 0,15 ml (para distribuição do soro; usar uma para cada soro).
2. Pipeta volumétrica de 1 ml (para pipetar o antígeno).
3. Uma pipeta de 2 ml, graduada ao centésimo, e uma de 10 ml, graduada ao décimo (para pipetar a solução fisiológica).
4. Uma pipeta de Kahn de 0,25 ml, com 20 divisões de 0,0125 ml cada uma (para distribuição da suspensão do antígeno).
5. Tubos de Kahn de 12 × 75 mm (para a reação; três para cada soro em exame).
6. Dois tubos de fundo chato de 15 × 55 mm (para preparação da suspensão do antígeno).
7. Solução de cloreto de sódio a 0,85%.
8. Antígeno de Kahn ***standard***. É um extrato alcoólico de pó de coração de boi contendo 0,6% de colesterol. Pode ser adquirido no comércio, titulado e estandardizado.

Conservar o antígeno em frasco escuro, bem arrolhado, ao abrigo da luz, à temperatura ambiente. No inverno formam-se precipitados de colesterol, que se dissolvem facilmente pelo aquecimento a 37°C, em banho-maria ou na estufa.

9. Suporte próprio para colocar os tubos, servindo também para a agitação manual (na falta de agitador automático).
10. Banho-maria, a 56°C, para inativação do soro.

Na falta de banho-maria de temperatura regulada a 56°C, colocar um termômetro em um *becker* contendo água e aquecer, até 56°C, tendo o cuidado de não deixar a temperatura subir além de 57°C.

11. Soro do doente. Obtê-lo do sangue colhido por punção venosa, a qual deve realizar-se, de preferência, de manhã, com o paciente em jejum. Usar seringa e agulha esterilizadas e secas (ou descartáveis). Colher cerca de 10 ml de sangue. Após a retração do coágulo, separar o soro por centrifugação. Evitar hemólise.

Técnica

1. Inativar o soro em banho-maria a 56°C, durante 30 minutos.
2. Preparar a suspensão do antígeno.

*Ver composição e preparação no Cap. 2.

Quadro 15.7 Representação Esquemática da Reação de Kahn

	1.º Tubo	2.º Tubo	3.º Tubo	
Relação soro:antígeno	3:1	6:1	12:1	Resultado final
Suspensão do antígeno	0,05 ml	0,025 ml	0,0125 ml	
Soro inativado a 56°C	0,15 ml	0,15 ml	0,15 ml	(Média das reações nos três tubos)
	++++	++++	++++	Reação fortemente reativa
	+++	++++	++++	++++
Agitar os tubos três minutos, na	++	++++	++++	Reação reativa
velocidade de 275 oscilações	+	+++	++++	+++
por minuto	−	+++	++++	Reação fracamente reativa
Em seguida, juntar a solução	−	++	++++	++
de NaCl a 0,85%				
No 1.º tubo: 1,0 ml	−	−	++++	Reação duvidosa
No 2.º tubo: 0,5 ml	−	−	+++	+
No 3.º tubo: 0,5 ml				
Agitar levemente e proceder à	−	−	++	Reação duvidosa
leitura imediata após 15 minutos				±
	−	−	+	Reação não-reativa
	−	−	−	−

Usar dois tubos de fundo chato.

No primeiro, colocar 1 ml do antígeno e, no segundo, pipetar a quantidade de cloreto de sódio a 0,85% necessária, de acordo com seu título, indicado em cada frasco de antígeno.

Verter rapidamente o conteúdo do segundo tubo sobre o primeiro, e vice-versa, repetindo-se esta operação cinco a seis vezes, a fim de obter mistura homogênea. Deixar o tubo em repouso durante 10 minutos.

A suspensão, assim preparada, dá para mais de 20 reações, tornando-se, porém, imprestável ao fim de 30 minutos. Segundo as recomendações de Kahn, não se deve pipetar menos de 1 ml de antígeno para evitar dificuldades em obter mistura homogênea.

3. Distribuição da suspensão do antígeno.

Depois do repouso de 10 minutos, agitar a suspensão do antígeno e, com pipeta de Kahn de 0,25 ml introduzida no fundo dos tubos, distribuir nos três tubos em que se executa a reação:

No 1.º tubo: 0,05 ml (quatro divisões da pipeta de 0,25 ml).
No 2.º tubo: 0,025 ml (duas divisões da pipeta de 0,25 ml).
No 3.º tubo: 0,0125 ml (uma divisão da pipeta de 0,25 ml).

4. Distribuição do soro.

Acrescentar, em seguida, 0,15 ml do soro inativo, ainda quente, a cada tubo.

5. Agitação.

Na falta de agitador elétrico, agitar o suporte manualmente, durante três minutos, na velocidade de cerca de 275 oscilações por minuto e com o deslocamento longitudinal de 3 a 4 cm.

6. Juntar, em seguida, a solução de cloreto de sódio a 0,85%:

No 1.º tubo: 1,0 ml.
No 2.º tubo: 0,5 ml.
No 3.º tubo: 0,5 ml.

7. Leitura dos resultados.

Após leve agitação, proceder — primeiro a olho nu e, depois, com lente — à leitura imediata, porém, os resultados mais nítidos depois de 15 minutos, à temperatura do laboratório.

8. Anotação dos resultados (Fig. 15.1).

Reação **fortemente reativa** (++++): líquido claro, com flocos bem visíveis a olho nu.

Reação **fracamente reativa** (++): líquido mais turvo, com flóculos visíveis somente com lente.

Reação **duvidosa** (+ ou ±): líquido turvo, com flóculos no limite da visibilidade com lente.

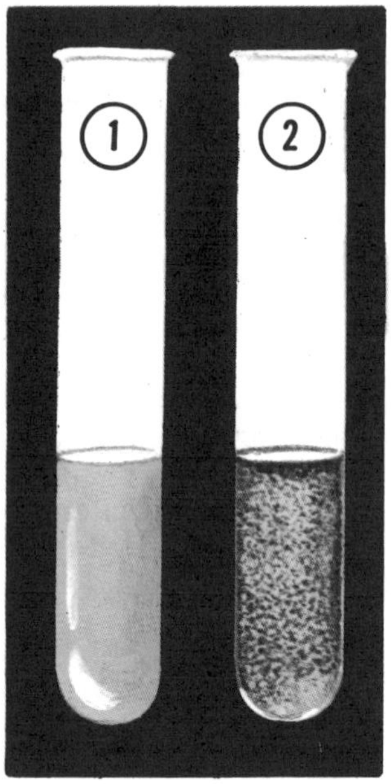

Fig. 15.2 Reação de Kahn. 1. Reação **não-reativa**; 2. Reação **reativa**.

Reação **não-reativa** (−): líquido claro, ligeiramente opalescente, sem floculação.

Interpretação dos Resultados

Com soros fortemente **reativos**, a floculação é intensa nos três tubos, sendo, porém, mais abundante no primeiro tubo.

Com soros fracamente **reativos**, a intensidade da floculação é maior com a menor dose de antígeno (terceiro tubo).

Fornecer o resultado final somando-se as anotações dos resultados obtidos nos três tubos e dividindo-se o total por 3. Juntar um sinal (+) quando o resto for maior do que 1.

É conveniente praticar as reações sempre controladas com soros seguramente **reativo** e **não-reativo**, além do controle do antígeno.

Reação de Kahn Quantitativa no Soro

A reação de Kahn ***standard*** é essencialmente qualitativa. Quando **reativa**, não dá indicação da potência relativa do soro. Dois soros **reativos** podem variar muito de potência. Determina-se tal variação pela prova quantitativa, a qual consiste em se fazerem diluições em séries dos soros reativos, com solução fisiológica. A seguir, executar a reação com a suspensão do antígeno ***standard*** em cada diluição do soro. A maior diluição que apresentar reação **reativa** será o ponto final. Kahn recomenda efetuar a reação quantitativa nos soros de reações **reativas** 3^+ ou 4^+ na prova qualitativa ***standard***.

Material e Soluções Necessários

Empregar os mesmos da reação de Kahn ***standard***.

Técnica

1. Preparar diluições do soro a 1:2, 1:4, 1:8, 1:16, 1:32, 1:64 (e mais elevadas, se necessário), do seguinte modo:
   a) Colocar 0,5 ml de solução fisiológica em seis (ou mais) tubos de Kahn, numerados de 1 a 6.
   b) Juntar ao tubo 1 0,5 ml do soro em exame (tubo um), previamente centrifugado e inativado; agitar bem.
   c) Transferir 0,5 ml do conteúdo do tubo 1 para o tubo 2 e agitar bem.
   d) Proceder do mesmo modo com os demais tubos, até a obtenção das diluições assinaladas antes.

   Estas diluições devem ser empregadas logo depois de obtidas.
2. Preparar a suspensão do antígeno de acordo com a reação de Kahn ***standard***.
3. Decorridos 10 minutos ou um pouco mais (não ultrapassar 30 minutos), agitar a suspensão do antígeno e distribuí-la, colocando 0,01 ml no fundo de cada um de seis (ou mais) outros tubos de Kahn, igualmente numerados de 1 a 6.
4. Adicionar 0,15 ml da diluição do soro a 1:64 à suspensão do antígeno contida no tubo 6.
5. Juntar 0,15 ml da diluição do soro a 1:32 à suspensão do antígeno contida no tubo 5.
6. Continuar a adição de 0,15 ml das diluições decrescentes do soro aos tubos 4, 3, 2 e 1, respectivamente.
7. Agitar o suporte, manualmente, durante 10 segundos e, em seguida, deixá-lo em repouso durante cerca de cinco minutos.
8. Agitar os tubos, no agitador, durante três minutos.
9. Recolocar os tubos no suporte e adicionar 0,5 ml de solução fisiológica em cada um.
10. Agitar o suporte, manualmente, durante alguns segundos, a fim de misturar bem o conteúdo dos tubos.
11. Logo depois, fazer a leitura.
12. Anotar o ponto final da titulação, isto é, a maior diluição do soro em que se observar reação **reativa** 4^+, 3^+ ou 2^+.
13. Computar o título quantitativo, aplicando a fórmula $S = 4\,D$, onde S é a potência do soro em unidades Kahn e D a maior diluição exibindo floculação nítida.

    Exemplos:

    Maior diluição que apresentou floculação nítida: 1:8.
    $S = 4 \times 8$ ou 32 unidades Kahn.
    Maior diluição que apresentou floculação nítida: 1:32.
    $S = 4 \times 32$ ou 128 unidades Kahn.

    Os soros que derem reações **reativas** 4^+, 3^+, 2^+ ou 1^+ na prova qualitativa (não-diluídos) e resultados **não-reativos** nas diluições crescentes da prova quantitativa devem ser considerados como contendo tantas unidades Kahn quantas indicadas pelas cruzes (4, 3, 2 ou 1 unidade Kahn, respectivamente).
14. Registrar os resultados da prova quantitativa tanto em termos de unidades Kahn como na maior diluição do soro que apresentar resultado **reativo**.

Exemplos: 64 unidades Kahn (diluição a 1:16).
128 unidades Kahn (diluição a 1:32).

Reação de Kahn no Líquor

Nesta reação, precipitam-se as globulinas do líquor pelo sulfato de amônio, redissolvendo-se em volume de solução fisiológica equivalente a 1/10 do volume primitivo. É com esta solução concentrada de globulinas que se executa a reação. O líquor não deve conter sangue.

Material e Soluções Necessários

1. Solução saturada de sulfato de amônio.

   A 100 g de sulfato de amônio *p.a.* ou *A.R.*, juntar 100 ml de água destilada. Ferver até a solução tornar-se clara. Deixar esfriar. Filtrar e conservar à temperatura ambiente.
2. Solução de cloreto de sódio a 0,85%.
3. Líquor a examinar.
4. Equipamento para reação de Kahn.

Técnica

1. Centrifugar o líquor para libertá-lo de células e partículas estranhas.
2. Colocar 3 ml do líquor límpido em tubo de Kahn.
3. Adicionar 3 ml da solução saturada de sulfato de amônio.
4. Misturar bem e colocar a mistura em banho-maria, a 56°C, durante 15 minutos, a fim de facilitar a precipitação das globulinas.
5. Centrifugar a mistura em alta velocidade, durante 15 minutos, para depositar completamente as globulinas precipitadas.
6. Remover inteiramente o líquido sobrenadante, decantando-o e emborcando o tubo em suporte sobre folha de papel de filtro; após 10 minutos nesta posição, todo o líquido terá escorrido.
7. Juntar 0,3 ml da solução de cloreto de sódio a 0,85% ao precipitado, a fim de dissolvê-lo, o que se deve fazer cautelosamente. É esta solução concentrada de globulinas que vai servir para a reação de Kahn.
8. Preparar a suspensão do antígeno de Kahn de acordo com seu título para líquor. Deixar em repouso durante 100 minutos.
9. Executar a reação em duplicata, em dois tubos, devendo-se ter o cuidado de acompanhá-la com testemunhos de líquido **reativo** e **não-reativo** e do antígeno.
10. Colocar 0,1 ml da suspensão do antígeno em cada um dos tubos e juntar 0,15 ml da solução concentrada de globulinas.
11. Depois de agitar durante três minutos, como para a reação do soro, adicionar 0,5 ml da solução de cloreto de sódio a 0,85% em cada tubo.
12. Após ligeira agitação, proceder à leitura dos resultados, como para a reação do soro.

Interpretação dos Resultados

A reação **não-reativa** não apresenta precipitado.

Quando houver precipitado nítido, suspenso em meio límpido, a leitura será (+ + + +). Precipitados proporcionalmente mais fracos serão respectivamente + + +, + +, +.

Reação de Kahn Quantitativa no Líquor

Faz-se a reação quantitativa sempre que o líquor se apresenta **reativo** na prova qualitativa. Consiste em se fazerem diluições em série do líquor **reativo** com solução fisiológica. Em seguida, executar a reação em cada diluição do líquor. A maior diluição que apresentar reação **reativa** será o ponto final.

Material e Soluções Necessários

Usar os mesmos utilizados para a reação de Kahn quantitativa no líquor.

Técnica

1. Preparar diluições do líquor a 1:10, 1:15, 1:20, 1:30, 1:40 e 1:50, do seguinte modo:
   a) Dispor seis tubos de Kahn em um suporte, numerá-los de 1 a 6 e distribuir o líquor.
   no 1.º — 0,3 ml, no 2.º — 0,2 ml
   no 3.º — 0,2 ml, no 4.º — 0,1 ml
   no 5.º — 0,1 ml, no 6.º — 0,1 ml
   b) Adicionar solução fisiológica a cada um dos tubos:
   ao 1.º — 0,01 ml, ao 2.º — 0,1 ml
   ao 3.º — 0,2 ml, ao 4.º — 0,2 ml
   ao 5.º — 0,3 ml, ao 6.º — 0,4 ml

Cumpre assinalar que se considera o líquor diluído a 1:10 em virtude de ser a prova qualitativa executada com as globulinas do líquor em concentração 10 vezes maior. Assim, o líquor contido no 1.º tubo (sem diluição) é considerado diluído a 1:10.

2. Preparar a suspensão do antígeno como para a reação qualitativa.
3. Decorridos 10 minutos, agitar levemente a suspensão antigênica e distribuí-la, colocando 0,1 ml em cada um de seis outros tubos de Kahn, numerados também de 1 a 6.
4. Juntar 0,15 ml das diluições do líquor em cada tubo, começando com a maior diluição (sexto tubo).
5. Agitar o suporte manualmente, durante 10 segundos, e, a seguir, agitar os tubos no agitador elétrico durante três minutos.
6. Adicionar 0,5 ml de solução fisiológica a cada tubo.
7. Agitar o suporte manualmente, durante 10 segundos, e fazer a leitura dos resultados.
8. Observar a maior diluição do líquor que apresentar resultado **reativo** (2^+, 3^+ ou 4^+).
9. Calcular as unidades Kahn de acordo com a fórmula $S = 4\ D$, onde S é a potência do líquor em termos de unidades Kahn e D, a maior diluição que produziu floculação nítida.

Exemplos:

Líquor **reativo** na diluição a 1:10:
$10 \times 4 = 40$ unidades Kahn.
Líquor **reativo** na diluição a 1:40:
$40 \times 4 = 160$ unidades Kahn.

10. Repetir a prova nos líquidos que apresentarem resultados **não-reativos** nas diluições assinaladas aqui, do seguinte modo:
   a) Preparar o concentrado de globulinas do líquor, como para a prova qualitativa.
   b) Acrescentar 0,6 ml de solução fisiológica a 0,15 ml da solução concentrada de globulinas, para preparar uma solução de globulinas concentrada cinco vezes (em vez de 10 vezes). A solução resultante será uma solução de globulinas diluída a 1:5.
   c) Executar a relação em um só tubo, como na prova qualitativa.
   d) Se esta diluição a 1:5 der resultado **reativo**, o título quantitativo será 20 unidades Kahn; se **não-reativo**, o título será equivalente à leitura obtida com a solução de globulinas não-diluídas, isto é, 4×1 ou 4 unidades Kahn (1:1).

Reação do VDRL

A reação do **VDRL** é de microfloculação, proposta por Harris, Rosenberg e Riedel, em 1946, para o diagnóstico sorológico da sífilis. VDRL é a sigla de ***V****eneral* ***D****isease* ***R****esearch* ***L****aboratory*, onde a reação foi elaborada.

Revela a presença da reagina luética, a qual, ao se combinar com o antígeno, produz a aglutinação dos seus componentes.

O antígeno empregado é constituído de cardiolipina, lecitina e colesterol. O uso de antígeno cardiolipínico, embora não tenha eliminado as reações inespecíficas ou falso-positivas, reduziu bastante seu aparecimento, por não conter certas impurezas existentes nos antígenos lipóides, obtidos de extratos de órgãos.

Não obstante ser executada com antígeno inespecífico, não-treponêmico, a reação do **VDRL** é muito sensível e específica para a sífilis, conforme demonstraram os vários confrontos já feitos entre ela e outras reações sorológicas para a lues.

A reação é amplamente usada, dadas a facilidade e rapidez de execução. Pode ser feita em lâminas ou em tubos. Será descrita a técnica mais usada, executada em lâminas, no soro e no líquor.

Material e Soluções Necessários

1. Pipetas: de 1, de 2 e de 5 ml, graduadas ao décimo; de 0,1 e de 0,2 ml, graduadas ao centésimo.
2. Cilindro de 30 ml, com rolha esmerilhada (para preparação da suspensão antigênica).
3. Seringa de 1 ou 2 ml, provida de agulha de calibre americano 18, sem bisel, que deixe escoar 60 gotas de suspensão antigênica por ml, com a seringa em posição vertical (para distribuição da suspensão antigênica).
4. Banho-maria de temperatrura regulada a 56°C ou 60-62°C.
5. Centrifugador e microscópio.
6. Agitador rotativo elétrico, tipo Boerner, regulado para 180 r.p.m., circunscrevendo círculos de cerca de 2 cm de diâmetro, no plano horizontal. Para pequeno número de reações, as lâminas podem ser agitadas manualmente, por movimentos circulares sobre a mesa, circunscrevendo um círculo de cerca de 5 cm de diâmetro, à velocidade de 120 voltas por minuto, durante quatro minutos.
7. Lâminas comuns de microscopia, ou lâminas maiores, de $5 \times 7,5$ cm (para preparação de anéis de parafina de 14 mm de diâmetro). Em lugar de tais lâminas, podem-se empregar lâminas de vidro com anéis de cerâmica. As lâminas com concavidades ou com anéis de vidro não são recomendadas para essa reação no soro.
8. Suporte para as lâminas, de madeira ou de plástico, para conter quatro lâminas de $5 \times 7,5$ cm (para laboratórios que executem grande número de reações).
9. Parafina (ou mistura de duas partes de parafina e uma parte de vaselina) em cápsula de porcelana.
10. Bico de gás ou lâmpada a álcool.
11. Aplicador de anéis de parafina. Adquiri-lo no comércio, apropriado para este fim, ou prepará-lo no laboratório.
12. Solução de cloreto de sódio *p.a.* ou *A.R.* a 0,9%.
13. Solução salina tamponada. Esta solução, em geral, é fornecida com o antígeno. Sua composição é a seguinte:

Formaldeído neutro	0,500	ml
$Na_2HPO_4 \cdot 12H_2O$, *p.a.* ou *A.R.*	0,093	g
KH_2PO_4, *p.a.* ou *A.R.*	0,170	g
Cloreto de sódio, *p.a.* ou *A.R.*	10,0	g
Água destilada *q.s.p.*	1.000	ml

14. Antígeno. É constituído de solução alcoólica contendo 0,03% de cardiolipina, 0,9% de colesterol e 0,21% de lecitina purificada. É fornecido em frasco (marca *Biótica* e outras, em *kit* para até 300 testes). Conservar à temperatura ambiente, ao abrigo da luz.
15. Preparação da suspensão antigênica.
   a) Colocar 0,4 ml da solução salina tamponada no cilindro de 30 ml.
   b) Adicionar 0,5 ml do antígeno, gota a gota, com relativa rapidez, diretamente sobre a solução salina tamponada,

imprimindo, ao mesmo tempo, suaves movimentos circulares ao cilindro, colocado sobre a mesa. A adição do antígeno não deve consumir mais de seis segundos. A extremidade da pipeta deve ser mantida no terço superior do cilindro, e os movimentos circulares não devem ser muito fortes, a fim de evitar que a solução salina atinja a ponta da pipeta. Os movimentos circulares devem ser feitos à velocidade de cerca de três voltas por segundo, circunscrevendo o cilindro círculo de 5 cm de diâmetro. Depois de expulsar a última gota do antígeno contida na ponta da pipeta, continuar os movimentos circulares do cilindro, durante 10 segundos.

c) Juntar 4,1 ml da solução salina tamponada. Arrolhar o cilindro e agitá-lo vigorosamente, cerca de 30 vezes, durante 10 segundos, para tornar a suspensão homogênea.

d) A suspensão antigênica, assim preparada, está pronta para uso, podendo ser utilizada durante um dia. A quantidade preparada (5 ml) é suficiente para cerca de 250 reações. Se for preparada menor quantidade, guardar o restante do antígeno, contido na ampola, em frasco seco e bem arrolhado.

16. Suspensão antigênica estabilizada. A suspensão antigênica anteriormente preparada, para uso em todas as aplicações da reação do **VDRL**, pode ser estabilizada pela adição de ácido benzóico. O uso desta suspensão estabilizada permite evitar a preparação de suspensões frescas sempre que se execute a reação. Para prepará-la, adicionar 0,05 ml de uma solução de ácido benzóico a 1% em álcool absoluto (conservada no refrigerador entre 6 e 10°C) a 5 ml de suspensão antigênica recém-preparada, colocada em um frasco. Agitar o frasco suavemente, durante 10 segundos. Conservar no refrigerador entre 6 e 10°C. Poderá ser usada enquanto permanecer estável, o que se verifica por controle com soros **reativo, fracamente reativo** e **não-reativo**. Quando usar, retirar o frasco do refrigerador, agitá-lo suavemente e retirar a quantidade necessária para as reações do dia, recolocando-o no refrigerador. A quantidade retirada deve permanecer cerca de 30 minutos à temperatura ambiente, antes de ser usada.

17. Soro do doente. Obtê-lo do sangue colhido, com o paciente em jejum, por punção venosa, com seringa esterilizada e seca (ou descartável) a fim de evitar hemólise. Depois de coagulado, centrifugá-lo para separar o soro. Inativá-lo em banho-maria, a 56°C, durante 30 minutos, ou a 60-62°C, durante três minutos.

Técnica

1. Colocar 0,05 ml de cada soro a examinar, inativado, em cada anel de parafina, preparado sobre a lâmina.
2. Juntar uma gota (1/16 ml) da suspensão antigênica em cada soro, usando-se a seringa com a agulha de calibre 18, em posição vertical.
3. Agitar a lâmina por movimentos circulares, manualmente ou mediante o uso de agitador elétrico, durante quatro minutos. Se a agitação for feita manualmente, colocar a lâmina sobre a mesa e imprimir-lhe movimentos circulares, de 5 cm de diâmetro, à velocidade de 120 voltas por minuto, durante quatro minutos. Tais movimentos devem ser feitos com cuidado, para evitar que o conteúdo de um anel transborde para o outro.
4. Acompanhar a reação com testemunhos de soros **reativo, fracamente reativo** e **não-reativo**.
5. Logo após a agitação da lâmina, faz-se a leitura dos resultados, ao microscópio, com aumento de 100 × (ocular 10 ×, objetiva 10 ×, abaixando-se o condensador).
6. As partículas da suspensão antigênica apresentam-se em forma de bastonetes curtos. A floculação dessas partículas, formando flóculos ou grumos de tamanhos variados, constitui índice dos diferentes graus de reatividade.

Expressar o resultado em cruzes, segundo o grau de floculação e o tamanho dos grumos:

a) Ausência de floculação — **não-reativo** (−).
b) Presença de pequenos grumos — **fracamente reativo** (+).
c) Presença de grumos médios, grandes ou volumosos — **reativo** (2^+, 3^+ ou 4^+).

Alguns soros, em conseqüência do fenômeno de **zona**, podem apresentar reações atípicas, caracterizadas pela formação de grumos irregulares, de tamanhos variados, com preponderância de grumos pequenos. Tais soros devem ser submetidos à reação quantitativa e, se forem reativos em uma ou mais diluições, serão considerados reativos.

Reação do VDRL Quantitativa no Soro

A reação do **VDRL** quantitativa deve ser feita em todos os soros **reativos** ou **fracamente reativos** ou que apresentarem reações atípicas na prova qualitativa. Consiste em prepararem-se diluições em série de soro, com solução fisiológica. Em seguida, executa-se a reação em cada diluição. Expressa-se o resultado em termos da maior diluição do soro que produzir reação **reativa** 2^+, 3^+ ou 4^+.

Material e Soluções Necessários

1. O mesmo equipamento utilizado para reação qualitativa.
2. Seringa de 1 ou 2 ml, montada com agulha de calibre americano, 23, **sem bisel**, que deixe escoar 100 gotas de solução fisiológica por ml, com seringa em posição vertical.
3. Seringa de 1 ou 2 ml, provida de agulha de calibre americano 19, **sem bisel**, que deixe escoar 75 gotas de suspensão antigênica por ml, com a seringa em posição vertical.

Técnica

1. Preparar diluição do soro **reativo** em exame, inativado, a 1:1, 1:2, 1:4, 1:8, 1:6 e 1:32, do seguinte modo:
   a) Colocar 0,04 ml, 0,02 ml e 0,01 ml do soro no primeiro, segundo e no terceiro anel de parafina, respectivamente.
   b) Diluir o soro a 1:8, adicionando 0,1 ml do soro a 0,7 ml de solução fisiológica colocada em tubo. Misturar bem.
   c) Colocar 0,04 ml, 0,02 ml e 0,01 ml deste soro diluído a 1:8 no quarto, no quinto e no sexto anel de parafina, respectivamente.
   d) Repetir a operação com cada soro reativo a examinar, podendo-se efetuar a reação quantitativa com até oito soros ao mesmo tempo.
2. Adicionar duas gotas (0,02 ml) de solução fisiológica ao segundo e quinto anéis de parafina, usando-se a seringa com a agulha de calibre 23, em posição vertical.
3. Juntar três gotas (0,03 ml) de solução fisiológica ao terceiro e sexto anéis de parafina, usando-se a mesma seringa e a agulha, na posição assinalada.
4. Agitar a lâmina manualmente, por movimentos circulares suaves, durante cerca de 15 segundos, a fim de misturar o soro com a solução fisiológica.
5. Adicionar uma gota (1/75 ml) da suspensão antigênica em cada anel de parafina, empregando a seringa com a agulha de calibre 19, em posição vertical.
6. Agitar a lâmina por movimentos circulares, manualmente ou com o uso de agitador rotativo elétrico, durante quatro minutos, como para a reação qualitativa.

A seguir, fazer a leitura dos resultados, ao microscópio, com aumento de 100 ×, como na reação qualitativa.

Se todas as diluições do soro se revelarem **reativas**, cumpre preparar diluição a 1:64, juntando-se 0,1 ml do soro diluído a 1:8 a 0,7 ml de solução fisiológica. Transferir 0,04 ml, 0,2 ml e 0,01 ml desta diluição do soro a 1:64 para três anéis de parafina, respectivamente, e adicionar solução fisiológica aos dois últimos, para completar o volume de 0,04 ml, procedendo-se como para o soro diluído a 1:8. As diluições do soro, neste caso, serão equivalentes, respectivamente, a 1:64, 1:128 e 1:256.

Registrar o resultado em termos da maior diluição do soro que produzir reação reativa 2^+, 3^+ ou 4^+.

INTERPRETAÇÃO

A reação do **VDRL** quantitativa pode ser considerada diagnóstica da sífilis se for **reativa** na diluição a 1:16 ou em diluição mais elevada. As reações inespecíficas ou falso-positivas raramente são **reativas** em diluição superior a 1:2. Cumpre assinalar que reações positivas têm sido registradas na literatura, em casos de **lúpus eritematoso, hanseníase, malária e mononucleose.** Esta reação é muito útil no seguimento dos casos de sífilis, em virtude de constituir critério sensível para apreciar a resposta sorológica ao tratamento.

Reação do VDRL no Líquor (LCR)

A reação de microfloculação no líquor cefalorraqueano (LCR) executada em lâmina foi proposta por Ducan, Bossak e Harris.

Material e Soluções Necessários

1. O mesmo equipamento para o soro.
2. Lâmina escavada para reações de aglutinação, com 12 concavidades polidas, de 16 mm de diâmetro e 1,75 mm de profundidade, limitadas por zonas foscas.
3. Seringa de 1 ou 2 ml, provida de agulha de calibre americano 21, **sem bisel**, que escoa 100 gotas de suspensão antigênica por ml, com a seringa em posição vertical.
4. Solução de cloreto de sódio *p.a.* ou *A.R.* a 10%.
5. Suspensão antigênica sensibilizada. Para prepará-la, juntar uma parte da solução de cloreto de sódio a 10% a uma parte da suspensão antigênica usada para a reação no soro. Misturar e deixar em repouso durante, pelo menos, cinco minutos, mas não mais de duas horas, antes de usar.
6. LCR. Centrifugá-lo e usar o sobrenadante, transferido para um tubo. Não necessita ser inativado. Os líquidos contaminados ou com sangue não se prestam para a reação.

Técnica

1. Colocar 0,05 ml do LCR em uma concavidade da lâmina.
2. Colocar 0,05 ml de soros diluídos testemunhos, **reativo** e **não-reativo,** em duas outras concavidades da lâmina.
3. Adicionar uma gota (0,01 ml) de suspensão antigênica sensibilizada ao LCR e aos soros testemunhos, mediante o uso da seringa com agulha de calibre 21, mantida em posição vertical.
4. Agitar a lâmina por movimentos circulares, manualmente ou no agitador rotativo automático, durante oito minutos.

Logo após a agitação, fazer a leitura dos resultados, ao microscópio, com aumento de 100 ×, como para a reação no soro.

Registrar os resultados do seguinte modo:

a) Ausência de floculação, com dispersão das partículas do antígeno — **não-reativo**.
b) Presença de grumos, por floculação das partículas do antígeno — **reativo**.

Reação do VDRL Quantitativa no LCR

A reação quantitativa deve ser feita sempre que o LCR se apresente **reativo** na qualitativa.

Material e Soluções Necessários

O mesmo equipamento da reação qualitativa.

Técnica

1. Preparar diluições do LCR **reativo** a 1:2, 1:4, 1:8, 1:16 e 1:32 do seguinte modo:
   a) Colocar 0,5 ml de solução fisiológica em cada um de cinco (ou mais) tubos.
   b) Juntar 0,5 ml do líquor ao tubo 1, misturar bem e transferir 0,5 ml para o tubo 2.
   c) Continuar a misturar e a transferir 0,5 ml de um tubo ao tubo seguinte, até o último, do qual, depois de misturado seu conteúdo, retirar 0,5 ml.
2. A seguir, executar a reação em cada uma das diluições do líquor, de acordo com a técnica para a reação qualitativa.

Fazer a leitura dos resultados e registrá-los em termos da maior diluição do LCR que apresentar reação **reativa** 2^+, 3^+ ou 4^+.

Reação de Imobilização do Treponema (TPI)

O **TPI** (*Treponema pallidum immobilization*), embora seja prova específica, é de execução complexa e dispendiosa. Por esta razão, não será descrita. Em seu lugar, pelas numerosas vantagens que oferece, será exposta a seguir a **FTA-ABS** (*fluorescent treponemal antibody absorption*).

Fluorescência com *T. pallidum* (Prova FTA — ABS)

A. Com soro não-absorvido

Reagentes*

1. Suspensão de *T. pallidum*, cepa Nicohls, extraído de testículo de coelho, contendo cerca de 50 organismos por campo microscópico de 450 ×. Pode ser obtida liofilizada, de laboratórios especializados.
2. Soros em estudo, inativados a 56°C, por 30 minutos.
3. Soros-controle positivos e negativos.

*Kits completos para estas provas podem ser adquiridos em casas especializadas.

Processo

1. Em lâminas de microscopia, desengorduradas, praticar dois círculos de 1 cm de diâmetro, com auxílio de diamante; numerar os círculos, juntar a cada um 0,005 ml da suspensão do antígeno, secar a 37°C e fixar com acetona anidra por 10 minutos, à temperatura ambiente. As lâminas assim fixadas se conservam por longo tempo a −20°C.
2. Depositar sobre cada círculo uma gota do soro em estudo, diluído a 1:200 em tampão de fosfatos, pH 7,2, incubar a 37°C, por 30 minutos, em câmara úmida (placa de Petri forrada com papel de filtro umedecido). Praticar testes de controle com soro negativo e soro positivo, ambos diluídos a 1:200.
3. Lavar as lâminas três vezes com tampão de fosfato, gastando-se 10 minutos em cada lavagem, em frascos de Borel, e secar à temperatura ambiente.
4. Depositar, sobre cada círculo, uma gota do conjugado de antiglobulina gama com isotiocianato de fluoresceína, diluído de acordo com seu título; incubar em câmara úmida a 37°C, por 30 minutos; lavar três vezes como no item 3; depositar uma gota de glicerina tamponada com fosfato e examinar ao microscópio, em campo escuro com luz fluorescente.

Leitura dos Resultados. Classificar as reações obtidas de acordo com o Quadro 15.8.

B. Com soro absorvido, segundo Hunter e cols.

1. Cultivar treponema de Reiter a 37°C, durante 96 horas, em meio com tioglicolato NIH (Difco), enriquecido com 10% de soro de coelho; centrifugar; colher os treponemas; lavar três vezes com tampão de fosfato (pH 7,2); ressuspender no mesmo tampão; ajustar a suspensão, de modo a ficar com a densidade de 40 vezes a do tubo número 10 da escala de Mac Farland.
2. Desintegrar os treponemas em ultra-som (*Raytheon*) durante uma hora, empregando 250 W, 10 kc/s a 0°C.
3. Padronizar o sobrenadante usando soro não-sifilítico de forte reatividade inespecífica no teste de imunofluorescência.
4. Testes de absorção são realizados em diluição de soro a 1:5, com a suspensão de Reiter padronizada com diluente (0,05 ml de soro inativado + 0,2 ml de suspensão do antígeno). Centrifugar, obter o soro absorvido e praticar o teste de fluorescência.

Observações:

a) A adsorção do soro em estudo com treponema de Reiter remove anticorpos de grupos inespecíficos para o antígeno de treponema.

Quadro 15.8

	Leitura	Resultado
−a+	Treponemas vagamente visíveis	Não-reatógeno (negativo)
1+	Treponemas fracamente fluorescentes	Não-reatógeno
2+	Treponemas moderadamente fluorescentes	Reatógeno (positivo)
3+	Treponemas fortemente fluorescentes	Reatógeno
4+	Treponema muito fortemente fluorescentes	Reatógeno

b) A imunofluorescência com soro adsorvido é pelo menos duas vezes mais sensível do que com o soro não-adsorvido.

INTERPRETAÇÃO

A prova de imunofluorescência **FTA-ABS** (*Fluorescent Treponemal Antibody Absorption*) tem-se revelado positiva mais recocemente na **sífilis recente** (IgM) do que as reações de Kahn e **VDRL**. Na **sífilis tardia** (IgG) dá 100% de positividade. A julgar pelos resultados de diferentes autores, a prova de **FTA-ABS** tem-se mostrado mais sensível do que as provas de floculação.

BIBLIOGRAFIA

ARAÚJO, A.C. e FORTUNA, E.L.S.: Seropositivity to *Chlamydia trachomatis* in prostitutes. *Brazilian, J. Med. Biol. Res., 23*:697-700, 1990.

BATEMAN, D.E. e WHITE, J.E.: Lyme Disease. *Hospital Update*, 677-681, Agosto, 1990.

BAUER, J.D. *et al: Clinical Laboratory Methods.* St. Louis, The C.V. Mosby Company, 9.ª ed., 1982.

BIER, O.: *Microbiologia e Imunologia,* 23.ª ed. São Paulo, Melhoramentos, 1984.

BOSSAK, H.N. e DUNCAN, W.P.: Stabilized antigen emulsions for use in flocculation tests for syphilis. 1. The VDRL tests. *Pub. Health Rep., 71*:836, 1958.

CAMARGO, M.E.: Diagnóstico sorológico da sífilis, Lab. Merieux. *Informes Científicos*. N.º 3, Junho, 1986.

D'ALESSANDRO, G. & DARDANONI, I.: Isolation and purification of the protein antigen of the Reiter treponeme. *Am. J. Syph. Gonor. & Ven. Dis., 37*:137, 1953.

DEACON, W.E., FALCONE, V.H. & HARRIS, A.: Fluorescent test for treponemal antibodies. *Proc. Soc. Ex. Biol. & Med., 96*:477, 1957.

DEACON, W.E., FREMAN, E.M. & HARRIS, A.: Fluorescent treponemal antibody test modification basead on quantitation (FTA-200). *Proc. Soc. Exp. Biol. & Med., 103*:827, 1960.

DEACON, W.E., LUCAS, J.B. & PRICE, E.V.: Fluorescent treponemal antibody-absorption (FTA-ABS) test for syphilis. *JAMA, 198*:624, 1966.

DEMANCHE, R.: *Précis de Technique de Séro-Diagnostic de la Syphylis.* Paris, Gaston Doin et Cie., Editeurs, 1938 e 1952.

DUFFY, J.: Lyme Disease (Review article). *Ann. Allergy, 65*:1-13, 1990.

DUNCAN, W.C. *et al.*: The FTA-ABS test in dark-field-positive primary syphilis. *JAMA, 228*:859, 1974.

DUNCAN, W.P., BOSSAK, H.N. & HARRIS, A.: VDRL slide spinal fluid test. *Am. J. Clin Path., 35*:93, 1961.

ENOKIHARA, M.Y.: *In* Guimarães e Guerra.

FREITAS, J.L.P.: *Contribuição para o Estudo do Diagnóstico da Moléstia de Chagas por Processos de Laboratório.* São Paulo, tese, 1947.

GRADWOHL'S: Clinical Laboratory Methods and Diagnosis, 8.ª ed., St. Louis, The C.V. Mosby Company, 1980.

GUIMARÃES, R.X. e GUERRA, C.G.C.: Clínica e Laboratório, 4.ª ed., São Paulo, SP, Sarvier, 1990.

HENRY J.B.: Clinical Diagnosis and Management by Laboratory Methods, 19th ed., Philadelphia, W.B. Saunders Co., 1996.

HUNTER, E.F., DEACON, W.E. & MEYER, P.E.: An improved FTA test for syphilis, the absorption procedure (FTA-ABS). *Publ. Health Rep., 79*:410, 1964.

KAHN, R.L.: *Serology with Lipid Antigen*. Baltimore. The Williams & Wilkins Company, 1950.

KOLMER, J.A.: *Clinical Diagnosis by Laboratory Examinations*, 3.ª ed., New York, Appleton-Century-Crofts, Inc. 1961.

KOLMER, J.A. & LINCH, E.R.: Cardiolipin antigens in the Kolmer complement-fixation test for syphilis. *J. Ven. Dis. Inform., 29*:166, 1948.

LOURENÇO COELHO, L.: *Técnicas de Laboratório Clínico*, 2.ª ed., Rio de Janeiro, Livraria Atheneu S.A., 1964.

McALISTER, H.F. *et al.*: Lyme carditis. *Ann. Int. Medicine. 110*:339-345, 1989.

OLIVEIRA LIMA, A. e DIAS DA SILVA, W.: *Imunologia, Imunopatologia, Alergia*. Rio de Janeiro, Guanabara Koogan, 1970.

PANGBORN, M.C.: A new serologically active phospholipid from beef heart. *Proc. Soc. Exp. Biol. & Med., 48*:484, 1941.

PANGBORN, M.C.: A simplified preparation of cardiolipin, with a note on purification of lecithin for serological use. *J. Biol. Chem., 161*: 71, 1941.

RAVEL, R.: Laboratório Clínico, 4.ª ed., Ed. Guanabara (tradução), Rio de Janeiro, 1988.

ROCHA, A., AZULAY, R.D., PINTO, J.T. e DEANE, G.: O teste da imunofluorescência (FTA-200) no diagnóstico da sífilis. *O Hospital, 70*:617, 1966.

RUIZ, L.P. e cols.: Conceitos práticos de sorologia atual para sífilis. *Rev. Bras. Pat. Clín., 10*:109, 1974.

SOUZA E SILVA, E.A.: Doença de Lyme. Uma Ameaça para o Suprimento de Sangue? *LAES, 11*:80-82 (Ag.-Set.), 1990.

SZER, I.S., TAYLOR, E. e STEERE, A.C.: The long-term course of Lyme arthritis in children. *N. Engl. J. Med., 325*:159-163, 1991.

TURGEON, M.L.: *Immunology and Serology in Laboratory Medicine*. St. Louis, Mosby, 1990.

16

Diagnóstico da Doença de Chagas

INTRODUÇÃO

A **tripanossomíase cruzi** é endemia da América Latina.

De distribuição geográfica ampla, ocorre entre nós em áreas de grande potencial econômico, como São Paulo, Minas, Bahia, Goiás, Paraná e Rio Grande do Sul; estima o Ministério da Saúde existirem no País **quatro milhões** de infectados.

Inquéritos entomológicos feitos em 1.750 de 3.950 municípios brasileiros (1950 a 1968) revelaram a presença de triatomíneos em 1.238, dos quais 1.098 tinham vetores parasitados.

A **estimativa de prevalência**, no Brasil e em cada unidade da Federação, acha-se transcrita no Quadro 16.1. Baseia-se no inquérito sorológico nacional, em que, de 1975 a 1981, foram investigados todos os municípios existentes no País, por amostragem aleatória simples com a estratificação de localidades pelo número de casos (excluindo o Estado de São Paulo), segundo Lima e Silveira (1985).

Na América Latina, pode-se estimar a prevalência da endemia em mais de **10 milhões** de pessoas, pois, em apenas quatro países, avaliações cautelosas quase atingem aquela cifra, como se vê no Quadro 16.2.

Segundo Dias, na América Latina existem 24 milhões de pessoas soropositivas para o *T. cruzi* (*apud* Galvão, 1990).

Felizmente, graças à melhoria da habitação rural e à disseminação dos conhecimentos sobre a doença e, sobretudo, à ação da SUCAM, do Ministério da Saúde, podemos dizer que a doença de Chagas, no Brasil, está hoje sob controle.

Correlação Clínico-laboratorial

A doença de Chagas se apresenta na clínica em duas fases: a **aguda** e a **crônica**.

Fase Aguda. Mais comum na infância e só encontrada, de ordinário, em zona endêmica, manifesta-se sob a forma de qua-

Quadro 16.1 Estimativa da Prevalência da Endemia Chagásica no Brasil e nos Estados — Inquérito Sorológico Nacional (1975/81)

Unidade da Federação	Tamanho da População	N.º Esperado de Positivos	Estimativa de Prevalência
Brasil	40.405.132	1.705.580	4,2
Minas Gerais	5.869.855	518.326	8,8
Rio Grande do Sul	2.913.025	257.441	8,8
Goiás	1.786.663	132.204	7,4
Distrito Federal	52.905	3.240	6,1
Sergipe	459.692	27.441	6,0
Bahia	4.930.925	268.179	5,4
Piauí	956.623	38.705	4,0
Paraná	4.164.943	166.511	4,0
Paraíba	1.405.793	48.863	3,5
Pernambuco	2.583.119	72.053	2,8
Mato Grosso	618.910	17.480	2,8
Alagoas	1.012.240	25.058	2,5
Mato Grosso do Sul	457.896	11.265	2,5
Acre	143.081	3.422	2,4
Amazonas	435.379	8.195	1,9
Rio Grande do Norte	883.765	15.713	1,8
Rio de Janeiro	1.519.673	26.657	1,7
Santa Catarina	1.937.461	26.936	1,4
Ceará	2.855.591	24.018	0,8
Pará	1.166.978	6.532	0,5
Rondônia	171.750	710	0,4
Roraima	32.285	100	0,3
Espírito Santo	832.804	2.629	0,3
Maranhão	3.157.419	3.902	0,1
Amapá	56.357	0	0,0

Quadro 16.2 Estimativa da Prevalência da Endemia Chagásica na América Latina

País	N.º de Pessoas Infectadas	Referência	Percentagem da População do País
Brasil	4.000.000	Ministério da Saúde, 1973	4,0
Argentina	3.000.000	Bonet, 1972	12,0
Venezuela	1.200.000	Pifano, 1972	10,0
Bolívia	700.000	Valdivia e Jauregui, 1972	14,0
Chile	300.000	Schenone e cols., 1972	3,0
Total	9.200.000		

dro febril agudo, podendo a temperatura atingir 40°C, embora às vezes seja pouco elevada. Inicia-se cinco a sete dias depois da penetração dos tripanossomos pela porta de entrada (Figs. 16.1 a 16.6), no caso de a infecção se dar pelo triatomíneo, e dura de 30 a 60 dias. Nos pacientes contaminados por transfusão de sangue, o período de incubação pode ser de 30 a 40 dias, e o quadro febril pode perdurar por três meses ou mais.

É preciso ter presente o **risco de transmissão por transfusão de sangue** em zona endêmica e mesmo fora dela. Na Argentina, onde a doença de Chagas se constitui na maior endemia, Cerisola (1972), em 97.308 soros de doadores de sangue da Grande Buenos Aires, encontrou 5.889 (6,05%) *positivos* para as reações de fixação do complemento (RFC) e de hemaglutinação (RHA), vale dizer **para a doença de Chagas**.

No Brasil, onde a magnitude do problema não é menor e ocorre a mesma migração interna dos habitantes das zonas rurais para os grandes centros urbanos, em busca de fontes de trabalho, é preciso que **clínicos e laboratoristas estejam de sobreaviso para fazer o diagnóstico parasitológico** da fase aguda.

Dentre 45 casos agudos por nós diagnosticados em Belo Horizonte, oito contraíram a infecção por transfusão de sangue (18%), um deles por exsanguíneo-transfusão — transfusão de substituição (Cançado, 1980).

Curioso é que, no Brasil, a maioria dos casos agudos passava despercebida, porque não havia bastante assistência médica na zona rural, nem suficiente esclarecimento profissional para nela se pensar.

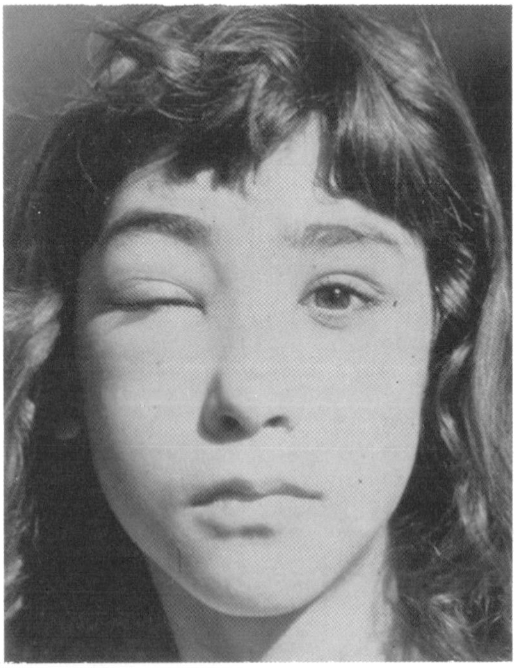

Fig. 16.1 Complexo oftalmoganglionar — sinal de Romaña —, lesão de porta de entrada do *Trypanosoma cruzi*, que aparece em cerca de um terço dos casos agudos da doença de Chagas. A paciente é um dentre 45 casos agudos diagnosticados por um dos autores no Hospital das Clínicas da U.F.M.G., em Belo Horizonte. Nesta fase, exame de laboratório mais fácil para firmar o diagnóstico parasitológico é o direto, a fresco, do sangue periférico, que permite observar o flagelado, móvel.

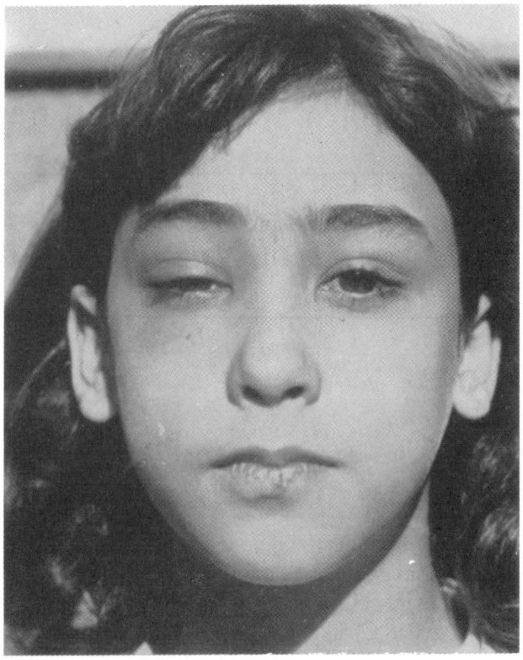

Fig. 16.2 A mesma paciente da Fig. 16.1 em início de remissão do processo inflamatório.

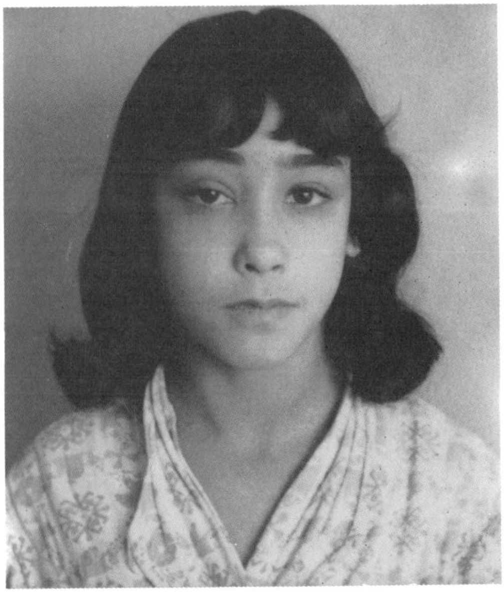

Fig. 16.3 A mesma paciente da Fig. 16.1, um mês após o início da fase aguda.

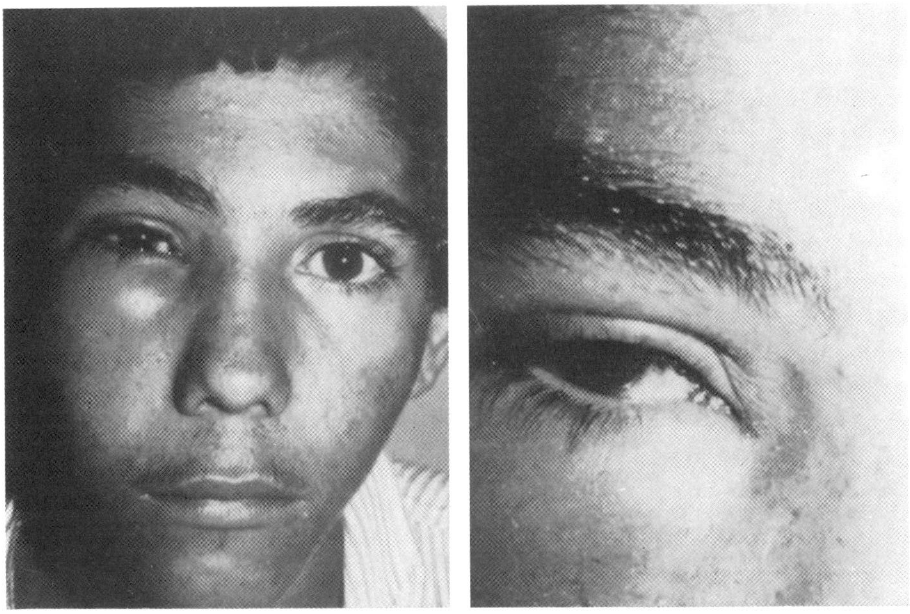

Fig. 16.4 Outro caso agudo, com sinal de Romaña e exame direto do sangue periférico positivo.

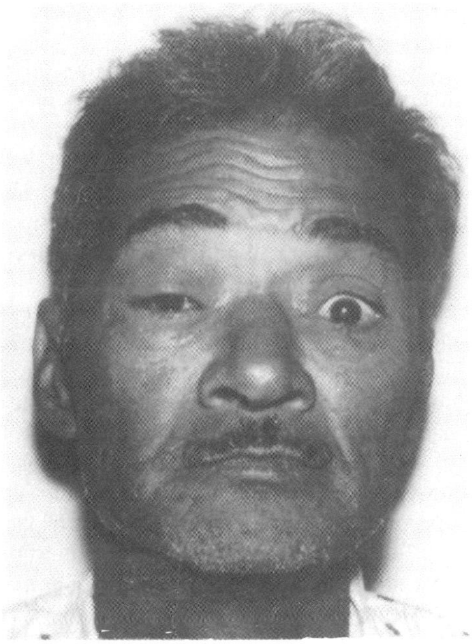

Fig. 16.5 Caso agudo, com exame direto positivo. Paciente de 60 anos que viveu sempre na área rural.

Nossa experiência, no Hospital das Clínicas da U.F.M.G., em Belo Horizonte, MG, onde 12% dos doentes do ambulatório têm doença de Chagas (Reação Guerreiro e Machado positiva), corrobora essa afirmativa: durante cerca de 10 anos, andamos à cata de casos agudos da doença, sem êxito, mesmo com o auxílio de órgãos oficiais. Bastou que se valorizasse o **exame direto** do sangue periférico, em pacientes febris, em zona endêmica e, mesmo, dentro do próprio Hospital, para reunirmos algumas dezenas de casos agudos, seja de infecção natural (Figs. 16.1 a 16.6) provenientes, sobretudo, do norte de Minas Gerais, seja de infecção acidental, por transfusão de sangue de doadores chagásicos.

Às vezes, o diagnóstico da fase aguda é obra do acaso: descobre-se o *T. cruzi* corado na lâmina em que se faz a contagem específica dos leucócitos. Como adverte Lambertucci, cumpre lembrar, nos casos de febre de origem obscura (FOI), a possibilidade, entre as hipóteses levantadas, de tratar-se de doença de Chagas.

Convém lembrar que caso agudo de doença de Chagas é raridade, quase privilégio dos médicos que militam na zona rural, ao contrário do que se poderia supor diante dos quatro casos aqui fotografados, de nossa casuística (Cançado, 2000), resumida no seguinte quadro:

Pacientes		
Pacientes examinados e fichados (1960-1997)		2.405
Na fase *aguda*		47
contaminados por:		
triatomíneo	37	
transfusão de sangue	8	
acidente de laboratório	2	
Na fase crônica		2.358

Importância do Laboratório

Falta pois diagnóstico clínico e de laboratório. E só o laboratório pode confirmar o diagnóstico da doença de Chagas!

Tal ênfase se justifica ainda mais quando se lembra que quase metade dos pacientes, na fase aguda, deixa de exibir os sinais de porta de entrada, do **chagoma** de inoculação mostrado nas Figs. 16.1 a 16.6, para só apresentarem o quadro febril agudo e, não raro, subfebril e quase inaparente.

A fase aguda caracteriza-se pela presença de *Trypanosoma cruzi* no sangue, facilmente demonstrada por processos diretos.

Fase Crônica. A **fase crônica** instala-se progressivamente com a remissão da febre e de outros sinais da fase aguda, podendo durar muitas décadas, durante as quais a moléstia permanece latente, isto é, assintomática, só revelável pelo imunodiagnóstico, ou, em cerca de um quinto dos casos, manifestar-se por **miocardiopatia** ou por **esofagopatia** ou **colopatia** (**megas**).

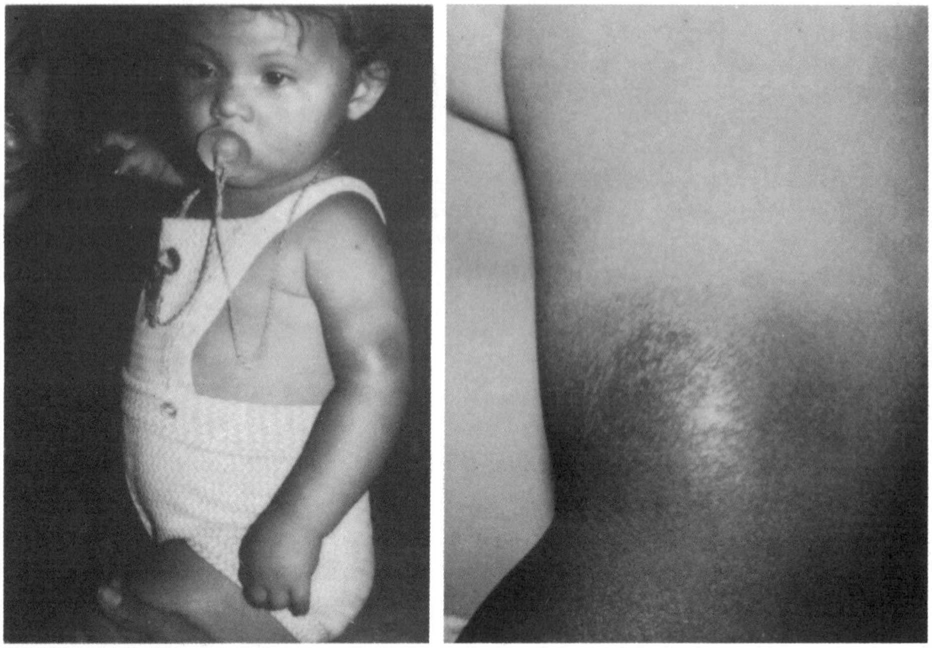

Fig. 16.6 Outro caso agudo, exibindo o **chagoma** no braço.

O diagnóstico, nessa fase, repousa nos **exames sorológicos**, que demonstram a existência de anticorpos específicos, sendo os mais comuns a **reação de fixação do complemento (RFC)**, a **reação da hemaglutinação (RHA)** e o **teste da imunofluorescência (TIF)**, considerando-se definitivo o diagnóstico se duas delas forem positivas, ou apenas uma, contanto que tecnicamente correta e, portanto, reprodutível.

Patogenia e Evolução

Para bem compreender o **diagnóstico laboratorial** da **doença de Chagas** convém lembrar os fenômenos patogênicos à luz da experimentação em animais.

É bem provável que, no homem, a infecção pelo *Trypanosoma cruzi* se assemelhe à infecção experimental de animais de laboratório pelos tripanossomos patogênicos em geral.

A infecção em ratos e camundongos varia de acordo com a espécie do tripanossomo, cepa e duração das passagens no laboratório. Os tripanossomos aumentam na corrente sanguínea mas, de tempos em tempos, ocorre uma crise, e a maioria dos tripanossomos é destruída pelos anticorpos do hospedeiro. Ressurge, em breve, nova **cepa-de-recaída** do tripanossomo, e o animal sucumbe em duas a quatro semanas.

Na cobaia, a evolução é semelhante, sendo as crises, porém, mais acentuadas, e o animal vive três a oito meses. No coelho, há poucos tripanossomos no sangue, mas são numerosos nos tecidos subcutâneos dos órgãos genitais e em torno dos olhos. Examinando-se ao microscópio uma gota de sangue sob lamínula e contando-se os tripanossomos presentes, tem-se idéia da evolução da infecção.

Do ponto de vista anatomopatológico, nas infecções agudas de laboratório de camundongos e ratos, em que os animais morrem em quatro a cinco dias, com um milhão ou mais de tripanossomos no sangue por milímetro cúbico, não há alterações histológicas específicas, ou são poucas.

Não ocorrendo a morte, no rato e, em menor extensão, na cobaia, há várias alterações nos tecidos. Estas começam com edema subcutâneo das pálpebras, do nariz, do escroto e de outras regiões, e continuam no sentido de inflamação subaguda, ulceração e necrose. Os tripanossomos estão presentes em quantidades variáveis. No macaco, há alterações inflamatórias e tripanossomos no miocárdio e, também, derrame seroso na maioria das cavidades do organismo. Nas infecções do camundongo e outros animais pelo *T. cruzi*, notam-se parasitos intracelulares no coração e outros órgãos e, muitas vezes, extenso edema dos tecidos subcutâneos.

As **alterações imunológicas**, durante a infecção experimental por tripanossomos, são complexas e variadas, e não se sabe em que elas traduzem o que acontece no homem. Em suma, na infecção aguda do camundongo e do rato, com a morte em três a cinco dias, não aparecem reações de imunidade. Nos ratos que sobrevivem por períodos mais longos, ou nas cobaias, após crise em que quase todos os tripanossomos do sangue são destruídos por anticorpos do hospedeiro, reaparecem os tripanossomos no sangue (**cepa-de-recaída**) que resistem ao anticorpo do hospedeiro. Através de recaídas repetidas, obtêm-se numerosas cepas antigenicamente diferentes, embora seja possível alguma repetição de padrão antigênico. O soro de ratos intensamente infectados contém antígenos (exoantígenos) que foram liberados dos tripanossomos, os quais podem ser a causa de muitos dos efeitos imunológicos observados. Os anticorpos contra os tripanossomos podem causar lise, aglutinação, fixação do complemento ou aderência às hemácias, de acordo com as circunstâncias. Os animais que se recuperam de uma infecção, espontaneamente ou por meio de tratamento, são imunes, ou parcialmente imunes, à reinfecção com cepa homóloga, mas não à reinfecção com cepas-de-recaída.

No homem, como no coelho, os tripanossomos são escassos no sangue, exceto por curto período antes da morte; eles se encontram principalmente nos tecidos. Isso talvez se deva a uma resposta imunológica, de eficácia moderada, responsável pela destruição da maioria dos tripanossomos que alcançam o sangue.

Nossa observação clínica sugere que, no homem, quanto mais antiga a infecção, mais baixa a parasitemia e mais difícil o diagnóstico parasitológico (fase crônica de longa duração).

A Resposta Imune ao Homem

O *T. cruzi* produz no homem uma fase aguda, com parasitemia patente, seguida de uma fase crônica, pelo resto da vida, caracterizada por parasitemia subpatente e escasso parasitismo celular. É então evidente que a imunidade contra o *T. cruzi* envolve mecanismos que controlam o crescimento exponencial dos parasitos na fase inicial, produzindo a vigorosa e sustentada resposta imune da fase crônica, capaz de manter a parasitemia em níveis extremamente baixos, mas incapaz de erradicar a infecção.

Não se pode, portanto, subestimar o papel dessa vigorosa e sustentada resposta imune.

Os anticorpos específicos IgM e IgG podem ser detectados no soro com as primeiras manifestações clínicas da fase aguda, mas os altos títulos de IgM declinam logo depois dessa fase, tornando-se normais na duradoura fase crônica, quando se encontram regularmente no soro, em altos níveis, apenas IgG.

Os títulos desses anticorpos são variáveis e não guardam relação com a gravidade da doença. Na verdade, durante toda a fase crônica da infecção humana pelo *T. cruzi*, prevalece forte resposta imune humoral mediada por tipos diferentes de imunoglobulinas.

As reações sorológicas mais comuns para detectar IgG são a FC, a IF, a HA e os ensaios imunoenzimáticos (ELISA).

DIAGNÓSTICO PARASITOLÓGICO

O diagnóstico parasitológico na fase aguda, caracterizada por elevada parasitemia, consiste na demonstração do *T. cruzi* no sangue (Fig. 16.7), o que se pode realizar por método **direto** (a fresco e após coloração) e **indireto** (xenodiagnóstico e hemocultura).

EXAME DIRETO

Técnica. O **exame direto**, a fresco, sem coloração, é de técnica simplíssima e consiste em pôr em evidência o flagelado no sangue periférico. Coloca-se, entre a lâmina e a lamínula, uma gota do sangue em exame, colhido da polpa digital ou da veia, oxalatado ou heparinizado, e examina-se a preparação ao microscópio. Nos casos positivos, vê-se o parasito em movimento entre os elementos figurados no sangue, podendo-se acompanhar, por longo tempo, seu deslocamento no campo microscópico. **Se negativo, perdurando a suspeita, repetir o exame.**

Usando-se o artifício de untar com vaselina as bordas da lamínula, ou selar a preparação com parafina, pode-se retardar a dessecação do material e fazer o exame até várias horas depois da colheita. Em sangue com anticoagulante, os tripanossomos permanecem ativos por muitos dias, se se evita a contaminação bacteriana. **É o método a que devem recorrer os laboratoristas de zona endêmica**, em todo paciente febril, no qual se encontra logo a causa do quadro infeccioso. Com esse recurso têm-se diagnosticado muitos casos agudos em áreas em que se dizia antes **não existir a doença de Chagas na fase aguda**.

Para ele, há de se apelar também em todo caso de febre inexplicada que surja após operações cirúrgicas ou transfusão de sangue.

Método de Strout, Modificado por Flores e cols. Consiste em extrair 5 a 10 ml de sangue por punção venosa e deixar coagular. Retira-se o coágulo logo após a retração e centrifuga-se o soro a baixa rotação, durante três minutos. Retira-se o soro sobrenadante, que é submetido a nova centrifugação, a alta velocidade. Examina-se por microscopia direta uma gota desse sedimento.

É método muito semelhante ao de Villela e Bicalho, que consiste em colher sangue venoso com anticoagulante, centrifugar por cinco minutos a baixa rotação, retirar o plasma sobrenadante e centrifugá-lo por 15 minutos, a alta velocidade. Examinar o depósito.

Exame do Esfregaço Corado (Fig. 16.7). Preparar o esfregaço como para a contagem específica de leucócitos. Embora seja mais difícil encontrar o *Trypanosoma cruzi* por esse método, devido à pequena quantidade de sangue examinado, o fato é que muitos casos de doença têm sido diagnosticados por acaso durante a feitura de hemograma.

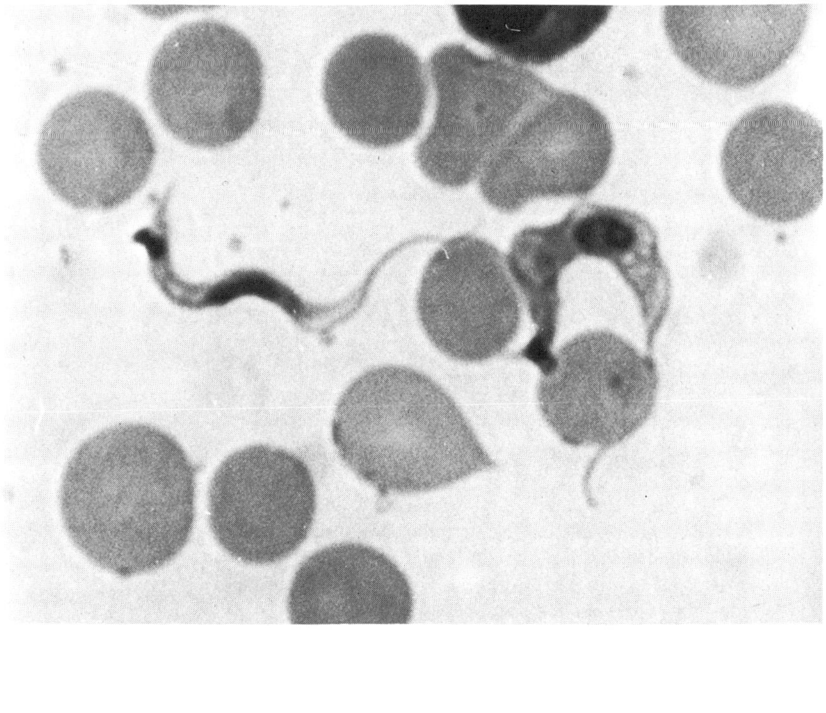

Fig. 16.7 *T. cruzi*, cepa FL. Material obtido de camundongo em fase aguda; coloração pelo Giemsa 1.200 ×. (Gentileza do Prof. Z. Brener.)

Gota Espessa. Busca-se reunir a maior quantidade possível de sangue no mínimo de superfície; para isso, pode-se distender o sangue numa lâmina, com o auxílio de outra, em superfície de 1 cm^2, mais ou menos, como se fora um esfregaço bem grosso. Desde que bem homogeneizado, o material seca rapidamente por ventilação. Cora-se pelo Giemsa.

Parece mais fácil o encontro de tripanossomos pelo exame a fresco do que pela gota espessa.

Interpretação. Quanto mais recente a fase aguda e mais alta a febre, maiores a parasitemia e a positividade do exame, as quais vão diminuindo ao fim do primeiro mês, sendo quase sempre negativa a pesquisa direta após dois meses do início da infecção.

Nos casos agudos pós-transfusão de sangue, a positividade pode persistir por lapso maior.

Pelo exame a fresco, é difícil diferenciar o *T. cruzi* de outros tripanossomos, como, por exemplo, o *T. rangeli*, o que só terá significação nas áreas de ocorrência dessa espécie, embora Pedreira de Freitas assinale que, pelos movimentos, pode-se suspeitar de um ou outro protozoário.

Para o estudo morfológico, pode-se recorrer ao esfregaço corado pelo Romanovsky ou similar (Fig. 16.7), como é de uso corrente na realização do hemograma, embora não seja raro que, em material positivo ao exame a fresco, não se consiga achar o parasito quando o mesmo material é distendido em esfregaço.

Cerisola, Russo, Del Prado, Jozami e Rohwedder, em 21 pacientes em fase aguda, 18 dos quais apresentando o complexo oftalmoganglionar, compararam diversos métodos de diagnóstico parasitológico e obtiveram, entre outros, os seguintes resultados:

Método	Positivo	%
Exame direto, a fresco	11	52,4
Gota espessa	10	47,6
Strout	20	95,2
Xenodiagnóstico (**XD**)	21	100,0

Como não se conhece o número de dias de infecção de cada um dos 21 pacientes, a baixa positividade do exame a fresco talvez se explique pela idade da fase aguda. Ressalte-se o xenodiagnóstico, sempre positivo na doença aguda.

Xenodiagnóstico (XD)

Técnica (Fig. 16.8). Consiste na aplicação, no paciente, durante 30 minutos, de triatomíneos criados em laboratório, a partir do ovo, acondicionados em pequenas caixas, de cerca de 5 cm de diâmetro, vedadas por retalho de filó, que é preso à volta da caixa por meio de alças de borracha, esparadrapo ou fita adesiva. Em nosso meio, utilizam-se o *Triatoma infestans* e o *Panstrongylus megistus*, de preferência o primeiro, no quinto estágio ninfal e cuja última alimentação date de, pelo menos, 30 dias, conforme recomenda Salgado.

Tendo em vista a quantidade de sangue ingerido, tem-se usado a espécie gigante, *Dipetalogaster maximus*, originária do México (ver Pessoa e Martins).

Padronizou-se usar em cada xenodiagnóstico (do grego *xenos* — estrangeiro) 40 insetos, distribuídos em grupos de 10 ninfas por quatro caixas, rotuladas A, B, C e D, que são aplicadas de uma vez (Fig. 16.8). Todas as caixas são examinadas aos 30 e aos 60 dias. Para o exame, as fezes obtidas por expressão do inseto serão agrupadas em *pool* referente a quatro barbeiros, isto é, haverá dois exames para cada caixa. No exame do sexagésimo dia, as fezes costumam ser obtidas também por dissecção do inseto, se necessário.

Interpretação. Os **resultados do XD** são dados semiquantitativamente, citando o número de caixas positivas sobre o total de aplicadas — por exemplo, 2/4 — e identificando a caixa positiva (Quadros 16.3 a 16.5).

O método é útil não só nas formas **agudas**, mas também nas **congênitas** e **crônicas**, como se observa no Quadro 16.3 de Schenone. Na verdade, na fase **crônica** é o único, de uso corrente, que permite o diagnóstico parasitológico.

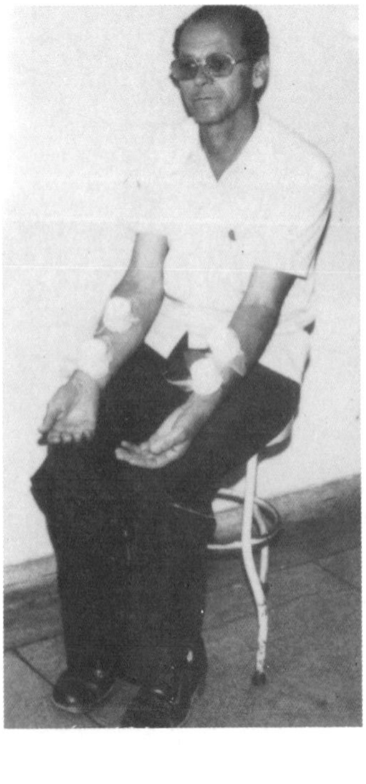

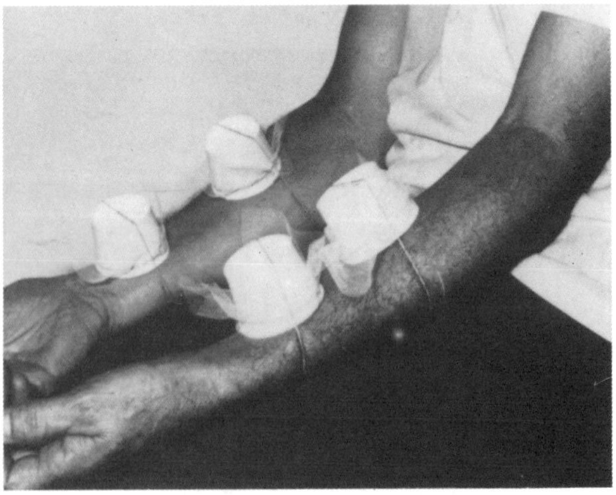

Fig. 16.8 Xenodiagnóstico (XD); aplicação, durante 30 minutos, de quatro caixas contendo 10 triatomíneos (*Triatoma infestans*) no quinto estágio ninfal. Examinam-se as fezes, obtidas por expressão dos insetos, aos 30 e 60 dias.

Quadro 16.3 Rendimento do Xenodiagnóstico (XD) nas Diversas Formas de Infecção Chagásica Humana

Formas	N.º de Casos	N.º de Caixas Aplicadas	Caixas Positivas N.º	%
Congênita	36	137	110	80,3
Aguda	15	174	149	85,6
Crônica	764	4.549	2.242	49,6

Por outro lado, demonstrou o mesmo autor que o rendimento do **XD** aumenta proporcionalmente ao número de caixas que se empregam por indivíduo examinado. Em 207 séries de xenodiagnóstico praticadas em 27 pessoas com infecção chagásica crônica, mediante a aplicação de duas caixas simultâneas diárias por três dias consecutivos, obteve-se positividade crescente, que começou com 41,9% para uma caixa e alcançou 67,1% com a série total de seis caixas, como se vê no Quadro 16.4.

O **XD** é método que exige instalações apropriadas para criação dos insetos e pessoal habilitado e disponível para aplicação e leitura do exame. De primeira ordem são as condições do Laboratório de Epidemiologia, do Centro de Pesquisas René Rachou, em Belo Horizonte, de onde procedem os resultados que constam da primeira abscissa do Quadro 16.5. Temos usado, profusamente, o **XD** seriado, em pacientes crônicos, incluídos em ensaios de tratamento específico. Uma de nossas observações é a de que, mesmo em doentes do grupo-testemunha — que receberam apenas *placebo* —, o exame costuma ser negativo, só esporadicamente vindo a ser positivo, não raro após a aplicação de centenas de caixas.

Na interpretação do **XD**, por conseguinte, ter presente que **positivo** tem valor absoluto, mas **negativo** não significa ausência do *T. cruzi* no sangue do paciente; traduz apenas pauciparasitemia ou aparasitemia. Seria como pescar em rio de pouco peixe.

Na fase crônica, era o único método corrente, que permitia o diagnóstico parasitológico. Nos últimos anos, porém, a hemocultura foi reabilitada, como mostramos adiante.

Hemocultura

Outro meio de laboratório capaz de dar o diagnóstico parasitológico da **doença de Chagas** na fase crônica é a **hemocultura**, tomando-se por base os seguintes fatos:

1. A observação clínica indica que o *Trypanosoma cruzi* está sempre presente no sangue periférico do doente, embora, na fase crônica, de longa evolução, a parasitemia possa ser de nível baixíssimo.

Quadro 16.4 Positividade de 207 Séries de Seis Caixas de Xenodiagnóstico (XD), Aplicadas a 27 Chagásicos Crônicos, à Razão de Duas Caixas Simultâneas Diárias, por Três Dias Consecutivos

Tipo de Combinação	N.º	Positivas N.º	%
1 caixa	1.242	521	41,9
1 par	621	323	52,0
2 pares	207	128	61,8
3 pares	207	139	67,8

2. Provas da afirmativa anterior são o caráter evolutivo da doença, a positividade do **XD**, a transmissão da doença por transfusão de sangue e a parasitemia emergente da imunodepressão, nos doentes chagásicos crônicos.
3. O *T. cruzi* é facilmente cultivável, como já havia assinalado Carlos Chagas logo depois de descobri-lo.

Tem-se conseguido com facilidade isolar o *T. cruzi* em vários meios de cultura, quando se semeia sangue de animais de laboratório experimentalmente infectados, ou sangue de doentes colhido na fase aguda da infecção. Também tem sido fácil manter o parasito em cultura, através de repiques sucessivos, desde que se usem meios apropriados.

O *T. cruzi* cresce abundantemente em inúmeros meios artificiais, sob a forma de **epimastigotas** que, em certas condições, se diferenciam em **tripomastigotas metacíclicos**.

Se assim é, o problema é apenas de ordem técnica: descobrir um artifício que permita o crescimento do *T. cruzi* no meio de cultura inoculado com o sangue do doente na fase crônica, que já se sabe conter poucos parasitos.

Ao se conseguir isso, ter-se-á descoberto excelente recurso para o diagnóstico parasitológico da **doença de Chagas** na fase crônica.

Embora Pedreira de Freitas tivesse feito 37 hemoculturas em 21 pacientes (12 dos quais com **XD** positivo), usando os meios de Bonacci e NNN e obtivesse resultados negativos nas 37 tentativas, outros autores lograram êxito em suas experiências.

Pifano, em 80 pacientes, obteve cinco resultados positivos (6,2%), e Chiari e Brener, partindo de 35 pacientes com reação de fixação do complemento positiva, fizeram a semeadura de sangue total e do sobrenadante e sedimento, obtidos por centrifugação do sangue, em meio líquido de Yaeger, alcançando resultado positivo em nove, isto é, 25,7% dos casos.

A seguir, o meio de Yaeger ou meio LIT (*liver infusion triptose*), de acordo com Chiari (1971):

NaCl	4,0	g
KCl	0,4	g
$Na2HPO_4$	8,0	g
Glicose	5,0	g
Liver infusion	5,0	g
Água destilada *q.s.p.*	1.000,0	ml

Acerta-se o pH para 7,2 com solução de HCl 2 N. Acrescenta-se ao meio soro bovino a 10%; a seguir, leva-se ao banho-maria a 68°C, durante uma hora, agitando-se manualmente várias vezes, durante esse período; deixa-se esfriar e adiciona-se solução de hemoglobina a 2%, penicilina cristalina (50 U/ml) e estreptomicina (100 μg/ml). Filtra-se em Seitz, com placas tipo EKS esterilizantes, com pressão positiva. A infusão de fígado se dissolve a quente em banho-maria, durante 10 minutos em ebulição, e imediatamente se filtra uma primeira vez em algodão hidrófilo, fazendo-se, às vezes, segunda filtração em papel-filtro, obtendo-se uma fase líquida desprovida de partículas.

Distribui-se o meio em balão de *erlenmeyer* de 125 ml em volume de 30 ml e, a seguir, guarda-se no congelador a −20°C. Os meios são descongelados à temperatura ambiente e transferidos para estufa a 28°C, antes de serem utilizados para a cultura. As quantidades de soro bovino e de infusão de fígado empregadas no meio foram estabelecidas previamente por testes de crescimento.

A temperatura ideal para a incubação dos cultivos de *T. cruzi* é de 28°C.

Quadro 16.5 Evolução Natural, Parasitológica e Sorológica, da Doença de Chagas Crônica. Paciente de 41 Anos, Tratado com Placebo

Ano	1971				1972										1973						1974
Mês	dez.	jun.	jul.	ago.	set.	out.	nov.	dez.	jan.	fev.	mar.	abr.	mai.	jun.	jul.	ago.	set.	out.	nov.	dez.	jan.
	Caixas de xenodiagnóstico **positivas** sobre o total de aplicadas (cifras cumulativas)																				
XD	1/2	21/38	29/50	40/62	42/68	43/86	44/98	45/104	45/110	46/128	49/128	51/146	53/158	56/170	59/179	60/188	62/194	63/206	63/206	63/207	63/208
	Reações Sorológicas																				
FC	+	−	+	+	+	+	+	+	+	+	+	+	−	+	+	+	+	+	+	+	+
HA	+	+	+	+	+	+	+	+	+	+	+	+	+	+	+	+	+	+	+	+	+
IF	+	+	+	+	+	+	+	+	+	+	+	+	+	+	+	+	+	+	+	+	+

XD, xenodiagnóstico. FC, fixação do complemento. HA, hemaglutinação. IF, imunofluorescência. + positivo, − negativo.

As quatro abscissas são o eixo do tempo, marcado em cima por ano e mês. A primeira se refere ao xenodiagnóstico (XD); a segunda, à reação de fixação do complemento (FC); a terceira, à reação de hemaglutinação (HA); e a quarta à reação de imunofluorescência (IF). Nas ordenadas estão os resultados dos quatro exames, feitos em períodos de semanas, quinzenas ou meses, no paciente da forma latente que fazia parte do grupo testemunho (placebo) de um ensaio terapêutico realizado no Hospital das Clínicas da U.F.M.G., em Belo Horizonte. Os sinais + e −, de positividade e negatividade, representam, às vezes, até quatro reações realizadas no mês. (Paciente da casuística citada à página 16-3.)

O quadro mostra os resultados dos exames de um paciente crônico de alta parasitemia, durante dois anos: à medida que se faziam os xenodiagnósticos, crescia o número de resultados positivos. Todavia, em chagásicos crônicos, em que a doença é de longa duração, a parasitemia costuma ser muito baixa ou nula, sendo possível se aplicarem 200 caixas, durante dois anos, e todas se revelarem negativas, enquanto as reações sorológicas são sempre positivas.

Como não há ainda técnica definida para a hemocultura, como meio corrente de diagnóstico da **doença de Chagas**, podem-se usar dois ou mais frascos *erlenmeyer*, anteriormente descritos, ou tubos, com o meio LIT.

Técnica. A técnica recomendada por Chiari e cols. (1979) e Galvão (1990) é a seguinte: centrifugam-se a 400 g, por 10 minutos, cerca de 30 ml de sangue heparinizado (390 U.I.) do paciente, em tubos de 50 ml (Falcon 2070), mantidos à temperatura ambiente, por uma hora. Remove-se o plasma, que se centrifuga a 1.000 g, por 30 minutos, a 4°C; em seguida, é decantado e estocado a 20°C, para provas sorológicas: o sedimento se semeia em 5 ml de meio LIT. O sedimento das hemácias, obtido após a centrifugação do sangue total, é lavado uma vez em meio LIT (1.000 g, 30 minutos, 4°C) e distribuído em seis tubos plásticos de 15 ml (Falcon 2095), contendo 3 ml de LIT. Mantêm-se esses tubos a 26-28°C, homogeneizando-os, manualmente, de três em três dias. São examinados uma vez por mês, até 120 dias. Para o exame, cerca de 10 μl da suspensão se colocam entre lâmina e lamínula (22 × 22 mm) e examina-se ao microscópio toda a área, com aumento 150×. Essas formas de cultura podem ser criopreservadas.

Embora não seja ainda processo rotineiro de diagnóstico da **doença de Chagas**, representa a hemocultura campo aberto à pesquisa, e poderá ser tentada em qualquer laboratório clínico. Não exigem equipamentos dispendiosos, mas apenas a criatividade e pertinácia do pesquisador. Quer-nos parecer um desafio para os laboratórios das zonas endêmicas da tripanossomíase.

Galvão (1990), em 101 pacientes chagásicos não-tratados (diagnóstico sorológico), observados por nós, obteve hemocultura positiva em 48 (47,5%). Jörg e Baez (1993) e Luz *et al.* (1994) obtiveram, em crônicos, percentagens mais altas, isto é, 86,6% e 94%, respectivamente.

Convém ainda frisar que o xenodiagnóstico e a hemocultura não são métodos rotineiros do laboratório clínico, mas reservados às instituições de pesquisa, principalmente porque são muito trabalhosos (o xenodiagnóstico precisa de um insetário) e demorados, levando quatro meses para se ter o resultado.

DIAGNÓSTICO SOROLÓGICO

Vem a seguir o diagnóstico indireto, baseado no efeito antigênico do parasito, vale dizer o **diagnóstico sorológico**. São hoje correntes as reações de fixação do complemento (**RFC**), ou **reação de Guerreiro e Machado**, aqui apresentada pela técnica quantitativa de Freitas e Almeida; **a reação de hemaglutinação (RHA)**, simples e rápida, como preconizada por Cerisola e cols. e outros; o **teste de imunofluorescência (TIF)**, um dos desenvolvimentos mais importantes da moderna imunologia (Cherry e cols.; Cerisola, J.A. e cols.; Camargo, M.E.; Chiari, C.A. e cols.); e o **teste imunoenzimático ELISA** (Engvall e Perlmann, 1972; Toussaint *et al.*, 1965).

O **teste do látex** poliestireno para o diagnóstico da **doença de Chagas**, embora atraente pela simplicidade, não pode ser recomendado, pela insegurança sobre a qualidade do reativo usado; não é, por isso, fidedigno e pode dar resultados falso-negativos e falso-positivos. Neste ponto, convém lembrar que a RHA é também muito simples e dotada de especificidade e de alta sensibilidade.

O teste de **lise mediada pelo complemento** é ainda experimental.

Reação de Fixação do Complemento (Guerreiro e Machado)

INTRODUÇÃO

A reação de fixação do complemento (RFC) para o diagnóstico da **doença de Chagas** foi introduzida em 1913, por Guerreiro e Machado, inspirados na reação de Wassermann e de Bordet e Gengou, e, desde então, é de amplo uso entre nós, com várias técnicas e antígenos; é conhecida pelo nome daqueles autores brasileiros.

Constituiu-se, durante quase meio século, no único método sorológico para o diagnóstico da tripanossomíase.

É consagrada pelo tempo, dotada de precisão, reprodutibilidade, especificidade e sensibilidade.

Descreveremos em primeiro lugar o fenômeno da **fixação do complemento** e, depois, transcreveremos a técnica e os fundamentos da reação quantitativa em tubos, segundo, principalmente, a publicação de Pedreira de Freitas e Almeida.

O FENÔMENO DA FIXAÇÃO DO COMPLEMENTO

Em 1894, Pfeifer mostrou que, ao se infectar com o *Vibrio-comma* cobaias que se haviam curado de cólera, seu soro exibia forte **atividade bacteriolítica** contra esse organismo. Tal atividade se perdia quando o soro da cobaia era aquecido.

Estudos posteriores demonstraram que a atividade bacteriolítica se devia a duas substâncias: uma, resistente ao calor, encontrada somente no sangue de animal imune, e outra, sensível ao calor (termolábil), presente no soro de quase todos os animais de sangue quente, imunes ou não.

Ehrlich denominou essas substâncias **amboceptor** e **complemento** (ou **alexina**), respectivamente. Chamou-se **antígeno** à bactéria que induzia a imunidade e contra a qual se dirigia a atividade bacteriolítica.

De acordo com Ehrlich, o poder bacteriolítico na verdade está no **complemento**, servindo o **amboceptor** específico apenas de elemento intermediário ou elo de união, que liga o complemento à espécie particular de bactéria e destarte habilita o complemento a atuar. Toda vez que ocorre a união dos três elementos — seja *in vivo*, seja no tubo de ensaio — resulta em **bacteriólise**. Se estiver ausente o amboceptor apropriado ou bacteriolisina, o complemento, ainda que presente em abundância, não se pode ligar às bactérias e por isso não as ataca. Se, por outro lado, o complemento estiver ausente, não se dá a união do amboceptor com as bactérias, e **não** se verifica a **bacteriólise**. Em tais casos, diz-se que as bactérias estão sensibilizadas e a adição subseqüente do complemento efetuará rapidamente a **bacteriólise**.

Outras substâncias, além das bactérias, podem atuar como antígenos, especialmente as hemácias, cuja destruição se chama **hemólise**. O mecanismo é análogo ao descrito para a **bacteriólise**. A injeção de eritrócitos lavados, de outra espécie animal, induz a formação de **amboceptor hemolítico** ou **hemolisina**, que é capaz de unir o complemento aos eritrócitos daquela espécie, causando-lhes, dessa forma, a destruição.

O processo da hemólise, quando levado a efeito *in vitro*, é facilmente visível a olho nu, por causa da liberação da hemoglobina das hemácias lisadas. Logo que se misturam os reagentes, os eritrócitos formam suspensão vermelha opaca. À medida que a hemólise prossegue, a hemoglobina delas se difunde no líquido, que, no fim, se apresenta de cor vermelha límpida, transparente, sem sedimento visível. Se não houver hemólise, os eritrócitos intactos se depositarão lentamente no fundo, formando sedimento vermelho, com o líquido sobrenadante límpido e incolor.

No diagrama clássico da Fig. 16.9, adaptado de Todd-Sanford, está ilustrada a parte que cada uma dessas três substâncias desempenha na hemólise.

A aplicação da **RFC** permite determinar a presença de **amboceptor** no soro do paciente, vale dizer, de um anticorpo específico, o que serve para revelar o diagnóstico da doença correspondente. Quando se mistura o soro desconhecido com um antígeno específico e o complemento em tubo de ensaio, acontecerá uma das duas hipóteses seguintes:

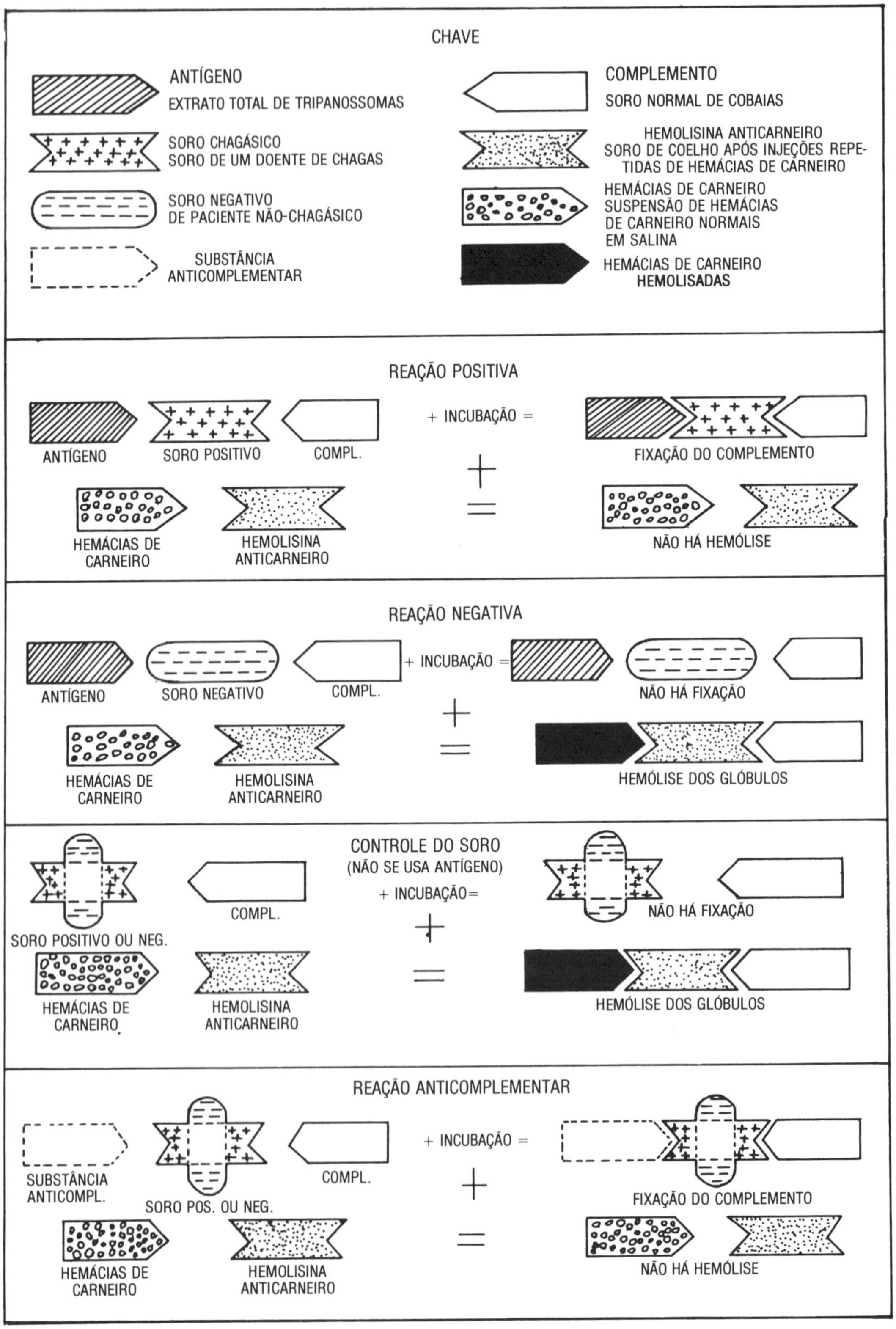

Fig. 16.9 Diagrama ilustrativo da ação dos vários reagentes usados na reação de fixação do complemento. (Adaptado de Todd-Sanford, 1969.)

1. Se o paciente tiver a doença em questão e se, por conseguinte, seu soro contiver o amboceptor correspondente, **reagina**, o complemento será ligado ou **fixado** ao antígeno pelo amboceptor específico, e nenhum complemento será deixado em estado livre.
2. Se o soro do doente não contiver o anticorpo específico, o complemento permanecerá solto ou livre no líquido.

Em nenhum dos casos haverá mudanças visíveis para revelar o que aconteceu, e é, portanto, necessário adicionar um indicador, que mostrará se o complemento ainda permanece livre. Isso se consegue acrescentando hemácias de carneiro e amboceptor hemolítico destas células — **hemácias de carneiro sensibilizadas**. Se estiver presente o complemento livre, o sistema hemolítico se completa e os eritrócitos serão hemolisados. Se, ao contrário, o complemento tiver sido ligado ao antígeno pelo anticorpo, *não* pode ocorrer hemólise.

O fenômeno da fixação do complemento foi aplicado ao sorodiagnóstico da **sífilis** por Wassermann, em 1901, e da **doença de Chagas** por Guerreiro e Machado, em 1913.

FUNDAMENTO

As reações quantitativas de fixação do complemento baseiam-se na dosagem de complemento, feita em duas condições: a primeira, em presença do soro a examinar (é o controle do soro), e a segunda, em presença de complexo antígeno-anticorpo (**reação de complemento**). A quantidade de complemento necessária para 50% de hemólise em presença de soro e antígeno é expressa por K's.A, e a encontrada em presença de soro, por K's (Thompson e cols.).

O método aqui reproduzido (Freitas e Almeida) permite conhecer as relações quantitativas entre soro chagásico, antígeno preparado de *T. cruzi* e complemento, determinando-se com segurança as condições em que a fixação do complemento pode medir a concentração do antígeno e a de anticorpo, assim como a capacidade reativa específica entre anticorpo e antígeno, como observa Almeida.

O emprego da unidade 50% de hemólise na dosagem do complemento e a padronização dos reagentes de acordo com o método quantitativo de Wadsworth e cols. foram adotados por Freitas e Almeida, que conseguiram preparar um antígeno **gelificado** com capacidade anticomplementar e de fixação inespecífica mínima, mas dotado de capacidade fixadora específica.

Método. Toda RFC é algo complexo. São essenciais, para se obter resultado fidedigno, a adoção rigorosa dos processos recomendados e a padronização cuidadosa de todos os reagentes.

Material. Vidraria e aparelhos. São necessárias pipetas calibradas de escoamento total, de 1 ml (graduadas a 0,01 ml); e de 5 e de 10 ml (graduadas a 0,1 ml). Uma pipeta de 1 ml para cada soro a examinar-se.

Recomenda-se o uso de tubos de hemólise de 12 × 75 mm, *Pyrex* ou outro de boa qualidade. Toda vidraria deve estar rigorosamente limpa e seca.

Suportes para tubos de ensaio, de fio galvanizado, para 72 tubos.

Empregar banhos-maria elétricos, regulados para 37°C (incubação) e 56°C (inativação), com variação inferior a 0,5°C.

Centrifugador e tubos de centrifugador de 50 ml, fundo redondo.

Preparação do Antígeno. Utilizam-se cepas de *T. cruzi* isoladas de casos humanos de **doença de Chagas**, ou cepas conservadas em ágar-sangue. As massas de tripanossomos são obtidas de culturas em ágar-sangue, conforme descrito por Pedreira de Freitas.

1. Lavar a suspensão de tripanossomos em solução fisiológica por centrifugação (2.000 rotações por minuto, 30 minutos de cada vez, três vezes).
2. Decantar o último sobrenadante. Anotar o volume do sedimento.
3. Congelar o sedimento a cerca de −30°C.
4. Secar no vácuo, a partir do estado congelado, em presença de cloreto de cálcio, em temperatura ambiente, durante 48 horas. Triturar o sedimento seco.
5. Adicionar cinco partes em volume, com relação ao sedimento inicial de benzeno. Deixar em temperatura ambiente por 48 horas, agitando várias vezes e trocando o benzeno sobrenadante durante este tempo.
6. Retirar o benzeno sobrenadante e secar o sedimento na estufa a 37°C, por 12 horas.
7. Adicionar nove partes (com relação ao volume inicial do sedimento) de água destilada. Deixar em temperatura ambiente durante algumas horas, agitando várias vezes.
8. Acrescentar três partes (com relação ao volume inicial de sedimento) de clorofórmio com o que se obtém a **gelificação** da massa de tripanossomos.
9. Agitar por uma hora com pérolas de vidro no agitador de Boerner.
10. Deixar na geladeira durante alguns dias; depois, distribuir em tubos separados (0,9 ml por tubo) e congelar a cerca de −30°C. Conservar gelado.

Preparação e Técnica. Empregam os autores, para a dosagem do antígeno e a reação propriamente dita, a técnica do *Standard Methods*, de Wadsworth e cols., já referida. Para a leitura dos diferentes graus de hemólise, usam o colorímetro fotelétrico, adaptado para volume de 1 ml, conforme descreveu Almeida, fazendo a reação em tubos de 12 × 75 mm.

1. Solução Fisiológica. A solução salina se prepara dissolvendo 8,5 g de cloreto de sódio *p.a.* em 1.000 ml de água recentemente destilada. Pode-se também preparar uma solução de estoque de cloreto de sódio *p.a.* a 17% em água destilada e, quando necessário, misturar 50 ml de solução estoque com 950 ml de água destilada, para obter a solução salina a 0,85%. Conservar na geladeira quando não em uso.

2. Soro a Ser Examinado. Colher 5 ml de sangue do paciente, por punção venosa, sem anticoagulante, de preferência em jejum. Deixar coagular e separar o soro. Se a reação não for feita no mesmo dia, conservá-lo na geladeira **para evitar contaminação bacteriana, causa comum de anticomplementaridade**. Inativar o soro a 56°C, durante 30 minutos, no mesmo dia em que a reação for praticada.

3. Complemento. Soro de diversas cobaias, conservado gelado, a cerca de −30°C, dosado no dia da reação, e as diluições sendo feitas sempre com solução fisiológica gelada. A dosagem se faz pelo método de Almeida, empregando a unidade 50% dosada em banho-maria a 37°C, por 15 minutos.

Recomendam os autores só usar complemento que esteja dentro das seguintes especificações: a) unidade 50% variando entre 0,00130 e 0,00180; b) constante **h** dentro dos limites 0,15 e 0,21; c) comprovação da capacidade fixadora específica em presença de soros reconhecidamente positivos.

4. Hemácias de Carneiro. Colher 100 ml de sangue de carneiro de veia jugular em volume igual da solução conhecida como BRK (Burkantz, Rein e Kent), que é a solução de Alsever, modificada por Kendrick e cols. e cuja composição é a seguinte:

Glicose	20,5 g
Citrato de sódio	8,0 g
Cloreto de sódio	4,2 g
Ácido cítrico	0,55 g
Água destilada *q.s.p.*	1.000,00 ml

Esterilizar em vapor fluente por uma hora, após o que a solução tem o pH de 6,1 sem sinais evidentes de caramelização.

A sangria deverá ser feita com assepsia e com agulha grossa, agitando-se continuamente o balão, para evitar coagulação. Conservar na geladeira a 4°C.

Lavagem das Hemácias. No dia da reação, retirar com pipeta esterilizada 10 ml do sangue conservado em BRK; adicionar 30 ml da solução salina e centrifugar a 2.000 r.p.m. durante 10 minutos. Aspirar o líquido sobrenadante por meio de pipeta ligada a uma trompa d'água. Ressuspender o sedimento em 40 ml de solução salina e centrifugar novamente, repetindo o processo por três vezes (prova de Heller negativa).

Preparação da Suspensão de Hemácias a 2%. Após a última lavagem, aspirar o sobrenadante e pipetar 1 ml de glóbulos do sedimento e colocá-lo em frasco contendo 49 ml de solução salina; misturar bem, de modo a obter suspensão homogênea. Para suspensão a 5%, 2,5 ml de glóbulos para 47,5 ml de solução salina.

Se a suspensão a 2% de hemácias lavadas mostra hemólise, quando deixada durante a noite na geladeira a 6 ou 10°C, elas estão muito frágeis para serem usadas.

Recomendam os autores fazer suspensão a 5% em solução salina e ajustar sua concentração por meio do fotômetro, segundo Kent, acertando-se a densidade óptica entre 5,2 e 5,4 quando lisado 0,1 ml de suspensão com 0,9 ml de água destilada. Se a densidade óptica estiver fora desses limites, corrigi-la, acrescentando solução fisiológica ou retirando por centrifugação, de acordo com Kent e Freitas.

5. Hemolisina. Anticarneiro em dose de saturação máxima.

6. Temperatura. Da geladeira, para a incubação, variando entre 3 e 6°C. Temperatura do banho-maria: 37°C com variação não superior a 1°C.

7. Período de Incubação. Quatro horas em geladeira a 3-6°C, ou duas horas em geladeira a 3-6°C, seguidas de meia hora em banho-maria a 37°C; ou uma hora e meia a 37°C em banho-maria.

8. Tempo de Hemólise. Quinze minutos em banho-maria a 37°C. Ao fim deste tempo, fazer cessar a hemólise nos tubos em que ela se mostrar parcial, acrescentando 0,5 ml da solução fisiológica gelada e centrifugar a 1.500 rotações por minuto, durante cinco minutos.

9. Leitura. A leitura das hemólises parciais se faz por meio do fotômetro, convertendo-se as densidades ópticas encontradas em percentagens de hemólise, com o auxílio de tabelas, conforme o trabalho de Almeida.

Dosagem do Antígeno. Degelado no dia de ser usado, o antígeno é isotonizado, acrescentando-se 0,1 ml da solução de NaCl a 8,5%, e libertado do clorofórmio por borbulhamento de ar através de uma pipeta adaptada a uma pêra de borracha.

Atividade Hemolítica. Incluir um tubo com 0,1 ml de menor diluição do antígeno empregada e acrescentar, depois do período de incubação, o sistema hemolítico. Nenhum antígeno poderá mostrar atividade hemolítica no teor de 0,1 ml, mesmo empregado puro.

Atividade Anticomplementar. Dosada de acordo com o Quadro 16.6.

Atividade Fixadora Inespecífica ou Tromboplástica. Determiná-la de acordo com o Quadro 16.7.

Quadro 16.6 Atividade Anticomplementar

	Antígeno Diluído* (ml)	Complemento (ml) 1 unid.	Complemento (ml) 2 unid.	Sol. Fisiológica (ml)		Hemácias Sensibilizadas (ml)		Sol Fisiológica Gelada (0,5 ml)	
	0,1	—	0,15	0,05	1 1/2 hora a 37°C em banho-maria	0,2	15 minutos a 37°C em banho-maria	Nos tubos em que a hemólise for parcial	Centrifugar. Ler as hemólises parciais pelo fotômetro
Test. compl.**	—	0,15	—	0,15		0,2			
Test. compl.**	—	—	0,15	0,15		0,2			
Test. sist. hem.**	—	—	—	0,3		0,2			

*Menor diluição usada.
**Hemólise em torno de 50% no testemunho com 1 unidade de complemento; maior que 90% no testemunho com 2 unidades; ausência de hemólise no testemunho do sistema hemolítico. O mesmo para os testemunhos dos Quadros 16.6, 16.7 e 16.8. Para cada série de dosagens, suprir os testemunhos repetidos nos quadros sucessivos.

Quadro 16.7 Atividade Fixadora Inespecífica ou Tromboplástica

	Misturas de Soros Não-reagentes (ml)	Antígeno Diluído* (ml)	Complemento (ml) 1 unid.	Complemento (ml) 2 unid.	Sol. Fisiológica (ml)		Hemácias Sensibilizadas (ml)		Sol. Fisiológica Gelada (ml)
	0,5	0,1	0,15	—	—	1 1/2 hora a 37°C em banho-maria	0,2	Nos tubos em que a hemólise for parcial	Centrifugar. Ler as hemólises parciais pelo fotômetro
	0,5	0,1	—	0,15	—		0,2		
Test. soros não-reagentes (neg.)	0,5	—	0,15	—	0,10		0,2		
Test. soros não-reagentes	0,5	—	—	0,15	0,10		0,2		
Test. complemento	—	—	0,15	—	0,15		0,2		
Test. complemento	—	—	—	0,15	0,15		0,2		
Test. sist. hemolítico	—	—	—	—	0,30		0,2		

*Menor diluição usada.

Quadro 16.8 Atividade Fixadora Específica

	Soro Reagente	Antígeno Diluído* (ml)	Complemento (ml) 1 unid.	2 unid.	3 unid.	Sol. Fisiológica (ml)		Hemácias Sensibilizadas (ml)		Sol. Fisiológica Gelada (0,5 ml)	
	0,05	0,1	—	—	0,15	—	1 1/2 hora a 37°C em banho-maria	0,2	15 minutos a 37°C em banho-maria	Nos tubos em que a hemólise for parcial	Centrifugar. Ler as hemólises parciais pelo fotômetro
Test. soro reagente	0,05	—	0,15	—	—	0,10		0,2			
Test. soro reagente	0,05	—	—	0,15	—	0,10		0,2			
Test. compl.	—	—	0,15	—	—	0,15		0,2			
Test. compl.	—	—	—	0,15	—	0,15		0,2			
Test. sist. hem.	—	—	—	—	—	0,3		0,2			

*Diluições proporcionais de acordo com Wadsworth; ex.: 1:8, 1:10, 1:13, 1:20, 1:40.

Atividade Fixadora Específica. Determiná-la de acordo com o Quadro 16.8.

Reação. Praticada de acordo com o Quadro 16.9.

A inclusão desta série de testemunhos do antígeno permite, cada vez que se pratica a reação, uma comprovação de suas propriedades já verificadas em dosagens anteriores. Ao mesmo tempo, já verificamos em dosagens o seu comportamento em presença de soros negativos e positivos conhecidos. Isto torna necessária também a inclusão de testemunhos destes soros com 1 e 2 unidades de complemento.

Resultados. Atividade Anticomplementar. Empregando-se 2 unidades de complemento, os antígenos preparados pelos autores exibiam hemólise igual ou superior a 90% em diluição menor do que aquela dotada de capacidade fixadora em presença de três unidades de complemento.

Em geral, esses antígenos mostraram atividade anticomplementar quando usados em concentração inferior a 1:10 (0,01 de antígeno puro).

Atividade Fixadora Inespecífica. Determinada com soros de indivíduos seguramente não infectados pelo *T. cruzi*. Os resultados mostraram que, em presença desta mistura de soros, havia praticamente o mesmo grau de hemólise, quer estivesse presente o antígeno, quer não, usando-se uma ou duas unidades de complemento.

Atividade Fixadora Específica. Para sua determinação, empregaram os autores soros de casos parasitologicamente comprovados de moléstia de Chagas. A medida desta atividade foi feita com 3 unidades de complemento, porque com 2 unidades obtinham hemólise total em presença de soros como controles negativos. Empregando os antígenos diluídos a 1:20 (0,005 de antígeno puro), às vezes a 1:40 (0,0025 de antígeno puro) ou mesmo em diluições maiores, obtiveram graus acentuados de inibição da hemólise.

Nos antígenos mantidos congelados a −30°C, durante três meses de observação, manteve-se inalterada a atividade fixadora específica, não tendo também se modificado as atividades anticomplementar e fixadora inespecífica.

Resultados das Reações. Nos soros que reagem, os resultados são dados sob a forma de título. Para o cálculo dos títulos, se estabelece o quociente obtido pela divisão do número de unidades de complemento necessárias para 50% de hemólise no tubo com soro e antígeno pelo número de unidades necessárias para 50% de hemólise no tubo testemunho do soro. Estes quocientes podem ser lidos diretamente em quadros pré-construídos.

INTERPRETAÇÃO. Consideram-se como **não-reagentes**, ou **negativos**, os soros cujos títulos não ultrapassam 1,4. Aqueles cujos valores dos títulos se situam entre 1,5 e 1,9 são tidos como **duvidosos**, ao passo que são dados como **reagentes** ou **positivos** os soros de títulos 2,0 ou mais.

O título revela o teor de anticorpos fixadores do complemento no sangue.

A **reação de Guerreiro e Machado positiva**, tecnicamente correta, significa **doença de Chagas ativa**.

Os valores dos títulos têm, no entanto, significação relativa, não se podendo relacionar com eles a gravidade da moléstia. Os títulos mais elevados se verificam em soros de pacientes nos quais a infecção pelo *T. cruzi* foi contraída muitos anos antes. No mesmo paciente crônico, fazendo-se a reação mensalmente, verifica-se grande oscilação do título, sem aparente modificação do estado clínico.

No Quadro 16.5 estão os resultados das reações de Guerreiro e Machado, bem como as de hemaglutinação e imunofluorescência praticadas mensalmente, por mais de dois anos, num paciente representativo da fase crônica da doença de Chagas. Embora os títulos tenham sido substituídos por +, pode-se notar a uniformidade dos resultados das três reações, cumprindo ressaltar que a reação de fixação do complemento vez por outra mostra inexplicável resultado negativo.

A reação de fixação do complemento, para **doença de Chagas**, é de alta sensibilidade, mesmo com antígenos diferentes. Salgado, Mayrink e P. Dias compararam os resultados da fixação do complemento com os antígenos benzenocloroformado (Pedreira de Freitas) e metílico (Batista e Santos), praticados no sangue colhido mensalmente de 66 chagásicos crônicos, com o diagnóstico parasitológico comprovado. De 444 reações conclusivas, sendo 220 com o antígeno metílico e 224 com o benzenocloroformado, verificaram a positividade respectiva de 96,36 e 95,98%.

A reação de fixação do complemento foi, durante mais de meio século após a descoberta da **doença de Chagas**, o único exame de sangue sorológico capaz de diagnosticá-la, ficou consagrada popularmente como a reação de Machado Guerreiro e faz parte da história da tripanossomíase americana no Brasil.

Como vimos, é uma reação complexa, que, para ser fidedigna, exige rigor no preparo dos reagentes e na execução do exame.

Com o advento de técnicas mais fáceis, de padronização mais simples e de elevada sensibilidade, como são as reações de hemaglutinação e imunofluorescência indiretas, descritas a seguir, ela vai sendo progressivamente abandonada.

Um grupo de trabalho, assessor do Ministério da Saúde (1996) recomendou não usá-la como método de rotina.

Hemaglutinação Indireta ou Passiva

É uma das reações que têm sido usadas com grande êxito nos últimos anos no diagnóstico sorológico de parasitoses, como

Quadro 16.9 Reação

	Soro em Exame (ml)	Mistura de Soros Não-Reagentes (ml)	Soro Reagente (ml)	Antígeno Dosado (ml)	Complemento (ml) 1 unid.	2 unid.	3 unid.	Sol. Fisiológica (ml)		Hemácias Sensibilizadas (ml)		Sol. Fisiológica Gelada (0,5 ml)
Soro em exame	0,05	—	—	0,1	—	—	0,15	—	1 1/2 hora a 37°C em banho-maria	0,2	15 minutos a 37°C em banho-maria	Nos tubos em que a hemólise for parcial Centrifugar. Ler as hemólises parciais pelo fotômetro
Do soro em exame	0,05	—	—	—	0,15	—	—	0,10		0,2		
	0,05	—	—	—	—	0,15	—	0,10		0,2		
Do complemento	—	—	—	—	0,15	—	—	0,15		0,2		
	—	—	—	—	—	0,15	—	0,15		0,2		
Testemunhos do antígeno: Atividade anticomplementar	—	—	—	0,1	0,15	—	—	0,05		0,2		
	—	—	—	0,1	—	0,15	—	0,05		0,2		
Testemunhos do antígeno: Atividade fixadora inespecífica	—	0,05	—	0,1	0,15	—	—	—		0,2		
	—	0,05	—	0,1	—	0,15	—	—		0,2		
Testemunhos do antígeno: Atividade fixadora específica	—	—	0,05	0,1	—	—	0,15	—		0,2		
Testemunhos do antígeno: Atividade hemolítica	—	—	—	0,1	—	—	—	0,2		0,2		
Da mistura de soros não-reagentes	—	0,05	—	—	0,15	—	—	0,10		0,2		
	—	0,05	—	—	—	0,15	—	0,10		0,2		
Do soro reagente	—	—	0,05	—	0,15	—	—	0,10		0,2		
	—	—	0,05	—	—	0,15	—	0,10		0,2		
Do sistema hemolítico	—	—	—	—	—	—	—	0,3		0,2		

toxoplasmose, **hidatidose** e **doença de Chagas**. Nesta, alcança a sensibilidade de 98,2 a 100%, como se verá adiante.

Foi usada pela primeira vez por Muniz, que, na mesma época, desenvolveu a reação da hemólise condicionada, a qual necessita de complemento, porém nenhuma das duas tendo recebido, então, a atenção que merecia.

Foi introduzida por Boyden e aperfeiçoada por Stavistky e é hoje de uso corrente.

A reação de hemaglutinação (RHA) para o diagnóstico da doença de Chagas tem sido empregada por muitos autores em diversos países (Cerisola e cols.); Montano e Ucrós (1965); Knierim (1964); Knierim e cols.; Neal e Miles; Soich de Cura e Cura; Camargo e cols.; Camargo e Hoshino, e já conquistou lugar definitivo como um dos melhores métodos sorológicos para o diagnóstico dessa doença.

Princípio. A RHA consiste na verificação da aglutinação de eritrócitos sensibilizados com extratos antigênicos de *Trypanosoma cruzi* por efeito de anticorpos eventualmente contidos no soro a examinar.

Técnica. Para outros pormenores de técnica, recorrer às publicações de Stavitsky, Cerisola, Knierim e Saavedra, Camargo e Hoshino, Knierim e cols.

Soluções Necessárias

1. **Soro-problema.** Para praticar a RHA em um soro, é necessário inativá-lo antes, por 30 minutos, a 56°C, a fim de destruir o complemento.
2. **Solução-tampão de pH 7,2**

KH_2PO_4 0,15 M	7 ml
Na_2HPO_4 0,15 M	18 ml
NaCl	2,1 g
H_2O destilada *q.s.p.*	250,0 ml

3. **Solução-tampão de pH 6,4**

KH_2PO_4 0,15 M	18,4 ml
Na_2HPO_4 0,15 M	6,7 ml
NaCl	2,1 g
H_2O destilada *q.s.p.*	250,0 ml

4. **Solução de fosfato de sódio**

Na_2HPO_4 0,15 M	2,11 ml
Água destilada	100,0 ml

5. **Solução de fosfato de potássio**

KH_2PO_4 0,15 M	2,2 ml
Água destilada	100,0 ml

6. **Solução BRK** (Burkantz, Rein e Kent) (V. RFC para **doença de Chagas**). Destina-se à colheita do sangue, usada em volume igual ao do sangue.
7. **Solução saturada de cloreto de sódio (33%).** Tomam-se 27 ml da solução saturada e completa-se com água destilada para fazer a solução fisiológica a 8,5% (salina).
8. **Solução-mãe de ácido tânico.** Dissolve-se 1,0 g de ácido tânico em pó em 100 ml de solução salina e conserva-se na geladeira a 4°C. No momento de usar, preparar, a partir da anterior, uma diluição a 1:10.000 em solução salina: 0,1 ml de ácido tânico a 1%; 9,9 ml de solução salina.
9. **Antígeno.** Camargo usa, para sensibilizar as hemácias, extratos antigênicos preparados a partir de culturas, em meio líquido, por cinco a sete dias, a 28°C, da cepa Y do *T. cruzi*. Outros mandam extrair os tripanossomos, de qualquer cepa, com solução fisiológica esterilizada, de três ou quatro *erlenmeyer* de cultura em ágar-sangue. Para outros pormenores sobre os diversos antígenos, consultar Batista e cols., os quais obtiveram melhores resultados com o proposto por Cerisola e cols., que usam *pool* de amostras de *T. cruzi*.

Filtra-se em gaze ou algodão. Recolhem-se os parasitos, na maioria formas epimastigotas, por centrifugação; são a seguir lavados, por três vezes, em grandes volumes de solução salina, por centrifugação a 3.000 r.p.m.

Ao sedimento, em torno de 0,27 a 0,3 ml, juntam-se 4 ml de água destilada para lisar os parasitos; agita-se fortemente e deixa-se repousar por 10 a 15 minutos, na geladeira.

Centrifuga-se a 3.000 r.p.m. durante cinco minutos.

Retira-se o sobrenadante que será o antígeno a ser utilizado, depois de isotonizado com solução saturada de cloreto de sódio, de acordo com a seguinte fórmula:

$$\frac{\text{Vol. sobrenadante} \times 27}{973} = \text{ml de solução saturada a acrescentar}$$

10. **Preparação das hemácias.** Pode-se usar sangue de carneiro ou sangue humano, do grupo O-Rh-negativo. As hemácias humanas devem ser preferidas no laboratório clínico, porque apresentam vantagens, a mais evidente sendo a dispensa da laboriosa tarefa de adsorção do soro a pesquisar, porque elas são livres de aglutinogênios inespecíficos.

Para lavar as hemácias, transferem-se 4 ml da mistura, de partes iguais, de sangue e solução de BRK, que se conserva na geladeira, para um tubo graduado de centrifugação, e juntam-se 6 ml de solução salina ou salina tamponada a pH 7,2, centrifugando-se a 3.000 r.p.m. por cinco minutos.

Decanta-se o sobrenadante e ressuspende-se o sedimento no mesmo volume de solução salina, tornando a centrifugar, operação que se repete por duas vezes, no total de três lavagens.

Após a última centrifugação, estaremos com um sedimento de hemácias equivalentes a 1,0 ml. A ele se acrescentam 9,0 ml de solução salina tamponada a pH 7,2 e 10,0 ml de solução de ácido tânico a 1:20.000 (ou 1:10.000).

Leva-se ao banho-maria a 37°C, durante 15 minutos, agitando-se de vez em quando.

Ao cabo desse período, retira-se o tubo das hemácias do banho-maria e distribui-se o conteúdo por dois tubos de centrifugação, pondo-se 10 ml em cada um. Centrifuga-se a 3.000 r.p.m., por cinco minutos.

Decanta-se o sobrenadante de ambos os tubos, ressuspende-se o sedimento em salina tamponada a pH 7,2, desfazendo-se os grumos formados. Centrifuga-se de novo pelo mesmo tempo e rotação.

Despreza-se o sobrenadante de ambos os tubos.

O sedimento de um dos tubos vai servir para preparar a **suspensão testemunha** das hemácias da seguinte maneira: ressuspende-se este sedimento em 25 ml de uma solução salina que contenha 1% de soro normal inativado. Uns recomendam soro de coelho; outros, humano. Agita-se bem e guarda-se na geladeira até o momento do uso.

O sedimento de glóbulos do outro tubo será sensibilizado pelo antígeno mediante o acréscimo de 5,5 ml de salina tamponada a pH 6,4 mais 4,0 ml do antígeno.

Mistura-se bem e leva-se ao banho-maria a 37°C, por 30 minutos, agitando-se de vez em quando.

Retira-se a seguir do banho-maria e centrifuga-se a 3.000 r.p.m., por cinco minutos. Decanta-se o sobrenadante e lava-se por centrifugação mais quatro vezes em solução salina contendo 1% de soro normal, à mesma rotação e tempo. Após a última centrifugação, ressuspende-se o sedimento em 25 ml de salina com soro normal a 1%.

Esta é, pois, a suspensão de hemácias sensibilizadas, vale dizer, o antígeno, do qual iremos pôr uma gota em cada um dos tubos da reação que contêm as diluições do soro-problema.

Quanto às hemácias apenas tanizadas, isto é, à **suspensão testemunha**, coloca-se uma gota das hemácias em cada diluição do controle do soro em exame.

Reação em Tubo

Técnica

1. Em uma série de tubos tipo Kahn de 7 × 75 mm, colocam-se 1,2 ml de solução salina no primeiro deles e 0,4 nos demais.
2. Ao primeiro tubo, adicionam-se 0,06 ml do soro em exame; mistura-se bem e transferem-se 0,4 ml para o primeiro tubo-controle e 0,4 ml para o segundo tubo da reação, e assim por diante, desprezando-se 0,4 ml ao se chegar à última diluição desejada.
3. Os tubos-controle receberão 0,4 ml de cada diluição do soro a pesquisar.
4. Em cada um dos tubos de reação, coloca-se uma gota de hemácias sensibilizadas.
5. Em cada um dos tubos-controle, coloca-se uma gota das hemácias apenas tanizadas.
6. Agita-se o suporte e leva-se para a geladeira por 18 a 24 horas.

Como a reação em tubo é mais difícil na leitura e interpretação dos resultados, pelo fato de os tubos às vezes não serem muito regulares, cumpre escolher bem os tubos; os indicados aqui costumam apresentar o fundo mais regular.

Controles

1. Soro positivo conhecido.
2. Soro negativo conhecido.
3. De especificidade: glóbulos apenas tanizados.
4. De aglutinação espontânea: a) glóbulos apenas tanizados mais salina; b) glóbulos tanizados e sensibilizados pelo antígeno mais solução salina.

A reação em tubos é plenamente satisfatória, de acordo com a nossa experiência, ilustrada no Quadro 16.5, onde reunimos os resultados da RHA aos da RFC e da RIF e aos de xenodiagnóstico, de um paciente chagásico crônico, seguido periodicamente por vários anos. Esse comportamento se repetiu em todos os pacientes dos grupos *placebo* (evolução natural). Apesar desse êxito, vários autores preferem a reação em placa, que julgam ainda mais simples e de leitura mais fácil.

Reação em Placas

Técnica

Em essência é a mesma da reação em tubos, mas os pormenores podem ser obtidos nos trabalhos de Knierim e Camargo e cols.

Leitura dos Resultados. Após o período de 18 a 24 horas na geladeira, observa-se o sedimento dos tubos.

Se não tiver havido aglutinação, as hemácias apenas se depositam no fundo do tubo, onde formam uma camada circular, de bordas regulares e nítidas.

Se houver aglutinação, também se depositam no fundo, mas de forma irregular, a camada circular mostrando a periferia picotada em dentes, como os de uma engrenagem, ou assumindo formas caprichosas, lembrando mapa geográfico.

Nas últimas diluições, em que o teor de anticorpos é menor e a aglutinação também mais discreta, a leitura pode se tornar menos fácil. Considera-se positiva a diluição em que haja irregularidade na formação do contorno do anel periférico.

O título será, por conseguinte, dado pela última diluição em que se verifique esse fenômeno.

INTERPRETAÇÃO. Considera-se positivo o resultado quando há aglutinação pelo menos no primeiro tubo, isto é, a diluição de 1:20.

Diluições menores não se incluíram na técnica anteriormente descrita, e não poderiam ser levadas em conta, porque podem depender de aglutininas inespecíficas.

Se ocorrer o chamado fenômeno de **zona**, em que entre uma aglutinação e a seguinte há um tubo sem aglutinação, o título será o da maior diluição após a zona.

Quanto à especificidade da RHA, não há reações cruzadas no **calazar**, na **hanseníase**, na **tuberculose pulmonar** nem na **leishmaniose mucotegumentar** (Batista e cols., 1974).

A RHA é de grande sensibilidade para o diagnóstico da **doença de Chagas**.

Montano e Ucrós, na Colômbia, comparando-a à RFC em 51 pacientes de doença de Chagas com comprovação parasitológica, encontraram 50 (98%) em que a RHA foi positiva e 48 (94,4%) em que a RFC foi positiva.

Knierim, no Chile, em 50 casos de **doença de Chagas crônica**, confirmada por **XD**, encontrou a reação positiva em 49 deles. O caso negativo era de uma pessoa aparentemente sã, que havia tido um **XD** positivo 16 anos antes e em que a RFC também era negativa. Por outro lado, a autora chilena, em 192 soros de adultos aparentemente sãos, provenientes dos EUA, não encontrou nenhuma reação positiva. Da mesma autora é o Quadro 16.10.

Camargo e cols., em 40 pacientes chagásicos crônicos, encontraram a RHA positiva em todos, oscilando os títulos entre 1:40 e 1:10.240, mas os valores mais freqüentes ocorreram na faixa entre 1:320 e 1:2.560.

Nossa experiência fala no mesmo sentido (Quadro 16.5).

Em centenas de chagásicos acompanhados durante anos, com exames periódicos, a RHA mostrou-se tão fidedigna quanto a FC e a IF. Nos pacientes curados, é a última das três a negativar-se.

A RHA tem ainda, sobre a RFC, a vantagem de os soros anticomplementares não utilizáveis à RFC poderem ser testados com ela.

A RHA impõe-se entre as provas sorológicas para o diagnóstico da **doença de Chagas** porque é muito mais simples que a reação de Guerreiro e Machado e não exige aparelhamento dispendioso, como a reação de imunofluorescência. Por precaução, deve ser associada a uma das outras duas.

A reação de hemaglutinação com eritrócitos preservados é excelente prova para o diagnóstico sorológico da **doença de Chagas**. Cançado (1999) teve-a positiva em 100% dentre 20 pacientes crônicos, enquanto a imunofluorescência foi positiva em 99% e a fixação do complemento em 91,5%.

Existe *kit*: Chagas Hai imunoserum. *Kit* com 480 testes.

Imunofluorescência

INTRODUÇÃO

Os processos de imunofluorescência, em que se ligam radicais fluorescentes às moléculas de anticorpos, tornaram possível a visualização direta e muito sensível desses anticorpos e, também, dos antígenos a que eles se fixarem, permitindo vê-los,

Quadro 16.10 Sensibilidade da RHA e RFC em 280 Soros de Pacientes com Infecção Chagásica Crônica Confirmada

Tipo de Reação	Reações N.º	Positivas %	Soros Anticomplementares N.º	%
RHA	275	98,2	—	—
RFC	253	93,4	9	3,2

De Knierim, F. e cols. (1972).

às vezes intensamente luminosos, à microscopia de fluorescência (Coons e cols.).

A significação dessa conquista ressalta de imediato, quando se lembra de que, antes dela, as reações antígeno-anticorpo só podiam ser demonstradas por meios indiretos, às vezes complexos, difíceis e imprecisos, mediante os fenômenos resultantes da união dos dois, como, por exemplo, a precipitação e a fixação do complemento.

A prova de anticorpo fluorescente aplicada ao *T. cruzi* é um processo simples para trabalho de rotina, de execução fácil, dotado de alta sensibilidade e especificidade, motivo por que veio enriquecer o laboratório no terreno do diagnóstico sorológico na **doença de Chagas**.

Desde que Fife e Muschel usaram formas de cultura de *T. cruzi* em um teste fluorescente para doença de Chagas e que Voller e Shaw e Voller lograram êxito usando, em estudos de fluorescência, formas de cultura de tripanossomos fixados em lâmina, este recurso passou a ser de uso corrente nos laboratórios de sorologia.

Descreveremos, a seguir, os pormenores de técnica, de acordo com Camargo e Alvarez e cols.

Material Necessário

Soro. O soro é inativado, durante 30 minutos, a 56°C. Pode ser guardado congelado a −20°C.

Antígenos. Usa-se como antígeno de estoque uma suspensão de formas de cultura formalizadas de *T. cruzi*.

Para preparar essa suspensão, centrifugam-se alguns milímetros de uma cultura de três a quatro dias da cepa Y do *T. cruzi* em meio líquido de Yaeger, incubada a 28°C e contendo cerca de 100 milhões de parasitos por mililitro; lava-se o sedimento duas vezes com solução salina tamponada e volta-se a suspendê-lo em volume, igual ao inicial da cultura, da solução de formalina a 2% em salina tamponada. Após 24 horas à temperatura ambiente, transfere-se essa suspensão para a geladeira, podendo então ser usada durante três meses como antígeno-estoque, sem diminuição da atividade antigênica. Antes de usar, dilui-se, no dia, em solução salina, de modo a fornecer, nas preparações finais, de cinco a 10 parasitos por campo microscópico.

Camargo refere que se obtém um antígeno muito prático e estável dessecando, à temperatura de congelação, tripanossomos fixados com formol. Centrifuga-se o antígeno-estoque descrito e ressuspende-se o sedimento em cerca do volume original de **Dextram** (*Artiebolaget Pharmacia*, Uppsala, Suécia), em solução salina. Secam-se, em ampolas, volumes de 0,3 ou 1,0 ml, à temperatura de congelação. Mesmo após um ano de armazenamento, à temperatura ambiente, os tripanossomos secados à congelação apresentavam inalteradas características morfológicas e antigênicas, quando reconstituídos pela adição de água destilada às ampolas. Quando se usa a formalina a 1% em água destilada para reidratar os antígenos, as suspensões resultantes podem ser guardadas por três a quatro meses na geladeira, sem sinais de redução da atividade antigênica.

Alvarez e cols. usam tripanossomos cultivados em ágar-sangue glicosado, repicados a intervalos de dois a quatro dias. Empregaram diversas cepas, locais e alienígenas, sem diferenças evidentes. Para a preparação do antígeno, procedem da seguinte maneira: retiram os parasitos do recipiente de cultura, suspendendo-os em solução salina, formolizada a 1,0%; a seguir, lavam duas vezes com solução salina tamponada a pH 7,2 e suspendem o sedimento da última centrifugação na mesma solução salina tamponada, cuidando de que a concentração final dos parasitos seja de cerca de 10 a 15 por campo microscópico de 450 diâmetros de aumento.

É a seguinte a composição da solução salina tamponada (SST) a pH 7,2:

Na_2HPO_4 (anidro)	12,0	g
$NaH_2PO_4 \cdot H_2O$	2,2	g
NaCl	85,0	g
H_2O *q.s.p.*	1.000,0	ml

Dilui-se essa solução concentrada a 1/10, obtendo-se assim a SST de pH 7,2.

Nos exames, usam-se lâminas de microscopia nas quais se marca uma área correspondente à de uma lamínula de 25 × 40 mm, a qual é dividida em 20 áreas de 6 a 8 mm, por meio de esmalte de unha ou **Araldite** (ver Camargo, 1965). Uma gota do antígeno diluído é colocada sobre cada uma dessas pequenas áreas, e imediatamente removida com o auxílio de uma agulha hipodérmica sem bisel, adaptada a uma pipeta com pêra de borracha, deixando-se apenas uma delgada película. Pode-se conseguir isso usando-se lâminas perfeitamente limpas, e os melhores resultados são obtidos quando, após marcar as áreas em lâminas já limpas, suas superfícies são flambadas, por passagem rápida sobre uma chama, e esfregadas com papel de tecido.

Um procedimento eficiente para fixar os parasitos consiste em secar as lâminas durante 30 minutos a cerca de 50°C, em um forno ou debaixo de lâmpada de raios infravermelho e ventilador, seguido de aquecimento brando sobre uma chama, durante alguns segundos. Períodos de secagem mais curtos ou lâminas mal limpas podem determinar fixação insuficiente dos esfregaços.

Para se usarem como antígeno formas sanguíneas do *T. cruzi*, obtém-se, por punção do soração, sangue citratado de camundongos infectados, quatro a seis dias após a inoculação. Os esfregaços são secados nas lâminas por alguns minutos, à temperatura ambiente, e divididos em pequenas áreas mediante esmalte de unha, como se fez anteriormente. As lâminas se conservam a −20°C por um mês, sem sinais de queda da atividade antigênica. É dispensável a fixação dos esfregaços com ácidos ou solventes orgânicos.

Conjugados Antiglobulina Humana. Obtém-se soro hiperimune injetando-se coelhos com gamaglobulina humana, em adjuvante de Freund completo. Camargo (1966) usou, para conjugar o isotiocianato de fluoresceína (*The Sylvana Co.*, Millburn, Nova Jérsei) a vários lotes de anticorpos de coelho, uma ligeira modificação da técnica de diálise de Clark e Shepard (1963). Os conjugados resultantes tinham relações F/P (em miligrama por mililitro*) que iam de 5 a cerca de 8×10^{-3}, coloração específica em diluições de até 1/100 ou 1/500 e coloração não-específica somente em diluições muito baixas (abaixo de 1/5) para os antígenos empregados.

Alvarez e cols. preparam a antigamaglobulina humana marcada com isotiocianato de fluoresceína, imunizando coelhos, de acordo com a técnica de Marshall, Eveland e Smith (1958) ou outra similar. Titulam de rotina a antigamaglobulina marcada.

---

* Avalia-se o grau de marcação dosando-se a fluoresceína (F) e as proteínas (P) do conjugado e estabelecendo-se a relação F/P. Exprime-se essa relação simplesmente pela razão ponderal dos dois componentes em miligramas por unidade de volume. Se o conjugado contiver 0,05 mg/ml de fluoresceína e 10 mg/ml de proteínas, terá:

$$\frac{F}{P} = \frac{0{,}050 \text{ mg}}{10 \text{ mg}} = 5 \times 10^{-3}$$

Como corante de fundo incorpora-se às diluições do conjugado o azul de Evans a 0,1 mg/ml de acordo com a modificação de Nichols e McComb (1962).

Técnica

1. Pipetam-se sobre as lâminas os soros recentemente diluídos (cerca de 0,005 ml), cada um sendo distribuído a uma área antigênica diferente, de modo que 20 testes podem ser corridos por lâmina.

   Retiram-se da geladeira as lâminas com as impressões antigênicas e deixa-se que elas se sequem à temperatura ambiente sobre papel de filtro, tendo o cuidado de colocar para cima o lado da lâmina em que se acha o antígeno.
2. Incubam-se depois as lâminas, durante uma hora, a 37°C, em câmara úmida.
3. Lavam-se em duas mudas de SST, 10 minutos cada uma. Lava-se, depois, com jato suave de água destilada, para retirar os cristais de sal.
4. Seca-se por alguns minutos sob ventilador, cumprindo evitar secar com papel.
5. Pipeta-se a seguir, em cada área, o conjugado diluído ao título, e as lâminas são incubadas de novo, durante uma hora, a 37°C.
6. Lavam-se duas vezes em salina tamponada, durante cinco minutos, e, depois, com água destilada, em jato suave.
7. Secam-se e se recobrem as preparações com 0,05 ml de uma solução de azul de Evans a 1/5.000 em SST, como preconiza Nichols, deixando-se atuar o corante por cinco minutos.
8. Lavam-se com água destilada, secam-se e montam-se com lamínulas e glicerina tamponada a pH 8 (glicerol, nove partes; solução-tampão bicarbonato de sódio a pH 8, uma parte).

Leitura. Faz-se a leitura das reações em microscópio biocular, com objetiva seca de 40 diâmetros de aumento, provido de campo escuro, tendo como fonte de luz lâmpada de vapor de mercúrio HBO 200 W, utilizando filtro anticalórico e excitador BG 12 e bloqueador 530 ou 50 (Zeiss).

Lêem-se primeiramente os soros testemunhos.

Para os soros **reagentes**, as formas de culturas dos parasitos são vistas como estruturas coradas de vermelho, nitidamente delimitadas por fluorescência verde periférica. Para os soros **não-reagentes**, os parasitos permanecem como manchas vermelhas, foscas, que, em reações ocasionais, podem mostrar manchas irregulares de fraca fluorescência interior (Fig. 16.10). A coloração de fundo com o azul de Evans, que explica a tonalidade vermelha dos parasitos, ajuda a reduzir ao mínimo essas reações fluorescentes não-específicas e a tornar as específicas mais nítidas.

Se se usam as formas sanguíneas do tripanossomo, como explicado a propósito do **antígeno**, verifica-se que estas formas, via de regra, não exibem qualquer grau de coloração não-específica. Para os soros reagentes, elas são visíveis como estruturas completamente fluorescentes, às vezes envoltas, nas reações fortes, por uma linha fluorescente mais intensa.

Reações ocasionais duvidosas devem ser consideradas negativas.

Interpretação. Considera-se positivo o teste quando o título da reação ultrapassa a 1:30. Títulos baixos (1:10 a 1:30) podem ser dados por soros de pacientes com outras doenças que não a tripanossomíase (reação inespecífica).

Segundo Alvarez, tais reações inespecíficas podem ocorrer até em diluição do soro a 1:20, em paciente de **toxoplasmose**, **leishmaniose** e outras. Por essa razão, adota o título de 1:30 como o mínimo diagnóstico específico.

Tal como no caso da reação de fixação do complemento e da hemaglutinação, o valor do título não possui nenhuma relação com a gravidade do caso clínico. Esses títulos oscilam amplamente, no mesmo paciente, quando se praticam reações seriadas semanais ou mensais.

O **teste de imunofluorescência** cada vez mais se firma como confiável meio de diagnóstico da **doença de Chagas**.

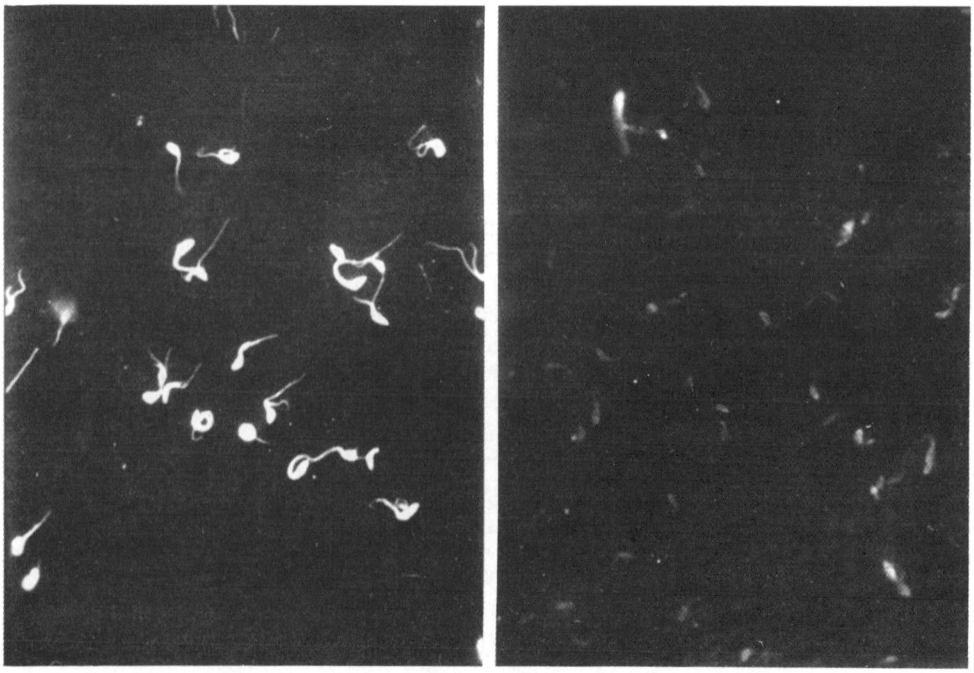

Fig. 16.10 Formas de cultura de *T. cruzi* como aparecem nas provas de fluorescência reativas e não-reativas, 40×. (De Camargo, M.E., 1966. Reproduzida com permissão da *Rev. Inst. Med. Trop.*, São Paulo.)

ELISA

TESTE IMUNOENZIMÁTICO (ELISA)

Como o teste de imunofluorescência, o teste imunoenzimático é uma prova antiglobulina em que os anticorpos (IgG) se marcam por enzima no lugar de fluorocromo. A enzima, atuando sobre substrato próprio, gera compostos corados que tingem os trepanossomos e revelam os anticorpos específicos. A reação pode ser observada à microscopia comum, dispensando sistema óptico especial.

Dotada de grande sensibilidade, a reação pode fazer-se com antígenos solúveis fixados em suportes inertes. Em resumo, a reação, que é conhecida pela sigla **ELISA** (*enzymelinked immunosorbent assay*), se faz em tubos ou cavidades de placas plásticas, previamente sensibilizados com o extrato antigênico. Seguem-se incubações sucessivas, com soro do doente e com o conjugado imunoenzimático antiglobulínico e lavagens copiosas do recipiente plástico. Enchem-se, depois, as cavidades com solução de substrato adequado, que se torna corado pela ação da enzima (Egvall, 1975; Organização Mundial de Saúde, 1976). A coloração pode ser medida por leitura espectrofotométrica, obtendo-se resultados quantitativos.*

INTERPRETAÇÃO. Segundo Camargo e Takeda (1979), os resultados do teste ELISA para a infecção chagásica foram estreitamente semelhantes aos do teste de imunofluorescência, não só em soro, como haviam já observado Voller e cols. (1975), mas também em sangue colhido em papel de filtro.

Testes rápidos para o diagnóstico sorológico, como os de hemaglutinação rápida, de aglutinação (teste de látex), de floculação, deixam muito a desejar por causa de baixa sensibilidade. Até o momento, são preferíveis os outros métodos sorológicos descritos.

Para o diagnóstico corrente da **Tripanossomíase cruzi**, recomendam-se *realizar, simultaneamente, duas reações sorológicas diferentes.*

BIBLIOGRAFIA

ALMEIDA, J.O.: Reação de fixação pela técnica quantitativa para moléstia de Chagas, *Doença de Chagas* Cap. 14, edit. por J. R. Cançado, Imprensa Oficial, Belo Horizonte, 666 pp., 1968.

ALVAREZ, M., CERISOLA, J.A. e ROHWEDDER, R.W.: Test de immunofluorescencia para el diagnóstico de la enfermedad de Chagas. *Bol. Chile. Parasit., 23*:4-9, 1968.

ALVAREZ, M.: Test de immunofluorescencia para el diagnóstico de la enfermedad de Chagas. Simposio Internacional sobre Enfermedad de Chagas, Soc. Argent. Parasitologia, Buenos Aires, deciembre, 1972. pp. 149-153.

BATISTA, S.M. e SANTOS, U.M.: Antígeno metílico de cultura de *Schizotrypanum cruzi. O Hospital, 56*:1045-1051, 1959.

BATISTA, S.M., MAYRINK, W., COSTA, C.A., CHIARI, E. e PEREIRA, A.A.S.: Estudos de antígenos hemaglutinantes no diagnóstico sorológico da doença de Chagas. *Rev. Inst. Med. Trop., São Paulo, 16(6)*:317-323, nov.-dez., 1974.

BOYDEN, S.V.: The adsorption of proteins on erythrocites treated with tannic acid and subsequent hemagglutination by antiprotein sera. *J. Exp. Med., 93*:107-120, 1951.

BURKANTZ, S.C., REIN, C.R. & KENT, J.F.: Studies in complement fixation 2. Preservation of sheep's blood in citrate dextrose misturess (modified Alsever's solution) for use in the complement fixation reaction. *J. Lab.* e *Clin. Med., 31*:394-399, 1949.

CAMARGO, M.E.: Preparation of microscopic slides to simplify immunofluorescence serological titrations. *Rev. Inst. Med. Trop.,* São Paulo, *7(1)*:39-40, 1965.

CAMARGO, M.E.: Fluorescent antibody test for the serodiagnosis of American trypanosomiasis. Technical modification employing preserved culture forms of *Trypanosoma cruzi* in a slide test. *Rev. Inst. Med. Trop.,* São Paulo, *8*:227-234, São Paulo, 1966.

CAMARGO, M.E. e HOSHINO, S.: Reação de hemaglutinação passiva, com hemácias preservadas, para o diagnóstico da tripanossomíase americana. *Simpósio Internacional sobre Doença de Chagas, 141-147,* Soc. Argent. Parasit., Buenos Aires, dezembro, 1972.

CAMARGO, M.E., HOSHINO, S., CORRÊA, N.S. e PERES, B.A.: Hemagglutination test for Chagas' disease, with chromium chloride formalin treated erytrocites, sensitized with *Trypanosoma cruzi* extracts. *Rev. Inst. Med. Trop.,* São Paulo, *13*:45-50, 1971.

CAMARGO, M.E., HOSHINO, SUMIE & SIQUEIRA G.R.V.: Hemagglutination with preserved sensitized cells, a practical test for routine serologic diagnosis of American trypanosomiasis. *Rev. Inst. Med. Trop.,* São Paulo, *15(2)*:81-85, 1973.

CAMARGO, M.E. e TAKEDA, G.K.F.: Diagnóstico de Laboratório. *In*: BRENER, Z. e ANDRADE, Z.T.: *Tripanosoma cruzi* e doença de Chagas. Rio de Janeiro, Guanabara Koogan, 1979.

CANÇADO, J.R.: *Doença de Chagas* (por um grupo de colaboradores especialistas), Cadeira de Terapêutica Clínica. U.F.M.G., Belo Horizonte, 1968.

CANÇADO, J.R. *et al.*: Bases para a avaliação do tratamento específico da Doença de Chagas humana segundo a parasitemia. *Rev. Soc. Bras. Med. Trop., 7(3)*:155-166, 1973.

CANÇADO, J.R.: Forma aguda da doença de Chagas no Brasil. *Rev. Ass. Med. Brasil, 26(8)*:285-288 (agosto), 1980.

CANÇADO, J.R. e CHUSTER, M.: *Cardiopatia chagásica.* Rio de Janeiro, Fundação Carlos Chagas, 1985.

CANÇADO, J.R.: Doença de Chagas. Quimioterapia: uma visão atual. *In*: *Tópicos em Gastroenterologia 2,* Paula Castro e Savassi Rocha, P.R., MEDSI, Rio de Janeiro, 1991.

CANÇADO, J.R.: Criteria of Chagas disease cure, Mem. Inst. Oswaldo Cruz, Rio de Janeiro, 94 (Suppl.1):331-335, 1999.

CANÇADO, J.R.: Tratamento etiológico da doença de Chagas pelo benzonidazol. *In*: Brener, Z., Andrade, Z. e Barral Neto, M. *Trypanosoma cruzi* e doença de Chagas, 2.ª edição, Cap. 19, pp. 389-405, Guanabara Koogan, Rio de Janeiro, 2000.

CERISOLA, J.A., FATALA CHABEN, M. e LAZZARI, J.: Test de hemaglutinación para el diagnóstico de la enfermedad de Chagas. *Prensa Méd. Argent., 49*:1764-1767, 1962.

CERISOLA, J.A., FATALA CHABEN, M. e LAZZARI, J.: Test de hemaglutinación para el diagnóstico de la enfermedad de Chagas. *Proc. VII Inter. Congr. Trop. Med., Malaria, 2*:252-253, 1964.

CERISOLA, J.A., ALVAREZ, M., LUGONES, H. e REBOSOLAN, J.B.: Sensibilidad de las reacciones serológicas para el diagnóstico de la enfermedad de Chagas. *Bol. Chile Parasit., 24*:2-8, 1969.

CERISOLA, J.A., ALVAREZ, M. e DI RISSIO, A. M.: Imunodiagnóstico da doença de Chagas. *Rev. Inst. Med. Trop.,* São Paulo, *12*:403-411, 1970.

CERISOLA, J.A.: Valor del inmunodiagnóstico en la infección chagásica. Simpósio Internacional sobre Enfermedad de Chagas. *Soc. Arg. Parasit., 115*:124, Dezembro, 1972.

CERISOLA, J.A., RUSSO, M.C., DEL PRADO, C.E., JOZAMI, L.B. e ROHWEDDER R.W.: Estudio comparativo de diversos métodos parasitológicos en la enfermedad de Chagas aguda. Simpósio Internacional sobre Enfermedad de Chagas. *Soc. Arg. Parasit., 97*-100, Dezembro, 1972.

CHERRY, W.B., GOLDMAN, M. & CARSKI, T.R.: Fluorescent antibodies techniques in the diagnosis of communicable diseases. Public Health Service Publication n.º 729. Department of Health Education and Welfare. *Communicable Disease Center.* Atlanta, Geórgia, USA, 1960.

* Há laboratórios que produzem e fornecem *kits* para o diagnóstico da **doença de Chagas** (IgG) pelo ELISA, os quais, segundo os produtores, oferecem 96,5% de sensibilidade e 97% de especificidade. Tais *kits* podem ser adquiridos, entre outros, do *Gull Laboratories, Inc. (1011 East 4800 South, Salt Lake City, Utah 84117, USA)*, da *Immunolife Diagnóstica Indústria e Comércio Ltda. (Fone: (011) 577-8769, São Paulo, SP)*, de Biolab — BioELISA Cruzi (Biolab Diagnóstica S.A., fone: (021) 342-5454, Rio de Janeiro, RJ).

CHIARI, E. e BRENER, Z.: Contribuição ao diagnóstico parasitológico da doença de Chagas na sua fase crônica. *Rev. Inst. Med. Trop.*, São Paulo, *8*:134-138, 1966.

CHIARI, E.: Crescimento, diferenciação e infectividade de formas de cultura de *T. cruzi*: *Tese de Mestrado*, I.C.B., U.F.M.G., Belo Horizonte, 1971.

CHIARI, C.A., MAYRINK, W. e MAGALHÃES, P.A.: Reação de imunofluorescência indireta no controle do tratamento da leishmaniose tegumentar americana. *Rev. Inst. Med. Trop.*, São Paulo, *15*:298-303, 1973.

CHIARI, E., DIAS, J.C.P., LANA, M. e CHIARI, C.A.: Hemocultures for the parasitological diagnosis of human Chagas' disease in the chronic phase. *Long Intern sobre Doença de Chagas*, Rio de Janeiro, 1979.

CLARK, H.F. e SHEPARD, C.C.: A dyalisis technique for preparing fluorescent antibody. *Virology*, *20*:642-644, 1963.

COONS, A.H., GREECH, H.J. & HONES, R.N.: Immunological properties of an antibody containing a fluorescent group. *Proc. Soc. Exp. Biol. Med.*, *47*:200-202, 1941.

COONS, A.H., GREECH, H.J., JONES, R.N. & BERLINER, E.: The demonstration of pneumococcal antigen in tissues by the use of fluorescent antibody. *J. Immunol.*, *45*:159-170, 1942.

ENGVALL, E. & PERLMANN, P.: Enzyme linked immunosorbent assay (ELISA). *J. Immunology*, *102*:129-135, 1972.

FIFE Jr., E.H. & MUSCHEL, L.H.: Fluorescent antibody technique for serodiagnosis of *Trypanosoma cruzi* infection. *Proc. Soc. Exp. Biol. Med.*, *101*:540-543, 1959.

FLORES, M.A., TREJOS, A., PAREDES, A.R. e RAMOS, A.Y.: El método de concentración de Strout en el diagnóstico de la fase aguda de la enfermedad de Chagas. *Bol. Chile Parasit.*, *21*:38-39, 1966.

GALVÃO, L.M.C.: Contribuição ao critério de cura da doença de Chagas humana. (*Tese de Doutorado*) Depto. Parasitologia, Belo Horizonte, U.F.M.G., 1990.

GUERREIRO, C. e MACHADO, A.: Da reação de Bordet e Gengou na moléstia de Chagas como elemento diagnóstico. *Brasil Méd.*, *27*:225-6, 1913.

GUIMARÃES, R.X. e GUERRA, C.C.C.: *Clínica e Laboratório*, 4.ª ed. Sarvier, São Paulo, SP, 1990.

HAWKING, F.: Chemotherapy of trypanosomiasis, pág. 133. *In*: SCHNITZER, J.R. e HAWKING, F.: *Experimental Chemotherapy*, vol. I, Academic Press, New York, 1963.

JÖRG, M.E. e BAEZ, V.J.: Parasitemia em infectados crônicos por *Trypanossoma cruzi*, indeterminados e sintomáticos por hemocultura. CM Publicación Médica, 6(2): 71-79, 1993.

KENDRICK, D.B. Jr., ELLIOT, J., REICHEL, J. Jr. & VAUBEL, E.K.: Supply of preserved blood to European theater of Operations *Bull U.S. Army M. Dept., N.º 84*, 66-73, 1945.

KENT, J.F.: An abbreviated spectrophotometric technic for determining optimal concentration of amboceptor. *J. Lab. Clin. Med.*, *31*:1270-1277, 1946.

KNIERIM, F.: El valor de las reacciones serológicas en el diagnóstico de algumas infecciones parasitárias. *Bol. Chile Parasit.*, *19*:119-123, 1964.

KNIERIM, F. e SAAVEDRA, P.: Técnica de la reacción de hemaglutinación aplicada al diagnóstico serológico de las parasitoses. *Bol. Chile Parasit.*, *21*:39-44, 1966.

KNIERIM, F., SANDOVAL, J., ALFARO, E., SANDOVAL, L., MUNOZ, E. e ESKUCHE, G.: Reacción de hemaglutinación indireta ou passiva en enfermedad de Chagas. Simpósio Internacional sobre Enfermedad de Chagas. *Soc. Arg. Parasit.*, *135*:9, Buenos Aires, 1972.

LAMBERTUCCI, Jr.: *Febre — Diagnóstico e Tratamento*. MEDSI, Rio de Janeiro, RJ, 1991.

LIMA, J.T.F. e SILVEIRA, A.C.: Controle da transmissão e inquérito sorológico nacional. *In*: CANÇADO, J.R. e CHUSTER, M.

LUQUETTI, A.O. e RASSI, A.: Diagnóstico laboratorial da infecção pelo *Trypanossoma cruzi* e doença de Chagas. Brener, Andrade e Barral Neto (eds.), 2.ª ed., Cap. 17, pp. 345-378, Ed. Guanabara, Rio de Janeiro, 2000.

LUZ, Z.M.P., COUTINHO, M.G., CANÇADO, J.R., KRETTLI, A.H.: Hemocultura: técnica sensível na detectação do *Trypanossoma cruzi* em pacientes chagásicos na fase crônica da doença. Rev. Soc. Bras. Med. Trop., *27(3)*:143-148, 1994.

MARSHALL, J.D., EVELAND, W.C. & SMITH, C.D.: Conjugation of protein with fluorescein isothiocyante. *Proc. Soc. Exp. Biol. Med.*, *98*:898, 1958.

MINISTÉRIO DA SAÚDE e F.N.S.: Recomendações e conclusões da II Reunião do Comitê Técnico Assessor para o Diagnóstico Laboratorial da Doença de Chagas. *Rev. Inst. Med. Trop.*, São Paulo, *38*:328, 1996.

MUNIZ, J.: On the value of "conditioned hemolysis" for the diagnosis of American Trypanosomiasis. *O Hospital*, Rio de Janeiro, *38*:685-691, 1950.

NEAL, R.A. & MILES, R.A.: Indirect hemaglutination test for Chagas disease with a simple method for survey work. *Rev. Inst. Med. Trop.*, São Paulo, *12*:395, 1970.

NICHOLS, R.L. & McCOMB, D.E.: Immunofluorescent studies with trachoma and related antigens. *J. Immun.*, *89*:545-554, 1962.

PEDREIRA DE FREITAS, J.L.: Contribuição para o estudo do diagnóstico da moléstia de Chagas por processos de laboratório. *Tese Fac. Med. U.S.P.*, 1947.

PEDREIRA DE FREITAS, J.L. e ALMEIDA, J.O.: Nova técnica de fixação do complemento para moléstia de Chagas (reação quantitativa com antígeno gelificado de culturas de *Trypanossoma cruzi. O Hospital*, *35(6)*:787-800 (junho), 1949.

PEDREIRA DE FREITAS, J.L.: Reação de fixação do complemento para diagnóstico da moléstia de Chagas pela técnica quantitativa. *Arq. Hig. Saúde Publ.*, *16*:55-94, 1951.

PEDREIRA DE FREITAS, J.L.: Diagnóstico de laboratório da moléstia de Chagas. *Bol. Ofic. Sanit. Panamer.*, *51*:429-438, 1961.

PESSÔA, S.B. e MARTINS, A.V.: Parasitologia Médica, 11.ª ed., Guanabara Koogan, Rio de Janeiro, 1982.

PIFANO, F.C.: El diagnóstico parasitológico de la enfermedad de Chagas en fase crônica. Estudio comparativo entre gota gruesa, el xenodiagnóstico, el hemocultivo y las inoculaciones experimentales en animales sensiveis. *Arch. Venez. Patol. Trop. y Parasitol. Med.*, 2:146-151, 1954.

SALGADO, A.A.: Consideraciones sobre metodologia y sensibilidad del xenodiagnóstico. *Bol. Chile Parasit.*, *24*:9-13, 1969.

SALGADO, A.A., MAYRINK, W. e PINTO DIAS, J.C.: Estudo comparativo entre a reação de fixação do complemento, com os antígenos benzenocloroformado e metílico, e o xenodiagnóstico. *Rev. Inst. Med. Trop., São Paulo, 12(1)*:34-40 (jan.-fev.), 1970.

SALGADO, A.A.: *Padronização do xenodiagnóstico*. *In*: CANÇADO, J.R. e cols., 1973.

SCHENONE, H., CONCHA, L., ARANDAS, R., ROJAS, A., ALFARO, E., KNIERIM, F. e ROJO, M.: Valor do xenodiagnóstico na avaliação do tratamento da infecção crônica pelo *Trypanosoma cruzi*. *Rev. Goiana Méd.*, *16*:179-184, 1970.

SCHENONE, H., ALFARO, E. e ROJAS, A.: Basis y rendimiento del xenodiagnóstico en la infección chagásica. Simpósio Internacional sobre Enfermedad de Chagas, *Soc. Arg. Parasit.*, 111-114, 1972.

SHAW, J.J. & VOLLER, A.: Preliminary fluorescent antibody studies on *Endotrypanum schaudine*. *Trans. Roy, Soc. Trop. Med. Hyg.*, *57*:232, 1963.

SIQUEIRA, A.F.: Diagnóstico parasitológico da moléstia de Chagas. *In*: CANÇADO, J.R., *Doença de Chagas*. Cap. 13, 1968.

SOICH DE CURA, A.L. e CURA, E.: El test de hemaglutinación y la reacción de fijación del complemento en la enfermedad de Chagas — estudio comparativo. *Rev. Fac. Cienc. Méd. Córdoba*, *27*:281-285, 1969.

STAVITSKY, A.B.: Micromethods for the study of proteins and antibodies. I. Procedure and general application of hemagglutination and hemagglutination inhibition reactions with tannic acid and protein treated red blood cells. *J. Immun.*, *72*:360-367, 1954.

STROUT, R.G.: A method for concentrating hemoflagellates. *J. Parasit.*, *48*:100, 1962.

THOMPSON, W.R., RICE, C.E., MALTANER, E. & MALTANER, F.: Some fundamental notions in estimation of complement fixation. I. General relations and a proposed uniform notation. *J. Immunol.*, *62*:353-361, 1949.

TODD-SANFORD: Clinical diagnosis by laboratory methods, 14.ª ed. por Israel Davidson e J.B. Henry. W.B. Saunders Co., Filadélfia, 1969.

TOUSSAINT, A.S., TARRANT, C.J. & ANDERSON, R.C.: An indirect fluorescent antibody technique using soluble antigens for serum diagnosis of *Trypanosoma cruzi* infection. *Proc. Soc. Exper. Biol. (N.Y.), 120*:783-5, 1965.

U.S. PUBLIC HEALTH SERVICE: Serologic Tests for Syphilis U.S. Public Health Publication n.º 411, Washington, D.C., Government Printing Office, 1964.

VILLELA, E. e BICALHO, C.: As pesquisas de laboratório no diagnóstico da moléstia de Chagas. *Mem. Inst. Osv. Cruz, 16*:15-46, 1924.

VOLLER, A.: Immunofluorescent observations on *Trypanosoma cruzi. Trans. Roy. Soc. Trop. Med. Hyg., 57*:232, 1963.

VOLLER, A., DRAPER, C.C., BIDWELL, D.E. & AERTLETT, A.: Microplate enzyme-linked immunosorbent assay for Chagas' disease. *Lancet, 1*:426-9, 1975.

WADSWORTH, A.B.: Standard Method of the division of Laboratories and Research of the New York State Department of Health. The Williams and Wilkins Co., Cap. 30, *361-5*, 1947.

WALTER FERREIRA, A. e CAMARGO, M.E.: Bio Elisa Cruzi, um Teste Imunoenzimático de Alta Sensibilidade para a Sorologia da Doença de Chagas. *LAES, 12*:39, 1991.

17

Imunofluorescência

Princípio. A imunofluorescência consiste na conjugação de anticorpos, ou de antígenos, com substância fluorescente, e na sua identificação, ao entrarem em combinação específica, ao microscópio com luz fluorescente.

As substâncias fluorescentes mais empregadas na imunofluorescência são o isotiocianato de fluoresceína e o isotiocianato de rodamina. Há duas técnicas para a pesquisa de antígenos, ou de anticorpos, pela imunofluorescência: (*a*) técnica direta; (*b*) técnica indireta. Na direta, o anticorpo, isolado do soro em estudo e conjugado com o isotiocianato de fluoresceína, é incubado, por alguns minutos, com o antígeno em estudo. O antígeno adquire fluorescência devido à combinação com o anticorpo. Na prova indireta, incuba-se o soro em estudo com antígeno conhecido. Trata-se a mistura antígeno-anticorpo, em seguida, com soro antiglobulina gama conjugado com fluoresceína. Se o antígeno formou complexo com o anticorpo, este será revelado pela fluorescência, devido à antiglobulina gama específica.

TITULAÇÃO DA ATIVIDADE ESPECÍFICA E INESPECÍFICA DOS CONJUGADOS

Os conjugados de globulina com fluoresceína devem ser caracterizados pela relação **fluoresceína/proteína** (F/P). Para as antiglobulinas é conveniente conhecer seu título em precipitinas. Todavia, a titulação fundamental é a que diz respeito à da atividade fluorescente, específica e inespecífica, do conjugado. Para a determinação dessa atividade, procede-se do seguinte modo:

1. Preparar duas lâminas com esfregaços de determinado parasito (*T. cruzi*, p. ex.). Obter soro positivo diluído a 1/10, soro negativo diluído a 1/10 e o conjugado a ser titulado.
2. Pipetar soro positivo sobre os esfregaços da lâmina "A" e o soro negativo sobre a lâmina "B" e incubá-las a 37°C, durante uma hora, em câmara úmida.
3. Lavá-las em SST (Solução Salina Tamponada — ver preparação no Cap. 1), pH 7,2, durante 10 minutos, em dois banhos da solução e secá-las em jato de ar quente.
4. Preparar diluições seriadas do conjugado (1:5, 1:10, 1:20, 1:40, 1:80, 1:160, 1:320, 1:640, 1:1.280) em SST contendo azul de Evans, 0,001%, cobrir os esfregaços com as diferentes diluições a incubar a 37°C, durante uma hora, em câmara úmida.
5. Lavar as lâminas em SST, pH 7,2, durante 10 minutos, trocando a solução três vezes; secar com jato de ar quente e montar as lâminas com glicerina tamponada.
6. Anotar a intensidade da fluorescência específica (com soro positivo) e inespecífica (com soro negativo) e verificar a maior diluição com fluorescência específica evidente. O título do soro será aquele que corresponder a duas diluições anteriores, isto é, quatro vezes mais concentrado.

Solução Tamponada de Carbonato-Bicarbonato de Sódio 0,5 M

Solução "A": Carbonato de sódio 0,5 M:
Na_2CO_3 anidro .... 5,3 g
H_2O destilada .... 100 ml
Solução "B": Bicarbonato de sódio 0,5 M:
$NaHCO_3$ .... 4,2 g
H_2O destilada .... 100 ml

Para se obter solução de pH 9,5, misturar três volumes da solução "A" e quatro volumes da solução "B", no momento de usar. Para se obter solução de pH 8,5, tomar 10 ml da solução "B" e 0,5 ml da solução "A". Controlar o pH em potenciômetro.

Solução Tamponada de Glicerina

Tomar nove partes de glicerina e uma parte do tampão carbonato-bicarbonato (ou de fosfato, ou de barbital) de pH 8 a 8,5.

Solução-Estoque de Azul de Evans

Dissolver 10 mg de azul de Evans em 100 ml de SST, pH 7,2, 0,01 M.

Para uso, diluir 1:10 com SST.

IMUNOFLUORESCÊNCIA NA TOXOPLASMOSE

Técnica

1. Preparar suspensão de *T. gondii* juntando 1 ml de água destilada ao frasco contendo o antígeno liofilizado (encontrado no comércio) e homogeneizar com pipeta de Pasteur.
2. Distribuir 0,02 ml da suspensão do antígeno em cada círculo da lâmina e secar a 37°C. Não fixar. Como a suspensão se conserva apenas alguns dias, a 4°C, recomenda-se preparar tantas lâminas quanto per-

mita o conteúdo do frasco. As lâminas não utilizadas serão conservadas a 4°C (por três a quatro semanas) ou a −40°C (vários meses), em recipiente fechado. Para uso, secá-las com jato de ar quente.

3. Inativar os soros a 56°C, por 30 minutos, e preparar diluições a 1:20 e a 1:200 com SST. Essas duas diluições são suficientes para eliminar rapidamente os soros negativos ou fracamente positivos. Praticar depois testes com maiores diluições (1:1.000, 1:2.000, 1:4.000, 1:8.000 etc.), com os soros que se mostrarem positivos a 1:200. Para as amostras de sangue recolhidas em papel de filtro, recortar discos de cerca de 4 cm^2, embebê-los durante uma hora com 0,25 ml de SST, em tubos de hemólise, e colher o líquido eluído.
4. Depositar sobre os esfregaços uma gota de cada diluição do soro em estudo. Os esfregaços testemunhas receberão, respectivamente, diluições de soro positivo e de um soro negativo. Um esfregaço não receberá soro e servirá de controle do conjugado de fluoresceína.
5. Incubar as lâminas a 37°C, durante 30 minutos, em câmara úmida, lavá-las com jato de SST, dirigindo a ponta da pipeta contra os bordos da lâmina, e mergulhá-las em dois banhos de SST, com duração de cinco minutos cada um.
6. Enxugar o verso e as bordas das lâminas com papel de filtro e retirar o excesso de líquido das áreas do esfregaço com jato de ar quente.
7. Depositar sobre todos os esfregaços (mesmo sobre aquele que não recebeu o soro) uma gota (0,02 ml) do conjugado antiglobulina marcado com fluorescência, diluído em SST, pH 7,2, contendo azul de Evans a 1:1.000.000. Essa substância é usada para mascarar a autofluorescência do parasito, ou dos tecidos, fazendo-os apresentar fluorescência avermelhada. Incubar as lâminas a 37°C, durante 30 minutos, em câmara úmida.
8. Escorrer o excesso de conjugado e lavar as lâminas por imersão em duas trocas de SST, durante 10 minutos cada.
9. Montar os preparados com glicerina tamponada e lamínula. Examinar ao microscópio equipado para fluorescência, com filtro BG 50 e objetiva de imersão ×40. Observar cerca de 10-30 toxoplasmas por campo.

Leitura. Os parasitos do esfregaço tratados somente com o conjugado, ou com o soro-controle negativo, não devem acusar fluorescência esverdeada. Eles aparecem apenas coloridos pelo contracorante e se apresentam sob formas decrescentes (meia-lua), avermelhados e mal delimitados. Na reação positiva, os parasitos se apresentarão com fluorescência verde mais ou menos intensa, ou, no caso de reação fracamente positiva, corados de vermelho com orla de fluorescência amarelo-esverdeada. O título do soro é dado pela mais alta diluição que ainda mostrar fluorescência nítida.

INTERPRETAÇÃO

Soros com títulos de fluorescência específica, entre 1:20 e 1:200, são freqüentemente encontrados em indivíduos aparentemente normais. Títulos acima de 1:200 indicam, em geral, infecção por *T. gondii*. Entretanto, somente estudo da cinética dos anticorpos do soro permitirá conclusões mais seguras sobre a evolução da doença. Na fase aguda da **toxoplasmose** predominam os anticorpos da classe IgM. No diagnóstico da toxoplasmose na mulher grávida, este dado é de primordial importância. A realização da prova com soro previamente tratado com mercaptoetanol (que inativa a IgM) permite esclarecer a classe de anticorpos responsável pela reação fluorescente positiva. Para isso, tomar 0,2 ml do soro em estudo +0,2 ml da solução 0,2 ml de 2-mercaptoetanol. Incubar a 37°C, durante duas horas, e realizar novamente a prova de fluorescência com o soro contendo a IgM inativada. Se a reação se negativar ou se mostrar apenas fracamente positiva, pode-se supor infecção recente pelo *T. gondii*. A IgM poderá, também, ser determinada com soro fluorescente anti-IgM, dispensando a prova com mercaptoetanol.

IMUNOFLUORESCÊNCIA NA DOENÇA DE CHAGAS (Ver Cap. 16)

IMUNOFLUORESCÊNCIA NA MALÁRIA

Preparação de Lâminas com Plasmódios

1. Colher 10 a 20 ml de sangue rico em plasmódios, usando seringa heparinizada, e preparar esfregaços para identificação e contagem dos parasitos por campo de microscópio.
2. Centrifugar o sangue (dentro de 30-60/min após a colheita), lavar as hemácias cinco vezes (50 volumes de SST de cada vez) e suspendê-las em SST, de modo a se obter suspensão contendo 15 parasitos por campo nos esfregaços.
3. Depositar gotas da suspensão nas áreas quadriculadas da lâmina de microscópio, secá-las a 37°C, durante 30 minutos, e conservá-las a −4°C envoltas em folha de alumínio.

Técnica

1. Retirar as lâminas do congelador, agitá-las suavemente em recipiente com água destilada para remoção da hemoglobulina e secá-las com jato de ar quente.
2. Preparar diluições do soro em estudo a partir de 1:16 com SST contendo 1% de *Tween* 80 e proceder, daqui por diante, como recomendado para toxoplasmose, usando-se conjugado de fluoresceína diluído em SST contendo 1% de *Tween* 80 e azul de Evans a 0,001%.

Leitura. Proceder de modo semelhante ao recomendado para a toxoplasmose. O título do soro é dado pela maior diluição que produzir reação fluorescente esverdeada nítida.

IMUNOFLUORESCÊNCIA NA ESQUISTOSSOMOSE

Preparação da Suspensão Antigênica

1. Obter vermes adultos (após perfusão do fígado de camundongos infectados com *S. mansoni*), lavá-los em SST e em água destilada e secá-los em dessecador e vácuo mantido no refrigerador.
2. Triturar os vermes em gral previamente resfriado, ressuspender o pó obtido em etanol anidro e gelado, centrifugar a frio, ressuspender o pó em éter etílico anidro e gelado e agitar durante um a dois minutos.
3. Centrifugar, descansar e secar o sedimento no vácuo.
4. As partículas se conservam por vários meses no congelador. Para uso, suspender o material mais fino em SST a fim de obter cinco a 10 partículas por campo microscópico. A suspensão se mantém ativa a 4°C durante duas a três semanas.

Técnica

1. Depositar 0,02 ml da suspensão de partículas sobre áreas demarcadas de lâminas de microscopia e secá-las na estufa a 37°C.
2. Preparar diluições seriadas (1:10, 1:20, 1:40, 1:80, 1:160 etc.) em SST ou eluir em 0,25 ml de SST as amostras de sangue colhidas em discos (4 cm^2) de papel de filtro.
3. Pipetar 0,02 ml de cada diluição do soro (ou eluente) sobre as áreas contendo as partículas dos vermes, incubar a 37°C, durante 30 minutos, em câmara úmida.
4. Prosseguir daí por diante como recomendado para toxoplasmose.

Leitura. As reações positivas se traduzem por fluorescência verde das partículas, especialmente localizada em sua periferia. Nas reações negativas, as partículas se apresentam de coloração avermelhada, às vezes com discretas áreas esverdeadas, sem brilho.

IMUNOFLUORESCÊNCIA NA SÍFILIS

I. Com Soro Não-adsorvido, Segundo Deacon e cols. (1957) ou Prova FTA-200

Preparação do Antígeno

1. Obter suspensão de *T. pallidum*, cepa Nichols, extraído de testículos de coelhos, contendo cerca de 50 organismos por campo microscópico de 450×. Pode ser obtido, liofilizado, de laboratórios especializados.

Técnica

1. Preparar lâminas de microscopia contendo quadriculados feitos com tinta indelével, juntar a cada quadriculado 0,01 ml da suspensão do antígeno, secar a 37°C, fixar com acetona anidra, por 10 minutos, à temperatura ambiente.
2. Depositar sobre cada esfregaço 0,02 ml do soro em estudo, diluído a 1:200 em SST, pH 7,2, incubar a 37°C, durante 30 minutos, em câmara úmida. Praticar testes de controle com soro negativo e com soro positivo, ambos diluídos a 1:200. Prosseguir daí por diante como recomendado para toxoplasmose.

Leitura. Classificar as reações obtidas do seguinte modo:

–	Treponemas pouco visíveis	Não-reatógeno (negativo)
+	Treponemas fracamente fluorescentes	Não-reatógeno
++	Treponemas moderadamente fluorescentes	Reatógeno (positivo)
+++	Treponemas fortemente fluorescentes	Reatógeno
++++	Treponemas muito fortemente fluorescentes	Reatógeno

INTERPRETAÇÃO

A prova de imunofluorescência tem-se revelado positiva mais precocemente na **sífilis recente** do que as reações de Kahn e VDRL. Na sífilis secundária e na terciária, fornece 100% de positividade. A julgar pelos resultados dos diferentes autores, a prova FTA-200 é mais sensível que as provas de floculação e mais específica que a reação de Wasserman com cardiolipina.

BIBLIOGRAFIA

CAMARGO, M.E.: Introdução às técnicas de imunofluorescência. *Inst. Med. Trop. São Paulo*, São Paulo, 1968.
GOLDMAN, M.: *Fluorescent Antibody Methods*. Academic Press, Nova Iorque, 1968.
HOLBOROW, E.J.: *Standardization in Immunofluorescence*. Blackwell, Oxford, 1970.
OLIVEIRA LIMA, A. e DIAS DA SILVA, W.: *Imunologia, Imunopatologia, Alergia*. Ed. Guanabara Koogan, Rio de Janeiro, 1970.
TURGEON, M.L.: *Immunology and Serology in Laboratory Medicine*. St. Louis, Mosby, 1990.
WILLIAMS, C.A. & CHASE, M.W.: *Methods in Immunology and Immunochemistry*, Vol. III. Academic Press, Nova Iorque, 1971.

18

Eletroforese e Imuneletroforese

ELETROFORESE EM ACETATO DE CELULOSE

Princípio. Partículas dotadas de cargas elétricas, íons ou grupo de íons, quando submetidas à ação de uma força elétrica, migram para um dos pólos. Define-se como eletroforese a migração dessas partículas quando colocadas em campo magnético. A migração indica o sinal da carga da partícula. Esse sinal será oposto ao do pólo para onde irá migrar.

A eletroforese opera segundo princípio diferente da cromatografia, embora ambas se prestem à separação de substâncias de estreito parentesco. A velocidade de migração eletroforética é diretamente proporcional ao potencial elétrico aplicado e à carga da partícula, e inversamente proporcional à viscosidade do meio e ao raio da partícula.

Muitos outros fatores (temperatura, pH, concentração do tampão, tipo de suporte, grau de embebição do suporte, presença de proteínas) também influem na migração de íons. A substância a ser analisada é aplicada a uma zona bastante estreita da fita e submetida a campo magnético. Depois da migração, a substância será identificada por corantes especiais.

Várias substâncias podem ser analisadas pela eletroforese, figurando, entre as principais, as proteínas, os ácidos aminados e os nucleotídeos. Mesmo os açúcares, que não possuem cargas, podem ser separados ao se converterem em complexos com boratos.

Vantagens do Acetato de Celulose Sobre o Papel. Melhor fracionamento, inclusive na separação de $beta_1$ e $beta_2$, o que não se consegue em papel; maior rapidez na separação, isto é, podem-se fracionar proteínas em 30 a 75 minutos, conforme o método, enquanto em papel se gastam de 20 a 24 horas.

Eletroforese das Proteínas do Soro

Material Necessário

1. **Aparelho para a eletroforese:**
   a) Cuba de acrílico para eletroforese, com ponte de 11 cm, de largura ajustável a 8,5 cm.
   b) Fonte de corrente contínua (variação de 0-500 V).
   c) Densitômetro.
2. **Tampões mais empregados:**
   N.º 1) Veronal sódico 0,04 M (dietilbarbiturato de sódio), 8,24 g/l.
   N.º 2) Veronal sódico 5,15 g + EDTA (sal tetrassódico) 2,60 g/l.
   N.º 3) Veronal sódico 10,30 g + veronal ácido, 1,30 g/l.
   N.º 4) Veronal sódico 10,30 g + veronal ácido, 1,84 g + Tris (trisidroximetilaminometano) 7,20 g/l.
   N.º 5) Tampão n.º 4 diluído: 1 litro e completar para 1.800 ml.
3. **Fitas de acetato de celulose** (*Cellogel* etc.) de 2,5 × 14 cm, de 2,5 × 17 cm e de 5,7 × 14 cm.

Corantes para Revelação

1. *Ponceau S* = 0,5 g em 100 ml de ácido tricloroacético a 5%. Banho descorante: ácido acético a 5%.
2. *Amidoschwartz* 0,5 g + 45 ml de metanol + 45 ml de água + 10 ml de ácido acético.
   Banho de descoramento:
   Metanol .... 475 ml
   Água .... 475 ml
   Ácido acético .... 50 ml
3. Banho desidratante: metanol puro.
4. Banho transparentizador:
   Metanol .... 85 ml
   Ácido acético .... 14 ml
   Glicerol .... 11 ml
5. Solução de eluição: ácido acético a 80%.

Técnica. As fitas são acondicionadas em pacotes de 25 ou de 100, em metanol. Uma vez aberto o pacote, conservar as fitas mergulhadas em metanol a 40%.

Somente uma das faces das fitas de *Cellogel* é permeável às proteínas, o que se reconhece facilmente por ser mais opaca. Colocando-se o ângulo cortado da fita para baixo e para a direita, o lado permeável ficará na posição correta.

Tratamento das Fitas. Retirar as fitas da solução de metanol (*Cellogel*), mergulhá-las durante 10 minutos no tampão que vai ser usado na eletroforese, retirar o excesso de tampão enxugando as fitas entre folhas de papel de filtro. Colocá-las bem distendidas sobre a ponte da cuba de eletroforese.

Eletroforese. Micro-. Colocar o tampão desejado na cuba, ajustar a ponte de 8,5 cm com a fita de acetato de celulose, aplicar 0,5 μl de soro, 1,5 a 3 cm da borda catódica, ligar a fonte em 200 V e deixar que a corrente flua durante 20 minutos para a distância de migração de 2,5 cm. Técnica geralmente empregada para obter perfil eletroforético rápido. Usar os tampões n.º 1 ou n.º 2.

Semimicro. Usar aplicador semimicro (ponte de 8,5 cm); depositar 1,5 μl de soro a uma distância de 0,9 a 2 cm da borda. O tempo de separação das frações é de 30 minutos, com distância de migração de 3,5 cm, usando corrente de 200 V. Tampões n.º 1 ou n.º 2.

Macro-. Ajustar a ponte em suporte de 11 cm e corrente fixa de 200 V, com distância de migração de 6 cm. Aplicar 3 a 4 μl de soro a uma distância de 0,16 a 1,5 cm da borda catódica. O tempo de corrida será de 75 minutos. Tampão n.º 1 de preferência. Com os tampões n.º 3 ou n.º 4, deve-se reduzir a corrente para 140 V e aumentar o tempo para duas horas. O tampão n.º 5 exige 270 V e corrida durante 45 minutos.

Coloração. Ao término da corrida, colocar as fitas na solução corante (*Ponceau S* ou *Amidoschwartz*) durante cinco minutos.

Descoramento. Lavar as fitas em três a quatro banhos sucessivos de ácido acético a 5%, se usar *Ponceau S*, ou a solução descorante para o *Amidoschwartz*.

Determinação Quantitativa das Proteínas

1. Ler a fita no densitômetro, obtendo-se o resultado diretamente em percentual de cada fração.
2. Método de eluição: cortar as frações coradas da fita em fragmentos de 2 a 3 cm; introduzir cada fragmento em tubo de ensaio contendo solução (ácido acético a 80%). Preparar um "branco" contendo fragmentos de fita não-corada.
3. Ler a 620 nm, se for usado corante *Amidoschwartz*, e a 520 mm, se o *Ponceau S*.

   Após o descoramento, as fitas podem ser transparentadas do seguinte modo:

   a) Mergulhar em metanol anidro, durante 30 segundos, e, depois, em solução composta de metanol 85 ml + ácido acético 14 ml + glicerina 1 ml, durante um minuto;
   b) Colocar as fitas sobre placa de vidro, eliminar as bolhas de ar e secar na estufa a 60°C.
   c) Depositar as fitas sobre outra placa de vidro e aguardar seu resfriamento total.

Cálculo

1. Determinar o teor de proteínas totais do soro (pelo biureto ou pelo método de Lowry).

   Suponhamos que essa dosagem tenha acusado 7,0 g/dl de proteína no soro, e as DO (densidades ópticas) das frações tenham sido:

	DO		×
Albumina	0,400	51,3%	3,59
$Alfa_1$ globulina	0,030	3,9%	0,27
$Alfa_2$ globulina	0,040	5,2%	0,36
$Beta_1$ globulina	0,080	10,2%	0,72
$Beta_2$ globulina	0,090	11,5%	0,81
Gamaglobulina	0,140	17,9%	1,25
	0,780		

2. Dividir a densidade óptica (DO) da amostra pela soma das densidades ópticas de todas as frações e multiplicar o resultado por 100.

   O resultado obtido será o percentual da fração em estudo.

3. Calcular o teor de proteína das diferentes frações (albumina, $alfa_1$, $alfa_2$, $beta_1$, $beta_2$ e gamaglobulina) aplicando simples regra de três:

100 ——— 7,0 g/dl donde $x = \dfrac{51,3 \times 7,0}{100}$

51,3 ——— x

INTERPRETAÇÃO

A **eletroforese** das proteínas do soro, dentro de certos limites, tem importante papel na investigação clínica. A análise do diagrama eletroforético poderá ser feita por simples inspeção visual da fita, após coloração, ou através dos dados quantitativos obtidos pelo estudo da fita no densitômetro. A eletroforese do soro do adulto normal, usando tampão de veronal pH 8,2 e força iônica 0,05, resulta na separação de seis componentes protéicos: frações albumina, alfa-1, alfa-2, beta-1, beta-2 e gama. A fração albumina é a que mais se distancia do ponto de aplicação no sentido do pólo positivo. As frações globulinas são designadas pela ordem de mobilidade decrescente. As quantidades relativas das diferentes frações protéicas, expressas em percentagem do total de proteínas do soro, são as seguintes: albumina, 60-70; globulinas: alfa-1, 2-5; alfa-2, 5-10; beta, 6-12; gama, 10-15.

Uma vez que a densidade da coloração das diferentes frações é proporcional às suas concentrações, a fração albumina é a que se mostra mais densa, seguida da fração globulina.

A eletroforese do plasma revelará outra faixa, a do fibrinogênio, situada entre as frações beta e gama (Figs. 18.1, 18.2 e 18.3).

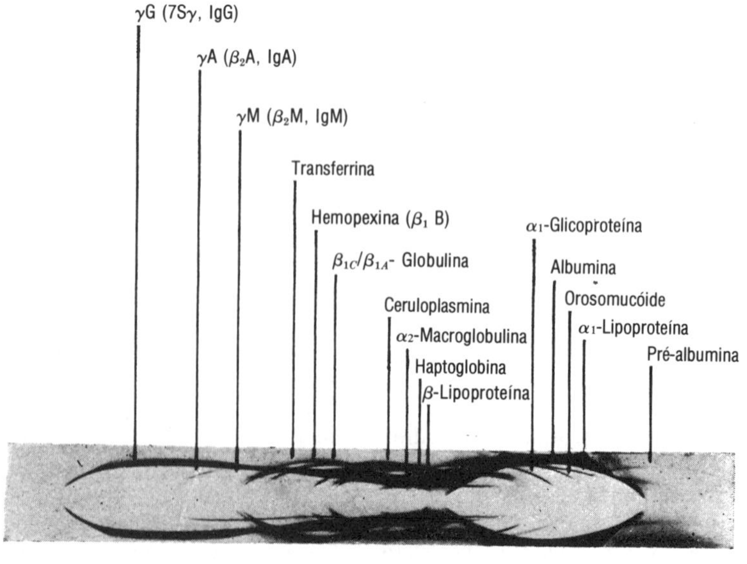

Fig. 18.1 Imuneletroforese. Distribuição das diferentes frações do soro humano normal.

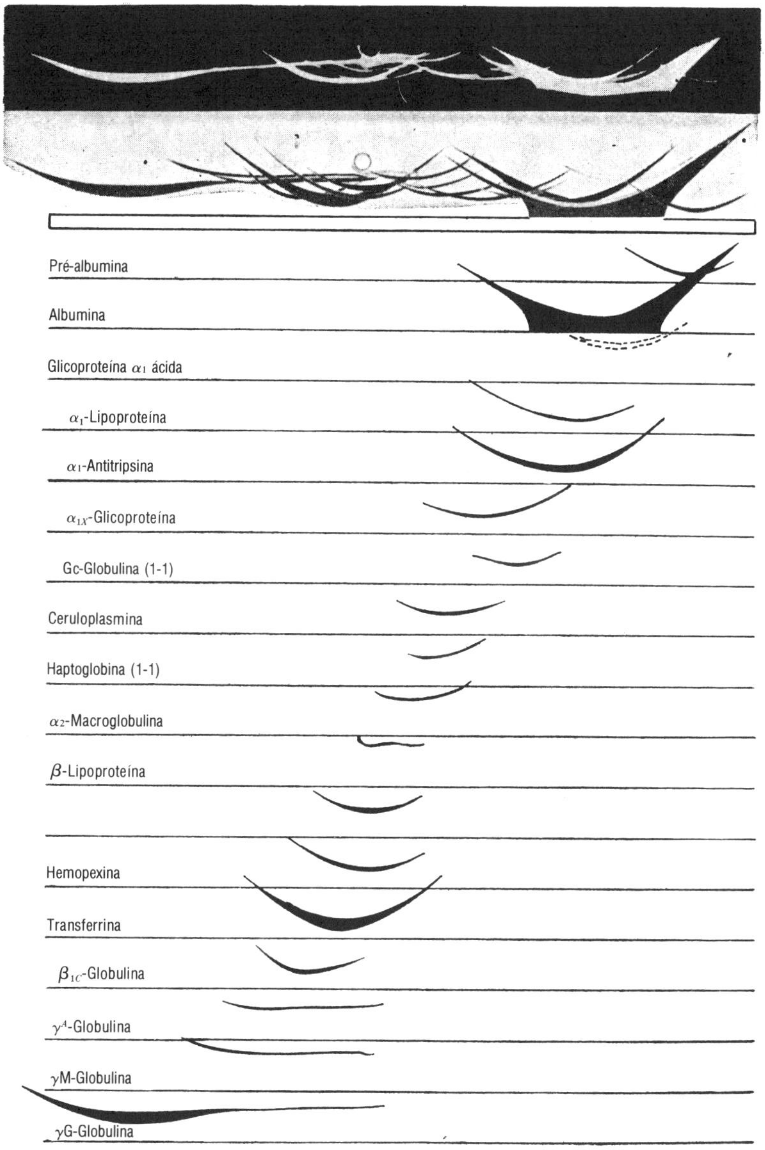

Fig. 18.2 Imuneletroforese. Caracterização das proteínas do plasma humano.

Em algumas doenças, o diagrama eletroforético das proteínas do soro adquire aspecto característico.

Nas Infecções. O achado mais comum e característico nas infecções agudas, por bactérias ou vírus, é o aumento da fração globulina alfa-2, o qual pode ser notado dentro de poucos dias.

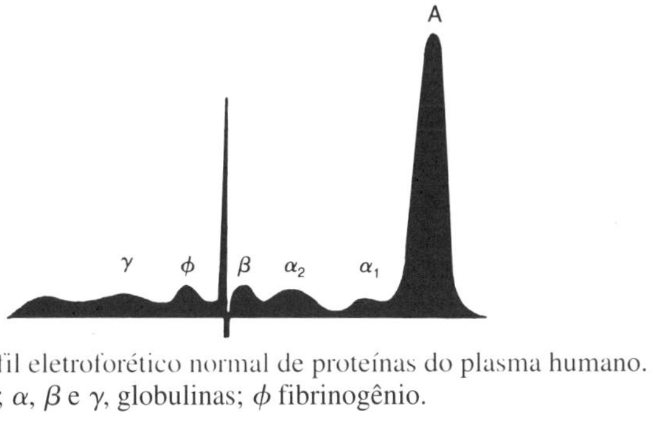

Fig. 18.3 Perfil eletroforético normal de proteínas do plasma humano. A, Albumina; α, β e γ, globulinas; ϕ fibrinogênio.

Tardiamente poderá haver aumento moderado da fração gama, presumivelmente devido ao bloqueio do SRE e à produção de anticorpos.

Nas infecções crônicas, há aumento das globulinas alfa, mas o achado mais constante é o aumento das globulinas gama, que poderá ser bastante pronunciado em certas condições (**calazar** etc.)

Nas Hepatopatias. Sendo o fígado o principal responsável pela produção da fração albumina, haverá hipoalbuminemia toda vez que a função hepática estiver deficiente. Nas **hepatites infecciosas**, há queda da fração albumina e aumento das globulinas alfa-2 e gama. Nas **necroses hepáticas agudas**, como na **atrofia amarela aguda** do fígado, há pronunciada baixa do teor de albumina e considerável aumento da fração gama. Nas **cirroses** há diminuição da albumina e pronunciado aumento das globulinas gama.

Nas Doenças Renais. Na **síndrome nefrótica**, o diagrama eletroforético do soro é bastante característico: aumento das globulinas alfa-2, ligeiro aumento das globulinas beta, separação precária das frações alfa-2 e beta, e diminuição das frações albumina e globulina gama. O aspecto geral do diagrama

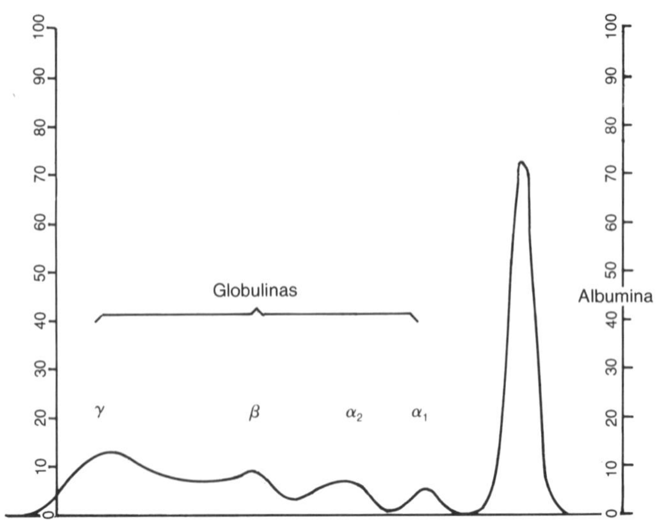

Fig. 18.4 Perfil eletroforético de proteínas do soro normal. (Adaptado de Turgeon.)

eletroforético nas nefroses é de alargamento da faixa correspondente às globulinas alfa-2 e simultânea redução das outras frações. Nas **glomerulonefrites agudas**, há, usualmente, aumento de alfa-2 e, às vezes, aumento das globulinas gama; nas **nefrites crônicas**, moderado aumento destas últimas.

Mielomas. O estudo do diagrama eletroforético é de grande utilidade no diagnóstico dos **mielomas**, em especial quando a eletroforese é praticada simultaneamente no soro (Figs. 18.6 e 18.9) e na urina. No **mieloma**, surge faixa compacta situada na região das globulinas (mieloma do tipo gama) devido a uma proteína anormal homogênea, de mobilidade específica. Esta proteína, em geral, está presente em teores elevados, do que resulta maior densidade na coloração da faixa correspondente do papel. Em cerca de 10% dos casos, esta faixa se situa na região beta (mieloma do tipo beta).

Em casos raros, há aumento das globulinas alfa-2. Em 50% dos casos de mieloma, não há alterações típicas do perfil eletroforético do soro, mas o diagrama da urina revela os achados que são típicos da doença. As proteínas urinárias no mieloma acusam mobilidade correspondente às proteínas do plasma.

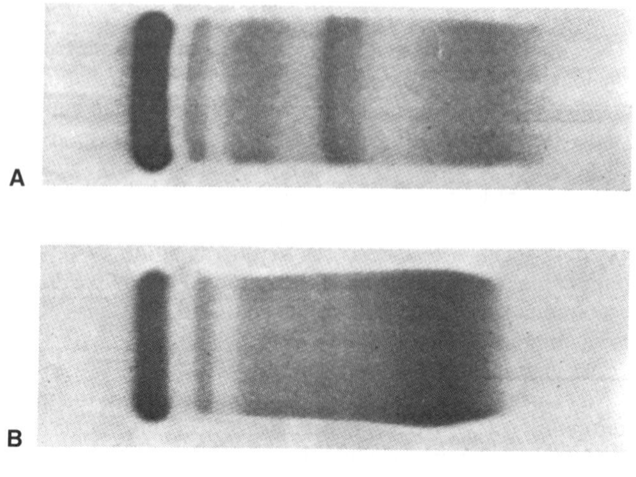

Fig. 18.5 Eletroforese de soro humano normal (A) e de paciente com cirrose alcoólica (B). Aumento policlonal da fração gama.

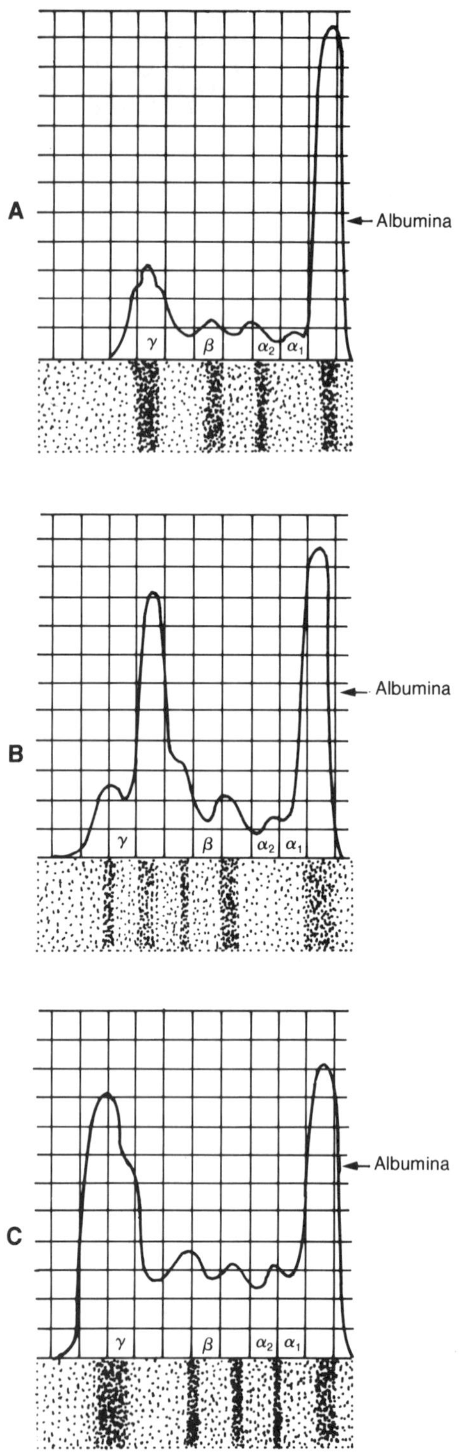

Fig. 18.6 Perfis eletroforéticos. A, Normal; B, Caso de mieloma múltiplo; C, Caso de **macroglobulinemia de Waldenström**. (Adaptado de Turgeon.)

Neoplasias e Reticuloses. Nas **neoplasias**, as alterações do perfil eletroforético são inespecíficas: diminuição da fração albumina e aumento da fração gama. Às vezes há aumento da fração alfa-1. Nas **reticuloses**, há alterações semelhantes nas frações albumina e alfa-1, mas as frações gama estão em geral muito baixas.

Agamaglobulinemias. Nessas condições, como nas demais hipogamaglobulinemias não-complicadas, somente há alterações (ausência ou diminuição) nas frações globulinas gama.

Eletroforese das Glicoproteínas

Aparelhos

1. Cuba de acrílico para eletroforese.
2. Fonte de corrente contínua (0-500 V).
3. Densitômetro ou espectrofotômetro.

Reativos

1. Fitas de acetato de celulose (*Cellogel*) 5,7 × 14 cm e 2,5 × 17 cm.
2. Tampão TRIS/Glicina/NaCl:
   TRIS (Trometamina) .... 14,1 g
   Glicina .... 22,6 g
   NaCl .... 1,0 g
   Água destilada .... 1.000,0 ml
3. Corante:
   Etanol
   Ácido periódico a 50% em ácido nítrico concentrado.
4. Fucsina básica .... 2,0 g
   Água aquecida a 50°C .... 400 ml
   Ácido clorídrico 2N .... 10 ml
   Metabissulfato de potássio .... 4,0 g

Deixar em repouso 24 horas a 4°C, protegido da luz. Adicionar 1 g de carvão vegetal, para descorar a solução, e filtrar. Adicionar 10 ml de HCl 2N em pequenas quantidades, até que a mistura não mais se torne rósea, quando se deixa cair uma gota sobre superfície branca. Conservar o frasco bem arrolhado no refrigerador. Desprezar quando a solução se tornar de coloração rósea.

5. Aldeído fórmico a 40%.
6. Banho de transparentização.
7. Glicerol a 7% em água.

Técnica

1. Executar a eletroforese sobre ponte de 8,5 cm, segundo as instruções gerais para micro-, semimicro- e macroeletroforese.

Macroeletroforese. Fita de 2,5 × 17 cm, 200 V e 2,5 mA, durante 55 minutos. Realizar duas aplicações sobre o mesmo ponto a 2 cm da borda catódica de 3 a 4 μl/16 mm.

Microeletroforese. Usar fita de 5,7 × 14 cm, 200 V e 10 mA, durante 20 minutos. Aplicar sobre o mesmo ponto 0,5 μl/5 mm, a 3 cm da borda catódica.

Semimicroeletroforese. Fazer duas aplicações de 1,5 μl/99 mm sobre o mesmo ponto a 2 cm da borda do catodo.

2. Após a eletroforese, mergulhar as fitas em metanol cinco minutos e transferi-las para outra cuba contendo solução recém-preparada de ácido periódico (1 ml de ácido periódico a 50% e 99 ml de água destilada), durante cinco minutos.
3. Lavar durante três minutos em três a quatro banhos de água e mergulhá-las no reativo de Schiff por 15-20 minutos.
4. Lavar exaustivamente (seis a sete banhos) em ácido nítrico a 0,4% e fixar as fitas coradas em banho de aldeído fórmico a 40%, durante um minuto.
5. Mergulhar as fitas em glicerina a 7%, durante dois minutos, estendê-las sobre placa de vidro (eliminando-se o excesso de líquido com papel de filtro) e levá-las à estufa a 50-60°C, durante cinco a 10 minutos. Retirar a placa, ainda quente, e prensar as fitas entre duas folhas de papel fino. Obtêm-se faixas intensamente coradas que se prestam para a dosagem em fotometria ou por eluição, como recomendado para as proteínas. A eluição é feita em ácido acético a 80% e a leitura a 500 nm.

IMUNELETROFORESE EM AGAROSE E EM ACETATO DE CELULOSE

Princípio. A imuneletroforese, como o próprio nome indica, consiste na execução, em tempos sucessivos, da eletroforese e de reações de difusão imunológica, na mesma preparação. A solução a ser analisada é submetida a campo elétrico em agarose, ou em acetato de celulose, para sua dispersão. Faz-se difundir, em seguida, em sentido perpendicular ao eixo de migração, um antiprecipitante específico para a substância difundida.

Nos locais em que a substância (o antígeno) entrar em contato com o anti-soro (o anticorpo), haverá formação de precipitados específicos que se dispõem em arcos bem visíveis.

Imuneletroforese em Agarose

1. Obter agarose a 1% em solução tampão e adicionar 0,1% de azida sódica ou de mertiolato e conservar em pequenos frascos no refrigerador.
2. No dia da prova, fundir o volume desejado de agarose, depositá-lo com pipeta Pasteur sobre lâmina de vidro do tamanho desejado (13 × 18 cm; 6 × 4 cm; 2,5 × 7 cm etc.).
3. Deixar as lâminas em posição horizontal até a solidificação da agarose. A espessura da agarose deverá ser de 2 a 3 mm.
4. Fazer pequeno orifício no meio da placa de agarose (de volume variável, dependendo do tamanho da placa) e nele depositar a solução a ser analisada. Se o orifício for maior, deverá ter seu fundo recoberto com algumas gotas de agarose fundida.
5. Proceder à eletroforese, usando-se tampão n.º 1, já descrito anteriormente, e aplicar nas extremidades para se obter a passagem de corrente de 4 a 5 V/cm linear. Ao fim de quatro a cinco horas, as proteínas do soro migram a uma distância de 13 a 15 cm. Usando-se o micrométodo, em lâmina para microscópio, consegue-se, com corrente de 5 V/cm linear, a separação adequada ao fim de 50 minutos.

Reação de Precipitação

1. Terminada a corrida eletroforética, cavar na agarose uma ou duas goteiras paralelas ao eixo de migração a uma distância determinada das bordas do orifício, geralmente 5 a 8 mm.
2. Colocar o anti-soro nas goteiras com pipeta de Pasteur e deixar as lâminas em câmara úmida em temperatura constante. Os anti-soros podem ser adquiridos de laboratórios especializados (Instituto Pasteur, Behringwerke, Marbug-Lahn etc.).
3. Proceder à leitura das reações ao fim de 24 e 72 horas.

Secagem das Preparações

1. Recobrir as lâminas com papel de filtro e deixá-las secar na estufa a 37°C até o dia seguinte. A secagem sem o papel produzirá rachaduras na agarose.
2. Colocar as lâminas em banhos sucessivos de solução de NaCl 0,85% durante quatro a cinco dias, para remoção do excesso de proteínas. Usando-se lâminas de microscópio, a lavagem estará completa ao fim de 48 horas. O precipitado antígeno-anticorpo é resistente às lavagens.

Coloração das Preparações

Proteína Simples. A coloração das proteínas simples do soro poderá ser efetuada por uma das seguintes misturas:

1. *Amidoschwartz.* Deixar a lâmina durante 10 minutos na solução a 0,1% de *Amidoschwartz*-10B feita em metanol-ácido acético (9:1) e lavar na mistura metanol-ácido acético (9:1) por 15 minutos.
2. Azocarmin B. Deixar a lâmina durante 15 minutos na solução a 0,5% de azocarmin preparada na mistura metanol-ácido acético (9:1) e lavar na mistura metanol-ácido acético (9:1) por 15 minutos.
3. *Light green SF.* Deixar a lâmina durante uma hora na solução a 0,5% de *light green SF* preparada em solução a 5% de ácido tricloracético e lavar com solução de ácido tricloracético a 5%.
4. Azul de bromofenol. Deixar a lâmina, durante 10 minutos, na solução de azul de bromofenol a 0,1% preparada em metanol saturado com bicloreto de mercúrio. Descorar em ácido acético a 2%, se necessário.

LIPOPROTEÍNAS

1. *Oil red* (**Sudan III**). Mergulhar a lâmina durante duas horas, na solução de *oil red* a 0,5% preparada em etanol a 50% e lavar com etanol a 50%.
2. *Sudan black.* Deixar a lâmina durante duas horas na solução de *Sudan black B* preparada com etanol a 60%. Antes de usar, juntar 0,1 ml de uma solução a 30% de NaOH para cada 50 ml da solução de *Sudan black.* Lavar com etanol a 50%.

HAPTOGLOBINA E HEMOPEXINA

1. Benzidina. Deixar a lâmina, durante 10-20 minutos, na seguinte mistura:

Benzidina	0,2 g
Água destilada	100 ml
Juntar em seguida:	
Ácido acético glacial	0,5 ml
Peróxido de hidrogênio (H_2O_2)	0,2 ml

Lavar a lâmina, em seguida, com água destilada, deixá-la, durante 10 minutos, em solução a 0,1% de $Ni(NH_4)_2(SO_4)_2$ e durante 12 horas em solução a 0,2% de $Ni(NH_4)_2(SO_4)_2$. A coloração específica é o preto-azulado.

CERULOPLASMINA

1. Azul de alizarina. Preparar a seguinte mistura de azul de alizarina S:

Azul de alizarina S	0,2 g
Ácido acético glacial	100 ml

Aquecer a 55°C, deixar esfriar e filtrar. Imediatamente antes de usar, diluir a 1:10 com a solução de ácido acético a 70%. Corar a preparação, durante 30 minutos, na solução a 70% de ácido acético.

2. Parafenilenodiamina. Preparar, antes de usar, a seguinte solução de p-fenilenodiamina:

p-fenilenodiamina	21,6 g
Tampão de acetato de sódio (pH 5,7, força iônica 0,1)	100 ml

Juntar 10 ml da seguinte solução:

Azida sódica	0,65 g
Água destilada	1 litro

Aquecer a 37°C. Mergulhar a preparação na solução aquecida, durante duas horas, e lavá-la durante duas horas no tampão de acetato de sódio (pH 5,7).

Coloração Dupla para Proteína-Lipoproteína

1. Mergulhar a lâmina na mistura a 0,5% de *oil red* preparada em etanol a 50%, deixar por duas horas e lavar com etanol a 50%.
2. Corar a mesma lâmina com solução de *light green SF* preparada em ácido tricloracético a 5% durante uma hora e lavar com ácido tricloracético a 5%.

INTERPRETAÇÃO

O tempo de aparecimento dos precipitados e a forma algo arqueada das faixas de precipitação dependem de vários fatores: teor de anticorpos do anti-soro, peso molecular e forma da molécula do antígeno, temperatura, relações quantitativas entre o antígeno e o anticorpo, distância entre o orifício do antígeno e o sulco do anti-soro. A análise dos diferentes padrões imunoeletroforéticos requer experiência e treinamento. É imperioso reconhecer as diferentes linhas de precipitação que se formam, em condições normais e patológicas. Várias técnicas têm sido recomendadas para facilitar essa identificação:

a) Emprego de anti-soros específicos (antialbumina, antiglobulina gama (IgG, IgA, IgM), antitransferrina, anticeruloplasmina etc.).
b) Corantes específicos para certas frações do plasma (corantes para lipoproteínas, para haptoglobinas, para ceruloplasmina etc.).

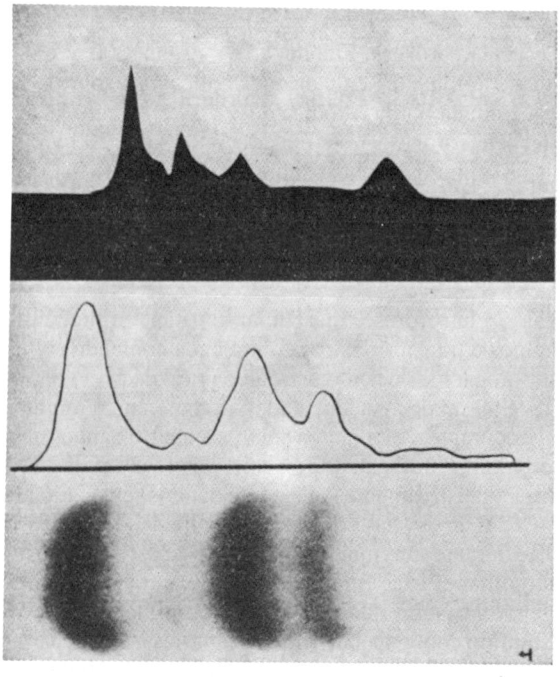

Fig. 18.7 Eletroforese em papel. Hipogamaglobulinemia.

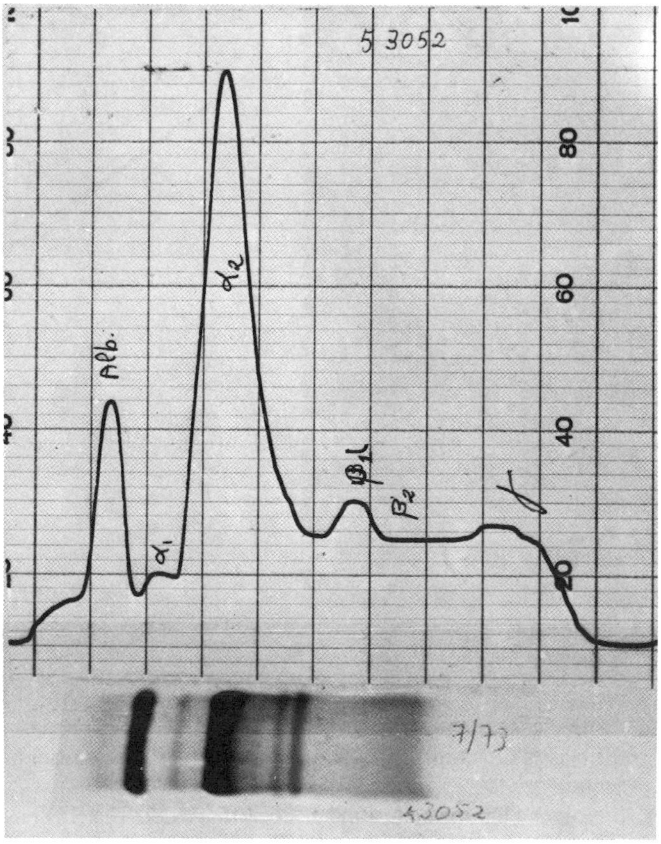

Fig. 18.8 Eletroforese de soro de paciente com **nefrose**.

c) Adsorção seletiva do anti-soro com as diferentes frações do soro.
d) Emprego de frações protéicas purificadas na técnica de "orifício interrompido".

A imuneletroforese foi considerada o método de escolha para a solução de certos problemas clínicos, como:

a) Caracterização do tipo de agamaglobulinemia (IgG, IgM, IgA).
b) Identificação da síndrome de deficiência de certa classe de anticorpo de globulinemia (teor normal de IgG).

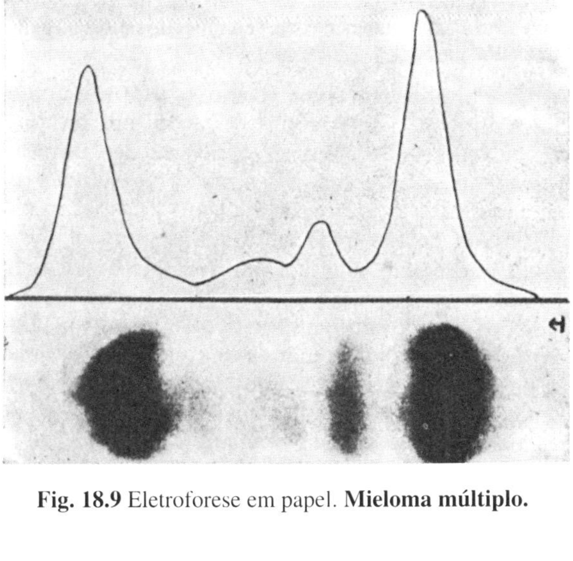

Fig. 18.9 Eletroforese em papel. **Mieloma múltiplo.**

c) Diagnóstico de condições genéticas caracterizadas por agamaglobulinemia, analbuminemia, atransferrina, abetalipoproteinemia, afibrinogenemia etc.
d) Diferenciação da macroglobulinemia primária (**doença de Waldenström**) e os diferentes tipos de **mieloma múltiplo** que se caracterizam pela presença de macroproteínas no sangue (Figs. 18.6 e 18.9).

A imuneletroforese é de ampla aplicação no estudo das proteínas da urina, saliva, esperma, leite, líquido cefalorraquidiano.

Todavia, com o advento da imunodifusão radial, que permite dosagem direta dos diferentes constituintes protéicos do soro, a imuneletroforese diminui em importância para a clínica.

Imuneletroforese em Acetato de Celulose

Material Necessário

1. Fitas de acetato de celulose (de 2,5 × 17 cm).
2. Anti-soro humano total e anti-soros monoespecíficos.
3. Microsseringas de 2,5 μl.
4. Solução corante.
5. Régua-guia para depósito das amostras do soro e anti-soro.
6. Fonte de voltagem até 200 V.
7. Micropipetas de 25 μl.

Técnica

1. Lavar as fitas em solução tampão por 10 minutos.
2. Secar o excesso de tampão das fitas, colocando-as entre duas folhas de papel de filtro, e esticá-las sobre o suporte da cuba de eletroforese.

Colocação da Amostra de Soro

a) Para se obter boa resolução das linhas de precipitação, é importante respeitar as distâncias entre os pontos de colocação do antígeno (soro) e do anti-soro.
b) Com o auxílio de régua de plástico com os orifícios e ranhuras recortados, consegue-se a aplicação correta dos reagentes na fita.

Volume do Soro. Aplicar 2,5 μl do soro em estudo a 2,5 cm da extremidade catódica.

Tempo de Fracionamento. Usando a solução tampão indicada a uma corrente de 200 V ou 2,5 mA por fita, obtém-se bom funcionamento para imuneletroforese em 50-55 minutos. O operador controlará a distância da corrida, que deverá ser de 4 cm. Com esse intervalo de migração, obtém-se perfeita separação dos arcos de precipitação.

Colocação do Anti-soro. Terminado o fracionamento eletroforético, colocar o suporte de plástico sobre a fita e com a micropipeta, depositar 2,5 μl do anti-soro orientado pela ranhura da régua-guia.

Imunodifusão

1. Retirar o suporte contendo a fita, depositá-lo em câmara úmida e incubar durante 18-24 horas.
2. Retirar as fitas da câmara e lavá-las durante duas horas, com agitação, em solução de NaCl a 0,85%, com o que se elimina o excesso de proteínas não-reatógenas. Trocar a solução três a quatro vezes durante a lavagem.
3. Corar as fitas com *Amidoschwartz* e submetê-las ao líquido de lavagem.

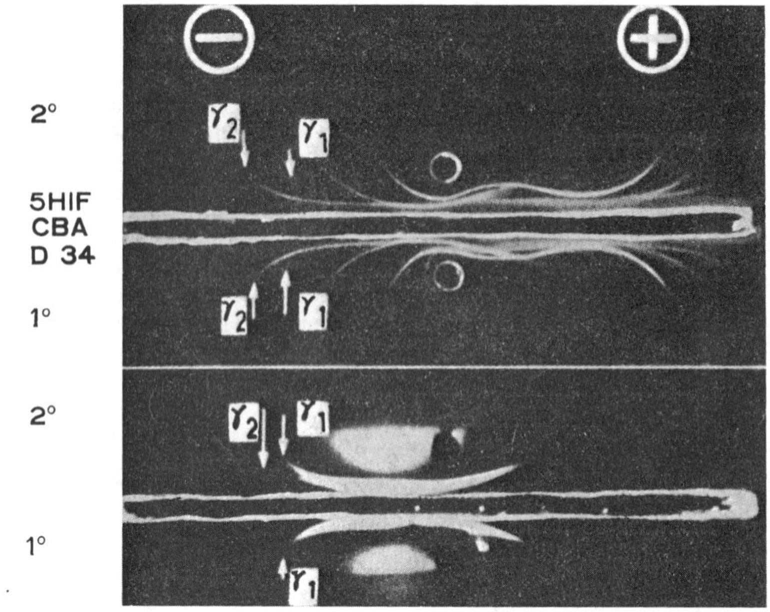

Fig. 18.10 Radioimuneletroforese. (Segundo Yagi e cols., 1962.)

Obtenção da Transparência. Proceder como para a eletroforese das proteínas.

RADIOIMUNELETROFORESE

Método Yagi e cols. (1962)

Exemplo de radioimuneletroforese empregando soro antiinsulina bovina e insulina bovina marcada com iodo radioativo.

1. Preparar lâminas de microscopia com ágar a 2% em tampão de veronal (pH 8,3, força iônica, 0,05), na espessura de 2 mm. Perfurar dois orifícios de 1,5 mm de diâmetro (cabendo cerca de 4 microlitros) a 6 cm da goteira central. Esta fenda será de 1,8 mm de largura por 3,6 cm de comprimento e conterá cerca de 100 microlitros.
2. Encher os orifícios com o antígeno (insulina marcada com I^{131}; por exemplo: 1 mCi por mg de insulina), fazer correr a eletroforese (30-40 volts nas extremidades da lâmina), durante 45-90 minutos, à temperatura ambiente.
3. Encher a fenda central com o anti-soro, proceder à imunodifusão até o dia seguinte, lavar a lâmina com vários volumes de NaCl 0,85% (6 a 16 horas), secar em contato com papel de filtro a 35°C e corar com solução a 1% de nigrosina em ácido acético a 2%.
4. Envolver a lâmina com filme plástico fino e deixá-la em contato com tira de filme para raios X por algumas horas.
5. Revelar os filmes da maneira usual. Analisar.

BIBLIOGRAFIA

CAWLEY, L.P.: *Electrophoresis and Immunoelectrophoresis*. Little, Brown and Co., Boston, 1969.

HEER, E.E. e MARGNI, R.A.: *Electro e Immunoelectroforesis*. Gumersindo F. Fernandez, Ed. Buenos Aires, 1971.

MENDES, E.: *Imunopatologia*. São Paulo, SP, Sarvier, 1980.

OLIVEIRA LIMA, A. e DIAS DA SILVA, W.: *Imunologia, Imunopatologia, Alergia*. Guanabara Koogan, Rio de Janeiro, 1970.

RAVEL, R.: *Laboratório Clínico*, 4.ª ed. Rio de Janeiro, RJ, Editora Guanabara, 1988. (Tradução.)

TURGEON, M.L.: *Immunology and Serology in Laboratory Medicine*, St. Louis, C.V. Mosby Co., 1990.

WILLIAMS, C.A. & CHASE, M.W.: *Methods in Immunology and Immunochemistry*. Academic Press, Nova Iorque, 1971.

YAGI, Y. *et al.*: Immunoelectrophoretic identification of guinea pig antiinsulin antibodies. *J. Immunol., 84*:736, 1962.

19

Elementos de Técnica Micológica

MÉTODOS PARA O DIAGNÓSTICO DAS MICOSES

Estes métodos visam à pesquisa de fungos em determinado material, à identificação de sua espécie e à obtenção de informações sobre sua patogenicidade.

São os seguintes os recursos habitualmente utilizados para esse mister:

Exame Direto

a) **Escamas.** Obtê-las por raspagem (com auxílio de bisturi) da região cutânea a ser estudada; colocá-las em lâminas de vidro, clareá-las (ou corá-las, se se desejar), conforme técnica descrita mais adiante, e examiná-las entre lâmina e lamínula.
b) **Pêlos.** Cortá-los ou arrancá-los de modo a conter a porção parasitada; clareá-los e examiná-los entre lâmina e lamínula.
c) **Unhas.** Raspá-las com bisturi, gilete ou remover pequeno fragmento; clarear e examinar entre lâmina e lamínula.
d) **Pus.** Colhê-lo e examiná-lo entre lâmina e lamínula. Corá-lo antes.
e) **Escarro.** Colher o material em recipiente estéril. Se não for possível obter o escarro por meio de broncoscópio, o doente deverá praticar perfeita lavagem da boca, dentes e faringe (gargarejos) antes de eliminar a secreção. Examinar o material entre lâmina e lamínula.
f) **Outras secreções** (do nariz, faringe, ouvidos, vagina etc.). Colher com estilete e montar entre lâmina e lamínula.
g) **Urina.** Obter o sedimento por centrifugação e examiná-lo entre lâmina e lamínula.
h) **Fezes.** Examiná-las diretamente ou depois de submetidas a processos de concentração.

O exame direto do material em estudo poderá ser feito de vários modos:

1. **A fresco:** material *in natura*, entre lâmina e lamínula.
2. **Em material clareado:** visa a tornar o material mais transparente.

Líquidos Clareadores

São os seguintes os líquidos clareadores mais usados:

a) **Hidrato de potássio.** Solução aquosa a 10, 20, 30 ou 40% (a quente) ou a 70% (a frio). Usada para material sólido e compacto (escamas, pêlos, unhas etc.).
b) **Mistura gliceramoniacal:**

Glicerina	20 ml
Amoníaco	10 ml
Álcool	20 ml

Mais usada para material pastoso ou viscoso (pus, cerume etc.).

c) **Lactofenol de Amann:**

Ácido fênico	10 g
Ácido lático	10 ml
Glicerina	20 ml
Água destilada	10 ml

Dissolver pelo calor. Conserva a preparação por maior período de tempo.

d) **Clorlactofenol**

Hidrato de cloral cristalizado	20 g
Ácido fênico	10 g
Ácido lático	10 ml

Mais usado para material muito compacto.

Montagem da Preparação

Colocar sobre a lâmina uma gota do líquido clareador e uma porção do material a ser examinado. Dissociá-lo com agulha histológica e cobri-lo com lamínula, exercendo pressão leve. Aquecer ligeiramente a preparação para maior difusão do líquido clareador. Desejando-se conservar a preparação por tempo mais longo, será necessário lutá-la. A lutagem (selagem dos bordos da lamínula) poderá ser feita com um dos seguintes materiais:

a) Bálsamo-do-canadá dissolvido em xilol;
b) Parafina simples ou a 50% com partes iguais de bálsamo-do-canadá;
c) Lanolina anidra .... 20 g
   Colofônia .... 80 g
d) Vernizes especiais.

Exame Direto em Material Clareado e Corado

A. Pelo azul-de-lactofenol:

Fenol cristalizado	20 g
Ácido lático	20 ml
Glicerol	40 ml
Água destilada	20 ml

Dissolver em banho-maria e juntar 0,05 a 0,1 g de azul-de-algodão.

B. Pelo Corante de Gueguén:

Ácido lático	10 ml
Sudan III	0,1 g
Azul-de-algodão	0,1 g
Tintura de iodo	30 gotas

Dissolver o Sudan em ácido lático, aquecer em banho-maria, esfriar, filtrar, juntar o azul-de-algodão e a tintura de iodo. Guardar em frasco âmbar, ao abrigo da luz.

Exame Histológico

Há condições em que se torna necessário retirar um fragmento da lesão (biópsia). Nestas condições, sempre que possível, o produto da biópsia deverá ser dividido em vários fragmentos que servirão para estudo histológico, para exame cultural, para inoculações.

O exame histológico permitirá o estudo não somente dos caracteres do fungo no interior dos tecidos, mas também da natureza da reação do hospedeiro (tipo de infiltrado celular etc.) em face do agente invasor.

Obtido o material, tratá-lo por um dos seguintes fixadores:

a) Formol a 10%.
b) Álcool absoluto.
c) Sublimado-acético.
d) Sublimado-álcool.
e) Líquido de Zenker:

Bicloreto de mercúrio	5,0 g
Bicromato de potássio	2,5 g
Sulfato de sódio	1,0 g
Formol a 40%	10,0 ml
Água destilada	100,0 ml

f) Líquido de Bouin:

Ácido pícrico (solução saturada)	30 partes
Ácido acético	2 partes
Formol a 40%	10 partes

g) Líquido de Fleming:

Solução aquosa de ácido crômico a 1%	15 partes
Solução aquosa de ácido ósmico a 2%	4 partes
Ácido acético	1 parte

Uma vez fixado o material por um dos líquidos anteriormente mencionados, procede-se à sua coloração, usando-se um dos seguintes corantes:

1. Hematoxilina-eosina.
2. Giemsa.
3. Leishman.
4. Gram.
5. Ziehl.
6. Processo de Goodpasture-Mac Callum:

a) Corar durante 10 a 30 minutos pelo corante de Goodpasture:

Fucsina básica	0,59 g
Anilina	1,0 ml
Fenol cristalizado	1,0 g
Álcool, 30%	100,0 ml

b) Lavar em água corrente.
c) Tratar pelo formol a 40%, durante 20 segundos, até que a coloração vermelha mude para róseo-clara.
d) Lavar em água corrente.
e) Tratar pela solução saturada de ácido pícrico durante três a cinco minutos.
f) Lavar em água corrente.
g) Tratar pelo álcool a 95%, o que faz reaparecer a coloração vermelha da preparação.
h) Lavar em água corrente.
i) Corar pela solução de cristal violeta de Stirling durante cinco minutos:

Violeta-de-genciana ou cristal violeta	5 g
Anilina	2 ml
Álcool absoluto	10 ml
Água destilada	88 ml

j) Lavar em água corrente.
k) Tratar pelo lugol de Gram, durante um minuto.
l) Secar ao ar.
m) Descorar pela mistura xilol-óleo de anilina (partes iguais) até que a coloração violeta não mais se desprenda.
n) Mudar xilol por duas vezes e montar em bálsamo.

Por este método, os organismos Gram-positivos se coram de azul, os Gram-negativos de vermelho e os demais elementos dos tecidos de vermelho-púrpura.

Cultura

Raramente o exame direto, isoladamente, permitirá identificação do gênero ou espécie do fungo encontrado em determinado material, tornando necessário estudá-lo, depois de cultivado, em meios artificiais. Há vários meios de cultura utilizados para o estudo dos fungos patogênicos, figurando entre os mais empregados (ver detalhes no Apêndice 5) os seguintes:

MEIOS SÓLIDOS

1. Meio de Sabouraud:

Glicose (ou maltose)	60,0 g
Peptona	10,0 g
Ágar	18,0 g
Água destilada	1.000,0 ml

2. Meio de Sabouraud, para conservação de dermatófitos:

Peptona	30,0 g
Ágar	18,0 g
Água destilada	1.000,0 ml

3. Meio com mel:

Peptona	20,0 g
Mel de abelhas	80,0 g
Ágar	20,0 g
Água destilada	1.000,0 ml

4. Meio de Czapek-Dox:

Nitrato de sódio	2,0 g
Fosfato bipotássico	1,0 g
Sulfato de magnésio	0,5 g
Cloreto de potássio	0,5 g
Sulfato ferroso	0,1 g
Sacarose	30,0 g
Ágar	12,0 g
Água destilada	1.000,0 ml

5. Meio com ágar-farinha de milho:

Farinha de milho	40,0 g
Ágar	20,0 g
Água destilada	1.000,0 ml

6. Ágar-sangue:
Preparado pelo método usual da bacteriologia (ver Apêndice 5).

7. Meio com batata-cenoura-ágar:

Cenoura (papa)	20,0 g
Batata (papa)	20,0 g
Ágar	15,0 g
Água destilada	1.000,0 ml

8. Meio de batata:

Batatas picadas	1.200 g
Ágar	90 g
Glicose	120 g
Água destilada *q. s.*	6.000 ml

MEIOS LÍQUIDOS

1. Meio de Raulin (ácido):

Açúcar-cande	70,0 g
Ácido tartárico	4,0 g
Nitrato de amônio	4,0 g
Fosfato de amônio	0,6 g
Carbonato de potássio	0,6 g
Carbonato de magnésio	0,4 g
Sulfato de amônio	0,25 g
Sulfato de zinco	0,07 g
Sulfato de ferro	0,07 g
Silicato de potássio	0,07 g
Água destilada *q.s.*	1.500,0 ml

Preparar o meio com substâncias quimicamente puras. Pode-se prepará-lo com outros açúcares (lactose, levulose, maltose). Meio muito usado para a cultura de hifomicetos, lêvedos etc.

2. Caldo de legumes:

Batata ou cenoura (raladas)	100,0 g
Água destilada	1.000,0 ml

Deixar em maceração durante algumas horas; filtrar em pano, ferver alguns minutos, filtrar, distribuir em tubos e esterilizar a 120°C, durante 20 minutos.

3. Mosto de cerveja:
Obtido nas cervejarias.

4. Extrato de malte:

Extrato de malte	100,0 g
Água destilada	1.000,0 ml

5. Água de batatas, a 2, a 3, a 5%.

6. Caldo glicosado.

7. Meio sintético, de Smith:

Asparagina	14,00 g
Difosfato de potássio, *c.p.* ou *p.a.*	1,31 g
Citrato de sódio 5 1/2 H_2O, *c.p.* ou *p.a.*	0,90 g
Sulfato de magnésio, 7 H_2O, *c.p.* ou *p.a.*	1,50 g
Citrato férrico, em escamas, *c.p.*	0,30 g
Glicose, *c.p.* ou *p.a.*	10,00 g
Glicerina, *c.p.* ou *p.a.*	25,00 ml
Água destilada, *q.s.*	1.000,00 ml

Colocar todos os ingredientes em um balão de 3.000 ml. Autoclavar a 15 libras de pressão, durante 15 minutos.

INOCULAÇÃO NO MEIO DE CULTURA

A semeadura no meio poderá ser orientada pela natureza do material e pelas suspeitas clínicas do microrganismo invasor. Uma vez semeada, a cultura será deixada à temperatura ambiente ou levada à estufa na temperatura que se deseja. Logo que as colônias adquirem desenvolvimento facilmente apreciável, procede-se ao seu transplante para meios especiais, caso seja necessário para melhor estudo do fungo. Esse transplante é imperioso, quando há crescimento de mais de uma espécie de fungo.

Nos exames de rotina das culturas, cumpre sejam anotados os seguintes dados:

1. Data da inoculação.
2. Espécie do meio empregado.
3. Número de dias consumidos para início do aparecimento das colônias
4. Caracteres das colônias: exuberância, aspecto, configuração da superfície, margem, textura, coloração, submergência etc.

O exame do material cultivado compreende o estudo:

A) **Das macroculturas:** registrar todos os dados enumerados, procedendo-se, a seguir, ao seu estudo microscópico. Esta etapa é importante para a identificação dos fungos (dados morfológicos e morfogenéticos).
Este exame poderá ser feito:
a) diretamente no tubo de cultura.
b) em porção do material, entre lâmina e lamínula (material *in natura* ou corado).

B) **Das microculturas:** semar o material em uma gota de meio nutriente (caldo simples, caldo glicosado, extrato de malte) colocado sobre lamínula e aderi-la à lâmina escavada (célula de Koch, de Ranvier, de Böttcher). Colar a lamínula sobre a lâmina por meio de bálsamo, parafina. Voltar a gota para baixo e observar a evolução diária do fungo.

INOCULAÇÃO ANIMAL

A fim de que se possa estabelecer a patogenicidade de determinado fungo, identificado pelos métodos anteriormente referidos, lança-se mão de sua inoculação em animais de laboratório. A espécie animal escolhida (cobaia, rato, camundongo) depende do fungo em estudo. A inoculação se faz por via intradérmica, subcutânea, intramuscular, venosa, peritoneal ou outra, constituindo o inóculo de suspensão salina do material frescamente colhido do meiod e cultura. Pode se, também, inocular porção do tecido infectado recentemente obtido e triturado.

Após a inoculação, o animal será mantido isolado, em gaiola numerada, praticando-se nele todas as investigações necessárias: estudo das reações locais e gerais nas primeiras horas após a inoculação, exame histopatológico, provas culturais, provas imunológicas, exame *post-mortem*.

BIBLIOGRAFIA

ALMEIDA, F.P.: *Micologia Médica*. S. Paulo, Comp. Melhoramentos de São Paulo, 1939.
KOBAYASHI, G.S. & PAPPAGIANIS, D.: Methods for study of medically important fungi. *In: Gradwohl's Clinical Laboratory Methods and Diagnosis*, 8th ed. St. Louis, Mosby Co., 1980.
LACAZ, C.S.L.: *Micologia Médica*. I. N. Livro, São Paulo, 1973.
SULZBERGER, M.B.: *Dermatologic Allergy*. Springfield, Charles C. Thomas, 1939.

20

Líquido Cefalorraquidiano

Formação. O liquor é segregado, na sua quase totalidade, pelos plexos coróides dos ventrículos cerebrais; pequena parte origina-se dos vasos meníngeos.

Velocidade de Formação. É muito variável. Segundo Masserman, formam-se 0,3 ml de liquor por minuto (432 ml em 24 horas).

Quantidade. O volume normal do liquor varia entre 80 e 150 ml. Tem-se observado que, nos velhos, o liquor aumenta consideravelmente, podendo atingir o volume de 300 ml.

Circulação. Não se admite circulação verdadeira do liquor; contudo, ele está animado de movimento contínuo. Sendo formado nos ventrículos laterais do cérebro, passa, pelos orifícios de Monro, ao terceiro ventrículo (ventrículo médio), descendo, em seguida, ao quarto, através do aqueduto de Sylvius. Deste reservatório, o liquor atinge o espaço subaracnoidiano, passando pelos orifícios de Magendie e Luschka. Esta é a grande corrente descendente. Uma segunda, fraca e inconstante, sobe pelo canal central da medula (canal ependimário), até o quarto ventrículo (Fig. 20.1.)

Absorção. A drenagem do liquor efetua-se pelo sistema nervoso e, em casos especiais, também pelos capilares. As vias linfática, plexual e ependimária praticamente não cooperam na drenagem do liquor.

Funções. São as seguintes as suas principais funções:

1. **Proteção.** O liquor dispõe-se como amortecedor das vibrações e choques que sofre o eixo encefalomedular.
2. **Embebição-lubrificação.** O liquor isola os órgãos nervosos, impedindo a ação nociva da evaporação.
3. **Nutrição.** Entre o liquor e o sangue, estabelecem-se trocas de várias substâncias. De acordo com os trabalhos de Negro, a função biológica do liquor desenvolve-se não somente sobre os elementos nervosos, mas também sobre todos os tecidos.
4. **Veículo das secreções da hipófise.**

EXAME

O exame do líquido cefalorraquidiano (LCR) não deve consistir apenas em um ou mais dados isolados, e, sim, no conjunto deles, que não só facilita o diagnóstico mas também permite avaliar o prognóstico do caso em exame.

Em resumo, o exame de rotina do liquor deve compreender os seguintes dados, segundo Oswaldo Lange:

1. Punção. Local puncionado. Posição do paciente.
2. Pressão inicial e final. Volume de liquor retirado. Aparelho monométrico usado.
3. Exame físico:
   a) Aspecto.
   b) Cor.
4. Exame citológico:
   a) Contagem global dos leucócitos.
   b) Contagem específica dos leucócitos (eventualmente).
   c) Exame da vitalidade celular (eventualmente).
5. Exame químico:
   a) Pesquisa das globulinas: reações de Pandy, Nonne-Appelt e Weichbrodt.

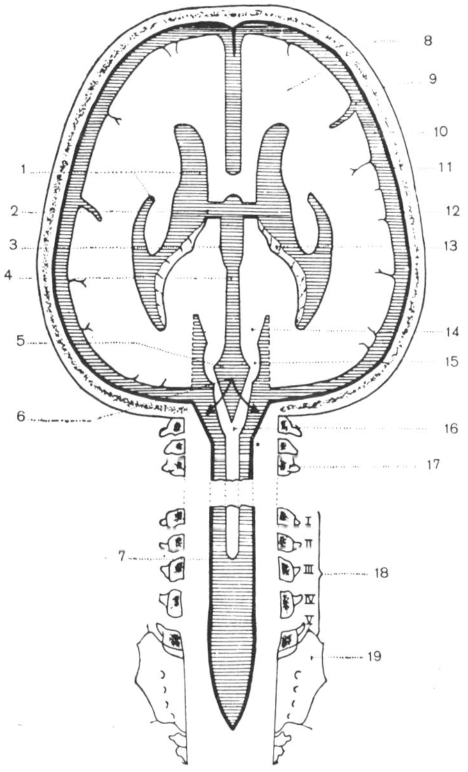

Fig. 20.1 Situação e circulação do líquido cefalorraquidiano (Cordier). 1 — Ventrículos laterais I e II; 2 — Orifício de Monro; 3 — III ventrículo; 4 — Aqueduto de Sylvius; 5 — IV ventrículo; 6 — Orifícios de Magendie e Luschka, pelos quais o liquor do IV ventrículo passa aos espaços subaracnoidianos; 7 — Fim da medula; 8 — Cérebro; 9 — Uma cesura cerebral qualquer; 10 — Espaço subaracnoidiano; 11 — Pia-máter; 12 — Dura-máter; 13 — Plexo coróide; 14 — Pedúnculos cerebrais; 15 — Protuberância; 16 — Bulbo; 17 — Coluna vertebral; 18 — Vértebras lombares; 19 — Sacro.

b) Dosagem das proteínas.
c) Dosagem dos cloretos.
d) Dosagem da glicose.
6. Reações coloidais: ouro coloidal, benjoim coloidal e Takata-Ara.
7. Reações de fixação do complemento para a sífilis:
a) Reação de Kolmer com extrato alcoólico de coração de boi colesterolado.
b) Reação de Kolmer com extrato alcoólico de cérebro humano colesterolado (eventualmente).
8. Reações de floculação para a sífilis:
a) Reações de Kahn e do VDRL.

Além destes, outros exames complementares devem ser praticados, conforme o caso:

1. Exame bacteriológico:
a) Exame bacterioscópico.
b) Cultura e, eventualmente, antibiograma.
c) Inoculação em animais de laboratório.
2. Reações de fixação do complemento:
a) Para a cisticercose (reação de Weinberg).
b) Para a equinococose.
c) Para a tuberculose, a lepra e outras infecções.

Colheita

A colheita do LCR, para fins diagnósticos ou terapêuticos, faz-se, geralmente, por punção lombar ou suboccipital; principalmente em crianças, por punção ventricular.

PUNÇÃO LOMBAR

Das três punções anteriormente mencionadas, sem dúvida a mais simples e sem maiores perigos é a lombar; cumpre lembrar a ocorrência, embora rara, de morte imediata, decorrente da punção, em casos de tumor cerebral ignorado, por retirada rápida ou abundante do liquor.

Por isso, recomenda-se, sobretudo aos principiantes, que a colheita do liquor, por punção lombar, quando este se acha fortemente hipertenso, deva ser efetuada lentamente, utilizando-se, para este fim, o mandril da agulha, que se introduz em sua extremidade de modo que a saída do liquor se faça gota a gota.

Por outro lado, é relevante notar que, muitas vezes, sobrevêm, depois da punção lombar, manifestações mais ou menos intensas, como cefaléias, náuseas, vômitos, dores lombares e dores nos membros inferiores, perdurando por algumas horas ou dias.

Estas manifestações são observadas, geralmente, nos indivíduos cujo liquor é normal, o que, via de regra, não acontece nos portadores de paralisia geral.

Convém praticar a punção, de preferência, pela manhã, com o doente em jejum e após algum tempo de repouso.

Material e Soluções Necessários

1. Agulha própria, de bisel curto, provida de mandril de 80 × 8 mm, esterilizada.
2. Seringa de 10 ml, esterilizada.
3. Algodão, álcool e tintura de iodo.
4. Tubos esterilizados para recolher o liquor.
5. Manômetro de Claude.
6. Cloreto de etila (para anestesiar a pele, quando se trata de paciente muito emotivo).

Técnica

1. Posição do doente. A punção pode ser praticada com o doente sentado ou em decúbito lateral.
a) **Posição sentada.** Colocar o doente sobre a mesa de exame, com a cabeça fletida sobre o peito, de modo que a coluna vertebral fique curvada para diante, aumentando, assim, a distância entre os espaços intervertebrais. Os braços devem estar cruzados sobre o abdome, e, à frente do doente, um ajudante deve sustê-los.
Esta posição é cômoda para o operador, tornando-se a punção fácil procedimento, mas com o inconveniente de não permitir a medida exata da pressão. Além de ser muito perigosa nos casos de tumores endocranianos, nem sempre pode ser realizada nos casos de meningite.
b) **Em decúbito lateral.** Pelas razões apresentadas, esta posição deve ser a preferida, principalmente nos casos suspeitos de tumor cerebral.
2. Fazer o doente deitar-se sobre a mesa, em decúbito lateral, com as coxas fortemente fletidas sobre o ventre, as pernas sobre as coxas e a cabeça sobre o tórax. Obtém-se, assim, o aumento dos espaços intervertebrais.
3. Pratica-se a punção no quarto espaço lombar, usando-se como ponto de reparo a linha horizontal que une as duas cristas ilíacas. O quarto espaço está localizado no meio desta linha.
4. Fazer a assepsia do ponto a puncionar, com tintura de iodo e álcool.
5. Desinfetar os dedos, com iodo e álcool.
6. Com o polegar da mão esquerda, localizar exatamente o ponto a puncionar (depressão máxima entre as apófises espinhosas da quarta e quinta vértebras lombares).
7. Introduzir a agulha, com o mandril, exatamente na linha mediana, rigorosamente horizontal e paralelamente à direção das apófises espinhosas.
8. Ao perceber-se a resistência do ligamento espinhoso, introduzir a agulha mais lentamente, até o desaparecimento da resistência, o que indica a penetração da ponta da agulha do canal lombar.
9. Retirar o mandril e observar o fluxo do liquor. Em casos negativos, efetuar ligeiros movimentos da agulha no sentido ântero-posterior.
10. Em seguida, adaptar o manômetro de Claude na agulha e ler a pressão. Ao tomar-se a pressão, é indispensável que o doente esteja calmo, respirando normalmente e não se encontre em posição forçada, e que a cabeça não esteja em flexão ou extensão acentuadas, pois são estes os fatores que aumentam consideravelmente a pressão, conduzindo a interpretações errôneas.
Quando se suspeita de bloqueio do canal medular (tumores, mal de Pott), pratica-se a manobra de Queckenstedt ou a modificação aperfeiçoada de Stookey (compressão das jugulares e do abdome). Quando o canal está livre, a manobra produzirá aumento da pressão, mas não quando existe bloqueio.
11. Retirar 8 e, no máximo, 10 ml de liquor. Esta quantidade é suficiente para os exames rotineiros. Tomar a pressão final para a determinação dos quocientes da Ayala. Em seguida, retirar rapidamente a agulha, passando tintura de iodo e álcool no local puncionado. O doente deve permanecer deitado, durante, pelo menos, meia hora (de preferência mais tempo), a fim de evitar ou reduzir as possibilidades das manifestações pós-puncionais.
12. O liquor deve ser recolhido em três tubos esterilizados: no primeiro, colher as primeiras gotas, que podem vir misturadas no sangue proveniente da punção; no segundo, colher a maior parte, destinada às pesquisas e dosagens; e, finalmente, no terceiro, contendo alguns cristais de oxalato de potássio, a fim de evitar a coagulação eventual; nos líquidos que a apresentarem nos outros tubos, colher 1 a 2 ml, para o exame citológico.
13. Obtido o liquor, proceder ao exame o mais rápido possível, principalmente o citológico, porquanto os elementos celulares, depois de algumas horas, sofrem modificações importantes (leucólise etc.).

PUNÇÃO SUBOCCIPITAL

Introduzida em nosso País por Vampré (São Paulo) e Esposel (Rio), em 1924, esta via de colheita do liquor teve Waldomiro Pires como seu principal vulgarizador entre nós.

A punção suboccipital ou cisternal representa excelente via de acesso ao liquor para fins diagnósticos, terapêuticos ou profiláticos, sobretudo quando não se puder praticar a punção lombar, pelas razões já mencionadas.

Apresenta inúmeras vantagens sobre a punção lombar, especialmente quanto à ausência, quase sempre completa, de acidentes secundários. A punção cisternal, de técnica aparentemente perigosa — dada a proximidade dos centros bulbomedulares, no local de entrada da agulha — é, na realidade, muito mais simples do que a punção lombar, devendo, sempre que possível, ser a via de acesso preferida.

A punção cisternal é isenta de perigos, desde que seja praticada com cuidado, observando-se escrupulosamente as indicações técnicas.

São estas as razões por que a punção cisternal tem tido grande difusão na prática.

As condições preparatórias do doente são as mesmas para a punção lombar.

Entre os numerosos métodos empregados para a punção cisternal (Ayer, Eskuchen e Wartenberg), será descrito o método de Pires, aconselhado e seguido por Castex e Ontaneda, com ligeiras modificações, por ser dos mais simples.

Material e Soluções Necessários. Os mesmos empregados para a punção lombar.

Técnica

1. Posição. A punção pode ser efetuada estando o doente sentado ou em decúbito lateral.
   a) *Posição sentada.* O doente deverá sentar-se em cadeira de encosto alto, mantendo a coluna vertebral bem reta, aderente à cadeira. A cabeça, mantida por auxiliar, deverá estar em flexão máxima sobre o tronco.

   Esta posição é cômoda para o operador, facilitando a punção, porém tem como principal desvantagem o fato de que a pressão do liquor é freqüentemente negativa nesta altura e nesta posição, exigindo, em geral, aspiração por meio de seringa.

   b) *Posição em decúbito lateral.* O doente será colocado em decúbito lateral, direito ou esquerdo, indiferentemente. A cabeça deverá estar em flexão máxima sobre o tronco e mantida sobre almofada dura e suficientemente alta, de modo que a coluna vertebral fique horizontal. A cabeça deverá formar ângulo reto com o pescoço, de modo que a protuberância occipital externa e a coluna cervical formem linha reta.

   Esta posição é a preferida porque, além de outras vantagens, salvo condições especiais, o liquor gotejará espontaneamente, logo que seja atingida a cisterna cerebelomedular, dispensando a aspiração.
2. Quando necessário, raspar os pêlos do doente na região da nuca, até a protuberância occipital externa.
3. Fazer a assepsia desta região, com tintura de iodo e álcool.
4. Desinfetar os dedos com tintura de iodo e álcool.
5. Pratica-se a punção no espaço compreendido entre a protuberância occipital externa e a apófise espinhosa do áxis, sobre a qual se coloca o polegar da mão esquerda, introduzindo-se a agulha com a mão direita, 0,5 a 1 cm acima desta apófise, exatamente na linha mediana, obliquamente para diante e para cima, de modo que sua projeção atinja o ponto de implantação do nariz.

   Nos indivíduos em que não se possa perceber a apófise do áxis, devido ao grande desenvolvimento da musculatura ou do panículo adiposo da nuca, pode-se tomar como ponto de reparo o meio da linha horizontal que liga as extremidades inferiores das apófises mastóideas.
6. Depois de atravessada a pele, a agulha tem ainda duas resistências a vencer, devendo ser introduzida lenta e cuidadosamente. A primeira é a resistência da massa muscular da região, e a segunda, mais intensa, é a resistência do ligamento occipitaloidiano. No momento em que a agulha transpõe este ligamento, tem-se a sensação nítida da resistência vencida. Avançando cuidadosamente, a agulha atravessará a dura-máter, atingindo a cisterna cerebelomedular, o que dá ao operador a sensação de penetração em espaço vazio.

   No momento em que a agulha atinge a dura-máter, alguns doentes sentem ligeiras contrações, como se recebessem descarga elétrica.
7. Retirar o mandril e observar o fluxo do liquor. Tomar a pressão, observando os cuidados descritos para a punção lombar.
8. Retirar 10 a 15 ml de liquor e colocar em três tubos, conforme descrição anterior.
9. Em seguida, retirar rapidamente a agulha, passando iodo e álcool no local puncionado. O doente não necessita de cuidados pós-puncionais, pois a punção suboccipital, via de regra, não é seguida de reações secundárias.

EXAME FÍSICO

Serão versados os caracteres físicos do liquor, de reconhecido valor diagnóstico.

Volume. O volume normal do liquor é de 80 a 140 ml, que se mantém constante, renovando-se várias vezes em 24 horas e completando-se rapidamente depois da colheita. Logo após, anota-se, em mililitros, o volume retirado.

Aspecto. Normalmente, o liquor é perfeitamente límpido e transparente, como água destilada; em certas condições patológicas, apresenta-se com aspecto turvo, homogêneo ou difuso.

A turvação é, em geral, devida a elementos celulares, variando a sua intensidade de acordo com a quantidade e a qualidade destes elementos.

a) Liquor de aspecto ligeiramente opalescente: encontra-se em algumas formas de meningite tuberculosa e, raramente, nas meningites luéticas.
b) Liquor de aspecto opalescente ou turvo: ocorre freqüentemente nas meningites agudas (por estafilococos, estreptococos e meningococos).
c) Liquor de aspecto francamente purulento: ocorre na fase final das meningites agudas, apresentando tonalidade amarelada nas meningites produzidas por cocos, e azulada, na meningite piociânica.

Coágulo. O liquor normal não coagula.

Em condições patológicas, observa-se a presença de coágulos, que ocorrem espontaneamente nos líquidos com elevado teor de fibrinogênio. O fibrinogênio transforma-se em fibrina, coagulando pelo repouso.

O coágulo pode ser delicado ou grosseiro.

O primeiro tipo de coágulo é característico da meningite tuberculosa. É retículo fibrinoso que se forma no seio do liquor, algum tempo depois de colhido, englobando grande número de leucócitos e, mesmo, bacilos de Koch. Este retículo é comumente denominado retículo de Mya.

Este tipo de coágulo é encontrado, também, embora raramente, nas meningites luéticas e, por vezes, nas meningites assépticas, linfocíticas, na poliomielite e nos tumores cerebrais.

O coágulo grosseiro observa-se nos líquidos que contêm elevado número de leucócitos. São coágulos pesados que se depositam no fundo do tubo, depois de algum tempo de repouso. A coagulação maciça do liquor ocorre na síndrome de Froin. Esta síndrome (xantocromia e coagulação maciça do LCR) resulta do bloqueio do canal espinhal em tumores intramedulares, na **meningite tuberculosa, na doença de Pott,** na **meningomielite** e **paquimeningite.**

Cor. O liquor normal é incolor e cristalino, como **água de rocha**; em condições patológicas, apresenta-se sanguinolento ou xantocrômico.

O sangue do liquor pode provir:

a) De picada acidental de vaso raquiano no decurso da punção.
b) De hemorragia meningoencefalomedular anterior (hemorragia meníngea, tumores cerebrais, fratura craniana).

A origem do sangue pode ser esclarecida pela prova de Tuffier Millian, que consiste em colher o liquor em vários tubos (geralmente em três), sem aspiração. Nos casos de picada acidental de vaso raquiano, o liquor é mais intensamente corado no princípio do que no fim, tornando-se cada vez mais claro, até atingir o aspecto normal. Nos casos de hemorragia dos centros nervosos, ao contrário, o liquor é de aspecto sanguinolento, uniforme, em todos os tubos.

A diferenciação entre as hemorragias acidentais e as patológicas é feita, também, mediante centrifugação ou repouso do material, durante algum tempo. No caso de hemorragia acidental, o sangue forma coágulo que adere às paredes do tubo, e o líquido sobrenadante apresenta-se incolor. Nas hemorragias patológicas, ao contrário, não há coagulação, os eritrócitos sedimentam-se e o líquido sobrenadante apresenta-se ligeiramente xantocrômico, devido à liberação de hemoglobina.

Outra coloração que pode apresentar o LCR patológico é a amarela, ou xantocromia, que ocorre por hemólise intra-raquiana. Quando a hemorragia meníngea é muito recente, o liquor apresenta-se incolor. A xantocromia ocorre, em geral, cerca de quatro horas após a hemorragia, persistindo durante 10 a 15 dias. Em geral, só se observa a xantocromia do liquor nas hemorragias meníngeas antigas.

A xantocromia e a coagulação maciça, ao lado da hiperproteinorraquia, constituem a síndrome de Froin, observada principalmente nos líquidos de estase, por compressões medulares (hemorragias capilares múltiplas).

A xantocromia é observada nas icterícias por obstrução das vias biliares (passagem de pigmentos biliares para os espaços subaracnoidianos).

Pressão. Praticada a punção, o primeiro passo a tomar é a medida da pressão do liquor, de considerável valor diagnóstico em algumas condições patológicas.

A medida da pressão liquórica deve ser realizada sempre nas mesmas condições: o mesmo aparelho e o mesmo local de punção, bem como a mesma posição do doente, o qual deve estar em repouso físico e mental. São estas as condições exigidas, a fim de que sejam obtidos valores comparáveis.

Entre os numerosos tipos de aparelhos empregados (Ayer, Strauss), descrevemos apenas o manômetro aneróide de Claude, que, embora menos sensível que os outros, deve ser preferido, por ser de manejo simples e de leitura fácil.

O manômetro de Claude é aparelho munido de um tubo de borracha que, partindo de derivação, se liga a pequeno tubo de vidro, continuando este com outro tubo de borracha, que se une a uma chave de três vias. Esta chave, mediante rotação, permite pôr em comunicação a luz da agulha com o manômetro ou com o exterior.

A técnica da medida da pressão consiste em, depois de praticada a punção, adaptar o cone da chave de três vias à agulha, de modo que o liquor penetre no tubo de borracha. Mantém-se o aparelho na altura da agulha puncionadora. O liquor pressiona o ar contido dentro do tubo, imprimindo à agulha do aparelho rotação, marcando, na escala do quadrante, que vai de 0 a 100 cm de água, a pressão inicial (alguns modelos determinam também a pressão negativa).

Em seguida, gira-se a chave, de modo a comunicar-se com o exterior, colhendo-se 3 a 5 ml de liquor em tubo e pondo novamente em comunicação com o aparelho, para determinar a pressão final.

Antes da leitura, é necessário esperar um a três minutos, a fim de que a pressão se estabilize e ao mesmo tempo desapareçam, por leves que sejam, as modificações funcionais do organismo, ocasionadas pela reação dolorosa e pelo temor da punção.

São as seguintes as causas que podem alterar a pressão do LCR e que devem ser evitadas: movimentos respiratórios anormais, contrações musculares violentas (tosse, espirro) e o próprio estado emocional do doente. A compressão das jugulares e a compressão abdominal produzem modificações tão profundas na pressão liquórica que constituem meio diagnóstico de bloqueio do canal raquiano (prova de Queckenstedt e de Stookey).

Pressão Normal. A pressão do liquor varia segundo a posição e o local puncionado.

As diferenças de pressão, segundo o local e a posição em que se faz a punção, são devidas à altura da coluna líquida, proporcional à altura do indivíduo e ao estado de flexão, maior ou menor, em que se encontram o tronco e a cabeça.

São as seguintes as cifras normais, segundo Lange (Quadro 20.1).

Variações Patológicas da Pressão do Liquor

São múltiplas as causas que modificam a pressão normal do liquor.

As variações podem ser por hipertensão ou por hipotensão intracraniorraquiana. Esta última não é tida como elemento diagnóstico de valor, por ser menos freqüente e serem obscuras as suas causas. A hipertensão apresenta valor clínico comprovado. De modo geral, pode ser produzida por três fatores principais: volume de substância nervosa, volume de liquor e volume de sangue. Os fatores que condicionam a hipertensão atuam, portanto, por aumento da massa sólida contida no estojo ósseo craniorraquiano ou por modificação do volume líquido (liquor e sangue).

Assim, as principais causas da hipertensão liquórica podem ser resumidas da seguinte forma, segundo Lange (Quadro 20.2).

QUOCIENTES DE AYALA QUOCIENTES RAQUIANO E RAQUIANO DIFERENCIAL

Baseiam-se estes quocientes no estudo das modificações da pressão intracraniorraquiana, após a retirada de determinado volume de liquor.

Quadro 20.1

Pressões normais	De pé ou sentado	P. ventricular:	− 5 a + 2
		P. suboccipital:	− 5 a + 5
		P. lombar:	+ 25 a + 35
	Em decúbito lateral	P. ventricular:	− 2 (vent. sup.) + 10 (vent. inf.)
		P. suboccipital:	0 a + 12
		P. lombar:	+ 5 a + 15

Quadro 20.2

Hipertensão	Por aumento do conteúdo sólido	1. Tumores, abscessos e cistos. 2. Aneurismas dos grandes vasos da base do encéfalo. 3. Hematomas extra- ou subdurais. 4. Hemorragias intraparenquimatosas. 5. Paquimeningites difusas.
	Por aumento do conteúdo líquido	1. Por hipersecreção — meningites (meningoependimites). 2. Por hiporreabsorção — trombose dos seios, estase venosa. 3. Por obstáculo à circulação (acima do encéfalo): hidrocefalias internas, bloqueios do canal raquiano.

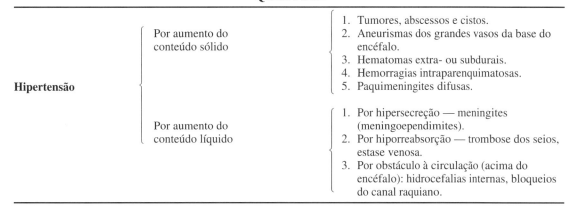

A técnica da determinação consiste em medir, com o manômetro de Claude, a pressão inicial do liquor. Em seguida, retira-se 1 ml e determina-se a pressão novamente. Proceder assim até se extraírem 8 a 10 ml de liquor, lendo-se a pressão após cada retirada de 1 ml.

Com os dados obtidos, pode-se construir um gráfico, assinalando em abscissas os números em ml de liquor e em ordenadas os valores da pressão.

Normalmente, a pressão desce uniformemente, até constituir linha reta, com diminuição de 0,5 a 1 cm de água para cada mililitro de liquor retirado, até o limite inferior de pressão.

Quando existe hipertensão inicial, a retirada dos primeiros mililitros ocasiona brusca queda da pressão que, depois de atingir cifras normais, começa a descer de acordo com o normal.

Sabe-se que, no decurso da punção, nos casos de tumores cerebrais, a retirada de pequena quantidade de liquor é suficiente para determinar queda brusca e considerável da pressão inicial; ao contrário, nas meningites sorosas, a retirada de certa quantidade de liquor produz pequena baixa da pressão inicial.

Partindo destas verificações, Ayala determinou fórmulas, obtidas em função das pressões inicial e final e do volume de liquor retirado, expressando o quociente raquiano (Qr) e o quociente raquiano diferencial (Qrd), cujas variações patológicas fornecem dados de grande importância, principalmente na distinção entre as hipertensões devidas a tumores cerebrais e as produzidas por meningites sorosas.

Os quocientes raquiano (Qr) e raquiano diferencial (Qrd) são obtidos segundo as fórmulas seguintes, em que I representa a pressão inicial, F a pressão final e V o volume de liquor retirado:

$$Qr = \frac{V \times F}{I} \qquad Qrd = \frac{I - F}{V}$$

Os valores normais para o Qr oscilam entre 5 e 7 e para o Qrd entre 1 e 2, podendo sofrer as alterações patológicas que se seguem.

O Qr encontra-se aumentado quando a pressão inicial é baixa e a retirada de liquor não diminui muito a pressão final. Este aumento expressa estabilidade do sistema hidrostático, cuja pressão não é influenciada pela retirada de liquor. Ocorre nas meningites sorosas, em que o aumento da quantidade de liquor produz dilatação das cavidades ventriculares e subaracnoidianas. Nas meningites sorosas, geralmente, o Qr é superior a 6 e o Qrd inferior a 2.

O Qr encontra-se diminuído quando, sendo alta a pressão inicial, a retirada de pequeno volume é suficiente para diminuir consideravelmente a pressão final. Esta diminuição revela habilidade do sistema hidrostático, cuja pressão é influenciada por retiradas mínimas de liquor. Ocorre nos casos de tumores cerebrais, em que neoformações patológicas limitam os espaços ventriculares e subaracnoidianos, comprimindo o liquor na cisterna bulbocerebral e na raque. Nos tumores cerebrais, em geral, o Qr é inferior a 3 e o Qrd superior a 3.

EXAME CITOLÓGICO

O exame citológico do liquor deve ser efetuado, sempre que possível, logo após a colheita, porque a leucólise, processando-se precocemente, pode alterar o resultado. Se as circunstâncias não permitirem a contagem imediata, conserva-se o material estéril no refrigerador e procede-se à contagem dentro de 24 ou 48 horas.

O exame citológico do LCR compreende:

1. **Contagem global dos leucócitos.**
2. **Contagem específica dos leucócitos** (quando há hipercitose).
3. **Exame da vitalidade celular.**

Contagem Global dos Leucócitos

Usam-se câmaras especiais, cujos tipos habitualmente empregados são o de Fuchs-Rosenthal e o de Nageotte; o segundo é o mais usado entre nós, mas o primeiro fornece resultados mais exatos.

A) PELA CÂMARA DE FUCHS-ROSENTHAL

Material e Soluções Necessários

1. Câmara de Fuchs-Rosenthal.

   É uma lâmina espessa, cuja área reticulada é de 16 mm^2 e a profundidade de 0,2 mm (1/5 mm). Sua capacidade é, portanto, de 16/5, isto é, 3,2 mm^3 (Fig. 20.2).

   A câmara acompanha-se sempre de uma ou duas lamínulas apropriadas.
2. Pipeta diluidora.

   Empregar a pipeta para a contagem dos leucócitos no sangue. (Ver Cap. 21.)
3. Corante.

   Usar um dos seguintes, que têm a propriedade de corar os leucócitos:

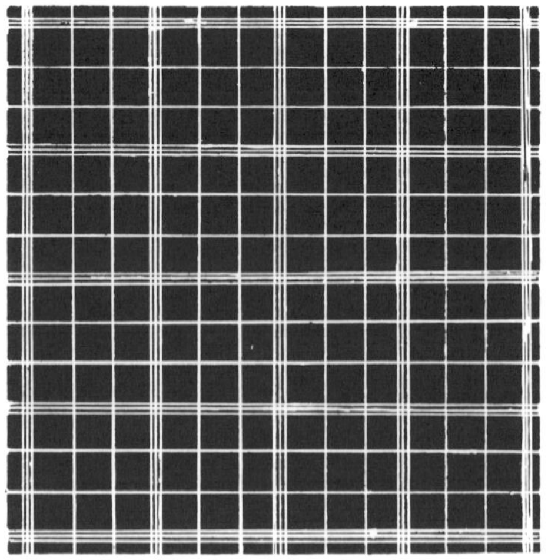

Fig. 20.2 Retículo de Fuchs-Rosenthal.

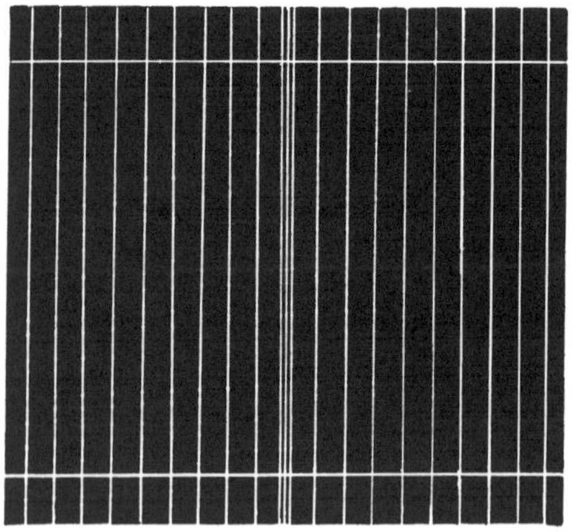

Fig. 20.3 Retículo de Nageotte.

Azul-de-metileno policrômico de Unna, líquido de Thoma e cristal violeta. Este último é o mais usado; sua fórmula é a seguinte:

Cristal violeta	0,1 g
Ácido acético glacial	1,0 ml
Água destilada	50,0 ml

Técnica

1. Aspirar o corante até a marca da pipeta de glóbulos brancos.
2. Aspirar o liquor a examinar, recentemente colhido e previamente agitado, até a marca 11 da pipeta.
3. Depois de agitar durante um minuto, esperar cinco minutos, a fim de se obter boa coloração dos leucócitos.
4. Agitar novamente e colocar uma ou mais gotas entre a lâmina e a lamínula.
5. Esperar alguns minutos e examinar ao microscópio.
6. Contar os leucócitos em toda a área reticulada. Dividindo o número encontrado por 3, obtém-se o número dos leucócitos por mm^3 de liquor. Os leucócitos apresentam-se densos, com o núcleo corado e o citoplasma incolor. O número normal dos leucócitos por este método varia, conforme o ponto puncionado, entre 1 e $5/mm^3$ de liquor.

B) PELA CÂMARA DE NAGEOTTE

Material e Soluções Necessários

1. Câmara de Nageotte.

   A capacidade total desta câmara varia segundo o modelo. O modelo grande comporta 100 mm^3 e o pequeno, 50 mm^3. Este último é o mais usado (Fig. 20.3).

   A câmara de Nageotte é uma lâmina espessa, em cujo centro há uma escavação com série de linhas longitudinais paralelas, limitadas em suas extremidades por duas linhas horizontais. Estas linhas delimitam 40 divisões retangulares iguais entre si, correspondendo, cada uma, a 1,25 mm^3; portanto, o total das 40 divisões equivale a 50 mm^3.

   A câmara acompanha-se de lamínulas apropriadas.
2. Um vidro de relógio e uma pipeta.
3. Corante. Empregar um dos usados na contagem pela câmara de Fuchs-Rosenthal.

Técnica

1. Com a pipeta, deixar cair, em vidro de relógio, nove gotas de liquor recente e previamente agitado.
2. Juntar uma gota do corante e misturar.
3. Com pipeta, colocar algumas gotas deste liquor corado na escavação central da câmara (evitar que transborde), cobrindo-a, em seguida, com a lamínula.
4. Esperar alguns minutos e examinar ao microscópio.
5. Contar os leucócitos em oito retângulos e dividir o número encontrado por 10. Obtém-se assim o número dos leucócitos por milímetro cúbico de liquor (oito retângulos comportam 10 mm^3 de liquor).
6. Resultado. Normalmente, encontram-se um a três leucócitos por mm^3, conforme o local puncionado.

Contagem Específica dos Leucócitos

O exame citológico qualitativo do liquor deve ser executado logo após a punção, sendo conveniente juntar uma gota de soro ou de albumina de ovo ao centrifugado, visando a evitar a lise e as deformações celulares.

Material e Soluções Necessários

1. Lâminas.
2. Tubos de centrifugação de fundo cônico.
3. Centrifugador.
4. 1 pipeta capilar.
5. Corante.

O método de coloração mais usado é o panóptico de Pappenheim (May-Grünwald-Giemsa), podendo-se usar, também, o corante de Leishman ou o de Unna-Pappenheim.

Técnica

1. Colocar em tubo de centrifugação 3 a 4 ml de liquor recente e previamente agitado, e centrifugar, durante cinco minutos, em grande velocidade.
2. Decantar o sobrenadante e juntar uma gota de soro ao centrifugado.
3. Colher o depósito com pipeta capilar e fazer o esfregaço em lâmina.
4. Deixar secar naturalmente.
5. Corar pelo May-Grünwald-Giemsa. A técnica da coloração é idêntica à usada para os esfregaços de sangue, com exceção do Giemsa, que se emprega em diluição duas vezes maior do que a usada para o sangue, isto é, uma gota para 2 ml de água destilada. (Ver Cap. 21.)
6. Deixar secar a preparação e examinar sob imersão.
7. Classificar 100 ou 200 leucócitos, conforme a riqueza celular da preparação. O resultado obtido deve ser expresso em percentagem

dos elementos encontrados. Normalmente, a fórmula leucocitária do liquor apresenta predominância de elementos mononucleares:

Linfócitos 95%
Monócitos .... 3 a 5%
Neutrófilos .... 0 a 2%

INTERPRETAÇÃO

Segundo Nissl, os leucócitos do LCR provêm das paredes dos vasos sanguíneos. Alguns autores admitem sua origem histiogênica e outros lhes atribuem origem mista.

O número dos leucócitos do liquor varia conforme o ponto puncionado. O liquor lombar contém mais leucócitos do que o obtido por punção mais alta.

O número global normal dos leucócitos por milímetro cúbico é de 1 a 3 (Nageotte) ou de 1 a 5 (Fuchs-Rosenthal), com predominância de elementos mononucleares, especialmente linfócitos (95%).

Em crianças de até um ano de idade, seus limites normais variam entre 3 e 10/mm^3.

O aumento dos leucócitos (hipercitose ou pleocitose) indica reação das meninges ou de seus anexos, nos diferentes processos patológicos.

O exame citológico do liquor, muitas vezes, fornece dados valiosos para o diagnóstico etiológico do processo, bem como sobre seu prognóstico.

Como Meio Diagnóstico. O exame citológico, como meio diagnóstico, é ótimo orientador, revelando a reação dos elementos nervosos em face do processo.

1. A hipercitose moderada, com predominância de elementos mononucleares, fala a favor de afecção crônica ou subaguda do sistema nervoso (**sífilis, tuberculose, meningites sorosas** e **afecções por vírus neurotrópicos**).
2. A hipercitose intensa, com predominância de elementos polinucleares (inversão da fórmula leucocitária normal), traduz, em geral, afecção de evolução aguda (meningites purulentas, sépticas e assépticas, abscessos meningoencefálicos, ventriculites e ependimites purulentas).

Como Meio Prognóstico. O exame citológico, como meio prognóstico, tem grande valor, principalmente quando se fazem exames em série. Obtêm-se, assim, dados sobre o caráter agudo ou crônico da afecção, sobre a intensidade de sua atividade e sobre sua evolução.

1. Prognóstico favorável. O aparecimento de elementos mononucleares nos processos purulentos indica evolução para a cura, isto é, estabelecimento da fórmula leucocitária normal.
2. Prognóstico desfavorável. O aparecimento de elementos polinucleares nas afecções de evolução crônica ou subaguda indica evolução desfavorável.

A presença de eosinófilos no liquor, embora não patognomônica, constitui dado importantíssimo no diagnóstico de certos processos parasitários do sistema nervoso **(cisticercose, equinococose).**

O aparecimento de plasmócitos ocorre, geralmente, nos processos luéticos, constituindo este dado um dos meios usados no diagnóstico diferencial entre a **neurossífilis** e a **esclerose em placas.**

Em condições especiais, são encontrados outros elementos com significação própria: células endoteliais e histiócitos (meningites), fibroblastos (processo em cicatrização) e elementos neoplásicos.

Exame da Vitalidade Celular

COLORAÇÃO PÓS-VITAL

O método de coloração vital, ou melhor, pós-vital, criado por Ravaut e Boulin, permite avaliar o grau da vitalidade celular, de grande importância na apreciação da intensidade do processo em atividade.

O corante empregado é o metil-verde pironina (método de Unna-Pappenheim). O corante impregna os leucócitos (o metil-verde, princípio básico, cora o núcleo de azul, ao passo que a pironina, princípio ácido, se fixa no protoplasma), à medida que morrem, e, portanto, as primeiras contagens mostrarão apenas os elementos mortos, enquanto as últimas mostrarão, além destes, também os elementos jovens que demoram mais a morrer.

Para que a avaliação do grau da vitalidade celular seja precisa, é necessário que o exame seja feito logo após a punção.

Material e Soluções Necessários

1. Lâminas e lamínulas.
2. Pipetas capilares.
3. Tubos de centrifugação de fundo cônico.
4. Centrifugador.
5. Corante de Unna-Pappenheim (metil-verde pironina). Deve ser conservado em frasco de vidro neutro.
6. Cera para vedar a preparação.

Técnica

1. Colocar em tubo de centrifugação 3 a 4 ml do liquor e centrifugar, durante 15 minutos, em grande velocidade.
2. Decantar o líquido sobrenadante. Emborcar o tubo, a fim de escoar bem.
3. Recolher o depósito com pipeta capilar e colocar uma gota sobre lâmina.
4. Com outra pipeta capilar, colocar uma gota do corante sobre o material.
5. Cobrir com lamínula.
6. Fechar a preparação com cera.
7. Levar ao microscópio e examinar sob imersão, logo em seguida. A preparação não se conserva; depois de 12 horas, as células se deformam e vacuolizam-se.
8. Resultado.

A coloração dos elementos celulares dá-se de dois modos:

1. Alguns elementos coram-se imediatamente: são os elementos mortos desde o início.
2. Outros impregnam-se lentamente: são os elementos vivos, que vão morrendo progressivamente.

No primeiro caso, desde o primeiro contato com o corante, o núcleo dos leucócitos cora-se de azul, e o protoplasma e o nucléolo, de róseo. Ambos se coram imediatamente e ao mesmo tempo (célula morta).

No segundo caso, quando a coloração é progressiva, ela se faz em três fases:

a) Só se reconhece a célula pela refringência (célula viva).
b) Coloração roxo-lilás, a princípio no núcleo, invadindo depois toda a célula (célula agonizante).
c) O núcleo cora-se de azul, e o protoplasma e o nucléolo, de róseo (célula morta).

A duração de cada uma varia de meia hora para a primeira e de cinco horas para a segunda.

O primeiro exame deve ser feito uma hora depois da punção, e os seguintes, de hora em hora, durante seis horas, se a morte das células for muito lenta.

Os primeiros exames consistem apenas em observar o grau de vitalidade celular. O número de elementos celulares observados deve ser sempre o mesmo nos vários exames. Se houver grande número de leucócitos, contar 100 elementos; se a quantidade for pequena, enumerar todos os leucócitos contidos na preparação.

O número de leucócitos examinados deve ser dividido em três grupos: células mortas, células agonizantes e células vivas. Expressar o resultado em percentagem.

INTERPRETAÇÃO

O grau de vitalidade celular avalia-se pela maior ou menor resistência que os leucócitos oferecem ao corante.

As células mortas coram-se imediatamente, enquanto as vivas, lentamente.

Nas afecções crônicas ou nos processos em via de regressão, em geral, encontram-se, ao primeiro exame, quase todas as células coradas e, nos exames seguintes, verifica-se a coloração rápida demais.

Nas afecções agudas, observa-se, ao primeiro exame, que a maioria das células se apresenta refringente corada e, nos exames subseqüentes, elas se coram lentamente.

EXAME QUÍMICO

O exame químico do LCR apresenta considerável importância clínica.

Os exames que se praticam rotineiramente são: dosagem das proteínas, pesquisa das globulinas, dosagens dos cloretos e da glicose. Eventualmente, conforme o caso em exame, pesquisas ou dosagens de outros componentes serão feitas (Quadro 20.5).

Proteínas

As proteínas do LCR têm origem muito complexa. Normalmente, elas provêm da leucólise dos elementos celulares e por difusão do plasma através da barreira hemoliquórica.

Nos casos patológicos, admite-se que possam ter origem exógena ou endógena.

1. Origem exógena.
   a) Por pequenas hemorragias (determinadas por tumores e processos compressivos).
   b) Por perturbações da permeabilidade meníngea (meningites).
2. Origem endógena.

Por desintegração do parênquima nervoso (**neurolues** e **mielencefalites infecciosas**).

As proteínas do liquor são constituídas em grande parte de albumina (19,2 mg/dl — liquor lombar) e em muito menor quantidade de globulinas (0,8 mg/dl — liquor lombar).

Nos processos inflamatórios agudos das meninges, o aumento das proteínas é, em geral, acentuado e ocorre sem alteração da relação das frações albumina-globulinas; ambas se elevam, guardando suas relações normais.

Nos processos crônicos, principalmente nos casos de meningite luética, o aumento é pequeno e rompe-se o equilíbrio das frações, elevando-se o teor das globulinas.

DOSAGENS DAS PROTEÍNAS

Dentre os vários métodos empregados para esta determinação, alguns são simples e rápidos, como os de Sicard, de Canteloube e de Nissl; outros, mais precisos e trabalhosos, como a eletroforese e/ou a espectrofotometria (método de Meulemans), que determinam as proteínas totais e suas frações. Será descrito apenas o método volumétrico de Nissl.

Método de Nissl. Este método é simples e apresenta precisão suficiente para a rotina clínica.

Material e Soluções Necessários

1. Tubo de Nissl.
   É pequeno tubo de centrifugação que consta de uma parte superior dilatada onde há duas graduações com as marcas 2 ml e 3 ml. A extremidade inferior é afilada, apresentando a escala de 10 graduações. Cada graduação corresponde a 10 mg/dl de proteínas (Fig. 20.4).
2. Reativo de Esbach.
   Ácido pícrico .... 1 g
   Ácido cítrico .... 2 g
   Água destilada .... 100 ml
3. Centrifugador.

Técnica

1. Colocar o líquido cefalorraquidiano límpido, até a marca de 2 ml do tubo de Nissl.
2. Juntar o reativo de Esbach até a marca de 3 ml do tubo. Misturar por inversão do tubo. Precipitam-se as proteínas.
3. Deixar o tubo em repouso 15 minutos.
4. Centrifugar a 2.500 rotações por minutos, durante 10 minutos.
5. Leitura do resultado.

Obtém-se a percentagem das proteínas do liquor pela altura do precipitado na escala do tubo. Cada graduação equivale a 10 mg/dl.

INTERPRETAÇÃO

Normalmente, a percentagem das proteínas do liquor varia conforme a região puncionada:

Liquor lombar .... 20 mg/dl
Liquor cisternal .... 10 mg/dl
Liquor ventricular .... 8 mg/dl

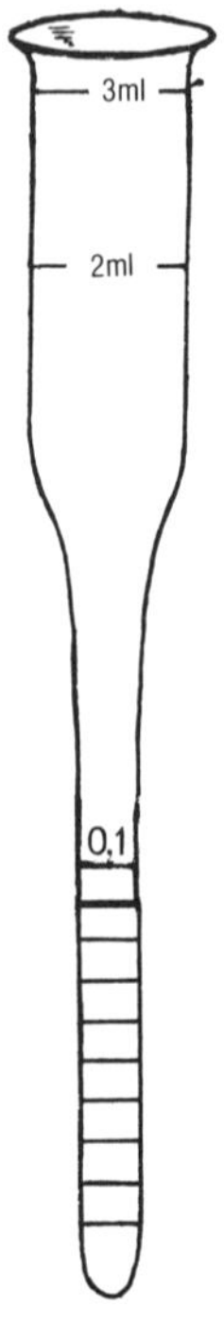

Fig. 20.4 Tubo de Nissl.

O aumento da percentagem das proteínas (hiperproteinose) tem grande importância no diagnóstico dos processos inflamatórios (**meningites** e **sífilis**) e compressivos (tumores e **paquemeningites**) dos centros nervosos. Observa-se elevação, também, no **abscesso cerebral,** na **trombose** (ASC), na **sarcoidose** e na **esclerose múltipla.**

A elevação máxima observa-se principalmente nos casos de **meningites agudas** e **tumores medulares** ou **cerebrais,** desde que produzam compressão e conseqüente estase venosa (bloqueio dos espaços subaracnoidianos).

A diminuição da percentagem das proteínas do liquor ocorre sempre que há formação e circulação rápida do liquor. Encontra-se no início de febres, especialmente em crianças, apresentando sintomas de meningismo.

Pesquisa das Globulinas

PROVA DE PANDY (SEMIQUANTITATIVA)

É muito simples e sensível, tendo a vantagem de exigir apenas uma gota de liquor.

Material e Soluções Necessários

1. Tubo de Kahn em suporte.
2. Duas pipetas de 1 ml.
3. Reativo de Pandy.

Ácido fênico cristalizado	10 g
Água destilada	150 ml

Conservar na estufa vários dias, agitando de quando em quando.

Técnica

1. Colocar 1 ml de reativo de Pandy no tubo de Kahn.
2. Acrescentar uma gota de liquor e agitar.
3. Leitura dos resultados (Quadro 20.3).
   Qualquer opalescência ou turvação indica a presença de globulinas.

REAÇÃO DE NONNE-APPELT

É considerada a mais fiel das reações das globulinas. Consta de duas fases.

A primeira fase é característica das globulinas e é a única que tem importância diagnóstica.

A segunda fase é sempre positiva (albumina) e não se faz por não apresentar valor prático.

Material e Soluções Necessários

1. Tubo de Kahn em suporte.
2. Duas pipetas de 1 ml.
3. Reativo de Nonne-Appelt.

Em balão volumétrico de 100 ml, colocar 85 g de sulfato de amônio quimicamente puro e completar, até a marca, com água destilada, previamente aquecida. Deixar esfriar e cristalizar por 24 horas, antes de filtrar ou decantar. Conservar o frasco com rolha parafinada. Verificar a reação, que deve ser neutra, de tempos em tempos.

Técnica

Primeira Fase.

1. Colocar 1 ml de liquor no tubo de Kahn.
2. Juntar 1 ml do reativo de Nonne e agitar.
3. Leitura dos resultados.

Após cinco minutos, com liquor normal não há turvação. A opalescência ou a turvação indicam aumento das globulinas.

Anotar os graus de positividade como na reação de Pandy (Quadro 20.3).

Segunda Fase. A segunda fase consiste em acidular (com ácido acético concentrado ou tricloracético a 50%) e aquecer o líquido obtido por filtração ou centrifugação da mistura liquor-sulfato do começo.

A precipitação indica a presença de albumina. Raramente se realiza esta fase.

Quadro 20.3

Ausência de opalescência	Reação negativa (0).
Opalescência	Reação levemente positiva (+).
Turvação	Reação positiva (++).
Precipitado	Reação fortemente positva (+++).

REAÇÃO DE ROSS-JONES

É modificação da reação de Nonne-Appelt. Consiste em colocar 1 ml de liquor em tubo e, com a pipeta, introduzir 1 ml da solução de sulfato de amônio no fundo do tubo. Em presença de globulinas, forma-se um anel opalino na zona de separação dos dois líquidos, dentro de três minutos (reação positiva).

Gallotti e Chagas Doria associaram as duas técnicas, a original de Nonne-Appelt e a de Ross-Jones. Inicialmente procedem como Ross-Jones e, depois de três minutos, agitam o tubo para misturar os líquidos.

REAÇÃO DE WEICHBRODT

Material e Soluções Necessários

1. Tubo de Khan em um suporte.
2. Duas pipetas de 1 ml, graduadas ao décimo.
3. Reativo de Weichbrodt:

Bicloreto de mercúrio	0,1 g
Água destilada	100 ml

Técnica

1. Colocar 0,7 ml do liquor no tubo de Kahn.
2. Acrescentar 0,3 ml de reativo de Weichbrodt e agitar.
3. Leitura do resultado.
   Opalescência ou turvação indicam a presença de globulinas.
   Anotar os resultados conforme a reação de Pandy (Quadro 20.3).

INTERPRETAÇÃO

Estas reações são negativas, quando o teor das globulinas do liquor se acha dentro dos limites normais, os quais são quase sempre inferiores aos limites da sensibilidade dos reativos empregados. A pesquisa das globulinas tem importância prática, sobretudo nos casos de **neurolues.**

Nos líquidos cefalorraquidianos com acentuada elevação das proteínas, as reações das globulinas encontram-se positivas, mas, nestes casos, perdem grande parte do seu valor diagnóstico.

A positividade das reações das globulinas só tem valor diagnóstico quando a percentagem das proteínas estiver dentro dos limites normais ou ligeiramente elevada, indicando a existência de afecção meníngea crônica, quase sempre de origem luética.

DOSAGEM DOS CLORETOS

Constitui elemento de grande importância diagnóstica. Os métodos empregados para essa dosagem são os mesmos adotados para o sangue (Cap. 2), sendo necessário, previamente, desproteinizar o liquor pelo método de Folin-Wu, de acordo com a descrição em **Química do Sangue** (Cap. 2).

INTERPRETAÇÃO

A clororraquia normal varia entre 690 e 780 mg/dl em cloreto de sódio (120-135 mmol/l ou mEq/l), podendo, em condições patológicas, sofrer oscilações no sentido de aumento ou de diminuição.

A hiperclororraquia ocorre:

a) Quando há impermeabilidade renal ao cloreto de sódio (glomerulonefrite).
b) Nas afecções neuroluéticas. O aumento, em geral discreto, mantém-se enquanto o estado geral do paciente for satisfatório; com a evolução do processo luético, os cloretos tendem a cair abaixo do normal.

Ocorre em toda inflamação meníngea, qualquer que seja sua causa, sendo tanto mais acentuada quanto maiores forem a extensão e a gravidade do processo inflamatório. A diminuição dos cloretos no liquor tem valor diagnóstico máximo na **meningite tuberculosa.**

DOSAGEM DA GLICOSE.

Constitui precioso dado diagnóstico. Os métodos empregados para essa dosagem são os mesmos usados para o sangue, desproteinizando-se o liquor previamente, conforme descrição no Cap. 2.

Para esta determinação, o liquor deve ser colhido sempre em jejum; é conveniente determinar também a glicemia.

INTERPRETAÇÃO

A glicorraquia normal oscila entre 40 e 80 mg/dl (2,2-4,4 mmol/l); em condições patológicas, sofre aumento ou diminuição.

Hiperglicorraquia

1. Encontra-se especialmente nos casos de **diabete**, em que a elevação da glicose se faz paralelamente à da glicemia.
2. Nas afecções de natureza não-infecciosa (tumores) e nas afecções crônicas do sistema nervoso central **(siringomielia, esclerose lateral amiotrófica).**
3. Em alguns casos de **encefalite epidêmica** aguda.
4. Em casos de **uremia** e de hemorragias meníngeas.

Hipoglicorraquia. Apresenta grande importância clínica.

Ocorre nos processos meningíticos, principalmente na **meningite tuberculosa**, na qual a glicose vai diminuindo à medida que a infecção se torna mais grave; pode desaparecer completamente do liquor, importante dado de mau prognóstico na hipoglicemia.

OUTROS COMPONENTES QUÍMICOS

Além dos elementos químicos assinalados, existem outros no liquor, cuja determinação se pode efetuar pelos métodos empregados para o sangue, apresentando, em geral, pouca importância clínica, a não ser em casos especiais, tais como: uréia, ácido lático, reserva alcalina, pH, pigmentos biliares, acetona, ácido diacético e beta-oxibutírico, triptofana.

REAÇÕES COLOIDAIS

Entre as numerosas técnicas empregadas, serão descritas as mais usadas.

Reação do Ouro Coloidal (Reação de Lange)

A reação do ouro coloidal, introduzida na prática por Karl Lange em 1912, amplamente usada, consiste em misturar o LCR em diluições crescentes com determinada quantidade de solução de ouro coloidal. O líquido cefalorraquidiano normal não produz alteração alguma da cor da solução. Os líquidos de casos de sífilis e de certas condições patológicas do sistema nervoso alteram a cor vermelha original da solução de ouro coloidal, tornando-a vermelho-violeta, azul-avermelhada, azul, azul-clara ou branca. Entretanto, a diluição em que ocorre a alteração máxima da cor é mais ou menos característica das diferentes condições patológicas.

Esta reação é aplicada especialmente no diagnóstico da paralisia geral progressiva.

As globulinas são as responsáveis pela sua positividade.

A reação em si é relativamente simples. Qualquer dificuldade na sua execução deve ser atribuída ao uso de material imperfeitamente limpo ou a reativos mal preparados, como o do ouro coloidal, cuja preparação é demorada e difícil.

Material e Soluções Necessários. Devido à sensibilidade da reação, o material a usar deve ser de vidro neutro e perfeitamente limpo e seco. Para este fim, lavar bem o material com sabão; deixar, em seguida, por algum tempo, em solução de ácido clorídrico a 50%; lavar em água corrente e, finalmente, em água destilada; por último, em água bi- ou tridestilada e colocar na estufa para secar. A água usada nas soluções deve ser recente, bi- ou, de preferência, tridestilada.

1. Água tridestilada.
2. Solução de cloreto de sódio *p.a.* ou *A.R.* a 0,4%, em água tridestilada.
3. Doze tubos de vidro neutro de 12 × 75 mm em suporte (para a reação).
4. Dez tubos de vidro neutro de 12 × 75 mm em suporte (para a neutralização da solução de ouro coloidal).
5. Pipetas de 1 a 2 ml, graduadas ao décimo.
6. Termômetro.
7. Solução de ouro coloidal, preparada por um dos métodos descritos a seguir:

a) **Método de Lange** (modificado por Miller, Brush, Hamers e Felton). Aquecer lentamente 1.000 ml de água tridestilada em balão de 2 litros. Quando a temperatura atingir 60°C, acrescentar 10 ml de solução de cloreto de ouro a 1% (*Merck*, cristais amarelos em ampolas fechadas) e 7 ml de solução recente de carbonato de potássio *p.a.* ou *A.R.* a 2%, usando-se o termômetro, perfeitamente limpo, como baqueta para agitar. Aos 80°C, juntar lentamente 10 gotas de solução de ácido oxálico *p.a.* ou *A.R.* a 1%, agitando neste ínterim. Aos 90°C, apagar a chama e gotejar 5 ml de solução de formol (1 ml de formol *Merck* 40% *p.a.* ou *A.R.* em 40 ml de água destilada). O formol deve ser acrescentado, gota a gota, sob agitação constante. Logo que surgir cor róseo-avermelhada, mesmo antes de acrescentados os 5 ml de formol, deter imediatamente a adição, pois esta quantidade basta para intensificar lentamente a solução à cor vermelho-alaranjada brilhante da solução final.
b) **Método modificado de Borowskaja.** Com este método simples, obtém-se solução estável de ouro coloidal.

A 95 ml de água destilada, adicionar 1 ml de solução de cloreto de ouro a 1% (*Merck*, cristais amarelados, em ampolas fechadas). Aquecer a 90°C e juntar 5 ml de solução de citrato de sódio puríssimo a 1%. Deixar ferver durante um a três minutos.

A solução de ouro coloidal, obtida por este processo, mostrou-se muito sensível com líquidos cefalorraquidianos patológicos; é estável, conservando-se, pelo menos, durante dois a três meses.

Neutralização da Solução de Ouro Coloidal. Antes de usar a solução de ouro coloidal, ela deve ser neutralizada com ácido clorídrico 0,02 N ou com hidróxido de sódio 0,02 N, conforme a sua reação.

A quantidade de ácido ou de álcali a acrescentar obtém-se por titulação de ouro coloidal, empregando-se como indicador solução de alizarina vermelha a 1% em álcool a 50%.

A 5 ml da solução de ouro coloidal, juntar duas gotas de alizarina vermelha e verificar a cor produzida:

Alizarina vermelha
- Em meio alcalino: vermelho-púrpura
- Em meio ácido: amarelo-citrina
- Em meio neutro: vermelho-castanha

Se a cor da solução for vermelho-castanha (reação neutra), a solução está pronta para uso. Se estiver ácida ou alcalina, fazer a neutralização do seguinte modo:

1. Dispor 10 tubos em suporte.
2. Colocar 1 ml de água destilada em cada um.
3. No primeiro tubo, juntar 1 ml de ácido clorídrico 0,02 N, se a reação da solução for alcalina, ou 1 ml de hidróxido de sódio 0,02 N, se ácida.
4. Com pipeta, misturar o conteúdo do primeiro tubo por aspirações sucessivas e transferir 1 ml para o segundo tubo. Fazer o mesmo com o segundo tubo e transferir 1 ml para o terceiro, e assim por diante, até o nono tubo, do qual se retira 1 ml.
5. A quantidade de ácido ou álcali, em cada tubo, calcula-se facilmente. No primeiro tubo tem-se 0,5 ml de solução 0,02 N; no segundo, 0,25 ml; no terceiro, 0,125 ml etc. O décimo tubo, contendo somente a solução de ouro coloidal, presta-se para a comparação da cor.
6. Juntar, em cada tubo, duas gotas de alizarina vermelha a 5 ml da solução de ouro coloidal a neutralizar-se.
7. Verificar o primeiro tubo em que a reação for neutra (cor vermelho-parda). Assim se obtém a quantidade de ácido ou álcali que se deve acrescentar a 5 ml. Dividir esta quantidade por 5, a fim de obter a quantidade necessária para neutralizar 1 ml, e multiplicar pela quantidade da solução a neutralizar.
8. A quantidade correspondente de ácido ou álcali 0,02 N deve ser acrescentada lentamente, com agitação constante. As soluções de ouro coloidal só devem ser neutralizadas 48 horas depois de preparadas.

Condições que a Solução de Ouro Coloidal Deve Apresentar

1. Deve ser neutra à alizarina vermelha (cor vermelho-parda) no dia em que for usada.
2. Deve ser absolutamente transparente e de cor vermelho-alaranjada brilhante ou vermelho-salmão, sem traço algum de azul.
3. 5 ml devem descorar-se completamente em uma hora, quando acrescentados a 1,7 ml de solução de cloreto de sódio a 1%.
4. Deve dar curva parética típica, com líquido cefalorraquidiano parético conhecido.
5. Sua cor não deve alterar-se em qualquer tubo, com líquido cefalorraquidiano normal.

Técnica

1. Dispor 12 tubos em suporte.
2. No primeiro tubo, colocar 0,9 ml de cloreto de sódio a 0,4% e 0,1 ml do líquido cefalorraquidiano a ser examinado, completamente isento de sangue.
3. Nos tubos restantes (do segundo ao 12.º), colocar 0,5 ml de cloreto de sódio a 0,4%.
4. Com pipeta, misturar o conteúdo do primeiro tubo poraspirações sucessivas e transferir 0,5 ml para o segundo tubo; misturar o conteúdo deste da mesma forma e transferir 0,5 ml para o terceiro tubo, e assim por diante, até o 11.º, cujo conteúdo se mistura, desprezando-se 0,5 ml. Ao último (12.º tubo) não se acrescenta liquor, pois é o tubo-testemunho.
5. As diluições do líquido cefalorraquidiano nos 11 tubos serão então a 1:10, 1:20, 1:40, 1:80, 1:160, 1:320, 1:640, 1:1.280, 1:2.560, 1:5.120, 1:10.240.
6. Juntar a cada tubo (do primeiro ao 12.º) 2,5 ml da solução de ouro coloidal neutralizada. Agitar cada tubo separadamente, a fim de se obter boa mistura.
7. Deixar à temperatura do laboratório e fazer a leitura após uma hora e após 24 horas.
8. Leitura e anotação dos resultados.

Fazer a leitura na série dos tubos, da esquerda para a direita, isto é, do tubo que contém a maior quantidade de liquor para o tubo-testemunho; este último, que contém somente a solução de ouro coloidal e cloreto de sódio, não deve apresentar alteração da cor.

Habitualmente, empregam-se números representando as cores que o conteúdo dos tubos pode apresentar:

0 — vermelho (original, sem alteração)
1 — vermelho-violeta
2 — violeta
3 — azul-avermelhado
4 — azul
5 — azul-claro
6 — branco (incolor)

A fim de facilitar a leitura e a interpretação clínica, os resultados devem ser fornecidos em séries de algarismos, divididos em zonas de três, separados por um ponto, sendo o último, sempre, o testemunho.

Em geral, usam-se gráficos, nos quais as diluições do liquor são assinaladas em abscissas e os graus de positividade em ordenadas (Figs. 20.5, 6 e 7).

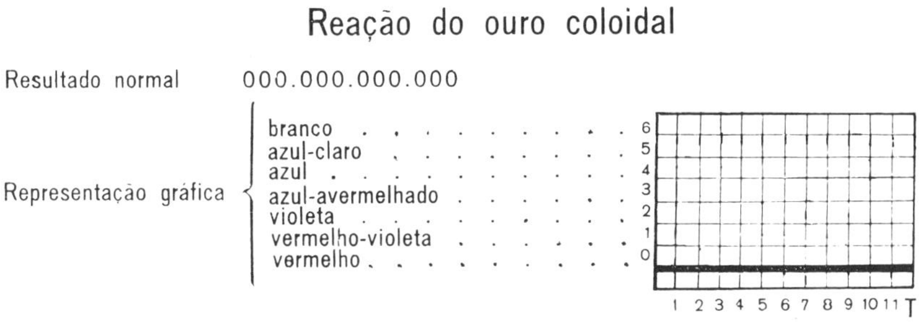

Fig. 20.5 Reação do ouro coloidal. Resultado normal.

Resultado 665.544.321.000

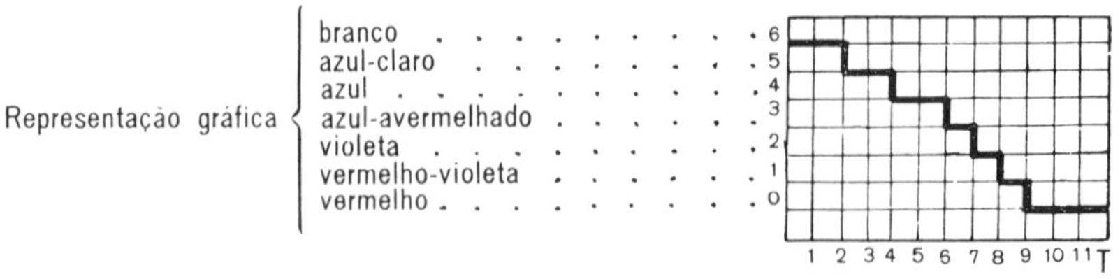

Fig. 20.6 Reação do ouro coloidal. Curva da paralisia geral progressiva.

Resultado 000.112.333.400

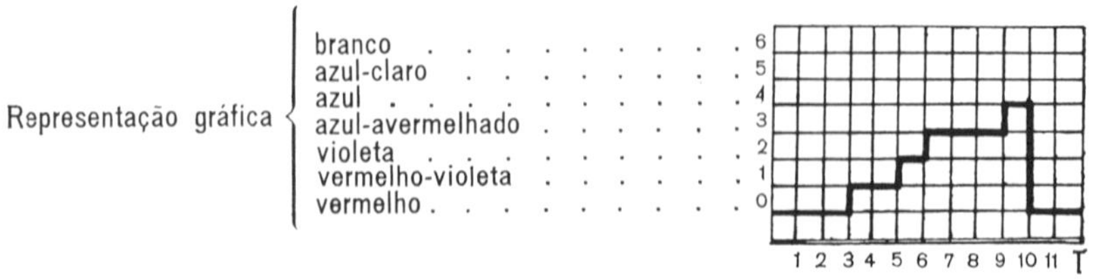

Fig. 20.7 Reação do ouro coloidal. Curva da meningite aguda.

INTERPRETAÇÃO

A interpretação a seguir baseia-se nos resultados obtidos por Merritt e Fremont-Smith (*The Cerebrospinal Fluid*) em 5.036 casos puncionados.

Esta reação fornece resultados concludentes, não só sobre a natureza do processo patológico como também sobre sua intensidade. A fim de facilitar a interpretação clínica, é costume dividir as curvas em três tipos, como se descreve a seguir.

1. **Resultado normal:**

O colóide não apresenta alteração alguma de sua cor original em nenhum dos tubos (000.000.000.000).

2. **Curva da I zona:**

Designações usadas: curva da zona da esquerda, curva parenquimatosa, chamada, também, impropriamente, curva parética.

A alteração máxima da cor do colóide ocorre nos três ou sete primeiros tubos, isto é, naqueles em que o liquor é menos diluído, havendo, freqüentemente, descoramento completo nos primeiros tubos.

O acometimento será tanto mais intenso quanto maior for o grau de positividade nos primeiros tubos.

Os tipos de curvas mais freqüentes são: 666.543.210.000, 665.544.321.000.

Este tipo de curva ocorre principalmente nos casos de **paralisia geral progressiva**, encontrando-se em menor percentagem, e em grau menos intenso, em outros tipos de **neurossífilis**, como a **meningite sifilítica**, a **sífilis da medula espinhal**, a **neurossífilis cerebrovascular**, a **tabes dorsal** e a **atrofia óptica** de origem sifilítica.

Nem sempre, porém, as curvas deste tipo traduzem processo luético. Podem, também, ocorrer em líquidos de indivíduos portadores de variadas afecções do sistema nervoso, sem que a sífilis esteja em causa, principalmente a **esclerose em placas**, as **meningites purulentas agudas** e os **tumores cerebrais**.

Em geral, a positividade da reação do ouro coloidal na zona da esquerda ocorre sempre que a afecção atinge o parênquima nervoso, provocando o aparecimento das globulinas desintegradas; por este motivo, é tendência abolir a denominação "parética", dada impropriamente a esta zona, substituindo-a por "zona parenquimatosa".

3. **Curva da II zona**, ou da zona média (impropriamente chamada "zona luética").

A alteração máxima da cor do colóide ocorre do 4.º ao 6.º tubo. O grau de positividade é, geralmente, médio, e raro o descoramento completo.

As curvas mais freqüentes deste tipo são: 012.333.210.000, 012.443.210.000. Encontra-se este tipo de curva em LCRs anormais, não apresentando valor prático para o diagnóstico diferencial entre as afecções do sistema nervoso.

4. **Curva da III zona.**

Designações usadas: curva da zona da direita, curva meningítica. A alteração máxima da cor do colóide ocorre do sexto ao 10.º tubo, raramente descorando-se por completo.

As curvas mais comuns deste tipo são: 000.112.333.400, 000.001.223.330. Estas se encontram, em geral, nos líquidos com elevado conteúdo protéico, especialmente quando a relação albumina-globulinas é alta.

É, portanto, freqüente nos líquidos de pacientes com meningite purulenta aguda, bloqueio subaracnoidiano e extravasamento de sangue nos espaços subaracnoidianos (**hemorragia cerebral, hemorragia subaracnoidiana**).

A ocorrência deste tipo de curva em líquidos com elevado conteúdo protéico explica-se pela ação protetora do excesso de albumina em tais líquidos.

Reação do Benjoim Coloidal

Reação de Guillain, Laroche e Lechelle. Esta reação, como a do ouro coloidal, não é específica para a neurossífilis, mas apresenta a vantagem de ser de técnica mais simples, fornecendo, praticamente, os mesmos resultados daquela.

Material e Soluções Necessários. Todo o material (tubos, pipetas etc.) a usar deve ser de vidro neutro, rigorosamente limpo e seco. Para este fim, deixar algum tempo em ácido clorídrico a 50%, passando depois, abundantemente, em água corrente e em água destilada; em seguida, colocar na estufa para secar.

A água usada nas soluções deve ser recente, bi- ou tridestilada.

1. 16 tubos de hemólise em suporte próprio.
2. Pipetas de 1 a 10 ml, graduadas ao décimo.
3. 1 *erlenmeyer* de 50 ml.
4. Água bidestilada.
5. Solução de cloreto de sódio *p.a.* ou *A.R.* a 0,01%, em água destilada.
6. Solução de benjoim a 10%, em álcool absoluto.

Para preparar, é necessário ter resina de benjoim da variedade amigdalóide da Sumatra. O benjoim em **lágrimas do Sião** apresenta o inconveniente de dar soluções extremamente sensíveis.

Resina de benjoim da Sumatra .... 1 g
Álcool absoluto .... 10 ml

Deixar macerar durante 48 horas e filtrar ou decantar, conservando-se o líquido para uso.

Preparar a suspensão do benjoim coloidal no momento de executar a reação, juntando-se 0,3 ml da solução alcoólica de benjoim, gota a gota, com agitação constante, a 20 ml de água destilada, previamente aquecida a 35°C.

Técnica

1. Colocar os 16 tubos em suporte próprio e distribuir a solução de cloreto de sódio a 0,01%:

   No primeiro tubo .... 0,25 ml
   No segundo tubo .... 0,5 ml
   No terceiro tubo .... 1,5 ml
   Nos tubos restantes .... 1,0 ml

2. Em seguida, juntar o líquido cefalorraquidiano a examinar:

   No primeiro tubo .... 0,75 ml
   No segundo tubo .... 0,5 ml
   No terceiro tubo .... 0,5 ml

3. Misturar por aspirações sucessivas e transferir 1 ml do terceiro para o quarto; proceder da mesma forma com o conteúdo deste e transferir 1 ml para o quinto tubo, e assim sucessivamente, até o 15.º tubo, do qual, depois de misturado, se retira 1 ml. O 16.º tubo não deve conter liquor, pois é o tubo-testemunho.
4. Em seguida, acrescentar 1 ml da emulsão de benjoim coloidal a cada tubo. Agitar e deixar à temperatura ambiente.
5. Leitura da reação após 12 ou 24 horas.
6. Anotação dos resultados.

Os resultados são habitualmente expressos em série de algarismos, divididos em zonas de 5, sendo o último, sempre, o testemunho:

0 — precipitação nula
1 — precipitação parcial — sobrenadante opalescente
2 — precipitação total — sobrenadante límpido

A fim de facilitar a interpretação clínica, os resultados devem ser fornecidos em gráficos, nos quais as diluições do liquor são marcadas em abscissas e os graus de positividade em ordenadas (Figs. 20.8, 9 e 10).

INTERPRETAÇÃO

As distintas curvas observadas nas reações coloidais (ouro, benjoim) parecem obedecer, principalmente, à proporção das proteínas do liquor. A albumina teria ação inibidora sobre a floculação, e as globulinas, ação floculante.

É por essa razão que, na **paralisia geral progressiva**, se observam floculações mais intensas nos primeiros tubos, porque, sendo o aumento das proteínas totais escasso, a fração globulínica se acha proporcionalmente muito elevada e se encontra em concentração capaz de flocular o colóide sem a ação antagônica da albumina (Fig. 20.11).

Inversamente, nos processos com grande aumento das proteínas totais (meningites purulentas, compressões), só se observam floculações nos tubos do meio ou nos últimos, nos quais, por diluição, diminui ou desaparece a ação inibidora da albumina.

As curvas obtidas nas reações coloidais são divididas em três tipos, segundo a zona em que se observa a precipitação: as designações — **zona paralítica, zona sifilítica** e **zona meningítica** — indicam floculação, respectivamente, nos primeiros, nos médios e nos últimos tubos.

Esta divisão, se bem que certa em muitos casos, é demasiado esquemática e empírica, pois, embora na **paralisia geral progressiva** a floculação se produza freqüentemente nos primeiros tubos, não é raro produzir-se nos tubos do meio ou nos últimos,

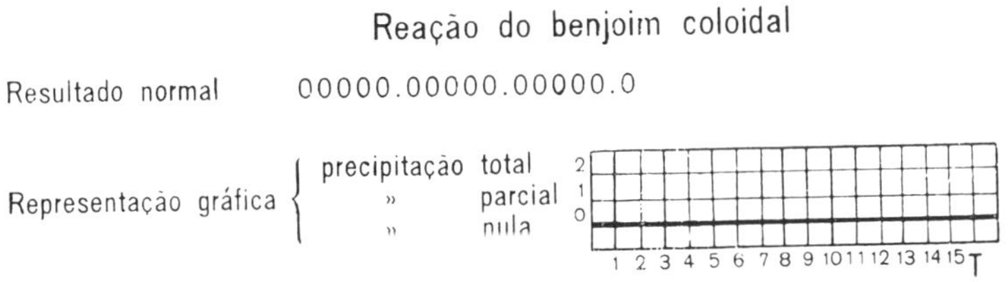

Fig. 20.8 Reação do benjoim coloidal. Resultado normal.

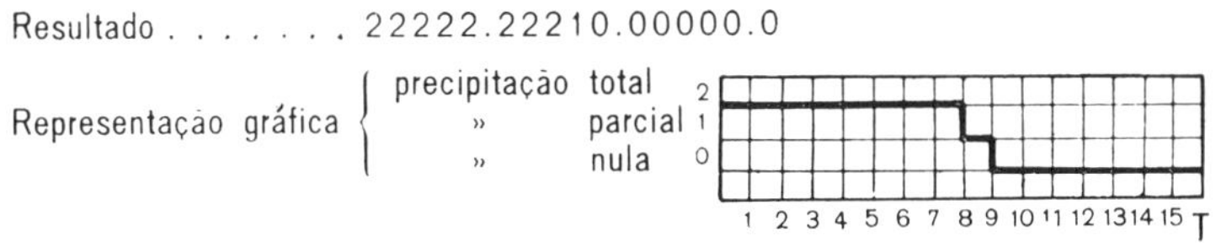

Fig. 20.9 Reação do benjoim coloidal. Curva da paralisia geral progressiva.

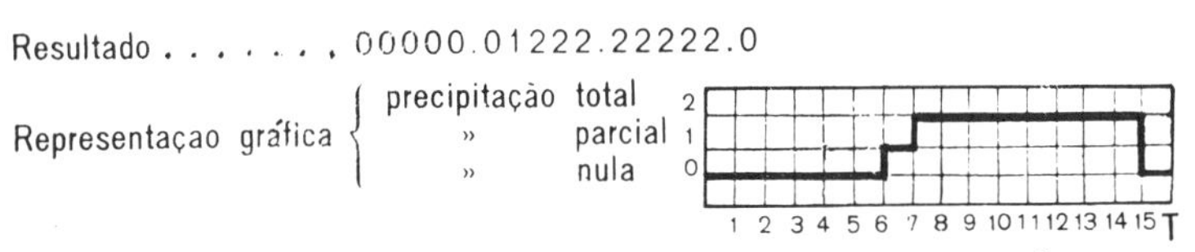

Fig. 20.10 Reação do benjoim coloidal. Curva da meningite aguda.

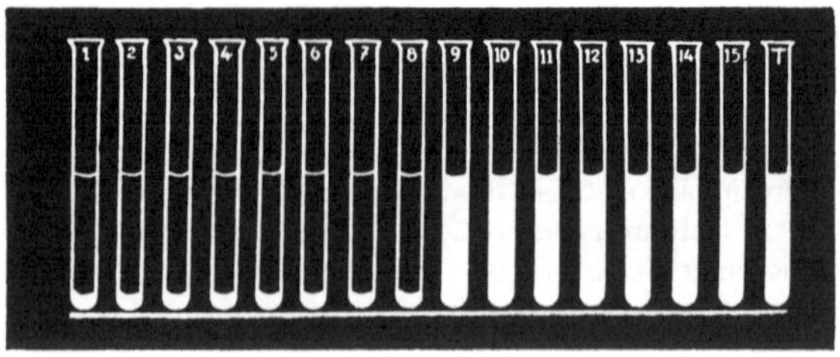

Fig. 20.11 Reação do benjoim coloidal. Curva da paralisia geral progressiva (22222.22200.00000.0).

quando a cifra das proteínas se acha pouco elevada; ou, inversamente, nas meningites, com pequena elevação das proteínas, pode verificar-se a floculação nos primeiros tubos.

Vê-se, assim, que as reações coloidais são reações de ordem geral, traduzindo modificação quantitativa ou qualitativa das proteínas do liquor. E, por esta razão, não podem ser consideradas específicas da sífilis do sistema nervoso.

É também freqüente observar floculações parciais em quase todas as afecções orgânicas não-sifilíticas do sistema nervoso, principalmente a **esclerose em placas,** os **tumores cerebrais** e a **arteriosclerose cerebral.**

REAÇÕES DE FIXAÇÃO DO COMPLEMENTO

Reação de Kolmer

A reação de Kolmer, embora executada com antígeno inespecífico, não-treponêmico, é de valor indiscutível no diagnóstico da sífilis do sistema nervoso, devendo ser feita sistematicamente no liquor. Sua técnica encontra-se descrita no Cap. 15.

As reações biológicas inespecíficas ou falso-positivas são muito raras no liquor, sendo, por isso, desnecessário o uso das provas com antígeno específico ou treponêmico. Contudo, segundo Escobar e cols., a prova do anticorpo treponêmico fluorescente (FTA) deve ser empregada, em virtude de ser muito sensível. (Ver Cap. 15.)

Segundo Plaut, a reação de fixação do complemento no liquor apresenta-se reativa em 100% dos casos de **paralisia geral progressiva** e em 70% dos casos de **tabes**.

Não é necessário inativar o liquor, pois carece de complemento, salvo quando se apresenta hemorrágico.

A reação de Kolmer no liquor deve ser interpretada com ponderação. Em geral, pode-se dizer que a prova reativa implica o diagnóstico da sífilis; inversamente, a prova não-reativa não exclui este diagnóstico, pois são muito freqüentes os casos de **tabes** e de **sífilis cerebrospinal**, sobretudo os antigos ou estacionários, em que esta prova é francamente não-reativa.

Ravel afirma textualmente: o aumento das contagens de leucócitos e das concentrações de proteínas do LCR fornece melhor orientação do que a serologia do liquor para a atividade sifilítica no SNC.

A reação de Kolmer no liquor pode ser executada com dois tipos de extratos:

a) Extrato alcoólico colesterolado de coração de boi.
b) Extrato alcoólico colesterolado de cérebro humano.

Com estes dois tipos de extratos, consegue-se, até certo ponto, o diagnóstico diferencial entre os dois grandes grupos de **neurolues**, de considerável importância clínica, principalmente sob o ponto de vista terapêutico.

Nos casos de **neurolues parenquimatosa — paralisia geral progressiva** (**meningoencefalite difusa**) e **tabes** (**meningorradiculite posterior**), além das **atrofias ópticas luéticas isoladas** — a reação de Kolmer no liquor é, via de regra, reativa com ambos os extratos, enquanto nos casos de **neurolues meningoconjuntivovascular** ou **mesenquimal — processos esclerogomosos, meningites primitivas** e **arterites** — a reação com extrato cerebrospecífico é freqüentemente não-reativa.

A explicação desse fenômeno reside no fato de que o liquor dos portadores de **neurolues parenquimatosa** contém um antígeno específico, formado localmente, que reage, *in vitro*, com o extrato cerebrospecífico.

Outras Reações de Fixação do Complemento

Além da reação de Kolmer, realizam-se no liquor outras reações baseadas na fixação do complemento, com o uso de antígenos especiais, para o diagnóstico da **cisticercose cerebral,** da **equinococose,** da **hanseníase** e da **tuberculose**.

A reação com o antígeno cisticercótico (reação de Weinberg) fornece, ao lado da eosinofilia liquórica, o diagnóstico da cisticercose cerebral.

A **equinococose** do sistema nervoso, rara em nosso meio, pode ser diagnosticada mediante a reação com o antígeno obtido do conteúdo hidático. Para o diagnóstico da **hanseníase,** pode-se empregar o antígeno alcoólico obtido do *Streptothrix leproides* de Deycke. Essa reação pode ser reativa também na **tuberculose,** na **sífilis** e no **impaludismo**. O diagnóstico da tuberculose dos centros nervosos pode também ser firmado usando-se o antígeno de Witebsky, Keingenstein e Kuhn ou o antígeno de Boquet e Nègre.

REAÇÕES DE FLOCULAÇÃO

Entre as várias reações de floculação para o diagnóstico da sífilis do sistema nervoso, as mais empregadas são a reação de Kahn e, especialmente, a reação do VDRL. A técnica encontra-se descrita no Cap. 15.

EXAME BACTERIOLÓGICO

O exame bacteriológico do liquor consiste na pesquisa de bactérias, cuja identificação estabelece, na maioria dos casos, a etiologia da afecção em causa.

A colheita do liquor deve ser feita em condições rigorosamente assépticas, para evitar contaminação, devendo-se efetuar o exame logo após a colheita.

Esse método de exame compreende três pesquisas:

1. Exame direto, após coloração.
2. Exame cultural e antibiograma.
3. Inoculação em animais de laboratório.

Exame Direto. Executa-se o exame direto de acordo com o aspecto do liquor.

a) Se o liquor se apresentar purulento (meningites purulentas), bastará colocar uma gota do material sobre lâmina e deixar secar, espontaneamente ou pelo calor, corando-se em seguida.

Quadro 20.4 Principais Alterações Patológicas do Liquor

Afecções	Pressão em cm de Água (Claude), em Decúbito	Aspecto	Cor	Coágulo	Leucócitos por mm³
1. Normal { lombar / cisternal	+5 a + 15 / 0 a + 12	Límpido	Incolor	Ausente	1 a 3, principalmente linfócitos
2. Meningite sorosa (meningismo)	Aumentada	Límpido	Incolor	Ausente	Normais
3. Meningite purulenta aguda	Aumentada	Turvo	Ligeira xantocromia	Espesso	100 a mil ou mais, principalmente neutrófilos
4. Meningite tuberculosa	Geralmente aumentada	Límpido ou opalescente	Incolor ou ligeiramente xantocrômico	Rede de fibrina (retículo de Mya)	25 a 500, principalmente linfócitos
5. Neurolues meningovascular	Normal ou pouco aumentada	Límpido	Incolor	Ausente	25 a 1.000, principalmente linfócitos
6. Paralisia geral progressiva	Normal ou pouco aumentada	Normal	Normal	Às vezes, pequenos coágulos	30 a 200, principalmente linfócitos
7. Tabes dorsal	Normal ou pouco aumentada	Normal	Normal	Ausente	10 a 80
8. Reação meníngea asséptica (Abscesso cerebral) (Abscesso extradural) (Trombose sinusal)	Geralmente aumentada	Límpido, opalescente ou turvo	Incolor ou xantocrômico	Pode conter	5 a 500
9. Poliomielite anterior aguda	Normal ou pouco aumentada	Límpido ou opalescente	Incolor ou ligeiramente xantocrômico	Às vezes, rede de fibrina	10 a 500, principalmente linfócitos
10. Encefalite epidêmica	Normal ou aumentada	Normal	Normal	Às vezes, rede de fibrina	1 a 100, principalmente linfócitos
11. Tumor cerebral	Geralmente aumentada	Normal	Incolor ou xantocrômico	Ausente	Normais ou pequeno aumento
12. Tumor intra-espinal (bloqueio subaracnoidiano)	Variável	Normal	Incolor ou xantocrômico	Coagulação maciça	Normais ou pequeno aumento
13. Esclerose múltipla	Normal	Normal	Normal	Ausente	Normais ou pequeno aumento

Reações das Globulinas	Proteínas em mg/dl (Nissl)	Cloretos em mg/dl	Glicose em mg/dl	Reações Coloidais	Bactérias	Reação de Kolmer ou do VDRL
1. Negativas	20 / 10	680-740	50-70	Negativas	Ausentes	Não-reativa
2. Negativas	Diminuídas	Normais ou ligeiramente diminuídos	Normal ou ligeiramente diminuída	Negativas	Ausentes	Não-reativa
3. Fortemente positivas	Muito aumentadas	Diminuídos	Diminuída	Geralmente curva da 3.ª zona	Presentes	Não-reativa
4. Positivas	Aumentadas	Diminuídos	Grande diminuição	Geralmente curva da 3.ª zona	Bacilos de Koch em mais de 80% dos casos	Não-reativa
5. Positivas	Aumentadas	Normais ou diminuídos	Normal ou reduzida	Geralmente curva da 2.ª zona	Ausentes	Reativa
6. Fortemente positivas	Aumentadas	Normais	Normal	Curva da 1.ª zona	Ausentes	Reativa em 100% dos casos
7. Positivas	Aumentadas	Normais	Normal	Curva da 2.ª zona	Ausentes	Reativa em 70% dos casos
8. Geralmente positivas	Aumentadas	Normais ou pouco diminuídos	Normal ou pouco diminuída	Geralmente normais	Ausentes	Não-reativa
9. Podem ser positivas	Ligeiro aumento crescente	Normais	Normal	Normais ou curva da 2.ª zona	Ausentes	Não-reativa
10. Geralmente negativas	Geralmente normais	Normais	Normal	Geralmente normais	Ausentes	Não-reativa
11. Positivas	Aumentadas	Normais	Normal	Geralmente normais	Ausentes	Não-reativa
12. Positivas	Muito aumentadas	Normais	Normal	Negativas	Ausentes	Não-reativa
13. Negativas ou fracamente positivas	Normais ou pouco aumentadas	Normais	Normal	Geralmente negativas	Ausentes	Não-reativa

*Os números 2 a 6 correspondem às afecções da página anterior.

b) Em geral, o método aconselhado consiste em colocar 5 a 6 ml de liquor em tubo de centrifugação de fundo cônico, esterilizado, e centrifugar em grande velocidade, durante pelo menos meia hora. Verter o líquido sobrenadante, que servirá para outras determinações, em outro tubo esterilizado; com o sedimento obtido, preparar os esfregaços em lâminas, corando pelos métodos desejados.

Os métodos empregados rotineiramente são o de Gram e o de Ziehl-Neelsen, cuja técnica está no Cap. 7.

Com o método de Gram, determina-se se dada bactéria é Gram-positiva ou Gram-negativa.

São as seguintes as bactérias que podem ser encontradas:

Gram-positivas: estafilococos, estreptococos, pneumococos, tetragênios e outras.

Gram-negativas: meningococos, bacilos da influenza e outras.

Com o método de Ziehl-Neelsen, consegue-se, na maioria das vezes, encontrar o bacilo de Koch nos casos de meningite tuberculosa.

Examinar vários esfregaços, os quais devem ser feitos com o retículo de Mya ou do sedimento do liquor, obtido após centrifugação em alta velocidade, durante muito tempo.

Cultura. Consiste em semear quantidades relativamente grandes de liquor ou do sedimento (1 a 2 ml) em meios de cultura apropriados. A semeadura deve ser efetuada logo após a colheita do liquor, porque, de outro modo, certas bactérias muito delicadas, como o meningococo, não sobreviverão. É aconselhável semear, no momento da punção, diretamente da agulha puncionadora, o que elimina as probabilidades de contaminação.

São os seguintes os meios de cultura empregados rotineiramente: ágar-sangue inclinado ou em placa, soro sanguíneo de Löffler, caldo hormonioglicosado e outros (v. Apêndice 5).

Em seguida, colocar o meio de cultura na estufa a 37°C e examinar após 24 e 48 horas. Examinar as culturas. Corar esfregaços pelo Gram. Identificar os germes pelos vários métodos usados (aspecto das colônias, bilessolubilidade, fermentação, aglutinação). Consultar o Cap. 7 sobre o assunto. Geralmente, os diplococos Gram-negativos são meningococos, os cocos Gram-positivos em cadeia são estreptococos, os diplococos Gram-positivos são pneumococos e os bacilos Gram-negativos são bacilos da influenza.

Se se suspeita de determinada bactéria, podem-se usar meios de cultura especiais, como segue:

Meningococo — ágar-chocolate, ágar-ascite.

Influenza — ágar-sangue, ágar-chocolate.

Para a cultura do bacilo de Koch, podem-se usar os seguintes meios:

Meio de Petroff, meio de Löwenstein, meio de Petragnani. O desenvolvimento do bacilo de Koch nesses meios é, em geral, demorado, em média de 40 a 70 dias. Ver as características culturais no Cap. 7.

Para melhor orientação sobre o emprego dos meios de cultura, bem como sobre antibiograma, consultar o referido capítulo.

Inoculação em Animais de Laboratório. Emprega-se este método principalmente para a demonstração do bacilo de Koch, diante do insucesso de outros meios de pesquisa.

O animal empregado é a cobaia. Depois de obtido o sedimento do liquor, por centrifugação, praticar a inoculação, injetando-se 1 a 2 ml deste material por via subcutânea ou, de preferência, intraperitoneal.

Quando a inoculação subcutânea é positiva, forma-se, no local de inoculação, um ponto necrosado, uma úlcera tuberculosa; depois de 10 a 15 dias, surgem adenites nas proximidades do ponto de inoculação. O animal emagrece e morre.

Quadro 20.5 Liquor Cefalorraquidiano — Valores de Referência Normais, em Unidades Convencionais e em SI

	Valores de Referência	
Dosagem	**Convencionais**	**em SI**
A		
Albumina	10-30 mg/dl	1,5-4,6 μmol/l
Aspecto	límpido, incolor	
B		
Bicarbonato	25-28 mEq/l	25-28 mmol/l
C		
Cálcio	4-6 mg/dl	
	2-3 mEq/l	1,0-1,5 mmol/l
Células	< 5 mm³ (linfócitos)	
Cloretos		
em ClCl	420-650 mg/dl	
	120-135 mEq/l	120-135 mmol/l
em NaCl	690-780 mg/dl	
Cobre	68-143 μg/dl	10-22 μmol/l
G		
Glicose	40-80 mg/dl	2,2-4,4 mmol/l
Globulinas		
qualitativa		
(Pandy)	negativa	
quantitativa	6-16 mg/dl	60-160 mg/l
M		
Magnésio	0,8-2,8 mEq/l	0,8-2,8 mmol/l
O		
Ouro coloidal	000.000.000.000	
P		
pH		
Potássio	7,45	
Pressão lombar	2,5-3,2 mEq/l	2,5-3,2 mmol/l
em decúbito	+ 5 a + 15 cm	
lateral sentado	de água	
suboccipital	+ 25 a + 35 cm de água	
decúbito lateral	− 5 a + 5 cm de água	
sentado	0 a + 15 cm de água	
Proteínas		
eletroforese		
albumina	61,5%	
alfa-1-globulina	4,5%	
alfa-2-globulina	6,7%	
betaglobulina	13,7%	
gamaglobulina	8,7%	
Proteínas totais	15,45 mg/dl	150-450 mg/l
cisternal	10 mg/dl	100 mg/l
ventricular	8-15 mg/dl	80-150 mg/l
S		
Sódio	130-150 mEq/l	130-150 mmol/l
U		
Uréia	15-35 mg/dl	
em N	5-15 mg/dl	0,18-0,50 mmol/l
V		
VDRL	não-reativo	
X		
Xantoprotéica, reação	15-30 U Becker	

Quando se faz a inoculação por via intraperitoneal, o animal morre mais rapidamente. Nos casos positivos, ocorre peritonite adesiva, com erupção miliar nos órgãos abdominais.

Se o animal não morrer, depois de seis a sete semanas, deve-se sacrificá-lo para a necropsia, fazendo-se as pesquisas características das lesões tuberculosas.

Há outra via de inoculação, a via intramamária, na fêmea em período de lactação, cujos resultados são obtidos mais rapidamente, encontrando-se os bacilos álcool-ácido-resistentes no leite, ao fim de oito a 15 dias.

Os valores normais das diversas pesquisas e dosagens no LCR são encontrados no Quadro 20.5.

BIBLIOGRAFIA

BAUER, J.D. *et al.*: *Clinical Laboratory Methods.* Saint Louis, The C.V. Mosby Company, 9.ª ed., 1982.

BOROWSKAJA, D.P.: The Preparation of Coloidal Gold, *Ztschr. f. Immunitätsforsch. u. Exper. Therap., 82*:178, 1934, resumido no *Arch. Path., 19*:449, 1935.

ESCOBAR, M.R. *et al.*: Fluorescent antibody tests using cerebrospinal fluid. *Am. J. Clin. Path., 53*:886, 1970.

FISHERMAN, R.A.: Cerebrospinal Fluid in Diseases of the Nervous System, 2nd ed., Philadelphia, W.B. Saunders, 1992.

GRADWOHL'S *Clinical Laboratory Methods and Diagnosis.* St. Louis, The C.V. Mosby Company, 8.ª ed., 1980.

HENRY J.B.: Clinical Diagnosis and Management by Laboratory Methods, 19th ed., Philadelphia, W.B. Saunders, 1996.

KOLMER, J.A., ROBINSON, H.W. & APAULDING, E.H.: *Approved Laboratory Technic.* New York & London, D. Appleton-Century Company, 1951.

LANGE, O.: *O Líquido Cefalorraquiano em Clínica.* São Paulo, Companhia Melhoramentos de São Paulo, 1937.

MONTEIRO SALES, F.: Sobre o diagnóstico da cisticercose humana. *Arq. Inst. Penido Burnier, 3:*183, 1934.

RAVEL, R.: *Laboratório Clínico,* 4.ª ed. Ed. Guanabara, Rio de Janeiro, 1988. (Tradução.)

21

Hematologia

ORIGEM E DESENVOLVIMENTO DOS ELEMENTOS MORFOLÓGICOS DO SANGUE

Sistema Hemolítico-Poético

Em condições normais, os elementos morfológicos do sangue (eritrócitos, leucócitos e plaquetas) mantêm-se em equilíbrio sempre constante, devido a amplo sistema, denominado sistema hemolítico-poético, com função hematopoética ou de formação e com função hemolítica ou de destruição das células do sangue.

Este sistema é constituído por divisão funcional tríplice:

1. **Órgãos hematopoéticos específicos** (relacionados principalmente com a função formadora de glóbulos), compreendendo:
   a) **Medula óssea,** que dá origem aos eritrócitos, aos leucócitos granulosos ou granulócitos e aos trombócitos ou plaquetas.
   b) **Formações linfáticas,** destinadas à produção de linfócitos.
2. **Sistema reticuloendotelial ou hemoistioblástico:** sistema difuso, distribuído por todo o organismo (principalmente baço e fígado), o qual desenvolve funções hematopoéticas, dando origem aos monócitos, e, principalmente, funções hemolíticas ou hemocateréticas, conservando em estado potencial as capacidades hematopoéticas que possuiu na vida embrionária; tornam-se atuantes sob a influência de fatores patogênicos.

Em condições patológicas, os órgãos hematopoéticos perdem a sua especificidade de formação, dando origem, por metaplasia, a células mielóides no sistema linfático e vice-versa, fato este explicado pela unidade anatômica do sistema hematopoético.

Evolução da Hematopoese

Para compreenderem-se as modificações que se produzem em condições normais e patológicas, é necessário estudar inicialmente a hematopoese intra-uterina e, em seguida, a extra-uterina.

HEMATOPOESE INTRA-UTERINA. Compreende dois tipos:

1. **Hematopoese heterotípica.** Ocorre no primeiro período da vida embrionária, até o segundo mês de vida do embrião, constituindo a hematopoese primitiva, embrionária ou pré-hepática.

Origina-se no mesênquima primitivo, desenvolve-se no saco vitelino, exclusivamente eritropoética; caracteriza-se por elementos diversos da eritropoese normal do adulto, motivo por que se fala de eritropoese heterotípica ou megaloeritropoese. Nesta fase, formam-se, portanto, unicamente, megaloblastos, os quais se originam das células centrais das ilhotas de Wolff do saco vitelino.

Os megaloblastos são células grandes, geralmente ovais, cuja estrutura nuclear se caracteriza por delicados filamentos cromatínicos. Estes elementos derivam dos endotélios vasculares, evoluindo do seguinte modo:

O megaloblasto primitivamente hiperbasófilo, ou promegaloblasto, por diferenciação e maturação, transforma-se, sucessivamente, em megaloblasto basófilo, policromatófilo e ortocromático, até chegar ao megalócito, o glóbulo vermelho do embrião (elemento hemoglobínico transitório).

Durante estas transformações, o megaloblasto sofre modificações no citoplasma, por aquisição de hemoglobina, e o núcleo vai se condensando, até desaparecer. Durante o período embrionário, a hematogênese tem lugar em todo o organismo, e as células se diferenciam e se multiplicam no sangue (hematogênese intravascular).

A hematopoese megaloblástica desaparece a partir do segundo mês de vida intra-uterina e só reaparece, durante a vida extra-uterina, em condições patológicas muito especiais, como na **anemia perniciosa** de Addison-Biermer, por ausência do fator antianêmico.

2. **Hematopoese normotípica.** Este tipo de hematopoese é diverso do precedente, análogo à hematopoese do adulto normal. Caracteriza-se pela formação de elementos poliblásticos (eritroblásticos, granuloblásticos, megacarioblásticos, linfoblásticos, monoblásticos), destinados à produção de elementos celulares do tipo normal, cujo aparecimento se faz sucessivamente.
   Compreende duas fases:
   A) **Fase hepática.** Com a regressão do saco vitelino, a hematopoese dá-se em todo o mesênquima embrionário difuso, mas de modo intensíssimo no fígado.
   No homem, o fígado assume função hematopoética, provavelmente a partir do segundo ou terceiro mês, continuando até o sétimo mês de vida fetal.
   Durante este período, o fígado forma os hemocitoblastos, que darão origem, sucessivamente, aos seguintes elementos mielóides:
   a) **Elementos da série eritroblástica** (elementos hemoglobínicos definitivos), que substituem os elementos da série megaloblástica (elementos hemoglobínicos transitórios).
   b) **Elementos das séries granulocítica e megacariocítica,** até então inexistentes.
   São estes os novos tipos celulares, chamados mielóides porque caracterizam os elementos que, mais tarde, serão assinalados na medula óssea.

B) Fase fetal. A hematopoese fetal ocorre a partir do quarto mês de vida do feto até o nascimento.

Neste período entram em função hematopoética, sucessivamente, o baço, a medula óssea e os gânglios linfáticos (linfóides).

Em seguida ao fígado, inicia o baço suas funções hematopoéticas, com os mesmos caracteres da hematopoese hepática, isto é, exclusivamente mielopoética.

A função linfopoética do baço só aparece nos últimos meses da vida intra-uterina.

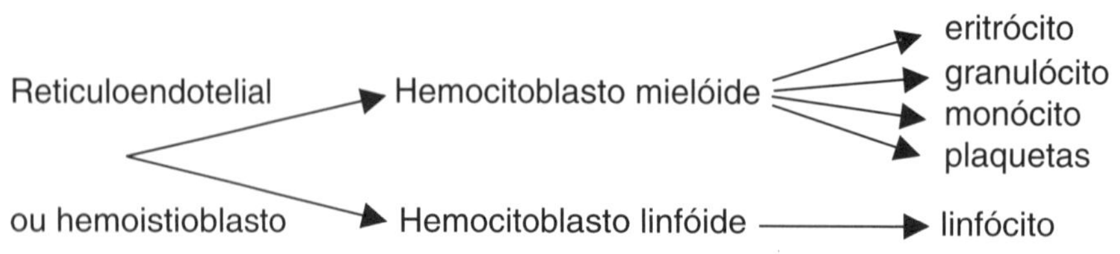

Segue abaixo a hematogênese, segundo Ferrata

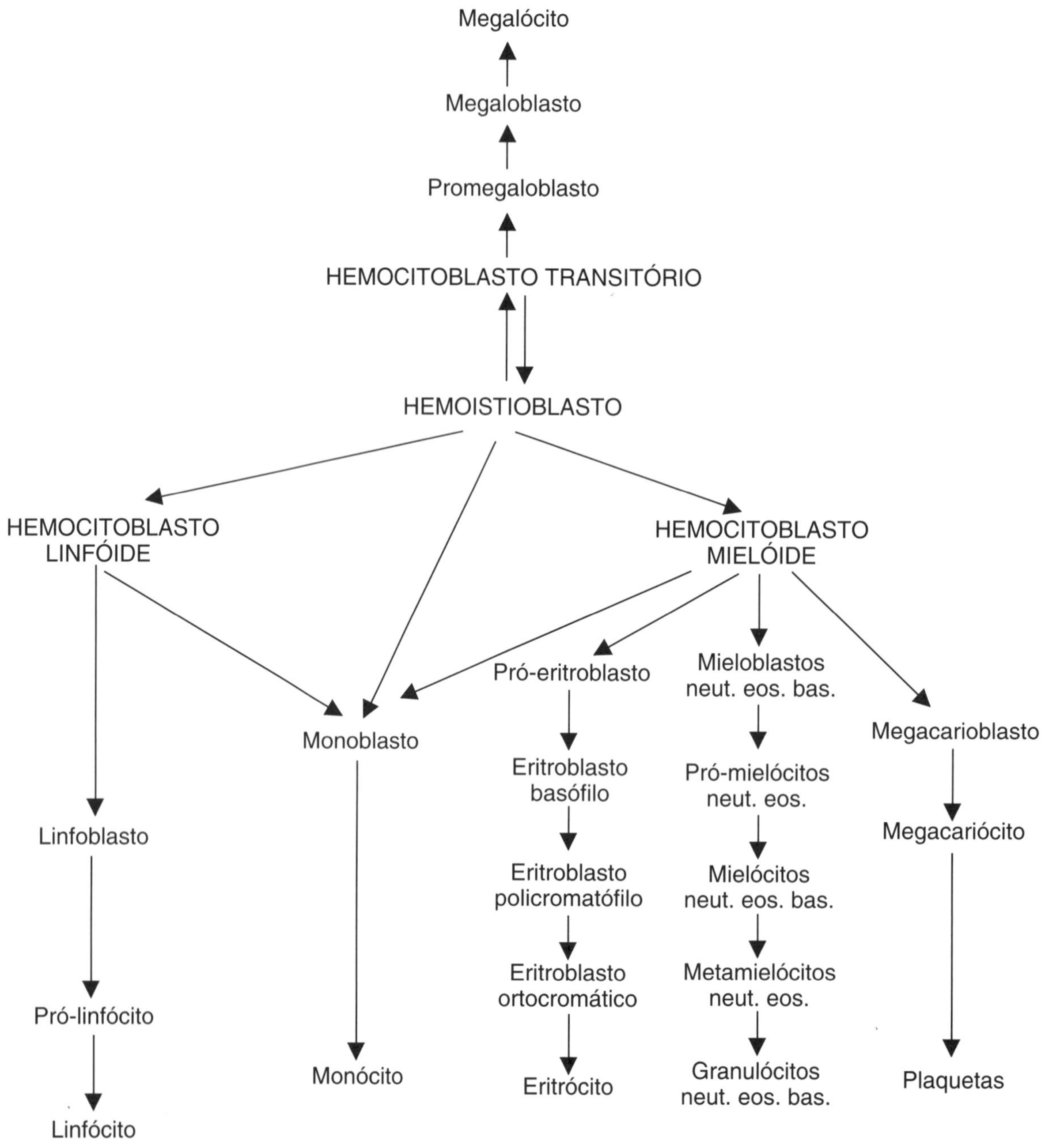

A partir do sétimo mês de vida intra-uterina, a medula óssea intervém ativamente na formação sangüínea, assumindo a função de órgão eritrogranulo-trombocitopoético, que será cumprida, na vida extra-uterina, quando o fígado e o baço cessam as suas atividades.

Finalmente, nos últimos meses do período fetal, aparecem as formações linfáticas, que darão origem aos linfócitos.

A linfocitopoese se processa primeiro no timo, depois nos gânglios linfáticos e, em seguida, no baço. Os linfócitos no sangue fetal são, na verdade, timócitos.

Os restos do mesênquima embrionário, que se distribuem e persistem por toda a vida no organismo adulto, originam os monócitos.

Nos três últimos meses de vida intra-uterina, estabelece-se quase definitivamente a divisão funcional do sistema hematopoético. O sistema mielóide, representado pela medula óssea, dá origem aos eritrócitos, aos granulócitos e às plaquetas. O fígado cessou, praticamente, sua função hematopoética. O baço já é órgão linfático. O sistema linfático já se diferenciou em órgãos especiais: os gânglios linfáticos, os quais, juntamente com o baço, originam os linfócitos. Finalmente, parece que o sistema reticuloendotelial dá origem aos monócitos.

HEMATOPOESE EXTRA-UTERINA. Após o nascimento, a medula óssea apresenta-se integralmente ativa. Todos os ossos na primeira infância contêm medula vermelha (hematopoética). A partir do terceiro ano, começa o processo involutivo, pelo que grande parte da medula vermelha, chamada fetal, se torna adiposa (amarela). Segundo Piney, a involução fisiológica da medula óssea se dá centripetamente, isto é, das partes distais (membros) para o centro (tórax). A transformação começa no centro da diáfise dos ossos longos, encaminhando-se para as epífises. Nestas, a medula conserva, por algum tempo, o caráter de medula vermelha. No adulto, a medula vermelha é limitada aos ossos do tórax (esterno, clavícula e costela), aos ossos do crânio, aos ossos chatos da pelve, às vértebras e à extremidade superior do fêmur e do úmero. A medula óssea dá origem aos eritrócitos, aos granulócitos e às plaquetas e, segundo alguns autores, também aos monócitos. O baço contribui na hematopoese, após o nascimento, como órgão linfóide.

Os gânglios linfáticos, nos primeiros anos de vida pós-natal, começam a colaborar intensamente na hematopoese, atingindo a hiperplasia máxima no primeiro ano, quando se encontram cerca de 50% de linfócitos no sangue. Daí por diante, involuem, paulatinamente, até o sétimo ano. Coopera na linfopoese o timo, que, como se sabe, atinge desenvolvimento máximo nos primeiros anos, involuindo progressivamente.

A monocitopoese faz-se a partir, diretamente, do sistema reticuloendotelial ou da medula óssea.

Teorias da Hematogênese

A seguir, serão apresentados os pontos essenciais das várias teorias sobre a hematogênese, omitindo-se, propositadamente, certas minúcias, para melhor compreensão do assunto.

Os autores estão de acordo quanto à origem dos elementos morfológicos do sangue a partir da célula mesenquimal do embrião. Na vida pós-natal, o sistema reticuloendotelial é o elemento potencial de formação do sangue, sendo o tecido mielóide, o tecido linfóide e, mesmo, o tecido conjuntivo os elementos principais da hematopoese.

Assim, os elementos citológicos do sangue derivam de uma célula primitiva ou célula-mãe (célula mesenquimal indiferente), na qual, por diferenciação, se originam as células progenitoras das células adultas que se encontram no sangue.

As células progenitoras, ou células "blastos", são: o eritroblasto, que origina os eritrócitos; o mieloblasto, que dá origem aos granulócitos; o linfoblasto, aos linfócitos; o normoblasto, aos monócitos; e o megacarioblasto, às plaquetas ou trombócitos. A célula mesenquimal primitiva, segundo o setor hematopoético em que se encontra, dá origem, sempre, às mesmas células **blastos.** Assim, a célula mesenquimal do sistema mielóide dá origem aos eritroblastos, aos mieloblastos e aos megacarioblastos; a do sistema linfóide, aos linfoblastos; e a do sistema reticuloendotelial, aos monoblastos.

As divergências começam quando se trata de estabelecer quais as células que se interpõem entre a célula mesenquimal primitiva e as células diferenciadas, ou células **blastos**; dividem-se os autores em duas escolas: uma, admitindo que todos os elementos morfológicos do sangue provêm de uma célula ancestral comum a todos (teoria monofilética, unicista ou neo-unicista); e a outra, partidária de que cada célula sanguínea tem seu precursor individual (teoria polifilética).

TEORIA MONOFILÉTICA

Seus adeptos, Pappenheim, Maximow (Fig. 21.1), Ferrata, Downey e Dominici, admitem a existência de uma célula mesenquimal indiferente — o hemocitoblasto (Ferrata) ou linfócito (Pappenheim) — observada em todos os tecidos hematopoéticos do adulto. É o elemento intermediário, do qual derivam todas as células do sangue. Quando localizado no tecido mielóide, denomina-se hemocitoblasto mielóide e, quando no tecido linfático, hemocitoblasto linfóide. Segundo Ferrata, seriam morfologicamente idênticos entre si e ao mieloblasto de Naegeli (unitarismo anatômico e dualismo funcional).

TEORIA POLIFILÉTICA

Seus adeptos negam a existência do elemento intermediário (hemocitoblasto) para a formação do sangue na vida pós-natal. Discordam quanto ao número de precursores dos elementos sanguíneos, subdividindo-se em:

a) **Dualistas,** cujos adeptos, Ehrlich, Naegeli e Piney, admitem dois precursores na vida pós-natal.

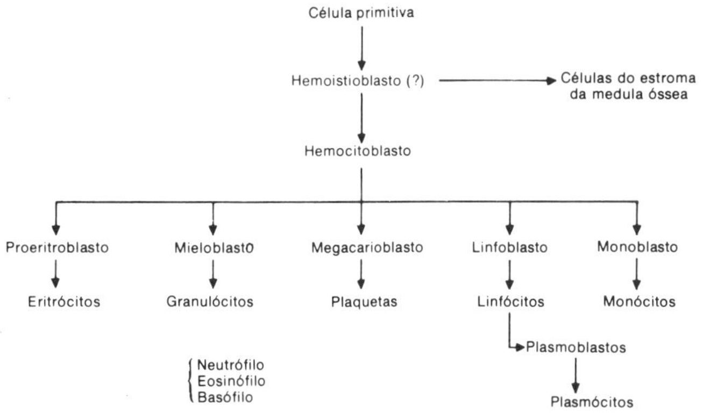

Fig. 21.1 Hematopoese (teoria monofilética, Maximow, 1924).

Segundo Naegeli:

Reticuloendotelial → Linfoblasto → linfócito
Reticuloendotelial → Mieloblasto → granulócito, monócito, eritrócito

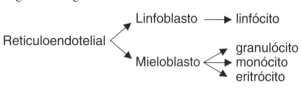

Piney aceita a mesma teoria, divergindo, porém, quanto à origem dos eritrócitos a partir do mieloblasto. Admite sua origem diretamente do reticuloendotelial:

Reticuloendotelial → Linfoblasto → linfócito
Reticuloendotelial → Mieloblasto → granulócito, monócito
Reticuloendotelial → Eritroblasto → Eritrócito

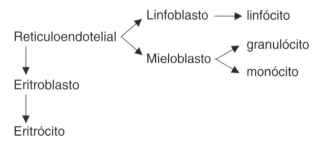

b) **Trialistas,** cujos adeptos, Schilling, Aschoff e Rosenthal, admitem três precursores para as células sanguíneas:

Reticuloendotelial → Linfoblasto → linfócito
Reticuloendotelial → Mieloblasto → granulócito
Reticuloendotelial → Monoblasto → monócito
Reticuloendotelial → Megaloblasto → Eritroblasto → Eritrócito

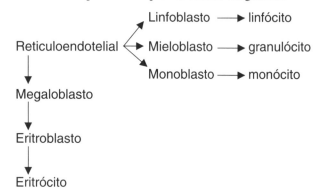

Depois dos trabalhos de Sabin, Doan e Cunningham, muitos autores tendem a adotar a teoria polifilética, em que cada célula sanguínea tem seu precursor individual.

De acordo com vários trabalhos, a formação dos eritrócitos acha-se subordinada a um hormônio, produzido pelo rim: a eritropoetina, que tem a propriedade de estimular a maturação do hemocitoblasto mielóide, diferenciando-o e transformando-o em proeritroblasto e, assim sucessivamente, até o eritrócito maduro.

Há provas de que também a produção das plaquetas seja regulada por um fator humoral específico: a trombopoetina.

Admite-se que o mecanismo de formação dos leucócitos, especialmente os granulócitos, se ache ligado a um fator humoral específico: a leucopoetina.

ÓRGÃOS HEMOLÍTICO-POÉTICOS

Medula Óssea

É o órgão mais importante do sistema hemolítico-poético.

Está contida no canal medular dos ossos longos, no tecido esponjoso e areolar das epífises e nos ossos curtos. Calcula-se seu volume em 1.400 a 1.500 ml. Intervém na formação, maturação e libertação dos eritrócitos, dos granulócitos e das plaquetas, além de exercer função hemocaterética e funções metabólicas do sistema reticuloendotelial.

Macroscopicamente, distinguem-se dois tipos fundamentais de medula óssea: a vermelha ou fetal e a amarela ou adiposa.

A medula vermelha, ou ativa, deve a coloração vermelha intensa à sua rica vascularização, distinguindo-se, funcionalmente, pela pronunciada atividade hematopoética. A medula amarela ou adiposa, pouco vascularizada, é inativa, mas capaz de se transformar em ativa se as circunstâncias o exigirem.

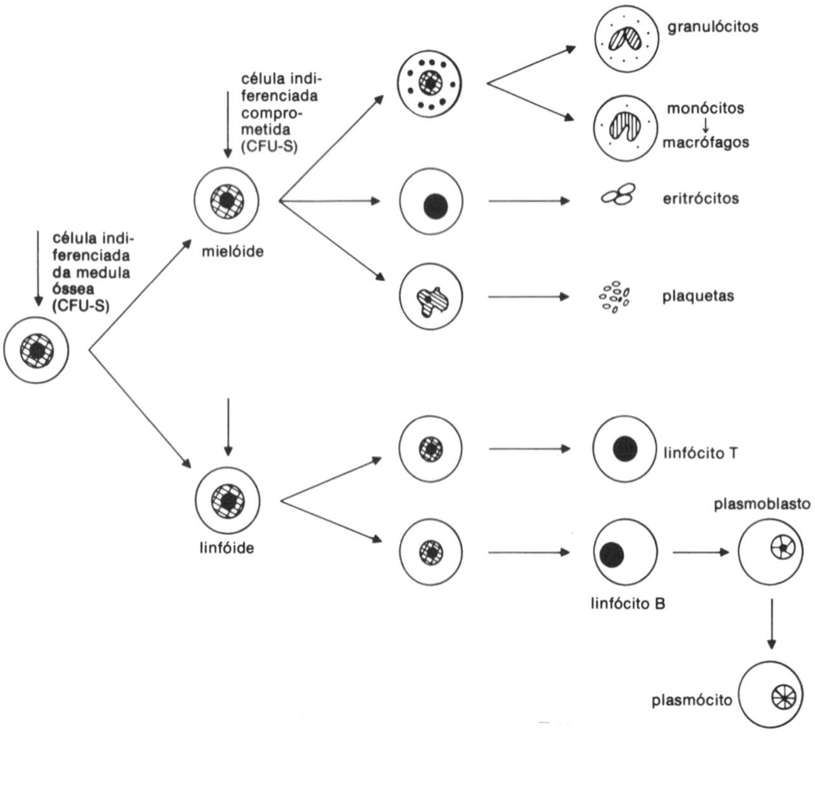

Fig. 21.2 Hemopoese (extraído de Jamra e Jorenzi).

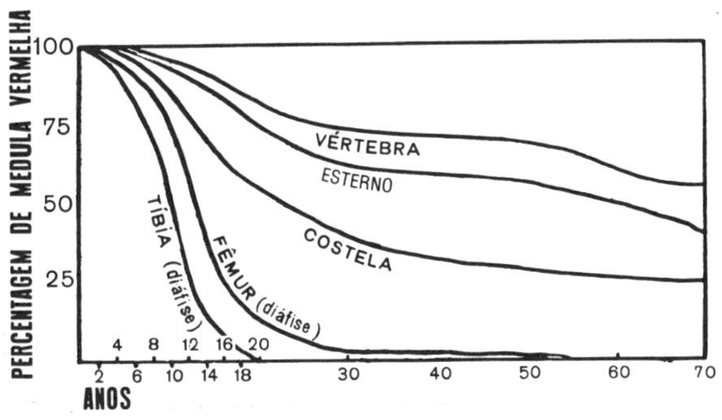

Fig. 21.3 Percentagem de medula vermelha nos vários ossos em diferentes idades (Whitby & Britton).

Como se sabe, a medula óssea assume importância funcional, como órgão hematopoético, a partir do sétimo mês de vida intra-uterina. Depois do nascimento, até três ou quatro anos de idade, a medula de todos os ossos do esqueleto contém medula vermelha, ativa ou hematopoética.

A partir do terceiro ou quarto ano, inicia-se processo de involução, transformando-se grande parte da medula vermelha ou fetal em medula amarela ou adiposa. Dos 10 aos 20 anos, a medula vermelha desaparece da diáfise dos ossos longos, restando somente, em pequena quantidade, nas extremidades proximais do fêmur e do úmero. No adulto normal, a medula vermelha, hematopoética, ocupa somente os ossos do crânio, do tórax, os corpos vertebrais e os ossos coxais. Depois dos 60 anos, aproximadamente metade das costelas e do esterno contém medula adiposa (Fig. 21.3).

O processo de involução que a medula óssea sofre, fisiologicamente, efetua-se de forma centrípeta, isto é, da periferia para o centro, dos membros ao tronco, das extremidades distais às proximais.

Este processo é reversível, podendo, se as condições o exigirem, transformar-se a medula adiposa ou inativa em vermelha ou ativa, seguindo marcha exatamente inversa do processo involutivo, isto é, do centro para a periferia.

A estrutura da medula óssea é constituída de estroma, que contém elementos celulares e rede vascular especial.

O estroma, como o de todos os órgãos hematopoéticos, é constituído de retículo celular e fibrilar, sendo as células de natureza sincicial, e a rede fibrilar muito fina, formada de fibras de reticulina, diferenciadas, por sua vez, das células do retículo.

O retículo celular é resto do tecido mesenquimal embrionário que, conservando este caráter, apresenta grande capacidade evolutiva.

A rede vascular é representada, principalmente, pelas ramificações da artéria nutridora do osso, formando sistema vascular fechado. A artéria nutridora, depois de atravessar o orifício nutridor do osso, divide-se em dois ramos, que se orientam em direção oposta, emitindo colaterais paralelas entre si. Destas colaterais originam-se os capilares, que se dirigem para a periferia, donde voltam para o centro do osso, desembocando nas veias que acompanham a artéria. Estes capilares, situados entre veias e artérias, são diferentes dos capilares ordinários, denominados capilares sinusóides. Sua estrutura é constituída de células endoteliais de natureza sincicial, reforçadas, exteriormente, por rede de fibras de reticulina. Entre os capilares sinusóides existem formações muito estreitas: os capilares intersinusóides, de onde se originam as células da série vermelha. As células endoteliais dos seios sanguíneos, ou sinusóides do retículo, exercem, principalmente, função fagocitária.

Segundo Van der Stricht, os capilares da medula óssea têm parede própria, mas fenestrada, isto é, com soluções de continuidade, estabelecendo comunicação direta entre o sangue circulante e o parênquima medular.

De acordo com os trabalhos de Sabin, Cunningham e Doan, parece provável que os eritrócitos tenham origem endotelial e intravascular. Os leucócitos e as plaquetas provêm das células do estroma, extravascularmente. Deixando de lado os elementos com função osteogênica, que não interessam ao assunto, o parênquima medular compreende dois grupos fundamentais de células que, em conjunto, constituem o **sistema mielóide:**

A) **Células mesenquimais,** muito pouco diferenciadas, com capacidade de evolução múltipla e em função hemocaterética. São as células do retículo e as dos seios sanguíneos.

B) **Células em função hematopoética** (segundo Ferrata):
   a) Células pouco diferenciadas (hemocitoblastos)
   b) Células em evolução granulocítica (mieloblastos, promielócitos, mielócitos, metamielócitos)
   c) Células em evolução eritrocítica (eritroblastos)
   d) Células em evolução trombocítica (megacarioblastos, megacariócitos).

Das células em função hematopoética, 70% correspondem à série granulocítica, 25% das células da série eritrocítica e os 5% restantes da série das plaquetas e de alguns elementos menos diferenciados (hemocitoblastos).

A relação entre as células da série branca e as da vermelha, na medula, é aproximadamente de 3:1, enquanto, no sangue periférico, a relação é inversa, devido ao grande predomínio dos eritrócitos.

Segundo Sabin, atribuiu-se este fato paradoxal, por um lado, à maior sobrevida dos eritrócitos no sangue circulante (um eritrócito vive cerca de 120 dias, enquanto o ciclo vital dos leucócitos é de três a quatro dias) e, por outro lado, à reprodução e à maturação dos eritrócitos, que se processa mais aceleradamente que a dos granulócitos.

A fórmula citológica da medula óssea normal do esterno do adulto ou **mielograma normal** é a seguinte (Varela):

Hemoistioblastos	0,86%
Hemocitoblastos	2,23%
Mieloblastos	5,54%
Promielócitos neutrófilos	8,40%
Promielócitos eosinófilos	0,57%
Mielócitos neutrófilos	22,55%
Mielócitos eosinófilos	0,94%
Mielócitos basófilos	0,22%
Metamielócitos neutrófilos	30,43%
Metamielócitos eosinófilos	0,73%
Eritroblastos basófilos	5,53%
Eritroblastos policromatófilos	13,18%
Eritroblastos com núcleo em picnose	8,53%
Megacarioblastos	0,16%
Megacariócitos	0,13%

Neste percentual não estão compreendidos os elementos que pertencem ao sangue circulante. As formas maduras dos granulócitos não figuram na fórmula citológica da medula óssea normal porque, segundo os autores argentinos Escudero e Valera, estes elementos se acham presentes nos esfregaços apenas devido à mistura com o sangue circulante. Também não figuram os linfócitos e os monócitos, os quais se encontram sempre em escassa proporção na medula óssea.

PUNÇÃO DA MEDULA ÓSSEA

Indicações. Este meio propedêutico constitui elemento de grande importância diagnóstica em todas as afecções do sangue ou dos órgãos hematopoéticos nos quais o hemograma não tenha contribuído para o diagnóstico.

Assim, a ausência ou grande diminuição dos reticulócitos e dos eritroblastos na medula óssea é sinal de **anemia aplástica;** a presença de grande número de megaloblastos indica **anemia perniciosa;** o aumento dos eritroblastos ocorre nas **anemias ferroprivas.** O grande aumento de mieloblastos e promielócitos ocorre na **leucemia linfóide aguda** e na **mononucleose infecciosa.**

A presença de células vacuoladas ocorre nas histiocitoses lipoídicas (doenças de **Gaucher, Niemmann-Pick** e **Schüller-Christian**).

A diminuição da percentagem das células mielóides constitui valioso dado para o diagnóstico diferencial entre a agranulocitose e a linfadenose aleucêmica aguda, com a qual muitas vezes se confunde.

O mielograma revela outras alterações, embora não patognomônicas, como hiperplasia da série eritroblástica na anemia hemolítica.

Faz-se a biópsia da medula óssea habitualmente no esterno, pelo fato de ser este osso facilmente trepanável. Além disso, sua medula apresenta, sempre, alterações intensas nas condições indicadas para a punção.

PUNÇÃO ESTERNAL

Material e Soluções Necessários

1. Algodão, álcool e tintura de iodo.
2. Solução de novocaína a 1%.
3. Seringa e agulha para anestesia local.
4. Seringa seca de 10 ml.
5. Agulha curta e grossa com mandril (3 cm × 12 mm).
6. Tubos contendo anticoagulante (2 mg de oxalato de potássio seco para cada mililitro).
7. Lâminas.
8. Bisturi pequeno (oftálmico).
9. Trépano pequeno (de mão).
10. Equipamento para coloração (May-Grünwald-Giemsa).

Técnica

1. Colocar o doente em decúbito dorsal, com o tórax elevado por meio de almofada.
2. Desinfetar, com iodo e álcool, a região correspondente à linha que separa o manúbrio do corpo do esterno (saliência transversal à altura das cartilagens esternais das segundas costelas).
3. Anestesiar, por infiltração com novocaína, a pele, o tecido subcutâneo e o periósteo.
4. Praticar incisão de menos de 1 cm, com bisturi pequeno (oftálmico).
5. Trepanar o osso com o pequeno trépano de mão, até chegar ao díploe do esterno.

   Os tempos 4 e 5 podem, às vezes, ser dispensados.
6. Em seguida, tomar a agulha com mandril e puncionar a interlinha transversal, na linha mediana, e introduzi-la energicamente na cavidade do corpo do esterno, a princípio em ângulo de 60° e, depois, de 30°, sobre o esterno.

   Evitar penetrar mais de 1,5 cm. Se houver muita resistência, removê-la por meio de movimentos de rotação da agulha.
7. Depois de atingida a cavidade esternal, retirar o mandril da agulha, adaptar seringa seca e aspirar 1 a 2 ml de material.

   Se não se conseguir material por aspiração forte, retirar a seringa, introduzir o mandril e penetrar um pouco mais profundamente.
8. Obtido o material, cujo aspecto é semelhante ao do sangue, proceder imediatamente à confecção dos esfregaços, da maneira utilizada para o sangue, ou colocá-lo no tubo contendo anticoagulante (2 mg de oxalato de potássio para cada mililitro do material), o que permite efetuar mais tarde o exame com maior comodidade.
9. A seguir, corar os esfregaços pelos métodos habituais (panóptico etc.), fazer a contagem das células e determinar a percentagem destas, como para a fórmula leucocitária.

BAÇO

O baço é um dos órgãos mais importantes do sistema reticuloendotelial. Possui cápsula rica de fibras conjuntivas elásticas e musculares, o que lhe confere capacidade de distensão e contração.

Distinguem-se em sua estrutura: a cápsula, o retículo e o sistema vascular.

A cápsula, ou túnica própria, é de natureza fibroelástica, contém fibras colágenas, elásticas e musculares lisas, predominando estas últimas nas trabéculas. Da cápsula partem tabiques — as trabéculas — para o interior do órgão, confundindo-se com a bainha conjuntiva dos vasos e dividindo o parênquima em setores: os lóbulos esplênicos, que representam a unidade anatômica.

O retículo ou trama reticular constitui o estroma do parênquima esplênico, cuja estrutura histológica é semelhante à da medula óssea, formada de retículo celular e fibrilar de natureza mesenquimal, onde se acham contidos os histiócitos livres ou esplenócitos.

O parênquima compreende a **polpa branca** e a **polpa vermelha.** A polpa branca é formada pelos corpúsculos de Malpighi, cuja estrutura é semelhante à dos nódulos linfáticos. A polpa vermelha é constituída pelos cordões de Billroth, dependendo, em grande parte, do sistema vascular do baço.

O sistema vascular compreende as artérias, veias e capilares.

A artéria esplênica, notável pelo seu tamanho em relação ao volume do baço, penetra no hilo, dividindo-se em vários ramos terminais. Em seu trajeto, estes ramos atravessam, central ou excentricamente, os corpúsculos de Malpighi.

Em sua passagem através dos corpúsculos, os ramos arteriais emitem pequenos colaterais — os capilares centrífugos — que formam plexo de finas malhas, abrindo-se em plena polpa vermelha, na zona marginal do corpúsculo.

Atravessando o corpúsculo, a artéria segue seu trajeto, resolvendo-se em série de arteríolas terminais, implantadas como os pêlos de um pincel; daí a denominação de artérias peniciladas.

Estas artérias, de cerca de 15 micrometros em sua origem, vão diminuindo de diâmetro; quando atingem 6 a 8 micrometros, envolvem-se de capa fibrosa denominada bainha de Schweigger Seidel, constituindo os elipsóides. Pequenos colaterais, capilares centrípetos, atravessam a bainha, abrindo-se na polpa; os capilares saídos do elipsóide desembocam nos seios venosos, os quais terminam nas veias que formam, depois de reunidas, a veia esplênica. Segundo Tait e Cashing, os elipsóides exercem a função de válvulas de segurança, evitando o retrocesso do sangue venoso às artérias.

A estrutura histológica dos seios venosos é semelhante à estrutura dos seios sanguíneos ou sinusóides da medula óssea. São constituídos de endotélio fenestrado, de natureza sincicial, reforçado por fibras de reticulina. Estes seios, que têm forma irregular, comunicam-se amplamente, pelos orifícios de suas paredes, com a polpa esplênica.

A circulação do sangue no baço efetua-se com muita lentidão, devido à disposição especial do sistema vascular.

A lentidão circulatória e a grande capacidade em acumular sangue permitem compreender grande parte das funções do baço.

Acha-se resolvida a controvérsia quanto à circulação do baço. Sabe-se que pode ser **fechada** ou **aberta**. A **fechada** é a circulação contínua, ordinária, seguindo o sangue o trajeto **artéria — seio venoso — veia.**

A **aberta** é a circulação intermitente ou descontínua, em que o sangue arterial passa no retículo da polpa antes de sair pelo sistema venoso.

Este último tipo de circulação se acha relacionado com a contração e a expansão do baço. Durante a contração, entra sangue nos seios venosos, através de suas paredes. Durante a expansão, entra sangue na polpa, através dos elipsóides. Em qualquer caso, o sentido da corrente é sempre da artéria para a veia.

Funções do Baço

São as seguintes as funções mais importantes do baço:

a) **Função hematopoética.** Durante a vida fetal, o baço tem função eritro- e leucopoética. Depois do nascimento, a função eritropoética desaparece e o baço intervém na regeneração sanguínea como órgão linfopoético, por atividade da polpa branca ou corpúsculos de Malpighi, e, como órgão monocitopoético, a expensas do sistema reticuloendotelial da polpa vermelha.

É provável que os folículos intervenham na gênese dos linfócitos, como o mecanismo de reserva e somente como centro linfopoético importante em condições patológicas. O mesmo se pode dizer para a monocitopoese. Além das funções linfo- e monocitopoéticas, o baço conserva, em potência, a atividade funcional de órgão mielóide, que possuiu durante o período fetal. Em certas condições patológicas, pode sofrer transformação anatômica e funcional (metaplasia mielóide), dando origem às células mielóides (eritrócitos e granulócitos etc.).

b) **Função hemocaterética.** Como órgão do sistema hemolítico-poético, o baço intervém ativamente na hemocaterese ou hematólise, isto é, na desintegração e metabolização das células sanguíneas, principalmente dos eritrócitos e da hemoglobina.

Em conseqüência dessa função que compartilha com outros órgãos (fígado e medula óssea), o baço intervém também na biligênese e no metabolismo do ferro.

A hematina, proveniente da desintegração da hemoglobina, por perda de ferro, transforma-se em bilirrubina e, por redução, em urobilinogênio e urobilina.

O sangue da veia esplênica contém mais bilirrubina do que o de qualquer outro órgão. É provável que o ferro endógeno seja armazenado no baço e o exógeno no fígado.

Além da sua função eritrolítica, o baço exerce também função trombolítica e leucolítica.

c) **Função de depósito de sangue.** Conhecida desde longa data, só foi demonstrada após os trabalhos experimentais de Barcroft e Binet, realizados em cães.

Barcroft demonstrou que o baço se contraía quando cães eram submetidos a exercícios musculares intensos. Observou, ainda, que, nesses animais, intoxicados pelo monóxido carbônico, o sangue permanecia armazenado no baço, excluindo-se temporariamente da circulação geral. Binet mostrou que a poliglobulia, provocada por asfixia aguda, não ocorria quando se ligava previamente o pedículo esplênico ou quando feita em animais esplenectomizados.

Segundo experimentações em animais, o baço contém acúmulos de eritrócitos em reserva, que entram na circulação periférica nos casos de exercícios musculares violentos, hemorragias intensas, asfixia aguda, ambiente pobre de oxigênio, intoxicação por óxido de carbono e estímulo do esplâncnico pela adrenalina. Essa função do baço apresenta grande importância em patologia. No decurso de hemorragia abundante, quando o volume total do sangue diminui muito, o baço intervém, realizando verdadeira transfusão interorgânica, compensando a massa sanguínea.

d) **Correlação do baço com os outros órgãos hematopoéticos.** O baço mantém relações estreitas com os sistemas linfóide e mielóide.

A intervenção do baço como órgão regulador do equilíbrio celular do sangue periférico é exercida, de forma ativa, não só pelas funções hematopoéticas e hemocateréticas, mas ainda pela sua ação inibidora sobre a medula óssea (função hormonal).

A esplenectomia, nos casos em que é indicada como medida terapêutica (**icterícia hemolítica congênita, trombocitopenia essencial, síndrome de Banti, pancitopenia grave, síndromes hemolíticas, malária**), acompanha-se de aumento do número de eritrócitos, dos leucócitos e das plaquetas.

Além destas, o baço exerce outras funções que não serão estudadas.

Em muitas enfermidades (**febre tifóide, malária**), é característico o aumento do volume do baço. Esta esplenomegalia infecciosa está intimamente ligada aos processos defensivos dos organismos contra a invasão de germes. Observa-se tal função defensiva principalmente nas infecções por protozoários. Os leucócitos se concentram nos seios do baço, provavelmente como defesa contra o protozoário no local onde este se encontra em maior número.

Experimentalmente, tem-se comprovado que a infecção por *Bartonella bacilliformis* (**febre de Oroya**) é perfeitamente tolerada pelo animal são, enquanto acarreta doença, muitas vezes mortal, nos animais esplenectomizados.

PUNÇÃO ESPLÊNICA

Indicações e Contra-indicações. A punção esplênica é indicada em todos os casos de esplenomegalia nos quais não é possível estabelecer o diagnóstico pelos métodos habituais.

São as seguintes as suas principais indicações: **leishmaniose (calazar), doenças de Gaucher, Niemann-Pick** e **Schüller-Christian** em alguns casos de **impaludismo crônico** e nas **mieloses aleucêmicas.**

A punção do baço não é processo de exploração isento de perigos, podendo ocorrer hemorragias fatais. Daí a necessidade de se tomarem certas precauções.

É contra-indicada nos doentes que apresentam tempos de sangria ou de coagulação prolongados, em todas as enfermidades hemorrágicas, nos cistos, nos hemangiomas e quando se suspeita da existência de tumor maligno. Igualmente não se deve puncionar um baço não aumentado de volume.

Normalmente, a fórmula citológica do baço, ou **esplenograma normal,** é a seguinte:

Granulócitos neutrófilos	20 a 30%
Granulócitos eosinófilos	1%
Granulócitos basófilos	raros
Linfócitos típicos	50 a 60%
Mononucleares médios	10 a 20%
Monócitos	5 a 10%
Plasmócitos	1 a 2%

Material e Soluções Necessários

1. Algodão, álcool e tintura de iodo.
2. Novocaína a 1%.
3. Agulha grossa, de bisel afiado (10 a 12 mm), esterilizada e seca.

4. Seringa de 10 ml, esterilizada e seca.
5. Lâminas.
6. Equipamento para coloração (May-Grünwald-Giemsa).

Técnica

1. Colocar o doente em decúbito dorsal. Comprovar, por percussão, a ausência de alça intestinal interposta entre a parede abdominal e a superfície do baço.
2. Desinfetar o local a puncionar, preferivelmente o centro da macicez previamente demarcada.
3. Anestesiar por infiltração, com novocaína, até o peritônio.
4. Manter a parede abdominal imóvel, por compressão manual, e pedir que o doente respire superficialmente.
5. Introduzir a agulha grossa, de bisel afiado, esterilizada e seca, adaptada à seringa de 10 ml em condições idênticas. Depois de atravessada a cápsula esplênica, aspirar, fortemente, até conseguir 1 a 2 ml de material, e, mantendo a aspiração, retirar rapidamente a agulha.
6. Com o material obtido, devem-se confeccionar imediatamente os esfregaços, do mesmo modo descrito para o exame de sangue.
7. Corar pelos métodos habituais (panóptico etc.) e, em seguida, determinar a percentagem dos elementos celulares.

Formações Linfáticas

Compreendem os **gânglios linfáticos,** as **infiltrações linfáticas** das mucosas respiratória e digestiva, a **polpa branca do baço** e o **timo.**

O gânglio linfático, todo circundado por cápsula conjuntiva, é constituído de duas porções de aspectos diferentes.

Uma, periférica, esbranquiçada, denominada substância cortical, constituída, em sua maior parte, de formações linfáticas — os nódulos, ou folículos linfáticos. A outra, central, mais escura, a substância medular, formada por cordões de células linfáticas, que continuam com os folículos.

Os nódulos corticais e os cordões medulares formam, em seu conjunto ininterrupto, o parênquima dos gânglios linfáticos.

Entre a cápsula e a substância cortical há um espaço ocupado por plexo linfático, denominado seio intracapsular ou marginal, que recebe os linfáticos aferentes; passando entre os folículos, atravessam a substância cortical e atingem os seios linfáticos medulares, dos quais partem os eferentes, correspondendo ao hilo do órgão.

O folículo ou nódulo linfático representa a unidade anatômica dos órgãos linfóides. É de forma esférica, medindo um ou mais milímetros de diâmetro.

Sua estrutura histológica é constituída de rede de fibras reticulares muito apertadas e de rede celular pouco visível, da qual sobressaem somente os núcleos. Entre esta rede celular e fibrilar de natureza mesenquimal, como o estroma de todos os órgãos hematopoéticos, distinguem-se dois tipos de células livres:

a) **Células diferenciadas,** com função linfopoética, em fases de maturação (hemocitoblasto linfóide, linfoblasto, prolinfócito e linfócito).
b) **Células pouco diferenciadas** ou histiócitos, de natureza mesenquimal.

Descreve-se, em seguida, como se processa a circulação linfática e a natureza das vias de circulação da linfa nos gânglios. Os vasos linfáticos aferentes, em número variável, chegam pela parte convexa do gânglio e desembocam no seio marginal que contorna a zona cortical. Este seio marginal emite prolongamentos entre os cordões medulares que, em seguida, se reúnem em dois linfáticos eferentes, os quais saem pelo hilo do órgão.

O seio marginal e seus prolongamentos constituem os seios linfáticos do gânglio, cuja estrutura é semelhante à dos seios sanguíneos da medula óssea e à dos seios venosos do baço, isto é, são constituídos de endotélio fenestrado, de natureza sincicial, reforçado por rede fibrilar.

A existência dos seios linfáticos faz com que a circulação se realize dentro do gânglio muito lentamente, e em contato direto com o parênquima, facilitando as principais funções do gânglio.

a) **Função depuradora (fagocitose)**
b) **Função linfopoética** (incorporação à circulação linfática dos elementos formados).

Os gânglios linfáticos, no adulto, caminham para processo de involução fisiológica, sofrendo transformação adiposa, que acaba por se estender a todo o órgão, deixando apenas tênue camada de substância cortical.

A fórmula citológica normal de um gânglio, ou **adenograma normal,** é a seguinte: quase todas as células são da série linfática, com apenas pequena parte constituída de células histióides, fibroblastos e elementos do sangue circulante do próprio gânglio.

Os elementos linfáticos são de dois tipos: maduros e imaturos.

As células maduras são os linfócitos, que predominam, e as imaturas são os prolinfócitos, os linfoblastos e os hemocitoblastos.

PUNÇÃO GANGLIONAR

Este método de exploração é inócuo, desde que seja feito em condições assépticas: fornece amiúde dados diagnósticos valiosos.

É indicado em todos os casos nos quais não é possível estabelecer o diagnóstico pelos métodos habituais, principalmente nas linfadenoses aleucêmicas.

Sua técnica é semelhante à da punção esplênica.

Sistema Reticuloendotelial

Os constituintes deste sistema são elementos fixos ou livres caracterizados pelas propriedades de acumularem colóides eletronegativos e de serem mais ou menos coráveis *intra vitam.*

É constituído de um conjunto de células de origem mesoblástica que permanecem em estado embrionário, conservando, em potência, a sua capacidade de evolução múltipla. Daí receber também a denominação de mesênquima persistente.

Segundo Aschoff e Landau, distinguem-se duas porções neste sistema:

a) Uma fixa, que se encontra nos órgãos hemolítico-poéticos, inclusive o fígado (rede celular e fibrilar), constituindo o retículo da medula óssea, do baço e das formações linfáticas, o endotélio dos capilares sinusóides da medula óssea e do fígado, os seios venosos do baço e os seios linfáticos. Esta parte do sistema é a mais típica e ativa, sendo, por isso, indicada pela denominação reticuloendotelial no sentido estrito ou de células fixas.
b) Outra, livre, localizada fora dos órgãos hemolítico-poéticos, formada por células disseminadas entre os elementos do tecido conjuntivo geral, constituindo os histiócitos do tecido conjuntivo, ou clasmatócitos, os histiócitos do baço, os esplenócitos e os histiócitos hemáticos ou emigrantes, ou histiomonócitos. Esta parte do sistema é denominada reticuloendotelial de células livres, em oposição à anterior.

Os elementos integrantes do sistema reticuloendotelial estão representados no **diagrama de Aschoff** (ver adiante).

FUNÇÕES

Entre as numerosas funções que desempenha este sistema, algumas bem estabelecidas e outras ainda mal definidas, serão enumeradas apenas as principais.

1. **Função fagocitária e granulopéxica.**
2. **Função hemocaterética.** Realizada principalmente pelo reticuloendotelial do baço, secundada pelo fígado (células de Kupffer) e a medula óssea.
3. **Função hematopoética.** Além de ser a fonte de origem dos parênquimas produtores de células do sangue (hemocitoblastos mielóide e linfóide), intervém na formação dos monócitos.
4. **Funções metabólicas.** Este sistema desempenha papel importante no metabolismo pigmentar e na biligênese. Tem-se-lhe atribuído também participação ativa no metabolismo dos carboidratos, das proteínas, das gorduras, dos sais minerais e da água.

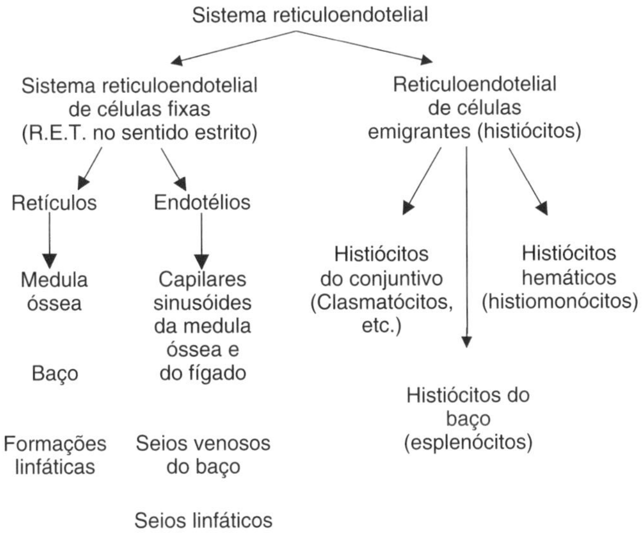

COLHEITA DO SANGUE

A colheita do sangue para o exame hematológico deve ser efetuada de manhã, com o paciente em jejum e, quando possível, em repouso de várias horas. O sangue usado, geralmente, para estas investigações é o sangue capilar, podendo-se empregar também o sangue venoso. É óbvio que, em emergências, a colheita será feita a qualquer hora.

Sangue Capilar

A técnica usada na colheita do sangue para os exames hematológicos de rotina consiste na punção da polpa de um dedo ou do lóbulo de uma orelha, no adulto, e da superfície plantar do calcanhar, na criança. O local a puncionar deve ser previamente desinfetado com álcool e desengordurado com éter; deve estar seco e livre de traumatismos ou distúrbios circulatórios (edema, congestão, cianose).

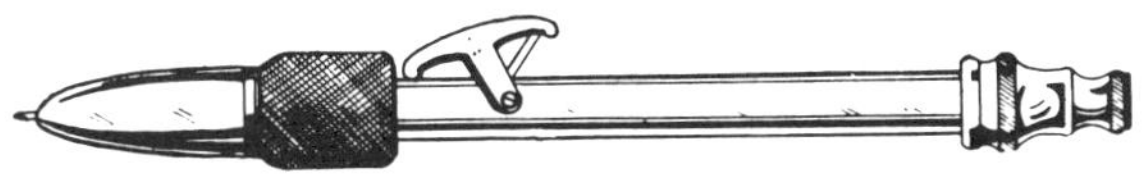

Fig. 21.4 Agulha de Bensaude (hoje em desuso).

A punção deve ser feita com lancetas descartáveis, hoje existentes no mercado especializado. O uso de automáticas, como a de Bensaude (Fig. 21.4), foi abandonado, para evitar possível transmissão de doenças.

PUNÇÃO DIGITAL

É o local preferido por ser mais acessível e de grande afluxo de sangue.

Material e Soluções Necessários

1. Instrumentos para a punção — devem estar com a ponta afiada. Os tipos habitualmente empregados são os seguintes:
   a) Agulha descartável
   b) Lanceta
   c) Agulha ou alfinete
2. Algodão e papel de filtro.
3. Álcool e éter.

Técnica

1. Fazer a assepsia da polpa digital primeiro com álcool e, em seguida, com éter. Deixar secar. O local a puncionar deve estar completamente seco, pois, do contrário, não se formará gota arredondada.
2. Puncionar com a agulha de Bensaude, previamente desinfetada com álcool (Fig. 21.4).
   A profundidade da picada pode ser graduada em cerca de 1 mm.
3. O sangue deve fluir espontaneamente, exercendo-se leve pressão somente quando necessário. Cumpre evitar a pressão, porque liberta sucos dos tecidos que irão diluir a gota de sangue.
4. Desprezar a primeira gota e proceder à colheita.
5. Deixar o sangue fluir e colher, na ordem seguinte, uma gota de cada vez, para:
   a) Dosagem da hemoglobina.
   b) Contagem global dos eritrócitos.
   c) Contagem global dos leucócitos.
   d) Esfregaço para a fórmula leucocitária.
   Limpar o dedo com algodão ou papel de filtro, depois de cada colheita. Aplicar anti-séptico (mertiolate ou tintura de iodo).

Sangue Venoso

O sangue venoso oxalatado pode ser usado com vantagem para os exames hematológicos de rotina, com exceção dos exames em esfregaços, os quais devem sempre ser feitos com sangue capilar.

Este método apresenta a vantagem de não exigir a presença de hematologista para a colheita, além de permitir a sua remessa aos centros especializados distantes.

São as seguintes as determinações que se realizam com sangue venoso, dentro de certo espaço de tempo após a sua colheita, de acordo com o Quadro 21.1.

Quadro 21.1 Determinações no Sangue Venoso

Determinações	Espaço de Tempo
Dosagem da hemoglobina	24 horas
Contagem global dos eritrócitos	24 horas
Contagem global dos leucócitos	24 horas
Valor hematócrito	3 horas
Índice colorimétrico (valor globular)	24 horas
Índice volumétrico	3 horas
Índice de saturação	3 horas
Hemossedimentação	3 horas
Fragilidade globular	3 horas

PUNÇÃO VENOSA

Material e Soluções Necessários

1. Seringa de 10 ml, esterilizada e seca, e agulha de 20 × 7, ou descartável. Podem-se empregar outros dispositivos (**Vacutainer** de Becton-Dickson ou **Haima-fuge,** de IBRAS-CBO) para a colheita do sangue venoso, pois apresentam a vantagem de recebê-lo diretamente no tubo contendo anticoagulante.
2. **Anticoagulante.** Oxalato de potássio a 20%. Usar duas gotas para cada 10 ml de sangue. Pode-se empregar, também, o anticoagulante de Heller e Paul, cuja fórmula é a seguinte: oxalato de amônio — 1,2 g; oxalato de potássio — 0,8 g; e água destilada — 100 ml. Usar 1 ml para cada 10 ml de sangue.

   Entretanto, o anticoagulante mais usado em hematologia é o EDTA, que é um sal bipotássico (preferível, por ser mais solúvel) ou bissódico do ácido etilenodiaminotetracético, em solução aquosa a 10%. Usar 0,2 ml para cada 10 ml de sangue. Este anticoagulante oferece a vantagem sobre os demais de preservar a morfologia dos elementos figurados do sangue, na contagem global dos eritrócitos, dos leucócitos, das plaquetas, na contagem específica dos leucócitos e na determinação do valor hematócrito, mesmo quando executadas várias horas após a colheita. Os esfregaços apresentam os eritrócitos e os leucócitos sem deformações e, pelo fato de impedir as propriedades de adesividade e agregação das plaquetas, estes elementos se mostram isolados e uniformemente distribuídos, tornando a contagem mais fácil e exata.
3. Preparar tubos esterilizados contendo anticoagulante. Colocar duas gotas de oxalato de potássio a 20% ou 1 ml do anticoagulante de Heller e Paul ou 0,2 ml do EDTA em cada tubo e evaporar na estufa a 120°C, durante cerca de uma hora. A solução anticoagulante forma uma película no fundo dos tubos.
4. Algodão, álcool e tintura de iodo.
5. Garrote (tubo de borracha).

Técnica

1. Fazer a assepsia da dobra do cotovelo com tintura de iodo e deixar secar. Retirar o iodo com álcool e deixar secar.
2. Colocar o garrote em torno do braço, cerca de 5 cm acima da dobra do cotovelo. Não comprimir muito nem durante muito tempo, para evitar modificações da composição sanguínea.
3. Introduzir a agulha na veia mediana basílica ou cefálica; atingida a veia, aspirar o sangue.
4. Retirar o garrote e, em seguida, a agulha. Comprimir o local puncionado com algodão embebido em álcool.
5. Retirar a agulha da seringa e transferir o sangue para o tubo contendo anticoagulante. Agitar suavemente para facilitar a mistura do sangue com o anticoagulante.

Confecção de Esfregaços

Os esfregaços de sangue podem ser confeccionados em lâminas ou em lamínulas.

Os primeiros são usados geralmente para os exames de rotina, reservando-se os últimos para exames especiais.

Para obter esfregaços satisfatórios, é indispensável que se tomem certas precauções:

1. As lâminas e as lamínulas devem estar perfeitamente limpas, isentas de gordura e polidas. Consegue-se isto mediante cuidados especiais:
   a) Colocá-las em solução sulfocrômica ou ácido acético concentrado.
   b) Lavá-las com água e sabão.
   c) Colocá-las em álcool a 95%.
   d) Enxugá-las e, antes de usar, passá-las por uma chama.
2. A gota de sangue não deve ser muito grande. Quanto maior a gota, tanto mais espesso o esfregaço.
3. O esfregaço deve ser feito rapidamente, antes que comece a coagulação.

ESFREGAÇOS EM LÂMINAS

Material e Soluções Necessários

1. Equipamento para punção digital.
2. Lâminas limpas e desengorduradas.

Técnica

1. Puncionar a polpa digital. Deixar o sangue fluir espontaneamente. Não espremer o dedo.
2. Desprezar as primeiras gotas e colocar uma (pequena) na extremidade da lâmina.
3. Colocar a lâmina sobre a mesa ou mantê-la horizontalmente entre o polegar e o médio da mão esquerda, de modo que a gota de sangue fique à direita.
4. Tomar com a mão direita uma segunda lâmina (ou lamínula) e colocar seu rebordo livre contra a superfície da primeira, em frente da gota de sangue, formando ângulo de cerca de 45°.
5. Tocar o rebordo da lâmina contra a gota de sangue, que, imediatamente, encherá o ângulo entre as duas lâminas.
6. Impelir a lâmina, guardando sempre o mesmo ângulo, da direita para a esquerda, em um só movimento, firme e uniforme, sem separar uma lâmina da outra. Forma-se, então, delgada camada de sangue (Fig. 21.5).

   A espessura do esfregaço está na dependência:
   a) Da rapidez do deslizamento da lâmina. Quanto mais lento o deslizamento, tanto mais fino o esfregaço.
   b) Da variação do ângulo entre as duas lâminas. Quanto menor o ângulo, tanto mais fino o esfregaço.
   c) Da pressão sobre a lâmina. Quanto maior a pressão, tanto mais fino o esfregaço.
   d) Da extensão do esfregaço. Quanto maior o esfregaço, tanto mais fino ele é.
   e) Do tamanho da gota de sangue. Quanto menor a gota, tanto mais fino o esfregaço.
7. Escrever com um estilete o nome do paciente no **esfregaço.**
8. Secar no ar, agitando a lâmina. Em seguida, corar.

É conveniente confeccionar vários esfregaços ao mesmo tempo.

No caso de anemia muito intensa, é difícil conseguir esfregaços satisfatórios, devido à grande proporção de plasma, que retarda a secagem da camada de sangue, com conseqüente aparecimento de artefatos. Nesta eventualidade, confeccionar esfregaços bem finos e secar em chama fraca.

É aconselhável evitar que o esfregaço toque as margens da lâmina. Recomenda-se este cuidado porque, na maioria dos es-

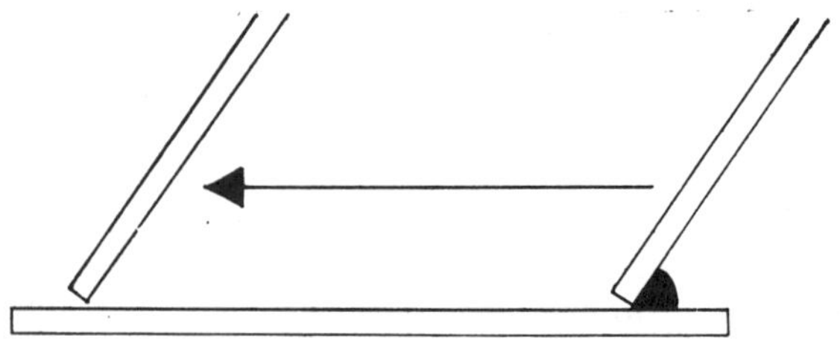

Fig. 21.5 Modo de confeccionar o esfregaço de sangue em lâmina.

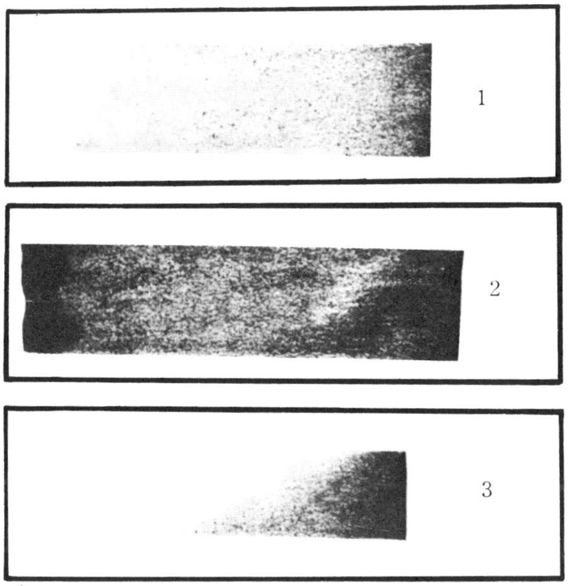

Fig. 21.6 Esfregaço de sangue em lâminas. 1. Esfregaço correto; 2. Esfregaço muito espesso (gota muito grande); 3. Esfregaço muito curto (gota muito pequena).

fregaços em que a camada de sangue se espalha até as margens da lâmina, as células maiores (monócitos, eosinófilos, neutrófilos) acumulam-se em grupos nas margens, enquanto as menores (linfócitos) vão para o centro.

O esfregaço satisfatório deve ser fino e homogêneo, de margens livres, pois só os que reúnem estas condições apresentam os leucócitos e eritrócitos sem deformações e convenientemente distribuídos (Fig. 21.6).

Marcar sempre os esfregaços, usando agulha, com o nome do doente e a data sobre a superfície do mesmo.

ESFREGAÇOS EM LAMÍNULAS

Material e Soluções Necessários

1. Equipamento para punção digital.
2. Lamínulas limpas de 24 × 24 mm.

Técnica

1. Puncionar a polpa digital e deixar o sangue fluir naturalmente.
2. Recolher, na face inferior de uma lamínula, pequena gota de sangue, do tamanho da cabeça de um alfinete.
3. Sem exercer pressão, colocar a lamínula contendo a gota de sangue, diagonalmente, sobre outra lamínula. O sangue se espalha, por capilaridade, entre ambas, em camada fina.
4. Em seguida, separar as duas lamínulas mediante movimento de deslizamento, suave e firme, executado de uma só vez, tendo o cuidado de mantê-las sempre em plano paralelo à sua superfície (Fig. 21.7).
5. Deixar secar ao ar. Corar.

Os esfregaços em lamínulas apresentam as seguintes vantagens:

a) Obtenção de esfregaços finos.
b) Distribuição homogênea dos leucócitos.

Suas principais desvantagens são:

a) Manejo delicado, devido ao tamanho e à fragilidade das lamínulas.
b) Execução difícil, exigindo prática.
c) Deformações celulares, principalmente dos leucócitos, cujo reconhecimento, muitas vezes, se torna difícil.

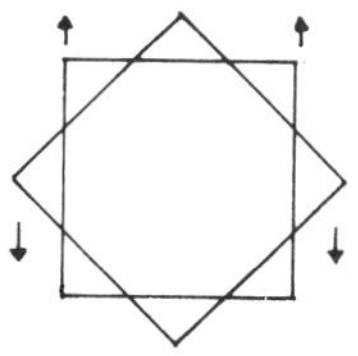

Fig. 21.7 Modo de proceder na confecção do esfregaço de sangue em lamínula.

Muitos autores recomendam o uso das preparações em lamínulas, mas a maioria prefere usar os esfregaços em lâminas, pois, quando executados com técnica, são igualmente satisfatórios, de execução e de manejo fáceis.

Fixação dos Esfregaços de Sangue

Os esfregaços devem ser fixados antes de se proceder à coloração. A fixação pode ser feita por agentes químicos ou pelo calor.

FIXAÇÃO POR AGENTES QUÍMICOS

Os agentes químicos mais recomendados são:

1. Álcool metílico puro — tempo de fixação: três a cinco minutos (mais satisfatório).
2. Álcool etílico absoluto — tempo de fixação: 20 minutos.
3. Álcool metílico e acetona, em partes iguais — tempo de fixação: cinco minutos.
4. Álcool etílico absoluto e éter, em partes iguais — tempo de fixação: 20 minutos.

Quase todos os corantes empregados em hematologia contêm a substância corante já dissolvida em líquido fixador, como ocorre nos métodos de coloração de May-Grünwald-Giemsa, Leishman e Wright, nos quais o dissolvente é o álcool metílico. Estes corantes, portanto, fixam e coram.

FIXAÇÃO PELO CALOR

Esta fixação precede os métodos de coloração que não fixam a preparação.

Os esfregaços podem ser fixados passando-se a lâmina sobre chama fraca, como usado em bacteriologia.

Coloração dos Esfregaços

Os corantes empregados, habitualmente, em técnica hematológica são sintéticos, derivados da hulha: as anilinas.

Segundo Ehrlich, os corantes se dividem em três grupos: **ácidos, básicos** e **neutros.**

CORANTES ÁCIDOS

São os sais corantes, cuja base é incolor e o ácido, corado. Pertencem a este grupo as eosinas, derivados bromados da fluoresceína com função ácida, combinados com bases alcalinas, sódio e potássio, formando eosinatos de sódio e potássio, solúveis em água e em álcool.

A eosina é usada correntemente nos laboratórios, sendo empregada para a coloração do protoplasma.

CORANTES BÁSICOS

São os sais corantes, cujo ácido é incolor e a base, corada. Faz parte deste grupo o azul-de-metileno, combinação do ácido clorídrico (incolor) com o tetrametiltionina (azul), ou seja, cloridrato de tetrametiltionina. Coram elementos do núcleo, daí a denominação de corantes nucleares.

CORANTES NEUTROS

Compreendem os sais, nos quais o ácido e a base são corados. Pertencem a este grupo os corantes mais empregados em hematologia, os eosinatos de azul-de-metileno. O primeiro corante usado deste grupo foi o triácido de Ehrlich, constituído de verde-de-merila, laranja G e fucsina ácida, substituído com vantagens pelo eosinato azul, azul e violeta-de-metileno, que formam parte de uma mistura complexa, conhecida pelo nome de corantes de Romanowsky.

O método de coloração de Romanowsky foi o ponto de partida de muitos métodos, hoje universalmente empregados, como o método panóptico e o pancrômico de Pappenheim.

MÉTODOS DE COLORAÇÃO

Método de Romanowsky e seus Derivados

Conforme já assinalado, os elementos celulares do sangue têm afinidades eletivas para as cores de anilina ácida, básica ou neutra. O núcleo das células toma as cores básicas, como o azul-de-metileno, enquanto os corantes ácidos, como a eosina, agem sobre os elementos citoplasmáticos. Os corantes neutros ou policrômicos, que são a mistura de corantes ácido e básico, coram, além dos constituintes acidófilos e basófilos, também outros componentes de reação neutrófila. Pertencem a este grupo os corantes de Romanowsky.

Os corantes de Romanowsky são constituídos de mistura de eosinato de azul-de-metileno e eosinato de violeta e azul-de-metileno, dissolvidos em álcool metílico para a fixação. O azul e o violeta-de-metileno são obtidos por oxidação do azul-de-metileno.

A diferença entre os vários corantes derivados do corante primitivo de Romanowsky acha-se na proporção que se emprega de azul-de-metileno e de eosina, ou no método de tratamento do azul-de-metileno, antes de sua combinação com a eosina.

Os derivados mais usados do corante primitivo de Romanowsky são: May-Grünwald ou Jenner, Giemsa, Leishman e Wright, encontrados, no comércio, em pó e em solução.

Entre os numerosos métodos, serão descritos os mais empregados na prática hematológica.

Recomenda-se, particularmente, o método panóptico de Pappenheim (May-Grünwald-Giemsa), usado universalmente, superando todos os demais na diferenciação dos elementos celulares do sangue.

Método de May-Grünwald-Giemsa

Constitui o método de escolha. Consiste na coloração sucessiva dos esfregaços com mistura de eosinato de azul-de-metileno (May-Grünwald) e a mistura de Giemsa (azul-eosina), que cora todos os elementos celulares.

Material e Soluções Necessários

1. Suporte para coloração, ou melhor, placa de Petri com dispositivo para colocar as lâminas (dois bastões de vidro, paralelos).
2. Água destilada de reação neutra (colocar em frasco conta-gotas de vidro neutro).
3. Cilindro graduado de 10 ml (para diluição de Giemsa).
4. Corante de May-Grünwald. Adquirido, no comércio, em solução ou preparado no laboratório, dissolvendo-se 0,2 g do pó em 100 ml de álcool metílico puro. Usar em frasco conta-gotas de vidro neutro.
5. Corante de Giemsa, Adquirido, no comércio, em solução ou preparado no laboratório, segundo a fórmula que segue:
   a) Solução-estoque de Giemsa:

Giemsa em pó	0,3 g
Glicerina pura	25,0 ml
Álcool metílico puro	25,0 ml

   b) Solução diluída de Giemsa (pronta para uso).
   Uma gota da solução-estoque para cada mililitro de água destilada neutra (5 ml para cada lâmina).

Técnica

Colocar a lâmina sobre suporte apropriado ou na placa de Petri e proceder à coloração:

1. Recobrir o esfregaço com 20 gotas do corante de May-Grünwald. Evitar a evaporação do álcool metílico (tampar a placa de Petri). Deixar atuar durante três minutos.
   Neste primeiro tempo, age somente o álcool metílico, solvente da solução corante, atuando como fixador.
2. Passados os três minutos, acrescentar 20 gotas de água destilada. Misturar por ligeiros movimentos de inclinação da lâmina ou por aspiração e expulsão do líquido com pipeta. Deixar atuar durante um minuto.
   Neste segundo tempo, entra em ação o princípio corante (eosinato de azul-de-metileno), que permaneceu inativo durante a primeira etapa. Cora de azul os elementos basófilos e de vermelho os acidófilos; não diferencia a cromatina da paracromatina nuclear, corando-as indistintamente de azul.
3. Transcorrido um minuto, escorrer a mistura que cobre o esfregaço e, sem lavar, recobri-lo com 20 gotas da solução diluída de Giemsa, preparada no momento da coloração (uma gota para cada mililitro de água destilada — 5 ml para cada lâmina).*
   Deixar atuar durante 15 minutos. Ao fim deste tempo, lavar a preparação, abundantemente, em água corrente. Deixar secar espontaneamente, em posição vertical. Examinar com objetiva de imersão.
   O corante de Giemsa cora muito bem a cromatina e as granulações azurófilas e, pouco intensamente, os elementos acidófilos e basófilos.

São as seguintes as características da boa coloração:

Macroscopicamente. O esfregaço deve apresentar cor rosa-mate uniforme.

Os esfregaços de cor vermelho-intensa de eosina estão excessivamente ácidos, ou o corante atuou durante pouco tempo.

Os esfregaços de cor cinza ou cinza-azulado ou esverdeado estão muito alcalinos, ou o corante agiu durante muito tempo.

Os esfregaços muito espessos só apresentam de aproveitáveis certas partes das bordas, e os excessivamente delgados tornam-se pálidos.

Microscopicamente. Faz-se a apreciação da coloração pelo aspecto das plaquetas.

Coloração correta: as plaquetas apresentam-se azuladas com finas granulações azurófilas.

Coloração ácida ou insuficiente: as plaquetas apresentam-se coradas de azul-pálido.

*Para laboratórios de grande volume de exames, existem coradores automáticos, capazes de corar dezenas de lâminas, como, por exemplo, o Corador Seqüencial CSI 4.000 (40 lâminas em 15 minutos), distribuído por INPROM (São Paulo, SP. Fone (11) 813-9709).

Coloração alcalina ou excessiva: as plaquetas se coram de púrpura-escuro.

Método de Giemsa Simples

Material e Soluções Necessários

1. Suporte próprio para coloração ou placa de Petri.
2. Álcool metílico puro.
3. Água destilada de reação neutra.
4. Cilindro graduado de 10 ml (para diluição do Giemsa).
5. Corante de Giemsa estoque. Usar em frasco conta-gotas de vidro neutro. Fazer a diluição no momento de proceder à coloração: uma gota de Giemsa para cada mililitro de água destilada (5 ml para cada lâmina).

Técnica

Colocar a lâmina na placa de Petri ou no suporte e proceder à coloração:

1. Fixar o esfregaço com 20 gotas de álcool metílico, durante três a cinco minutos.
2. Escorrer o álcool metílico e, sem lavar, recobrir o esfregaço com a solução diluída de Giemsa (cinco gotas para 5 ml de água destilada). Deixar atuar durante 15 minutos.
3. Lavar em água corrente e deixar secar espontaneamente, colocando a lâmina em posição vertical. Examinar com objetiva de imersão.

Método de Leishman

Material e Soluções Necessários

1. Placa de Petri com dispositivo para colocar a lâmina ou suporte.
2. Corante de Leishman. Pode ser adquirido no comércio ou preparado no laboratório, dissolvendo-se 0,2 g do corante em pó em 100 ml de álcool metílico puro.

Técnica

Colocar a lâmina na placa de Petri ou no suporte.

1. Verter 20 gotas do corante sobre a lâmina e deixar atuar durante três minutos.
   O álcool metílico da solução corante fixa o esfregaço.
   Tampar a placa de Petri para impedir a evaporação.
2. Passados os três minutos, juntar 20 gotas de água destilada.
   Fazer movimentos de inclinação com a lâmina, para misturar.
   Deixar corar durante 12 a 15 minutos.
3. Lavar em água corrente e deixar secar. Examinar com objetiva de imersão.

Método de Wright

Este é o método mais usado nos EUA.

Material e Soluções Necessários

1. Placa de Petri ou suporte.
2. Água destilada de reação neutra ou solução tampão, cuja composição é a seguinte:

KH_2PO_4	6,63 g
Na_2HPO_4	3,20 g
Água destilada q.s.	1.000,00 ml

3. Corante de Wright. Usar em frasco conta-gotas de vidro neutro. Adquire-se a solução no comércio ou pode-se prepará-la no laboratório. Sua composição é a seguinte:

Corante de Wright em pó	0,3 g
Glicerina	3,0 ml
Álcool metílico	97,0 ml

Técnica

Colocar a lâmina na placa de Petri ou no suporte.

1. Recobrir o esfregaço com 20 gotas de corante. Deixar agir durante um a três minutos. Nesse tempo, o esfregaço é fixado pelo álcool metílico, contido na solução corante.
2. Acrescentar 20 gotas de água destilada neutra ou da solução tampão. Soprar com pipeta, a fim de misturar os dois líquidos. Corar durante três a cinco minutos.
3. Lavar em água corrente. Deixar secar e examinar com objetiva de imersão.

CONTAGEM GLOBAL DOS ELEMENTOS MORFOLÓGICOS DO SANGUE

Considerações Preliminares. A contagem dos elementos morfológicos do sangue deve ser efetuada de manhã. Movimentos violentos, trabalho ou exercício podem provocar quadros temporários anormais. A alimentação ou o jejum prolongado produzem, em geral, aumento do número dos glóbulos.

Princípio. Consiste em trabalhar com material aferido de marca de responsabilidade reconhecida (capacidade da câmara, calibragem das pipetas, título de diluição etc.) com o fito de determinar o número dos elementos morfológicos. Para isso, diluir volume conhecido de sangue com determinada quantidade do líquido diluidor. Contando-se os glóbulos na área reticulada da câmara, obtém-se o seu número por milímetro cúbico.

Material e Soluções Necessários

1. **Câmara de contagem.** Os tipos de câmara (Neubauer, Levy, Spencer e outros) universalmente utilizados consistem em lâmina espessa de vidro, de forma retangular, atravessada transversalmente por dois sulcos, que delimitam três plataformas. A plataforma central, onde se encontra área reticulada, é exatamente 0,1 mm mais baixa que as duas laterais, onde se apóia a lamínula, deixando um espaço de 0,1 mm de profundidade (Fig. 21.8).

   Nas câmaras de área reticulada dupla, a plataforma central é dividida transversalmente por um sulco, havendo de cada lado área reticulada.

   Dos vários modelos de retículos existentes — Thoma, Türk, Fuchs-Rosenthal, Neubauer —, o último é o preferido.

A área reticulada de Neubauer mede 3 mm × 3 mm, ou 9 mm². Esta área é dividida em nove quadrados grandes, novamente subdivididos, os oito externos em 16 quadrados médios, e o central em 400 quadradinhos.

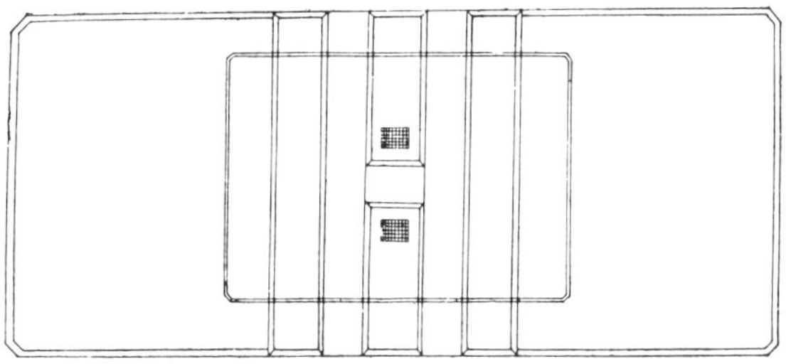

Fig. 21.8 Câmara para contagem de glóbulos.

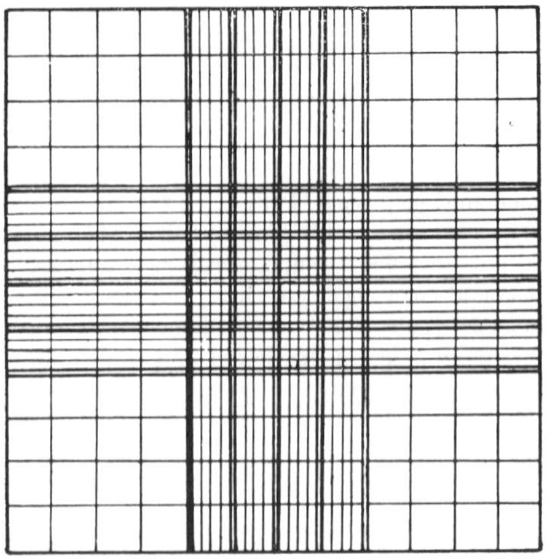

Fig. 21.9 Retículo antigo de Neubauer. No centro, retículo de Thoma.

Os nove quadrados grandes têm, cada um, 1 mm × 1 mm, ou 1 mm^2 de superfície. Os médios têm 0,25 mm × 0,25 mm, ou 0,0625 mm^2 de área cada um; os quadradinhos têm a área de 0,0025 mm^2 cada um (0,05 mm × 0,05 mm).

No modelo antigo de Neubauer, os 400 quadradinhos do retículo central dispõem-se em 16 grupos de 25 quadradinhos cada um, delimitados por meio de linhas extras que passam no meio de cada quinto quadradinho (Fig. 21.9). No modelo moderno, há linhas separatórias que dividem o retículo central em 25 grupos de quadrados médios, de 0,2 mm × 0,2 mm, ou 0,04 mm^2 de área cada um. Estes quadrados médios subdividem-se, cada um, em 16 quadradinhos, de 0,0025 mm^2 de área (Fig. 21.10).

A câmara acompanha-se de uma lamínula plana, especial, que se adapta perfeitamente sobre as duas plataformas laterais, deixando espaço de 0,1 mm entre ela e a plataforma central.

Assim, dada a profundidade da câmara (0,1 mm), o volume de cada um dos quadradinhos tem a capacidade de 0,00025 mm^3, e o total dos 400 quadradinhos, de 0,1 mm^3.

Cada um dos oito retículos externos equivale, em superfície e volume, ao retículo central, isto é, tem a capacidade de 0,1 mm^3.

As divisões e subdivisões da câmara facilitam, sobremaneira, a contagem dos glóbulos. Em alguns tipos de câmara, como a de Spencer, as linhas divisórias são brilhantes, permitindo melhor visibilidade dos quadradinhos.

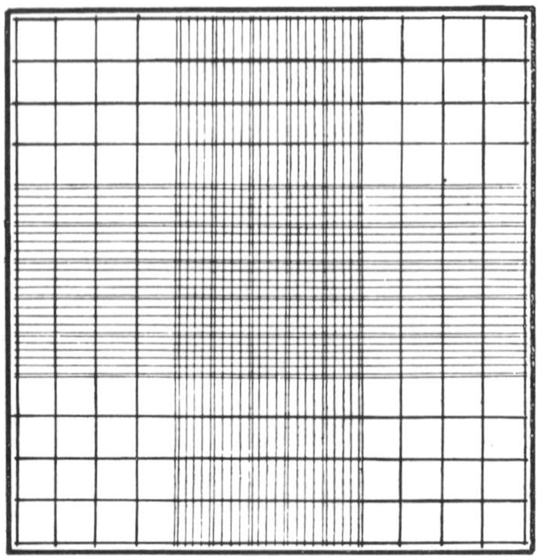

Fig. 21.10 Retículo moderno de Neubauer.

Contam-se os glóbulos vermelhos, exclusivamente, no retículo central, via de regra, em cinco grupos de quadrados médios, contendo 16 quadradinhos cada um (80 quadradinhos). Os glóbulos brancos contam-se em quatro ou mais quadrados grandes, de 0,1 mm^2 cada, no retículo central e nos externos.

As câmaras de área reticulada dupla oferecem a vantagem de permitir a contagem dos glóbulos vermelhos, bem como a dos brancos (especialmente os eosinófilos), nas duas áreas reticuladas existentes, isto é, com dois retículos centrais e 16 externos.

A contagem em vários retículos confere maior exatidão aos resultados, especialmente quando os glóbulos são em número reduzido, como os eosinófilos.

2. **Pipeta diluidora de Thoma para eritrócitos.** Consiste em uma porção capilar graduada, com 10 divisões iguais, terminando em um bulbo que contém uma pérola de vidro, vermelha em alguns tipos (presta-se para facilitar a mistura do líquido diluidor com o sangue e identificar a pipeta para hemácias). A quinta graduação do capilar tem a marca 0,5 e a 10.ª, 1.

Acima do bulbo está a marca 101. A pipeta é fabricada de modo que, quando se aspire sangue até a marca 0,5 ou 1 (em caso de anemia intensa) e se complete o volume com o líquido diluidor para eritrócitos (líquido de Hayem) até a marca 101, tenha-se a diluição do sangue, respectivamente, a 1:200 e a 1:100 (Fig. 21.11).

3. **Pipeta diluidora de Thoma para leucócitos.** Consta de uma porção capilar, também com 10 divisões iguais, terminando em uma dilatação, menor que a da pipeta para eritrócitos, contendo uma pérola de vidro branca. A quinta divisão do tubo capilar tem a marca 0,5 e a 10.ª, 1. Acima da dilatação, há a marca 11. Aspirando-se sangue até a marca 0,5 ou 1 e completando-

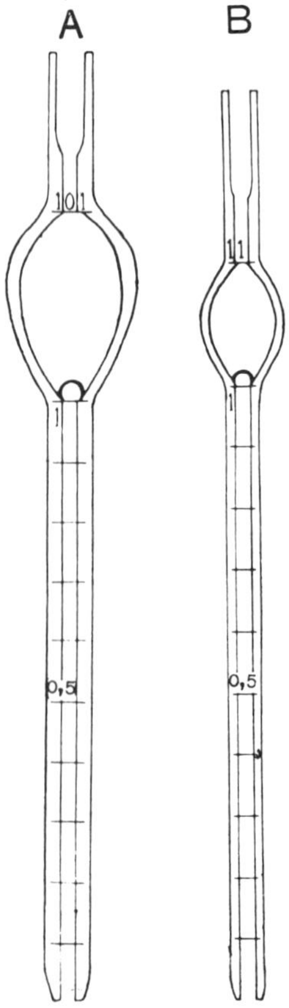

Fig. 21.11 Pipetas para contagem de glóbulos. A) Para contagem de eritrócitos (1:100). B) Para contagem de leucócitos (1:10).

se o volume com o líquido diluidor para leucócitos (líquido de Türk ou ácido acético a 2%), até a marca 11, tem-se a diluição do sangue, respectivamente, a 1:20 e a 1:10 (Fig. 21.11).

As pipetas são providas de tubo de borracha com boquilha ou outro dispositivo que permite a aspiração, como as pipetas automáticas Trenner, que são providas de êmbolo.

4. **Líquido de diluição para eritrócitos.** O líquido diluidor correntemente usado é o de Hayem, que apresenta a vantagem de retardar a hemólise, permitindo realizar a contagem várias horas depois de colhido o material.
Sua fórmula é a seguinte:

Bicloreto de mercúrio	0,5 g
Cloreto de sódio	1,0 g
Sulfato de sódio	5,0 g
Água destilada	200,0 ml

Outro líquido diluidor é o de Dacie, que se conserva bem pelo formol nele contido, oferecendo a vantagem de não provocar alterações na forma dos eritrócitos e permitir também executar a contagem várias horas após a colheita do sangue. Sua fórmula é a seguinte:

Formol a 40%	1 ml
Citrato trissódico a 3%	99 ml

Pode-se usar, em lugar dos líquidos mencionados, solução de cloreto de sódio a 0,85%.

5. **Líquido de diluição para leucócitos.** Este deve possuir a dupla propriedade de destruir os eritrócitos e corar ligeiramente o núcleo dos leucócitos. Obtém-se isto com o líquido de Thoma ou o de Türk.
A fórmula do líquido de Türk é a seguinte:

Ácido acético glacial	1 ml
Violeta de genciana a 1%	1 ml
Água destilada	100 ml

Em lugar dos líquidos assinalados, usar solução de ácido acético a 2%, a qual, embora não core os leucócitos, apresenta a vantagem de destruir completamente os eritrócitos.

LIMPEZA DO MATERIAL

Terminada a contagem, procede-se à limpeza do material, a qual se torna mais difícil depois de decorrido algum tempo.

A câmara de contagem deve ser lavada com água e sabão e, em seguida, enxugada com pano limpo e seco, de preferência camurça.

A limpeza das pipetas requer cuidados especiais:

1. Remover o líquido das pipetas.
2. Lavar bem com água, por meio de aspirações sucessivas (no caso da pipeta para leucócitos, aspirar, antes, ácido nítrico, a fim de retirar o corante) com seringa, adaptada ao tubo de borracha da pipeta. **Não aspirar com a boca!**
3. Aspirar, da mesma maneira, álcool, para remover a água.
4. Em seguida, aspirar éter, várias vezes, a fim de remover o álcool e secar a pipeta, até que a pérola de vidro se mova livremente, sem aderir às paredes da pipeta.

Contagem dos Eritrócitos

Material e Soluções Necessários

1. Algodão e papel de filtro.
2. Álcool e éter.
3. Lanceta descartável.
4. Pipeta diluidora de Thoma para eritrócitos (com a marca 101 acima do bulbo) (Fig. 21.11, A).
5. Líquido de Hayem.
6. Câmara de contagem e a lamínula especial.
7. Cuba de vidro para colocar o líquido diluidor.
8. Microscópio.

Técnica

1. Fazer a assepsia da polpa do dedo com álcool.
2. Com a lanceta descartável, fazer picada na polpa digital, de modo que o sangue brote espontaneamente. Evite espremer o dedo. Desprezar a primeira gota.
3. Com a pipeta para eritrócitos, perfeitamente limpa e seca, aspirar o sangue exatamente até a divisão 0,5. Limpar a sua extremidade com papel de filtro.
4. Aspirar o líquido de Hayem, previamente filtrado (colocado na cuba própria), até a marca 101 acima da dilatação da pipeta, imprimindo-lhe ligeiros movimentos de rotação. Fazer esta operação com muito cuidado, para evitar bolhas de ar. A diluição do sangue será a 1:200.
5. Vedar as extremidades da pipeta com os dedos (polegar e médio). Colocar o polegar na extremidade graduada e o dedo médio sobre o tubo de borracha na outra extremidade. Agitar a pipeta no sentido transversal, durante cerca de dois minutos. Quando colher o material fora do laboratório, vedar a extremidade graduada da pipeta com a extremidade livre do tubo de borracha que a acompanha.
6. Colocar a lamínula sobre a área reticulada da câmara. Verificar a presença dos anéis de Newton (linhas concêntricas coloridas entre a lamínula e as duas plataformas laterais), que indica boa adaptação da lamínula sobre a lâmina.
7. Soprar cuidadosamente a pipeta e, desprezando as duas ou três primeiras gotas, colocar uma na margem da plataforma central próximo da lamínula, possibilitando, assim, a sua penetração no retículo, por capilaridade entre a lâmina e a lamínula. Evitar que o líquido atinja os sulcos laterais. **A presença de bolhas de ar entre a lâmina e a lamínula inutiliza a contagem!**
8. Esperar cerca de cinco minutos, a fim de que os glóbulos se depositem.
9. Colocar a câmara sobre a platina do microscópio. Abaixar o condensador Abbé, fechar parcialmente o diafragma e usar iluminação fraca. Ocular 7.
   Observar, primeiramente, com objetiva de pequeno aumento, para localizar o retículo e verificar se a distribuição dos glóbulos vermelhos está homogênea. No caso satisfatório, fazer a contagem com objetiva de aumento maior (20 ou 40). Caso contrário, levar a câmara e enchê-la novamente.
10. **Contagem.** Fazer a contagem dos glóbulos vermelhos em cinco grupos de quadrados (correspondentes a 80 quadradinhos, pois cada grupo tem 16 quadradinhos). É aconselhável contá-los nos quatro grupos de quadrados situados nos ângulos da área reticulada e em um próximo do centro.
    Na primeira fila de um grupo de 16 quadradinhos, contar os glóbulos da esquerda para a direita; na segunda fila, da direita para a esquerda etc., até que sejam contados nas quatro filas. A fim de não se contar um glóbulo mais de uma vez, adotar a seguinte regra: os glóbulos que tocam as linhas limítrofes de determinado quadradinho, à esquerda e acima, contá-los para este quadradinho; os que tocam à direita e abaixo não pertencem a este quadradinho e serão contados nos outros (Fig. 21.12).
11. **Cálculo.** Quando a diluição for a 1:200, basta acrescentar quatro zeros (0000) ao número total dos glóbulos contados nos cinco grupos de quadrados, para se obter o número de eritrócitos por mm^3 de sangue ($5 \times 10 \times 200 = 10.000$).

Exemplo:

Grupo de quadrados no ângulo superior esquerdo da câmara (16 quadradinhos)	101
Grupo de quadrados do ângulo superior direito da câmara (16 quadradinhos)	97
Grupo de quadrados do ângulo inferior direito da câmara (16 quadradinhos)	101
Grupo de quadrados do ângulo inferior esquerdo da câmara (16 quadradinhos)	98
Grupo de quadrados do centro da câmara (16 quadradinhos)	103

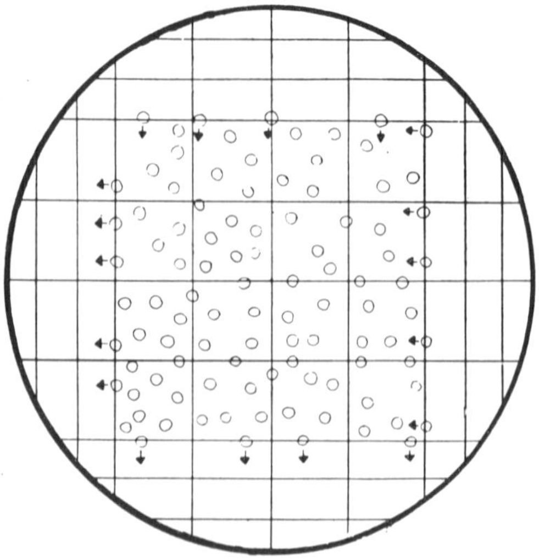

Fig. 21.12 Contagem dos eritrócitos. Regra mostrando os que devem e os que não devem ser contados em determinado quadradinho.

Total (80 quadradinhos ou 1/5 de 0,1 mm^3) 500
Total para 0,1 mm^3 de sangue diluído (400 quadradinhos):
5 × 500 = 2.500
Total para 0,1 mm^3 de sangue diluído (multiplicar por 10):
10 × 2.500 = 25.000
Se a diluição é a 1:200:
Total para 1 mm^3 de sangue não-diluído:
200 × 25.000 = 5.000.000

Nas últimas três décadas, a automação tem aperfeiçoado aparelhos que fornecem com rapidez diversos parâmetros hematológicos (número de hemátias, hemoglobina, hematócrito, PLT, leucócitos etc.), com impressora acoplada.

Este progresso deve ser creditado ao trabalho pioneiro de dois técnicos americanos, Joseph e Wallace Coulter. Várias marcas de contadores automatizados são encontradas em casas especializadas (Coulter, o Hemalaser 2 da Sebia francesa, o Ortho Hemac, o ABC-800 da Abbott, além de outras).

Entretanto, há o inconveniente do preço muito elevado deste equipamento.

Causas de Erro

1. Diluição imperfeita, em geral por falta de técnica; raramente decorrente de pipetas mal calibradas.
2. Formação de pequenos coágulos, por lentidão na técnica.
3. Profundidade inexata da câmara.
4. Distribuição desigual dos glóbulos na câmara.
5. Presença no líquido diluidor, de levedos, os quais podem ser confundidos com os eritrócitos.

INTERPRETAÇÃO

Os números normais de eritrócitos por milímetro cúbico de sangue são:

Homem	4.500.000 a 6.000.000
Mulher	4.000.000 a 5.500.000
Recém-nascidos	5.500.000 a 7.000.000

Variações de 5% para mais ou para menos são consideradas normais, porque podem ocorrer no mesmo indivíduo em diferentes momentos do dia, e estão dentro dos limites do erro experimental (ver Quadros 21.1 e 21.2).

VARIAÇÕES FISIOLÓGICAS E PATOLÓGICAS

As cifras normais dos eritrócitos podem sofrer variações no sentido de aumento (**poliglobulia, policitemia**) ou de diminuição (**hipoglobulia, oligocitemia**). As variações numéricas se acompanham, geralmente, de modificações da cor (hemoglobina), da forma, do tamanho e da estrutura dos eritrócitos, escassas ou nulas nas poliglobulias e mais ou menos pronunciadas nas hipoglobulias ou anemias.

Na prática, o que em geral se determina é o número dos eritrócitos por milímetro cúbico de sangue, ou seja, seu número relativo; o absoluto só se obtém determinando-se o volume total de sangue. Em alguns casos, embora o número dos eritrócitos por milímetro cúbico seja normal, pode-se falar em hipoglobulia quando existe diminuição do volume total de sangue.

MECANISMOS DAS VARIAÇÕES

Os eritrócitos são formados na medula óssea e destruídos pelas células do sistema reticuloendotelial, principalmente no baço. Seu ciclo vital é de cerca de 120 dias.

Os eritrócitos agem como veículo passivo para a condução da hemoglobina, que transporta o oxigênio para os tecidos e remove o gás carbônico (CO_2). Normalmente, o número dos eritrócitos circulantes mantém-se constante; há equilíbrio entre a formação e a destruição. O rompimento deste equilíbrio resulta em **poliglobulia** ou **hipoglobulia**. O número dos eritrócitos e seu conteúdo de hemoglobina são, portanto, indicadores deste equilíbrio.

POLIGLOBULIA

Constitui o aumento dos eritrócitos circulantes acima do número normal. Representa pouca importância clínica.

Este aumento, segundo o mecanismo, pode ser:

1. **Relativo.** Por concentração do sangue periférico — poliglobulias relativas. Ocorre aumento da massa sanguínea por diminuição do volume total de sangue.

Quadro 21.2 Valores Normais em Hematologia, Expressos também em SI (*Système International*). Ver Apêndice I. Adaptado de Todd-Sanford

Exame	Valores Normais*		
	Convencional	Fator de Conversão	Valor em SI
Hematócrito			
Homem	40-54%	0,01	0,40-0,54
Mulher	38-47%	0,01	0,38-0,47
Hemácias			
Homem	4,6-6,2 × 10^6 μl	10^6	4,6-6,2 × 10^{12}/l
Mulher	4,2-5,4 × 10^6 μl	10^6	4,2-5,4 × 10^{12}/l
Hemoglobina			
Homem	13,5-18,0 g/dl	0,155	2,09-2,79 mmol/l
Mulher	12,0-16,0 g/dl	0,155	1,86-2,48 mmol/l
Leucócitos	4.500-11.000/μl	10^6	4,5-11,0 × 10^9/l
Plaquetas	150.000-400.000/μl	10^6	0,15-0,40 × 10^{12}/l
Reticulócitos	25.000-75.000/μl	10^6	25-75 × 10^9/l
Índices hematimétricos			
VCM	82-98 μ^3	1	82-98 fl
HCM	27-31 pg	0,0155	0,42-0,48 fmol
CHCM	32-36%	0,01	0,32-0,36
Volume sanguíneo total			
Homem	69 ml/kg	0,001	0,069 l/kg
Mulher	65 ml/kg	0,001	0,065 l/kg
Retração do coágulo	50%	0,01	0,5

2. **Absoluto.** Por neoformação de eritrócitos — poliglobulias absolutas.

As poliglobulias absolutas compreendem:

a) **Poliglobulia primária. Eritremia** — em que o aumento dos eritrócitos se acompanha de elementos imaturos que afetam, além da série vermelha, também a dos leucócitos granulosos

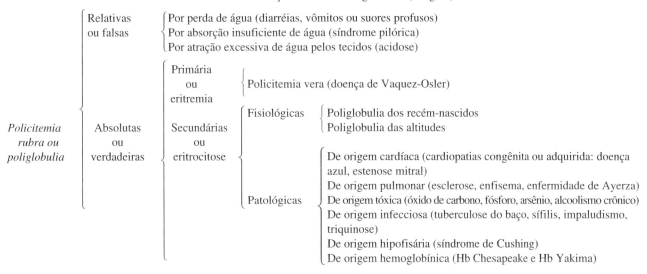

Classificação Geral das Poliglobulias (Pangaro)

Policitemia rubra ou poliglobulia
- Relativas ou falsas
  - Por perda de água (diarréias, vômitos ou suores profusos)
  - Por absorção insuficiente de água (síndrome pilórica)
  - Por atração excessiva de água pelos tecidos (acidose)
- Absolutas ou verdadeiras
  - Primária ou eritremia
    - Policitemia vera (doença de Vaquez-Osler)
  - Secundárias ou eritrocitose
    - Fisiológicas
      - Poliglobulia dos recém-nascidos
      - Poliglobulia das altitudes
    - Patológicas
      - De origem cardíaca (cardiopatias congênita ou adquirida: doença azul, estenose mitral)
      - De origem pulmonar (esclerose, enfisema, enfermidade de Ayerza)
      - De origem tóxica (óxido de carbono, fósforo, arsênio, alcoolismo crônico)
      - De origem infecciosa (tuberculose do baço, sífilis, impaludismo, triquinose)
      - De origem hipofisária (síndrome de Cushing)
      - De origem hemoglobínica (Hb Chesapeake e Hb Yakima)

Quadro 21.3 Valores Hematológicos Normais na Infância e Adolescência (Extraído de Freitas Carvalho). M — Masculino; F — Feminino; m — Média

IDADE	Ao nascer	24 horas	1 semana	2 meses	6 meses	2 anos	5 anos	14 anos	21 anos
HEMÁCIAS $10^{12}/\ell$	5,5	5,3	5,0	4,3	4,6	4,8	4,8	5,1	5,1
HEMATÓCRITO %	55	56	54	30	34	40	42	M 45 F 42	M 45 F 42
HEMOGLOBINA g/dℓ	17,6	18,0	17,0	12,4	11,5	12,9	14,1	15,0	15,0
VCM fℓ	113	110	106	88	78	75	80	81	87
HCM pg	36,9	36,5	36,2	30,4	26,1	24,7	27,5	27,9	29,0
CHCM g/dℓ	32,6	33,5	34,3	34,6	33,5	32,6	34,2	34,3	34,0
PLAQUETAS $10^9/\ell$	350,0	400,0	300,0	260,0	250,0	250,0	250,0	250,0	250,0
RETICULÓCITOS %	5,0	5,2	1,0	0,5	0,8	1,0	1,0	1,0	1,0
LEUCÓCITOS $10^9/\ell$	9,0-30,0 m 18,0	9,4-34,0 m 19,0	5,0-21,0 m 12,2	5,5-18,0 m 11,0	6,0-17,5 m 11,9	6,0-17,0 m 10,6	5,0-14,5 m 8,5	4,5-13,0 m 7,9	4,5-11,0 m 7,4
SEGMENTADOS %	52	52	39	30	28	30	48	53	56
BASTONETES %	9,1	9,2	6,8	4,4	3,8	3,0	3,0	3,0	3,0
LINFÓCITOS %	31	31	41	57	61	59	42	37	34
MONÓCITOS %	5,8	5,8	9,1	5,9	4,8	5,0	4,7	4,7	4,0
EOSINÓFILOS %	2,2	2,4	4,1	2,7	2,5	2,6	2,7	2,5	2,7
BASÓFILOS %	0,6	0,5	0,4	0,5	0,4	0,5	0,6	0,5	0,5

e das plaquetas. Há hiperplasia e hiperfunção da eritropoese, com maturação acelerada. Ocorre por aumento da massa sanguínea e do volume total de sangue. Causa desconhecida.

b) **Poliglobulias secundárias. Eritrocitose** — o aumento se faz, principalmente, à custa de eritrócitos maduros, com raros eritrócitos imaturos, e sem modificações apreciáveis da série branca ou das plaquetas. Há hiperfunção moderada da eritropoese.

Ocorrem:

1. Por aumento da massa sanguínea, sem aumento do volume total de sangue.
2. Por aumento do volume total de sangue, sem aumento da massa sanguínea.

Em geral, as poliglobulias advêm da diminuição da tensão de oxigênio no sangue, condição estimuladora da eritropoese.

HIPOGLOBULIA

Traduz diminuição mais ou menos pronunciada do número dos eritrócitos ou da percentagem da hemoglobina, ou de ambos, na unidade de volume de sangue circulante.

Fisiologicamente, as **anemias** se caracterizam pela diminuição da capacidade de transportar oxigênio pelo sangue.

Arbitrariamente, as hipoglobulias podem ser divididas em quatro grupos:

1. Hipoglobulia leve — com 3.500.000 a 4.500.000 eritrócitos por mm^3.
2. Hipoglobulia média — com 2.500.000 a 3.500.000 eritrócitos por mm^3.
3. Hipoglobulia intensa — com 800.000 a 2.500.000 eritrócitos por mm^3.
4. Hipoglobulia extrema — abaixo de 800.000 eritrócitos por mm^3.

Segundo o mecanismo, as anemias são classificadas em três grupos principais:

1. Anemias por perda de sangue (anemias pós-hemorrágicas).
2. Anemias por destruição exagerada de sangue (**anemias hemolíticas**).
3. Anemias por formação deficiente de sangue (**anemias disemopoéticas**).

Contagem Global das Plaquetas

A contagem das plaquetas do sangue oferece dificuldades, decorrentes sobretudo das propriedades que apresentam:

a) Rapidez de desintegração.
b) Rapidez de agregação, formando conglomerados.
c) Tendência em aderir aos corpos estranhos.

Os numerosos métodos propostos para sua contagem que conseguem vencer tais dificuldades dividem-se em **diretos** e **indiretos** sem nos referirmos ao método automatizado (*Thrombocounter*, da *Coulter Eletronics*, por exemplo).

Diretos. São os métodos em que se emprega o hematímetro, contando-se as plaquetas diretamente na câmara de contagem.

Indiretos. Consistem em verificar a proporção entre as plaquetas e os eritrócitos em esfregaço de sangue corado e relacionar estes dados com o número dos eritrócitos por milímetro cúbico.

Entre os métodos indiretos empregados (Olef, Fonio), o de Fonio é o mais usado, devido à sua simplicidade e exatidão para as necessidades clínicas habituais.

Pode-se avaliar o número aproximado das plaquetas pelo simples exame microscópico de esfregaço de sangue corado, o qual, embora sujeito a erros, permite revelar se estes elementos se acham em número normal, aumentado ou diminuído.

MÉTODO DE FONIO

Material e Soluções Necessários

1. Equipamento para punção digital.
2. Equipamento para contagem global dos eritrócitos.
3. Lâminas para confecção de esfregaços.
4. Solução de sulfato de magnésio a 14% (para evitar a agregação das plaquetas).
5. Corante May-Grünwald-Giemsa.
6. Dispositivo para redução do campo microscópico.
   Usar um dos seguintes:
   a) Ocular de Netz.
   b) Abertura fenestrada de Schilling (para colocar na ocular). Pode ser feita do seguinte modo: recortar um círculo de cartolina que caiba na ocular e fazer uma perfuração quadrangular no centro, colocando sobre esta uma lamínula que tenha sido previamente raiada em cruz, com diamante (Fig. 21.13).

Técnica

1. Picar a polpa digital e colocar uma gota de sulfato de magnésio a 14% sobre a picada, antes que o sangue comece a fluir.
2. Deixar o sangue fluir sob a gota, até que a proporção seja de cerca de uma parte de sangue para cinco partes da solução de sulfato de magnésio.
3. Transferir uma gota para lâmina e fazer esfregaço bem fino.
4. Retirar a solução de sulfato de magnésio colocada sobre a picada e colher sangue para a contagem global dos eritrócitos, da maneira usual.
5. Corar o esfregaço pelo processo de May-Grünwald-Giemsa. Deixar secar e examinar com objetiva de imersão. As plaquetas devem se apresentar isoladas e mais ou menos uniformemente distribuídas.
6. Contar 1.000 eritrócitos em vários campos do esfregaço, anotando o número das plaquetas encontradas nos diferentes campos. É conveniente usar dispositivo para diminuir o campo microscópico.
7. **Cálculo:**

$$\frac{\text{N.º das plaquetas} \times \text{n.º dos eritrócitos por mm}^3}{1.000} =$$

$$= \text{número das plaquetas por mm}^3 \text{ de sangue.}$$

Exemplo:

Para 1.000 eritrócitos foram contadas 65 plaquetas. O número dos eritrócitos por mm^3 de sangue é de 5.000.000. Portanto,

$$\frac{65 \times 5.000.000}{1.000} = 325.000 \text{ plaquetas por mm}^3 \text{ de sangue.}$$

As variações normais das plaquetas, por este método, oscilam entre 200.000 e 350.000 por mm^3 de sangue.

MÉTODO DIRETO (*TODD E SANFORD*)

Material e Soluções Necessários

1. Equipamento para punção digital.

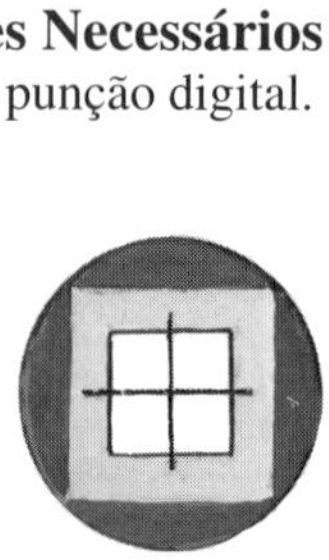

Fig. 21.13 Abertura fenestrada de Schilling. Para se colocar no ocular, na contagem das plaquetas pelo método de Fonio.

2. Pipeta para eritrócitos.
3. Câmara de contagem.
4. Líquido de diluição. Usar um dos seguintes:
   a) Líquido de Rees e Ecker (recomendado por Haden):

Citrato de sódio	3,8 g
Formol a 40%	0,2 ml
Azul-de-cresil brilhante	0,1 g
Água destilada	100,0 ml

Esta solução preserva os eritrócitos que podem ser enumerados na mesma preparação.

b) Líquido de Leake e Guy:

Oxalato de sódio	1,6 g
Formol a 40%	6,0 ml
Cristal-violeta	0,05 g
Água destilada	94,0 ml

Aquecer e filtrar. Também preserva os eritrócitos.

c) Líquido de Wright e Kinnicutt:
Solução aquosa de azul-de-cresil brilhante (1:300) — duas partes.
Solução aquosa de cianureto de potássio (1:1.400) — três partes (**veneno!**).

Conservar as soluções em frascos separados. Misturar e filtrar, antes de usar.

Técnica

1. Aspirar o líquido de diluição até a marca 1 da pipeta para eritrócitos.
2. Em seguida, aspirar sangue de uma picada digital, exatamente até a marca 0,5 da pipeta.
3. Completar rapidamente o volume com o líquido da diluição, até a marca 101. A diluição do sangue será a 1:200.
4. Misturar por agitação, durante cerca de dois minutos.
5. Encher a câmara de contagem e esperar 10 minutos, a fim de que as plaquetas se depositem.
6. Fazer a contagem com objetiva seca.
   Contar as plaquetas em 80 quadradinhos e multiplicar o número total por 10.000.
7. É conveniente fazer, ao mesmo tempo, uma contagem de controle, no sangue de um indivíduo normal, usando-se o mesmo líquido de diluição e a mesma técnica.
   É necessário rapidez, a fim de evitar a agregação das plaquetas.
   O método direto dá sempre valores mais baixos do que o indireto.

INTERPRETAÇÃO

O número normal das plaquetas, segundo o método empregado, oscila entre 200.000 e 350.000 por milímetro cúbico de sangue.

As plaquetas são formadas na medula óssea e destruídas pelo sistema reticuloendotelial, principalmente no baço. Seu ciclo vital é de cerca de 10 dias.

Variações Fisiológicas. O número das plaquetas varia em diferentes momentos do dia, segundo as condições fisiológicas, de jejum, fadiga, temperatura ambiente, banhos, altitude.

O seu número aumenta com a fome e diminui após as refeições. As cifras normais oscilam também com a idade. Nos recém-nascidos, durante os primeiros dias de vida, o seu número é baixo, para logo depois alcançar ou ultrapassar a cifra normal do adulto. Nos velhos, também, geralmente é diminuído, devido à atrofia da medula óssea. Encontra-se também reduzido durante o período menstrual e na gravidez.

Variações Patológicas. Em condições patológicas, o número das plaquetas pode estar aumentado (**trombocitose**) ou diminuído (**trombocitopenia**).

Trombocitose. Sua importância diagnóstica é escassa. Segundo alguns autores, a trombocitose é considerada um dos fatores da trombose vascular. Contudo, outras patogenias também podem concorrer para isto, como, por exemplo, lesões endoteliais e estagnação da corrente sanguínea.

A trombocitose ocorre:

1. Por aumento da produção, decorrente de irritação ou estímulo da medula óssea, como:
   a) Após **hemorragias.**
   b) Após **fraturas ósseas.**
   c) Após **transfusão de sangue.**
   d) Em alguns estados infecciosos, como: **septicemias, erisipela, tuberculose crônica, enfermidade reumática.**
   e) Na **leucemia mielóide crônica,** na **policitemia vera,** na **doença de Hodgkin** e na **trombocitemia hemorrágica.**
   f) Pela **radioterapia.**
   g) Por tratamento com *radium.*
2. Por diminuição da sua destruição, como acontece dias após a esplenectomia.

Trombocitopenia. Apresenta grande importância sob o ponto de vista clínico, diagnóstico e prognóstico.

A diminuição do número das plaquetas abaixo de 30.000 por milímetro cúbico, denominada nível crítico, acompanha-se de hemorragias. Abaixo de 5.000, as hemorragias processam-se seguramente; abaixo de 2.000, nunca faltam.

A trombocitopenia ocorrerá devido a três mecanismos:

1. Por menor produção das plaquetas, decorrente de sofrimentos de certa intensidade da medula óssea, como:
   a) No início de algumas moléstias infecciosas agudas, como a **febre tifóide**, a **pneumonia** e a **malária.**
   b) Na **intoxicação pelo benzeno** e seus derivados e pelo uso de certas drogas.
   c) Nas exposições excessivas aos **raios X** e ao *radium.*
   d) Nas **avitaminoses.**
   e) Na **anemia perniciosa.**
   f) Na **hiperplasia** e **metaplasia** de outros tecidos, como as **leucemias** e os **linfomas.**
   g) Na **aplasia da medula óssea**, como a **anemia aplástica idiopática.**
   h) Na **púrpura hemorrágica idiopática** de Werlhof.
2. Por maior destruição das plaquetas, decorrente de hiperesplenia (inibição hormonal da atividade da medula óssea pelo baço):
   a) Na **púrpura hemorrágica idiopática** de Werlhof.
   b) Nas síndromes **tipo Banti.**
   c) Nas **enfermidades do sistema reticuloendotelial** tipo Gaucher.
3. Por maior utilização das plaquetas, como:
   a) Em certas **púrpuras hemorrágicas** e nas **endocardites infecciosas,** nas quais grande número das plaquetas é removido da circulação, aglomerando-se para a reparação dos endotélios vasculares. É provável que a trombocitopenia da púrpura essencial de Werlhof decorra também, em parte, deste mecanismo.
   b) Nas septicemias, pela agregação das plaquetas.

Contagem Global dos Leucócitos

Material e Soluções Necessários

1. Os mesmos empregados para a contagem dos eritrócitos.
2. Pipeta diluidora de Thoma para leucócitos (com a marca 11 acima da dilatação) (Fig. 21.11, B).
3. Líquido de Türk ou solução de ácido acético a 2%.

Técnica

1. Os cuidados são os mesmos da contagem dos eritrócitos.
2. Com a pipeta para leucócitos (marca 11 acima da dilatação), aspirar o sangue, exatamente até a marca 0,5.
3. Aspirar o líquido de Türk recém-filtrado ou a solução de ácido acético a 2% até a marca 11. A diluição será a 1:20.
4. Agitar a pipeta no sentido transversal, durante dois minutos.
5. Desprezar as primeiras gotas e encher a câmara.
6. Esperar cinco minutos para que os glóbulos se depositem.
7. Levar ao microscópio e examinar, a princípio, com objetiva de aumento fraco, para verificar se os glóbulos se acham distribuídos homogeneamente, e, em seguida, com maior aumento. Abaixar o diafragma para reduzir a luz.
8. **Contagem.** Contar os leucócitos em toda a área reticulada, isto é, nos 400 quadradinhos. Nas câmaras de retículo duplo, fazer a contagem nos dois retículos. No caso de se trabalhar com a câmara de Neubauer, contar os leucócitos em quatro ou mais dos nove retículos existentes.
9. **Cálculo.** O número de glóbulos contados na área reticulada corresponde ao número presente em 0,1 mm^3 de sangue diluído. Se a diluição for a 1:20 ou a 1:10, basta multiplicar o número dos leucócitos encontrados por 200 ou por 100, respectivamente, para se obter o seu número por milímetro cúbico de sangue.

Exemplo:

Contagem em quatro retículos na câmara de Neubauer.

Retículo superior esquerdo	36
Retículo superior direito	40
Retículo inferior esquerdo	37
Retículo inferior direito	37
Total para 0,4 mm^3 diluído	150

Total para 0,4 mm^3 diluído:
150 ÷ 4 = 37,5
Total para 0,1 mm^3 diluído:
10 × 37,5 = 375
Diluição a 1:20
Total para 1 mm^3 diluído:
20 × 375 = 7.500.

Causas de Erro

1. As mesmas assinaladas na contagem dos eritrócitos.
2. Presença de eritrócitos nucleados etc.

INTERPRETAÇÃO

O número normal dos leucócitos do adulto oscila entre 6.000 e 8.000 por milímetro cúbico de sangue; não sofre variações fisiológicas ou patológicas, no sentido de aumento (leucocitose, leucemia) ou de diminuição (leucopenia).

AUMENTO DO NÚMERO DOS LEUCÓCITOS

É muito comum, apresentando grande importância clínica, sob os pontos de vista diagnóstico e prognóstico.

Deve ser considerado sob dois aspectos:

I. LEUCEMIA OU LEUCOSE

Caracteriza-se pelo aumento do número dos leucócitos por neoformação, devido à hiperplasia e hiperfunção do tecido leucopoético, de etiologia desconhecida. Em geral, ocorre grande aumento do número das células circulantes, principalmente as formas patológicas imaturas.

O aumento dos leucócitos não é condição indispensável para o diagnóstico da leucemia, tornando-se, às vezes, impossível o diagnóstico diferencial entre essa condição e a leucocitose, tendo-se em conta somente o aumento dos leucócitos.

O limite mínimo de 50.000 leucócitos por milímetro cúbico de sangue, admitido para seu diagnóstico, é insustentável. Os processos infecciosos podem apresentar números mais elevados e as leucoses podem ter valores muito mais baixos (leucoses aleucêmicas).

Segundo Ehrlich, as leucoses dividem-se em:

1. **Mielose** ou **leucemia mielóide.** Aumento dos leucócitos que se originam do tecido mielóide da medula óssea e das células mielopotentes do mesênquima embrionário.
2. **Linfadenose** ou **leucemia linfóide.** Aumento dos leucócitos que se originam do tecido linfóide de todo o organismo e das células linfopotentes do mesênquima.

A estes dois grupos fundamentais, juntou-se um teceiro, de acordo com a concepção trialista de Aschoff e Schilling:

3. **Reticulose leucêmica** ou **leucemia monocítica,** caracterizada pelo aumento dos monócitos, que têm origem nas células do sistema reticuloendotelial.

As leucoses dividem-se em agudas e crônicas. A diferenciação pode se feita segundo os caracteres do quadro clínico, evolução e quadro hemático.

1. **Formas agudas.** O quadro clínico é de moléstia infecciosa aguda — evolução rápida, em dias, semanas ou poucos meses.

O quadro hematológico revela invasão de células muito imaturas na circulação, mieloblastos, linfoblastos e monoblastos, respectivamente, para cada tipo de leucose.

2. **Formas crônicas.** São de evolução lenta — mais de seis meses —, e o exame hematológico revela a presença de células imaturas e maduras, com preponderância das últimas.

As leucoses podem ainda se classificar em:

1. **Leucêmicas.** Em que ocorre aumento considerável do número dos leucócitos e presença de numerosas formas imaturas.
2. **Subleucêmicas.** O quadro hemático demonstra moderado aumento dos leucócitos, e os elementos imaturos são menos numerosos.
3. **Aleucêmicas.** O número global dos leucócitos acha-se normal ou diminuído, e as modificações qualitativas dos leucócitos são escassas.

II. LEUCOCITOSE

Consiste no aumento do número dos leucócitos devido à quimiotaxia e ao estímulo regenerativo dos órgãos hematopoéticos. Ocorre à custa de uma ou mais das variedades dos leucócitos, com predominância dos elementos maduros. A leucocitose é estado sintomático transitório.

Considera-se leucocitose a elevação do número dos leucócitos acima de 10.000 por milímetro cúbico de sangue. Em certos casos, esta afirmativa pode não ser exata, pois, com cifras normais ou mesmo baixas, pode existir aumento parcial de uma variedade de leucócitos, por exemplo, os eosinófilos, tendo-se, então, leucocitose eosinófila.

A leucocitose pode ser **fisiológica** ou **patológica.**

1. **Leucocitose fisiológica.** As causas das variações do número dos leucócitos citadas a seguir devem ser consideradas ao se interpretar o resultado de um exame; conveniente efetuar a contagem em condições basais, ou seja, em jejum e em repouso, físico e mental.
   a) No **recém-nascido.** O número dos leucócitos atinge 15.000 a 25.000 por milímetro cúbico de sangue, diminuindo, progressivamente, até os primeiros meses de vida. Torna-se estacionário em um ano, reduzindo-se gradativamente na puberdade às cifras normais do adulto.

b) Na **gravidez.** Especialmente nas primíparas, a leucocitose de 12.000 a 18.000 é a regra. Aparece no terceiro mês de gestação, aumentando progressivamente até o termo.
c) Durante o **parto.** Em geral, leucocitose de cerca de 18.000, que desaparece depois dos primeiros dias do puerpério.
d) Durante a **digestão.** Negada por uns e admitida por outros, tal leucocitose raramente ultrapassa 10.000. Aparece cerca de uma hora após refeição rica em protéicos, especialmente se depois de prolongado jejum. Observa-se o aumento máximo cerca de quatro horas após a refeição. Segundo alguns autores, tal leucocitose faz parte do ciclo normal das variações leucocitárias.
e) Variações **dependentes da hora** em que se faz a contagem. O número dos leucócitos se encontra, geralmente, mais baixo pela manhã do que à tarde.
f) Variações **dependentes das diferentes atitudes** do corpo. As cifras dos leucócitos são mais elevadas com o indivíduo deitado do que quando de pé ou sentado.
g) Após **exercícios** musculares violentos, massagens, convulsões, crises de pranto, banhos frios, em geral, ocorre leucocitose.

2. Leucocitose patológica. Caracteriza-se, geralmente, por alteração da fórmula leucocitária. Ocorre o aumento global pelo predomínio de um tipo de célula.

Na maioria dos casos, as leucocitoses intensas são constituídas de neutrófilos; os outros tipos de células (eosinófilos, linfócitos) em geral resultam em pequeno aumento.

Os fatores que produzem a leucocitose são numerosos e atuam estimulando a atividade dos órgãos hematopoéticos. As substâncias que produzem tal proliferação nem sempre são conhecidas. Podem ser toxinas bacterianas, produtos de desintegração protéica, talvez relacionadas com o ácido nucléico, substâncias químicas, como a terebintina, metástases medulares neoplásicas. A resposta quantitativa varia com a natureza e a intensidade do estímulo e, provavelmente, com a capacidade reacional de cada indivíduo.

Leucocitose das Infecções. A maioria dos processos infecciosos produz leucocitose, a qual é tanto mais intensa quanto mais agudo o processo.

O grau de leucocitose varia com a localização e a natureza do processo, virulência da infecção, resistência individual e presença de complicações.

O aumento em geral ocorre à custa dos neutrófilos, podendo também ser à custa de outros leucócitos — dos linfócitos, por exemplo, na coqueluche.

A leucocitose aparece em todos os processos infecciosos, excetuando alguns, mencionados em **Leucopenia.**

As leucocitoses mais intensas são observadas, principalmente, nos processos (localizados ou generalizados) produzidos pelos cocos piogênicos.

Seguem abaixo algumas das afecções principais, acompanhadas de leucocitose:

Todas as formas de **pneumonia,** principalmente a fibrinosa, **meningite tuberculosa** (às vezes), **escarlatina, difteria, cólera, febre amarela, enfermidade reumática, polineurite aguda, erisipela, antraz, coqueluche, varicela** (inconstante), **varíola** (nem sempre), **apendicite aguda, peritonite, colecistite, endocardite, amigdalite, otite, osteomielite, pielite, salpingite, tuberculose, septicemias.** Na malária, ocorre leucocitose durante o calafrio, seguida de leucopenia.

O grau da leucocitose é de considerável valor prognóstico, dependendo de dois fatores:

a) Da intensidade da infecção.
b) Da resistência individual.

1) Nas infecções em que a leucocitose é a regra:
   a) A **leucocitose moderada** indica boa resistência.
   b) A **ausência de leucocitose** indica mau prognóstico.
   c) A **leucocitose muito intensa** sugere processo grave.
2. Nas infecções em que a leucocitose não é a regra:
   A presença de leucocitose faz supor a existência de complicações ou põe em dúvida a exatidão do diagnóstico.

Leucocitose das Condições Não-infecciosas

a) Leucocitose dos neoplasmas. O **carcinoma** e o **sarcoma** podem se acompanhar de leucocitose discreta, que aumenta com a ocorrência de metástases na medula óssea ou em presença de infecção secundária.
b) Leucocitose **pós-hemorrágica.** Toda perda de sangue é seguida de leucocitose moderada dentro de uma ou duas horas. Concomitantemente, surgem sinais de regeneração ativa dos eritrócitos. Se a hemorragia provém de cavidade serosa ou articular, ou dentro dos espaços meníngeos, a leucocitose é, em geral, maior, atingindo 18.000 a 30.000 leucócitos por milímetro cúbico. A leucocitose máxima surge 10 horas depois e dura, na ausência de complicações, três a quatro dias. Trata-se de hiperfunção da medula óssea, a fim de reparar a perda de sangue.
c) Leucocitose **pós-traumática.** Ocorre após lesão dos tecidos, ocasionada por operações cirúrgicas, fraturas etc. A leucocitose depende da extensão da cirurgia, da quantidade de tecido lesado, da perda de sangue e, provavelmente, do anestésico usado.
d) Leucocitose **por medicamentos** e **intoxicações.** Entre as substâncias químicas que produzem leucocitose, destacam-se as seguintes: extratos de órgãos ricos em ácido nucléico, nucleína, adrenalina (epinefrina), colargol, terebintina (cinco a seis gotas injetadas no músculo produzem o chamado **abscesso estéril**), cânfora, antipirina, fenacetina, digital, pirogalol. As **intoxicações** pelo monóxido carbônico (CO) e pelo chumbo também produzem leucocitose.

Doses fracas de **raios X** produzem moderada leucocitose temporária.

Observa-se leucocitose discreta, na ausência de infecções, nas seguintes afecções: **raquitismo, gota, cirrose hepática, atrofia amarela aguda** do fígado, **obstrução intestinal, uremia, coma diabético, enfarte do miocárdio, taquicardia.**

e) Leucocitose das moléstias cardíacas. Os distúrbios cardiovasculares com estase produzem leucocitose, cujo mecanismo é o mesmo responsável pela eritrocitose que os acompanha.
f) Leucocitose das desidratações. Vômitos, diarréias e transpirações profusas podem ser acompanhados de leucocitose, por concentração do volume sanguíneo.

LEUCOPENIA

Consiste na diminuição do número dos leucócitos abaixo de 5.000 por milímetro cúbico de sangue; a redução se faz, em geral, à custa dos neutrófilos, trazendo, em conseqüência, linfocitose relativa.

Mecanismo. A leucopenia ocorre:

a) Por produção menor dos leucócitos.

A causa pode decorrer de depressão dos tecidos leucopoéticos, por intoxicação ou infecção, ou por interferência mecânica de outros tecidos de neoformação metaplásica.

b) Por destruição maior dos leucócitos.

c) Por alteração na distribuição dos leucócitos na corrente sanguínea.

Aconteceria, na chamada crise hemoclásica (Widal, Vaughan), o chamado **índice leucopênico,** hoje em desuso, ou leucopenia provocada pela ingestão ou injeção de proteínas estranhas em indivíduos especificamente sensibilizados.

Condições Geralmente Acompanhadas de Leucopenia

1. **Infecções:**
   Febres tifóide e **paratifóide**
   Brucelose (febre ondulante, febre de Malta)
   Dengue
   Mormo *(Mallesomyces mallei)*
   Rubéola
   Caxumba
   Gripe, influenza (exceto no início)
   Malária (fora dos acessos febris)
   Calazar
   Tripanossomose
   Sarampo
   Varíola (até o quarto dia)
   Psitacose (ornitose)
   Febre Papataci (transmitida por um flebótomo, o *P. pappatassi)*
   Febre Tsutsugamushi (*Rickettsia tsugamushi*)
   Poliomielite
   Tuberculose, principalmente miliar (não-complicada)
   Toxemias graves
   SIDA

2. **Intoxicações:**
   Benzeno, arsênio, antimônio, chumbo
   Piramido, dinitrofenol
   Exposição intensa aos **raios X** e *radium*
   Outros medicamentos (Quadro 21.4)

3. **Doenças do sistema hematopoético:**
   Anemia aplástica
   Anemia de Addison-Biermer (anemia perniciosa)
   Angina agranulocítica (neutropenia maligna)
   Doença de Gaucher (lipidose)
   Síndrome de Banti (esplenomegalia congestiva)
   Síndrome de Still e Felty (com esplenomegalia)
   Doença de Hodgkin (ocasionalmente)
   Estados aleucêmicos das leucoses

4. **Miscelânea:**
   Estados graves de desnutrição (**câncer do esôfago, inanição, caquexia**)
   Choque traumático agudo
   Crise hemoclásica (por alergia alimentar)

Quadro 21.4 Granilocitopenias Medicamentosas

I. DIMINUIÇÃO DA PRODUÇÃO
   1) Radiomimética: agentes alquilantes, radiação ionizante, drogas inibidoras da mitose e da síntese do ADN (Procarbazina). Alcalóides da vinca (*Lochnera rosea*), Colchicina.
   2) Antimetabólica: quimioterápicos antipurínicos e antipirimidínicos, antibióticos, sulfonamidas, anticonvulsivantes, fenotiazínicos, antitireoideanos.
   3) Idiossincrásica: alcalóides de cinchona, cloranfenicol, fenilbutazona, benzeno, sais de ouro.
   4) Por defeito de síntese do ADN: MTX, ARA-C, hidantoínas, piramidínicos.

II. DESTRUIÇÃO AUMENTADA (MECANISMO IMUNOLÓGICO)
   Derivados pirazolônicos, fenilbutazona, sulfonamidas, sais de ouro.

Quadro 21.5 Drogas Antiinflamatórias e Principais Efeitos Tóxicos Hematológicos*

Droga	Efeito Tóxico
1) Derivados pirazolônicos	
Metil-melubrina (dipirona)	Agranulocitose Anemia aplástica
Fenilbutazona	Agranulocitose Anemia aplástica
Oxifenilbutazona	Agranulocitose Anemia aplástica
2) Ácido acetilsalicílico e similares	Agranulocitose Anemia hipoplástica
3) Derivados da anilina e paraminofenol	Anemia hemolítica
4) Derivados do ácido antranílico	Anemia hemolítica
5) Derivados do indol	Anemia hipoplástica
6) Imunodepressores e citotóxicos	
Alquilantes	Anemia aplástica
Antimetabólitos	Anemia aplástica
7) Sais de ouro	Agranulocitose Anemia aplástica

*Baseado em dados de Cossermelli *et al.*

Contagem Global dos Eosinófilos

Até há pouco considerado simples espectador ou testemunha da doença, na feliz expressão de Rizzo e Rizzo, o eosinófilo tem adquirido posição de protagonista, tanto nos mecanismos de defesa como nos de agressão em muitas afecções.

A contagem global dos eosinófilos do sangue circulante constitui recurso diagnóstico e prognóstico de valor, como nas seguintes situações: **manifestações de hipersensibilidade** (alérgicas, parasitárias, **síndrome de Löffler, síndrome eosinofilia-mialgia, filariose pulmonar alérgica, poliarterite nodosa**), nas quais há, usualmente, eosinofilia. A eosinopenia é observada: no **estresse,** nos **traumatismos,** no emprego de certos **medicamentos** (corticóides, ACTH, epinefrina).

Thorn e cols. mostraram o valor da contagem dos eosinófilos na prova de função hipofisocórtico-supra-renal.

Material e Soluções Necessários

1. Equipamento para punção digital.
2. Equipamento para punção venosa.
3. Anticoagulante de Heller e Paul:

Oxalato de potássio	0,8 g
Oxalato de amônio	1,2 g
Água destilada	100,0 ml

Preparar tubos para a colheita de sangue venoso, contendo 0,5 ml do anticoagulante assinalado anteriormente, que se evapora até secar. Tal quantidade é suficiente para evitar a coagulação de 5 ml de sangue.

4. Microscópio.

5. Pipeta diluidora de Thoma para leucócitos (com a marca 11 acima da dilatação).
6. Câmaras de contagem: pode-se utilizar a de Fuchs-Rosenthal ou as de área reticulada dupla, tipo Neubauer, além da câmara de Speirs, construída especialmente para este fim.

A câmara de Fuchs-Rosenthal é uma lâmina espessa cuja área reticulada é de 16 mm^2 e a profundidade de 0,2 mm. Sua capacidade é, portanto, de 3,2 mm^3. É a mais usada, por comportar maior volume.

A câmara de Neubauer simples tem uma área reticulada comportando nove retículos, um central e oito externos, de 1 mm^2 cada; a profundidade da câmara é de 0,1 mm. A capacidade de cada retículo é de 0,1 mm^3. Os nove retículos têm a capacidade, portanto, de 0,9 mm^3. A câmara de área reticulada dupla é a mais indicada para a contagem: contém 18 retículos com a capacidade de 0,1 mm^3 cada.

7. Líquidos de diluição-coloração: baseia-se a composição destes líquidos nas propriedades específicas de coloração das granulações eosinófilas e na maior resistência dos eosinófilos à lise sobre os demais glóbulos sanguíneos.

Emprega-se um dos líquidos relacionados abaixo, os quais mantêm os eosinófilos intactos (exceto os de Dunger e Thorn), corando as suas granulações de vermelho; os demais glóbulos são destruídos ou descorados. Os líquidos devem ser filtrados antes de usados. O tempo de conservação destes líquidos é de cerca de 30 dias. Dada a dificuldade na obtenção da floxina e do vermelho-de-magdala, contidos em alguns dos líquidos dados a seguir, pode-se substituí-los pela eosina.

A escolha entre tais líquidos depende da urgência com que se desejam os resultados; os que contêm acetona permitem efetuar a contagem cinco minutos após a colheita do sangue, os demais somente após 15 a 30 minutos.

A) Líquidos diluidores contendo acetona:

a) Líquido de Dunger

Eosina aquosa	0,1 g
Acetona	10,0 ml
Água destilada *q.s.*	100,0 ml

b) Modificação de Thorn

Eosina aquosa	0,1 g
Acetona	5,0 ml
Água destilada	95,0 ml

c) Modificação de Rud

Vermelho-de-magdala	0,02 g
Acetona	12,00 ml
Carbonato de sódio a 10%	1 a 2 ml
Água destilada	90,00 ml

Os líquidos que contêm acetona devem ser mantidos em frascos bem arrolhados, a fim de evitar a evaporação. Recomenda-se preparar o líquido e só adicionar a acetona no momento do uso.

Os líquidos deste tipo provocam lise total dos eritrócitos e parcial dos leucócitos, exceto os eosinófilos, que se apresentam intactos, com as granulações coradas de vermelho. Os demais leucócitos se apresentam como sombras pálidas ou são totalmente destruídos. Os que encerram menor quantidade de acetona (Thorn e Dunger) provocam destruição dos eosinófilos, especialmente quando se agita a pipeta violentamente ou quando se efetua a contagem depois de expirado o prazo recomendado.

É necessário esperar três a cinco minutos, a fim de se processar a coloração dos eosinófilos e a lise dos demais glóbulos. Isto pode ocorrer na pipeta ou na câmara de contagem, sendo preferível nesta última, porque nesse espaço de tempo os eosinófilos se depositam.

B) Líquidos diluidores contendo propileno glicol:

d) Líquido de Hennemann, modificação do de Randolph

Floxina	0,05 g
Propileno glicol	50,00 ml
Água destilada	50,00 ml

Este líquido provoca lise dos glóbulos vermelhos, deixando intactos os brancos. A solução é viscosa e, quando colocada na câmara, exige 15 a 20 minutos para que os glóbulos se corem e depositem. A contagem torna-se difícil pela presença de todos os glóbulos brancos no campo microscópico.

e) Modificação de Pilot

Floxina ou eosina a 1%	10,0 ml
Propileno glicol	50,0 ml
Carbonato de sódio a 10%	1,0 ml
Água destilada	40,0 ml

Este oferece, sobre o de Hennemann, a vantagem de corar somente os eosinófilos, destruindo ou reduzindo a fragmento os glóbulos vermelhos e os demais brancos. Depois de colocado na câmara, esperar cerca de 16 minutos, para que os eosinófilos se corem, se depositem e para que haja a lise dos demais elementos figurados do sangue.

Técnica

1. Colheita do sangue:
   Pode-se empregar sangue venoso ou capilar.
   a) Sangue venoso. Colher, por punção venosa, 4 a 5 ml de sangue e transferi-lo para o tubo contendo o anticoagulante. Agitar levemente para misturar.
   b) Sangue capilar. Colher diretamente no local da picada.
2. Com a pipeta para leucócitos, aspirar o sangue (venoso ou capilar), exatamente até a marca 0,5 (diluição a 1:20), ou 1 (diluição a 1:10).
3. Aspirar o líquido de diluição-coloração selecionado entre os descritos acima, previamente filtrado, até a marca 11, imprimindo à pipeta ligeiros movimentos de rotação.
4. Agitar a pipeta, imediatamente, no sentido transversal, durante cerca de meio minuto, para os líquidos contendo acetona, e dois a três minutos, para os demais, a fim de se obter mistura homogênea. A agitação deve ser suave, para evitar a destruição dos eosinófilos.
5. Desprezar as três primeiras gotas e encher a câmara de Fuchs-Rosenthal ou a de Neubauer.
6. Esperar três a cinco minutos para os líquidos contendo acetona, 15 a 20 minutos para o líquido de Hennemann, 15 minutos para o líquido de Pilot, a fim de permitir que os eosinófilos se corem e depositem, e se processe a lise dos demais glóbulos. É conveniente, sempre que este prazo de espera for superior a 15 minutos, ter o cuidado de manter a câmara em ambiente úmido, a fim de evitar a evaporação (colocá-la em placa de Petri contendo algodão ou papel de filtro embebido em água e tampar a placa). Deste modo, pode-se efetuar a contagem de três a quatro horas depois, sem prejuízo para os resultados, caso não se possa fazê-la logo depois dos tempos de espera estipulados acima.
7. A coloração dos eosinófilos e a lise dos demais glóbulos são feitas também na pipeta, nos prazos mencionados anteriormente, agitando-a, novamente, antes de encher a câmara. Esperar três a cinco minutos para que os eosinófilos se depositem.
8. Contagem. Contar todos os eosinófilos contidos na área reticulada na câmara empregada. Usar objetiva seca 40 e ocular 7 ou 10.
9. Para maior exatidão dos resultados, é indispensável que se faça a contagem em quatro câmaras de Fuchs-Rosenthal (quatro áreas reticuladas de 3,2 mm^3 cada uma ou 12,8 mm^3) ou em quatro câmaras duplas de Neubauer (oito áreas reticuladas de 0,8 mm^3 cada uma ou 7,2 mm^3), tornando-se necessário colher o sangue em duas pipetas para leucócitos.

10. **Cálculo:**
   a) Para a câmara de Fuchs-Rosenthal:
   O número de eosinófilos contados na área reticulada desta câmara corresponde ao número presente em 3,2 mm³ de sangue diluído. Se a diluição do sangue for a 1:20 ou a 1:10, multiplicar o número encontrado por 20 ou por 10, respectivamente, para obter o seu número em 3,2 mm³ de sangue não-diluído. Dividir o resultado por 3,2 para obter o número dos eosinófilos por milímetro cúbico de sangue. Quando se faz a contagem em quatro câmaras (quatro áreas reticuladas), tira-se a média por câmara e aplica-se o cálculo mostrado anteriormente.
   b) Para a câmara de Neubauer:
   O número dos eosinófilos contados na área reticulada (nove retículos de 0,1 mm³ cada um) desta câmara corresponde ao número presente em 0,9 mm³ de sangue diluído. Multiplicar o número encontrado por 20 ou por 10, segundo seja a diluição feita a 1:20 ou a 1:10, para obter o seu número em 0,9 mm³ de sangue não-diluído. Dividir o resultado por 0,9, para obter o número dos eosinófilos por milímetro cúbico de sangue. Quando se faz a contagem em quatro câmaras duplas (oito áreas reticuladas), tira-se a média por área reticulada e aplica-se o cálculo acima.
11. Normalmente, em jejum, o número dos eosinófilos circulantes oscila entre 100 e 300 por milímetro cúbico de sangue (2 a 4% dos glóbulos brancos).

HEMOGLOBINA

A hemoglobina, o principal componente dos eritrócitos, proteína conjugada, serve de veículo para o transporte do oxigênio e bióxido de carbono (CO_2). Quando completamente saturado, cada grama de hemoglobina contém cerca de 1,34 ml de oxigênio. A massa sanguínea total do adulto normal contém 600 g de hemoglobina, capazes de transportar 800 ml de oxigênio. Seu peso molecular é de 64.458, contém 0,347% de ferro e combina-se com uma molécula de oxigênio por equivalente.

Cada molécula de hemoglobina compõe-se de quatro grupos heme, de estrutura porfirínica. Cada um contém um átomo de íon ferroso, ligado à parte protéica da molécula, a globina, constituída de quatro cadeias polipeptídicas. As cadeias polipeptídicas são dispostas aos pares, consistindo em ácidos aminados, ligados uns aos outros em seqüência característica, formando longa cadeia. A molécula tem a forma de elipse helicóide, localizando-se cada grupo heme em sua superfície, em uma bolsa ou dobra de uma das cadeias polipeptídicas, onde funciona, combinando reversivelmente com o oxigênio e o bióxido de carbono.

A fração heme é a parte corada da molécula, responsável pela cor vermelha do sangue; a fração globínica é incolor.

A principal função da hemoglobina é transportar o oxigênio dos pulmões, onde sua tensão é alta, para os tecidos, onde é baixa. À tensão de oxigênio de 100 mmHg nos capilares pulmonares, 95 a 98% da hemoglobina combinam-se com o oxigênio. Nos tecidos, onde a tensão de oxigênio pode reduzir-se a 20 mmHg, o oxigênio dissocia-se logo da hemoglobina, a qual se transforma em hemoglobina reduzida, contendo menos de 30% de oxigênio.

Hemoglobinas Normais

A hemoglobina está no sangue circulante sob duas formas:

a) A oxiemoglobina, existente sobretudo no sangue arterial, resulta da oxigenação da hemoglobina; representa a combinação reversível do oxigênio com o íon ferroso, bivalente, dos componentes heme. A oxiemoglobina é a base da função respiratória da hemoglobina. É vermelho-brilhante e facilmente solúvel em água.

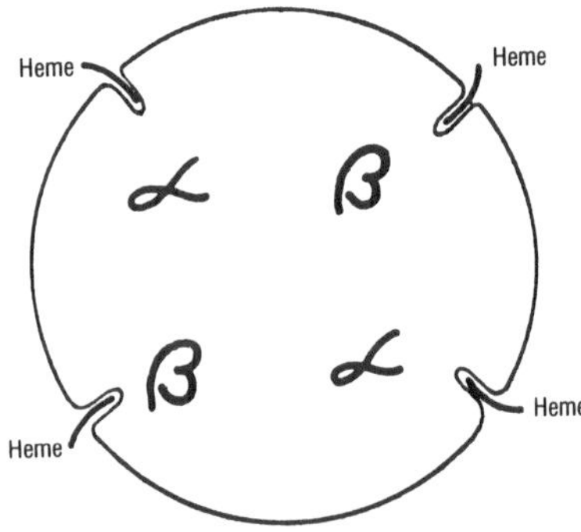

Fig, 21.14 Esquema de uma molécula da hemoglobina normal (HbA), mostrando a fração globínica, constituída de duas cadeias alfa e duas cadeias beta, ligadas a quatro grupos de fração heme.

b) A hemoglobina reduzida, ou simplesmente hemoglobina não-oxigenada, presente sobretudo no sangue venoso, contém também íon ferroso, bivalente. É vermelho-escura e um pouco menos solúvel em água do que a oxiemoglobina.

Cumpre assinalar que a oxigenação da hemoglobina produz a oxiemoglobina. Deve ser diferenciada da oxidação da hemoglobina que converte os quatro átomos de ferro da forma bivalente (íon ferroso) para a forma trivalente (íon férrico), transformando a oxiemoglobina, vermelho-brilhante, na metemoglobina, castanha.

Conforme já mencionado, a globina, que é a parte protéica da molécula hemoglobínica, compõe-se de quatro cadeias polipeptídicas, constituídas de ácidos aminados.

Dependendo do número e seqüência de ácidos aminados, as cadeias polipeptídicas são denominadas alfa (α), beta (β), gama (γ) e delta (δ). As combinações de um par de cadeia alfa (α) com um par de outras cadeias diferentes formam os três tipos de hemoglobinas normais.

Os genes beta, gama e delta estão situados no cromossomo 11 e o gene da cadeia alfa situa-se no cromossomo 16.

O primeiro tipo de hemoglobina normal do sangue do adulto denomina-se HbA: constitui 95% ou mais de hemoglobina total do adulto. A fração globínica de cada molécula compõe-se de duas cadeias alfa (α), contendo 141 ácidos aminados cada uma, e duas cadeias beta (β), constituídas de 146 ácidos aminados. Sua fórmula é $\alpha_2A\ \beta_2A$, indicando que a molécula é constituída de duas hemoglobinas normais A, de cadeias alfa (α), e duas hemoglobinas A, de cadeias beta (β).

O segundo tipo de hemoglobina normal é a HbA_2, presente no sangue do adulto normal na concentração de 1,5 a 3,0% da hemoglobina total. Consiste em duas cadeias alfa (α) e duas outras cadeias, as cadeias delta (δ), contendo 146 ácidos aminados, que diferem das cadeias beta (β) pela substituição de 10 ácidos aminados. Sua fórmula é a seguinte: $\alpha_2^A\delta_2^A{}_2$.

O terceiro tipo de hemoglobina normal é a hemoglobina fetal — HbF — existente, em alta concentração, durante a vida fetal. No recém-nascido, sua concentração é de 50 a 75% da hemoglobina total, reduzindo-se progressiva e rapidamente a cerca de 5%, aos seis meses de idade. Atinge a concentração normal do adulto, de 2% ou menos, aos dois anos de idade. Compõe-se de duas cadeias alfa (α) e, em lugar das cadeias beta (β), duas cadeias gama (γ) com 146 ácidos aminados. Sua fórmula é $\alpha_2A\ \gamma_2A$.

No início da vida fetal, encontram-se dois outros tipos de hemoglobina: as hemoglobinas primitivas ou embrionárias, que persistem somente durante cerca de três meses no embrião. Compõem-se de cadeias épsilon (ϵ), diferentes das demais cadeias. São a Hb Gower 1, cuja fórmula é $\epsilon_4^{Gower\ 1}$, e a HB Gower 2, de fórmula $\alpha_2^A\epsilon^{Gower\ 2}$.

A seqüência dos ácidos aminados de cada cadeia polipeptídica acha-se sob controle genético. Um gene controla a composição de duas cadeias idênticas: por exemplo, um gene controlando as duas cadeias alfa e outro gene controlando as duas cadeias beta. Cada molécula hemoglobínica é, pois, controlada por dois genes. Cada cadeia tem o peso molecular de 16.460.

A seqüência dos ácidos aminados das cadeias polipeptídicas é que determina o comportamento eletroforético e/ou outras propriedades físico-químicas de dada hemoglobina, permitindo sua identificação.

Baseando-se nestes métodos de identificação, as hemoglobinas classificam-se em normais e anormais. As normais são as hemoglobinas que podem ser identificadas no hemolisado do sangue de uma pessoa normal, em diferentes idades. As hemoglobinas anormais são resultantes de alterações congênitas na composição das cadeias polipeptídicas. A presença de hemoglobinas anormais pode alterar sensivelmente as propriedades fisiológicas dos eritrócitos que as contêm.

Hemoglobinas Anormais

Dependendo da fração da molécula hemoglobínica alterada, as anormalidades da hemoglobina podem ser divididas em dois grupos: anormalidades da fração heme e anormalidades da fração globínica.

ANORMALIDADES DA FRAÇÃO HEME

Como anormalidade hemoglobínica da fração heme, pode-se citar a **porfiria eritropoética,** rara afecção congênita, que se caracteriza, clinicamente, por extrema sensibilidade à luz, determinando o aparecimento de vesículas e cicatrizes na pele. Quase todas as demais anormalidades hemoglobínicas que acometem a fração heme são adquiridas.

Pela ação de ácidos, álcalis, substâncias oxidantes e redutoras, calor (50° C) e outros agentes, as duas hemoglobinas fisiológicas, a oxiemoglobina e a hemoglobina reduzida, podem se transformar em uma série de pigmentos hemoglobínicos anormais: são identificados espectroscopicamente, de acordo com o número e a posição de suas faixas de absorção.

Estes pigmentos hemoglobínicos anormais são incapazes de transportar o oxigênio e, se presentes em percentagem elevada, ocasionam hipóxia e conseqüente cianose.

São três os pigmentos hemoglobínicos anormais mais importantes na prática, a saber:

a) Carboxiemoglobina. Forma-se pela combinação da hemoglobina com o monóxido de carbono. A molécula hemoglobínica tem muito maior afinidade (cerca de 210 vezes) para o monóxido de carbono do que para o oxigênio, combinando-se prontamente com o CO, mesmo quando presente em baixa concentração. Dá ao sangue cor vermelha mais brilhante que a do sangue normal. A dissociação da carboxiemoglobina é 10.000 vezes mais lenta do que a da oxiemoglobina. As principais fontes de intoxicação são os escapamentos dos motores a gasolina, o gás de iluminação, os aquecedores, os fogões e os fornos a gás defeituosos. Encontra-se no sangue dos fumantes na concentração de 2 a 10%.
b) Metemoglobina. É derivado hemoglobínico em que o íon ferroso, bivalente, se transforma, por oxidação, em íon férrico, trivalente, tornando-se, por isso, incapaz de combinar-se ou de transportar o oxigênio, que é substituído por um radical hidroxila. Empresta ao sangue a cor castanha. A formação de metemoglobina é reversível. Taxas acima de 0,1% têm significado patológico.
c) Sulfemoglobina. Este derivado hemoglobínico, de cor esverdeada, que se forma por reação com o ácido sulfídrico, na presença de oxigênio, não se encontra normalmente no sangue. Quando presente, sua formação é irreversível, permanecendo durante o tempo de vida do eritrócito (cerca de 120 dias) que o contém. É incapaz de transportar o oxigênio. Forma-se pela ação de certos medicamentos e agentes químicos, como as sulfonamidas, fenacetina e aminas aromáticas.

ANORMALIDADES DA FRAÇÃO GLOBÍNICA

As anormalidades hemoglobínicas que afetam a fração globínica são as mais importantes, pelo fato de determinarem as hemoglobinopatias e as síndromes talassêmicas, afecções que se transmitem dos pais aos filhos, obedecendo às leis mendelianas da herança.

Identificação da Hemoglobina S. Em 1949, Pauling e cols. descobriram, pela mobilidade eletroforética que a hemoglobina dos pacientes com anemia drepanocítica apresentava propriedades específicas diferentes da hemoglobina normal. Esta descoberta, que condiciona a produção da anemia drepanocítica a uma anomalia molecular da hemoglobina, teve grande repercussão, provocando uma série de estudos sobre as propriedades físicas, químicas, biológicas e genéticas da hemoglobina. Até o presente, já foram descritos mais de 400 tipos de hemoglobinas anormais, prevendo-se o aumento de seu número. Apenas alguns têm expressão clínica. Cerca de três quartos dessas hemoglobinas anormais são resultantes da substituição de um único ácido aminado em uma das cadeias polipeptídicas da fração globínica da molécula.

Nomenclatura. A hemoglobina normal do adulto recebeu a denominação HbA, e a hemoglobina fetal, HbF. A hemoglobina da anemia drepanocítica ou de células falciformes (*sickle cells*), a primeira hemoglobina anormal identificada, foi denominada HbS (inicial da palavra *sickle*). As variantes descobertas posteriormente têm sido designadas por letras maiúsculas, em ordem alfabética, à medida que vão sendo identificadas pela mobilidade eletroforética. Mais tarde, foram encontradas várias hemoglobinas anormais apresentando a mesma alteração da mobilidade eletroforética. Este fato, decorrente da substituição de ácidos aminados em uma das cadeias polipeptídicas da globina, determinou o aparecimento de diversas variantes de hemoglobinas anormais já conhecidas, como a HbD, a HbG, a HbJ, a HbM. Para estes casos, e também porque as letras do alfabeto seriam insuficientes para as numerosas descobertas, conforme se verificou quando se atingiu a letra Q, convencionou-se, então, designar as hemoglobinas anormais pela sua letra, seguida do nome da cadeia polipeptídica anormal e do local geográfico de sua descoberta, ou simplesmente pelo nome do descobridor, do paciente ou do local do descobrimento. **Exemplos:** HbG α Norfolk, HbM β Saskatoon, Hb de Bart, HB Lepore, Hb Porto Alegre etc. Quando se conhecem o ácido aminado e o local de sua substituição, cumpre designar as hemoglobinas anormais pela sua fórmula completa, conforme os exemplos seguintes: HbM Boston $\delta_2^{58tir.}$ β_2, HB Zurich α_2 β_2^{62arg}.

Síntese da Globina. A estrutura das hemoglobinas anormais baseia-se na composição, em ácidos aminados, das quatro cadeias polipeptídicas da globina: alfa, beta, gama e delta. A síntese de qualquer cadeia, ou combinações de cadeias, está sob controle genético. Cada tipo de cadeia polipeptídica é determinado por um gene estrutural correspondente, situado em um dos quatro *loci* cromossômicos admitidos. Há provas de que os *loci* alfa e beta não se acham estreitamente ligados, podendo estar separados no mesmo cromossomo ou em cromossomos diferentes. Já os *loci* beta e delta se encontram estreitamente ligados no mesmo cromossomo, o que acontece com os *loci* beta e gama. Tais cadeias transmitem-se dos pais aos filhos, segundo as leis da genética. Cada filho herda um gene do pai e outro da mãe. Ambos caracterizam o genótipo.

As hemoglobinas anormais são variantes hereditárias da hemoglobina normal, da qual diferem pela sua estrutura globínica. As alterações estruturais ou mutações genéticas que afetam a síntese da fração globínica são as seguintes:

1. **Substituição de um único ácido aminado** em uma das cadeias polipeptídicas de seqüência normal. Tal substituição pode ou não modificar o comportamento da cadeia globínica, dependendo do local e do tipo da substituição. Esta reflete alteração no ADN do gene.

A maioria das variantes hemoglobínicas resulta da substituição de um único ácido aminado, como a HbS, na qual o ácido glutâmico é substituído pela valina na sexta posição da cadeia beta e a HbC, na qual o ácido glutâmico é substituído pela lisina na sexta posição da cadeia beta.

2. **Supressão de um ou mais ácidos aminados da cadeia polipeptídica,** tornando-a mais curta que a cadeia normal. Tais variantes hemoglobínicas são raras, como, por exemplo, a Hb Freiburg, na qual há supressão de um único ácido aminado, e a Hb Gun Hill, na qual há supressão de curto segmento de ácidos aminados de cadeia beta.
3. **Limitação da síntese de uma das cadeias** polipeptídicas normais sem produção de cadeias anormais. As síndromes talassêmicas são conseqüência deste tipo de mutação.

Quando a mutação limita a produção das cadeias beta da HbA (talassemias beta), os glóbulos em desenvolvimento contêm excesso de cadeias alfa, as quais formam tetrâmeros de cadeias alfa desnaturadas (α_4). A forma homozigótica desta mutação é a responsável pela anemia de Cooley, talassemia maior.

Quando a mutação limita a produção das cadeias alfa da HbA (talassemia alfa), as cadeias beta em excesso nos glóbulos podem formar tetrâmeros (β_4), constituindo a HbH.

No caso de a mutação limitar a produção das cadeias alfa da HbF (talassemia alfa), haverá a formação de uma HbF anormal, a Hb de Bart, constituída de tetrâmeros de cadeia gama (γ_4).

4. **Ligação anormal de porções de cadeias polipeptídicas.** Os genes que controlam as cadeias delta e beta acham-se estreitamente ligados no mesmo cromossomo. Assim, no transcurso da meiose (divisão redutora em que se formam os óvulos e os espermatozóides, que contêm um só elemento de cada par de cromossomos), pode acontecer que os dois cromossomos de um mesmo par troquem algumas de suas partes, dando origem a genes de fusão, que são combinações da parte do gene da cadeia delta e parte do gene da cadeia beta.

As hemoglobinas anormais resultantes da combinação de duas cadeias alfa com duas cadeias de fusão delta-beta anômalas denominam-se Hb Lepore. Esta anomalia genética produz grave anemia hipocrômica, semelhante às síndromes talassêmicas.

5. **Bloqueio da síntese das cadeias beta e delta,** com persistência hereditária de HbF. Esta alteração ocorre, às vezes, na forma homozigótica da talassemia beta, na qual as cadeias alfa em excesso combinam com as cadeias gama, formando quantidades variáveis de HbF. Esta forma de talassema constitui a talassemia beta-delta, que atenua sensivelmente a gravidade da talassemia beta-homozigótica.

Há outra alteração genética, a persistência hereditária da HbF, condição não-talassêmica em que, na forma heterozigótica, a produção de HbF é de cerca de 30%. A forma homozigótica só sintetiza HbF, que se distribui uniformemente entre os eritrócitos. Em geral, os glóbulos não se destroem com rapidez, só ocorrendo, por isso, anemia leve.

HEMOGLOBINOPATIAS

As hemoglobinas anormais constituem a base para a classificação das hemoglobinopatias, grupo de anormalidades hereditárias em que a produção da hemoglobina normal é suprimida e substituída, parcial ou totalmente, pela formação de uma ou mais das muitas variantes hemoglobínicas.

Os genes responsáveis pela maioria das hemoglobinas anormais são alelos da hemoglobina normal. Na forma heterozigótica, na qual a substituição é parcial, só se forma pequena quantidade de hemoglobina anormal, a maior parte consistindo em hemoglobina normal. Esta condição heterozigótica constitui o estigma, de caráter recessivo, não se acompanhando de anemia. Na forma hemozigótica, na qual a substituição é total, só se formam hemoglobinas anormais, que podem produzir graves anemias hemolíticas.

As hemoglobinas anormais são resultantes de mutações genéticas nas cadeias alfa, beta, gama e delta das hemoglobinas normais (HbA, HbA_2 e HbF). Dependendo da cadeia anormal formada, as hemoglobinas anormais permitem classificar as hemoglobinopatias em alfa, beta, gama e delta.

As anormalidades da cadeia beta são as mais importantes, pois a maioria das hemoglobinas anormais contém cadeias beta anormais, formadas em substituição, parcial ou total, às cadeias beta da hemoglobina normal (HbA), dando origem às hemoglobinopatias beta, hetero- ou homozigóticas. A HbA_2 e a HbF não contêm cadeias beta; por isso, não participam das anormalidades desta cadeia.

As hemoglobinas anormais mais importantes desta cadeia são as seguintes: HbS, HbC, HbD, HbE, HbL, HbM, HbP e outras.

As anormalidades da cadeia alfa afetam as três hemoglobinas normais (HbA, HbA_2 e HbF), pois todas elas contêm cadeias alfa. Portanto, encontram-se seis tipos diferentes de hemoglobinas: as três hemoglobinas normais e as três formas anormais. As principais hemoglobinas anormais desta cadeia são a HbG, a HbI, a HbK, a HbD *Baltimore,* a HbM *Boston* e a Hb *Ann Arbor*, produzindo hemoglobinopatias alfa-heterozigóticas. As hemoglobinopatias alfa-homozigóticas ainda não foram descritas.

As variantes da cadeia gama são raras e envolvem somente a HbF (HbF *Texas,* HbF *Roma*). Raras são também as variantes da cadeia delta, que só afetam HbA_2, como a Hb *Flatbusch.*

Algumas hemoglobinas anormais consistem em quatro cadeias polipeptídicas idênticas (tetrâmeros) como a HbH, formada de quatro cadeias beta (β_4), e a Hb de Bart, constituída de quatro cadeias gama (γ_4).

Pode haver combinações de cadeias anormais, produzindo formas heterozigóticas duplas, constituídas de duas cadeias anormais diferentes, com supressão das cadeias normais. Assim, a forma heterozigótica dupla para as anormalidades de duas cadeias beta produz duas cadeias beta anormais diferentes. Há, portanto, duas hemoglobinas anormais e nenhuma hemoglobina normal. Como exemplo, pode-se citar a hemoglobinopatia dupla HbSC cuja constituição genética é HbS/HbC.

A forma heterozigótica dupla para as anormalidades das cadeias beta e delta, bem como para as anormalidades das cadeias alfa e beta, é rara.

As formas heterozigóticas duplas para a hemoglobinopatia beta e a talassemia beta são bem conhecidas, como a HbS/Hb^{thal}, a HbE/Hb^{that} e outras.

A maioria das hemoglobinopatias produz alterações morfológicas e estruturais dos eritrócitos, as quais podem provocar hemólise, metemoglobina e policitemia.

O Departamento de Biologia da **UNESP** em São José do Rio Preto, SP, tem um **Centro de Referência de Hemoglobinas,** de grande utilidade para consultas sobre o complexo problema das hemoglobinopatias.

Hemoglobinopatias Beta

As anormalidades da cadeia beta são as únicas alterações hemoglobínicas conhecidas que se apresentam sob a forma homozigótica, isto é, contendo dois genes para a mesma hemoglobina anormal, além da forma heterozigótica, constituída de um só gene anormal, bem como da forma heterozigótica dupla, contendo dois genes para duas hemoglobinas anormais diferentes.

Hemoglobinopatias S

A hemoglobinopatia S constitui grave anemia hemolítica: a anemia drepanocítica (do grego *drepane*, foice), falciforme ou siclêmica (*sickle cell anemia*), própria da raça negra. Descrita em 1910 por Herrick, ocorre também em habitantes da Índia e da costa mediterrânea.

Esta anemia se manifesta desde os primeiros meses de idade e é quase sempre fatal antes dos 30 anos. Incide em cerca de 0,2% da população negra norte-americana e em aproximadamente 1% dos africanos. Na população negra brasileira, a incidência deve ser mais ou menos a mesma da norte-americana, dada a origem comum dos negros norte e sul-americanos.

A responsável por esta anemia hemolítica é a hemoglobina S, em sua forma homozigótica (HbS/HbS). A HbS é variante da HbA, na qual o ácido glutâmico é substituído pela valina, na sexta posição da cadeia beta. Esta substituição se dá na superfície da molécula; modifica sua carga elétrica e, portanto, sua mobilidade eletroforética.

A HbS é solúvel quando saturada de oxigênio. Quando, entretanto, é privada deste elemento, a HbS, em estado reduzido, torna-se insolúvel e polimeriza-se, formando cristais hemáticos líquidos: os tactóides, que, por sua rigidez, provocam deformações dos glóbulos, dando-lhes a forma de foice.

Na anemia drepanocítica, a formação de drepanócitos (*sickle cells*) ocorre, em geral, à tensão normal de oxigênio, sendo a rigidez desta cristalização intra-eritrocítica a responsável pelas tromboses capilares, hemólise e pela maioria das complicações conseqüentes.

Nos esfregaços de rotina, encontram-se, com freqüência, vários drepanócitos, bem como numerosas células em alvo (mais de 30%), corpúsculos de Howell-Jolly e outros sinais de regeneração eritrocítica.

Eletroforese. A forma homozigótica da HbS contém 89 a 99% de HbS, 1 a 2% de HbF, 1,5 a 3% de HbA_2 e ausência de HbA.

ESTIGMA HEMOGLOBÍNICO S (DREPANOCÍTICO)

O estigma hemoglobínico S ou drepanocítico (*sickle cell trait*) é produzido pela forma heterozigótica da HbS (HbA/HbS), é em geral assintomático e não se acompanha de anemia. Ocorre em cerca de 10% dos negros norte-americanos e em aproximadamente 25% dos africanos. Entre os negros brasileiros, sua incidência deve ser a mesma da norte-americana. Na população global do Brasil, a incidência do índice ciclêmico, segundo Marinho e Pereira, seria de 2,6%. O contingente populacional de origem africana, através dos escravos, legou-nos o gene ciclêmico.

Nos esfregaços corados, encontram-se raras células em alvo e, às vezes, drepanócitos.

É interessante assinalar que, conforme estudos epidemiológicos, o estigma drepanocítico confere proteção contra os efeitos patogênicos do *Plasmodium falciparum*. Assim, nas regiões africanas, onde a malária cerebral é endêmica, a mortalidade nas crianças e adolescentes, portadores do estigma drepanocítico, cuja incidência é de 20 a 30% da população, é muito menor do que entre os que não possuem a HbS. O número de glóbulos parasitados nos portadores do estigma drepanocítico é muito pequeno, mesmo quando são deliberadamente inoculados com o parasito.

O mecanismo dessa resistência ao impaludismo não foi estabelecido. Admite-se, porém, a hipótese de que os glóbulos parasitados se aderem às paredes dos vasos, onde se tornam desoxigenados e assumem a forma drepanocitica, que, por sua vez, conduz à sua destruição e à do parasito, por fagocitose. A drepanocítose reduz o tempo de sobrevida do eritrócito em cerca de 25%.

Eletroforese. A forma heterozigótica da HbS ou estigma drepanocítico contém 60 a 80% de HbA, 20 a 40% do HbS e 2% de HbF.

Hemoglobinopatia C

A hemoglobinopatia C, determinada pela forma homozigótica da HbC (HbC/HbC), manifesta-se por anemia hemolítica crônica, benigna, acompanhada de esplenomegalia.

Os esfregaços revelam a presença de microsferócitos e numerosas células em alvo (40 a 90%), bem como eritrócitos contendo cristais ou inclusões em forma de bastão, de comprimento variável, especialmente quando se seca lentamente o esfregaço. Algumas inclusões aparecem fora dos glóbulos. Tais inclusões são mais freqüentes após a esplenectomia. Se os glóbulos forem incubados em solução de cloreto de sódio a 3,5% a 37°C, por algum tempo, as inclusões são mais facilmente demonstráveis, aparecendo em quase todos os eritrócitos.

Esta tendência da HbC em formar inclusões em forma de bastão aumenta a rigidez dos eritrócitos, tornando-os mais suscetíveis à destruição pelo baço.

Eletroforese. A forma homozigótica da HbC (HbC/HbC) contém quase 100% de HbC, menos de 7% de HbF e ausência de HbA.

ESTIGMA HEMOGLOBÍNICO C

O estigma hemoglobínico C, produzido pela forma heterozigótica da HbC/HbA/HbC, é, via de regra, assintomático, sem anemia. Os esfregaços de rotina revelam a presença de células em alvo (mais de 40%). A HbC ocorre em cerca de 3% dos negros norte-americanos e em percentagem maior nos africanos.

Eletroforese. A forma heterozigótica ou estigma da HbC contém 60 a 80% de HbA e 20 a 40% de HbC.

Hemoglobinopatia D

A hemoglobinopatia D, determinada pela forma homozigótica de HbD (HbD/HbD), é muito rara: caracteriza-se por anemia hemolítica benigna. Os esfregaços de rotina mostram a presença de numerosas células em alvo.

O estigma hemoglobínico D ou forma heterozigótica de HbD (HbA/HbD) é assintomático, sem anemia. A HbD ocorre na Índia e em cerca de 0,4% dos negros norte-americanos.

Eletroforese. A HbD apresenta mobilidade eletroforética idêntica à HbS, distinguindo-se, porém, pela ausência do fenômeno drepanocítico. O estigma contém menos da metade de HbD.

Hemoglobinopatia E

A hemoglobinopatia E ou forma homozigótica da HbE (HbE/HbE) apresenta quadros clínico e hematológico semelhantes aos da hemoglobinopatia D. O estigma ou forma heterozigótica da HbE (HbA/HbE) é assintomático e sem anemia. A HbE encontra-se principalmente no sudeste asiático.

Hemoglobinopatias Beta Duplas

As anormalidades duplas da cadeia beta decorrem da combinação de um gene da HbS com um gene de uma das hemoglobinas anormais C, D e E da talassemia beta, formando os genótipos heterozigotos duplos HbS/HbC, HbS/HbD, HbS/HbE e HbS/Hb^{that}.

As três primeiras hemoglobinopatias beta duplas exibem as mesmas manifestações clínicas das hemoglobinas anormais que as compõem, porém de forma mais benigna. A hemoglobinopatia beta dupla HbS/Hb^{that}, denominada microdrepanocitose, ocorre sob duas formas clínicas distintas: uma grave, com anemia hemolítica semelhante à anemia drepanocítica, produzida pela forma homozigótica da HbS (HbS/HbS), e a outra benigna, com discreta ou nenhuma anemia.

Os esfregaços corados revelam a presença de raros drepanócitos e numerosas células em alvo (cerca de 85%), especialmente na hemoglobinopatia dupla HbS/HbC.

Eletroforese. A hemoglobinopatia dupla HbS/HbC contém 50% de HbS e cerca de 50% de HbC, menos de 7% de HbF e ausência de HbA. Na hemoglobinopatia dupla HbS/HbD não se podem separar os dois componentes, pois apresentam idêntica mobilidade eletroforética. A hemoglobina dupla HbS/HbE é pouco freqüente. A hemoglobina dupla HbS/Hb^{that} apresenta dois tipos eletroforéticos diferentes, o primeiro contendo 60 a 80% de HbS, concentrações variáveis de HbF e HbA_2 e ausência de HbA, e o segundo contendo 40% de HbA, menos de 20% de HbF, menos de 7% de HbA_2 e o restante de HbS.

Hemoglobinopatias Heterozigóticas

Há várias hemoglobinas anormais nas quais a substituição de ácidos aminados nas cadeias alfa ou beta da globina de HbA altera a afinidade da fração heme para o oxigênio, aumentando ou diminuindo a capacidade de se combinar com este elemento.

1. Em algumas hemoglobinas anormais, a substituição é próxima à fração heme e conduz à oxidação do ferro, transformando o íon ferroso bivalente em íon férrico, trivalente, com formação de metemoglobina, incapaz de se combinar e transportar oxigênio. São as HbM, com suas variantes: HbM *Boston,* HbM *Iwate*, HbM *Saskatoon* e HbM *Hyde Park*, constituindo a hemoglobinopatia M, caracterizada por cianose persistente como manifestação clínica primária. Todas as hemoglobinopatias M já identificadas são heterozigóticas, contendo 40% de HbM e 60% de HbA. A forma homozigótica (HbM/HbM) é incompatível com a vida.
2. Em outras hemoglobinas anormais, a substituição do ácido aminado ocorre no interior da molécula, aumentando a afinidade da fração heme para o oxigênio. São a Hb *Chesapeake* e Hb *Yakima*, que produzem policitemia por anóxia tissular. Tais hemoglobinas anormais combinam-se tão fortemente com o oxigênio que impedem sua liberação normal aos tecidos, quando se reduz a tensão de oxigênio nos capilares. Estas hemoglobinopatias são heterozigóticas: contêm 30% de hemoglobina anormal e 70% de HbA.
3. Em outras hemoglobinas anormais, a substituição do ácido aminado diminui a afinidade da fração heme para o oxigênio. A hemoglobina anormal deste tipo é a Hb *Kansas*, cuja hemoglobinopatia se manifesta clinicamente por cianose.

Hemoglobinas Instáveis

As hemoglobinas instáveis, variantes da hemoglobina normal, são assim denominadas porque, em conseqüência de alterações nas frações globina e heme da molécula hemoglobínica, são facilmente desnaturadas e precipitadas, *in vivo* e *in vitro*, por agentes que não afetam a hemoglobina normal, como a ingestão de certos medicamentos e a exposição ao calor e ao frio. As hemoglobinas instáveis mais importantes são a Hb *Zürich*, a Hb *Köln*, a Hb *Bristol*, a Hb *Hammersmith*, a Hb *Louisville*, bem como a HbH, formada de tetrâmeros beta (β_4) e outras.

As hemoglobinas instáveis constituem grupo especial, por suas manifestações clínicas, traduzidas por anemia hemolítica, formação de metemoglobina, excreção de urina de cor castanho-escura e produção de inclusões intra-eritrocíticas: os **corpúsculos de Heinz**, que aparecem especialmente após a esplenectomia. Os corpúsculos de Heinz provocam rigidez dos eritrócitos, tornando-os mais suscetíveis à hemólise pelo baço.

Cumpre assinalar que a HbH não forma corpúsculos de Heinz e, sim, inclusões intra-eritrocíticas específicas.

Eletroforese. As hemoglobinas instáveis apresentam-se sob a forma heterozigótica, compreendendo 10 a 30% da hemoglobina toal.

SÍNDROMES TALASSÊMICAS

As **talassemias** (do grego *thalassa*, mar) compreendem grupo de afecções hereditárias da hemoglobina, resultante de mutações genéticas que limitam a síntese de uma das cadeias polipeptídicas da globina, em conseqüência de produção deficiente de ácido ribonucléico, responsável pela síntese das referidas cadeias.

Como assinalam Bianco e cols., em revisão do assunto, o termo talassemia compreende amplo grupo de síndromes hematológicas hereditárias. O perfil hematológico é idêntico nas várias s. da **talassemia menor** (ou microcitemia): aumento compensatório da taxa de hemátias; hematócrito abaixo do normal; alterações na forma e no tamanho dos eritrócitos; hemoglobina abaixo de 11 g/dl (1,7 mmol/l).

As várias formas de talassemias (Quadro 21.6) constituem as síndromes talassêmicas; ocorrem principalmente nos habitantes dos países banhados pelo mar Mediterrâneo. Sua incidência é de cerca de 5% da população geral, podendo atingir a 15-20% em certas regiões.

A característica comum deste grupo de afecções é a limitação, em graus variáveis, da síntese de uma das cadeias polipeptídicas normais da globina, mas com formação de cadeias estruturalmente normais. A limitação da síntese pode ocorrer nas cadeias alfa da HbA, da HbA_2, da HbF ou da Hb *Gower 2*,

Quadro 21.6 Principais Formas de Talassemia

α-talassemia
 α-talassemia 1 (ou α^o-talassemia)
 α-talassemia 2 (ou α^+-talassemia)
 Variantes de cadeias α sintetizadas
ineficientemente
 β-talassemia
 β^o-talassemia
 β^+-talassemia
 δ-β-talassemia
 $(\gamma$-$\beta)^o$ talassemia
 Hemoglobina Lepore talassemia
 δ-talassemia
 γ-δ-β-talassemia

Extraído de Weatherall e Clegg.

nas cadeias beta da HbA e nas cadeias delta da HbA_2, dando origem, respectivamente, às talassemias alfa, beta e beta-delta. As talassemias beta são mais freqüentes que as alfa e as beta-delta. Podem se apresentar sob as formas homo- ou heterozigótica, dependendo da limitação total ou parcial da síntese de uma das cadeias da globina.

Talassemias Beta

As **talassemias beta** (Quadro 21.7) são produzidas pela limitação da síntese das cadeias beta, afetando, portanto, somente a HbA, por ser a única hemoglobina normal que contém cadeias beta. O excesso de cadeias alfa forma tetrâmeros de cadeias alfa desnaturadas (α_4).

Admite-se a existência de vários genes para as talassemias beta, sendo o mais comum o tipo alto A_2, responsável pela maioria das beta.

As talassemias beta podem se apresentar sob as formas homo- e heterozigótica, bem como heterozigótica dupla, quando em combinação com genes de outras hemoglobinas anormais.

Quadro 21.7 Tipos Comuns de β-talassemias

Tipos de Talassemias	Homozigotos	Heterozigotos
β^o	Talassemia maior HbF, 98%, A_2 2%	Talassemia menor HbA_2, 3,5-7%
β^1 (mediterrâneo)	Talassemia maior HbF, 70-95%	Talassemia menor HbA_2, 3,5-7%
β^{++} (negro)	Talassemia intermédia HbF 20 a 40%; A_2 2-5%	Talassemia menor HbA_2, 3,5-7%
β^+ (HbA_2 normal, tipo 1; silencioso)	*Talassemia intermédia branda*, HbF, 10-30%; HbA_2, 5%	Normal
β^+ ou β^o(HbA_2 normal, tipo 2)	Provavelmente talassemia maior	Talassemia menor HbA_2, normal
β^o **Homozigoto,** β^+ **homozigoto** e β^o/β^+ **talassemia**		

Extraído do Jornal da SBPC, jan.-fev., 1984.

TALASSEMIA BETA HOMOZIGÓTICA

A forma homozigótica da talassemia beta é a responsável pela **talassemia maior,** também conhecida por **anemia de Cooley, anemia eritroblástica, anemia mediterrânea.** É caracterizada clinicamente por grave anemia hemolítica, microcítica e hipocrômica, icterícia, hepatosplenomegalia progressiva e alterações ósseas generalizadas. Estas alterações decorrem da intensa hiperplasia eritróide na medula óssea, em resposta ao processo hemolítico. A hiperplasia eritróide torna o córtex ósseo mais delgado, pela expansão da cavidade medular, produzindo osteoporose e conseqüentes fraturas. Os ossos da face tornam-se proeminentes, simulando a fácies mongolóide.

Os esfregaços de rotina revelam a presença de micrócitos hipocrômicos, que, em geral, não ocorrem nas anemias hemolíticas, além de anisocitose, pecilocitose e anisocromia, bem como ponteado basófilo, numerosas células em alvo, corpúsculos de Howell-Jolly, anéis de Cabot, policromasia, siderócitos, numerosos eritroblastos e outros sinais de regeneração eritrocítica. Os micrócitos presentes são mais delgados que os eritrócitos normais, razão pela qual a fragilidade osmótica se encontra diminuída. Nos esfregaços corados pelo metil violeta (coloração vital), encontram-se vários reticulócitos, bem como inclusões intracitoplásmicas, provenientes dos tetrâmeros de cadeias alfa desnaturadas (α_4).

A doença manifesta-se desde a infância, quase sempre fatal antes dos 20 anos, em conseqüência de insuficiência cardíaca, decorrente de grandes depósitos de ferro no miocárdio.

É desordem autossômica recessiva, de quantidade não de qualidade, pois as cadeias beta são normalmente produzidas.

Eletroforese. Esta forma homozigótica da talassemia beta contém 40 a 90% de HbF, 1 a 6% de HbA_2 e 0 a 20% de HbA.

TALASSEMIA BETA HETEROZIGÓTICA

A **talassemia beta heterozigótica** constitui a **talassemia menor,** também denominada estigma de Cooley ou estigma talassêmico beta. Esta forma heterozigótica da talassemia beta apresenta-se clinicamente assintomática ou sob a forma talassêmica média, caracterizada por discreta anemia hemolítica, hipocrômica e microcítica e, às vezes, por policitemia, com hipocromia e microcitose.

A despeito da presença de discreta ou nenhuma anemia, os esfregaços corados podem revelar as mesmas alterações eritrocíticas encontradas na talassemia maior, porém em graus muito menos intensos, como microcitose, hipocromia, anisocitose, pecilocitose, células em alvo e ponteado basófilo.

Eletroforese. O estigma talassêmico beta contém 20 a 80% de HbA, 3,5 a 7% de HbA_2 e 2 a 6% de HbF.

TALASSEMIAS BETA HETEROZIGÓTICAS DUPLAS

Estas anormalidades talassêmicas heterozigóticas duplas resultam de combinação de um gene da talassemia beta com um gene de uma das hemoglobinas anormais S, C e E, formando os genótipos heterozigotos duplos HbS/Hb^{that}, HbC/Hb^{that} e HbE/Hb^{that}.

A primeira anormalidade constitui a **hemoglobinopatia beta dupla** HbS/Hb^{that}, denominada **microdrepanocitose,** já descrita na parte referente às hemoglobinopatias beta duplas.

A segunda anormalidade é a hemoglobinopatia beta dupla HbC/Hb^{that}, que acomete principalmente a raça negra; manifesta-se, em geral, por anemia hemolítica moderada, com a presença de micrócitos hipocrômicos e células em alvo. A eletroforese revela a presença de 65 a 95% de HbC, cerca de 20% de HbA e concentrações variáveis de HbF e HbA_2.

A terceira forma anormal, a hemoglobinopatia beta dupla HbE/Hb^{that}, ocorre no sudeste asiático, apresentando quadro clínico e hematológico semelhante ao da talassemia maior. A eletroforese demonstra a presença de 15 a 95% de HbE, 5 a 85% de HbF e pequena concentração de HbA.

Talassemias Beta-Delta

As **talassemias beta-delta** são anomalias genéticas da talassemia beta homozigótica devidas ao bloqueio da síntese das cadeias beta e delta, da HbA e da HbA_2, respectivamente. As cadeias alfa em excesso combinam com as cadeias gama, formando quantidades variáveis de HbF, através do gene do tipo alto para a HbF.

Esta forma é rara. Manifesta-se clinicamente por anemia hemolítica moderada, compatível com a vida, muito mais atenuada que a da talassemia beta homozigótica. A eletroforese revela a presença de 5 a 20% de HbF e concentrações mais ou menos normais de HbA_2.

Cumpre assinalar que, nessa forma de talassemia, a HbF distribui-se desigualmente entre os eritrócitos. Ao contrário do que acontece com a anomalia genética não-talassêmica, a persistência hereditária da HbF, na qual tal distribuição é uniforme, como se demonstra pela prova da eluição ácida.

Talassemias Alfa

As **talassemias alfa** caracterizam-se pela limitação da síntese das cadeias alfa. Afetam, portanto, as quatro hemoglobinas normais HbA, HbA_2, HbF e Hb *Gower 2*, pois todas elas contêm cadeias alfa. O excesso de cadeias beta forma a HbH, constituída de tetrâmeros beta (β_4); o excesso de cadeias gama dá origem à Hb de *Bart*, formada de tetrâmeros gama (γ_4).

Existem pelo menos dois genes para as talassemias alfa: o brando e o grave. O gene grave limita a produção das cadeias alfa mais intensamente que o brando. As talassemias alfa ocorrem sob as formas homozigótica, heterozigótica e heterozigótica dupla.

TALASSEMIA ALFA HOMOZIGÓTICA

A forma homozigótica da talassemia alfa consititui a **hemoglobinopatia de Bart,** determinada pelo gene grave para as talassemias alfa. É incompatível com a vida, porquanto a anomalia envolve a cadeia alfa da HbF, interferindo na síntese hemoglobínica intra-uterina. Esta anomalia provoca parto de natimorto, com sinais de hidropisia fetal.

Em 1990, Sonati e Costa estudaram 320 recém-nascidos da raça negra, em Campinas, SP, medindo a hemoglobina de Bart (espectrofotometricamente). Identificaram a Hb Bart em 38 dos 320. Concluem que os dados obtidos sugerem que a talassemia, na população negra brasileira, é de 11,9% ou mais.

O quadro hematológico é de anemia hemolítica grave, caracterizada pela presença de numerosos eritroblastos, células em alvo, anisocitose, pecilocitose e hipocromasia.

Eletroforese. Esta forma homozigótica da talassemia alfa consiste, quase exclusivamente, em tetrâmeros de cadeias gama (γ_4) ou Hb de *Bart*, pequena percentagem de HbH ou tetrâmeros de cadeias beta (β_4) e ausência de HbF e HbA. A Hb de *Bart,* pela avidez com que se combina com o oxigênio, não se presta para o transporte deste elemento, por não liberá-lo aos tecidos.

TALASSEMIA ALFA HETEROZIGÓTICA

A forma heterozigótica da talassemia alfa, ou estigma talassêmico alfa, quando produzida pelo gene brando, não se acompanha de anemia. Quando, entretanto, é determinada pelo gene grave, apresenta leve anemia hipocrômica, com a presença de ponteado basófilo, células em alvo e raras inclusões intraeritrocíticas de HbH.

A **talassemia alfa sintomática** é pouco comum no Brasil, como acentuam Zago e Paçó-Larson, ao apresentarem um caso por eles identificado, em mulher brasileira, não de origem asiática, da **doença HbH.**

Eletroforese. Esta forma heterozigótica da talassemia alfa contém, ao nascimento, cerca de 20% da Hb de *Bart* (γ_4), que é subseqüentemente substituída pela HbH (β_4). A HbF e a HbA_2 encontram-se em concentrações normais.

TALASSEMIA ALFA HETEROZIGÓTICA DUPLA

Esta forma alfa é determinada pelos dois genes das talassemias alfa, o brando e o grave, constituindo a hemoglobinopatia G. Manifesta-se clinicamente como talassemia média, caracterizada por anemia hemolítica moderada, esplenomegalia, leve hiperbilirrubinemia, reticulocitose, hipocromia e presença de numerosas inclusões intra-eritrocíticas de HbH.

Eletroforese. Esta forma contém 5 a 40% de HbH (β_4), a qual, como a Hb de *Bart*, tem grande afinidade para o oxigênio, o que a torna incapaz de transportar este elemento pelo fato de não se dissociar dele e liberá-lo aos tecidos.

HEMOGLOBINA LEPORE

A **hemoglobina Lepore** é hemoglobina anormal, constituída de duas cadeias alfa normais e duas cadeias de fusão delta-beta anômalas.

Esta anomalia genética poderia ser classificada como síndrome talassêmica, pela grande limitação na síntese de cadeias. Diferem, porém, pela formação de cadeias anômalas, as de fusão delta-beta. Apresenta-se sob as formas hetero- e homozigótica. A forma heterozigótica manifesta-se por quadro clínico semelhante ao da talassemia menor. A eletroforese revela a presença de HbA e cerca de 10% de Hb Lepore. A forma homozigótica caracteriza-se por quadro clínico e hematológico semelhante ao da talassemia maior. A eletroforese mostra a presença somente de HbF e Hb *Lepore,* com ausência de HbA e HbA_2.

PERSISTÊNCIA HEREDITÁRIA DA HbF

A persistência hereditária da HbF na vida adulta é anomalia genética não-talassêmica, clinicamente assintomática, que ocorre em cerca de 0,1% dos negros norte-americanos e em gregos.

Pode apresentar-se sob as formas homo- e heterozigótica. A forma homozigótica (HbF/HbF) manifesta-se por leve anemia, com anisocitose, pecilocitose e microcitose discretas e presença de algumas células em alvo. A eletroforese revela cerca de 100% de HbF, que se distribui uniformemente entre os eritrócitos. A forma heterozigótica (HbA/HbF) é clínica e hematologicamente assintomática. A eletroforese mostra de 15 a 35% de HbF, 65 a 85% de HbA e menos de 2% de HbA_2.

A persistência hereditária de HbF apresenta-se também sob a forma heterozigótica dupla, quando em combinação com os genes de HbS, da HbC ou das talassemias.

DIAGNÓSTICOS DAS HEMOGLOBINOPATIAS E DAS SÍNDROMES TALASSÊMICAS

Baseia-se o diagnóstico dessas afecções hemoglobínicas na identificação da ou das hemoglobinas anormais presentes nos eritrócitos.

A prova mais importante para essa identificação é a eletroforese da hemoglobina. As provas complementares permitem caracterizar certas hemoglobinas anormais, pelas suas propriedades físicas, químicas e funcionais, como as alterações morfológicas, produzidas nos eritrócitos (drepanocitose, formação de inclusões, células em alvo e outras) e as alterações funcionais (formação de metemoglobina) e as alterações físico-químicas (solubilidade, precipitação, desnaturação alcalina e pelo calor, eluição ácida e outras).

É também indispensável submeter o paciente aos exames clínico e de laboratório, especialmente a minucioso exame hematológico, bem como, em se tratando de afecções hereditárias, ao interrogatório quanto à existência de casos de anemias e icterícias graves na família. Da mesma forma, o conhecimento da raça ou origem do paciente é de importância, dada a distribuição geográfica de algumas hemoglobinas anormais, como a HbS e a HbC na África, a HbE na Ásia, a HbD na Europa e na Índia e as síndromes talassêmicas na costa do Mediterrâneo.

Eletroforese da Hemoglobina

A eletroforese da hemoglobina baseia-se no fato de que a molécula hemoglobínica tem carga negativa em meio alcalino, migrando, no sistema eletroforético, para o pólo positivo.

A velocidade de migração é proporcional à sua carga, a qual depende da composição em ácidos aminados das cadeias polipeptídicas da globina. Portanto, as hemoglobinas diferem pela velocidade com que migram, ou melhor, pela mobilidade eletroforética. Esta diferença na velocidade de migração permite identificar as hemoglobinas, comparando-se a distância percorrida com a de padrões de hemoglobinas conhecidas, introduzidos na prova. A concentração das hemoglobinas pode ser calculada pela densitometria.

As hemoglobinas que apresentam velocidade de migração ou mobilidade eletroforética maior que a hemoglobina normal (HbA), em pH alcalino, são conhecidas como as hemoglobinas rápidas, figurando entre elas a HbH, a HbI e a Hb de *Bart*. A HbA_2, a HbC e a HbE são as mais lentas das hemoglobinas comuns.

Eis a lista de algumas hemoglobinas com a velocidade de migração eletroforética em ordem crescente: HbA_2 = HbC = HbE < HbO < HbS = HbD < HbL = HbP < HbG < HbQ < HbF < HbA < HbM = HbK < HbJ < HbN < Hb de *Bart* = HbI = HbH.

As hemoglobinas com mobilidade eletroforética idêntica, indicadas na relação citada pelo sinal de igualdade entre elas, não podem ser separadas pela eletroforese em papel de filtro, nem em acetato de celulose, mas podem ser identificadas por outros métodos eletroforéticos, bem como por métodos complementares, físicos ou químicos. Assim, a HbS pode ser diferenciada pela HbD pela prova de drepanocitose eritrocítica, pela prova da solubilidade (prova do hidrossulfito-uréia) e pela eletroforese em gel de ágar, com tampão de citrato. A HbE é separada da HbC também pela eletroforese em gel de ágar, com tampão de citrato. A HbF diferencia-se caracteristicamente pela sua resistência à desnaturação alcalina e à eluição ácida. A HbA_2 pode ser separada da HbC por considerações quantitativas. Assim, concentrações elevadas na posição de HbA_2 indicam, em geral, a presença de HbC, que, patologicamente, ocorre em 20 a 90% da hemoglobina total, enquanto a HbA_2 não excede a 8%, mesmo sob o ponto de vista patológico. A HbH é caracterizada pela sua propriedade de formar inclusões intra-eritrocíticas, bem como as hemoglobinas instáveis, que podem ser identificadas pelos corpúsculos de Heinz.

Há diversos métodos eletroforéticos em uso para identificar os vários tipos da hemoglobina. Os aparelhos empregados podem ser adquiridos no comércio.

Os métodos mais usados empregam o papel de filtro, o acetato de celulose, o gel de ágar, o gel de amido, o bloco de amido ou o gel de acrilamide.

Em linhas gerais, a técnica de eletroforese consiste em preparar o hemolisado de glóbulos do paciente e depositar pequena quantidade no meio de suspensão empregado (papel de filtro, acetato de celulose, gel de ágar, gel de amido, bloco de amido ou gel de acrilamide), no lado do pólo negativo. Em seguida, colocar o meio de suspensão na cuba do aparelho, contendo solução tampão, entre os pólos negativo e positivo, e ligar em corrente elétrica contínua por determinado tempo. Durante esse tempo, as moléculas hemoglobínicas migram para o pólo positivo, por causa de sua carga negativa. Em virtude das variações na composição em ácidos aminados das diferentes hemoglobinas, as cargas negativas de cada tipo de hemoglobina, em determinado pH, diferem uma da outra. Esta diferença na carga da molécula hemoglobínica determina sua mobilidade no sistema eletroforético, manifestando-se pela velocidade com que se desloca para o pólo positivo. Comparando-se a distância percorrida pelas hemoglobinas desconhecidas com a de padrões de hemoglobinas conhecidas, submetidos à prova ao mesmo tempo, identificam-se os diferentes tipos. Os detalhes técnicos variam de acordo com o método e o aparelho usados.

Cumpre assinalar que os diversos métodos e tampões usados são muito variáveis na separação das hemoglobinas. Nenhum deles é suficiente para a separação e identificação de todas elas.

A eletroforese em papel de filtro, a primeira a ser usada, com tampão de veronal (pH alcalino), é simples e satisfatória para a rotina. Permite as separações indicadas na lista assinalada acima, com algumas exceções, como a HbA_2 da HbC e da HbE, a HbH da HbI e outras. Às vezes, torna-se necessário recorrer ao uso de tampão ácido (pH 6,5) para estabelecer a diferenciação entre a HbH e a HbI. No meio ácido, a HbI migra para o pólo negativo, e a HbH, para o pólo positivo.

A eletroforese em acetato de celulose, com tampão de TRIS (com glicina ou com EDTA e ácido bórico), é a mais usada, em virtude de exigir menos hemolisado, ser mais rápida e permitir a determinação quantitativa da HbA_2.

A eletroforese em gel de ágar, com tampão de citrato, permite separar a HbS da HbD e a HbE da HbC, que não podem ser diferenciadas pelos métodos eletroforéticos já citados.

A eletroforese em gel de amido e a em bloco de amido, embora mais trabalhosas, contribuem com separações mais distintas e são particularmente de valor para a determinação quantitativa de HbA_2. Também a eletroforese em gel de acrilamide é muito sensível na separação das variantes hemoglobínicas.

A caracterização final e completa das hemoglobinas anormais está além das possibilidades do laboratório clínico. Esta operação consiste na purificação da hemoglobina anormal pela eletroforese em bloco de amido, seguida pelas provas de hibridização, para determinar se a anormalidade se encontra na cadeia alfa ou na cadeia beta da globina. Emprega-se também o método do mapa peptídico *(fingerprint technic)*, no qual as cadeias polipeptídicas são desdobradas, por digestão enzimática, em peptídeos, que são separados pela eletroforese em papel de filtro, seguida da cromatografia. A seguir, compara-se o mapa peptídico *(fingerprint)* com o mapa padrão, preparado com hemoglobina normal, permitindo, assim, localizar o peptídeo em que ocorre a anormalidade. Depois de identificado, elui-se o peptídeo anormal e determina-se a composição de seus ácidos aminados, por métodos apropriados.

Eletroforese em Acetato de Celulose

A eletroforese em acetato de celulose é o método eletroforético mais utilizado, atualmente, na prática, permitindo a identificação das hemoglobinas normais e muitas das anormais.

Material e Soluções Necessários

1. Aparelho para a eletroforese. O aparelho, os reativos e demais materiais e acessórios são adquiridos no comércio, fabricados por várias firmas.*

   O aparelho consiste em uma cuba, ponte e tampa.

   A) A cuba é dividida, por separação central, em dois compartimentos iguais, destinados à colocação de volumes iguais da solução tampão ou eletrólito. Os dois compartimentos comportam cerca de 275 ml da solução tampão. A corrente elétrica é fornecida separadamente para cada compartimento, por meio de dois elétrodos terminais, os quais são ligados a dois elétrodos imersos na solução tampão, um em cada compartimento. Quando se liga a corrente, um elétrodo terminal representa o cátodo ou pólo negativo, e o outro, o ânodo ou pólo positivo.

   B) A ponte adapta-se na face interna da cuba, diretamente sobre a solução tampão. A fita de acetato de celulose, na qual será depositado o hemolisado de glóbulos, adapta-se uniformemente ao longo da ponte. As duas extremidades da fita devem mergulhar livremente na solução tampão: uma no lado do pólo negativo e a outra no lado do pólo positivo.

   C) A tampa do aparelho adapta-se sobre a ponte e contém sulcos específicos, destinados à aplicação precisa do hemolisado de glóbulos.

   Há ainda uma tampa superior, para cobrir a ponte e a cuba, quando em uso, para impedir a evaporação e a contaminação do material.

2. Fitas de acetato de celulose. Podem ser adquiridas no comércio fabricadas por várias firmas.** Cada fita comporta oito diferentes hemolisados de glóbulos. Todavia, obtêm-se melhores resultados examinando-se somente quatro hemolisados de cada vez.
3. Aplicador do hemolisado de glóbulos. Adquiri-lo de *Beckman Instruments*. O aplicador permite dispor 0,25 microlitro do hemolisado à fita de acetato de celulose.
4. Transformador de voltagem. Adquiri-lo da firma citada anteriormente.
5. Cuba apropriada para umedecer as fitas de acetato de celulose. Devem ser do mesmo tamanho das fitas e comportar cerca de 40 ml de líquido.
6. Cubas para coloração, descoloração, desidratação e clareamento das fitas de acetato de celulose.
7. Placas de vidro para secagem das fitas. Devem ser do mesmo tamanho das fitas e capazes de suportar a temperatura de 110°C.
8. Estufa para secagem das fitas, ventilada, à temperatura de 100 a 110°C.
9. Papel de filtro.
10. Pinças.
11. Parafilme.
12. Envelopes de plástico, para guardar as fitas depois de secas.
13. Tubos de centrifugação graduados, de 15 ml.
14. Centrifugador.
15. Solução tampão de TRIS-EDTA-Ácido bórico, pH 8,6.

Trisidroximetilaminometano (TRIS)	
Etilenodiaminotetracético bissódico (EDTA)	1,56 g
Ácido bórico	0,92 g
Água destilada, completar para	1.000,00 ml

   Mantém-se estável, quando conservada no refrigerador.

16. Solução corante:

Corante Ponceau S	0,5 g
Ácido tricloracético a 5% *q.s.*	100,0 ml

17. Solução descorante:
   Ácido acético a 5%.
18. Solução desidratante:
   Etanol ou metanol.
19. Solução de clarificação:

Ácido acético glacial	13 ml
Etanol ou metanol	87 ml

   Preparar no momento de usar.

20. Solução de cloreto de sódio a 0,85%.
21. Toluol.
22. Anticoagulante: EDTA ou a mistura de oxalatos de Heller e Paul (v. Cap. 2).
23. Padrões de hemoglobinas: HbA, HbA_2, HbF, HbC, HbS e outras, sob as formas homozigótica e heterozigótica simples e duplas. Podem ser preparadas de hemoglobinas normais e anormais conhecidas. O padrão da HbA é facilmente preparado de sangue normal, e o da HbF, de sangue do cordão umbilical. Tais padrões podem ser adquiridos no comércio, sob as formas líquida, liofilizada ou congelada, preparados por várias firmas.*
24. Sangue do paciente: colher, por punção venosa, usando o EDTA ou a mistura de oxalatos de Heller e Paul (v. Cap. 2).

Técnica

1. Preparação do hemolisado de glóbulos:
   A) Colher 5 ml de sangue do paciente e colocar em tubo de centrifugação graduado, de 15 ml, já contendo o anticoagulante. Agitar.
   B) Centrifugar o tubo a 2.500 rpm, durante cinco minutos. Decantar o plasma.
   C) Adicionar ao tubo a solução de cloreto de sódio a 0,85%, em quantidade suficiente para enchê-lo até a marca de 15 ml. Misturar bem, por inversão do tubo. Centrifugar a 2.500 rpm, durante cinco minutos. Decantar o sobrenadante.

**Beckman Instruments, Palo Alto, CA, 94302, USA; Microzone Electrophoresis* (Cell Model B-101), *Helena Laboratories, Beaumont, TX 77704, USA.*
***Gelman Instruments Co., Ann Arbor, MI 48106, USA.*

**Hyland Laboratories, Costa Mesa, CA, 92626 USA,* entre outras.

D) Lavar os glóbulos mais duas vezes, centrifugando e renovando o sobrenadante, de acordo com o item anterior.
E) Depois da última lavagem, decantar o sobrenadante e anotar o volume de glóbulos depositados.
F) Acrescentar 1,4 ml de água destilada para cada mililitro de glóbulos depositados. Agitar fortemente para hemolisar.
G) Juntar 0,4 ml de toluol para cada mililitro de glóbulos depositados. Agitar de novo, fortemente.
H) Centrifugar a 2.500 rpm, durante 15 a 20 minutos.
I) Aspirar com pipeta, cuidadosamente, a camada superior do hemolisado, para remover o toluol e fragmentos celulares.
J) Filtrar o hemolisado, que deve apresentar-se límpido; colocá-lo em outro tubo, tampá-lo e conservá-lo no refrigerador até o momento de usar.

2. Preparação da fita de acetato de celulose:
A) Encher a cuba apropriada com cerca de 40 ml de solução tampão de TRIS-EDTA-Ácido bórico.
B) Usando pinças, colocar a fita de acetato de celulose na solução tampão, deixando-a flutuar em sua superfície, a fim de umedecê-la uniformemente. Em seguida, deixá-la mergulhada na solução tampão durante 10 minutos.
C) Sempre usando pinças, retirar a fita da solução tampão e secá-la entre duas folhas de papel de filtro. Não secá-la demais, pois a fita deve permanecer úmida.
D) Encher os dois compartimentos da cuba do aparelho com a solução tampão de TRIS-EDTA-Ácido bórico.
E) Utilizando pinças, estender a fita úmida de acetato de celulose sobre a ponte do aparelho, verificando se ela se adapta uniformemente e se suas extremidades se acham mergulhadas na solução tampão, uma no pólo negativo e a outra no pólo positivo.
F) Colocar a tampa superior do aparelho, a fim de evitar a secagem da fita.
G) Esperar cerca de dois minutos, para a fita se manter em equilíbrio, antes de aplicar os hemolisados.

3. Aplicação dos hemolisados de glóbulos:
A) Colocar, em uma tira de parafilme, uma gota de cada hemolisado e de cada padrão de hemoglobina a serem submetidos a exame, deixando espaço suficiente entre as gotas para a colocação do aplicador.
B) Ao usar o aplicador, comprimir o botão branco, localizado na parte superior, para abaixar a sua ponta. Mergulhar, cuidadosamente, a ponta do aplicador através da face superior da gota do hemolisado, colhendo 0,25 microlitro.
C) Comprimir o botão vermelho do aplicador a fim de retrair a sua ponta.
D) Retirar a tampa superior do aparelho e colocar o aplicador na posição ou sulco apropriado.
E) Apertar o botão branco do aplicador, para abaixar a sua ponta, que entrará em contato com a fita de acetato de celulose, depositando o hemolisado. Esperar 10 a 15 segundos.
F) Comprimir o botão vermelho do aplicador para retrair a sua ponta.
G) Retirar o aplicador e recolocar a tampa superior do aparelho.
H) Lavar a ponta do aplicador com água destilada e enxugá-la bem entre as aplicações de hemolisados.
I) Repetir os itens B e H para cada hemolisado desconhecido e para cada padrão de hemoglobina — tomando o cuidado de anotar o número da posição ou o sulco correspondente a cada aplicação na fita. Obtêm-se melhores resultados, fazendo-se as aplicações nas posições ou sulcos números 1, 3, 5 e 7.

4. Migração eletroforética:
A) Logo que todos os hemolisados e padrões tenham sido aplicados à fita, tampar o aparelho e ligá-lo ao transformador de voltagem, que, ligado à corrente elétrica, deverá fornecer a voltagem constante de 300 *volts* durante uma hora. A voltagem exata e o tempo eletroforético variam de acordo com a fita empregada.
B) Ao fim de uma hora, desligar o aparelho e retirar a fita da ponte.

5. Coloração da fita:
A) Usar pinças, ao retirar a fita, evitando que se umedeça com a solução tampão que se tenha acumulado sobre a ponte.
B) Colocá-la imediatamente em uma cuba contendo a solução corante de Ponceau S, durante cinco a 10 minutos.

6. Descoloração da fita:
A) Retirar a fita da solução corante e colocá-la em uma cuba contendo a solução descorante de ácido acético a 5%.
B) Repetir o item anterior duas a três vezes, com novas soluções de ácido acético a 5%, até que todo o corante seja removido, ficando a fita inteiramente incolor, com exceção da parte correspondente à hemoglobina, que permanece corada de rosa ou vermelho.

7. Desidratação e clareamento da fita:
A) Retirar a fita da cuba, deixando escorrer o excesso de ácido acético, e colocá-la em outra cuba, contendo a solução desidratante de etanol ou metanol, durante um minuto.
B) Escorrendo o excesso do etanol ou metanol, transferir a fita para outra cuba, contendo a solução de clarificação, onde permanecerá durante um minuto.

8. Secagem da fita:
A) Enquanto a fita ainda estiver imersa na solução clareadora, colocar a placa de vidro para secagem diretamente sobre ela. Depois de verificar a perfeita adaptação entre a fita e a placa e mover o excesso da solução clareante, transferir a placa com a fita para a estufa de secagem, aquecida a 100°C, onde permanecerá durante 10 a 15 minutos.
B) Ao fim deste tempo, retirar da estufa a placa com a fita e deixá-las esfriar. Em seguida, descolar a fita da placa, tomando cuidado para não rasgá-la.

9. Conservação da fita:
Depois de descolada da placa, a fita deve apresentar-se transparente.
Rotulá-la e colocá-la em um envelope de plástico, para que se conserve e não se deforme.

10. Identificação das hemoglobinas desconhecidas:
A identificação das hemoglobinas desconhecidas, no sistema eletroforético, baseia-se no fato de que as hemoglobinas, com as exceções já citadas, diferem pela velocidade com que migram do pólo negativo ao pólo positivo. Para a identificação, examinar as fitas de acetato de celulose e comparar a distância percorrida pelas hemoglobinas desconhecidas com a percorrida pelos padrões de hemoglobinas conhecidas. Todas as hemoglobinas desconhecidas que apresentarem a velocidade de migração igual à do padrão da HbA, por exemplo, serão identificadas como HbA.

11. Determinação quantitativa das hemoglobinas:
Para determinar a concentração das hemoglobinas identificadas, nomais ou anormais, empregar o densitômetro, que pode ser adquirido no comércio.* A técnica e demais instruções acompanham o aparelho.

DETERMINAÇÃO QUANTITATIVA DA HbA_2

A HbA_2 pode ser determinada quantitativamente pela eletroforese em acetato de celulose, seguida de espectrofotometria ou colorimetria fotelétrica.

Consiste em submeter o hemolisado do paciente à eletroforese de rotina, eluindo, depois, as frações da HbA_2 e da HbA, na solução tampão de TRIS-EDTA-Ácido bórico. Determinando-se, em seguida, a densidade óptica das duas frações, obtém-se, por cálculo, a concentração da HbA_2.

Material e Soluções Necessários

1. O equipamento necessário é o mesmo empregado para a eletroforese em acetato de celulose.
2. Espectrofotômetro ou colorímetro fotelétrico.

**Beckman R-110 Microzond Densitometer*, produzido por *Beckman Instruments, Palo Alto, CA, 94302, USA.*

3. Tesoura.
4. Tubos de ensaio.
5. Pipetas.

Técnica

1. A técnica é a mesma adotada para a eletroforese de rotina, com as seguintes modificações:
   A) Ao preparar a fita de acetato de celulose, cortá-la ao meio no sentido longitudinal.
   B) Aplicar em uma metade da fita o hemolisado do paciente, em duplicata, nas quatro posições ou sulcos da tampa do aparelho.
   C) Aplicar na outra metade da fita o hemolisado normal, conhecido também em duplicata, nas quatro posições ou sulco da tampa do aparelho.
   D) Seguir a técnica da eletroforese até o item 6 (descoloração da fita).
2. Depois de retirada da cuba contendo a solução descorante de ácido acético a 5%, colocar as duas metades da fita em outra cuba, contendo água destilada, para remover o excesso do ácido acético.
3. Retirar as duas metades da fita da cuba contendo água destilada e secá-las entre duas folhas de papel de filtro.
4. Colocá-las na estufa para secagem, a 100°C, durante 10 a 15 minutos.
5. Em seguida, colocar quatro tubos que comportem 12 a 15 ml de líquido em um suporte e rotulá-los; HbA conhecida (1), HbA conhecida (2), HbA_2 do paciente (3) e HbA_2 do paciente (4).
6. Com uma tesoura, cortar as frações hemoglobínicas das duas metades da fita, em pequenos pedaços, para facilitar a eluição, e colocá-las nos tubos rotulados correspondentes.
7. Adicionar 1,5 ml da solução tampão de TRIS-EDTA-Ácido bórico a cada um dos dois tubos contendo as frações HbA_2 e 12 ml da mesma solução a cada um dos dois tubos contendo as frações HbA.
8. Agitar os tubos e deixá-los em repouso, para a eluição das frações, durante 30 minutos.
9. Ao fim desse tempo, transferir as frações eluídas, uma de cada vez, para as cubas ou os tubos do espectrofotômetro ou do colorímetro fotelétrico, para determinar a densidade óptica (DO), utilizando o comprimento de onda de 520 milimícrons ou um filtro verde, de igual transmissão. Acertar o zero com a solução tampão de TRIS-EDTA-Ácido bórico.
10. Para calcular a percentagem da HbA_2, aplicar a seguinte fórmula:

$$HbA_2\% = \frac{\text{DO da } HbA_2}{\text{DO da HbA} \times 8 + \text{DO da } HbA_2} \times 100$$

Exemplo: DO da HbA = 0,250
DO da HbA_2 = 0,050

$$HbA_2\% = \frac{0{,}050}{0{,}250 \times 8 + 0{,}050} \times 100 = 2{,}43\%$$

11. Os limites normais de HbA_2 por este método variam entre 2 e 3%.

DREPANOCITOSE ERITROCÍTICA

A drepanocitose eritrocítica, como já assinalado, é alteração morfológica dos eritrócitos, produzida por uma hemoglobina anormal: a HbS.

A HbS transmite-se dos pais aos filhos, de acordo com as leis da herança; apresenta-se sob a forma homozigótica, HbS/HbS, e a forma heterozigótica dupla, quando em combinação com os genes das hemoglobinas anormais C, D, E e da talassemia beta, formando os genótipos heterozigotos duplos HbS/HbC, HbS/HbD, HbS/HbE e HbS/Hb^{that}.

A forma homozigótica de HbS, HbS/HbS, contendo 80 a 99% de HbS, é a responsável por **anemia hemolítica** crônica grave: a **anemia drepanocítica, falciforme** ou **siclêmica** *(sickle cell anemia)*, de caráter dominante. Este tipo de anemia é próprio da raça negra, mas ocorre também entre os habitantes da Índia e da costa de países do Mediterrâneo.

A forma heterozigótica, HbA/HbS, contendo 60 a 80% de HbA e 20 a 40% de HbS, constitui o estigma drepanocítico *(sickle cell anemia)* de caráter recessivo, em geral assintomático, não se acompanhando de anemia.

As formas heterozigóticas duplas, que constituem variante da anemia drepanocítica, produzem, via de regra, **anemia hemolítica** e outras complicações.

O mecanismo de formação dos drepanócitos está ligado à solubilidade da HbS. Quando saturada de oxigênio, é solúvel; quando, entretanto, é privada desse elemento, torna-se insolúvel e polimeriza-se, formando cristais nemáticos líquidos: os tactóides, que, por sua rigidez, provocam deformações dos glóbulos, dando-lhes a forma pela qual são conhecidos.

Na **anemia drepanocítica,** produzida pela forma homozigótica da HbS, a formação de drepanócitos *(sickle cells)* ocorre, em geral, à tensão normal de oxigênio, sendo a rigidez da cristalização intra-eritrocítica a responsável pelas tromboses capilares, hemólise e pela maioria das complicações conseqüentes.

A formação de drepanócitos pode ser demonstrada *in vitro*, desde que se reduza a tensão de oxigênio no meio em que se acham os glóbulos. O grau e a rapidez do aparecimento do fenômeno depende principalmente da concentração da HbS existente nos glóbulos e do grau de desoxigenação. Quando a concentração de HbS é de 80 a 99%, como na anemia drepanocítica, os drepanócitos formam-se logo, mesmo com pequena redução da tensão de oxigênio. Quando a concentração é de 20 a 40%, como no estigma drepanocítico, há necessidade de mais tempo e de maior redução da tensão de oxigênio e o aparecimento dos drepanócitos, o mesmo acontecendo com as formas heterozigóticas duplas.

Para se demonstrar a formação de drepanócitos, emprega-se o método de Daland e Castle, executado em preparação úmida e cujo agente redutor da tensão de oxigênio é o metabissulfito de sódio.

Reduções do pH plasmático também promovem a falcização das células de pacientes com HbSS e HbAS.

Para reforçar a desoxigenação do sangue, recomenda-se praticá-la *in vivo*, por anóxia local, mediante a colocação de torniquete em torno da base do dedo, durante cinco minutos, antes da colheita do sangue por picada digital. Tal medida torna mais rápida a formação dos drepanócitos.

Método de Daland e Castle

Material e Soluções Necessários

1. Equipamento para punção digital.
2. Lâminas e lamínulas.
3. Pipetas e bastões de vidro.
4. Vaselina ou parafina líquida.
5. Câmara úmida (placa de Petri, com algodão umedecido).
6. Metabissulfito de sódio, em solução aquosa a 2%, preparada recentemente.
7. Microscópio.
8. Sangue capilar do paciente.

Técnica

1. Puncionar a polpa digital do paciente, de preferência após a anóxia local, e colocar uma gota de sangue no centro de uma lâmina.
2. Adicionar duas gotas da solução de metabissulfito de sódio e misturá-las com um bastão de vidro.

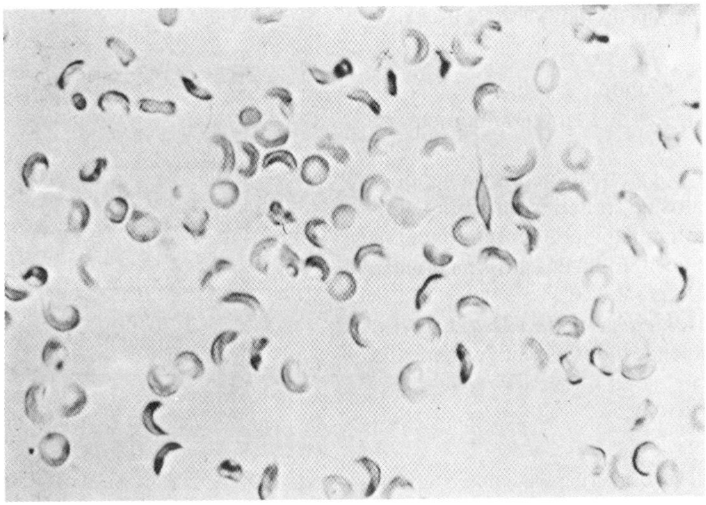

Fig. 21.15 Drepanocitose eritrocítica. Preparação úmida, tendo sido utilizado o metabissulfito de sódio como agente desoxigenante, em caso de anemia drepanocítica (forma homozigótica da HbS).

3. Cobrir a mistura com uma lamínula, removendo o excesso com papel de filtro ou algodão.
4. Examinar ao microscópio, para verificar se os glóbulos se acham uniformemente distribuídos, de modo que possam ser distinguidos individualmente. Se a preparação estiver muito espessa ou houver crenação dos glóbulos, decorrente de exposição prolongada ao ar, desprezá-la e preparar outra.
5. Em seguida, selar a preparação, passando vaselina ou parafina líquida nas margens da lamínula, ou colocá-la em câmara úmida (placa de Petri, com algodão umedecido), de preferência na estufa a 37°C, durante 30 minutos.
6. O sangue de paciente portador de HbS começa a formar drepanócitos imediatamente. Os glóbulos apresentam-se sob a forma elíptica, de crescente ou de foice, localizando-se especialmente nas margens da lamínula. Se não houver aparecimento de drepanócitos após 30 minutos, deixar a preparação à temperatura ambiente e examiná-la de novo, após três, seis e 24 horas, antes de considerar a prova negativa para a drepanocitose.
7. Como controle da prova, recomenda-se executá-la também com sangue normal, de acordo com a mesma técnica.
8. Quando não se dispõe do metabissulfito de sódio, pode-se executar a prova sem este redutor da tensão de oxigênio, bastando colocar uma gota de sangue do paciente em uma lâmina, cobri-la com uma lamínula e selar a preparação com vaselina ou parafina líquida, procedendo-se daí por diante de acordo com a técnica. A formação dos drepanócitos é mais lenta do que na prova com o metabissulfito, especialmente no estigma drepanocítico.

INTERPRETAÇÃO

Conforme já assinalado, todos os eritrócitos que contêm HbS tornam-se falciformes. Ocorre o fenômeno com mais rapidez na forma homozigótica da HbS, HbS/HbS, responsável pela anemia drepanocítica. A despeito deste fato, esta prova não permite distinguir a anemia drepanocítica do estigma drepanocítico, HbA/HbS, e das variantes da HbS, cumprindo recorrer à eletroforese.

PROVA DA SOLUBILIDADE DAS HEMOGLOBINAS

A prova constitui recurso rápido e fácil para a identificação da HbS e outras hemoglobinas anormais que produzem **drepanocitose.**

Consiste em adicionar sangue total a uma solução tampão de fosfatos contendo hidrossulfito de sódio, que tem a propriedade de desoxigenar a hemoglobina. Na presença de HbS ou outras hemoglobinas anormais que produzem drepanocitose, os glóbulos hemolisam-se imediatamente. Em virtude da desoxigenação da HbS, formam-se cristais hemáticos líquidos — os tactóides —, tornando a solução turva.

Se a prova se apresentar positiva, repeti-la, mas desta vez com solução contendo uréia. Quando na presença de HbS ou de HbC (Harlem), os tactóides se dissolvem, tornando transparente a solução originalmente turva. O mecanismo desta alteração decorre da propriedade que tem a uréia de quebrar as ligações hidrofóbicas que se formam na HbS, essenciais para a formação dos drepanócitos. As demais hemoglobinas anormais que produzem drepanocitose não alteram o resultado da prova, pois não dependem das ligações hidrofóbicas para a formação dos drepanócitos. O cianureto de potássio também pode ser empregado como agente inibidor da formação de drepanócitos.

Método do Hidrossulfito de Sódio-Uréia

Material e Soluções Necessários

1. Solução estoque: tampão de fosfatos 2,36 M:

$KHPO_4$	236,7 g
KH_2PO_4	135,9 g
Água destilada, completar para	1.000,0 ml

2. Solução de uso n.º 1: tampão de fosfatos-hidrossulfito-saponina:

Hidrossulfito de sódio (HNas) a 20%	5,0 ml
Saponina a 5%	5,0 ml
Tampão de fosfatos 2,36 M *q.s.*	250,0 ml

Esta solução permanece estável durante um mês, quando conservada no refrigerador.

3. Solução de uso n.º 2: tampão de fosfatos-hidrossulfito-saponina-uréia:

Uréia	12 g
Solução de uso n.º 1 *q.s.*	100,0 ml

Esta solução deve ser preparada no momento de uso, pois não se conserva.

4. Tubos de ensaio de 12 mm × 75 mm.
5. Pipetas de 0,02 ml (usar as pipetas do hemoglobinômetro de Sahli).
6. Sangue do paciente: colher por punção venosa, usando o EDTA ou a mistura de oxalatos de Heller e Paul como anticoagulante. O sangue capilar também pode ser empregado.
7. Escala de leitura: pode ser feita em folha de cartolina branca, na qual se traçam linhas pretas paralelas.

Existe no comércio o *Sickledex (Ortho Diagnostics, Raritan,* 08869, *NJ, USA),* contendo todos os reativos para esta prova.

Técnica

1. Colocar 0,02 ml de sangue total, venoso ou capilar, em um tubo de 12 mm × 75 mm já contendo 2 ml da solução de uso n.º 1, contendo hidrossulfito. Misturar bem.
2. Depois de cinco minutos à temperatura ambiente, examinar o tubo, observando a presença de opacidade ou de transparência.
3. Para isso, usar a escala de leitura, colocando o tubo em sua frente, à distância de cerca de 3 cm, com boa iluminação.
4. A prova pode apresentar-se:
   A) Positiva: na presença de HbS ou outras hemoglobinas anormais que causam drepanocitose, a solução torna-se turva ou opaca, não sendo visíveis as linhas pretas paralelas da escala de leitura, através da solução.
   B) Negativa: na ausência das hemoglobinas acima referidas, a solução permanece clara e transparente, sendo as linhas pretas paralelas da escala de leitura perfeitamente visíveis, através da solução.

   A prova positiva indica a presença de uma das seguintes hemoglobinas anormais insolúveis: HbS, HbC *(Harlem),* HbC *(Georgetown),* Hb de *Bart* e, possivelmente, Hb *Alexandra.*
5. Se a prova do hidrossulfito se encontrar positiva, deve-se executar a prova complementar da uréia-hidrossulfito, para determinar qual a hemoglobina presente, procedendo-se do seguinte modo:
   A) Executar a prova de acordo com a técnica anteriormente descrita, até o item 2, empregando a solução de uso n.º 2 de uréia-hidrossulfito em lugar da solução de uso n.º 1, que contém hidrossulfito.
   B) Examinar o tubo, empregando a escala de leitura, e observar:
      a) Se a solução se tornar clara e transparente, a hemoglobina presente é a HbS ou a HbC *(Harlem).*
      b) Se a solução permanecer turva e opaca, a hemoglobina presente pode ser uma das demais hemoglobinas que causam drepanocitose, como a HbC *(Georgetown)* a HB de *Bart* ou a Hb *Alexandra.*
6. Como controle das duas provas anteriormente descritas, convém executá-las também com sangue normal, de acordo com a técnica.

INTERPRETAÇÃO

Como já referido, a prova do hidrossulfito positiva (com turvação e opacidade da solução) revela a presença de hemoglobina insolúvel, que quase sempre é a HbS (ou outra hemoglobina anormal que causa drepanocitose), quer com genótipo homozigoto, quer com genótipo heterozigoto, simples ou duplo.

Nas demais hemoglobinas, normais ou anormais, a prova do hidrossulfito encontra-se negativa (solução clara e transparente), indicando a presença de hemoglobina solúvel.

Quando se executam as duas provas conjugadamente, podem-se tirar as seguintes conclusões:

a) Se a prova do hidrossulfito encontrar-se positiva (solução turva e opaca) e a solução da prova da uréia-hidrossulfito apresentar-se clara e transparente, a hemoglobina presente é a HbS ou a HbC *(Harlem).*
b) Se a prova do hidrossulfito se apresentar positiva (solução turva e opaca) e a solução da prova da uréia-hidrossulfito permanecer turva e opaca, a hemoglobina presente pode ser uma das demais hemoglobinas que causam drepanocitose, como a HbC *(Georgetown),* a Hb de *Bart* ou a Hb *Alexandra.*

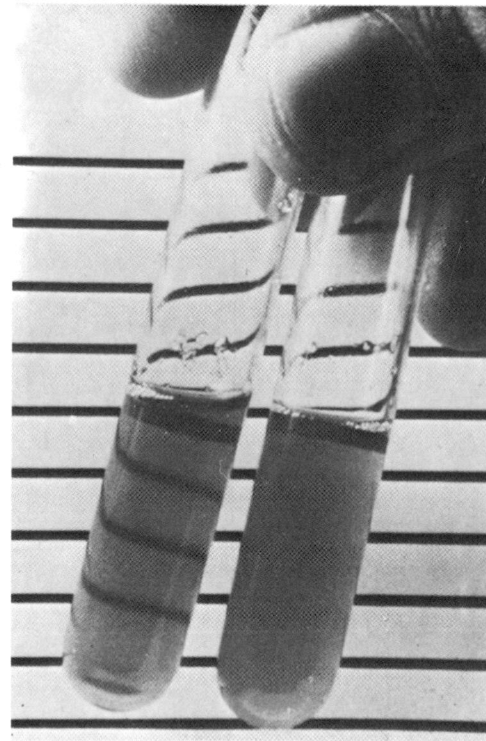

Fig. 21.16 Prova da solubilidade das hemoglobinas (método do hidrossulfito de sódio). *À direita,* solução turva ou reação positiva. Demonstra a presença de hemoglobinas que causam drepanocitose, e, *à esquerda,* solução transparente ou reação negativa (linhas negras paralelas da escala de leitura visíveis através da solução). Indica a ausência das hemoglobinas que causam drepanocitose.

Sempre que estas provas forem positivas, cumpre recorrer à eletroforese, para a identificação exata da hemoglobina presente.

PROVA DA DESNATURAÇÃO ALCALINA

Baseia-se esta no fato de que a hemoglobina fetal (HbF) é mais resistente à desnaturação pelos álcalis do que a hemoglobina normal do adulto (HbA).

Consta da adição do reativo de Drabkin o hemolisado de glóbulos do paciente, submetendo depois esta mistura à ação de reagente alcalino — o hidróxido de sódio — durante determinado tempo. A hemoglobina normal é desnaturada ou destruída, enquanto a hemoglobina fetal resiste, permanecendo na mistura. Juntar solução de sulfato de amônio, a fim de interromper o processo de desnaturação, e precipitar a hemoglobina desnaturada. Filtrar a mistura, que só ficará contendo hemoglobina álcali-resistente. Em seguida, determinar a densidade óptica do filtrado, relacionando o valor obtido com o da mistura original. A prova determina, assim, a concentração de HbF.

Método de Singer, Chernoff e Singer (Modificado por Betke e Cols.)

Material e Soluções Necessários

1. Reativo de Drabkin (ver Dosagem da Hemoglobina pelo método de cianometemoglobina).
2. Solução de hidróxido de sódio 1,2 N:

Hidróxido de sódio	4,8 g
Água destilada, completar para	100,0 ml

3. Solução de cloreto de sódio a 0,85%.
4. Clorofórmio.
5. Glicerol.
6. Triton X-100 (octoxinol) ou saponina.
7. Solução saturada de sulfato de amônio (80%).
8. Papel de filtro Whatman n.º 42.
9. Tubos de centrifugação graduados, de 15 ml.
10. Tubos de ensaio de 13 × 125 mm.
11. Banho-maria a 20°C.
12. Espectrofotômetro ou colorímetro fotelétrico.
13. Sangue do paciente: colher por punção venosa, usando o EDTA ou a mistura de oxalatos de Heller e Paul, como anticoagulante.

Técnica

1. Preparação do hemolisado de glóbulos:
   A) Colher 3 a 5 ml de sangue do paciente e colocar em um tubo de centrifugação graduado, de 15 ml, já contendo o anticoagulante. Agitar levemente.
   B) Adicionar ao tubo 5 a 7 ml de solução de cloreto de sódio a 0,85% e misturar por inversão do tubo. Centrifugar a 2.500 rpm durante cinco a 10 minutos. Decantar o sobrenadante.
   C) Lavar os glóbulos mais duas vezes, centrifugando e renovando o sobrenadante, de acordo com o item anterior.
   D) Depois da última lavagem, decantar o sobrenadante e anotar o volume de glóbulos depositados. Adicionar uma a duas gotas de Triton X-100 ou 1 mg de saponina. Misturar e deixar depositar, durante 15 minutos. Juntar clorofórmio em quantidade equivalente à metade do volume de glóbulos depositados.
   E) Tampar o tubo e agitar durante cinco minutos. Se não houver hemólise completa, congelar a mistura e agitá-la rapidamente.
   F) Centrifugar a mistura a 2.500 rpm, durante 20 minutos.
   G) Transferir o hemolisado para outro tubo.
   H) Juntar igual volume de glicerol ao hemolisado.
   I) Determinar a concentração hemoglobínica no hemolisado, pelo método de cianometemoglobina. Ajustar a concentração hemoglobínica a cerca de 10 g/100 ml, pela adição de água destilada. O hemolisado está agora pronto, podendo ser colocado no congelador a 0°C, até o momento de usar.
2. Colocar 0,5 ml do hemolisado em tubo contendo 9,5 ml do reativo de Drabkin, obtendo-se solução de cianometemoglobina a 0,5 g/100 ml.
3. Em seguida, misturar e transferir 2,8 ml da solução de cianometemoglobina para outro tubo. Colocá-lo em banho-maria a 20°C.
4. Adicionar 0,2 ml de hidróxido de sódio 1,2 N e misturar rapidamente. Deixar em banho-maria durante, exatamente, dois minutos.
5. Ao fim dos dois minutos, juntar 2 ml da solução saturada de sulfato de amônio ao tubo e deixá-lo em banho-maria, durante cinco a 10 minutos, a fim de precipitar as proteínas.
6. Filtrar a solução acima, usando papel de filtro Whatman n.º 42. Se o filtrado não se apresentar claro e transparente, refiltrar a solução, usando o mesmo papel de filtro.
7. Preparar a solução de hemoglobina total, adicionando 0,4 ml da solução original de cianometemoglobina a 0,5 g/100 ml, preparada no item 2, a 6,75 ml de água destilada.
8. Transferir o filtrado e a solução de hemoglobina total para as cubas ou tubos do espectrofotômetro ou do colorímetro fotelétrico e determinar a densidade óptica, utilizando o comprimento de onda de 540 milimícrons ou um filtro verde de igual transmissão. Acertar o zero com o reativo de Drabkin.
9. Calcular o resultado, aplicando a seguinte fórmula:

$$\text{HbF \%} = \frac{\text{DO da hemoglobina álcali–resistente}}{\text{DO da hemoglobina total} \times 10}$$

   A densidade óptica (DO) da hemoglobina total é multiplicada por 10 porque sua solução é 10 vezes mais diluída que a solução da hemoglobina álcali-resistente.
10. O filtrado de adulto normal é incolor, revelando menos de 2% de HbF, enquanto os filtrados contendo mais de 2% de HbF são de cor castanha ou avermelhada.
11. Como controle da prova, recomenda-se executá-la também com hemolisado normal, bem como, se possível, com hemolisado fetal.

INTERPRETAÇÃO

A prova da desnaturação alcalina determina a concentração de HbF presente no sangue, a qual varia, no adulto normal, entre 0,4 e 2%. Nos recém-nascidos, seus valores são normalmente elevados, reduzindo-se, progressivamente, à concentração normal do adulto, aos dois anos de idade.

Anormalmente, a concentração da HbF encontra-se aumentada na persistência hereditária da HbF, nas **síndromes talassêmicas,** nas **anemias aplásticas** adquiridas e congênitas, na **anemia perniciosa,** na **microsferocitose hereditária,** nas **leucemias agudas,** na **anemia drepanocítica** e em várias **hemoglobinopatias.**

Esta prova é empregada também para demonstrar a presença de HbF no sangue materno, proveniente da passagem de glóbulos fetais à sua circulação, nos casos de **doença hemolítica perinatal (DHPN).**

O sangue materno deve ser colhido logo após o parto.

PROVA DA ELUIÇÃO ÁCIDA

A prova da eluição ácida, proposta por Kleihauer e Betke, tem por finalidade demonstrar a presença de hemoglobina fetal (HbF) nos eritrócitos.

Consiste em submeter esfregaços de sangue secos e fixados pelo álcool etílico à ação de uma solução ácida tamponada, de pH 3,2, constituída de ácido cítrico e fosfato bissódico. A hemoglobina normal do adulto (HbA) e outras hemoglobinas, com exceção da HbF, são logo eluídas ou removidas dos eritrócitos, os quais, após a coloração pela eritrosina B ou pela eosina, se apresentam como sombras globulares. A HbF resiste à eluição ácida e permanece nos glóbulos, sendo demonstrada após a coloração pela eritrosina B ou pela eosina. Os glóbulos apresentam-se intensamente corados de vermelho-escuro.

A HbF existe normalmente em alta concentração, durante a vida fetal. No recém-nascido, sua concentração é de 50 a 75% da hemoglobina total, reduzindo-se, progressivamente, a 5%, aos seis meses de idade, e à concentração normal do adulto, de 2% ou menos, aos dois anos de idade.

Emprega-se a prova da eluição ácida para demonstrar a presença de HbF, principalmente nas condições patológicas em que sua concentração se acha muito elevada, como a persistência hereditária da HbF, as anemias aplásticas adquiridas e congênitas, a microsferocitose hereditária, as síndromes talassêmicas, a

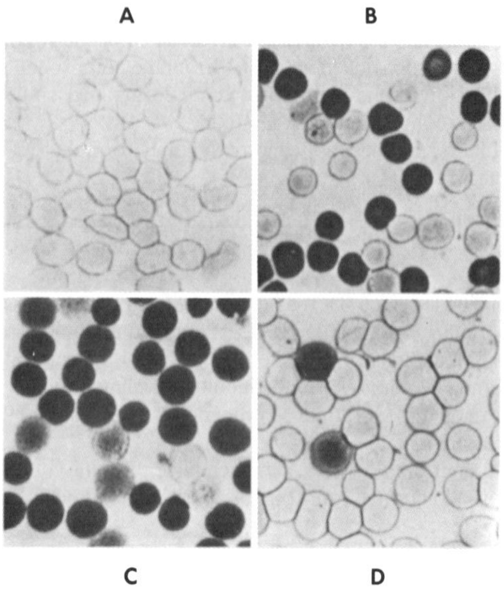

Fig. 21.17 Diferenciação entre a HbF e a HbA, pela prova de eluição ácida. *A.* Sombras globulares de eritrócitos adultos, cuja HbA foi removida. *B.* Mistura de eritrócitos de adulto e de feto. Os eritrócitos fetais apresentam-se corados de escuro, pelo seu conteúdo em HbF, resistente à eluição ácida. *C.* Sangue do cordão umbilical (85% de HbF). *D.* Sangue de criança de cinco meses de idade (25% de HbF).

anemia drepanocítica e outras hemoglobinopatias. Utiliza-se a prova também para demonstrar a presença de eritrócitos fetais na circulação materna, especialmente nos casos de **DHPN.**

Método de Kleihauer e Betke (Modificado por Shepard e Cols.)

Material e Soluções Necessários

1. Álcool etílico a 80%.
2. Solução estoque n.º 1: ácido cítrico 0,1 M:

   Ácido cítrico ($C_6H_8O_7 \cdot H_2O$) .... 10,5 g
   Água destilada, completar para .... 500,0 ml
   Conservar no refrigerador,

3. Solução estoque n.º 2: fosfato bissódico 0,2 M:

   Na_2HPO_4 .... 14,2 g
   Água destilada, *q.s.* .... 500,0 ml
   Conservar no refrigerador.

4. Solução tampão de uso: ácido cítrico-fosfato bissódico, pH 3,2:

   Solução estoque n.º 1 .... 36,7 ml
   Solução estoque n.º 2 .... 13,3 ml
   Não se conserva; preparar no momento de usar.

5. Hematoxilina de Mayer.
6. Eritrosina B ou eosina, em solução aquosa a 0,1 g%.
7. Lâminas.
8. Banho-maria a 37°C.
9. Recipiente para colocar a solução tampão de uso, pH 3,2, e os esfregaços de sangue.
10. Microscópio.
11. Sangue do paciente: colher por picada digital ou por punção venosa, usando o EDTA ou a mistura de oxalatos de Heller e Paul como anticoagulante.

Técnica

1. Confeccionar esfregaços de sangue do paciente, capilar ou venoso não-coagulado.
2. Deixar secar ao ar, durante 10 minutos.
3. Fixar com álcool etílico a 80%, durante cinco minutos.
4. Lavar com água e deixar secar ao ar.
5. Depois de completamente secos, colocar os esfregaços no recipiente contendo a solução tampão de uso, pH 3,2, pré-aquecida em banho-maria a 37°C. Deixar nesta solução durante cinco minutos, retirando e recolocando os esfregaços no recipiente, de minuto em minuto, a fim de facilitar a eluição ácida.
6. Após os cinco minutos, lavar os esfregaços e deixar secar ao ar.
7. Corar pela hematoxilina de Mayer, durante três minutos.
8. Lavar e contracorar pela eritrosina B ou pela eosina, durante três a quatro minutos. Lavar e deixar secar ao ar.
9. Em seguida, examinar os esfregaços microscopicamente, usando a objetiva de imersão em óleo para verificar a presença da HbF. Os eritrócitos contendo HbF apresentam-se intensamente corados de vermelho-escuro, dependendo da concentração e da distribuição da HbF nos glóbulos. Os eritrócitos normais, contendo HbA ou outras hemoglobinas, com exceção da HbF, aparecem como sombras globulares, inteiramente descoradas, decorrentes da remoção da hemoglobina que se achava presente.
10. Contar 100 ou 500 eritrócitos, anotando os que contêm HbF. Expressar o resultado em percentagem da contagem total.
11. Executar a prova também com sangue de indivíduo normal, como controle negativo de HbF, bem como, se possível, com sangue de cordão umbilical, como controle positivo da HbF.

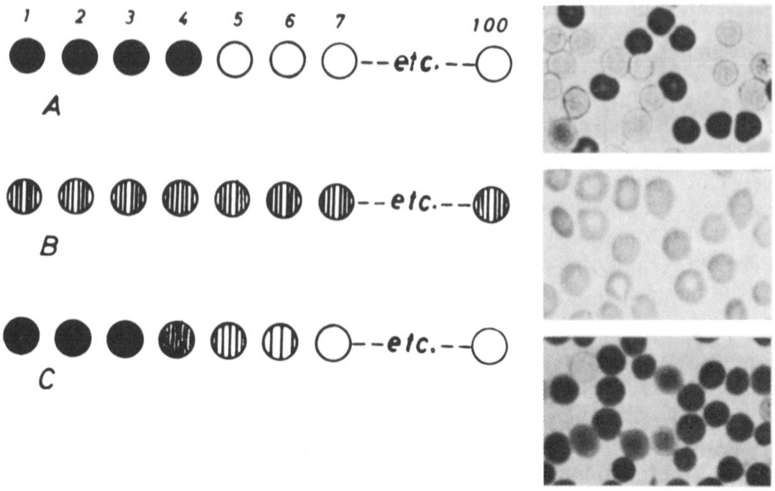

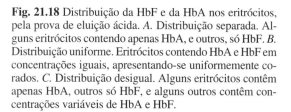

Fig. 21.18 Distribuição da HbF e da HbA nos eritrócitos, pela prova de eluição ácida. *A.* Distribuição separada. Alguns eritrócitos contendo apenas HbA, e outros, só HbF. *B.* Distribuição uniforme. Eritrócitos contendo HbA e HbF em concentrações iguais, apresentando-se uniformemente corados. *C.* Distribuição desigual. Alguns eritrócitos contêm apenas HbA, outros só HbF, e alguns outros contêm concentrações variáveis de HbA e HbF.

INTERPRETAÇÃO

A prova da eluição ácida apresenta-se **negativa** ou **positiva.**

A negativa indica a ausência de HbF nos eritrócitos, revelada pelas sombras globulares, decorrentes da remoção da HbA ou outras hemoglobinas.

A prova positiva revela a presença de HbF, apresentando-se os eritrócitos intensamente corados de vermelho-escuro, em percentagem variável, dependendo da concentração e da distribuição da HbF nos glóbulos.

Esta prova encontra-se positiva no recém-nascido, na **persistência hereditária da HbF,** nas **anemias aplásticas** adquiridas e congênitas, na **microsferocitose hereditária,** nas **síndromes talassêmicas,** na **anemia drepanocítica** e em outras hemoglobinopatias.

A distribuição da HbF nos eritrócitos tem significação diagnóstica, podendo apresentar-se sob três formas:

a) Distribuição uniforme. A HbA e a HbF encontram-se presentes em concentrações iguais em todos os eritrócitos, os quais se apresentam uniformemente corados. Esta forma de distribuição é própria da persistência hereditária da HbF.

b) Distribuição desigual. A HbA e a HbF são distribuídas de modo desigual nos eritrócitos. Alguns glóbulos contendo somente HbA, outros somente HbF e alguns, concentrações variáveis das duas hemoglobinas. Esta forma de distribuição ocorre nas **síndromes talassêmicas,** nas **anemias aplásticas** adquiridas e congênitas, na **microsferocitose hereditária,** na **anemia drepanocítica** e em outras hemoglobinopatias.

c) Distribuição separada. A HbA e a HbF encontram-se estritamente separadas nos eritrócitos, uns contendo só HbA e outros só HbF. Esta forma de distribuição ocorre no sangue materno, quando há passagem de glóbulos fetais à sua circulação, especialmente na **DHPN.** O sangue materno deve ser colhido logo após o parto. Pode-se calcular, aproximadamente, a quantidade de glóbulos fetais penetrada na circulação materna, bastando multiplicar a percentagem de glóbulos contendo HbF por 50. Esta determinação tem a finalidade de indicar a dose necessária de **Rhogam** (*Johnson e Johnson*) a administrar na mãe, para neutralizar os glóbulos Rh(D)-positivo fetais, sabendo-se que um frasco de **Rhogam** neutraliza 30 a 35 ml de sangue Rh(D)-positivo.

PROVA DA PRECIPITAÇÃO PELO CALOR

Esta prova é empregada para demonstrar a presença de hemoglobinas instáveis no sangue. Baseia-se nas propriedades termolábeis dessas hemoglobinas, as quais são desnaturadas e precipitadas quando expostas ao calor. Tais propriedades termolábeis decorrem da presença de inclusões intra-eritrocíticas, os corpúsculos de Heinz, característicos das hemoglobinas instáveis.

A hemoglobina normal do adulto é termoestável e resiste à exposição ao calor, nas condições da prova.

A prova consiste em preparar um hemolisado de glóbulos do paciente, adicionar a solução tampão de fosfatos e transferir uma parte desta mistura para dois tubos. Colocar um dos tubos em banho-maria a 50°C, durante três horas, deixando o outro à temperatura ambiente. Em seguida, determinar a concentração hemoglobínica no conteúdo dos dois tubos, para método de cianometemoglobina. Com os valores obtidos, calcula-se a percentagem de hemoglobinas instáveis precipitadas durante o aquecimento.

Material e Soluções Necessários

1. Solução estoque de fosfato n.º 1:

   $NaH_2PO_4 \cdot 2H_2O$ .... 23,4 g
   Água destilada, completar para .... 1.000,0 ml
   Conservar no refrigerador.

2. Solução estoque de fosfato n.º 2:

   Na_2HPO_4 .... 21,3 g
   Água destilada, completar para .... 1.000,0 ml

3. Solução tampão de uso: tampão de fosfatos, pH 7,4:

   Solução estoque de fosfato n.º 1 .... 18,0 ml
   Solução estoque de fosfato n.º 2 .... 82,0 ml
   Preparar no momento de usar, pois não se conserva.

4. Reativo de Drabkin (ver dosagem da hemoglobina pelo método da cianometemoglobina).
5. Solução de cloreto de sódio a 0,85%.
6. Tubos de ensaio de 13 × 100 mm.
7. Banho-maria a 50°C.
8. Espectrofotômetro ou colorímetro fotelétrico.
9. Sangue do paciente: colher por punção venosa, usando o EDTA ou a mistura de oxalatos de Heller e Paul como anticoagulante.

Técnica

1. Preparação do hemolisado de glóbulos:
   A) Colher 1 ml de sangue do paciente e colocar em tubo já contendo o anticoagulante. Agitar levemente.
   B) Adicionar a solução de cloreto de sódio a 0,85%, em quantidade suficiente para encher o tubo, a fim de lavar os glóbulos. Misturar por inversão do tubo e centrifugar a 2.500 rpm, durante cinco minutos. Decantar o sobrenadante.
   C) Lavar os glóbulos mais duas vezes, centrifugando e renovando o sobrenadante, de acordo com a etapa anterior.
   D) Depois da última lavagem, decantar o sobrenadante e juntar 5 ml de água destilada, a fim de hemolisar os glóbulos. Agitar o tubo, para deslocar todos os glóbulos depositados. O hemolisado está, assim, pronto.
2. Adicionar 5 ml da solução tampão de uso (tampão de fosfatos, pH 7,4) ao hemolisado.
3. Centrifugar o tubo a 2.500 rpm, durante 10 minutos.
4. Transferir 2 ml do hemolisado sobrenadante para cada um de dois outros tubos. Colocar um dos tubos em banho-maria a 50°C, durante três horas, deixando o outro à temperatura ambiente.
5. Examinar o conteúdo do tubo colocado em banho-maria, de hora em hora, até três horas, para verificar a presença ou ausência de precipitado.
6. Se houver precipitado, determinar a concentracão das hemoglobinas instáveis presentes.
7. Para isso, ao fim das três horas de banho-maria a 50°C, centrifugar o tubo a 2.500 rpm, durante 10 minutos.
8. Usando o reativo de Drabkin, determinar a concentração hemoglobínica no conteúdo dos dois tubos, procedendo do seguinte modo:
   A) Adicionar 0,5 ml de cada um dos hemolisados (o aquecido em banho-maria e o não-aquecido) a dois outros tubos contendo cada um 9,5 ml do reativo de Drabkin.
   B) Misturar bem e deixar em repouso, durante 10 minutos.
   C) Em seguida, transferir os dois hemolisados diluídos com o reativo de Drabkin para as cubas ou tubos do espectrofotômetro ou do colorímetro fotelétrico e determinar a densidade óptica, utilizando o comprimento de onda de 540 milimícrons ou um filtro verde, de igual transmissão. Acertar o zero com o reativo de Drabkin.
   D) Calcular o resultado, aplicando a seguinte fórmula:

$$\text{Hemoglobinas instáveis \%} = \frac{\text{DO do hemolisado não-aquecido} - \text{DO do hemolisado aquecido}}{\text{DO do hemolisado não-aquecido}} \times 100$$

9. Como controle da prova, executá-la também com sangue de indivíduo normal.

INTERPRETAÇÃO

Normalmente, o hemolisado permanece claro, sem precipitado, após uma hora em banho-maria a 50°C. Ao fim das três horas, pode ocorrer leve percipitado, revelando-se a prova normal ou negativa, com menos de 1% de hemoglobinas instáveis.

Na presença de hemoglobinas instáveis, o hemolisado precipita logo, dentro dos 10 primeiros minutos em banho-maria a 50°C, formando precipitado flocoso ao cabo das três horas. Neste caso, a prova encontra-se anormal ou positiva. Varia a concentração de hemoglobinas instáveis entre 10 e 40%.

CORPÚSCULOS DE HEINZ

Os corpúsculos de Heinz são precipitados de hemoglobinas desnaturadas que se apresentam como inclusões intraeritrocíticas, pequenas e arredondadas, caracteristicamente localizadas junto à membrana eritrocítica.

Normalmente, não se encontram tais inclusões nos eritrócitos. Quando presentes, sugerem **anemia hemolítica,** porquanto esses corpúsculos tornam os eritrócitos mais sensíveis à hemólise.

Os corpúsculos de Heinz ocorrem nas seguintes condições:

a) Certas substâncias oxidantes, como a acetilfenilidrazina, os compostos nitro- e aminoaromáticos, os cloratos e outras, quando administradas a indivíduos normais, em doses elevadas (ou postas em contato, *in vitro*, com eritrócitos), produzem desnaturação e precipitação da hemoglobina, com a formação de numerosos corpúsculos de Heinz e a conseqüente **anemia hemolítica.**

A demonstração da presença destes corpúsculos, nestes casos, constitui sinal de intoxicação por uma das substâncias mencionadas.

b) Outros produtos oxidantes, como alguns antimaláricos, certas sulfonamidas, alguns analgésicos, as nitrofuranas e outras substâncias (inclusive as mencionadas), quando administrados em doses terapêuticas (insuficientes para afetar os eritrócitos normais) a indivíduos que tenham deficiências congênitas de enzimas redutoras em seus eritrócitos, provocam a oxidação da molécula hemoglobínica, resultando em sua desnaturação e precipitação, com a formação de corpúsculos de Heinz em mais de 50% dos eritrócitos e anemia hemolítica conseqüente.

As principais enzimas redutoras contidas nos eritrócitos são as enzimas glicolíticas, a desidrogenase da glicose-6-fosfato e a glutationa reduzida, as quais, em virtude de sua ação redutora sobre a molécula hemoglobínica, têm o poder de impedir sua oxidação. Quando, porém, se acham em deficiência, são incapazes de exercer tal ação.

A presença dos corpúsculos de Heinz, nestes casos, revela a deficiência de uma das enzimas redutoras presentes nos eritrócitos.

c) Anemias hemolíticas produzidas por hemoglobinas instáveis, como a Hb *Zürich*, a Hb *Köln,* a Hb *Bristol* e outras.

Nestes casos, formam-se numerosos corpúsculos de Heinz, pela desnaturação e precipitação da hemoglobina instável presente nos eritrócitos.

Para demonstrar a presença, *in vitro*, dos corpúsculos intraeritrocíticos de Heinz, emprega-se corante de base não-alcoólica, como o cristal violeta ou o metil violeta, que os cora de púrpura intenso. Os corpúsculos de Heinz desaparecem quando na presença de álcool etílico ou metílico. Não se coram pelos corantes de Romanowsky e tampouco se encontram nos reticulócitos.

Em muitos casos de anemias hemolíticas causadas por hemoglobinas instáveis, só se demonstra a presença desses corpúsculos após a esplenectomia ou pela ação de substâncias oxidantes, como acetilfenilidrazina. Neste processo, a glutationa reduzida é oxidada, tornando-se incapaz de impedir a precipitação da hemoglobina.

Em vista desses fatos, recomenda-se demonstrar a presença dos corpúsculos de Heinz submetendo os eritrócitos do paciente à ação da acetilfenilidrazina e corando-os, em seguida, pelo cristal violeta ou pelo metil violeta. Na presença de hemoglobinas instáveis, ou quando há deficiência das enzimas redutoras, aparecem numerosos corpúsculos de Heinz, localizados junto à membrana eritrocítica, encontrando-se muitos eritrócitos com quatro ou mais desses corpúsculos.

Material e Soluções Necessários

1. Solução estoque de fosfato n.º 1:

KH_2PO_4	9,08 g
Água destilada, *q.s.*	1.000,00 ml

Conservar no refrigerador.

2. Solução estoque de fosfato n.º 2:

Na_2HPO_4	9,47 g
Água destilada *q.s.*	1.000,00 ml

Conservar no refrigerador.

3. Solução tampão de uso: tampão de fosfatos, pH 7,6:

Glicose	0,2 g
Solução estoque de fosfato n.º 1	13,0 ml
Solução estoque de fosfato n.º 2	87,0 ml

Não se conserva; preparar no momento de usar.

4. Solução de acetilfenilidrazina a 0,1%:

Acetilfenilidrazina em pó	0,1 g
Solução tampão de uso *q.s.*	100,0 ml

Não se conserva: preparar e usar, no máximo, dentro de uma hora.

5. Solução de cloreto de sódio a 0,85%.
6. Solução corante de cristal violeta ou metil violeta a 1%.

Cristal violeta ou metil violeta	1,0 g
Solução de NaCl a 0,85% *q.s.*	100,0 ml

Agitar a solução durante cinco minutos e, depois de dissolvido o corante, filtrar.

7. Tubos de ensaio de 13 × 100 mm.
8. Lâminas e lamínulas.
9. Pipetas de 0,1 ml.
10. Banho-maria a 37°C.
11. Microscópio.
12. Sangue do paciente: colher por punção venosa, usando o EDTA, a mistura de oxalatos de Heller e Paul ou a heparina, como anticoagulante.

Técnica

1. Colocar 2 ml da solução de acetilfenilidrazina em um tubo de 13 × 100 mm.
2. Adicionar 0,1 ml de sangue total do paciente. Misturar e aerar a suspensão, aspirando o soprando a pipeta duas a três vezes.
3. Colocar o tubo em banho-maria a 37°C, durante quatro horas. Marcar o tempo.
4. Depois de duas horas de banho-maria, aerar novamente a suspensão, como no item anterior.
5. Ao fim das quatro horas, aerar de novo a suspensão.

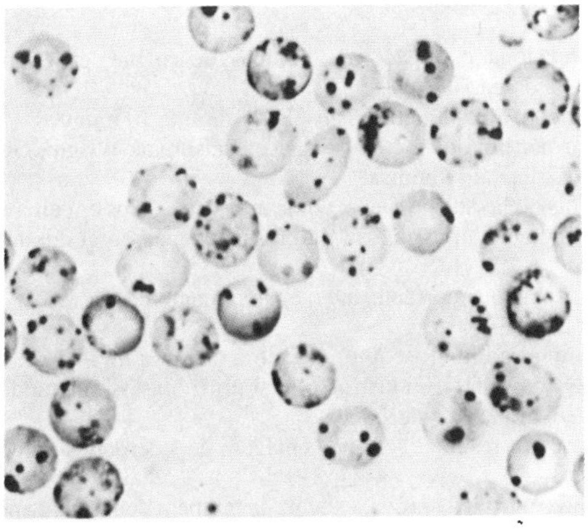

Fig. 21.19 Corpúsculos de Heinz, formados em eritrócitos sensíveis a substâncias oxidantes.

6. Em seguida, colocar uma pequena gota da suspensão sobre uma lamínula. Inverter esta sobre uma lâmina, na qual já se tenha depositado uma gota da solução corante de cristal violeta ou metil violeta.
7. Deixar a suspensão corar durante 10 minutos.
8. Examinar microscopicamente, usando a objetiva de imersão em óleo.
9. Os corpúsculos de Heinz aparecem como inclusões de cor púrpura, pequenas e arredondadas, medindo 1 a 2 mícrons de diâmetro. Pode-se encontrar, em cada eritrócito, um a cinco corpúsculos, caracteristicamente localizados junto à membrana eritrocítica.
10. Como controle da prova, recomenda-se executá-la também com sangue de indivíduo normal.

INTERPRETAÇÃO

Normalmente, os eritrócitos não contêm corpúsculos de Heinz. A presença destes constitui valioso recurso na clínica, permitindo estabelecer o diagnóstico das anemias hemolíticas:

a) Produzidas por hemoglobinas instáveis.
b) Decorrentes de deficiência congênita das enzimas redutoras existentes nos eritrócitos, secundárias à ação de certas substâncias oxidantes, já assinaladas.
c) Conseqüentes à intoxicação por substâncias oxidantes, também já mencionadas.

INCLUSÕES INTRA-ERITROCÍTICAS DA HbH

A HbH é uma hemoglobina instável, constituída de tetrâmeros de cadeias beta (β_4). Encontra-se em elevada concentração na hemoglobinopatia H (**talassemia alfa heterozigótica dupla**), bem como (mas em pequena concentração) no estigma talassêmico alfa (**talassemia alfa heterozigótica**) e na **talassemia alfa homozigótica.**

Quando presente nos eritrócitos, sobretudo nos mais envelhecidos, a HbH pode tornar-se insolúvel e precipitar-se, formando inclusões intra-eritrocíticas, que reduzem o ciclo vital desses glóbulos. Os eritrócitos com tais inclusões são rapidamente destruídos pelo baço, desaparecendo da circulação. Após a esplenectomia, a destruição cessa, podendo-se então demonstrar sua presença na circulação periférica. Os eritrócitos que não contêm a HbH não formam tais inclusões.

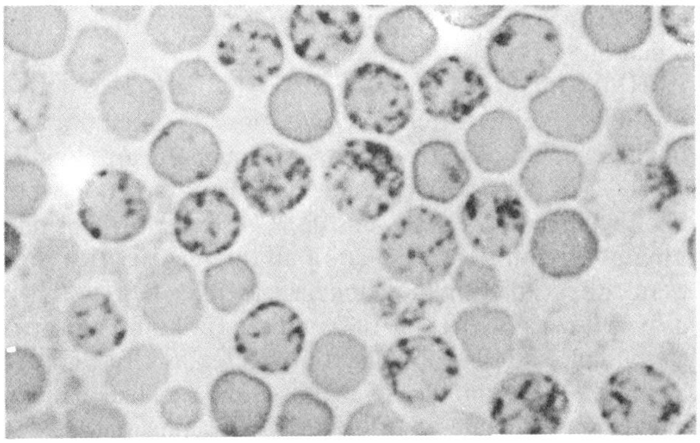

Fig. 21.20 Inclusões intra-eritrocíticas da HbH.

Para demonstrar *in vitro* a presença de HbH nos eritrócitos, emprega-se um corante supravital: o azul-de-cresil brilhante; este produz precipitação da HbH, com a formação de numerosas inclusões intra-eritrocíticas, arredondadas e pequenas, coradas de azul-pálido e localizadas na periferia dos eritrócitos.

Coloração pelo Azul-de-Cresil Brilhante

Material e Soluções Necessários

1. Corante supravital:

Azul-de-cresil brilhante	1,0 g
Citrato de sódio	0,4 g
Solução de NaCl a 0,85% *q.s.*	100,0 ml

2. Lâminas.
3. Tubos de ensaio de 13 × 100 mm.
4. Microscópio.
5. Sangue do paciente: colher por punção venosa, usando o EDTA ou a mistura de oxalatos de Heller e Paul como anticoagulante.

Técnica

1. Colocar 1 ml de sangue não coagulado do paciente em tubo contendo 1 ml do corante azul-de-cresil brilhante.
2. Misturar e deixar corar à temperatura ambiente. Marcar o tempo.
3. Com a mistura, confeccionar esfregaços em lâminas, bem finos, 10 minutos, uma hora e 24 horas depois de iniciada a coloração.
4. Depois de secos, examinar os esfregaços microscopicamente, usando a objetiva de imersão, para verificar a presença de inclusões intra-eritrocíticas.
5. Como controle da prova, executá-la, também, com sangue de indivíduo normal.

INTERPRETAÇÃO

Normalmente, não se encontram inclusões intra-eritrocíticas. Quando presentes, dependendo do tempo em que o sangue permaneceu corando, indicam tratar-se de:

a) Reticulócitos. As inclusões apresentam-se sob a forma de granulações reticulares, coradas de azul-escuro. São constituídas de precipitados de ácido ribonucléico. Aparecem no esfregaço confeccionado 10 minutos após o início da coloração.

b) HbH. As inclusões presentes são características da HbH. Encontram-se no esfregaço confeccionado uma hora após o início da coloração. São inclusões pequenas e arredondadas, coradas de azul-pálido e localizadas na periferia dos eritrócitos. Podem aparecer em mais de 50% dos eritrócitos na **hemoglobinopatia H** (**talassemia alfa heterozigótica dupla**) e em raros eritrócitos, no estigma talassêmico alfa (**talassemia alfa heterozigótica**) e na **talassemia alfa homozigótica.**

c) Corpúsculos de Heinz. As inclusões presentes são maiores que as precedentes, coradas de azul-escuro e localizadas junto à membrana eritrocítica. São produzidas pela precipitação de outras hemoglobinas instáveis. Estes corpúsculos requerem mais tempo para se corar por este método. Só aparecem em esfregaços confeccionados várias horas após o início da coloração.

GRÂNULOS SIDERÓTICOS INTRA-ERITROCÍTICOS

Os grânulos sideróticos são granulações contendo ferro: podem ser encontrados tanto nos eritrócitos maduros, constituindo os siderócitos, como nos eritrócitos imaturos (eritroblastos), formando os sideroblastos.

Como os grânulos sideróticos não se coram pelos corantes de Romanowsky, emprega-se, para sua demonstração, o azul-da-prússia, com o qual se coram de azul intenso. Tais grânulos confundem-se, às vezes, com os corpúsculos de Pappenheimer, os quais, entretanto, são constituídos de depósitos de ferro nas mitocôndrias, corando-se tanto pelos corantes de Romanowsky, como pelo azul-da-prússia. O ponteado basófilo, formado por condensação de ribossomos, cora-se pelos corantes de Romanowsky, mas não pelo azul-da-prússia.

Admite-se que os grânulos sideróticos, constituídos de ferritina modificada, representem ferro intra-eritrocítico que ainda não se incorporou à hemoglobina.

A demonstração dos grânulos sideróticos constitui recurso de grande valor para o diagnóstico diferencial entre as anemias por deficiência de ferro e as decorrentes de alterações da síntese da hemoglobina, como as das síndromes talassêmicas e outras anemias, nas quais o ferro se acumula sob a forma de grânulos porque não pôde ser utilizado para a síntese da hemoglobina.

Reação do Azul-da-Prússia

Material e Soluções Necessários

1. Equipamento para coloração por um dos seguintes métodos: Leishman, Wright, Giemsa ou May-Grünwald-Giemsa.
2. Reativo do azul-da-prússia:

Ferrocianureto de potássio a 2%	10 ml
Ácido clorídrico a 1%	30 ml

3. Álcool metílico (**cuidado, tóxico!**)
4. Recipiente para colocar o reativo do azul-da-prússia e os esfregaços.
5. Lâminas.
6. Microscópio.
7. Sangue do paciente: colher por picada digital ou por punção venosa, usando o EDTA ou a mistura de oxalatos de Heller e Paul como anticoagulante.
8. Biópsia da medula óssea: executá-la por punção do esterno.

Técnica

1. Confeccionar esfregaços em lâminas, de sangue periférico e/ou da medula óssea.
2. Fixar com álcool metílico absoluto, durante 10 minutos.
3. Corar por um dos métodos usados: Leishman, Wright, Giemsa ou May-Grünwald-Giemsa.
4. Depois de lavados e secos, colocar os esfregaços em um recipiente contendo o reativo do azul-da-prússia. Deixar corar durante 10 minutos.
5. Lavar em água corrente, até o aparecimento da cor rósea.
6. Deixar secar ao ar.
7. Examinar ao microscópio, usando a objetiva de imersão em óleo (100×). Contar 100 eritrócitos ou eritroblastos, anotando os que contêm grânulos sideróticos.
8. Fornecer o resultado em percentagem de siderócitos ou de sideroblastos.
9. Como controle da prova, executá-la também com sangue periférico e medula óssea de indivíduo normal.

INTERPRETAÇÃO

Normalmente não se encontram siderócitos nem sideroblastos no sangue periférico. Na medula óssea, encontram-se, normalmente, 20 a 60% de sideroblastos, bem como alguns reticulócitos contendo grânulos sideróticos.

Em certas condições patológicas, especialmente quando há alterações da síntese da hemoglobina, ocorre grande aumento da percentagem destes grânulos, que se apresentam mais grosseiros e maiores que os encontrados normalmente na medula óssea. Nas anemias sideroblásticas, os grânulos dispõem-se em anel em torno do núcleo dos eritroblastos, constituindo os sideroblastos em anel.

As seguintes patologias acompanham-se de aumento da percentagem destes grânulos, tanto no sangue periférico como na medula óssea: **anemias aplásticas, anemias sideroblásticas, síndromes talassêmicas, anemias por intoxicação** pelo chumbo e após a esplenectomia.

Cumpre assinalar que as reservas de ferro no organismo e a concentração do ferro sérico estão intimamente relacionadas com a percentagem de sideroblastos na medula óssea.

Nas anemias por deficiência de ferro, nas quais as reservas deste e a concentração do ferro sérico se acham muito reduzidas, a percentagem de sideroblastos na medula óssea encontra-se também muito reduzida.

Nas anemias decorrentes de alterações da síntese da hemoglobina, nas **anemias aplásticas,** nas **anemias sideroblásticas** e **sideroacrésticas**, na **anemia perniciosa,** na **hemocromatose**, na **hemossiderose** e em outras condições, nas quais as reservas de ferro e sua concentração no soro se encontram elevadas, a percentagem de sideroblastos na medula óssea acha-se igualmente elevada.

Nas anemias que acompanham as infecções crônicas, a **artritre reumatóide,** as **neoplasias** e outras condições, embora as reservas de ferro sejam normais ou aumentadas, a sideremia e a percentagem de sideroblastos na medula óssea acham-se diminuídas.

DOSAGEM DA HEMOGLOBINA

A dosagem da hemoglobina ou hemoglobinometria constitui uma das determinações sangüíneas freqüentes na clínica. Contribui para o diagnóstico das anemias, bem como para a apreciação da eficácia do tratamento instituído.

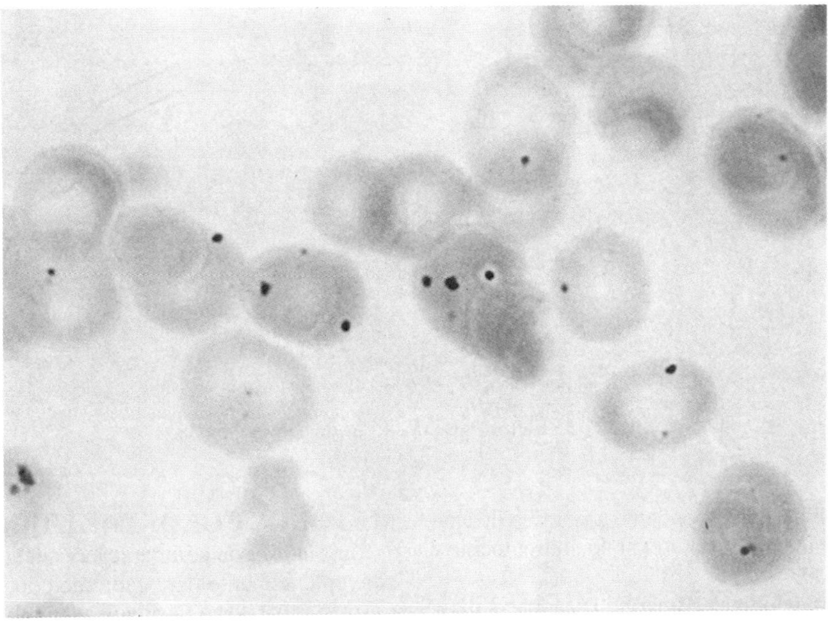

Fig. 21.21 Siderócitos no sangue periférico.

Entre os vários métodos usados para esta determinação, baseados em princípios distintos (gasométricos, gravimétricos, ferrométricos e colorimétricos), serão descritos os métodos colorimétricos, em virtude de apresentarem vantagens sobre os demais pela facilidade e rapidez de execução, fornecendo resultados suficientemente exatos para as necessidades clínicas habituais.

Os resultados das dosagens da hemoglobina são, via de regra, expressos incorretamente em termos de percentagem. Como são diferentes os padrões usados como 100% de hemoglobina, os números obtidos não são comparáveis.

Para evitar o inconveniente de referir os resultados em percentagem de um número normal arbitrário, deve-se expressar sempre a quantidade dosada da hemoglobina em g/dl de sangue, número absoluto que permite comparação entre os vários métodos empregados.

A percentagem da hemoglobina é a relação entre a hemoglobina do paciente e o padrão normal.

O número de gramas de hemoglobina representa a concentração da hemoglobina em 100 ml de sangue.

Figuram no Quadro 21.8 concentrações da hemoglobina em gramas por dl de sangue, equivalentes a 100% de hemoglobina dos diferentes aparelhos (Quadro 21.8).

Para transformar a percentagem de hemoglobina em gramas de hemoglobina por 100 ml de sangue, basta multiplicar o nú-

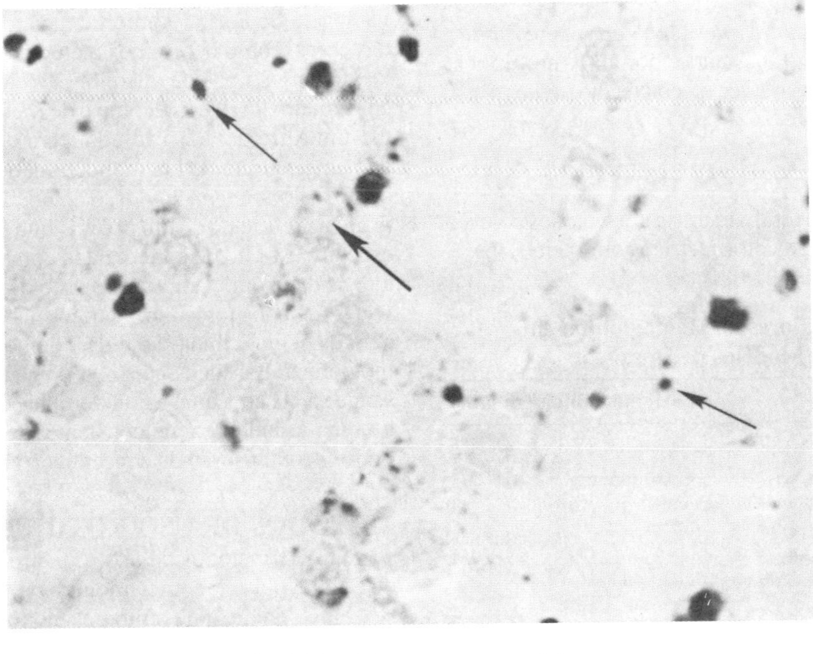

Fig. 21.22 Sideroblastos na medula.

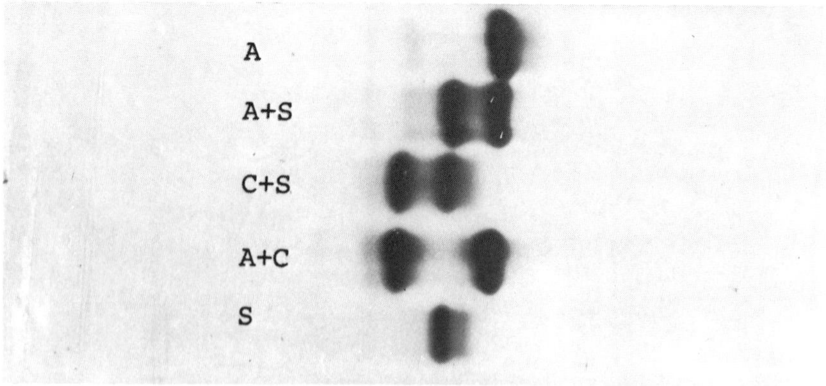

Fig. 21.23 Eletroforese dos tipos de hemoglobinas.

mero de g/dl de hemoglobina, correspondente ao padrão do aparelho usado, pela percentagem lida na escala do equipamento e dividir o resultado por 100.

Exemplo: 90% de hemoglobina — aparelho usado: Sahli — o padrão equivale a 17,3 g/dl de hemoglobina.

$$\text{Portanto, } \frac{17,3 \times 90}{100} = 15{,}57 \text{ g/dl de hemoglobina.}$$

Para transformar o número de g/dl de hemoglobina em percentagem de hemoglobina, basta dividir o número de g/100 ml encontrado pelo número de 6/100 ml de hemoglobina do padrão do aparelho usado e multiplicar o resultado por 100.

Exemplo: 12,6 g/dl de hemoglobina — aparelho usado: Sahli — o padrão corresponde a 17,3 g/dl de hemoglobina.

$$\text{Portanto, } \frac{12,6}{17,3} \times 100 = 72\% \text{ de hemoglobina.}$$

Para se transformar g/dl em unidade SI *(Système International)*, multiplica-se pelo fator de conversão (0,155 no caso).

Exemplo:

$$12{,}6 \text{ g/dl} \times 0{,}155 = 1{,}90 \text{ mmol/l.}$$

O *Système International d'Unités* preconiza expressar as taxas de hemoglobina em g/l, bastando, portanto, multiplicar o valor em g/dl por 10, que é o fator de conversão.

Métodos Colorimétricos

Os métodos colorimétricos dividem-se em métodos colorimétricos visuais e métodos fotocolorimétricos ou fotelétricos.

Quadro 21.8 Valores da Hemoglobina em Diferentes Modelos de Dosagem

Aparelhos	Hemoglobina em g/dl
Sahli	17,3
Sahli-Leitz	15,0
Sahli-Hellige	14,5
Dare	13,77
Tallqvist	15,8
Newcomer	16,92
Haldane	13,8
Von Fleischl-Miescher	15,9
Van Slyke	16,9

MÉTODOS COLORIMÉTRICOS VISUAIS

Baseiam-se na comparação visual do sangue a dosar, tratado convenientemente para cada método, com um padrão de composição e natureza variáveis, segundo o método (soluções ou bastões de vidro corados, escalas coloridas).

Subdividem-se em métodos **diretos** e **indiretos**.

Métodos Diretos. São aqueles cujo princípio é a comparação do sangue a fresco, sem tratamento algum, diretamente com um padrão corado. Os mais conhecidos são a escala hemoglobínica de Tallqvist e o hemoglobinômetro de Dare, raramente usados por serem imprecisos.

Métodos Indiretos. São os métodos em que se adiciona ácido clorídrico ao sangue, convertendo a hemoglobina em hematina ácida, de cor castanha, mais facilmente comparável que a cor vermelha do sangue. Os aparelhos mais usados deste tipo são o hemoglobinômetro de Newcomer e o de Sahli, com suas várias modificações. Há ainda o método da hematina alcalina, raramente usado, que consiste na adição de hidróxido de sódio ao sangue, transformando a hemoglobina em hematina alcalina.

MÉTODOS FOTOCOLORIMÉTRICOS

Os métodos fotocolorimétricos ou fotelétricos oferecem a vantagem de afastar a interferência do analista na comparação das cores, como ocorre nos métodos colorimétricos visuais.

Há vários tipos de aparelhos fotelétricos em uso corrente: o colorímetro fotelétrico, como o de *Klett-Summerson* e outros, que usa um filtro de vidro corado, para obter um espectro moderadamente estreito de luz monocromática, e o espectrofotômetro, como o de *Coleman Junior*, o de *Beckman* e outros, que usa fonte de luz refratada de um prisma, que é luz monocromática, com espectro estreito de cor em dado comprimento de onda. Medem a densidade óptica ou transmissão de luz.

Os métodos fotocolorimétricos mais empregados para a dosagem da hemoglobina são o da oxiemoglobina e o da cianometemoglobina. Baseiam-se na determinação da densidade óptica do sangue a dosar, a qual é transformada em concentração de hemoglobina usando-se uma constante, determinada pela densidade óptica de um padrão de concentração hemoglobínica conhecida.

MÉTODOS DE USO ROTINEIRO

Entre os métodos de uso rotineiro, serão descritos apenas o de Sahli e o da cianometemoglobina.

O método de Sahli, embora sujeito a causas de erro, é de uso corrente por ser de execução simples e rápida, atendendo às necessidades clínicas rotineiras.

O método da cianometemoglobina é o de escolha, por sua exatidão e sensibilidade, permitindo dosar todas as formas de hemoglobina, normais e anormais, exceto a sulfemoglobina. Este método foi recomendado, em 1964, pelo *Subcommittee on Hemoglobinometry of The International Committee for Standardization in Hematology* como padrão de referência, em virtude de utilizar padrão estável e reproduzível comercialmente com alta precisão.

Método de Sahli

Princípio. Consiste em adicionar sangue total à solução de ácido clorídrico 0,1 N, que transforma a hemoglobina em hematina ácida, de cor castanha. Esta mistura é depois diluída com água destilada, até que a cor se iguale à do padrão; faz-se, em seguida, a leitura diretamente na escala do tubo, em percentagem ou em g/dl de hemoglobina. Este método, que é aproximativo, é conservado nesta edição pela sua exeqüibilidade, mesmo em pequenos laboratórios.

Material e Soluções Necessários

1. Equipamento para punção digital.
2. Hemoglobinômetro de Sahli. Consiste em um estojo contendo bloco comparador, com vidro fosco ao fundo, apresentando dois orifícios onde se colocam dois tubos para a comparação: um, o padrão permanente, constituído de um bastão de vidro corado (ou solução de hematina ácida, nos hemoglobinômetros antigos); o outro, graduado, de diâmetro igual ao primeiro, destinado a receber o sangue tratado pelo ácido clorídrico. Este último tubo apresenta duas escalas graduadas, uma de 10 a 140, correspondente à percentagem de hemoglobina, e a outra, de 2 a 24, referente a g/dl de hemoglobina. O estojo contém ainda uma pipeta de 20 mm^3, provida de tubo de borracha, uma pipeta conta-gotas, uma baqueta de vidro e um frasco para se colocar o ácido clorídrico (Fig. 21.24).
3. Ácido clorídrico 0,1 N. Pode-se preparar solução aproximadamente 0,1 N, juntando-se 1 ml de ácido clorídrico concentrado (D 1,19) a 99 ml de água destilada.
4. Água destilada.

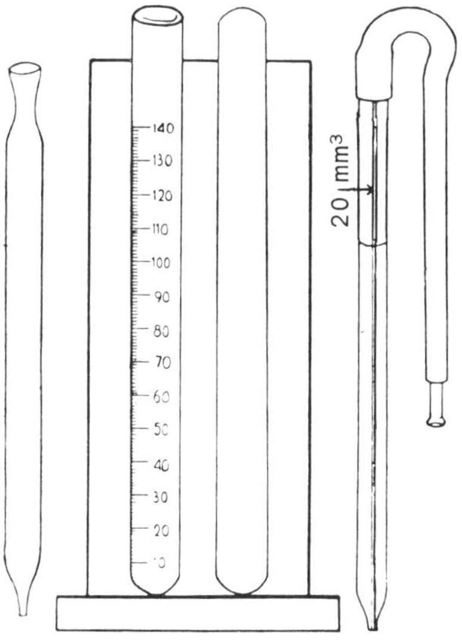

Fig. 21.24 Hemoglobinômetro de Sahli.

Técnica

1. Colocar o ácido clorídrico, no tubo graduado, até a marca 10.
2. Picar a polpa digital e aspirar o sangue, com a pipeta própria, até a marca 20 mm^3. Introduzir a pipeta no fundo do tubo e soprar. Misturar bem, aspirando e soprando a pipeta, duas a três vezes. Esperar 10 minutos, para permitir o desenvolvimento da cor.
3. Adicionar água destilada, gota a gota, até que a cor se iguale exatamente com o padrão. Misturar com a baqueta de vidro, após cada adição de água.
4. Fazer a leitura em uma ou nas duas escalas do tubo, as quais correspondem, diretamente, à percentagem ou a g/dl de hemoglobina.

Cem por cento equivalem a 17,3 g/dl de hemoglobina. Os valores normais, por este método, oscilam entre 80 e 100% ou entre 13,5 e 18,0 g/dl (2-2,80 mmol/l) de hemoglobina.

Método da Cianometemoglobina

Princípio. Consiste em adicionar sangue total a uma solução contendo ferricianureto de potássio e cianureto de potássio (reativo de Drabkin). O ferricianureto transforma o ferro da hemoglobina do estado ferroso (bivalente) ao estado férrico (trivalente); forma-se metemoglobina, que, por sua vez, combina com o cianureto de potássio para produzir pigmento estável: a cianometemoglobina. A intensidade da cor desta mistura é, então, determinada no espectrofotômetro ou no colorímetro fotelétrico, utilizando, respectivamente, o comprimento de onda de 540 mμ ou filtro verde, de igual transmissão. A densidade óptica da solução é proporcional à concentração hemoglobínica.

Material e Soluções Necessários

1. Reativo de Drabkin:

Bicarbonato de sódio (Na_2CO_3)	1,00 g
Cianureto de potássio (KCN) (**veneno!**)	0,05 g
Ferricianureto de potássio	0,20 g
Água destilada *q. s.*	1.000,00 ml

Colocar em frasco escuro. Conserva-se durante um mês.

2. Padrão: usar a solução padrão estoque de cianometemoglobina, que se pode adquirir no comércio preparada por várias firmas.
3. Pipetas de 0,02 ml.
4. Tubos de ensaio de 13 × 100 mm.
5. Espectrofotômetro ou colorímetro fotelétrico.
6. Sangue do paciente: colher por punção venosa, usando o EDTA ou a mistura de oxalatos de Heller e Paul como anticoagulante. O sangue capilar também pode ser usado.

Técnica

1. Colocar 0,02 ml de sangue oxalatado, bem misturado, ou sangue capilar, em tubo contendo exatamente 5 ml do reativo de Drabkin, aspirando e soprando a pipeta várias vezes, até que todo o sangue tenha sido removido.
2. Agitar bem a mistura e deixá-la à temperatura ambiente, durante pelo menos 10 minutos, para permitir a formação de cianometemoglobina.
3. Verificar se a mistura se apresenta perfeitamente transparente. Qualquer turvação constitui causa de erro, que pode decorrer da presença de:
   a) Leucocitose elevada. Neste caso, centrifugar a mistura e usar o sobrenadante.
   b) Hemoglobinas anormais S ou C. Diluir a mistura a 1:1 com água destilada e multiplicar o resultado por 2.
   c) Globulinas anormais. Adicionar 0,1 g de carbonato de potássio à mistura.
   d) Lipemia. Colher nova amostra de sangue, em jejum.
4. Transferir a mistura para a cuba ou o tubo do espectrofotômetro ou do colorímetro fotelétrico e determinar a densidade óptica, utilizan-

do o comprimento de onda de 540 milimícrons ou filtro verde, de igual transmissão. Acertar o zero com o reativo de Drabkin ou com água destilada.

5. Em seguida, calcular a concentração hemoglobínica em g/dl na mistura, adotando um dos três seguintes processos:

A) Curva de calibração. Para preparar a curva de calibração, usar a solução padrão estoque de cianometemoglobina, que pode ser adquirida no comércio, com certificado de garantia dado pelo *College of American Pathologists*. A concentração exata do padrão, indicada no rótulo, varia de acordo com cada fabricante, sendo, em geral, de 60 dl de cianometemoglobina, equivalentes a 15,06 dl de hemoglobina. Como a densidade óptica da solução é diretamente proporcional à concentração da cianometemoglobina, pode-se preparar a curva de calibração com o emprego de três concentrações diferentes do padrão, procedendo-se do seguinte modo:

a) Dispor três tubos, numerados de 1, 2 e 3, em um suporte.

b) Colocar exatamente 5 ml da solução padrão estoque nos tubos n.º 1 e n.º 3 e 10 ml no tubo n.º 2.

c) Adicionar 5 ml do reativo de Drabkin ao tubo n.º 2 e 10 ml ao tubo n.º 3.

d) Para transformar as concentrações de cianometemoglobina em g/dl de hemoglobina, toma-se por base o tubo n.º 1, no qual a solução padrão (não-diluída) contém 60 mg/dl de cianometemoglobina. Como a diluição do sangue é a 1:251 (0,02 ml em 5 ml), basta aplicar a seguinte fórmula:

$$\text{g/dl de hemoglobina} = \frac{60 \times 251}{1.000} = 15{,}06$$

Assim, as concentrações de cianometemoglobina e sua correspondência em g/dl de hemoglobina, nos três tubos, são as seguintes:

Tubo n.º 1: 60 mg/dl de cianometemoglobina, equivalentes a 15,06 g/dl de hemoglobina.

Tubo n.º 2: 40 mg/dl de cianometemoglobina, equivalentes a 10,04 g/dl de hemoglobina.

Tubo n.º 3: 20 mg/dl de cianometemoglobina, equivalentes a 5,02 g/dl de hemoglobina.

e) Em seguida, misturar bem o conteúdo dos três tubos e transferir 5 ml de cada um, começando pelo tubo n.º 3, para as cubas ou tubos do espectrofotômetro ou do colorímetro fotelétrico e determinar a densidade óptica, utilizando o comprimento de onda de 540 mμ ou um filtro verde, de igual transmissão, acertando o zero com o reativo de Drabkin ou com água destilada.

f) Com os valores obtidos, traçar a curva de calibração em papel milimetrado, assinalando as densidades ópticas em ordenada ou eixo vertical, e g/dl de hemoglobina em abscissa ou eixo horizontal.

g) Por referência à curva de calibração, expressar, em g/dl de hemoglobina, a leitura espectro- ou fotocolorimétrica do sangue em exame.

h) Para facilitar a obtenção dos resultados, é aconselhável construir um gráfico, representando todos os valores das densidades ópticas e sua correspondência em g/dl de hemoglobina.

B) Fator de calibração. Como o sistema colorimétrico segue estritamente a lei de Beer, pode-se usar o método do fator de calibração para o cálculo dos resultados. Multiplicando-se o fator pela densidade óptica do sangue em exame, obtém-se, diretamente, a concentração hemoglobínica em g/dl. Consiste em determinar a densidade óptica da solução padrão estoque de cianometemoglobina, equivalente a 15,06 g/dl de hemoglobina, em duplicata ou triplicata, tirando-se a média dos valores encontrados. Obtém-se, porém, maior precisão se se executar tal determinação a partir de três concentrações diferentes do padrão, como se procede para a preparação da curva de calibração, tirando-se a média dos resultados encontrados.

Determina-se o fator pela seguinte fórmula:

$$\text{Fator de calibração} = \frac{15{,}06}{\text{DO do padrão}}$$

Obtém-se a concentração hemoglobínica em g/dl, aplicando-se a seguinte fórmula:

Hemoglobina em g/dl = Densidade óptica do sangue em exame × fator.

C) Determinação da densidade óptica do padrão. Para isso, colocar 5 ml da solução padrão estoque de cianometemoglobina, equivalente a 15,06 g/dl de hemoglobina, na cuba ou no tubo do espectrofotômetro ou do colorímetro fotelétrico, e determinar a densidade óptica, utilizando o comprimento de onda de 540 mμ ou um filtro verde de igual transmissão. Acertar o zero com o reativo de Drabkin ou com água destilada.

Obtém-se a concentração hemoglobínica em g/dl aplicando-se a seguinte fórmula:

$$\text{Hemoglobina em g/dl} = \frac{\text{DO do sangue}}{\text{DO do padrão}} \times 15{,}06$$

INTERPRETAÇÃO

São os seguintes os limites normais da concentração hemoglobínica no sangue:

Homens .... 13,5-18 g/dl (135-180 g/l) ou 90 a 100%.
Mulheres .... 12-16 g/dl (120-160 g/l) ou 80 a 90%.

A média normal da taxa da hemoglobina para os adultos é de cerca de 15,5 g/dl (2,4 mmol/l).

A concentração oscila com a idade, sexo, altitude e hora do dia em que se faz a determinação.

Nos recém-nascidos, os valores da hemoglobina acham-se, geralmente, acima de 17,3 g/dl. Do terceiro mês ao primeiro ano de vida (18 a 20 g/dl, segundo Barreto e cols.), estão as taxas, em geral, abaixo do normal, devido ao pequeno conteúdo de ferro no leite. Com o crescimento, o teor da hemoglobina aumenta até atingir o normal, na puberdade.

As mulheres apresentam taxa de hemoglobina inferior à dos homens, por possuírem menor número de eritrócitos.

Na gestação, depois do terceiro mês, a concentração hemoglobínica geralmente cai um pouco.

Nas grandes altitudes, o teor aumenta.

A variação diurna, fisiológica, é de cerca de 10%.

Nos casos patológicos, o nível da hemoglobina sofre variações no sentido de aumento (**hipercromemia**) ou de diminuição (**hipocromemia**).

Hipercromemia. O aumento do conteúdo hemoglobínico é raro, sendo, via de regra, mais aparente do que real. Acompanha-se quase sempre de elevação concomitante do número dos eritrócitos.

Encontra-se em todas as condições que produzem policitemia:

1. **Cardiopatias.**
2. **Empiema.**
3. **Enfisema pulmonar.**
4. **Envenenamento pelo monóxido de carbono.**
5. Estados de **desidratação** (concentração do sangue por diarréias graves).
6. **Policitemia idiopática** ou **eritremia**.

Hipocromemia. A diminuição da taxa de hemoglobina é muito comum e de grande importância clínica. É o caráter distintivo principal das anemias.

A hipocromemia acompanha-se quase sempre de diminuição simultânea do número dos eritrócitos, que são os portadores da hemoglobina.

O teor da hemoglobina nem sempre se reduz na mesma proporção que o número dos eritrócitos. Assim, na **anemia perni-**

ciosa os glóbulos vermelhos sofrem, proporcionalmente, maior diminuição do que a hemoglobina, enquanto, na anemia por hemorragias crônicas, a hemoglobina se acha mais reduzida do que o número dos eritrócitos.

De acordo com a diminuição ou o aumento proporcional da hemoglobina, as anemias classificam-se em hipocrômicas e hipercrômicas.

Estas variações relativas da concentração da hemoglobina e do número dos eritrócitos são de grande importância clínica, principalmente na indicação terapêutica.

Nas anemias secundárias, a hipocromemia pode ser discreta ou intensa.

Nos casos graves, sobretudo quando decorrentes de hemorragias repetidas (**estados carenciais**), **tumores malignos**, **ancilostomíase**, a taxa da hemoglobina pode cair a 2,5 g/dl. O teor da hemoglobina encontra-se sempre muito diminuído na **anemia perniciosa** (4 g/dl) e nas **leucemias** (6 g/dl).

Os acometidos de **AIDS (SIDA)** apresentam a hemoglobina apreciavelmente reduzida (menos de 10 g/dl).

DETERMINAÇÃO DO HEMATÓCRITO

Volume Globular ou Relação Plasma-Glóbulos. Consiste em determinar, em percentagem, a concentração de eritrócitos em dado volume de sangue não-coagulado, mediante centrifugação em tubo apropriado, em condições padronizadas. O volume de glóbulos depositados depende da velocidade e do tempo de centrifugação, bem como do raio do centrifugador e da altura da coluna de sangue no tubo hematócrito. Determina-se, assim, a proporção entre a parte sólida (eritrócitos) e a parte líquida (plasma) do sangue circulante, expressa em percentagem.

O valor hematócrito ou volume globular depende sobretudo do número de eritrócitos presentes, mas também de sua forma e tamanho, acompanhando, paralelamente, a taxa de hemoglobina e a contagem global de eritrócitos. Indica, aproximadamente, o número de eritrócitos por milímetro cúbico de sangue, bastando multiplicar a percentagem encontrada por 10.000. Assim, o valor hematócrito de 44% corresponde, mais ou menos, a 4.400.000 eritrócitos por milímetro cúbico. Naturalmente, se existir microcitose eritrocítica, o mesmo valor hematócrito comportará maior número de eritrócitos. Acontece o contrário quando houver macrocitose, tornando-se necessária a correção correspondente à alteração existente.

Ao fazer a leitura do hematócrito, recomenda-se observar, entre o plasma e os glóbulos depositados, a presença de uma camada amarelo-avermelhada (*buffy coat*), constituída de leucócitos e outros glóbulos nucleados e plaquetas. Quando se apresenta muito espessa, indica a existência de grande aumento do número dos leucócitos. Examinar também a coloração do plasma, a fim de verificar a presença de icterícia (cor amarela) ou de hemólise (cor vermelha).

A determinação do valor hematócrito apresenta grande importância na prática hematológica para o diagnóstico das condições oligocitêmicas e policitêmicas, bem como para o cálculo dos índices hematimétricos e das determinações absolutas e para a determinação do volume total de sangue.

Há dois métodos empregados para esta determinação: o micro- e o macrométodo. Será descrito o macrométodo, empregando-se, entre os vários hematócritos usados (Van Allen, Sanford e Magath, Wintrobe e Haden), os de Wintrobe e Haden, por serem de uso mais corrente. O anticoagulante usado deve ser isotônico.

Método de Wintrobe

Material e Soluções Necessários

1. Equipamento para punção venosa.
2. Hematócrito de Wintrobe. É um pequeno tubo de vidro, com rolha, graduado de 0 a 100 mm, com 2,5 mm de diâmetro. Sua capacidade é de 0,7 ml de sangue (Fig. 21.25).

   Pode-se usar, também, o tubo graduado do hemoglobinômetro de Sahli, que se enche de sangue não-coagulado até a marca 100.
3. Pipeta capilar especial para encher o tubo.
4. Anticoagulante: solução de oxalato de potássio a 20%. Usar uma gota para cada 5 ml de sangue. Pode-se empregar, igualmente, com vantagem, o anticoagulante de Heller e Paul (oxalato de amônio: 1,2 g; oxalato de potássio: 0,8 g; e água destilada: 100 ml). Usar 0,5 ml para cada 5 ml de sangue. Outro anticoagulante indicado é o EDTA, cuja fórmula já foi dada anteriormente. Usar 0,1 ml para cada 5 ml de sangue.
5. Preparar tubos esterilizados contendo o anticoagulante. Colocar a quantidade indicada de um dos anticoagulantes assinalados em vários tubos; guardá-los na estufa. O anticoagulante seca, formando película no fundo do tubo.
6. Centrifugador.

Técnica

1. Retirar 5 ml de sangue, por punção venosa, e colocar no tubo contendo o anticoagulante. Misturar, invertendo o tubo várias vezes.
2. Encher o hematócrito de Wintrobe até a marca 0, com o sangue, usando a pipeta capilar. Arrolhá-lo bem, a fim de evitar evaporação.
3. Centrifugar a 3.000 rotações por minuto, durante 30 minutos ou mais, até que o nível da coluna dos glóbulos se mantenha estacionário.

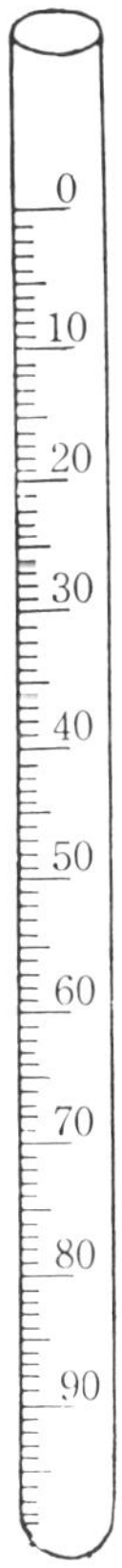

Fig. 21.25 Hematócrito de Wintrobe.

O valor para o sangue normal deve ser determinado em cada centrifugador.

4. Fazer a leitura do volume dos glóbulos depositados, diretamente, na escala graduada do tubo, fornecendo o resultado em percentagem.

O valor hematócrito normal, segundo Gradwohl, para o homem, é de 40 a 50%, média de 45%; para a mulher é de 37 a 45%, média de 41%.

Método de Haden

Material e Soluções Necessários

1. Equipamento para punção venosa.
2. Tubo de centrifugação graduado de 15 ml.
3. Centrifugador.
4. Pipeta de 2 ml.
5. Anticoagulante: solução de oxalato de sódio a 1,1% ou a 1,4%.

Técnica

1. Retirar exatamente 10 ml de sangue, por punção venosa, e colocar no tubo de centrifugação graduado de 15 ml, contendo exatamente 2 ml do anticoagulante. Misturar, invertendo o tubo várias vezes.
2. Centrifugar a 2.500 rotações por minuto, durante 60 minutos ou mais, dependendo do centrifugador usado, até que o nível da coluna dos glóbulos não mais se altere.

   É conveniente padronizar o centrifugador a usar, determinando-se o tempo e o número das rotações por minuto necessários para a sedimentação completa dos glóbulos.
3. Levar o valor hematócrito, diretamente na graduação do tubo, e fornecer o resultado em percentagem.

   O valor hematócrito normal, por este método, varia entre 46 e 48%.

INTERPRETAÇÃO

Normalmente, o valor do hematócrito ou volume globular varia com o sexo e a idade. Para o homem, é de 40 a 50%, média de 45%, e, para a mulher, é de 37 a 45%, média de 41%. Para a criança, é mais alto, sendo, no recém-nascido e durante o primeiro mês de vida, de 50 a 62%, média de 56%, descendo, progressivamente, a valores mínimos — 35% — ao final do primeiro ano, para elevar-se, paulatinamente, até os valores normais do adulto, durante a infância e a adolescência. A altitude também influi: seu valor é maior nos residentes em altitudes elevadas do que nos que vivem ao nível do mar.

Em condições patológicas, o valor hematócrito encontra-se aumentado ou diminuído.

Acha-se **aumentado**, quando há **hemoconcentração**, como nas **policitemias**, decorrentes, em geral, de diminuição da tensão de oxigênio no sangue, bem como nas **desidratações**, produzidas por choques cirúrgicos, traumatismos, queimaduras, diarréias intensas e vômitos ou suores profusos.

Encontra-se **diminuído**, quando ocorre redução do número de eritrócitos, como acontece nos vários tipos de anemia, assim como nas condições acompanhadas de hidremia, provenientes de descompensação cardíaca, gravidez e administração excessiva de líquidos.

ÍNDICES HEMATIMÉTRICOS (HADEN)

Os índices hematimétricos são obtidos por cálculo dos seguintes dados:

1. Número dos eritrócitos por milímetro cúbico;

   Média normal padrão, tomada como 100% do normal: 5.000.000 por milímetro cúbico;
2. Taxa da hemoglobina em g/dl;

   Média normal, tomada como 100% do normal, encontrada por Haden: 15,4 g/dl.

   A taxa normal da hemoglobina em g/dl é a encontrada no sangue contendo 5.000.000 de eritrócitos por milímetro cúbico.
3. Valor hematócrito por 100 ml;

   Média normal, 100% do normal, encontrada por Haden: 45%.

A percentagem normal do valor hematócrito é a encontrada no sangue contendo 5.000.000 de eritrócitos por milímetro cúbico.

A fim de facilitar a interpretação clínica, os resultados devem ser fornecidos sempre na unidade de percentagem do normal, no laboratório em que é feito o exame. Deste modo, a percentagem de um sangue desconhecido é a mesma em todos os laboratórios, embora possam variar as cifras absolutas.

Conforme recomenda Haden, devem-se determinar, em todo laboratório, a taxa da hemoglobina em g/dl e a percentagem do valor hematócrito a serem tomados como 100% do normal. Realizam-se, satisfatoriamente, tais determinações, executando-se, com rigor, a contagem dos eritrócitos, a dosagem da hemoglobina e a determinação do valor hematócrito, em 10 ou mais adultos normais, tirando-se a média. É conveniente determinar a média separadamente, segundo o sexo e a idade, a fim de que sejam obtidos resultados comparáveis. Quanto maior o número das determinações, menor o erro.

Calcula-se a média de acordo com os exemplos de Haden (Quadro 21.9).

O valor hematócrito por 100 ml de sangue, calculado para uma contagem de 5.000.000 de eritrócitos por milímetro cúbico, será:

$$\frac{5,00 \times 43,7}{4,88} = 44,88\%$$

A hemoglobina em gramas por dl de sangue, da mesma forma calculada, será:

$$\frac{5,00 \times 15,1}{4,88} = 15,4 \text{ g/dl}$$

No exemplo acima, extraído de *Principles of Hematology*, de Haden, o valor hematócrito de 44,8% e a taxa da hemoglobina de 15,4 g/dl são tomados como 100% do normal. Estes números devem fornecer índices volumétricos e colorimétricos iguais a um, nos adultos normais, com variação fisiológica de 0,1 para mais ou para menos.

Quadro 21.9

Adulto Normal	Eritrócitos por mm^2	Valor Hematócrito %	Hemoglobina em g/dl
1	5,02	45,0	15,5
2	4,00	37,0	12,6
3	4,65	42,5	14,9
4	5,50	50,0	16,8
5	4,78	44,0	15,0
6	4,57	43,5	14,2
7	4,25	38,5	13,5
8	5,31	47,5	16,5
9	5,80	53,0	16,9
10	4,92	44,5	15,1
Média	4,88	43,7	15,1

Os índices hematimétricos são determinações relativas que obtêm estabelecendo-se as relações que guardam entre si o número de eritrócitos, a taxa da hemoglobina e o valor hematócrito.

Os índices mais importantes são os três seguintes: a) índice volumétrico, b) índice colorimétrico e c) índice de saturação, os quais revelam, respectivamente, o tamanho dos eritrócitos, o conteúdo e a saturação hemoglobínica destes.

ÍNDICE VOLUMÉTRICO (IV)

O índice volumétrico (IV) expressa o volume médio de um eritrócito em relação ao volume médio normal.

É obtido dividindo-se o valor hematócrito pelo número dos eritrócitos, ambos referidos em percentagem do normal, segundo a fórmula seguinte:

$$IV = \frac{\dfrac{\text{Valor hematócrito encontrado} \times 100}{\text{Valor hematócrito normal}}}{\dfrac{\text{Número de eritrócitos encontrados} \times 100}{\text{Número normal de eritrócitos}}}$$

O **IV normal** é a unidade, com oscilações fisiológicas entre 0,9 e 1,1.

Exemplos:

a) **IV normal** (encontrado normalmente e nas anemias normocíticas):
Eritrócitos — 5.000.000 por mm^3 de sangue.
Valor hematócrito — 45%.

$$IV = \frac{\dfrac{45 \times 100}{45}}{\dfrac{5.000.000 \times 100}{5.000.000}} = 1$$

b) **Índice volumétrico baixo** (encontrado nas anemias microcíticas):
Eritrócitos — 4.350.000 por mm^3 de sangue.
Valor hematócrito — 28%.

$$IV = \frac{\dfrac{28 \times 100}{45}}{\dfrac{1.300.000 \times 100}{5.000.000}} = 1,45$$

c) **Índice volumétrico alto** (encontrado nas anemias macrocíticas):
Eritrócitos — 1.300.000 por mm^3 de sangue.
Valor hematócrito — 16%.

$$IV = \frac{\dfrac{16 \times 100}{45}}{\dfrac{1.300.000 \times 100}{5.000.000}} = 1,45$$

ÍNDICE COLORIMÉTRICO (IC)

O índice colorimétrico (IC), ou **valor globular**, expressa o conteúdo médio da hemoglobina de um eritrócito em relação ao conteúdo médio normal.

É obtido dividindo-se a taxa da hemoglobina (em g/dl ou em percentagem) pelo número dos eritrócitos, ambos referidos em percentagem do normal, de acordo com a fórmula seguinte:

$$IC = \frac{\dfrac{\text{Número de g/dl ou percentagem de Hb encontrada} \times 100}{\text{Número de g/dl ou percentagem de Hb normal}}}{\dfrac{\text{Número de eritrócitos encontrados} \times 100}{\text{Número normal de eritrócitos}}}$$

O **IC normal** é a unidade, variando fisiologicamente entre 0,9 e 1,1.

Exemplos:

a) **IC normal** (encontrado normalmente e nas anemias normocrômicas):
Eritrócitos — 5.000.000 por mm^3 de sangue.
Hemoglobina — 15,4 g/dl.

$$IC = \frac{\dfrac{15,4 \times 100}{15,4}}{\dfrac{5.000.000 \times 100}{5.000.000}} = 1$$

b) **IC baixo** (observado nas anemias hipocrômicas):
Eritrócitos — 3.880.000 por mm^3.
Hemoglobina — 7 g/dl.

$$IC = \frac{\dfrac{7 \times 100}{15,4}}{\dfrac{3.800.000 \times 100}{5.000.000}} = 0,58$$

c) **IC alto** (encontrado nas anemias hipercrômicas):
Eritrócitos — 2.570.000 por mm^3.
Hemoglobina — 10,5 g/dl.

$$IC = \frac{\dfrac{10,5 \times 100}{15,4}}{\dfrac{2.570.000 \times 100}{5.000.000}} = 1,36$$

ÍNDICE DE SATURAÇÃO (IS)

O (IS) expressa a concentração média da hemoglobina dos eritrócitos por unidade de volume, em relação à concentração média normal; estabelece, portanto, a relação entre o conteúdo hemoglobínico e o tamanho dos eritrócitos.

É obtido dividindo-se o conteúdo hemoglobínico (em g/dl ou em percentagem) pelo valor hematócrito, referidos em percentagem do normal, segundo a fórmula que se segue:

$$IS = \frac{\dfrac{\text{Número de g/dl ou percentagem de Hb encontrada} \times 100}{\text{Número de g/dl ou percentagem de Hb normal}}}{\dfrac{\text{Valor hematócrito encontrado} \times 100}{\text{Valor hematócrito normal}}}$$

O **índice de saturação** pode, também, ser obtido dividindo-se o índice colorimétrico pelo índice volumétrico:

$$IS = \frac{IC}{IV} \qquad IS = \frac{0,8}{1} = 0,8$$

Normalmente o IS é a unidade, variando entre 0,8 e 1,2.

Exemplos:

a) **IS normal** (encontrado normalmente e nas anemias normossaturadas):
Hemoglobina (Hb) — 15,4 g/dl.
Valor hematócrito — 45%.

$$IS = \frac{\dfrac{15,4 \times 100}{15,4}}{\dfrac{45 \times 100}{45}} = 1$$

b) **IS baixo** (encontrado nas anemias hipossaturadas):
Hemoglobina (Hb) — 6,5 g/dl.
Valor hematócrito — 28%.

$$IS = \frac{\dfrac{6,5 \times 100}{15,4}}{\dfrac{28 \times 100}{45}} = 0,67$$

c) **IS alto** (não ocorre na prática, porque, normalmente, os eritrócitos estão saturados de hemoglobina, ao máximo).

Existem ainda dois outros índices, de escassa importância clínica:

A) **ÍNDICE NUMÉRICO (IN).** É obtido dividindo-se o número de eritrócitos encontrado pelo número de eritrócitos normal.

B) **ÍNDICE HEMOGLOBÍNICO (IH).** Obtém-se dividindo a taxa da hemoglobina encontrada pela taxa da hemoglobina normal.

INTERPRETAÇÃO

Os índices hematimétricos apresentam grande importância no estudo hematológico das anemias: fornecem dados úteis para o seu diagnóstico e tratamento, além de servirem de base para a classificação morfológica das anemias.

1. O **índice volumétrico** (IV) revela o tamanho dos eritrócitos, sendo, segundo Haden, superior aos métodos de mensuração direta e difratométricos.

O IV pode apresentar-se:

a) **Normal** — 0,9 a 1,1: normocitose. Ocorre normalmente ou nas anemias secundárias (anemias normocíticas).

b) **Baixo** — menor do que 0,9: microcitose. Encontrado nas anemias secundárias (**anemias microcíticas**). Indicação de ferroterapia.

c) **Alto** — maior do que 1,1: macrocitose. Observa-se principalmente na **anemia de Addison-Biermer** (anemias macrocíticas). Indicação terapêutica: vitamina B_{12} e ácido fólico.

Na anemia ou **icterícia hemolítica** constitucional (microsferocitose hereditária), o IV é igual ou superior ao normal, enquanto a medida do diâmetro médio dos eritrócitos acusa microcitose. Isso porque os eritrócitos desta anemia ou **icterícia hemolítica** são biconvexos, em vez de bicôncavos; daí o nome microsferócitos.

2. O **índice colorimétrico** (IC) ou valor globular indica a riqueza dos eritrócitos em hemoglobina.

O índice colorimétrico pode apresentar-se:

a) **Normal** — 0,9 a 1,1: normocromia. Ocorre normalmente ou nas anemias secundárias (**anemias normocrômicas**).

b) **Baixo** — menor do que 0,9: hipocromia. Nas anemias secundárias (anemias hipocrômicas). Indicação de ferroterapia.

c) **Alto** — maior do que 1,1: hipercromia. Encontrado principalmente na **anemia de Addison-Biermer** (anemias hipercrômicas). Indicação de vitamina B_{12} e ácido fólico.

As anemias hipercrômicas são sempre macrocíticas, ao passo que as hipocrômicas podem ser normo-, micro- ou macrocíticas.

3. O **índice de saturação** (IS) revela a concentração da hemoglobina nos eritrócitos por unidade de volume.

O IC pode apresentar-se:

a) **Normal** — 0,8 a 1,2: normossaturação: normalmente ou nas anemias secundárias (anemias saturadas).

b) **Baixo** — menor do que 0,8: hipossaturação. Ocorre principalmente na anemia hipocrômica idiopática e nas anemias pós-hemorrágicas crônicas (anemias não-saturadas). Indicação de ferroterapia.

c) **Alto** — maior do que 1,2: hipersaturação: raro.

Nas anemias macrocíticas, o IS é, em geral, normal; quando se apresenta baixo, demonstra a existência de fator anemizante, exigindo, portanto, a ferroterapia, ao lado da vitamina B_{12} e ácido fólico.

DETERMINAÇÕES ABSOLUTAS

Conhecendo-se o número dos eritrócitos por milímetro cúbico de sangue, a taxa de hemoglobina em gramas por dl e a percentagem do valor hematócrito, podem-se obter certos valores absolutos, em relação ao sangue do próprio paciente, sem referência aos padrões normais fixos exigidos para o cálculo dos índices.

As determinações absolutas são as seguintes:

1. **Volume globular médio (VGM).**
2. **Hemoglobina globular média (HbGM).**
3. **Concentração hemoglobínica globular média (CHbGM).**

1. O VGM é o volume dos eritrócitos expresso em mícrons cúbicos.

É obtido pela seguinte fórmula:

$$VGM = \frac{\text{Valor hematócrito por 100/ml}}{\text{Eritrócitos em milhões por mm}^3}$$

Exemplo:
Valor hematócrito — 31%
Eritrócitos — 4.300.000 por mm³

$$VGM = \frac{31 \times 10}{4,3} = 72 \text{ mícrons cúbicos}$$

Os valores normais (Wintrobe) oscilam entre 80 e 94, sendo a média de 87 mícrons cúbicos.

O IV pode ser obtido dividindo-se o VGM encontrado pelo VGM normal.

2. A HGM é o conteúdo hemoglobínico de um eritrócito expresso em micromicrogramas.

É obtida pela fórmula que se segue:

$$HGM = \frac{\text{Hb em g por dl}}{\text{Eritrócitos em milhões por mm}^3}$$

Exemplo:
Hb — 12 g/dl
Eritrócitos — 4.500.000 por mm³

$$HGM = \frac{12 \times 10}{4,5} = 26,6\ \mu g$$

Os valores normais (Wintrobe) oscilam entre 27 e 32, sendo a média de 29 micromicrogramas.

O IC ou valor globular pode ser obtido dividindo-se a HbGM encontrada pela HbGM normal.

3. A CHGM é a concentração da hemoglobina dos eritrócitos expressa em percentagem por unidade de volume. É obtida pela seguinte fórmula:

$$CHGM = \frac{\text{Hb em g/dl} \times 100}{\text{Valor hematócrito por 100 ml}}$$

Exemplo:
Hb — 14,5 g/dl
Valor hematócrito — 42,5%

$$CHGM = \frac{14,5 \times 100}{42,5} = 34\%$$

Os valores normais (Wintrobe) oscilam entre 33 e 38, sendo a média de 35%.

O índice volumétrico pode ser obtido dividindo-se a CHbGM encontrada pela CHbG média normal.

INTERPRETAÇÃO

As determinações absolutas têm a mesma significação que os índices hematimétricos correspondentes.

Estas determinações tendem a substituir as relativas dos índices, pela vantagem de fornecerem os resultados em números absolutos, sem referência a padrões fixos.

CLASSIFICAÇÃO MORFOLÓGICA DAS ANEMIAS

Entre as classificações morfológicas das anemias, propostas por vários autores (Haden, Wintrobe, Osgood), será apresentada a de Haden, baseada no número, volume e conteúdo hemoglobínico dos eritrócitos.

São os seguintes os termos propostos por Haden, que indicam as variações observadas nestes fatores:

Número

Hipercitêmico: número dos eritrócitos maior do que o normal.
Normocitêmico: número dos eritrócitos dentro dos limites normais.
Hipocitêmico: número dos eritrócitos menor do que o normal.

Volume

Macrocítico: índice volumétrico e volume globular médio maiores do que o normal.

Normocítico: índice volumétrico e volume globular médio dentro dos limites normais.

Microcítico: índice volumétrico e volume globular médio menores do que o normal.

Conteúdo Hemoglobínico

Hipercrômico: IC e hemoglobina globular média maiores do que o normal.

Normocrômico: IC e hemoglobina globular média dentro dos limites normais.

Hipocrômico: IC e hemoglobina globular média menores do que o normal.

As diferentes variedades de anemia que podem ocorrer, sob este ponto de vista, são as seguintes:

Hipercitêmica
- Normocítica e hipocrômica
- Microcítica e hipocrômica

Normocitêmica
- Normocítica e hipocrômica
- Microcítica e hipocrômica

Hipocitêmica
- Macrocítica e hipercrômica
- Macrocítica e normocrômica
- Macrocítica e hipocrômica
- Normocítica e normocrômica
- Normocítica e hipocrômica
- Microcítica e hipocrômica

Classificação Morfológica e Etiológica das Anemias

I. Anemias microcíticas e hipocrômicas
  1. Por deficiência de ferro
    A) Por ingestão insuficiente de ferro
      Deficiência nutricional
    B) Por falta de absorção de ferro
      a) Acloridria
      b) Ressecção gástrica
      c) Diarréias crônicas
        Doença celíaca
        Espru
        Ressecção de intestino delgado
      d) Ausência ou supressão dos fatores necessários à absorção de ferro
    C) Por aumento do consumo de ferro
      a) Gravidez
      b) Períodos de crescimento (infância e adolescência)
      c) Regeneração sanguínea
    D) Por perda excessiva de ferro
      Hemorragias
      a) Agudas
      b) Crônicas
  2. Por alterações na utilização do ferro
    A) Anemias sideroacrésticas, primárias e secundárias
      a) Infecções
      b) Síndromes talassêmicas
      c) Deficiência de piridoxina (vitamina B_6)
      d) Intoxicação pelo chumbo
    B) Deficiência de transferrina

II. Anemias macrocíticas e hipercrômicas
  1. Com maturação eritróide megaloblástica
    A) Por deficiência de vitamina B_{12}
      a) De origem genética
        Anemia perniciosa (anemia de Addison-Biermer)
      b) Por ingestão insuficiente de vitamina B_{12}
        Deficiência nutricional
      c) Por falta de absorção de vitamina B_{12}
        Ressecção gástrica
        Carcinoma e outras neoplasias malignas do estômago
        Doença celíaca
        Espru
      d) Por utilização excessiva de vitamina B_{12}
        Infecção pelo *Diphyllobothrium latum*
        Flora intestinal patológica
        Estreitamento do intestino delgado
        Doença diverticular
        Gravidez
    B) Por deficiência de ácido fólico
      a) Por falta de absorção de ácido fólico
        Doença celíaca
        Espru
      b) Por utilização excessiva de ácido fólico
        Gravidez
        Algumas leucemias agudas
      c) Tratamento com antagonistas do ácido fólico
  2. Com maturação eritróide normoblástica
    Produzidas por várias causas

Classificação Morfológica e Etiológica das Anemias (*Continuação*)

a) Doenças hepáticas graves
b) Hipotireoidismo
c) Anemias aplásticas
d) Anemias hemolíticas
e) Anemias com reticulocitose intensa
f) Administração de antimetabólicos e anticonvulsivantes
g) Anemias acrésticas macrocíticas

III. Anemias normocíticas e normocrômicas
1. Hemorragias agudas
2. Anemias hemolíticas
A) Por alterações eritrocíticas intrínsecas
a) Alterações morfológicas dos eritrócitos
Esferocitose hereditária
Eliptocitose hereditária
Estomatocitose hereditária
Picnocitose infantil
b) Deficiências enzimáticas dos eritrócitos
Enzimas glicolíticas
Deficiência da desidrogenase glicose-6-fosfato
Deficiência da piruvato-quinase
Deficiência da isomerase triosefosfato
Deficiência da transferese galactose-1-fosfato uridil (galactosemia)
Deficiência da mutase 2,3-difosfoglicerato
Deficiência da desidrogenase 6-fosfoglucômica
Enzimas não-glicolíticas
Ausência hereditária de glutationa
Deficiência da redutase glutationa
Deficiência da trifosfatase de adenosina
c) Hemoglobinopatias
B) Por ação de fatores extrínsecos
a) Anticorpos
Anemias hemolíticas adquiridas isoimunes
Anemias hemolíticas adquiridas auto-imunes
b) Infecções
Bacterianas
Viróticas
Parasitárias
c) Hiperesplenismo
d) Medicamentos e toxinas
Anemias pelos corpúsculos de Heinz
e) Agentes físicos
Queimaduras
f) Hemoglobinúria paroxística noturna
3. Anemias aplásticas (não-regenerativas)
A) Anemias puras
a) Tumores tímicos
b) Miastenia grave
c) Anemia hipoplástica de Diamonde Blackfan
B) Anemias com pancitopenia
a) Congênitas
Anemia de Fanconi
b) Adquiridas
Por agentes químicos e medicamentosos
Por irradiações
Anemias mielotísicas

IV. Anemias microcíticas e normocrômicas
1. Doenças crônicas
a) Infecções
b) Doenças renais
c) Doenças hepáticas
d) Doenças malignas
e) Artrite reumatóide
2. Agentes tóxicos
a) Chumbo
b) Irradiações
c) Substâncias químicas e medicamentosas

DIÂMETRO MÉDIO DOS ERITRÓCITOS

A determinação do diâmetro médio dos eritrócitos é de grande interesse em alguns casos, nos quais a determinação do índice volumétrico, mais simples e exata, não é suficiente para caracterizar certas hemopatias.

Esta determinação pode ser realizada pelo **método de medicação direta** ou pelo **método indireto** ou **difratométrico**.

O **método de medição direta** empregado usualmente é o de Price-Jones, que consiste em medir diretamente, por meio de ocular micrométrica, o diâmetro de 500 a 1.000 eritrócitos, um de cada vez, em esfregaço fino, corado.

Com os resultados obtidos, pode-se construir um gráfico, assinalando-se em abscissa os diâmetros em mícrons e, em ordenada, o número de eritrócitos correspondente a cada medida.

Sua aplicação prática principal reside no diagnóstico das **anemias hemolíticas** e da **anemia perniciosa**. A maioria dos eritrócitos mede 7 a 8 μ de diâmetro. A curva do sangue normal é um ângulo agudo, com discreto afastamento das bases. Nas **anemias microcíticas**, a curva é menos aguda e atinge o acme à esquerda do acme normal. Nas **anemias macrocíticas** e **megalocíticas**, a curva é também menos aguda do que o normal, atingindo o acme à direita do acme normal (Fig. 21.26).

Embora permita determinar o diâmetro médio dos eritrócitos com extremo rigor, o método de Price-Jones não é aplicável às investigações correntes por ser de execução trabalhosa e demorada.

O **método indireto** ou **difratométrico** é de execução mais simples, não sendo, porém, tão preciso quanto o anterior. Baseia-se no fato de que um esfregaço de sangue, bem delgado, formado de uma única camada de eritrócitos, funciona como rede de difração quando atravessado por um raio de luz branca.

Os glóbulos interceptam a luz, e a que passa pelos espaços interglobulares, limitando a borda dos eritrócitos, experimenta o fenômeno da difração. O desvio dos raios é diferente para cada comprimento de onda, de modo que, se se projeta sobre uma tela o raio de luz assim difratado, aparece uma série de anéis de cor diferente. O ângulo de difração é inversamente proporcional ao diâmetro dos eritrócitos, de modo que o diâmetro dos anéis corados aumenta à medida que o diâmetro dos eritrócitos diminui, e vice-versa. Além disso, a nitidez do espectro é tanto maior quanto mais uniformes forem os eritrócitos.

O espectro de difração pouco nítido indica, portanto, a existência de anisocitose.

O método difratométrico foi criado por Pijper, que construiu um aparelho para sua aplicação.

O **aparelho de Pijper** consiste em uma lâmpada puntiforme que projeta um raio de luz através de diafragma. Lente convergente dirige o raio de luz para os orifícios sobre os quais se colocam os esfregaços de sangue. Os raios que saem difratados projetam-se sobre um vidro esmerilado, onde se formam os anéis coloridos.

Para determinar o diâmetro dos eritrócitos, coloca-se, sobre um dos orifícios, esfregaço de sangue normal, servindo de testemunho, e, sobre o outro, o esfregaço que se quer examinar (sem coloração).

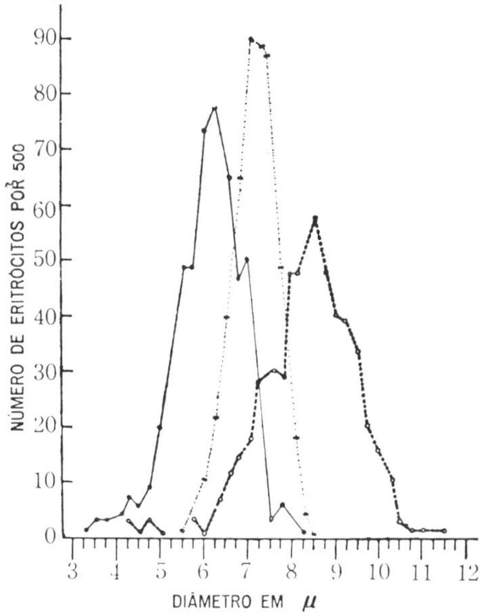

Fig. 21.26 Curva de diâmetro dos eritrócitos. *À esquerda*, anemia microcítica; *no centro*, normal; *à direita*, anemia macrocítica ou megalocítica (Schilling).

Por comparação, verifica-se se os anéis são iguais, menores ou maiores do que os do esfregaço normal, concluindo-se que os eritrócitos são normais, ou de diâmetro maior ou menor. Este método é de grande aplicação prática no diagnóstico das anemias dos tipos micro- e macrocítico.

Exemplos (Varela):

Fig. 21.27: Os três anéis são menores do que os respectivos normais, significando que há aumento do diâmetro dos eritrócitos. É a imagem que se obtém na anemia perniciosa e em todas as anemias macrocíticas ou megalocíticas.

Fig. 21.28: Os três anéis são maiores do que os normais, indicando diminuição do diâmetro dos eritrócitos. É a imagem das anemias microcíticas.

Pode dar-se o caso de um anel do espectro ser normal e os outros maiores ou menores. Isto indica anisocitose.

Além do aparelho de Pijper, há outros, muito usados, como o de Bock, o de Schalm-Schouten e o de Haden-Hausser.

ESTUDO DOS ESFREGAÇOS DE SANGUE

O exame cuidadoso dos esfregaços de sangue fornece dados diagnósticos muito importantes. Pode-se afirmar que 90% das

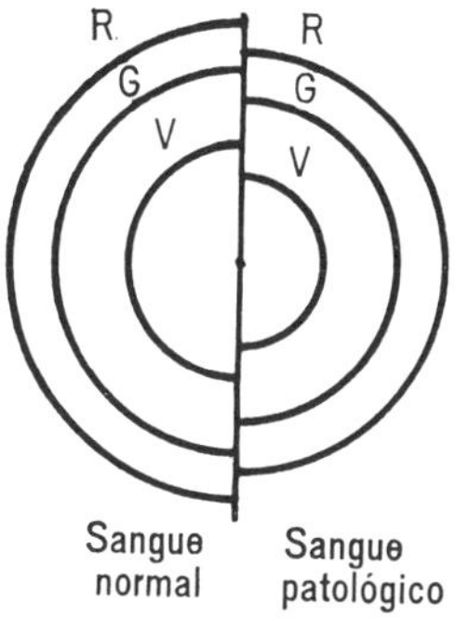

Fig. 21.27 Imagem das anemias macrocíticas ou megalocíticas.

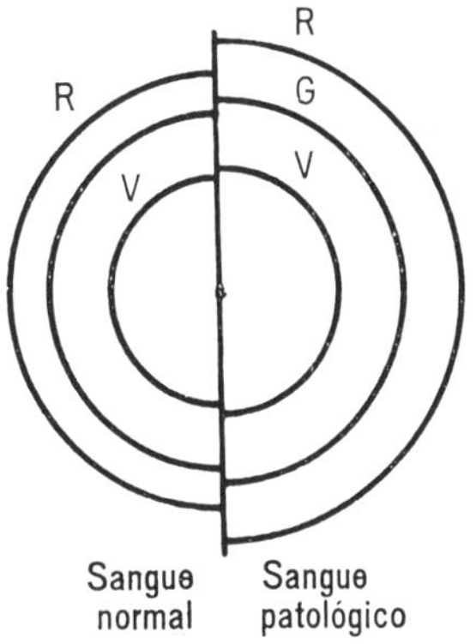

Fig. 21.28 Imagem das anemias microcíticas.

conclusões que se tiram do exame citológico são fornecidas pelo estudo dos esfregaços corados.

Constitui, portanto, o melhor meio de estudo dos elementos morfológicos e dos parasitos do sangue, além de fornecer ao hematologista experiente idéia aproximada da concentração da hemoglobina e do número dos eritrócitos, dos leucócitos e das plaquetas.

Alterações dos Eritrócitos

I. ALTERAÇÕES DO DIÂMETRO OU ANISOCITOSE ERITROCÍTICA

Normócitos. Normalmente, os eritrócitos ou **normócitos** não são todos exatamente do mesmo tamanho. Seu diâmetro médio é de cerca de 7,5 μ, com oscilações fisiológicas de 0,5 μ para mais ou para menos (Figs. 21.29 e 21.30).

Em condições patológicas, a desigualdade de tamanho dos eritrócitos ou **anisocitose eritrocítica** pode atingir grau acentuado. A anisocitose ocorre pela presença de eritrócitos menores (**micrócitos**) ou maiores (**macrócitos, megalócitos**) do que os normais (**normócitos**).

a) Micrócitos. São eritrócitos menores do que os normais, medindo 4 a 6 μ de diâmetro. Segundo Naegeli, os micrócitos representam os primeiros e os últimos vestígios de insuficiência da medula óssea. São em geral hipocrômicos. É necessário distinguir os micrócitos hipocrômicos dos micrócitos da anemia hemolítica constitucional (microsferocitose hereditária), os quais são normo- ou hipercrômicos. O diâmetro médio é pequeno apenas aparentemente, porque, sendo esféricos, em vez de bicôncavos, seu volume é igual ou superior ao normal (Figs. 21.29 e 21.30).

A preponderância de micrócitos constitui a **microcitose** por deficiência, falta de absorção ou de armazenamento de ferro.

Encontra-se na **anemia hemolítica** constitucional, nas **anemias hipocrômicas** (primárias ou secundárias) e na **policitemia vera**.

b) Macrócitos. São eritrócitos normo- ou hipocrômicos, maiores do que os normais, medindo cerca de 8 a 12 μ de diâmetro. Podem ser maduros ou jovens, sendo estes últimos policromatófilos, com granulações vitais ou ponteado basófilo, contendo, às vezes, restos nucleares. Provêm da série eritroblástica. O predomínio destes elementos constitui a **macrocitose**. A presença de macrócitos hipocrômicos indica discordância entre a formação celular e o material utilizável para a elaboração da hemoglobina.

Quadro 21.10 Características Morfológicas da Linhagem Granulocítica

Célula	Tamanho Aproximado	Núcleo	Citoplasma
Mieloblasto	20 μ	Redondo Cromatina delicada Nucléolos	Basófilo Granulações azurófilas
Promielócito	20 μ	Redondo Cromatina delicada Nucléolos	Basófilos Granulações azurófilas Granulações específicas
Mielócito	18 μ	Oval Cromatina mais condensada Ausência de nucléolo	Acidófilo Granulações específicas
Metamielócito	15 μ	Reniforme Cromatina grosseira	Acidófilo Granulações específicas
Bastonete	12 μ	Em ferradura Cromatina grosseira	Acidófilo Granulações específicas
Segmentado	12 μ	Lobulado (média = 3)	Acidófilo Granulações específicas

Extraído de Jamra e Lorenzi.

A **macrocitose** ocorre nas **anemias secundárias**, principalmente nos casos de afecções do fígado e do pâncreas, no **carcinoma gástrico**, na **glomerulonefrite crônica**, na **sífilis** e na **tuberculose**.

c) Megalócitos. São eritrócitos hipercrômicos, geralmente ovais, maiores do que os normais, medindo cerca de 10 a 14 μ de diâmetro (Figs. 21.29 e 21.30). A hipercromia distingue os megalócitos dos macrócitos, por serem estes normo- ou hipocrômicos.

Os megalócitos provêm da série megaloblástica, sendo encontrados no sangue embrionário e, em condições patológicas, somente nas anemias do tipo pernicioso ou hipercrômico.

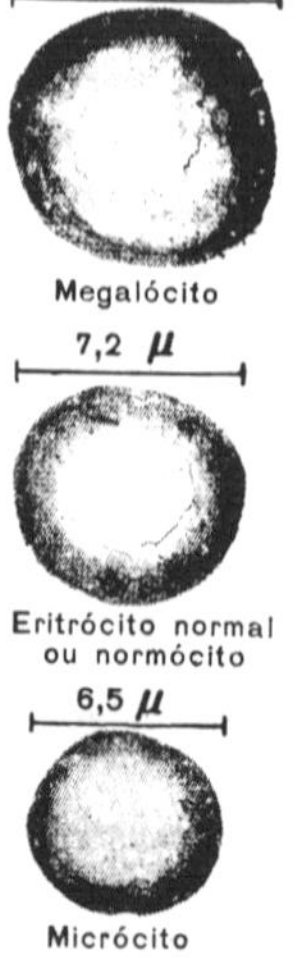
8 μ
Megalócito
7,2 μ
Eritrócito normal ou normócito
6,5 μ
Micrócito

Fig. 21.29 Tamanho dos eritrócitos.

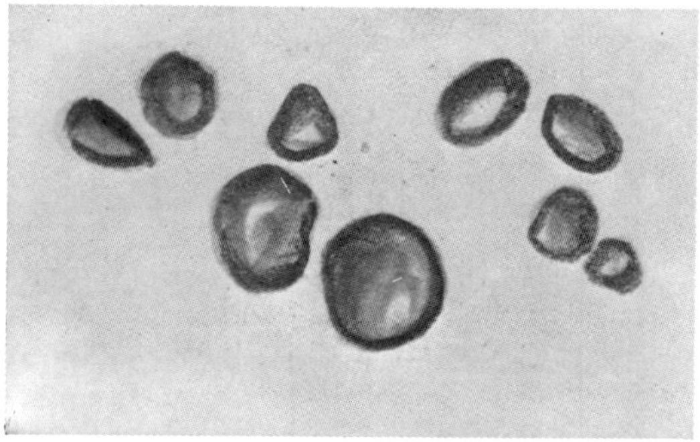

Fig. 21.30 Anisocitose eritrocítica.

A **megalocitose** ocorre em geral por deficiência, falta de absorção ou de armazenamento de vitamina B_{12} e ácido fólico. Ocorre, portanto, na anemia de Addison-Biermer, na anemia associada ao espru, na anemia botriocefálica e na anemia dos recém-nascidos.

A **anisocitose eritrocítica** pode ser registrada com exatidão nas fórmulas eritrocitométricas (Gamna, Price-Jones), nas quais as formas menores (micrócitos) se assinalam à esquerda e as maiores (macrócitos, megalócitos) à direita das normais, falando-se em desvio à esquerda ou microcitose e desvio à direita, macrocitose ou megalocitose (Estampas 21.1 e 21.2).

II. ALTERAÇÕES DA FORMA OU PECILOCITOSE ERITROCÍTICA

Normalmente, os eritrócitos apresentam-se em forma de discos bicôncavos, regularmente circulares.

Em condições patológicas, assumem formas irregulares: ovais, piriformes, de raquete, de clava, de crescente, de foice. Tais eritrócitos deformados são chamados **pecilócitos**, denominando-se **pecilocitose eritrocítica** a presença destes elementos (Fig. 21.31).

A **pecilocitose** não apresenta significação especial; é encontradiça em quase todas as anemias graves, principalmente na **anemia perniciosa**, na qual pode atingir grau acentuado.

Há três tipos de **pecilocitose**, que constituem entidades nosológicas:

a) Drepanocitose. Provém de anomalia hereditária em que os eritrócitos se apresentam sob a forma de foice (eritrócitos falciformes ou drepanócitos), ocorrendo em um tipo de anemia hemolítica, própria da raça negra: a **anemia falciforme** ou **drepanocítica**, produzida pela hemoglobina S (Fig. 21.32).

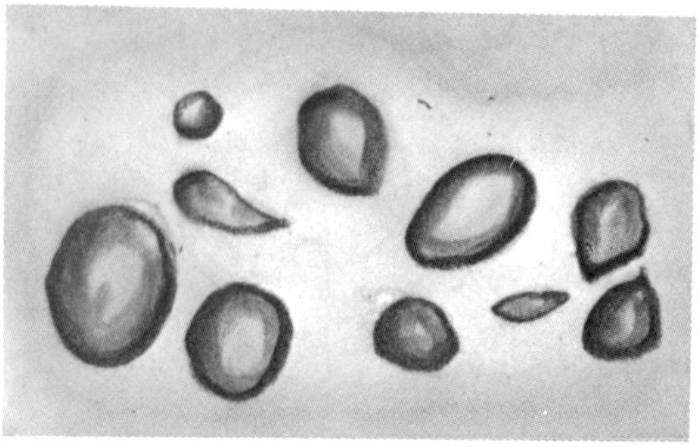

Fig. 21.31 Pecilocitose eritrocítica.

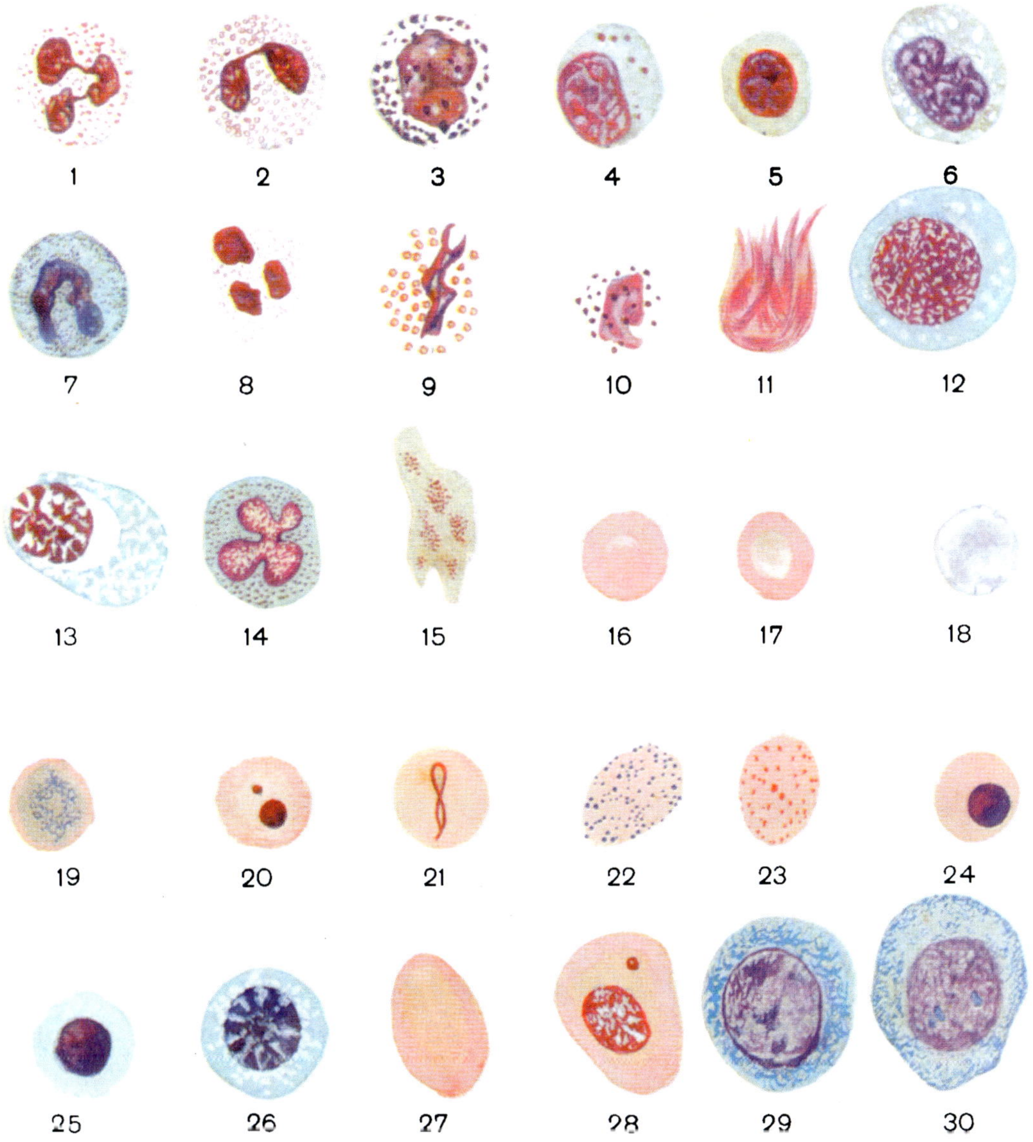

ESTAMPA 21.1 1. Granulócito neutrófilo; 2. Granulócito eosinófilo; 3. Granulócito basófilo; 4. Grande linfócito; 5. Pequeno linfócito; 6. Monócito; 7. Neutrófilo tóxico; 8. Neutrófilo alterado; 9. Eosinófilo alterado; 10. Basófilo alterado; 11. Sombra nuclear; 12. Célula de Türk; 13. Célula plasmática; 14. Célula de Rieder; 15. Plaquetas; 16. Eritrócito normal; 17. Eritrócito hipocrômico; 18. Eritrócito policromatófilo; 19. Reticulócito; 20. Corpúsculo de Howell-Jolly; 21. Anel de Cabot; 22. Ponteado basófilo; 23. Ponteado azurófilo; 24. Eritroblasto ortocromático; 25. Eritroblasto policromatófilo; 26. Eritroblasto basófilo; 27. Megalócito; 28. Megaloblasto ortocromático; 29. Megaloblasto policromatófilo; 30. Megaloblasto basófilo.

(Estampa adaptada de Varela)

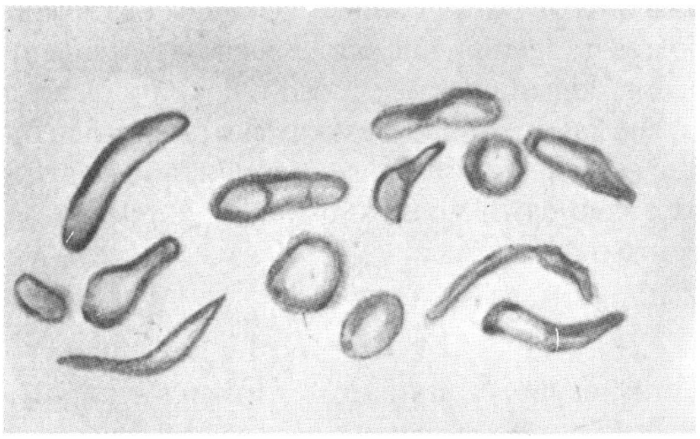

Fig. 21.32 Drepanocitose eritrocítica.

b) Ovalocitose. Constitui anomalia que se transmite hereditariamente, com caráter mendeliano dominante, em que os eritrócitos se apresentam sob a forma oval ou elíptica, ocorrendo em um tipo de **anemia hemolítica** denominada **anemia ovalocítica** (Fig. 21.33).

c) Esferocitose. Anomalia em que os eritrócitos se apresentam sob a forma esférica (microsferócitos, normo- ou hipercrômicos), em vez da forma bicôncava normal. Segundo alguns autores, a esferocitose é a manifestação morfológica que mais reduz a resistência dos eritrócitos. Este tipo de **pecilocitose** é característico da **anemia hemolítica constitucional** (Fig. 21.34).

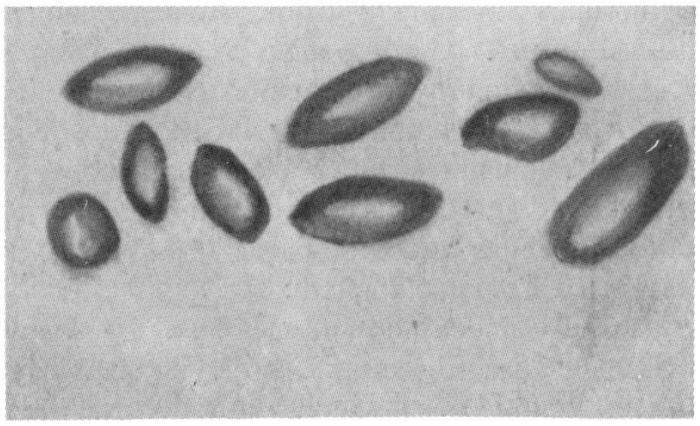

Fig. 21.33 Ovalocitose eritrocítica.

A esferocitose encontra-se, também, na **doença hemolítica perinatal (DHPN)** por imunização aos aglutinogênios A e B do sistema A-B-O, dado de valor para o diagnóstico dessa forma da doença.

Leptócitos ou Células em Alvo (Sombreiro Mexicano). São eritrócitos hipocrômicos, mais delgados que os normais, com área periférica corada, pelo seu conteúdo em hemoglobina, e outra área central, também corada e contendo hemoglobina, separadas por anel ou halo pálido, pobre em hemoglobina. Encontram-se nas **anemias hipocrômicas** e, especialmente, nas **talassemias** e nas **hemoglobinopatias C** e **S**.

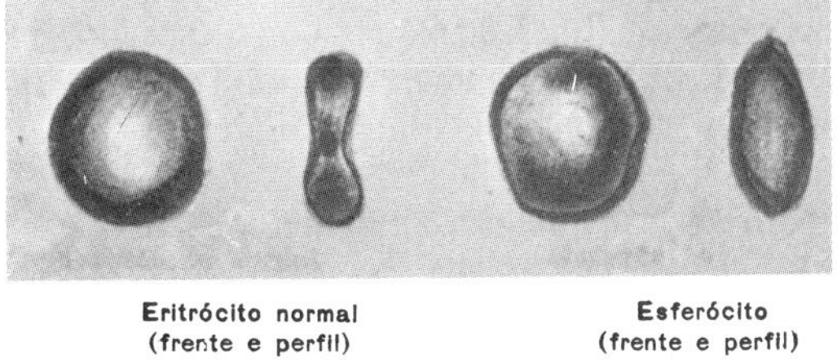

Fig. 21.34 Normocitose e esferocitose eritrocíticas.

Acantócitos, Equinócitos ou Células de Burr. São eritrócitos crenados, apresentando espículas periféricas semelhantes a espinhos. Ocorrem, em geral, por defeito técnico na confecção dos esfregaços, podendo aparecer na **abetalipoproteinemia** (hereditária ou adquirida), em certas **afecções hepáticas** e na **uremia**.

Esquistócitos ou Células em Crescente ou em Forma de Elmo. São fragmentos de eritrócitos, de formas irregulares (elmo, crescente), sinal da existência de hemólise. Aparecem nas **anemias hemolíticas** e em **queimaduras graves**.

III. ALTERAÇÕES DA COLORAÇÃO OU ANISOCROMIA ERITROCÍTICA

As alterações da coloração dos eritrócitos dependem de dois fatores:

1. De seu conteúdo hemoglobínico.
2. De suas propriedades tintoriais.

Conteúdo Hemoglobínico dos Eritrócitos

a) Eritrócitos normocrômicos. São eritrócitos com conteúdo hemoglobínico normal, corando-se, pelos métodos habituais, de róseo, com zona central clara, correspondente à sua concavidade. Denomina-se **normocromia**.

Nos diferentes tipos de anemias, os eritrócitos podem sofrer variações em seu conteúdo hemoglobínico e, conseqüentemente, na intensidade da coloração. Este estado patológico constitui a **anisocromia eritrocítica**, que indica insuficiência da medula óssea.

A anisocromia ocorre pela presença de eritrócitos pobres ou ricos em hemoglobina (eritrócitos hipocrômicos ou hipercrômicos).

A anisocromia significa, também, a distribuição desigual da hemoglobina na mesma célula, como se observa nos eritrócitos intumescidos.

b) Eritrócitos hipocrômicos. São eritrócitos de tamanho reduzido ou normal; apresentam-se pálidos ou descorados, sobretudo na zona central (formas em pessário — acromia central), em virtude de seu conteúdo hemoglobínico anormalmente escasso. A predominância destes elementos constitui a **hipocromia**.

A hipocromia ocorre, em geral, nas anemias por deficiência, falta de absorção ou de armazenamento de ferro (anemias primárias ou secundárias, microcíticas ou normocíticas).

c) Eritrócitos hipercrômicos. São células de grande tamanho (megalócitos); aparecem intensamente coradas e, em mui-

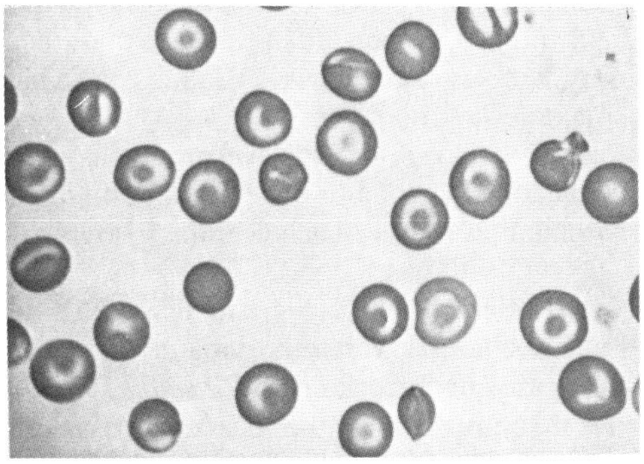

Fig. 21.35 Células em alvo.

tos casos, sem a zona central, clara, observada normalmente, em conseqüência de seu conteúdo hemoglobínico anormalmente intenso.

A predominância destes elementos constitui a **hipercromia**.

A hipercromia pode ser só aparente, por aumento do tamanho das células, guardando paralelismo com o volume das células (Naegeli).

A hipercromia é vista, em geral, nas anemias por deficiência, falta de absorção ou de armazenamento da vitamina B_{12} e ácido fólico (**anemia perniciosa, espru**).

A hipercromia também é observada na **anemia hemolítica** constitucional (**microsferócitos hipercrômicos**).

Propriedades Tintoriais dos Eritrócitos. De acordo com suas propriedades tintoriais, os eritrócitos se classificam em:

a) **Eritrócitos ortocromáticos.** São eritrócitos maduros, cuja substância citoplasmática apresenta afinidade pelos corantes ácidos, sendo, portanto, eosinófilos, corando-se de róseo pelos corantes de Romanowsky. Esta coloração normal denomina-se **ortocromasia**.

b) **Eritrócitos policromatófilos.** São eritrócitos imaturos, geralmente maiores que os normais, de origem eritroblástica ou megaloblástica, cuja substância citoplasmática tem afinidade pelos corantes ácidos e básicos. São, portanto, de afinidade mista, eosinófila e basófila. Coram-se, pelos corantes de Romanowsky, de róseo-azulado.

Normalmente, o número de eritrócitos policromatófilos é muito reduzido, cerca de 0,5 a 1%. O aumento destes elementos acima de 2% constitui a **policromasia** ou **policromatofilia**.

A policromasia é sinal de regeneração eritrocítica, aparecendo, principalmente, na intoxicação crônica pelo chumbo, na **malária**, nas **anemias** e nas **leucemias**.

c) **Eritrócitos basófilos.** São eritrócitos muito imaturos, de origem eritroblástica ou megaloblástica, cuja substância citoplasmática apresenta afinidade pelos corantes básicos, sendo, portanto, basófilos. Coram-se de azul pelos corantes de Romanowsky. Não existem normalmente no sangue circulante. Sua presença constitui a **basofilia**, indício de regeneração eritrocítica, ocorrendo em todos os casos de hiperatividade da medula óssea.

d) **Reticulócitos.** São eritrócitos cuja estrutura granulofilamentosa apresenta afinidade pelos corantes básicos, só se revelando pela coloração supravital. São elementos jovens, cuja presença é indício seguro de regeneração eritrocítica. Ver sua contagem em outra parte desta obra.

Em determinadas patologias, os eritrócitos podem apresentar:

1. **Granulações basófilas ou ponteado basófilo.** São granulações arredondadas ou angulosas, mais ou menos numerosas, que se encontram no citoplasma de alguns eritrócitos, apresentando afinidade pelos corantes básicos, corando-se, portanto, de azul intenso. Representam fase de maturação do eritrócito; originam-se por condensação da substância basófila do citoplasma do eritrócito jovem.

Ocorrem como índice de regeneração eritrocítica, principalmente na intoxicação pelo chumbo (onde têm significação quase decisiva), nas anemias graves, nas leucemias e no impaludismo.

2. **Granulações de Schüffner.** São granulações finíssimas e numerosas que se coram de vermelho-violeta. Aparecem nos eritrócitos nos casos de infecção pelo *Plasmodium vivax*.
3. **Granulações de Maurer.** São granulações grossas e escassas que se coram de vermelho-púrpura. Aparecem nos eritrócitos nos casos de infecção pelo *Plasmodium falciparum*.
4. **Corpúsculos de Pappenheimer.** Granulações arredondadas que aparecem, geralmente em pequeno número, em alguns eritrócitos, constituídas de depósitos de ferro. Ocorrem principalmente nas **anemias aplásticas**, nas **anemias hemolíticas** e após a **esplenectomia**. Tais corpúsculos são às vezes confundidos com os siderócitos, os quais, entretanto, só se coram pelo azul-da-prússia.

IV. ALTERAÇÕES DA ESTRUTURA

As alterações da estrutura dos eritrócitos compreendem a persistência do núcleo e a persistência de restos nucleares.

Persistência do Núcleo. Em condições patológicas, encontram-se, no sangue circulante, duas classes distintas de glóbulos vermelhos nucleados:

a) Células nucleadas da série hemoglobínica, semelhantes às que se encontram normalmente na medula óssea — células da série **eritroblástica** ou **normoblástica**.

b) Células nucleadas da série hemoglobínica, mais volumosas que as anteriores, as quais, em condições normais, não se encontram nos órgãos hematopoéticos senão durante a primeira fase da vida embrionária — células da série **megaloblástica** ou **embrionária**.

Série Eritroblástica. Os elementos desta série são eritroblastos definitivos, dos quais derivam, após a perda do núcleo, os eritrócitos normais. Distinguem-se quatro tipos fundamentais de eritroblastos, que serão descritos segundo sua evolução.

1. Proeritroblasto. Provém do hemocitoblasto mielóide (célula indiferenciada, progenitora dos eritrócitos, dos leucócitos mielóides e das plaquetas, segundo a teoria unicista).

Representa a primeira fase de diferenciação do hemocitoblasto na progênie das células hemoglobínicas.

Tamanho: 10 a 14 μ de diâmetro.

Citoplasma: é condensado e homogêneo, apresentando-se mais intensamente basófilo (hiperbasofilia) do que o hemocitoblasto, o que, segundo Ferrata, constitui fenômeno paradoxal, porque uma célula basófila mais jovem — o hemocitoblasto — diferencia-se para formas menos basófilas, o que não ocorre neste caso. Cora-se de azul intenso.

Núcleo: Sua estrutura é semelhante à do hemocitoblasto, com exceção dos filamentos de cromatina, que se apresentam um pouco mais grosseiros. Contém, comumente, um a dois nucléolos. Com os corantes de Romanowsky, toma a cor vermelho-violeta.

2. Eritroblasto basófilo. Provém do proeritroblasto.

Tamanho: 10 a 12 μ de diâmetro.

Citoplasma: é menos basófilo (ortobasofilia) que o proeritroblasto; cora-se de tom azul-celeste.

Núcleo: a cromatina começa a condensar-se em grossas trabéculas, dispostas, às vezes, em raios de roda. Cora-se intensamente de vermelho-violeta. É desprovido de nucléolos.

3. Eritroblasto policromatófilo. Provém do eritroblasto basófilo.

Tamanho: 8 a 10 μ de diâmetro.

Citoplasma: surge a afinidade para os corantes ácidos, indício do aparecimento da hemoglobina. A basofilia persiste e, pela sua afinidade mista, o citoplasma toma o tom rosa-azulado ou cinza-azulado.

Núcleo: reduz-se de tamanho, a cromatina condensa-se mais, com tendência à disposição radiada.

4. Eritroblasto ortocromático. Provém do eritroblasto policromatófilo.

Tamanho: 6 a 8 μ de diâmetro.

Citoplasma: apresenta afinidade para os corantes ácidos, sendo, portanto, inteiramente eosinófilo — índice da presença da hemoglobina. Cora-se de róseo.

Núcleo: sua cromatina condensa-se (evolução para a picnose), corando-se de tom vermelho-violeta mais intenso do que os eritroblastos anteriores. Quando a picnose atinge o grau máximo, o eritroblasto perde o núcleo. Na eliminação do núcleo podem intervir três mecanismos:

a) Dissolução da cromatina (cariólise).
b) Expulsão total do núcleo.
c) Fragmentação do núcleo (cariorrexe), com expulsão ou dissolução dos fragmentos.

Segundo Hölliker e Neumann, citados por Naegeli, o desaparecimento do núcleo dos eritroblastos faz-se por dissolução intracelular (cariólise). O núcleo vai reduzindo de tamanho, torna-se picnótico, transformando-se em pequenas esferas nucleares (**corpúsculos de Howell-Jolly**) e, finalmente, em bastonetes cromáticos. Depois do desaparecimento do núcleo, antes de se transformar em eritrócito maduro, o eritroblasto passa pelo estádio de reticulócito.

Em condições patológicas, pode acontecer que, ao amadurecerem, os eritroblastos reduzam muito ou pouco seu tamanho, dando origem a **anisocitose eritroblástica**, com o aparecimento, respectivamente, de micro- e macroeritroblastos.

Contagem dos Eritroblastos

Executa-se sempre em relação aos leucócitos.

Anota-se o número destes elementos encontrados durante a contagem específica dos leucócitos. Por exemplo: durante a contagem de 100 leucócitos, foram encontrados cinco eritroblastos. O resultado é fornecido da seguinte maneira: Eritroblastos — 5 para 100 leucócitos ou 5/100 leucócitos.

INTERPRETAÇÃO

Normalmente, os eritroblastos não existem no sangue circulante, a não ser no sangue do feto ou do recém-nascido.

Encontram-se na medula óssea, onde são formados, só aparecem em condições patológicas, no sangue periférico, onde sua presença revela disfunção da medula óssea.

A presença destes elementos no sangue tem, via de regra, caráter regenerativo, mas não é raro encontrá-los em casos de **anemia aplástica**. A distinção entre o caráter regenerativo e o degenerativo dos eritroblastos pode ser estabelecida pelo estudo do hemograma completo. No primeiro caso, observa-se, em geral, caráter francamente regenerativo entre todos os elementos morfológicos do sangue (eritrócitos, leucócitos e plaquetas), enquanto, no segundo, se verifica caráter aplástico, com ausência de outros elementos jovens e diminuição do número dos eritrócitos, dos leucócitos e das plaquetas.

Os eritroblastos são vistos no sangue periférico em todas as anemias graves, primárias ou secundárias (**anemias hipocrômicas**, **hipercrômicas** e **anemias das leucemias**).

Série Megaloblástica. Os megaloblastos ou eritroblastos primitivos são os progenitores dos megalócitos. Diferenciam-se dos eritroblastos definitivos não só pelo tamanho (que, em geral, é maior), mas também pelos caracteres citoplasmáticos e pela estrutura nuclear.

À medida que a célula vai amadurecendo, ocorrem aqui, também, a redução e a picnose do núcleo. Em certas fases, torna-se difícil a sua diferenciação com os eritroblastos de núcleo velho, principalmente com os macroeritroblastos, porque a picnose nuclear faz desaparecer a delicada estrutura nuclear de finas malhas, critério decisivo para sua identificação.

Segundo Naegeli, os megaloblastos têm origem nos endotélios vasculares indiferenciados, enquanto os eritroblastos provêm das células do mesênquima.

Distinguem-se quatro tipos fundamentais de megaloblastos, a saber:

1. Promegaloblasto. Provém do hemocitoblasto transitório.

Tamanho: 12 a 16 μ.

Citoplasma: hiperbasófilo, como o do proeritroblasto, porém mais abundante, corando-se de azul intenso.

Núcleo: de estrutura reticulada mais delicada do que a do proeritroblasto. Contém um ou dois nucléolos. Cora-se de vermelho-violeta.

2. Megaloblasto basófilo. Provém do promegaloblasto.

Tamanho: 12 a 14 μ de diâmetro.

Citoplasma: é ortobasófilo (idêntico ao do eritroblasto basófilo).

Núcleo: difere do núcleo do promegaloblasto pela ausência de nucléolos e pela cromatina, que se apresenta com malhas menos delicadas.

3. Megaloblasto policromatófilo. Origina-se do megaloblasto basófilo.

Tamanho: 10 a 12 μ de diâmetro.

Citoplasma: apresenta traços de pigmento hemoglobínico e, ainda, resíduos de basofilia, corando-se da mesma forma que o eritroblasto correspondente.

Núcleo: pode apresentar-se com estrutura delicada ou com tendência à picnose.

4. Megaloblasto ortocromático. Provém do megaloblasto policromatófilo.

Tamanho: 8 a 10 μ de diâmetro.

Citoplasma: inteiramente eosinófilo, corando-se de róseo intenso, devido ao seu grande conteúdo hemoglobínico.

Núcleo: mais ou menos como o do megaloblasto anterior, mas de estrutura pouco mais grosseira.

Contagem dos Megaloblastos

É feita como a dos eritroblastos.

INTERPRETAÇÃO

Segundo a teoria unicista, o megaloblasto não existe normalmente nos órgãos hematopoéticos, senão durante a primeira fase da vida embrionária.

Sua presença nos órgãos hematopoéticos ou no sangue circulante revela ausência, falta de absorção ou de armazenamento da vitamina B_{12} e do ácido fólico (reversão ao período embrionário).

Indica modificação no tipo de regeneração sanguínea.

Surge nas anemias do tipo pernicioso (**anemias megalocíticas** e **hipercrômicas**), sendo de importância extrema no seu diagnóstico: **anemia perniciosa**, **anemia botriocefálica**, algumas formas graves da **anemia ancilostomótica**, em raros casos de anemias graves secundárias a carcinoma gástrico, em casos de ressecção gástrica e no **espru**.

Os autores americanos adotam nomenclatura diferente. Consideram como célula precursora dos eritrócitos o megaloblasto adulto, que se diferencia nitidamente do megaloblasto embrionário de Ehrlich, embora reconheçam que, normalmente, estes elementos sejam muito escassos na medula ósea (0,04%). A eritropoese normal seria da seguinte forma:

Célula mesenquimal indiferente
↓
Megaloblasto adulto
↓ Fator hematopoético
Eritroblasto precoce
↓
Eritroblasto tardio
↓
Normoblasto
↓
Reticulócito
↓ Ferro
Eritrócito

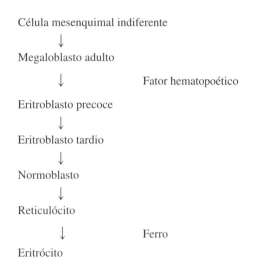

Persistência de Restos Nucleares. Nas hemopatias, as células hemoglobínicas, tanto da série eritroblástica como da megaloblástica, podem apresentar-se com certas substâncias que, pelos seus caracteres, são consideradas de origem nuclear.

São as seguintes:

1. Corpúsculos de Howell-Jolly. São restos nucleares, cujo tamanho não permite considerá-los núcleo, por serem muito pequenos, nem granulações, por serem muito grandes.

São corpúsculos arredondados que se observam nos eritrócitos jovens, nos casos de regeneração intensa. Geralmente é único, podendo, porém, aparecer dois ou três em um só eritrócito.

Provêm da retração progressiva e picnose do núcleo e apresentam todas as reações da cromatina, corando-se de vermelho-violeta pelo método panóptico. Constituem sinal de imaturidade, aparecendo no sangue circulante em algumas **anemias** e no **saturnismo**.

2. Anéis de Cabot. São filamentos que se encontram em alguns eritrócitos, em casos de regeneração intensa, e que se dispõem em forma de anel, podendo, também, adotar outras formas: em 8, em raquete etc., corando-se de vermelho-violeta pelo método panóptico. São considerados restos da membrana nuclear, em conseqüência da vacuolização central do núcleo. Sua presença, no sangue, constitui sinal de regeneração; ocorre em algumas anemias graves e, principalmente, nas anemias secundárias à intoxicação crônica pelo chumbo.

3. Granulações azurófilas ou ponteado azurófilo. Finíssimas granulações que se observam em alguns eritrócitos, corando-se de vermelho-violeta. Segundo Ferrata, constituem modalidade patológica no processo de eliminação nuclear do eritroblasto. Trata-se de fragmentação da cromatina nuclear (cariorrexe). Encontra-se em certas anemias graves.

4. Policromatofilia azurófila. Consiste na coloração vermelho-violeta mais ou menos difusa dos eritrócitos. Considera-se originária da dissolução nuclear (cariólise). Representa grau mais intenso de dispersão da substância azurófila, com a mesma significação das granulações azurófilas: caráter regenerativo atípico.

Alterações das Plaquetas

As plaquetas sangüíneas ou trombócitos são os menores elementos morfológicos do sangue. Apresentam-se, normalmente, em forma de corpúsculos arredondados ou ovais, medindo 2, 3 ou 6 μ de diâmetro, não sendo raro encontrarem-se em formas maiores. Seu ciclo vital é de 10 dias.

Nos esfregaços corados pelo método panóptico, distinguem-se duas partes nas plaquetas:

1. Uma é periférica, hialina, acromófila ou levemente basófila (coloração ligeiramente azulada) — zona hialômera, segundo Puchberger.
2. Outra é central, com finas granulações azurófilas, corando-se de violeta-púrpura — zona cromômera, segundo o referido autor.

Nos esfregaços sem coloração, aparecem como corpúsculos de cor cinza, com tendência a formar agregação amorfa, a que se aderem os primeiros filamentos de fibrina, quando se inicia a coagulação. Nas preparações a fresco, distinguem-se, também, uma zona periférica, hialina, transparente, e outra central, granulosa. A zona central, granulosa, cromófila, tem sido considerada de origem nuclear, o que é inteiramente errôneo, pois não dá as reações específicas da cromatina nuclear. São apenas substâncias cromatófilas.

Em condições patológicas, as plaquetas sofrem as seguintes alterações (Estampas 21.1 e 21.2):

I. ALTERAÇÕES DO TAMANHO OU ANISOCITOSE TROMBOCÍTICA

Observam-se plaquetas pequenas, médias ou grandes (plaquetas gigantes).

II. ALTERAÇÕES DA FORMA OU PECILOCITOSE TROMBOCÍTICA

As plaquetas podem assumir diferentes aspectos.

III. ALTERAÇÕES DA COLORAÇÃO OU ANISOCROMIA TROMBOCÍTICA

Apresentam-se, patologicamente, com zona periférica basófila, anormalmente intensa, com agrupamento das granulações em blocos, ou com repartição anormal das granulações, com tamanho anormal das granulações, vacuolização patológica e falta de agregação (trombastenia).

Estas alterações são encontradas, principalmente, nos casos de hiperatividade das células gigantes da medula óssea, como ocorre na mielose e em certas anemias, ou na disfunção e destruição progressiva dos megacariócitos na **anemia perniciosa**, na **anemia aplástica**, nas **leucemias** nos **estados hemorrágicos**.

CÉLULAS IMATURAS DA SÉRIE DAS PLAQUETAS

1. Megacariócito granuloso. Provém do megacariócito linfóide ou megacarioblasto.

Tamanho: 20 a 40 μ de diâmetro.

Este elemento caracteriza-se pelo seu ectoplasma hialino e protoplasma perinuclear com granulações azurófilas. O corpo celular apresenta numerosos e grandes prolongamentos que, por fragmentação, originam as plaquetas.

2. Megacariócito linfóide ou megacarioblasto. Segundo Ferrata, este elemento pode provir do hemocitoblasto ou do hemoistioblasto. É célula de grande tamanho, com núcleo lobulado. O citoplasma é basófilo e homogêneo, sem granulações. Sua forma nem sempre é arredondada, freqüentemente de aspecto amebóide.

Este elemento pode ser encontrado no sangue circulante somente em pequenos fragmentos nucleares, porque as porções maiores ficam retidas nos capilares. É deparado, principalmente, nas seguintes condições patológicas: **mieloses**, **policitemias** e **leucocitose**. Nunca é observado nas **linfadenoses**.

Alterações dos Leucócitos

I. ALTERAÇÕES DO TAMANHO (DIÂMETRO) OU ANISOCITOSE LEUCOCÍTICA

Em condições patológicas, principalmente nas moléstias infecciosas graves, os leucócitos (granulócitos, linfócitos e monócitos) sofrem variações no seu diâmetro médio, aparecendo no sangue circulante menores ou maiores do que os normais (micro- ou macroleucócitos). O tamanho da célula diminui à medida que esta atinge a maturação.

Estas variações, conhecidas pela denominação de **anisocitose leucocítica**, podem ser registradas nas fórmulas leucocitométricas (Estampas 21.1 e 21.2).

II. ALTERAÇÕES DA FORMA OU PECILOCITOSE LEUCOCÍTICA

De modo geral, mesmo em condições patológicas, os leucócitos apresentam escassas variações de forma.

III. ALTERAÇÕES QUANTO À EVOLUÇÃO

Em certas condições patológicas, observam-se todas as fases evolutivas da série granulocítica, linfocítica e monocítica.

É importante saber a idade relativa de um leucócito. Um critério da idade do neutrófilo é dado pelo número das segmentações nucleares. A significação de tal critério será estudada quando forem descritos os índices de Arneth e de Schilling.

Os principais critérios adotados para a verificação da imaturidade ou maturidade do leucócito são os seguintes:

1. **Tamanho do leucócito:** Diminui à medida que a célula vai atingindo a maturidade.
2. **Núcleo:**
   - a) Forma
     - Redonda, sem segmentação: célula imatura.
     - Segmentada: célula madura.
   - b) Estrutura
     - Basicromatina de filamentos delicados: célula imatura.
     - Basicromatina de trabéculas grosseiras: célula madura.
   - c) Nucléolos
     - Presentes nas células mais imaturas.
     - Ausentes nas células maduras.
3. **Citoplasma:** Basofilia (coloração azul pelos métodos de Romanowsky): sinal de imaturidade de uma célula.
   - a) Coloração: Eosinofilia (coloração rósea pelos métodos de Romanowsky): sinal de maturidade de uma célula (exceção para os linfócitos e monócitos).
   - b) Granulações basófilas: sua presença, junto às granulações específicas (neutrófilas, eosinófilas etc.), constitui sinal seguro de imaturidade celular.

IV. ALTERAÇÕES PATOLÓGICAS DO NÚCLEO

Estas alterações se referem, principalmente, aos neutrófilos que, em condições patológicas, sobretudo nos processos infecciosos graves, apresentam-se com núcleo alterado, grosso, sem segmentação e falta de delimitação de basicromatina. Observam-se, ainda, picnose, cariorrexe, vacuolização, ou mesmo figuras de divisão amitótica e hipersegmentação. A hipersegmentação do núcleo dos neutrófilos encontra-se principalmente na anemia perniciosa e em outras manifestações reacionais intensas da medula óssea.

Segundo Naegeli, estas alterações são de considerável importância clínica.

V. ALTERAÇÕES PATOLÓGICAS DO CITOPLASMA

Também estas dizem respeito, principalmente, aos neutrófilos. Em geral, as alterações patológicas do núcleo dos neutrófilos são acompanhadas de modificações graves do citoplasma, podendo, em certos estados patológicos, uma destacar-se mais do que a outra.

São as seguintes as principais alterações patológicas do citoplasma dos neutrófilos:

1. Granulações tóxicas. Normalmente, o citoplasma dos neutrófilos contém numerosas granulações específicas, pequenas, de tamanho uniforme, que se coram de róseo pelo método panóptico.

Em condições patológicas, principalmente nos processos infecciosos ou tóxicos graves, é freqüente observar granulações basófilas, denominadas **granulações tóxicas**, que se coram de azul-escuro pelos corantes de Romanowsky. São observadas tanto nos neutrófilos imaturos como nos maduros (Fig. 21.36).

Distinguem-se duas variedades de granulações tóxicas:

- a) **Granulações pequenas**, finas, que se distribuem, geralmente, entre as granulações dos neutrófilos.
- b) **Granulações grandes**, grosseiras, muito mais abundantes do que as primeiras; ocupam quase todo o citoplasma, que, geralmente, apresenta escassas granulações específicas.

Segundo Graham, as preparações coradas pelo método de oxidase fornecem valiosas informações sobre o citoplasma dos neutrófilos.

Assim, corando-se os neutrófilos normais (citoplasma repleto de granulações específicas), pelo método da oxidase, verifica-se sua positividade: os grânulos destacam-se nitidamente, tornando-se evidente a repleção celular.

Se, entretanto, se corarem os neutrófilos portadores de granulações tóxicas citoplasmáticas, pelo mesmo método, observar-se-á que reage à oxidase apenas pequeno número de granulações. Conforme demonstrou Graham em certos estados patológicos, como a **pneumonia**, vê-se grande diminuição das granulações de oxidase, coincidindo com o aparecimento das granulações tóxicas.

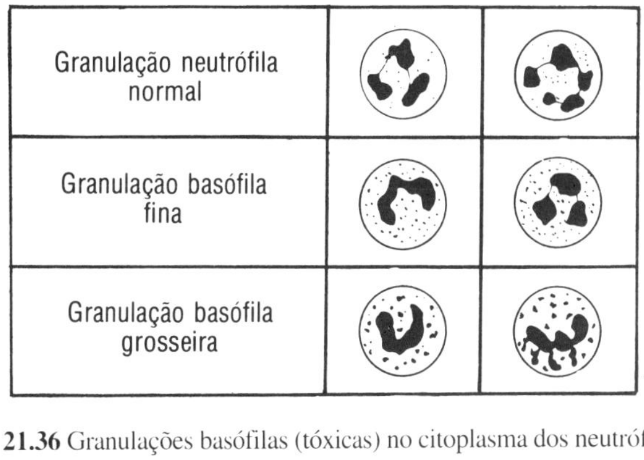

Fig. 21.36 Granulações basófilas (tóxicas) no citoplasma dos neutrófilos.

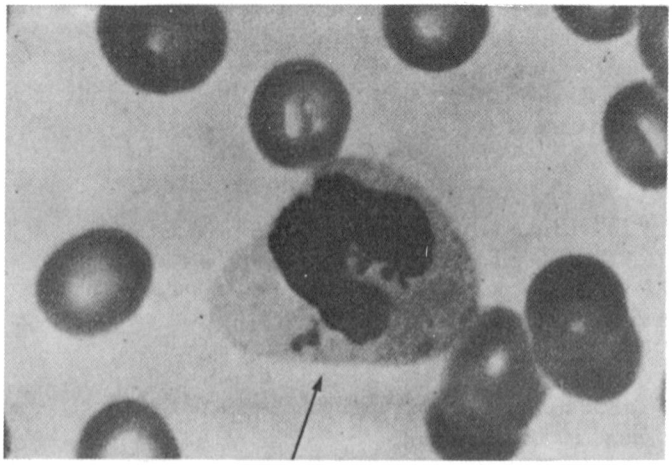

Fig. 21.37 Inclusões de Döhle em um neutrófilo.

A presença das granulações tóxicas revela, portanto, deficiência de grânulos coráveis de oxidase e, conseqüentemente, de granulações específicas.

As granulações tóxicas são consideradas fenômeno de degeneração. Representam, provavelmente, o efeito da toxemia sobre os neutrófilos na medula óssea, na fase de formação granular.

Os neutrófilos tóxicos, além destas alterações dos grânulos, apresentam, também, variações da reação corante do citoplasma, que pode adquirir tom azulado em virtude do aparecimento de basofilia, bem como da estrutura nuclear, cuja intensidade de coloração varia.

Os neutrófilos tóxicos podem ser contados, fornecendo-se o resultado em percentagem. Usa-se também o índice degenerativo, proposto por Kugel e Rosenthal, baseado no número de neutrófilos portadores de granulações tóxicas.

Calcula-se o índice degenerativo dividindo-se a percentagem dos neutrófilos portadores de granulações tóxicas pela percentagem total dos neutrófilos.

Exemplo (Kracke e Garver):

	Total
Neutrófilos	75%
Eosinófilos	0%
Linfócitos	18%
Monócitos	7%
Normais	20%
Com granulações tóxicas	55%

Índice degenerativo de Kugel e Rosenthal

$$= \frac{\text{Neutrófilos tóxicos \%}}{\text{Total de neutrófilos \%}} = \frac{55}{75} = 0{,}73$$

Percentagem de neutrófilos tóxicos = 73

O índice degenerativo representa, portanto, a percentagem dos neutrófilos portadores de granulações tóxicas.

INTERPRETAÇÃO

A presença de neutrófilos tóxicos constitui prova da existência do estado tóxico, indicando, também, sua gravidade. Ocorrem em qualquer infecção grave ou toxemia, com ou sem leucocitose, principalmente na **pneumonia**, na **septicemia** e na **peritonite**.

2. Inclusões de Döhle. Em 1911, Döhle verificou a presença de certos corpúsculos no citoplasma dos neutrófilos em casos de **escarlatina**.

São grânulos iguais a um coco ou pouco maiores; alguns apresentam-se piriformes, outros como bastonetes ou cocos, geralmente aos pares. São inclusões basófilas, remanescentes do ácido ribonucléico.

As inclusões de Döhle ocorrem em qualquer leucocitose de origem infecciosa (**pneumonia**, **difteria**, particularmente na **escarlatina**), bem como em **intoxicações** e **queimaduras**.

Segundo alguns autores, estas inclusões apresentam considerável importância no diagnóstico da escarlatina, onde seu aparecimento se faz precocemente e em grande número, tendo valor quase patognomônico.

3. Vacuolização do citoplasma. A presença de vacúolos sudanófilos no citoplasma dos neutrófilos está, geralmente, relacionada com a existência de focos purulentos. Naegeli observou que estes vacúolos, de natureza não inteiramente conhecida, correspondendo, em parte, a lipóides extraídos, podem aparecer nas afecções tóxicas graves do fígado, sem que haja supuração. Podem constituir indícios de fagocitose ativa ou degeneração neutrófila.

ANOMALIAS DOS LEUCÓCITOS

Além das alterações qualitativas e quantitativas, já estudadas, os leucócitos — principalmente os neutrófilos — apresentam outras alterações morfológicas qualitativas: as anomalias. Algumas são adquiridas, desaparecendo com a cessação do estímulo que provocou seu aparecimento. Outras (a maioria delas) são hereditárias, persistem por toda a vida, com ou sem perturbações funcionais.

Anomalia de Pelger-Hüet. Esta anomalia, rara e benigna, dos leucócitos, é hereditária, autossômica dominante, caracterizada pela falta da segmentação normal do núcleo, especialmente dos neutrófilos. A maioria destes granulócitos apresenta-se com o núcleo não-segmentado, em forma de bastão, e, no máximo, com núcleo bissegmentado. A cromatina é densa, de estrutura grosseira. A identificação dessa anomalia é de importância na prática, porque permite diferenciá-la do desvio nuclear dos neutrófilos para a esquerda, próprio dos processos infecciosos. No caso da anomalia, cumpre fazer investigações em parentes próximos, ascendentes e descendentes do paciente, que podem revelar a existência de anomalias semelhantes. Nos processos infecciosos, o desvio para a esquerda sempre se acompanha de outras alterações, próprias das infecções. Esta anomalia pode ser adquirida; constitui a pseudo-anomalia de Pelger-Hüet, especialmente em casos de **leucemia mielóide**.

Anomalia de May-Regglin. Esta condição hereditária, autossômica dominante, caracteriza-se pela presença de corpúsculos de Döhle nos neutrófilos, de plaquetas gigantes e, em alguns casos, de trombocitopenia. Os corpúsculos de Döhle são maiores do que as inclusões, que geralmente se encontram nas infecções e queimaduras, persistindo por toda a vida do paciente. Podem aparecer também nos demais leucócitos.

Anomalia de Alder-Reilly. Também hereditária, caracteriza-se pela presença, no citoplasma dos leucócitos — principalmente no dos neutrófilos —, de densas granulações, constituídas de mucopolissacarídeos. Quando presentes nos neutrófilos, tais granulações assemelham-se às granulações tóxicas, embora não produzidas por infecções. Esta anomalia acha-se ligada a uma doença geral do esqueleto: o **gargoilismo** (**síndrome de Hurler** ou **mucopolissacaridose**), que se caracteriza por defeitos de formação óssea decorrentes de alterações do metabolismo dos mucopolissacarídeos.

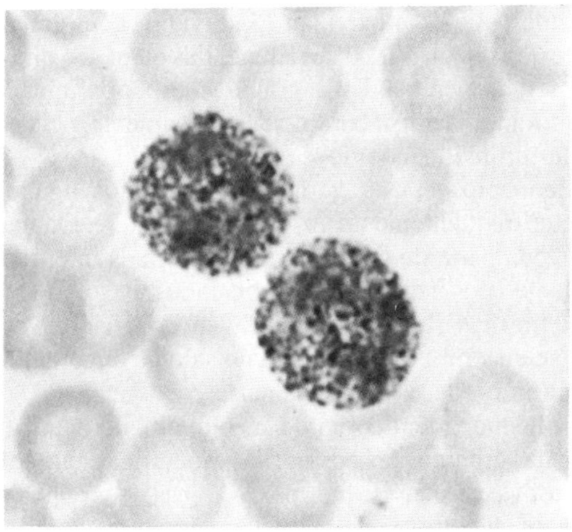

Fig. 21.38 Granulações de mucopolissacarídeos em dois neutrófilos, na anomalia de Alder-Reilly.

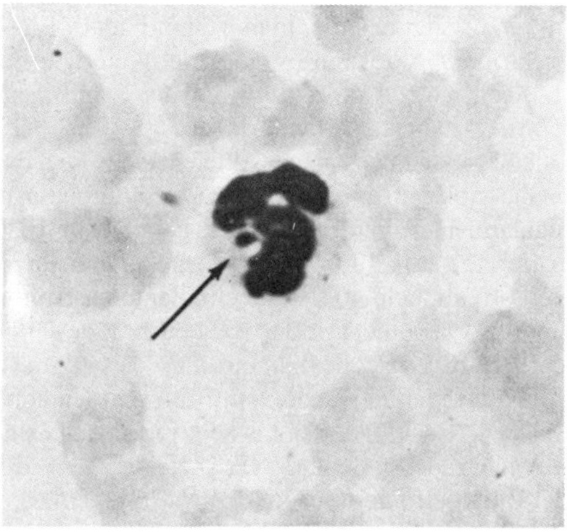

Fig. 21.40 Corpúsculo de Barr (cromossomo X do sexo feminino).

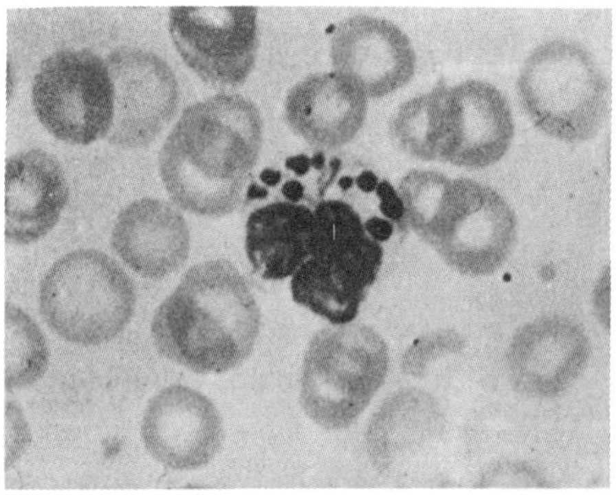

Fig. 21.39 Grânulos localizados no citoplasma (lisossomos) de um neutrófilo, na síndrome de Chediak-Higashi.

Síndrome de Chediak-Higashi. Esta síndrome autossômica recessiva, rara e fatal, dos leucócitos caracteriza-se pela presença de grandes grânulos, corados de azul-esverdeado ou de azul-púrpura, localizados, sobretudo, no citoplasma dos neutrófilos e, também, no dos linfócitos e dos monócitos. Tais grânulos são derivados dos lisossomos. Há sinais de alterações funcionais dos neutrófilos, que se tornam incapazes de destruir as bactérias, como normalmente ocorre. A síndrome é observada em crianças que apresentam albinismo parcial, fotofobia e predisposição às infecções piogênicas, além de linfadenopatia e hepatosplenomegalia.

Corpúsculos de Barr. É pequena massa de cromatina, com a forma de baqueta de tambor, projetada da base de um dos lóbulos do núcleo do neutrófilo. Este corpúsculo ocorre em 1 a 5% dos neutrófilos de 80 a 90% das mulheres normais. Admite-se seja a cromatina do sexo (cromossomo × inativado). Não se encontra nos homens.

Classificação e Morfologia dos Leucócitos

No sangue normal, circulam unicamente as células completamente maduras, não mais capazes de prosseguir em desenvolvimento. As células imaturas encontram-se nos órgãos onde são formadas, só vistas no sangue circulante em condições patológicas (Estampas 21.1 e 21.2).

Os leucócitos dividem-se, segundo os órgãos hematopoéticos de que procedem, em três grupos fundamentais:

A) **Leucócitos do sistema mielóide** (medula óssea) — **granulócitos**.
B) **Leucócitos do sistema linfóide** (baço, gânglios linfáticos, linfonodos) — **linfócitos**.
C) **Leucócitos do sistema reticuloendotelial** (células disseminadas por vários órgãos) — **monócitos**.

A) GRANULÓCITOS

Devem seu nome às granulações específicas existentes em seu citoplasma. Desde os trabalhos de Ehrlich, os granulócitos dividem-se em três classes, segundo a afinidade que apresentam as granulações citoplasmáticas em face dos corantes neutros, ácidos ou básicos (Quadro 21.10):

a) **Neutrófilos.**
b) **Eosinófilos.**
c) **Basófilos.**

a) Granulócitos neutrófilos

1. Neutrófilo segmentado. Provém do bastonete neutrófilo. Constitui a variedade de leucócito mais abundante no sangue circulante, normalmente na proporção de 55 a 65%; em cifras absolutas, 3.000 a 5.000 mm^3.

Tamanho: 10 a 12 μ de diâmetro.

Citoplasma: é abundante e oxífilo; cora-se de rosa-pálido pelos corantes de Romanowsky. Encontra-se repleto de finíssimas granulações específicas, distribuídas mais ou menos uniformemente. São denominadas **granulações neutrófilas**, porque se coram pelos corantes neutros; pela coloração com o May-Grünwald-Giemsa, apresentam-se de cor vermelho-violeta. Existem também, no citoplasma, fermentos oxidantes que dão reação intensa das oxidases e peroxidases.

Núcleo: normalmente, apresenta vários segmentos, desiguais, sempre unidos entre si por filamentos de cromatina, donde a denominação errada de polinucleares; melhor a de segmentados (Schilling).

O número de lóbulos ou segmentos oscila entre dois e cinco, com predominância dos núcleos de três segmentos.

Quanto mais segmentado, mais velho o neutrófilo. Normalmente, a proporção dos vários tipos de núcleos segmentados mantém-se constante; o índice neutrófilo de Arneth, descrito mais adiante, baseia-se nesta particularidade.

O núcleo cora-se intensamente, diferenciando-se a oxicromatina (vermelho-violáceo) da basicromatina (azul-turquesa) e apresenta-se irregularmente, em forma de letras do alfabeto (E, Z, S etc.).

2. Bastonete neutrófilo. Provém do metamielócito neutrófilo.

Existe normalmente no sangue circulante na proporção de 3 a 5%; em cifras absolutas, 150 a 400 por mm^3 de sangue.

Tamanho: 10 a 15 μ de diâmetro.

Citoplasma: idêntico ao do neutrófilo segmentado.

Núcleo: não é segmentado, mas em forma de bastão uniformemente recurvado ou de letras (S, U etc.).

3. Metamielócito neutrófilo (neutrófilo jovem). Provém do mielócito neutrófilo.

Normalmente não existe no sangue circulante, senão em pequena quantidade — 1%.

Tamanho: 10 a 18 μ de diâmetro.

Citoplasma: em geral, idêntico ao dos neutrófilos maduros, isto é, oxífilo. As granulações são maduras e pequenas.

Núcleo: é a parte que o caracteriza; apresenta-se com pronunciada chanfradura.

4. Mielócito neutrófilo. Provém do promielócito neutrófilo. Não existe normalmente no sangue circulante.

Tamanho: 12 a 18 μ de diâmetro.

Citoplasma: geralmente oxífilo, com granulações específicas abundantes, todas maduras.

Núcleo: é arredondado ou oval, ocupa a metade da célula. A cromatina nuclear apresenta retículo mais delicado do que na forma madura; cora-se, portanto, menos intensamente.

5. Promielócito neutrófilo. Provém do mieloblasto proneutrófilo.

Não ocorre normalmente no sangue circulante.

Tamanho: 14 a 18 μ de diâmetro.

Citoplasma: basófilo na periferia e oxífilo em torno do núcleo. Presença de numerosas granulações, maduras e imaturas.

Núcleo: estrutura reticular mais delicada do que a do mielócito, com maior conteúdo cromatínico. Nucléolos pouco evidentes.

6. Mieloblasto proneutrófilo. De acordo com a teoria monofilética (unicista), o mieloblasto provém do hemocitoblasto mielóide (Ferrata). Cumpre assinalar que o mieloblasto de Naegeli corresponde ao hemocitoblasto de Ferrata e ao linfoidócito de Pappenheim, isto é, células sem granulações no citoplasma.

Não existe normalmente no sangue circulante; sua presença tem importância no diagnóstico de leucemia.

Tamanho: 15 a 20 μ de diâmetro.

Citoplasma: é basófilo, com granulações isoladas e todas imaturas.

Núcleo: arredondado ou oval, com rede de cromatina delicada, de malhas estreitas. Os nucléolos são em número de dois a seis (Quadro 21.9).

b) Granulócitos eosinófilos

1. Eosinófilo segmentado. Provém do metamielócito eosinófilo.

Presente no sangue circulante normal na proporção de 2 a 4%, em números absolutos, 100 a 300 por mm^3 de sangue.

Tamanho: 10 a 15 μ.

Citoplasma: é oxílico ou de leve tom azul-celeste; apresenta-se repleto de granulações eosinófilas específicas, muito refringentes, que o caracterizam. São granulações grandes (maiores do que as neutrófilas), arredondadas ou ovais, que ocupam, em geral, toda a célula. Estas granulações têm afinidade eletiva para os corantes ácidos, coram-se, intensamente, pela eosina, de vermelho-brilhante, com leve tom alaranjado.

Núcleo: apresenta, em geral, dois segmentos, ligados por um filamento, freqüentemente em forma de haltere. Ocupa, em geral, pequena parte da célula, corando-se mais intensamente do que o núcleo dos neutrófilos segmentados.

2. Metamielócito eosinófilo. Provém do mielócito eosinófilo. Não se encontra normalmente no sangue circulante.

Tamanho: 10 a 18 μ de diâmetro.

Citoplasma: idêntico ao do metamielócito neutrófilo, com exceção das granulações eosinófilas específicas, que se distribuem por toda a célula.

Núcleo: semelhante ao do metamielócito neutrófilo.

3. Mielócito eosinófilo. Provém do promielócito eosinófilo. Não ocorre normalmente no sangue circulante.

Tamanho: 12 a 18 μ de diâmetro.

Citoplasma: semelhante ao do mielócito neutrófilo, com exceção das granulações eosinófilas específicas, que se espalham, densamente, sobre o citoplasma e o núcleo.

Núcleo: igual ao do mielócito neutrófilo.

4. Promielócito eosinófilo. Provém do mieloblasto proeosinófilo.

Não existe no sangue circulante normal.

Tamanho: 14 a 18 μ de diâmetro.

Citoplasma: como o do promielócito neutrófilo, com exceção das granulações específicas.

Núcleo: análogo ao do promielócito neutrófilo.

5. Mieloblasto proeosinófilo. O mesmo dito para o mieloblasto proneutrófilo.

c) Granulócitos basófilos ou mastleucócitos (Maximow)

1. Basófilo segmentado. Provém do mielócito basófilo.

Presente normalmente no sangue circulante na proporção de 0,5 a 1%; em números absolutos, 25 a 80 por mm^3.

Tamanho: 10 a 12 μ de diâmetro.

Citoplasma: é oxífilo; apresenta-se com abundantes granulações basófilas específicas, grosseiras e sem brilho, distribuídas desigualmente por toda a célula, em geral recobrindo, parcial ou totalmente, o núcleo. Estas granulações são de fixação difícil, observando-se com freqüência, nos esfregaços corados, os claros deixados por elas nas células.

Apresentam afinidades para os corantes básicos, corando-se de pardo-escuro ou de preto pelos corantes de Romanowsky.

Núcleo: lobulado em formas extravagantes, geralmente como a folha de trevo.

2. Mielócito basófilo. O mesmo que se disse para o mielócito eosinófilo.

3. Mieloblasto probasófilo. As mesmas considerações feitas para o mieloblasto proneutrófilo.

B) LINFÓCITOS

1. Linfócito maduro. Provém do prolinfócito.

Encontra-se normalmente no sangue circulante na proporção de 20 a 30% ou de 1.500 a 2.500 por mm^3 de sangue.

Tamanho: 7 a 12 μ de diâmetro. Classificam-se os linfócitos em pequenos, médios e grandes, sendo os primeiros os mais numerosos.

Citoplasma: é sempre basófilo; cora-se de azul-celeste mais ou menos intenso pelos corantes de Romanowsky. A basofilia citoplasmática diminui na proximidade do núcleo; comum a existência de um halo claro, perinuclear.

Em geral, o citoplasma é escasso, formando faixa estreita, às vezes apenas visível de um dos lados, sem granulações.

Alguns linfócitos, geralmente os de maior tamanho, apresentam escassas granulações no citoplasma, não-específicas, denominadas **azurófilas**, que se coram de vermelho-púrpura pelos corantes de Romanowsky.

Núcleo: de forma arredondada, às vezes oval, apresenta pequena chanfradura nos lados. É central nos pequenos linfócitos e excêntrico nos grandes. A cromatina nuclear é densa, de estrutura grosseira, corando-se intensamente de violeta-púrpura pelos corantes básicos, assemelhando-se em geral aos raios de uma roda (picnose nuclear).

Possui um ou dois nucléolos.

Os grandes linfócitos, de citoplasma abundante e núcleo excêntrico, com granulações azurófilas grandes e escassas, são os linfócitos leucocitóides de Pappenheim.

2. Prolinfócito. Provém do linfoblasto.

Não ocorre normalmente no sangue circulante.

Tamanho: 8 a 14 μ de diâmetro.

Citoplasma: idêntico ao do linfócito maduro, sendo, entretanto, basófilo.

Núcleo: sua estrutura apresenta-se menos densa e mais delicada do que a da forma madura. Os nucléolos são evidentes.

3. Linfoblasto. Segundo a teoria monofilética, o linfoblasto provém do hemocitoblasto linfóide (Ferrata), enquanto, de acordo com a teoria polifilética, provém diretamente do sistema reticuloendotelial. Sua presença no sangue circulante tem importância no diagnóstico de leucemia.

Tamanho: 15 a 20 μ de diâmetro.

Citoplasma: é basófilo, corando-se intensamente de azul.

Núcleo: a cromatina nuclear é clara, mais delicada e regular do que a do prolinfócito, podendo-se observar um a três nucléolos.

C) MONÓCITOS

1. Monócito maduro. Provém do promonócito.

Encontrado normalmente no sangue circulante na proporção de 4 a 8%; em números absolutos, 200 a 650 por mm^3 de sangue.

Tamanho: 12 a 20 μ de diâmetro. É a maior célula do sangue normal.

Citoplasma: abundante, constitui-se de fino retículo fracamente basófilo. Cora-se, caracteristicamente, de cinza-azulado pelos corantes de Romanowsky. Contém granulações azurófilas muito finas e abundantes. São mais delicadas e mais numerosas do que as granulações específicas dos neutrófilos, contrastando com as granulações azurófilas, grosseiras e escassas, dos linfócitos.

Núcleo: é grande, arredondado, oval ou reniforme; às vezes apresenta chanfradura, conferindo-lhe aspecto pseudolobulado (forma de transição de Ehrlich).

A cromatina nuclear é muito delicada, frouxa e estriada, permitindo distinguir nitidamente as zonas da base a da oxicromatina. Cora-se de tom mais claro do que a cromatina dos outros leucócitos, caráter que diferencia nitidamente o monócito maduro do linfócito. Os monócitos eram classificados em grandes mononucleares e formas de transição.

2. Promonócito. Provém do monoblasto.

Não existe normalmente no sangue circulante.

Tamanho: 12 a 20 μ de diâmetro.

Citoplasma: idêntico ao do monócito maduro, porém mais basófilo.

Núcleo: a cromatina nuclear apresenta-se mais delicada, corando-se, portanto, menos intensamente.

3. Monoblasto. Sua origem difere conforme a teoria adotada.

Segundo a teoria unicista, o monoblasto origina-se do hemocitoblasto (Ferrata), enquanto, de acordo com a escola dualista, ele provém do mieloblasto (Naegeli). A escola trialista admite a sua origem diretamente do sistema reticuloendotelial (Schilling). Sua presença no sangue circulante tem importância no diagnóstico de leucemia.

Tamanho: 15 a 25 μ de diâmetro.

Citoplasma: intensamente basófilo.

Núcleo: rede de cromatina delicada, podendo-se observar vários nucléolos.

VARIEDADES RARAS E PATOLÓGICAS DE LEUCÓCITOS

Célula de Irritação de Türk

Tamanho: 12 a 20 μ de diâmetro.

Citoplasma: basófilo, cora-se de azul intenso, geralmente vacuolado e sem granulações. Apresenta, com freqüência, estrutura finamente reticulada.

Núcleo: em geral excêntrico, grande e arredondado, cora-se de púrpura intenso; às vezes apresenta esfera atrativa clara, evidente. Raramente se encontram nucléolos.

Célula Plasmática (Plasmócito)

Tamanho: 10 a 18 μ de diâmetro.

Citoplasma: idêntico ao da célula de Türk.

Núcleo: é usualmente excêntrico, corando-se intensamente de azul.

Em geral, é circundado por zona perinuclear clara, menos corada, formando verdadeiro halo. Observam-se, freqüentemente, um a dois nucléolos.

Morfologicamente, as células plasmáticas assemelham-se muito às células de Türk. Pode-se distingui-las pela presença, naquelas, de nucléolos e, principalmente, pelo arranjo da cromatina nuclear, que se dispõe como os raios de roda.

Não há acordo quanto à origem e significação destas células.

Alguns autores (Piney, Downey, Naegeli) acreditam que os plasmócitos provenham das células de Türk (plasmoblastos), que, por sua vez, têm origem a partir do linfoblasto. Outros consideram as células de Türk mieloblastos patológicos. Segundo a teoria de Doan e Wiseman, os plasmócitos têm origem a partir de uma célula primitiva; a célula de Türk corresponderia, portanto, em idade, ao mieloblasto, ao linfoblasto ou ao monoblasto:

Célula reticular

↓

Célula reticular livre

↓

Plasmoblasto (célula de Türk)

↓

Plasmócito (célula plasmática)

Normalmente, não ocorrem no sangue circulante.

As células de Türk podem ser encontradas, em grande número, no sangue circulante, nas condições ligadas às irritações agudas da medula óssea ou dos órgãos linfáticos, sobretudo nas **anemias**, nas **leucemias**, na **malária** e nas leucocitoses intensas, especialmente na **pneumonia**.

As células plasmáticas raramente são encontradas no sangue circulante.

Ocorrem no sangue circulante, nas seguintes condições:

a) Na chamada **leucemia de células plasmáticas**.
b) Na **rubéola**.
c) No **mieloma múltiplo**.
d) Nas **anemias**.
e) Nas **leucemias**.

Aparecem, com freqüência, nas infecções crônicas, produzidas, principalmente, pela **sífilis**.

Célula de Rieder

Tamanho: 8 a 12 μ de diâmetro.

Citoplasma: intensamente basófilo; cora-se, portanto, de azul pelo método panóptico. Contém diminutas granulações azurófilas, que recordam as granulações dos monócitos.

Núcleo: assume os aspectos irregulares e bizarros. Em geral, é plurilobulado, com dois, três ou quatro lóbulos, unidos por segmentos cromatínicos mais ou menos espessos. Sua estrutura é muito semelhante à dos monócitos.

Segundo Ferrata, Pappenheim, Anau e DiGugliemo, a célula de Rieder seria forma atípica de maturação do hemocitoblasto. Naegeli considera esta célula linfócito patológico, e Sternberg, elemento do leucossarcoma.

As células de Rieder ocorrem no sangue circulante, principalmente na **linfadenose aguda**, na **anemia perniciosa** e no **leucossarcoma**.

CÉLULAS DE CARÁTER ENDOTELIÓIDE (HISTIÓCITOS)

São células de dimensões variáveis (10 a 15 μ de diâmetro), de forma arredondada, oval ou irregular; apresentam prolongamentos protoplasmáticos. O citoplasma é abundante, basófilo ou oxífilo. Contêm vacúolos mais ou menos numerosos, alguns vazios, outros com elementos englobados. Núcleo com retículo delicado, freqüentemente provido de nucléolos.

Ocorrem, com freqüência, no sangue circulante, na **endocardite** lenta com estase geral e nas **septicemias graves**. Raramente encontrados na **anemia perniciosa**.

CÉLULAS INDIFERENCIADAS

São as células progenitoras dos elementos morfológicos do sangue que, segundo a teoria unicista, se encontram normalmente nos órgãos hematopoéticos; em condições especiais, aparecem no sangue circulante.

Subdividem-se em:

1. **Hemocitoblasto** ou célula de capacidade cito-hemática.
2. **Hemoistioblasto** ou célula mesenquimal indiferente.

1. Hemocitoblasto. Segundo a teoria unicista, esta célula dá origem, por diferenciações sucessivas, a todas as células adultas do sangue. De acordo com os dualistas, é somente uma célula mielóide que origina exclusivamente os mielócitos; daí a denominação que lhe dão — mieloblasto.

Cumpre assinalar que o mieloblasto dos unicistas (Ferrata e outros) é um tipo celular mais diferenciado, enquanto o mieloblasto dos dualistas (Naegeli e outros) é idêntico ao hemocitoblasto de Ferrata.

Tamanho: 12 a 20 μ de diâmetro.

Forma: redonda ou oval.

Citoplasma: é sempre basófilo, de aspecto esponjoso, corando-se de azul-celeste pelo método panóptico. Às vezes apresenta um halo claro perinuclear, semelhante ao dos linfócitos. Não contém granulações, nem específicas, nem azurófilas.

Núcleo: grande, arredondado ou oval, central ou excêntrico, ocupa grande parte da célula.

A estrutura nuclear constitui o índice mais seguro para a identificação do hemocitoblasto. Possui delicada membrana nuclear e dois, três ou mais nucléolos. A cromatina apresenta-se em forma de pequenos grânulos que, unidos entre si por filamentos, formam um retículo de estrutura muito regular e delicada.

O hemocitoblasto ocorre no sangue circulante, em número considerável, na chamada **leucemia hemocitoblástica**, em todas as leucemias agudas e, em menor número, nas leucemias crônicas.

2. Hemoistioblasto. Segundo Ferrata e sua escola, o hemoistioblasto encontra-se na medula óssea e, em condições patológicas (leucoses), também no sangue circulante.

São elementos polivalentes que conservam em potencial a capacidade de se diferenciarem em células sangüíneas ou em células do tecido conjuntivo; daí a denominação que lhes deu Ferrata — hemoistioblastos, isto é, células que originam células do sangue e dos tecidos.

Só tomam parte na hemocitopoese (origem dos monócitos e das plaquetas). Em condições patológicas, podem desempenhar função hemocitopoética múltipla, diferenciando-se em elementos da série granulocítica, ou invadir, como tais, o sangue circulante.

Naegeli considera o hemoistioblasto como mieloblasto atípico ou alterado, não admite formas intermediárias entre a célula primitiva do mesênquima e as células primitivas geradoras dos elementos morfológicos do sangue.

Tamanho: são células grandes, às vezes gigantes; algumas apresentam as dimensões dos monócitos.

Forma: são de poliformismo acentuado. A variabilidade da forma é tal que faz lembrar as células dotadas de movimentos amebóides. São de contorno irregular, com prolongamentos, à guisa de pseudópodes.

Citoplasma: abundante, polimorfo, basófilo. Nas fases imaturas, é mais basófilo e desprovido de granulações, ou só contendo as azurófilas; nas fases sucessivas, evolve como o dos granulócitos, torna-se menos basófilo e carrega-se de granulações específicas, neutrófilas, eosinófilas ou basófilas.

Núcleo: tem estrutura característica, cora-se de violeta-claro pelo método panóptico. A cromatina dispõe-se em grossos filamentos, com malhas grandes, podendo-se distinguir a oxi- da paracromatina — núcleo esponjoso, assemelhando-se muito a espuma. Contém de um a quatro nucléolos.

FÓRMULA LEUCOCITÁRIA

A **fórmula leucocitária**, também denominada **contagem diferencial** ou **específica dos leucócitos**, consiste em determinar a proporção existente entre as distintas variedades de leucócitos.

Pelos numerosos dados diagnósticos ou prognósticos que fornece, a fórmula leucocitária é dos mais valiosos métodos entre os exames citológicos do sangue.

Material e Soluções Necessários

1. Equipamento para punção digital.

2. Equipamento para preparação de esfregaços.
3. Equipamento para coloração (May-Grünwald-Giemsa).
4. Microscópio.
5. Óleo de imersão.
6. Lápis.
7. Folha de papel ou gráfico **fórmula leucocitária**, de Schilling-Torgau, ou melhor, um contador automático.

Técnica

1. Preparar vários esfregaços, conforme descrição anterior.
2. Corar pelo método panóptico de Pappenheim (May-Grünwald-Giemsa) ou outro método apropriado.
3. Levar ao microscópio e examinar com objetiva seca, de fraco aumento, para verificar se os leucócitos estão uniformemente distribuídos.
4. Examinar com objetiva de imersão e iniciar a contagem, anotando, separadamente, cada tipo de leucócito que se for encontrando, ao mover-se a lâmina de um campo para outro. A anotação dos leucócitos encontrados pode ser feita em uma folha de papel, onde se escreve, previamente, a relação dos leucócitos, ou no gráfico apropriado **fórmula leucocitária**, de Schilling-Torgau. Alguns autores recomendam anotar a contagem mediante o emprego do seguinte artifício: dividir uma caixa de lâminas em vários compartimentos, um para cada tipo de leucócito; assinalar cada leucócito classificado, colocando-se um grão de feijão (ou outro grão qualquer) no compartimento correspondente. Usar 100 grãos ou um múltiplo de 100. Este artifício apresenta a vantagem de não se ultrapassar o número de leucócitos que se quer contar. É mais prático, porém, empregar o contador automático (*Clay-Adams* ou *Elo's*), no qual cada tecla corresponde a um tipo de leucócito. Registrando-se cada leucócito classificado na tecla correspondente, obtêm-se os resultados em percentagem, diretamente, quando o contador atinge 100, número que faz soar a campainha do aparelho.
5. Segundo Schilling, dada a distribuição desigual dos leucócitos nos esfregaços, deve-se fazer a contagem pelo método de ziguezague em quatro campos. Consiste em examinar quatro campos (nos quais se coloca óleo de imersão previamente), dois de cada lado, na parte superior e inferior do esfregaço, cada um deles da seguinte maneira: partindo-se da borda da lâmina, seguir transversalmente o esfregaço em um trecho compreendendo cerca de quatro campos microscópicos; em seguida, percorrer o esfregaço em um trecho de dois a três campos, no sentido longitudinal. Continuar a examinar no sentido transversal e inverso ao anterior, até chegar à borda do esfregaço, continuando, assim, até ter-se contado 25 a 50 leucócitos. Em seguida, passar a outro campo, procedendo do mesmo modo até examinar os quatro campos, contando-se 100 ou 200 leucócitos (Fig. 21.41). Estes números fornecem resultados suficientemente exatos para as necessidades clínicas.
6. É recomendável fazer, simultânea e sistematicamente, em todas as contagens, o índice nuclear de Schilling, que será descrito depois.
7. Conveniente, também, examinar os eritrócitos e anotar as suas anormalidades, principalmente o número de eritroblastos, que deve ser assinalado em relação ao número dos leucócitos contados.
8. Para rotina, basta contar 100 ou 200 leucócitos, expressando os resultados em percentagem. Quanto maior o número de células contadas, tanto mais exatos serão os resultados percentuais obtidos. As células que não puderem ser classificadas devem ser anotadas à parte, no grupo de **células não-identificadas**, principalmente nos casos de leucemia.
9. Segundo Kolmer e Boerner, o número de leucócitos a classificar, para a fórmula leucocitária, deve ser determinado pelo seu número global por milímetro cúbico, como segue:
   Para número abaixo de 5.000 — classificar 50 células.
   Para 5.000 a 10.000 — classificar 100 células.
   Para 10.000 a 15.000 — classificar 200 células.
   Para 15.000 a 20.000 — classificar 300 células.
   Para 20.000 a 25.000 — classificar 400 células.
   Para o número acima de 25.000 — classificar 500 células.

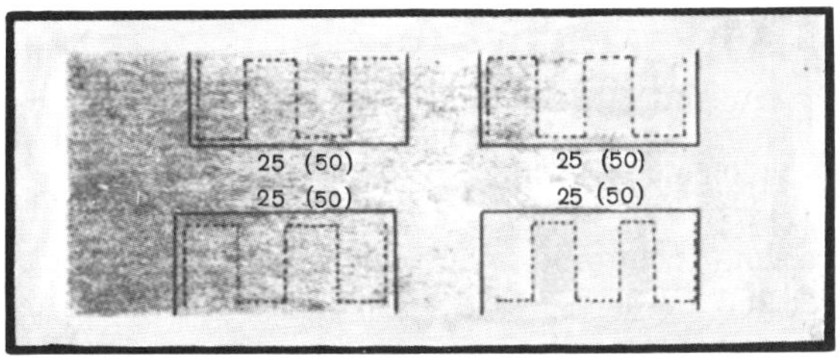

Fig. 21.41 Contagem específica dos leucócitos pelo método do ziguezague em quatro campos (Schilling). Esquemático.

Fórmula Leucocitária Relativa e Absoluta

Chama-se **fórmula leucocitária** a relação numérica existente entre as diversas variedades de leucócitos.

Cada uma das cinco variedades normais de leucócitos mantém-se em proporção constante. A percentagem de cada leucócito constitui a **fórmula leucocitária relativa**. Para se ter conhecimento mais preciso da modalidade da reação leucopoética, é indispensável estabelecer, também, a fórmula leucocitária absoluta, a qual consiste em determinar o número de cada tipo de leucócito por mm^3. A fórmula leucocitária absoluta é calculada facilmente, conhecendo-se a fórmula leucocitária relativa e o número global e leucócitos por milímetro cúbico. Basta multiplicar a percentagem encontrada de cada leucócito pelo número global e dividir o resultado por 100.

Exemplo:

Neutrófilos — 60%.

Número global de leucócitos — 7.000 por mm^3 de sangue.

O número absoluto de neutrófilos por mm^3 será:

$$\frac{60 \times 7.000}{100} = 4.200 \text{ neutrófilos/mm}^3$$

A fórmula leucocitária relativa, bem como a absoluta, do sangue do adulto normal, segundo vários autores, encontra-se no Quadro 21.11.

Quando há alteração da percentagem de qualquer tipo de leucócito para mais (leucocitose) ou para menos (leucopenia), sem alteração de seu número absoluto por milímetro cúbico de sangue, a alteração é chamada relativa (leucocitose ou leucopenia relativas). Pode ser neutrófila, eosinófila etc., dependendo da célula envolvida. Quando a alteração se faz no número absoluto (por milímetro cúbico de sangue), denomina-se absoluta (leucocitose ou leucopenia absolutas).

Quadro 21.11 Valores Normais da Fórmula Leucocitária

		Fórmula Relativa em Percentagem	Fórmula Absoluta ou por mm^3 de Sangue
Neutrófilos	Bastonetes	3 a 5	150 a 400
	Segmentados ...	55 a 65	3.000 a 5.000
Eosinófilos	....	2 a 4	100 a 300
Basófilos	....	0,5 a 1	25 a 80
Linfócitos	....	20 a 30	1.500 a 2.500
Monócitos	....	4 a 8	200 a 650

A) Variações do Número dos Neutrófilos

Normalmente os neutrófilos se encontram no sangue circulante na proporção de 55 a 65% ou de 3.000 a 5.000 por mm^3 de sangue, como neutrófilos segmentados, e de 3 a 5% ou de 150 a 400 por mm^3 de sangue, sob a forma de bastonetes neutrófilos.

Em condições patológicas, estes números sofrem modificações no sentido de aumento (neutrofilia ou neutrocitose) ou de diminuição (neutropenia).

Em conseqüência do aumento ou da diminuição dos neutrófilos, os outros leucócitos podem, também, sofrer modificações. É, portanto, conveniente transformar sempre as percentagens em números absolutos, a fim de se saber se a neutrofilia ou a neutropenia é absoluta ou somente relativa, de grande importância clínica.

Em geral, as variações do número global dos leucócitos decorrem de variação correspondente do número dos neutrófilos.

É função dos neutrófilos a defesa ativa do organismo, principalmente contra os germes piogênicos, levada a efeito pelo seu poder microfagocitário e pela produção de substâncias bacteriolíticas. Desempenham, também, papel importante na digestão dos tecidos necrosados, por meio de enzimas proteolíticas.

I. NEUTROFILIA

Consiste no aumento relativo ou absoluto dos neutrófilos, sendo mais freqüente a neutrofilia absoluta.

A neutrofilia é produzida tanto por processos infecciosos como por não-infecciosos, variando seu grau de acordo com a intensidade do processo em atividade e a capacidade reacional do organismo (Quadro 21.12).

Quadro 21.12 Causas mais Freqüentes de Granulocitose

I. NEUTROFILIAS
1) Fisiológicas: digestão, gravidez, idade, sexo.
2) Agentes físicos: calor, frio, exercícios.
3) Emoções: medo, ansiedade, raiva, alegria.
4) Infecções: bactérias, vírus, fungos.
5) Inflamações: febre reumática, artrite reumatóide, miosites, nefrites, gota, enfarte do miocárdio.
6) Tumores: carcinomas, linfomas, sarcomas.
7) Drogas: hormônios, toxinas.
8) Alterações metabólicas.
9) Doenças hematológicas: anemia (hemorrágica e hemolítica), leucemias, síndromes mieloproliferativas.

II. EOSINOFILIAS
1) Parasitose: toxoplasmose, ascaridíase, estrongiloidíase, esquistossomose, ancilostomose, triquinelose (discreta), filariose pulmonar alérgica (Rizzo).
2) Alergia: asma (variável), dermatite atópica.
3) Dermatites: eczema, psoríase, pênfigo.
4) Síndrome de hipereosinofilia: Löeffler, poliarterite nodosa, eosinofilia tropical.
5) Desordens gastrintestinais: colite ulcerativa.
6) Doenças malignas: micose fungóide, linfomas, leucemia eosinofílica, leucemia mielóide crônica.
7) Síndrome eosinofilia-mialgia.

III. BASOFILIAS
1) Hipersensibilidade: drogas e alimentos, eritrodermia.
2) Síndromes mieloproliferativas: leucemia mielóide crônica, leucemia basofílica, mielofibrose.

Adaptado de Jamra e Lorenzi.

Nas infecções e inflamações, principalmente na **pneumonia** e na **apendicite aguda**, o confronto da percentagem dos neutrófilos com o número global dos leucócitos fornece melhor orientação do que um desses dados isoladamente. De modo geral, segundo Sondern, a percentagem representa a intensidade da infecção, ou melhor, o grau da absorção tóxica, enquanto o número global indica a capacidade da resistência individual. Nas infecções moderadas, com boa capacidade de resistência, o número global dos leucócitos e a percentagem dos neutrófilos aumentam proporcionalmente. Quando a percentagem dos neutrófilos se encontra muito elevada, sem proporção relativamente ao aumento global dos leucócitos, conclui-se que se trata de baixa capacidade de resistência individual ou de infecção muito grave.

A neutrofilia faz-se à custa do aumento tanto dos neutrófilos maduros (segmentados) como das formas mais jovens (bastonetes, metamielócitos, mielócitos e, mais raramente, promielócitos e mieloblastos). A mielocitose e a mieloblastose intensas são encontradas, respectivamente, nas leucemias mielocítica e mieloblástica.

1. Estados infecciosos com neutrofilia. A neutrofilia ocorre, principalmente, nas infecções ativas causadas pelos germes piogênicos: estreptococo, estafilococo, pneumococo, meningococo, gonococo, bacilo coli. O grau da neutrofilia depende da intensidade da infecção e da resistência individual. Os processos agudos produzem neutrofilia mais intensa.

Observada tanto em moléstias gerais como em infecções localizadas, como **abscessos**, **furunculose**, **osteomielites**, **pielites**, **otites**, **salpingites**, **colecistites**.

São as seguintes as patologias que se acompanham de neutrofilia: **pneumonia, broncopneumonia, empiema, enfermidade reumática, difteria, escarlatina, meningites, antraz, febre de Oroia, erisipela, septicemias, apendicite aguda, cólera, varíola, varicela, gonorréia, endocardite, amigdalite**.

Na **tuberculose miliar** aguda, observa-se neutrofilia com leucopenia.

2. Condições não-infecciosas com neutrofilia. No recém-nascido, durante o parto, após **exercícios violentos, convulsões, vômitos repetidos, desidratação, taquicardia paroxística, trombose coronária**, tumores viscerais (**sarcoma**, **carcinoma**), **obstrução intestinal, hérnia estrangulada, coma diabético, doença do soro**, após administração de certos medicamentos (ácido nucléico, epinefrina, terebintina), após irradiação, na estase venosa das moléstias cardíacas, após hemorragias e outras condições.

II. NEUTROPENIA

Constitui a diminuição do número dos neutrófilos em percentagem por milímetro cúbico, isto é, neutropenia relativa ou absoluta, havendo, em conseqüência, linfocitose. A leucopenia relativa, por aumento de outro tipo de leucócito, é rara. É encontrada na **coqueluche**, na **mononucleose infecciosa** e nas **linfadenoses**.

A neutropenia absoluta ou verdadeira é mais freqüente. É produzida pela depressão do tecido mielopoético, por infecção (toxinas bacterianas), por intoxicação ou por interferência mecânica de outros tecidos de neoformação metaplásica. Em alguns casos, ao lado da neutropenia, ocorrem hipoglobulia e trombocitopenia, isto é, quando o agente tóxico ou infeccioso age sobre todos os setores da medula óssea (mielose global aplástica).

A neutropenia ocorre nas seguintes situações:

1. Moléstias infecciosas. Incluem as seguintes:

Febres tifóides e **paratifóides.**
Brucelose (febre ondulante).
Gripe, influenza.
Rubéola, sarampo.
Caxumba.
Varíola.
Tifo exantemático.
Febre Papatacci (*Phlebotomus*) (flebovírus).
Dengue.
Tuberculose.
Poliomielite anterior aguda.
Malária.
Calazar.
Sífilis.
Septicemia grave.

2. Intoxicações. Pelo benzeno, arsênio, antimônio, medicamentos do grupo do piramido, antibióticos (cloranfenicol).
Exposição intensa aos raios X e ao *radium*.
Antiinflamatórios não-esteróides, sais de ouro.

3. Doenças do aparelho hematopoético. Citam-se:
Neutropenia maligna (angina agranulocítica).
Anemia aplástica.
Anemia perniciosa.

4. Neutropenia cíclica. Citam-se:
Síndrome de Felty (artrite reumatóide com esplenomegalia), **lúpus eritematoso**.

B) Variações do Número dos Eosinófilos

Em condições normais, os eosinófilos encontram-se no sangue circulante na proporção de 2 a 4% ou de 100 a 300 por mm^3.

Em certas patologias, estes números podem sofrer variações no sentido de aumento (eosinofilia), diminuição (eosinofilopenia) ou ausência (aneosinofilia).

I. EOSINOFILIA

É constituída pelo aumento absoluto ou relativo dos eosinófilos (Quadro 21.12).

A eosinofilia ocorre nas seguintes condições (Peper e Farley modificado):

1. **Fisiológica:** na infância, até 6%.
2. **Em condições alérgicas:**
   a) **Asma brônquica** — em geral discreta.
   b) **Febre do feno** (polinose) — até 10%, durante os períodos dos sintomas (moléstia rara no Brasil).
   c) **Dermatite atópica.**
   d) **Síndrome de Löffler.**
   e) **Filariose pulmonar alérgica** (FPA, Rizzo).
   f) **Síndrome eosinofilia-mialgia.**
3. **Nas parasitoses** (provavelmente por mecanismo alérgico, sobretudo as que apresentam fase tissular do parasito ou quando há absorção de componente protéico do parasito):
   a) **Intestinais** (nos casos de superinfestação, pode ocorrer aneosinofilia):

Platelmintos	Cestóideos (tênias). Trematóideos (esquistossomos).
Nematelmintos	Áscaris, ancilóstomos, oxiúros, estrongilóideos, tricocéfalos.

   b) **Teciduais:**
      Triquina — até 20% de 20.000.
      Equinococos — 50% do número global normal.
      Poliarterite nodosa.
      Granuloma coccidióide — até 12% de 22.000.
      Filária — ocasionalmente 15%.
4. **Eosinofilia familial** — alta e persistente.
5. **Em doenças da pele:**
   Angioedema (edema de Quincke) — variável.
   Pênfigo — até 60%.
   Doença de Duhring — até 40% de 12.000.
   Escabiose — 5 a 15%.
   Herpes zoster — ocasionalmente alta.
   Psoríase, urticária e eczema — discreta.
6. **Em doenças do sistema hematopoético:**
   Leucemia mielóide — 1 a 5% do número global dos leucócitos —, servindo para o diagnóstico diferencial entre esta leucemia e os quadros leucemóides.
   Leucemia eosinófila — 80% de 100.000.
   Doença de Hodgkin — geralmente discreta, ocasionalmente alta, 55% de 25.000.
7. **Em certas infecções:**
   a) Durante:
      Coréia — 4 a 16% do número global normal.
      Blenorragia — inconstante, até 12%.
      Escarlatina — 5 a 10% de 20.000.
      Tuberculose ativa — segundo Kilduffe.
   b) Pós-febril:
      Especialmente após pneumonia — até 13%.
      Sarampo, varicela, enfermidade reumática e **malária** — geralmente discreta.
8. **Em certas doenças dos ossos:**
   Sarcoma, carcinoma metastático, osteomielite, osteomalácia, osteíte deformante.
9. **Em vários neoplasmas** — rara, mas encontrada até 30%.
10. **Em doenças endócrinas:**
    Doença de Addison — 6 a 10%.
    Doença ovariana (benigna, não-supurativa).
    Durante a **menstruação** — em geral, discreta.
11. **Por** certos **agentes químicos** e **medicamentosos:**
    Após a administração de fígado cru — até 50%.
    Após cânfora, pilocarpina, fósforo.
    Intoxicação crônica pelo sulfato de cobre.
12. **Após irradiação:**
    Duas ou três semanas após — até 20%.
13. **Após esplenectomia.**
    Um mês após — até 15%, durante vários meses.

II. EOSINOFILOPENIA OU ANEOSINOFILIA

1. Ocorre em quase todas as **moléstias infecciosas agudas**, especialmente no acme do processo (com exceção da escarlatina), tais como: **febre tifóide**, **pneumonia**, **sarampo**, **septicemias**, supurações agudas. Na **tuberculose crônica**, o número dos eosinófilos, via de regra, **não** diminui, mesmo na presença de temperatura elevada, fato este importante sob o ponto de vista diagnóstico.
2. No início de todas as **intoxicações**, sobrevindo mais tarde a eosinofilia pós-tóxica.
3. Em todas as **intervenções cirúrgicas** graves, de breve duração.
4. Na **anemia perniciosa** ou na **insuficiência grave da medula óssea**, observada na **anemia aplástica** de curso mortal, originada pelo botriocéfalo (Naegeli).

5. Em certas **moléstias endócrinas** (**síndrome de Cushing**, **acromegalia** e outras) e nos distúrbios do sistema nervoso visceral.
6. Após a **administração de hormônios** ou medicamentos, tais como: corticotrofina (ACTH), esteróides adrenocorticais, insulina, epinefrina.
7. Durante os **estados de estresse**, como: infecções agudas, traumatismos, operações, exercícios ou outras reações de alarme (como a exposição súbita ao frio).

C) Variações do Número dos Basófilos

Os basófilos são vistos normalmente no sangue circulante na proporção de 0,5 a 1,0% ou de 25 a 80 por mm^3, podendo, em condições patológicas, aumentar (basofilia), diminuir (basofilopenia) ou desaparecer (abasofilia).

I. BASOFILIA

Pode ocorrer (Quadro 21.12):
Nas **mieloses leucêmicas**.
Na **policitemia vera**.
Nos **tumores ósseos**.
Na **poliadenia tuberculosa**.
Em alguns casos de leucocitose.
Em alguns casos de eosinofilia.
Na **anemia hemolítica** constitucional.
Na **acromegalia** (Dickson).
Após injeções de soro heterólogo.
Na **hemofilia**.

II. BASOFILOPENIA OU ABASOFILIA

Ocorre:
- No acme das moléstias infecciosas agudas, sendo, porém, menos sensível do que a eosinofilopenia.
- No **bócio exoftálmico** (Turin).
- Na **anemia perniciosa**.

D) Variações do Número dos Linfócitos

Os linfócitos constituem 20 a 30% dos leucócitos do sangue circulante, ou seja, em números absolutos, 1.500 a 2.500 por mm^3.

Em situações patológicas, estes números podem sofrer alterações para mais (**linfocitose**) ou para menos (**linfocitopenia**).

A principal função dos linfócitos é a geração de imunidade, fenômeno complexo, culminando com a síntese das imunoglobulinas específicas (anticorpos), produzida pelos **linfócitos B** (correspondentes aos da bolsa de Fabricius, nas aves, medula óssea-dependente), e o estabelecimento de imunidade celular, ligado aos **linfócitos T** (timo-dependentes). Pela sua participação no mecanismo imunitário, os linfócitos são também denominados imunócitos.

I. LINFOCITOSE

Consiste no aumento do número dos linfócitos, absoluto ou relativo. A linfocitose absoluta é, em geral, rara, enquanto a linfocitose relativa é freqüente, ocorrendo, via de regra, por diminuição dos neutrófilos.

A linfocitose absoluta existe nos primeiros meses de vida; aos quatro ou cinco anos só há linfocitose relativa, que desaparece aos 10 ou 12 anos, quando se reduzem às cifras normais do adulto.

A linfocitose faz-se à custa dos linfócitos maduros, dos prolinfócitos e, às vezes, dos linfoblastos. Estes últimos podem surgir na circulação periférica, nos casos de linfocitose intensa. Na **mononucleose infecciosa** podem aparecer em maior número. Na **leucemia linfoblástica aguda**, estes elementos predominam na circulação periférica, podendo, em alguns casos, atingir a elevada cifra de 80% do número total dos leucócitos.

Em geral, a linfocitose é provocada por infecções viróticas.

Nas **viroses**, como a **mononucleose infecciosa** (vírus Epstein-Barr), a **hepatite**, o **sarampo**, o **herpes zoster** e outras, há aumento do número de linfócitos, tanto dos típicos como, especialmente, dos atípicos que são também denominados virócitos, em decorrência das doenças que causam seu aparecimento. Tais linfócitos atípicos, sempre encontrados na mononucleose infecciosa, são células de grande tamanho. São classificados por Downey em três tipos, segundo suas características:

Tipo I — Constituído dos linfócitos leucocitóides, cujo núcleo é de forma irregular, denteado e, às vezes, lobulado, semelhante ao dos monócitos. O citoplasma é basófilo, contendo grânulos azurófilos e vacúolos degenerativos.

Tipo II — Linfócitos do estresse, com núcleo de cromatina grosseira e citoplasma abundante, com basofilia radial ou periférica. Tais linfócitos predominam na mononucleose infecciosa.

Tipo III — Grandes linfócitos reticulares, de núcleo reticular grosseiro, com nucléolos. O citoplasma é abundante e intensamente basófilo.

A linfocitose é observada nas seguintes condições:

1. Linfocitose absoluta:
Pós-infecciosa — persistindo até após a convalescença.
Viroses.
Coqueluche — podendo simular linfadenose.
Mononucleose infecciosa.
Linfocitose infecciosa.
Agranulocilose.
Linfadenoses leucêmica e aleucêmica.
Tuberculose — quando não complicada.

Cumpre assinalar a importância prática da relação monócito-linfócito, para o prognóstico da tuberculose, de vez que os linfócitos predominam nos processos em vias de cura, ao passo que os monócitos se elevam durante o período de atividade da doença. Deste modo, o aumento dos linfócitos sobre os monócitos indica prognóstico favorável, com evolução da doença para a cura. O inverso é sinal de mau prognóstico; revela atividade da doença.

2. Linfocitose relativa:
Febre tifóide.
Brucelose (febre ondulante).
Rubéola (grande número de células plasmáticas).
Febre Papatacci (f. por *Phlebotomus*).
Malária.
Calazar.
Sífilis — inconstante.

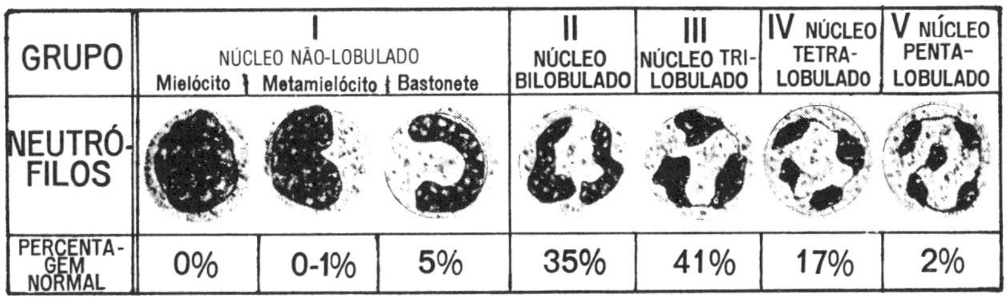

Fig. 21.42 Classificação dos neutrófilos, segundo Arneth.

Gripe e influenza — somente na ausência de infecção secundária.

Certos neoplasmas.

Raquitismo.

Doenças endócrinas, especialmente da tireóide.

II. LINFOCITOPENIA

Ocorre no início das moléstias infecciosas agudas, nas quais as reduções percentual e absoluta são, freqüentemente, de valor no prognóstico.

Quanto maior a linfocitopenia no início da moléstia infecciosa aguda, tanto mais reservado será seu prognóstico.

A linfocitopenia pode ser observada, também, nas destruições de tecido linfático pelos raios X, tuberculose, carcinoma, granuloma e linfossarcoma extenso dos gânglios linfáticos; nas deficiências imunológicas, na síndrome de imunodeficiência adquirida (**SIDA/AIDS**).

E) Variação do Número dos Monócitos

Os monócitos existem no sangue circulante na proporção de 4 a 8% ou de 200 a 650 por mm^3, podendo, em condições patológicas, aumentar (monocitose) ou diminuir (monocitopenia).

A função principal dos monócitos consiste na macrofagocitose dos restos nucleares e dos microrganismos invasores.

I. MONOCITOSE

Consiste no aumento relativo ou absoluto dos monócitos, sendo mais freqüente a monocitose relativa.

A monocitose faz-se à custa tanto dos monócitos maduros como dos imaturos. Estes atingem cifras elevadas na leucemia monocítica. Em geral, a monocitose decorre de infecções por protozoários.

Condições Geralmente Acompanhadas de Monocitose

Infecções por protozoários (malária), leishmaniose, tripanossomose, amebíase e, ocasionalmente, na **sífilis**.

Doença de Hodgkin — variável, mas às vezes alta.

Tifo e endocardite (endocardite bacteriana subaguda).

Certas formas de **septicemia**.

Mononucleose infecciosa.

Oftalmia simpática — indicação para a extirpação do olho enfermo.

Leucemia monocítica — leucose com alta percentagem de monócitos.

Intoxicação pelo tetracloretano.

Raios X em doses continuadas.

Na **tuberculose**, o aparecimento de monocitose absoluta é sinal provável de propagação hematógena da doença.

As monocitoses relativas aparecem nos mesmos casos da linfocitose relativa, mas são menos freqüentes, carecendo de valor diagnóstico ou prognóstico.

Na tuberculose, o aumento relativo dos monócitos sobre os linfócitos indica prognóstico desfavorável; o inverso é indício de bom prognóstico.

II. MONOCITOPENIA

Ocorre nos processos sépticos muito graves e nas leucemias mielóide e linfóide.

ÍNDICES NUCLEARES DOS NEUTRÓFILOS

Índice Neutrófilo de Arneth

As variações qualitativas dos neutrófilos, observadas no decurso das moléstias infecciosas, são úteis tanto para o diagnóstico como para o prognóstico.

Foi Arneth o primeiro autor a chamar a atenção para estas alterações, tendo tentado, em 1904, pela morfologia do núcleo, determinar a idade relativa dos neutrófilos circulantes.

O referido autor mostrou que o mielócito, na sua evolução iniciada na medula óssea, quando se diferencia para formar o neutrófilo segmentado, apresenta núcleo originalmente arredondado, tornando-se progressivamente chanfrado, à medida que a célula envelhece, até que, finalmente, se divide em número crescente de lóbulos ou segmentos, ligados entre si por filamentos de cromatina.

Portanto, segundo Arneth, o neutrófilo de núcleo arredondado ou discretamente chanfrado é mais jovem do que o de núcleo intensamente chanfrado ou segmentado, e o neutrófilo de dois segmentos nucleares é mais jovem do que o de três, quatro ou mais segmentos nucleares.

De acordo com o número de segmentos nucleares, Arneth classifica os neutrófilos em cinco grupos, contando 100 células em um esfregaço corado (Fig. 21.42).

Grupo I — Compreende:

a) Neutrófilos de núcleo arredondado (M-mielócitos) — ausentes no sangue circulante normal.

b) Neutrófilos de núcleo chanfrado (W-metamielócitos) — ausentes ou presentes no sangue circulante normal em pequena proporção: 0 a 1%.

c) Neutrófilos de núcleo intensamente chanfrado (T-bastonetes) — proporção normal no sangue circulante: 5%.

GRUPO	I	II	III	IV	V
NEUTRÓFILOS	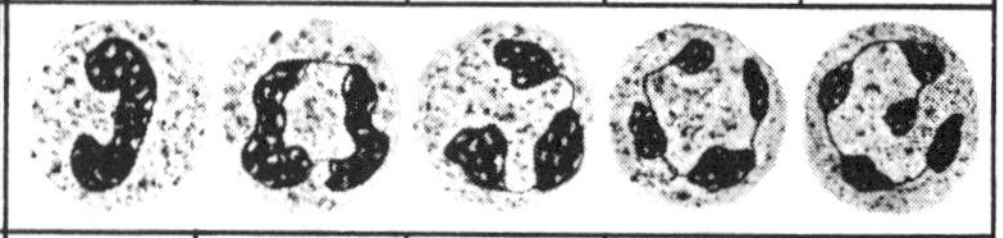				
PERCENTAGEM NORMAL	10%	25%	47%	16%	2%

Fig. 21.43 Classificação dos neutrófilos, segundo Cooke e Ponder.

Grupo II — Neutrófilos de dois lóbulos nucleares — proporção normal no sangue circulante: 35%.

Grupo III — Neutrófilos de três lóbulos nucleares — proporção normal no sangue circulante: 41%.

Grupo IV — Neutrófilos de quatro lóbulos nucleares — proporção normal no sangue circulante: 17%.

Grupo V — Neutrófilos de cinco ou mais lóbulos nucleares — proporção normal no sangue circulante: 2%.

A percentagem de cada grupo mantém-se mais ou menos constante; em condições patológicas, sofre alterações leves ou intensas, mesmo na ausência de leucocitose.

Os termos **desvio para a esquerda** e **desvio para a direita** foram introduzidos para indicar o aumento ou a diminuição das formas imaturas e maduras, respectivamente, em relação aos cinco grupos de células, inscritas em folha de papel, da esquerda para a direita.

Assim, o aumento das formas imaturas constitui o desvio nuclear dos neutrófilos para a **esquerda**, indicando hiperatividade da medula óssea. Ocorre nos processos infecciosos.

A condição oposta, isto é, o aumento das formas maduras, denomina-se desvio nuclear dos neutrófilos para a **direita**, sinal de hipoatividade da medula óssea. É observado principalmente na **anemia perniciosa**.

O índice de Arneth é de execução difícil e trabalhosa, além de ser pouco sensível, motivo por que não tem grande aplicação prática.

Esse índice não constitui elemento de valor diagnóstico nos estados infecciosos (desvio para a esquerda), porque chama a atenção para a subdivisão dos neutrófilos maduros (segmentados), enquanto Schilling, acertadamente, insiste na importância dos neutrófilos imaturos (não-segmentados); prestam, porém, grande auxílio nos casos de desvio para a direita.

Modificações do Índice Nuclear de Arneth

Entre as modificações do índice de Arneth, como a de Cooke e Ponder, a de Farley, St. Clair e Reisinger, o índice de Vèlez e o hemograma de Schilling, esta é a mais importante de todas. Deve, por isso, ser executada rotineiramente; será descrita a seguir.

Hemograma de Schilling

O índice de Arneth original tem sido criticado e modificado por vários autores.

GRUPO I NÃO-FILAMENTADOS (5-16 em 100 leucócitos)	
GRUPO II FILAMENTADOS	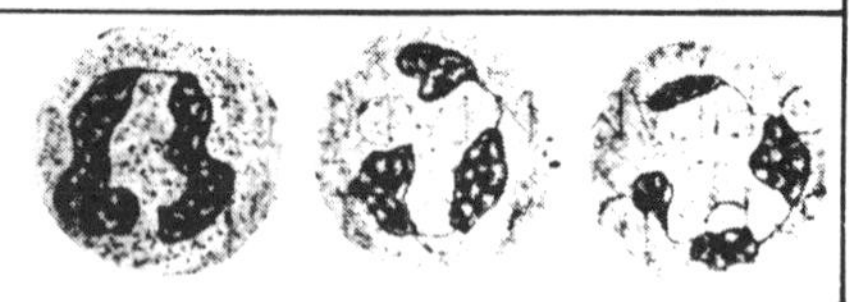

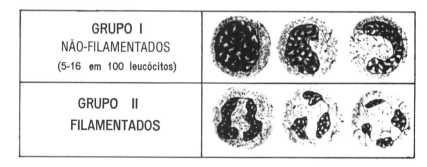

Fig. 21.44 Divisão dos neutrófilos, de acordo com Farley, St. Clair e Reisinger.

GRUPO	II	III
NEUTRÓFILOS	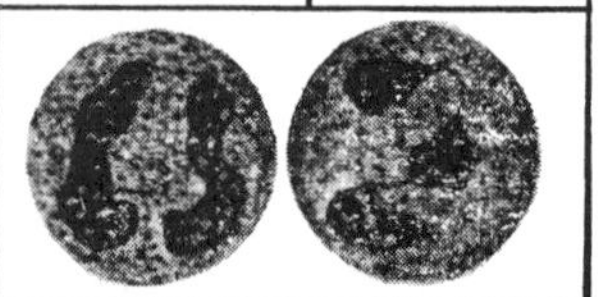	
PERCENTAGEM NORMAL	21% - 47%	33% - 48%

Fig. 21.45 Divisão dos neutrófilos para a determinação do índice de Vèlez.

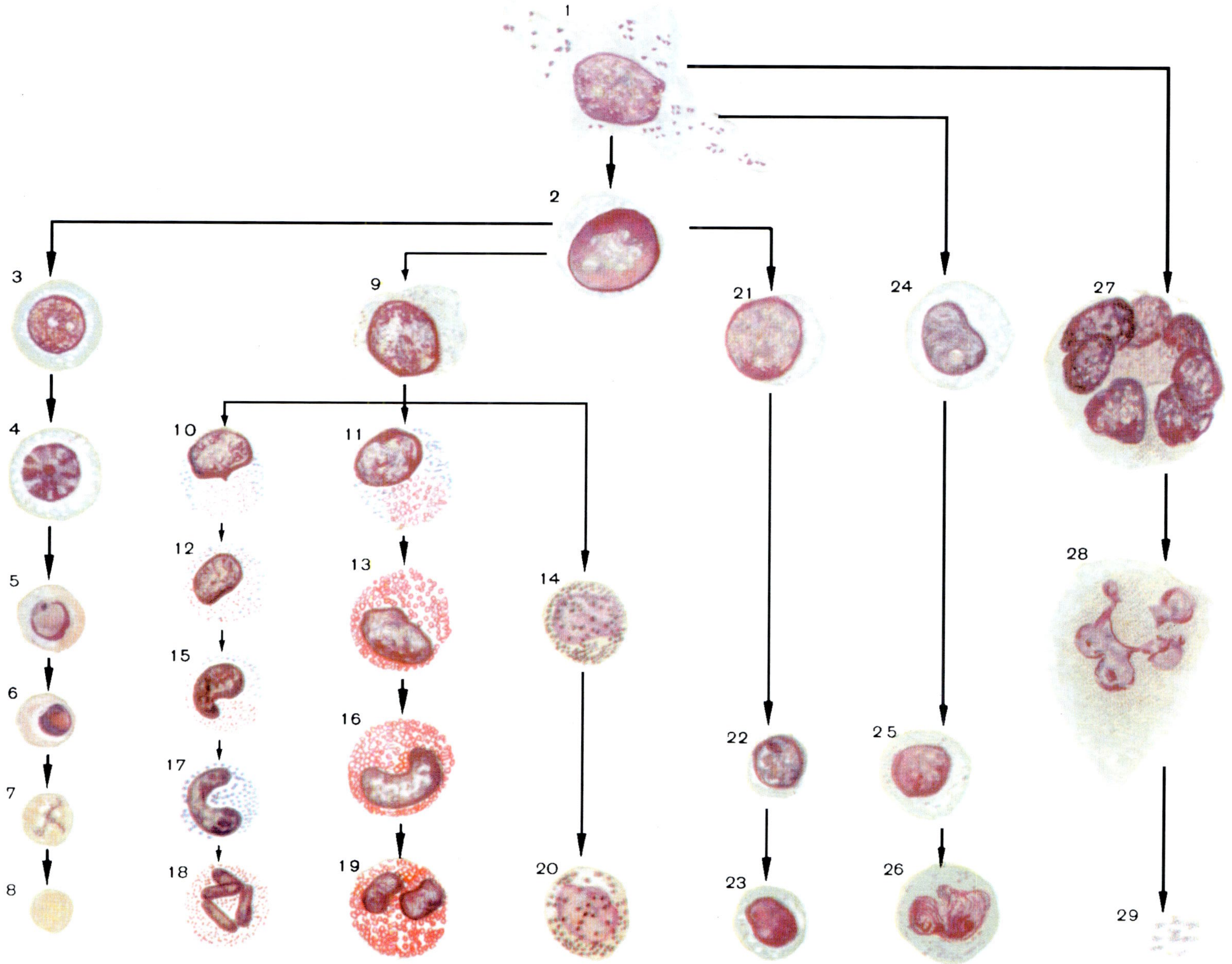

ESTAMPA 21.2

1. Hemoistioblasto
2. Hemocitoblasto
3. Proeritroblasto
4. Eritroblasto basófilo
5. Eritroblasto policromatófilo
6. Eritroblasto ortocromático
7. Reticulócito
8. Eritrócito
9. Mieloblasto
10. Promielócito neutrófilo
11. Promielócito eosinófilo
12. Mielócito neutrófilo
13. Mielócito eosinófilo
14. Mielócito basófilo
15. Metamielócito eosinófilo
16. Metamielócito eosinófilo
17. Bastonete neutrófilo
18. Neutrófilo segmentado
19. Eosinófilo segmentado
20. Basófilo segmentado
21. Linfoblasto
22. Prolinfócito
23. Linfócito
24. Monoblasto
25. Promonócito
26. Monócito
27. Megacarioblasto
28. Megacariócito
29. Plaquetas

(Estampa adaptada de Varela)

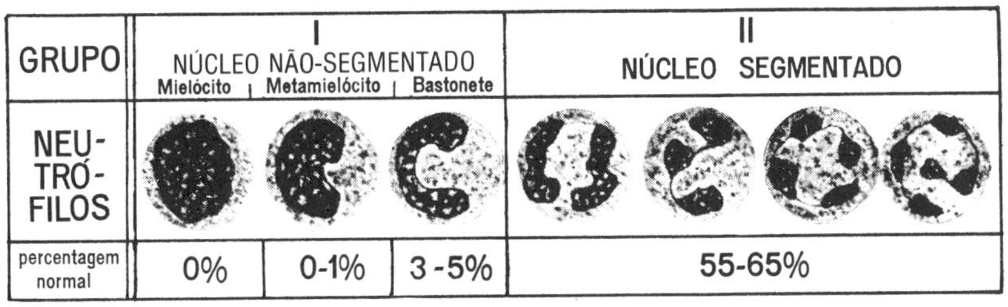

Fig. 21.46 Classificação dos neutrófilos, segundo Schilling.

A modificação de Schilling, introduzida em 1911, reúne sensibilidade, exatidão e simplicidade de execução, motivo por que é de grande aplicação clínica, muito usada ainda hoje, depois de oito décadas. Fornece dados de relevante importância no diagnóstico e prognóstico de vários estados patológicos, especialmente as infecções.

O hemograma de Schilling compreende, além do estudo da morfologia nuclear dos neutrófilos, também o estudo do quadro hemático em conjunto, visando às variações quantitativas e qualitativas sofridas por todos os elementos morfológicos do sangue.

Schilling divide os neutrófilos em dois grupos fundamentais (Fig. 21.46):

1. Neutrófilos não-segmentados ou incompletamente segmentados. Este grupo inclui:

a) Mielócitos (células de núcleo redondo ou oval) — ausentes no sangue normal.
b) Metamielócitos (células de núcleo com grande chanfradura) — ausentes ou presentes no sangue normal em pequena proporção: até 1%.
c) Bastonetes (células de núcleo em forma de bastão, não-segmentado) — presentes no sangue circulante normal na proporção de 3 a 5%.

2. Neutrófilos completamente segmentados (células de núcleo com dois, três, quatro ou mais segmentos). Presentes no sangue circulante normal na proporção de 55 a 65%.

Ao lado destas particularidades da forma do núcleo, é necessário observar outras, também de grande importância, como os caracteres da estrutura nuclear. Nas formas mais jovens, apresenta-se com o retículo cromatínico mais frouxo e menos corado e, ao contrário, mais condensado e mais intensamente corado nas formas adultas.

Normalmente, os elementos do quadro hemático mantêm-se em equilíbrio mais ou menos constante. Em certas patologias, desviam-se do normal, em conseqüência de alterações regenerativas ou degenerativas. É, portanto, índice das forças regenerativas ou degenerativas. Segundo Schilling, este princípio geral aplica-se a todos os elementos citológicos do sangue. É de importância fundamental na interpretação do quadro hemático em conjunto.

A fim de facilitar a compreensão dos desvios nucleares dos neutrófilos, é necessário observar o Quadro 21.13, representando o hemograma. Distinguem-se dois **tipos de desvios**: um **para a esquerda** e outro **para a direita**. Para este fim, tomar como ponto de reparo a linha que separa os bastonetes neutrófilos dos neutrófilos segmentados. Diz-se que há **desvio para a esquerda** quando aumentam as percentagens dos elementos situados à esquerda da linha divisória (aparecimento de mielócitos e metamielócitos e aumento dos bastonetes); inversamente, há **desvio para a direita** quando aumenta a percentagem dos neutrófilos à direita da linha divisória (neutrófilos segmentados).

A execução do hemograma de Schilling consiste em determinar o número global de leucócitos por milímetro cúbico e, em seguida, classificar os leucócitos encontrados no esfregaço corado pelo método panóptico, de acordo com a técnica aconselhada para a determinação da fórmula leucocitária, e registrar o resultado, como mostra o Quadro 21.13.

A intensidade do desvio mede-se pelo índice de desvio nuclear, que é a relação entre os neutrófilos não-segmentados e os neutrófilos segmentados:

$$\frac{\text{Mielócitos} + \text{Metamielócitos} + \text{Bastonetes}}{\text{Neutrófilos segmentados}}$$

O índice normal é $\frac{4}{63}$ ou $\frac{1}{16}$

Os números que apresentam significação na prática começam com o índice 1/10. Superior a 1 é quase sempre grave, sob o ponto de vista clínico.

O desvio para a esquerda é de maior interesse prático do que o desvio para a direita.

Schilling distingue dois tipos de **desvios para a esquerda**, um **regenerativo** e outro **degenerativo**, ao passo que Arneth só reconhecia o **desvio regenerativo**.

No seu desvio para a esquerda, Arneth considerava que o aumento das células providas de menor número de segmentos nucleares era determinado pela rápida produção de neutrófilos, provenientes da medula óssea, em resposta a uma necessidade aguda, antes de terem alcançado completo crescimento e diferenciação.

É o seguinte o desvio regenerativo de Schilling.

Em certos casos, a depressão funcional da medula óssea, causada por toxinas bacterianas, parece impedir a completa diferen-

Quadro 21.13 Leucograma Normal

Leucócitos por mm³	Neutrófilos							
	Mielócitos	Metamielócitos	Bastonetes	Segmentados	Eosinófilos	Basófilos	Linfócitos	Monócitos
6.000-8.000	0	0-1%	3-5%	55-65%	2-4%	0,1%	20-30%	4-8%

ciação dos neutrófilos, de tal modo que estes só se desenvolvem até certo ponto e aparecem neste estado na circulação periférica. A este tipo, Schilling denominou **desvio degenerativo**.

As reações leucocitárias, em face dos processos tóxicos ou infecciosos, passam-se de acordo com as leis fundamentais, formuladas por Schilling:

1. As excitações discretas só determinam modificação do quadro leucocitário; as excitações médias agem sobre os órgãos leucopoéticos; as intensas exercem seus efeitos, também, sobre o desenvolvimento de cada elemento celular, enquanto as excitações muito intensas, de grau máximo, inibem os elementos centrais, provocam aplasia e destroem, diretamente, as células centrais, bem como as periféricas.
2. Na maioria dos processos tóxicos ou infecciosos, reagem à excitação primeiramente os neutrófilos, depois os monócitos e, finalmente, os linfócitos, constituindo as três fases descritas a seguir.

A diversidade dos quadros hematológicos infecciosos decorre dos desvios temporários destas três fases e da capacidade reacional de cada indivíduo.

De acordo com Schilling, distinguem-se três fases na maioria dos processos infecciosos agudos, a saber:

1. **Fase neutrófila ou de luta.**
2. **Fase monocítica ou de defesa.**
3. **Fase linfocítica ou de cura.**

A monocítica não é aceita unanimemente, ao contrário do que sucede com as fases neutrófila e linfocítica.

O hemograma correspondente a cada uma destas fases apresenta as seguintes características:

1. Fase neutrófila ou de luta:

Período inicial e culminante da infecção:
- Aumento dos leucócitos: leucocitose.
- Aumento dos neutrófilos: neutrofilia.
- Aumento das formas não-segmentadas: desvio nuclear para a esquerda.
- Ausência dos eosinófilos e diminuição dos linfócitos e monócitos: aneosinofilia, linfocitopenia, monocitopenia.

2. Fase monocítica ou de defesa:

Período da infecção debelada:
- Diminuição da leucocitose.
- Diminuição da neutrofilia.
- Diminuição do desvio nuclear para a esquerda.
- Reaparecimento dos eosinófilos.
- Linfócitos diminuídos ou em quantidade normal.
- Aumento dos monócitos: monocitose.

3. Fase linfocítica ou de cura:

Período de convalescença:
- Diminuição ou desaparecimento da leucocitose.
- Diminuição dos neutrófilos: neutropenia.
- Desaparecimento do desvio nuclear para a esquerda.
- Aumento dos linfócitos: linfocitose.
- Aumento dos eosinófilos: eosinofilia.
- Monócitos aumentados ou em número normal.

A primeira fase ou neutrófila reflete a hiperatividade da medula óssea que, intensamente estimulada pelas toxinas bacterianas, responde unilateralmente, com abundante produção de neutrófilos, caracterizando a luta do organismo contra o agente causal.

Esta fase corresponde, histologicamente, à formação do pus e, clinicamente, ao acme da curva térmica.

A segunda fase ou monocítica, que, em geral, é muito breve, corresponde, histologicamente, à formação das células emigrantes nos tecidos e da macrofagocitose e, clinicamente, à crise, isto é, ao final do processo. O papel dos monócitos consiste em eliminar as células que foram alteradas durante a luta. Esta fase está intimamente relacionada com os processos de imunidade.

Finalmente, na terceira fase (linfócito-eosinófila), restaura-se o equilíbrio funcional da medula óssea, e o sistema linfático aumenta sua atividade. Histologicamente, esta fase corresponde à infiltração linfóide e à eosinofilia alérgica dos focos inflamatórios em vias de cura, que ocorre, provavelmente, em virtude de sensibilização por substâncias de desintegração heteróloga.

Estas variações no decurso das moléstias infecciosas fazem-se com tal regularidade e guardam relação tão estreita com sua evolução que constituem índice muito sensível e fiel de eventuais complicações.

INTERPRETAÇÃO

A interpretação do **hemograma de Schilling** baseia-se nas relações dos vários componentes do quadro hematológico, de acordo com os princípios fundamentais das três fases: neutrófila, monocítica e linfocítica.

O hemograma de Schilling reflete a modalidade reacional do organismo contra os processos mórbidos, porém, de modo inespecífico. É verdade que há certos estados infecciosos que apresentam quadro específico. Não se pode fazer o diagnóstico de infecção específica apenas pelo perfil hematológico. Ele contribui com dados muito sugestivos que, ao lado de outros, podem confirmar o diagnóstico de determinado processo mórbido.

O **desvio regenerativo dos neutrófilos para a esquerda** caracteriza-se pelo aparecimento de mielócitos e metamielócitos na circulação em número variável. O aumento do número dos bastonetes neutrófilos, em geral com leucocitose (neutrofilia absoluta), confere ao conjunto do quadro hemático aspecto francamente regenerativo, o qual reflete hiperatividade da medula óssea.

Ocorre em todos os estados de estímulo ativo sobre os neutrófilos, principalmente nos acometimentos sépticos, variando seu grau de acordo com a intensidade do processo. Os graus menos intensos constituem os desvios hiporregenerativos, isto é, com aumento só de bastonetes. É comum observar, também, a presença de formas celulares degeneradas e elementos não-segmentados com sinais tóxicos, constituindo os desvios nucleares mistos, regenerativo-degenerativos.

São os seguintes os estados patológicos que se acompanham de desvio nuclear regenerativo:

a) Moléstias infecciosas agudas: **pneumonia, difteria, escarlatina, cólera, disenteria bacilar, meningite epidêmica, tifo exantemático**.
b) Todos os processos sépticos agudos e progressivos, como **empiema, abscessos, apendicite, peritonite, inflamações purulentas das vias biliares e urinárias, supurações**.

O **desvio degenerativo dos neutrófilos para a esquerda** caracteriza-se pelo grande aumento, unicamente, do número dos bastonetes, normais ou degenerados, com freqüência em alta percentagem, faltando outras formas jovens (mielócitos e metamielócitos).

Em geral ocorre leucopenia (neutropenia relativa e absoluta), e os neutrófilos, principalmente os bastonetes, podem apresentar sinais de degeneração, tais como: granulações tóxicas, vacuolização citoplasmática, picnose nuclear e fragilidade. Os neutrófilos segmentados encontram-se, quase sempre, em número diminuído, em virtude de inibição medular, dando lugar à linfocitose relativa.

Schilling chama a atenção para a leucopenia e a neutropenia da **febre tifóide**, as quais se explicam melhor pela inibição da medula óssea (medula linfóide de Naegeli).

Esse quadro hematológico traduz perturbação da leucopoese, expressando alteração da medula óssea, mas de caráter degenerativo.

Ocorre, principalmente, na **febre tifóide**, na **febre Papatacci**, no **calazar**, na **tuberculose**, às vezes na **influenza** e após os acessos da **malária**.

A maioria dos desvios infecciosos é constituída de formas mistas, regenerativo-degenerativas.

O **desvio nuclear dos neutrófilos para a direita** caracteriza-se pelo aumento dos neutrófilos de núcleo muito segmentado e pela ausência dos bastonetes, em geral absoluta. A hipersegmentação é devida à hipermaturação peculiar dos neutrófilos na medula óssea.

A determinação numérica destes elementos não apresenta importância prática.

Ocorre, principalmente, na **anemia de Addison-Biermer** e, às vezes, nas anemias graves, como a anemia do câncer, a **anemia botriocefálica**, a **anemia ancilostomótica**, no **espru**, na **malária**, na **gravidez** e na **sífilis**.

Encontra-se, também, nas avitaminoses: **beribéri**, **pelagra**, **escorbuto**, assim como na **caquexia** e na **inanição**.

Como meio prognóstico, o hemograma de Schilling constitui elemento de considerável valor na clínica. Permite, com exames repetidos periodicamente (curva leucocitária), acompanhar a evolução dos processos infecciosos e verificar sua correspondência com o quadro clínico.

As complicações que surgem no decurso das infecções são, muitas vezes, reveladas pelo hemograma de Schilling, antes de se manifestarem os sinais clínicos.

As contagens sucessivas podem fornecer as seguintes conclusões prognósticas:

a) Os hemogramas, com regeneração inicial, ao lado de leucocitose moderada, são mais favoráveis do que os quadros degenerativos.

b) O desvio regenerativo elevado, que se acentua rapidamente, deve ser interpretado com muito cuidado, porque pode significar intensificação da toxemia ou aumento do poder de defesa.

c) A leucopenia indica evolução desfavorável.

d) O desvio degenerativo intenso, ao lado de leucopenia, sugere atividades dos fatores tóxicos.

e) Os quadros hiper-regenerativos e atípicos são considerados de mau prognóstico.

f) A eosinofilia, na presença de leucocitose crescente, indica que a infecção está evoluindo para fase mais aguda. A eosinofilia, ao lado de linfocitopenia intensa, é sugestiva de prognóstico reservado.

g) Nas infecções agudas, a presença constante dos eosinófilos, ao lado de leucocitose, constitui sinal de bom prognóstico.

COLORAÇÃO SUPRAVITAL

A coloração vital, ou melhor, supravital, consiste na coloração das células após a morte somática e antes da ocorrência da morte molecular, isto é, depois de removidas do organismo vivo, mas antes de cessarem todas as atividades celulares.

Os corantes mais empregados (azul-de-cresil brilhante, vermelho neutro, verde-jano, azur II) são atóxicos ou pouco tóxicos para células.

Os primeiros trabalhos sobre este tipo de coloração foram feitos por Pappenheim e Israel em 1896, seguidos pelos de Pappenheim, Ferrata e Cesaris Demel; este último pesquisador introduziu a azul-de-cresil brilhante. Em 1923, apareceram os primeiros trabalhos de Sabin e cols. sobre a coloração vital para o estudo dos leucócitos.

Este método de coloração evidencia certas particularidades dos glóbulos sanguíneos, especialmente a substância granulofilamentosa dos eritrócitos, o **condrioma**, e inclusões que refletem a atividade secretora dos leucócitos.

Consegue-se, assim, o estudo, embora limitado, do metabolismo celular, do modo de locomoção e do método de fagocitose das células do sangue.

A seguir, será descrito o método de coloração para a contagem dos reticulócitos. Omitir-se-á o método de coloração vital dos leucócitos, por não apresentar valor prático comprovado.

CONTAGEM DOS RETICULÓCITOS

Os **reticulócitos** são eritrócitos jovens (intermediários entre os eritrócitos **nucleados** e os **não-nucleados**), cuja estrutura granulofilamentosa basófila, remanescente do ácido ribonucléico, só é revelada pela coloração supravital.

O corante eletivo é o azul-de-cresil brilhante, usado em soluções diversas, nas numerosas variações de técnica. Ultimamente, vem-se utilizando o novo azul-de-metileno N, com a mesma finalidade.

Serão descritas duas técnicas de coloração: uma para observação temporária, cuja preparação não se conserva, e outra, por ser contracorada pelo May-Grünwald-Giemsa, conserva-se permanentemente.

Na primeira, faz-se a contagem antes de secar a preparação. Como o corante penetra nos glóbulos somente no estado úmido, este método fornece números mais elevados de reticulócitos do que a preparação seca.

Com esses métodos, a substância granulofilamentosa dos reticulócitos cora-se de azul ou vermelho-violáceo [Estampas 21.1 (19) e 21.2 (7)].

CONTAGEM EM PREPARAÇÃO ÚMIDA

Material e Soluções Necessários

1. Equipamento para punção digital.
2. Lâmina e lamínulas.
3. Corante:

Azul-de-cresil brilhante	1,0	g
Citrato de sódio	0,4	g
Solução de NaCl a 0,85%	100,0	ml

Em lugar do azul-de-cresil brilhante, pode-se usar o azul-de-metileno N.

4. Ocular reticulada (usar a abertura fenestrada de Schilling, empregada na contagem das plaquetas pelo método de Fonio). Pode-se usar a ocular de Miller, para o mesmo fim.

Técnica

1. Colocar pequena gota de sangue, da picada digital, no centro de uma lamínula.
2. Juntar uma gota do corante.
3. Misturar as duas gotas e inverter a lamínula sobre uma lâmina. Deixar corar durante um a dois minutos.

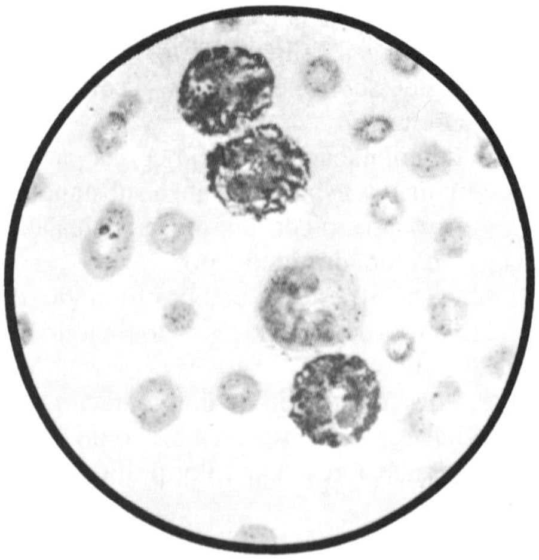

Fig. 21.47 Reação da oxidase-peroxidase. Um monócito (com poucas granulações) e três neutrófilos.

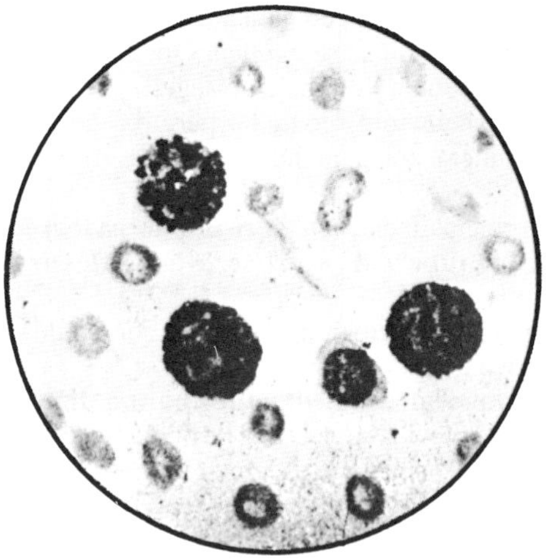

Fig. 21.48 Reação da oxidase-peroxidase. Um linfócito (sem granulações) e três neutrófilos.

A preparação perdura cerca de uma hora e pode conservar-se por mais tempo, selando-se as margens laminadas com vaselina.

4. Examinar com objetiva de imersão. Escolher área mais fina, onde os glóbulos sejam escassos, para facilitar a contagem. Usar a ocular reticulada.
5. Contar 1.000 eritrócitos, anotando o número dos reticulócitos encontrados. Expressar o resultado em percentagem.

Contagem em Preparação Seca

Material e Soluções Necessários

1. Equipamento para punção digital.
2. Lâminas bem limpas.
3. Corante: a mesma fórmula anterior.
4. Pequena cápsula de porcelana.
5. Ocular reticulada.
6. Equipamento para coloração (May-Grünwald-Giemsa).

Técnica

1. Colocar quantidades iguais de corante e sangue de uma picada digital (três gotas de cada) em pequena cápsula de porcelana.
2. Misturar e deixar corar, durante um a dois minutos.
3. Confeccionar, com a mistura, esfregaços em lâminas, bem finos, da maneira habitual. Deixar secar.
4. Corar pelo May-Grünwald-Giemsa. Deixar secar e examinar com objetiva de imersão.
5. Colocar a ocular reticulada e contar 1.000 eritrócitos, anotando o número dos reticulócitos. Expressar o resultado em percentagem.

INTERPRETAÇÃO

No adulto normal, o número dos reticulócitos oscila entre 0,5 e 1,5%. Na criança, nos primeiros dias de vida, pode atingir 10%. Encontra-se também aumentado durante a gravidez.

A contagem dos reticulócitos apresenta grande importância clínica, como meio diagnóstico e prognóstico e na orientação do tratamento.

O número dos reticulócitos na circulação periférica constitui índice do grau de regeneração dos eritrócitos na medula óssea.

Seu aumento (reticulocitose) indica hiperatividade da medula.

A diminuição (reticulocitopenia) revela hipoatividade.

A contagem dos reticulócitos fornece, entre outros, os seguintes dados de grande aplicação prática:

1. A reticulocitose alta e persistente milita a favor do diagnóstico de **anemia hemolítica** e de **saturnismo**, sem ter, porém, valor decisivo.
2. A crise reticulocitária é melhor índice para se avaliar a eficácia do tratamento no decurso das anemias; vitamina B_{12} **na anemia perniciosa**, ferro **na anemia hipocrômica**, vitamina C **na anemia do escorbuto**, tiroxina na **anemia do mixedema**.
3. É útil no diagnóstico diferencial entre a **anemia aplástica** e a da **angina agranulocítica**, ou entre outras condições.
4. Finalmente, fornece dados para se apreciar a necessidade de transfusão de sangue nas anemias sem resposta reticulocitária.

REAÇÕES DAS OXIDASES E PEROXIDASES

Estas reações são características das células granulosas da série mielóide, sempre negativas nas da série linfóide. Dependem da presença de enzimas oxidantes, existentes nos granulócitos e ausentes nos linfócitos. Os monócitos apresentam reações parciais produzidas por enzimas presentes em suas escassas granulações, ou, talvez, por material oxidase-positivo fagocitado.

A ação destas enzimas é acelerar as oxidações.

Dividem-se em oxidantes diretos ou oxidases e oxidantes indiretos ou peroxidases, os quais decompõem a água oxigenada, liberando o oxigênio.

Este método de coloração encontra seu principal emprego na diferenciação das leucemias, especialmente entre a leucemia mieloblástica e a linfoblástica, em cujo quadro hemático aparecem células imaturas de identificação difícil, senão impossível, pelos métodos habituais de coloração.

Cumpre assinalar que o mieloblasto (citoplasma granuloso), segundo a teoria monofilética, é oxidase-positivo, enquanto, segundo a teoria polifilética (mieloblasto de Naegeli — citoplasma sem granulações), é oxidase-negativo, correspondendo ao hemocitoblasto (Ferrata) ou ao linfoidócito (Pappenheim) dos unicistas.

Nos casos de toxemia intensa, ocorre diminuição dos grânulos de oxidase no citoplasma dos granulócitos; apresentam-se as

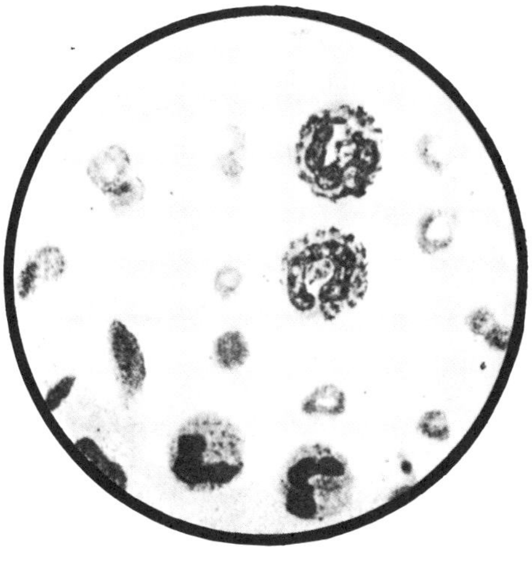

Fig. 21.49 Reação da oxidase-peroxidase. Neutrófilos com abundantes granulações tóxicas apresentam relativamente poucas granulações de oxidase-peroxidase (caso de pneumonia).

reações das oxidases parcialmente positivas. Segundo Hadden, é possível que a função dos granulócitos dependa da ação destas enzimas, de modo que a sua diminuição indicaria menor capacidade de defesa dessas células (Fig. 21.49).

Reação da Oxidase

Síntese do Azul-de-Indofenol

Modificação do Método de Schultz

Baseia-se na combinação do alfanaftol com a paradimetilfenilenodiamina pela ação das enzimas oxidantes existentes nos granulócitos, originando o azul-de-indofenol, característico da reação.

Material e Soluções Necessários

1. Equipamento para coloração.
2. Álcool absoluto.
3. Formol a 40%.
4. Solução de cloreto de sódio a 0,9%.
5. Solução A:

Hidróxido de sódio 0,1 N	1 ml
Alfanaftol a 1% em NaCl 0,9%	100 ml

6. Solução B:

Solução a 1% de paradimetilfenilenodiamina básica (*Merck*) em solução de cloreto de sódio a 0,9%.

7. Solução de safranina a 1%.

Técnica

1. Fixar o esfregaço de sangue com partes iguais de álcool absoluto e formol, durante cinco minutos.
2. Aplicar a solução A, durante três minutos.
3. Lavar com a solução de cloreto de sódio a 0,9%.
4. Aplicar a solução B, durante três minutos.
5. Lavar e contracorar com a solução de safranina, durante três minutos.
6. Lavar e deixar secar. Examinar com objetiva de imersão.

Com este método de coloração, os grânulos citoplasmáticos dos granulócitos coram-se de azul intenso, os grânulos dos monócitos, de azul menos intenso, enquanto os linfócitos, os eritrócitos e as plaquetas se coram de alaranjado (Figs. 21.47 e 21.48).

Reação da Peroxidase

Método de Sato e Sekiya

Baseia-se na ação de enzima oxidante, existente, principalmente, nos granulócitos, a qual cora seus grânulos de azul, quando em contato com benzidina, sulfato de cobre e água oxigenada.

Material e Soluções Necessários

1. Equipamento para coloração.
2. Solução A:

Sulfato de cobre a 0,5%.

3. Solução B:

Benzidina a 1%.
Filtrar. Ao filtrado, adicionar duas gotas de água oxigenada.

4. Solução de safranina a 1%.

Técnica

1. Aplicar a solução A ao esfregaço seco e recente, durante 30 segundos.
2. Verter fora a solução A e não lavar.
3. Aplicar a solução B, durante dois minutos.
4. Verter fora a solução B e não lavar.
5. Contracorar com a solução de safranina, durante dois minutos.
6. Lavar e deixar secar. Examinar com objetiva de imersão.

Os grânulos de peroxidase do citoplasma dos leucócitos coram-se de azul, variando em número e tamanho. O núcleo é contracorado de alaranjado (Figs. 21.47, 21.48 e 21.49).

Série granulocítica (oxidase-positiva):

Nos neutrófilos segmentados, as granulações são finas e numerosas, enquanto, nos eosinófilos e basófilos, são grandes e densas.

Os bastonetes, metamielócitos, mielócitos, promielócitos e mieloblastos apresentam relativamente poucos grânulos, sendo sua quantidade diretamente proporcional à idade do granulócito.

Série monocítica (oxidase parcialmente positiva):

Em virtude de suas delicadas granulações, ou, como admitem alguns autores, por fagocitose de material oxidase-positivo, os elementos desta série podem apresentar granulações finas e escassas, geralmente próximas do núcleo.

Série linfocítica (oxidase negativa):

Os elementos desta série não apresentam granulações de peroxidase.

Contagem dos Leucócitos após a Coloração da Oxidase ou da Peroxidase

Contam-se 200 leucócitos em várias partes do esfregaço corado por um dos métodos descritos.

Expressar o resultado em percentagem de cada tipo de células, como, por exemplo, na contagem específica normal:

Elementos granulocíticos (oxidase-positivos): 60 a 75%.
Elementos linfocíticos (oxidase-negativos): 20-30%.
Elementos monocíticos (oxidase parcialmente positivos): 4-8%.

Em casos de leucemia mielóide, podem-se obter os números seguintes, por exemplo:

Elementos granulocíticos (oxidase-positivos): 88%.
Elementos linfocíticos (oxidase-negativos): 10%.
Elementos monocíticos (oxidase parcialmente positivos): 2%.

DETERMINAÇÃO DA FRAGILIDADE OSMÓTICA DOS ERITRÓCITOS

A prova de fragilidade osmótica dos eritrócitos, ou prova de resistência globular, constitui determinação de grande valor para o diagnóstico de várias formas de anemias, nas quais as propriedades físicas das hemácias se acham alteradas. Os fatores que afetam a fragilidade osmótica são complexos, mas o principal e de maior importância é a forma dos eritrócitos, que, por sua vez, depende do volume e da área de sua superfície, bem como do estado funcional de sua membrana.

Como se sabe, a membrana que reveste os eritrócitos é semipermeável, permitindo a passagem de água e eletrólitos. Quando tais glóbulos são suspensos em solução isotônica (solução de cloreto de sódio a 0,85%), nada acontece: não há saída nem entrada de água. Quando suspensos em solução hipertônica, os glóbulos perdem água (portanto, encolhem-se e tornam-se crenados), até que o equilíbrio osmótico se restabeleça no meio. Quando, entretanto, são suspensos em solução hipotônica, os glóbulos absorvem água (portanto, intumescem-se e tornam-se esféricos) até que ocorra o equilíbrio osmótico, ou até que se rompam, libertando hemoglobina, no caso de a hipotonia ser excessiva.

Há, portanto, limite crítico de resistência dos glóbulos às soluções hipotônicas.

Embora a prova da fragilidade osmótica dependa da osmose, a rotura dos glóbulos ocorre por alteração de sua forma e diminuição de resistência às forças osmóticas; daí o uso do termo fragilidade.

Em certas **anemias hemolíticas**, como a **anemia** ou **icterícia hemolítica constitucional** (microsferocitose hereditária) e as anemias hemolíticas esferocíticas adquiridas, a fragilidade dos glóbulos às soluções hipotônicas encontra-se aumentada, diretamente proporcional ao número de esferócitos presentes. Os glóbulos esféricos rompem-se mais facilmente que os outros, em face das soluções hipotônicas; qualquer aumento em seu volume causará sua rotura.

Ao contrário, nas **síndromes talassêmicas** (**talassemia maior**, **anemia de Cooley**, ou **anemia eritroblástica infantil** e outras talassemias), nas **hemoglobinopatias** (**hemoglobinopatia S** ou **anemia drepanocítica** ou **falciforme**, **hemoglobinopatia C** e outras hemoglobinopatias), nas **anemias hipocrômicas** e **hipercrômicas** e outras anemias, nas quais os glóbulos são deformados, achatados ou delgados, há maior resistência à rotura em solução hipotônica, porquanto, em virtude de terem maior área por volume, podem absorver mais água que os glóbulos normais antes de atingido o limite crítico para sua rotura.

Cumpre assinalar que, fisiologicamente, os eritrócitos jovens, recém-saídos da medula óssea, não são mais resistentes à hemólise que os que já circulam há algum tempo. Assim, após hemorragias agudas, a resistência globular encontra-se aumentada, decorrente do aparecimento de maior número de eritrócitos jovens na circulação. O mesmo ocorre após a esplenectomia.

Determina-se a fragilidade osmótica dos eritrócitos submetendo-os à ação de várias soluções. Na prática, usam-se, geralmente, soluções hipotônicas de cloreto de sódio, em concentrações decrescentes. Pode-se determiná-la também pela prova de fragilidade mecânica.

A determinação da fragilidade osmótica dos eritrócitos é feita qualitativa e quantitativamente. A prova quantitativa determina, fotelétrica ou espectrofotometricamente, o grau de hemólise no sobrenadante.

A seguir, serão descritas a prova qualitativa (método de Sanford) e a quantitativa (método de Dacie), bem como a prova com incubação, que revela mais acentuadamente as alterações da fragilidade osmótica dos eritrócitos, em especial na **microsferocitose hereditária**.

Antes de executar as provas anteriormente assinaladas, pode-se excluir, segundo Ham, a existência de aumento da fragilidade osmótica dos eritrócitos, mediante o emprego de uma prova preliminar, rápida. Consiste em colocar 0,1 ml de sangue venoso do paciente em tubo de centrifugação contendo 1 ml de uma solução de cloreto de sódio a 0,5%; misturar por inversão do tubo e centrifugar. Se o sobrenadante não apresentar sinais de hemólise a olho nu, considera-se a fragilidade osmótica dos eritrócitos normal ou menor que a normal. Se, com sinais de hemólise, é provável que haja aumento da fragilidade, cumprindo proceder à execução de uma das provas mencionadas. Como controle, executar a prova também com sangue de indivíduo normal.

Método de Sanford

Material e Soluções Necessários

1. Equipamento para punção venosa. Empregar seringa (de 10 ml) e agulhas secas ou descartáveis.
2. Dispor 12 tubos de ensaio de 13 × 100 mm em um suporte e numerá-los: 25, 24, 23, 22, 21, 20, 19, 18, 17, 16, 15 e 14.
3. Pipeta capilar. (A fim de que se obtenham todas as gotas do mesmo tamanho, podem-se empregar, em vez da pipeta, a seringa e a agulha usadas para a punção venosa.)
4. Solução de cloreto de sódio *p.a.* a 0,5%, em água destilada.

Técnica

1. Com a pipeta capilar, colocar em cada tubo o número de gotas de cloreto de sódio a 0,5%, indicado pelo número do tubo. Para se obter igualdade no tamanho das gotas, manter a pipeta sempre no mesmo ângulo.
2. Com a mesma pipeta, no mesmo ângulo, acrescentar gotas de água destilada, em cada tubo, exceto no primeiro, em número suficiente para completar o total de 25 gotas em cada tubo. Misturar por inversão dos tubos.

   Obtém-se a percentagem de cloreto de sódio em cada tubo multiplicando-se seu número por 0,02.
3. Retirar, por punção venosa, 1 a 2 ml de sangue do paciente, com seringa e agulha secas ou descartáveis e colocar, imediatamente, uma gota em cada tubo. Misturar por inversão dos tubos.

   Caso não se possa executar a determinação logo após a colheita do sangue, pode-se empregar o sangue citratado ou oxalatado. Neste caso, é necessário lavar os glóbulos, previamente, duas a três vezes, com parte igual de uma solução de cloreto de sódio a 0,7%. Empregar na prova a suspensão da última lavagem, isto é, a 50%, colocando-se uma gota em cada tubo. Preparar um controle da mesma maneira, usando-se o sangue de um indivíduo normal.
4. Preparar bateria semelhante de tubos, usando-se o sangue de indivíduo normal, como controle de prova. Este controle deve ser feito em toda a prova e, sempre, antes dela.

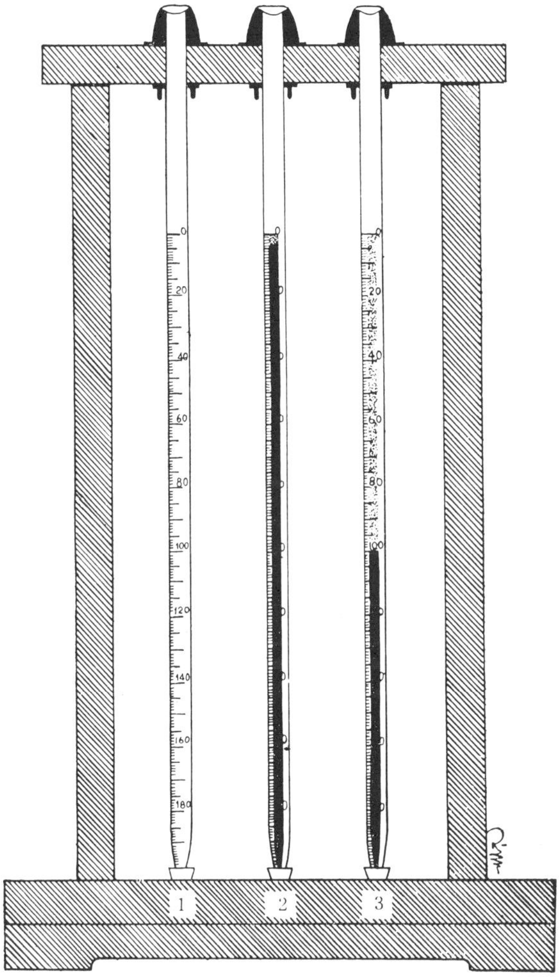

Fig. 21.50 Suporte de Westergren. 1. Pipeta de Westergren vazia. 2. Eritrossedimentação normal (4 mm). 3. Eritrossedimentação acelerada (100 mm) em uma hora.

5. Fazer a leitura após duas horas de repouso, à temperatura do laboratório.
6. Ao fim desse tempo, os glóbulos já se terão depositado no fundo dos tubos, reconhecendo-se a hemólise pela cor do sobrenadante:
   Ligeiramente róseo — hemólise inicial.
   Vermelho com pouco ou **nenhum sedimento** — hemólise completa.
7. Com sangue normal, a hemólise começa, geralmente, no tubo contendo 0,44 ou 0,42% da solução de cloreto de sódio, sendo completa no tubo contendo 0,34%.

Método de Dacie

Material e Soluções Necessários

1. Equipamento para punção venosa. Empregar seringa (de 20 ml) e agulha secas (ou descartáveis).
2. Série de 14 tubos de ensaios de 13 × 100 mm, numerados de 1 a 14 em um suporte.
3. Segunda série de tubos, idêntica à do item 2, para a prova de controle, com sangue de indivíduo normal.
4. Pipetas.
5. Dois frascos *erlenmeyer* de 250 ml.
6. Pérolas de vidro de 3 a 4 mm de diâmetro.
7. Heparina. Usar na concentração de 0,1 a 0,2 mg para cada mililitro de sangue.
8. Água destilada recente.
9. Solução-estoque, tamponada, de cloreto de sódio a 10%.

Cloreto de sódio *p.a.* ou *A.R.*	180,00 g
Na_2HPO_4	27,31 g
$NaH_2PO_4 \cdot 2H_2O$	4,86 g
Água destilada, completar para	2.000,00 ml

Esta solução tamponada de pH 7,4 equivale osmoticamente a uma solução de cloreto de sódio a 10%. Conserva-se bem, durante vários meses, à temperatura ambiente.

10. Solução de uso, tamponada, de cloreto de sódio a 1%.

Solução-estoque, tamponada	25 ml
Água destilada, completar para	250 ml

11. Centrifugador.
12. Colorímetro fotelétrico ou espectrofotômetro.

Técnica

1. Preparar as diluições, em concentrações decrescentes, da solução de uso, tamponada, de cloreto de sódio a 1%, na série de 14 tubos, numerados de 1 a 14, de acordo com o Quadro 21.14.
2. Misturar as diluições, por inversão dos tubos.
3. Transferir 5 ml de cada diluição para a segunda série de 14 tubos, numerados de 1 a 14. Esta série de diluições será usada para a prova de controle, com sangue de indivíduo normal.
4. Se a prova é feita com sangue desfibrinado, proceder do seguinte modo:
   a) Colher 15 a 20 ml de sangue do paciente e colocar em *erlenmeyer* contendo 15 pérolas de vidro de 3 a 4 mm de diâmetro.
   b) Agitar o *erlenmeyer* suavemente, por movimentos rotativos, até que o sonido das pérolas contra o vidro não seja mais ouvido, sinal de que as pérolas se tornaram revestidas de fibrina (durante cerca de 10 minutos).
   c) Repetir os itens 4a e 4b com sangue de indivíduo normal, para a prova de controle.
5. Se a prova for executada com sangue heparinizado, adotar a seguinte técnica:
   a) Colher cerca de 10 ml de sangue do paciente e colocar em um tubo heparinizado.
   b) Agitar o tubo, suavemente, por movimentos rotativos, até que o sangue se torne vermelho brilhante, sinal de estar completamente oxigenado.
   c) Repetir os itens 5a e 5b com sangue de indivíduo normal, para a prova de controle.
6. Adicionar 0,05 ml de sangue, desfibrinado ou heparinizado, em cada um dos 14 tubos. Proceder do mesmo modo com o sangue do

Quadro 21.14

Tubos N.º	NaCl a 1% ml	Água Destilada ml	Concentração de NaCl%
1	10,0	0,0	1,00
2	8,5	1,5	0,85
3	7,5	2,5	0,75
4	6,5	3,5	0,65
5	6,0	4,0	0,60
6	5,5	4,5	0,55
7	5,0	5,0	0,50
8	4,5	5,5	0,45
9	4,0	6,0	0,40
10	3,5	6,5	0,35
11	3,0	7,0	0,30
12	2,0	8,0	0,20
13	1,0	9,0	0,10
14	0,0	10,0	0,00

Quadro 21.15

Tubos N.º	Concentração em NaCl%	Hemólise %
1	1,00	0
2	0,85	0
3	0,75	0
4	0,65	0
5	0,60	0
6	0,55	0
7	0,50	0 a 5
8	0,45	0 a 45
9	0,40	50 a 90
10	0,35	90 a 99
11	0,30	97 a 100
12	0,20	100
13	0,10	100
14	0,00	100

indivíduo normal, desfibrinado ou heparinizado, para a prova de controle, juntando 0,05 ml em cada um dos 14 tubos da segunda série de diluições.

7. Misturar bem as diluições, por inversão cuidadosa dos tubos.
8. Deixar os tubos em repouso, à temperatura ambiente, durante 30 minutos.
9. Agitar os tubos de novo, suavemente, e centrifugá-los a 2.000 rpm, durante cinco minutos.
10. Transferir com cuidado, sem dissolver o depósito, todos os sobrenadantes, um de cada vez, para cubas ou tubos, e determinar as densidades ópticas no espectrofotômetro ou no colorímetro fotelétrico, utilizando, respectivamente, o comprimento de onda de 550 milimícrons ou um filtro verde, de igual transmissão. Acertar o zero com o sobrenadante do tubo n.º 1, que representa o branco ou 0% de hemólise. O sobrenadante do tubo 14 representa o padrão ou 100% de hemólise.
11. Calcular a percentagem de hemólise para cada sobrenadante, aplicando a fórmula:

$$\text{Hemólise \%} = \frac{\text{DO do sobrenadante}}{\text{DO do sobrenadante do tubo 14}} = 100$$

12. Expressar o resultado da prova em gráfico, representando as percentagens de hemólise em ordenada ou eixo vertical e as percentagens de cloreto de sódio em abscissa ou eixo horizontal, indicando a percentagem de cloreto de sódio em que ocorre:
    a) Hemólise inicial.
    b) Hemólise completa.
    c) 50% de hemólise.
13. Em vez de determinar a percentagem de hemólise por meio espectrofotométrico ou fotelétrico, pode-se determiná-la por leitura visual. Por este método, o primeiro tubo (o de maior concentração de NaCl) que apresentar traços de hemólise, no sobrenadante, determina o início da hemólise. O primeiro tubo (tendo a maior concentração de NaCl), em que se observa hemólise total, indica a hemólise completa.
14. Normalmente, a hemólise começa a partir da solução de NaCl a 0,45% e é completa na solução a 0,30%.
15. Os resultados normais desta prova, mostrando os limites e a percentagem de hemólise nas várias concentrações de NaCl, achamse representados no Quadro 21.15.

DETERMINAÇÃO DA FRAGILIDADE OSMÓTICA COM INCUBAÇÃO

A prova da fragilidade osmótica dos eritrócitos com incubação, valiosa contribuição para o diagnóstico da microsferocitose hereditária, revela a fragilidade de modo mais acentuado.

Quadro 21.16

Tubos N.º	NaCl a 1% ml	Água Destilada ml	Concentração de NaCl%
1	10,0	0,0	1,00
2	9,0	1,0	0,90
3	8,5	1,5	0,85
4	8,0	2,0	0,80
5	7,5	2,5	0,75
6	7,0	3,0	0,70
7	6,5	3,5	0,65
8	6,0	4,0	0,60
9	5,5	4,5	0,55
10	5,0	5,0	0,50
11	4,5	5,5	0,45
12	4,0	6,0	0,40
13	3,5	6,5	0,35
14	3,0	7,0	0,30
15	2,5	7,5	0,25
16	2,0	8,0	0,20
17	1,0	9,0	0,10

Consiste em determinar a fragilidade osmótica dos eritrócitos em sangue incubado a 37°C, durante 24 horas, empregandose um dos métodos descritos, de preferência o de Dacie. A técnica utilizada é a mesma, com algumas modificações, a saber:

1. O sangue do paciente, bem como o de um indivíduo normal (para a prova de controle), ambos desfibrinados ou heparinizados em condições estéreis, é colocado em frascos esterilizados e arrolhados, a fim de evitar contaminação bacteriana, que pode provocar hemólise, e incubados a 37°C, durante 24 horas.
2. As diluições da solução de uso, tamponada, de cloreto de sódio a 1% são preparadas em uma série de 17 tubos, conforme o Quadro 21.16.
3. Para a leitura espectrofotométrica ou fotocolorimétrica, utilizar, para acertar o zero, o sobrenadante do tubo n.º 1, que representa o branco ou 0% de hemólise, e, como padrão, o sobrenadante do tubo n.º 17, que representa 100% de hemólise.
4. Nessa prova, a faixa normal de hemólise é mais ampla do que na prova sem incubação, começando a hemólise a partir da solução de NaCl a 0,60%, sendo completa na solução a 0,45%.
5. Os resultados normais, mostrando os limites e percentagem de hemólise nas várias concentrações de NaCl, encontram-se representados no Quadro 21.17.

Quadro 21.17

Tubos N.º	Concentração de NaCl%	Hemólise %
1	1,00	0
2	0,90	0
3	0,85	0
4	0,80	0
5	0,75	0
6	0,70	0 a 5
7	0,65	0 a 10
8	0,60	0 a 40
9	0,55	15 a 70
10	0,50	40 a 85
11	0,45	55 a 95
12	0,40	65 a 100
13	0,35	75 a 100
14	0,30	85 a 100
15	0,25	90 a 100
16	0,20	95 a 100
17	0,10	100

INTERPRETAÇÃO

Como já mencionado, a prova da fragilidade osmótica dos eritrócitos, executada em sangue sem incubação, encontra-se aumentada na **anemia** ou na **icterícia hemolítica** constitucional (microsferocitose hereditária) e em certas anemias hemolíticas esferocíticas adquiridas; inicia-se a hemólise na solução de cloreto de sódio a 0,70%, sendo completa na solução a 0,40%. Quando em sangue com incubação, a fragilidade já aumentada eleva-se mais ainda.

Esta prova encontra-se também aumentada em uma anemia hemolítica, não-esferocítica: a **anemia hemolítica** por deficiência de piruvato-quinase.

A prova da fragilidade osmótica dos eritrócitos, com ou sem incubação de sangue, acha-se, em geral, normal ou diminuída nas demais anemias hemolíticas (síndromes talassêmicas e hemoglobinopatias) e em outras anemias hipocrômicas ou hipercrômicas, bem como nas doenças hepáticas e após a esplenectomia.

Cumpre assinalar que a fragilidade osmótica dos eritrócitos encontra-se, em geral, aumentada na **doença hemolítica perinatal (DHPN)**, por imunização aos aglutinogênios A ou B do sistema A-B-O decorrente da microsferocitose eritrocítica, característica desta doença. Presta-se para o diagnóstico diferencial entre essa forma da doença e a produzida por imunização do fator RH_o (D) do sistema Rh-Hr, na qual não se observa alteração.

ERITROSSEDIMENTAÇÃO

A hemossedimentação, ou a velocidade de eritrossedimentação (VES), é método de investigação laboratorial simples e mui empregado na clínica. Constitui recurso valioso e indispensável em várias patologias, não só por contribuir para o diagnóstico dos processos infecciosos — especialmente as **artropatias reumáticas** e a **tuberculose** — como, principalmente, por auxiliar na verificação da atividade e evolução dessas afecções, elemento de importância na avaliação do diagnóstico e do sucesso terapêutico. Não é, entretanto, método específico.

A VES foi introduzida na prática por Fahraeus, em 1918, em estudos sobre a gravidez. A princípio, julgou Fahraeus ter descoberto uma prova para o diagnóstico deste estado, mas logo depois verificou sua inespecificidade, uma vez que inúmeros estados patológicos apresentavam alteração da velocidade da eritrossedimentação (VES).

Linzenmaier, em 1920, propôs novo método e, na mesma ocasião, Westergren, colaborador de Fahraeus, descreveu a sua técnica, ainda hoje adotada universalmente. Posteriormente, vários outros métodos foram propostos, como o de Cutler, o de Rourke-Ernstene e o de Wintrobe-Landsberg.

Princípio. A VES consiste em medir a velocidade de separação entre os glóbulos vermelhos e o plasma, no sangue tornado incoagulável pela adição de anticoagulante.

Mecanismo. Apesar das várias teorias propostas para explicar a eritrossedimentação, e embora muito se conheça acerca dos numerosos fatores que influenciam o fenômeno, seu mecanismo físico-químico não está bem esclarecido.

Quando se coloca sangue, tornado incoagulável, em pipeta apropriada, posta em posição vertical, os glóbulos vermelhos tendem a se depositar, enquanto o plasma se desloca para cima.

Normalmente, este fenômeno, conhecido como VES, ocorre lentamente, com velocidade constante. Os glóbulos se depositam em virtude de serem mais pesados do que o plasma no qual se acham suspensos e pela propriedade que têm de se agruparem, formando agregados, dispostos em *rouleaux* ou em pilha, como as de moedas.

Nos estágios patológicos, acompanhados de lesão ou destruição dos tecidos, os glóbulos se depositam mais depressa do que normalmente, mas com velocidade variável. Segundo vários autores, inclusive Fahraeus, nestes estados ocorre variação do grau de agregação dos eritrócitos, com formação de grandes massas globulares, as quais têm superfície menor do que seus componentes, individualmente. Oferecem, portanto, menor resistência à queda; em conseqüência, depositam-se mais depressa. Além disso, tais agregados apresentam amplos espaços entre si, permitindo, com maior facilidade, o deslocamento do plasma para cima.

Assim, a VES varia diretamente com a velocidade de formação dos agregados globulares.

De acordo com Höber, a formação dos agregados globulares está ligada à ação das cargas elétricas de componentes do sangue. Os eritrócitos possuem carga eletronegativa e, por isso, repelem-se uns aos outros, impedindo, durante certo tempo, a agregação e a queda conseqüente do agregado. Os glóbulos se encontram suspensos no plasma, constituindo os colóides eletropositivos, sobretudo o fibrinogênio e as globulinas. O aumento da concentração dessas frações protéicas eletropositivas neutraliza, por adsorção, as cargas elétricas contrárias das membranas dos glóbulos. Rompe o equilíbrio, daí eles se agregarem e o agregado globular se depositar. Por essa razão, o fenômeno da formação dos agregados globulares corre paralelamente ao da eritrossedimentação, e todas as causas que favorecem um, favorecem igualmente o outro.

Divide-se a VES, arbitrariamente, em três fases.

A **primeira fase**, ou de sedimentação inicial, consiste na queda individual dos eritrócitos, antes da agregação.

A **segunda**, ou de sedimentação máxima, consiste na formação dos agregados globulares, os quais tanto mais depressa se depositarão quanto maiores e mais numerosos.

Na **terceira fase**, ou de sedimentação constante, os agregados globulares atingem, por unidade de tempo, período de queda constante, a qual entra em declínio no período final, à medida que os glóbulos se vão acumulando na parte inferior da pipeta.

Quando os agregados caem, há deslocamento do plasma, que, conseqüentemente, forma corrente para cima, retardando a queda dos agregados.

Segundo Cutler, esta última fase é a única que sofre alterações nas anemias.

Baseando-se em tais fatos, conclui-se que qualquer componente do plasma que afete, direta ou indiretamente, o grau de agregação dos eritrócitos altera a VES.

O principal fator responsável pela alteração da eritrossedimentação é o fibrinogênio, conforme os seguintes fatos observados experimentalmente:

a) A VES varia proporcionalmente à concentração desta fração protéica do plasma, servindo como índice grosseiro de seu teor plasmático.
b) A VES do sangue desfibrinado, bem como do sangue dos indivíduos com ausência ou diminuição congênita de fibrinogênio e daqueles em estado de choque, é extremamente reduzida.
c) A VES dos glóbulos lavados e postos em solução de fibrinogênio corre, mais ou menos, paralelamente à concentração deste constituinte plasmático.
d) A velocidade de sedimentação dos glóbulos é maior quando suspensos no plasma do que quando suspensos no soro.

Morrison demonstrou, pela precipitação fracionada do plasma de mulheres grávidas, que o fibrinogênio plasmático é constituído de complexo protéico cujas frações podem ser isoladas. Algumas delas exercem influência ativa na VES, ao passo que outras são inertes.

A fração ativa varia proporcionalmente com a VES, conforme foi observado em série de 90 casos. Em certos casos de VES acelerada, ela chega a constituir um terço da fração protéica ordinariamente considerada fibrinogênio.

Verificou ainda o referido autor que essa fração ativa — a qual denominou **contratitogênio** — é a mesma responsável pela maior retratilidade do coágulo, confirmando a relação direta existente entre a VES e a retração do coágulo, observada por Hirschböck e Coffey.

O contratitogênio precipita-se com o resfriamento do sangue, mesmo na presença de anticoagulantes. Este fato explica o retardamento da VES quando determinada muitas horas após a colheita.

Os demais componentes do plasma (globulinas, lipídios etc.) exercem influência secundária na VES.

Duas ordens de fatores influem na eritrossedimentação: fatores intrínsecos ou sanguíneos e fatores extrínsecos ou técnicos.

FATORES INTRÍNSECOS OU SANGUÍNEOS

1. **Concentração do fibrinogênio, especialmente da sua fração ativa (contratitogênio de Morrison) e das globulinas do plasma.** Conforme já foi dito, estes são os fatores mais importantes e sua concentração no plasma varia proporcionalmente à VES.

   Os glóbulos suspensos em solução de fibrinogênio sedimentam-se mais rapidamente do que quando suspensos em solução de globulinas. Em solução de albumina, a eritrossedimentação é extremamente retardada.
2. **Viscosidade do plasma.** A VES varia diretamente com a viscosidade do plasma, subordinada à concentração do fibrinogênio e das globulinas.
3. **Teor de colesterol do sangue.** O aumento do teor do colesterol no sangue determina aceleração da VES.
4. **Concentração de íons hidrogênio no sangue.** A acidose pronunciada retarda a VES porque modifica a carga elétrica dos eritrócitos. O gás carbônico (CO_2) atua no mesmo sentido. A alcalose, ao contrário, favorece a sedimentação eritrocítica.
5. **Concentração dos eritrócitos.** Quando há aumento do número dos glóbulos vermelhos, a força de repulsão entre eles aumenta, com conseqüente retardamento da VES. Além disso, deve-se considerar que, nessas condições, há redução do volume plasmático.

   A diminuição do número dos eritrócitos, ao contrário, provoca aumento da VES. Quanto mais intensa a anemia, mais acelerada a sedimentação.

   A concentração eritrocítica é fator importante: causa diferença significativa da VES. Tal fator pode, entretanto, ser eliminado ajustando-se a concentração globular por meio da adição ou da remoção de quantidades variáveis do próprio plasma, de acordo com o método de correção apresentado mais adiante.

   Cumpre assinalar que a maioria dos autores desaconselha o emprego de tais correções, pelo fato de introduzirem mais erros do que os que se desejam evitar.
6. **Conteúdo hemoglobínico dos eritrócitos.** Os glóbulos com elevado teor hemoglobínico são mais pesados e, por isso, depositam-se mais rapidamente.
7. **Tamanho dos eritrócitos.** O tamanho dos eritrócitos influi, no sentido da aceleração, proporcionalmente ao quadrado do raio. Por isso, a VES dos animais varia com o tamanho dos glóbulos.

   Os megalócitos e os macrócitos sedimentam-se rapidamente, e os micrócitos, lentamente.
8. **Forma dos eritrócitos.** Os glóbulos esféricos, característicos da **anemia esferocítica** (anemia hemolítica constitucional), embora de pequeno tamanho, oferecem condições diferentes das dos glóbulos discóides; são mais pesados, sedimentando-se, portanto, com maior rapidez. Os glóbulos falciformes, ou drepanócitos, característicos da **anemia drepanocítica**, ao contrário, sedimentam-se muito lentamente, pelo fato de não formarem agregados.

FATORES EXTRÍNSECOS OU TÉCNICOS

1. **Efeito dos anticoagulantes.** O anticoagulante empregado influencia sensivelmente, tanto na velocidade como nas características da curva da VES.

O estudo do papel dos anticoagulantes na VES é feito pelo emprego de sangue de hemofílicos, cuja coagulação seja retardada (entre duas a três horas). Toda alteração da sedimentação em relação a testemunho isento de anticoagulante decorrerá do anticoagulante empregado. Por este meio, demonstrou-se que as soluções de citrato de sódio, nas concentrações empregadas nos métodos de Westergren, Linzenmeier e Cutler, provocam retardamento, na velocidade de sedimentação, de 33 a 46% da sedimentação obtida com o mesmo sangue contendo a mistura de Heller e Paul (ver Cap. 2) na concentração de 100 a 300 mg/dl de sangue.

Também a heparina com anticoagulante altera a VES, acelerando-a.

Apenas dois anticoagulantes não modificam a VES: a mistura de oxalatos de Heller e Paul, mesmo na concentração de 100 a 300 mg/dl de sangue, e o oxalato de potássio seco (200 mg/dl de sangue). Estes anticoagulantes, em especial a mistura de Heller e Paul, oferecem a vantagem de, praticamente, não alterar a forma e o volume dos eritrócitos, sendo, por isso, os mais indicados, tanto para a determinação da VES como para a do valor hematócrito.

2. **Influência da alimentação e da digestão.** Exige-se que o doente esteja em jejum para a prova. Alguns autores, entretanto, encontraram diferenças mínimas, de 1 a 2 mm, entre o valor obtido em jejum e o alcançado após a refeição.

Segundo Armando e Maureli, os glicídios não alteram a VES, ao passo que os lipídios têm ação aceleradora.

Como as dietas alimentares variam muito, e como a VES está sujeita a diversas outras causas de erro, cumpre colher o sangue em jejum.

3. **Estase venosa.** Este fator constitui importante causa de erro, que deve ser evitada. A estase acarreta desidratação local do sangue, pela passagem de água e eletrólitos para os tecidos e conseqüente aumento da concentração dos colóides do plasma, especialmente o fibrinogênio e as globulinas, resultando apreciável aceleração da VES.
4. **Ocorrência de pequenos coágulos.** Esta causa de erro favorece a agregação globular, acelerando a sedimentação. Tais coágulos podem passar despercebidos. Para investigá-los, recomenda-se escoar, após a prova, todo o conteúdo da pipeta em papel de filtro, espalhando-se o sangue em camada fina.
5. **Emprego de sangue mal homogeneizado.** Quando se coloca o sangue na pipeta, sem agitá-lo previamente, a fim de tornar homogênea a suspensão globular, pode

ocorrer aceleração ou retardamento, dependendo do número de glóbulos presentes na amostra.

6. **Intervalo decorrido entre a colheita e o início da prova.** Quanto maior o intervalo, tanto maior o retardamento na VES. Essa causa de erro está ligada à precipitação do contratitogênio de Morrison, com o resfriamento do sangue, já tratada no estudo do mecanismo físico-químico da eritrossedimentação.
7. **Temperatura.** A temperatura influi na VES. Ocorre aceleração por aumento da temperatura e retardamento pelo resfriamento. Por isso, a prova deve ser efetuada em ambiente de temperatura mais ou menos constante, de preferência entre 20 e 27°C.
8. **Comprimento da pipeta.** O comprimento da pipeta constitui fator de importância na VES a qual é tanto mais acelerada quanto mais longa a pipeta. Contudo, a distância percorrida não é diretamente proporcional àquela por percorrer. A sedimentação em pipeta de 200 mm pode ser apenas pouco mais acelerada do que uma de 100 mm, ao fim de uma hora. As maiores alterações ocorrem com as pipetas mais curtas.
9. **Calibre da pipeta.** A VES não se altera nas pipetas de 2 a 4 mm de diâmetro. As de calibre inferior a 2 mm não satisfazem pelo fato de ocorrer retardamento ou irregularidade na sedimentação, em virtude de ser a superfície de fricção interna da pipeta relativamente grande em relação à área de seção transversal.
10. **Inclinação da pipeta.** Este fator é dos mais importantes. Há grande aceleração da VES toda vez que a pipeta se desvia da posição vertical. Segundo Wintrobe, a inclinação de 2 a 3% provoca aumento de cerca de 30% na velocidade de sedimentação. Na pipeta inclinada, as correntes de plasma sobem aderidas ao longo das paredes da pipeta, não constituindo obstáculo à deposição dos eritrócitos.

Métodos

Entre os métodos mais empregados para a determinação da VES, figuram os de Linzemaier, de Westergren, de Cutler, de Rourke-Ernstene e de Wintrobe-Landsberg, além dos métodos de microssedimentação, usados para crianças, como o de Cutler, o de Smith e o de Rogatz.

Em estudos comparativos entre os cinco primeiros métodos citados, Ham e Curtis concluíram que os resultados obtidos nao permitem comparações entre si, em vista das variações da expressão dos resultados, das dimensões das pipetas e dos anticoagulantes empregados.

Para evitar tais discordâncias dos resultados, recomenda-se adotar sempre o mesmo método, de preferência o de Westergren, que é o de uso mais corrente. Será descrito a seguir.

Embora não preencha as condições ideais teóricas por estar sujeito a causas de erro, o método de Westergren é o que mais se aproxima delas; deve ser preferido, superando ainda os demais, pelas vantagens que oferece na simplicidade técnica e pela facilidade de comparação dos resultados, por ser de uso universal.

A objeção mais séria a tal método prende-se ao anticoagulante empregado: o citrato de sódio que, especialmente em solução, provoca apreciável retardamento na VES. Essa causa de erro poderia ser afastada, substituindo-se o citrato de sódio pela mistura seca de oxalatos de Heller e Paul (oxalato de amônio — 1,2 g, oxalato de potássio — 0,8 g e água destilada — 100 ml), empregada na proporção de 200 mg/dl, isto é, 0,5 ml da solução, evaporada no fundo de um tubo, para 5 ml de sangue.

Método de Westergren

Colher o sangue, estando o paciente, pela manhã, em jejum, a fim de que sejam obtidos resultados comparáveis. Provocar a menor estase venosa possível. Nas mulheres, executar a prova fora do período menstrual ou gravidez. O material a usar deve ser bem limpo e seco. Colhido o sangue, proceder imediatamente à prova.

Material e Soluções Necessários

1. Equipamento para punção venosa (empregar seringa e agulha esterilizadas e secas ou descartáveis).
2. Anticoagulante: solução de citrato de sódio a 3,8%, preparada recentemente, em água destilada.
3. Cilindro graduado de 5 ml, onde serão colocados o anticoagulante e o sangue. Pode-se usar, igualmente, tubo no qual se marca com um traço o volume de 2 ml.
4. Suporte de Westergren (Fig. 21.50), que consta de:
   a) Pipetas de Westergren, graduadas de 0 a 200 mm de comprimento, com 2,5 mm de diâmetro interno e capacidade de mais ou menos 1 ml.
   b) Suporte próprio, contendo rolhas de borracha embutidas na base, onde se apóiam as extremidades inferiores das pipetas, as quais se mantêm em posição **rigorosamente** vertical.
5. Pipeta de 1 ml, graduada ao décimo (para pipetar o anticoagulante).

Técnica

1. Colocar 0,4 ml do anticoagulante no cilindro graduado de 5 ml.
2. Retirar cerca de 2 ml de sangue do doente, por punção venosa, evitando estase, e colocar 1,6 ml no cilindro contendo o anticoagulante; o total (anticoagulante + sangue) = 2 ml.
3. Agitar levemente, para misturar o sangue com o anticoagulante e tornar a suspensão globular homogênea.
4. Em seguida, com a pipeta de Westergren, aspirar o sangue citrado, exatamente até a marca 0.
5. Colocar a pipeta no suporte, em posição rigorosamente vertical.
6. Marcar o tempo e deixar à temperatura ambiente.
7. Fazer a leitura em milímetros, ao nível da coluna dos glóbulos que se separam do plasma. Em geral, faz-se a leitura após meia, uma e duas horas e, eventualmente, após 24 horas.

INTERPRETAÇÃO

Os valores normais da VES, em uma hora, conquanto variem segundo o método empregado e os autores que estudaram o processo, podem ser assim definidos (60 minutos):

Homens .... 3 a 20 mm/h
Mulheres .... 4 a 30 mm/h

Em jovens, mesmo sadios, as cifras podem ser mais elevadas, alcançando 12 mm/h no homem e 20 mm/h na mulher.

Há ainda os que consideram normais para o homem 0 a 15 mm/h e, para a mulher, 0 a 20 mm/h.

A VES mantém-se dentro dos limites normais no indivíduo sadio e nos estados patológicos que não ocasionem inflamação ou destruição ativa dos tecidos, tais como: **distúrbios funcionais** (histerismo, psicose, neurose), muitas **doenças endócrinas e metabólicas**, **moléstias de carência** nutritiva, **afecções alérgicas**, **enfisema pulmonar**, **úlcera péptica**, **cardiopatias compensadas**, **osteoartrite periférica** (e sua localização vertebral), **fibrosites**, bem como **no primeiro dia** de muitas **moléstias infecciosas agudas**, mesmo com febre alta e leucocitose intensa.

Releva notar que, nessas condições, são normais as concentrações do fibrinogênio e das globulinas do plasma.

A VES é normal, também, na coqueluche, embora se trate de processo infeccioso.

Variações Fisiológicas. Fisiologicamente, encontra-se ligeira aceleração da VES:

1. Nas crianças.
2. Nas mulheres, depois da puberdade (admite-se seja devido ao aumento do fibrinogênio plasmático).
3. Durante o período menstrual.
4. Na gravidez. A velocidade da sedimentação aumenta lenta e progressivamente, só se intensificando a partir do quarto mês, de modo que não se presta para o diagnóstico precoce, como se pretendia.
5. Em alguns indivíduos do tipo astênico, há ligeira aceleração permanente.
6. Nos trópicos, a VES é mais rápida que nos climas frios.

Variações Patológicas. Em condições patológicas, a VES sofre alterações no sentido de aceleração ou de retardamento, sendo a primeira a de maior importância.

A VES encontra-se acelerada em todos os estados patológicos acompanhados de inflamação ou de destruição ativa dos tecidos; varia a intensidade da aceleração de acordo com a natureza, o grau e a extensão do processo em atividade. Ocorre, portanto, em todos os processos infecciosos agudos ou crônicos, generalizados ou localizados, nas **doenças colagênicas**, após **ferimentos**, **fraturas**, **irradiações**, **intoxicações por metais**, nos **neoplasmas malignos**, especialmente com **metástases**, em algumas moléstias do metabolismo, como **diabete melito**, nas **leucemias**, nas **tromboses** com enfarte.

Em tais afecções, via de regra, as concentrações do fibrinogênio e das globulinas do plasma estão elevadas.

Nas **anemias**, observa-se aceleramento da VES, pelo fato de estar diminuído o número dos eritrócitos; na **anemia perniciosa**, concorre, também, a megalocitose.

Cumpre assinalar que a VES se apresenta normal nas infecções focais, só se acelerando quando tais infecções se acompanham de reação geral aguda, do tipo toxêmico.

A VES retardada ocorre na **caquexia grave**, na agonia das enfermidades consuntivas, na **eritremia** ou **policitemia vera** (doença de Vaquez-Osler), em todos os estados que se acompanham de eritrocitose, como a **tuberculose fibrosa**, e em muitas cardiopatias (especialmente na insuficiência cardíaca congestiva), bem como nos estados em que há redução da concentração do fibrinogênio plasmático, como a **fibrinogenopenia congênita**, os estados de choque e as afecções hepáticas com lesão parenquimatosa extensa.

Valor da Eritrossedimentação (VES). Apesar do conceito pessimista de alguns autores, como Yardumian, que afirma ser inconcebível que fenômeno como a VES, influenciável por tantos fatores variáveis intrínsecos e extrínsecos, possa ter valor diagnóstico e prognóstico, não há dúvida de que essa prova constitui valiosa contribuição do laboratório à clínica.

A VES é prova inespecífica, comparável à temperatura, ao pulso e ao quadro leucocitário. Denuncia, de modo geral, através das alterações dos tecidos, a presença e a intensidade de variadas patologias.

A prova representa útil complemento aos métodos clínicos. Revela-se acelerada quando a temperatura, o pulso e mesmo o quadro leucocitário sejam normais, particularmente nas infecções crônicas e nos processos inflamatórios localizados.

Cumpre assinalar que a VES e o quadro leucocitário são independentes da curva térmica. Ambos podem apresentar-se normais ou alterados, na presença ou na ausência de febre; só acompanham as reações térmicas no acme dos processos inflamatórios internos. Em outros termos: as reações reveladas pelo perfil leucocitário são de valor nas infecções agudas; a VES é de importância nos estados crônicos. A reação leucocitária surge no início, simultaneamente com a reação tóxica, enquanto as alterações da VES aparecem com a reabsorção, sendo, por isso, a última reação a se normalizar.

Em vista de seu caráter inespecífico, a VES não permite firmar o diagnóstico etiológico de qualquer estado mórbido; contribui, entretanto, como recurso valioso e indispensável, na prática, para:

a) Estabelecer o diagnóstico diferencial entre variados estados patológicos.
b) Demonstrar a atividade e acompanhar a evolução clínica dos processos infecciosos, permitindo avaliar o prognóstico e apreciar a eficácia do tratamento (*follow up*).

Na sua aplicação ao diagnóstico diferencial entre variados estados patológicos, a VES presta auxílio decisivo na clínica. Quando acelerada, indica, via de regra, processo inflamatório, neoplasma maligno ou doença orgânica, em lugar de processo degenerativo, neoplasma benigno ou distúrbio funcional.

São os seguintes os principais estados patológicos entre os quais a VES contribui para o diagnóstico diferencial:

1. **Artropatias reumáticas.** A eritrossedimentação encontra-se sempre acelerada no período ativo dos processos articulares inflamatórios, qualquer que seja a sua etiologia, como a **doença reumática**, a **artrite reumatóide** e suas variantes, a **espondilite ancilosante**, a **artrite úrica aguda** e as artrites infecciosas de causa conhecida. Nos casos ativos, a VES é, em geral, proporcional à gravidade e à extensão da doença, variando a velocidade entre 30 e 100 mm na primeira hora; pode atingir valores acima de 100 mm, especialmente na **artrite reumatóide**.

A VES se apresenta geralmente normal na **osteoartrite**, inclusive em suas localizações vertebrais e nas **fibrosites**. Observa-se às vezes ligeira aceleração, mas nunca valores elevados, como nas artrites inflamatórias.

Quando a afecção articular se acompanha de edema, a VES se acha sempre acelerada; em casos raros de derrames articulares crônicos, pode estar normal, visto que o líquido decorre do aumento da permeabilidade da membrana sinovial.

Assim, a VES contribui decisivamente para o diagnóstico diferencial entre as **artropatias inflamatórias** e as **não-inflamatórias**, mas não permite estabelecer a distinção entre as afecções articulares inflamatórias, pelo fato de se encontrar acelerada em todas elas. Na **gota**, todavia, as elevações da VES apenas acompanham as crises da exacerbação, normalizando-se nos intervalos. A variabilidade da VES nessa doença presta-se para distingui-la da artrite reumatóide.

2. **Infecção pélvica e gravidez ectópica.** A VES encontra-se mais acelerada nos processos inflamatórios dos anexos do que na **gravidez ectópica** inicial, desde que não apresente complicações.
3. **Asma intrínseca e extrínseca.** Na **asma intrínseca** (por alergia bacteriana ou outras causas internas) a VES pode estar acelerada, ao passo que, na de origem extrínseca, por alergia a inalantes e/ou alimentos, é, amiúde, normal.
4. **Coqueluche** e **demais processos catarrais das vias respiratórias.** A coqueluche oferece condição singular — VES normal, embora seja de origem infecciosa —, permitindo distingui-la dos demais processos catarrais das vias respiratórias, nos quais a VES se encontra, em geral, acelerada.

Segundo vários autores, a presença de crises de tosse, linfocitose absoluta e VES normal, em crianças, sugere tratar-se de coqueluche.

5. **Trombose coronária com enfarte e a angina de peito.** Na trombose coronária com enfarte, a VES é geralmente acelerada, ao passo que se apresenta normal na angina de peito.
6. **Afecções hepáticas.** Os processos inflamatórios e malignos do fígado acompanham-se de VES acelerada. Nas afecções com lesões extensas e destrutivas do parênquima hepático, acha-se normal ou retardada, talvez por formação deficiente de fibrinogênio.

Nas **hepatites infecciosas**, a VES pouco se altera.

7. **Afecções da vesícula ou das vias biliares.** As **colecistites** se acompanham, via de regra, de VES acelerada e as **colelitíases**, sem comprometimento hepático, ao contrário, de VES normal.
8. **Neoplasmas malignos e benignos.** Nos neoplasmas malignos muito vascularizados e, especialmente, com metástases, a VES, em geral, apresenta-se muito acelerada. Nos benignos, é normal.
9. **Carcinoma gástrico e úlcera péptica.** No carcinoma, a VES encontra-se, via de regra, acelerada, enquanto, na úlcera péptica, se acha normal.
10. **Distúrbios funcionais e doenças orgânicas.** De modo geral, nos distúrbios funcionais e nas psiconeuroses, a VES é normal. A normalidade da eritrossedimentação afasta a hipótese de processo inflamatório, mas não exclui a possibilidade de doença orgânica, a qual pode estar ligada a outra causa etiológica, como metabólica, endócrina, nutricional.

Para demonstrar e acompanhar a evolução clínica dos processos infecciosos, executa-se a prova a intervalos periódicos, sobretudo nos estados patológicos nos quais faltam meios para o reconhecimento da permanência de infecção, depois que a febre, a taquicardia e a leucocitose desapareceram. As principais patologias que apresentam este problema são a **tuberculose**, as **artropatias reumáticas** e a **infecção pélvica**.

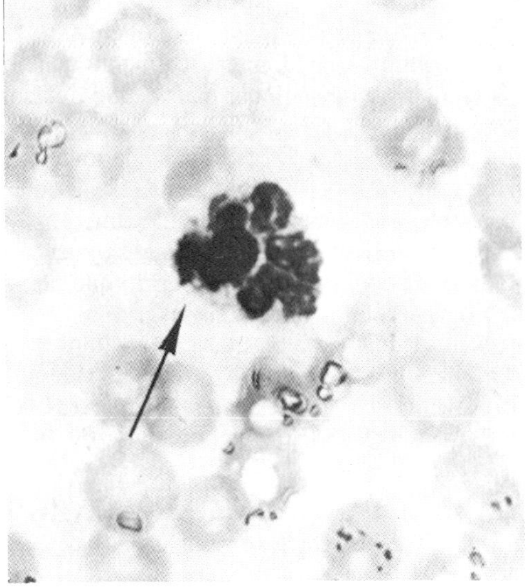

Fig. 21.51 Prova do *nitroblue-tetrazolium*. Um neutrófilo *formazam-positivo*.

Em cada uma dessas entidades, a curva da VES elevada revela que o processo inflamatório permanece em atividade, mesmo após o desaparecimento da febre e da leucocitose. A elevação crescente do perfil indica extensão ou propagação do processo, sinal de mau prognóstico. Seu abaixamento progressivo é indício de melhora.

Kushner, confrontando o valor da VES com a proteína C-reativa, considera maior valia semiológica desta, mas atribui mérito àquela pela simplicidade de execução e por ser ainda empregada, depois de cerca de 70 anos na clínica.

PROVA DO *NITROBLUE-TETRAZOLIUM* (NBT)

Esta prova (NBT) é método citoquímico, de execução fácil e rápida, proposto por Park e cols., em 1968, para o diagnóstico de processos infecciosos bacterianos.

Embora de caráter inespecífico, como a VES e o leucograma, constitui recurso de valor na clínica, permite o diagnóstico diferencial entre os processos infecciosos de origem bacteriana e os de causa não-bacteriana, além de contribuir, quando repetida, para a apreciação da eficácia terapêutica.

Baseia-se no fato de que, no decurso das infecções bacterianas, as bactérias são fagocitadas pelos neutrófilos, os quais, na luta para destruí-las, sofrem intensas alterações metabólicas, com conseqüente aumento da atividade das suas enzimas intracelulares.

Consiste em incubar o sangue do paciente com corante incolor e solúvel: o *nitroblue-tetrazolium* (NBT), o qual penetra nos neutrófilos, sendo, pela ação enzimática desses leucócitos, subseqüentemente reduzido a *formazan*, precipitado formado de grandes grânulos de cor azul-escura. O mesmo fenômeno ocorre com os monócitos, eosinófilos e plaquetas, os quais, entretanto, não são considerados nessa prova. A percentagem de neutrófilos contendo *formazan* é, então, determinada pela contagem em esfregaço contracorado pelo método de Leishman, Giemsa ou Wright.

Pode-se obter o número absoluto de neutrófilos *formazan*-positivos, bastando executar as contagens global e específica dos leucócitos. Com os dados obtidos, calcula-se o número de neutrófilos por milímetro cúbico de sangue, o qual, multiplicado pela percentagem encontrada de neutrófilos *formazan*-positivos e dividido o resultado por 100, fornece o número de neutrófilos *formazan*-positivos por milímetro cúbico de sangue.

A prova contribui também para o diagnóstico de certas alterações congênitas da função neutrófila, como a **doença granulomatosa crônica** da infância, na qual os neutrófilos são congenitamente incapazes de destruir as bactérias fagocitadas, sendo, por isso, também incapazes de reduzir o corante NBT a *formazan*.

Material e Soluções Necessários

1. Solução estoque de fosfato n.º 1:

$NaH_2PO_4 \cdot 2H_2O$ .... 23,4 g
Água destilada *q.s.* .... 1.000,0 ml
Conservar no refrigerador.

2. Solução estoque de fosfato n.º 2:

Na_2HPO_4 .... 21,3 g
Água destilada *q.s.* .... 1.000,0 ml
Conservar no refrigerador.

3. Solução tampão de uso: tampão de fosfatos, pH 7,4:

Solução estoque de fosfato n.º 1	18,0 ml
Solução estoque de fosfato n.º 2	82,0 ml

Não se conserva; preparar no momento de usar.

4. Solução de cloreto de sódio a 0,9%.
5. Solução corante de NBT:

Nitroblue-tetrazolium (Sigma Chemical Co.)	0,1 g
Solução de cloreto de sódio a 0,9%	50,0 ml
Solução tampão de uso	50,0 ml

6. Heparina: usar 75 a 100 unidades para cada mililitro de sangue.
7. Seringa de plástico descartável; umedecê-la previamente com heparina, eliminando o excesso.
8. Tubos de plástico.
9. Lâminas e lamínulas.
10. Banho-maria a 37°C.
11. Corante de Leishman, Giemsa ou Wright.
12. Microscópio.

Técnica

1. Colher 2 ml de sangue, com seringa de plástico heparinizada, e colocar, imediatamente, em tubo de plástico, contendo 150 a 200 unidades de heparina. Misturar suavemente.
2. Executar a prova logo em seguida ou no prazo máximo de 30 minutos, após a colheita do sangue.
3. Colocar seis gotas de sangue heparinizado, bem misturado, em outro tubo de plástico.
4. Adicionar seis gotas da solução corante de NBT e misturar suavemente.
5. Colocar a mistura em banho-maria a 37°C, durante 15 minutos; agitar levemente de cinco em cinco minutos.
6. Ao fim deste prazo, deixar a mistura à temperatura ambiente, durante 15 minutos.
7. Em seguida, agitar a mistura suavemente e preparar esfregaços em lâminas ou lamínulas, tomando o cuidado de exercer leve pressão, a fim de não lesar os leucócitos.
8. Depois de secos os esfregaços, contracorá-los por um dos métodos usados: Leishman, Giemsa ou Wright.
9. A seguir, secar as lâminas ou lamínulas e examiná-las ao microscópio, com a objetiva de imersão. Contar 100 neutrófilos, anotando os que contêm o corante NBT reduzido a *formazan*, isto é, os neutrófilos *formazan*-positivos, que se apresentam com grandes grânulos de cor azul-escura (Fig. 21.51).
10. Fornecer o resultado em percentagem de neutrófilos *formazan*-positivos.
11. Como controle da prova, executá-la também com sangue de indivíduo normal.

INTERPRETAÇÃO

Dependendo do número encontrado de neutrófilos *formazan*-positivos, a prova do NBT pode-se apresentar:

a) **Negativa.** Quando há 3 a 10% de neutrófilos *formazan*-positivos, ou, em números absolutos, 145 a 725 neutrófilos *formazan*-positivos por milímetro cúbico de sangue. Ocorre nos adultos sadios, nas doenças não-infecciosas, nas **infecções bacterianas** localizadas, nas **infecções viróticas**, na **tuberculose** e na **doença granulomatosa** crônica de infância.

b) **Positiva.** Quando se encontram 12 a 70% ou mais neutrófilos *formazan*-positivos, ou, em números absolutos, 1.100 a 13.000 ou mais neutrófilos *formazan*-positivos por milímetro cúbico de sangue. Encontra-se, principalmente, nas infecções bacterianas sistêmicas, agudas ou crônicas, bem como na **tuberculose disseminada** e nas **infecções fúngicas sistêmicas**.

A prova pode apresentar resultados **falso-positivos** nos recém-nascidos, até a idade de dois meses, bem como em várias afecções de causa não-bacteriana, como a **malária**, a **triquinose**, a **toxoplasmose** e também a **esquistossomose mansônica**, conforme demonstraram Higashi e cols. Estes resultados falso-positivos levam a admitir que os neutrófilos exerçam ação fagocitária contra outros agentes patogênicos, além das bactérias.

Quando repetida a intervalos, permite avaliar o efeito do tratamento antibacteriano, porquanto a percentagem elevada de neutrófilos *formazan*-positivos, encontrada em infecções bacterianas, retorna rapidamente ao normal, no caso de sucesso terapêutico.

CÉLULAS "LE"

As células "LE" (**lupo eritematoso**) foram descritas por Hargraves e cols. em 1948. Sua pesquisa é positiva na maioria (70-80%) dos pacientes de **lupo eritematoso sistêmico (LES)**, bem como em alguns casos de **artrite reumatóide** e, raramente, em outras patologias, como **púrpura trombocitopênica**, **periarterite nodosa**, **escleroderma**, **dermatomiosite**, **febre reumática**, **tuberculose miliar**, **erisipela** e **lupo eritematoso discóide** (Figs. 21.52 e 21.53).

Princípio. Um anticorpo presente na fração globulina gama do soro dos pacientes de **LES**, o chamado fator "LE", reage com a nucleoproteína dos núcleos dos leucócitos. A nucleoproteína modificada pela presença do anticorpo é fagocitada por neutrófilos, ou, ocasionalmente, pelos monócitos. Os fagócitos com o material nuclear ingerido constituem a célula "LE". A formação de células "LE" requer a presença, no soro, do fator "LE", de leucócitos mortos (ou lesados) e de leucócitos vivos capazes de exercer a fagocitose.

A célula "LE" encerra, assim, dois núcleos. O núcleo do fagócito acha-se comprimido na periferia da célula. A maior parte da região protoplasmática é ocupada pela massa nuclear transformada. O citoplasma reduz-se à estreita faixa na periferia do leucócito. Na célula "LE", a estrutura da cromatina normal é substituída por massa arredondada, homogênea, de coloração púrpura, de tamanho variável, mas usualmente maior do que a hemátia. O fagócito pode englobar mais de um núcleo.

O fenômeno descrito como nucleofagocitose não deve ser confundido com o fenômeno "LE". Na nucleofagocitose, o núcleo permanece com sua cromatina intacta. Poderá haver nele, no entanto, alterações degenerativas, principalmente picnose, que tem aspecto difuso ou localizado nas margens e vacúolos nucleares. A inclusão é freqüentemente menor do que na verdadeira célula "LE". Essas células são chamadas *tart-cells*.

Pesquisa. As técnicas de pesquisa das células "LE" distinguem-se em **diretas** e **indiretas**. Nas técnicas diretas, todos os elementos provêm do próprio doente; nas indiretas, o soro provém do paciente e os leucócitos de outra pessoa.

TÉCNICA DIRETA DE ZIMMER E HARGRAVES

1. Colher 8 ml de sangue e colocar em um tubo; deixar coagular e incubar a 37°C, por 30 minutos.
2. Fragmentar o coágulo com bastão de vidro, filtrar em gaze para remoção dos coágulos e centrifugar o soro contendo as células a 2.000 rpm, durante cinco minutos.

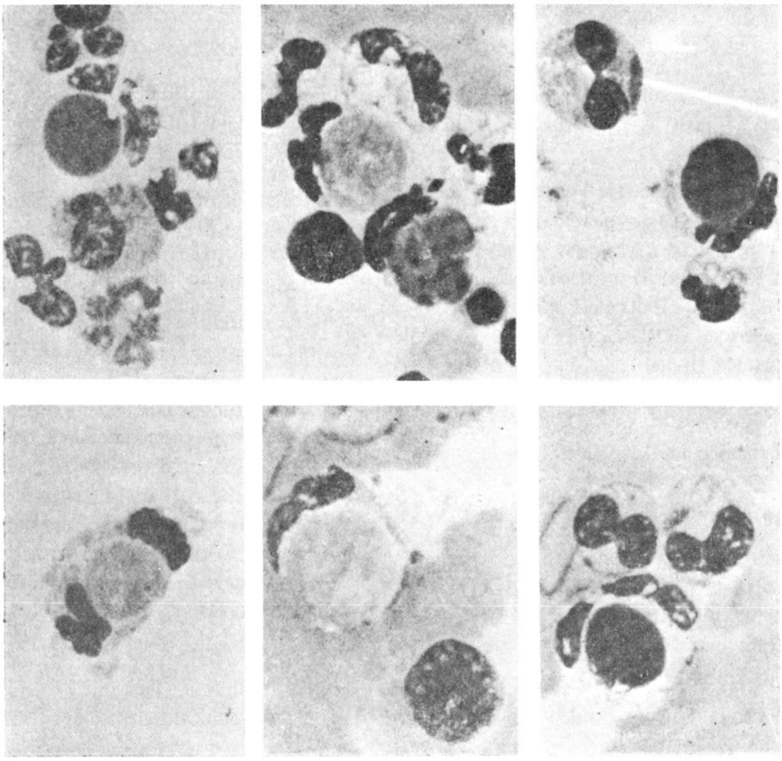

Fig. 21.52 Células "LE".

3. Aspirar a parte superior do sobrenadante, transferir o restante para tubo hematócrito e centrifugar a 2.000 rpm, durante cinco minutos.
4. Aspirar todo o sobrenadante e transferir o depósito de células (*buffy coat*) para lâminas; preparar esfregaços, corar pelo método de Giemsa ou de Wright e pesquisar as células "LE".

TÉCNICA DIRETA DE ZINKHAM E CONLEY

1. Colher 10 ml de sangue e colocar em tubo contendo três gotas de solução de heparina a 1% e algumas pérolas de vidro; deixar à temperatura ambiente, por 90 minutos.
2. Agitar o tubo manualmente, ou em aparelho próprio, para fragmentação do coágulo, durante 30 minutos; filtrar em gaze e transferir o filtrado para tubo hematócrito.
3. Proceder, daí por diante, como recomendado na técnica de Zimmer e Hargraves.

TÉCNICA INDIRETA DE SNAPPER E NATHAN

1. Preparar substratos de leucócitos, depositando algumas gotas de sangue normal dentro de anéis de borracha (cerca de 0,8 cm de diâmetro e 0,2 cm de altura), colocados sobre lâmina de microscópio. Em cada lâmina, preparar dois substratos.
2. Colocar a lâmina em placa de Petri, forrada com papel de filtro umedecido, e deixar à temperatura ambiente, por uma hora.
3. Impelir para os lados os anéis de borracha (fazendo-os deslizar suavemente); lavar as lâminas com soro normal (a lavagem com solução fisiológica poderá deformar os leucócitos) para remoção do ex-

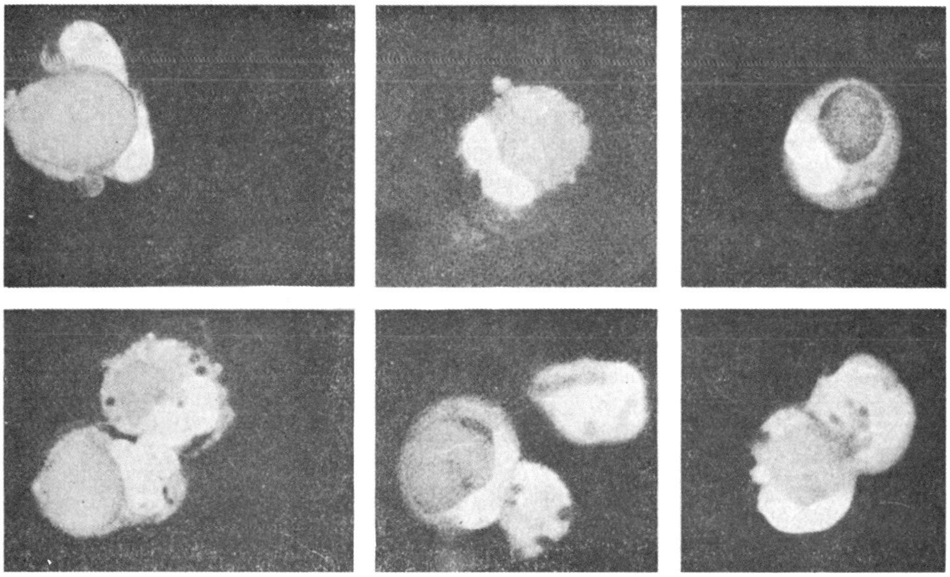

Fig. 21.53 Células "LE".

cesso de hemátias; secar à temperatura ambiente. Esses substratos poderão ser usados dentro de dois meses.

4. Tomar as lâminas com os substratos; colocar de cada lado dos fragmentos de lamínulas (que servirão de pilares); colocar duas gotas do soro do paciente sobre lamínula de 22 mm e invertê-la sobre os pilares, recobrindo os substratos.
5. Incubar a 37°C, por duas horas, em placa de Petri, forrada com papel de filtro umedecido.
6. Empurrar a lamínula para o lado, lavar com soro humano normal (não com solução fisiológica) para remoção das hemátias; corar pelo método de Giemsa ou de Wright.

VARIANTE DA TÉCNICA INDIRETA

1. Colher 10 ml de sangue humano normal e colocar em tubo contendo três gotas de solução a 1% de heparina e 4 ml de polivinilpirrolidona a 3%. Deixar o tubo em repouso, com inclinação de 45°, à temperatura ambiente, por uma hora, e colher o plasma rico em leucócitos.
2. Centrifugar o plasma a 2.000 rpm; colher os leucócitos depositados, com pipeta de Pasteur; preparar esfregaços em lâminas de microscópio e deixar secar à temperatura ambiente. Estes substratos podem ser usados dentro de dois meses.
3. Colocar sobre o substrato uma gota do soro do paciente e uma gota de suspensão (densa) de leucócitos de pessoa normal. Estes leucócitos se obtêm pela técnica descrita anteriormente.
4. Misturar os três elementos, cobrir com lamínula e incubar em câmara úmida, por uma hora, a 37°C.
5. Retirar a lamínula, secar e corar pelo método de Giemsa ou de Wright.

TÉCNICA DO CAPILAR, DE MUDRIK E COLS.

1. Colher sangue do paciente (dedo, lobo da orelha) em tubos capilares (1,5 × 75 mm), heparinizados. Encher 3/4 do tubo.

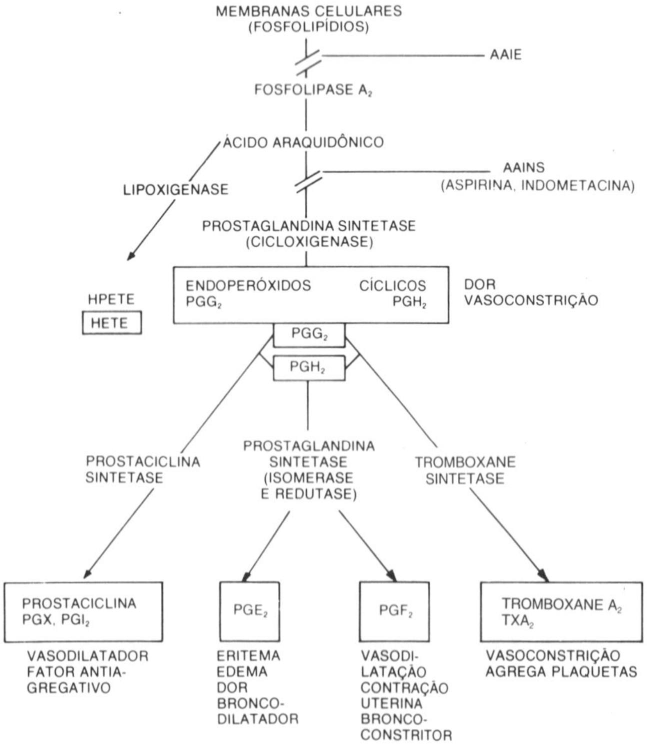

Fig. 21.54 Roteiro de formação dos derivados do ácido araquidônico (ácido eicosatetraenóico). AAIE — agentes antiinflamatórios esteróides; AAINS — agentes antiinflamatórios não-esteróides; HPETE — ácido hidro-peroxi-eicosa-tetra-enóico; HETE — ácido 5-hidro-eicosatetra-enóico.

2. Obstruir uma das extremidades com cera de modelagem e centrifugar a 3.000 rpm durante cinco minutos.
3. Inserir um estilete de arame dentro do capilar e misturar o conteúdo, fazendo movimentos de rotação com o estilete cerca de 15 vezes, a fim de pôr o fator "LE" do plasma em contato íntimo com os leucócitos e, ao mesmo tempo, traumatizar estes elementos, o que muito favorece a formação das células "LE".
4. Incubar a 37°C, por 30 minutos, ou deixar à temperatura ambiente, por duas horas. Centrifugar a 3.000 rpm.
5. Partir os tubos abaixo do *buffy coat*; depositar o *buffy coat* sobre uma lâmina de microscópio; preparar esfregaços e corar.
6. Se se dispõe de sangue total do paciente, já colhido, coagulado ou não, obter o *buffy coat* por centrifugação, transferi-lo para os tubos capilares e prosseguir na operação como recomendado anteriormente.
7. Se se dispõe somente de soro ou plasma do paciente, misturar uma gota dele com *buffy coat* de sangue humano normal; incubar a 37°C, por 30 minutos, e prosseguir como recomendado anteriormente.

HEMOSTASIA E COAGULAÇÃO DO SANGUE

Hemostasia

A hemostasia é o processo pelo qual o sangue se mantém sob a forma líquida dentro do sistema vascular. Constitui o mecanismo de defesa do organismo contra qualquer forma de hemorragia.

O processo completo acha-se ligado ao controle da hemorragia, quando um vaso sanguíneo é traumatizado, e à cessação final dessa hemorragia.

Seu mecanismo é complexo; caracteriza-se por uma série sucessiva de fenômenos físicos e reações bioquímicas, culminando com a formação fisiológica de trombo ou coágulo, que obtura o vaso lesado.

As **prostaglandinas** (PG), derivadas de fosfolipídios através da fosfolipase A_2 (Fig. 21.54), isoladas por Bergstrom, Samuelsson e Vane, exercem importantes funções no organismo. Geralmente, agem aos pares, em antagonismo. Por exemplo, a PGE dilata o brônquio, enquanto a PGF o contrai. De seu equilíbrio de ação resulta o funcionamento harmônico de diversas funções do organismo.

Sabe-se modernamente que, na coagulação do sangue, uma prostaglandina chamada **tromboxane A_2**, isolada das plaquetas por Samuelsson, contribui para a agregação das plaquetas e, portanto, para a coagulação, bem como para a vasoconstrição; já a sua antagonista, descoberta por Vane, denominada **prostaciclina**, produzida pela parede dos vasos, tem forte ação inibidora da coagulação e é vasodilatadora; é o mais potente inibidor da agregação das plaquetas. O ácido acetilsalicílico (aspirina) e similares inibem a biossíntese das prostaglandinas; os efeitos analgésico, antipirético e antiinflamatório destas drogas são decorrentes desta propriedade. A aspirina, usada como analgésico e antipirético a partir de 1899, teve seu mecanismo de ação explicado há cerca de duas décadas, quando se esclareceu seu efeito antiinflamatório e antitrombogênico através da inibição da biossíntese das prostaglandinas (Fig. 21.54).

A identificação dos metabólitos tromboxane A_2 e prostaciclina esclareceu vários pontos obscuros da trombogênese.

A hemostasia é regulada por três fatores: **extravasculares**, **vasculares** e **intravasculares**.

a) Os **extravasculares** compreendem os tecidos localizados na periferia dos vasos (pele, tecido elástico e músculos), cujos efeitos físicos (tonicidade, consistência e elasticidade) contribuem para o fechamento dos vasos lesados. Seus efeitos bioquímicos, provenientes das substâncias liberadas dos tecidos traumatizados, iniciam a ativação da coagulação intravascular, reagindo com os fatores plaquetários e plasmáticos.

b) Os fatores **vasculares** estão intimamente ligados à estrutura vascular lesada, a qual se contrai e retrai precocemente. Tal vasoconstrição pode decorrer de reflexo local, bem como de ação humoral por parte da histamina.

c) Os fatores **intravasculares** compreendem todos os que participam do processo da coagulação do sangue.

Quando há lesão de um vaso sanguíneo, o processo hemostático intervém logo, para reparar o ferimento e deter a hemorragia. A resposta imediata ao sangramento é a vasoconstrição reflexa, que reduz o fluxo sanguíneo para a região afetada. Em seguida, as plaquetas, pela ação da serotonina, da tromboxane A_2 e do difosfato de adenosina (ADP) por elas liberados, agregam-se e aderem à superfície do ferimento, formando tampão, para inibir o sangramento. Os fatores da coagulação, presentes no sangue, reagem concomitantemente, formando rede de fibrina ou coágulo, a fim de deter completamente o sangramento. A seguir, ocorrem a retração e a lise do coágulo com a reparação final do vaso no local lesado.

As alterações vasculares são mais comuns como agentes causadores de sangramento que as alterações da coagulação ou dos anticoagulantes circulantes. O início do sangramento está ligado às alterações vasculares, enquanto as alterações do mecanismo de coagulação são responsáveis pela continuação do sangramento. Nos indivíduos normais o sangue circula livremente dentro do sistema vascular, graças à integridade das paredes dos vasos sanguíneos e ao equilíbrio existente entre os vários fatores da coagulação e seus antagonistas.

Coagulação do Sangue

A coagulação do sangue consiste na conversão do sangue do estado líquido em coágulo sólido e firme. É processo muito complexo, cujo mecanismo não se acha inteiramente esclarecido.

Para explicar seu mecanismo íntimo, já foram propostas várias teorias, desde a clássica de Morawitz, a de Howell e outras, até a moderna.

De acordo com conceito relativamente mais moderno, a coagulação sanguínea se processa em três fases básicas: a) a formação da tromboplastina, b) a conversão da protrombina em trombina e c) a transformação do fibrinogênio em fibrina.

As substâncias que participam do processo de coagulação do sangue são várias e denominam-se **fatores da coagulação**. As reações são de natureza enzimática, pois muitos desses fatores são proenzimas, sintetizadas independentemente. Encontram-se no plasma, sob a forma precursora inativa, devendo ser ativadas para se transformarem em enzimas e se tornarem biologicamente ativas durante o processo da coagulação. A ativação de cada fator faz-se em seqüência de fases em que cada enzima formada reage com seu substrato específico, convertendo-o em enzima ou fator ativo. Em virtude dessa seqüência de transformações proenzima-enzima, comparável a uma cascata ou a uma catarata, esta teoria foi denominada teoria da cascata (MacFarlane, 1964) ou da catarata (Davie e Ratnoff, 1964).

De acordo com a nomenclatura internacional, estabelecida em 1954 pelo *International Committee on Nomenclature of Blood Clotting Factors*, as formas precursoras inativas desses fatores foram designadas por algarismos romanos, de I a XIII (ver Quadro 21.18), com exclusão do VI (a acelerina, não mais considerada fator da coagulação), enquanto as formas ativas correspondentes foram designadas pelos mesmos algarismos, seguidos da letra *a*.

Quadro 21.18 Fatores da Coagulação do Sangue, com seus Respectivos Sinônimos, Consagrados pelo Uso

Fatores	Sinônimos
I	Fibrinogênio
II	Protrombina
III	Tromboplastina
IV	Íons cálcio
V	Proacelerina ou fator lábil
VII	Proconvertina ou fator estável
VIII	Fator anti-hemofílico A, globulina anti-hemofílica
IX	Componente tromboplástico do plasma, fator anti-hemofílico B, fator Christmas
X	Fator Stuart ou Stuart-Prower
XI	Antecedente tromboplástico do plasma, fator anti-hemofílico C
XII	Fator Hageman, fator de contato
XIII	Fator estabilizador da fibrina, fatores plaquetários, fosfolipídios

O objetivo final da coagulação sanguínea é a formação do coágulo de fibrina. A reação central no mecanismo da coagulação consiste na conversão da protrombina em trombina, pela ação de um complexo, constituído do fator X ativado (Xa), do fator V, de íons de cálcio e de fosfolipídios (fator plaquetário 3). A formação desse complexo depende da ativação do fator X, que é realizada por um dos dois sistemas da coagulação: o extrínseco ou o intrínseco.

A coagulação sanguínea se processa em três fases:

Primeira fase: Formação da tromboplastina.

A tromboplastina, ou fator III, ausente normalmente no sangue, é produzida por dois processos diferentes, constituídos pelos sistemas extrínseco e intrínseco da coagulação.

No sistema **extrínseco**, o mecanismo da coagulação é ativado por substâncias procedentes dos tecidos (tromboplastina tecidual ou fator III), ausentes normalmente do sangue. Estas substâncias formam complexo com o fator VII, íons cálcio e fosfolipídios (fator plaquetário 3), transformando o fator inativo X no fator ativo Xa. Notar que o fator VII participa somente do sistema extrínseco, enquanto os fatores XII, XI, IX e VIII não tomam parte neste sistema.

No **intrínseco**, os fatores da coagulação encontram-se presentes no sangue, prontos para serem utilizados, desde que ativados. Assim, o fator XII é ativado, *in vivo*, por lesão vascular ou por contato com colágeno, para se transformar na forma ativa XIIa. A ativação do fator XII, *in vitro*, é produzida por contato com superfícies diferentes do endotélio vascular, como o vidro, o caolim e outras substâncias. O fator XII ativado (XIIa) atua, então, enzimaticamente, transformando o fator XI em sua forma ativa XIa. O IX é depois ativado pela ação enzimática do fator XIa e íons cálcio, para formar o fator IXa. Depois de ativado, o IXa transforma o fator VIII em sua forma ativa, VIIIa, a qual forma um complexo com íons cálcio e fosfolipídios (fator plaquetário 3). Este complexo converte enzimaticamente o fator X à sua forma ativa, Xa. Observar que os fatores VIII, IX, XI e XII só participam do sistema intrínseco, enquanto os fatores X e V tomam parte em ambos os sistemas.

Em seguida, o X ativado (Xa), por qualquer dos dois sistemas, forma um complexo com o fator V, íons cálcio e fosfolipídios (fator plaquetário 3), dando origem à tromboplastina plasmática.

Segunda fase: Conversão da protrombina em trombina.

A segunda fase da coagulação ocorre pela ação da tromboplastina plasmática (protrombinase), que, na presença de íons cálcio e de fosfolipídios (fator plaquetário 3), promove a conversão da protrombina em trombina.

Terceira fase: Transformação de fibrinogênio em fibrina.

A formação da fibrina ocorre pela ação da trombina sobre o fibrinogênio.

A molécula do fibrinogênio (peso molecular 340.000), sintetizada no hepatócito, compõe-se de três cadeias polipeptídicas. A trombina é enzima proteolítica, normalmente ausente do sangue. Esta enzima produz cisão de dois pequenos peptídeos em cada lado da molécula do fibrinogênio, a qual se transforma em monômero de fibrina solúvel; polimeriza-se espontaneamente, na presença de íons cálcio, e forma um gel solúvel de fibrina, denominado polímero solúvel de fibrina.

A fase final da coagulação consiste na formação de polímero insolúvel de fibrina, hemostaticamente eficaz: o coágulo de fibrina. A insolubilidade resulta da ação enzimática do fator XIII, que, ativado pela trombina e na presença de íons cálcio, exerce a sua ação estabilizando a fibrina.

Os termos solúvel e insolúvel referem-se à solubilidade em solução de uréia 5 M (30%), ou em solução de ácido acético a 2%.

Os fatores da coagulação podem ser divididos em três grupos funcionais, baseados em suas propriedades:

1. O **grupo do fibrinogênio** compreende os fatores I, V, VIII e XIII. Tais fatores são consumidos durante o processo da coagulação; portanto, estão ausentes no soro e presentes no plasma. Encontram-se em concentração mais elevada, durante os processos inflamatórios e na gravidez. Não são absorvidos no plasma pelo sulfato de bário e independem da vitamina K para a sua síntese. Os fatores V e VIII são suscetíveis à desnaturação e sofrem redução no plasma conservado.
2. O **grupo da protrombina** compõe-se dos fatores II, VII, IX e X. A vitamina K é necessária para a síntese desses fatores no fígado. O dicumarol, que inibe a formação da vitamina K, produz sua redução. Os fatores VII, IX e X não são consumidos durante o processo da coagulação; encontram-se, portanto, presentes tanto no soro como no plasma. São adsorvidos do plasma pelo sulfato de bário e estáveis no plasma conservado e no soro normal envelhecido.
3. O **grupo de contato** compreende os fatores XI e XII. Estes não são consumidos durante a coagulação, são relativamente estáveis e não são adsorvidos do plasma pelo sulfato de bário. A vitamina K não é necessária para a sua síntese.

A tromboplastina ou fator III não é componente normal do sangue, mas se encontra na maioria dos tecidos orgânicos, em elevadas concentrações, especialmente no cérebro e nos pulmões.

O mecanismo exato pelo qual o cálcio age no processo da coagulação não é conhecido. O fato de ser essencial para a coagulação torna possível o uso de anticoagulantes, que simplesmente combinam com o cálcio, inibindo completamente a coagulação.

Fibrinólise. O produto final da coagulação, o coágulo de fibrina, depois de exercer sua ação hemostática, é destruído por processo denominado fibrinólise, torna o sistema vascular livre dos depósitos de coágulos da fibrina e permite a reconstituição do vaso lesado. A responsável por essa ação é a plasmina, uma fibrinolisina, normalmente ausente do sangue circulante, mas presente em sua forma precursora inativa: o plasminogênio. O plasminogênio ou profibrinolisina é uma proenzima que, pela ação de ativadores plasmáticos e teciduais, é convertida em sua forma ativa: a plasmina. A plasmina é enzima proteolítica que age sobre a fibrina, transformando-a em pequenos fragmentos: os produtos de degradação da fibrina, os quais desaparecem rapidamente da circulação. A plasmina exerce ação também sobre o fibrinogênio e os fatores V e VIII, produzindo a degradação destes.

O Quadro 21.19 mostra esquematicamente as três fases da coagulação do sangue e a fibrinólise.

DOENÇAS HEMORRÁGICAS E PURPÚRICAS

Antes de proceder à investigação laboratorial das doenças hemorrágicas e purpúricas, é indispensável submeter os pacientes a minucioso interrogatório quanto à história pessoal e também familial. Muitas destas afecções são hereditárias, de episódios hemorrágicos e purpúricos, manifestações alérgicas e articulares e afecções hepáticas, renais e sanguíneas, bem como devidas ao uso de medicamentos como o dicumarol, a heparina, o ácido acetilsalicílico, os corticosteróides e outros. O exame físico é igualmente importante, merecendo especial atenção a presença de petéquias, sugestivas de trombocitopenia, e de equimoses, que decorrem de alterações dos fatores da coagulação, além da existência de hepatomegalia, esplenomegalia e linfadenopatia.

As alterações da coagulação sanguínea podem decorrer das seguintes causas:

1. Alterações quantitativas dos fatores da coagulação.
2. Alterações qualitativas dos fatores da coagulação, isto é, alterações na estrutura molecular destes fatores e, portanto, na sua função.
3. Presença de inibidores da coagulação (anticoagulantes circulantes).

A investigação laboratorial destas alterações é feita pelas seguintes provas:

1. Provas para as funções vasculares e plaquetárias: tempo de sangria e prova da resistência capilar.
2. Provas para a função plaquetária: contagem global das plaquetas, tempo de sangria, retração do coágulo, prova do consumo da protrombina (tempo de protrombina do soro) e provas especiais da função plaquetária (provas da adesividade e da agregação das plaquetas e determinação dos fatores plaquetários).
3. Provas para a capacidade coagulante global do sangue: tempo de coagulação ou de recalcificação do plasma, tempo de tromboplastina parcial ativado e tempo de trombina.
4. Provas para a primeira fase da coagulação: tempo de tromboplastina parcial ativado e prova do consumo de protrombina (tempo de protrombina do soro).
5. Provas para a segunda fase da coagulação: tempo de protrombina do plasma (sistema extrínseco), tempo de trombina e prova da protrombina-proconvertina.
6. Provas para a terceira fase da coagulação: dosagem do fibrinogênio plasmático, tempo de trombina e provas para a fibrinólise.

Entre as provas anteriormente assinaladas, serão descritas as de maior importância para o diagnóstico das doenças hemorrágicas e purpúricas, com exceção da contagem global das plaquetas, cuja técnica se encontra em outra parte deste capítulo, e da dosagem do fibrinogênio plasmático, que se acha descrita no Cap. 2.

As provas anteriormente referidas são indicadas, seletivamente, nos seguintes casos:

1. Nos pacientes antes de se submeterem a intervenções cirúrgicas, mesmo se não apresentarem manifestações clínicas ou

Quadro 21.19 Mecanismo da Coagulação do Sangue e Fibrinólise

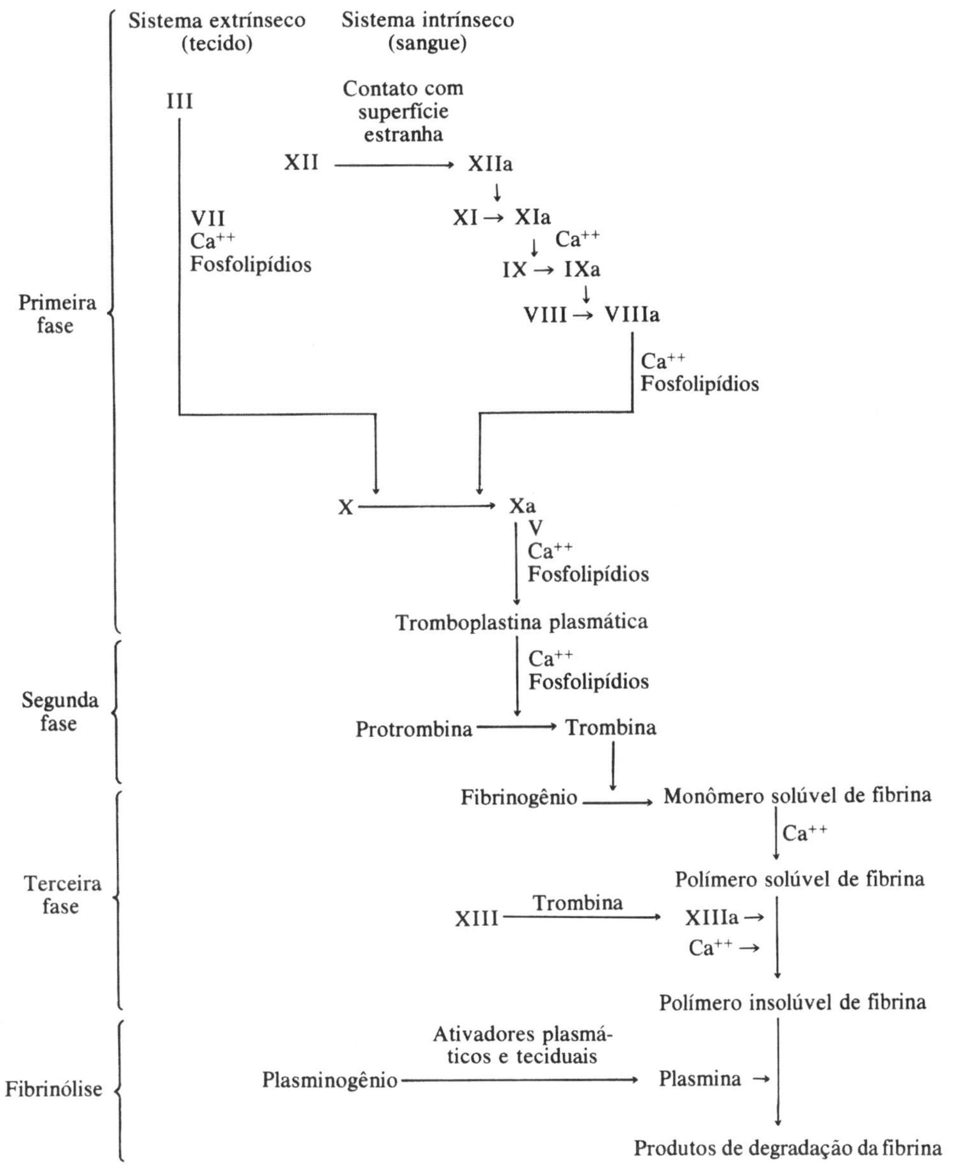

história pessoal ou familial de alterações da coagulação sanguínea.

As provas pré-operatórias habitualmente empregadas são o tempo de coagulação e o tempo de sangria. Como são pouco sensíveis e, portanto, insuficientes para revelar as alterações da coagulação, cumpre recorrer à contagem global das plaquetas e à determinação do tempo de tromboplastina parcial ativado e à do tempo de protrombina.

O tempo de tromboplastina parcial ativado constitui a melhor prova para este fim. Quando executada isoladamente, revela as deficiências existentes no sistema intrínseco da coagulação, com exceção das plaquetas e do fator XIII. O tempo de protrombina é o método de escolha para demonstrar alterações no sistema extrínseco da coagulação.

2. Nos pacientes cujas manifestações clínicas ou história pessoal ou familial revelarem indícios de alterações generalizadas da coagulação, tais como hemorragias graves das mucosas (epistaxes e menorragias) e pós-operatórias, púrpuras, petéquias e equimoses recidivantes, **história de hemofilia** na família da mãe do paciente e outras condições.

Nestes, bem como nos casos pré-operatórios que apresentarem alterações significativas, torna-se dispensável o emprego de provas seletivas mais completas: tempo de tromboplastina parcial ativado, tempo de trombina, tempo de protrombina, tempo de sangria e contagem global das plaquetas.

Uma vez comprovada pelas provas executadas a existência de alterações da coagulação, cumpre identificar a anormalidade ou o fator deficiente, mediante o emprego de provas seletivas especiais. O tempo de tromboplastina parcial ativado, determinado com as provas diferenciais ou de substituição, constitui excelente prova para este fim. O resultado desta prova, em conjunção com o resultado do tempo de protrombina, também determinado com as mesmas provas, identificará o fator deficiente, se a deficiência for na primeira ou na segunda fase do processo de coagulação. A anormalidade funcional das plaquetas é demonstrada pelas provas de adesividade e de agregação destes elementos e pela determinação dos fatores plaquetários, além de outras provas. O tempo de lise ou dissolução do coágulo das euglobulinas pode ser determinado para demonstrar alterações da atividade fibrinolítica.

3. No controle da terapêutica anticoagulante, para evitar síndromes hemorrágicas por superdosagem, como:
   a) Uso do dicumarol e seus derivados, que produzem redução dos fatores da coagulação do grupo de protrombina (fatores II, VII, IX e X), inibindo a formação, pelo fígado, da vitamina K, necessária para a síntese destes fatores. A prova empregada nestes casos é o tempo de protrombina.
   b) Uso da heparina e seus derivados, que inibem a ação da trombina sobre o fibrinogênio. O controle é feito pelo tempo de coagulação (método de Lee e White), ou, de preferência, pelo tempo de tromboplastina parcial ativado.

Transmissão Genética

As principais doenças hemorrágicas e purpúricas congênitas (hereditárias) são as seguintes:

1. Doenças de caráter autossômico dominante, como a **doença de von Willebrand** (pseudo-hemofilia hereditária) que acomete tanto os homens como as mulheres.
2. Doenças de caráter autossômico recessivo, muito raras, como a deficiência do fator XI, produzindo a **hemofilia C**, que afeta ambos os sexos, de maior incidência na raça judaica. As deficiências de caráter autossômico recessivo de outros fatores da coagulação (I, II, V, VII, X e XIII) são extremamente raras.
3. Doenças de caráter recessivo ligado ao sexo, que, com raras exceções, só aparecem nos homens, como a **hemofilia A** ou hemofilia clássica, que ocorre por deficiência do fator VIII em cerca de 83% dos hemofílicos, e a **hemofilia B** ou doença de Christmas, que ocorre por deficiência do fator IX em cerca de 14% dos hemofílicos.

Salvo no caso da **doença de von Willebrand**, que é uma alteração hemorrágica congênita (hereditária), de transmissão autossômica dominante, nos demais casos os alelos recessivos produzem as alterações genéticas dos fatores da coagulação. Caso o gene responsável pelo fator da coagulação se ache localizado em um autossomo, o indivíduo só apresentará a doença hemorrágica se receber um alelo anormal de cada um dos progenitores.

Se, entretanto, o gene se encontrar localizado no cromossomo X (cromossomo sexual), somente o homem apresentará a doença hemorrágica. Caso receba um alelo anormal de sua mãe (já que o homem só tem um cromossomo X materno).

A transmissão genética da hemofilia (Quadro 21.20) pode ser resumida do seguinte modo:

1. Se um hemofílico se casa com mulher sã:
   a) Todas as filhas serão transmissoras da doença.
   b) Todos os filhos serão sãos.
2. Se um homem são se casa com mulher transmissora da doença:
   a) Cada filha terá 50% de probabilidade de ser transmissora da doença.
   b) Cada filho terá 50% de probabilidade de sofrer da doença.

Cumpre assinalar que cerca de dois terços dos pacientes apresentam história familial positiva.

Quando se descobre um novo paciente hemofílico, recomenda-se investigar os seguintes membros de sua família quanto à possibilidade de serem vítimas da hemofilia: os irmãos, os filhos das irmãs, os irmãos da mãe e os filhos das irmãs da mãe.

Quadro 21.20 Transmissão Genética da Hemofilia

		Mulher sã		
Homem		X	X	
hemofílico	X^h	XX^h	XX^h	— Todas as filhas transmissoras
	Y	XY	XY	— Todos os filhos sãos
		Mulher transmissora		
Homem		X^h	X	
são	X	X^hX	XX	— 50% das filhas transmissoras
	Y	X^hY	XY	— 50% dos filhos hemofílicos

Classificação

De acordo com a natureza da principal alteração presente, as doenças hemorrágicas e purpúricas podem ser subdivididas em quatro classes, a saber:

1. Por alterações vasculares.
2. Por alterações dos fatores da coagulação.
3. Por alterações das plaquetas.
4. Por anticoagulantes circulantes.

Estas doenças podem também ser classificadas em dois grandes grupos: **congênitas** (hereditárias) e **adquiridas**. As formas congênitas decorrem, em geral, de uma única alteração, enquanto as adquiridas podem ser produzidas por mais de uma.

Classificação das Doenças Hemorrágicas e Purpúricas

I. Doenças hemorrágicas e purpúricas congênitas (hereditárias):
   A) Deficiência do fator I: hipofibrinogenemia e afibrinogenemia.
   B) Deficiência do fator II: hipoprotrombinemia.
   C) Deficiência do fator V: **doença de Owren** (estado hemofilóide, afeta ambos os sexos).
   D) Deficiência do fator VII.
   E) Deficiência do fator VIII: **hemofilia A** e **doença de Willebrand.**
   F) Deficiência do fator IX: **hemofilia B (doença de Christmas).**
   G) Deficiência do fator X.
   H) Deficiência do fator XI: hemofilia C.
   I) Deficiência do fator XII.
   J) Deficiência do fator XIII.
   K) Alterações plaquetárias congênitas (hereditárias):
      1. Deficiência quantitativa das plaquetas (trombocitopenia); **síndrome de Wiskott-Aldrich** (síndrome eczema-trombocitopenia) e síndrome de Fanconi (aminoacidúria, especialmente cistinúria).
      2. Deficiência qualitativa ou funcional das plaquetas: **trombastenia hemorrágica hereditária de Glanzmann** (retração do coágulo deficiente, anormalidade na adesividade e na agregação das plaquetas e na liberação do fator plaquetário 3, por alterações na membrana das plaquetas), trombopatia constitucional ou **doença de von Willebrand** (adesividade plaquetária anormal, tempo de sangria prolongado e deficiência do fator VIII), anormalidade de May-Hegglin, trombopatia (incapacidade das plaquetas em liberar difosfato de adenosina) e trombocitopenia (alterações na liberação do fator plaquetário 3).

L) Alterações hemorrágicas vasculares congênitas (hereditárias): telangiectasia hemorrágica hereditária ou **síndrome de Osler-Weber-Rendu** (prova de Rumpel-Leede negativa) e **síndrome hemorrágica vascular hereditária de Ehlers-Danlos** (prova de Rumpel-Leede positiva).

II. Doenças hemorrágicas e purpúricas adquiridas:

A) Deficiência do fator I: fibrinólise, hipofibrinogenemia e síndrome de desfibrinação.

B) Deficiência dos fatores II, VII, IX e X: deficiência da vitamina K e uso de anticoagulantes orais (dicumarol).

C) Deficiência do fator V: doenças hepáticas.

D) Alterações plaquetárias adquiridas:

1. Deficiência quantitativa das plaquetas (trombocitopenia): **púrpura hemorrágica essencial de Werlhoff** e púrpuras hemorrágicas secundárias (**leucemias, anemia perniciosa, anemia aplástica**), doenças infecciosas agudas, especialmente a **febre tifóide, doença de Gaucher** (anemia esplênica familial), **síndrome de Bahti** (esplenomegalia cirrótica), esplenomegalia, intoxicações pelo radium, raios X, metais e outras substâncias.
2. Deficiência qualitativa ou funcional das plaquetas: estados urêmicos, doenças hepáticas crônicas (cirroses), disproteinemia, administração de dextran e uso de ácido acetilsalicílico, de corticosteróides e outras substâncias.

E) Alterações hemorrágicas vasculares adquiridas: deficiência de vitamina C, deficiência de plaquetas, **púrpura vascular, púrpura alérgica** *(Schönlein-Henoch)* e **púrpura senil.**

F) Anticoagulantes circulantes: disproteinemia, hiperheparinemia (choque e anafilaxia) e fibrinolisinas (endotoxinas).

TEMPO DE SANGRIA (TS)

Denomina-se tempo de sangria (TS) o tempo necessário para a cessação de hemorragia, ocasionada por pequena incisão, de dimensões padronizadas, praticada artificialmente.

O TS está condicionado a vários fatores, principalmente à contração reflexa dos capilares e ao número e à atividade funcional de plaquetas.

O estancamento da hemorragia é feito por tampão hemostático, constituído de plaquetas.

Inicialmente, as plaquetas aderem à superfície da íntima dos vasos lesados, liberando alguns de seus componentes, sobretudo o difosfato de adenosina *(ADP)*, o qual produz a agregação reversível das plaquetas no local da lesão. As plaquetas agregadas liberam mais difosfato de adenosina *(ADP)*, além do fator plaquetário 3, causando a formação de trombina. Esta, por sua vez, conduz à produção de depósito de fibrina e à formação de tampão irreversível de plaquetas que, finalmente, recobre a lesão, detendo a hemorragia.

O TS encontra-se prolongado quando o número global das plaquetas for inferior a 100.000 por milímetro cúbico de sangue, ou quando houver alterações da atividade funcional das plaquetas como na **doença de von Willebrand.**

O TS acha-se também prolongado nos indivíduos em uso de ácido acetilsalicílico, em virtude de interferir na liberação do difosfato de adenosina *(ADP)* contido nas plaquetas e na biossíntese da tromboxane A_2, alterando as propriedades de agregação e adesividade destes elementos no local da lesão.

A determinação do TS é indicada, rotineiramente, antes de intervenção cirúrgica e em todos os estados hemorrágicos ou purpúricos.

Os métodos de rotina para essa determinação são o de Duke e o de Ivy.

Método de Duke

Material e Soluções Necessários

1. Equipamento para punção digital.
2. Papel de filtro.
3. Cronômetro.

Técnica

1. Fazer a assepsia da polpa digital ou do lóbulo da orelha.
2. Com a agulha de Bensaude, praticar pequena incisão de cerca de 3 mm de profundidade e deixar o sangue fluir espontaneamente.
3. Marcar no cronômetro o início no momento do aparecimento da primeira gota.
4. Com fragmentos de papel de filtro, absorver, de 30 em 30 segundos, a gota de sangue formada, sem tocar a incisão.
5. Quando cessar o fluxo de sangue, parar o cronômetro.
6. O intervalo decorrido entre o aparecimento da primeira e da última gota representa o tempo de sangria.
7. Normalmente, não se obtém mais sangue, ao fim de um a três minutos, ou seja, observam-se no papel de filtro duas a seis gotas, que diminuem gradativamente de tamanho.
8. Quando o tempo de sangria se acha prolongado, o sangue continua a fluir além do tempo normal, formando-se gotas, durante certo tempo, de tamanho uniforme.

Método de Ivy

Material e Soluções Necessários

1. Agulha de Bensaude, álcool e algodão.
2. Papel de filtro.
3. Aparelho de pressão arterial.
4. Cronômetro.

Técnica

1. Colocar o manguito do esfigmomanômetro no braço do paciente, acima do cotovelo, insuflá-lo e mantê-lo na pressão de 40 mmHg, a fim de provocar estase venosa no antebraço.
2. Fazer a assepsia, com álcool, de uma área do antebraço, isenta de veias visíveis.
3. Com a agulha de Bensaude, praticar pequena incisão de cerca de 3 mm de profundidade sobre a superfície dos músculos pronadores do antebraço e deixar o sangue fluir espontaneamente.
4. Marcar no cronômetro o início, quando aparecer a primeira gota de sangue.
5. Com um fragmento de papel de filtro, absorver, de 30 em 30 segundos, a gota de sangue formada, sem tocar a incisão.
6. Quando cessar o fluxo de sangue, parar o cronômetro.
7. O intervalo decorrido entre o aparecimento da primeira e a última gota é considerado o tempo de sangria.
8. O TS normal, por este método, é de dois a seis minutos.

INTERPRETAÇÃO

O tempo de sangria (TS) pode se encontrar normal, encurtado ou prolongado. O TS normal varia entre um e seis minutos, conforme o método empregado.

O TS encurtado não apresenta importância diagnóstica.

O tempo prolongado é de grande importância na prática, ocorrendo nas seguintes condições:

a) Nos casos de deficiência quantitativa das plaquetas (**trombocitopenias**) como na **púrpura hemorrágica essencial de Werlhoff,** nas **púrpuras hemorrágicas secundárias (leucemias, anemia perniciosa, anemia aplástica)** e em outras condições.
b) Nos casos de deficiência qualitativa ou funcional das plaquetas, como na **trombastenia hemorrágica hereditária de Glanzmann** e na **trombopatia constitucional (doença de von Willebrand).**
c) Nos casos de deficiência congênita dos fatores I e V.
d) Nos estados fibrinolíticos.
e) Nos estados urêmicos.
f) Nos casos de uso excessivo de certos medicamentos, como o ácido acetilsalicílico (aspirina).

PROVA DA RESISTÊNCIA CAPILAR

Consiste em determinar a resistência capilar sob condições de anóxia e pressão aumentada artificialmente pelo manguito do esfigmomanômetro, mantido na pressão diastólica. Nos casos de alterações da permeabilidade capilar, há passagem de células sanguíneas para os tecidos, demonstrada pelo aparecimento de petéquias. O número e o tamanho das petéquias dependem da estrutura do endotélio capilar, bem como da vitamina C e do número e da atividade funcional das plaquetas, que são os fatores mais importantes na manutenção da integridade e da resistência dos capilares.

As indicações desta prova são as mesmas já referidas para a determinação do tempo de sangria.

Método de Rumpel-Leede

Material e Soluções Necessários

1. Esfigmomanômetro.
2. Lápis dermográfico.
3. Cronômetro.

Técnica

1. Verificar se existem petéquias no braço do paciente; se presentes, marcá-las com lápis dermográfico.
2. Colocar o manguito do aparelho de pressão e determinar a pressão diastólica. Manter o manguito insuflado nessa pressão, durante cinco minutos.
3. Desinsuflar o manguito e retirá-lo.
4. Logo após a prova, verificar o aparecimento de petéquias recém-formadas, abaixo do ponto em que o manguito foi colocado.
5. Fazer nova leitura em 30 minutos após a prova; muitas petéquias podem aparecer tardiamente.
6. Contar as petéquias e medir seu tamanho em milímetro de diâmetro.
7. Normalmente, só aparecem raras petéquias, menos de 10, cujo tamanho não excede 1 mm de diâmetro.
8. Em condições patológicas, aparecem numerosas, mais de 20, com 2 a 5 mm de diâmetro, ou mais, distribuídas em toda a área onde foi aumentada a pressão.
9. A fim de uniformizar a leitura da prova, fornecer o resultado do seguinte modo:
   a) **Negativo:** quando raras petéquias, no máximo seis, de tamanho inferior a 1 mm de diâmetro, surgem localizadas abaixo do ponto onde foi colocado o manguito.
   b) **Positivo** +: 10 a 50 petéquias, de 1 a 2 mm de diâmetro, distribuídas na região da fossa cubital.
   c) **Positivo** + +: mais de 50 petéquias, de cerca de 2 mm de diâmetro, localizadas na região da fossa cubital, no antebraço e no dorso da mão.
   d) **Positivo** + + +: numerosas petéquias, em número superior a 70, medindo 2 a 4 mm de diâmetro, localizadas na fossa cubital, no antebraço e no dorso da mão.
   e) **Positivo** + + + +: petéquias em número incontável, com mais de 5 mm de diâmetro, distribuídas em toda a área onde foi aumentada a pressão capilar, confluente em alguns pontos, tornando o membro cianótico.

INTERPRETAÇÃO

Normalmente, a prova de resistência capilar apresenta-se **negativa,** só formando-se raras petéquias, de tamanho inferior a 1 mm de diâmetro.

A prova revela-se **positiva,** em graus variáveis, nas seguintes condições:

a) Nas **trombocitopenias intensas.**
b) Na **trombastenia hemorrágica hereditária de Glanzmann.**
c) Na **trombopatia constitucional (doença de von Willebrand).**
d) Nas **púrpuras vasculares.**
e) Nas **púrpuras alérgicas (Schönlein-Henoch).**
f) Na **púrpura senil.**
g) No **escorbuto.**
h) Na **síndrome hemorrágica vascular hereditária** (Ehlers-Danlos).
   Na **telangiectasia hemorrágica hereditária (síndrome de Osler-Weber-Rendu),** a prova é **negativa.**

RETRAÇÃO DO COÁGULO (RC)

Normalmente, após a coagulação completa do sangue, o coágulo começa a se retrair, descolando-se gradualmente das paredes do tubo e separando-se nitidamente o soro. A retração é apreciável após uma ou duas horas, quase completa ao fim de quatro horas e completa dentro de 24 horas.

A RC depende principalmente do número e da atividade funcional das plaquetas. A retração é, em geral, reduzida ou deficiente, quando o número de plaquetas se encontra abaixo de 100.000 por milímetro cúbico, ou quando há alterações funcionais das plaquetas, como na **doença de von Willebrand.**

Há outros fatores que alteram a RC, como o fibrinogênio plasmático e os eritrócitos (valor hematócrito). A RC é inversamente proporcional à concentração do fibrinogênio plasmático e ao número de eritrócitos por milímetro cúbico (valor hematócrito) nos casos de hiperfibrinogenemia e de poliglobulia; a RC é reduzida ou deficiente. Nos casos de hipofibrinogenemia e de anemia, ocorre o inverso.

Para evitar a contaminação do sangue pela tromboplastina liberada pelos tecidos lesados, recomenda-se colher o sangue pela técnica das duas seringas, descrita na determinação do tempo da coagulação.

As indicações desta são as mesmas já assinaladas para a determinação do tempo de sangria.

A RC pode ser determinada qualitativa ou quantitativamente. O método quantitativo determina o grau de retração pelo volume de soro que se separa de quantidade conhecida de sangue.

Método Qualitativo

Material e Soluções Necessários

1. Equipamento para punção venosa (seringa descartável).
2. Tubos de ensaio de 13 × 100 mm.
3. Banho-maria a 37°C.
4. Cronômetro.

Técnica

1. Colher, por punção venosa, pela técnica das duas seringas, 2 a 3 ml de sangue e transferir para tubo de 13 × 100.
2. Colocar o tubo em banho-maria a 37°C, e deixar o sangue coagular.
3. Logo depois de coagulado, marcar o tempo e observar o coágulo de hora em hora, durante quatro horas e após 24 horas.
4. Considera-se completa a retração, quando o coágulo se desloca das paredes do tubo, com a separação do soro. O coágulo se reduz aproximadamente à metade do volume original de sangue, separando-se 40 a 60% do soro.
5. Expressar o resultado de acordo com o tempo gasto para a retração.
   a) **Normal:** quando a retração ocorre dentro de quatro horas.
   b) **Reduzida** ou deficiente: quando depois de quatro horas, mas dentro de 24 horas.
   c) **Nula:** quando não ocorre retração após 24 horas.

Método Quantitativo (MacFarlane)

Material e Soluções Necessários

1. Equipamento para punção venosa (seringa descartável).
2. Tubos de centrifugação de 5 ml graduados ao décimo.
3. Fio de cobre ou bastão de vidro, do mesmo comprimento do tubo de centrifugação, provido de ganchos (para adesão do coágulo).
4. Rolhas de borracha ou de cortiça, perfuradas no centro e adaptáveis ao tubo de centrifugação.
5. Banho-maria a 37°C.
6. Cronômetro.

Técnica

1. Colher cerca de 6 ml de sangue, por punção venosa, pela técnica das duas seringas.
2. Transferir o sangue para tubo de centrifugação de 5 ml, graduado, enchendo-o até a marca 5 ml.
3. Fixar o fio de cobre na rolha, através do orifício central, e introduzi-lo no tubo de centrifugação, mergulhando-o no sangue.
4. Colocar o tubo em banho-maria, a 37°C, e deixar o sangue coagular.
5. Depois de coagulado, deixar o tubo em banho-maria a 37°C durante duas horas.
6. Decorrido este tempo, retirar com cuidado o coágulo aderido ao fio de cobre, deixando o soro escorrer, durante cerca de dois minutos.
7. Em seguida, ler na graduação do tubo de centrifugação o volume do soro que se separou do coágulo.
8. Calcular a percentagem do soro separado do coágulo, aplicando-se a seguinte fórmula:

$$\% \text{ de soro separado} = \frac{\text{Volume de soro separado}}{\text{Volume de sangue total}} \times 100$$

INTERPRETAÇÃO

A retração do coágulo (RC) ocorre ao fim de quatro horas, com a separação de 40 a 60% de soro.

A RC pode se apresentar reduzida ou deficiente, em graus variáveis, ou mesmo nula, nas seguintes condições:

a) Nas trombocitopenias intensas (plaquetas em número inferior a 50.000 por milímetro cúbico).
b) Na **trombastenia hemorrágica hereditária de Glanzmann.**
c) Na **tromboplastia constitucional (doença de von Willebrand).**
d) Na **hiperfibrinogenemia.**
e) Nas **poliglobulinas.**

AGREGAÇÃO DAS PLAQUETAS (AP)

O difosfato de adenosina (ADP), contido nos eritrócitos e nas plaquetas, é o responsável pela AP, durante o processo de coagulação, e pela formação do tampão hemostático nas paredes dos vasos lesados. Várias outras substâncias, como a trombina, a epinefrina e a tromboxane A_2 (Fig. 21.54), também produzem a AP.

A agregação plaquetária é a propriedade que têm as plaquetas de aderirem umas às outras, formando conglomerados. Pode-se demonstrar sua presença no plasma mediante o emprego de métodos fotométricos, bem como por prova macroscópica. Será descrita a prova macroscópica, que consiste em adicionar o ADP ao plasma citratado do paciente, rico em plaquetas, e observar, macroscopicamente, o aparecimento da agregação das plaquetas.

Cumpre assinalar que, de acordo com o *International Committee on Nonmenclature of Blood Clotting Factors*, o termo **agregação** foi adotado para designar esta propriedade das plaquetas, **aglutinação,** para as propriedades de formar conglomerados de origem imunológica.

Material e Soluções Necessários

1. Equipamento para punção venosa.
2. Tubos de centrifugação de 10 ml.
3. Tubos de ensaio de 10 × 75 mm.
4. Pipetas de 0,1 e 0,2 ml graduadas ao centésimo.
5. Centrifugador.
6. Banho-maria a 37°C.
7. Cronômetro.
8. Microscópio.
9. Anticoagulante: solução de citrato de sódio 0,1 M (3,23 g/100 ml). Usar uma parte para nove de sangue venoso.
10. Plasma citrato do paciente, rico em plaquetas.
11. Plasma citrato normal de controle, rico em plaquetas.
12. Solução de ADP a 0,02 g/100 ml em solução fisiológica. Esta solução não se conserva. Prepará-la no momento de usar.

Técnica

1. Colher, por punção venosa, 4,5 ml de sangue e colocar em tubo de centrifugação contendo 0,5 ml de citrato de sódio 0,1 M. Misturar por leve agitação.
2. Logo em seguida, centrifugar a 1.000 rpm durante 10 minutos (centrifugação lenta), para a obtenção de plasma rico em plaquetas.
3. Aspirar o plasma sobrenadante com pipeta e transferi-lo para outro tubo, iniciando a determinação imediatamente.
4. Repetir as etapas anteriormente descritas com o sangue colhido de indivíduo normal, como controle da prova.
5. Executar a determinação em duplicata. Para isso, colocar quatro tubos de 10 × 75 mm em banho-maria a 37°C, dois para o plasma citratado do paciente e dois para o plasma citratado normal de controle.
6. Colocar 0,2 ml do plasma citratado do paciente, rico em plaquetas, em cada um dos dois primeiros tubos, e 0,2 ml do plasma citratado normal do controle, rico em plaquetas, em cada um dos outros dois.

7. Deixar os tubos em banho-maria a 37°C, durante dois minutos, para estabilizar a temperatura em seu interior.
8. Adicionar 0,1 ml da solução de ADP ao primeiro tubo, e, neste instante, acionar o cronômetro.
9. Agitar o tubo vigorosamente e deixá-lo no banho-maria, examinando a mistura de cinco em cinco segundos, até o aparecimento da agregação macroscópica das plaquetas, parando, neste momento, o cronômetro.
10. Registrar o grau de agregação das plaquetas (1 +, 2 +, 3 +, ou 4 +<), bem como o tempo decorrido para o seu aparecimento, após a adição do ADP.
11. Repetir as etapas 8, 9 e 10 com os outros três tubos. Tirar a média dos resultados obtidos no plasma do paciente e no normal de controle.
12. Normalmente, a agregação das plaquetas ocorre dentro de 30 segundos, após a adição do ADP.
13. Se, depois de dois minutos, a agregação não aparecer macroscopicamente, no plasma do paciente, colocar uma gota da mistura sobre lâmina e examinar ao microscópio, para comprovar a presença ou ausência de conglomerados.

INTERPRETAÇÃO

A prova de agregação plaquetária (AP), recurso de grande valor para o diagnóstico das alterações qualitativas ou funcionais das plaquetas, de origem congênita ou adquirida, pode se revelar **normal, diminuída** ou **aumentada.**

1. **Normal:** quando a AP aparece, macroscopicamente, dentro de 30 segundos, em graus que variam entre 3+ e 4+.
2. **Diminuída:** alteração de maior importância; ocorre:
   a) Na **trombastenia hemorrágica hereditária de Glangmann,** na qual tem valor diagnóstico, em virtude de a AP ser muito reduzida ou mesmo nula.
   b) Nas **trombopatias congênitas** e **adquiridas.**
   c) Nas **trombocitemias adquiridas.**
   d) Nos **estados urêmicos.**
   e) Nos casos de uso de certos medicamentos, especialmente o ácido acetilsalicílico. Por interferirem estes medicamentos na função das plaquetas, esta prova só deve ser executada após, pelo menos, uma semana, sem medicação.
3. **Aumentada:** observada nas **tromboses venosas**, no **diabete melito** e em outras condições.

ADESIVIDADE DAS PLAQUETAS

Uma das funções das plaquetas é a sua participação na hemostasia, na qual se agrupam, formando conglomerados (agregação plaquetária) e aderindo às paredes dos vasos lesados (adesividade plaquetária), para formar o tampão hemostático.

A adesividade plaquetária é a propriedade que têm estes elementos de aderirem às superfícies estranhas, demonstrável mediante o emprego de provas *in vivo* (aderência às paredes dos vasos) ou *in vitro* (aderência às superfícies de vidro).

A prova *in vitro*, a mais usada na prática, baseia-se, de acordo com o método de Salzman, no contato das plaquetas com filtro especial, constituído de pequenas pérolas de vidro.

Consiste em colher duas amostras de sangue: a primeira, pela técnica de rotina, colocando 5 ml em tubo com o anticoagulante; a segunda, por processo especial, passando o sangue através de filtro de pérolas de vidro, diretamente para tubo provido de rolha de borracha, com anticoagulante, no qual se tenha feito o vácuo. A seguir, executa-se a contagem global das plaquetas em ambas as amostras. Normalmente, encontra-se na segunda amostra menor número de plaquetas do que na primeira, em virtude da adesividade plaquetária, ficando estes elementos aderidos às pérolas de vidro. O resultado da prova é expresso em percentagem de plaquetas retidas no filtro.

Método de Salzman

Material e Soluções Necessários

1. Equipamento para punção venosa.
2. Filtro de pérolas de vidro, com agulha e demais peças especiais. A aparelhagem completa pode ser adquirida pronta para uso *(Hyland Laboratories Inc.).*
3. Tubos de ensaio de 10 ml, com o anticoagulante.
4. Tubos de ensaio de 10 ml, providos de rolha de borracha, nos quais se faz o vácuo, contendo o anticoagulante.
5. Anticoagulante: solução de EDTA dipotássico a 1%. Usar na proporção de uma parte do anticoagulante para 10 partes de sangue venoso.
6. Sangue do paciente, colhido pela técnica de rotina, bem como através do filtro de pérolas de vidro.
7. Equipamento para contagem global das plaquetas.
8. Microscópio.

Técnica

1. Colher, por punção venosa, duas amostras de sangue:
   a) A primeira, pela técnica de rotina, colocando 5 ml em tubo, contendo 0,5 ml de EDTA, dipotássico a 1%. Misturar por leve agitação.
   b) A segunda, por processo especial, passando o sangue através do filtro de pérolas de vidro, à velocidade de 6 a 10 ml por minuto, diretamente para tubo provido de rolha de borracha, no qual se tenha feito o vácuo, contendo 0,5 ml de EDTA dipotássico a 1%. Colher 5 ml. Misturar por leve agitação.
2. Em seguida, executar a contagem global das plaquetas nas duas amostras de sangue.
3. Calcular a percentagem da adesividade plaquetária, aplicando a seguinte fórmula:

$$\% \text{ de adesividade} = \frac{\begin{array}{c}\text{N.º de plaquetas}\\ \text{na 1.ª amostra}\end{array} \quad \begin{array}{c}\text{N.º de plaquetas}\\ \text{na 2.ª amostra}\end{array}}{\text{N.º de plaquetas na 1.ª amostra}} \times 100$$

INTERPRETAÇÃO

A prova da adesividade plaquetária é de valor para o diagnóstico das alterações qualitativas ou funcionais das plaquetas, congênitas ou adquiridas, podendo se encontrar **normal, diminuída** ou **aumentada.**

1. **Normal:** quando a retenção de plaquetas é de 26 a 60%.
2. **Diminuída:** alteração de maior valor diagnóstico pode ocorrer:
   a) Nas deficiências qualitativas ou funcionais das plaquetas, de origem congênita, como a **trombopatia constitucional (doença de von Willebrand),** a **síndrome de Glanzmann** (distrofia trombocítica congênita), as trombocitopatias, as trombocitemias e outras condições.
   b) Nas deficiências qualitativas ou funcionais das plaquetas, de origem adquirida, como os estados urêmicos e os casos de uso de certos medicamentos, especialmente o ácido acetilsalicílico. Em virtude de o ácido acetilsalicílico alterar, sensivelmente, a adesividade plaquetária, esta prova só deve ser executada uma semana, pelo menos, depois de suspenso seu uso. A sensibilidade das plaquetas por este analgésico pode ser facilmente demonstrada, executando-

se esta prova antes e quatro horas após a administração de ácido acetilsalicílico.

3. **Aumentada:** ocorre nas seguintes condições: nas **tromboses venosas,** na **embolia pulmonar,** no **enfarte do miocárdio,** no **diabete melito,** no **pós-operatório,** no **pós-parto,** após a **esplenectomia** e em outras condições.

FATOR PLAQUETÁRIO 3 (FP3)

O FP3 é um fosfolipídio liberado pelas plaquetas, ativadas durante o processo da coagulação. É o responsável pela formação do tampão hemostático nas paredes dos vasos lesados, iniciando, assim, a coagulação normal.

Este fator é determinado por modificação do tempo de coagulação ou de recalcificação do plasma, adicionando-se o caulim, a fim de ativar as plaquetas no sentido de liberar o FP3.

Consiste a prova em preparar dois tipos de diluições ou misturas do plasma citratado, com o plasma citratado normal de controle: a primeira, adicionando ao plasma citratado do paciente, pobre em plaquetas, igual volume de plasma citratado normal de controle, rico em plaquetas; a segunda, adicionando ao plasma citratado do paciente, rico em plaquetas, igual volume de plasma citratado normal de controle, pobre em plaquetas. Em seguida, determinar o tempo de coagulação ou recalcificação do plasma ativado pelo caulim, em 0,2 ml de cada uma destas misturas, bem como executar a contagem global das plaquetas nos plasmas ricos em plaquetas do paciente e do normal de controle.

Os valores normais por este método são determinados pela correlação entre os resultados obtidos no plasma do paciente e no plasma normal de controle.

Normalmente, as duas misturas de plasmas anteriormente referidas apresentam tempo de coagulação mais ou menos igual. Se a segunda mistura apresentar tempo de coagulação mais prolongado do que a primeira, indica deficiência do FP3.

O FP3 é determinado também pela prova de consumo de protrombina (tempo de protrombina do soro), executada com a prova diferencial ou de substituição. Consiste em diluir o soro do paciente a 1:1 com tromboplastina parcial ou cefalina, o substituto fosfolipídico das plaquetas, e em determinar o tempo de consumo de protrombina (ou tempo de protrombina do soro) em 0,1 ml desta mistura. Nos casos de deficiência do FP3, há correção da anormalidade anteriormente encontrada no soro integral do paciente.

Todo o material usado nesta determinação deve ser siliconizado ou de plástico, em virtude de as plaquetas aderirem ao vidro, falseando os resultados.

Método de Hardisty

Material e Soluções Necessários

1. Equipamento para punção venosa (seringa descartável).
2. Tubos de centrifugação de 10 ml, de plástico.
3. Tubos de ensaio de 10 × 75 mm, de plástico.
4. Pipetas de 2 ou de 5 ml, de plástico.
5. Pipetas de 0,1 e 0,2 ml, graduadas ao centésimo, de plástico.
6. Centrifugador.
7. Banho-maria a 37°C.
8. Cronômetro.
9. Microscópio.
10. Anticoagulante: solução de citrato de sódio 0,1 M (3,23 g/dl). Usar uma parte para nove partes de sangue venoso.
11. Solução de cloreto de cálcio anidro 0,025 M (0,277 g/dl).
12. Suspensão de caulim a 0,5 g/dl, em solução fisiológica. Conservar no refrigerador.
13. Plasma citratado normal de controle, rico e pobre em plaquetas.
14. Plasma citratado do paciente, rico e pobre em plaquetas.
15. Equipamento para contagem global das plaquetas.

Técnica

1. Colher por punção venosa, com seringa descartável, 9 ml de sangue do paciente, e colocar 4,5 ml em cada um de dois tubos de centrifugação de plástico, contendo, cada um, 0,5 ml de citrato de sódio 0,1 M. Misturar por leve agitação dos tubos.
2. Centrifugar um dos tubos a 1.000 rpm durante 10 minutos (centrifugação lenta), para obter plasma rico em plaquetas. Aspirar o plasma sobrenadante com pipeta de plástico e transferi-lo para outro tubo de plástico.
3. Centrifugar o outro tubo a 3.000 rpm, durante 20 minutos (centrifugação rápida), para obter plasma pobre em plaquetas. Aspirar o sobrenadante com pipeta de plástico e transferi-lo para outro tubo de plástico.
4. Repetir os itens anteriormente descritos com o sangue colhido de indivíduo normal, para a obtenção de plasmas normais de controle, rico e pobre em plaquetas.
5. Numerar, de 1 a 4, quatro tubos de plástico, de 10 × 75 mm, e distribuir os plasmas do paciente e os normais de controle, conforme o Quadro 21.21.
6. Colocar os quatro tubos em banho-maria a 37°C e acrescentar a cada um deles 0,2 ml de suspensão de caulim, previamente agitada.
7. Deixar os tubos em banho-maria, durante 20 minutos.
8. Após este prazo, adicionar 0,2 ml da solução de cloreto de cálcio 0,025 M ao tubo n.º 1, e, neste mesmo instante, o cronômetro deve ser acionado.
9. Agitar o tubo levemente, para misturar o seu conteúdo, e deixá-lo em banho-maria, continuando a agitá-lo de cinco em cinco segundos, até o aparecimento do coágulo, parando, simultaneamente, o cronômetro. Anotar o número de segundos consumido.
10. Repetir os itens 8 e 9 com os outros três tubos. Anotar o número de segundos consumido.
11. Para maior exatidão dos resultados, executar a determinação em duplicata, tirando a média dos resultados obtidos.
12. O valor normal por este método é de cerca de 30 segundos.
13. Executar a contagem global das plaquetas no plasma do paciente, rico em plaquetas, bem como no plasma normal de controle rico em plaquetas.
14. **Resultados:**
    a) A mistura de plasmas contida no tubo n.º 1 determina o tempo de coagulação do plasma normal de controle, e a contida no tubo n.º 4, o do plasma do paciente.
    b) As misturas de plasma contidas nos tubos n.º 2 e n.º 3 diferem somente na procedência das plaquetas. Se o tempo de coagulação dos plasmas contidos nestes dois tubos se apresentar aproximadamente o mesmo, com diferença de dois a três segundos, e a contagem global das plaquetas nos plasmas ricos em plaquetas, do paciente e do normal de controle, estiver entre 100.000 e 300.000/mm³, pode-se concluir pela normalidade da prova, sem deficiência do FP3. Se, entretanto, o tempo de coa-

Quadro 21.21 Preparação das Misturas dos Plasmas

Tubo N.º	Plasma rico em plaquetas	Plasma pobre em plaquetas
1	0,1 ml do normal	0,1 ml do normal
2	0,1 ml do normal	0,1 ml do paciente
3	0,1 ml do paciente	0,1 ml do normal
4	0,1 ml do paciente	0,1 ml do paciente

gulação, no tubo n.º 3 que contém o plasma do paciente, rico em plaquetas, se apresentar mais prolongado do que no tubo n.º 2, este fato pode decorrer de redução do número global das plaquetas (plaquetopenia) ou de deficiência do FP3, no plasma do paciente. Se a contagem global das plaquetas, executada no plasma do paciente, rico em plaquetas se encontrar entre 100.000 e 300.000/mm^3, o tempo de coagulação prolongado decorre, com grande probabilidade, de deficiência do FP3. Os plasmas com função plaquetária anormal apresentam, geralmente, tempo de coagulação de cerca de 15 segundos mais longo do que o plasma normal de controle.

INTERPRETAÇÃO

O FP3 encontra-se deficiente em muitas condições decorrentes de alterações qualitativas ou funcionais das plaquetas, de origem congênita ou adquirida, como:

a) Na **trombastenia hemorrágica hereditária de Glanzmann.**
b) Nas **trombocitopatias congênitas** ou **adquiridas.**
c) Nos **estados urêmicos.**
d) Nas **leucemias.**

TEMPO DE COAGULAÇÃO (TC)

Tempo de coagulação é o período que o sangue extraído consome em coagular-se completamente.

A determinação é executada tanto em sangue capilar como em sangue venoso. Os métodos que empregam o sangue capilar não são muito exatos, pelo fato de o sangue se misturar com a tromboplastina liberada pelos tecidos lesados, tornando a coagulação mais rápida. Também com os métodos que utilizam o sangue venoso pode acontecer o mesmo; neste caso, evita-se a contaminação pela tromboplastina, colhendo-se o sangue pela técnica das duas seringas, que consiste em puncionar a veia com agulha montada em seringa de plástico; depois de aspirados 2 a 3 ml de sangue, retirar a seringa da agulha, desprezando o sangue colhido; adapta-se outra seringa, com a qual se colhe a quantidade necessária.

O TC varia com o método empregado e as condições em que se faz a determinação. É indispensável, portanto, adotar, na rotina, um só método, executando-o sempre com a mesma técnica e nas mesmas condições.

A determinação do TC é indicada em todos os casos em que há tendência hemorrágica e, rotineiramente, antes de qualquer intervenção cirúrgica.

Método de Lee e White

Material e Soluções Necessários

1. Equipamento para punção venosa (seringa descartável).
2. Tubos de ensaio de 13 × 100 mm.
3. Banho-maria a 37°C.
4. Cronômetro.

Técnica

1. Colocar dois tubos de ensaio 13 × 100 mm em banho-maria a 37°C.
2. Colher o sangue por punção venosa, de preferência pela técnica das duas seringas, com o mínimo de traumatismo local.
3. Colocar, imediatamente, 1 ml em cada um dos dois tubos, preaquecidos em banho-maria a 37°C.
4. Marcar o início do tempo no momento em que o sangue for colocado nos tubos.
5. Recolocar os tubos no banho-maria a 37°C.
6. Acompanhar a coagulação primeiramente em um dos tubos, inclinando-o de minuto em minuto, até o momento em que se possa invertê-lo completamente, sem que o sangue escorra por suas paredes. Marcar o tempo consumido.
7. Em seguida, examinar o segundo tubo, inclinando-o de 30 em 30 segundos, até a formação do coágulo. Marcar o tempo decorrido.
8. O tempo consumido para a coagulação no segundo tubo é considerado o TC do paciente.
9. O TC normal por este método varia entre cinco e 10 minutos.
10. O método de Lee e White pode também ser executado em tubos siliconizados, em lugar dos tubos de vidro comuns, a fim de afastar a ação do contato do sangue com o vidro, que torna a coagulação mais rápida, procedendo-se de acordo com a técnica anteriormente descrita, com exceção do exame dos tubos para acompanhar a coagulação, que será feito de cinco em cinco minutos, no início, e de dois em dois minutos, na fase final. O TC, por esta modificação do método, varia entre 2 e 4 minutos.
11. Cumpre assinalar que a agitação e o manuseio excessivo dos tubos alteram a coagulação, tornando-a mais rápida, devendo, por isso, ser evitados. Esta é a razão do uso de mais de um tubo (2 a 4), para permitir condições de mais tempo de repouso para o último tubo, que será agitado e manuseado menos vezes que os primeiros.
12. A determinação do TC deve ser executada rigorosamente de acordo com a técnica, em virtude de depender de vários fatores, que podem alterar sensivelmente o resultado, como a temperatura do banho-maria, o diâmetro dos tubos utilizados, a quantidade de sangue colocada nos tubos, a freqüência e a intensidade da agitação dos tubos e a presença de bolhas de ar no sangue.
13. O sangue para esta determinação pode, em seguida, ser utilizado para determinar a retração do coágulo.

Método do Tubo Capilar (Sabrazés)

Material e Soluções Necessários

1. Equipamento para punção digital.
2. Tubos capilares de 1 mm de diâmetro por 8 a 10 cm de comprimento.
3. Cronômetro.

Técnica

1. Praticar, com a agulha de Bensaude, picada na polpa digital do paciente.
2. Desprezar as primeiras gotas e encher de sangue, por capilaridade, o tubo capilar, mantendo-o horizontalmente. Marcar o tempo.
3. Partir, de 30 em 30 segundos, um fragmento do tubo capilar.
4. Quando ocorre a coagulação, forma-se cilindro, composto principalmente de fibrina, ligando as duas extremidades partidas do tubo capilar. Nesse momento, marcar o tempo gasto.
5. O tempo decorrido entre a colheita do sangue e a formação do cilindro de fibrina representa o tempo de coagulação do paciente.
6. A coagulação por este método varia, normalmente, entre dois e oito minutos.

Método da Lâmina

Material e Soluções Necessários

1. Equipamento para punção digital.
2. Lâminas de microscopia.
3. Agulha ou alfinete.
4. Cronômetro.

Técnica

1. Praticar, com a agulha de Bensaude, picada na polpa digital do paciente.
2. Desprezar as primeiras gotas e colher, separadamente, três ou quatro gotas iguais, de 4 a 5 mm de diâmetro, em uma lâmina. Marcar o tempo.

3. Introduzir agulha ou um alfinete nas gotas de sangue, de 30 em 30 segundos, ou, simplesmente, mover suavemente a lâmina, mediante movimentos de inclinação, até que as gotas não mais se deformem. Marcar, nesse momento, o tempo consumido.
4. A coagulação começa quando aparecem pequenos filamentos de fibrina, que se aderem à extremidade da agulha ou do alfinete. Quando as gotas não mais se moverem com a inclinação da lâmina, a coagulação estará completa.
5. O espaço decorrido entre a colheita e a formação de fibrina na lâmina representa o TC.
6. O TC normal por esse método varia entre dois e três minutos.

INTERPRETAÇÃO

A determinação do TC do sangue total pode revelar deficiências de qualquer um dos 11 fatores que participam do sistema intrínseco nas três fases da coagulação (o fator VII só toma parte no sistema extrínseco).

Esta determinação é, entretanto, pouco sensível, visto ser necessário que o fator deficiente esteja em concentração extremamente baixa para alterar o TC.

Nessa determinação, a maior parte do tempo é consumida na produção do ativador da protrombina: a tromboplastina plasmática. A conversão da protrombina em trombina e a do fibrinogênio em fibrina ocorrem em alguns segundos. Portanto, as deficiências moderadas dos fatores que participam da segunda e terceira fases do processo não alteram o TC. As deficiências ou alterações dos fatores que tomam parte na primeira fase são as que mais influem no tempo de coagulação.

Baseando-se nessas considerações, pode-se afirmar que o TC normal nem sempre significa boa coagulabilidade.

O TC pode apresentar-se **normal, diminuído** ou **prolongado.**

a) **Normal:** quando a coagulação se processa entre 2 e 10 minutos, conforme o método empregado.
b) **Diminuído:** constitui a hipercoagulabilidade sanguínea, apresentando, em geral, pouco valor diagnóstico. Ocorre nas condições que favorecem a formação de trombos, como a redução na velocidade do fluxo sanguíneo **(varizes),** as lesões do endotélio vascular, o aumento da viscosidade sanguínea, a hiperlipemia e o aumento da agregação e da adesividade das plaquetas.
c) **Prolongado:** constitui a hipocoagulabilidade sanguínea, de grande importância na clínica. Ocorre na hemofilia e sempre que haja grande deficiência de fibrinogênio ou de outros fatores da coagulação, sobretudo os que participam da primeira fase. A presença de anticoagulante, como a heparina*, também prolonga anormalmente o TC. Esta determinação é de valor no controle da heparinoterapia, empregada no tratamento das condições tromboembólicas.

TEMPO DE PROTROMBINA (TP)

Consiste em adicionar tromboplastina em excesso ao plasma descalcificado pelo citrato ou pelo oxalato de sódio e recalcificá-lo com quantidade conhecida de cloreto de cálcio, em condições padronizadas. O tempo consumido, em segundos, até a coagulação do plasma, constitui o TP.

O TP é a prova de escolha para a investigação do sistema extrínseco da coagulação sanguínea, permitindo revelar deficiências dos fatores que tomam parte neste sistema. O extrato de tecido (tromboplastina extrínseca) ao lado dos fatores VII, V e X, na presença de íons cálcio, age sobre a protrombina para formar a trombina, que, por sua vez, conduz à formação de coágulo de fibrina.

Esta prova foi denominada tempo de protrombina quando, na ocasião, ainda não se conheciam os demais fatores que participam do sistema extrínseco da coagulação.

A prova é insensível ao fator IX (que é um dos fatores do grupo da protrombina, dependentes da vitamina K) e aos fatores que tomam parte na formação da tromboplastina intrínseca.

Como o fator V é instável no plasma oxalatado, recomenda-se usar como anticoagulante o citrato de sódio, no qual o fator V é relativamente estável. Se a determinação não for executada dentro, no máximo, de duas horas após a colheita, conservar o sangue no refrigerador.

Entre os métodos empregados para o TP, pode-se citar o de Warner, Brinkhous e Smith, no qual a reação se passa em duas fases, sendo, porém, pouco prático para uso rotineiro. Para fins clínicos, o método mais empregado é o de Quick, executado em uma só fase, e cuja fonte de tromboplastina é o cérebro de coelho, humano ou bovino.

Esta prova é indicada em todos os estados hemorrágicos e purpúricos e, rotineiramente, no pré-operatório, bem como no controle da terapêutica anticoagulante pelo dicumarol e seus derivados.

Método de Quick

Material e Soluções Necessários

1. Equipamento para punção venosa.
2. Tubos de centrifugação de 10 ml.
3. Tubos de ensaio de 10 × 75 mm.
4. Pipetas de 1 ml, graduadas ao centésimo.
5. Pipetas de 0,1 ou 0,2 ml, graduadas ao centésimo.
6. Centrifugador.
7. Banho-maria a 37°C e a 50°C.
8. Cronômetro.
9. Anticoagulantes.
   a) Solução de citrato de sódio 0,1 M:

      Dissolver 3,23 g de citrato de sódio em 100 ml de água destilada.

   b) Solução de oxalato de sódio 0,1 M:

      Dissolver 1,34 de oxalato de sódio anidro em 100 ml de água destilada.

   Usar um dos anticoagulantes, de preferência o citrato de sódio, na proporção de uma parte para nove de sangue venoso. O oxalato de sódio não é recomendado, a menos que a prova seja executada dentro, no máximo, de duas horas após a colheita do sangue.
10. Solução de cloreto de cálcio 0,025 M.

    Dissolver 0,277 g de cloreto de cálcio anidro em 100 ml de água destilada.

11. Solução de cloreto de sódio a 0,85%, recentemente preparada.
12. Plasma citratado do paciente.
13. Plasma citratado normal, obtido da mistura de plasmas de quatro ou cinco indivíduos normais, como controle da prova.

---

*A heparina é um proteoglican. É obtida do pulmão de bovinos e do intestino de suínos pelos laboratórios farmacêuticos.

14. Tromboplastina. É obtida no cérebro de coelho, humano ou bovino. Pode ser adquirida no comércio, tanto sob a forma simples como sob a forma já calcificada.* Para seu uso, seguir as instruções do fabricante.

Técnica

1. Colher, por punção venosa, 4,5 ml de sangue do paciente e colocar em tubo de centrifugação, contendo 0,5 ml de citrato de sódio 0,1 M. Misturar bem.
2. Centrifugar o tubo a 2.500 rpm, durante 10 minutos, para separar o plasma.
3. Aspirar o plasma com pipeta e transferi-lo para outro tubo, iniciando a determinação imediatamente ou dentro, no máximo, de duas horas.
4. Se a determinação não for executada dentro do prazo acima indicado, colocar o plasma no congelador.
5. Repetir as etapas anteriormente descritas com sangue colhido de indivíduos normais, de preferência quatro ou cinco pessoas, misturando seus plasmas, como controle da prova (em virtude da instabilidade da tromboplastina e da variabilidade das preparações de cérebro de coelho, humano ou bovino em atividade tromboplástica).
6. Executar a determinação em duplicata. Para isso, colocar quatro tubos de 10 × 75 mm em banho-maria a 37°C, dois para o plasma citratado do paciente e dois para o plasma citratado normal.
7. Colocar 0,1 ml do plasma citratado do paciente em cada um dos dois primeiros tubos e 0,1 ml do plasma citratado normal em cada um dos outros dois tubos.
8. Acrescentar 0,1 ml da suspensão de tromboplastina em cada um dos quatro tubos e agitá-los bem para misturar o seu conteúdo.
9. Deixar os tubos em banho-maria a 37°C, durante dois minutos, para estabilizar a temperatura em seu interior. Não deixar mais de 10 minutos.
10. Adicionar rapidamente 0,1 ml da solução de cloreto de cálcio, 0,25 M ao primeiro tubo, soprando a pipeta e, neste mesmo instante, acionar o cronômetro.
11. Depois de cinco a seis segundos, retirar o tubo do banho-maria e agitá-lo suavemente, de dois em dois segundos, até o aparecimento do coágulo, parando simultaneamente o cronômetro. Anotar o número gasto em segundos.
12. Repetir os itens 10 e 11 com os outros três tubos. Tirar a média dos resultados obtidos no plasma do paciente e no plasma normal.
13. O tempo consumido, em segundos, para a formação do coágulo constitui o tempo de protrombina.
14. Os valores normais por este método variam entre 11 e 13 segundos.
15. Se for empregada a tromboplastina comercial, contendo a solução de cloreto de cálcio, acrescentar aos tubos, a um de cada vez, 0,2 ml desta mistura, em lugar da suspensão de tromboplastina e da solução de cloreto de cálcio, usadas isoladamente (etapas 8 e 10), procedendo, em seguida, de acordo com a técnica.
16. Como expressar o resultado:
    a) TP expresso em segundos. Este é o método usual, expressando-se, em segundos, o TP do plasma citratado do paciente e do plasma citratado normal de controle.
    b) TP expresso em percentagem do normal. Neste método, a atividade protrombínica do plasma do paciente pode ser expressa em percentagem do normal, mediante correção, de acordo com o Quadro 21.22. Este método consiste em determinar o TP no plasma citratado do paciente e no de uma mistura de plasmas citratados, obtidos de quatro ou cinco indivíduos normais. As tromboplastinas pouco ativas podem ser usadas desde que dêem TP no plasma citratado normal (entre 12 e 18 segundos). Fazer a correção, segundo o exemplo seguinte:
    TP do plasma citratado normal: 13 segundos.
    TP do plasma citratado do paciente: 18 segundos.

Quadro 21.22 Correção do Tempo de Protrombina

Tempo de Protrombina do Plasma do Paciente (em segundos)	Tempo de Protrombina do Plasma Normal						
	12	13	14	15	16	17	18
	%	%	%	%	%	%	%
12	100	—	—	—	—	—	—
13	70	100	—	—	—	—	—
14	60	86	100	—	—	—	—
15	50	71	83	100	—	—	—
16	44	63	73	88	100	—	—
17	40	57	67	80	91	100	—
18	35	50	58	70	80	88	100
19	31	44	52	62	71	78	89
20	28	40	47	56	64	70	80
21	26	37	43	52	59	65	74
22	24	34	40	48	55	60	69
23	23	33	38	46	52	58	66
24	21	30	35	42	48	53	60
25	20	29	33	40	46	50	57
26	19	27	32	38	43	48	54
27	18	26	30	36	41	45	51
28	17	24	28	34	39	43	49
29	16	23	27	32	36	40	46
30	15	21	25	30	34	38	43
32	13	19	22	26	30	33	37
34	12	17	20	24	27	30	34
36	11	16	18	22	25	28	31
38	10	14	17	20	23	25	29
40	—	—	16	19	22	24	27
42	9	13	15	18	20	23	26
44	8	12	13	16	18	20	23
46	—	11	—	15	17	19	21
48	7	10	12	14	16	18	20
50	—	9	11	13	15	16	19
52	6	—	10	12	14	15	17
54	—	8	—	—	—	—	—
56	—	—	9	11	13	14	16
58	—	—	—	—	12	—	15
60	5	7	8	10	11	13	14
64	—	—	—	9	10	11	13
68	4	6	7	8	9	10	12
72	—	—	—	—	—	9	11
76	—	5	6	7	8	8	10
80	—	—	—	—	—	—	—
84	3	4	5	6	7	7	9
88	—	—	—	—	—	—	8
92	—	—	—	5	6	6	7
96	—	—	4	—	—	—	—
100	2	3	—	—	—	—	6

A percentagem lida na segunda coluna do quadro (plasma normal: 13 segundos), que coincide com os 18 segundos, encontrados no plasma do paciente, corresponde a 50.

A atividade protrombínica do plasma do paciente será, pois, neste caso, de 50%.

c) TP expresso em percentagem de atividade. Consiste este método em preparar diluições múltiplas de uma mistura de quatro ou cinco plasmas citratados normais com solução fisiológica ou com plasma adsorvido. Em seguida, determinar o TP em cada uma destas diluições. Obtém-se, assim, uma curva de diluição de protrombina. Como a diluição do plasma citratado normal, feita com solução salina, reduz sensivelmente a concentração dos fatores de coagulação, falseando os resultados, recomenda-se preparar tais diluições com plasma adsorvido pelo sulfato de bário (cuja

*Biobrás Diagnósticos, Hoechst, Ortho e outros.

Quadro 21.23 Diluição da Protrombina, com Plasma Adsorvido pelo Sulfato de Bário

Tubos (n.º)	1	2	3	4	5	6	7	8
Plasma normal (ml)	1,0	0,8	0,6	0,5	0,4	0,3	0,2	0,1
Plasma adsorvido (ml)	0	0,2	0,4	0,5	0,6	0,7	0,8	0,9
Protrombina (%)	100	80	60	50	40	30	20	10

preparação se encontra descrita na determinação do tempo de protrombina com provas diferenciais ou de substituição). Este diluidor, carente de protrombina, contém os fatores 1 (fibrinogênio), e V, que permanecem constantes nas várias diluições. As concentrações dos fatores II (protrombina), VII e X são as únicas que variam nestas diluições.

Preparar as diluições em oito tubos, conforme o Quadro 21.23, empregando a mistura de plasma citratado normal, cujo TP, quando não-diluída a protrombina, seja de 12 segundos.

Depois de determinado o TP de cada uma destas diluições, em duplicata, registrar a média dos resultados obtidos em papel milimetrado, representando o TP, em segundos, em ordenada ou eixo vertical, e a concentração protrombínica, em percentagem, em abscissa ou eixo horizontal. O TP no plasma citratado do paciente, em segundos, é, então, transformado em percentagem de protrombina, pela leitura da concentração protrombínica correspondente na curva de diluição.

INTERPRETAÇÃO

A determinação do TP constitui prova de grande valor na demonstração de deficiência dos fatores da coagulação I, II, V, VII e X, bem como no controle da terapêutica anticoagulante pelo dicumarol, encurtado ou prolongado, e seus derivados. O TP pode ser:

Tempo de protrombina normal: quando a coagulação do plasma se processa entre 11 e 13 segundos.

Tempo de protrombina encurtado: ocorre, pela ação de certos medicamentos, como os barbitúricos, os diuréticos, os digitálicos, a vitamina K e os anticoncepcionais orais.

Tempo de protrombina prolongado: apresenta grande importância diagnóstica. Ocorre nas seguintes condições:

1. Nas deficiências congênitas dos fatores da coagulação I, II, V, VII e X.
2. Quando a concentração do fibrinogênio se acha abaixo de 100 mg/dl.
3. Na presença de anticoagulantes circulantes, inclusive a heparina, os produtos de degradação da fibrina, a antitrombina e outros.
4. Nas deficiências adquiridas, decorrentes de:
   A) **Afecções hepáticas.** Quando há graves lesões do parênquima hepático, o fígado torna-se incapaz de sintetizar os fatores I e V, bem como os fatores dependentes da vitamina K (II, VII, IX e X), mesmo que haja fornecimento adequado desta vitamina. Nesses casos, há falta de utilização da vitamina K. A determinação do tempo de protrombina antes e depois da administração da vitamina K é empregada como prova de função hepática.
   B) **Deficiência de vitamina K, por falta de absorção ou de formação.** A falta de absorção desta vitamina lipossolúvel ocorre na **fístula biliar** externa e na **icterícia obstrutiva,** pela ausência de sais biliares no trato intestinal, bem como no **espru,** pela incapacidade de absorção das gorduras. A esterilização da flora intestinal pelos antibióticos reduz a formação de vitamina K, pelo desaparecimento da flora normal. Nos **recém-nascidos,** o fornecimento materno de vitamina K esgota-se dentro de três a cinco dias, ocorrendo hipoprotrombinemia antes que a flora intestinal necessária para a formação da vitamina K comece a proliferar, podendo determinar a doença hemorrágica do recém-nascido.
   C) **Administração de dicumarol ou de seus derivados.** A administração destes anticoagulantes interfere na função da vitamina K no fígado e, conseqüentemente, na produção dos fatores sanguíneos dependentes desta vitamina: II, VII, IX e X. Admite-se que estes anticoagulantes liberam inibidores destes fatores. O dicumarol e seus derivados são empregados para reduzir a coagulabilidade do sangue nas afecções tromboembólicas. Após a administração destes anticoagulantes, o fator VII é o primeiro a sofrer redução de sua atividade, seguido dos fatores IX, X e II.
   D) **Administração de outros medicamentos.** Além do dicumarol e seus derivados, há outros medicamentos que prolongam o tempo de protrombina:
      a) Destruindo as bactérias que sintetizam a vitamina K no trato intestinal, como os antibióticos.
      b) Impedindo a absorção de vitamina K, que é lipossolúvel, como os óleos minerais.
      c) Agindo concomitantemente com o dicumarol ou seus derivados, como os salicilatos.

TEMPO DE PROTROMBINA (TP)

Conforme já mencionado, a formação do coágulo na determinação do TP depende da presença do plasma dos fatores que participam do sistema extrínseco da coagulação (II, V, VII e X), além da concentração normal de fibrinogênio e da ausência de anticoagulantes circulantes, como a heparina, a antitrombina.

Quando há deficiência de um ou mais destes fatores ou a presença de anticoagulantes circulantes, o TP torna-se prolongado.

As provas diferenciais ou de substituição consistem em identificar o responsável pelo prolongamento, mediante substituição de 50% do plasma do paciente por plasma citratado normal de controle, contendo todos os fatores da coagulação, bem como por plasma adsorvido e por soro normal envelhecido, contendo determinados fatores da coagulação; verificar, pela determinação do TP, se há correção do prolongamento anteriormente obtido no plasma integral do paciente.

A execução dessas provas consta de duas partes: a primeira, para demonstrar a presença ou a ausência de anticoagulantes circulantes; a segunda, para identificar os fatores deficientes, responsáveis pelo prolongamento do TP (na ausência de anticoagulantes circulantes).

I. Prova diferencial ou de substituição para demonstrar a presença ou a ausência de anticoagulantes circulantes.

Consiste em diluir o plasma citratado do paciente a 1:1 com plasma citratado normal de controle, contendo todos os fatores da coagulação, e em determinar o TP nessa diluição. Na presença de anticoagulantes circulantes, o TP originalmente prolongado não se corrige, permanecendo o mesmo.

Material e Soluções Necessários

1. Equipamento para a determinação do TP.
2. Plasma citratado do paciente.
3. Plasma citratado normal de controle, obtido, de preferência, da mistura de plasma de quatro ou cinco indivíduos normais.

Técnica

1. Preparar a diluição do plasma citratado do paciente a 1:1, colocando 0,5 ml em um tubo e adicionando 0,5 ml do plasma citratado normal de controle. Agitar para misturar.
2. Determinar o tempo de protrombina em 0,1 ml desta mistura, em duplicata, bem como em 0,1 ml do plasma citratado normal de controle, também em duplicata, de acordo com a técnica já descrita.

INTERPRETAÇÃO

Pode ocorrer uma das seguintes eventualidades:

a) Se o prolongamento do TP não for corrigido, trata-se da presença de anticoagulante circulante no plasma do paciente.

b) Se tal prolongamento for corrigido, com resultado igual ao obtido no plasma citratado normal de controle, é sinal de que o plasma do paciente apresenta deficiência de um ou mais dos fatores de coagulação.

II. **Prova diferencial ou de substituição** para identificar os fatores deficientes.

Consiste em diluir plasma citratado do paciente a 1:1 com plasma absorvido e com soro normal envelhecido, contendo determinados fatores da coagulação, e em determinar o TP nestas diluições. Quaisquer fatores, contidos em um destes diluidores, que corrigirem o tempo de protrombina, originalmente prolongado, tornando-o normal, serão considerados os responsáveis pelo prolongamento.

Material e Soluções Necessários

1. Equipamento para a determinação do TP.
2. Plasma citratado do paciente.
3. Plasma adsorvido pelo sulfato de bário (contendo só um fator do sistema extrínseco: o fator V). Prepará-lo do seguinte modo:
   a) Em tubo de centrifugação, adicionar 100 mg de sulfato de bário para cada mililitro de plasma oxalatado normal de controle, obtido da mistura de plasma oxalatado de quatro ou cinco indivíduos normais.
   b) Agitar o tubo, durante 10 minutos, à temperatura ambiente, colocando-o, depois, no congelador, durante 10 minutos.
   c) Transferir o plasma sobrenadante para outro tubo e conservá-lo no congelador. Pode-se empregar o gel de hidróxido de alumínio *(Aldrox-gel, Fontoura Wyeth)* como agente adsorvente, em lugar do sulfato de bário, mas, neste caso, o plasma a usar deve ser citratado. Adicionar 0,1 ml de gel para cada mililitro de plasma citratado normal de controle.
4. Soro normal envelhecido (contendo só dois fatores do sistema extrínseco: os fatores VII e X). Prepará-lo do seguinte modo:
   a) Colher sangue de quatro ou cinco indivíduos normais, por punção venosa, e colocá-lo, separadamente, em tubos de centrifugação.
   b) Logo em seguida, colocar os tubos em banho-maria a 37°C, onde permanecerão durante seis horas.
   c) Após este prazo, centrifugar os tubos a 2.500 rpm durante 10 minutos, para separar os soros.
   d) Aspirar o soro sobrenadante de cada um dos quatro ou cinco tubos e transferi-los para um único tubo. Conservar esta mistura de soros normais no congelador.

Técnica

1. Preparar as diluições do plasma citratado do paciente a 1:1 do seguinte modo:
   a) Colocar 0,5 ml do plasma citratado do paciente em um tubo e adicionar 0,5 ml de plasma adsorvido pelo sulfato de bário. Agitar para misturar.
   b) Colocar 0,5 ml do plasma citratado do paciente em outro tubo e adicionar 0,5 ml de soro normal envelhecido. Agitar para misturar.
2. Determinar o tempo de protrombina em 0,1 ml de cada uma destas misturas, em duplicata, de acordo com a técnica já descrita.

INTERPRETAÇÃO

A identificação do fator deficiente no plasma do paciente, responsável pelo prolongamento do TP, depende dos resultados obtidos com as determinações nas diluições com o plasma adsorvido e com o soro normal envelhecido.

a) Se houve correção do prolongamento do TP, na diluição do plasma adsorvido, o fator V é o deficiente.

b) Se tal correção ocorreu na diluição com o soro normal envelhecido, os VII e X são os fatores deficientes.

Cumpre observar que as deficiências dos fatores V e X também prolongam o TP parcial ativado.

Quando decorrente de deficiência do fator II (protrombina), o prolongamento do TP só se corrige pela substituição de 50% do plasma do paciente por plasma citratado normal de controle, contendo todos os fatores da coagulação.

As possibilidades de identificação do exato fator deficiente podem ser ampliadas, mediante a determinação do TP parcial ativado, executada concomitantemente no plasma citratado do paciente, com as mesmas provas diferenciais ou de substituição.

TEMPO DE TROMBOPLASTINA PARCIAL (TTP) ATIVADO

Constitui a melhor prova para investigar as alterações do mecanismo da coagulação sanguínea, especialmente as deficiências envolvendo os fatores que participam do sistema intrínseco, com exceção das plaquetas e do fator XIII, bem como do fator VII, do sistema extrínseco.

O plasma citratado normal contém todos os fatores necessários para promover a coagulação intrínseca, exceto o cálcio (removido pelo citrato de sódio) e as plaquetas (removidas pela centrifugação). Consiste em adicionar, ao plasma, cálcio e extrato etéreo de cérebro, que contém cefalina, o substituto fosfolipídico das plaquetas (tromboplastina parcial). O tempo consumido em segundos para a coagulação do plasma representa o tempo de tromboplastina parcial.

Quando executada em condições padronizadas, esta prova permite revelar deficiência de todos os fatores da coagulação, exceto os assinalados anteriormente.

A cefalina contida no extrato etéreo de cérebro age como substituto das plaquetas, fornecendo concentração ótima de fosfolipídios. Em virtude de só fornecer fosfolipídios, esta tromboplastina foi denominada parcial, substituindo a tromboplastina tecidual completa, usada na determinação do tempo de protrombina.

A adição de caulim promove maior ativação dos fatores sensíveis ao contato (XI e XII), reduzindo a influência das superfícies de contato, como os tubos de vidro; permite a obtenção de resultados mais exatos. Quando executada com um destes ativadores, a prova denomina-se *TTP ativado*. Esta modificação é a mais recomendada para uso na prática.

Pelos motivos já assinalados na determinação do tempo de protrombina, o anticoagulante recomendado é o citrato de sódio, conservando-se o sangue no refrigerador, se a determinação não for executada dentro de duas horas após a sua colheita.

A colheita do sangue para esta determinação deve ser feita, de preferência, pela técnica das duas seringas, a fim de evitar a contaminação do sangue com a tromboplastina liberada pelos tecidos lesados, a qual acelera a coagulação, tanto dos plasmas normais como dos patológicos. Consiste em puncionar a veia com agulha montada em seringa de plástico; depois de aspirados 2 a 3 ml de sangue, retirar a seringa da agulha, desprezando o sangue colhido e adaptar outra seringa, com a qual se colhe a quantidade necessária de sangue.

É indicada em todos os casos em que há tendência hemorrágica e, rotineiramente, antes de intervenções cirúrgicas, bem como no controle da terapêutica anticoagulante pela heparina, em lugar do tempo de coagulação do sangue total, por ser mais sensível.

Material e Soluções Necessários

1. Equipamento para punção venosa (seringa descartável).
2. Tubos de centrifugação de 10 ml.
3. Tubos de ensaio de 10 × 75 mm.
4. Pipetas de 1 ml, graduadas ao centésimo.
5. Pipetas de 0,2 ml, graduadas ao centésimo.
6. Centrifugador.
7. Banho-maria a 37°C.
8. Cronômetro.
9. Anticoagulantes.
   a) Solução de citrato de sódio 0,1 M:

      Dissolver 3,23 g de citrato de sódio em 100 ml de água destilada.

   b) Solução de oxalato de sódio 0,1 M:

      Dissolver 1,34 g de oxalato de sódio anidro em 100 ml de água destilada.
      Usar um dos anticoagulantes assinalados anteriormente, de preferência o citrato de sódio, na proporção de uma parte para nove de sangue venoso. O oxalato de sódio não é recomendado, a menos que a prova seja executada dentro de, no máximo, duas horas após a colheita.

10. Solução de cloreto de cálcio 0,025 M.

    Dissolver 0,277 g de cloreto de cálcio anidro em 100 ml de água destilada.

11. Solução de cloreto de sódio a 0,85%, recentemente preparada.
12. Plasma citratado do paciente.
13. Plasma citratado normal, obtido da mistura de plasmas de quatro ou cinco indivíduos normais, como controle da prova.
14. Suspensão de caulim (silicato de alumínio hidratado). Adicionar 2 g de caulim a 100 ml da solução de cloreto de sódio a 0,85%. Esta suspensão conserva-se indefinidamente à temperatura ambiente.
15. Tromboplastina parcial. É obtida do cérebro de coelho, humano ou bovino. Pode ser adquirida no comércio especializado, já pronta para uso, preparada por vários fabricantes.* Também pode ser adquirida a tromboplastina parcial já ativada como o *Trombofax ativado (Johnson & Johnson)*, o *Platelin com ativador (Warner-Chilcott Laboratories)*, a *Cefalina cálcica ativada (Reativos Santa Catarina Ltda.)*, *Behring*. Para o uso da tromboplastina parcial já ativada, consultar as instruções do fabricante.

Técnica

1. Colher, por punção venosa, de preferência pela técnica das duas seringas, 4,5 ml de sangue do paciente e colocar em tubo de centrifugação contendo 0,5 ml de citrato de sódio 0,1 M. Misturar por agitação suave.
2. Centrifugar a 2.500 rpm, durante 10 minutos, para separar o plasma.
3. Aspirar o plasma com pipeta e transferi-lo para outro tubo, iniciando a determinação imediatamente ou dentro de, no máximo, duas horas.
4. Se a determinação não for executada dentro desse prazo, colocar o plasma no congelador.
5. Repetir as etapas anteriormente descritas com sangue colhido de quatro ou cinco indivíduos normais, misturando seus plasmas, como controle da prova.
6. Executar a determinação em duplicata. Para isso, colocar quatro tubos de 10 × 75 mm em banho-maria a 37°C, dois para o plasma citratado do paciente e dois para o plasma citratado normal.
7. Colocar 0,2 ml do plasma citratado do paciente em cada um dos dois primeiros tubos e 0,2 ml do plasma citratado normal em cada um dos outros dois tubos.
8. Preparar a suspensão de *Trombofax (ou Platelin)* com caulim (ou celite) misturando em partes iguais de cada um, em quantidade suficiente para as determinações a executar. Agitar bem. Esta suspensão conserva-se à temperatura ambiente durante apenas uma hora.
9. Acrescentar 0,2 ml desta suspensão *Trombofax-caulim*, depois de bem agitada, a cada um dos quatro tubos.
10. Agitar os tubos para misturar o seu conteúdo e deixá-los em banho-maria a 37°C, durante três minutos, para estabilizar a temperatura em seu interior.
11. Adicionar rapidamente 0,2 ml da solução de cloreto de cálcio 0,025 M (preaquecida em banho-maria a 37°C, durante três minutos) ao primeiro tubo, soprando a pipeta, e, neste mesmo instante, pôr o cronômetro a funcionar.
12. Agitar o tubo suavemente, para misturar o seu conteúdo, e deixá-lo em banho-maria, continuando a agitá-lo de cinco em cinco segundos.
13. Ao fim de 30 segundos, retirar o tubo do banho-maria e agitá-lo suavemente, até o aparecimento do coágulo, parando, simultaneamente, o cronômetro. Anotar o número de segundos gastos.
14. Repetir as etapas 11, 12 e 13 com os outros três tubos. Tirar a média dos resultados obtidos no plasma do paciente e no plasma normal.
15. O tempo consumido, em segundos, para a formação do coágulo, constitui TTP ativado.
16. Os valores normais por este método oscilam entre 35 e 45 segundos.
17. Se for executada a prova da tromboplastina parcial sem a ativação pelo caulim, ou pelo celite, proceder de acordo com a técnica anteriormente descrita, omitindo a adição do ativador. Os valores normais por este método variam entre 40 e 100 segundos.
18. Fornecer o resultado obtido no plasma do paciente juntamente com o do plasma normal, para controle da prova.

INTERPRETAÇÃO

A determinação do TTP ativado constitui prova de grande valor na prática, demonstrando deficiências de todos os fatores

**Trombofax (Johnson & Johnson), Platelin (Warner Chilcott Laboratories), Biobrás Diagnósticos* (Fone (31)337-6677, Belo Horizonte, MG), *Reativos Santa Catarina Ltda., Hoechst* e outros.

da coagulação, especialmente os que participam do sistema intrínseco, com exceção das plaquetas e dos fatores VII e XIII. É, igualmente, de valor no controle da terapêutica anticoagulante pela heparina, substituindo, com vantagens, o tempo de coagulação do sangue total.

O TTP ativado pode encontrar-se normal, encurtado ou prolongado.

1. **Normal:** quando a coagulação do plasma se processa entre 35 e 45 segundos.
2. **Encurtado:** não apresenta importância prática.
3. **Prolongado:** é a alteração que apresenta a maior importância diagnóstica; ocorre nas seguintes condições:
   a) Nas deficiências dos fatores da coagulação VIII, IX, V, X, XI, XII e II (quando presentes em menos de 25% da concentração normal) e I (quando em concentração inferior a 100 mg/dl).
   b) Na presença de anticoagulantes circulantes, como a heparina, os produtos de degradação da fibrina, as fibrinolisinas, os anticoagulantes do lupo eritematoso e outros.

Conforme já assinalado, o TTP ativado encontra-se prolongado nas seguintes condições:

a) Na deficiência de um ou mais dos fatores que participam do sistema intrínseco da coagulação sanguínea, com exceção das plaquetas e do fator XIII, bem como do fator VII, do sistema extrínseco.
b) Na presença de anticoagulantes circulantes, como a heparina, os produtos de degradação da fibrina, nas fibrinolisinas, a antitrombina e outros.

Consistem as provas diferenciais ou de substituição em identificar o responsável por tal prolongamento, mediante a substituição de 50% do plasma do paciente por plasma citratado normal de controle, contendo determinados fatores da coagulação, e em verificar, pela determinação do TTP ativado, se há correção do prolongamento originalmente obtido no plasma integral do paciente.

Estas provas constam de duas partes: a primeira, para demonstrar a presença ou a ausência de anticoagulantes circulantes, e a segunda, para identificar os fatores deficientes, responsáveis pelo prolongamento do tempo de tromboplastina parcial ativado (na ausência de anticoagulantes circulantes).

I. Prova diferencial ou de substituição para demonstrar a presença ou a ausência de anticoagulantes circulantes.

Consiste em diluir o plasma citratado do paciente a 1:1 com plasma citratado normal de controle, contendo todos os fatores de coagulação, e em determinar o TTP ativado nessa diluição. Na presença de anticoagulantes circulantes, o tempo de tromboplastina parcial ativado, originalmente prolongado, não se corrige, permanecendo o mesmo.

Material e Soluções Necessários

1. Equipamento para a determinação do TTP ativado.
2. Plasma citratado do paciente.
3. Plasma citratado normal de controle, obtido, de preferência, da mistura de plasmas de quatro ou cinco indivíduos normais.

Técnica

1. Preparar a diluição do plasma citratado do paciente a 1:1 colocando 0,5 ml em um tubo e adicionando 0,5 ml do plasma citratado normal de controle. Agitar para misturar.
2. Determinar o TTP ativado em 0,2 ml desta mistura, em duplicata, bem como em 0,2 ml de plasma citratado normal de controle, também em duplicata, de acordo com a técnica já descrita.

INTERPRETAÇÃO

Ocorre uma das seguintes eventualidades:

a) Se o prolongamento de TTP ativado não for corrigido, trata-se da presença de anticoagulante circulante no plasma do paciente.
b) Se tal prolongamento for corrigido, com resultado igual ao obtido no plasma citratado normal de controle, é indício de que o plasma do paciente apresenta deficiência de um ou mais dos fatores da coagulacão.

II. Prova diferencial ou de substituição para identificar os fatores deficientes.

Consiste em diluir o plasma citratado do paciente a 1:1 com plasma absorvido e com soro normal envelhecido, contendo determinados fatores da coagulação, e em determinar o tempo de tromboplastina parcial ativado nessas diluições. Quaisquer fatores, contidos em um destes diluidores, que corrigirem o TTP ativado, originalmente prolongado, tornando-o normal, serão considerados responsáveis pelo prolongamento.

Se se determinar, concomitantemente, o tempo de protrombina também com as provas diferenciais ou de substituição, ampliam-se as possibilidades de identificar o exato fator deficiente.

Material e Soluções Necessários

1. Equipamento para a determinação do tempo de tromboplastina parcial ativado.
2. Plasma citratado do paciente.
3. Plasma adsorvido pelo sulfato de bário (contendo os fatores V, VII, XI e XII). Prepará-lo de acordo com o processo já descrito na determinação do tempo de protrombina com a prova diferencial ou de substituição para identificar os fatores deficientes.
4. Soro normal envelhecido (contendo os fatores VII, IX, X, XI e XII). Prepará-lo de acordo com o processo já descrito na determinação do tempo de protrombina com a prova diferencial ou de substituição para identificar os fatores deficientes.

Técnica

1. Preparar as diluições do plasma citratado do paciente a 1:1 do seguinte modo:
   a) Colocar 0,5 ml do plasma citratado em um tubo e adicionar 0,5 ml do plasma adsorvido pelo sulfato de bário. Misturar por agitação do tubo.
   b) Colocar 0,5 ml do plasma citratado do paciente em outro tubo e adicionar 0,5 ml de soro normal envelhecido. Misturar por agitação do tubo.
2. Determinar o tempo de tromboplastina parcial ativado em 0,2 ml de cada uma destas misturas, em duplicata, de acordo com a técnica já descrita.

INTERPRETAÇÃO

A identificação do fator deficiente no plasma do paciente, responsável pelo prolongamento do TTP ativado, depende dos resultados obtidos com as determinações nas diluições com o plasma adsorvido e com o soro normalmente envelhecido, conforme o Quadro 21.24, onde figuram também os resultados da determinação do tempo de protrombina, executada com as mesmas provas.

De acordo com as estatísticas, pode-se afirmar que:

a) Cerca de 83% das alterações da primeira fase da coagulação são decorrentes de deficiência do fator VIII (**Hemofilia A** ou

Quadro 21.24 Identificação dos Prováveis Fatores Deficientes, Baseada nos Resultados da Determinação do Tempo de Protrombina (TP) e do Tempo de Tromboplastina Parcial (TTP) Ativado, Executada com as Provas Diferenciais ou de Substituição*

		TP		TTP		
TP	**TTP**	**Com Plasma Adsorvido**	**Com Soro Normal Envelhecido**	**Com Plasma Adsorvido**	**Com Soro Normal Envelhecido**	**Prováveis Fatores Deficientes**
N	N	—	—	—	—	Nenhum
N	P	—	—	C	NC	VIII
N	P	—	—	C	C	XI ou XII
N	P	—	—	NC	C	IX
P	N	NC	C	—	—	VII
P	P	C	NC	C	NC	V
P	P	NC	C	NC	C	X
P	P	NC	NC	NC	NC	II

*N = Tempo normal, P = Tempo prolongado, C = Corrigido e NC = Não-corrigido; TP = Tempo de protrombina, TTP = Tempo de tromboplastina parcial.

hemofilia clássica). O prolongamento do tempo de tromboplastina parcial ativado no plasma destes pacientes corrige-se quase completamente pelo plasma absorvido.

b) Cerca de 14% das alterações da primeira fase da coagulação são produzidos por deficiência do fator IX (**Hemofilia B** ou doença de Christmas). O prolongamento do tempo de tromboplastina parcial ativado no plasma destes pacientes corrige-se quase completamente pelo soro normal envelhecido.
c) As alterações decorrentes da rara deficiência do fator XI (**Hemofilia C**) são parcialmente corrigidas pelo plasma adsorvido e pelo soro normal envelhecido, visto que ambos contêm o fator XI.

Uma vez identificado o fator deficiente, pode-se determinar a sua concentração, e percentagem, no plasma do paciente, mediante o emprego de provas de substituição específicas ou individuais.

As provas para a identificação individual de todos os fatores da coagulação, com exceção dos fatores I e XIII, baseiam-se em um princípio comum — o emprego de um plasma substrato, deficiente apenas no fator a ser determinado, com tempo de coagulação prolongado. No caso dos fatores II, V, VII e X (sistema extrínseco), o tempo de coagulação é determinado pelo tempo de protrombina e, nos dos fatores VIII, IX, XI e XII, pelo tempo de tromboplastina parcial ativado.

Se o plasma normal diluído, contendo o fator deficiente, for adicionado ao plasma substrato deficiente, o tempo de coagulação prolongado deste último será encurtado, proporcionalmente à quantidade de plasma normal adicionado.

Consiste a determinação em preparar diluições múltiplas do plasma citratado normal de controle (1:5, 1:10, 1:20, 1:40 e 1:100) com solução fisiológica, e em adicionar a cada uma destas diluições o plasma substrato deficiente, determinando, em seguida, o tempo de protrombina ou o TTP ativado, conforme o fator deficiente. Com os resultados obtidos, construir uma curva de calibração, registrando o tempo de coagulação correspondente à concentração do fator corretivo, contido no plasma normal.

Procedendo-se do mesmo modo com o plasma do paciente com deficiência em um fator específico, isto é, adicionando-o a cada uma das diluições do plasma normal em lugar do plasma substrato deficiente e determinando-se o tempo de coagulação nestas diluições, pode-se transformar o grau de correção obtido em percentagem de concentração do fator, baseando-se na curva da calibração.

Para os fatores VIII e IX, pode-se usar, como plasma substrato deficiente, o plasma de hemofílicos com deficiência intensa. No caso dos demais fatores, o plasma substrato deficiente deve ser preparado artificialmente ou adquirido no comércio.

TEMPO DE COAGULAÇÃO (TC) OU DE RECALCIFICAÇÃO DO PLASMA

O tempo de coagulação (TC) ou de recalcificação do plasma constitui prova de valor na investigação das alterações do mecanismo da coagulação sanguínea; permite revelar deficiências de todos os fatores, especialmente os que participam do sistema intrínseco, com exceção do fator VII, do sistema extrínseco.

Consiste a prova em adicionar solução de cloreto de cálcio ao plasma pobre em plaquetas, descalcificado pelo citrato de sódio, e em registrar o tempo consumido, em segundos, para a sua coagulação. Normalmente, é de 120 a 180 segundos. O plasma pobre em plaquetas é obtido pela centrifugação do sangue a 3.000 rpm, durante 20 minutos.

O TC ou de recalcificação do plasma varia de acordo com o número de plaquetas presentes no plasma, o qual depende da velocidade e do tempo de centrifugação do sangue. Quando as plaquetas se acham em número elevado, o TC ou de recalcificação do plasma é reduzido. Por este motivo, é importante centrifugar o sangue de acordo com a técnica indicada.

Esta determinação pode também ser executada em plasma rico em plaquetas, obtido pela centrifugação do sangue a 1.000 rpm, durante 10 minutos (centrifugação lenta). Neste caso, o TC ou de recalcificação do plasma é, normalmente, de 90 a 150 segundos.

A determinação deve ser feita imediatamente ou dentro de uma hora após a colheita do sangue, para a obtenção de resultados exatos, pois o contato prolongado do plasma com o tubo de vidro causa encurtamento do TC ou de recalcificação do plasma.

Essa prova pode também ser feita mediante a adição do plasma rico em plaquetas, de 0,1 ml de celite a 1%, como ativador. Os valores normais por esta modificação da prova, denominada tempo de coagulação ou de recalcificação do plasma ativado, variam entre 40 e 50 segundos.

A colheita de sangue deve ser feita pela técnica das duas seringas, para impedir a contaminação sanguínea pela tromboplastina liberada pelos tecidos lesados. Punciona-se a veia do paciente com agulha montada em seringa de plástico; depois de aspirados 2 a 3 ml de sangue, retirar a seringa da agulha, desprezando o sangue colhido, e adaptar outra seringa, com a qual se colhe o volume necessário.

Material e Soluções Necessários

1. Equipamento para punção venosa (seringa descartável).
2. Tubos de centrifugação de 10 ml.
3. Tubos de ensaio de 10 × 75 mm.
4. Pipetas de 1 ml, graduadas ao centésimo.
5. Pipetas de 0,1 e 0,2 ml, graduadas ao centésimo.
6. Centrifugador.
7. Banho-maria a 37°C.
8. Cronômetro.
9. Anticoagulante: solução de citrato de sódio 0,1 M (3,23 g/100 ml). Usar uma parte para nove partes de sangue venoso.
10. Solução de cloreto de cálcio anidro 0,025 M (0,277 g/100 ml).
11. Plasma citratado do paciente, pobre em plaquetas.
12. Plasma citratado normal de controle, pobre em plaquetas.

Técnica

1. Colher, de preferência pela técnica das duas seringas, 4,5 ml de sangue do paciente e colocar em tubo de centrifugação já contendo 0,5 ml da solução de citrato de sódio 0,1 M. Misturar por agitação suave.
2. Logo em seguida, centrifugar a 3.000 rpm, durante 20 minutos (centrifugação rápida), a fim de obter plasma pobre em plaquetas.
3. Aspirar o plasma com pipeta e transferi-lo para outro tubo, iniciando a determinação imediatamente ou dentro de, no máximo, uma hora.
4. Se a determinação não for executada dentro do prazo acima estipulado, colocar o plasma no congelador.
5. Repetir os itens anteriormente descritos com o sangue, colhido de quatro ou cinco indivíduos normais, misturando seus plasmas como controle da prova.
6. Executar a determinação em duplicata. Para isso, colocar quatro tubos de 10 × 75 mm em banho-maria a 37°C, dois para o plasma do paciente e dois para o plasma normal de controle.
7. Colocar 0,1 ml do plasma citratado do paciente, pobre em plaquetas, em cada um dos dois primeiros tubos, e 0,1 ml do plasma citratado normal de controle, pobre em plaquetas, em cada um dos outros dois tubos.
8. Deixar os tubos em banho-maria a 37°C, durante dois minutos, para estabilizar a temperatura em seu interior.
9. Adicionar rapidamente 0,1 ml da solução de cloreto de cálcio 0,025 M ao primeiro tubo, soprando a pipeta e, neste mesmo instante, pôr o cronômetro em funcionamento.
10. Deixar o tubo em banho-maria, durante 90 segundos, agitando-o de 30 em 30 segundos.
11. Depois deste prazo, retirar o tubo do banho-maria e agitá-lo suavemente, até o aparecimento do coágulo, parando simultaneamente o cronômetro. Anotar os segundos gastos.
12. Repetir as etapas 9, 10 e 11 com os outros três tubos. Tirar a média dos resultados.
13. O tempo consumido, em segundos, para a formação do coágulo, constitui o tempo de coagulação ou de recalcificação do plasma.
14. Os valores normais por este método variam entre 120 e 180 segundos.

INTERPRETAÇÃO

A determinação do TC ou de recalcificação do plasma é de valor, pois permite revelar deficiências de todos os fatores da coagulação, exceto o fator VII.

Comparada com o TC do sangue total, esta determinação é mais sensível, especialmente na leitura do ponto final. Em relação ao TTP ativado, ou de recalcificação do plasma, oferece a vantagem de ser sensível ao fator plaquetário 3, que, naquela determinação, é substituído pela tromboplastina parcial ou cefalina.

O TC ou de recalcificação do plasma encontra-se normal, encurtado ou prolongado.

1. **Normal:** quando a coagulação do plasma, pobre em plaquetas, se processa entre 120 e 180 segundos.
2. **Encurtado:** não apresenta importância prática.
3. **Prolongado:** é a alteração de maior importância na prática. Pode ocorrer nas seguintes condições:
   a) Nas deficiências de todos os fatores da coagulação, exceto o fator VII.
   b) Na presença de anticoagulantes circulantes, como a heparina, a antitrombina e outros.

Para identificar o responsável pelo prolongamento do TC ou de recalcificação do plasma, cumpre recorrer à prova diferencial ou de substituição, que consiste em diluir o plasma citratado do paciente, pobre em plaquetas, a 1:1, com plasma citratado normal de controle, pobre em plaquetas, contendo todos os fatores de coagulação; determinar o TC ou recalcificação do plasma nesta diluição, em duplicata, bem como no plasma citratado normal de controle, pobre em plaquetas, também em duplicata. Na presença de anticoagulantes circulantes, o prolongamento, obtido anteriormente no plasma integral do paciente, não se corrige, permanecendo o mesmo. No caso de deficiência dos fatores da coagulação, há correção do referido prolongamento, com resultado igual ao do plasma citratado normal de controle pobre em plaquetas.

PROVA DO CONSUMO DE PROTROMBINA (PCP)

A PCP corresponde à determinação do tempo de protrombina, executada no soro. É empregada para investigar, principalmente, os seguintes fatores que participam da primeira fase do sistema intrínseco da coagulação: os fatores VIII e IX e o fator plaquetário 3, que são necessários para a formacão da tromboplastina intrínseca.

Durante a coagulacão normal, a tromboplastina intrínseca, formada em quantidade normal, converte quase toda a protrombina do plasma em trombina. Determinando-se o tempo de protrombina no soro, obter-se-á o prolongamento desse tempo, pela ausência quase completa de protrombina. Se, entretanto, houver deficiência de tromboplastina intrínseca, somente uma parte da protrombina será convertida em trombina, deixando um excesso ou resíduo de protrombina no soro. Neste caso, a determinação do tempo de protrombina no soro resultará em encurtamento desse tempo.

A PCP consiste em determinar a presença de protrombina residual, mediante uma modificação do tempo de protrombina executado no plasma.

A quantidade de protrombina que permanece no soro é inversamente proporcional à quantidade de tromboplastina intrínseca gerada durante a coagulação. A quantidade de tromboplastina presente depende da concentração dos fatores VIII e XI e da atividade funcional das plaquetas. Na prova, o soro fornece os fatores VII, IX, X, XI e XIII, e o *Simplastin A* fornece a tromboplastina tecidual, o cálcio e os fatores V e I (fibrinogênio).

Para evitar a contaminação do sangue pela tromboplastina liberada pelos tecidos lesados, recomenda-se colher o sangue para esta determinação pela técnica das duas seringas, já descrita na determinação do tempo de tromboplastina parcial ativado.

Material e Soluções Necessários

1. Equipamento para punção venosa (seringa descartável).
2. Tubos de centrifugação de 10 ml.
3. Tubos de ensaio de 10 × 75 mm.
4. Pipetas de 0,1 e 0,2 ml, graduadas ao centésimo.
5. Centrifugador.
6. Banho-maria a 37°C.
7. Cronômetro.
8. Soro do paciente.
9. Soro normal de controle.
10. *Simplastin A (Warner-Chilcott Laboratories).*

Técnica

1. Colher, por punção venosa, pela técnica das duas seringas 2 a 3 ml de sangue do paciente e transferir para um tubo em centrifugação.
2. Logo em seguida, colocar o tubo em banho-maria a 37°C e deixar o sangue coagular.
3. Manter o tubo em banho-maria a 37°C, durante 50 minutos, a partir da coagulação do sangue.
4. Após esse prazo, centrifugar o sangue a 2.500 rpm, durante cinco minutos, para separar o soro.
5. Aspirar o soro sobrenadante com uma pipeta e transferi-lo para um tubo de 10 × 75 mm, preaquecido em banho-maria a 37°C.
6. Colocar o soro em banho-maria a 37°C durante cinco minutos.
7. Repetir os itens anteriormente descritos com o sangue colhido de indivíduo normal, como controle da prova.
8. Executar a determinação exatamente uma hora após a coagulação do sangue, em duplicata. Para isso, colocar quatro tubos de 10 × 75 mm em banho-maria a 37°C, dois para o soro do paciente e dois para o soro normal de controle.
9. Colocar 0,2 ml de *Simplastin A* em cada um dos quatro tubos e deixá-los em banho-maria a 37°C, durante dois minutos.
10. Após esse prazo, adicionar 0,1 ml do soro do paciente ao primeiro tubo, soprando a pipeta e, neste mesmo instante, pôr o cronômetro em funcionamento.
11. Agitar o tubo suavemente, para misturar o seu conteúdo, e deixá-lo em banho-maria, durante 10 segundos.
12. Ao fim desse prazo, retirar o tubo do banho-maria e agitá-lo suavemente, até o aparecimento do coágulo, parando, simultaneamente, o cronômetro. Anotar o número de segundos gastos.
13. Repetir os itens 10, 11 e 12 com os outros três tubos. Tirar a média dos resultados obtidos.
14. O tempo consumido, em segundos, para a formação do coágulo, constitui o tempo de consumo de protrombina ou tempo de protrombina do soro.
15. O valor normal desse tempo, quando a determinação é executada uma hora após a coagulacão do sangue, é superior a 30 segundos. Os valores inferiores a 25 segundos são anormais.
16. Há uma modificação desta prova, pela qual também se pode executá-la, utilizando o plasma adsorvido pelo sulfato de bário, desprotrombinizado (contendo os fatores I, V, VIII, XI e XII) e a tromboplastina já contendo a solução de cloreto de cálcio. Sua técnica pouco difere da anterior, consistindo em colocar 0,1 ml do plasma adsorvido e 0,2 ml de tromboplastina cálcica em cada um dos quatro tubos (item 9) em lugar de *Simplastin A*. A seguir, adicionar 0,1 ml do soro do paciente (etapa 10), procedendo, daí por diante, de acordo com a técnica.

INTERPRETAÇÃO

O tempo de consumo de protrombina ou tempo de protrombina do soro pode encontrar-se normal ou alterado.

1. **Normal:** ocorre quando a coagulação do soro se processa em tempo superior a 30 segundos, indicando que praticamente toda a protrombina foi consumida, sendo convertida em trombina.
2. **Alterado:** quando a coagulação do soro se processa em menos de 25 segundos; pode significar:
   a) Presença de anticoagulantes circulantes.
   b) Presença de protrombina residual, decorrente de deficiências, principalmente dos fatores VIII e IX e do fator plaquetário 3, necessários para a formação da tromboplastina intrínseca.

Identifica-se o responsável por esta anormalidade recorrendo-se às provas diferenciais ou de substituição, que consistem em determinar o tempo de consumo de protrombina no soro do paciente, diluído a 1:1:

a) Com plasma citratado normal de controle, contendo todos os fatores da coagulação, que não corrige a anormalidade, quando decorrente da presença de anticoagulantes circulantes.
b) Com plasma adsorvido pelo sulfato de bário, contendo o fator VIII, que corrige a anormalidade, quando produzida por deficiência do fator VIII.
c) Com soro normal envelhecido, contendo o fator IX, que corrige a anormalidade, quando causada por deficiência do fator IX.
d) Com tromboplastina parcial, contendo a cefalina, o substituto fosfolipídico das plaquetas, que corrige a anormalidade, quando decorrente de deficiência do fator plaquetário 3.

TEMPO DE TROMBINA (TT)

A determinação do TT é feita para investigar alterações na terceira fase da coagulação sanguínea, quando ocorre transformação do fibrinogênio em fibrina pela ação da trombina, permitindo revelar deficiências qualitativas e quantitativas do fibrinogênio plasmático. A determinação é independente dos fatores que intervêm nas duas primeiras fases da coagulação.

Consiste a prova em adicionar ao plasma citratado do paciente uma quantidade conhecida de trombina, em condições padronizadas. O tempo consumido, em segundos, para a formação do coágulo de fibrina, constitui o tempo de trombina.

É a trombina muito instável; perde sua atividade rapidamente, quando em contato com superfícies estranhas, como o vidro. Por isso, todo o material empregado nesta determinação (seringas, tubos, pipetas) deve ser de plástico ou siliconizado.

Material e Soluções Necessários

1. Equipamento para punção venosa (seringa descartável).
2. Tubos de centrifugação de 10 ml, de plástico.
3. Tubos de ensaio de 10 × 75 mm, de plástico.
4. Pipetas de 1 ml, graduadas ao centésimo, de plástico.
5. Pipetas de 0,2 ml, graduadas ao centésimo, de plástico.
6. Centrifugador.
7. Cronômetro.
8. Banho-maria a 37°C.
9. Anticoagulante: solução de citrato de sódio 0,1 M (3,23 g/100 ml). Usar uma parte para nove partes de sangue venoso.
10. Solução de cloreto de sódio a 0,85%, recentemente preparada.
11. Plasma citratado do paciente, pobre em plaquetas.
12. Plasma citratado normal, pobre em plaquetas, obtido de mistura de plasmas de quatro ou cinco indivíduos normais, como controle da prova.

13. Trombina. Pode ser adquirida no comércio, preparada por vários laboratórios, como a trombina de origem humana *Fibrindex (Johnson & Johnson),* a trombina bovina *Tropical (Parke Davis & Company), Batroxobin (Hoechst)* e outros.

Técnica

1. Colher, com seringa de plástico, 4,5 ml de sangue do paciente e colocar em tubo de centrifugação de plástico contendo 0,5 ml de citrato de sódio 0,1 M. Misturar por suave agitação.
2. Centrifugar o sangue a 3.000 rpm, durante 20 minutos, para obter plasma pobre em plaquetas.
3. Aspirar o plasma sobrenadante com pipeta e transferi-lo para outro tubo de plástico, iniciando a determinação imediatamente ou dentro de, no máximo, duas horas.
4. Se a determinação não puder ser executada dentro do prazo, colocar o plasma no congelador.
5. Repetir os itens anteriormente descritos com sangue colhido de quatro ou cinco indivíduos normais, misturando seus plasmas, como controle da prova.
6. Executar a determinação em duplicata. Para isso, colocar quatro tubos de plástico, de 10 × 75 mm, em banho-maria, a 37°C, dois para o plasma citratado do paciente e dois para o plasma citratado normal.
7. Usando pipetas de plástico, colocar 0,2 ml do plasma citratado do paciente em cada um dos dois primeiros tubos e 0,2 ml do plasma citratado normal em cada um dos outros dois tubos.
8. Preparar a solução de uso de trombina, adicionando à ampola de *Fibrindex* 1 ml da solução de cloreto de sódio a 0,85%. O reagente assim reconstituído contém 50 unidades de trombina humana por mililitro, conservando-se à temperatura ambiente durante seis horas.
9. Com pipeta de plástico, acrescentar 0,2 ml desta solução de uso de trombina ao primeiro tubo, soprando a pipeta e, neste mesmo instante, pôr o cronômetro a funcionar.
10. Depois de cinco segundos, retirar o tubo do banho-maria e agitá-lo suavemente, até o aparecimento do coágulo, parando, simultaneamente, o cronômetro. Anotar o número gasto em segundos.
11. Repetir as etapas 9 e 10 com os outros três tubos. Tirar a média dos resultados no plasma do paciente e no plasma normal.
12. O tempo consumido em segundos, para a formação do coágulo, é o tempo de trombina.
13. Os valores normais por este método variam entre 10 e 15 segundos, dependendo da concentração da trombina empregada.
14. Fornecer o resultado do plasma do paciente, bem como o do plasma normal para controle da prova.

INTERPRETAÇÃO

A determinação do TT, prova de valor na investigação de alterações na terceira fase do mecanismo de coagulação sanguínea, revela deficiências qualitativas e quantitativas do fibrinogênio plasmático.

O TT encontra-se **normal, encurtado** ou **prolongado:**

1. **Normal:** quando a coagulação do plasma se processa entre 10 e 15 segundos, dependendo da concentração da trombina empregada.
2. **Encurtado:** não apresenta importância prática.
3. **Prolongado:** é a alteração de maior importância diagnóstica; ocorre nas seguintes condições:
   A) Nas deficiências qualitativas do fibrinogênio (disfibrinogenemia).
   B) Nas deficiências quantitativas do fibrinogênio (quando em concentração inferior a 100 mg/dl ou 1 g/l).
   C) Na presença de anticoagulantes circulantes, tais como:
      a) Inibidores da trombina, como a heparina e outras antitrombinas patológicas.
      b) Produtos de degradação do fibrinogêno.
      c) Inibidores da polimerizacão da fibrina, que ocorre no **mieloma múltiplo** e na **artrite reumatóide.**

Quando a dilatação do TT decorre da presença de anticoagulantes circulantes, o tempo de protrombina e o de tromboplastina parcial ativado também se apresentam prolongados.

Para identificar o responsável pelo prolongamento do tempo de trombina, cumpre recorrer à prova diferencial ou de substituição; consiste em diluir o plasma citratado do paciente a 1:1 com plasma normal de controle, contendo todos os fatores de coagulação, e em determinar o TT em 0,2 ml desta diluição. Se o prolongamento for corrigido, indica deficiência de fibrinogênio; se não o for, trata-se da presença de anticoagulantes circulantes.

Quando há suspeita de ser a heparina a responsável pelo prolongamento do tempo de trombina, pode-se identificá-la, mediante a prova da neutralização pelo sulfato de protrombina. Consiste em adicionar 0,2 ml de uma solução de sulfato de protrombina a 0,25% a 0,2 ml de plasma citratado do paciente, e em determinar o TT nessa mistura. Na presença de heparina, referido prolongamento será corrigido, o que não acontecerá na presença dos demais anticoagulantes circulantes.

TEMPO DE LISE DO COÁGULO DAS EUGLOBULINAS

Esta prova é empregada para determinar a atividade fibrinolítica do plasma, a qual depende da ação da plasmina que, por sua vez, depende dos ativadores do plasminogênio.

A quantidade da plasmina presente no plasma varia de acordo com o equilíbrio, complexo e muito variável, entre os ativadores e os inibidores da transformação plasminogênio-plasmina.

A fração euglobulínica do plasma contém, entre outras substâncias, fibrinogênio e plasminogênio, bem como ativadores capazes de transformar o plasminogênio em sua forma ativa: a plasmina. Os inibidores dessa transformação (plasminogênio-plasmina), que normalmente existem no plasma, não se acham presentes nessa fração. Uma vez formado o coágulo, sua lise ocorre mais rapidamente do que no sangue total.

Consiste a prova em precipitar as euglobulinas do plasma pelo ácido acético a 1%, e em ressuspender o precipitado com solução tampão de borato, de pH 9,0. Em seguida, as euglobulinas são coaguladas pela adição de solução de cloreto de cálcio, determinando-se, depois, o tempo da lise ou dissolução completa do coágulo, colocado e mantido em banho-maria a 37°C.

Como o ativador do plasminogênio é termolábil, torna-se indispensável, logo após a colheita, colocar o sangue em banho de gelo a 4°C.

Material e Soluções Necessários

1. Equipamento para punção venosa (seringa descartável).
2. Tubos de centrifugação de 10 ml.
3. Tubos de ensaio de 15 × 125 mm.
4. Pipetas de 10 ml, graduadas ao décimo.
5. Pipetas de 1 ml, graduadas ao centésimo.
6. Pipetas de 0,1 ml, graduadas ao centésimo.
7. Centrifugador.
8. Cronômetro.
9. Banho de gelo a 4°C.
10. Banho-maria a 37°C.
11. Anticoagulante: solução de oxalato de sódio 0,1 M (1,34 g/dl). Usar uma parte para nove de sangue venoso. O citrato de sódio não é recomendado, pelo fato de aumentar a atividade fibrinolítica.
12. Solução de cloreto de cálcio anidro 0,025 M (0,277 g/dl).

13. Solução de ácido acético a 1%.
14. Solução tampão de borato, de pH 9,0:

Borato de sódio	0,1 g
Cloreto de sódio	0,9 g
Água destilada, *q.s.*	100,0 ml

15. Água destilada.
16. Plasma oxalatado do paciente.
17. Plasma oxalatado normal de controle.

Técnica

1. Colher por punção venosa, de preferência com seringa de plástico, 4,5 ml de sangue do paciente e colocar em um tubo de centrifugação contendo 0,5 ml de oxalato de sódio 0,1 M. Misturar por leve agitação do tubo e colocá-lo imediatamente em banho de gelo a 4°C.
2. Centrifugar o sangue a 2.500 rpm, durante 10 minutos, para separar o plasma.
3. Aspirar o plasma com uma pipeta e transferi-lo para outro tubo, iniciando a determinação imediatamente ou dentro de, no máximo, 20 minutos após a colheita do sangue.
4. Repetir os itens anteriormente descritos com sangue colhido de indivíduo normal, como controle da prova.
5. Executar a determinação em duplicata. Para isso, colocar quatro tubos de 15 × 125 mm em banho de gelo a 4°C, sendo dois para o plasma oxalatado do paciente e dois para o plasma oxalatado normal de controle.
6. Colocar, em cada um dos dois primeiros tubos, 0,5 ml do plasma oxalatado do paciente, 9 ml de água destilada e 0,1 ml da solução de ácido acético a 1%, bem como, em cada um dos outros dois tubos, 0,5 ml do plasma oxalatado normal de controle, 9 ml de água destilada e 0,1 ml da solução de ácido acético a 1%.
7. Agitar bem os tubos, para misturar o seu conteúdo, e colocá-los em banho de gelo a 4°C, durante 30 minutos, para a precipitação das euglobulinas.
8. Após esse prazo, centrifugar os tubos a 2.500 rpm, durante cinco minutos. Forma-se um precipitado branco no fundo de cada um dos tubos.
9. Decantar o sobrenadante e emborcar os tubos sobre papel de filtro, para a drenagem completa, secando, depois, as paredes internas dos tubos com papel de filtro, tendo o cuidado de não tocar o precipitado.
10. Acrescentar 0,5 ml da solução tampão de borato, de pH 9,0, a cada um dos quatro tubos, ressuspendendo o precipitado com o auxílio de um bastão de vidro.
11. Agitar bem os tubos, para misturar o seu conteúdo, e colocá-los em banho-maria a 37°C.
12. Adicionar 0,5 ml da solução de cloreto de cálcio 0,025 M a cada um dos quatro tubos e, neste mesmo instante, pôr o cronômetro em funcionamento.
13. Agitar os tubos suavemente, de dois em dois segundos, até o aparecimento do coágulo, parando, simultaneamente, o cronômetro. Anotar os segundos consumidos para a formação do coágulo em cada tubo.
14. A partir deste momento, cronometrar o tempo necessário para que ocorra a lise ou a dissolução completa do coágulo, mantendo os tubos em banho-maria a 37°C e inspecionando-os, periodicamente, de 15 em 15 minutos. Quando o término da lise se aproximar, inspecionar os tubos a intervalos de cinco minutos.
15. Anotar o tempo decorrido entre a formação do coágulo e a sua lise ou dissolução completa. Tirar a média dos resultados obtidos no plasma do paciente e no plasma normal de controle.
16. O tempo consumido, em minutos, para a lise ou dissolução completa do coágulo, constitui o tempo de lise do coágulo das euglobulinas.
17. Normalmente, a lise ou dissolução do coágulo só ocorre depois de duas horas, completando-se dentro de quatro horas.
18. Fornecer o resultado obtido no plasma do paciente, bem como do plasma normal, para controle da prova.

INTERPRETAÇÃO

A determinação do tempo de lise ou dissolução do coágulo das euglobulinas, prova de valor na investigação do mecanismo de fibrinólise, permite revelar alterações da atividade fibrinolítica do plasma nos **processos tromboembólicos.**

O tempo de lise ou dissolução do coágulo das euglobulinas pode se encontrar **normal, prolongado** ou **encurtado:**

a) **Normal:** quando a lise ou a dissolução do coágulo se processa em tempo superior a duas horas, sendo completa, via de regra, dentro de quatro horas.
b) **Prolongado:** não apresenta importância prática.
c) **Encurtado:** ocorre quando a lise ou a dissolução do coágulo se processa em menos de duas horas, indicando aumento da atividade fibrinolítica.

Quanto menor o tempo, mais intensa a atividade fibrinolítica. É a alteração de maior importância diagnóstica. Ocorre no **colapso circulatório,** na **morte súbita,** na **cirurgia pulmonar,** nas **complicações obstétricas,** nas **reações pirogênicas** e após injeções de epinefrina (adrenalina). Esta alteração pode também ocorrer após o uso de certos agentes físicos, químicos ou biológicos, que promovem a formação de maior quantidade de plasmina, quer diretamente, ativando a transformação plasminogênio-plasmina, quer indiretamente, inativando os inibidores desta transformação. Alguns destes agentes, como a uroquinase, a estreptoquinase e outros, são empregados na terapêutica fibrinolítica dos processos tromboembólicos.

EXAME PARASITOLÓGICO DO SANGUE

Serão descritos neste capítulo apenas os parasitos encontrados com relativa freqüência em nosso meio e que podem ser evidenciados pelo exame hematológico de rotina.

Hematozoário da Malária

Constitui o parasito mais importante, dada a sua freqüência em nosso País. Os hematozoários são esporozoários parasitos dos eritrócitos do homem e dos animais. Será focalizado apenas o hematozoário do homem, descoberto por Laveran, em 1880.

É o agente etiológico da **malária** (impaludismo), que se caracteriza, após a primeira fase febril, irregular, por acessos de febre intermitente, sobrevindos de dois em dois dias **(febre terçã)** ou de três em três dias **(febre quartã),** seguindo a evolução cíclica do parasito. Os acessos febris podem, entretanto, ocorrer diariamente, em virtude de eclosão diária da nova geração de parasitos. Durante o acesso, o doente passa por três fases: **calafrio, hipertermia** e **sudação.** Em geral, ocorre esplenomegalia e anemia. Segundo Laveran, só havia uma variedade de hematozoários; distinguem-se, hoje, quatro, que se diferenciam pelos seus caracteres morfológicos e pelo tipo de febre que determinam:

1. O *Plasmodium vivax*, agente da **terçã benigna** (o ciclo esquizogônico dura 48 horas).
2. O *Plasmodium malariae*, da **febre quartã** (o ciclo esquizogônico dura 72 horas).
3. O *Plasmodium falciparum*, da **terçã maligna,** também chamada febre tropical ou estivo-outonal (duração do ciclo esquizogônico: 48 horas).
4. *Plasmodium ovale*, de distribuição geográfica muito limitada, praticamente só existente na África. Forma muito benig-

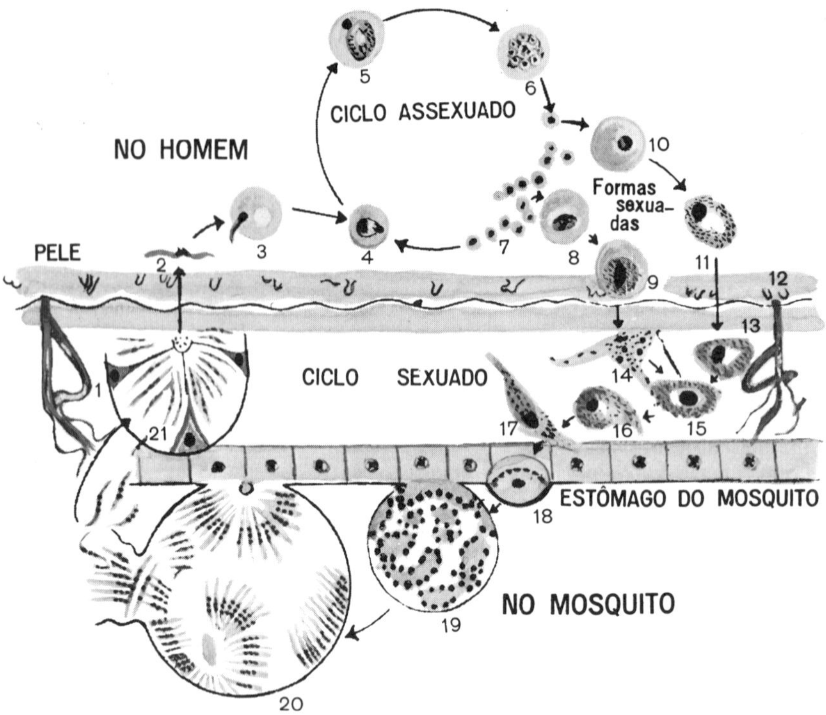

Fig. 21.55 Diagrama mostrando os ciclos sexuado e assexuado do parasito da malária (Whitby & Britton). 1. Picada do inseto vetor infectado; 2. Esporozoíto; 3. Esporozoíto penetrando em um eritrócito; 4. Trofozoíto; 5. Esquizonte; 6. Corpo em rosácea; 7. Merozoítos; 8. Formação do microgametócito; 9. Microgametócito; 10. Formação do macrogametócito; 11. Macrogametócito; 12. Picada de inseto vetor no homem contendo gametócitos no sangue; 13. Maturação do macrogametócito; 14. Emissão de flagelos ou microgametos; 15. Fecundação do macrogameto pelo microgameto; 16. Oocineto; 17. Oocineto; 18. Oocisto; 19. Esporoblastos; 20. Liberação de esporozoítos; 21. Esporozoítos dirigindo-se para as glândulas salivares do inseto.

na da febre terçã, como no caso da infecção pelo *Plasmodium vivax*.

Os plasmódios dos animais não se transmitem ao homem, e vice-versa.

A transmissão do impaludismo é feita pela picada do mosquito-fêmea, do gênero *Anopheles*.

O desenvolvimento do parasito processa-se em dois hospedeiros, compreendendo, pois, dois ciclos (Fig. 21.55).

1. **Ciclo assexuado** ou **esquizogonia,** que se processa no sangue humano. Lambertucci e Pompeu chamam a atenção para que se lembre da possibilidade de ser a **malária** a responsável por casos de **febre de origem obscura** (FOI), especialmente em regiões onde o impaludismo não é endêmico. Estes autores citam dois casos de FOI, nos quais se comprovou que o *P. vivax* era o responsável.
2. **Ciclo sexuado ou esporogonia,** que se processa no canal digestivo da fêmea do anofelino.

O mosquito é considerado o hospedeiro definitivo do hematozoário, e o homem, intermediário.

O período de incubação dura 10 a 20 dias, tempo necessário para o desenvolvimento do parasito no sangue.

ESQUIZOGONIA

É o ciclo evolutivo assexuado e endógeno do parasito, que se processa no interior dos eritrócitos, após a introdução de *esporozoítos* no sangue humano, pela picada do inseto vetor infectado.

Ao penetrar no interior do eritrócito, o parasito tem aspecto de anel, pouco móvel; é o **trofozoíto,** comparado comumente com o **anel de bacharel.** Em seguida, cresce, emite pseudópodos e aumenta a motilidade. Forma-se assim o **esquizonte,** que cresce à custa do eritrócito parasitado. O processo de desenvolvimento perdura 48 a 72 horas, dependendo do tipo de febre, dividindo-se o **esquizonte** em oito a 15 formas, denominadas **merozoítos,** dispostos em círculo, que constitui o **corpo em rosácea.** Em seguida, ocorre o rompimento do eritrócito, pondo em liberdade, no sangue, os **merozoítos,** dos quais alguns são mortos ou fagocitados pelos leucócitos e somente raros escapam, indo parasitar novos eritrócitos, e os produtos tóxicos dos parasitos libertados, neste período, são as causas determinantes do calafrio e da hipertermia.

Depois de alguns ciclos, certos **merozoítos** sofrem transformação morfológica e funcional. Formam-se os **gametócitos,** elementos sexuados ou formas de resistência, os masculinos ou **microgametócitos** e os femininos ou **macrogametócitos.** São arredondados no *Plasmodium vivax* e *malariae* e, em forma de crescente, no *Plasmodium falciparum*.

A presença dos **gametócitos** no sangue periférico constitui o problema magno da epidemiologia do impaludismo.

ESPOROGONIA

Este ciclo, sexuado ou exógeno, inicia-se quando o mosquito, ao picar indivíduos cujo sangue contém formas sexuadas do parasito, os **gametócitos,** os leva para o próprio estômago. As formas assexuadas que chegam ao estômago do mosquito morrem.

Para que o mosquito se torne infectado, é necessário que ingira número suficiente de **micro- e macrogametócitos.** No estômago, os **gametócitos** se modificam. O **microgametócito** adquire movimentos ativos, emitindo **flagelos ou microgametos.**

Em seguida, os **microgametos** fecundam os **macrogametos,** que se desenvolveram por maturação do **macrogametócito.**

Cerca de 12 horas depois de fecundado, o **macrogameto** apresenta forma alongada, vermicular, dilatada em uma das extremidades, constituindo o **oocineto.** Em seguida, o *oocineto* adquire movimentos ativos e insinua-se na mucosa gástrica do mosquito, constituindo um cisto pigmentado: o **zigoto.** Depois de crescido, aparecem, dentro do **zigoto,** cistos filhos ou **esporoblastos,** que darão origem aos **esporozoítos.** Os **esporozoítos** são lançados à cavidade geral do mosquito e, daí, pelos seus movimentos ativos, se dirigem para as glândulas salivares, de onde, pela picada do mosquito, se introduzem no organismo humano. Esse ciclo dura cerca de 14 dias.

Caracteres Diferenciais dos Plasmódios na Malária

As três variedades de plasmódios apresentam caracteres clínicos e morfológicos, pelos quais se podem diferençar segundo o Quadro 21.25.

Pesquisa do Hematozoário no Sangue

Em geral, para a pesquisa do hematozoário, deve-se colher o sangue na ausência de tratamento específico e um pouco antes do acesso febril, momento em que os parasitos são mais abundantes na circulação.

Entre os métodos de pesquisa do hematozoário, serão descritos os seguintes:

I. PREPARAÇÃO DE SANGUE FRESCO, SEM COLORAÇÃO

Consiste em colocar uma gota da solução de cloreto de sódio a 0,9% sobre lâmina e misturá-la com uma gota do sangue a examinar, cobrindo-a, em seguida, com lamínula. Parafinar as bordas da lamínula e examinar com objetiva de imersão.

Este método se presta principalmente para observar os movimentos amebóides do parasito.

II. ESFREGAÇO DE SANGUE CORADO

É o método usado rotineiramente.

Quadro 21.25 Caracteres das Três Principais Espécies dos Plasmódios

	Plasmodium vivax	*Plasmodium malariae*	*Plasmodium falciparum*
1. Tipo de febre	Terçã.	Quartã.	Cotidiana ou terçã (febre estivo-outonal).
2. Duração do ciclo assexuado	48 horas.	72 horas.	24 a 48 horas. Irregular.
3. Esquizogonia	Ocorre no sangue periférico e todas as formas são aí encontradas.	O mesmo que para o *Plasmodium vivax.*	Ocorre quase exclusivamente no baço e nos órgãos internos. Ausência de esquizontes no sangue periférico.
4. Morfologia das formas assexuadas do parasito:			
a) Trofozoíto	Anel de contorno irregular, 3 a 4 μ de diâmetro. Um anel único em cada eritrócito.	Anel de contorno regular, 3 μ de diâmetro. Semelhante ao *Plasmodium vivax.*	Anel pequeno, de contorno regular, cerca de 1,5 μ de diâmetro. Muitas vezes, com dois pontos de cromatina. É comum a infecção múltipla do eritrócito.
b) Esquizonte	Contorno irregular. Presença de pseudópodes. Maior do que o eritrócito.	Em forma de faixa muito irregular. Menor do que o eritrócito.	Não aparece no sangue periférico.
c) Número e forma dos merozoitos	15 a 20. Em geral ovais.	6 a 12. Arredondados.	8 a 20. Formas irregulares.
d) Pigmento de hemogeína	Fino. Pardo-amarelado. Baciliforme.	Grosso. Pardo-escuro.	Grosso e escasso. Pardo-escuro.
e) Movimentos amebóides	Acentuados.	Pouco acentuados.	Muito acentuados.
5. Eritrócitos parasitados	Hipertrofiados e descorados. Presença de granulações finas e abundantes. (Granulações de Schüffner.)	Sem alteração de volume, forma e coloração.	Sem alteração de volume. Descorados. Presença de granulações grossas e escassas (granulações de Maurer).
6. Gametócitos	Forma arredondada. Diâmetro 1,5 vez o tamanho do eritrócito normal.	Forma arredondada. Diâmetro igual ao do eritrócito normal.	Forma característica de crescente.
7. Generalidades	Mortalidade baixa. Escassa pigmentação da pele, baço etc.	O mesmo que para a terçã benigna.	Mortalidade alta. A forma comatosa ocorre devido ao bloqueio dos capilares cerebrais por esquizontes. Grande pigmentação da pele, baço etc.
8. Recidiva	Pode ocorrer até um ano e meio após a infecção.	Após seis anos ou mais. Persistente.	Menos que nos dois anteriores. Infecção intensa a princípio. Média de um ano.

Confeccionam-se esfregaços de sangue da maneira habitual e cora-se pelos métodos: panóptico, Giemsa, Leishman ou outro.

Reconhece-se se a preparação está adequada para a pesquisa do parasito pelo núcleo dos leucócitos, que deve estar intensamente corado.

Em seguida, leva-se ao microscópio e examina-se com objetiva de imersão (Figs. 21.55, 21.56 e 21.57).

No caso de se presumir escassez de parasitos, cumpre fazer esfregaços mais espessos. Geralmente, os parasitos se encontram em maior número nas bordas do esfregaço.

III. GOTA ESPESSA

Quando os parasitos não são evidenciados pelos métodos anteriormente descritos, recorre-se ao emprego da gota espessa. Este método consiste em concentrar, sobre superfície reduzida, os hematozoários contidos em determinado volume de sangue. Para isso, coloca-se em lâmina uma ou duas gotas de sangue. Espalha-se em forma circular com alça de platina, até conseguir-se camada uniforme. Deixar secar por exposição ao ar ou levar à estufa a 37°C. Em seguida, hemolisar com água destilada, a qual destrói os eritrócitos, deixando intactos os leucócitos e os hematozoários. Secar novamente e corar pelos métodos usuais. Examinar com objetiva de imersão.

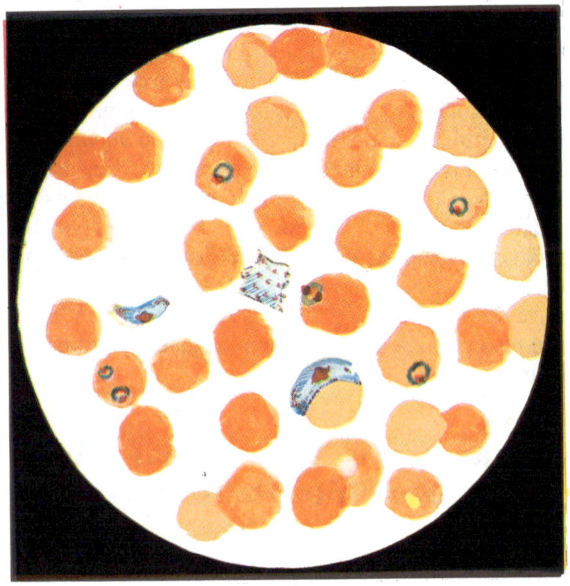

Fig. 21.58 *Plasmodium falciparum.*

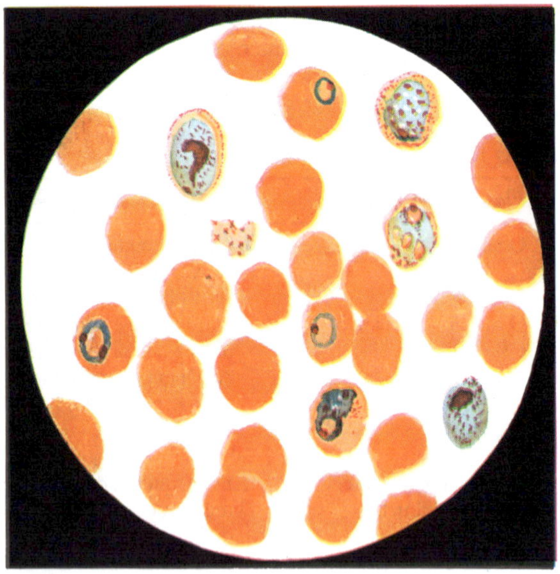

Fig. 21.56 *Plasmodium vivax.*

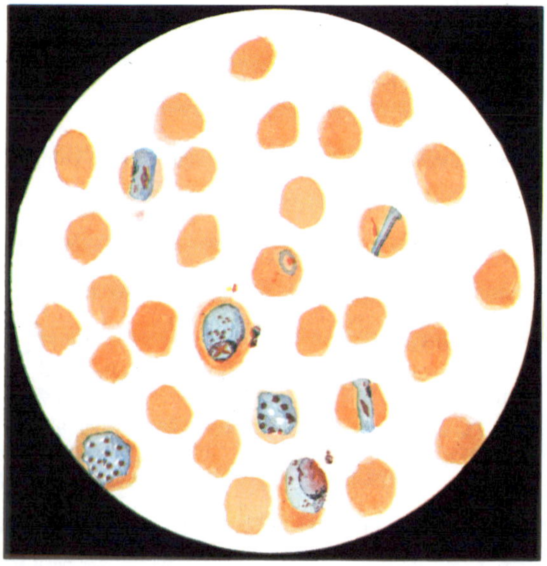

Fig. 21.57 *Plasmodium malariae.*

IV. ESPLENOCONTRAÇÃO

Nos casos em que a pesquisa do hematozoário no sangue periférico resulte negativa, pelos métodos habituais, por se encontrar localizado nas vísceras, principalmente no baço, provoca-se a contração deste órgão, com a finalidade de pôr os parasitos em evidência na circulação.

São vários os métodos empregados para a esplenocontração: métodos físicos (massagens, duchas), métodos químicos [injeção de epinefrina (adrenalina), de proteínas].

O método da epinefrina (adrenalina) é o mais usado, se não houver contra-indicação formal. Injeta-se subcutaneamente 0,5 ml da solução milesimal. Em seguida, colhe-se sangue, cada 10 ou 15 minutos, durante uma hora, confeccionando-se esfregaços ou gota espessa, da maneira habitual.

Flagelados no Sangue

Os flagelados patogênicos para o homem são divididos em dois grupos: os **tripanossomos** e as **leishmânias.**

São os seguintes os organismos comumente reconhecidos como agentes etiológicos das entidades mencionadas em seguida:

I. TRIPANOSSOMOS

a) *Trypanosoma gambiense* — **doença-do-sono africana.**
b) *Trypanosoma rhodesiense* — **doença-do-sono rodesiense.**
c) *Trypanosoma cruzi* — **doença de Chagas.**

II. LEISHMÂNIAS

a) *Leishmania donovani* — **calazar indiano.**

b) *Leishmania infantum* — **calazar infantil.**
c) *Leishmania tropica* — **botão-do-oriente.**
d) *Leishmania brasiliensis* — **leishmaniose americana.**

Tripanossomos

Os tripanossomos são protozoários da subclasse dos flagelados. Os parasitos são transmitidos ao homem por insetos vetores, no estômago, dos quais sofrem certo desenvolvimento, passando, em seguida, às suas glândulas salivares, após 20 a 30 dias. O inseto não é vetor senão depois desta ocorrência. Existem reservatórios destes protozoários em certos animais (antílopes, esquilos, tamanduás, tatus).

TRYPANOSOMA GAMBIENSE

É o agente etiológico da **doença-do-sono africana,** transmitida pela mosca *tsé-tsé* (*Glossina palpalis*). É organismo fusiforme, de movimentos ativos, medindo em comprimento duas a quatro vezes o diâmetro dos eritrócitos. É provido de membrana ondulante, que termina na extremidade anterior por longo flagelo (Fig. 21.59).

Sua pesquisa no sangue é feita em preparações a fresco ou coradas, sendo, às vezes, necessária a concentração do sangue.

As preparações coradas pelos métodos habituais (Leishman, May-Grünwald-Giemsa, Giemsa) mostram duas estruturas nucleares: uma, maior, situada centralmente, conhecida como **macronúcleo** ou **trofonúcleo,** e outra, menor, colocada na extremidade posterior: o **micronúcleo** ou **cinetonúcleo.** O flagelo parece originar-se do **cinetonúcleo.**

TRYPANOSOMA RHODESIENSE

É o agente etiológico da **doença-do-sono rodesiense,** transmitida ao homem pela picada da mosca *Glossina morsitans*. Este parasito é morfologicamente semelhante ao anterior, exceto quanto ao **trofonúcleo,** que, em geral, situa-se mais posteriormente.

TRYPANOSOMA CRUZI

É o agente etiológico da **tripanossomose americana** ou **doença de Chagas.** A doença ocorre sob a forma aguda ou crônica; é transmitida pelo *Triatoma megista*. O parasito não é encontrado no sangue periférico senão durante o período febril, podendo, porém, evidenciar-se nos tecidos dos órgãos internos, nos

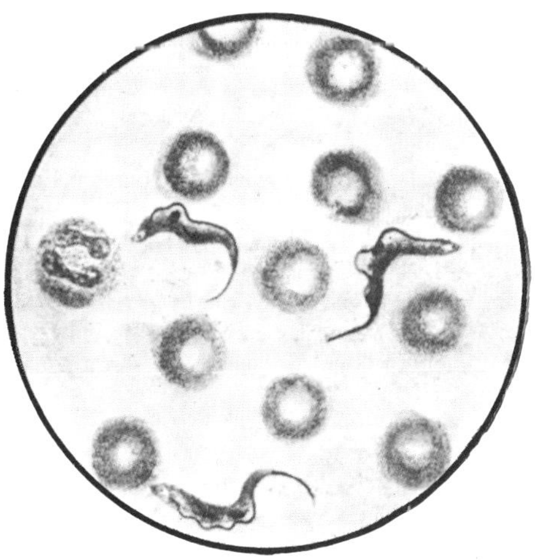

Fig. 21.59 *Trypanosoma gambiense.*

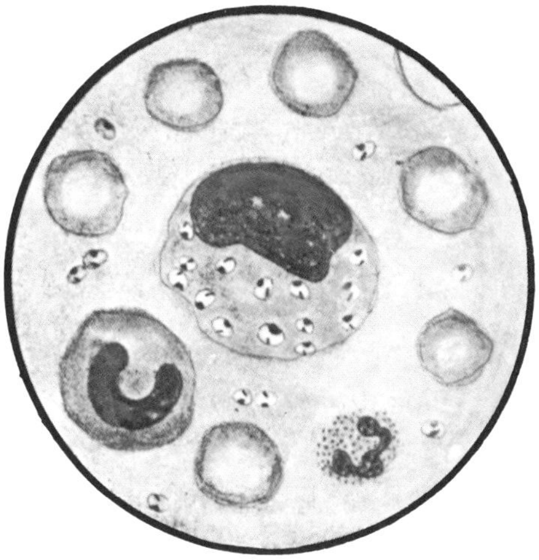

Fig. 21.60 *Leishmania donovani.*

músculos voluntários e no músculo cardíaco. Seu ciclo é muito complexo. Sua morfologia é mais ou menos semelhante à dos outros tripanossomos.

Nos tecidos, o organismo apresenta-se sob a forma não-flagelada, assemelhando-se muito à leishmânia. Os métodos hematológicos de diagnóstico são os mesmos descritos para a pesquisa dos tripanossomos anteriormente referidos. Maiores detalhes no Cap. 16.

TRYPANOSOMA LEWISI

É parasito dos ratos, muito comum e inofensivo. Seu interesse está ligado à sua semelhança com as formas patogênicas, podendo ser facilmente obtido.

Leishmânias

São flagelados parasitos do homem, muito semelhantes aos tripanossomos. Durante sua vida parasitária, no interior das células, apresentam-se sob a forma arredondada (corpúsculos de Donovan). Em culturas (sangue citratado), transformam-se em formas alongadas (formas leptomonas), providas de um **flagelo** e um **blefaroplasto,** mas sem membrana ondulante. A doença é transmitida por picada de insetos do gênero *Phlebotomus*.

LEISHMANIA DONOVANI

Agente do **calazar (leishmaniose visceral americana),** hoje bastante disseminada também no Brasil, especialmente nas re-

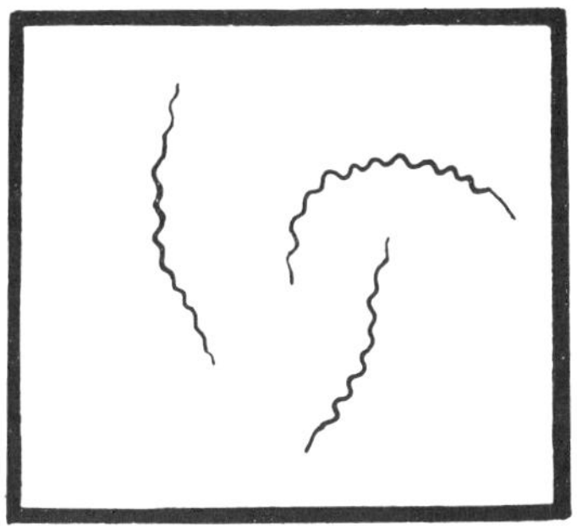

Fig. 21.61 *Treponema recurrentis.*

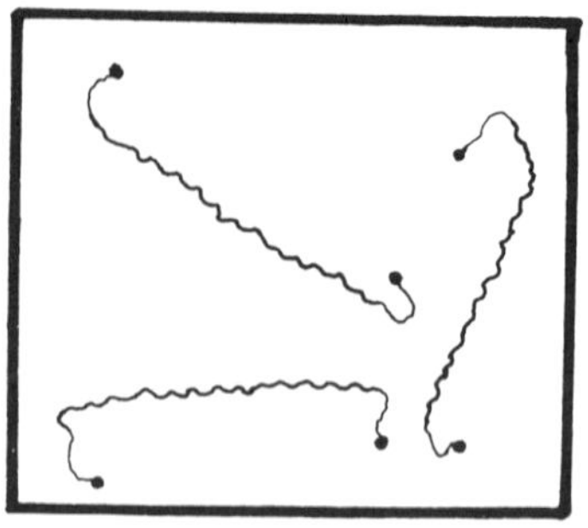

Fig. 21.62 *Leptospira ictero-haemorrhagiae.*

giões Nordeste (Ceará é o estado mais atingido), Centro-Oeste e Sudeste (inclusive Minas Gerais).

O parasito localiza-se no interior das células das vísceras ricas em SRE (baço, medula óssea, fígado, linfonodos, pele, sangue). Nas preparações coradas pelos métodos usuais, os corpúsculos de Donovan apresentam-se sob a forma arredondada ou oval, de 2 a 3 μ de diâmetro, com duas massas cromatínicas distintas, de cor púrpura: uma grande e pálida — o **trofonúcleo** — e outra pequena e intensamente corada — o **blefaroplasto** (Fig. 21.60).

LEISHMANIA INFANTUM

É o agente etiológico do **calazar infantil,** que ocorre em crianças nas regiões do Mediterrâneo. Morfologicamente, é semelhante à anterior.

LEISHMANIA TROPICA

Produz o **botão-do-oriente.** A pesquisa deste organismo no sangue é de pouco valor. Deve-se colher o material nas lesões da pele.

LEISHMANIA BRASILIENSIS

O mesmo que se disse para a anterior. Determina a **leishmaniose mucocutânea** (**botão-da-bahia, úlcera-de-bauru** etc.).

Pesquisa de Espiroquetas no Sangue

São duas as afecções determinadas por espiroquetas em que o exame direto do sangue constitui método diagnóstico de valor. São a **febre recorrente** e a **doença de Weil (leptospirose íctero-hemorrágica).**

A febre recorrente é produzida pelo *Treponema* ou *Borrelia recurrentis*, descrito por Obermeir. A transmissão é feita por piolhos ou carrapatos (Fig. 21.61).

A icterícia infecciosa é produzida pela *Leptospira ictero-haemorrhagiae* (Fig. 21.62).

A pesquisa de ambos pode ser feita em esfregaços de sangue ou pelo método da gota espessa, corando-se pelo método panóptico ou pelo de Tribondeau-Fontana. Deve-se colher o material durante o período febril.

Outros parasitos em nosso meio, que podem igualmente se encontrar no sangue periférico, são: a *Filaria*, a *Bartonella bacilliformis*, as larvas de *Trichinella spiralis*.

BIBLIOGRAFIA

AINKHAN, W.H. & CONLEY, C.L.: Some Factors Influencing the Formation of "LE", Cells. *Bioll, Johns Hopkins Hosp., 98:*102, 1956.

ALMEIDA, V.: *Doenças Hemorrágicas*. São Paulo, Sarvier, Editora de Livros Médicos, Ltda., 1971.

BARRETO, OCO *et al.*: Padrões eritrocitários obtidos em população adulta, na cidade de São Paulo (800 m de altitude). *Rev. Bras. Pat. Clín., 26:*40-42, 1990.

BAUER, J.D., ACKERMANN, P.G. & TORO, G.: *Clinical Laboratory Methods*, 8th. edition, Saint Louis, The C.V. Mosby Company, 1974.

BELONGIA, E.A. *et al.*: An Investigation of the Cause of the Eosinophilia-Myalgia Syndrome Associated with Tryptophan Use. *New England J. Med., 323:*357-365, 1990.

BERNARD, J. & LEVY, J.P.: *Manual de Hematologia*. Tradução do Francês, Barcelona, Toray, Masson S.A., 1975.

BERNSTEIN, Z.P., GWOREK, M.A. e SMALL, B.M.: Hematologic abnormalitis in patients with AIDS syndrome. *J. Med., 20:*177-192, 1989.

BIANCO, IDA, LERONE, MARIA e NADUM, P.C.: Atualização no diagnóstico das talassemias com o emprego da tecnologia do DNA. *Rev. Bras. Pat. Clin., 26:*61-66, 1990.

BROWN, B.A.: *Hematology: Principles and Procedures*. Philadelphia, Lea & Febiger, 1973.

BRUGHERA-JONES, A.: *Manual of Laboratory Medicine*. New York, Evanston and London, Harper & Row, Publishers, 1970.

CAMPOS, J.O.: Hemoglobinas Anormais em 1.000 Pacientes do Hospital das Clínicas da Faculdade de Medicina da U.M.G., Belo Horizonte. *Tese de Doutoramento*, 1962.

CHERNECKY, C.C., KRECH, RUTH L., BERGER, BARBARA, J.: Métodos de Laboratório, Procedimentos Diagnósticos, Guanabara Koogan, Rio de Janeiro, 1995.

COELHO, E., SALEM, M.J. e JAMRA, M.: *Técnicas de Estudo da Coagulação*, 2.ª ed., São Paulo, Livraria Editora Artes Médicas Ltda., 1971.

COSSERMELLI, W., SALDANHA, B.V. e SERRO AZUL, L.G.C.: *Terapêutica Clínica*. Rio de Janeiro, Guanabara Koogan, 1979.

COSTA JUNIOR, DOMINGOS & DIAS DE PINHO DE BORBOREMA, RUY: Hemoglobinopatias: Estudos Realizados em Pacientes do Hospital de Servidores do Estado do Pará. *Rev. Bras. Pat. Clín., 10:*25, 1974.

DALAND, G.A. & CASTLE, W.B.: Simple and Rapid Method of Demonstrating Sickling of Red Blood Cells: The Use of Reducing Agents. *J. Lab. Clín. Med., 33:*1.082, 1948.

DAVIE, E.W. & RATNOFF, O.D.: Waterfall Sequence for Intrinsec Blood Cloting. *Science, 145:*1.310, 1964.

ERSLEV, A.J. & GABUZDA, T.G.: *Pathophysiology of Blood*. Philadelphia, London e Toronto, W.B. Saunders Company, 1975.

FERRATA, A.: *Le Emopatie*, Milano Societá Editrice Libraria, 1933.

FERRATA, A. & STORT, E.: *Le Malattie del Sangue*. Milano, Societá Editrice Libraria, 1948.

FREITAS CARVALHO, W.: *Técnicas Médicas de Hematologia e Imuno-hematologia*. Belo Horizonte, Cooperativa Editora Cultura Médica Ltda., 3.ª edição, 1983.

GORINA AFONSO, B.: A Clínica e o Laboratório, Medsi, 1996 (Tradução).

GRADWOLHL'S *Clinical Laboratory Methods and Diagnosis,* 8th. edition. Edited by Alex C. Sonnewirth e Jaret, L., Saint Louis, The C.V. Mosby Company, 1980.

GUIMARÃES, R.X. e GUERRA, C.C.C.: Clínica e Laboratório, 4.ª edição. Sarvier, São Paulo, 1990.

HABER, H.L., LEAVY, J.A., KESSLER, P.D., KUKIN, M.L., GOTTLIEB, S.S. & PACKER, M. The erythrocyte sedimentation rate in congestive heart failure. *N. Engl. J. Med., 324:*353-8, 1991.

HADLEY, G.G. & WEISS, S.P.: Further Notes on Use of Salts of Ethylenediaminetetraacetic Acid (EDTA) as Anticoagulantes. *Am. J. Clín. Path., 25:*1090, 1955.

HALLEY, P.O.: Hematologia Clínica, 3.ª ed., Livraria Atheneu, Rio de Janeiro, RJ, 1990.

HALSTED, J.A. & HALSTED, C.H.: *The Laboratory in Clinical Medicine*. W.B. Saunders Co., Philadelphia, 1981.

HARLANT, J.M. & HARKER, L.A.: Hemostasis, Thrombosis, and Tromboembolic Disorders. *Med. Clin. N. America, 65:*855-880, 1981.

HARRIS, J.W.: O *Glóbulo Vermelho*. Tradução do inglês, Lisboa, Fundação Calouste Gulbenkian, 1972.

HIGASHI, TSUTOMU *et al.*: Redução do Nitroblue-Tetrazolium (NBT) na Esquistossomose mansônica, na Doença de Chagas e em Parasitoses Intestinais. *Rev. Bras. Patol. Clín., 11:*113, 1975.

JAMRA, M. e LOREZIN, T.F.: Leucócitos, Leucemias, Linfomas, Rio de Janeiro, Guanabara Koogan, 1983.

JANNINI, P. e JANNINI FILHO, P.: Interpretação Clínica do Hemograma, 10.ª ed., Sarvier, São Paulo, 1990.

KUSHNER, I.: C-reactive protein. *Eur. J. Int. Med., 1:*107-113, 1989.

LAMBERTUCCI, JR. e POMPEU, F.R. *in* LAMBERTUCCI, JR.: *Febre — Diagnóstico e Tratamento.* Medsi, Rio de Janeiro, RJ, 1991.

LINMAN, JAMES, W.: *Hematology; Physiologic, Pathophysiologic and Clinical Principles.* New York, MacMillan Publishing Co. Inc., 1975.

LOPEZ, M.: *Emergências Médicas*, 5.ª ed., Guanabara Koogan, Rio de Janeiro, RJ, 1989.

MacFARLANE, R.G.: An Enzyme Cascade in Blood Clotting Mechanism and its Function as a Biochemical Amplifier. *Nature* (London), *202:*498, 1964.

MAXIMOW, A.A. & BLOOM, W.: A *Textbook of Histology*. Philadelphia, W.B. Saunders Company, 1982.

MONCADO, S. e VANE, J.R.: Drugs that modulate prostaglandins, prostacyclin, and thromboxane A_2. *In* MELMON, K.L.: *Drug Therapeutics*, Elsevier, N.Y., 1982.

MONTEIRO MARINHO, H.: *Hematologia*, Sarvier, São Paulo, 1984.

MORRISON, I.R.: Qualitative Changes in Fibrinogen which influence the Erythrocyte Sedimentation Rate and the Clot Retraction. *Am. J. Med. Sc., 211:*325, 1946.

MUDRIK, R., LEE, C.L. & DAVIDSOHN, I.: A Capilary Test for "LE" Cells. *Am. J. Clin. Path., 35:*516, 1961.

NAEGELI, O.: *Tratado de Hematologia Clínica*. Tradução do alemão, Barcelona, Editorial Labor S.A., 1934.

NALBANDIAN, R.M. *et al.*: Dithionite Tube Test: A Rapid, Inexpensive Technique for the Detection of Hemoglobin Sand non-S Sickling Hemaglobin. *Clin. Chem., 17:*1.028, 1971.

OLIVEIRA LIMA, A. & DIAS DA SILVA, W.: *Imunologia, Imunopatologia, Alergia: Métodos*. Rio de Janeiro, Editora Guanabara Koogan, 1970.

PARK, B.H. *et al.*: Infection and Nitroblue-Tetrazolium Reduction by Neutrophils. *Lancet, 2:*522, 1968.

PASTERNAK, J.: Análise Crítica do Teste de Nitroblue-Tetrazolium no Diagnóstico de Infecções. *Rev. Bras. Patol. Clin., 11:*83, 1975.

PLATT, WILLIAM, R.: *Atlas de Hematologia en Color*. Tradução do inglês, Barcelona, Editorial Jims, 1972.

PRAXEDES, H. *et al.*: Microdrepanocitose, Associação Talassemia-Falcemia. *J. Ped., 35:*199, 1970.

QUICK, A.J.: *The Phisiology and Pathology of Hemostasis*. Philadelphia, Lea & Febiger, 1951.

RAVEL, R.: Laboratório Clínico, Rio de Janeiro, Editora Guanabara Koogan, 4.ª edição (Tradução), 1988.

RIZZO, A. e RIZZO, J.A.: Pulmão, Filárias e Eosinófilos. J. Pneumol., *15:*27-46, 1989.

SCHMIDT, R.M.: Laboratory Diagnosis of Hemoglobinopathies. *JAMA, 224:*1.276, 1973.

SHEPARD, M.K. *et al.*: Semiquantitative Estimation of the Distribution of Fetal Hemoglobin in Red Cell Populations. *Bull Johns Hopkins Hosp., 110:*293, 1962.

SIMMONS, J.S. & GENTZKOW, C.J.: *Medical and Public Health Laboratory Methods*. Philadelphia, Lea & Febiger, 1955.

SINGER, K., CHERNOFF, A.I. & SINGER, L.: Studies on Abnornal Hemoglobins. I. Their Demonstration in Sickle Cell Anemia and other Hematologic Disorders by means of Alcali Denaturation. *Blood, 6:*513, 1951.

SNAPPER, I. & NATHAN, D.J.: The Mechanics of the "LE" Cell Phenomenon Studies with a Simplified Test. *Blood, 10:*718, 1955.

SONATI, M.F. e COSTA, F.F.: Hemoglobin Bart's in a Brazilian black Population. Brasília, *J. Med. Biol. Res., 23:*395-396, 1990.

STANGALINI, A. *et al.*: Separazione de Dosaggio delle Emoglobine su Acetato di Cellulosa (Cellogel R.S.). *Minerva Pediatrica, 24:*1.460, 1972.

Todd-Sanford Clinical Diagnosis by Laboratory Methods, 15th. Edition. Edited by Israel Davidisonh & John Bernard Henry, Philadelphia, London and Toronto. W.B. Saunders Company, 1974.

VARELA, M.E.: *Fundamentos de la Hematologia*. Buenos Aires, Libreria El Ateneo, Editorial, 1955.

WALLACH, J.: Interpretação de Exames de Laboratório, Medsi, 1999 (Tradução do inglês).

WEATHERALL, D.J. & CLEGG, J.B.: *The Thalassaemia Syndromes,* 3rd. edition. Oxford, London, *Blackwell Scientific Publications*, 1981.

WEIL, P.E.: *L'Hematologie, Clinique & Laboratories*. Paris, Masson e Cie., Editeurs, 1959.

WINGERSON, L.: *New Chromosome test to screen for thalassemie, JAMA, 250:*3.271-3.272, 1983.

WINTROBE, M.M. *et al.: Clinical Hematology*. Philadelphia, Lea & Febiger, 1974.

WOLF, PAUL *et al.: Practical Clinical Hematology, Interpretations and Techniques*. New York, London, Sidney and Toronto, John Wiley & Sons, Inc., 1973.

ZAGO, A. & PAÇO-LARSON, M.L.: Hemoglobin Disease caused by two Gene Deletions. *Brazilian J. Ned. Biol. Res., 22:*675-691, 1989.

22

Imunematologia (Grupos Sanguíneos; Fator Rh; Doença Hemolítica Perinatal — DHPN; Exclusão da Paternidade)

A união de duas ciências médicas afins, a Imunologia e a Hematologia, constitui a Imunematologia, especialidade prevista no princípio do século XX (1908) pelo pesquisador francês Chauffard e ressurgida, ultimamente, em conseqüência do extraordinário desenvolvimento alcançado no domínio deste ramo da medicina, com o descobrimento do fator Rh por Landsteiner e Wiener, em 1940. Essa descoberta decorreu de longa série de investigações empreendida pelo eminente cientista Landsteiner, sobre os sistemas sanguíneos, iniciada em 1900 pelo descobrimento do sistema **A-B-O** e seguida, em 1927, pela demonstração dos sistemas **M-N** e **P**.

São de três ordens os processos experimentais adotados por Landsteiner, durante cerca de 40 anos:

1. Mistura de sangues humanos entre si, para demonstrar o fenômeno da hemaglutinação e as distintas variedades de hemaglutininas e hemaglutinogênios (descoberta do sistema **A-B-O**).
2. Inoculação de glóbulos humanos nos animais de experimentação para provocar a formação de heteraglutininas, demonstrando novas propriedades nos glóbulos humanos (descoberta dos sistemas **M-N** e **P**).
3. Inoculação de glóbulos de um animal em outro, para provocar a formaçao de aglutininas capazes de revelar novas propriedades nos glóbulos humanos (descoberta do fator Rh).

Estabelecido o conceito da isoimunização obstétrica e transfusional, respectivamente, por Levine e Stetson e Wiener e Peters, adicionou-se um quarto processo aos três adotados por Landsteiner, o qual consiste em estudar a formação de novos anticorpos no soro das gestantes ou no dos indivíduos submetidos a transfusões múltiplas (descobertas de vários subtipos do fator Rh e de numerosos fatores novos).

A série de trabalhos que se seguiu a essas primeiras investigações de Landsteiner, Wiener e Levine e cols. é imensa, demonstrando a grande importância dos novos conhecimentos no domínio da Hemoterapia, Obstetrícia, Ginecologia, Pediatria, Medicina Legal, Antropologia e Genética.

Foi assim que se esclareceu a patogenia da Doença Hemolítica Perinatal (eritroblastose fetal), bem como a causa dos acidentes hemolíticos pós-transfusionais intragrupos. Além disso, o conhecimento do fator Rh provocou grandes modificações nas técnicas sorológicas, conduzindo à descoberta dos anticorpos bloqueadores ou incompletos por Race e Wiener, para cujo reconhecimento surgiram as provas efetuadas em meio albuminoso, a prova da antiglobulina humana ou prova de Coombs, Mourant e Race e a da tripsinização dos glóbulos.

São duas as principais escolas que se distinguiram nessas investigações: a escola norte-americana, representada por Landsteiner, Wiener, Levine, Witebsky, Diamond, Potter, Davidsohn, Elliot, Haberman e Hill e cols., e a escola inglesa, com Taylor, Race, Fisher, Mourant, Coombs, Sanger, Ikin, Mollison, Lawler, Stratton, Cappell, Chalmers, Bertinshaw e muitos outros. Além dessas, outras escolas também contribuíram com importantes trabalhos sobre o tema: a escandinava, com Andresen, Hemingsen, Grubb, Broman, Eldon e outros; a francesa, com Béssis, Cazal, Moulinier, Moullec, Eyquem, entre outros; a holandesa, com van Loghem, van Bolhuis, Bartels e outros; a australiana, com Simmons, Graydon, Bryce; a belga, com Moureau e Hubinont; a italiana, com Morganti, Cepellini; a alemã, com Dahr e outros; e a escola argentina, com Etcheverry.

A Imunematologia é especialidade em plena evolução, não se podendo prever os limites do seu desenvolvimento. Assim, considerando-se o caminho percorrido depois da descoberta do fator Rh em 1940, causa admiração a soma de conhecimentos novos adquiridos em tão pouco tempo e sua grande importância prática. Há alguns anos, uma obra sobre o assunto não comportaria mais do que algumas dezenas de páginas. De tempos para cá, por suas aplicações obstétricas e transfusionais, antropológicas e genéticas, médico-legais e médico-sociais, a Imunematologia ocupa lugar de primeiro plano no âmbito das disciplinas biológicas.

Para mostrar o rápido desenvolvimento da Imunematologia, basta citar este trecho expressivo, extraído da obra de Race e Sanger: *"The time when blood grouping was a small branch of clinical pathology... has now passed."*

A seguir, será feita exposição das noções imunematológicas fundamentais, ligadas aos sistemas sanguíneos e às manifestações patológicas decorrentes da ação dos isoanticorpos antieritrocíticos, naturais ou imunes.

As demais alterações imunematológicas pertinentes aos eritrócitos (por auto-anticorpos antieritrocíticos), bem como aquelas relacionadas aos leucócitos e às plaquetas (por iso- e auto-anticorpos antileucócitos e antitrombocíticos), em que pese seu relativo alcance prático, não serão estudadas. Demais, fogem às finalidades deste capítulo, dedicado exclusivamente ao estudo dos sistemas sanguíneos e às suas aplicações de importância médica comprovada.

SISTEMA A-B-O

Os autores antigos já haviam observado que, quando transfundiam ao homem o sangue de animais domésticos (carneiro, boi, cão), surgiam, via de regra, acidentes graves, às vezes fatais. Tais acidentes ficaram esclarecidos após a demonstração de Landois (1875) de que o soro de uma espécie animal misturado ao sangue de outra espécie aglutina os glóbulos desta. Demonstrou-se, assim, o fenômeno da heteraglutinação.

Somente em 1900, Landsteiner demonstrou o fenômeno da isoaglutinação: a mistura do soro de um indivíduo com os glóbulos de outro da mesma espécie acompanha-se, por vezes, de aglutinação. Esclareceu-se, assim, a razão pela qual certos sangues humanos provocam acidentes, quando se praticam transfusões: o soro humano pode conter isoanticorpos naturais que aglutinam e hemolisam os glóbulos do sangue transfundido.

Grupos A-B-O

O conhecimento dos grupos sanguíneos data da observação original de Landsteiner, no princípio do século XX (1900-1901), de que o soro de certos indivíduos é capaz de aglutinar os eritrócitos de outros. O autor admitiu a existência de um anticorpo no soro dos primeiros, correspondente a um antígeno presente nos eritrócitos dos segundos.

A demonstração da diversidade entre sangues de indivíduos da mesma espécie constituiu descoberta fundamental, permitindo a Landsteiner classificar os seres humanos em três grupos, baseado na prova da aglutinação. Um ano mais tarde (1902), Decastello e Sturli, discípulos de Landsteiner, estabeleceram a existência de um quarto grupo, muito menos freqüente.

A classificação dos sangues humanos em quatro grupos fundamentais baseia-se na existência de dois fatores antigênicos, contidos nos glóbulos vermelhos, e de dois anticorpos correspondentes, que existem naturalmente no soro sanguíneo. Os primeiros denominam-se isoaglutinogênio **A** e **B** (substâncias aglutináveis), e os últimos, isoaglutininas **anti-A** e **anti-B** (substâncias aglutinantes), também designadas pelas letras gregas alfa e beta ou por a e b.

No mesmo sangue, não coexistem as isoaglutininas e os isoaglutinogênios correspondentes, isto é, o soro contém regularmente as isoaglutininas ativas para o isoaglutinogênio ausente. Se existissem, conjuntamente, no mesmo sangue, os glóbulos seriam aglutinados pelo seu próprio soro (auto-aglutinação). A auto-aglutinação dos glóbulos só ocorre em certas condições patológicas (anemias hemolíticas por auto-anticorpos imunes).

Estas substâncias não se acham presentes no sangue de todos os indivíduos, mas distribuem-se de maneira tal, que é possível classificar quase todos os seres humanos nos quatro grupos fundamentais, de acordo com a presença ou ausência dos aglutinogênios e aglutininas correspondentes.

Os quatro grupos sanguíneos classificados por Landsteiner foram posteriormente classificados por Jansky, em 1907, e por Moss, em 1910, designando os grupos por meio de algarismos romanos: I, II, III e IV.

São as seguintes as quatro combinações possíveis, segundo as três classificações usadas, diferentes apenas na terminologia (Quadro 22.1).

É importante notar que as classificações de Moss e Jansky não são equivalentes, pois os grupos I e IV de Moss correspondem, em forma inversa, aos grupos IB e I de Jansky, respectivamente. É evidente que as classificações anteriormente referidas, que designam os grupos sanguíneos por meio de algarismos (Moss e Jansky), são suscetíveis de confusão quando não se especifica seu autor. É preferível utilizar e exigir a nomenclatura de Landsteiner, em que este inconveniente é abolido, designando-se os grupos de acordo com o seu conteúdo de aglutinogênio. Esta última é a nomenclatura internacional, reconhecida oficialmente, em 1928, pela Comissão de Higiene da Liga das Nações, por proposta de von Dungern e Hirszfeld. Depois disso, as nomenclaturas de Jansky e Moss foram proscritas, tendo, atualmente, interesse apenas histórico.

Cumpre assinalar a existência de um terceiro fator, pertencente a este sistema, descoberto por Wiener, em 1953. Tal fator, designado pela letra C, encontra-se em todos os grupos do sistema **A-B-O**, exceto no **O**. A aglutinina correspondente, só existente no soro dos indivíduos do grupo **O**, denomina-se **anti-C**. O fator C é ainda pouco conhecido, talvez pela dificuldade na obtenção da aglutinina **anti-C** pura, isenta de anti-A e anti-B. Por ser este fator de descoberta relativamente recente, seu estudo é ainda incompleto e não permite avaliar sua importância na prática, a não ser na doença hemolítica do recém-nascido (**Doença Hemolítica Perinatal**, **DHPN**), conforme assinalou Rosenfield.

Subgrupos do Aglutinogênio A

Em 1911, von Dungern e Hiszfeld observaram que nem todos os soros do grupo B reagem do mesmo modo; alguns, de-

Quadro 22.1

Classificação				
Landsteiner	**Moss**	**Jansky**	**Glóbulos**	**Soro**
AB	I	IV	Contêm aglutinogênios A e B. São aglutinados pelo soro dos grupos A, B e O.	Não contém aglutininas (daí a denominação receptor universal). Não aglutina os glóbulos de nenhum gurpo.
A	II	II	Contêm aglutinogênio A. São aglutinados pelo soro dos grupos B e O.	Contém aglutinina anti-B. Aglutina os glóbulos dos grupos AB e B.
B	III	III	Contêm aglutinogênio B. São aglutinados pelo soro dos grupos A e O.	Contém aglutinina anti-A. Aglutina os glóbulos dos grupos AB e A.
O	IV	I	Não contêm aglutinogênios (daí a denominação doador universal). Não são aglutinados por nenhum soro.	Contém aglutininas anti-A e anti-B. Aglutina os glóbulos dos grupos AB, A e B.

pois de absorvidos por certos glóbulos do grupo **A**, conservam ainda a capacidade de aglutinar outros glóbulos dos grupos **A** e **AB**. Concluíram pela existência de dois subgrupos tanto de **A** como de **AN**; $\mathbf{A_1}$ e $\mathbf{A_2}$ e A_1B e A_2B dependentes da existência de dois tipos de aglutinogênios **A**: $\mathbf{A_1}$ e $\mathbf{A_2}$.

Estudos posteriores, principalmente de Landsteiner e Lavine, em 1930, confirmaram essas observações e demonstraram que quase todos os soros dos grupos **B** e **O** contêm dois tipos de aglutininas subgrupos (A_1, A_2, A_1B e A_2B) e anti-A_1, que só aglutina os glóbulos dos subgrupos $\mathbf{A_1}$ e $\mathbf{A_1B}$.

O grupo **A** constitui-se de 80% dos subgrupos $\mathbf{A_1}$ e de 20% do subgrupo $\mathbf{A_2}$. O grupo AB consiste em 60% do subgrupo $\mathbf{A_1B}$ e em 40% do subgrupo $\mathbf{A_2B}$.

A aglutinina anti-A_1 encontra-se, também, em cerca de 26% dos soros do subgrupo A_2B e em 1 a 2% dos soros do subgrupo A_2.

Existe ainda a aglutinina **anti-$\mathbf{A_2}$**, que se encontra espontânea e raramente no soro dos subgrupos $\mathbf{A_1}$ e $\mathbf{A_1B}$, aglutinando 95% dos glóbulos do subgrupo $\mathbf{A_2}$ e todos os do grupo **O**, considerados inaglutináveis. Este fato mostra que os glóbulos do grupo **O** não são isentos de aglutinogênio, conforme admitido. Em virtude de aglutinar mais intensamente os glóbulos do grupo O do que os do subgrupo $\mathbf{A_2}$, a aglutinina **anti-$\mathbf{A_2}$** é também designada **anti-O**. Na realidade, tal aglutinina é especificamente anti-O, pois admite-se que os glóbulos do subgrupo $\mathbf{A_2}$ que ela aglutina sejam de genótipo $\mathbf{A_2O}$. Ocorre a reação pela presença do antígeno **O**, enquanto os glóbulos do subgrupo $\mathbf{A_2}$, que não se aglutinam, pertencem ao genótipo $\mathbf{A_2A_2}$. Os glóbulos do subgrupo $\mathbf{A_2B}$ não se aglutinam em face da aglutinina **anti-O**, confirmando este fato.

A importância da subdivisão do aglutinogênio **A** reside na diferença quantitativa apreciada na reação dos subaglutinogênios $\mathbf{A_1}$ e $\mathbf{A_2}$ em face do soro padrão **anti-A**. Os glóbulos do subgrupo $\mathbf{A_2}$, sobretudo os do $\mathbf{A_2B}$, reagem menos intensamente do que os dos subgrupos $\mathbf{A_1}$ e $\mathbf{A_1B}$: pode a aglutinação passar despercebida, a menos que se use soro **anti-A** de título elevado ou, de preferência, titulado com glóbulos dos subgrupos $\mathbf{A_2}$ e $\mathbf{A_2B}$, previamente identificados.

Além da diferença quantitativa, as reações com as aglutininas **anti-A** e **anti-$\mathbf{A_1}$** demonstraram, também, diferença qualitativa entre os subaglutinogênios $\mathbf{A_1}$ e $\mathbf{A_2}$. Assim, segundo Wiener (1941), os indivíduos dos subagrupos $\mathbf{A_2}$ e $\mathbf{A_2B}$ podem, excepcionalmente, imunizar-se aos indivíduos do subgrupo $\mathbf{A_1}$, por transfusões, ou as mulheres, por gestação de feto cujo sangue contenha o subaglutinogênio A_1.

Para fazer a distinção entre os dois subaglutinogênios $\mathbf{A_1}$ e $\mathbf{A_2}$, emprega-se o soro **anti-A** comum (existente nos indivíduos do grupo **B** e que contém as aglutininas **anti-A** e **anti-$\mathbf{A_1}$**), absorvido com glóbulos do subgrupo $\mathbf{A_2}$. O soro assim absorvido extrai a aglutinina **anti-A**, deixando livre a aglutinina **anti-$\mathbf{A_1}$**. Os glóbulos que se aglutinarem com semelhante soro pertencerão aos subgrupos $\mathbf{A_1}$ e $\mathbf{A_1B}$; os glóbulos dos grupos **A** e **AB** não aglutinados pertencerão aos subgrupos $\mathbf{A_2}$ e $\mathbf{A_2B}$, respectivamente.

Segundo Wiener, os subgrupos do aglutinogênio **A** não merecem determinação rotineira, porque raramente são responsáveis por reações pós-transfusionais. Apresentam, contudo, certa importância em Medicina Legal.

Os subgrupos do aglutinogênio **A** ampliaram, assim, o número dos grupos sanguíneos fundamentais, passando-os de quatro para seis $\mathbf{A_1B}$, $\mathbf{A_2B}$, $\mathbf{A_1}$, $\mathbf{A_2}$, **B** e **O**.

Em 1936, Friedenreich descreveu terceiro tipo de aglutinogênio **A**, denominado $\mathbf{A_3}$, que dá lugar a dois novos subgrupos $\mathbf{A_3}$ e $\mathbf{A_3B}$. Além desses, outros tipos foram descritos $\mathbf{A_4}$ e $\mathbf{A_5}$. São todos, porém, muito raros, não apresentando importância.

Subgrupos do Aglutinogênio B

Os glóbulos do grupo **B**, como ocorre com os do grupo **A**, apresentam, embora menos acentuadamente, graus variáveis de aglutinibilidade pelo soro **anti-B**.

Os glóbulos fortemente aglutinados são designados $\mathbf{B_1}$, e os fracamente aglutinados, $\mathbf{B_2}$. Foram descritas outras variantes de glóbulos que reagem fracamente: $\mathbf{B_3}$, $\mathbf{B_v}$, $\mathbf{B_w}$, $\mathbf{B_x}$ e B adquirido.

Grupo Sanguíneo O e Substância H

Em 1927, Schiff e cols. descobriram que certos soros bovinos aglutinavam os glóbulos humanos do grupo **O**. A princípio, admitiu-se que a reação decorria da presença de um aglutinogênio nos glóbulos do grupo **O**, resultante da ação do gene **O**, análogos aos genes **A** e **B**, determinando os aglutinogênios **A** e **B**.

Mais tarde, verificou-se que a aglutinação não revelava o produto do gene **O**, mas outra substância diferente. Assim, entre 1935 e 1954, Moureau e Lambert, que estudaram profundamente a questão, concluíram que a aglutinina bovina reconhece um antígeno muito particular, heterógeno (do tipo Forssman), não tendo relação com o gene **O**.

Em 1948, Morgan e Watkins, estudando número elevado de soros anti-O de origem humana, observaram que a maioria deles tem ação comparável aos soros até aquela época chamados soros anti-O (certos soros bovinos, soro de enguia, imune-soro de cabra e de galinha anti-Shiga e extratos de sementes ou de grãos-lecitinas — de *Ulex europaeus* (urze) e *Cytisus sessilifolius*.

Baseando-se em seus estudos e nas concepções de Moreau e Lambert, completadas pela teoria de Hirszfield e Amzel (1940), bem como nos trabalhos de Boorman, Dodd e Gilbey (1948), Morgan e Watkins propuseram chamar este antígeno substância **H** (e não substância **O**), produto do gene **H**, para mostrar:

a) Que ela não se encontra unicamente nos glóbulos do grupo **O**, mas também em quase todos os glóbulos humanos, estando sua quantidade condicionada ao grau de mutação dos genes **A** ou **B**, na seguinte ordem decrescente: **O**, $\mathbf{A_2}$, $\mathbf{A_2B}$, **B**, $\mathbf{A_1}$ e $\mathbf{A_1B}$. A substância II constitui o substrato no qual os genes A e B agem para formar os aglutinogênios **A** e **B**. Os glóbulos do grupo O são, portanto, ricos da substância **H**, enquanto os do subgrupo $\mathbf{A_1B}$, cuja maior parte do substrato foi consumida, possuem, relativamente, pouca substância **H**.
b) Que se trata de fator heterogêneo, não-específico da espécie humana, mas presente também em outros seres vivos (mucina gástrica de porco, bacilo de Shiga etc.).

O anti-soro que revela a substância **H** é denominado soro anti-H; aglutina fortemente os glóbulos do grupo O e do subgrupo $\mathbf{A_2}$, bem como e mais fracamente os glóbulos dos demais grupos do sistema A-B-O, com exceção dos grupos sanguíneos *Bombay* (desprovidos da substância **H**). A substância **H** transmite-se por herança. Sua presença é representada por **H**, e sua ausência por **h**, podendo ocorrer os genótipos **HH**, **Hh** e **hh**.

Todavia, no decurso de seus trabalhos sobre os soros **anti-H**, Morgan e Watkins (1948) fizeram importante descoberta: raros soros de origem humana, provenientes de indivíduos do subgrupo $\mathbf{A_1B}$, tinham a capacidade de aglutinar os glóbulos do grupo **O** e do subgrupo **A**, bem como os dos grupos **A** e **B** heterozigotos (**AO** e **BO**). Em outros termos, tais soros reconhecem o produto dos genes O e $\mathbf{A_2}$. Por este fato, os referidos autores propuseram conservar a denominação de soro **anti-O** somente para estes anti-corpos, chamando de antígeno O o fator que eles reconhecem.

Cumpre assinalar que a substância **H** ocorre também nas secreções, o que não acontece com o antígeno **O**. A ausência do antígeno O nas secreções permite distinguir, com facilidade, as aglutininas anti-O das aglutininas **anti-H** mediante a seguinte técnica:

1. Colocar, numa lâmina, uma gota do soro humano em questão (com acentuado poder aglutinante para os glóbulos do grupo **O** ou do subgrupo A_2).
2. Juntar uma gota de saliva de indivíduo do grupo **O**. Misturar bem.
3. Depois de cerca de 10 minutos, adicionar uma gota de suspensão a 2% de glóbulos do grupo **O**.
4. Misturar e fazer a leitura:

a) Se houver absorção da aglutinina, não haverá aglutinação dos glóbulos, tratando-se de soro **anti-H**.
b) Se não houver absorção de aglutinina, ocorrerá aglutinação dos glóbulos; considera-se o soro **anti-O**.

Grupo Sanguíneo *Bombay* (O_h)

O grupo sanguíneo *Bombay* (O_h), descoberto por Bhende e cols. em 1951, é desprovido da substância **H**, bem como dos demais aglutinogênios do sistema A-B-O; é considerado de genotipo **hh**.

São as seguintes as suas reações características:

1. Seus glóbulos não são aglutinados pelos soros conhecidos do sistema **A-B-O**: **anti-A**, **anti-A_1**, **anti-B**, **anti-O** e **anti-H**. (Observar que, se não se usasse o soro **anti-H**, tais glóbulos seriam classificados como do grupo **O**.)
2. Seu soro contém as aglutininas **anti-A**, **anti-A_1**, **anti-B** e **anti-H**, sendo esta última de forte poder aglutinante.
3. As secreções (saliva) de indivíduos deste grupo não contêm as substâncias **A**, **B** ou **H**.

Como o nome indica, este grupo sanguíneo foi descoberto em Bombaim e, embora raro na Índia (1 em 13.000) e muito mais raro em outros países, apresenta problemas na prática transfusional. Recomenda-se, por isso, a determinação dos grupos do sistema **A-B-O** também com o soro **anti-H**, especialmente nas pessoas de origem indiana.

Distribuição dos Aglutinogênios do Sistema A-B-O

As substâncias contidas nos glóbulos vermelhos e que caracterizam o grupo sanguíneo receberam a denominação de substâncias grupo-específicas. Há, pois, uma substância grupo-específica **A** e outra **B**, correspondentes aos aglutinogênios **A** e **B**. Existe, também, uma substância grupo-específica **O**, característica do aglutinogênio **O**, bem como a substância **H**.

As substâncias grupo-específicas **A** e **B** já foram isoladas em estado de pureza.

Tais substâncias não se encontram exclusivamente nos eritrócitos; existem em quase todas as células e líquidos do organismo dos indivíduos do grupo sanguíneo correspondente. Por este motivo, seria mais apropriado dar a denominação de grupos celulares aos grupos sanguíneos.

Assim, Schiff, em 1924, assinala a presença de tais substâncias em vários órgãos, e Hirszfeld demonstra sua existência em células carcinomatosas.

Os estudos de Landsteiner, Levine, Lehrs, Putkonem, Schiff, Thomsen e outros comprovaram sua presença na saliva, suco gástrico, esperma, leite, urina, lágrima, suor e na bile. Estas substâncias não foram encontradas no líquido cefalorraquidiano.

Substâncias Grupo-Específicas A e B

Em 1940, Witebsky e Klendshoj conseguiram isolar do suco gástrico humano uma substância hidrocarbonada com as mesmas propriedades do aglutinogênio **B**. Como era insignificante a quantidade obtida, investigaram outras fontes e obtiveram, posteriormente, grandes quantidades das substâncias **A** e **B** da mucosa gástrica do cavalo. Em 1943, Morgan e King conseguiram, igualmente, isolar da mucosa gástrica do porco substância dotada de forte atividade **A**.

Tais substâncias existem no comércio (*Sharp e Dohme*) em estado de pureza, sob a forma de pó, possuindo as propriedades características dos aglutinogênios **A** e **B**.

As substâncias grupo-específicas têm grande aplicação prática. São empregadas na neutralização das aglutininas dos grupos **A**, **B** e **O**, absorvendo cerca de 95% delas, sobretudo para a preparação dos soros anti-Rh. São igualmente utilizadas como antígeno para a produção de soros imunes **anti-A** e **anti-B**.

Caráter Secretor Grupo-Específico

Em 1930, Lehrs e Putkonem observaram que nem todos os indivíduos dos grupos **A**, **B**, **AB** e O possuem em suas secreções, sobretudo na saliva, as substâncias grupo-específicas **A**, **B**, **O** ou **H**.

Em 1932, Schiff e Sasaki diferenciaram dois grupos de indivíduos, segundo a presença ou ausência das substâncias grupo-específicas na saliva, denominando-os **secretores** e **não-secretores**. **Secretores (Se)** são os indivíduos que eliminam pela saliva a substância grupo-específica própria do seu grupo: constituem a maioria (cerca de 75%). **Não-secretores (se)** são os indivíduos cuja saliva não contém as substâncias grupo-específicas correspondentes ao seu grupo sanguíneo; compreendem os restantes 25%.

Segundo Friedenreich e Hartmann, há duas formas de substâncias grupo-específicas:

a) A forma solúvel em água, ausente dos eritrócitos, mas presente nos líquidos e órgãos de um secretor.
b) A forma solúvel em álcool, presente em todos os tecidos (exceto no cérebro) e nos eritrócitos, mas ausente das secreções.

A propriedade secretora **(Se)** transmite-se hereditariamente, segundo as leis de Mendel, como caráter dominante, independente da transmissão dos grupos sanguíneos. Tem grande valor em Medicina Legal. É interessante a relação existente entre o caráter secretor e o sistema Lewis, demonstrada por Grubb em 1948; os indivíduos secretores são Lewis-negativos, e os não-secretores, Lewis-positivos.

Pode-se demonstrar a propriedade secretora de acordo com a técnica seguinte: recolher, em tubos estéreis, a saliva, que é levada ao banho-maria e fervida durante 15 minutos, para inativar eventuais enzimas. Em seguida, centrifugar e recolher o sobrenadante, com o qual se efetuam as provas. Se contém aglutinogênios, isto é, se pertence a indivíduo secretor, deve absorver as aglutininas homólogas, contidas em um soro, podendo demonstrar-se este fato com a técnica seguinte:

Colocar uma gota de saliva na extremidade de uma lâmina e juntar uma gota de soro **anti-A** (se o indivíduo a investigar for do grupo **A**); no outro extremo da lâmina, depositar uma gota do soro **anti-A**, juntamente com uma gota de solução fisiológica.

Deixar a lâmina à temperatura ambiente, durante 10 a 15 minutos, e, em seguida, adicionar, a cada uma das duas gotas, uma gota de suspensão de glóbulos a 2% do **grupo A**. Depois de misturadas com bastão de vidro, fazer a leitura: obtém-se um dos seguintes resultados:

1. Ausência de aglutinação na gota de saliva. Aglutinação na gota com o soro diluído em solução fisiológica.
2. Aglutinação nas duas gotas.

No primeiro caso, trata-se de indivíduo secretor, porque o aglutinogênio **A**, contido na saliva, absorveu a aglutinina **anti-A;** não ocorre, por isso, a aglutinação dos glóbulos do grupo **A**, adicionados posteriormente.

No segundo caso, a saliva provém de indivíduo não-secretor, pois, pelo fato de não possuir o aglutinogênio **A**, não houve absorção de aglutinina **anti-A**, a qual aglutinou os glóbulos do grupo **A** adicionados.

APARECIMENTO DE IMUTABILIDADE DOS GRUPOS SANGUÍNEOS

Os isoaglutinogênios contidos nos glóbulos vermelhos aparecem no indivíduo durante a vida intra-uterina. São demonstráveis desde o nascimento, mas sua sensibilidade à aglutinação é variável, cresce progressivamente, desde a vida pré-natal até o nascimento, quando é cerca de um quinto do normal; daí por diante, continua aumentando até a puberdade, depois da qual se torna imutável.

O aglutinogênio **B** é mais sensível à aglutinação do que o **A**, pelas suas respectivas isoaglutininas.

Os isoaglutinogênios são substâncias de natureza lipoprotéica, termestáveis; resistem à temperatura de 65°C, sem perder suas propriedades características.

As isoaglutininas **anti-A** e **anti-B** encontram-se no soro humano com grande regularidade, em todos os indivíduos que não possuem o aglutinogênio correspondente. Tal fato constitui princípio imunológico básico; em estado normal, um anticorpo não se forma contra os constituintes do próprio indivíduo. Em indivíduos particularmente sensíveis, pode haver, excepcionalmente, formação de auto-anticorpos, o que explica certos estados patológicos (anemias hemolíticas auto-imunes).

O mecanismo de formação das isoaglutininas explica-se por dois grupos de teorias:

1. Teoria admitindo origem espontânea:

Teoria de Bernstein. Todos os indivíduos, qualquer que seja seu grupo sanguíneo, possuem, indistintamente, as aglutininas anti-A e anti-B, resultantes de processo normal de maturação das globulinas do soro. Nos indivíduos que possuem os aglutinogênios **A** ou **B**, a aglutinina correspondente é absorvida à medida que se forma.

Teoria da Sorogênese (Hirszfeld). A formação das aglutininas naturais, como a de todos os órgãos anatômicos, obedece às leis da Embriologia e da Genética.

2. Teorias admitindo origem adquirida (imune):

Teoria de Dupont. As aglutininas **anti-A** e **anti-B** são frutos da imunização de origem digestiva, produzida pela alimentação animal, contendo antígenos semelhantes aos aglutinogênios **A** e **B**.

Teoria de Topley e Wilson. Estes anticorpos aparecem sob o efeito de estímulos antigênicos bacterianos, de estrutura química comparável aos aglutinogênios **A** e **B**.

De qualquer modo, a maioria dos autores, inclusive Wiener, admite a origem adquirida das aglutininas naturais **anti-A** e **anti-B**.

As isoaglutininas **anti-A** e **anti-B** raramente são observadas no soro dos recém-nascidos. Quando aí se encontram, provêm da mãe, por difusão através da placenta, e são sempre do tipo incompleto.

As aglutininas naturais aparecem, via de regra, no primeiro ou segundo ano de vida. Aumentam rapidamente de título para atingir o máximo na puberdade, depois do que seu título diminui de maneira progressiva.

O título médio da aglutinina **anti-A**, contida no soro dos indivíduos do grupo **B**, é mais elevado do que o da **anti-B**, presente no soro do grupo **A;** o mesmo se aplica à presença dessas aglutininas no soro do grupo **O**.

Tais anticorpos fazem parte da fração globulínica do soro (frações II e III de Cohn). São menos termestáveis do que os aglutinogênios, destruindo-se à temperatura de 65°C.

Os anticorpos naturais, presentes no soro dos indivíduos normais, são, via de regra, do tipo completo, aglutinante. Raramente, entretanto, podem-se encontrar anticorpos de origem imune, do tipo **incompleto** ou **bloqueador**, em mulheres de sensibilidade especial, como certas gestantes de fetos eritroblastóticos. Tais anticorpos são a **prova de Coombs** indireta positiva.

Conforme se tem observado, no decurso de acidentes transfusionais, por incompatibilidade sanguínea, ou na imunização artificial dos doadores, provocada pelas substâncias grupo-específicas **A** e **B** de Witebsky e Klendshoj, ocorre aumento do título dos anticorpos naturais **anti-A** e **anti-B** (completos ou aglutinantes). Se a imunização se prolonga, podem surgir em uma minoria de indivíduos, particularmente sensíveis, os anticorpos do tipo incompleto ou bloqueador.

As propriedades que determinam os grupos sanguíneos, uma vez definidas dentro dos dois primeiros anos de vida, são imutáveis nos seres humanos; persistem durante todo o período de sua vida, sem sofrer modificações permanentes, por influência interna ou externa. Demais, transmitem-se de pais a filhos, segundo as imutáveis leis hereditárias, constituindo um dos exemplos mais típicos da aplicação das leis de Mendel.

Segundo Lattes, o fato de pertencer a um grupo sanguíneo definido é caráter fixo de cada ser humano, que não se modifica nem pela passagem do tempo, nem por enfermidade intercorrente. Pode, entretanto, modificar-se quando se praticam transfusões de substituição ou exsanguinotransfusões. Nestes casos, os glóbulos são substituídos pelos do doador, contendo aglutinogênios diferentes. Todavia, tal modificação é apenas temporária, revelando-se o verdadeiro grupo sanguíneo do indivíduo tão logo desapareçam os glóbulos transfundidos.

Incidência e Distribuição Racial dos Grupos do Sistema A-B-O

A incidência aproximada dos grupos sanguíneos do sistema **A-B-O** entre nós, segundo os trabalhos de Bier e outros, é a seguinte: **AB** — 4%; **A** — 41%; **B** — 10%; e **O** — 45% (Quadro 22.2).

É necessário ter em mente que tais percentuais variam nas diferentes raças. As características grupais das raças humanas enquadram-se no sistema **A-B-O** e seus subgrupos. Os indivíduos das raças caucasiana, amarela, vermelha e negra não têm diferenças especiais em seus aglutinogênios e aglutininas e, salvo a maior percentagem de alguns grupos ou a presença dominante de outros, seus sangues podem ser transfundidos sem inconvenientes.

Quadro 22.2 Incidência Percentual Aproximada dos Grupos de Seis Sistemas Eritrocitários em Populações Brasileiras. (Bier, Mota, Dias da Silva e Vaz: *Imunologia Básica e Aplicada.*)

Grupos	Brancos %	Pretos %	Índios %
O	45	49	100
A	41	25	0
B	10	22	0
AB	4	4	0
M	30		49-80
N	20		1-9
MN	50		19-42
P+	75	97	89
P−	25	3	11
Rh+	85	90	100
Rh−	15	10	0
Di (a+)	0		30-45
Di (a−)	100		55-70
Fy (a+)	65	35	40-75
Fy (a−)	35	65	26-60

O grupo **O** é o mais comum, pois cerca de 46% dos indivíduos das raças branca (caucasiana) e negróide não possuem os aglutinogênios **A** e **B**. Entre os indivíduos da raça branca, o grupo **A** é igualmente muito comum, ocorrendo em cerca de 40%, enquanto o grupo **B** existe em aproximadamente 10% e o grupo **AB** em cerca de 4%. Nos negros, o grupo **A** é menos comum, existindo em cerca de 27%; já o grupo **B** é mais freqüente, ocorrendo em mais ou menos 20%, e o grupo **AB**, em cerca de 7%. O grupo **B** tem maior incidência entre os asiáticos: chineses 27% e hindus 37%. O grupo **O** predomina nos povos que viveram isoladamente durante muitos séculos. Este grupo geralmente excede 70% entre os índios norte-americanos e atinge 100% entre os índios das Américas Central e do Sul. Ottensooser e Pasqualin (1950) encontraram a incidência de 100% do grupo **O** entre os índios de Mato Grosso e do alto Rio Negro.

Segundo Hirszfeld, que em 1919 iniciou o estudo antropológico do sistema A-B-O, a distribuição geográfica e racial dos distintos grupos sanguíneos oferece particularidades interessantes, de aplicação direta à Antropologia e à Genética.

A distribuição geográfica e racial dos grupos do sistema **A-B-O** faz-se do seguinte modo, segundo Lozza:

1. A freqüência do grupo **A** decresce de oeste para leste (a partir do meridiano de Greenwich), aumentando a percentagem do grupo **B**, que é mais comum entre os indomanchus e os africanos.
2. O grupo **AB** predomina na Ásia.
3. Há grande percentagem do grupo **O** nas raças primitivas da América (índios, esquimós) e, também, na Islândia e nas Filipinas.
4. Na Europa, há predomínio do grupo **A** sobre o **O**. O grupo **AB** não ultrapassa 5%.

NOÇÕES DE GENÉTICA

Todos os grupos ou sistemas sanguíneos ou celulares humanos transmitem-se segundo as leis da herança de Mendel.

Para melhor compreensão dos fatos, torna-se necessário o conhecimento dos princípios fundamentais de Genética relacionados com tais leis.

Admite-se que os caracteres hereditários são transportados pelas células germinativas ou gametas — óvulos e espermatozóides —, considerando-se sua sede a cromatina nuclear.

Durante o processo da divisão nuclear, a cromatina fragmenta-se em pequenas porções, denominadas cromossomos (DNA, que transmite a informação genética), nas quais se localizam todos os caracteres transmissíveis. Na espécie humana, as ovogônias e as espermatogônias têm número fixo de cromossomos, equivalentes a 23 pares (22 pares de autossomos e 1 par de cromossomos sexuais; os masculinos são **X** e **Y**, enquanto os femininos são **X** e **X**).

Durante a fase de manutenção das células germinativas ou gametas, os cromossomos das células-mãe sofrem redução da metade do seu número (***meiosis***) de tal maneira que os pares de cromossomos são divididos em 2 células-filha, cada gameta contendo 22 autossomos e 1 cromossomo sexual (23 cromossomos).

Quando se fundem as gametas, por ocasião da fecundação, origina-se o ovo ou zigoto, cujo núcleo possui de novo os 46 cromossomos característicos da espécie humana (23 procedentes do óvulo e 23 do espermatozóide).

O mesmo não ocorre com as células somáticas, as quais contêm os 46 cromossomos característicos da espécie humana.

Os caracteres hereditários estão localizados nos cromossomos. Conseqüentemente, no ovo ou zigoto, a metade desses caracteres provém do pai e a outra metade da mãe. Os geneticistas admitem a existência de estruturas submicroscópicas, localizadas nos cromossomos, denominadas **genes**, cada uma das quais determinando um caráter na propriedade particular, transmissível por herança. Portanto, em cada cromossomo há tantos genes quantos são os caracteres hereditários. A presença, pois, de determinado caráter ou propriedade seria recebida através de um gene, existente no ovo, transmitido pelo óvulo ou pelo espermatozóide.

Quando, em um ovo ou zigoto, concorrem um **gene** paterno e outro materno, ambos portadores do mesmo caráter, diz-se que tal ovo é homozigoto puro em relação ao caráter. Assim, pai e mãe do mesmo grupo **A** transmitem a um ovo um **gene A** com o espermatozóide e outro **gene A** com o óvulo; resulta um ovo homozigoto puro em relação ao caráter grupal **A**.

Quando, em um ovo ou zigoto, concorrem dois genes distintos, portadores de caracteres opostos, um paterno e outro materno, diz-se que tal ovo é heterozigoto ou híbrido. Por exemplo, se o pai transmite um gene correspondente ao grupo **A** e a mãe outro gene, correspondente ao grupo **O**, o ovo será heterozigoto ou híbrido, com referência ao caráter grupal.

Em cada um dos dois exemplos mencionados, o filho resultante se apresenta, em face das provas sorológicas, como indivíduo do grupo **A**, constituindo o chamado **fenótipo**. Quando se diz que um indivíduo é do fenótipo **A**, significa que corresponde a um indivíduo do grupo **A**, do mesmo modo que o fenótipo **B** equivale ao grupo **B**.

Nas hipóteses precedentes, embora os dois indivíduos pertençam ao mesmo grupo sanguíneo, isto é, têm o mesmo fenótipo **A**, diferem, entretanto, por sua constituição genética. O primeiro recebeu dois genes possuidores do mesmo caráter **A**, enquanto o segundo recebeu um gene paterno com o caráter **A** e um gene materno com o caráter **O**. Varia, pois, a constituição íntima ou genética, isto é, o genótipo. No primeiro caso, expressa-se o genótipo como **AA** e, no segundo, como **AO**.

O fato de dois indivíduos do mesmo fenótipo terem genótipos diferentes ocorre porque nem todos os caracteres transmissíveis por herança se manifestam com a mesma intensidade.

Quando dois caracteres ou propriedades distintas concorrem em um mesmo indivíduo, pode-se observar que:

1. Um dos caracteres apresenta-se mais manifesto ou ostensível: é o **caráter dominante**. O outro, que permanece oculto ou encoberto, recebe a denominação de **caráter recessivo**.
2. Ambos os caracteres se manifestam com a mesma intensidade, isto é, têm a mesma dominância.

No segundo exemplo, o caráter **A** é dominante sobre o caráter **O**, sendo este, portanto, recessivo. Por isso, nos dois casos mencionados, o fenótipo é **A**. As provas sorológicas não permitem diferenciar os genótipos, pois não existem meios laboratoriais para evidenciar o caráter recessivo **O**.

Quando, no mesmo indivíduo, concorrem as propriedades grupais **A** e **B**, não há supremacia de nenhuma delas, pois são de igual dominância.

Quando dois genes que concorrem em um mesmo zigoto são portadores de propriedades opostas, denominam-se genes **alélicos** ou **alelomorfos** ou, simplesmente, **alelos**. Assim, o gene correspondente ao caráter grupal **A** é oposto ou alelo do caráter **B;** o gene correspondente ao caráter grupal **Rh-positivo** é alélico em relação ao gene **Rh-negativo;** o gene correspondente à cor branca da pele é alélico ao correspondente ao negro.

Os caracteres alélicos podem ser múltiplos, mas concorrem aos pares em cada zigoto (alelismo simples ou múltiplo).

Os aglutinogênios **M** e **N** são transportados por par simples de genes: um de origem paterna e outro de origem materna (alelismo simples). Os aglutinogênios do sistema **A-B-O** transmitem-se por oito genes alélicos, segundo Wiener (alelismo múltiplo).

Quando um caráter (como, por exemplo, a cor das flores da ervilha, nas experiências de Mendel) é determinado por um par de alelos, um gene dominante **(V)** e o outro recessivo **(b)**, há apenas três combinações gênicas ou genótipos possíveis: **VV**, **Vb** e **bb**. Há, porém, dois pares independentes de alelos e serão nove os genótipos, pois, de modo geral, para **n** pares, **3n** genótipos. Tratando-se, porém, de alelos múltiplos, determina-se o número de genótipos pela fórmula $\frac{n\,(n + 1)}{2}$; assim, com três alelos, teremos $\frac{3 \times 4}{2} = 6$ genótipos; com oito alelos, teremos $\frac{8 \times 9}{2} = 36$ genótipos.

Os fatos mencionados fundamentam a primeira lei da herança de Mendel: a da segregação dos caracteres; os caracteres antagônicos existentes em um híbrido não se misturam nem se perdem, e podem aparecer separados ou agregados em seus descendentes.

A segunda lei de Mendel refere-se à repartição independente de tais caracteres. Baseia-se no fato de que os genes que transmitem os caracteres hereditários estão localizados em pares de cromossomos distintos e separados. Como, em cada gameta, existe só um cromossomo do par correspondente (pela redução da cromatina), deduz-se que todos os caracteres determinados por genes situados em cromossomos distintos devem ser herdados independentemente uns dos outros.

Esta lei não se cumpre quando existem dois genes situados muito próximos um do outro no mesmo cromossomo. Este processo de transmissão conjunta dos caracteres denomina-se ligamento (*linkage*).

Em alguns casos, entretanto, dois genes situados no mesmo cromossomo podem separar-se, localizando-se cada um em gametas distintos. Este fato ocorre quando ambos os genes estão situados em divisão por redução que dá origem aos gametas. Há troca de substâncias cromatínicas entre as diversas porções do cromossomo, de modo que é possível unir um deles com a metade oposta do outro, dando lugar ao que se chama entrecruzamento (*crossing-over*).

Herança dos Grupos do Sistema A-B-O

Epstein e Ottenberg foram os primeiros a sugerir, em 1908, a hipótese de transmissão hereditária dos grupos do sistema **A-B-O**. Tal hipótese foi confirmada, em 1910, por von Dungern e Hirszfeld, que emitiram uma teoria. Entretanto, a teoria exata, hoje universalmente aceita, da herança dos grupos deste sistema, de acordo com as leis de Mendel, foi proposta por Bernstein em 1924.

Teoria de Bernstein

O matemático Bernstein, estudando, em 1924, os dados estatísticos referentes à herança dos grupos sanguíneos, chegou à conclusão de que a teoria de von Dungern e Hirszfeld não permitia explicar todas as possibilidades conhecidas e muitas exceções observadas.

Bernstein propôs a teoria segundo a qual os grupos sanguíneos deste sistema se transmitem de pais a filhos de acordo com as leis de Mendel, não pelos quatro genes alélicos admitidos por von Dungern e Hirszfeld, mas por três independentes, **A** e **B** dominantes e **O** recessivo. Entre os genes **A** e **B**, não há dominância; porém, ambos dominam o gene **O**. Os genes **A** e **B** determinam, respectivamente, a presença dos aglutinogênios **A** e **B**, ou ambos se manifestam no grupo **AB**. O gene O condiciona o aparecimento do aglutinogênio **O**.

O grupo sanguíneo do indivíduo é determinado pela presença, no ovo, de dois dos três genes alélicos, em vez dos quatro, segundo a teoria de von Dungern e Hirszfeld. Um dos genes provém do pai, o outro da mãe.

Os três genes alélicos **A**, **B**, e **O** permitem reconhecer quatro genótipos ou grupos sanguíneos e seis genótipos $\left(\frac{3 \times 4}{2} = 6\right)$, três homozigotos e três heterozigotos (Quadro 22.3).

Aplicada à herança mendeliana dos grupos sanguíneos, a teoria de Bernstein permite estabelecer as seguintes leis fundamentais:

1. Sendo os caracteres **A** e **B** dominantes sobre **O**, não podem aparecer nos filhos se não existirem em um dos progenitores. Portanto, da união de dois progenitores do grupo **O**, não nascem filhos dos grupos **A**, **B**, e **AB;** da união de pais **A** e **B**, podem nascer filhos do grupo **O**.

Quadro 22.3

	Genótipos	
Fenótipos	**Homozigotos**	**Heterozigotos**
A	AA	AO
B	BB	BO
AB	—	AB
O	OO	—

Quadro 22.4

Cruzamentos	Filhos Possíveis	Filhos Impossíveis
O × O	O	A, B, AB
O × A	O, A	B, AB
O × B	O, B	A, AB
A × A	O, A	B, AB
A × B	O, A, B, AB	Nenhum
B × B	O, B	A, AB
O × AB	A, B	O, AB
A × AB	A, B, AB	O
B × AB	A, B, AB	O
AB × AB	A, B, AB	O

2. Da união de dois progenitores do grupo **AB**, não nascem filhos **O;** e da união de um progenitor **O** e outro **A** e **B**, ou **AB**, não podem nascer filhos **AB**.

A primeira lei é a mesma para ambas as teorias, de Bernstein e von Dungern e Hirszfeld. As divergências entre elas residem na segunda lei, pois os filhos possíveis e impossíveis diferem notavelmente.

Figuram, no Quadro 22.4, os filhos possíveis e impossíveis nos diversos cruzamentos, de acordo com a concepção de Bernstein.

As estatísticas confirmam o acerto da teoria de Bernstein, já que está mais de acordo com os fatos observados (estudo de grande número de famílias, efetuado por Wiener e outros, em 1930, e por Buining, em 1932).

A herança dos grupos sanguíneos do sistema **A-B-O**, baseada na teoria de Bernstein, pode ser prognosticada com precisão e é atualmente admitida em muitos países como prova concludente nos casos de paternidade duvidosa.

Herança dos Subgrupos de A e AB

Landsteiner e Levine foram os primeiros a mostrar, em 1927, que os subgrupos $\mathbf{A_1}$ e $\mathbf{A_2}$ são transmitidos por herança.

Os pesquisadores dinamarqueses Thomsen, Friedenreich e Worsae, estudando estes subgrupos e sua herança, em 1930, demonstraram que se transmitem hereditariamente por dois genes alélicos, $\mathbf{A_1}$ e $\mathbf{A_2}$, os quais, unidos aos genes **B** e **O**, somam quatro genes alélicos: $\mathbf{A_1}$, $\mathbf{A_2}$, **B** e **O**, em vez dos três admitidos por Bernstein. Os genes $\mathbf{A_1}$, $\mathbf{A_2}$, e **B** são dominantes sobre **O**, e, por sua vez, o gene $\mathbf{A_1}$ domina o $\mathbf{A_2}$.

Estes quatro genes alélicos permitem reconhecer seis fenótipos $\mathbf{A_1}$, $\mathbf{A_2}$, **B**, $\mathbf{A_1B}$, $\mathbf{A_2B}$ e **O** e 10 genótipos $\left(\frac{4 \times 5}{2} = 10\right)$, quatro homozigotos e seis heterozigotos, conforme o Quadro 22.5.

Quadro 22.5

Fenótipos	Genótipos	
	Homozigotos	Heterozigotos
A_1	A_1A_1	A_1, O, A_1A_2
A_2	A_2A_2	A_2O
B	BB	BO
A_1B	—	A_1B
A_2B	—	A_2B
O	OO	—

Quadro 22.6

Cruzamentos	Filhos Possíveis	Filhos Impossíveis
$A_1 \times A_1$	O, A_1, A_2	B, A_1B, A_2B
$A_1 \times A_2$	O, A_1, A_2	B, A_1B, A_2B
$A_1 \times B$	O, A_1, A_2, B, A_1B, A_2B	Nenhum
$A_1 \times O$	A_1, A_2, O	B, A_1B, A_2B
$A_2 \times A_2$	O, A_2	A_1, B, A_1B, A_2B
$A_2 \times O$	O, A_2	A_1, B, A_1B, A_2B
$A_2 \times B$	A_2, O, A_2B, B	A_1, A_1B
$A_2 \times A_2B$	A_2, A_2B, B	O, A_1, A_1B
$A_2 \times A_1B$	A_1, B, A_2B	O, A_2, A_1B
$A_1 \times A_1B$	A_1, B, A_1B, A_2B	O, A_2
$A_1 \times A_2B$	A_2, A_1, B, A_1B, A_2B	O
$A_1B \times O$	A_1, B	O, A_2, A_2B, A_1B
$A_1B \times B$	A_1, B, A_1B	O, A_2, A_2B
$A_1B \times A_1B$	A_1, B, A_1B	O, A_2, A_2B
$A_1B \times A_2B$	A_1, B, A_1B, A_2B	O, A_2
$A_2B \times B$	A_2, B, A_2B	O, A_1, A_1B
$A_2B \times O$	A_2B	O, A_1, A_1B, A_2B
$A_2B \times A_2B$	A_2, B, A_2B	O, A_1, A_1B

Esta teoria complementa a de Bernstein, adicionada das propriedades $\mathbf{A_1}$ e $\mathbf{A_2}$.

1. A propriedade $\mathbf{A_1}$ não pode aparecer nos glóbulos de um filho se não existir em um ou em ambos os progenitores. A propriedade $\mathbf{A_2}$, sendo recessiva em relação a $\mathbf{A_1}$, pode aparecer no filho, embora aparentemente não exista nos progenitores do subgrupo $\mathbf{A_1}$.
2. Da união de dois progenitores $\mathbf{A_1B}$, não nascem filhos $\mathbf{A_2}$; e, de dois progenitores $\mathbf{A_2B}$, não podem nascer filhos $\mathbf{A_1}$.
3. Dos cruzamentos $\mathbf{A_1B} \times \mathbf{B}$ e $\mathbf{A_1B} \times \mathbf{A_1B}$, não podem nascer filhos do subgrupo $\mathbf{A_2B}$.

O Quadro 22.6 reúne os filhos possíveis e impossíveis, nos vários cruzamentos, segundo Thomsen, Friedenreich e Worsae.

Segundo Wiener (1943), os resultados disponíveis sobre a herança dos subgrupos sanguíneos confirmam a teoria dos quatro genes alelomorfos.

Friedenreich admite que o subaglutinogênio $\mathbf{A_3}$ se transmite por meio de um quinto gene alélico $\mathbf{A_3}$, adicional aos genes $\mathbf{A_1}$, $\mathbf{A_2}$, **B** e **O**. Estabelece que o gene $\mathbf{A_2}$ é recessivo em relação aos genes $\mathbf{A_1}$ e $\mathbf{A_2}$, mas dominante sobre o **O**.

Herança do Caráter Secretor Grupo-Específico

O caráter secretor e não-secretor das substâncias grupo-específicas é propriedade individual, constante, que segue as leis da herança de Mendel.

De acordo com as investigações de vários autores (Schiff e Sasaki, 1932; Zieve, Wiener e Freis, 1936; e outros), o caráter secretor **Se** é dominante sobre o caráter não-secretor **se**, o qual é recessivo. Ambos os caracteres se transmitem por par simples de genes alélicos. Em cada indivíduo, um gene provém do pai e o outro da mãe. Reconhecem-se, deste modo, dois fenótipos **Se** e **se** e três genótipos $\left(\frac{2 \times 3}{2} = 3\right)$; dois homozigotos e um heterozigoto (Quadro 22.7).

Segundo a concepção de Schiff e Sasaki, as seguintes leis são estabelecidas:

Quadro 22.7

Fenótipos	Genótipos	
	Homozigotos	Heterozigotos
Se	Se Se	Se se
se	se se	—

1. Os caracteres **Se** e **se** transmitem-se independentemente.
2. Quando existem no mesmo indivíduo os caracteres **Se** e **se**, eles não se misturam, mas permanecem independentes nos gametas.
3. O caráter **Se**, sendo dominante, não pode aparecer em um filho se não existir em um ou em ambos os progenitores.
4. O caráter **Se** pode aparecer em um filho, embora, aparentemente, não exista em nenhum dos progenitores.
5. Da união de dois progenitores secretores, podem nascer filhos **secretores** ou **não-secretores**.
6. Da união de dois progenitores não-secretores, não podem nascer filhos secretores.

O Quadro 22.8 mostra os filhos possíveis e impossíveis, nos cruzamentos diversos, segundo Schiff e Sasaki.

Quadro 22.8

Cruzamentos	Filhos Possíveis	Filhos Impossíveis
Se × Se	Se, se	Nenhum
Se × se	Se, se	Nenhum
se × se	se	Se

Estes caracteres são de importância médico-legal, especialmente na exclusão da paternidade.

DETERMINAÇÃO DOS GRUPOS DO SISTEMA A-B-O

A determinação do grupo sanguíneo do indivíduo efetua-se por duas ordens de investigações.

1. Pesquisa das isoaglutininas dos eritrócitos.
2. Pesquisa das isoaglutininas existentes no soro.

Até há pouco tempo, era prática comum confiar apenas na pesquisa dos isoaglutinogênios globulares. Verificou-se, posteriormente, que a pesquisa das isoaglutininas séricas deve integrar a prova, pois, permitindo a confirmação recíproca, torna mais segura a determinação dos grupos sanguíneos.

São dois os reagentes empregados nas duas pesquisas anteriormente referidas: os soros **anti-A** e **anti-B**, para a primeira, e os glóbulos dos grupos **A** e **B**, para a segunda.

Cumpre assinalar, a título de ilustração, que existem, no reino vegetal, substâncias dotadas de especificidade **anti-A** e **anti-B**. A aglutinina vegetal **anti-A** encontra-se nas sementes de certas plantas *(Vicia cracca* e *Vicia peregrina)* e a **anti-B** em um cogumelo *(Marasmius oreades)*. Embora dotadas de especificidade, tais aglutininas não são empregadas na prática, em virtude da dificuldade em sua obtenção (Ottensooser).

Preparo dos Soros Anti-A e Anti-B*

As provas de laboratório empregadas na determinação dos grupos e subgrupos sanguíneos exigem o uso dos soros aglutinantes, de cujas propriedades, correta preparação e adequada conservação depende a exatidão dos resultados.

Os soros **anti-A** e **anti-B** para tal fim podem ser obtidos:

a) Do sangue de indivíduos dos grupos **A** e **B** que reúnam certos requisitos (soros naturais).
b) Do sangue de animais (coelhos e cobaias), convenientemente sensibilizados com glóbulos dos grupos **A** ou **B** (soros animais imunes).
c) Do sangue de indivíduos voluntariamente sensibilizados com injeções intravenosas de glóbulos dos grupos **A** ou **B**, ou das substâncias grupo-específicas **A** ou **B** de Witebsky e Klendshoj, ou da saliva de indivíduos secretores desses grupos, convenientemente preparada. Tais injeções aumentam o título das aglutininas naturais (soros mistos: naturais e imunes).

Os soros naturais, pela facilidade de obtenção e preparo, são os mais empregados. Os demais, de preparo trabalhoso, exigem laboratório especializado.

Os soros naturais devem preencher os seguintes requisitos, para que sejam considerados satisfatórios:

1. Suas aglutininas devem ser de título suficientemente elevado, para permitir que se obtenham aglutinações rápidas e, especialmente, com formação de grandes grumos.
2. O título das aglutininas deve se manter constante, durante vários meses, quando é o soro conservado no refrigerador.
3. Devem reagir com os glóbulos dos subgrupos $\mathbf{A_2}$ e $\mathbf{A_2B}$.
4. Devem ser desprovidos de complemento e, especialmente, de crioaglutininas ou de outras aglutininas irregulares.
5. Devem ser claros, de cor normal, livres de glóbulos e outras partículas, e não hemolisados, ictéricos ou quilosos.
6. O sangue deve ser colhido em jejum, de indivíduos sadios, de preferência, de 20 a 40 anos de idade.

Colheita do Sangue

1. Colher, por punção venosa, 10 ml de sangue, de indivíduos dos grupos **A** e **B**, previamente classificados, e colocar em tubos esterilizados.
2. Deixar os tubos à temperatura ambiente, durante 12 a 24 horas, a fim de se obter boa retração do coágulo.
3. Depois desse prazo, colocar os tubos no refrigerador, por igual tempo. A baixa temperatura favorece a fixação aos glóbulos das crio- ou auto-aglutininas, sempre presentes.
4. Centrifugar os tubos a 2.000 r.p.m., durante 10 a 15 minutos, a fim de separar o soro.
5. Transferir os soros para outros tubos esterilizados, evitando qualquer contaminação.
6. Inativar os soros em banho-maria a 56°C, durante 30 minutos, para destruir a atividade do complemento.

Antes de usar, devem ser titulados, a fim de se selecionar os que satisfazem os requisitos já mencionados.

Antes, porém, de proceder à titulação, os soros podem ser selecionados, mediante o emprego de uma prova simples, a qual

*Estes soros podem ser obtidos de firmas idôneas, o que facilita sobremodo o trabalho de sua preparação. A Labcare do Brasil Ltda. (Tel.: (11) 577-7955, São Paulo, SP, 04050), entre outras distribuidoras, dispõe de grande variedade de reagentes para imunematologia.

demonstra, preliminarmente, a atividade e, especialmente, a avidez com que eles produzem a aglutinação.

Determinação da Avidez dos Soros

Consiste esta prova em medir cronometricamente o tempo necessário para que se processe a aglutinação da mistura, em lâmina de suspensão globular apropriada, com o soro cuja avidez se quer determinar:

Técnica

1. Colocar, em lâmina comum, uma gota do soro inativado cuja avidez se vai determinar.
2. Juntar uma gota de suspensão globular a 10% em solução fisiológica (cinco gotas de sangue em 1 ml de solução fisiológica). Esta suspensão deve ser apropriada, isto é, de glóbulos do grupo **A** para os soros **anti-A** (contidos nos indivíduos do grupo **B**) e de glóbulos do tipo **A** para os soros **anti-B** (existentes nos indivíduos do grupo **A**).
3. Com bastão de vidro, misturar rápida e circularmente as duas gotas.
4. Com cronômetro, marcar o tempo, desde o instante em que as duas gotas entraram em contato até o aparecimento dos primeiros sinais de aglutinação, quando será lido o tempo consumido.
5. O aparecimento da aglutinação em tempo inferior a 20 segundos indica que o soro tem atividade e avidez excelentes.

Para que o soro seja considerado satisfatório, deve provocar aglutinação, em média dentro dos tempos mostrados no Quadro 22.9.

Cumpre assinalar que se deve considerar tal determinação apenas como ensaio da possível atividade de um soro, o qual deverá ser titulado, em seguida, caso tenha aglutinado em curto espaço de tempo.

Titulação dos Soros

Material e Soluções Necessários

1. Soros inativados **anti-A** e **anti-B**, a titular.
2. Suspensão globular a 2%, em solução fisiológica, dos grupos **A** e **B** (cinco gotas de sangue em 5 ml de solução fisiológica). Utilizar glóbulos de poder antigênico comprovado.

Os soros **anti-B** (de indivíduos do grupo **A** titulam-se com glóbulos do grupo **B**, e os **anti-A** (nos indivíduos do grupo **B**) com glóbulos do grupo A. Para os soros anti-A, uma vez que existem duas variedades de glóbulos **A** — fortemente aglutináveis **(A_1)** e fracamente aglutináveis **(A_2)** —, é preferível que eles sejam titulados com estes últimos **(A_2)**.

3. Série de 10 tubos de Kahn em suporte (para cada soro).
4. Pipetas volumétricas de 0,1 ml.
5. Solução fisiológica (NaCl 0,9%).

Técnica

1. Dispor a série de 10 tubos de Kahn em suporte e numerá-los de 1 a 10.
2. Distribuir 0,1 ml de solução fisiológica em todos os tubos, exceto no primeiro.
3. Adicionar o soro inativado a titular: 0,1 ml no primeiro tubo e 0,1 ml no segundo.
4. Empregando pipetas separadas para cada diluição, para evitar o *carrying over*, misturar bem o conteúdo do segundo tubo, por aspirações sucessivas, e transferir 0,1 ml para o terceiro tubo; proceder do mesmo modo com o conteúdo do terceiro tubo e transferir 0,1 ml para o quarto e, assim sucessivamente, até o 10.º tubo, do qual se retira 0,1 ml.
5. As diluições do soro serão: 1:1, 1:2, 1:4, 1:8, 1:16, 1:32, 1:64, 1:128, 1:256 e 1:512.
6. Finalmente, juntar, em cada tubo, 0,1 ml da suspensão globular a 2% apropriada, isto é, de acordo com o soro que se titula.
7. Agitar ligeiramente os tubos, a fim de misturar bem o seu conteúdo.
8. Deixar os tubos à temperatura ambiente, durante uma a duas horas, para que os glóbulos se sedimentem, ou centrifugá-los a 1.000 r.p.m. durante dois minutos.
9. A seguir, fazer a leitura do resultado, observando a presença ou ausência de aglutinação em cada tubo, depois de agitado suavemente, para manter suspensos os glóbulos sedimentados.
10. Nos tubos que apresentarem aglutinação, os glóbulos acham-se agrupados, formando grumos de tamanhos variáveis, facilmente visíveis. Na ausência de aglutinação, a suspensão globular continua homogênea, como no início.
11. O inverso da maior diluição em que se observa aglutinação nítida representa o título aglutinante do soro.
12. São os seguintes os títulos aglutinantes que os vários soros devem apresentar, para que sejam considerados satisfatórios na determinação dos grupos sanguíneos (Quadro 22.10).

Depois de determinada a avidez e titulados os soros, colhem-se novas amostras de sangue, de acordo com a técnica descrita, em quantidade suficiente para as necessidades, dos indivíduos cujos soros foram satisfatórios.

Conservação dos Soros

Uma vez separados do coágulo e inativados, transferir os soros para frascos esterilizados, podendo conservar-se em estado líquido, congelado ou liofilizado. O melhor processo é a liofilização, a qual permite reconstituir o soro com suas propriedades originais, até cinco anos depois. Mais usual, porém, é a conservação em estado líquido, com a adição de anti-sépticos, tais como tricresol e mertiolato, ou de certos corantes. Rosenthal recomenda o emprego dos preservativos seguintes, que oferecem a vantagem de corar diferentemente os soros: a cada mililitro de soro **anti-B**, adicionar 0,1 ml de acriflavina neutra a 1% e 0,01 ml de fucsina básica a 0,5%; e a cada mililitro de soro **anti-A**, adicionar 0,01 ml de verde brilhante a 1%.

Colocar 2 ml dos soros, assim corados, em frascos esterilizados, com conta-gotas, e conservá-los no refrigerador. Desse modo, mantêm seu poder aglutinante durante vários meses.

Todas as manipulações com soros, desde a colheita de sangue, devem ser feitas com assepsia rigorosa. Para sua conservação, é necessário, igualmente, que sejam sempre mantidos no refrigerador, à temperatura abaixo de 10°C. Se esses requisitos não forem observados, a contaminação bacteriana e a temperatura ambiente provocam a deteriorização total dos soros, com conseqüente destruição de suas aglutininas.

Quadro 22.9

Soros	Glóbulos	Avidez em Segundos
Anti-A	A_1	15
Anti-A	A_2	30
Anti-A	A_1B	30
Anti-A	A_2B	45
Anti-B	B	15

Quadro 22.10

Soros	Glóbulos	Título Aglutinante
Anti-A	A_1	64 a 128
Anti-A	A_2	32 a 64
Anti-A	A_1B	32 a 64
Anti-A	A_2B	16 a 32
Anti-B	B	64 a 128

Preparo dos Glóbulos dos Grupos A e B

Os glóbulos dos grupos **A** e **B** têm aplicação direta nas provas de classificação dos grupos sanguíneos (pesquisa das aglutininas), além do seu emprego na caracterização e titulação dos soros e na absorção das aglutininas.

Tais glóbulos devem ser colhidos, de preferência, de pessoas conhecidas que lidem no laboratório ou no hospital, de grupo sanguíneo rigorosamente classificado, às quais se recorre sempre que necessário.

Empregam-se os glóbulos suspensos em solução fisiológica, variando a sua concentração, de acordo com o método utilizado, em tubos ou em lâminas.

Para os métodos efetuados em tubos, usa-se a suspensão a 2%, aproximadamente, a qual se prepara colocando-se cinco gotas de sangue diretamente dentro de um tubo contendo 5 ml de solução fisiológica; agita-se levemente em seguida.

Para os métodos executados em lâminas, utiliza-se a suspensão a 10%, mais ou menos, a qual se prepara colocando-se cinco gotas de sangue diretamente em tubo contendo 1 ml de solução fisiológica, agitando-se levemente em seguida.

Tais suspensões podem ser preparadas de sangue colhido por punção digital ou venosa. Quando colhidas por punção venosa, estas suspensões podem ser preparadas de duas maneiras:

a) De sangue não coagulado, colocando-se o número de gotas de sangue necessário diretamente no tubo contendo a solução fisiológica, para preparar as suspensões a 2% ou a 10%.
b) De sangue coagulado, transferindo-se alguns mililitros de sangue para um tubo, do qual, depois de coagulado o sangue, se despreza o soro. Coloca-se o número de gotas dos glóbulos libertados do coágulo no tubo contendo a solução fisiológica em quantidade suficiente para preparar as suspensões a 2% e 10%.

Tais suspensões devem ser lavadas três vezes com solução fisiológica, ressuspendendo-se o sedimento globular, depois da última lavagem, com o volume original de solução fisiológica.

As suspensões globulares devem ser usadas dentro de 24 horas, pois, a partir desse tempo, a sensibilidade dos aglutinogênios altera progressivamente. Todavia, quando conservados em refrigerador, em contato com o soro, os glóbulos mantêm-se em condições satisfatórias, durante, pelo menos, uma semana.

PESQUISA DOS AGLUTINOGÊNIOS GLOBULARES

A pesquisa dos aglutinogênios globulares é a prova que se faz correntemente para a determinação dos grupos sanguíneos. Consiste em colocar os glóbulos desconhecidos em contato com dois soros conhecidos, contendo as aglutininas **anti-A** e **anti-B**, respectivamente. Se há aglutinação com ambos os soros, os glóbulos contêm ambos os aglutinogênios, **A**e **B**, e, portanto, pertencem ao grupo **AB**. Se a aglutinação ocorre somente com o soro **anti-A** (procedente de indivíduo do grupo **B**), os glóbulos contêm os aglutinogênios **A**, pertencendo ao grupo **A;** se se produz aglutinação com o soro **anti-B** (de indivíduos do grupo **A**), os glóbulos possuem o aglutinogênio **B**, e, portanto, pertencem ao grupo **B**. Se não se produz aglutinação com nenhum dos dois soros, os glóbulos não possuem aglutinogênios, pertencendo, portanto, ao grupo O.

Quadro 22.11

Grupos Sanguíneos	Aglutinogênios Globulares	Soro Anti-A	Soro Anti-B
AB	A e B	+	+
A	A	+	−
B	B	−	+
O	Nenhum	−	−

Figuram, no Quadro 22.11, os resultados que se podem obter na determinação dos grupos sanguíneos pela pesquisa dos aglutinogênios globulares.

Os métodos mais empregados para tal determinação são de dois tipos: os efetuados em lâminas (Beth-Vincent) e os praticados em tubos (Landsteiner e Schiff).

MÉTODO DE BETH-VINCENT

É o usado correntemente, de execução fácil e rápida. Tem, porém, a desvantagem de favorecer a pseudo-aglutinação.

Material e Soluções Necessários

1. Lâminas comuns, limpas e secas, divididas previamente em duas partes iguais, mediante um traço transversal com lápis dermográfico, e rotuladas nos dois extremos, à esquerda A e à direita B.
2. Soros **anti-A** e **anti-B**. Podem ser adquiridos no comércio, prontos para uso, em frascos conta-gotas. Podem, igualmente, ser preparados no laboratório, colhendo-se e titulando-se soros de indivíduos dos grupos **A** e **B**, de acordo com a técnica já descrita. Usar soros de título suficientemente elevado, no mínimo 32.
3. Pipetas ou conta-gotas e pequenos bastões de vidro.
4. Suspensão a 10%, em solução fisiológica, dos glóbulos vermelhos dos indivíduos cujo grupo sanguíneo se vai determinar. A colheita de sangue pode ser feita por punção digital ou venosa.
   a) Punção digital. Picar a polpa do dedo e deixar cair cinco gotas de sangue diretamente dentro de tubo contendo 1 ml de solução fisiológica. Agitar levemente. Obtém-se suspensão globular aproximadamente a 10%.
   b) Punção venosa. Quando se colhe o sangue por punção venosa, pode-se preparar a suspensão globular a 10% de duas maneiras: de sangue não-coagulado, colocando-se cinco gotas de sangue em tubo contendo 1 ml de solução fisiológica, agitando-se em seguida; ou de sangue coagulado, transferindo-se alguns mililitros de sangue para um tubo, do qual, depois de coagulado o sangue, se despreza o soro, colocando-se cinco gotas dos glóbulos libertados do coágulo em tubo contendo 1 ml de solução fisiológica, agitando-se em seguida.

Este último processo de colheita oferece a vantagem de permitir a determinação do grupo sanguíneo alguns dias depois de colhido o sangue, pois os glóbulos em contato direto com o soro conservam-se no refrigerador, pelo menos, durante uma semana.

Técnica

1. Colocar uma gota do soro **anti-A** e outra do soro **anti-B** nas partes rotuladas correspondentes da lâmina.
2. Adicionar cuidadosamente cada gota, com bastão de vidro individual.

3. Misturar cuidadosamente cada gota, com bastão de vidro individual.
4. Imprimir à lâmina movimentos suaves de inclinação lateral e ondulatórios, a fim de acelerar a aglutinação.
5. Esperar alguns minutos, observando se houve aglutinação dos glóbulos. A aglutinação ocorre, em geral, dentro de um minuto, mas, em alguns casos, pode ser tardia. Bastam, via de regra, cinco a 10 minutos de observação para assegurar a sua ausência.
6. Quando não há aglutinação, a suspensão globular continua homogênea como no início.
7. Quando presente, a aglutinação é visível macroscopicamente: os glóbulos se agrupam, formando aglomerados densos e irregulares.
8. A observação da ausência ou presença de aglutinação é feita macro- ou microscopicamente. Alguns pesquisadores não usam o microscópio.
9. De acordo com a presença ou ausência de aglutinação nas duas preparações da lâmina, pode-se determinar o grupo sanguíneo a que pertence o sangue, conforme se vê na Fig. 22.1.
10. Controle da determinação do grupo sanguíneo.

Conforme aconselha Tzanck, é conveniente fazer prova com o soro do grupo O, a fim de controlar os casos de deficiência das aglutininas, contidas nos soros **anti-A** e **anti-B**. Consiste em colocar uma gota de soro do grupo O em lâmina e juntar uma gota da suspensão globular a 10% do indivíduo cujo grupo sanguíneo se vai determinar. Misturar e examinar, durante um a cinco minutos. O soro do grupo O, pelo fato de conter as aglutininas **anti-A** e **anti-B**, aglutina os glóbulos de todos os grupos sanguíneos, exceto os do seu próprio grupo.

Pode-se também empregar o soro do grupo **AB** que, não contendo nenhuma aglutinina, não aglutina os glóbulos de nenhum grupo. Tal prova serviria de controle para a pseudo- e a auto-aglutinação.

11. O método de lâmina tem a desvantagem de favorecer a pseudo-aglutinação, a qual, entretanto, se elimina recorrendo-se à prova de Tzanck, que consiste na adição de uma gota de solução fisiológica em cada uma das preparações. Se, depois de misturada, a aglutinação não persistir, trata-se de falsa aglutinação.

MÉTODO DE LANDSTEINER

Este método é particularmente indicado para os laboratórios que fazem rotineiramente grande número de determinações do grupo sanguíneo. Tem a vantagem de não favorecer a pseudo-aglutinação. Para prevenir este fenômeno, emprega-se um volume de solução fisiológica que, ao diluir a mistura, torna mais difícil o seu aparecimento. Este método oferece a desvantagem de não permitir a leitura final dos resultados senão depois de uma hora.

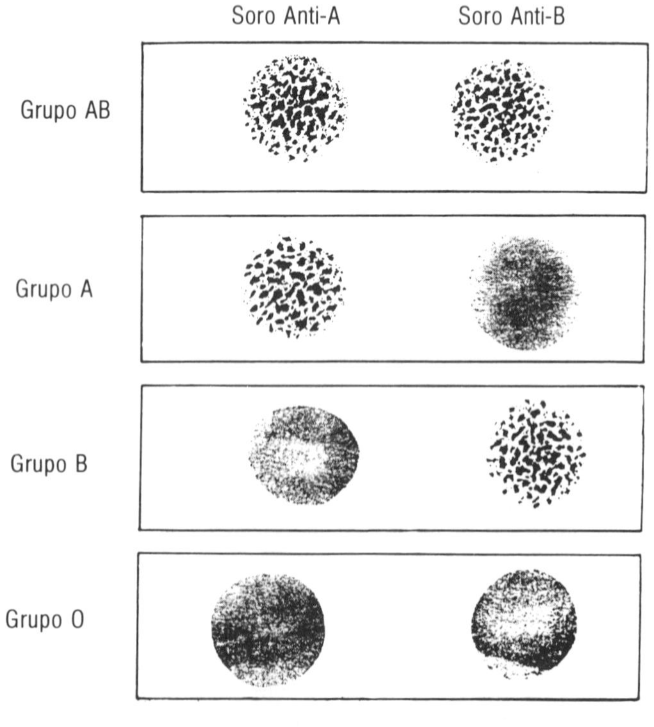

Fig. 22.1 Determinação dos quatro grupos sanguíneos do sistema **A-B-O** pela pesquisa dos aglutinogênios globulares.

Material e Soluções Necessários

1. Dois tubos de Kahn, marcados **A** e **B** com lápis dermográfico.
2. Pipetas ou conta-gotas.
3. Soros **anti-A** e **anti-B**.
4. Suspensão globular a 2%, em solução fisiológica, do paciente (uma gota de sangue para 1 ml de solução fisiológica).
5. Solução fisiológica (NaCl 0,9%).

Técnica

1. Colocar uma gota de soro **anti-A** no tubo A.
2. Colocar uma gota de soro **anti-B** no tubo B.
3. Adicionar uma gota de suspensão globular a 2% em cada um.
4. Juntar uma gota de solução fisiológica em ambos os tubos, misturar bem, tampá-los com rolha, para evitar a evaporação, e deixá-los em repouso, durante uma hora, à temperatura ambiente.
5. Ao cabo deste tempo, agitar os tubos, levemente, a fim de que os glóbulos sedimentados se ressuspendam.
6. Quando não há aglutinação, a suspensão globular permanece homogênea, como no início.
7. A aglutinação caracteriza-se pela presença de grumos irregulares, que não se redissolvem com a agitação dos tubos.
8. A interpretação dos resultados é a mesma do método de lâmina, de Beth-Vincent.
9. Deve-se, igualmente, fazer o controle da determinação do grupo sanguíneo com os soros dos grupos O e AB, como no método Beth-Vincent.

MÉTODO DE SCHIFF

Este método, de técnica sensível, é especialmente recomendável pela rapidez e segurança dos resultados.

Constitui modificação rápida do método de Landsteiner. A técnica é a mesma. Depois de misturados os soros, glóbulos e solução fisiológica, deixam-se os tubos à temperatura ambiente, durante cinco minutos. Após este prazo, centrifugar a 2.000 r.p.m., durante cerca de dois minutos. Em seguida, ler os resultados do mesmo modo como no método de Landsteiner. Se, porém, o resultado for duvidoso ou negativo, colhe-se uma gota de mistura de tubo, coloca-se em lâmina e examina-se ao microscópio.

PESQUISA DAS AGLUTININAS SÉRICAS

A pesquisa das aglutininas séricas é menos utilizada do que a pesquisa precedente.

Seu emprego simultâneo com a pesquisa dos aglutinogênios globulares proporciona menos segurança na determinação dos grupos sanguíneos.

As aglutininas séricas são pesquisadas com glóbulos conhecidos do grupo **A** e do grupo **B**.

Se não ocorre aglutinação dos glóbulos dos dois grupos, o soro desconhecido não contém as aglutininas **anti-A** e **anti-B**, pertencendo ao grupo AB. Se são aglutinados somente os glóbulos do grupo **B**, o soro desconhecido contém a aglutinina **anti-B**, pertencendo ao grupo **A**. Se há aglutinação apenas dos glóbulos do grupo **A**, o soro desconhecido só contém a aglutinina **anti-A**

Quadro 22.12

Soro dos Grupos Sanguíneos	Aglutininas Séricas	Glóbulos do Grupo A	Glóbulos do Grupo B
AB	Nenhuma	–	–
A	Anti-B	–	+
B	Anti-A	+	–
O	Anti-A e Anti-B	+	+

e pertence ao grupo **B**. Se são aglutinados os glóbulos de ambos os grupos, o soro desconhecido possui ambas as aglutininas, **anti-A** e **anti-B**, e é do grupo **O**.

O Quadro 22.12 mostra os resultados que se podem obter na determinação dos grupos sanguíneos pela pesquisa das aglutininas séricas.

Os métodos empregados para esta pesquisa são os mesmos utilizados na pesquisa dos aglutinogênios globulares: Beth-Vincent, Landsteiner e Schiff.

As únicas particularidades são a obtenção do soro e o preparo das suspensões dos glóbulos dos grupos A e B.

Obtenção do Soro

Colher o sangue por punção venosa do paciente e colocar em um tubo. Depois de coagulado, separar o soro por centrifugação e inativá-lo em banho-maria a 56°C, durante 30 minutos. Este é o soro no qual se pesquisam as aglutininas.

Preparação das Suspensões dos Glóbulos dos Grupos A e B

Colher o sangue por punção venosa de indivíduos destes grupos, previamente classificados, e colocar em tubos. Depois de coagulado, desprezar o soro e preparar as suspensões globulares a 2 ou a 10%, em solução fisiológica, colocando-se uma ou cinco gotas, respectivamente, dos glóbulos libertados do coágulo em tubos contendo 1 ml de solução fisiológica. Agitar levemente. Estas são as suspensões globulares para classificação dos grupos sanguíneos. A suspensão a 2% é empregada no método do tubo (Schiff), e a suspensão a 10%, no método da lâmina (Beth-Vincent). O sangue deve ser colhido no dia da determinação.

Determinação dos Subgrupos do Aglutinogênio A

A classificação perfeita dos indivíduos pertencentes ao grupo A implica a determinação dos seus subgrupos.

Para tal determinação, utilizam-se dois soros aglutinantes: um potente soro **anti-A** e o soro **anti-A_1** (anti-A adsorvido). O primeiro é o soro **anti-A** comum, que se prepara de acordo com a técnica já descrita; o segundo prepara-se do seguinte modo:

1. Selecionar soro **anti-A** potente, inativá-lo em banho-maria a 56°C, durante 10 minutos.
2. Misturar uma parte deste soro com um quarto de glóbulos do subgrupo **A_2**, concentrados e previamente lavados três vezes, com solução fisiológica.
3. Agitar a mistura e deixar à temperatura ambiente, durante uma hora.
4. Depois deste prazo, centrifugar, misturar e retirar o soro, ao qual se adicionam, novamente, os glóbulos do subgrupo **A_2** na mesma proporção.
5. Agitar a mistura e colocar no refrigerador, durante uma hora, a fim de extrair as crioaglutininas inespecíficas, acaso existentes. A seguir, centrifugar para separar o soro; inativá-lo de novo a 56°C durante 20 minutos.
6. Transferir o soro assim preparado para frasco conta-gotas esterilizado; conservá-lo no refrigerador. Deste modo, o soro mantém sua atividade durante vários meses.

Técnica

A determinação dos subgrupos de aglutinogênio **A** pode efetuar-se em lâminas, pelo método de Beth-Vincent ou em tubos, de acordo com o método de Schiff, mediante o emprego do soro anti-**A_1** (**anti-A** adsorvido). Os glóbulos cujo subgrupo se vai determinar empregam-se em suspensão a 2% (método de Schiff) ou a 10% (método de Beth-Vincent).

INTERPRETAÇÃO

Os glóbulos que se aglutinarem com o soro **anti-A_1** (**anti-A** adsorvido) pertencerão aos subgrupos **A_1** ou **A_1B**; os que não se aglutinarem serão os subgrupos **A_2** ou **A_2B**. O soro **anti-A** comum aglutina os glóbulos de todos os subgrupos, mas não com a mesma intensidade: fortemente os dos subgrupos **A_1** e **A_1B** e fracamente os dos subgrupos **A_2** e **A_2B**.

Causas do Erro na Determinação dos Grupos Sanguíneos

O erro na determinação dos grupos sanguíneos traz, como conseqüência, na maioria dos casos, **graves** acidentes hemolíticos, nos quais a morte ocorre em cerca de 50% dos casos. Este fato mostra a grande responsabilidade de quem faz tais determinações.

Segundo Wiener, as principais causas de erro são de duas ordens: as reações falso-negativas e as reações falso-positivas.

Reações Falso-negativas. Tais reações podem ser atribuídas:

a) Ao uso de soros de título baixo.

Para que o soro seja potente, as aglutininas **anti-A** e **anti-B** devem existir em título elevado; nestas condições, as reações positivas não passam despercebidas. Os soros de título satisfatório, entretanto, tendem a deteriorar-se com o tempo, perdendo rapidamente a potência quando não conservados em condições satisfatórias (estéreis e refrigerados).

b) À baixa sensibilidade dos aglutinogênios.

O subaglutinogênio **A_2**, nos subgrupos **A_2** e **A_2B**, é de fraca aglutinabilidade e, a menos que o soro **anti-A** tenha a propriedade de revelá-lo, passa despercebido, sendo diagnosticados os glóbulos **A_2B** como **B** e os **A_2** como **O**. Pode-se, também, encontrar baixa sensibilidade dos aglutinogênios nos glóbulos dos recém-nascidos e nas suspensões globulares conservadas durante muito tempo.

c) Ao uso de suspensões globulares muito concentradas.

Tais suspensões podem produzir a absorção das aglutininas dos soros antes que ocorra a aglutinação.

d) Ao teor das aglutininas existentes no soro a classificar.

Tais aglutininas podem ser de título baixo, naturalmente ou em conseqüência de acidente hemolítico pregresso.

e) À leitura do resultado antes do prazo necessário.

Em todos os métodos de determinação dos subgrupos sanguíneos, é necessário prazo mínimo para que se proceda a reação Ag-Ac e para que se torne aparente a aglutinação resultante. Esta causa de erro é de grande importância, especialmente quando se trata de sangue de crianças, cujo conteúdo de aglutinogênios e aglutininas é sempre menor do que o do adulto.

Reações Falso-positivas. São as seguintes as causas mais comuns:

a) Pseudo-aglutinação.

Constitui a causa mais freqüente das reações falso-positivas. Consiste em disposição especial dos glóbulos, formando pilhas como as de moedas. Grupos destas pilhas, irradiando irregularmente de um centro comum, simulam aglutinação verdadeira. Pode-se eliminar esta propriedade diluindo a mistura glóbulo-soro com solução fisiológica. Este fenômeno ocorre, via de regra, na técnica em lâminas, especialmente quando se trata de sangue de portadores de infecção aguda ou de anemia intensa.

b) Aglutinação bacteriogênica.

Este fenômeno apresenta-se quando se empregam suspensões globulares ou soros contaminados com bactérias. São diversos os tipos de bactérias contaminadoras que podem produzir tal fenômeno, especialmente as do grupo *Corynebacterium*. O crescimento de tais bactérias nas suspensões globulares torna os glóbulos aglutináveis por qualquer soro, humano ou animal; daí a denominação pan-aglutinabilidade, também conhecida por fenômeno de Hübner-Thomsen-Friedenreich.

Importância do Sistema A-B-O

O sistema **A-B-O** é de grande importância prática, em virtude de suas múltiplas aplicações ligadas à Antropologia, à Genética e, sobretudo, à Transfusão de Sangue e à Medicina Legal, de interesse médico mais imediato.

Serão estudadas apenas as duas últimas aplicações. As relacionadas com a **Transfusão de Sangue** serão tratadas a seguir; as ligadas à **Medicina Legal** o serão no final deste capítulo, juntamente com as dos demais sistemas sanguíneos.

Além das aplicações anteriormente mencionadas, bem conhecidas, verificou-se ser o sistema **A-B-O** de grande importância em obstetrícia, constituindo, nos casos de incompatibilidade materno-fetal, a causa mais freqüente da **doença hemolítica perinatal (DHPN)**, depois do fator **Rh_0 (D)**.

A participação do sistema **A-B-O** na patogenia da **DHPN**, embora entrevista por Levine e cols., em 1941, só se confirmou mais tarde (Grumbach e Gasser, 1948; Boorman, Dodd e Trinick, 1949; Wiener, Wexler e Hurst, 1949; Crawford, Cutbush e Mollison, 1953). Em geral, a mãe é do grupo O e o filho do grupo A (raramente do grupo B), havendo formação, no soro materno, de anticorpos **anti-A** (ou **anti-B**), do tipo incompleto ou bloqueador, responsáveis pela hemólise dos glóbulos fetais.

Segundo Rosenfield, na **DHPN** causada pela incompatibilidade **A-B-O**, a mãe é quase invariavelmente do grupo **O** e o filho, do grupo **A** ou **B**, contendo um fator deste sistema: o fator **C**. Assim se explica a hipótese de que o anticorpo ativo seja o **anti-C**, do tipo incompleto ou bloqueador, que só se forma nos indivíduos do grupo **O**, e que passa a barreira placentária mais facilmente do que o **anti-A** e o **anti-B**.

As aplicações do sistema **A-B-O** serão tratadas com mais minúcias na descrição da **DHPN**.

O Sistema A-B-O na Prática Transfusional

Sem a determinação prévia dos grupos deste sistema, não se pode praticar a transfusão de sangue, pois, havendo incompatibilidade entre o sangue do doador e o do receptor, resultarão acidentes hemolíticos de gravidade variável, podendo ser fatais.

Como estabeleceu Ottenberg, em 1911, tal incompatibilidade se refere, sobretudo, aos glóbulos transfundidos, que não deverão encontrar as aglutininas correspondentes no soro do receptor.

Compreende-se este fato ao se considerar que, se os glóbulos injetados possuírem aglutinogênios correspondentes às aglutininas existentes no soro do receptor, tais glóbulos serão rapidamente aglutinados e destruídos pela grande quantidade relativa de aglutininas existentes no soro do receptor.

No caso inverso, embora o soro do doador contenha aglutininas, por exemplo, se se transfundir sangue do grupo **O** a um receptor do grupo **A**, não haverá incompatibilidade. Tais aglutininas, geralmente de título baixo, representam pequena quantidade em relação ao número de glóbulos circulantes, diluindo-se e desaparecendo, absorvidas pelos aglutinogênios presentes nos líquidos e tecidos do receptor, sem causar dano aos seus glóbulos.

À luz desse conceito, foram os indivíduos do grupo **O** (sem aglutinogênio) considerados, desde muito tempo, como os doadores ideais para qualquer grupo, sendo denominados **doadores universais**. O soro dos indivíduos deste grupo contém, como já assinalado, as aglutininas **anti-A** e **anti-B;** portanto, eles não podem receber sangue de nenhum outro grupo a não ser do seu.

Ao contrário, os indivíduos do grupo **AB**, cujos glóbulos contêm os aglutinogênios **A** e **B**, não podem fornecer sangue a nenhum outro grupo, exceto ao seu. Podem, todavia, receber de todos os grupos, em virtude de serem desprovidos de aglutininas, tendo sido por isso denominados **receptores universais**.

Os indivíduos dos grupos **A** e **B** podem receber sangue dos seus próprios grupos e do grupo **O**, e doarem aos seus próprios grupos e ao grupo **AB**.

O esquema que se segue esquematiza as possibilidades apontadas para a transfusão de sangue:

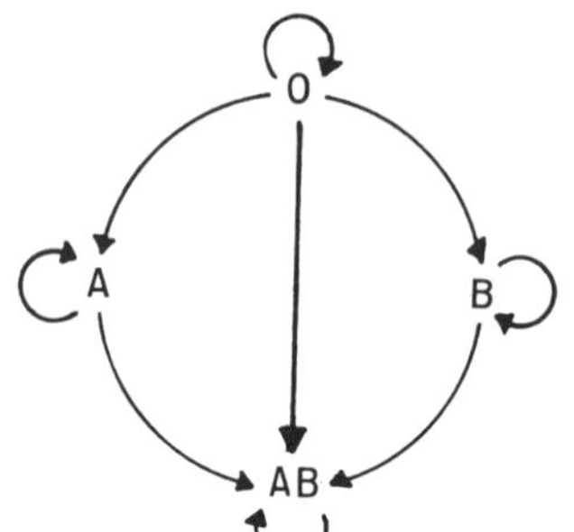

Não se aceita o conceito de sangue universal com o caráter absoluto que se lhe atribuiu a princípio. Podem ser feitas algumas objeções quanto ao uso corrente do sangue do grupo **O**.

a) O título das aglutininas **anti-A** e **anti-B**, existentes no soro dos indivíduos deste grupo, encontra-se, às vezes, muito elevado. Podem provocar acidentes quando se praticam transfusões maciças. Considera-se perigoso o doador universal cujo soro apresente título aglutinante superior a 128.
b) O sangue do grupo **O** não é zero, isto é, a ausência do aglutinogênio, conforme admitido a princípio, mas contém um aglutinogênio próprio.

DETERMINAÇÃO DA COMPATIBILIDADE SANGUÍNEA

Determina-se a compatibilidade sanguínea com o objetivo de selecionar doadores para a transfusão.

Pode-se efetuá-la pelas provas indiretas — determinação dos grupos sanguíneos a que pertencem o doador e o receptor —, já descritas, e pelas provas diretas ou cruzadas, que permitem confirmar as primeiras.

Provas Diretas ou Cruzadas

Consistem na verificação da compatibilidade sanguínea, referente aos grupos do sistema **A-B-O**, devendo-se executá-las sempre, antes de se praticar qualquer transfusão de sangue.

A transfusão ideal é a que se pratica entre dois indivíduos do mesmo grupo sanguíneo, sempre controlada pelas provas diretas, que serão descritas a seguir, pelo método de Beth-Vincent, em lâminas. Podem-se executá-las, igualmente, pelos métodos de Landsteiner ou de Schiff, em tubos, conforme descrição anterior.

MÉTODO DE BETH-VINCENT

Material e Soluções Necessários

1. Equipamento para punção digital e venosa.
2. Tubos de Kahn, limpos e secos.
3. Tubos de Kahn, contendo 1 ml de solução fisiológica.
4. Lâminas comuns, limpas e secas.
5. Pipetas ou conta-gotas e pequenos bastões de vidro.

Técnica

1. Obter o seguinte material dos dois indivíduos cuja compatibilidade sanguínea se vai determinar:
   a) Suspensão globular a 10%.
   Colher sangue por punção digital ou venosa e colocar cinco gotas diretamente no tubo de Kahn contendo 1 ml de solução fisiológica, agitando levemente em seguida.
   b) Soro sanguíneo.
   Colher cerca de 2 ml de sangue por punção venosa e colocar em tubo de Kahn. Depois de coagulado, separar o soro por centrifugação.
2. Usar duas lâminas comuns, marcadas **SR** (soro do receptor) e **SD** (soro do doador).
   a) Na lâmina **SR**, misturar uma gota do soro do receptor com uma gota de suspensão globular do doador.
   b) Na lâmina **SD**, misturar uma gota do soro do doador com uma gota de suspensão globular do receptor.
3. Conservar as lâminas à temperatura ambiente, imprimindo-lhes movimentos de inclinação, de vez em quando.
4. Observar a presença ou ausência de aglutinação, conforme descrição anterior.
5. Quando há aglutinação visível macroscopicamente na lâmina **SR (prova cruzada maior)**, o sangue do doador é incompatível com o do receptor. No caso inverso, ou seja, quando não se observa aglutinação, pode-se efetuar a transfusão, pois os sangues são compatíveis.
6. A prova da lâmina **SD (prova cruzada menor)** deve ser feita também, conquanto não seja tão importante como a primeira; mesmo existindo aglutinação (quando o doador é do grupo O e o receptor do outro grupo contendo aglutinogênio), não se observarão acidentes durante a transfusão, desde que se tenha a precaução de injetar o sangue lentamente. Quando o doador e o receptor são do mesmo grupo, não ocorre aglutinação.
7. Deve-se firmar, portanto, como fundamental, que o único perigo grave na transfusão é a aglutinação dos glóbulos do doador pelo soro do receptor.

SELEÇÃO DE DOADORES PARA TRANSFUSÃO DE SANGUE

A seleção de doadores cujo sangue seja compatível com o do receptor é imperiosa na transfusão de sangue.

Erro de técnica ou confusão e negligência na classificação dos grupos é imperdoável, já que isto **pode ser fatal** para o receptor!

Os doadores devem ser previamente examinados, a fim de excluir doenças contagiosas. Os portadores de sífilis, impaludismo e doença de Chagas são excluídos depois de realizadas as reações de Kahn ou do VDRL, a pesquisa de plasmódios e a reação de Machado-Guerreiro ou o xenodiagnóstico. Igualmente não se empregam doadores anêmicos, ictéricos, febris ou que já sofreram hepatite e, óbvio, os infectados pelo HIV.

Os seguintes critérios podem, pois, ser sugeridos em relação à escolha do doador:

a) Usar, de preferência, sangue do mesmo grupo, o que, em geral, é possível para os grupos mais freqüentes, **A** e **O**. O sangue universal será a segunda escolha.
b) Em caso de emergência, pode-se usar o sangue de doador universal, desde que o soro do receptor não aglutine os glóbulos do doador e que seja introduzido lentamente.

Em qualquer desses casos, é imperioso praticar previamente as provas diretas, pela existência não só de subgrupos e aglutininas atípicas, como também de doadores com título de aglutininas excepcionalmente elevado, o que é perigoso quando se utiliza o doador universal. Contudo, não é inteiramente seguro deixar a operação apenas na dependência das provas diretas, porque, no caso de título baixo de aglutininas, a incompatibilidade pode escapar.

Em resumo, se se tiver de recorrer apenas a um desses dois métodos para a escolha final dos doadores, é preferível o das provas diretas. É melhor, entretanto, e por isso recomendável que se faça primeiro a classificação dos grupos sanguíneos e, depois, as provas diretas, com sangue de doadores do mesmo grupo, para a escolha final do doador a ser utilizado.

Cumpre assinalar que as provas diretas ou cruzadas mencionadas só revelam incompatibilidades causadas por aglutininas ordinárias ou anticorpos aglutinantes ou completos. Com a descoberta do sistema **Rh-Hr** e dos anticorpos bloqueadores ou incompletos, tais provas sofreram radical modificação. São substituídas por outras, praticadas em meio albuminoso, as quais revelam os dois tipos de anticorpos (ver Provas de compatibilidade sanguínea referente ao sistema **Rh-Hr**).

SISTEMA M-N-S-s

A descoberta do sistema **M-N-S** foi feita em três etapas. A primeira, em 1927-1928, resultou na demonstração dos aglutinogênios **M e N;** a segunda, em 1935 e 1938, revelou a existência dos subgrupos $\mathbf{N_2}$ e $\mathbf{M_2}$**;** finalmente, a terceira, em 1947 e 1951, permitiu identificar dois novos fatores, **S** e **s**, geneticamente ligados aos dois primeiros.

Aglutinogênios M e N

Os aglutinogênios **M** e **N** foram descobertos em 1927, por Landsteiner e Levine, por meio de imunossoros preparados em coelhos.

Imunizando numeroso lote de coelhos com glóbulos vermelhos humanos, conseguiram esses autores obter 40 imunossoros anti-humanos. Depois de absorvidos tais soros com a mesma amostra de glóbulos humanos, observaram que somente quatro deles continham aglutinina residual capaz de permitir o reconhecimento de novo fator. Está presente nos glóbulos de cerca de

80% dos indivíduos, independente do sistema **A-B-O**, e ao qual denominaram aglutinogênio **M**. Em seguida, absorvendo os 40 imunossoros com glóbulos contendo o fator M, esses autores obtiveram nova aglutinina residual, capaz de aglutinar especificamente um segundo fator, ao qual denominaram aglutinogênio **N**, presente nos glóbulos de cerca de 70% dos indivíduos.

Verificou-se, posteriormente, que os aglutinogênios **M** e **N** se encontram nos glóbulos vermelhos de todos os indivíduos, desde o nascimento, isolados ou juntos. Até o presente, ainda não se encontrou indivíduo algum que não contivesse um desses fatores ou ambos ao mesmo tempo. Assim, baseando-se na distribuição desses aglutinogênios nos glóbulos vermelhos, distinguem-se três grupos: **M**, **N** e **MN**. Estes grupos constituem características permanentes e imutáveis do sangue de todos os indivíduos, não sofrendo modificações por influências internas ou externas. Não têm relação com o sistema **A-B-O**. Encontram-se distribuídos com a mesma freqüência entre os quatro grupos desse sistema.

Os aglutinogênios **M** e **N** deparam-se também em vários tecidos do organismo, sobretudo no fígado, nos rins e no baço. Ao contrário do sistema **A-B-O**, não se acham presentes nos líquidos e secreções.

O sistema **M-N** oferece particularidade, em relação ao sistema **A-B-O**, de que o soro humano não contém naturalmente as aglutininas correspondentes **anti-M** e **anti-N**. As exceções a essa regra são muito raras.

A ausência das aglutininas anti-M e anti-N nos soros humanos e o fraco poder antigênico dos aglutinogênios desse sistema, demonstrado pela raridade de acidentes decorrentes de imunizações transfusional ou obstétrica, permitem o uso indiscriminado dos doadores de sangue, qualquer que seja o seu grupo **M-N**.

Por não existirem aglutininas **anti-M** e **anti-N** nos soros humanos, para demonstrar a presença dos aglutinogênios desse sistema nos glóbulos vermelhos, torna-se necessário recorrer à imunização de animais para a obtenção dos soros. Foi assim que, por meio do imunossoro de coelho, Landsteiner e Levine descobriram esses fatores.

Incidência e Distribuição Racial do Sistema M-N

Nos indivíduos de raça caucasóide, a incidência dos três grupos desse sistema é aproximadamente a seguinte: **M** — 30%, **N** — 20% e **MN** — 50%.

Geograficamente, existe alguma variação racial na incidência desses grupos, mas sem características significativas, como acontece no caso dos aglutinogênios do sistema **A-B-O**.

Herança dos Grupos do Sistema M-N

Os aglutinogênios **M** e **N**, do mesmo modo que os demais fatores sanguíneos, transmitem-se de pais a filhos, seguindo rigorosamente as leis da herança, de Mendel.

Segundo a teoria proposta em 1928 por Landsteiner e Levine, os fatores **M** e **N** transmitem-se como caracteres mendelianos por um par simples de genes alélicos dominantes. Um dos genes provém do pai e o outro, da mãe. Há um gene para o aglutinogênio **M** e outro para o **N**. Ambos são transportados para cromossomos distintos.

As provas sorológicas com os dois soros anti-M e anti-N permitem reconhecer três fenótipos e três genótipos $\left(\frac{2 \times 3}{2} = 3\right)$, dois homozigotos e um heterozigoto, conforme o Quadro 22.13.

Quadro 22.13

Fenótipos	Genótipos	
	Homozigotos	Heterozigotos
M	MM	—
N	NN	—
MN	—	MN

Quadro 22.14

Cruzamentos	Filhos Possíveis	Filhos Impossíveis
M × M	M	MN e N
N × N	N	MN e M
M × N	MN	M e N
M × MN	M e MN	N
N × MN	N e MN	M
MN × MN	M, N e MN	Nenhum

Figuram no Quadro 22.14 as possibilidades de descendência dos diversos cruzamentos de indivíduos dos grupos **M**, **N** e **MN**, segundo a concepção de Landsteiner e Levine:

Analisando-se as eventualidades resumidas no Quadro 22.14, segundo os fundamentos da teoria de Landsteiner e Levine sobre a herança dos fatores **M** e **N**, podem se estabelecer os seguintes princípios fundamentais:

1. As propriedades sanguíneas **M** e **N** não podem aparecer no filho se não existirem em um ou em ambos os progenitores.
2. Da união de dois progenitores homozigotos **M**, só podem nascer filhos **M**, assim como da união de dois progenitores homozigotos **N**, só podem nascer filhos **N**.
3. Da união de um progenitor homozigoto **M** e de outro homozigoto **N**, só podem nascer filhos heterozigotos **MN**.
4. Da união de dois progenitores heterozigotos **MN** e **MN**, podem nascer filhos dos três grupos: 50% heterozigotos **MN**, 25% homozigotos **MM** e 25% homozigotos **NN**.
5. Da união de um progenitor homozigoto **MM** ou **NN** e outro heterozigoto **MN**, podem nascer 50% de homozigotos MM ou NN e 50% de heterozigotos **MN**.

O estudo da herança do sistema **M-N**, em diversas famílias, efetuado por Landsteiner, Levine, Wiener, Race e Sanger e outros, confirma inteiramente a teoria de Landsteiner e Levine. As raras exceções assinaladas são atribuídas a ilegitimidade ou a erro de técnica.

Estes princípios são de importância médico-legal, sendo admitidos em muitos países como prova concludente nos casos de paternidade duvidosa.

Determinação dos Grupos do Sistema M-N

Consiste em colocar os glóbulos do indivíduo cujo grupo **M-N** se quer determinar em contato com dois soros conhecidos, de título satisfatório, contendo as aglutininas **anti-M** e **anti-N**, respectivamente. Se os glóbulos forem aglutinados somente pelo soro **anti-M**, pertencerão ao grupo **M;** se forem aglutinados somente pelo soro **anti-N**, pertencerão ao grupo **N;** se forem aglutinados por ambos, pertencerão ao grupo **MN**.

Os métodos empregados para essa determinação são os mesmos utilizados para a pesquisa dos aglutinogênios globulares do sistema **A-B-O:** em lâminas (método de Beth-Vincent) ou em tubos (método de Landsteiner ou de Schiff).

O equipamento e a técnica desses métodos são os mesmos, com exceção dos soros **anti-M** e **anti-N**. Cumpre assinalar que é imprescindível o emprego de glóbulos conhecidos dos grupos **M**, **N** e **MN** como testemunhos da determinação.

Como os fatores **MN** são de fraco poder antigênico, não existem os soros correspondentes de origem humana. Os soros **anti-M** e **anti-N** empregados nessa determinação são de origem animal, preparados mediante a imunização de coelhos com glóbulos humanos do grupo **O**, **M** ou **N**, respectivamente, de acordo com o método aprovado de Davidsohn e Rosenfeld, publicado em 1939.

Obtida a sensibilização, eliminam-se dos soros as aglutininas de espécie anti-humanas, por meio de absorções seletivas, utilizando-se glóbulos do grupo **ON** para os soros **anti-M** e glóbulos **OM** para os soros **anti-N**. Eliminadas as aglutininas de espécie, devem restar apenas as **anti-M** e **anti-N**, as quais, depois das provas de identificação e titulagem, poderão ser usadas na prática, na determinação dos aglutinogênios **M** e **N**.

Tais soros encontram-se no comércio, prontos para uso.

Cumpre assinalar que existe, no reino vegetal, uma substância dotada de especificidade **anti-N**, contida nas sementes de uma planta brasileira, a *Vicia graminea*, comum no Rio Grande do Sul. A aglutinina **anti-N** vegetal, preparada das sementes pulverizadas, sob a forma de extrato a 1:40 em solução fisiológica, mostrou-se, segundo Ottensooser (1955), seu descobridor, superior à de origem animal, especialmente quanto à conservação.

Importância dos Grupos do Sistema M-N

Conforme já mencionado, os aglutinogênios desse sistema não apresentam importância prática nas transfusões e nas gestações heteroespecíficas, em vista da ausência das agluitininas naturais correspondentes, nos soros humanos, e do fraco poder antigênico dos aglutinogênios **M** e **N**, raramente provocando imunizações, mesmo com a administração repetida de sangue a um receptor em cujos glóbulos falte um dos dois aglutinogênios.

Portanto, este sistema é de conseqüências desprezíveis nas transfusões de sangue e nas gestações heteroespecíficas. Embora excepcionalmente, entretanto, tem-se assinalado existência de aglutininas, sobretudo **anti-M**, geralmente de origem natural e do tipo completo, e de raros casos de aglutininas de origem imune. Estes casos excepcionais devem ser levados em conta como prováveis causas de discrepâncias na determinação dos grupos sanguíneos e nas tipagens.

A importância prática principal desse sistema reside nas investigações médico-legais, relacionadas, sobretudo, com a exclusão da paternidade, cuja aplicação se encontra descrita à parte, juntamente com os demais sistemas sanguíneos. Este sistema é também empregado nas provas de aglutinação diferencial para os estudos, *in vivo,* da sobrevida dos glóbulos transfundidos.

SUBGRUPOS N_2 E M_2

Segundo vários pesquisadores, há raros casos em que, embora os glóbulos de certos indivíduos contenham os aglutinogênios **M** ou **N**, não reagem com os soros **anti-M** ou **anti-N**, a menos que sejam de título elevado. Deste modo, foram demonstrados os subaglutinogênios M_2 e N_2.

O subaglutinogênio N_2 é subgrupo do aglutinogênio **N**, caracterizando-se por suas fracas propriedades reativas em face do soro **anti-N**, comparadas com o aglutinogênio **N** comum, designado N_1. Este subaglutinogênio foi descrito, em 1935, por Crome e denominado N_2 por Friedenreich, em 1936. É semelhante ao subaglutinogênio A_2 do sistema **A-B-O**, mas de raridade correspondente ao A_3. O fator N_2 seria condicionado por um terceiro alelo, o gene N_2, mutação do gene N_1.

O subaglutinogênio M_2 é variedade do fator **M**, descoberto por Friedenreich e Lauridsen, em 1938. Apresenta mais ou menos as mesmas características do subaglutinogênio N_2, sendo, porém, de menor freqüência. Este fator seria condicionado pelo gene M_2, representando mutação do gene normal M_1.

Estes subgrupos, embora muito raros, são de importância prática nas investigações médico-legais, pois, a menos que se usem soros **anti-M** e **anti-N** de título suficientemente elevado, capazes de revelá-los, deixarão facilmente de ser identificados. É conveniente utilizar, nessas investigações, pelo menos dois a três soros de cada especificidade.

AGLUTINOGÊNIOS S E s

Em 1947, Walsh e Montgomery, de Sydney, Austrália, descobriram, no soro de uma paciente **A**, **MN**, **Rh-negativo (cde)**, cuja quinta gestação terminou com o nascimento de feto edematoso e macerado, além de anticorpo completo **anti-RH (anti-D)**, nova aglutinina que reconhecia um fator ainda não descrito. Investigando elevado número de indivíduos, esses autores observaram que o novo fator apresentava certas relações com o sistema **M-N**.

Estudando este soro, Race e Sanger chegaram à mesma conclusão e propuseram denominar o novo anticorpo **anti-S**, e o fator correspondente, aglutinogênio **S**.

O novo fator é herdado independentemente dos sistemas sanguíneos conhecidos, salvo dos fatores **M** e **N**, aos quais se acha intimamente ligado, de acordo com as investigações feitas por Race e Sanger:

1. Submetendo à prova grande número de indivíduos com os soros **anti-M**, **anti-N** e **anti-S**, observaram que este aglutinogênio não tem a mesma distribuição entre os três grupos **M**, **N** e **MN**. Apresenta-se em cerca de 18% dos indivíduos do grupo **M**, em 8% dos do grupo **N** e em 30% dos do grupo **MN**. Se tal fator fosse geneticamente independente do sistema **M-N**, sua repartição seria aproximadamente a mesma entre os três grupos **M**, **N** e **MN**.
2. O estudo dos fatores **M**, **N** e **S** nas constelações familiares demonstrou que não há segregação independente entre eles e sendo o fator **S**, em certos casos, sempre herdado com o fator **M** e, em outros, menos freqüentes, com o fator **N**.

Do ponto de vista fenotípico, o fator **S** permite dividir os indivíduos em dois grupos: os que possuem este aglutinogênio em seus glóbulos, denominados **S+**, e os que não o possuem, designados **S−**. Deste modo, em lugar de três grupos **MN**, ter-se-ão seis, a saber:

MS+, MS−, MNS+, MNS−, NS+, NS−.

Para explicar estes fatos, do ponto de vista genético, Race, Sanger, Lawler e Bertinshaw admitiram, em 1949, a hipótese de que os fenótipos do sistema **M-N-S** são condicionados por dois pares de genes estreitamente ligados no mesmo cromossomo:

O primeiro par é representado por **M e N**, já conhecido.

O segundo par por **S**, condicionando a presença do fator **S**, que sofreu mutação recessiva **s**, condicionando sua ausência ou talvez a presença de outro fator ainda desconhecido.

Esta teoria, emitida por Race desde 1948, estabelecia a existência de antígeno **s**, condicionado pelo gene hipotético **s**, alelo de **S**. Fisher calculou que o soro **anti-s** deveria aglutinar cerca de 80% da população inglesa.

Esta hipótese foi confirmada em 1951, com a descoberta do soro **anti-s** por Levine e cols. Este fato constituiu notável exemplo: a descrição teórica de um fator sanguíneo antes de sua descoberta experimental. Descoberta análoga foi feita pelos autores ingleses, descrevendo os fatores **hr″ (e)** e **hr (d)**, antes que fossem demonstrados pelos anticorpos correspondentes, como se verá ao tratar do sistema **Rh-Hr**.

O fator **s** foi demonstrado em 1951, graças à descoberta, por Levine, Kuhmichel, Wigod e Koch, de uma aglutinina irregular no soro de uma mulher que dera à luz uma criança eritroblastótica. Este anticorpo, que aglutinava 88% dos indivíduos, foi identificado como **anti-s**, reconhecendo eletivamente o fator **s**, previsto por Race e Fisher.

Os fatores **S** e **s** transmitem-se como caracteres mendelianos por um par simples de genes alélicos, codominantes.

As provas sorológicas com os dois soros **anti-S** e **anti-s** permitem reconhecer três fenótipos e três genótipos $\left(\frac{2 \times 3}{2} = 3\right)$, dois homozigotos e um heterozigoto, conforme o Quadro 22.15.

Admite-se que não se acham presentes nos líquidos e secreções do organismo. Segundo Holt, o fator **S** encontra-se nos glóbulos vermelhos do indivíduo desde o nascimento.

Os fatores **S** e **s** parecem ser mais fortemente antigênicos para o homem do que os fatores **M** e **N**. Com efeito, os anticorpos **anti-S** e **anti-s** foram descobertos, tanto no soro de mães que apresentaram acidentes de isoimunização obstétrica grave, como no de indivíduos que sofreram reações transfusionais mais ou menos intensas. Cumpre assinalar que, nos acidentes obstétricos descritos, houve, ao mesmo tempo, imunização ao fator $\mathbf{Rh_0}$ **(D)**, sendo difícil determinar a responsabilidade de cada um desses fatores. De qualquer modo, os aglutinogênios **S** e **s** devem ser incluídos nesse grupo particular de fatores sanguíneos — do qual o fator $\mathbf{Rh_0}$ **(D)** é o principal — capazes de produzir imunização, seja no decurso de gestações heteroespecíficas, seja no de transfusões incompatíveis.

Todos os anticorpos **anti-S** e **anti-s** até hoje conhecidos foram encontrados no soro humano e são sempre de origem imune, obstétrica ou transfusional.Tais anticorpos são sempre do tipo bloqueador ou incompleto (às vezes misturados com anticorpos aglutinantes ou completos), dando a prova de Coombs indireta positiva.

Ao contrário dos aglutinogênios **M** e **N**, o fator **S** não é antigênico para o coelho, conforme demonstraram Mourant e Ikin quando tentaram imunizar estes animais com o antígeno **S**.

Do ponto de vista antropológico, o aglutinogênio **S** permite distinguir os aborígenes australianos dos nativos da Nova Guiné, conforme verificação de Sanger, em 1950, mostrando que os primeiros não possuem tal aglutinogênio.

Quadro 22.15

Fenótipos	Genótipos	
	Homozigotos	Heterozigotos
S	SS	—
S	ss	—
Ss	—	Ss

Pesquisa dos Aglutinogênios S e s

A pesquisa dos aglutinogênios **S** e **s** nos glóbulos vermelhos não é rotina.

Os métodos empregados devem ser efetuados em meio albuminoso, como os utilizados na investigação dos aglutinogênios **Rh-Hr** globulares pelos soros **anti-Rh** bloqueadores, já que os soros **anti-S** e **anti-s** contêm anticorpos desse tipo.

AGLUTINOGÊNIOS Hu E He

Cumpre assinalar que existem ainda dois outros antígenos pertencentes ao sistema **M-N-S-s**: o aglutinogênio Hunter (Hu), descoberto por Landsteiner, Strutton e Chase, em 1934, e o aglutinogênio Henshaw (He), descoberto por Ikin e Mourant, em 1951. Tais antígenos, entretanto, não apresentam importância prática.

Concepção Genética do Sistema M-N-S-s

De acordo com os estudos já efetuados, considera-se o sistema M-N-S-s, conforme a teoria proposta por Fisher e Race, sob a dependência de dois pares de genes alélicos estreitamente ligados. Os dois *loci* estão, sem dúvida, situados muito próximos, pois não se observam entrecruzamentos (*crossing-over*).

O primeiro *locus* é ocupado por **M** ou **N** (ou pelas mutações $\mathbf{M_2}$ ou $\mathbf{N_2}$); o segundo *locus,* por **S** ou por **s**.

Há, pois, quatro tipos de cromossomos, esquematizados abaixo:

• M	• M	• N	• N
• S	• s	• S	• s

O Quadro 22.16 mostra os fenótipos e os genótipos que a teoria permite reconhecer, figurando também, segundo Pickles (1948), a sua incidência na Inglaterra mediante o emprego dos soros **anti-M**, **anti-N** e **anti-S**.

Figuram, no Quadro 22.17, os filhos possíveis nos diversos cruzamentos, de acordo com a concepção de Fisher e Race:

Vê-se, pelo Quadro 22.17, que a subdivisão do sistema **M-N** pelos soros **anti-S** e **anti-s** aumenta consideravelmente o valor deste sistema em Medicina Legal. Empregando-se apenas os soros **anti-M** e **anti-N**, não se pode excluir um indivíduo do grupo **MN** da paternidade de uma criança do grupo **M** cuja mãe seja

Quadro 22.16

Fenótipos	Genótipos	Incidência
MS	MSMS	20,9%
MSs	MSMs	—
MS	MsMs	7,41%
NS	NSNS	6,9%
NSs	NSNs	—
Ns	NsNs	14,5%
MNS	MSNS	28,3%
	MSNs	—
MNSs		
	MsNS	—
MNs	MsNs	22,1%

Quadro 22.17

Cruzamentos		Filhos Possíveis
MsMs	× MsMs	MsMs
MsMs	× MMS	MsMs, MMS
MMS	× MMS	MsMs, MMS
MsMs	× MsNs	MsMs, MsNs
MMS	× MsNs	MsMs, MMS, MsNs, MNS
MsMs	× MNS	MsMs, MMS, MsNs, MNS
MMS	× MNS	MsMs, MMS, MsNs, MNS
MsMs	× NsNs	MsNs
MMS	× NsNs	MsNs, MNS
MsMs	× NNS	MsNs, MNS
MMS	× NNS	MsNs, NNS
MsNs	× MsNs	MsMs, MsNs, NsNs
MNS	× MsNs	MsMs, MMS, MsNs, MNS, NsNs, NNS
MNS	× MNS	MsMs, MMS, MsNs, MNS, NsNs, NNS
MsNs	× NsNs	MsNs, NsNs
MNS	× NsNs	MsNs, MNS, NsNs, NNS
MNS	× NNS	MsNs, MNS, NsNs, NNS
MsNs	× NNS	MsNs, MNS, NsNs, NNS
NsNs	× NsNs	NsNs
NNS	× NNS	NsNs, NNS
NNS	× NsNs	NsNs, NNS

do grupo **MN**. Poderá, entretanto, ser excluído se, mediante o emprego dos soros **anti-S** e **anti-s**, ele for do grupo **MsNs**, a criança do grupo **MMS** (genótipo **MSMs**) e a mãe do grupo **MsNs**.

OUTROS SISTEMAS SANGUÍNEOS

Desde o início deste século, quando Landsteiner identificou o sistema **A-B-O**, tem havido constante pesquisa de novos antígenos globulares e anticorpos séricos.

Com a descoberta do sistema **Rh-Hr** e estabelecido o conceito de isoimunização transfusional e obstétrica, em 1940-1941, tal pesquisa intensificou-se extraordinariamente.

Assim, além do aglutinogênio **P**, descoberto por Landsteiner e Levine, em 1927, simultaneamente com o sistema **M-N**, e do aglutinogênio **Q**, demonstrado por Imamura e Furuhata, constituindo o sistema **P Q**, pouco estudado em vista da reduzida importância transfusional e obstétrica, outros aglutinogênios foram identificados nos glóbulos vermelhos, nestes últimos anos, pelo descobrimento de anticorpos de existência natural ou resultantes de imunização transfusional ou obstétrica.

Tais aglutinogênios constituem os seguintes sistemas sanguíneos, designados, em geral, pelo sobrenome dos indivíduos nos quais foram descobertos:

Sistema Lutheran, descoberto em 1945, por Callender, Race e Paykoc.
Sistema Lewis, descoberto em 1946, por Mourant.
Sistema Levay, descoberto em 1946, por Callender e Race.
Sistema Kell, descoberto em 1946, por Coombs, Mourant e Race.
Sistema Graydon, descoberto em 1946, por Graydon.
Sistema Jobbins, descoberto em 1947, por Gilbey.
Sistema Cellano, descoberto em 1949, por Levine, Backer, Wigod e Ponder.
Sistema Duffy, descoberto em 1950, por Cutbush, Mollison e Parkin.
Sistema Kidd, descoberto em 1951, por Allen, Diamond e Niedziela.
Sistema Jay, descoberto em 1951, por Levine, Bobbitt, Waller e Kuhmichel.
Sistema Miltenberger, descoberto em 1951, por Levine, Stock, Kuhmichel e Bronikovsky.
Sistema Becker, descoberto em 1951, por Elbel e Prokop.
Sistema Vel, descoberto em 1952, por Sussman e Miller.
Sistema Ven, descoberto em 1952, por Van Loghem e Van der Hart.
Sistema Ca, descoberto em 1953, por Wiener e Brancato.
Sistema Barrens, descoberto em 1953, por Davidsohn, Stern, Stranser e Spurrier.
Sistema Wright, descoberto em 1953, por Holman.
Sistema Sco, descoberto em 1953, por Nagel.
Sistema Batty, descoberto em 1954, por Simmons.
Sistema Diego, descoberto em 1954, por Levine e cols. e, em 1955, por Layrisse e cols.
Sistema Verweyst, descoberto em 1954, por Van der Hart, Bosman e Van Loghem.
Sistema Romunde, descoberto em 1954, por Van der Hart, Bosman e Van Loghem.
Sistema I, descoberto em 1956, por Wiener e cols.
Sistema Xg, ligado ao sexo, descoberto em 1962, por Mann e cols.

Embora todos estes sistemas sanguíneos sejam de importância médico-legal e, com exceção do sistema **P-Q**, também de importância transfusional e obstétrica, não serão descritos, em vista da dificuldade na obtenção dos soros contendo os anticorpos correspondentes. Alguns desses sistemas, como outros não assinalados, são de descoberta recente, e sua investigação é ainda incompleta.

Deste modo, só se tratará do sistema **Rh-Hr**, de importância prática comprovada.

SISTEMA Rh-Hr

Descoberta do Fator Rh

A descoberta do fator **Rh**, anunciada por Landsteiner e Wiener, em 1940, para a qual também contribuíram os trabalhos de Levine e Stetson, efetuados em 1939, foi, sem dúvida, o acontecimento que maior interesse despertou na prática imuno-hematológica, desde a descoberta fundamental do sistema **A-B-O**, 40 anos antes (Quadro 22.18).

Tal descoberta iniciou período completamente novo no domínio da Imunematologia, com a solução de dois problemas de grande importância clínica, até então inexplicáveis: a **doença hemolítica perinatal — DHPN (eritroblastose fetal)** e as reações hemolíticas pós-transfusionais, em sistema **A-B-O** compatíveis. Demais, o conhecimento do fator **Rh** provocou importantes modificações nas técnicas sorológicas, vinculadas com a pesquisa de aglutininas e aglutinogênios. Proporcionou a desco-

Quadro 22.18 Seqüência Histórica do Descobrimento dos Antígenos Primários *Rhesus*

Data	Antígeno	Investigador
1940	Rh	Landsteiner, Wiener
1941-42	C-rh′	Wiener, Landsteiner, Levine *et al.*
1941	c-hr′	Race *et al.*, Levine *et al.*
1943	E-rh″	Race e Taylor, Wiener e Sonn, Race *et al.*
1945	e-rh″	Mourant

berta dos anticorpos bloqueadores ou incompletos, efetuada, independentemente, por Wiener, nos Estados Unicos, e por Race, na Inglaterra, e de numerosos subtipos do fator **Rh**, além de vários fatores novos, designados pelo sobrenome do seu portador: Kell, Cellano, Lutheran, Lewis, Levay, Duffy e outros.

A descoberta do fator **Rh** fez-se quase simultaneamente com a do conceito da isoimunização. Levine e Stetson, em 1939, relataram o seguinte caso que investigavam: mulher, grávida pela segunda vez, deu à luz um natimorto de oito meses de gestação; em virtude da grande perda de sangue, transfundiram-lhe 500 ml de sangue do seu marido, ambos do grupo **O**. A transfusão acompanhou-se de reações graves, das quais, entretatnto, a doente se restabeleceu. Verificaram Levine e Stetson que o soro da paciente aglutinava os glóbulos do marido e de 80 dos 104 doadores investigados do grupo **O**. Concluíram que o soro da doente continha uma aglutinina atípica, independente dos sistemas sanguíneos conhecidos: **A-B-O**, **M-N** e **P**. Levantaram a hipótese, depois confirmada, de que esse anticorpo havia aparecido como conseqüência da gravidez, em resposta à sensibilização por um antígeno proveniente do feto, herdado do pai e ausente da mãe, difundido através da placenta. Nessa brilhante comunicação, os autores não mencionaram a possibilidade de serem as aglutininas maternas a causa da morte do feto no útero.

Baseados em suas investigações, iniciadas em 1937, Landsteiner e Wiener, em 1940, afirmaram poder produzir um soro semelhante, em coelhos e cobaias inoculados com glóbulos de *Macacus rhesus*, depois da indispensável absorção das aglutininas de espécie e outras conhecidas. O soro assim obtido aglutinava os glóbulos do *Macacus rhesus*, bem como os eritrócitos de elevada percentagem de pessoas, independentemente dos demais sistemas sanguíneos conhecidos (Fig. 22.2).

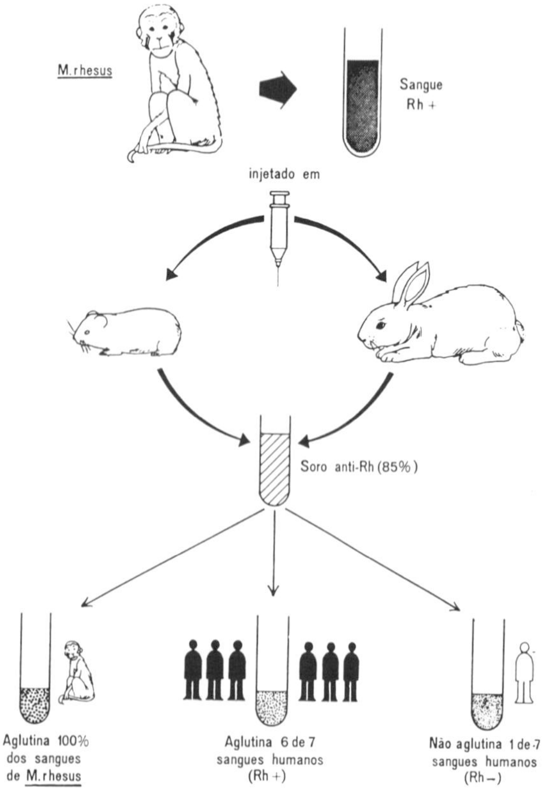

Fig. 22.2 Representação esquemática da experiência que conduziu à descoberta do fator Rh. (Extraído de Bier, Mota, Dias da Silva e Vaz.)

Tratava-se, pois, de novo fator antigênico, responsável pela reação, existente nos eritrócitos humanos e idêntico ou semelhante ao dos glóbulos do *Macacus rhesus*, ao qual denominaram fator **Rh** (as duas primeiras letras da palavra *Rhesus*) para mostrar o mecanismo pelo qual foi descoberto. Ao soro do coelho, obtido após as injeções de glóbulos lavados de *Macacus rhesus,* contendo as aglutininas correspondentes ao fator **Rh**, denominaram soro **anti-Rh**. O anticorpo de coelho é denominado hoje **anti-LW** (Landsteiner-Wiener), reservando-se a denominação de **anti-Rh** para o humano.

Criaram, assim, a distinção inicial e fundamental de nova classificação:

Indivíduos **Rh-positivo:**
Aqueles cujos glóbulos **são** aglutinados pelo soro **anti-Rh**.
Indivíduos **Rh-negativo:**
Aqueles cujos glóbulos **não são** aglutinados pelo soro **anti-Rh**.

Com o soro **anti-Rh** preparado experimentalmente, Landsteiner e Wiener comprovaram que 85% dos indivíduos de raça branca possuem em seus glóbulos o fator **Rh**, isto é, são **Rh-positivos**, e os 15% restantes não o possuem, sendo, portanto, **Rh-negativos**.

Ainda em 1940, Wiener e Peters demonstraram, pela primeira vez, a importância prática dessa descoberta, descrevendo três casos em que ocorreram reações hemolíticas depois de transfusões repetidas de sangue **A-B-O** compatível, dois deles fatais. Verificaram tratar-se de receptores **Rh-negativo**, sensibilizados por transfusões múltiplas de sangue **Rh-positivo**. Em conseqüência dessas transfusões, formaram-se, no soro dos receptores, aglutininas **anti-Rh**, com as características reacionais da aglutinina obtida experimentalmente por Landsteiner e Wiener.

Wiener, no decurso de um ano, pôde estudar 10 casos de acidentes pós-transfusionais causados pelo fator **Rh**. Outros casos foram descritos na literatura médica, demonstrando a importância do novo fator e sua participação na maioria dos casos de acidentes hemolíticos pós-transfusionais intragrupos.

Pouco depois da descoberta do fator **Rh**, Levine e Katzin (1940), reestudando, pelo emprego do soro **anti-Rh** recentemente descoberto, as pessoas envolvidas no quadro da **eritroblastose fetal**, confirmaram a hipótese levantada por Levine e Stetson, em 1939, para explicar seu caso clínico. Assim, demonstraram que a receptora era **Rh-negativo**, seu marido **Rh-positivo** e que a aglutinina atípica existente no soro da receptora possuía especificidade **anti-Rh**.

Novas observações clínicas sugeriram a Levine e cols., em 1941, a teoria da isoimunização materna pelo fator **Rh** como causa da **DHPN (Doença Hemolítica Perinatal)**.

A importância do fator Rh na etiologia da **DHPN** foi, mais tarde, suficientemente demonstrada por pesquisadores britânicos (Boorman, Dodd e Mollison, 1942; e Race, Taylor, Cappell e McFarlane, 1943).

Em 1940, Moureau observou em Liège (Bélgica), independentemente, uma reação fatal à transfusão, atribuída por ele a um novo aglutinogênio, que designou **X**. Pela imunização de cobaias com sangue de *Macacus rhesus*, conseguiu o citado autor demonstrar, em 1943, semelhança entre a propriedade **Rh** e o aglutinogênio **X**. Em conseqüência da Segunda Guerra Mundial, suas investigações não se tornaram logo conhecidas dos pesquisadores americanos e ingleses.

Todos estes fatos contribuíram para demonstrar a importância do fator **Rh** e conhecê-lo mais profundamente, permitindo, além disso, estabelecer o conceito da isoimunização transfusional e fetal.

Isoimunização Transfusional. Quando, em um receptor, se transfunde sangue absolutamente compatível em relação ao sistema **A-B-O** mas contendo um antígeno **X** que ele não possui, produz-se, no receptor, em determinadas circunstâncias (transfusões repetidas), um anticorpo anti-X. Nova transfusão, com sangue que possua o mesmo antígeno, aglutina os glóbulos do doador e provoca **choque hemolítico**, de características semelhantes, por suas manifestações e gravidade, ao determinado por incompatibilidade no sistema **A-B-O**. Demonstrou-se, posteriormente, que não só as transfusões, mas também as injeções intramusculares de pequenas quantidades de sangue podem determinar, em alguns indivíduos, a isoimunização. Os anticorpos assim produzidos podem ser reativados, muitos anos depois, pela injeção do mesmo antígeno, de modo semelhante aos anticorpos bacterianos.

Isoimunização Fetal. A mesma produção de anticorpos anti-X pode ocorrer na mulher desprovida do antígeno X (X-negativo), gestante de feto que possua este antígeno (X-positivo), herdado do pai (X-positivo) pela passagem, através da placenta, de pequenas quantidades de sangue fetal à circulação materna. Se essa mulher imunizada recebe transfusão de sangue X-positivo, será acometida de **choque hemolítico** na primeira transfusão, enquanto, no caso anterior, o choque só aparece depois de certo número de transfusões (transfusões sensibilizantes). Existe, entretanto, outra conseqüência, não menos grave, da sensibilização materna pelo feto. Este último — ou outros fetos X-positivos posteriores — impregna-se de anticorpos anti-X, os quais lesam seus órgãos e destroem os eritrócitos. Assim se origina a **doença hemolítica perinatal (DHPN)**, afecção grave que, geralmente, determina a morte do feto ou do recém-nascido quando não tratado a tempo.

A isoimunização, seja de origem transfusional, seja fetal, é a mesma, somando-se as duas causas. Portanto, toda gestação X-positivo tem ação sensibilizante igual à das transfusões X-positivo.

Teoricamente, todo antígeno globular pode determinar a isoimunização. Na prática, entretanto, é quase sempre provocada pelo fator **Rh:** cerca de 90% dos casos de isoimunização correspondem a mulheres **Rh-negativo**, as quais produzem anticorpos **anti-Rh**. Esta percentagem mostra a grande importância do fator **Rh** na prática transfusional e obstétrica.

Diante desses fatos, torna-se necessária e obrigatória a determinação do fator **Rh** nas gestantes, nos doadores e nos receptores, assim como a identificação dos anticorpos **anti-Rh**.

Herança do Fator Rh

O fator **Rh** transmite-se dos pais aos filhos, segundo as leis mendelianas da herança, de modo semelhante, porém independente ao que ocorre com os demais fatores sanguíneos. Cada filho herda um gene **Rh** do pai e outro da mãe. Ambos os genes caracterizam o genótipo.

No início dos estudos sobre a herança do fator **Rh**, quando ainda não se conheciam seus subtipos, Landsteiner e Wiener investigaram sua transmissão hereditária em 60 famílias, com um total de 237 filhos, e Wiener e Sonn, em 1943, em outras 40 famílias, com 137 filhos. Nessas 100 famílias, com o total de 374 filhos, verificaram que a transmissão hereditária seguia as leis de Mendel e que o caráter **Rh-positivo** era herdado como caráter mendeliano dominante simples.

Landsteiner e Wiener admitiram a existência de dois genes alelomorfos:

R — correspondente ao caráter positivo.
r — correspondente ao caráter negativo.
Do ponto de vista genético, **R** domina **r**.

Com esta base para explicar os fatos observados, admitem-se, no grupo dos indivíduos **Rh (positivo)**, dois genótipos: um homozigoto ou puro, **RR**, e outro heterozigoto ou híbrido, **Rr**. Ambos aparecem como fenótipos positivos nas provas comuns com o soro **anti-Rh** padrão (85%). O grupo dos indivíduos com fenótipo **rh** negativo corresponde sempre ao genótipo homozigoto ou puro, **rr**.

O Quadro 22.19 resume estas diferentes eventualidades.

As investigações efetuadas até essa época demonstraram:

1. O filho não pode herdar caráter **Rh-positivo** se este não existe em um dos progenitores.
2. Da união em que ambos os progenitores sejam **Rh-positivo**, podem nascer filhos **Rh-positivo** e **Rh-negativo;** depende do genótipo dos progenitores o caráter dos descendentes.
   a) Se ambos os progenitores forem **Rh-positivo** homozigotos **RR**, 100% dos filhos herdarão o caráter **Rh-positivo** e serão também homozigotos.
   b) Se um dos progenitores for **Rh-positivo** homozigoto, **RR**, e o outro **Rh-positivo** heterozigoto, **Rr**, todos os filhos serão **Rh-positivo**, pois este caráter é dominante sobre **r**. Mas 50% dos filhos serão homozigotos, **RR**, e os restantes 50% serão heterozigotos, **Rr**, com um gene **r** recessivo.
   c) Se ambos os progenitores forem **Rh-positivo** heterozigotos, **Rr**, 50% dos filhos serão **Rh-positivo** heterozigotos, **Rr**, 25% serão **Rh-positivo** homozigotos, **RR**, e os 25% restantes serão **Rh-negativo** (homozigotos), **rr**.
3. Da união em que um dos parceiros seja **Rh-positivo** e o outro **Rh-negativo**, o caráter da descendência dependerá do genótipo do progenitor **Rh-positivo**, se homozigoto, **RR**, ou heterozigoto, **Rr**.
   a) Se for homozigoto, **RR**, todos os filhos serão **Rh-positivo** heterozigotos, **Rr**.
   b) Se for heterozigoto, **Rr**, 50% dos filhos serão **Rh-positivo** heterozigotos, **Rr**, e os 50% restantes serão **Rh-negativo** (homozigotos), **rr**.

Estas eventualidades são de grande interesse:

a) Se o parceiro de mulher **Rh-negativo** for **Rh-positivo** homozigoto, todos os filhos serão obrigatoriamente **Rh-positivo** heterozigotos, como já visto, e, no caso de isoimunização materno-fetal ao fator **Rh**, a gravidade dos acidentes aumentará progressivamente em cada gestação, pois cada filho possuirá o antígeno **Rh**.

b) Se, ao contrário, o pai for **Rh-positivo** heterozigoto, a metade dos seus espermatozóides conduzirá o gene **R**, e a outra metade, o gene r. Esta última eventualidade é invulnerável aos anticorpos maternos. Há, portanto, 50% de probabilidades de aparecer, em cada gestação, um filho **Rh-negativo** isento da **DHPN**.

Quadro 22.19

	Genótipos	
Fenótipos	**Homozigotos**	**Heterozigotos**
Rh	RR	Rr
rh	rr	—

Explica-se, assim, a razão por que, em certas famílias, nas quais se têm verificado acidentes obstétricos devidos à isoimunização, podem nascer filhos indenes, embora os precedentes tenham sido acometidos.

Assim, antes de fazer o prognóstico das futuras gestações de mãe sensibilizada ao fator **Rh**, é imprescindível conhecer o genótipo materno, se homozigoto ou heterozigoto.

Consegue-se tal distinção mediante o emprego do soro anti-hr′, descrito na parte referente ao fator Hr. Este soro, além de aglutinar todos os sangues **Rh-negativo (rr)**, aglutina a totalidade dos sangues **Rh-positivo** heterozigotos **(Rr)** e alguns sangues **Rh-positivo homozigoto (RR)**. Todavia, mais da metade dos sangues **Rh-positivo** homozigoto **(RR)** não se aglutina com tal soro.

Este fato é de grande importância, pois, se um sangue for hr′-negativo, ele deverá, com grande probabilidade, ser homozigoto **(RR)**. Assim, se o pai de criança eritroblastótica for hr′-negativo, não poderá ele esperar nenhum filho **Rh-negativo** no futuro. Se, ao contrário, o pai for hr′-positivo, indicando que é heterozigoto **(Rr)**, haverá 50% de probabilidades de ter filhos **Rh-negativo**.

SUBTIPOS DO FATOR Rh, NOMENCLATURA DE WIENER

Simples a princípio, quando só se distinguiam as duas divisões fundamentais **Rh-positivo** e **Rh-negativo**, o estudo do fator **Rh** complicou-se rapidamente, com o descobrimento de novos antígenos, sendo, atualmente, o mais complexo dos sistemas sanguíneos conhecidos. Há mais de 300 antígenos da hemácia conhecidos, e novos são identificados com muita freqüência.

Acreditava-se, inicialmente, que os anticorpos **anti-Rh** produzidos nos soros dos indivíduos **Rh-negativos**, em conseqüência de imunização transfusional ou obstétrica, fossem idênticos ao anticorpo animal obtido por Landsteiner e Wiener. Mas, esses autores verificaram, em 1941, que alguns desses soros exibiam acentuadas diferenças de especificidade. Certos soros humanos **anti-Rh** correspondiam exatamente ao soro animal, aglutinando 85% dos sangues. Todavia, foram encontrados dois outros soros **anti-Rh** de especificidade diferente: um deles por Wiener, em 1941, proveniente de indivíduo que tivera reações hemolíticas após transfusões repetidas, capaz de aglutinar 70% dos sangues; outro, descoberto na Inglaterra por Race, Taylor, Boorman e Dodd, em 1943, proveniente da mãe de uma criança eritroblastótica, com a propriedade de aglutinar apenas 30% dos sangues humanos.

Como os anticorpos se produzem em resposta ao estímulo de antígenos específicos e como se encontram diferentes soros **anti-Rh**, conclui-se que há diferentes antígenos **Rh**.

Ficou, assim, demonstrada a existência de três antígenos ou aglutinogênios **Rh**, capazes de produzir seus anticorpos correspondentes nas pessoas que não os possuam, aos quais Wiener denominou (nomenclatura de 1947):

Rh$_0$ ao antígeno primitivo de Landsteiner e Wiener, cuja freqüência é de 85% e **anti-Rh$_0$** ao anticorpo que o reconhece.

rh′ ao antígeno cuja freqüência é de 70% e **anti-rh′** ao anticorpo correspondente.

rh″ ao antígeno de freqüência de 30% e **anti-rh″** ao anticorpo homólogo.

Em 1941, Levine descobriu outro soro, ao qual Wiener denominou **anti-Rh$_1$**, que aglutinava 87% dos sangues humanos. Levine demonstrou que tal soro era, na realidade, misto, contendo anticorpos **anti-Rh$_0$** (85%) e **anti-rh″** (70%), ao qual denominou **anti-Rh′$_0$**. Outro soro misto foi encontrado em 1943, por Wiener e Sonn, ao qual denominaram **anti-Rh$_2$** ou **anti-Rh″$_0$**, que continha simultaneamente os anticorpos **anti-Rh$_0$** (85%) e **anti-rh″** (30%), aglutinando 85,5% dos sangues humanos.

Cada um desses três aglutinogênios, **Rh$_0$**, **rh′** e **rh″**, permite dividir os seres humanos em dois grupos: os que o possuem (denominados positivos) e os que não o possuem (denominados negativos).

Quando se estudam tais aglutinogênios em conjunto, verifica-se que podem dar lugar a oito tipos de reações sorológicas diferentes, segundo os indivíduos investigados sejam desprovidos de todos os três aglutinogênios ou possuam um só, dois deles ou todos os três. Pode-se, pois, com o emprego dos três soros **anti-Rh — anti-Rh$_0$**, **anti-rh′** e **anti-rh″** —, reconhecer oito fenótipos, dando as reações sorológicas indicadas no Quadro 22.20, no qual figura também sua incidência, referente à população branca de Nova York, segundo Wiener (1949).

Os três antígenos, **Rh$_0$**, **rh′** e **rh″**, que, por sua presença ou ausência, permitem definir os oito fenótipos indicados, não têm o mesmo valor sorológico. Com efeito, o fator **Rh$_0$** é, na prática, o mais importante, pois é o que se encontra quase sempre como responsável pelos acidentes transfusionais ou obstétricos. Wiener propôs, em 1947, escrever com **R** maiúsculo todos os fenótipos que possuem o fator **Rh$_0$** e, com **r** minúsculo, todos os fenótipos desprovidos dele.

Quando se dispõe apenas do soro **anti-Rh$_0$** (que é, na prática, o mais facilmente obtido e cuja utilização é a mais importante), dividem-se os indivíduos em **Rh-positivo** e **Rh-negativo**. Assim, o fato de dizer que um indivíduo é Rh-positivo significa que ele possui o antígeno **Rh$_0$**, sem prejulgar outros elementos do seu fenótipo.

Descoberta do Fator Hr

Em 1941, Levine e Javert fizeram importante observação: o soro de mulher **Rh-positivo**, com feto **Rh-negativo**, eritroblastótico, apresentava a curiosa propriedade de aglutinar todos os glóbulos **Rh-negativo** e a maioria dos **Rh-positivo**. Pela característica de ser oposto aos soros **anti-Rh**, deram-lhe a denominação **anti-Hr**, invertendo as letras.

Em 1943, Race e Taylor estudaram soro semelhante, de ação mais intensa, ao qual chamaram **St**, iniciais do nome da mulher

Quadro 22.20

Subtipos Rh (Fenótipos)	Percentagem de Incidência	Reações com os Soros Anti- Rh$_0$ (85%)	rh′ (70%)	rh″ (30%)
a) Rh + (85,1%)				
1) Rh$_0$	2,5	+	−	−
2) Rh$_1$ (Rh′$_0$)	51,2	+	+	−
3) Rh$_2$ (Rh″$_0$)	16,5	+	−	+
4) Rh$_1$Rh$_2$ (Rh′$_0$Rh″$_0$ ou Rh$_2$)	14,9	+	+	+
b) Rh − (14,9%)				
5) rh	13,4	−	−	−
6) rh′	1,1	−	+	−
7) rh″	0,4	−	−	+
8) rh′rh″(rh$_y$)	0,02	−	+	+

de quem provinha, Stephanie. Investigações posteriores revelaram que tais soros eram idênticos, embora o de Levine fosse mais fraco, com a freqüência de aglutinação de 30%, e o de Race e Taylor, de 80%. Utilizado simultaneamente com o soro **anti-rh′**, comprovou-se que tinha ação oposta a este último: os glóbulos aglutinados por um não o eram pelo outro. Para assinalar esta oposição, deram-lhe a denominação **anti-hr′** e, ao antígeno correspondente, **hr′**.

Posteriormente, foram descobertos mais dois soros anti-Hr: O soro **anti-hr″** e o soro **anti-**$\mathbf{hr_0}$, respectivamente, por Mourant, em 1945, na Inglaterra, e por Diamond, em 1946, nos Estados Unidos, correspondentes aos fatores **hr″** e $\mathbf{hr_0}$, em pacientes sensibilizados por transfusões repetidas, no primeiro caso, e por gestação, no segundo.

Em 1948, Haberman, Hill, Everist e Davenport demonstraram a presença do anticorpo anti-hr_0 no soro de duas mães isoimunizadas, confirmando a sua identidade, bem como a descoberta atribuída a Diamond.

Os três soros **anti-Hr — anti-**$\mathbf{hr_0}$, **anti-hr′** e **anti-hr″ —** aglutinam, respectivamente, 63%, 80% e 97% dos sangues da raça branca.

A grande utilidade prática de tais soros, especialmente o anti-hr′, é a de fornecer elementos para a distinção entre os genótipos homozigotos **(RR)** e heterozigotos **(Rr)** de **Rh**, aglutinando todos os sangues **Rh-positivo** heterozigotos e apenas a minoria dos **Rh-positivo** homozigotos.

Herança dos Subtipos Rh-Hr. Teoria de Wiener

Segundo Wiener, os oito subtipos **Rh-Hr** são herdados de acordo com as leis de Mendel, por meio de oito genes alélicos, cuja designação, conforme a nomenclatura de 1947, é a seguinte:

r — que não condiciona a presença de fator algum.
r′ — que condiciona a presença do fator **rh′**.
r″ — que condiciona a presença do fator **rh″**.
$\mathbf{r_y}$ — que condiciona a presença simultânea dos fatores **rh′** e **rh″** $(\mathbf{rh_y})$.
$\mathbf{R_0}$ — que condiciona a presença do fator $\mathbf{Rh_0}$.
$\mathbf{R_1}$ — que condiciona a presença simultânea dos fatores $\mathbf{Rh_0}$ e **rh′** $(\mathbf{Rh_1}$ ou $\mathbf{Rh'_0})$.
$\mathbf{R_2}$ — que condiciona a presença simultânea dos fatores $\mathbf{Rh_0}$ e **rh″** $(\mathbf{Rh_2}$ ou $\mathbf{Rh''_0})$.
$\mathbf{R_z}$ — que condiciona a presença simultânea dos fatores $\mathbf{Rh_0}$, **rh′** e **rh″** $(\mathbf{Rh_1}\ \mathbf{Rh_2}$ ou $\mathbf{Rh'_0}$ ou $\mathbf{Rh_z})$.

Como se vê, para evitar possível confusão entre as designações dos genes e as dos aglutinogênios correspondentes, simplificou-se a notação dos primeiros, escrevendo-se somente a letra **r** ou **R**, sem o **h**, e juntando-se, ao lado, os símbolos correspondentes aos subtipos.

As diversas combinações desses oito genes dão lugar a 36 genótipos diferentes, segundo a fórmula $N = \frac{n(n+1)}{2}$, a qual fornece o número de genótipos **N** determinados por **n** alelos: $\frac{8(8+1)}{2} = 36$.

Figuram no Quadro 22.21 os fenótipos e os genótipos que a teoria permite reconhecer.

A primeira hipótese dos dois genes alélicos **R** e **r**, correspondentes a três genótipos, **RR**, **Rr** e **rr**, foi substituída pela que reconhece oito genes alélicos, determinando 36 genótipos.

Quadro 22.21

Fenótipos	Genótipos
rh	rr
rh′	r′r′ e r′r
rh″	r″r″ e r″r
rh′ rh″	$r'r''$, r_yr', r_yr'', r_yr e r_yr_y
Rh_0	R_0R_0 e R_0r
Rh_1	R_1R_1, R_1r', R_1r, R_1R_0 e R_0r'
Rh_2	R_2R_2, R_2r'', R_2r, R_2R_0 e R_0r''
Rh_1Rh_2	R_1R_2, R_2r'', R_1r'', R_0r_y, R_1r_y, R_2r_y, R_zr_y, R_zr, R_zr', R_zr'', R_zR_0, R_zR_1, R_zR_2 e R_zR_z

Estando estes oito genes alélicos situados no mesmo ***locus*** cromossômico, não se altera o mecanismo da transmissão hereditária.

Em sua herança, os oito genes alélicos concorrem aos pares no mesmo indivíduo e cada gene do par provém de cada um dos progenitores separadamente. O tipo **Rh-Hr** de um indivíduo depende, pois, da existência, no mesmo, de dois genes, um de origem paterna e outro de origem materna.

Em 1946, Wiener e cols. estabeleceram as seguintes leis fundamentais na herança de seis genes alélicos **Rh** (excluídos os dois outros, $\mathbf{r_y}$ **e** $\mathbf{R_z}$):

1. Os fatores $\mathbf{Rh_0}$, **rh′** e **rh″** não podem aparecer no sangue do filho se não se acharem presentes no sangue de um ou de ambos os progenitores.
2. Quando ambos os pais pertencem ao tipo $\mathbf{Rh_1Rh_2}$ ou ao **rh′rh″**, não podem nascer filhos do tipo **rh** ou $\mathbf{Rh_0}$. Do mesmo modo, pais do tipo **Rh** ou $\mathbf{Rh_0}$ não geram filhos do tipo $\mathbf{Rh_1Rh_2}$ ou **rh′rh″**.

Posteriormente, em 1949, Wiener, em um total de 723 famílias, com 1.249 filhos, confirmou seus achados anteriores e enunciou as seguintes leis da herança dos fatores **Rh-Hr**, complementando das anteriores, quando se consideram os fatores **Hr:**

1. Os fatores $\mathbf{Rh_0}$, **rh′**, **hr″**, **hr′ e hr″** não podem aparecer no sangue de uma criança se não se acharem presentes no sangue de um ou de ambos os progenitores.
2. Pais de tipos $\mathbf{Rh_1Rh_1}$ e **rh′rh′** não podem ter filhos de tipos Rh_2, Rh_0, rh″ ou rh; e pais de tipos $\mathbf{Rh_2}$, $\mathbf{Rh_0}$, **rh″** e **rh** não podem ter filhos de tipos $\mathbf{Rh_1Rh_1}$ ou **rh′rh′**. Ou, mais simplesmente, pais **hr′-negativo** têm filhos **rh′-negativo**, e pais **rh′-negativo** não podem ter filhos **hr′-negativo**.
3. Do mesmo modo, pais de tipos $\mathbf{Rh_2Rh_2}$ e **rh″rh″** não terão filhos de tipos $\mathbf{Rh_1}$, $\mathbf{Rh_0}$, **rh′** ou **rh;** e pais de tipos $\mathbf{Rh_1}$, $\mathbf{Rh_0}$, **rh′** e **rh** não podem ter filhos de tipos $\mathbf{Rh_2Rh_2}$ ou **rh″rh″**. Ou, mais simplesmente, pais **hr″-negativo** não podem ter filhos **rh″-negativo;** e pais **rh″-negativo** não podem ter filhos **hr″-negativo**.

É evidente que a primeira lei corresponde à lei da dominância da herança dos quatro grupos sanguíneos de Landsteiner, enquanto as duas últimas correspondem às leis de Bernstein dos grupos sanguíneos do sistema **A-B-O**.

Teoria de Fisher

Fazendo reagir os seis genes complexos de Wiener: **r**, **r′**, **r″**, $\mathbf{R_0}$, $\mathbf{R_1}$ e $\mathbf{R_2}$, em face dos soros **anti-**$\mathbf{Rh_0}$, **anti-rh′**, **anti-rh″** e **anti-hr′**, obtêm-se as reações consignadas no Quadro 22.22.

Quadro 22.22

	Genes					
Soros	r	r′	r″	R_0	R_1	R_2
Anti-Rh_0	−	−	−	+	+	+
Anti-rh′	−	+	−	−	+	−
Anti-rh″	−	−	+	−	−	+
Anti-hr′	+	−	+	+	−	+

Comparando-se as duas colunas horizontais do quadro na página anterior (segunda e quarta), correspondentes aos soros **anti-rh′** e **anti-hr′**, verifica-se que elas consignam reações opostas, o que não acontece com a primeira e a terceira colunas. Este fato levou o geneticista inglês Fisher a admitir, em 1943, a hipótese de que os soros **anti-rh′** e **anti-hr** caracterizavam dois genes alelos. Denominou **C** o fator (e o gene), reconhecido pelo soro **anti-rh′**, e **c** o seu alelo, reconhecido pelo soro **anti-hr′**.

As reações obtidas pelos soros **anti-Rh_0** e **anti-rh″**, ao contrário, não são sempre opostas. Fisher concluiu que esses dois soros **anti-Rh** reconheciam o produto de dois genes situados em *loci* distintos, genes esses que deviam possuir, cada um deles, o seu alelo. Ele chamou **D** o antígeno caracterizado pelo soro **anti-Rh_0** e **d** o seu alelo hipotético; **E** o antígeno reconhecido pelo soro **anti-rh″** e **e** o seu alelo a descobrir.

Assim, na ausência de **C**, o *locus* cromossômico é necessariamente ocupado por **c**. Do mesmo modo, na ausência de **D** (indivíduos Rh-negativo), o *locus* cromossômico deve ser ocupado por **d;** e, finalmente, o cromossomo que não é ocupado por **E** deve obrigatoriamente possuir o seu alelo **e**.

Portanto, em lugar de seis alelos, Fisher admite a existência de três pares de genes alelomorfos: **C-c**, **D-d** e **E-e**.

Todos estes fatores podem, em circunstâncias favoráveis, produzir isoimunização e determinar o aparecimento dos anticorpos correspondentes.

Quando Fisher emitiu a sua teoria, em 1943, só se conheciam quatro a seis anticorpos previsíveis: **anti-D (anti-Rh_0)**, **anti-C (anti-Rh_0)**, **anti-C (anti-rh′)**, **anti-E (anti-rh″)** e **anti-c (anti-hr′)**.

Fisher admitiu, pois, a existência de dois novos anticorpos: **anti-d (anti-hr_0)** e **anti-e (anti-hr″)**, que caracterizam, respectivamente, os fatores condicionados pelos genes **d** e **e**.

A previsão de Fisher confirmou-se inteiramente, quando Mourant, em 1945, na Inglaterra, encontrou o soro anti-e **(anti-hr″)** e Diamond, em 1946, nos Estados Unidos, o soro **anti-d (anti-hr_0)**.

É interessante observar como considerações puramente teóricas permitiram a Fisher descrever dois genes condicionando dois fatores, antes que fossem sorologicamente caracterizados.

Como já visto, a distribuição dos diferentes antígenos, uns em relação aos outros, não se faz ao acaso; além disso, não existe segregação independente entre esses fatores.

Este fato levou Fisher a admitir que os três *loci* destinados ao transporte dos três pares de alelos estão estreitamente ligados no mesmo cromossomo.

O cromossomo que conduz o sistema **Rh-Hr** teria, pois, segundo Fisher, a seguinte estrutura esquemática, em que, por motivos de ordem estatística e genética, o *locus* **C** está situado entre os *loci* **D** e **E:**

Primeiro *locus*	•	D ou d
Segundo *locus*	•	C ou c
Terceiro *locus*	•	E ou e

Com estas bases teóricas, é possível conceber a existência de oito combinações diferentes, em um mesmo cromossomo:

cde, Cde, cdE, CDe, cDE, cDe, CDE, CdE

Na ocasião em que Fisher formulou sua hipótese, só as seis primeiras combinações eram sorologicamente conhecidas, correspondendo, respectivamente, aos seguintes genes admitidos até então, segundo a nomenclatura de Wiener.

r, r′, r″, R_1, R_2. R_0

A sétima combinação, **CDE**, foi prevista por Fisher antes de ter sido definitivamente identificada, em 1945, por Murray, Race e Taylor, em uma família, na qual os três fatores **C**, **D** e **E** eram transmitidos sem segregação independente. Esta combinação corresponde, na nomenclatura de Wiener, ao gene **R_2**.

A última combinação, **CdE**, extremamente rara, foi também prevista por Fisher, tendo sido identificada por Van den Bosh, em 1948, em mulher **Rh-negativo**, cujo genótipo era **CdE/cde**, e que estava sensibilizada ao fator **D (Rh_0)**, no decurso de gestações acidentadas. Tal combinação corresponde, na nomenclatura de Wiener, ao gene **r_y**, completando o descobrimento de todos os oito subtipos **Rh-Hr**.

Estudo Comparativo das Teorias de Wiener e Fisher

Embora estas duas teorias esposem concepções diferentes, o mecanismo específico de cada uma delas permite explicar, com perfeição, os dados experimentais, produzindo praticamente os mesmos genótipos.

Será prematuro formar conceito definitivo em relação às duas teorias, visto que ambas se baseiam em hipóteses genéticas puramente teóricas.

A partir dos genótipos experimentais (sobre os quais os autores estão de acordo), Wiener admite a existência de oito genes alélicos, cada um condicionado à presença de três fatores antigênicos.

Fisher é de opinião que são três pares de genes intimamente ligados sobre o mesmo cromossomo: cada gene condiciona um único fator sanguíneo. Estes três pares dão lugar a oito combinações ou tipos de cromossomos possíveis.

A correspondência dos tipos de cromossomos nas duas nomenclaturas figura no Quadro 22.23.

Assim, onde Wiener admite a existência de um só *locus* cromossômico, ocupado por um gene de ação tríplice, Fisher estabelece a existência de três *loci* situados muito próximos, ocupados por três genes de ação simples, que apresentam entre si ligamento quase absoluto.

Quadro 22.23

Wiener	Fisher
r	cde
r′	Cde
r″	cdE
r_y	CdE
R_0	cDe
R_1	CDe
R_2	cDE
R_z	CDE

Estas divergências de opinião têm provocado polêmicas, devendo-se lastimar que não estejam ainda inteiramente aplicadas.

Com efeito, a teoria de Fisher parece mais satisfatória e é hoje quase unanimemente admitida, sendo sustentada sobretudo por Race e cols., na Inglaterra, assim como por muitos pesquisadores de outros países, em especial por Levine e Hill, nos Estados Unidos.

Segundo Levine, os mais reputados geneticistas demonstraram preferência pela teoria de Fisher, pois os fatos observados se explicam melhor pelo ligamento dos genes **Rh-Hr (CDE/cde)** do que por sua transmissão independente.

Na Conferência de Hematologia e **Rh**, realizada em Dallas, em 1946, a teoria de Fisher foi considerada a mais apropriada para os estudos sorológicos e genéticos do sistema **Rh-Hr**, tendo sido recomendada sua aceitação.

Em 1947, o diretor do Serviço de Saúde Pública dos Estados Unidos nomeou uma comissão para escolher a nomenclatura mais apropriada para designar os soros **anti-Rh** postos à venda. Essa comissão, considerando as vantagens e desvantagens apresentadas pelas nomenclaturas de Wiener e Fisher, chegou à conclusão de que ambas devem ser usadas; e, como a nomenclatura de Wiener tem prioridade, recomendou que apareça em primeiro lugar, seguida da de Fisher, entre parênteses.

Justifica-se a preferência dos pesquisadores pela teoria de Fisher em razão da sua nomenclatura, a qual, além de ser muito simples, mostra, instantaneamente, a constituição gênica e antigênica das diversas combinações, revelando logo os três genes transportados pelo cromossomo.

A nomenclatura de Wiener, ao contrário, não apresenta essa vantagem e, além disso, exclui os fatores **hr_0 (d)**, **hr′ (c) e hr″ (e)** das combinações. Por exemplo: o fenótipo **CDe** corresponde a **Rh_1** (= **CD**); o símbolo **Rh_1** não comporta o gene **e**. O fenótipo **cDE** corresponde a **Rh_0** (= **D**); os genes **c** e **e** são omissos.

Nomenclatura de Fisher

O termo **Rh-Hr** usado por Wiener para indicar todos os antígenos desse sistema é representado na nomenclatura de Fisher pela expressão **CDE/cde**.

Assim, os aglutinogênios **Rh_0**, **rh′** e **rh″** são designados pelas letras maiúsculas **D**, **C** e **E**, respectivamente. Os aglutinogênios **hr_0**, **hr′** e **hr″**, alelomorfos dos três tipos **Rh**, expressam-se pelas mesmas letras, porém minúsculas: **(d)**, **c**, **e**.

Para os anticorpos correspondentes a esses diversos antígenos, Fisher propôs o emprego das letras gregas: delta, gama e eta, maiúsculas e minúsculas.

Como o uso de tais letras se tornava mais difícil na prática, Cappell propôs substituí-las pelos termos: **anti-D**, **anti-C**, **anti-E**, **anti-d**, **anti-c**, **anti-e**, sugestão essa amplamente adotada.

Nessa nomenclatura, os genes correspondem aos fenótipos.

Para a designação dos genótipos, utiliza-se a forma de frações, nas quais o numerador expressa um dos genes e o denominador, o outro. Por exemplo: o genótipo heterozigoto **R_1r** expressa-se assim: **CDe/cde;** o genótipo homozigoto **rr**, assim; **cde/cde;** e, assim, do mesmo modo para os 36 genótipos possíveis de reconhecer, quando se utilizam os seis soros: **anti-D (anti-Rh_0)**, **anti-C (anti-rh′)**, **anti-E (anti-rh″)**, **anti-d (anti-hr_0)**, **anti-c (anti-hr′)** e **anti-e (anti-hr″)**.

Freqüência Cromossômica

Recebendo cada indivíduo duas combinações gênicas — uma de origem paterna e outra materna —, possuirá um genótipo da forma **cde/cde (rr)**, **Cde/cDE (R_1R_2)**, e assim por diante.

As oito combinações gênicas diferentes: **cde**, **Cde**, **cdE**, **CdE**, **cDe**, **CDe**, **cDE**, **CDE** dão lugar a 36 genótipos, como já visto.

A distribuição dos diferentes genes é a seguinte, de acordo com as estatísticas:

70% dos sangues contêm **C**
- 20% são **CC**
- 50% são **Cc**

80% dos sangues contêm **c**
- 50% são **Cc**
- 30% são **cc**

85% dos sangues contêm **D**
- 37% são **DD**
- 48% são **Dd**

63% dos sangues contêm **d**
- 48% são **Dd**
- 15% são **dd**

30% dos sangues contêm **E**
- 3% são **EE**
- 27% são **Ee**

97% dos sangues contêm **e**
- 27% são **Ee**
- 70% são **ee**

A teoria de Fisher permite explicar as conexões observadas entre estes diversos antígenos, pelo fato de serem os genes interessados transportados pelo mesmo par de cromossomos (fenômeno do ligamento, descrito pelos geneticistas). Com efeito, os antígenos **D** e **C**, de um lado, e **D** e **E**, de outro, são os que mais freqüentemente se associam. Os indivíduos que possuem somente um dos antígenos **D**, **C** ou **E** são raros.

Em 1946, Fisher obteve, por cálculos matemáticos, as seguintes freqüências, para as oito combinações cromossômicas nas populações da Inglaterra:

CDe (Rh_1)	— 43,61%
cde (rh)	— 37,90%
cDe (rh_2)	— 12,80%
cDe (Rh_0)	— 3,05%
cdE (rh″)	— 1,70%
Cde (rh′)	— 0,81%
CDE (Rh_z)	— 0,13%
CdE (rh_y)	— 0,005%

As freqüências cromossômicas permitem dividir os diferentes tipos de cromossomos em três grupos:

1. Os de freqüência superior a 12%: **CDe**, **cde** e **cDE**.
2. Os de freqüência entre 3 e 0,1%: **cDe**, **cdE**, **Cde** e **CDE**.
3. Enfim, o tipo **CdE**, cuja freqüência é muito baixa, raramente assinalado.

Segundo Fisher, só os três tipos do primeiro grupo **(Cde, cde, cDE)** existiram primitivamente nas raças caucasóides, cujas combinações dois a dois explicam os genótipos mais freqüentes.

CDe/cde (R_1r)	— 33,06%
CDe/CDe (R_1R_1)	— 19,02%
cde/cde (rr)	— 14,36%
CDe/cDE (R_1R_2)	— 11,16%
cDE/cde (R_2r)	— 9,70%

Os tipos do segundo grupo formaram-se, posteriormente, dos três heterozigotos mais comuns **(CDe/cde, CDe/cDE, cDE/cde)**, por entrecruzamento cromossômico, isto é, por *crossing-over*. No transcurso das divisões celulares, que conduzem à formação dos óvulos e espermatozóides, acontece, às vezes, que os dois cromossomos de um mesmo par troquem algumas de suas partes, aparecendo novos tipos de cromossomos. O fenômeno de *crossing-over* é pouco freqüente, daí a raridade destes novos tipos de cromossomos.

Aplicado ao caso dos genes **Rh-Hr**, esta explicação permite compreender o aparecimento de três tipos raros de cromossomos, desde que os genes estejam dispostos na ordem **DCE**; o *crossing-over* entre **CDe (Rh$_1$)** e **cde (rh)** dá nascimento ao genótipo **cDe/Cde (R$_0$r')**; do mesmo modo, com **CDe (Rh$_1$)** e **cDE (Rh$_2$)**, produz-se o genótipo **CDE/cde (R$_3$R$_0$)**; e, finalmente, entre **cDE (Rh$_2$)** e **cde (rh)**, formando-se o genótipo **cDe/cdE/(R$_0$r'')**.

Estes três genótipos são de freqüência muito baixa. Este modo de formação parece confirmado, pelo fato de ser a freqüência de combinação **cDe (Rh$_0$)** quase igual à soma da freqüência das combinações **cdE (rh'')**, **Cde (rh')** e **CDE (Rh$_3$)**.

A raridade da combinação **CdE (rh$_y$)** é ainda favorável à hipótese do *crossing-over*; tal combinação só aparece excepcionalmente, formada a favor de um segundo *crossing-over* sobrevindo entre dois dos cromossomos do segundo grupo de freqüência ou entre um deles e um cromossomo primitivo (por exemplo, entre **Cde** e **cdE**, **cDE** e **Cde**, **cde** e **CDE** etc.). Se se leva em conta a baixa freqüência dos complexos **cdE**, **Cde**, **CDE** etc. e a extrema raridade do *crossing-over*, a probabilidade de obter o complexo **CdE (rh$_y$)** é bem pequena. Estes fatos, aliados ao isolamento difícil deste complexo, explicam por que o oitavo alelo **CdE (rh$_y$)**, previsto pela teoria de Fisher, só foi descoberto muito mais tarde.

Novos Alelomorfos Rh-Hr

Segundo Fisher, não mais se considera o sistema *Rhesus* formado de três pares de alelos estreitamente ligados, como primitivamente admitido, mas de três séries polialélicas.

Com efeito, ao lado dos genes **D-d**, **C-c**, **E-e**, os mais freqüentemente encontrados, foram descritas várias mutações raras: para cada *locus* cromossômico conhecem-se, atualmente, as seguintes:

Na primeira série: **D**, **D$_u$**, **d**
Na segunda série: **C**, **C$_w$**, **C$_u$**, **c$_v$**, **c**
Na terceira série: **E**, **E$_u$**, **e$_v$**, **e**

FATOR D$_u$

Em 1946, Stratton descobriu novo fator, vizinho de **D (Rh$_0$)**, ao qual denominou **D$_u$**, e que é representado, na nomenclatura de Wiener, por **Rh** com **R** gótico. Tal antígeno foi encontrado no sangue de um doador de genótipo **cDE/cde (R$_2$r)**, cujos glóbulos eram aglutinados pelos soros **anti-c**, **anti-e**, **anti-E;** com os diversos soros **anti-D**, as reações variavam; com uns eram fortes, com outros fracas e com alguns nulas. Tais variações resultavam do fato de apresentar-se o soro **anti-D** sob duas formas: uma pura, **anti-D**, e outra mista, **anti-D + anti-D$_u$**. O genótipo do doador era, pois, **cD$_u$E/cde**.

Segundo Stratton, o antígeno **D$_u$** condiciona a presença de um novo gene **D$_u$**, alelo de **D** e **d**.

Depois disso, vários outros glóbulos **D$_u$** foram descritos. Race descobriu, em 1947 e 1948, na Inglaterra, sangues dos seguintes genótipos: **Cd$_u$e/cde**, **cD$_u$E/cde**, **cD$_u$e/cde** e **CD$_u$e/Cde**.

Em vista de não ter sido ainda isolado o soro puro **anti-D$_u$**, faz-se a identificação dos glóbulos **D$_u$** pelas seguintes características sorológicas:

a) Aglutinação em meio salino por alguns soros **anti-D** do tipo aglutinante ou completo.
b) Aglutinação em meio albuminoso pela maioria dos soros **anti-D** do tipo aglutinante ou completo.
c) Ausência de aglutinação em meio albuminoso pelos soros **anti-D** do tipo bloqueador ou incompleto.
d) Reação positiva à prova indireta de Coombs. Esta prova representa o meio mais seguro para a sua identificação.

A identificação do fator **D$_u$** é de grande importância prática, pois permite evitar a classificação de indivíduos Rh (D)-positivo como Rh (D)-negativo. Assim, os sangues de genótipo **cD$_u$e/cde** ou **CD$_u$e/cde**, dando reação negativa com o soro anti-D, serão classificados como portadores de **d**, com os genótipos **cde/cde** ou **Cde/cde**. Esta falsa interpretação pode provocar conseqüências graves nas transfusões, pois o fator **D$_u$** deve ser considerado **Rh (D)-positivo**, já tendo ocorrido casos de doença hemolítica do recém-nascido produzidos por ele.

Nas populações negróides, nas quais o fenótipo **cDe (Rh$_0$)** é o mais freqüente (41,2%), a presença do fator **D$_u$** pode fazer com que os indivíduos Rh-positivo **(cD$_u$e)** sejam considerados **Rh-negativo** (cde) pela ausência de aglutinação com o soro **anti-D**. A prova indireta de Coombs constitui o melhor método para sua identificação.

FATOR C$_w$

Este fator foi descoberto em 1946, por Callender e Race, em um doente do genótipo **Cde/CDe** acometido de *lupo eritematoso* difuso e que tinha recebido várias transfusões de sangue.

Demonstrou-se, posteriormente, que este antígeno, encontrado várias vezes em indivíduos **Rh (D)-positivo**, estava ligado ao fator **C (rh')**, sendo um terceiro alelo da série **C-c**, ao qual seus descobridores denominaram **C$_w$ (rh'$_w$**, na nomenclatura de Wiener). O símbolo **w** é a inicial do doador (Willis), cujos glóbulos continham o referido antígeno e estimularam a formação do anticorpo **anti-C$_w$**.

A existência desse fator foi confirmada, posteriormente, por outros autores, inclusive por van Loghem, que conseguiu, em 1949, obter o soro **anti-C$_w$** puro, por imunização de voluntários.

O fator **C$_w$** é antigênico para o homem, mas os acidentes a ele imputados são raros, de vez que é pouco freqüente, existindo em cerca de 2,5% dos indivíduos. Fato interessante é que a maior parte dos soros **anti-C** possui, também, atividade **anti-C$_w$**, produzida, inespecificamente, pelo antígeno **C**, com o prosseguimento da imunização, em conseqüência da constituição muito próxima dos antígenos **C** e **C$_w$** Assim, o anticorpo **anti-C$_w$** pode ser produzido, especificamente, pelo antígeno **C$_w$ (anti-C$_w$ puro)** e, inespecificamente, pelo **antígeno C (anti-C + anti-C$_w$)**.

Os fatores **C** e **C$_w$** são freqüentemente confundidos na prática, quando não se identifica o fator **C$_w$** pelo soro **anti-C$_w$** puro.

O fator **C$_w$** é o único novo alelomorfo que pode ser identificado por anti-soro específico. Os demais, atualmente, não podem ser identificados senão pelas diferenças de atividade de vários soros (tal como **C$_w$**, que reage, diversamente, com os soros **anti-C** puros e os soros **anti-C + anti-C$_w$**).

Identificável em todos os genótipos, o fator **C$_w$** é de interesse primordial nas pesquisas médico-legais e antropológicas.

FATORES C$_u$ E c$_v$

Em 1948, Race, Sanger e Lawler, estudando uma série de soros **anti-C** e **anti-c**, observaram diferenças de ação que os fizeram supor a existência de dois outros alelos dessa série, aos quais chamaram **C$_u$** e **c$_v$**.

O fator **C$_u$** foi encontrado em sangue de genótipo **C$_u$De/cde**, cujos glóbulos se aglutinavam com certos soros **anti-C** e com outros não. Verificou-se, assim, que o fator C_u pode ser identificado pela diferença de reação entre os soros **anti-C + anti-C_w + anti-C_u** e os soros **anti-C + anti-C_w**. Certos soros **anti-C** puros, do tipo bloqueador ou incompletos, dão com o fator C_u reação de Coombs indireta positiva.

O fator c_v foi demonstrado nas mesmas condições que C_u, tendo sido descoberto no sangue de um doador de genótipo **C_vDE/cde**. É identificado, igualmente, pela diferença de reação entre os soros **anti-C + anti-c_v** e **anti-c + anti-c_v**. A maioria dos soros **anti-c** é, na realidade, **anti-c + anti-c_v**.

FATOR E_u

Este fator, terceiro alelo da série **E-e** de Fisher, foi descoberto em 1950, por Armitage. Ceppellini, Ikin e Mourant, num indivíduo que tinha sido classificado primitivamente com **cDe/cde**. De fato, estes glóbulos eram aglutinados fortemente por certos soros **anti-E**. Ao contrário, todos os soros bloqueadores **anti-E** são capazes de fixar-se nos glóbulos desse tipo, dando reação de Coombs indireta positiva. Tal fator foi denominado E_u, por suas analogias com D_u e C_u.

FATOR E_v

Em 1950, Gilbey descobriu o quarto alelo da série **E-E_u-e**, o qual, por representar mutação intermediária entre **E** e **e**, denominou e_v, por analogia a c_v. Seus glóbulos são aglutinados por alguns soros **anti-E** e **anti-e**.

Estas diversas mutações raras, sobrevindas nos três *loci* do sistema **Rh-Hr**, são de grande interesse genético.

Quarta Série Alélica

Em 1953, Rosenfield, Vogel, Gibbel, Sanger e Race descobriram, em um hemofílico politransfundido, um anticorpo que reconhece um novo fator sanguíneo o qual denominaram aglutinogênio **f**. Tal fato foi confirmado por Jones e cols. (1954), ao encontrarem soro semelhante em um médico, de genótipo **R_2R_2 (cDE/cDE)**, imunizado voluntariamente, aos aglutinogênios **hr_0 (d)** e **hr″ (e)**.

Esta descoberta reveste-se de grande importância teórica, pois parece que o fator **f** constitui, ao lado de um antígeno ainda não identificado, o aglutinogênio **F**, o quarto par de genes alélicos ligados aos outros genes do sistema **Rh-Hr**.

Já foi demonstrado que este novo fator é independente dos demais sistemas sanguíneos, fazendo parte do sistema **Rh-Hr**, pois se encontra presente nos genes **r (cdc)** e **R_0 (cDe)**, isto é, sempre ou quase sempre que os genes **hr′ (c)** e **hr″ (e)** se acham unidos no mesmo cromossomo e ausentes nos genes **R_1 (CDe)** e **R_2 (cDE)**, podendo estes últimos formar anticorpos **anti-f**. O fator **f** não pode ser considerado novo alelo das três séries de genes já conhecidas, porque tem sido encontrado nos glóbulos homozigotos de todos os antígenos do sistema **Rh-Hr (D/D, E/D, c/c)**.

O fator **f** encontra-se em cerca de 66% dos indivíduos da raça branca.

Quinta Série Alélica

Em 1958, Allen e Tippett descobriram um antígeno no sangue de indivíduo, cujos glóbulos reagiam com os soros mistos **anti-CD**, mas não com os soros puros **anti-C** ou **anti-D**. Admitiram que tais glóbulos continham um antígeno, o qual denominaram antígeno **G**, que ocorre com os antígenos **C** e/ou **D**, e que os soros **anti-CD** eram realmente **anti-CG**, **anti-DG** ou **anti-CDG**.

A descoberta do antígeno **G**, que, ao lado de um antígeno ainda não identificado — o aglutinogênio **g** —, constitui o quinto par de genes alélicos do sistema **Rh-Hr**, vem esclarecer dois problemas sorológicos anteriormente inexplicáveis. O primeiro deles consiste na formação de anticorpos aparentemente **anti-CD** em gestantes de genótipo **cde/cde**, não transfundidas anteriormente, cujos maridos eram D-positivo, mas C-negativo. O segundo problema se refere ao aparecimento de anticorpos aparentemente **anti-CD** em mães de genótipo **cde/cde**, cujos fetos eram **C-positivo**, mas **D-negativo**. A explicação desses casos é que o anticorpo em questão era na realidade **anti-DG** no primeiro problema e **anti-CG** no segundo.

Dominância Parcial ou Fenômeno de Dose

Consiste na maior aglutinabilidade que têm os glóbulos homozigotos (dose dupla) em relação aos heterozigotos (dose simples).

No caso do aglutinogênio **Rh_0 (D)**, a reação é tão forte com glóbulos **R_0r (D/d)** como com glóbulos **R_0R_0 (D/D)**, não havendo efeito de dose. Entretanto, com os outros antígenos, podem-se observar efeitos de dose, como: **r′r′ (C/C)** sobre **r′r (C/c)**, **r″r″ (E/E)** sobre **r″r (E/e)** etc.

A dominância parcial é particularmente notada entre os alelos e suas mutações, como: **rh′ (C)** sobre **rh_w (C_w)** e sobre **Cu**, **rh″ (E)** sobre **E_u** etc.

Fenômeno de Epistasia

Como para o sistema **A-B-O**, parece existir, também, para o sistema **Rh-Hr**, uma substância de base em quantidade limitada, a qual seria dividida entre os três *loci*, para a formação das substâncias específicas correspondentes a cada gene deste sistema. Os genes de maior poder competitivo, como o **Rh_0 (D)**, apossar-se-iam da maior parte, deixando pequena quantidade para os de menor expressão.

A ordem de expressão dos aglutinogênios **Rh** seria, pois, a seguinte: D > C > E.

Assim, submetendo à prova glóbulos de genótipo **R_0R_2 (cDe/cDE)**, onde o fator **Rh_0 (D)** se acha em dose dupla e o **rh″ (E)**, em dose simples, a substância **rh″ (E)** manifestar-se-á fracamente. Diz-se que há fenômeno de epistasia **Rh_0 (D)** sobre **rh″ (E)**.

Segundo diversos autores, quando os fatores **rh′ (C)** e **rh″ (E)** se encontram reunidos no mesmo cromossomo (posição **cis**), o fator **rh″ (C)** exprime-se menos fortemente, ao passo que, quando se acham em cromossomos opostos (posição **trans**), não se observa efeito depressivo.

Deficiência Cromossômica

Consiste este fenômeno na falta dos genes correspondentes a um ou dois dos *loci* cromossômicos. Este fato, observado pela primeira vez por Race, Sanger e Selwyn, em 1950, foi demonstrado por provas negativas de aglutinação e de absorção. Tratava-se de uma mulher, oriunda de pais consanguíneos, cujo primeiro filho falecera em conseqüência de distocia, e os seguintes haviam sido vítimas da **DHPN**. Os glóbulos desta mulher eram **—D—/—D—** e, em seu soro, existiam três tipos de anticorpos:

anti-C, **anti-c** e **anti-e**. A associação, em um mesmo soro, dos anticorpos **anti-C** e **anti-c** pareceu, à primeira vista, fato extraordinário, mas facilmente explicável pela ausência dos fatores **C** e **c**. Os glóbulos possuíam um antígeno particularmente possante, como mostraram as provas de absorção. Demais, tais glóbulos eram aglutináveis, mesmo em meio salino, pelos soros **anti-D** incompletos.

Outros exemplos de deleção foram, depois, observados, mostrando que o cromossomo **—D—** se transmite hereditariamente.

Wiener e cols. descreveram, em 1952, sangue no qual os antígenos correspondentes ao *locus* **E/e** estavam ausentes.

Natureza e Distribuição dos Antígenos Rh-Hr no Organismo

Os antígenos **Rh-Hr** encontram-se, via de regra, nos glóbulos vermelhos, desde a vida intra-uterina, demonstrados por Stratton em embrião de 11 semanas.

Wiener sugeriu, em 1941, que, ao contrário dos fatores **A**, **B**, **M** e **N**, localizados superficialmente nos glóbulos vermelhos, os antígenos **Rh-Hr** estão situados sob a superfície das hemácias.

Belkin e Wiener demonstraram, em 1944, que os antígenos **Rh-Hr** estão encerrados no estroma dos glóbulos vermelhos.

Em 1946, Calvin, Evans e outros autores, ao separar tais antígenos dos demais componentes do estroma globular, conseguiram fracioná-los em duas porções com propriedades distintas: a primeira, uma proteína — a estromatina — sem ligação com sua atividade; e a segunda, uma lipoproteína — a elinina — com a qual a especificidade Rh se acha relacionada.

Em 1947, Carter logrou extrair, de glóbulos **Rh-positivo**, usando álcool e éter, substância lipídica, a qual só era antigênica para os animais de experimentação, quando injetada, simultaneamente, com uma proteína. Este hapteno **Rh** foi empregado, depois, por Carter, para neutralizar, *in vivo*, os anticorpos **anti-Rh** existentes no soro das mães sensibilizadas ao fator **Rh**, como tratamento profilático da **DHPN**. Os resultados obtidos não foram satisfatórios.

Muitas têm sido as tentativas para demonstrar a presença dos antígenos **Rh-Hr** fora dos glóbulos vermelhos.

Os pesquisadores ingleses, sobretudo Boorman e Dodd, conseguiram revelar a presença desses antígenos, embora em pequenas quantidades, em todos os órgãos e secreções do organismo, particularmente na saliva.

As investigações efetuadas, especialmente por Mohn e Witebsky e por van Bolhuis, não confirmaram tais fatos. O último autor chegou à conclusão de que somente alguns indivíduos **Rh-positivo** têm o antígeno **Rh** presente nos tecidos, em especial na placenta, e que só os deste tipo seriam capazes de provocar a isoimunização materno-fetal.

Para van Bolhuis, as conclusões de Boorman e Dodd são falhas, porque esses autores fizeram suas pesquisas somente em tecidos de recém-nascidos, mortos de eritroblastose fetal (**DHPN**), os quais, conforme os trabalhos do referido autor, possuem o antígeno **Rh** em todas as células do organismo.

Segundo Wiener, apesar das afirmativas dos autores mencionados anteriormente, os antígenos **Rh-Hr** não existem, sob a forma solúvel, nas secreções do organismo, em quantidade suficiente para que sejam revelados pelos métodos sorológicos mais rigorosos. Ao contrário, tais fatores, de acordo com Mohn e Witebsky, estão presentes no líquido amniótico da maioria das crianças **Rh-positivo**.

Incidência e Distribuição Racial do Fator Rh e dos seus Subtipos

A incidência do fator Rh na raça branca — 85% **Rh-positivo** e 15% **Rh-negativo** — obtida primitivamente por Landsteiner e Wiener, entre norte-americanos, foi confirmada, na Europa e nas Américas, com pequenas variações, por numerosos pesquisadores de vários países. As estatísticas publicadas demonstraram que a positividade e a negatividade das reações, efetuadas com o soro **anti-**$\mathbf{Rh_0}$ **(anti-D)**, são independentes do sexo e dos demais sistemas sanguíneos conhecidos.

Entre nós, Lacaz e cols. encontraram, em 775 indivíduos examinados, a freqüência **Rh-positivo** de 86,45% e **Rh-negativo** de 13,55%.

Constitui exceção importante e curiosa o povo basco, no qual 30 a 35% dos indivíduos são **Rh-negativo;** representam a maior incidência **Rh-negativo** já registrada entre todas as populações investigadas. Esta descoberta foi feita por Etcheverry, em 1947, na Argentina, quando, estudando alguns casos de mães com filhos eritroblastóticos (**DHPN**), observou a grande freqüência de mães **Rh-negativo** de origem basca. Este fato levou-o a pensar na incidência maior de indivíduos **Rh-negativo** em tal povo, o que se confirmou: encontrou o citado autor, em 128 pessoas de origem basca, 66,4% **Rh-positivo** e 33,6% **Rh-negativo**. Em outra investigação (1949), deparou com a incidência **Rh-negativo** de 35,6%. Estes dados foram confirmados por outros autores. Assim, Chalmers, Ikin e Mourant encontraram, em 1948, a incidência **Rh-negativo** de 30,5% entre bascos puros, na Espanha. Eyquem, em 1950, consigna a cifra **Rh-negativo** mais elevada até então registrada: no estudo de 400 bascos franceses, 42% eram **Rh-negativo**.

A descoberta de Etcheverry é de excepcional valor etnológico, visto que não se encontra percentagem **Rh-negativo** superior a 17% em nenhuma coletividade, branca, negra, amarela ou de qualquer outra origem. É possível, segundo Etcheverry e Mourant, que o povo basco represente o núcleo racial do qual deriva o caráter **Rh-negativo** na população da Europa.

Segundo as estatísticas, há acentuada influência racial na distribuição do fator **Rh** e dos seus subtipos, proporcionando dados de aplicação direta à Etnologia mais importantes do que os fornecidos pelos demais sistemas sanguíneos.

De acordo com as investigações de numerosos autores, a freqüência de **Rh-positivo** nos negros, amarelos e índios é mais elevada do que nas populações brancas.

Na raça negróide, a incidência de **Rh-positivo** é de 90 a 95% (Wiener, 1941, e Levine, 1942). Na raça amarela (chineses, japoneses e mongóis), é de cerca de 90%. Na população índia-americana (índios norte-americanos, mexicanos, brasileiros), a incidência de **Rh-positivo** é de 100%.

A freqüência de **Rh-positivo** e **Rh-negativo** é variável quando se usam os soros **anti-**$\mathbf{Rh_0}$ **(anti-D)**, **anti-rh′ (anti-C)** e **anti-rh″ (anti-E)**. O emprego simultâneo destes três soros permite reconhecer oito subtipos Rh-Hr, cuja freqüência se acha no Quadro 22.22, obedecendo à influência racial em sua distribuição.

É importante salientar que o subtipo $\mathbf{Rh_1Rh_2}$ **(CDE)**, presente no quadro, refere-se ao genótipo $\mathbf{R_1R_2}$ **(CDe/cDE)**, e não ao $\mathbf{R_1R_2}$ **(CDe/CDE)**, o qual é muito raro em todas as raças, exceto na amarela e na índia, nas quais existe em pequena percentagem.

Analisando-se o Quadro 22.24, vê-se que o subtipo de $\mathbf{Rh_0}$ **(cDe)** é cerca de 20 vezes mais freqüente na raça negra que em qualquer outra até agora investigada. Ao contrário, na raça amarela, tal subtipo é menos freqüente que na branca. A freqüência,

Quadro 22.24 Freqüência dos Subtipos Rh-Hr em Diversas Raças

Raças	Autores	Freqüência em Percentagem dos Subtipos Rh-Hr							
		Rh_0 (cDe)	Rh_1 (CDe)	Rh_2 (cDE)	Rh_1Rh_2 (CDE)	rh (cde)	rh′ (Cde)	rh″ (cdE)	rh′rh″ (CdE)
Caucasóide									
Norte-americanos	Wiener, 1945	2,6	54,1	12,8	16,4	12,9	0,9	0,3	0
Australianos	Simmons e cols., 1945	1,6	52,0	12,8	16,8	15,2	0,8	0,8	0
Porto-riquenhos	Torregrosa, 1945	15,1	39,1	19,5	14,0	10,1	1,7	0,5	0
Ingleses	Fisher e Race, 1946	2,48	54,91	12,19	13,7	14,78	0,65	1,29	0
Holandeses	Graydon e cols., 1946	1,54	51,54	12,31	17,59	15,38	1,54	0	0
Brasileiros	Ottensooser e cols., 1947	5,8	55,2	10,1	11,6	15,2	1,4	0,7	0
Franceses	Béssis e Gorius, 1947	3,0	55,6	12,7	12,0	15,4	0,8	0,5	0
Italianos	Morganti, 1948	2,24	57,14	10,92	13,17	15,13	1,12	0,28	0
Argentinos	Etcheverry, 1949	2,9	55,9	14,5	12,8	12,2	1,6	0,1	0
Bascos	Chalmers, Ikin e Mourant, 1948	0,6	55,09	7,78	5,99	28,74	1,8	0	0
Negróide									
Negros norte-americanos	Wiener, Belkin e Sonn, 1944	41,2	20,2	22,4	5,4	8,1	2,7	0	0
Amarela									
Chineses	Wiener, Sonn e Yi, 1944	0,8	60,6	3,0	34,1	1,5	0	0	0
Japoneses	Waller e Levine, 1944	0	37,5	13,3	47,2	1,34	0	0	0,66
Filipinos	Simmons e cols., 1945	0	87,0	2,0	11,0	0	0	0	0
Índios asiáticos	Wiener, Sonn e Belkin, 1945	1,9	70,5	5,1	12,8	7,1	2,6	0	0
Papuanos	Simmons e cols., 1946	0	93,0	0	7,0	0	0	0	0
Indonésios	Simmons e Graydon, 1947	0	75,0	2,0	22,0	0	0	0	1,0
Aborígines australianos	Simmons e Graydon, 1948	1,3	58,2	8,5	30,4	0	1,6	0	0
Esquimós	Matson e Roberts, 1949	0,9	34,9	19,6	44,6	0	0	0	0
Vermelha (Índia)									
Índios mexicanos	Wiener e cols., 1945	1,0	48,0	9,2	41,8	0	0	0	0
Índios brasileiros	Ottensooser e Pasqualin, 1950	0	22,7	19,3	58,0	0	0	0	0

relativamente elevada, do subtipo **Rh_0 (cDe)** nos porto-riquenhos confirma sua origem por cruzamento entre brancos e negros.

O subtipo **Rh_1 (CDe)** é mais freqüente entre os papuanos, os filipinos, os indonésios e os índios asiáticos.

O subtipo **Rh_2 (cDE)** tem maior incidência na raça negra e menor nos papuanos, filipinos, indonésios, chineses e índios asiáticos, comparados com a raça branca.

O subtipo **Rh_1Rh_2** (genótipo **CDe/cDE**) é mais freqüente na raça amarela (japoneses, esquimós, chineses) e entre os índios norte-americanos (mexicanos) e sul-americanos (brasileiros). As percentagens nessas raças chegam a ser três vezes superiores às observadas na raça branca.

O subtipo **rh (cde)**, como já mencionado, é comum entre os bascos e, ao contrário, inexistente ou quase inexistente nas raças índia e amarela.

Os subtipos **rh′ (Cde)**, **rh″ (cdE)** e **rh′rh″ (CdE)** são muito raros em todas as raças até agora investigadas.

Para explicar a distribuição atual do fator **Rh** e de seus diferentes subtipos nas diversas raças, foram emitidas duas interessantes hipóteses.

Pela primeira, admite-se que, inicialmente, existiu um núcleo de população, constituído exclusivamente de indivíduos **Rh-positivo;** depois, por mutação, ter-se-ia originado o caráter **Rh-negativo**, sob a ação de causas desconhecidas.

De acordo com a segunda hipótese, que é a aceita por Wiener, existiram primitivamente dois núcleos raciais: um, de indivíduos exclusivamente **Rh-positivo**, e outro, de indivíduos exclusivamente **Rh-negativo;** o cruzamento entre estes núcleos teria originado a distribuição atual do fator **Rh** e de seus diferentes subtipos.

Anticorpos Anti-Rh

Os anticorpos **anti-Rh** não se encontram normalmente no organismo humano, como as isoaglutininas **anti-a** e **anti-B**, que surgem espontaneamente no indivíduo. Admite-se, todavia, que os anticorpos naturais se formem sob o efeito de estímulos antigênicos que passam despercebidos (antígenos bacterianos, alimentares etc.). Os anticorpos anti-Rh são sempre de origem imune. Para sua formação, é necessária a introdução de um antígeno do sistema **Rh-Hr** na circulação sanguínea de organismo que não o possua, mas lhe seja sensível. Tal é o caso de receptor **Rh-negativo (cde)** no qual se praticam transfusões de sangue **Rh (D)-positivo**, ou de uma gestante **Rh-negativo (cde)** com feto **Rh (D)-positivo**, que lhe transfunde, através da placenta, pequenas quantidades do antígeno contido em seus glóbulos.

A formação dos anticorpos **anti-Rh** depende da antigenicidade do aglutinogênio introduzido e da sensibilidade individual. Dos fatores do sistema **Rh-Hr**, o mais antigênico é o aglutinogênio **Rh_0 (D)**, responsável pela maioria dos casos de sensibilização transfusional ou obstétrica. Os aglutinogênios **rh′ (C)** e **rh″ (E)** são menos potentes, e os fatores **hr′ (c)**, **hr″ (e)** e **hr_0 (d)** o são menos ainda. Mas, há na literatura observações clínicas demonstrando que todos os aglutinogênios deste sistema já produziram imunização em organismos sensíveis.

A sensibilidade individual a esses diferentes antígenos é muito variável. Nem todos os indivíduos se tornam sensibilizados por transfusão ou gravidez, acreditando-se existir um requisito, ainda desconhecido, indispensável à imunização. Um receptor **Rh-negativo (cde)** sensibiliza-se, às vezes, com uma só transfusão de sangue **Rh (D)-positivo;** outros necessitam de duas, três ou mais transfusões. Mãe **Rh-negativo (cde)** sensibiliza-se em uma só gestação de feto **Rh (D)-positivo;** outras, ao contrário, só após várias gestações se tornam sensibilizadas e lesam o feto. Segundo Wiener, apenas um receptor ou uma progenitora em cada 25 **Rh-negativo (cde)** se sensibiliza ao fator **Rh_0 (D)**, por transfusão ou gestação.

Cabe dizer, entretanto, que esta afirmativa de Wiener não mais é aceita no que concerne às transfusões de sangue. Demonstrou-se que mais de 50% dos indivíduos **Rh-negativo (cde)** se tornam imunizados quando submetidos a transfusões repetidas de sangue **Rh (D)-positivo**. No caso da imunização obstétrica, a questão é mais complexa, dependendo de outros fatores, especialmente da permeabilidade placentária.

A incidência das imunizações é influenciada, também, pelo número dos indivíduos suscetíveis. Assim, a imunização obstétrica e a conseqüente eritroblastose fetal são raras entre os negros, os chineses e os japoneses, em virtude de ser **Rh (D)-positivo** a maioria dos indivíduos dessas raças.

Clinicamente, a imunização **Rh-Hr** manifesta-se pelas reações hemolíticas pós-transfusionais ou pela eritroblastose fetal **(DHPN)** e, sorologicamente, pela presença de anticorpos **anti-Rh**.

Classificação dos Anticorpos Anti-Rh

Os anticorpos **anti-Rh** são classificados segundo seu modo de ação e pela sua especificidade imunológica, isto é, de acordo com os antígenos com os quais reagem. A classificação ainda obedece a bases químicas, de acordo com as frações protéicas do plasma.

Modo de Ação dos Anticorpos Anti-Rh

Na sensibilização do organismo pelos antígenos do sistema **Rh-Hr**, distinguem-se, pelo seu modo de ação, três tipos de anticorpos **anti-Rh**: anticorpos aglutinantes, anticorpos bloqueadores e anticorpos criptaglutinóides.

Anticorpos Aglutinantes

Os anticorpos aglutinantes ou aglutininas **anti-Rh**, também denominados anticorpos completos, anticorpos precoces, de primeira ordem ou bivalentes, agem em meio salino.

Tais anticorpos aglutinam os glóbulos com seu antígeno correspondente, quando lavados e suspensos em solução fisiológica. Aglutinam, igualmente, em meio albuminoso. São semelhantes às isoaglutininas naturais. Diferem apenas quanto ao seu ótimo de temperatura, que é de 37°C, enquanto aquelas agem melhor à temperatura mais baixa. Estes anticorpos caracterizam-se por aparecerem precocemente no curso da imunização. São euglobulinas termolábeis, de tamanho molecular elevado e, por isso, retidas pela barreira placentária intacta. Sua importância na DHPN é mínima.

Anticorpos Bloqueadores

Os anticorpos bloqueadores ou aglutininas (também chamados anticorpos incompletos, anticorpos tardios ou hiperimunes, de segunda ordem ou monovalentes, ou, ainda, anticorpos reveladores ou aglutinóides) são ativos em meio albuminoso.

Segundo Wiener, os anticorpos bloqueadores são globulinas (IgG), mais estáveis do que os anticorpos aglutinantes correspondentes, resistindo ao aquecimento prolongado a 56°C, à exposição à luz e a pressões elevadas. São constituídos de moléculas pequenas; atravessam facilmente a barreira placentária íntegra. Aparecem tardiamente no decurso da imunização e são de importância máxima na **DHPN (eritroblastose fetal)**. Ponto particularmente importante, segundo Baar, é que estes anticorpos podem ser encontrados no sangue do cordão umbilical das crianças eritroblastóticas, fato que demonstra seu poder de difusão através da placenta e, conseqüentemente, sua importância na patogenia da **DHPN**.

Os anticorpos bloqueadores ou incompletos foram descobertos em 1944, simultânea e independentemente, por Wiener, nos Estados Unidos, e Race, na Inglaterra.

Durante os primeiros anos após a descoberta do fator **Rh** e da isoimunização, diversos pesquisadores observaram que muitos soros de mães **Rh-negativo (cde)** que tiveram filhos eritroblastóticos não algutinavam, *in vitro,* os glóbulos vermelhos lavados, quer do pai ou do filho, quer de outras pessoas **Rh (D)-positivo**.

Em 1944, Wiener observou e esclareceu o fenômeno, demonstrando a existência, em tais soros, de um anticorpo que se fixa, *in vitro*, ao antígeno **Rh**, contido nos glóbulos lavados, mas sem provocar sua aglutinação. O antígeno **Rh** unido, *in vitro*, a esse anticorpo **anti-Rh**, o qual Wiener denominou anticorpo bloqueador, perde a capacidade de ser aglutinado pelo correspondente anticorpo **anti-Rh** aglutinante. Diz-se que o antígeno foi bloqueado.

Wiener assim interpretou o fenômeno: os glóbulos contêm centenas ou milhares de haptenos, de naturezas diversas **(Rh, A, B, O, M, N)**, comportando-se como se fossem polivalentes. Os anticorpos **anti-Rh** aglutinantes seriam considerados bivalentes e agiriam como se possuíssem dois grupos capazes de se unir especificamente aos haptenos **Rh**. Por conseguinte, em mistura de anticorpos aglutinantes e glóbulos, cada molécula de anticorpo aglutinante combinaria com dois glóbulos e provocaria sua aglutinação. O anticorpo bloqueador seria, ao contrário, monovalente, e cada molécula disporia apenas de uma valência capaz de se fixar ao hapteno **Rh**, mas não de reunir dois haptenos. Deste modo, todos os haptenos dos glóbulos seriam bloqueados. A aglutinação tornar-se-ia impossível, pois as moléculas dos anticorpos aglutinantes ou bivalentes não encontrariam haptenos livres onde fixar-se.

Race descobriu tais anticorpos simultaneamente, denominando-os anticorpos incompletos ou aglutininas. Demonstrou que a reação bloqueadora é específica. Se efetuada, por exemplo, por soro contendo anticorpos **anti-Rh_0 (anti-D)** incompletos, os glóbulos poderão sofrer aglutinação por outros soros **anti-Rh**, mas não pelo soro aglutinante **anti-Rh_0 (anti-D)**. Comprovou também que os soros **anti-Rh** que encerrem os dois tipos de anticorpos completos e incompletos, quando postos em contato com glóbulos contendo o antígeno correspondente, não produzem a aglutinação, porque os anticorpos incompletos se fixam aos glóbulos preferencialmente e com mais facilidade do que os anticorpos completos.

Provas em Meio Albuminoso. Em 1945, Diamond e Abelson demonstraram que os anticorpos bloqueadores podem aglutinar diretamente os glóbulos **Rh (D)-positivo** correspondentes, em prova efetuada em lâmina, desde que se empreguem suspensões globulares concentradas (ricas de albumina). A prova com glóbulos não-lavados e com glóbulos suspensos em seu próprio soro ou plasma, ou em albumina bovina a 20%, mostrou-se igualmente sensível, observando-se intensa aglutinação.

Wiener confirmou o valor dessa prova em meio albuminoso e denominou-a **conglutinação** dos glóbulos, a qual, segundo ele, se processa mediante a intervenção de um terceiro fator, existente no plasma, a conglutinina, provavelmente idêntica à proteína X de Pedersen. Este fator plasmático parece ser a albumina, pois esta, seja de origem humana, seja de origem bovina, em determinadas concentrações, provoca intensamente o fenômeno.

A prova de conglutinação teria, assim, duas fases: a) fase específica, de união do anticorpo ao antígeno, sem produzir efeito aparente, *in vitro;* b) fase inespecífica, em que atua o fator plasmático, provocando a conglutinação.

Em 1945, Diamond e Denton, comparando o comportamento dos veículos usados na diluição dos soros e dos glóbulos, provaram ser a albumina a 20%, de origem humana ou bovina, a que melhor se presta para tal fim. Segundo Lacaz, a albumina eqüina a 20%, que ele preparou em colaboração com Ferri, satisfaz às mesmas exigências.

Em 1947, Wiener e Hurst propuseram o emprego do plasma humano no grupo AB, fortificado pela adição de albumina humana a 20%, na proporção de quatro partes de plasma para uma parte da solução de albumina. Segundo eles, tal processo é 40 a 50 vezes mais sensível do que a técnica original da conglutinação de Wiener.

Prova de Coombs, Mourant e Race. Em 1945, Coombs, Mourant e Race descreveram novo processo, realmente engenhoso e muito sensível — a prova de antiglobulina humana — para revelar a presença de anticorpos **anti-Rh** incompletos ou bloqueadores, mesmo quando existentes em título baixo, quer no soro dos indivíduos sensibilizados **(prova indireta)**, quer nos glóbulos já sensibilizados, *in vivo,* com esses anticorpos **(prova direta)**. Consiste em utilizar o soro antiglobulina humana ou soro de Coombs (soro de coelho imunizado com globulinas ou soro humano). Se se põe este soro em contato com glóbulos revestidos de anticorpos incompletos (isto é, de globulinas, pois tais anticorpos são de natureza globulínica), previamente lavados três vezes com solução fisiológica, a precipitação das globulinas fixadas aos glóbulos determina a aglutinação destes.

A prova de Coombs constitui recurso de extraordinária importância. Permite não só revelar a presença dos anticorpos incompletos no soro, depois de fixados, *in vitro,* a glóbulos **Rh (D)-positivo** (prova indireta em duas fases: fixação *in vitro* e aglutinação pelo soro de Coombs), mas também demonstrar a fixação, *in vivo,* de anticorpos incompletos aos glóbulos, especialmente de recém-nascidos, eritroblastóticos (prova direta, em uma só fase: aglutinação dos glóbulos colhidos do cordão umbilical do recém-nascido, se estiverem revestidos de anticorpos incompletos).

Por seus fundamentos, Hill e Haberman denominaram a prova de Coombs prova **reveladora**, à semelhança do que sucede com a revelação dos filmes fotográficos.

Outra importante aplicação de prova da Coombs é a identificação do fator $\mathbf{D_u}$, assim como a dos demais alelomorfos **Rh-Hr** descobertos mais tarde.

A prova de Coombs é igualmente utilizada na demonstração dos anticorpos incompletos correspondentes a outros sistemas sanguíneos, tais como os sistemas **A-B-O**, Duffy, Kell etc.

O soro antiglobulina humana atua sobre todas as classes de anticorpos fixados aos glóbulos vermelhos, com a condição de que tais anticorpos sejam humanos. Não possui, portanto, especificidade de grupo, a qual corresponde somente aos anticorpos.

Cumpre assinalar, ainda, outra importante aplicação da prova de Coombs, embora sem relação com o sistema **Rh-Hr:** a descoberta de anticorpos incompletos fixados aos glóbulos em certas anemias hemolíticas. A prova se presta, assim, segundo Boorman, Dodd e Loutit, para diferenciar as anemias hemolíticas, a forma hereditária (Minkowsky-Chauffard) da forma adquirida (Hayem-Widal), pois, nesta última, os glóbulos serão aglutinados pelo soro antiglobulina humana, demonstrando sensibilização.

Está provado que, no decurso das imunizações, espontâneas ou provocadas, por agentes diversos, formam-se tais anticorpos, cuja pesquisa, na prática, é de grande importância clínica. Os anticorpos incompletos têm sido demonstrados em indivíduos **Rh-negativo (cde)** ou **Rh (D)-positivo**, sensibilizados por transfusões múltiplas ou por gestações, em doentes portadores de anemias hemolíticas, ou de síndromes trombopênicas, de **brucelose**, **febre tifóide**, **mononucleose infecciosa**, **riquetsioses** e outras afecções.

Prova dos Glóbulos Tripsinizados. Morton e Pickels descreveram outro método destinado a demonstrar a presença dos anticorpos incompletos: a prova dos glóbulos tripsinizados. Os glóbulos Rh (D)-positivo, previamente tratados por uma enzima, a tripsina a 1%, e depois lavados com solução fisiológica, tornam-se diretamente aglutináveis, em meio salino, pelos anticorpos incompletos. Os resultados positivos obtidos, segundo os referidos autores, são paralelos aos da prova de Coombs, tanto com glóbulos de crianças portadoras da DHPN sensibilizados, *in vivo,* como com glóbulos sensibilizados, *in vitro,* com soros contendo anticorpos incompletos.

Wiener e Katz verificaram que, em lugar da tripsina, poderiam ser empregados a pepsina, a papaína, a quimotripsina, a ficina ou o filtrado de cultura de vibrião colérico. Deve-se, porém, preferir a tripsina.

Comparando as diversas provas empregadas na demonstração dos anticorpos incompletos, verificou Gorius que a prova de Coombs é a mais sensível de todas, seguindo-a, em sensibilidade, a prova da conglutinação de Wiener, depois a de Diamond e Abelson e, finalmente, a do bloqueio. A prova do bloqueio, embora específica, é inconstante, sobretudo quando os anticorpos incompletos se acham presentes em proporção mínima, insuficiente para bloquear a aglutinação. A prova dos glóbulos tripsinizados parece muito sensível, mas, em certos casos, provoca aglutinações não-específicas, as quais restringem seu emprego.

Anticorpos Criptaglutinóides

Efetuando sistemática e simultaneamente as provas em meio salino e em meio albuminoso e a reação de Coombs, os diversos pesquisadores observaram grande discordância de resultados.

A maior parte dos soros estudados atua em meio albuminoso e determina reação de Coombs positiva, mas sem agir em meio salino. Este fato mostra a freqüência e abundância dos anticorpos incompletos em relação aos completos.

Casos há, entretanto, em que a prova de Coombs revela anticorpos que não agem nem em meio salino nem em meio albuminoso. Tal fato levou Hill e Haberman a admitir a existência de terceira ordem de anticorpos: os **criptaglutinóides**. Estes anticorpos são monovalentes e resistentes ao calor, só sendo demonstráveis pela prova de Coombs e pela dos glóbulos tripsinizados. Os anticorpos criptaglutinóides aparecem muito tardiamente no decurso da imunização, sendo sua presença, em geral, sinal de forte hiperimunização.

Há, ainda, a classificação de Witebsky e Mohn, na qual se distinguem os anticorpos incompletos, demonstráveis pela prova da conglutinação e pela reação bloqueadora, e os anticorpos bloqueadores, só reveláveis pela reação bloqueadora.

Difícil chegar a um acordo completo sobre a natureza e as variedades dos anticorpos **anti-Rh**. Segundo a maioria dos autores, parece mais lógico, sob o ponto de vista prático, eliminar as considerações teóricas e limitar-se a verificar a presença e o título desses anticorpos, indicando a prova empregada (em meio salino, albuminoso, prova de Coombs etc.)

Especificidade dos Anticorpos Anti-Rh

São vários os anticorpos **anti-Rh**, de acordo com sua especificidade antigênica. Cada um dos aglutinogênios do sistema **Rh-Hr** conhecidos pode provocar, em organismos sensíveis, a formação do seu anticorpo correspondente, seja do tipo completo, seja do incompleto, ou de ambos ao mesmo tempo.

Assim, os anticorpos **anti-Rh$_0$ (anti-D)**, **anti-rh′ (anti-C)**, **anti-rh″ (anti-E)**, **anti-hr$_0$ (anti-d)**, **anti-hr (anti-c)** e **anti-hr″ (anti-e)** correspondem, respectivamente, em sua especificidade, a cada um dos aglutinogênios **Rh$_0$ (D)**, **rh′ (C)**, **rh″ (E)**, **hr$_0$ (d)**, **hr′ (c)** e **hr″ (e)**.

Há, ainda, os anticorpos correspondentes aos novos alelomorfos **Rh-Hr**, dos quais só o anticorpo **anti-rh′$_w$ (anti-C$_w$)** existe sob a forma pura.

Soros Anti-Rh

Para determinar a presença ou ausência do fator **Rh** e dos seus subtipos nos glóbulos vermelhos, empregam-se soros que contenham anticorpos **anti-Rh**.

Os soros utilizados podem ser de origem animal ou humana.

SOROS ANTI-Rh DE ORIGEM ANIMAL

Os soros **anti-Rh** de origem animal, inicialmente empregados, são obtidos experimentalmente, injetando-se, em coelhos ou cobaias, hemácias, previamente lavadas, de *Macacus rhesus*, de acordo com a técnica primitiva de Landsteiner e Wiener (1940). Pode-se igualmente provocar a formação de tais soros, injetando-se em cobaias glóbulos vermelhos humanos do grupo **O**, **Rh (D)-positivo**, conforme a técnica de Gallagher e Jones ou a de Custer.

Estes soros contêm aglutininas heterófilas, que devem ser eliminadas por absorção e diluição apropriadas, o que, de certo modo, dificulta o preparo de um soro que atenda às necessidades da prática.

Os anticorpos **anti-Rh** presentes nestes soros são, via de regra, do tipo aglutinante ou completo, de especificidade **anti-Rh$_0$ (anti-D)**, de 85% de positividade.

Os soros de origem animal têm alguns inconvenientes na prática: são de manipulação mais delicada e menos específicos do que os de origem humana.

Está provado que há diferenças antigênicas entre o fator **Rh** do *Macacus rhesus* e o existente nos eritrócitos humanos, motivo pelo qual tais soros não são mais utilizados. Segundo Fisk e Foord, os soros de origem animal aglutinam os glóbulos de todos os recém-nascidos, tanto os **Rh (D)-positivo** como os **Rh-negativo (cde)**.

SOROS ANTI-Rh DE ORIGEM HUMANA

Os soros **anti-Rh** utilizados na prática são de origem humana.

Tais soros são obtidos:

a) De mães de crianças que tenham sofrido a **DHPN** em qualquer de suas formas.
b) De indivíduos sensibilizados por algum dos aglutinogênios **Rh-Hr**, em conseqüência de transfusões sanguíneas repetidas.
c) De voluntários que nunca tenham recebido qualquer dos aglutinogênios **Rh-Hr**, sensibilizados com glóbulos apropriados.

Os soros **anti-Rh** de indivíduos imunizados, por gravidez ou transfusão, nem sempre podem ser utilizados na prática; portanto, o título dos seus anticorpos, elevado em dado momento, progressivamente diminui; desaparecem por completo ao fim de semanas ou meses, após a cessação da causa imunizante. Este fato ocorre, em geral, com os anticorpos do tipo aglutinante ou completo. Os anticorpos do tipo bloqueador ou incompleto, presentes, via de regra, no soro dos indivíduos hiperimunizados, ao contrário, persistem durante muito tempo. Mantêm seu título constante vários anos após o episódio sensibilizador. É provável que tais indivíduos conservem estes anticorpos durante toda a vida.

O preparo dos soros **anti-Rh** por imunização de voluntários é muito demorado. Não se consegue com facilidade, visto que muitos indivíduos não têm sensibilidade ou capacidade reacional. De outro lado, o nosso objetivo deve ser a profilaxia da imunização, e não sua provocação.

Assim, Diamond propôs processo que dá os melhores resultados. Consiste no estímulo voluntário dos indivíduos imunizados por transfusão ou gravidez, mediante a injeção de glóbulos contendo o antígeno em causa. Injetando, por via intravenosa, pequenas quantidades de sangue **Rh (D)-positivo** (0,05 a 0,1 ml), em mulheres **Rh-negativo (cde)**, anteriormente imunizadas por gestação, conseguiu aumento considerável do título dos anticorpos na maioria dos casos.

Deste modo, não se produzem novas imunizações e obtém-se verdadeira reativação sorológica, com o reaparecimento dos anticorpos ou o aumento sensível do seu título, porquanto os indivíduos já sensibilizados são justamente os que têm capacidade reacional.

Posteriormente, o método de Diamond foi adotado, com algumas modificações, por vários pesquisadores (Hill, Haberman e Orrozco, Callender e Race, Elliot e outros), para o preparo de potentes soros **anti-Rh**.

Cumpre assinalar que constitui falta ética estimular a imunização das mulheres com possibilidade de gestação. Tal prática iria agravar-lhes a imunização, comprometendo as futuras gestações, já ameaçadas. Recomenda-se, por isso, só estimular ou provocar a imunização das mulheres sem possibilidade de engravidar e das esterilizadas (cirurgia ou radioterapia) ou normalmente (menopausa, esterilidade natural).

Ao lado das reativações dos indivíduos já sensibilizados, Diamond tentou, com sucesso, imunizar voluntários do sexo masculino. Tal método difundiu-se com rapidez, sendo empregado pela maioria dos laboratórios na produção dos soros raros, tais como: **anti-rh′ (anti-C)**, **anti-rh″ (anti-E)**, **anti-hr′ (anti-c)**, **anti-rh′$_w$ (anti-C$_w$)** e **anti-hr″ (anti-e)**. Consiste o método, inicialmente, em selecionar os voluntários suscetíveis de produzir, por imunização, o anticorpo desejado. Em seguida, escolher o sangue a injetar, contendo o antígeno correspondente ao anticorpo que se quer obter e que o voluntário não possua. Assim, por exemplo, para se obter o anticorpo **anti-Rh_0 (anti-D)**, injetam-se glóbulos **Rh_0 (cDe)** em voluntários **Rh-negativo (cde)**; para se obter o anticorpo **anti-rh′ (anti-C)**, injetam-se glóbulos **rh′ (Cde)** em voluntários **Rh-negativo (cde)**.

É imprescindível que os glóbulos a injetar sejam compatíveis com o grupo sanguíneo **A-B-O** do voluntário.

As injeções de glóbulos contendo o antígeno são feitas a intervalos regulares; surgem anticorpos, nos casos favoráveis, ao fim de certo número de injeções, de acordo com métodos empregados a saber:

A) MÉTODO DE DIAMOND

Consiste em injetar, inicialmente, por via intravenosa, 50 ml de sangue. Depois de repouso de dois a três meses, fazer seis injeções, próximas uma da outra, de 0,2 ml de sangue diluído em 5 ml de solução fisiológica. Titular os anticorpos 10 dias depois. Se o título não for satisfatório, esperar um mês e repetir a série de seis injeções, titulando de novo os anticorpos 10 dias depois. Obtêm-se, com este método, 60% de resultados satisfatórios.

B) MÉTODO DE WIENER E SONN-GORDON

Baseados na noção de que o intervalo das injeções é fator sensibilizador mais eficaz do que a quantidade de antígeno injetado, esses autores aconselham injetar, de início, por via intravenosa, 4 ml de sangue, em igual volume de solução citratada. Depois de repouso de quatro meses, aplicar nova injeção, nas mesmas condições. Titular os anticorpos ao cabo de 10 dias. Se o título for insuficiente, repetir as injeções de seis em seis semanas, até que os anticorpos produzidos sejam utilizáveis. Obtêm-se cerca de 55% de respostas satisfatórias. Prosseguindo as injeções, com intervalos de seis semanas, durante um ano, consegue-se elevar para 80% a taxa de receptores imunizados.

C) MÉTODO DE VAN LOGHEM

Este autor recomenda injetar pequenas quantidades de sangue: no início, 2 ml e, depois, 0,25 ml, duas vezes por semana, por via intravenosa. A série é de 12 injeções, repetida após intervalo de um mês. A seguir, titular os anticorpos formados. Van Loghem conseguiu obter os anticorpos **anti-rh′ (anti-C)** e **anti-rh″ (anti-E)** em dois voluntários de genótipo **rr (cde/cde)**, injetando-lhes glóbulos de genótipo **r′r (Cde/cde)** e **r″r (cdE/cde)**, respectivamente.

D) MÉTODO DE WIENER

O método de Wiener consiste em submeter os indivíduos **Rh-negativo (cde)** a injeções intravenosas de 2 a 4 ml de sangue **Rh (D)-positivo**, a intervalos de três a quatro meses, titulando-se os anticorpos 10 a 14 dias depois de cada injeção. O referido autor conseguiu obter a seguinte incidência de imunização em um grupo de 47 voluntários **Rh-negativo (cde)**:

com 2 injeções: 38,3%
com 3 injeções: 54,4%
com 4 injeções: 63,5%
com 5 injeções: 67,2%
com 6 injeções: 78,5%

Não foi possível prosseguir as injeções em virtude do pequeno número de voluntários submetidos a mais de cinco delas. Com seu prosseguimento, talvez se conseguisse estabelecer o limite de capacidade máxima de sensibilização, imunizando todos ou quase todos os indivíduos.

Resultado das Imunizações em Voluntários

A freqüência e a rapidez com que reagem os voluntários são variáveis, dependendo de sua sensibilidade e do método empregado.

Normalmente, o anticorpo que aparece em primeiro lugar é o do tipo aglutinante completo. Se se prossegue a imunização, é ele substituído pelo anticorpo bloqueador ou incompleto. A presença deste último indica hiperimunização. De acordo com van Loghem, é necessário interromper a imunização no momento exato, quando se quer obter o anticorpo aglutinante ou completo. Este fato foi assinalado por diversos autores, particularmente por Diamond e Denton, no decurso da **doença hemolítica perinatal (DHPN)**, o que os levou a denominar tais anticorpos imunoprecoces e imunotardios (ou hiperimunes), respectivamente.

Segundo van Loghem, a injeção de antígenos heteroespecíficos fortes (triplavacina: tífica, paratíficas A e B e tetravacina: tífica, paratíficas A e B e colérica) é capaz de aumentar o título dos anticorpos **anti-Rh**, estimulando o sistema retículo-histiocitário e todas as células suscetíveis de formar anticorpos. A vacina é administrada por via intramuscular, na dose de 0,5 a 1 ml, durante as séries das injeções de sangue. Os resultados obtidos por esse autor foram satisfatórios. Entretanto, aconselha só utilizar a associação dos antígenos heteroespecíficos nos indivíduos que já reagiram ao antígeno primitivamente injetado.

Releva notar que a imunização de voluntários constitui a principal fonte dos anticorpos raros.

Preparo dos Soros Anti-Rh de Origem Humana*

Os soros **anti-Rh**, para que sejam considerados satisfatórios na investigação do fator **Rh** e de seus subtipos, devem preencher os seguintes requisitos:

1. Ser desprovidos de hemolisinas, crioaglutininas ou outras aglutininas irregulares e, especialmente, de isoaglutininas **anti-A** e **anti-B**.
2. Conter anticorpos de título suficientemente elevado e constante, quando conservados no refrigerador, para que permitam algutinações rápidas, com formação de grandes grumos.
3. Ser claros, livres de glóbulos ou de outras partículas. Não devem ser hemolisados, ictéricos nem quilosos.

Colheita do Sangue

Depois de selecionados os indivíduos destinados a fornecer soros **anti-Rh**, produzidos por um dos métodos anteriormente descritos, proceder à colheita do sangue.

1. Colher, assepticamente, por punção venosa, cerca de 10 ml de sangue dos indivíduos selecionados, de preferência em jejum, e colocar em tubos esterilizados.
2. Deixar os tubos à temperatura ambiente, durante 12 a 14 horas, para que o coágulo se retraia.

*Laboratórios idôneos e confiáveis fornecem os diversos soros para estas pesquisas, como, por exemplo, os Reagentes para Tipagem do Sistema Dade, distribuídos por Labcare do Brasil Ltda. (04050 São Paulo, SP, Tel.: (11) 577-7955).

3. A seguir, colocar os tubos no refrigerador, por igual tempo, a fim de favorecer a fixação, aos glóbulos, das crio- ou auto-aglutininas acaso presentes.
4. Transcorrido esse tempo, centrifugar os tubos a 2.000 r.p.m., durante 10 a 15 minutos, para separar o soro.
5. Transferir os soros, assepticamente, para outros tubos esterilizados.
6. Inativar em banho-maria a 56°C, durante 30 minutos, a fim de destruir certas substâncias inibidoras, que dificultam a aglutinação, assim como as hemolisinas existentes em alguns soros, que prejudicam a leitura final.

Neutralização das Isoaglutininas Anti-A e Anti-B

Os soros **anti-Rh** de origem humana são complexos e contêm vários anticorpos.

Excetuando os soros provenientes do grupo **AB**, todos os demais contêm aglutininas **anti-A** ou **anti-B**, ou ambas, simultaneamente, como acontece com os soros dos indivíduos do grupo **O**.

Para que o soro **anti-Rh** sirva para classificar indivíduos de todos os grupos do sistema **A-B-O**, é necessário, pois, anular os efeitos das isoaglutininas **anti-A** e **anti-B**, o que se consegue pelos seguintes métodos:

1. Por absorção da(s) aglutinina(s) presente(s), com glóbulos que contenham os aglutinogênios correspondentes **A** ou **B**, ou ambos, simultaneamente. Os glóbulos devem ser de genótipo **Rh-Hr** apropriado, a fim de que não absorvam também os anticorpos **anti-Rh** presentes. Assim, para os anticorpos **anti-Rh$_0$ (anti-D)**, **anti-rh′ (anti-C)** e **anti-rh″ (anti-E)**, empregam-se glóbulos de genótipos **rr (cde/cde);** para os anticorpos **anti-hr′ (anti-c)**, utilizam-se os glóbulos de genótipo **R$_1$R$_1$ (CDe/CDe)** e, para os anticorpos **anti-hr″ (anti-e)**, usam-se glóbulos de genótipo **R$_2$R$_2$ (cDE/cDE)**.

Consiste a técnica da absorção em colocar o soro a absorver em contato com igual volume de glóbulos apropriados, concentrados e lavados previamente três vezes com solução fisiológica. Depois de uma hora à temperatura ambiente, centrifugar a mistura para separar o soro. Em seguida, verificar se o soro assim tratado ainda aglutina os glóbulos **A** e **B**, ou ambos, de genótipo **Rh-Hr** apropriado.

Caso ainda haja aglutinação (sinal de que a absorção foi completa), torna-se necessária nova absorção, com a mesma técnica, mas com volumes menores de glóbulos. Assim, por meio de absorções sucessivas, chega-se à neutralização completa das isoaglutininas, indicada pela ausência de aglutinação dos glóbulos.

2. Por neutralização de uma ou de ambas as aglutininas presentes, com as substâncias grupo-específicas **A** e **B** de Witebsky e Klendshoj, obtidas em estado de pureza. É o processo ideal, mas pouco empregado entre nós, visto ser difícil a obtenção de tais substâncias.
3. Por neutralização de uma ou de ambas as aglutininas presentes no soro, com as substâncias grupo-específicas **A** e **B**, eliminadas pela saliva dos indivíduos secretores dos grupos correspondentes. Para isso, selecionar os indivíduos secretores dos grupos **A** e **B**, conforme a técnica descrita na parte referente ao sistema **A-B-O**. Recolher a saliva de ambos, separadamente, e esterilizá-la na autoclave a 120°C, durante 30 minutos. A seguir, centrifugar e recolher o sobrenadante, o qual se mantém ativo quando conservado congelado. É com esse líquido que se neutralizam as aglutininas correspondentes, **anti-A** e **anti-B**, ou ambas. A quantidade de saliva que se deve juntar ao soro varia com o título das aglutininas presentes e com a concentração dos aglutinogênios **A** ou **B** contidos na saliva. Emprega-se, geralmente, um volume de saliva para dois volumes de soro.

Para assegurar-se se houve neutralização completa das aglutininas, é necessário efetuar provas de aglutinação com os glóbulos correspondentes **A** e **B**, de genótipo **Rh-Hr** apropriado.

Titulação dos Soros Anti-Rh

Os soros **anti-Rh** encontrados na prática contêm, de acordo com o seu modo de ação, um ou os dois tipos principais de anticorpos **anti-Rh**: anticorpos aglutinantes ou completos e anticorpos bloqueadores ou incompletos. Assim, além da neutralização das isoaglutininas **anti-A** e **anti-B**, é necessário determinar os títulos aglutinante e bloqueador dos anticorpos **anti-Rh** contidos no soro, a fim de verificar se satisfazem as exigências para seu emprego. Conforme estabelecido pelo *National Institutes of Health,* os títulos dos anticorpos de tais soros não devem ser inferiores a 32. O título do anticorpo bloqueador pode ser menor, em vista de sua maior avidez pelo antígeno. As técnicas para a titulação dos soros **anti-Rh**, aglutinantes e bloqueadores acham-se descritas na parte referente à investigação dos anticorpos **anti-Rh**.

Determinação da Avidez dos Soros Anti-Rh

Antes de proceder à titulação, selecionam-se os soros **anti-Rh** mediante a determinação da sua avidez, a qual permite demonstrar a intensidade e a rapidez com que tais soros produzem a aglutinação.

Consiste em medir, cronometricamente, o tempo consumido no processo da aglutinação da mistura, em lâminas ou tubos, de suspensão globular apropriada com o soro cuja avidez se quer determinar.

A suspensão globular deve conter o aglutinogênio correspondente ao anticorpo existente no soro.

É necessário determinar a avidez dos anticorpos aglutinantes ou completos e a dos anticorpos bloqueadores ou incompletos. Para os primeiros, empregam-se glóbulos lavados e suspensos em solução fisiológica; para os segundos, glóbulos concentrados, sem lavar, ou suspensos em seu próprio soro ou plasma, ou, ainda, em soro-albumina a 20%, de acordo com as técnicas de Diamond e Abelson, de Wiener e de Diamond e Denton, respectivamente.

Segundo o *National Institutes of Health* (EUA), para que o soro seja considerado satisfatório para uso, deve iniciar a aglutinação dentro de 15 a 20 segundos e estar completa ao fim de dois minutos.

Identificação da Especificidade dos Soros Anti-Rh

Os soros **anti-Rh** contêm, segundo a sua especificidade, uma só variedade de anticorpos ou, com maior freqüência, duas, três e até quatro variedades de anticorpos **anti-Rh**. Deste modo, torna-se necessário investigar a especificidade dos anticorpos **anti-Rh** presentes no soro. A identificação de tais anticorpos é bastante complexa e delicada, e só os laboratórios especializados estão capacitados a executá-la satisfatoriamente. Contudo, a técnica para essa investigação encontra-se descrita na parte referente à investigação dos anticorpos **anti-Rh**.

Diluição dos Soros Anti-Rh

Como medida de economia, podem-se diluir os soros contendo anticorpos de título elevado, especialmente os de especificidade rara, a fim de aumentar sua provisão. Diluí-los de modo que seu título final não seja inferior a 32. Depois de diluídos, titulá-los de novo, para certificar-se da exatidão do título. Assim, o soro de título original 128 poderá ser diluído quatro vezes. Empregar diluentes apropriados, de acordo com o anticorpo presente.

a) Se for do tipo aglutinante ou completo, diluí-lo com solução de cloreto de sódio na concentração de 1,6 a 2%, desde que o conteúdo protéico do soro diluído não caia abaixo de 25% do conteúdo protéico normal do soro e a concentração salina final não seja inferior a 1,4%.
b) Se for do tipo bloqueador ou incompleto, diluí-lo com soroalbumina a 20%, de origem humana, bovina ou eqüina, ou com soro ou plasma humano do grupo **AB**.

Conservação dos Soros Anti-Rh

Depois de selecionados os indivíduos cujos soros contêm anticorpos de título satisfatório, colher novas amostras de sangue daqueles, conforme a técnica já descrita, em quantidade suficiente.

Logo depois de separados do coágulo, os soros são inativados, suas isoaglutininas neutralizadas e, diluídos ou não, conforme seu título, são transferidos para frascos esterilizados, de preferência com capacidade de 1 a 2 ml, providos de conta-gotas.

Os soros **anti-Rh** são muito menos estáveis do que os **anti-A** e **anti-B**. Conservam-se, entretanto, ativos em estado líquido, congelado ou, melhor, liofilizado.

Estado Líquido. É o método de conservação mais usado. Anti-sépticos podem provocar alterações dos anticorpos **anti-Rh**. Todavia, a azida sódica a 1% tem sido recomendada para preservação de tais soros. Colocá-los em frascos conta-gotas de 1 a 2 ml e conservá-los no refrigerador a 5°C. Assim, mantêm-se ativos durante vários meses.

Estado Congelado. Quando conservados no congelador à temperatura de − 10 a − 15°C, os soros retêm sua atividade durante meses ou anos.

Estado Liofilizado. É o melhor processo para sua conservação prolongada. Colocar os soros em frascos e dessecá-los a baixa temperatura e sob baixa pressão (vácuo). Quando conservados no refrigerador a 5°C, mantêm-se ativos durante anos. Na ocasião de usar, restituir o volume original, com água destilada esterilizada.

Cumpre assinalar que todas as manipulações com os soros **anti-Rh** devem ser feitas com rigorosa assepsia. É necessário, igualmente, mantê-los no refrigerador à temperatura de 5°C.

São esses os dois requisitos principais para a conservação dos soros **anti-Rh**. Se não forem observados, a contaminação bacteriana e a temperatura ambiente produzirão, rapidamente, inativação completa de seus anticorpos.

VARIEDADE DE SOROS ANTI-Rh

Figuram a seguir as variedades de soros **anti-Rh** que podem ser encontradas na prática e suas respectivas especificidades.

Com exceção dos soros **anti-Rh$_0$ (anti-D)** puros e dos soros mistos, contendo o anticorpo **anti-Rh$_0$ (anti-D)**, especialmente o soro **anti-Rh$_1$ (anti-CD)**, obtidos com facilidade de indivíduos sensibilizados por transfusões ou gestações sucessivas, os demais são raros, obtidos, via de regra, de indivíduos voluntariamente imunizados.

Os soros **anti-rh′ (anti-C)**, **anti-rh″ (anti-E)** e **anti-hr′ (anti-c)** são, todavia, obtidos com relativa facilidade. Já os soros **anti-hr″ (anti-e)**, **anti-hr$_0$ (anti-d)** e os correspondentes aos novos alelomorfos **Rh-Hr** são muito raros e alguns deles só foram encontrados duas a três vezes, como o soro **anti-hr$_0$ (anti-d)**.

Em virtude das dificuldades ligadas à obtenção de alguns desses soros, a maioria dos laboratórios vê-se obrigada a limitar o estudo de certos subtipos **Rh-Hr**. Assim, na prática, faz-se, com freqüência, a determinação dos genes **Rh-Hr** mediante o emprego dos soros puros **anti-Rh$_0$ (anti-D)**, **anti-rh′ (anti-C)**, **anti-rh″ (anti-E)** e **anti-hr′ (anti-c)** e dos soros mistos **anti-Rh$_1$ (anti-CD)**, **anti-Rh$_2$ (anti-DE)** e **anti-Rh$_1$Rh$_2$ (anti-CDE)**. Estes últimos, os soros mistos, sendo mais abundantes do que os soros puros **anti-rh′ (anti-C)** e **anti-rh″ (anti-E)**, são empregados com maior freqüência.

INVESTIGAÇÃO LABORATORIAL DO SISTEMA Rh-Hr

A investigação laboratorial do sistema **Rh-Hr** compreende:

1. A investigação dos aglutinogênios do sistema **Rh-Hr**, contidos nos glóbulos vermelhos.
2. A investigação dos anticorpos correspondentes aos aglutinogênios deste sistema, existentes no soro ou plasma sanguíneo.

Para a solução do primeiro problema, empregam-se os soros **anti-Rh**, de especificidade e título perfeitamente conhecidos, descritos anteriormente.

Para a solução do segundo problema, é necessário dispor de glóbulos vermelhos de genótipo **Rh-Hr** previamente conhecido.

Investigação dos Aglutinogênios Rh-Hr nos Glóbulos Vermelhos

A investigação dos aglutinogênios do sistema **Rh-Hr**, contidos nos glóbulos vermelhos, consta de:

a) Pesquisa do aglutinogênio **Rh$_0$ (D)**.
b) Pesquisa dos subtipos **Rh-Hr** e determinação do genótipo **Rh-Hr**.

PESQUISA DO AGLUTINOGÊNIO RH$_0$ (D)

Esta pesquisa deve ser praticada, sistematicamente, nos doadores e receptores de sangue de ambos os sexos: nas mulheres, especialmente quando em período de gravidez, e nos respectivos maridos, a fim de se evitarem as reações hemolíticas pós-transfusionais e a imunização por esse aglutinogênio.

A pesquisa consiste em misturar os glóbulos vermelhos desconhecidos com o soro **anti-Rh$_0$ (anti-D)** puro, de 85% de positividade, e classificá-los como **Rh-positivo** ou **Rh-negativo** (ou melhor, como **D-positivo** ou **D-negativo**).

O antígeno **Rh$_0$ (D)** é o mais imunogênico entre todos os seis antígenos desse sistema — e, pelo menos, 10 vezes mais poderoso do que os antígenos **rh′ (C)** e **rh″ (E)** os seguintes nesse aspecto —, responsável pela imensa maioria dos casos de isoimunização devida à gravidez ou a reações transfusionais intragrupos. É, por conseguinte, o antígeno mais importante em relação à gestante ou ao receptor.

Conforme recomenda Wiener, para essa pesquisa, deve-se empregar, rotineiramente, o soro **anti Rh$_0$ (anti-D)** puro, e não os soros mistos **anti-Rh$_1$ (anti-CD)** e **anti-Rh$_2$ (anti-DE)**, pois este soro oferece a vantagem de classificar os indivíduos dos subtipos **rh′ (Cde)** e **rh″ (cdE)** como **Rh-negativo (cde)**. Desprovidos do antígeno **Rh$_0$ (D)**, estes indivíduos estarão sujeitos a produzir anticorpos **anti-Rh$_0$ (anti-D)** e serão candidatos à isoimunização ou a uma transfusão incompatível, se forem classificados como **Rh (D)-positivo** e receberem **Rh (D)-positivo**.

Quando, porém, se tem em vista a escolha de doadores **Rh-negativo**, de genótipo **rr (cde/cde)**, e só nestes casos, recomenda-se o emprego dos soros mistos **anti-Rh$_1$ (anti-CD)**, de 87% de positividade, e **(anti-Rh$_2$)**, **(anti-DE)**, de 85,5% de positividade, os quais classificam tanto os indivíduos portadores do **antígeno Rh$_0$ (D)** como os dos antígenos **rh′ (C)** e **rh″ (E)** como **Rh-positivo**, permitindo maior segurança na transfusão. Pode-se, igualmente, empregar, com vantagens, nesses casos, um só soro, o soro misto **anti-R$_1$Rh$_2$ (anti-CDE)**, o qual, possuindo juntamente os três anticorpos, classifica como **Rh-positivo** todos os indivíduos portadores de um, de dois ou dos três antígenos: **Rh$_0$ (D)**, **rh′ (C)** e **rh″ (E)**.

PESQUISA DOS SUBTIPOS Rh-Hr E DETERMINAÇÃO DO GENÓTIPO Rh-Hr

A investigação do sistema **Rh-Hr** nos glóbulos vermelhos não deve se limitar à simples distinção clássica em **Rh-positivo** e **Rh-negativo**, segundo possuam ou não o antígeno **Rh$_0$ (D)**, porquanto sangues contendo outros antígenos desse sistema, especialmente **rh′ (C)** e **rh″ (E)**, embora desprovidos do antígeno **Rh$_0$ (D)**, podem provocar imunização obstétrica ou transfusional nos indivíduos suscetíveis. É, portanto, necessário discriminar e classificar, de modo sistemático, os indivíduos em **Rh-positivo** (contendo o antígeno **Rh$_0$** ou **D**), **rh (cde)**, **rh′ (Cde)** e **rh″ (cdE)**.

Além disso, casos há nos quais se impõe investigação mais pormenorizada dos subtipos **Rh-Hr**, determinando-se, se possível, seu genótipo, especialmente nos problemas de isoimunização.

A determinação do genótipo **Rh-Hr** é de grande importância na investigação desse sistema, além de permitir estabelecer a individualidade do sangue, para as aplicações médico-legais. Tal determinação é, igualmente, necessária nos laboratórios, para a obtenção de glóbulos de certos genótipos, perfeitamente conhecidos, destinados a empregar na investigação dos anticorpos correspondentes, no soro sangüíneo dos doentes.

Para a perfeita determinação dos genótipos, é necessário o emprego de toda a série dos anticorpos **anti-Rh** puros. Conforme mencionado anteriormente, pode-se contar, na prática, com quatro soros **anti-Rh** puros: **anti-Rh$_0$ (anti-D)**, **anti-rh′ (anti-C)**, **anti-rh″ (anti-E)** e **anti-hr′ (anti-c)**. Os demais, **anti-hr″ (anti-e)** e **anti-rh″$_w$ (anti-C$_w$)**, são muito raros e de difícil obtenção.

Assim, em sua maioria, os laboratórios limitam-se ao uso dos quatro soros puros e dos soros mistos para a investigação dos subtipos **Rh-Hr**, deixando a exata determinação dos genótipos para centros mais especializados.

Pode-se, entretanto, mediante o emprego dos soros disponíveis anteriormente referidos, determinar o genótipo provável (o qual é estritamente um fenótipo), cujas pequenas dúvidas em relação ao genótipo verdadeiro não apresentam importância na prática, salvo quando se considera o aspecto médico-legal.

Quando se lêem e se anotam os resultados das reações dos glóbulos em face dos diversos soros específicos, obtém-se certo número de combinações de resultados positivos e negativos. Em alguns casos, as reações sorológicas são concludentes. Em muitos, entretanto, as combinações são compatíveis com diversos genótipos, mas um deles é habitualmente de freqüência consideravelmente maior do que os outros. Justificável (quando faltam provas procedentes de parentes que poderiam fornecer o genótipo verdadeiro) considerá-lo o genótipo provável.

Figuram, no Quadro 22.25, os genótipos **Rh-Hr** mais comuns nas populações da Inglaterra, determinados por Race, Mourant, Lawler e Sanger, mediante as reações com os quatro soros então disponíveis, mostrando o genótipo provável, a possibilidade secundária e a percentagem de erro.

A determinação do genótipo é de extraordinária importância para o estudo dos maridos **Rh (D)-positivo** de mulheres **Rh-negativo (cde)**, isoimunizadas. Tem valor para o prognóstico no que concerne a gestações futuras e permitindo decidir a conduta da própria família ou do médico.

Conforme já foi dito, o marido pode ser homozigoto **RR (D/D)** ou heterozigoto **Rr (D/d)**. Se for homozigoto, todos os seus filhos herdarão o gene **R (D)** e estarão sujeitos à **DHPN**. Se, ao contrário, for heterozigoto, a metade dos seus filhos herdará o gene **R (D)**, podendo, igualmente, ser acometida dessa moléstia, e a outra metade herdará o gene **r (d)**, isenta de sofrer a moléstia hemolítica.

Em vista de não se dispor do soro **anti-hr$_0$ (anti-d)**, o único que poderia fazer esta distinção diretamente, lança-se mão dos quatro soros puros já mencionados, especialmente o soro **anti-hr′ (anti-c)**, determinando-se o genótipo provável. Os indivíduos homozigotos **r′r′ (C/C)**, **hr′ (c)-negativo**, são geralmente ho-

Quadro 22.25

Soros						
Anti-Rh$_0$ (anti-D)	**Anti-rh′ (anti-C)**	**Anti-rh″ (anti-E)**	**Anti-hr′ (anti-c)**	**Genótipo Provável**	**Possibilidade Secundária**	**Erro Aproximado**
+	+	−	+	R_1r (CDe/cde) (32,7%)	R_1R_0 (CDe/cDe) (2,2%)	6%
+	+	−	−	R_1R_1 (CDe/CDe) (17,7%)	R_1r' (CDe/Cde) (0,8%)	4%
+	+	+	+	R_1R_2 (CDe/cDE) (11,9%)	R_1r'' (CDe/cdE)	
					R_2r' (cDE/Cde) (1,3%)	10%
+	−	+	+	R_2r (cDE/cde) (11%)	R_2R_2 (cDE/cDE)	
					R_2R_0 (cDE/cDe) (2,7%)	20%

mozigotos **RR (D/D);** do mesmo modo, os heterozigotos **r'r (C/c), hr' (c)-positivo** são, via de regra, heterozigotos **Rr (D/d)**.

Diferenciação dos Subtipos Rh-Hr

Considerando a dificuldade na obtenção de alguns soros **anti-Rh**, Cazal e Elliot recomendam, sob o ponto de vista prático, fazer a determinação dos subtipos **Rh-Hr** em duas etapas, empregando, de preferência, os soros mistos, mais freqüentes do que os puros, os quais devem ser poupados.

Na primeira etapa, diferenciam-se quatro subtipos principais: **Rh-positivo** (contendo o antígeno **Rh_0** ou **D**, isolado ou associado a **rh'** ou **C** ou **rh"** ou **E**, ou a ambos, simultaneamente), **rh (cde)**, **rh' (Cde)** e **rh" (cdE);** na segunda, distinguem-se oito subtipos: **Rh_1 (Cde/C)**, homozigoto, **Rh_1 (CDe/c)**, heterozigoto, **Rh_2 (cDE)**, **Rh_1Rh_2 (CDE)**, **Rh_0 (cDe)**, **rh (cde)**, **rh' (Cde)** e **rh" (cdE)**.

Diferenciação dos Quatro Subtipos Principais

Para essa diferenciação, é suficiente empregar os soros **anti-Rh_0 (anti-D)**, **anti-Rh_1 (anti-CD)**, **anti-Rh_2 (anti-DE)** e, acessoriamente, o soro **anti-Rh_1Rh_2 (anti-CDE)**, os quais são facilmente obtidos na prática.

Faz-se a determinação em um ou em vários tempos, de acordo com os soros que se utilizem.

Determinação em Um Só Tempo. Faz-se, unicamente, com os soros **anti-Rh_1 (anti-CD)** e **anti-Rh_2 (anti-DE)**, empregados simultaneamente. Tal determinação é fácil, mas tem o inconveniente de classificar como **Rh (D)-positivo** o raríssimo subtipo **rh'rh" (CdE)**. Além disso, os **Rh (D)-positivo** podem conter o antígeno **D** isolado, formando o fenótipo **Rh_0 (cDe)**, ou associado a um ou aos dois antígenos **C** e **E**, formando os genótipos **Rh_1 (CDe)**, **Rh_2 (cDE)** ou **Rh_1Rh_2 (CDE)**, respectivamente.

Figuram, no Quadro 22.26, os resultados obtidos, depois de efetuadas as provas de aglutinação.

Determinação em Vários Tempos. Pratica-se esta determinação empregando-se, primeiramente, o soro **anti-Rh_0 (anti-D)**. Todos os glóbulos aglutinados serão **Rh (D)-positivo**. Os outros, os **Rh (D)-negativo**, são submetidos à prova com o soro **anti-Rh_1Rh_2 (anti-CDE)**. Os que não forem aglutinados serão **Rh-negativo (cde)**. Os demais são, então, postos à prova os soros **anti-Rh_1 (anti-CD)** e **anti-Rh_2 (anti-DE)**, com o objetivo de classificar os antígenos **rh' (C)** e **rh" (E)**. Pode-se, também, dispensar o soro **anti-Rh_1Rh_2 (anti-CDE)** e testar todos os glóbulos não aglutinados pelo soro **anti-Rh_0 (anti-D)** com os soros **anti-Rh_1 (anti-CD)** e **anti-Rh_2 (anti-DE)**.

Quadro 22.26

Soros			
Anti-Rh_1 (anti-CD)	**Anti-Rh_2 (anti-DE)**	**Subtipos**	
+	+	Rh (D)-positivo	Rh_0 (cDe) Rh_1 (CDe) Rh_2 (cDE) Rh_1Rh_2 (CDE)
+	−	rh' (Cde)	
−	+	rh" (cdE)	
−	−	rh (cde)	

Esta determinação, apesar de mais complexa, é mais econômica, porquanto só importa em uma determinação para os subtipos **Rh (D)-positivo**, como se vê no Quadro 22.27.

Diferenciação de Oito Subtipos

Esta diferenciação permite classificar os subtipos **Rh (D)-positivo**, estando os **Rh (D)-negativo** já discriminados pelo processo anterior. Para este fim, é necessário o emprego dos soros puros **anti-rh' (anti-C)**, **anti-rh" (anti-E)** e **anti-hr' (anti-c)**.

Primeiramente, os glóbulos são postos à prova com o soro **anti-Rh_0 (anti-D)**, como no método precedente. Os subtipos **Rh (D)-positivo** são, em seguida, testados com os soros **anti-rh' (anti-C)** e **anti-rh" (anti-E)**, diferenciando-se quatro subtipos: **Rh_1 (CDe)**, **Rh_2 (cDE)**, **Rh_1Rh_2 (CDE)** e **Rh_0 (cDe)**. O emprego do soro **anti-hr' (anti-c)** permite revelar a constituição genética dos indivíduos **Rh_1 (CDe)**, que podem ser homozigotos ou heterozigotos em relação ao antígeno **C(CDe/C** ou **CDe/c)**. O uso de tal soro é igualmente útil para diferenciar os genótipos raros, como a combinação **R_1R_2 (CDe/CDE)**, da combinação de maior freqüência **R_1R_2 (CDe/cDE)**.

O Quadro 22.28 mostra os resultados obtidos depois de executadas as provas de aglutinação.

MÉTODOS DE PESQUISA DOS AGLUTINOGÊNIOS Rh-Hr NOS GLÓBULOS VERMELHOS

Princípio. Consiste a pesquisa dos aglutinogênios **Rh-Hr** contidos nos glóbulos vermelhos em misturar os soros **anti-Rh**, de especificidade e potência conhecidas, em tubos, lâminas ou tubos capilares, com os glóbulos desconhecidos. Depois de in-

Quadro 22.27

Soros					
Anti-Rh_0 (anti-D)	**Anti-Rh_1Rh_2 (anti-CDE)**	**Anti-Rh_1 (anti-CD)**	**Anti-Rh_2 (anti-DE)**	**Subtipos**	
+	Provas inúteis			Rh (D)-positivo	Rh_0 (cDe) Rh_1 (CDe) Rh_2 (cDE) Rh_1Rh_2 (CDE)
	−	Provas inúteis		rh (cde)	
−	+	+	−	rh' (Cde)	
		−	+	rh" (cdE)	

tervalo variável, com ou sem incubação, procede-se à leitura macro- ou microscópica da presença ou ausência de aglutinação, diretamente ou após centrifugação.

Métodos. São de duas ordens as provas empregadas para esta pesquisa, de acordo com a forma do anticorpo **anti-Rh** contido no soro utilizado: provas em meio salino e provas em meio albuminoso. Se o anticorpo for da forma aglutinante ou completa, as provas serão efetuadas com os glóbulos desconhecidos, lavados e suspensos em meio salino (solução fisiológica). Se, porém, o anticorpo for da forma bloqueadora ou incompleta, as provas serão executadas com os glóbulos desconhecidos suspensos em meio albuminoso (em seu próprio soro ou plasma, em soro ou plasma compatíveis, ou em soro-albumina humana, bovina ou eqüina a 20%).

Provas em Meio Salino

Estas provas são empregadas para a pesquisa dos aglutinogênios **Rh-Hr**, contidos nos glóbulos vermelhos, mediante o uso de soro **anti-Rh** contendo anticorpos aglutinantes ou completos. O método mais empregado, desde o início do estudo do fator Rh, é o da compatibilidade modificada, de Levine, praticado em tubos.

MÉTODO DE LEVINE

É o preferido pela maioria dos pesquisadores, por permitir a lavagem dos glóbulos e outras manipulações da mistura glóbulos-soro, sem perda de material. Tem, entretanto, a desvantagem de ser lento. Exige a incubação em estufa ou banho-maria a 37°C, durante uma hora, para a leitura dos resultados.

Material e Soluções Necessários

1. Tubos de Kahn, em suporte.
2. Pipetas ou conta-gotas com pêra de borracha.
3. Banho-maria ou estufa a 37°C.
4. Centrifugador.
5. Solução fisiológica (NaCl 0,85%).
6. Soros **anti-Rh** contendo anticorpos aglutinantes ou completos, de título nunca inferior a 32. Empregar o soro **anti-Rh$_0$ (anti-D)**, *standard* ou diagnóstico, de 85% de positividade, se se quiser pesquisar apenas o aglutinogênio **Rh$_0$ (D)**, o mais importante na prática, na maioria dos casos. Utilizar os demais soros **anti-Rh**, quando se quiser fazer investigação mais completa, diferenciando os subtipos **Rh-Hr**, de acordo com a descrição anterior. Tais soros não devem conter anticorpos bloqueadores ou incompletos, porquanto não agem em meio salino. Esses soros podem ser adquiridos no comércio, preparados por laboratórios especializados, ou preparados no próprio laboratório, de acordo com a técnica descrita anteriormente.

Quadro 22.28

Soros				
Anti-Rh$_0$ (anti-D)	**Anti-rh′ (anti-C)**	**Anti-rh″ (anti-E)**	**Anti-hr′ (anti-c)**	**Subtipos Rh (D)-positivo**
	+	–		CDe/c
				Rh$_1$ (CDe)
			–	CDe/C
+	–	+	Inútil	Rh$_2$ (cDE)
	+	+	Inútil	Rh$_1$Rh$_2$ (CDE)
	–	–	Inútil	Rh$_0$ (cDe)
	–	Inútil	Inútil	rh (cde)
–		+	–	rh′ (Cde)
	+	–	+	rh″ (cdE)
Anti-Rh$_0$ (anti-D)	**Anti-Rh$_1$Rh$_2$ (anti-CDE)**	**Anti-Rh$_1$ (anti-CD)**	**Anti-Rh$_2$ (anti-DE)**	
Soros				**Subtipos Rh (D)-negativo**

7. Glóbulos vermelhos do indivíduo cujo aglutinogênio **Rh$_0$ (D)** ou subtipos **Rh-Hr** serão pesquisados. Empregar tais glóbulos em suspensão a 2%, aproximadamente, em solução fisiológica, previamente lavados.

   A colheita do sangue pode ser feita por punção digital ou venosa.

   a) A punção digital: picar a polpa de um dedo e deixar cair uma gota de sangue diretamente em tubo de Kahn, contendo 1 ml de solução fisiológica; agitar levemente.

   b) Punção venosa: quando se colhe o sangue por punção venosa, pode-se preparar a suspensão globular a 2% de duas maneiras: de sangue não-coagulado, colocando-se uma gota de sangue em tubo contendo 1 ml de solução fisiológica e agitando-se em seguida; ou de sangue coagulado, transferindo-se alguns mililitros de sangue para tubo, do qual, depois de coagulado o sangue, se despreza o soro, colocando-se uma gota dos glóbulos libertados do coágulo em tubo contendo 1 ml de solução fisiológica, e agitase levemente. O último processo de colheita oferece a vantagem de conservar os glóbulos, durante, pelo menos, uma semana, quando mantidos no refrigerador.

   Para a pesquisa rotineira do aglutinogênio **Rh$_0$ (D)**, não é obrigatória a lavagem dos glóbulos, podendo-se empregar a suspensão globular original. Quando, porém, se investigam os subtipos **Rh-Hr**, é indispensável lavar os glóbulos três vezes, com solução fisiológica, procedendo-se do seguinte modo: centrifugar a suspensão original a 2.000 r.p.m., durante cinco minutos, para que os glóbulos se depositem. Decantar o líquido sobrenadante e substituí-lo por igual volume de solução fisiológica. Centrifugar novamente. Repetir a operação mais uma vez. Ressuspender o sedimento globular, depois da terceira centrifugação, com 1 ml de solução fisiológica.

8. Controles dos soros **anti-Rh**. Empregar glóbulos **Rh (D)-positivo** e **Rh-negativo (cde)**, conhecidos como controles do soro **anti-Rh$_0$ (anti-D)**. Utilizar, igualmente, glóbulos conhecidos dos subtipos Rh-Hr correspondentes aos demais soros **anti-Rh** que forem utilizados. Tais glóbulos são colhidos por punção digital ou venosa e suspensos em solução fisiológica a 2% (uma gota de sangue para 1 ml de solução fisiológica), lavados previamente, como os glóbulos desconhecidos.

Técnica

1. Colocar três tubos de Kahn em suporte e rotulá-los: 1, 2 e 3. Em cada um, colocar uma gota de soro aglutinante anti-Rh$_0$ (anti-D), de 85% de positividade.
2. Juntar, ao tubo 1, uma gota de suspensão globular a 2% do indivíduo cujo aglutinogênio **Rh$_0$ (D)** se vai pesquisar; ao tubo 2, uma gota da suspensão globular a 2% **Rh (D)-positivo** conhecida; e, ao tubo 3, uma gota da suspensão globular a 2% **Rh-negativo (cde)** conhecida.
3. Agitar os tubos, suavemente; tampá-los com rolha, para evitar a evaporação, e colocá-los em banho-maria ou na estufa a 37°C

durante uma hora. Cumpre assinalar que os anticorpos aglutinantes anti-Rh humanos são do tipo das *warm-agglutinins*, agindo melhor a 37°C.

4. Centrifugar os tubos a 1.000 r.p.m. durante dois minutos.
5. Caso se utilizem os demais soros aglutinantes **anti-Rh**, para a diferenciação dos subtipos **Rh-Hr**, dispor mais tubos no suporte, em número suficiente para os correspondentes soros empregados, inclusive para os seus respectivos controles, e proceder de acordo com a técnica anteriormente apresentada.
6. Após a centrifugação, inspecionar, com todo o cuidado, o sedimento globular depositado no fundo dos tubos, de preferência com lente, a fim de verificar a presença ou ausência de aglutinação. As reações negativas caracterizam-se por depósito de contorno circular, de bordas lisas e uniformes, enquanto as positivas se evidenciam por sedimento granuloso, com bordas franjeadas e irregulares. Entre as reações negativas e as fortemente positivas, há estádios intermediários.
7. Agitar levemente os tubos, a fim de ressuspender os glóbulos sedimentados. Quando não há aglutinação, a suspensão globular permanece homogênea, como no início. Em caso de aglutinação, observa-se a presença de grumos irregulares que não se redissolvem com a agitação dos tubos.
8. Para maior segurança, em casos de resultado negativo ou fracamente positivo, centrifugar os tubos, novamente, a 1.000 r.p.m., durante dois minutos. Praticar, então, nova leitura macroscópica, ressuspendendo o sedimento por agitação suave.
9. Nos casos duvidosos, praticar leitura final, microscópica. Centrifugar os tubos a 1.000 r.p.m, durante dois minutos; transferir uma gota do sedimento para a lâmina e examinar ao microscópio. A leitura é característica, permitindo, com facilidade, a diferenciação entre as reações negativas, cujo sedimento se apresenta perfeitamente homogêneo, e as positivas, que se caracterizam pela presença de grumos de tamanhos variáveis.
10. Os controles dos glóbulos **Rh (D)-positivo** e **Rh-negativo (cde)**, para o soro **anti-Rh (anti-D)**, bem como os dos subtipos **Rh-Hr**, correspondentes aos demais soros **anti-Rh** utilizados, são absolutamente indispensáveis. Nenhum resultado, negativo ou positivo, deve ser aceito sem eles.

Provas em Meio Albuminoso

Tais provas são destinadas à pesquisa dos aglutinogênios **Rh-Hr** contidos nos eritrócitos, mediante o emprego de soros **anti-Rh** contendo anticorpos bloqueadores ou incompletos.

Convém notar que, conforme já assinalado, tais soros são, via de regra, preparados ou diluídos com soro-albumina bovina a 20%, a qual tem a propriedade de reforçar sua atividade, proporcionando aglutinações intensas.

São de cinco tipos os principais métodos utilizados para este fim: em lâminas, com os glóbulos desconhecidos em suspensoes concentradas, isto é, o sangue total não-diluído (método de Diamond e Abelson); em tubos, com os glóbulos desconhecidos suspensos em seu próprio soro ou plasma ou em soro ou plasma compatíveis (método da conglutinação, de Wiener), ou em soro-albumina (método de Diamond e Denton), ou, ainda, em soro ou plasma compatíveis + soro-albumina (método de Wiener e Hurst); e, em tubos capilares, com os glóbulos desconhecidos em suspensões concentradas, isto é, o sangue total não-diluído (método de Chown).

Cumpre assinalar que os soros **anti-Rh** contendo anticorpos aglutinantes ou completos produzem aglutinação dos glóbulos correspondentes, tanto em meio salino como em meio albuminoso.

MÉTODO DE DIAMOND E ABELSON

O método de Diamond e Abelson possibilitou a pesquisa dos aglutinogênios **Rh-Hr** com o emprego de soro **anti-Rh** contendo tanto anticorpos aglutinantes como bloqueadores.

Antes, tal pesquisa só era possível com o soro **anti-Rh**, contendo anticorpos aglutinantes, de acordo com o método de Levine, executado em meio salino.

Consiste o método original de Diamond e Abelson em misturar, em lâmina, o soro **anti-Rh** contendo anticorpos aglutinantes ou bloqueadores, com os glóbulos desconhecidos, sem lavar, em suspensão concentrada a 40 ou 50%, em seu próprio soro ou o plasma, isto é, o sangue total não-diluído (o soro ou o plasma do sangue total contêm a albumina necessária para permitir a ação do soro bloqueador).

Essa técnica é usada correntemente, pelo fato de ser simples, rápida e segura. Apresenta, contudo, a desvantagem de favorecer a pseudo-aglutinação, especialmente quando se trata de glóbulos de indivíduos com eritrossedimentação acelerada (gravidez, doenças infecciosas), a qual, entretanto, se pode fazer desaparecer mediante adição de uma gota de solução fisiológica à mistura de glóbulos-soro. Além disso, nas condições em que se executa a prova, ocorre facilmente a dessecação da gota da mistura glóbulos-soro, em especial quando se prolonga o período de observação. Nesse caso, deve-se colocar a lâmina em câmara úmida (placa de Petri contendo algodão embebido em água).

Posteriormente, Diamond e Abelson modificaram sua técnica, executando-a, igualmente, em tubos e empregando, em vez de sangue total, suspensão globular a 2%, em seu próprio soro ou plasma ou em outro soro compatível, ou, ainda, em soro-albumina a 20%, conforme descreveram, quase ao mesmo tempo, Wiener e Diamond e Denton, em seus respectivos métodos.

Tais modificações oferecem a vantagem de permitir que a incubação seja prolongada, sem perigo de dessecar-se a mistura glóbulos-soro. Por outro lado, facilitam a adição de solução fisiológica, quando se quer diferenciar a pseudo- da verdadeira aglutinação.

A seguir, a técnica original de Diamond e Abelson, executada em lâminas.

Material e Soluções Necessários

1. Lâminas limpas e secas.
2. Pipetas ou conta-gotas, com pêra de borracha e pequenos bastões de vidro.
3. Solução de oxalato de potássio a 2%.
4. Soros **anti-Rh** contendo anticorpos bloqueadores. Podem-se empregar, igualmente, os soros **anti-Rh** contendo anticorpos aglutinantes. O título de tais anticorpos não deve ser inferior a 32. Utilizar o soro **anti-Rh (anti-D)** ou os demais soros **anti-Rh** quando se quiser fazer diferenciação dos subtipos **Rh-Hr** (v. método de Levine).
5. Glóbulos vermelhos do indivíduo cujo aglutinogênio **Rh (D)** ou subtipos **Rh-Hr** serão investigados. Empregar tais glóbulos, sem lavar, em suspensão a 40-50%. Preparar a suspensão, colocando 1 a 2 ml de sangue colhido por punção venosa em tubo contendo uma a duas gotas de solução de oxalato de potássio a 2%. Agitar levemente. O oxalato deve ser empregado em pequena quantidade, apenas o suficiente para impedir a coagulação. Quando em demasia, pode inibir a aglutinação. Pode-se, também, preparar tal suspensão usando sangue coagulado, transferindo-se os glóbulos libertados do coágulo para um tubo. Depois de centrifugados, os glóbulos são suspensos em seu próprio soro, em quantidade suficiente para se obter a suspensão 40-50%.
6. Controles dos soros **anti-Rh**. Empregar glóbulos **Rh (D)-positivo** e **Rh-negativo (cde)** conhecidos, como controles do **soro anti-Rh (anti-D)**. Usar, igualmente, glóbulos conhecidos dos subtipos **Rh-Hr** correspondentes aos demais soros

anti-Rh utilizados. Colher tais glóbulos por punção venosa e empregá-los em suspensão a 40-50%, como os glóbulos desconhecidos.

Técnica

1. Colocar uma gota do soro bloqueador **anti-Rh$_0$ (anti-D)** puro, em lâmina.
2. Adicionar duas gotas de suspensão globular a 40-50%.
3. Com bastão de vidro, misturar as gotas e espalhar a mistura, de modo a formar um retângulo.
4. Agitar a mistura suavemente, de um lado para outro, mediante movimentos de inclinação da lâmina, durante um a três minutos.
5. A reação processa-se à temperatura ambiente, mas é mais rápida quando se aquece a lâmina a 37-45°C, colocando-se sob lâmpada de arco acesa ou outro artifício apropriado (colocá-la sobre a superfície plana de frasco de Kolle fechado, contendo água, previamente mantido na estufa a 37°C).
6. Esperar alguns minutos, examinando macroscopicamente a preparação, a fim de verificar a presença ou ausência de aglutinação. A aglutinação ocorre, em geral, dentro de um a três minutos, bastando, via de regra, cinco minutos de observação para assegurar a sua ausência.
7. Quando não há aglutinação, a mistura glóbulos-soro permanece lisa e homogênea, como no início, indicando que os glóbulos são **Rh (D)-negativo: rh (cde)**, **rh′ (Cde)**, **rh″ (cdE)** ou **rh′rh″ (CdE)**.
8. A presença de aglutinação, caracterizada pela formação de grumos de tamanhos variáveis, visíveis macroscopicamente, com facilidade, indica que os glóbulos são **Rh (D)-positivo: Rh$_0$ (cDe)**, **Rh$_1$ (CDe)**, **Rh$_2$ (cDE)** ou **Rh$_1$Rh$_2$ (CDE)**.
9. Proceder do mesmo modo com os glóbulos conhecidos **Rh (D)-positivo** e **Rh-negativo (cde)**, como controles do soro **anti-Rh$_0$ (anti-D)**.
10. Caso se utilizem outros soros bloqueadores **anti-Rh**, para a diferenciação dos subtipos **Rh-Hr**, proceder de acordo com a técnica anterior, empregando, também, os respectivos glóbulos-controles.

MÉTODO DA CONGLUTINAÇÃO DE WIENER

Este método, introduzido na prática, em 1945, por Wiener, permite, como o de Diamond e Abelson, pesquisar os aglutinogênios **Rh-Hr** contidos nos eritrócitos, mediante o emprego de soros **anti-Rh** contendo tanto anticorpos bloqueadores como aglutinantes.

Consiste em colocar o soro **anti-Rh** em tubos, em contato com os glóbulos desconhecidos, sem lavar, em suspensão a 2-5%, em seu próprio soro ou plasma ou em outro soro ou plasma compatíveis.

A princípio, Wiener tentou reproduzir os resultados obtidos por Diamond e Abelson. Observou, entretanto, que, quando usava glóbulos lavados, em suspensões concentradas a 40-50%, não obtinha resultados satisfatórios. Todavia, os resultados foram plenamente satisfatórios, com reações fortemente positivas, quando empregou glóbulos sem lavar, suspensos a 2-5%, em seu próprio soro ou plasma. Com glóbulos lavados, os resultados obtidos foram, igualmente, positivos, quando era a solução fisiológica substituída por soro ou plasma compatíveis, ou por soro-albumina, humana ou bovina.

Material e Soluções Necessários

O material empregado é o mesmo usado no método de Levine, já descrito, excetuando os glóbulos que são empregados em suspensão a 2-5%, em seu próprio soro ou plasma ou em soro ou plasma compatíveis (uma a duas gotas de sangue para 1 ml de soro ou plasma).

Técnica

A técnica é a mesma descrita para o método de Levine, com exceção do tempo de incubação a 37°C, que é menor, podendo ser de 30 a 45 minutos, além da centrifugação imediata dos tubos a 1.000 r.p.m., durante dois minutos, efetuada logo após a mistura do soro aos glóbulos antes da incubação, para evitar o fenômeno de zona.

INVESTIGAÇÃO DOS ANTICORPOS ANTI-Rh NO SORO SANGUÍNEO

A demonstração da presença de anticorpos **anti-Rh** no soro humano é de grande importância prática para o médico, em geral, e para o transfusionista, o obstetra, o ginecologista e o pediatra, em particular.

A exatidão e a sensibilidade dos métodos utilizados, por outro lado, constituem preocupação constante do patologista clínico.

Os anticorpos **anti-Rh**, como se sabe, não se encontram normalmente no soro humano, sendo produzidos por imunização transfusional ou obstétrica. A sua presença no soro, revelada pelos métodos de laboratório, indica, portanto, imunização a um ou mais antigênios do sistema **Rh-Hr**. Os anticorpos presentes são do tipo aglutinante ou completo e/ou do tipo bloqueador ou incompleto.

No início do estudo do fator **Rh**, quando ainda não se conheciam os anticorpos bloqueadores ou incompletos, só se pesquisavam os anticorpos aglutinantes ou completos pelo método de Levine em meio salino.

Com a descoberta dos anticorpos bloqueadores ou incompletos, simultânea e independentemente, por Wiener e Race, em 1945, surgiram novas provas para demonstrar a imunização **Rh-Hr**: a do bloqueio, de Wiener, as provas em meio albuminoso, a de Coombs, Mourant e Race, a dos glóbulos tripsinizados e outras.

Com estas provas, consegue-se demonstrar a presença dos anticorpos **anti-Rh** em quase todos os casos clinicamente significativos de imunização **Rh-Hr**, permitindo determinar a compatibilidade entre dois sangues, quer para fins transfusionais, quer para estudos dos cônjuges.

Baseiam-se nos mesmos princípios da pesquisa dos aglutinogênios **Rh-Hr** contidos nos glóbulos vermelhos. A única diferença é que aqui os glóbulos são os fatores conhecidos e o soro, o desconhecido.

Consistem em pôr o soro suspeito de conter anticorpos **anti-Rh** em contato, em tubos ou em lâminas, com glóbulos conhecidos do grupo O, de variedade de genótipos que compreenda toda a série dos antígenos do sistema **Rh-Hr**. Se o anticorpo estiver presente, provocará aglutinação dos glóbulos e, em vista de serem de genótipo conhecido, sua especificidade será identificada.

A investigação dos anticorpos **anti-Rh** deve sempre ser precedida pela pesquisa dos aglutinogênios **Rh-Hr** nos glóbulos vermelhos do paciente, se **Rh (D)**-positivo ou negativo. Se o paciente for **Rh-negativo (cde)**, o soro deverá ser submetido à prova com glóbulos **Rh (D)-positivo**. Cumpre assinalar que, embora raramente, os indivíduos **Rh (D)-positivo** podem imunizar-se a outros sangues **Rh (D)-positivo** ou a sangues **Rh-negativo (cde)**. Se o indivíduo suspeito de possuir anticorpos **anti-Rh** for **Rh (D)-positivo**, o soro deverá ser submetido à prova com glóbulos **Rh-negativo (cde)** e **Rh (D)-positivo** de genótipo diferente do doente.

As provas preliminares para demonstrar a imunização **Rh-Hr** devem ser praticadas com glóbulos perfeitamente conhecidos, de preferência de genótipo **R_1R_2 (CDe/cDE)**, pelo fato de conterem todos os três fatores: **Rh_0 (D)**, **rh′ (C)** e **rh″ (E)**. Se não se dispuser de glóbulos desse genótipo, pode-se substituí-los por dois outros de genótipos diferentes, desde que contenham os aglutinogênios **Rh_0 (D)**, **rh′ (C)** e **rh″ (E)**, como os de genótipo **R_1r (CDe/cde)** e **R_2r (cDE/cde)**. De qualquer modo, os glóbulos devem conter o aglutinogênio **Rh_0 (D)** pelo fato de ser o anticorpo **anti-Rh_0 (anti-D)** o mais comumente encontrado.

As provas devem ser praticadas, igualmente, com glóbulos **Rh-negativo**, de genótipo **rr (cde/cde)**, os quais, além de servirem de controle, permitem a descoberta dos raros anticorpos **anti-Hr**, principalmente o anticorpo **anti-hr′ (anti-c)**, já que os dois outros, **anti-hr″ (anti-e)** e **anti-hr_0 (anti-d)**, são de ocorrência pouco freqüente.

Para as finalidades clínicas, as provas para a imunização **Rh-Hr** devem revelar os anticorpos aglutinantes ou completo e/ou os bloqueadores ou incompletos. Por conseguinte, o soro do paciente deve ser investigado com glóbulos suspensos em meio salino, bem como em meio albuminoso. Os glóbulos empregados devem ser do grupo O, a fim de se evitar a ação das aglutininas **anti-A** e **anti-B**, que podem estar presentes no soro em exame.

É importante notar que alguns soros podem apresentar o **fenômeno de zona**, isto é, não provocam aglutinação, a menos que sejam diluídos, especialmente quando contêm os dois tipos principais de anticorpos, de título elevado, e se faz a pesquisa em meio salino. Deste modo, torna-se necessário efetuar a pesquisa dos anticorpos, principalmente os aglutinantes, também depois de diluídos os soros a 1:4 e a 1:16, sendo melhor, entretanto, titulá-los, de acordo com a técnica descrita mais adiante.

A investigação dos anticorpos **anti-Rh**, no soro sanguíneo, seja do tipo aglutinante ou completo, seja do tipo bloqueador ou incompleto, compreende a pesquisa, a identificação da sua especificidade e a determinação do seu título.

Pesquisa dos Anticorpos Anti-Rh Aglutinantes ou Completos

Faz-se a pesquisa dos anticorpos **anti-Rh** aglutinantes ou completos, no soro sanguíneo, pelas provas em meio salino. O método utilizado é o da compatibilidade modificada, de Levine, executado em tubos, já descrito na parte referente aos métodos empregados na pesquisa dos aglutinogênios globulares. A técnica é a mesma; a única diferença é que aqui a pesquisa é inversa, isto é, os glóbulos são os fatores conhecidos e o soro, o desconhecido.

MÉTODO DE LEVINE

Material e Soluções Necessários

1. Tubos de Kahn, em suporte.
2. Pipetas ou conta-gotas com pêra de borracha.
3. Banho-maria ou estufa a 37°C.
4. Centrifugador.
5. Solução fisiológica (NaCl 0,85%).
6. Glóbulos lavados, do grupo O, de genótipo **Rh-Hr** conhecido. Usar glóbulos conhecidos do grupo **O**, **Rh (D)-positivo**, de preferência de genótipo **R_1R_2 (CDe/cDE)**, ou dois de genótipos diferentes: **R_1r (CDe/cde)** e **R_2r (cDE/cde)**. Usar, igualmente, glóbulos **Rh-negativo**, de genótipo **rr (cde/cde)**. Colher e lavar tais glóbulos três vezes, com solução fisiológica. Empregá-los em suspensão a 2%, em solução fisiológica — uma gota de sangue para 1 ml de solução fisiológica. (Ver pesquisa dos aglutinogênios globulares pelo método de Levine.)
7. Soro do indivíduo suspeito de conter anticorpos **anti-Rh** aglutinantes ou completos. Obtê-lo do sangue colhido por punção venosa. Depois de coagulado, separar o soro por centrifugação e inativá-lo em banho-maria a 56°C, durante 30 minutos.

Técnica

1. Colocar três tubos em suporte e numerá-los: 1, 2 e 3.

   Se se dispuser dos glóbulos de genótipo **R_1R_2 (CDe/cDE)**, dispor e rotular apenas dois tubos: 1 e 2.
2. Colocar, em cada um dos três (dois) tubos, uma gota do soro suspeito de conter anticorpos **anti-Rh** aglutinantes, previamente inativado.
3. Juntar os glóbulos, em suspensão a 2% em solução fisiológica, previamente lavados três vezes com esta solução:

   Ao tubo 1: uma gota dos de genótipo **rr (cde/cde)**.
   Ao tubo 2: uma gota dos de genótipo **R_1r (CDe/cde)**.
   Ao tubo 3: uma gota dos de genótipo **R_2r (cDE/cde)**.

   Caso se disponha dos glóbulos de genótipo **R_1R_2 (CDe/cDE)**, juntar, ao tubo 1, uma gota da suspensão dos glóbulos de genótipo **rr (cde/cde)** e, ao tubo 2, uma gota da suspensão dos glóbulos do genótipo **R_1R_2 (CDe/cDE)**.
4. Centrifugar, imediatamente, a 1.000 r.p.m., durante dois minutos, para evitar o **fenômeno de zona**.
5. Agitar os tubos suavemente; tampá-los com rolha, para evitar evaporação, e colocá-los em banho-maria ou na estufa a 37°C, durante uma hora.
6. Centrifugar novamente a 1.000 r.p.m., durante dois minutos.
7. A seguir, verificar a presença ou ausência de aglutinação, inspecionando o sedimento globular, depositado no fundo dos tubos, com uma lente, ou na face côncava do espelho do microscópio. As reações negativas caracterizam-se por um depósito de contorno circular, de bordas lisas e uniformes, enquanto as positivas se evidenciam por um sedimento granuloso, com bordas franjeadas e irregulares.
8. Agitar levemente os tubos, a fim de ressuspender os glóbulos sedimentados. Na ausência de aglutinação, a suspensão permanece homogênea, como no início. Quando há aglutinacão, observa-se a presença de grumos irregulares, que não se redissolvem com a agitação. Ver, ainda, pormenores de leitura na parte referente à pesquisa dos aglutinogênios globulares pelo método de Levine.

INTERPRETAÇÃO

A aglutinação de quaisquer dos glóbulos contidos nos três (dois) tubos demonstra a presença de anticorpos **anti-Rh**, do tipo aglutinante ou completo, no soro desconhecido.

a) Se a aglutinação ocorrer no tubo contendo os glóbulos de genótipo **rr (cde/cde)**, os anticorpos presentes poderão ser de especificidade **anti-hr′ (anti-c)**, **anti-hr″ (anti-e)** ou **anti-hr_0 (anti-d)**.

b) Se houver aglutinação no tubo contendo os glóbulos do genótipo **R_1r (CDe/cde)**, os anticorpos presentes poderão ser de especificidade **anti-rh′ (anti-C)**, **anti-Rh_0 (anti-D)**, **anti-hr′ (anti-c)**, **anti-hr_0 (anti-d)** ou **anti-hr″ (anti-e)**.

c) Se se observar aglutinação no tubo contendo os glóbulos de genótipo **R_2r (cDE/cde)**, os anticorpos poderão ser de especificidade **anti-rh″ (anti-E)**, **anti-Rh_0 (anti-D)**, **anti-hr′ (anti-c)**, **anti-hr_0 (anti-d)** ou **anti-hr″ (anti-e)**.

d) Se a aglutinação se processar no tubo contendo os glóbulos de genótipos $\mathbf{R_1R_2}$ **(CDe/cDE)**, os anticorpos poderão ser de especificidade **anti-rh′ (anti-C)**, **anti-**$\mathbf{Rh_0}$ **(anti-D)**, **anti-rh″ (anti-E)**, **anti-hr′ (anti-c)** ou **anti-hr″ (anti-e)**.

Para a completa identificação dos anticorpos **anti-Rh**, é necessário dispor de glóbulos de genótipo **r′r (Cde/cde)** e **r″r (cdE/cde)**.

Na prática, a maioria dos anticorpos é de especificidade **anti-**$\mathbf{Rh_0}$ **(anti-D)**, os quais, quando presentes, aglutinam ambos os glóbulos de genótipo $\mathbf{R_1r}$ **(CDe/cde)** e $\mathbf{R_2r}$ **(cDE/cde)**. Se o anticorpo **anti-rh′ (anti-C)** estiver presente, provocará aglutinação dos glóbulos de genótipo $\mathbf{R_1r}$ **(CDe/cde)**; se o anticorpo presente for de especificidade **anti-rh″ (anti-E)**, ocorrerá aglutinação dos glóbulos de genótipo $\mathbf{R_2r}$ **(cDE/cde)**.

Em ordem de freqüência, o anticorpo **anti-**$\mathbf{Rh_0}$ **(anti-D)** é o mais comum, correspondendo a 60-65% dos anticorpos resultantes de sensibilização **Rh-Hr**. A combinação dos anticorpos **anti-**$\mathbf{Rh_0}$ **(anti-D)** com os **anti-rh′ (anti-C)**, formando o soro misto **anti-**$\mathbf{Rh_2}$ **(anti-DE)**, ocorre em cerca de 5% dos casos. Os anticorpos puros **anti-rh′ (anti-C)**, **anti-rh″ (anti-E)** e **anti-hr′ (anti-c)** ocorrem com a freqüência de 1 a 2% cada um. Os anticorpos **anti-hr″ (anti-e)** e **anti-**$\mathbf{hr_0}$ **(anti-d)** são muito raros.

Pesquisa dos Anticorpos Anti-Rh Bloqueadores ou Incompletos

São as seguintes as principais provas empregadas para a pesquisa dos anticorpos **anti-Rh** bloqueadores ou incompletos, no soro sanguíneo:

a) Prova do bloqueio, de Wiener.
b) Provas em meio albuminoso.
c) Prova de Coombs, Mourant e Race.
d) Prova dos glóbulos tripsinizados.

PROVA DO BLOQUEIO DE WIENER

Baseia-se esta prova na propriedade que têm os anticorpos **anti-Rh** bloqueadores ou incompletos, quando presentes no soro sanguíneo, de unir-se, *in vitro,* ao antígeno **Rh-Hr** correspondente, contido nos glóbulos vermelhos, previamente lavados, inibindo ou bloqueando a sua aglutinação pelos anticorpos aglutinantes ou completos correspondentes, posteriormente adicionados.

A prova do bloqueio, descrita por Wiener, em 1944, foi a primeira a ser utilizada na prática, para a pesquisa dos anticorpos bloqueadores ou incompletos no soro sanguíneo.

Esta prova, embora específica, é hoje pouco empregada na prática, tendo sido substituída, quase completamente, pelas provas efetuadas em meio albuminoso e pelas provas de Coombs, pelo fato de ser pouco sensível, necessitando do revestimento total — a saturação das valências — dos glóbulos vermelhos pelo anticorpo bloqueador ou incompleto, já que o revestimento parcial não é bloqueante, conforme demonstração por outros métodos.

Na prática, em geral, executa-se esta prova para a pesquisa dos anticorpos bloqueadores **anti-**$\mathbf{Rh_0}$ **(anti-D)**, visto serem raros os das demais especificidades.

Material e Soluções Necessários

1. Tubos de Kahn, em suporte.
2. Pipetas ou conta-gotas com pêra de borracha.
3. Banho-maria ou estufa a 37°C.
4. Centrifugador.
5. Solução fisiológica (NaCl 0,85%).
6. Glóbulos lavados, do grupo O, de genótipo **Rh-Hr** conhecido, **Rh-positivo**, isto é, contendo o aglutinogênio $\mathbf{Rh_0}$ **(D)**. Usar glóbulos, de preferência de genótipo $\mathbf{R_1R_2}$ **(CDe/cDE)** ou de genótipo $\mathbf{R_1r}$ **(CDe/cde)** ou $\mathbf{R_2r}$ **(cDE/cde)**. Colher e lavar tais glóbulos três vezes, com solução fisiológica. Empregá-los em suspensão a 2% nessa solução (uma gota de sangue para 1 ml de solução fisiológica).
7. Soro do indivíduo suspeito de conter anticorpos bloqueadores ou incompletos **anti-**$\mathbf{Rh_0}$ **(anti-D)**. Obtê-lo do sangue colhido por punção venosa. Depois de coagulado o sangue, separar o soro por centrifugação e inativá-lo em banho-maria a 56°C, durante 30 minutos.
8. Soro humano testemunho. Usar qualquer soro humano inativado, que não contenha anticorpos para os glóbulos utilizados nem anticorpos **anti-Rh**.
9. Soro **anti-**$\mathbf{Rh_0}$ **(anti-D)** puro, só contendo anticorpos aglutinantes ou completos dessa especificidade. Este soro não deve conter anticorpos aglutinantes **anti-rh′ (anti-C)** nem **anti-rh″ (anti-E)**, porque, sendo os anticorpos bloqueadores, na grande maioria dos casos, de especificidade **anti-**$\mathbf{Rh_0}$ **(anti-D)**, esses anticorpos aglutinantes, pelo fato de não serem bloqueadores, aglutinariam os glóbulos que contivessem o aglutinogênio correspondente, falseando os resultados esperados da prova. O soro aglutinante **anti-**$\mathbf{Rh_0}$ **(anti-D)** a empregar deve aglutinar intensamente os glóbulos não-bloqueadores, portadores do aglutinogênio $\mathbf{Rh_0}$ **(D)**, em uma prova efetuada previamente. Poderá ser diluído, adequadamente, se seu título for muito elevado.

Técnica

1. Dispor dois tubos em suporte e rotulá-los: tubo de prova e tubo-testemunho.
2. Colocar, em cada um, duas gotas da suspensão a 2% de um dos glóbulos, do grupo O, **Rh (D)-positivo**, anteriormente mencionados.
3. Juntar, ao tubo de prova, duas gotas do soro suspeito de conter anticorpos bloqueadores **anti-**$\mathbf{Rh_0}$ **(anti-D)**.
4. Juntar, ao tubo-testemunho, duas gotas de solução fisiológica ou do soro humano testemunho.
5. Agitar os tubos levemente; tampá-los, para evitar a evaporação, e colocá-los em banho-maria ou na estufa a 37°C, durante uma hora.
6. Transcorrido este tempo, acrescentar, em cada um dos tubos, duas gotas do soro aglutinante **anti-**$\mathbf{Rh_0}$ **(anti-D)**.
7. Misturar o conteúdo dos tubos e colocá-los, de novo, em banho-maria ou na estufa a 37°C, durante uma hora.
8. A seguir, centrifugar os tubos a 1.000 r.p.m., durante dois minutos.
9. Fazer a leitura dos resultados, observando a presença ou ausência de aglutinação, da maneira usual.

INTERPRETAÇÃO

A prova do bloqueio é positiva quando não há aglutinação, pois indica que os glóbulos foram bloqueados pelo soro desconhecido, não permitindo a aglutinação pelo soro aglutinante **anti-**$\mathbf{Rh_0}$ **(anti-D)**. Ao contrário, a prova é negativa quando há aglutinação, a qual indica que os glóbulos não foram bloqueados, demonstrada pela ação do soro aglutinante **anti-**$\mathbf{Rh_0}$ **(anti-D)**.

Assim, em caso de bloqueio positivo, isto é, quando existem anticorpos bloqueadores **anti-**$\mathbf{Rh_0}$ **(anti-D)** no soro desconhecido, observa-se o seguinte resultado:

a) Tubo de prova: ausência de aglutinação.
b) Tubo-testemunho: aglutinação intensa (++++).

Em caso de bloqueio negativo, isto é, quando não existem anticorpos bloqueadores **anti-Rh_0 (anti-D)** no soro desconhecido, observa-se o seguinte resultado:

a) Tubo de prova: aglutinação intensa (++++).
b) Tubo-testemunho: aglutinação intensa (++++).

Em caso de reação fraca, isto é, de bloqueio parcial, por anticorpo **anti-Rh_0 (anti-D)** pouco potente, podem-se observar diferenças entre a aglutinação no tubo de prova e aquela no tubo-testemunho correspondente, assim:

a) Tubo de prova: aglutinação fraca (+).
b) Tubo-testemunho: aglutinação intensa (++++).

Provas em Meio Albuminoso

As provas em meio albuminoso empregadas na pesquisa dos anticorpos **anti-Rh** bloqueadores ou incompletos, no soro sanguíneo, são, com algumas exceções, as mesmas utilizadas para a pesquisa dos aglutinogênios **Rh-Hr** globulares, já descritas.

A técnica é a mesma. A única diferença é que aqui a pesquisa é inversa, substituindo-se o soro **anti-Rh** pelo soro do doente suspeito de conter anticorpos **anti-Rh** bloqueadores ou incompletos, e os glóbulos desconhecidos, por glóbulos de genótipo **Rh-Hr** perfeitamente conhecido.

Cumpre assinalar que, como os soros contendo anticorpos bloqueadores ou incompletos, utilizados na pesquisa dos aglutinogênios globulares, são preparados ou diluídos com soro-albumina bovina a 20%, ou com soro ou plasma do grupo **AB**, a fim de darem a concentração albumínica ótima (a 20%), o soro dos doentes suspeitos de conter tais anticorpos deve, também, ser preparado do mesmo modo, ou de acordo com os métodos empregados para sua demonstração.

São os seguintes os principais métodos usados para este fim: a) em lâminas, com os glóbulos conhecidos em suspensões concentradas, isto é, o sangue total não-diluído (método de Elliot modificado); b) em tubos, com os glóbulos conhecidos suspensos em seu próprio soro ou plasma ou em soro ou plasma compatíveis (método de conglutinação, de Wiener); ou c) em soro-albumina (método de Diamond e Denton), ou ainda, d) em soro ou plasma compatíveis + soro-albumina (método de Wiener e Hurst).

Convém notar que os soros sanguíneos contendo anticorpos anti-Rh aglutinantes ou completos agem igualmente em meio albuminoso, produzindo a aglutinação dos glóbulos correspondentes, como em meio salino, enquanto os bloqueadores ou incompletos só atuam em meio albuminoso. Assim, para se fazer a distinção entre os dois principais tipos de anticorpos, é necessário executar as provas em meio salino, bem como em meio albuminoso. Caso tais provas não estabeleçam a distinção entre os anticorpos, pode recorrer-se ao aquecimento do soro em banho-maria a 60°C, durante uma hora. Desse modo, os anticorpos aglutinantes, termolábeis, serão destruídos, ao passo que os bloqueadores, termestáveis, permanecerão no soro, revelados pelas provas em meio albuminoso.

MÉTODO DE ELLIOT, MODIFICADO

Este método, simples, rápido e seguro, introduzido na prática por Elliot, desde 1950, é semelhante ao de Diamond e Abelson, aplicado à pesquisa dos aglutinogênios **Rh-Hr** globulares, já descrito, com a diferença de que aqui a pesquisa é inversa, isto é, os glóbulos são os fatores conhecidos e o soro, o desconhecido.

Demais, há, ainda, a diferença de que o método de Elliot é executado com a adição, à mistura glóbulos-soro, de soro-albumina em concentração ótima (a 20%), a qual reforça a atividade aglutinante dos anticorpos bloqueadores ou incompletos acaso presentes.

Material e Soluções Necessários

1. Lâminas limpas e secas.
2. Pipetas ou conta-gotas com pêra de borracha.
3. Solução de oxalato de potássio a 2%.
4. Soro-albumina a 20%.
5. Soro suspeito de conter anticorpos **anti-Rh** bloqueadores ou incompletos. Obtê-lo do doente, por punção venosa. Depois de coagulado, separar o soro por centrifugação e inativá-lo em banho-maria a 56°C, durante 30 minutos.
6. Glóbulos do grupo O, de genótipo **Rh-Hr** conhecido. Usar glóbulos conhecidos do grupo O, **Rh (D)-positivo**, de preferência de genótipo **R_1R_2 (CDe/cDE)**, ou dois de genótipos diferentes **R_1r (CDe/cde)** e **R_2r (cDE/cde)**. Usar, igualmente, glóbulos **Rh-negativo**, de genótipo **rr (cde/cde)**. Empregar tais glóbulos, sem lavar, em suspensões a 40-50%. Prepará-las, colocando 1 a 2 ml de sangue, colhido por punção venosa, em tubos contendo uma a duas gotas de solução de oxalato de potássio a 2%. Agitar levemente. Empregar o oxalato de potássio em pequena quantidade, suficiente para evitar a coagulação, pois, em demasia, pode impedir a aglutinação. Podem-se preparar tais suspensões também de sangue coagulado, transferindo os glóbulos libertados do coágulo para um tubo. Depois de centrifugados, os glóbulos sedimentados são suspensos em seu próprio soro, em quantidade suficiente para obter a suspensão a 40-50%.

Técnica

1. Usar três lâminas numeradas: 1, 2 e 3.
   Se se dispuser dos glóbulos de genótipo **R_1R_2 (CDe/cDE)**, usar apenas duas lâminas numeradas: 1 e 2.
2. Colocar, em cada uma das três (duas) lâminas, uma gota de soro suspeito de conter anticorpos **anti-Rh** bloqueadores, previamente inativado.
3. Juntar, em cada lâmina, uma gota de soro-albumina a 20%.
4. Adicionar duas gotas das suspensões dos glóbulos a 40-50%:
   à lâmina 1 dos de genótipo **rr (cde/cde)**;
   à lâmina 2 dos de genótipo **R_1r (CDe/cde)**;
   à lâmina 3 dos de genótipo **R_0r (cDE/cde)**.
   Caso se disponha dos glóbulos de genótipo **R_1R_2 (CDe/cDE)**, juntar à lâmina 1 duas gotas da suspensão dos glóbulos de genótipo **rr (cde/cde)** e, à lâmina 2, duas dos de genótipo **R_1R_2 (CDe/cDE)**.
5. Misturar as gotas de cada lâmina, individualmente, com bastões de vidro, e espalhar a mistura, de modo a formar um retângulo.
6. Agitar a mistura suavemente, de um lado para outro, mediante movimentos de inclinação das lâminas, durante um a três minutos.
7. Fazer a pesquisa sob lâmpada de arco ou outro artifício apropriado, como o frasco de Kolle com água aquecida a 37°C, de modo a aquecer as lâminas à temperatura de 37-45°C.
8. Esperar alguns minutos, examinando, macroscopicamente, as preparações, a fim de verificar a presença ou ausência de aglutinação, que aparece dentro de um a três minutos.
9. Quando não há aglutinação, a mistura glóbulo-soro permanece lisa e homogênea, como no início.
10. A presença de aglutinação caracteriza-se pela formação de grumos de tamanhos variáveis, facilmente visíveis a olho nu.

INTERPRETAÇÃO

A interpretação dos resultados obtidos por esse método é a mesma do método de Levine, para a pesquisa dos anticorpos **anti-**

Rh aglutinantes, com a diferença de que os anticorpos encontrados podem ser tanto do tipo bloqueador ou incompleto, como do tipo aglutinante ou completo, a menos que se destrua este último pelo aquecimento prévio do soro, em banho-maria a 60°C, durante uma hora.

MÉTODO DA CONGLUTINAÇÃO, DE WIENER

Este método é o mesmo empregado na pesquisa dos aglutinogênios **Rh-Hr** globulares, já descrito, com a diferença de que a pesquisa é inversa, isto é, são glóbulos os fatores conhecidos e o soro é o fator desconhecido.

Atualmente, este método é pouco empregado na prática. O método da conglutinação, de Wiener, é substituído, com vantagem, pelo de Diamond e Denton, ou pelo de Wiener e Hurst, descritos a seguir.

MÉTODO DE DIAMOND E DENTON

Este método é o mesmo aplicado à pesquisa dos aglutinogênios **Rh-Hr** globulares, já descrito, com a diferença de que a pesquisa é inversa, sendo os glóbulos os fatores conhecidos e o soro o desconhecido. O método é muito sensível e seguro. Permite pesquisar os anticorpos bloqueadores ou incompletos, bem como os aglutinantes ou completos.

Material e Soluções Necessários

1. Utilizar o mesmo equipamento empregado na pesquisa dos anticorpos aglutinantes (método de Levine).
2. Soro-albumina bovina a 20%.
3. Pipetas capilares.

Técnica

1. Seguir a técnica da pesquisa dos anticorpos aglutinantes (método de Levine) até a centrifugação dos tubos (etapa 4).
2. Remover o líquido sobrenadante, completamente, com pipeta capilar.
3. Adicionar, em cada tubo, uma gota de soro-albumina a 20%.
4. Agitar levemente; tampá-los com rolha, para evitar a evaporação, e colocá-los em banho-maria ou na estufa a 37°C, durante uma hora.
5. A seguir, centrifugar os tubos, de novo, a 1.000 r.p.m., durante dois minutos, e, finalmente, observar a presença ou ausência de aglutinação, da maneira usual (ver método de Levine).
6. A presença de aglutinação revela a existência de anticorpos no soro, tanto do tipo bloqueador como do aglutinante.

A pesquisa pode ser executada, também, em duas fases (em meio salino e em meio albuminoso); permite demonstrar e diferenciar, ao mesmo tempo, os dois tipos de anticorpos:

1. Efetuar a pesquisa dos anticorpos em meio salino (método de Levine). A presença de aglutinação revela a existência de anticorpos aglutinantes ou completos, não se podendo prossegui-la.
2. Caso não haja aglutinação, centrifugar os tubos, remover todo o líquido sobrenadante e passar à segunda fase da pesquisa (em meio albuminoso), de acordo com a técnica anteriormente descrita. A presença de aglutinação revela a existência de anticorpos bloqueadores.

INTERPRETAÇÃO

A interpretação dos resultados obtidos por este método, no que se refere à especificidade dos anticorpos **anti-Rh** presentes, é a mesma que a do método de Levine, aplicado à pesquisa dos anticorpos aglutinantes, diferindo, porém, quanto ao seu tipo.

Para se estabelecer a distinção, na pesquisa executada em uma só fase, entre os anticorpos aglutinantes e os bloqueadores, é necessário recorrer à pesquisa em duas fases:

1. Se a pesquisa em meio salino for negativa e a em meio albuminoso for positiva, conclui-se que o anticorpo responsável pela aglutinação é do tipo bloqueador.
2. Se ambas as pesquisas forem positivas, não se pode distinguir qual o tipo do anticorpo responsável pela aglutinação; há duas eventualidades possíveis:

   a) Presença só de anticorpos aglutinantes ou completos;
   b) Presença dos dois tipos de anticorpos, aglutinantes ou completos e bloqueadores ou incompletos.

Todavia, como os anticorpos aglutinantes são termolábeis, pode-se fazer a distinção do item 2 pela destruição destes anticorpos, mediante o aquecimento prévio do soro, em banho-maria a 60°C, durante uma hora. Deste modo, só permanecerão no soro os anticorpos bloqueadores acaso presentes.

Cumpre assinalar que, quando os dois tipos de anticorpos coexistem, pode ocorrer, na primeira fase (em meio salino), o bloqueio dos glóbulos pelos anticorpos bloqueadores ou incompletos, impedindo a aglutinação pelos anticorpos aglutinantes ou completos; esta causa de erro, entretanto, é parcial, pois, ao adicionar-se a soro-albumina, na segunda fase da pesquisa, ocorrerá a aglutinação.

MÉTODO DE WIENER E HURST

Muito utilizado, particularmente por Wiener, em virtude de sua grande sensibilidade, é o mais aconselhado para uso corrente. É, em linhas gerais, idêntico ao método de Diamond e Denton, quer no material necessário, quer na técnica ou na interpretação. Difere, porém, quanto ao meio empregado para a suspensão dos glóbulos: a soro-albumina a 20% é substituída por uma mistura de plasma humano no grupo **AB**, fortificado pela adição de soro-albumina a 20%, na proporção de quatro partes de plasma para uma parte de soro-albumina.

Prova de Coombs, Mourant e Race

A prova de Coombs, Mourant e Race, ou, simplesmente **Prova de Coombs (PC)**, também denominada prova de antiglobulina humana, é processo engenhoso e muito sensível, descrito, em 1945, pelos referidos autores, para demonstrar a presença de anticorpos **anti-Rh** bloqueadores, tanto no soro dos indivíduos sensibilizados **(prova indireta)**, como nos glóbulos já sensibilizados, *in vitro,* com esses anticorpos **(prova direta)**.

Baseia-se no fato de que os anticorpos bloqueadores são parte da fração globulínica do soro humano. Deste modo, quando se põe um soro contendo tais anticorpos em contato com glóbulos lavados e suspensos em solução fisiológica, contendo o antígeno correspondente, os anticorpos se fixam, especificamente, aos glóbulos. Revestem a sua superfície ou sensibilizam-nos, mas sem exteriorizar a reação antígeno-anticorpo, isto é, sem provocar aglutinação. Os glóbulos assim tratados são considerados revestidos ou sensibilizados por globulinas. Consiste a prova em revelar esta sensibilização, expondo-se tais glóbulos à ação de um soro — o soro antiglobulina humana ou soro de Coombs (soro de coelho imunizado com globulinas ou soro humanos) — que os aglutina rápida e intensamente. Os soros desprovidos de anticorpos bloqueadores não sensibilizam os glóbulos. Conseqüentemente, não se aglutinam pelo soro antiglobulina humana.

Levando em conta os fundamentos da **PC**, Hill e Haberman denominaram-na prova reveladora, comparando os efeitos sobre o anticorpo com os do revelador fotográfico sobre a imagem obtida de uma chapa sensível.

Cumpre assinalar que a **PC** não possui especificidade de grupo, pois o soro antiglobulina humana atua sobre todas as formas de anticorpos fixados aos glóbulos, desde que sejam de origem humana. A especificidade corresponde somente aos anticorpos.

A **PC** é extremamente sensível, permitindo revelar a presença dos anticorpos bloqueadores ou incompletos na maioria dos casos, mesmo quando negativa a pesquisa direta.

Releva notar que os anticorpos de terceira ordem, de Hill e Haberman, ou anticorpos criptaglutinóides, só se revelam por esta prova.

A **PC** constitui recurso valioso, de extraordinária importância na prática; permite demonstrar a presença de anticorpos bloqueadores livres no soro ou fixados aos glóbulos, decorrentes de imunizações, espontâneas ou provocadas não só pelos aglutinogênios dos sistemas sanguíneos **Rh-Hr**, **A-B-O**, Kell, Duffy e outros, mas também pelos mais diversos antígenos, como nas **anemias hemolíticas adquiridas**, nas **síndromes trombocitopênicas**, na **brucelose**, na **febre tifóide**, na **mononucleose infecciosa**, nas **riquetsioses** e em outras doenças infecciosas, parasitárias ou alérgicas.

Há dois tipos de **PC**: a prova indireta e a direta.

Prova de Coombs Indireta

Compreende duas fases:

A primeira, ou fase de sensibilização, consiste em incubar, em banho-maria a 37°C, durante uma hora, o soro suspeito de conter anticorpos **anti-Rh** bloqueadores ou incompletos, com glóbulos conhecidos do grupo **O**, **Rh (D)-positivo**, em suspensão a 5%, em solução fisiológica, previamente lavados. Se o soro suspeito contiver anticorpos bloqueadores ou incompletos, eles se fixarão aos glóbulos, revestindo-os ou sensibilizando-os, mas não haverá aglutinação.

A segunda, ou fase de aglutinação, consiste em adicionar o soro antiglobulina humana aos glóbulos anteriormente referidos, depois de lavados três vezes com solução fisiológica.

Se os glóbulos estiverem revestidos ou sensibilizados pelos anticorpos bloqueadores ou incompletos, ocorrerá intensa aglutinação.

Assinale-se que o soro a investigar não deve conter anticorpos aglutinantes ou completos, pois sua presença torna impossível a execução da prova, pelo fato de provocarem a aglutinação dos glóbulos na primeira fase.

A **PC** indireta é utilizada na pesquisa dos anticorpos bloqueadores ou incompletos, livres no soro sanguíneo, sobretudo em indivíduos suspeitos de imunizações transfusionais ou obstétricas, provocadas, com maior freqüência, pelos aglutinogênios do sistema **Rh-Hr**, especialmente o aglutinogênio **Rh$_0$ (D)**, do que pelos aglutinogênios dos demais sistemas sanguíneos, como os sistemas **A-B-O**, Kell e Duffy.

Esta prova é particularmente indicada na pesquisa dos anticorpos criptaglutinóides, os quais não se revelam pelas provas em meio salino nem em meio albuminoso.

A **PC** indireta é, também, aplicada à identificação dos novos alelomorfos, especialmente o fator **D$_u$**, a fim de selecionar doadores **Rh-negativo**, de genótipo **rr (cde/cde)**, **D$_u$-negativo**.

Segue-se a descrição da **PC** indireta, aplicada à pesquisa dos anticorpos **anti-Rh** bloqueadores ou incompletos, no soro sanguíneo, principalmente da especificidade **anti-Rh$_0$ (anti-D)**, a mais comumente encontrada.

Material e Soluções Necessários

1. Tubos de Kahn, em suporte.
2. Pipetas.
3. Banho-maria ou estufa a 37°C.
4. Centrifugador.
5. Solução fisiológica (NaCl 0,85%).
6. Soro suspeito de conter anticorpos **anti-Rh** bloqueadores ou incompletos. Obtê-lo de sangue colhido por punção venosa. Inativá-lo em banho-maria a 56°C, durante 30 minutos.
7. Glóbulos do grupo O, de genótipo **Rh-Hr**, conhecido. Usar glóbulos conhecidos do grupo **O**, **Rh (D)-positivo**, de preferência de genótipo **R$_1$R$_2$ (CDe/cDE)**, ou de genótipo **R$_1$r (CDe/cde)** ou **R$_2$r (cDE/cde)**. Colher e lavar tais glóbulos três vezes, com solução fisiológica. Empregá-los em suspensão a 5%, nessa solução (duas a três gotas de sangue para 1 ml de solução fisiológica).
8. Soro humano testemunho. Empregar qualquer soro humano que não contenha anticorpos **anti-Rh** nem anticorpos para os glóbulos utilizados. Inativá-lo em banho-maria a 56°C, durante 30 minutos.
9. Soro antiglobulina humana ou soro de Coombs (soro de coelho imunizado com globulinas ou soro humano precipitado ou não pelo alume). Adquirir tal soro no comércio, pronto para uso, ou prepará-lo no laboratório, de acordo com a técnica de Proom, Simmons, Wright e cols. e outras encontradas na tese de Lacaz (1953) e nas publicações especializadas.

Técnica

1. Dispor dois tubos de Kahn em suporte e rotulá-los: tubo de prova e tubo-testemunho.
2. Colocar, em cada um, 0,1 ml da suspensão a 5% de um dos glóbulos do grupo O, **Rh (D)-positivo** anteriormente mencionados.
3. Juntar, ao tubo de prova, 0,2 ml do soro suspeito de conter anticorpos **anti-Rh$_0$ (anti-D)**, bloqueadores, previamente inativado.
4. Juntar, ao tubo-testemunho, 0,2 ml do soro humano testemunho inativado.
5. Agitar levemente; tampá-los, para evitar a evaporação, e colocá-los em banho-maria a 37°C, durante uma hora.
6. Transcorrido este tempo, centrifugar os tubos, decantar o líquido sobrenadante e lavar o sedimento globular três vezes, com abundante quantidade de solução fisiológica (8 a 10 ml de cada vez), centrifugando e renovando o líquido sobrenadante. A lavagem dos glóbulos constitui cuidado de grande importância, pois, se as globulinas do soro em exame não forem completamente removidas, haverá neutralização ou redução da atividade do soro antiglobulina humana, falseando os resultados.
7. Depois da última lavagem, decantar o líquido sobrenadante e ressuspender o sedimento globular com solução fisiológica, até obter-se a suspensão a 5%, com o volume original de 0,1 ml.
8. Adicionar, em cada tubo, 0,1 ml do soro antiglobulina humana.
9. Agitar levemente e colocá-los, de novo, em banho-maria a 37°C, durante 30 minutos.
10. Centrifugar os tubos a 1.000 r.p.m., durante dois minutos, e fazer a leitura dos resultados, observando a presença ou ausência de aglutinação da maneira habitual, macroscopicamente, no próprio tubo, ou microscopicamente, transferindo-se uma gota do sedimento globular para uma lâmina. É necessário cuidado especial no transporte do sedimento, pois, quando é ligeiro o grau de sensibilização dos glóbulos, os grupos de aglutinação podem se desagregar com facilidade.

Pode-se, igualmente, executar a fase aglutinante da prova em placa ou lâmina escavada, de porcelana ou de vidro, conforme preconizam alguns pesquisadores (entre os quais Lacaz), a fim de se evitarem as reações falso-positivas que podem ocorrer após a centrifugação dos tubos. Para isso, misturar, em placa escavada de porcelana, uma gota de uma das suspensões dos globulados lavados na etapa 6, com uma gota do soro antiglobulina humana. Ler os resultados após 15 a 30 minutos, à temperatura ambiente ou a 37°C. Nesta temperatura, colocar a placa em câmara úmida.

INTERPRETAÇÃO

Em caso de resultado positivo, isto é, quando existem anticorpos **anti-Rh_0 (anti-D)**, bloqueadores no soro desconhecido, observa-se o seguinte:

a) Tubos de prova: aglutinação intensa (++++).
b) Tubo-testemunho: ausência de aglutinação.

Em caso de resultado negativo, observa-se o seguinte:

a) Tubo de prova: ausência de aglutinação.
b) Tubo-testemunho: ausência de aglutinação.

Prova de Coombs Indireta Quantitativa

A **PC** indireta pode ser executada quantitativamente, determinando-se o título dos anticorpos **anti-Rh** bloqueadores ou incompletos presentes no soro. Esta modificação foi proposta por Hill e Haberman, que a denominaram prova reveladora.

Consiste em preparar diluições crescentes do soro, com solução fisiológica, conforme o método de titulação dos anticorpos **anti-Rh** aglutinantes, descrito adiante. Juntar, depois, em cada tubo, 0,1 ml da suspensão globular a 5%, previamente lavada, para a fase de sensibilização ou primeira fase. Passar, em seguida, à execução da segunda fase ou de aglutinação. O título dos anticorpos **anti-Rh** bloqueadores corresponderá à recíproca da mais alta diluição do soro capaz de dar a prova positiva.

A **PC** indireta quantitativa é particularmente indicada na titulação dos anticorpos criptaglutinóides, que só se revelam por essa prova e pela dos glóbulos tripsinizados. É rara a presença desses anticorpos. Quanto aos anticorpos bloqueadores, esta prova os revela em títulos superiores aos obtidos pelas provas em meio albuminoso.

Identificação do Fator D_u pela Prova de Coombs Indireta

Conforme já mencionado, pode-se empregar a **PC** indireta na identificação dos novos alelomorfos **Rh-Hr**, sobretudo o fator $\mathbf{D_u}$.

Faz-se a identificação do fator $\mathbf{D_u}$, principalmente em amostras de sangue consideradas **Rh-negativo (cde)**, a fim de selecionar doadores **Rh-negativo**, de genótipo **rr (cde/cde)**, $\mathbf{D_u}$**-negativo**.

Consiste a primeira fase da prova em sensibilizar os glóbulos suspeitos de conter o fator $\mathbf{D_u}$ com soro contendo anticorpos **anti-D + anti-D_u**, em banho-maria a 37°C, durante uma hora. Depois de lavados três vezes com solução fisiológica, executa-se a segunda fase da prova, adicionando-lhes o soro antiglobulina humana. Se tais glóbulos contiverem o fator $\mathbf{D_u}$, ocorrerá a sua aglutinação.

Material e Soluções Necessários

1. Tubos de Kahn, em suporte.
2. Pipetas.
3. Banho-maria ou estufa a 37°C.
4. Centrifugador.
5. Solução fisiológica (NaCl 0,85%).
6. Glóbulos suspeitos de conter o fator $\mathbf{D_u}$, em suspensão, a 5%, em solução fisiológica, previamente lavados, três vezes, nessa solução.
7. Soro **anti-Rh** bloqueador contendo anticorpos **anti-D + anti-D_u**, isento de anticorpos **anti-rh′ (anti-C)** e **anti-rh″ (anti-E)**.
8. Soro antiglobulina humana.

Técnica

1. Colocar, em tubo de Kahn, 0,1 ml dos glóbulos suspeitos de conter o fator $\mathbf{D_u}$ em suspensão a 5%, em solução fisiológica, previamente lavados.
2. Adicionar 0,2 ml do soro **anti-D + anti-D_u**.
3. Agitar o tubo levemente; colocá-lo em banho-maria a 37°C, durante uma hora.
4. Em seguida, centrifugar o tubo e lavar o sedimento globular três vezes, com solução fisiológica (ver técnica da prova indireta).
5. Adicionar 0,1 ml do soro antiglobulina humana.
6. Agitar levemente e colocá-lo, de novo, em banho-maria a 37°C, durante 30 minutos.
7. Centrifugar a 1.000 r.p.m., durante dois minutos, e proceder à leitura do resultado da maneira usual (ver pormenores na técnica da prova indireta).

INTERPRETAÇÃO

Se houver aglutinação dos glóbulos, a prova é positiva, indicando que tais glóbulos contêm o fator $\mathbf{D_u}$, sensibilizado pelo soro **anti-D + anti-D_u**. Se não ocorrer aglutinação, a prova é negativa, demonstrando a ausência do fator $\mathbf{D_u}$.

Prova de Coombs (PC) Indireta, com Tripsinização Prévia dos Glóbulos

Constitui importante modificação da **PC** indireta, proposta por Unger, em 1951, com o fim de revelar os anticorpos bloqueadores de título baixo.

Consiste em tripsinizar glóbulos do grupo **O**, de acordo com a técnica da prova dos glóbulos tripsinizados, descrita adiante. Colocá-los em contato com o soro suspeito de conter anticorpos bloqueadores, diluído em solução fisiológica. Os glóbulos, aglutinados ou não, são, depois, lavados três vezes com solução fisiológica e, em seguida, postos em contato com soro de Coombs potente, conforme a técnica da prova, já descrita.

Esta prova, embora apresente o inconveniente de sua alta sensibilidade, é de grande valia na prática, permitindo revelar anticorpos de título muito baixo.

Prova de Coombs (PC) Direta

Consiste, executada em uma só fase, em demonstrar a presença de glóbulos revestidos ou sensibilizados, *in vivo*, pelas globulinas humanas, sob a forma de anticorpos **anti-Rh** bloqueadores (ou de anticorpos ligados a certos tipos de **anemia hemolítica**).

Constitui modificação da prova indireta, já descrita. Na prova indireta, é necessário sensibilizar os glóbulos, *in vitro*, com o soro suspeito de conter anticorpos bloqueadores. Na prova direta, os glóbulos já foram sensibilizados *in vivo*, de modo que, com a adição do soro antiglobulina humana, eles serão aglutinados.

Esta prova tem sua principal aplicação no diagnóstico da **DHPN** ou eritroblastose fetal.

Se os glóbulos, colhidos do sangue do cordão umbilical de recém-nascido, de mãe isoimunizada, estiverem revestidos ou sensibilizados por anticorpos **anti-RH** bloqueadores, difundidos do plasma materno através da placenta, a **PC** direta revela-se positiva. Permite firmar, com segurança quase absoluta, o diagnóstico da **DHPN**.

É necessário notar que a prova, quando positiva, indica apenas a presença de anticorpos globulínicos adsorvidos na superfície dos glóbulos. Não é específica para os anticorpos **anti-Rh** bloqueadores, podendo revelar outros anticorpos fixados aos glóbulos, especialmente nas anemias hemolíticas adquiridas, cujos glóbulos se aglutinam com o soro antiglobulina humana. A prova se presta, segundo Boorman, Dodd e Loutit (1946), para diferenciar, entre as **anemias hemolíticas**, a forma adquirida da hereditária.

Material e Soluções Necessários

1. Tubos de Kahn, em suporte.
2. Pipetas.
3. Centrifugador.
4. Solução fisiológica (NaCl 0,85%).
5. Glóbulos do indivíduo cuja sensibilização se vai investigar. Obtê-los do sangue colhido por punção digital, venosa ou, de preferência, do cordão umbilical, em se tratando de recém-nascidos. Empregá-los em suspensão a 5%, em solução fisiológica (duas a três gotas de sangue para 1 ml de solução fisiológica), previamente lavados três vezes com abundante quantidade dessa solução (8 a 10 ml de cada vez), centrifugando e renovando o líquido sobrenadante. Esta lavagem tem muita importância, pois é necessário remover todo o resto das globulinas livres, só deixando as fixadas aos glóbulos.
6. Soro antiglobulina humana.
7. Glóbulos-testemunhos.

Usar glóbulos humanos normais, não sensibilizados, em suspensão a 5% e previamente lavados, como os glóbulos desconhecidos.

Técnica

1. Colocar, em tubo de Kahn, 0,1 ml dos glóbulos desconhecidos, em suspensão a 5%, em solução fisiológica, previamente lavados.
2. Adicionar 0,1 ml do soro antiglobulina humana.
3. Centrifugar o tubo a 1.000 r.p.m., durante dois minutos, e proceder à leitura do resultado, observando a presença ou ausência de aglutinação, da maneira habitual.
4. Em caso de resultado negativo, colocar o tubo em banho-maria a 37°C, durante 30 minutos; centrifugar e ler de novo o resultado.
5. Utilizar dois tubos como testemunhos da prova: um contendo solução fisiológica, em lugar do soro antiglobulina humana; o outro, glóbulos humanos normais, não sensibilizados, previamente lavados e em suspensão a 5%, em solução fisiológica, em lugar dos glóbulos desconhecidos.

Executa-se a prova, também, em placa ou lâmina escavada, de porcelana ou de vidro, misturando-se uma gota da suspensão a 5% dos glóbulos desconhecidos, previamente lavados, com uma gota do soro antiglobulina humana. Fazer a leitura do resultado após 15 a 30 minutos, à temperatura ambiente ou a 37°C.

INTERPRETAÇÃO

Se ocorrer a aglutinação dos glóbulos desconhecidos, a prova é positiva. Indica que tais glóbulos foram sensibilizados, *in vivo*, por anticorpos globulínicos. Se o sangue foi colhido do cordão umbilical, pode-se afirmar, com segurança, que tais glóbulos foram sensibilizados por anticorpos **anti-Rh** bloqueadores, provavelmente da especificidade **anti-Rh$_0$ (anti-D)**, permitindo o diagnóstico da **DHPN**.

Os tubos-testemunhos não devem apresentar aglutinação.

Prova de Coombs (PC) Direta Quantitativa

Em 1953, Wiener e Gordon, baseados em raciocínio lógico, propuseram a presente **PC** direta quantitativa.

Ao sensibilizarem glóbulos com anticorpos correspondentes aos antígenos neles contidos, observaram que a quantidade de anticorpos capaz de fixar-se aos glóbulos é constante para cada sistema sanguíneo, dependendo do número de receptores existentes na superfície dos glóbulos.

Quando os receptores dos glóbulos são saturados, o excesso dos anticorpos fica livre no sobrenadante. Assim, se o soro empregado para a saturação dos receptores globulares contiver anticorpos, quer em quantidade estritamente necessária, quer em excesso, o título de diluição do soro antiglobulínico será constante e elevado. Se, ao contrário, o soro contiver anticorpos de título baixo, parte dos receptores globulares não será saturada, e o título de diluição do soro antiglobulínico será variável e menor. Soro bloqueador **anti-Rh (anti-D)**, de título 16, é capaz de saturar todos os receptores dos **glóbulos Rh$_0$ (D)**, dando o título máximo na diluição do soro antiglobulínico.

Consiste a prova em preparar diluições crescentes do soro antiglobulínico, de acordo com o método de titulação dos anticorpos aglutinantes; adicionar os glóbulos revestidos ou sensibilizados por anticorpos bloqueadores ou incompletos, e observar até em que diluição é capaz de aglutiná-los. Este título é comparado com o obtido com o mesmo soro antiglobulínico, atuando agora sobre glóbulos sensibilizados ao máximo com um soro bloqueador **anti-Rh$_0$ (anti-D)**. Dividindo-se o primeiro título pelo título dos glóbulos sensibilizados ao máximo e multiplicando-se o resultado por 100, obtém-se a percentagem dos receptores globulares saturados pelos anticorpos bloqueadores ou incompletos.

Exemplo:

Título obtido com glóbulos sensibilizados de recém-nascido eritroblastótico: 16.

Título obtido com glóbulos sensibilizados ao máximo por soro bloqueador **anti-Rh$_0$ (anti-D)**: 64.

$$16 \div 64 = 0{,}25 \times 100 = 25\%.$$

Esta percentagem corresponde aos receptores globulares ocupados por anticorpos bloqueadores.

Com esta prova, os referidos autores calculam a riqueza relativa de receptores para cada sistema. Emitem a hipótese de afinidade de que têm os imunoanticorpos para os receptores globulares dos sistemas **A-B-O**, **M-N**, **Rh-Hr** e outros, verificando que o tempo de sobrevida dos anticorpos fixos é, aproximadamente, o mesmo dos anticorpos livres, isto é, cerca de 30 dias.

A **PC** direta quantitativamente é empregada no estudo da sensibilização dos glóbulos, especialmente na **DHPN** e nas anemias hemolíticas adquiridas; constitui novo critério para a apreciação da gravidade dessas doenças.

Prova dos Glóbulos Tripsinizados

A prova dos glóbulos tripsinizados, ou prova de Morton e Pickles, foi introduzida, em 1947, por esses pesquisadores, com a finalidade de demonstrar a presença de anticorpos **anti-Rh** bloqueadores ou incompletos, tanto no soro dos indivíduos imunizados, como nos glóbulos já sensibilizados, *in vivo*, por esses anticorpos.

Baseia-se no fato de que os glóbulos **Rh (D)-positivo**, tratados por uma enzima, a tripsina, em solução a 1%, e depois lavados com solução fisiológica, tornam-se diretamente aglutináveis em meio salino, pelos anticorpos **anti-**$\mathbf{Rh_0}$ **(anti-D)** bloqueadores.

São duas as técnicas:

1. Tratando os glóbulos, primeiramente, pela tripsina e submetendo-os, depois de lavados, à ação do soro desconhecido suspeito de conter anticorpos **anti-Rh** bloqueadores.
2. Tratando os glóbulos, previamente, pelo soro desconhecido suspeito de conter anticorpos **anti-Rh** bloqueadores, expondo-os, depois de lavados, à ação da tripsina.

A primeira é a modalidade técnica aprovada.

A segunda pode ser praticada, mas tem falhado.

A prova dos glóbulos tripsinizados é de técnica simples, rápida e pouco dispendiosa e, além dessas vantagens práticas que a recomendam, não apresenta o **fenômeno de zona**. Por outro lado, entretanto, possui grandes desvantagens que a desaprovam, como as reações inespecíficas, provocadas freqüentemente pela tripsinização excessiva dos glóbulos. Esta causa de erro pode, às vezes, ser eliminada, determinando-se previamente, para cada partida de tripsina, a concentração e o tempo ótimos que produzem reações sensíveis, sem resultados falso-positivos.

A prova dos glóbulos tripsinizados tem praticamente as mesmas aplicações da indireta de Coombs e, como esta, não é específica para os anticorpos **anti-Rh**. Pode revelar a presença de anticorpos incompletos, decorrentes de imunizações provocadas tanto pelos aglutinogênios dos sistemas sanguíneos, como por outros antígenos, como se observa nas anemias hemolíticas adquiridas e em outras afecções.

É executada freqüentemente para a pesquisa, no soro, dos anticorpos bloqueadores de especificidade **anti-**$\mathbf{Rh_0}$ **(anti-D)**, os mais comuns e, por isso, os mais importantes. Pode igualmente ser utilizada na pesquisa dos anticorpos incompletos das demais variedades **anti-Rh**, mais raras, mediante o emprego de glóbulos conhecidos de outros genótipos **Rh-Hr**, correspondendo a especificidade aos aglutinogênios contidos nos glóbulos que forem aglutinados. É particularmente indicada na pesquisa dos anticorpos criptaglutinóides, que não se revelam pelas provas efetuadas em meio albuminoso.

Esta prova é executada qualitativa e quantitativamente.

Prova Qualitativa

Material e Soluções Necessários

1. Tubos de Kahn, em suporte.
2. Pipetas.
3. Centrifugador.
4. Banho-maria a 37°C.
5. Solução fisiológica (NaCl 0,85%).
6. Solução salina tamponada (SST), de pH 7,3. Prepará-la juntando-se 10 ml de solução tampão de fosfato de Sörensen, de pH 7,3, a 90 ml da solução fisiológica. Para preparar a solução tampão de fosfato de Sörensen, de pH 7,3, juntar 80 ml de solução de fosfato primário de potássio, anidro, (KH_2PO_4) a 0,9078 g% a 20 ml de solução de fosfato secundário de sódio, anidro, (Na_2HPO_4) a 0,9473 g% ou, se cristalizado, ($Na_2HPO_4 \cdot 2H_2O$) a 1,1876 g%.
7. Glóbulos do grupo O, de genótipo **Rh-Hr** conhecido. Empregar glóbulos conhecidos do grupo **O**, **Rh (D)-positivo**, de preferência de genótipo $\mathbf{R_1R_2}$ **(CDe/cDE)** ou de genótipo $\mathbf{R_1r}$ **(CDe/cde)** ou $\mathbf{R_2r}$ **(cDE/cde)**. Colher e lavar tais glóbulos três vezes, com solução fisiológica. Empregá-los em suspensão a 5%, em solução fisiológica ou, de preferência, na solução salina tamponada (20 gotas do sangue para 10 ml da solução salina tamponada).
8. Solução de tripsina a 1%. Empregar, de preferência, a tripsina crua Difco (1:250). Pesar 1 g, exatamente, e dissolver em 100 ml de solução fisiológica. Usar o líquido claro sobrenadante. Esta solução mantém-se ativa, durante meses, quando conservada no refrigerador.
9. Soro suspeito de conter anticorpos **anti-**$\mathbf{Rh_0}$ **(anti-D)** bloqueadores. Obtê-lo do sangue colhido por punção venosa, do modo usual. Inativá-lo em banho-maria a 56°C, durante 30 minutos.
10. Soro humano testemunho. Empregar qualquer soro humano seguramente isento de anticorpos **anti-Rh**. Inativá-lo em banho-maria a 56°C, durante 30 minutos.

Técnica

1. Em tubo de centrifugação, colocar uma parte de solução de tripsina a 1% e juntar nove partes da suspensão a 5% de um dos glóbulos do grupo O anteriormente mencionados.
2. Agitar o tubo levemente; colocá-lo em banho-maria a 37°C, durante 10 a 15 minutos. Incubação mais prolongada provoca, com alguns soros, pan-aglutinação dos glóbulos.
3. Transcorrido esse tempo, centrifugar, decantar o líquido sobrenadante e lavar o sedimento globular três vezes com solução fisiológica; depois da última lavagem, ressuspender o sedimento com solução fisiológica, para se obter a suspensão original a 5%.
4. Dispor dois tubos de Kahn em suporte e rotulá-los: tubo de prova e tubo-testemunho.
5. Colocar, em cada um, 0,1 ml da suspensão globular tripsinizada.
6. Adicionar, ao tubo de prova, 0,2 ml do soro desconhecido previamente inativado.
7. Juntar, ao tubo-testemunho, 0,2 ml do soro-testemunho, previamente inativado.
8. Deixar os tubos à temperatura ambiente, durante três a cinco minutos, e centrifugá-los a 1.000 r.p.m., durante dois minutos.
9. Preceder à leitura dos resultados, observando a presença ou a ausência de aglutinação.

INTERPRETAÇÃO

Em caso de resultado positivo, isto é, quando existem anticorpos **anti-**$\mathbf{Rh_0}$ **(anti-D)** bloqueadores no soro desconhecido, observa-se o seguinte resultado:

a) Tubo de prova: aglutinação intensa (++++).
b) Tubo-testemunho: ausência de aglutinação.

Em caso de resultado negativo, isto é, quando não existem anticorpos **anti-**$\mathbf{Rh_0}$ **(anti-D)**, bloqueadores ou incompletos no soro desconhecido, observa-se o seguinte resultado:

a) Tubo de prova: ausência de aglutinação.

b) Tubo-testemunho: ausência de aglutinação.

O tubo-testemunho não deve apresentar aglutinação; se apresentar, indica reação inespecífica, produzida, provavelmente, por crioaglutininas.

Prova Quantitativa

A prova dos glóbulos tripsinizados pode ser executada quantitativamente, determinando-se o título dos anticorpos bloqueadores.

Para isso, preparar diluições progressivas do soro com solução fisiológica, de acordo com o método de titulação dos anticorpos **anti-Rh** aglutinantes, descrito adiante. Juntar, depois, em cada tubo, 0,1 ml da suspensão globular a 5%, tripsinizada. Em seguida, centrifugar os tubos e fazer a leitura dos resultados. O título dos anticorpos incompletos corresponderá ao inverso da mais alta diluição do soro capaz de produzir aglutinação nítida. O título de tais anticorpos, por esse método, é maior do que o da titulação em meio albuminoso, bem como pela prova de Coombs indireta quantitativa.

Esta prova é indicada especialmente na titulação dos anticorpos criptaglutinóides, que só se revelam por ela e pela prova indireta de Coombs.

IDENTIFICAÇÃO DA ESPECIFICIDADE DOS ANTICORPOS ANTI-Rh

Os anticorpos **anti-Rh** encontrados na prática, no soro dos diferentes indivíduos, imunizados por transfusões ou gestações, podem variar de especificidade. A maioria deles é de especificidade **anti-Rh$_0$ (anti-D)**; muitos são **anti-Rh$_1$ (anti-CD)**; alguns são **anti-rH$_2$ (anti-DE)**. Raramente são **anti-rh′ (anti-C)**, **anti-rh″ (anti-E)** ou **anti-hr′ (anti-c)**. Os demais, embora possam, teoricamente, ser produzidos por transfusões ou gestações múltiplas, raramente são encontrados.

Tais anticorpos podem ser do tipo aglutinante ou bloqueador, conforme o seu modo de ação.

São dois os principais objetivos da identificação da especificidade dos anticorpos **anti-Rh**:

1. Prevenir ou evitar os acidentes decorrentes de sua presença, em especial nas mulheres e nos receptores **Rh (D)-negativo**, de genótipo **rr (cde/cde)**, **r′r (Cde/cde)** e **r″r (cdE/cde)**. Se tais indivíduos estiverem imunizados ao aglutinogênio **Rh$_0$ (D)**, ficarão sujeitos a grave choque hemolítico, se lhes for transfundido sangue **Rh (D)-positivo** ou, em se tratando de mulher, também à **DHPN**, nos filhos que gerar.
2. Obter os soros contendo anticorpos de especificidade conhecida na pesquisa dos aglutinogênios **Rh-Hr** globulares.

A pesquisa dos anticorpos **anti-Rh** no soro, efetuada pelos métodos precedentes, em meio salino e em meio albuminoso, empregando glóbulos do grupo **O**, de genótipo **Rh-Hr** conhecido, pode sugerir sua especificidade.

Consiste essa investigação em colocar o soro, no qual já se demonstrou a presença de anticorpos **anti-Rh**, em contato com suspensões de glóbulos conhecidos do grupo **O**, dos seguintes genótipos **Rh-Hr**; **r$_1$R$_1$ (CDe/CDe)**, **R$_2$r (cDE/cde)**, **rr (cde/cde)**, **R$_0$r (cDe/cde)**, **r′r (Cde/cde)**, **r″r (cdE/cde)** e **R$_2$R$_2$ (cDE/cDE)**. Empregam-se para esse fim os mesmos métodos efetuados em meio salino e em meio albuminoso, já descritos. A especificidade dos anticorpos presentes será deduzida dos aglutinogênios contidos nos glóbulos que forem aglutinados. O tipo dos anticorpos dependerá do meio em que agirem: se em meio salino e albuminoso ao mesmo tempo, serão aglutinantes; se somente em meio albuminoso, serão bloqueadores.

Figuram, no Quadro 22.29, as reações dos soros em face de um painel de glóbulos do grupo **O**, de genótipo **Rh-Hr**, conhecido, que permite estabelecer a especificidade dos anticorpos **anti-Rh**.

Se não se dispuser dos glóbulos anteriormente referidos, podem-se empregar os seguintes do grupo **O**, de genótipo **Rh-Hr** conhecido: **R$_1$r (CDe/cde)**, **R$_2$r (cDE/cde)**, **r′r (Cde/cde)**, **r″r (cdE/cde)** e **rr (cde/cde)**, os quais, em face do soro, permitem, igualmente, identificar os anticorpos **anti-Rh** presentes, conforme mostra o Quadro 22.30.

Podem, ainda, ser empregados, com vantagens, glóbulos que contenham, isoladamente, os aglutinogênios **Rh$_0$ (D)**, **rh′ (C)** e **rh″ (E)**, correspondendo a especificidade dos anticorpos presentes diretamente aos glóbulos que forem aglutinados. Caso não se disponha dos glóbulos **rh′ (C)** e **rh″ (E)**, raramente encontrados, podem-se obtê-los artificialmente, aplicando o fenômeno do bloqueio dos glóbulos **Rh$_1$ (CDe)** e **Rh$_2$ (cDE)**. Para isso, basta tratar tais glóbulos com soro bloqueador potente, de especificidade **anti-Rh$_0$ (anti-D)**, o qual anula o aglutinogênio **Rh$_0$ (D)** nos ditos glóbulos, transformando-os em **rh′ (C)** e **rh″ (E)**. É necessário assegurar com certeza, mediante provas, que o bloqueio do aglutinogênio **Rh$_0$ (D)** tenha sido completo e que tais glóbulos conservem a capacidade de aglutinar-se com os respectivos anticorpos aglutinantes **anti-rh′ (anti-C)** e **anti-rh″ (anti-E)**.

Quadro 22.29

Genótipo dos Glóbulos							
R$_1$R$_1$ (CDe/CDe)	**R$_2$r (cDE/cde)**	**rr (cde/cde)**	**R$_0$r (cDe/cde)**	**r′r (Cde/cde)**	**r″r (cdE/cde)**	**R$_2$R$_2$ (cDE/cDE)**	**Especificidade dos Anticorpos Anti-Rh**
+	+	−	+	−	−	+	Anti-Rh$_0$ (anti-D)
+	+	−	+	+	−	+	Anti-Rh$_0$ (anti-D) + anti-rh′ (anti-C)
+	+	−	+	−	+	+	Anti-Rh$_0$ (anti-D) + anti-rh″ (anti-E)
+	+	−	+	+	+	+	Anti-Rh$_0$ (anti-D) + anti-rh′ (anti-C) + anti-rh″ (anti-E)
+	−	−	−	+	−	−	Anti-rh′ (anti-C)
−	+	−	−	−	+	+	Anti-rh″ (anti-E)
−	+	+	+	+	+	+	Anti-hr′ (anti-c)
+	+	+	+	+	+	−	Anti-hr″ (anti-e)

Quadro 22.30

Genótipo dos Glóbulos					
R_1r (CDe/cde)	R_2r (cDE/cde)	r′r (Cde/cde)	r″r (cdE/cde)	r′r (cde/cde)	**Especificidade dos Anticorpos Anti-Rh**
+	+	–	–	–	Anti-Rh_0 (anti-D), de 85%
+	–	+	–	–	Anti-rh′ (anti-C), de 70%
–	+	–	+	–	Anti-rh″ (anti-E), de 30%
+	+	+	–	–	Anti-Rh_1 (anti-CD), de 87%
+	+	–	+	–	Anti-Rh_2 (anti-DE), de 85,5%
+	+	+	+	–	Anti-Rh_1Rh_2 (anti-CDE), de 87,5%
+	+	+	+	+	Anti-hr′ (anti-c), de 80%, anti-hr″ (anti-e), de 97% ou anti-hr_0 (anti-d), de 63%

Caso não se disponha de alguns dos glóbulos da série citada, para a identificação de certos anticorpos, recomenda-se separar o soro e conservá-lo em estado congelado, até que se consigam os glóbulos, ou, então, enviá-lo a laboratórios especializados para que os anticorpos sejam devidamente identificados.

Na prática hospitalar, via de regra, não é necessário determinar a especificidade absoluta dos anticorpos **anti-Rh** presentes no soro da maioria dos indivíduos imunizados aos aglutinogênios **Rh-Hr**, como não é obrigatória a determinação exata dos genótipos **Rh-Hr** globulares. O imprescindível é que se esteja absolutamente certo de que os glóbulos utilizados para demonstrar a imunização **Rh-Hr** contenham o aglutinogênio **Rh_0 (D)**. Isto não constitui problema, pois cerca de 85% de todos os sangues da raça branca contêm este fator. Assim, se não se dispuser dos glóbulos apropriados para a identificação dos anticorpos **anti-Rh_0 (anti-D)**, pode-se investigar o soro com glóbulos do grupo **O** de algumas dezenas de indivíduos da raça branca. Se o soro aglutinar aproximadamente 85% deles, indicará a presença de anticorpos **anti-Rh_0 (anti-D)**.

Titulação dos Anticorpos Anti-Rh

As provas efetuadas precedentemente, para os anticorpos **anti-Rh**, são qualitativas; só demonstram a sua presença e especificidade.

Utilizando os mesmos princípios entre os glóbulos (contendo antígenos) e o soro (contendo anticorpos), podem-se executar provas quantitativas ou titulações, as quais permitem determinar a quantidade ou o título dos anticorpos presentes no soro.

A titulação consiste em preparar uma série de diluições crescentes do soro, no qual já se tenha demonstrado a presença de anticorpos, com diluentes salinos ou albuminosos, conforme o tipo dos anticorpos presentes, aglutinantes ou bloqueadores, e incubar cada diluição dos glóbulos do grupo **O**, contendo o aglutinogênio correspondente aos anticorpos cujo título se determina. A maior diluição que apresentar aglutinação nítida indicará o título dos anticorpos, o qual se expressa pela recíproca do referido valor. Assim, se a maior diluição do soro capaz de produzir aglutinação nítida for a 1:32, o título será 32.

As provas quantitativas exigem técnica mais rigorosa do que as qualitativas, a fim de que se determine, corretamente, o título dos anticorpos, em especial os bloqueadores.

Cumpre assinalar que, na titulação de alguns soros contendo tais anticorpos, pode-se observar um fenômeno paradoxal, denominado **fenômeno de zona**: consiste na ausência de aglutinação nas diluições mais baixas do soro, onde é maior a sua concentração, e, ao contrário, aglutinação intensa nas altas diluições, onde a sua concentração é menor. Assim, a titulação de soro diluído em série até a 1:512 pode apresentar uma zona negativa, ou ausência de aglutinação, nas diluições a 1:1, 1:2 e 1:4, e apresentar aglutinações nas diluições seguintes, a 1:8, 1:16 etc., até a 1:512 ou mais. Este fenômeno ocorre, principalmente, na titulação dos anticorpos de título elevado, realizada em tubos. É interessante observar que, quando executada em lâminas, tal fenômeno não ocorre. Segundo alguns autores, o fenômeno é mais freqüente nas titulações em meio salino, quando o soro contém anticorpos aglutinantes e bloqueadores ao mesmo tempo. Raramente se apresenta nas titulações em meio albuminoso. Entre as teorias invocadas para explicar seu mecanismo, a mais aceita baseia-se nas proporções ótimas necessárias entre os antígenos e os anticorpos para se processar a aglutinação. Soro que contenha quantidade excessiva de anticorpos não atua sobre número reduzido de aglutinogênios globulares. Este fato permite explicar a ausência do **fenômeno de zona** nas provas em lâminas em que se utilizam grandes quantidades de aglutinogênios (suspensões globulares concentradas).

Segundo Hattersley e Fawcett, a centrifugação imediata dos tubos, logo após a mistura de soro aos glóbulos e a realização das provas à temperatura ambiente, elimina as reações falso-negativas, atribuídas ao **fenômeno de zona**.

São três as principais aplicações práticas de titulação dos anticorpos **anti-Rh** contidos no soro sanguíneo:

1. Selecionar soros contendo anticorpos de título satisfatório para emprego na prática, na investigação dos aglutinogênios **Rh-Hr** globulares. Segundo o *National Institutes of Health* (EUA), o título dos anticorpos **anti-Rh** para esse fim não deve ser inferior a 32. Entretanto, soros com anticorpos de título 8 já têm valor prático, especialmente quando do tipo bloqueador.
2. Acompanhar a evolução da imunização transfusional, permitindo avaliar o seu grau. A titulação dos anticorpos **anti-Rh**, no soro dos indivíduos imunizados por transfusões, fornece dados que permitem evitar perigo potencial no futuro, tanto para si mesmo como para a sua descendência, em se tratando de mulher. Se o título de tais anticorpos estiver elevado, o indivíduo correrá risco de sofrer choque hemolítico, no futuro, quando lhe for transfundido sangue que contenha aglutinogênios correspondentes a esses anticorpos. Em mulher, a situação é duplamente desvantajosa, pois, além de correr o risco citado, ao engravidar pela primeira vez irá expor o filho à ação de tais anticorpos, caso sejam de especificidade correspondente aos aglutinogênios **Rh-Hr** fetais.

3. Acompanhar a evolução da imunização obstétrica, quando há incompatibilidade de **Rh-Hr** entre o feto e a mãe. A titulação dos anticorpos **anti-Rh** no soro das gestantes imunizadas proporciona dados diagnósticos e prognósticos de valor. Se elevado o título de tais anticorpos, em especial do tipo bloqueador, indica, com certeza quase absoluta, que o filho será acometido da **DHPN**. Mas as titulações periódicas, efetuadas mensalmente, a partir do terceiro mês de gestação, fornecem dados mais sugestivos e permitem estabelecer a curva do título dos anticorpos. Se a curva revelar aumento crescente, pode-se firmar o diagnóstico da **DHPN** ou eritroblastose fetal.

É importante notar que, conforme assinalaram Wiener e cols., as titulações sorológicas caracterizam-se por certo empirismo em relação às titulações químicas, ocorrendo, por isso, grandes discordâncias nos títulos obtidos, mesmo quando executadas pelos técnicos mais habilitados. Demais, os métodos utilizados nas titulações dos anticorpos, em especial os bloqueadores, variam muito de sensibilidade, fornecendo títulos diferentes para o mesmo soro. Assim, segundo os referidos autores, o título 1, obtido pela prova de bloqueio de Wiener, corresponde ao título 20 a 40, determinado pelo método de Wiener e Hurst, ao título 50, pela prova de Coombs indireta quantitativa, e ao título 100, pela prova quantitativa dos glóbulos tripsinizados.

A titulação dos anticorpos **anti-Rh** compreende a titulação dos anticorpos aglutinantes ou completos, bem como a dos bloqueadores.

Titulação dos Anticorpos Anti-Rh Aglutinantes

A titulação dos anticorpos **anti-Rh** aglutinantes consiste em preparar série de diluições crescentes do soro, com solução fisiológica, e incubar cada diluição com glóbulos conhecidos do grupo **O**, depois de lavados e em suspensão a 2%, em solução fisiológica, de especificidade correspondente aos anticorpos cujo título se determina. A maior diluição que apresentar aglutinação nítida corresponderá ao título dos anticorpos, o qual se expressa pela inversa desse valor. Assim, se a diluição limite for a 1:64, o título será 64.

Material e Soluções Necessários

Empregar o mesmo equipamento utilizado na pesquisa dos anticorpos aglutinantes pelo método de Levine. Usar pipetas volumétricas de 0,1 ml. Empregar glóbulos lavados do grupo **O**, de genótipo **Rh-Hr** conhecido, correspondente aos anticorpos a titular. Caso já se conheça a especificidade de tais anticorpos, empregar os glóbulos que tenham reagido mais intensamente na prova qualitativa. Para os anticorpos **anti-Rh_0 (anti-D)**, **anti-rh′ (anti-C)** e **anti-rh″ (anti-E)**, empregar, de preferência, glóbulos de genótipo **R_1R_2 (CDe/cDE)**, pelo fato de conterem, ao mesmo tempo, os três principais aglutinogênios **Rh-Hr** e serem homozigotos para o aglutinogênio **Rh_0 (D)**, o mais importante na prática. Podem-se, igualmente, empregar glóbulos de genótipos **R_1r (CDe/cde)** e **R_2r (cDE/cde)**, aqueles para os anticorpos **anti-Rh_0 (anti-D)** e **anti-rh′ (anti-C)**, e estes para os anticorpos **anti-Rh_0 (anti-D)** e **anti-rh″ (anti-E)**. Utilizar, também, glóbulos de genótipo **r′r (Cde/cde)** e **r″r (cdE/cde)**, quando se quiser verificar se os anticorpos presentes **anti-rh′ (anti-C)** e **anti-rh″ (anti-E)** são puros ou associados ao **anti-Rh_0 (anti-D)**. Para os anticorpos **anti-Hr**, especialmente para o **anti-hr′ (anti-c)**, utilizar glóbulos **Rh-negativo**, de genótipo **rr (cde/cde)**.

Na prática, os anticorpos mais comuns são de especificidade **anti-Rh_0 (anti-D)**, puros ou associados ao **anti-rh′ (anti-C)**, formando o soro misto **anti-Rh_1 (anti-CD)**, daí a necessidade de empregar, de preferência, glóbulos que contenham os aglutinogênios **Rh_0 (D)** e **rh′ (C)**.

Técnica

1. Dispor uma série de 10 tubos de Kahn em suporte e numerá-los de 1 a 10.
2. Distribuir 0,1 ml de solução fisiológica em todos, exceto no número 1.
3. Adicionar o soro a titular, inativado: 0,1 ml no tubo número 1 e 0,1 ml no número 2.
4. Empregando pipetas separadas para cada diluição, para evitar o transporte dos anticorpos pelas suas paredes externas *(carrying-over)*, misturar o conteúdo do tubo número 2, por aspirações sucessivas, e transferir 0,1 ml para o tubo número 3. Repetir a operação com o tubo número 3 e transferir 0,1 ml para o número 4, e assim por diante, até o último tubo, do qual, depois de misturado o seu conteúdo, retirar 0,1 ml.
5. As diluições sucessivas do soro assim preparadas corresponderão a 1:1, 1:2, 1:4, 1:8, 1:16, 1:32, 1:64, 1:128, 1:256 e 1:512. Nessa técnica, é costume só considerar a diluição do soro antes de acrescentar a suspensão globular, desprezando-se o volume desta última.
6. Finalmente, juntar, em cada tubo, 0,1 ml da suspensão a 2%, em solução fisiológica dos glóbulos conhecidos do grupo **O**, **Rh**, **(D)-positivo**, de preferência de genótipo **R_1R_2 (CDe/cDE)** previamente lavados três vezes, com solução fisiológica.
7. Agitar os tubos para homogeneizar e centrifugá-los, imediatamente, a 1.000 r.p.m., durante dois minutos, para evitar o **fenômeno de zona**.
8. Colocá-los em banho-maria a 37°C, durante uma hora.
9. Em seguida, centrifugar os tubos a 1.000 r.p.m., durante dois minutos, e proceder à leitura dos resultados, observando a presença ou ausência de aglutinação em cada tubo, depois de cuidadosamente agitado (ver pormenores de leitura na pesquisa dos anticorpos aglutinantes pelo método de Levine).
10. Registrar o grau da aglutinação, de acordo com a sua intensidade, com uma a quatro cruzes:

++++:	Aglutinação total, com sedimentação de grandes grumos globulares; líquido sobrenadante claro.
+++:	Presença de grumos globulares menores e mais numerosos, suspensos no líquido sobrenadante claro.
++:	Presença de grumos globulares pequenos e numerosos, suspensos no líquido sobrenadante turvo.
+:	Presença de pequenos grumos globulares, entremeados de glóbulos sem aglutinação.
±:	Ausência de aglutinação, apresentando-se os glóbulos separados e uniformemente distribuídos.

11. Dispor outras séries semelhantes de tubos e titular o soro em face de glóbulos **Rh-negativo**, de genótipo **rr (cde/cde)** ou de outros genótipos, conforme a especificidade do anticorpo suspeito de conter o soro, e proceder de acordo com a técnica anteriormente descrita.

INTERPRETAÇÃO

O título do anticorpo aglutinante corresponde ao inverso da maior diluição do soro que apresentar aglutinação nítida, facilmente visível a olho nu.

Assim, se a maior diluição de um soro apresentar aglutinação nítida nos glóbulos a 1:64, o seu título será 64, como mostra o Quadro 22.31.

Quadro 22.31

Diluição do soro	1:1	1:2	1:4	1:8	1:16	1:32	1:64	1:128	1:256	1:512
Aglutinação dos glóbulos	++++	++++	++++	++++	+++	++	+	–	–	–

Titulação dos Anticorpos Anti-Rh Bloqueadores

Executa-se a titulação dos anticorpos **anti-Rh** bloqueadores por dois processos: pela prova do bloqueio, de Wiener, e pelas provas em meio albuminoso.

Titulação pela Prova do Bloqueio de Wiener

Baseia-se este processo de titulação nos mesmos princípios da prova do bloqueio, de Wiener, preparando-se, porém, uma série de diluições crescentes do soro a titular, em solução fisiológica, como para a titulação dos anticorpos aglutinantes pelo método de Levine.

O inverso da maior diluição do soro que inibir ou bloquear o efeito do soro **anti-Rh$_0$ (anti-D)** aglutinante ou completo, posteriormente adicionado, representa o título bloqueador do anticorpo.

Esta prova, conforme já assinalado, raramente é empregada na prática, em virtude de sua baixa sensibilidade.

Titulação em Meio Albuminoso

Baseia-se a titulação em meio albuminoso nos mesmos princípios da titulação feita em meio salino, já descrita.

A técnica, executada em tubos, é a mesma, diferindo apenas pela substituição do meio salino por meio albuminoso, exigido para a perfeita atividade aglutinante dos anticorpos bloqueadores ou incompletos.

São três os meios albuminosos empregados: plasma ou soro do grupo **AB**, soro-albumina a 20%, de origem humana, bovina ou eqüina, e plasma ou soro do grupo **AB** fortificados pela adição de soro-albumina a 20% na proporção de quatro partes de plasma ou soro para uma parte de soro-albumina. Dentre os meios albuminosos mencionados, os dois últimos são os mais utilizados, em virtude de favorecerem a perfeita atividade aglutinante dos anticorpos bloqueadores ou incompletos. O plasma ou o soro do grupo **AB**, conforme já assinalado, são pouco empregados, em virtude de não satisfazerem as condições exigidas para se processar a aglutinação pelos anticorpos bloqueadores, condicionando causas de erro, por terem concentração albumínica inferior a 10 g/100 ml e apresentarem grande variabilidade no poder conglutinante.

Convém notar que a titulação em meio albuminoso demonstra, também, o título dos anticorpos aglutinantes, em virtude de tais anticorpos agirem, igualmente, nesse meio.

A titulação em meio albuminoso pode ser executada, também, em lâminas, pelo método de Elliot modificado.

Material e Soluções Necessários

1. Empregar o mesmo utilizado na titulação dos anticorpos aglutinantes (método de Levine).
2. Soro-albumina a 20% ou mistura de quatro partes de plasma ou soro do grupo **AB** com uma parte de soro-albumina a 20%.
3. Pipetas capilares.

Técnica

1. Seguir a técnica da titulação dos anticorpos aglutinantes (método de Levine), até a centrifugação dos tubos (Etapa 7).
2. Remover o líquido sobrenadante, tão completamente quanto possível, com pipeta capilar.
3. Adicionar, em cada tubo, 0,1 ml de soro-albumina a 20% ou da mistura plasma-albumina.
4. Agitar levemente; tampá-los com rolha, para evitar a evaporação, e colocá-los em banho-maria ou estufa a 37°C, durante 60 a 90 minutos.
5. A seguir, centrifugar os tubos, de novo, a 1.000 r.p.m., durante dois minutos, e, finalmente, observar a presença ou ausência de aglutinação, na série dos tubos, da maneira habitual. (Ver pormenores de leitura e notação dos resultados na titulação dos anticorpos aglutinantes.)
6. A presença de aglutinação, em qualquer tubo, revela a existência de anticorpos bloqueadores, bem como aglutinantes, no título indicado.

A titulação pode ser executada, igualmente, em duas fases (em meio salino e em meio albuminoso), permitindo titular e diferenciar, ao mesmo tempo, os dois tipos de anticorpos:

1. Executar a titulação dos anticorpos em meio salino (método de Levine). A presença de aglutinação, em qualquer dos tubos, nessa primeira fase, revela a existência de anticorpos aglutinantes ou completos, no título indicado, não se podendo prosseguir a titulação.
2. Caso não haja aglutinação, centrifugar os tubos, remover todo o líquido sobrenadante e passar à segunda fase (em meio albuminoso), segundo a técnica anteriormente descrita. A presença de aglutinação, nessa fase, demonstra a existência de anticorpos bloqueadores no título indicado.

A titulação, em meio albuminoso, faz-se, também, em lâminas, de acordo com o método de Elliot modificado. A titulação em lâminas, embora menos sensível do que a realizada em tubos, oferece a vantagem de ser rápida, em virtude de não exigir incubação. Permite fornecer o título dos anticorpos, tanto dos bloqueadores como dos aglutinantes, dentro de poucos minutos. Demais, este método de titulação não favorece o aparecimento do **fenômeno de zona**. Consiste em colocar, em lâminas numeradas, uma gota de cada diluição do soro a titular, preparada como para a titulação em tubos; juntar duas gotas de glóbulos do grupo **O**, de genótipo **Rh-Hr** correspondente aos anticorpos, em suspensão a 40-50%, em seu próprio soro ou plasma; adicionar uma gota de soro-albumina a 20%. Misturar e fazer a leitura após três a cinco minutos, da maneira usual. Executar a titulação sob lâmpada de arco acesa. (V. pesquisa dos anticorpos bloqueadores pelo método de Elliot modificado.) O título dos anticorpos presentes será dado pela recíproca da maior diluição do soro que apresentar aglutinação nítida.

INTERPRETAÇÃO

O título dos anticorpos presentes corresponde à recíproca da maior diluição do soro que apresentar aglutinação nítida, como na titulação dos anticorpos aglutinantes.

Como assinalado, os anticorpos responsáveis pela aglutinação podem ser do tipo bloqueador, bem como do tipo aglutinante.

Para se estabelecer a diferenciação, na titulação executada em uma só fase, entre os títulos aglutinante e bloqueador, é necessário interpretar a titulação feita em duas fases:

1. Se a titulação em meio salino for negativa e a em meio albuminoso positiva, o anticorpo responsável pela aglutinação será do tipo bloqueador, no título indicado.
2. Se ambas as titulações forem positivas, não se poderá diferenciar qual o tipo do anticorpo responsável pela aglutinação; há duas eventualidades possíveis:

a) Presença só de anticorpos aglutinantes no título indicado.
b) Presença dos dois tipos de anticorpos, aglutinantes ou completos e bloqueadores ou incompletos.

Todavia, como os anticorpos aglutinantes são termolábeis, pode-se fazer a diferenciação do item 2 pela destruição destes anticorpos, mediante o aquecimento prévio do soro, em banho-maria a 60°C, durante uma hora. Assim, só permanecerão no soro os anticorpos bloqueadores nele presentes.

Cumpre assinalar que, quando os dois tipos de anticorpos coexistem no soro, pode ocorrer, na primeira fase de titulação (em meio salino), o bloqueio dos glóbulos pelos anticorpos bloqueadores ou incompletos, impedindo a aglutinação pelos anticorpos aglutinantes ou completos. Esta causa de erro, entretanto, é parcial, pois, ao adicionar-se a soro-albumina, na segunda fase da titulação, ocorrerá a aglutinação.

IMPORTÂNCIA PRÁTICA DO SISTEMA Rh-Hr (CDE/cde)

Além do seu interesse de ordem geral, como novo sistema sanguíneo, o sistema **Rh-Hr (CDE/cde)** é de grande importância, por suas aplicações ligadas à Antropologia, à Genética e, especialmente, ao seguinte domínio de ordem médica:

a) Transfusão de sangue.
b) Ginecologia, Obstetrícia e Pediatria.
c) Medicina Legal.

Dentre tais aplicações, só serão tratadas as três últimas. As aplicações ligadas à Medicina Legal serão descritas juntamente com aquelas dos demais sistemas sanguíneos.

O Sistema Rh-Hr na Prática Transfusional

O sistema **Rh-Hr** do sistema **A-B-O** em relação ao problema das transfusões sanguíneas.

No sistema **A-B-O**, os anticorpos correspondentes, **anti-A** e **anti-B**, existem sempre, juntos ou separados, no soro de todos os indivíduos, exceto nos pertencentes ao grupo **AB** e nos recém-nascidos. Nestes últimos, os anticorpos, se presentes, provêm da mãe, transferidos ao feto através da placenta.

Existindo sempre ou quase sempre, de modo espontâneo e natural, os anticorpos **anti-A** e **anti-B**, será necessário, pois, tomá-los em consideração sempre que se pretenda praticar transfusão de sangue em qualquer indivíduo.

No sistema **Rh-Hr**, ao contrário, os anticorpos **anti-Rh** não existem, normalmente, no soro dos indivíduos, só se formando, por imunização, em duas circunstâncias:

a) Em receptor sensível aos antígenos **Rh-Hr** que haja recebido uma ou várias transfusões de sangue cujos glóbulos contenham o antígeno **Rh-Hr** que o receptor não possua.
b) Em mulher sensível aos antígenos **Rh-Hr** que haja tido uma ou várias gestações de fetos cujo sangue contenha o antígeno **Rh-Hr** que a mãe não possua. Neste caso, a sensibilização se faz através da placenta: o feto difunde na circulação materna, durante a gestação, pequenas quantidades de sangue, responsáveis pelos correspondentes fenômenos de sensibilização e formação de anticorpos **anti-Rh**.

A imunização **Rh-Hr** manifesta-se, sorologicamente, pela formação de anticorpos **anti-Rh** e, clinicamente, pelas reações hemolíticas, pós-transfusionais ou pela **DHPN**.

Assim, produzida a sensibilização por qualquer um dos dois mecanismos, ficará o receptor sujeito a dois riscos de caráter bem distinto. Um deles, imediato e brutal, algumas vezes grave ou fatal, é o **choque hemolítico** provocado por transfusão de sangue **Rh-Hr** incompatível, em um indivíduo imunizado previamente (sensibilização de origem transfusional ou fetal). O outro não surgirá senão mais tarde, às vezes vários anos depois da transfusão; é a isoimunização transfusional, que exporá o indivíduo, em se tratando de mulher, a dois perigos potenciais no futuro: o **choque hemolítico** mencionado e a eritroblastose fetal ou **DHPN**, nos fetos que gerar.

A isoimunização por efeito de transfusão intempestiva é, pois, perigo potencial para o próprio indivíduo e, também, para a sua descendência.

Todo transfusionista deve conhecer tais eventualidades, a fim de preveni-las e evitá-las, mediante investigação cuidadosa e sistemática do sistema **Rh-Hr**, nos doadores e nos receptores.

Reações Pós-transfusionais por Incompatibilidade Rh-Hr

O **choque hemolítico**, provocado pela incompatibilidade **Rh-Hr**, é de características semelhantes, por suas manifestações e gravidade, àquele determinado pela incompatibilidade no sistema **A-B-O**. Sua patogenia é a mesma, produzida pela aglutinação e, posteriormente, por hemólise dos glóbulos do doador pelo soro do receptor contendo anticorpos **anti-Rh**, completos ou incompletos.

A aglutinação acarreta embolias globulares nos capilares, e a hemólise determina a liberação da hemoglobina (hemoglobinemia e hemoglobinúria), a qual se transforma em bilirrubina, ocasionando intensa bilirrubinemia.

O órgão mais acometido pelo **choque hemolítico** é o rim, cujos capilares sao obstruídos pelos glóbulos aglutinados e cujos túbulos o são pela hemoglobina que eliminam e que se precipita em meio ácido. O conjunto produz insuficiência renal aguda, com anúria e uremia.

O **choque hemolítico** pode ser mais ou menos precoce, dependendo do título dos anticorpos presentes no soro do receptor. Manifesta-se logo depois da administração de poucos mililitros de sangue incompatível; nas formas de gravidade média, são necessários 50 a 150 ml de sangue. Inicia-se subitamente, com calafrios, elevação da temperatura, dores retroesternal e lombar, e vasodilatação na face. Se se interrompe a transfusão, cessam estas primeiras manifestações, mas aparecem outros sinais: a icterícia e a hemoglobinúria, seguidas de anúria. A sintomatologia é de glomerulonefrite aguda anúrica, muitas vezes de evolução fatal. Quando se cura, restabelece-se a diurese, mas permanece a albuminúria como seqüela. Nos casos graves, a morte pode sobrevir.

O perigo é, portanto, tríplice: morte imediata, morte retardada por nefrite anúrica ou sobrevivência com nefrite albuminúrica residual.

Felizmente, nem todas as reações hemolíticas apresentam este quadro grave, decorrente de forte imunização. Via de regra, as reações são atenuadas, com dores generalizadas, mal-estar geral, calafrios e febre, ao lado de icterícia e albuminúria passageiras.

A gravidade das reações hemolíticas depende do grau da imunização. As reações mais graves têm sido observadas, com maior freqüência, nas mulheres imunizadas por gestações do que nos indivíduos de qualquer sexo sensibilizados por transfusões múltiplas. Conforme mostra estatística de Diamond, em 32 transfusões praticadas em gestantes imunizadas, o referido autor observou 21 reações moderadas, seis reações graves e cinco mortais; em 26 doentes imunizados por transfusões repetidas, encontrou cinco reações benignas, 14 moderadas e sete reações graves, mas nenhuma mortal. Atribui-se tal fato à relativa escassez das transfusões sanguíneas, e não porque a gestação proporcione maior estímulo imunizante.

A formação dos anticorpos **anti-Rh**, como resultado de transfusões repetidas, processa-se, em geral, lentamente, e as primeiras reações são brandas, passando, às vezes, despercebidas. Entretanto, tal formação pode ocorrer, às vezes, com muita rapidez, a ponto de permitir aos anticorpos agirem sobre os próprios glóbulos que estimularam a sua produção. Todos os glóbulos do doador podem ser destruídos em menos de 60 dias, quando a duração média das hemácias é de cerca de 120 dias.

É difícil indicar a freqüência das reações hemolíticas provocadas pela incompatibilidade **Rh-Hr**, pelo fato de estarem tais reações diminuindo, progressivamente, em virtude da profilaxia adotada com o conhecimento desse sistema sanguíneo. Contudo, Diamond, em um total de 32 reações hemolíticas pós-transfusionais, observou 27 incompatibilidades **Rh-Hr** e apenas cinco referentes ao sistema **A-B-O**.

A mortalidade decorrente de tais reações é a seguinte, de acordo com diversas estatísticas: cinco mortes em 58 reações (Diamond), uma em seis (De Gowin), 10 em 71 (Potter).

Na maioria dos casos observados, o responsável pelos acidentes hemolíticos foi o fator **Rh_0 (D)**. As manifestações hemolíticas ocorrem após a transfusão de sangue **Rh (D)-positivo**, praticada em indivíduos **Rh-negativo (cde)**, imunizados por tal fator, isto é, contendo anticorpos **anti-Rh_0 (anti-D)**. Para evitar tais acidentes, não administrar senão sangue **Rh-negativo (cde)** aos receptores **Rh-negativo (cde)** imunizados.

Todavia, muitos indivíduos apresentam imunizações mistas, sendo freqüente encontrar associação dos anticorpos **anti-Rh_0 (anti-D)** aos **anti-rh′ (anti-C)** ou aos **anti-rh″ (anti-E)**, especialmente aos primeiros. Embora, em tais casos, os anticorpos **anti-rh′ (anti-C)** ou **anti-rh″ (anti-E)** sejam de título inferior aos **anti-Rh_0 (anti-D)**, podem, igualmente, provocar reações.

Para evitar tais reações, não é suficiente comprovar que o sangue do doador não contenha o antígeno **Rh_0 (D)**, mas também o **rh′ (C)** e o **rh″ (E)**. Assim, aos imuno-hematologistas que não dispuserem dos soros puros **anti-rh′ (anti-C)** e **anti-rh″ (anti-E)**, recomenda-se o emprego, para a escolha de doadores, do soro misto **anti-Rh_1Rh_2 (anti-CDE)**, ou dos **anti-Rh_1 (anti-CD)** e **anti-Rh_2 (anti-DE)**, os quais classificam os indivíduos **rh′ (C)** e **rh″ (E)** entre os **Rh (D)-positivo**. Para maior facilidade e comodidade do analista, os soros para tipagem **Rh** são produzidos por laboratórios especializados.*

*N. do A.: Sistema Dade para imunematologia, por exemplo (distribuidor: Labcare do Brasil Ltda., Fone: (11) 577-7955, São Paulo, SP).

Os indivíduos **rh′ (C)** e **rh″ (E)**, desprovidos, portanto, do antígeno **Rh_0 (D)**, podem ser sensibilizados a ele, como se fossem **Rh-negativo (cde)**. Assim, o emprego dos soros indicados anteriormente deve ser **proscrito** para os receptores, os quais, quando só se usa um soro, devem ser investigados com o **anti-Rh_0 (anti-D)** puro.

O caso dos fatores **rh′ (C)** e **rh″ (E)** tem tanta importância que deve ser resumido na seguinte regra: os indivíduos **rh′ (C)** e **rh″ (E)** são **Rh (D)-negativo** e, como tal, devem ser considerados tratando-se de receptores, mas, quando utilizados como doadores, são considerados **Rh (D)-positivo**.

Algumas vezes, os acidentes são provocados em indivíduos **Rh (D)-positivo**, sensibilizados, principalmente, aos antígenos **rh′ (C)** e **hr′ (c)**. Embora rara, tal eventualidade deve ser conhecida, a fim de se evitarem os acidentes.

Imunização Rh-Hr de Origem Transfusional

Teoricamente, todo indivíduo transfundido pode produzir anticorpos **anti-Rh** contra qualquer um dos aglutinogênios do sistema **Rh-Hr** que ele não possua mas que exista nos glóbulos do doador. Praticamente, o único importante é o antígeno **Rh_0 (D)**, visto ser rara a imunização pelos demais. A imunização ocasionada pela transfusão de sangue está, portanto, quase sempre ligada à administração de sangue **Rh (D)-positivo** a receptores **Rh-negativo (cde)**. A sensibilização aos antígenos **rh′ (C)** e **rh″ (E)**, quando se produz, ocorre, em geral, nos indivíduos **Rh-negativo (cde)**, simultaneamente com a imunização ao antígeno **Rh_0 (D)**, originando anticorpos **anti-Rh** mistos: **anti-Rh_1 (anti-CD)** e **anti-Rh_2 (anti-DE)**. A suscetibilidade à imunização parece estar ligada, de certo modo, ao caráter **Rh-negativo (cde)**. Este fato explica a grande raridade dos anticorpos **anti-hr_0 (anti-d)**, já que eles não podem aparecer senão nos indivíduos homozigotos **RR (D/D)**, desprovidos, portanto, do fator **hr_0 (d)**. A imunização dos demais fatores **Hr**, **hr′ (c)** e **hr″ (e)**, pode produzir-se pela transfusão de sangue, mas tais casos são extremamente raros. Alguns autores admitem o perigo da imunização **Hr (cde)** conseqüente à transfusão de sangue **Rh-negativo (cde)** em receptores **Rh (D)-positivo**.

Quando um indivíduo **Rh-negativo (cde)** homem, ou mulher que nunca tenha estado grávida, recebe pela primeira vez transfusão de sangue **Rh (D)-positivo**, não sobrevém acidente algum; os glóbulos comportam-se normalmente, como se fossem compatíveis. Em alguns indivíduos, entretanto, aparecem anticorpos **anti-Rh** cujo título, baixo a princípio, pode aumentar, progressivamente, por transfusões sucessivas. Assim se produz a imunização. Se se repetem as transfusões, os anticorpos tornam-se cada vez mais ativos, destruindo os glóbulos **Rh (D)-positivo** injetados, com rapidez que crescerá à medida que for aumentando o grau da imunização. Assim, as transfusões tornam-se cada vez menos benéficas, pelo fato de sobrevirem acidentes hemolíticos, quando a imunização atinge certo grau.

Tal como acontece na **anafilaxia**, há uma ou várias transfusões sensibilizantes e uma desencadeante. Neste caso, tanto as transfusões sensibilizantes como a desencadeante são responsáveis pelo acidente.

Quando mulher **Rh-negativo (cde)** imunizada por transfusões engravida pela primeira vez, com feto **Rh (d)-positivo**, este sofre, imediatamente, a ação nociva dos anticorpos **anti-Rh**. Em tal caso, a responsabilidade é atribuída às primeiras transfusões de sangue **Rh (D)-positivo**, mesmo quando não apresentaram acidente algum.

Nos primeiros anos que se seguiram à descoberta do sistema **Rh-Hr**, o poder antigênico dos aglutinogênios desse novo sistema, especialmente o fator **Rh_0 (D)**, não foi devidamente avaliado, porquanto se admitia, conforme estabeleceu Wiener, em 1945, que apenas 4% dos indivíduos **Rh-negativo (cde)** teriam capacidade de produzir anticorpos **anti-Rh**, quando submetidos à ação do antígeno **Rh_0 (D)**.

Para explicar a inconstância da imunização **Rh-Hr**, Wiener emitiu, em 1946, a hipótese de predisposição genética: a susceptibilidade à imunização seria determinada por um par de genes alélicos, representado pelos símbolos **K** e **k**. De acordo com os dados estatísticos, cerca de 97% dos indivíduos que possuem o gene **K** pertencem ao genótipo **k/k**, isto é, não seriam sensíveis à imunização. Os heterozigotos **K/k** seriam moderadamente sensíveis, constituindo 2,98% dos indivíduos, ao passo que apenas 0,02% seriam homozigotos, **K/K**, e, portanto, muito sensíveis aos antígenos **Rh-Hr**. Esta teoria, se bem que admissível, não foi comprovada.

Assim se explicavam as variações observadas quanto à sensibilidade, à rapidez e à intensidade da imunização dos indivíduos **Rh-negativo (cde)**. Deste modo, elevada percentagem dos indivíduos **Rh-negativo (cde)** não se imunizaria: alguns sensibilizar-se-iam rapidamente, com uma só transfusão de sangue **Rh (D)-positivo** ou uma só gestação de feto **Rh (D)-positivo**; outros só se imunizariam após várias transfusões ou gestações.

Dada a freqüência de cerca de 15% de indivíduos **Rh-negativos (cde)**, na população branca, era de esperar a ocorrência freqüente de transfusões de sangue **Rh (D)-positivo** em receptores **Rh-negativo (cde)** e, portanto, maior incidência de imunizações.

O emprego de técnicas mais sensíveis para a demonstração dos anticorpos **anti-Rh**, especialmente os do tipo bloqueador (prova de Coombs e cols., provas em meio albuminoso e outras), e as imunizações provocadas em voluntários, com o fim de obter soros **anti-Rh**, muito contribuíram para explicar esta discordância entre os fatos e a teoria, mostrando ser consideravelmente maior a freqüência das imunizações produzidas pelo fator **Rh_0 (D)** como resultado de transfusões múltiplas, só ou combinadas com gestações de fetos **Rh (D)-positivo**.

Estudando o sangue de 1.500 marinheiros que haviam sido transfundidos durante a guerra, Diamond verificou, em 1946, que 200 eram **Rh-negativo (cde)** e, destes, 92, isto é, 57%, ficaram imunizados, apresentando **anti-Rh** no soro.

De acordo com outras observações (Diamond, Wiener e Hattersley, Etcheverry e Battaglia e outros), mais de 50% dos indivíduos **Rh-negativo (cde)** desenvolvem certo grau de imunização, demonstrável pelas provas sorológicas, após transfusões de sangue **Rh (D)-positivo**.

Submetendo grupos de voluntários **Rh-negativo (cde)** a imunização, mediante a administração intravenosa de pequenas doses de sangue **Rh (D)-positivo**, a intervalos longos, Diamond, Wiener e Sonn-Gordon e Wiener conseguiram obter elevada incidência de imunização, respectivamente, 60, 80 e 78%.

A incidência de imunizacão aumenta, progressivamente, com o número das transfusões de sangue, até atingir o limite de capacidade máxima de sensibilização ao fator **Rh_0 (D)**, conforme verificou Wiener, em grupos de 47 voluntários **Rh-negativo (cde)**, submetidos a transfusões de 2 a 4 ml de sangue **Rh (D)-positivo**, administradas a intervalos de três a quatro meses. A pesquisa dos anticorpos era feita 10 a 14 dias após cada transfusão. A primeira injeção constitui a chamada dose imunizante de base; as demais são doses estimulantes, para aparecimento dos anticorpos. A incidência do aparecimento dos anticorpos foi a seguinte: com duas injeções, 38,3%; com três, 54,4%; com quatro, 63,5%; com cinco, 67,2%; e, com seis, 78,1%. Devido ao reduzido número de voluntários submetidos a mais de cinco injeções, não foi possível estabelecer se a capacidade máxima de sensibilização estaria em torno de 80%, ou se todos os indivíduos se tornariam sensibilizados com o prosseguimento das injeções.

Outros autores, adotando processos semelhantes, conseguiram soros de elevado título de anticorpos, especialmente Van Longhem, que obteve anticorpos de especificidades mais raras, como **anti-rh′ (anti-C)** e **anti-rh″ (anti-E)**.

Ficou, assim, demonstrado que a facilidade com que um organismo sensível, **Rh-negativo (cde)**, forma anticorpos **anti-Rh** está relacionada não só com a freqüência das injeções de sangue, mas também com o intervalo entre uma e outra injeção. Algumas transfusões, praticadas com amplos intervalos entre uma e outra, no espaço de vários meses, são capazes de provocar mais sensibilização do que muitas transfusões feitas seguidamente, uma depois da outra, no decurso de uma ou duas semanas.

A experiência demonstrou, igualmente, que, para a imunização, não são necessários grandes volumes de sangue. Segundo Levine e Diamond, bastam quantidades ínfimas (0,05 ml) para se obter a formação de anticorpos. Também a via intravenosa não é absolutamente indispensável. Pequenos volumes de sangue **Rh-Hr** incompatível, administrados intramuscular ou subcutaneamente, podem, do mesmo modo, determinar o aparecimento dos anticorpos.

É, também, de grande importância prática conhecer o tempo que a imunização **Rh-Hr** persiste no organismo. Segundo Levine e outros autores, a sensibilização ao fator **Rh_0 (D)**, uma vez produzida, quer por transfusões, quer por gestações, perdura durante muitos anos, talvez por toda a vida.

Esta circunstância cria outro problema, qual seja, o risco de iniciar o processo de imunização ao fator **Rh_0 (D)** pelas transfusões, particularmente nas mulheres, nas quais suas conseqüências são sempre mais funestas do que no homem.

Na mulher **Rh-negativo (cde)**, a causa mais freqüente de imunização, embora menos intensa do que as transfusões, são as gestações de filhos **Rh (D)-positivo**. Os anticorpos começam a surgir depois da primeira gestação, que atua como dose imunizante de base, o que explica a raridade da doença hemolítica no primeiro filho, por falta de estímulo imunizante anterior. Mas, estímulo inicial, produzido em mulher **Rh-negativo (cde)**, em qualquer período de sua vida, por uma ou várias transfusões ou injeções intramusculares de sangue não classificado para o sistema **Rh Hr** e, portanto, com grande probabilidade de ser **Rh (D)-positivo**, pode se reforçar, mesmo depois de 20 anos, pela gestação de um feto **Rh (D)-positivo**, correndo este grave risco de ser acometido da **DHPN**, mesmo sendo o primeiro filho. A transfusão anterior atua, nesses casos, como dose imunizante de base, passando as gestações de filhos **Rh (D)-positivo** a constituir doses estimulantes para a produção ou aumento do título dos anticorpos.

Segundo Diamond, as manifestações mais graves da **DHPN** apresentam-se nos filhos de mulheres sensibilizadas, previamente, por transfusões.

Do mesmo modo, todo indivíduo, homem ou mulher, que tenha sido sensibilizado ao fator **Rh_0 (D)** na infância, sem sabê-lo, e, anos depois, venha a precisar de transfusões de sangue, se estas forem praticadas sem a investigação de tal fator, estará sujeito a acidentes hemolíticos de gravidade variável.

As considerações precedentes permitem indicar a profilaxia da imunização **Rh-Hr** de origem transfusional, baseada em uma regra fundamental: antes de toda transfusão ou injeção intramuscular ou subcutânea de sangue, investigar o sistema **Rh-Hr** do doador e do receptor.

Como os indivíduos **Rh-negativo (cde)** são, em geral, mais suscetíveis à imunização ao fator **Rh_0 (D)**, a mais freqüente, esta regra deve se aplicar estritamente a eles: todo indivíduo **Rh-negativo (cde)** só deve receber sangue **Rh-negativo (cde)**.

Indicações para a Investigação do Sistema Rh-Hr na Prática Transfusional

EMPREGO DO SANGUE Rh-NEGATIVO (cde)

As considerações precedentes permitem estabelecer regras necessárias para evitar a imunização **Rh-Hr** e as conseqüentes reações hemolíticas pós-transfusionais, assegurando, com certeza quase absoluta, a inocuidade da transfusão.

Tais regras são as seguintes:

1. **Não** praticar transfusão de sangue, sem investigar, previamente, o sistema **Rh-Hr** do doador e do receptor; se possível, diferenciar os quatro subtipos principais: **Rh_0 (cDe)**, **rh′ (Cde)**, **rh″ (cdE)** e **rh (cde)**.
2. Esta exigência adquire caráter imperioso:
   a) Se a receptora for gestante ou puérpera, particularmente no que se refere a antecedentes de abortos, partos prematuros, fetos mortos e macerados, filhos com edema, icterícia ou anemia congênitas.
   b) Se a receptora ou receptor tiverem recebido mais de uma transfusão de sangue e, em especial, se foi acompanhada de manifestações de intolerância.
3. Se, por falta de soros **anti-Rh**, não for possível investigar o sistema **Rh-Hr**, praticar, sempre, provas de compatibilidade direta, efetuadas com o soro do receptor e os glóbulos ou o sangue total do doador. Tais provas diretas devem ser executadas não só pelo método de compatibilidade modificada, de Levine, em meio salino, como, de preferência, em virtude de sua maior sensibilidade e rapidez, pelas provas em meio albuminoso (método de Elliot modificado, método cruzado de Elliot, método de Diamond e Denton e método de Wiener e Hurst), pela prova dos glóbulos tripsinizados, pela prova de Coombs indireta, especialmente com tripsinização prévia dos glóbulos (modificação de Unger). Melhor, ainda, pela prova completa de compatibilidade. Com tais provas, é possível descobrir, na totalidade dos casos, a sensibilização aos antígenos **Rh-Hr**, bem como a outros hemaglutinogênios conhecidos ou desconhecidos.
4. Mesmo dispondo de soros para a investigação do sistema **Rh-Hr**, toda transfusão deve ser precedida, sistematicamente, pelas provas diretas mencionadas. Tais provas, descritas mais adiante, poderão revelar diferenças individuais entre o doador e o receptor, capazes de provocar acidentes hemolíticos.
5. Reconhecendo-se um receptor como **Rh-negativo (cde)**, não administrar-lhe senão sangue **Rh-negativo (cde)**, de grupo **A-B-O** compatível. Esta exigência será obrigatória se o receptor estiver imunizado, isto é, se possuir anticorpos **anti-Rh** no soro. Se o receptor **Rh-negativo (cde)** nunca foi sensibilizado, poderá receber, sem perigo imediato, uma ou mesmo várias transfusões de sangue **Rh (D)-positivo**. Esta prática, entretanto, é contra-indicada porque, quando se transfunde sangue **Rh (D)-positivo** em indivíduo **Rh-negativo (cde)**, este pode se tornar sensibilizado e sujeito a reações nas transfusões de que vier a necessitar no futuro. Tal prática é duplamente contra-indicada, quando se trata de mulher, pois esta se colocará em situação desvantajosa em caso de precisar de transfusão mais tarde, e seus futuros filhos poderão ser acometidos da **DHPN**, se ela se casar com homem **Rh (D)-positivo**. A sensibilização da mulher **Rh-negativo (cde)**, por transfusão de sangue **Rh (D)-positivo**, acelera e reforça a imunização durante a gravidez e possibilita a eritroblastose fetal nos filhos, mesmo no primeiro, que, via de regra, não costuma ser vítima da doença.
6. Um receptor **Rh (D)-positivo** poderá receber, indistintamente, sangue **Rh (D)-positivo** ou **Rh (D)-negativo (cde)**.

   Assim, em emergência, quando não houver tempo suficiente para investigar o sistema **Rh-Hr** receptor, não se deve hesitar em transfundir-lhe sangue **Rh-negativo (cde)**. Tal sangue é igualmente indicado nos casos em que haja dúvida quanto à imunização de dado receptor por transfusões anteriores.

   A administração de sangue **Rh-negativo (cde)** a receptores **Rh (D)-positivo** não acarreta risco de importância, em virtude de serem os aglutinogênios **hr_0 (d)**, **hr′ (c)** e **hr″ (e)** de fraco poder antigênico. Além disso, praticamente todos os sangues **Rh (D)-positivo** possuem, também, um ou mais desses aglutinogênios. O argumento contra essa prática se baseia nos raros casos de sensibilização aos fatores **Hr**, especialmente o **hr′ (c)**, servindo de aviso contra o uso indiscriminado de sangue **Rh-negativo (cde)** em receptores **Rh (D)-positivo**, o que pode não estar completamente isento de perigo.

   Todavia, dada a diversidade dos subtipos **Rh-Hr**, cumpre efetuar, sistematicamente, antes de qualquer transfusão, as provas de compatibilidade direta, com as técnicas mais sensíveis, já mencionadas.
7. Situação diversa das mencionadas anteriormente é a que se refere ao tratamento transfusional dos recém-nascidos, acometidos da doença hemolítica, quando o mecanismo patogênico é a imunização materna pelo feto **Rh (D)-positivo**. Nesses casos, embora o receptor seja **Rh (D)-positivo**, seu organismo está sensibilizado, ou melhor, impregnado, passivamente, pelos anticorpos **anti-Rh** maternos, transferidos a ele do plasma da mãe, através da placenta. Tais anticorpos aglutinam e, finalmente, hemolisam os eritrócitos fetais, originando a **DHPN** em suas diversas formas clínicas: a ictérica, anêmica, hidrópica e hemorrágica. O tratamento indicado para esses casos deve consistir, portanto, na administração de transfusões de sangue **Rh-negativo (cde)**, desprovido de anticorpos **anti-Rh**. Esse sangue é o único que não será hemolisado, permitindo que a criança viva, temporariamente, até que desapareçam da sua circulação os anticorpos introduzidos passivamente. O sangue materno, embora **Rh-negativo (cde)**, é contra-indicado, em virtude de conter anticorpos **anti-Rh_0 (anti-D)** em seu plasma. No entanto, em caso de extrema necessidade e na falta de outro, tal sangue poderá ser utilizado, separando-se os glóbulos do plasma e lavando-os duas a três vezes com solução fisiológica, esterilizada, ressuspendendo-os, depois, nessa solução ou em plasma compatível.

PROVAS DE COMPATIBILIDADE SANGUÍNEA

As provas de compatibilidade sanguínea são praticadas a fim de selecionar doadores para a transfusão de sangue. Compreendem as provas indiretas e as diretas ou cruzadas.

As provas indiretas constituem as diversas investigações já descritas, efetuadas nos glóbulos, visando a determinar, principalmente, o grupo ou o subgrupo **A-B-O** e o tipo ou o subtipo **Rh-Hr** do doador e do receptor, bem como a pesquisa de anticorpos no soro, sobretudo dos receptores, nos casos suspeitos de imunização aos aglutinogênios do sistema **Rh-Hr**.

Teoricamente, tal seleção seria suficiente para permitir a transfusão. Na prática, entretanto, só as provas de compatibilidade direta permitem garantir, com certeza quase absoluta, a inocuidade de uma transfusão, pelo fato de serem praticadas entre o sangue do doador e o do receptor.

Provas de Compatibilidade Direta ou Cruzada

As provas de compatibilidade direta compreendem dois tipos: a prova maior e a menor.

A **prova maior**, assim chamada por ser a mais importante, consiste em verificar a compatibilidade sanguínea entre o soro do receptor e os glóbulos do doador.

A **prova menor** pratica-se entre os glóbulos do receptor e o soro do doador.

A prova maior é mais importante, porque a introdução de glóbulos incompatíveis na circulação do receptor é a causa mais comum das reações hemolíticas.

As provas diretas constituem o complemento final das indiretas, na verificação da compatibilidade sanguínea; devem ser praticadas, sistematicamente, antes de toda transfusão, para garantia da sua inocuidade.

Com a descoberta do sistema **Rh-Hr** e dos anticorpos bloqueadores ou incompletos, tais provas sofreram radical modificação. Assim, as provas em meio salino e à temperatura ambiente (que só revelam as incompatibilidades às aglutininas ordinárias ou anticorpos aglutinantes ou completos) foram substituídas por outras, feitas em meio albuminoso, a 37°C, propostas para a demonstração dos anticorpos bloqueadores, revelando, também, os aglutinantes ou completos.

As provas de compatibilidade direta, empregadas na prática, permitem revelar não só as incompatibilidades dos sistemas **A-B-O** e **Rh-Hr**, por erro em suas determinações, como também as decorrentes da presença, no soro dos receptores, de anticorpos produzidos por imunização aos aglutinogênios do sistema **Rh-Hr**, ou a outros conhecidos, como o aglutinogênio **K** do sistema Kell, os aglutinogênios **S** e **s** do sistema **M-N-S-s** e outros, assim como a antígenos de sistemas ainda desconhecidos.

Os métodos são os mesmos indicados na pesquisa dos anticorpos bloqueadores ou incompletos. Recomendam-se os efetuados em meio albuminoso, em lâminas (método de Elliot modificado) ou em tubos (método cruzado de Elliot, método de Diamond e Denton e método de Wiener e Hurst). Igualmente emprega-se a prova dos glóbulos tripsinizados, a prova de Coombs indireta, em especial com a tripsinização prévia dos glóbulos (modificação de Unger) ou a prova completa de compatibilidade.

Cada um destes apresenta vantagens e desvantagens, como se verá.

MÉTODO DE ELLIOT MODIFICADO

Este método é muito usado, sobretudo em casos de urgência, em virtude de sua simplicidade e rapidez de execução. Demonstra especialmente os anticorpos bloqueadores ou incompletos. Apresenta, entretanto, a desvantagem de não revelar a incompatibilidade sanguínea, quando os anticorpos aglutinantes ou completos, dos sistemas **A-B-O**, **Rh-Hr** ou de outros, se acham no soro do receptor em título muito baixo. Este fato ocorre, geralmente, em conseqüência do emprego, de acordo com a técnica do método, de suspensões globulares muito concentradas (a cerca de 50%), em desproporção com a quantidade dos anticorpos aglutinantes presentes no soro. Além disso, tem o inconveniente de favorecer a pseudo-aglutinação, a qual, entretanto, pode ser eliminada mediante adição de uma gota de solução fisiológica à mistura glóbulos-soro.

Material e Soluções Necessários

1. Lâminas limpas e secas.
2. Pipetas ou conta-gotas com pêra de borracha e pequenos bastões de vidro.
3. Solução de oxalato de potássio a 2%.
4. Soro-albumina a 20%.
5. Soro do receptor. Inativá-lo, em banho-maria a 56°C, durante 30 minutos.
6. Glóbulos do doador. Empregá-los em suspensão a 40-50%, preparada de sangue não-coagulado (1 a 2 ml de sangue em tubo contendo uma a duas gotas da solução de oxalato de potássio a 2%) ou de sangue coagulado (suspensão dos glóbulos libertados do coágulo no próprio soro).
7. Soro do doador.
8. Glóbulos do receptor. Obtê-los e prepará-los do mesmo modo indicado para os glóbulos do doador.

Técnica

1. Empregar duas lâminas comuns, marcadas **SR** (soro do receptor) e **SD** (soro do doador), colocadas sob lâmpada de arco acesa ou sobre a superfície plana de frasco de Kolle contendo água aquecida a 37°C.
   a) Na lâmina **SR**, colocar uma gota do soro inativado do receptor duas gotas da suspensão globular do doador e uma gota de soro-albumina a 20%.
   b) Na lâmina **SD**, uma gota do soro inativado do doador, duas gotas de suspensão globular do doador e uma gota de soro-albumina a 20%.
2. Com bastões de vidro, misturar, individualmente, as gotas de cada lâmina, distribuindo a mistura de modo a formar retângulo.
3. Agitar as preparações, suavemente, de um lado para outro, mediante movimentos de inclinação das lâminas, durante um a três minutos.
4. Esperar alguns minutos; examinar macroscopicamente as preparações, para verificar a presença ou ausência de aglutinação. A aglutinação aparece, via de regra, dentro de um a três minutos, bastando cinco minutos de observação para assegurar a sua ausência.
5. Quando não há aglutinação, a mistura glóbulos-soro permanece lisa e homogênea, como no início.
6. A presença de aglutinação se caracteriza pela formação de grumos de tamanhos variáveis, visíveis a olho nu.

INTERPRETAÇÃO

Quando não houver aglutinação nas preparações das duas lâminas, **SR** e **SD**, os sangues são considerados **compatíveis**.

Caso haja aglutinação na preparação da lâmina **SR**, indicando que o soro do receptor contém anticorpos que aglutinam os glóbulos do doador, os sangues são **incompatíveis**. **Não se deve**, decididamente, praticar a transfusão com o sangue de tal doador.

MÉTODO CRUZADO DE ELLIOT

Este método oferece a vantagem de ser prático e rápido, revelando tanto os anticorpos aglutinantes ou completos como os bloqueadores ou incompletos; apresenta, contudo, o inconveniente de favorecer o **fenômeno de zona**.

Material e Soluções Necessários

1. Tubos de Kahn, em suporte.
2. Pipetas capilares ou conta-gotas com pêra de borracha.
3. Banho-maria ou estufa a 37°C.
4. Centrifugador.
5. Soro-albumina a 20%.
6. Soro do receptor. Inativá-lo em banho-maria a 56°C, durante 30 minutos.
7. Glóbulos do doador. Empregá-los em suspensão a 2% em meio salino (uma gota de sangue para 1 ml de solução fisiológica).
8. Soro do doador.
9. Glóbulos do receptor.

Técnica

1. Dispor dois tubos de ensaio em suporte e rotulá-los: **SR** (soro do receptor) e **SD** (soro do doador).
2. No tubo **SR**, colocar duas gotas do soro inativado do receptor, uma gota da suspensão globular do doador e três gotas de soro-albumina a 20%.
3. No tubo SD, duas gotas do soro inativado do doador, uma gota da suspensão globular do receptor e três gotas de soro-albumina a 20%.
4. Centrifugar os tubos, imediatamente, a 1.000 r.p.m., durante dois minutos, para evitar o **fenômeno de zona**.
5. Agitar os tubos levemente e colocá-los em banho-maria ou na estufa a 37°C, durante cinco minutos.
6. A seguir, centrifugar novamente, a 1.000 r.p.m., durante dois minutos, e observar a presença ou a ausência de aglutinação, da maneira usual.

INTERPRETAÇÃO

A interpretação é a mesma do método precedente. A ausência de aglutinação indica que os sangues são compatíveis, ao passo que a sua presença revela incompatibilidade.

MÉTODO DE DIAMOND E DENTON

Este método, embora de técnica mais demorada do que os precedentes, é muito usado em virtude de sua sensibilidade. Permite demonstrar a compatibilidade decorrente da presença, no soro, sobretudo dos receptores, tanto dos anticorpos aglutinantes ou completos, como dos bloqueadores ou incompletos, mesmo no caso de certos soros que apresentam o **fenômeno de zona**.

Quando executado em duas fases, permite distinguir os anticorpos aglutinantes (primeira fase) dos bloqueadores (segunda fase).

O material necessário e a interpretação são os mesmos do método precedente. A técnica é idêntica à descrita na parte referente à investigação dos anticorpos bloqueadores, submetendo-se à prova os glóbulos do doador em face do soro do receptor, bem como os glóbulos do receptor em face do soro do doador.

MÉTODO DE WIENER E HURST

Esse método é idêntico ao método de Diamond e Denton, quer no material necessário e na técnica, quer na interpretação e na sensibilidade. Difere apenas em que a soro-albumina a 20% é substituída por uma mistura de plasma-albumina, na proporção de quatro partes de plasma para uma de soro-albumina a 20%.

Prova dos Glóbulos Tripsinizados

Muito sensível, revela, com segurança, a incompatibilidade sanguínea.

É praticada de acordo com a técnica já descrita, submetendo-se os glóbulos do doador à ação do soro do receptor, bem como os glóbulos do receptor à ação do soro do doador. A interpretação é a mesma dos métodos precedentes.

Prova de Coombs (PC) Indireta

A **PC** indireta constitui o método ideal para a demonstração da maioria dos anticorpos imunes. Apresenta sobre os demais a vantagem de ser o único capaz de revelar os anticorpos dos sistemas Duffy, Kidd, Kell e Cellano, além de grande utilidade na demonstração dos anticorpos imunes de outros sistemas, como os **Rh-Hr**, **S-s** e **A-B-O**.

A **PC** indireta, especialmente quando executada de acordo com a modificação de Unger, com a tripsinização prévia dos glóbulos é a prova de compatibilidade sanguínea preferida. Preenche os requisitos de especificidade e sensibilidade, permite revelar, praticamente, qualquer conflito antígeno-anticorpo, dentro dos sistemas sanguíneos.

Esta prova não é indicada para uso rotineiro, em virtude de ser de execução demorada. É reservada para os casos especiais de compatibilidade sanguínea duvidosa ou quando o receptor tenha tido reações hemolíticas no passado ou tenha recebido transfusões repetidas sem reações. A prova deve ser executada, também, ao se pretender praticar transfusões em mulheres, durante ou após o período gestacional, especialmente quando a história obstétrica sugere a possibilidade de **DHPN**.

Consiste em incubar, em banho-maria a 37°C, durante uma hora, o soro do receptor, com suspensão globular a 5%, em meio salino, do doador. Se houver aglutinação dos glóbulos, nessa primeira fase, o soro do receptor conterá anticorpos aglutinantes. Tal eventualidade é rara, pois os anticorpos mais freqüentes, mesmo no início das imunizações, são os bloqueadores. Caso não haja aglutinação, lavar os glóbulos três vezes com solução fisiológica e passar à segunda fase da prova, adicionando-lhes o soro de Coombs e incubando-os, de novo, em banho-maria a 37°C, durante 30 minutos. A presença de aglutinação indicará a existência de anticorpos bloqueadores no soro do receptor. Executar a prova do mesmo modo com o soro do doador e os glóbulos do receptor. Ver a técnica na parte referente à investigação dos anticorpos **anti-Rh** no soro.

INTERPRETAÇÃO

A interpretação dos resultados é a mesma dos métodos precedentes. A ausência de aglutinação, nas duas fases da prova, indica que os sangues são **compatíveis**, ao passo que a sua presença, na primeira ou na segunda fase, revela **incompatibilidade** entre o sangue do receptor e do doador.

Prova Completa de Compatibilidade

É prova de grande valia, em virtude de excluir toda e qualquer incompatibilidade dentro dos sistemas sanguíneos, decorrentes quer da presença de anticorpos aglutinantes, com o ótimo de ação a 15 ou a 37°C, quer da presença de anticorpos bloqueadores, tanto no soro do receptor como no do doador.

Material e Soluções Necessários

1. Tubos de Kahn, em suporte.
2. Pipetas ou conta-gotas com pêra de borracha.

3. Banho-maria ou estufa a 37°C.
4. Centrifugador.
5. Solução fisiológica (NaCl, 0,85%).
6. Soro-albumina a 20%.
7. Soro de Coombs.
8. Soro do receptor. Inativá-lo em banho-maria a 56°C, durante 30 minutos.
9. Glóbulos do doador. Empregá-los em suspensão a 2%, em seu próprio soro (para o tubo A), e a 4%, em solução fisiológica (para o tubo B).
10. Soro do doador. Empregá-lo do mesmo modo indicado para o soro do receptor.
11. Glóbulos do receptor. Empregá-los em suspensão, a 2%, em solução fisiológica (para o tubo C).

Técnica

1. Dispor três tubos de Kahn em suporte e rotulá-los: A, B e C.
2. No tubo A, colocar uma gota do soro ou plasma do receptor, uma gota da suspensão globular a 2%, do doador, em seu próprio soro ou plasma, e uma gota de soro-albumina a 20%. Centrifugar o tubo, imediatamente, a 1.000 r.p.m., durante dois minutos. Observar a presença ou ausência de aglutinação da maneira habitual. Caso não haja aglutinação, colocar o tubo em banho-maria ou na estufa a 37°C, durante 30 minutos.
3. No tubo B, colocar uma gota do soro ou plasma do receptor e uma gota de suspensão globular a 4% do doador, em solução fisiológica. Colocar o tubo em banho-maria a 15°C, durante 30 minutos. Centrifugá-lo e observar a presença ou ausência de aglutinação. Caso não haja aglutinação, colocar o tubo em banho-maria ou na estufa a 37°C, durante 30 minutos.
4. No tubo C, colocar uma gota do soro ou plasma do doador, uma gota de suspensão globular a 2% do receptor e duas gotas de solução fisiológica. Colocar o tubo em banho-maria a 15°C, durante 30 minutos. Centrifugá-lo e observar a presença ou ausência de aglutinação. Caso não haja, colocar o tubo em banho-maria ou na estufa, a 37°C, durante 30 minutos.
5. Transcorridos os 30 minutos, observar, novamente, a presença ou ausência de aglutinação, nos três tubos.
6. Caso não haja aglutinação, lavar os glóbulos, nos três tubos, três vezes, com solução fisiológica.
7. Adicionar uma gota do soro de Coombs aos tubos B e C.
8. Adicionar uma gota do soro de Coombs diluído a 1/100 ao tubo A.
9. A ausência de aglutinação nos três tubos exclui qualquer incompatibilidade dentro dos sistemas sanguíneos conhecidos.

INTERPRETAÇÃO

O tubo A, ao ser centrifugado, de imediato poderá revelar a presença de anticorpos **anti-Rh** bloqueadores de título elevado. Caso não se revelem nesta fase, poderão ser demonstrados pela adição do soro de Coombs diluído, depois da fase de sensibilização globular.

O tubo B poderá demonstrar, depois da incubação à temperatura ambiente, a incompatibilidade, dentro dos sistemas **A-B-O**, Lewis e Lutheran, e possíveis crioaglutininas de amplitude térmica aumentada. Ao incubar-se a 37°C, poderá excluir os anticorpos aglutinantes dos sistemas **Rh-Hr**, Lewis, Lutheran e outros. Se não houver aglutinação nesta fase, a adição do soro de Coombs poderá revelar incompatibilidades decorrentes de anticorpos bloqueadores dos sistemas **Rh-Hr**, Kell, Cellano, Duffy, Kidd, **S-s** e outros.

O tubo C demonstrará, na primeira fase, a ação de possíveis aglutininas agressoras **anti-A** e **anti-B**. Caso não ocorra aglutinação, a adição do soro de Coombs poderá revelar a presença de anticorpos bloqueadores depois da fase de sensibilização dos glóbulos do receptor.

O SISTEMA Rh-Hr EM GINECOLOGIA, OBSTETRÍCIA E PEDIATRIA

A importância do sistema **Rh-Hr**, nos domínios da Ginecologia, Obstetrícia e Pediatria, decorre do seguinte fato fundamental: a mulher pode imunizar-se aos aglutinogênios do sistema **Rh-Hr** não somente ao receber injeções de sangue, por via intravenosa ou intramuscular, com fins terapêuticos, mas também por via placentária, através do fruto da gestação.

Para que isso ocorra, é necessário haver incompatibilidade maternofetal, isto é, o feto deve possuir um antígeno **Rh-Hr** herdado naturalmente do pai e que não exista na mãe.

A sensibilização materna manifesta-se, sorologicamente, pela formação de anticorpos **anti-Rh**, os quais, ao passarem ao organismo fetal, pela circulação placentária, se unem ao antígeno. Esta união antígeno-anticorpo, ocorrida dentro do organismo fetal, exerce efeitos nocivos sobre o sangue e vários órgãos, especialmente os hematopoéticos, podendo ser a causa dos seguintes processos:

a) **DHPN**, em suas diversas manifestações clínicas.
b) Morte fetal intra-uterina, a qual, segundo o período da gravidez em que ocorre (geralmente depois do quinto mês), conduz quer ao aborto, quer ao parto prematuro ou a termo (anasarca fetoplacentária).

DOENÇA HEMOLÍTICA PERINATAL (DHPN)

A **DHPN** é afecção que ocorre, tardiamente, na vida fetal, ou precocemente, depois do nascimento; caracteriza-se, fundamentalmente, por destruição exagerada e progressiva dos glóbulos vermelhos.

Em conseqüência de tal destruição, o organismo fetal reage, e hiperplasiam-se, intensamente, os centros eritropoéticos medulares e extramedulares (hepáticos e esplênicos), para compensar a perda de eritrócitos. Esta alteração traduz-se, no sangue periférico e nos tecidos, por **reticulocitose** e **policromatofilia** acentuada e, particularmente, por intensa **eritroblastose** (Fig. 22.3).

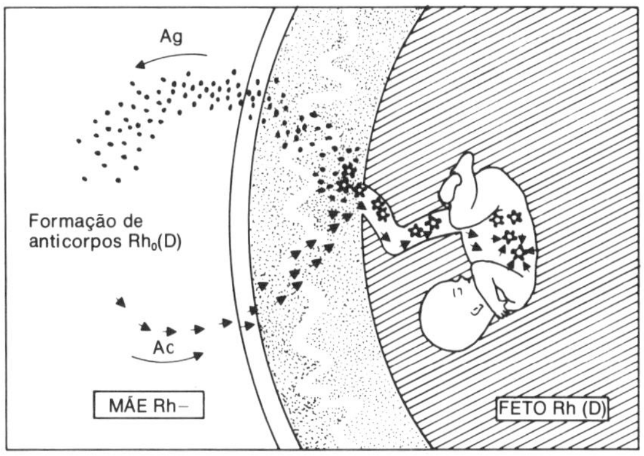

Fig. 22.3 Mecanismo da patogenia da **DHPN** por incompatibilidade **Rh** (Extraído de Bier, Mota, Dias da Silva e Vaz.) Ag — antígeno; Ac — anticorpo.

A hemoglobina libertada pela hemólise transforma-se em bilirrubina, a qual se acumula no sangue e nos tecidos, dando origem à **icterícia (hemolítica)**. Simultaneamente, sobretudo nas formas mais graves, surgem lesões do parênquima hepático, as quais contribuem para provocar o aparecimento da icterícia do tipo obstrutivo, por efeito de pequenos trombos biliares, e o desequilíbrio protéico (hipoproteinemia com hipoalbuminemia). Além disso, quando a anemia é muito intensa, ocorre a anóxia dos tecidos fetais sensíveis à privação de oxigênio, determinando lesões, sobretudo do parênquima hepático **(icterícia hepatocelular)**, das células endoteliais (aumento da permeabilidade capilar: **púrpura**, **hemorragias**, **edema**) e dos núcleos basais do encéfalo (perturbações neurológicas).

A hipoproteinemia, a hipoalbuminemia e o aumento da permeabilidade capilar proveniente da anóxia explicam o aparecimento dos edemas e derrames nas cavidades serosas, caracterizando as formas mais graves da doença.

É provável que, além da anóxia anêmica, o sangue hemolisado possa exercer efeitos tóxicos, como ocorre nas reações hemolíticas pós-transfusionais.

Quadro 22.32 Características da DHPN por Incompatibilidade Rh e ABO

	Rh	ABO
Anemia	Moderada a grave	Ausente ou moderada
Hemoglobina	Reduzida	Normal ou pouco reduzida
Bilirrubina	Aumentada ao nascer	Aumento, depois de 24 h, moderado
Hemácias nucleadas	Número moderado ou muito aumentado	Pequeno número
Reticulócitos	Aumento moderado ou muito grande	Pequeno aumento
Esferócitos	Raros	Muitos
Gravidez	Depois da primeira	Provável na 1.ª
Teste pré-natal útil	Sim	Não
Tratamento necessário	Maioria das vezes	Raramente
Anticorpo preventivo	Sim	Não

Formas Clínicas

A **DHPN** manifesta-se, clinicamente, por anemia e icterícia mais ou menos intensas, hemorragias e petéquias, e anasarca, acompanhadas, não raro, de espleno- e hepatomegalia e, às vezes, de perturbações neurológicas.

De acordo com o predomínio de um ou outro desses distúrbios, distinguem-se as seguintes formas clínicas:

1. Ictérica ou icterícia grave do recém-nascido.
2. Anêmica ou **DHPN**.
3. Hemorragia ou púrpura hemorrágica do recém-nascido.
4. Hidropisia ou hidropisia fetal.

Todas estas formas, ou qualquer combinação de duas delas, podem se apresentar simultaneamente. A icterícia é a mais comum, e a hidrópica a mais rara. Amiúde, as formas anêmica e hemorrágica associam-se às duas outras, mas, isoladamente, são raras. A hidropisia fetal é a forma mais grave, associando-se quase sempre à forma anêmica, com a mortalidade de 100% (Quadros 22.32 e 22.33).

A lesão dos núcleos basais do encéfalo, com conseqüente impregnação biliar, é a causa de complicação grave, ocasional e tardia da doença hemolítica, comum nos prematuros. Caracteriza-se por *epistotonus*, flacidez, fenômenos espásticos, retardamento físico e mental, e morte — a icterícia nuclear ou *kernicterus* (do alemão *Kern* — núcleo). Os que eventualmente sobrevivem podem apresentar coreoatetose, perda da audição.

Incidência

A **DHPN** ocorre uma vez em 150 a 250 nascimentos e é responsável por aproximadamente 3% da mortalidade infantil. Foi estimado que mais ou menos 9.000 casos ocorrem anualmente nos Estados Unidos (Potter), cerca de 2.500 na Inglaterra (Pickles) e 3.000 a 5.000 na França (Béssis).

Patogenia

Para explicar a causa de **DHPN** ou **eritroblastose fetal**, foram emitidas diversas teorias patogênicas.

Inicialmente, admitia-se que a **eritroblastose fetal** fosse afecção primitiva dos órgãos hematopoéticos fetais, sobretudo do setor eritropoético, o qual se hiperplasiava intensamente, por causa desconhecida, como ocorre nas **leucoses** no setor leucopoético.

Posteriormente, admitiu-se que provinha da hemólise exagerada dos glóbulos vermelhos fetais. A hiperplasia eritroblástica seria, pois, secundária à hemólise, e não primitiva como na teoria anterior. A destruição dos eritrócitos fetais decorreria da presença de aglutininas e hemolisinas, formadas em conseqüência de incompatibilidade sanguínea maternofetal. Esta é conhecida como teoria da imunização maternofetal e é a que explica o fenômeno.

Quadro 22.33 Características da DHPN Causadas pela Incompatibilidade ABO e Rh*

Achados	ABO	Rh_0
Gravidade clínica	Imprevisível	Mais grave a partir da segunda gestação
Avaliação pré-natal	Não necessária	Título **anti-Rh_0**, amniocentese
Aparecimento da icterícia	3 a 4 dias pós-parto	Imediata
Tratamento	Fototerapia, **TS** raramente	Antecipar o parto; **TS** ou transfusão intra-uterina
Coombs direta	< 1	2+ a 4+
Grupo sanguíneo do feto	**A** ou **B**	**Rh_0**-positivo
Anticorpo do feto	**Anti-A** ou **Anti-B**	**Anti-Rh_0**
Sangue materno	**O**	**Rh-negativo**
Sangue periférico do recém-nascido	Microesferocitose	Achados não-característicos
Ocorrência	Em qualquer gestação, inclusive na primeira	Depois da primeira gestação

*Adaptado de Kjeldsberg e cols.

Esboço Histórico

A evolução dos conhecimentos que permitiram estabelecer o mecanismo patogênico da eritroblastose fetal (**DHPN**) processou-se lentamente, conforme demonstram as numerosas hipóteses propostas por vários autores, algumas delas mencionadas a seguir.

A história das manifestações patológicas do recém-nascido, ligadas à isoimunização maternofetal — conhecidas hoje pela denominação **doença hemolítica perinatal (DHPN)** —, teve início no decurso dos primeiros anos deste século, com a descrição sucessiva das diferentes formas clínicas que pareciam, à primeira vista, bem diversas.

Em 1908, a **icterícia grave familial do recém-nascido** foi descrita por Pfannenstiel; em 1910, a **anasarca fetoplacentária**, por Schridde; em 1919, a **anemia eritroblástica do recém-nascido**, por Ecklin. As manifestações neurológicas dos ícteros neonascidos, denominados **icteronucleares** por Schmorl, são conhecidas desde 1903.

Mais tarde, estas diferentes formas clínicas foram agrupadas: sua sucessão nas mesmas famílias e a existência de um sinal hematológico comum, a **eritroblastose**, permitiram a diversos autores, especialmente Diamond, Blackfan e Baty, em 1932, estabelecer a unidade etiopatogênica destas diferentes formas anatomoclínicas.

Assim, chegou-se, antes da última Guerra Mundial, ao conceito, geralmente admitido, de uma afecção hematológica primitiva, caracterizada pela presença de **eritroblastose**, de etiologia ainda desconhecida.

Todavia, considerando o caráter familial da doença, embora sem ser estritamente hereditária, já que os primeiros filhos não costumam ser acometidos, e a agravação progressiva das suas manifestações clínicas após cada gestação, vários autores chegaram à conclusão de que se tratava de processo de sensibilização da mãe pelo feto. Assim, Ottenberg, em 1923, atribuiu a **icterícia do recém-nascido** à difusão do sangue incompatível, através da placenta. Em 1938, Ruth Darrow chegou à conclusão de que a destruição dos eritrócitos fetais estava condicionada à forma particular de imunização materna por um antígeno fetal (talvez a hemoglobina).

Só em 1939, porém, foi que tal hipótese se comprovou, com a demonstração de que o antígeno invocado por Darrow era o fator **Rh**, quando Levine e Stetson (*JAMA*, 1939) descreveram o caso de mulher que dera à luz um natimorto e veio a sofrer grave reação ao lhe ser transfundido o sangue de seu marido, do mesmo grupo sanguíneo **A-B-O** (grupo **O**). No soro desta mulher, foi encontrado anticorpo capaz de aglutinar os glóbulos do marido e da maioria de outros indivíduos do grupo **O**. Um ano depois, quando Landsteiner e Wiener descobriram o fator Rh, pôde-se estabelecer a identidade dos anticorpos encontrados por Levine e Stetson com o anticorpo **anti-Rh**. Em 1941, Levine, Katzin, Burnham e Vogel demonstraram que a incompatibilidade **Rh-Hr** era a causa principal da **eritroblastose fetal**.

Os trabalhos de Levine e cols. foram confirmados por numerosos pesquisadores, especialmente americanos e ingleses, precisando melhor a participação desse novo sistema sanguíneo nos fenômenos de imunização maternofetal.

Denominações Usadas

É difícil encontrar um termo satisfatório para designar os efeitos dos anticorpos incompatíveis, difundidos através da placenta, durante a gravidez, no feto ou no recém-nascido. A rápida destruição dos glóbulos é a característica mais importante da doença, sendo, por isso, muito apropriada a denominação que lhe foi dada: **doença hemolítica**. O termo, entretanto, **do recém-nascido** é inexato, pois a doença começa, invariavelmente, *in utero*, ocorrendo, às vezes, natimortos. O termo **doença hemolítica do feto** é mais exato, embora não seja apropriado do ponto de vista clínico, pois a criança pode continuar a necessitar de tratamento após o nascimento. O termo **eritroblastose fetal** dado por Rautmann, em 1912, apesar de consagrado pelo uso, não satisfaz, porquanto a eritroblastose não constitui característica hematológica constante da doença, além de ocorrer em outras afecções fetais.

Por último, chegou-se ao consenso de denominar esta afecção **doença hemolítica perinatal (DHPN)**.

Antígenos Responsáveis

Conforme já assinalado, a **DHPN** resulta da incompatibilidade sanguínea maternofetal. Tal incompatibilidade é possível porque o feto herda a metade dos genes paternos.

As diferenças grupais entre o feto e a mãe são inevitáveis, em virtude da existência de numerosos antígenos globulares.

Teoricamente, todo antígeno globular pode provocar a sensibilização maternofetal, desde que **existente** no feto e **ausente** na mãe. Felizmente, entretanto, apenas alguns deles têm a capacidade de estimular a produção de anticorpos no organismo materno.

A imunização ao antígeno **Rh_0 (D)** é a causa mais freqüente da **DHPN**, mas não a única. Embora raramente, a doença pode também ser produzida por imunização a outros antígenos, tanto do sistema **Rh-Hr**, em especial aos subtipos **hr′ (c)**, **hr″ (E)**, **rh′ (C)** e **rh'_w (C_w)**, na ordem de sua importância estatística, e, excepcionalmente, ao **hr″ (e)** e **hr_0 (d)**, como de outros sistemas sanguíneos, principalmente aos aglutinogênios **A** e **B** do sistema **A-B-O**, ao fator **K** do sistema Kell e aos fatores **S** e **s** do sistema **M-N-S-s**.

Nos casos de sensibilização ao fator **Rh_0 (D)** determinando a **DHPN**, observa-se o seguinte quadro sanguíneo característico: mãe **Rh-negativo (cde)**, pai **Rh (D)-positivo** e feto **Rh (D)-positivo**. O fator **Rh (D)**, presente nos glóbulos do feto, é o responsável pela sensibilização materna. A mãe sensibilizada produz anticorpos **anti-Rh_0 (anti-D)**, os quais, ao passarem à circulação fetal, irão destruir seus glóbulos, produzindo o quadro da **DHPN**. Na maioria dos casos, a imunização é determinada somente pelo antígeno **Rh_0 (D)**, podendo, entretanto, ocorrer a imunização mista, produzida, de modo simultâneo, pelo antígeno **Rh_0 (D)**, associado ao antígeno **rh′ (C)**, ou, mais raramente, ao antígeno **rh″ (E)**. Em tais casos, os fetos são, via de regra, do subtipo **Rh_1 (CDe)** ou **Rh_2 (cDE)**, respectivamente.

Às vezes, a mãe é do subtipo **rh″ (cdE)**, podendo ser imunizada aos antígenos **Rh_0 (D)** e **rh′ (C)**, ou do subtipo **rh′ (Cde)**, processando-se à imunização aos **antígenos Rh_0 (D)** e **rh″ (E)**, quando presentes no genótipo do feto.

Nos casos de imunização mista, atribui-se a doença ao anticorpo mais potente.

Quando a imunização maternofetal, originando a **DHPN**, provém de incompatibilidade aos subtipos do fator **Rh_0 (D)** ou aos aglutinogênios dos demais sistemas sanguíneos, a mãe e o feto são sempre **Rh (D)-positivo**, podendo o pai ser **Rh (D)-positivo** ou **Rh (D)-negativo**.

A imunização aos fatores **Hr** é muito rara, exceto ao fator **hr′ (c)**, a qual é, talvez, a mais freqüente dentro do sistema **Rh-Hr**, depois da imunização ao fator **Rh_0 (D)**. Em geral, a mãe é de genótipo R_1R_1 **(CDe/CDe)** ou **R_1r' (CDe/Cde)**, e o feto **Rh (D)-positivo**, contendo em seu genótipo o antígeno **hr′ (c)** responsável pela formação de anticorpos **anti-hr′ (anti-c)** no plasma materno.

Nos casos de sensibilização ao antígeno **rh″ (E)**, segundo Levine a mais freqüente depois do fator **hr′ (c)**, a mãe é, via de regra, de genótipo **R_1r (CDe/cde)** ou **R_1R_1 (CDe/CDe)**, e o feto **R_2r (cDE/cde)** ou **R_1R_2 (CDe/cDE)**, com formação conseqüente de anticorpos **anti-rh″ (anti-E)**.

Na imunização ao antígeno **rh′ (C)**, a mãe é, em geral, de genótipo **R_2r (cDE/cde)** ou **R_2R_2 (cDE/cDE)**, e o feto **R_1r (CDe/cde)** ou **R_1R_2 (CDe/cDE)**, havendo formação de anticorpos **anti-rh′ (anti-C)**.

A imunização ao antígeno **rh'_w** (C_w) pode ocorrer quando a mãe é de genótipo **R_1r (CDe/cde)** e o feto **$R_{0w}R_1$ (C_wDe/CDe)**, formando-se anticorpos **anti-rh'_w (anti-C_w)** no plasma materno.

A imunização ao fator **K** do sistema Kell é tão freqüente quanto a imunização ao fator **hr′ (c)**, sendo a mãe **K-negativo**, e o pai e o feto, **K-positivo**.

Durante muito tempo, admitiu-se que a imunização ao fator **Rh_0 (D)** fosse a causa responsável pela **DHPN**, em cerca de 90% dos casos, e que os 10% restantes seriam produzidos por imunização aos subtipos do fator **Rh_0 (D)** e aos aglutinogênios dos demais sistemas sanguíneos. Nos últimos anos, entretanto, a atenção foi despertada para o papel das sensibilizações provocadas pelos aglutinogênios **A** e **B** no sistema **A-B-O**.

Embora entrevista por Levine e cols., em 1941, a participação do sistema **A-B-O** na etiologia da **DHPN** só se confirmou posteriormente, constituindo, nos casos de incompatibilidade maternofetal, a causa mais comum da doença, depois do fator **Rh_0 (D)**.

A freqüência da doença hemolítica, ligada à imunização aos aglutinogênios **A** e **B**, é maior do que a admitida. É, entretanto, difícil de ser determinada, porquanto as manifestações clínicas da doença, via de regra benignas, amiúde escapam à observação.

Em virtude de sua importância e freqüência, na prática, só serão tratadas, a seguir, as formas da doença hemolítica ligadas à imunização maternofetal do fator **Rh_0 (D)** e aos aglutinogênios **A** e **B** do sistema **A-B-O**, as quais diferem clínica, hematológica e sorologicamente.

As formas da doença filiadas à imunização aos demais fatores ou aglutinogênios sanguíneos, mencionados anteriormente, além de raras, pouco diferem da produzida pelo fator **Rh_0 (D)**, não merecendo descrição à parte.

Mingione e Vieira efetuaram pesquisa de anticorpos irregulares em 2.642 pacientes; 37 estudados apresentaram aloanticorpos, ou seja, uma incidência de 1,4%. Os anticorpos mais encontrados foram, entre outros, **anti-Rh_0 (D)** — 67,6%; **anti-Kell** — 13,5%; **anti-Rh_0 (D) + anti-rh′ (C)** — 8,1%; e a menor incidência, **anti-rh′ (C)** — 2,7%.

Doença Hemolítica por Sensibilização Maternofetal ao Fator Rh_0 (D)

De acordo com a teoria de Levine e cols., a imunização maternofetal ao fator **Rh_0 (D)** constitui o principal mecanismo para explicar a patogenia da **DHPN**, em suas diversas formas anatomoclínicas, observando-se o seguinte quadro sanguíneo: mãe **Rh-negativo (cde)** e pai e filho **Rh (D) positivo** (Fig. 22.3).

Baseia-se a teoria no fato de que o feto **Rh (D)-positivo** pode ser acometido da doença, no útero, por ação dos anticorpos **anti-Rh_0 (anti-D)** procedentes da circulação materna.

Assim, se mulher **Rh-negativo (cde)** se relaciona com homem **Rh (D)-positivo** e engravida, o fruto da concepção poderá ser **Rh (D)-positivo** ou **Rh-negativo (cde)**. Se for **Rh (D)-positivo**, seus glóbulos poderão, por difusão através da placenta, durante o curso da gestação, penetrar na circulação materna e, em virtude de possuírem um antígeno ausente na mãe, estimular a formação de anticorpos **anti-Rh_0 (anti-D)**. Quando forem elaborados em título suficiente e se apresentarem ativos por período bastante longo, tais anticorpos poderão passar, passivamente, através da placenta (o **anti-Rh_0 (D)** é uma **IgG 7S** — capaz de atravessar a barreira placentária), à circulação do feto e unir-se ao antígeno contido em seus glóbulos. Em conseqüência dessa reação **Ag-Ac**, tais glóbulos serão destruídos progressivamente, produzindo o quadro da **DHPN**. Se, entretanto, for **Rh-negativo (cde)**, o fruto da concepção não será acometido da doença, por não constituir incompatibilidade maternofetal (Fig. 22.3).

Esta teoria explica vários fatos:

1. O caráter familial da doença: necessidade do binômio mãe **Rh-negativo (cde)** — pai **Rh (D)-positivo**.
2. A integridade total dos filhos **Rh-negativo (cde)**, por serem do mesmo genótipo materno.
3. A integridade habitual do primeiro filho **Rh (D)-positivo**, na ausência de transfusões ou abortos anteriores, por imunização insuficiente (falta de estímulo imunizante anterior).
4. A repetição e agravamento progressivo da doença, por aumento da sensibilização materna, em gestações **Rh (D)-positivo** sucessivas.

Caráter Familial da Doença

O estudo de numerosas famílias permitiu diferenciá-las em duas categorias distintas:

a) Na primeira, depois do nascimento de um ou dois filhos normais, todos os seguintes são vítimas da doença hemolítica (**DHPN**).
b) Na segunda, depois do mesmo início normal, observa-se alternância irregular, ocorrendo o nascimento ora de filhos normais, ora de filhos acometidos da doença.

A investigação do sistema **Rh-Hr** explica este fato: na primeira categoria de famílias, todos os filhos são **Rh (D)-positivo**; na segunda, a metade é **Rh (D)-positivo** e a outra metade é **Rh (D)-negativo (cde)**.

A transmissão hereditária do fator **Rh_0 (D)** dá a interpretação exata para tal fato, ligado ao genótipo paterno.

Se o pai for **Rh (D)-positivo**, de genótipo homozigoto **RR (D/D)**, e a mãe **Rh-negativo (cde)**, de genótipo homozigoto **rr (d/d)**, todos os filhos serão obrigatoriamente **Rh (D)-positivo**, de genótipo heterozigoto **Rr (D/d)**, pois herdarão um gene paterno **R (D)** e outro materno **r (d)**. Tais filhos são suscetíveis de provocar a sensibilização materna e, conseqüentemente, poderão ser vítimas da **DHPN**, com exceção dos primeiros. Mas, se o pai for **Rh (D)-positivo**, de genótipo heterozigoto **Rr (D/d)**, só a metade dos filhos será **Rh (D)-positivo**, de genótipo heterozigoto **Rr (D/d)**, como o pai, pois herdará o gene paterno **R (D)** e o gene materno **r (d)**, estando sujeita, como no primeiro caso, à doença. A outra metade será **Rh-negativo (cde)**, de genótipo homozigoto **rr (d/d)**, igual ao materno, pois herdará o gene paterno **r (d)** e o gene materno **r (d)**, estando isenta da doença.

A determinação do genótipo paterno é de grande valia para o prognóstico de gestações futuras, pois permite ao médico tomar as providências indicadas para cada caso.

De acordo com as estatísticas, cerca de 58% dos indivíduos **Rh (d)-positivo** são heterozigotos **Rr (D/d)**, e os restantes 42%, homozigotos **RR (D/D)**; conseqüentemente, dos casamentos de mulheres **Rh-negativo (cde)** com homens **Rh (D)-positivo**, é de esperar o nascimento de 71% (58/2 + 42) de filhos **Rh (D)-positivo** e de 29% (58/2) de filhos **Rh-negativo (cde)**.

Integridade Total dos Filhos Rh-negativo (cde)

Os filhos **Rh-negativo (cde)** são isentos da doença porque seus glóbulos possuem o mesmo genótipo materno. São incapazes de sensibilizar a mãe ou de sofrer a ação dos anticorpos **anti-**$\mathbf{Rh_0}$ **(anti-D)**, produzidos no soro materno, em gestações anteriores.

Este fato é demonstrado na literatura médica por vários casos de gestações gemelares em mães **Rh-negativo (cde)** e pais **Rh (D)-positivo** heterozigoto. Em tais casos, quando um dos gêmeos é **Rh (D)-positivo** e o outro **Rh-negativo (cde)**, o primeiro é vítima da doença hemolítica, enquanto o segundo nasce isento dela.

Outra prova de integridade total dos filhos **Rh-negativo (cde)** é a seguinte: mulher **Rh-negativo (cde)**, casada com homem **Rh (D)-positivo** homozigoto e mãe de vários filhos **Rh (D)-positivo** mortos em conseqüência da doença hemolítica, pode levar a termo uma gestação de feto **Rh-negativo (cde)**, obtida por meio de inseminação artificial com esperma de homem **Rh-negativo (cde)**. O filho nasce livre da doença (casos de Levine, 1944; Potter e Wilson, 1945; e Diamond, 1945). Esse resultado prova, igualmente, que o fator $\mathbf{Rh_0}$ **(D)** constitui a causa real da doença.

Integridade Habitual do Primeiro Filho Rh (D)-positivo

A sensibilização maternofetal processa-se progressivamente e, de ordinário, não atinge grau suficiente para provocar a destruição dos glóbulos fetais durante a gestação em que é produzida.

Tal fato explica a raridade da DHPN no primeiro recém-nascido, a menos que a mãe tenha sido sensibilizada previamente por transfusões de sangue **Rh (D)-positivo** ou por gestações não levadas a termo (abortos).

Não há dúvida de que muitas mulheres **Rh-negativo (cde)** não se tornam imunizadas por transfusões de sangue ou por abortos, dando nascimento, mais tarde, a filhos normais. Todavia, embora a literatura registre exceções, na grande maioria das primigestas cujo primeiro filho é acometido da doença, o interrogatório meticuloso revela antecedentes de transfusões ou de gestações abortadas.

As transfusões de sangue, sem ter em conta o sistema **Rh-Hr**, em qualquer época anterior à gestação, têm particular importância. Como a sensibilização necessita atingir certo grau para permitir o comprometimento fetal, há mais possibilidades de alcançar tal grau durante a primeira gestação, quando iniciada anteriormente, por ocasião de transfusões de sangue **Rh (D)-positivo**.

O papel de abortamentos anteriores é igualmente importante. Segundo Levine e Waller, as gestações interrompidas antes de três meses não podem determinar sensibilização. De acordo com Potter, há provas de que possam iniciá-la, especialmente quando seguidas de curetagem, a qual facilita a passagem de glóbulos fetais à mãe.

Quando a primeira gestação é interrompida durante os primeiros meses, por aborto espontâneo ou provocado, na gravidez seguinte a mulher pode ter criança eritroblastótica.

Os abortos equivalem, pois, a gestações a termo, do ponto de vista de sensibilização. Cumpre fazer rigoroso interrogatório das mulheres **Rh-negativo (cde)** nesse sentido, antes de afirmar a ausência de gestações anteriores.

Admite-se, entretanto, que a causa da raridade da **DHPN** na primeira gestação não está bem esclarecida.

Como as crianças nascidas em gestações posteriores podem ser acometidas da doença, admitem-se várias hipóteses para explicar a ausência da doença no primeiro filho. Serão tratadas apenas duas mais prováveis, a saber:

a) A primeira gestação apenas inicia a sensibilização, com produção de anticorpos, mas não de título suficientemente elevado a ponto de provocar a destruição dos glóbulos fetais. Para que haja acometimento fetal, é necessário o aumento do título de tais anticorpos pelo estímulo de gestações **Rh (D)-positivo** subseqüentes.
b) Alguma condição ligada à dinâmica do parto, segundo Potter e Wiener, é responsável, em grande parte, pela passagem de glóbulos fetais à circulação materna, de modo que a imunização só se processaria depois do nascimento de um filho **Rh (D)-positivo**.

Parece evidente, portanto, que a sensibilização deve, ordinariamente, ser iniciada antes da gestação. É possível que algum grau de imunização se produza durante uma gestação, mas o título dos anticorpos, via de regra, não é suficiente para causar o comprometimento fetal.

Segundo Wiener, este fato está ligado ao aparecimento tardio, no soro materno, dos anticorpos incompletos ou bloqueadores, que seriam os responsáveis pela doença. Tais anticorpos só se formam com o prosseguimento da imunização, substituindo os completos ou aglutinantes, que surgem logo no início.

É também possível que a mãe possa se tornar sensibilizada aos glóbulos fetais não na fase gestacional, mas durante o nascimento da criança. Esta explicação seria mais satisfatória para a ausência da doença no primeiro recém-nascido.

Durante a fase final do parto, a placenta se separa intacta do útero. Não raro, entretanto, altera-se tal processo de separação, permanecendo fragmentos placentários no útero, os quais, ao serem removidos, provocam lesões uterinas, pelas quais o sangue fetal penetra na circulação materna, iniciando a sensibilização.

Repetição e Agravamento Progressivo da Doença

A sensibilização materna, uma vez produzida, é permanente. Segundo Potter, não se conhece caso algum de mulher **Rh-negativo (cde)** que, tendo tido um filho **Rh (D)-positivo** eritroblastótico, concebesse, posteriormente, outro filho **Rh (D)-positivo** normal. Os únicos filhos normais que nascem depois de um acometido são os **Rh-negativo (cde)**. Todavia, de acordo com Cappell e Van Bolhuis, já foram observadas exceções a esta regra; o nascimento, em algumas famílias, de filhos **Rh (D)-positivo** normais após recém-nascidos eritroblastóticos.

O intervalo entre as gestações consecutivas não tem influência alguma; podem estar separadas por vários anos, sem que desapareça a imunização. Contudo, várias semanas ou meses após o parto, observa-se progressiva redução do título dos anticorpos maternos, os quais podem, em alguns casos, desaparecer por completo. Não obstante, a sensibilização persiste, pois nova gestação **Rh (D)-positivo**, atuando como reação anamnéstica, pode elevá-los a título igual ou superior. Outra prova da persistência da imunização é o fato de que a administração de sangue **Rh (D)-positivo** à mulher **Rh-negativo (cde)** pode desencadear-lhe graves reações hemolíticas, mesmo vários anos após ter dado nascimento a filho **Rh (D)-positivo** eritroblastótico.

Conforme já assinalado, a primeira gestação apenas inicia a sensibilização materna, a qual aumenta, progressivamente, à medida que cresce o número de gestações. Assim, a possibilidade de que a doença apareça no feto torna-se progressivamente maior em gestações sucessivas. Os primeiros filhos acometidos são o segundo ou o terceiro, raramente o quarto. De acordo com Potter, a freqüência de casos em que a doença aparece pela primeira vez varia entre 1:42 na segunda gestação e 1:12 na quinta. Se a imunização não surgir até a quinta gestação, há grande probabilidade de que não ocorra.

Em geral, os primeiros comprometimentos manifestam-se pela forma ictérica ou anêmica da doença. No transcurso das gestações seguintes, via de regra, a enfermidade agrava-se e torna-se mais precoce, apresentando-se sob a forma hidrópica (**anasarca fetoplacentária**).

Fatores que Condicionam a Produção da Doença

A patogenia da **DHPN** é muito complexa. A manifestação da doença está subordinada a vários fatores, a saber:

1. Binômio: mãe **Rh-negativo (cde)** — pai **Rh (D)-positivo**.
2. Genótipo **Rh-Hr** paterno.
3. Permeabilidade placentária e sensibilidade materna à imunização.
4. Número de gestações.
5. Forma e título dos anticorpos maternos.
6. História pregressa de transfusões.
7. Abortos e curetagens anteriores.
8. Compatibilidade **A-B-O** maternofetal.

Dentre os fatores mencionados, serão tratados os itens 3, 5, 6 e 8; os demais foram estudados anteriormente.

PERMEABILIDADE PLACENTÁRIA E SENSIBILIDADE MATERNA À IMUNIZAÇÃO

A freqüência da **DHPN** atestada pelas estatísticas hospitalares é muito menor do que sua incidência teórica, prevista por cálculos matemáticos. Esta discordância entre os fatos e a teoria constitui problema para cuja solução muitas hipóteses têm sido levantadas.

Se os glóbulos fetais atravessassem a placenta em todas as gestações; se todas as mulheres **Rh-negativo (cde)** fossem sensíveis à imunização aos glóbulos **Rh (D)-positivo**; e se todos os fetos respondessem à ação dos anticorpos maternos, tornando-se vítimas da doença, a incidência da **DHPN** seria de cerca de uma vez em 11 gestações.

A combinação de progenitor **Rh (D)-positivo** com mãe **Rh-negativo (cde)** é relativamente comum na raça branca. Teoricamente, 85% das mães **Rh-negativo (cde)** estão casadas com pais **Rh (D)-positivo**, o que corresponde a cerca de 13% $\left(\frac{85 \times 15}{100}\right)$. Se o pai for homozigoto **RR (D/D)**, todos os filhos de tais ligações serão **Rh (D)-positivo**. Entretanto, se for heterozigoto **Rr (D/d)**, somente a metade da prole será **Rh (D)-positivo**, pois a outra será **Rh-negativo (cde)**. Isto significa que, em 13% dos matrimônios, entre pessoas da raça branca, os filhos seriam vítimas da **DHPN**. Em alguns, na totalidade da prole (pais homozigotos), e, em outros, somente na metade (pais heterozigotos). Isto daria a média de 71% (42% de pais homozigotos +29% de pais heterozigotos) de filhos eritroblastóticos em relação à totalidade dos filhos daqueles 13% dos matrimônios em geral, o que equivaleria a todos os filhos de cerca de 9% $\left(\frac{71 \times 13}{100}\right)$ dos casamentos.

Na prática, porém, tal não se dá. É de fato muito menor o número de vítimas da doença. Somente pequena percentagem de fetos oriundos da combinação — mãe **Rh-negativo (cde)** — pai **Rh (D)-positivo** — nascem filhos eritroblastóticos. Nos Estados Unidos, calcula-se que isso ocorra em aproximadamente 0,5% dos partos.

Mesmo quando mulher **Rh-negativo (cde)** se liga com homem **Rh (D)-positivo** homozigoto e gera filho **Rh (D)-positivo**, a imunização e conseqüente formação de anticorpos **anti-Rh_0 (anti-D)** constituem exceção, e não regra.

Para explicar essa discordância entre os fatos e a teoria, é necessário conhecer o mecanismo pelo qual se opera a sensibilização materna.

De acordo com a teoria da imunização transplacentária, a doença exige, para se manifestar, duas condições:

1. A imunização maternofetal: passagem de pequenas quantidades de glóbulos fetais **Rh (D)-positivo** à circulação materna, por difusão através da placenta, com conseqüente formação de anticorpos **anti-Rh_0 (anti-D)**.
2. A ação dos anticorpos maternos sobre o feto: passagem de tais anticorpos, através da placenta, à circulação fetal, onde ocorrerá a união antígeno-anticorpo, com conseqüente produção da doença.

O mecanismo desses dois fenômenos constitui problema ainda sem solução, dada a dificuldade de explicar como os glóbulos fetais penetram na circulação materna, através da placenta (já que esta, normalmente, lhes é impermeável), e como os anticorpos formados a atravessam, em sentido contrário, para agir sobre os glóbulos fetais.

Para explicar este movimento de ida e volta, incompatível com as propriedades normais da placenta, foram propostas várias teorias. Entre elas serão estudadas, inicialmente, as relacionadas com a imunização materna e, em seguida, as ligadas à ação dos anticorpos maternos sobre o feto.

IMUNIZAÇÃO MATERNOFETAL

A maioria dos autores admite que a passagem dos glóbulos fetais à circulação materna, com a conseqüente sensibilização, se processa durante a gestação em que a **DHPN** se manifesta no feto, relacionando a gravidade da doença com o tempo e o grau da imunização.

Embora as teorias existentes não esclareçam satisfatoriamente o mecanismo da imunização, serão revistas as seguintes:

1. Teoria da imunização transplacentária. Os adeptos desta teoria subdividem-se em três grupos:

a) Os do primeiro grupo admitem que os glóbulos fetais penetram na circulação materna, através da placenta, em todas as gestações, mas que só em certas circunstâncias ocorre a sensibilização com resultante lesão fetal.

Javert admite a passagem dos glóbulos fetais através de pequenas fissuras existentes ao longo da extensa superfície (mais de 6 m^2) das vilosidades coriônicas. Embora tenham sido descritas, tais lesões placentárias são inconstantes, sendo, mais provavelmente, conseqüência do que causa da doença.

De fato, basta supor a passagem de pequena quantidade de sangue, pois, como demonstrou Levine (1944), é suficiente cerca de 0,05 ml, por sua repetição, para provocar a sensibilização. Demais, não é necessária a passagem dos glóbulos intactos, pois o antígeno se encontra no estroma.

Segundo Levine (1941, 1948 e 1953), não é necessário invocar a existência de lesões placentárias para explicar o mecanismo da imunização, pois a gestação oferece duas condições muito favoráveis à produção de anticorpos: exposição lenta ao antígeno e ação deste durante longo tempo. De acordo com a concepção desse autor, pequenas quantidades de glóbulos fetais ou seus produtos finais penetram na circulação materna, em todas as gestações. Esta passagem começa, talvez, na segunda metade da gravidez, quando os vasos sanguíneos do feto vão-se aproximando da placenta, separados por única camada de células sinciciais. Se tal fenômeno se repete várias vezes, durante o final da gestação, a mãe se torna sensibilizada, do mesmo modo como se recebesse pequenas transfusões de sangue.

Para explicar a inconstância da resposta materna ao estímulo antigênico fetal, várias hipóteses foram propostas. Entre estas, figura a de Wiener, emitida em 1946, baseada em predisposições genéticas: a suscetibilidade do organismo materno seria transmitida, de acordo com as leis de Mendel, por dois genes alélicos, um dominante, **K**, e outro recessivo, **k**. Assim, as mulheres pertencentes ao genótipo homozigoto **K/K** (0,02%) seriam facilmente imunizadas; as de genótipos heterozigoto **K/k** (2,98%) de sensibilidade moderada só se imunizariam por estímulos repetidos, ao passo que as de genótipo homozigoto **k/k** (97%) dificilmente se sensibilizariam mesmo após estímulos repetidos. Embora admissível, tal hipótese não foi comprovada.

b) De acordo com os adeptos do segundo grupo, a passagem dos glóbulos fetais à circulação materna, através da placenta, é anormal e inconstante. Processa-se a sensibilização não porque a gestante seja sensível ao estímulo antigênico, mas porque apenas, em certas condições, tais glóbulos penetram na circulação materna.

c) Os adeptos do terceiro grupo admitem que a imunização se processa durante o parto, cujo traumatismo pode provocar lesões placentárias, através das quais grande quantidade de glóbulos fetais penetra na circulação materna. O mesmo pode acontecer em conseqüência de abortos, especialmente quando seguidos de curetagem, conforme já assinalado, bem como durante a operação cesariana. Também as contrações uterinas, sobretudo nos últimos meses da gravidez, podem contribuir para a sensibilização, em virtude de provocarem rotura mecânica das vilosidades placentárias, propiciando, assim, a passagem de glóbulos fetais à circulação materna.

De acordo com Wiener, Nappi e Gordon, os glóbulos fetais penetram na circulação materna em cerca de um terço de todos os partos.

Com os dados disponíveis relativos à freqüência aproximada com que o sangue fetal penetra na circulação materna, por ocasião do parto, calcula-se a freqüência provável de gestante **Rh-negativo (cde)** sensibilizar-se e dar nascimento a filho eritroblastótico.

Para isso, cumpre distinguir dois casos:

a) Aqueles em que a gestante recebeu, previamente, transfusões ou injeções intramusculares de sangue **Rh (D)-positivo**.

b) Aqueles em que não houve tais antecedentes.

Para que o indivíduo **Rh-negativo (cde)** se torne sensibilizado, é necessário que receba sangue **Rh (D)-positivo**, por via parenteral, em, pelo menos, duas ocasiões. A primeira injeção atua como sensibilizadora, e a segunda, a um intervalo de quatro meses, constitui dose estimulante para a produção de anticorpos.

Na sensibilização de voluntários, verificou-se que cerca de 40% dos indivíduos **Rh-negativo (cde)** se tornam imunizados após duas injeções de sangue **Rh (D)-positivo**; com o prosseguimento de tais injeções, a sensibilização eleva-se, atingindo cerca de 80% depois de seis injeções.

Segundo cálculos de Wiener e cols., nas mulheres **Rh-negativo (cde)** já imunizadas por injeções de sangue **Rh (D)-positivo**, a probabilidade de que o primeiro filho seja vítima de **DHPN** é de cerca de 1:12. Nas mulheres que não acusem antecedentes de injeções de sangue, que poderiam tê-las imunizado, é nula a probabilidade de que o primeiro filho seja acometido da doença, porque, para que isso ocorresse, seria necessária a passagem de glóbulos fetais à circulação materna, durante a gestação, em, pelo menos, duas ocasiões, conforme já assinalado. Este fato é muito raro e nunca ocorreu nos diversos casos apresentados por Wiener e cols. Foi também calculado que, nas primíparas **Rh-negativo (cde)** que nunca receberam injeção de sangue **Rh (D)-positivo**, a probabilidade de seu segundo filho ser vítima da doença é de cerca de 1:20. Estendendo-se os cálculos, pode-se determinar a probabilidade de aparecimento da doença na terceira, quarta e seguintes gestações.

2. Teoria da imunização pela própria placenta. Segundo esta teoria, proposta por Van Bolhuis, a sensibilização maternofetal se processa pela própria placenta. De acordo com o referido autor, esta propriedade antigênica da placenta é inconstante, comparável ao caráter secretor/não-secretor dos aglutinogênios **A** e **B** do sistema **A-B-O**. Este fato explicaria a inconstância da sensibilização nas gestações únicas.

Ação dos Anticorpos Maternos no Feto

Antes de tratar do mecanismo de ação dos anticorpos maternos sobre o feto, é necessário saber como eles penetram na circulação fetal.

Passagem dos anticorpos maternos à circulação fetal. São duas as vias de intercâmbio entre a mãe e o feto: a circulação placentária e a lactação.

A passagem dos anticorpos maternos à circulação fetal, através da placenta, tem sido objeto de numerosos trabalhos.

Os trabalhos de Wiener vieram revelar fato de grande importância na patogenia da **DHPN**: entre as duas principais formas de anticorpos produzidos no soro materno, em conseqüência de sensibilização, só a forma incompleta ou bloqueadora tem o poder de atravessar a barreira placentária íntegra (IgG). Esta propriedade decorre do fato de tais anticorpos serem de moléculas pequenas, ao contrário dos anticorpos completos ou aglutinantes formados de grandes moléculas.

Demonstra-se o poder de difusão transplacentária de tais anticorpos (IgG) pela sua presença no sangue, especialmente do cordão umbilical, dos recém-nascidos **Rh (D)-positivo** eritroblastóticos, tanto sob a forma livre no soro, como, sobretudo, na fixada aos glóbulos. A forma livre pode ser revelada por aquelas em meio albuminoso, pela prova de Coombs indireta e pela prova dos glóbulos tripsinizados, e a fixada, pela **PC** direta. A demonstração da forma livre só tem importância diagnóstica quando o feto for **Rh (D)-positivo**.

Os anticorpos bloqueadores são capazes de atravessar a placenta logo no início da gravidez, fato este comprovado por Mollison, mediante a **PC** direta, a qual se revelou positiva em dois fetos de 10 e 16 semanas de idade, respectivamente.

Para se estudar o poder de difusão transplacentária, a ocasião propícia é aquela em que mulher **Rh-negativo (cde)** com companheiro **Rh (D)-positivo** heterozigoto, já imunizada, isto é, contendo anticorpos no soro, der nascimento a um filho **Rh-negativo (cde)** isento naturalmente da doença. Neste caso, o título dos anticorpos, ou bloqueadores no soro fetal, especialmente do cordão umbilical, encontra-se aproximadamente igual ao do soro materno. Quando, no soro materno, coexistem as duas formas de anticorpo, incompleta e completa, somente a forma incompleta se encontra no soro do cordão umbilical.

Acompanhando-se o título dos anticorpos incompletos no soro de recém-nascidos **Rh-negativo (cde)** desde o nascimento, pode-se determinar a sobrevida da molécula globulínica dos anticorpos, que, segundo Wiener e cols., é de 30 a 35 dias.

Quando os anticorpos completos se encontram em título elevado no soro materno, simultaneamente com os incompletos, torna-se difícil determinar o título destes. Nestes casos, cumpre destruir os anticorpos completos, mediante o aquecimento do soro em banho-maria a 60°C, durante uma hora. Deste modo, só permanecerão os anticorpos incompletos.

O estudo dos anticorpos completos constitui problema mais complexo, pois, embora não se admita sua difusão através da placenta normal, têm sido encontrados no soro fetal. Segundo concepção de Wiener, tais anticorpos podem atravessar a placenta íntegra, mas somente por ocasião do parto, sob a influência das contrações uterinas, enquanto os incompletos a transpõem durante toda a vida fetal.

A passagem dos anticorpos **anti-Rh$_0$ (anti-D)** ao leite materno ocorre com maior freqüência no início da lactação (nos oito primeiros dias), diminuindo, depois, progressivamente. Podem-se encontrar as duas formas de anticorpos, sobretudo a bloqueadora, cujo título é sempre inferior ao do soro.

Para serem prejudiciais aos recém-nascidos **Rh (D)-positivo** e eritroblastóticos, é necessário que os anticorpos presentes no leite tenham título elevado e sejam absorvidos.

Como, segundo Cathie, tais anticorpos se acham quase sempre em título baixo no leite materno, é provável que não exerçam atividade maléfica sobre os recém-nascidos eritroblastóticos.

Não obstante, a melhor conduta a adotar é suprimir a amamentação materna, pelo menos durante os primeiros 15 dias ou enquanto a pesquisa de anticorpos se revelar positiva.

Mecanismo de Ação dos Anticorpos Maternos no Feto

Conforme assinalado, nos casos da **DHPN** os anticorpos bloqueadores **anti-Rh$_0$ (anti-D)** da circulação materna, ao penetrarem na circulação do feto, fixam-se os seus glóbulos, revestindo-os ou sensibilizando-os. Se tais anticorpos forem muito abundantes, nem todos se fixam, ficando alguns livres do plasma fetal. O revestimento dos glóbulos fetais pelos anticorpos bloqueadores produz a hemólise. Os anticorpos livres fixam-se a novos glóbulos, à medida que se forem formando, de tal modo que, ao interromper-se a passagem de novos anticorpos, com o nascimento da criança, diminuem progressivamente de título, até desaparecerem por completo.

Os glóbulos **Rh (D)-positivo** sensibilizados por tais anticorpos sofrem a hemólise, a qual se processa, via de regra, na vida extra-uterina, embora possa ocorrer, também, na intra-uterina. É provável que o organismo materno veicule, durante a vida fetal, substâncias protetoras que inibem a ação lítica dos anticorpos.

In vitro, tais anticorpos causam, quando muito, ligeira hemólise globular, e não parece sejam suficientemente potentes para promoverem a eritrofagocitose. Na **DHPN**, a ausência quase invariável de hemoglobinúria indica que a hemólise deve ocorrer, em maior parte, fora da corrente sanguínea, mas ignora-se como e em que órgãos. É provável que a auto-aglutinação resultante da imunização se processe sobretudo nas regiões onde a circulação é lenta, por alterações do metabolismo da membrana eritrocítica, conseqüente à absorção das globulinas dos anticorpos.

A hemólise assim produzida, na vida extra- ou intra-uterina, determina a **DHPN**, com seus principais sinais: anemia, icterícia e eritroblastose.

O aparecimento da doença, no recém-nascido ou no feto, depende do processo hemolítico, o qual, por sua vez, está na dependência do grau da sensibilização.

Na grande maioria dos casos, a hemólise está na razão direta do título dos anticorpos presentes. Em raros casos, entretanto, o título dos anticorpos pode se apresentar reduzido, na presença de hemólise acentuada.

Segundo Wiener, este fato pode estar ligado à avidez dos anticorpos, isto é, ao grau de afinidade entre o anticorpo e o antígeno correspondente. Os anticorpos **anti-Rh$_0$ (anti-D)** variam muito de avidez, a qual, quando elevada, constitui fator de importância na determinação da gravidade da doença. Assim, os raros casos graves, a despeito do reduzido título de anticorpos **anti-Rh$_0$ (anti-D)** no soro materno, podem ser explicados pela alta avidez dos anticorpos, enquanto os casos benignos, não obstante o elevado título, podem decorrer da sua baixa avidez. Além disso, pode acontecer que os glóbulos fetais contenham o fator **D$_u$**, em vez do **Rh$_0$ (D)**. Neste caso, mesmo que os anticorpos sejam de alta avidez, as manifestações clínicas da doença são benignas.

A ação dos anticorpos completos processa-se de modo diferente. Seu poder diretamente aglutinante provoca a formação de pequenos trombos, constituídos de glóbulos aglutinados. Causam obstrução circulatória em diversos órgãos, produzem as graves lesões viscerais da doença, especialmente hepáticas, renais e encefálicas *(kernicterus)*.

Conforme assinalaram diversos autores, particularmente Diamond e Denton, no decurso da imunização maternofetal, o anticorpo que aparece em primeiro lugar é o aglutinante ou completo. Com o prosseguimento da imunização, tal anticorpo é substituído pelo bloqueador. A presença deste último indica, pois, a hiperimunização. Este fato levou os referidos autores a denominá-los anticorpos imunoprecoces e imunotardios (ou hiperimunes), respectivamente.

Baseado nestes fatos, Wiener correlacionou as distintas formas da doença hemolítica com o tipo dos anticorpos circulantes no soro materno. Segundo ele, as manifestações clínicas dependem não só da quantidade, mas também da qualidade dos anticorpos presentes no soro materno.

Assim, de acordo com as concepções do referido autor, as gestações sucessivas de mulher sensibilizada podem ser esquematizadas do seguinte modo:

Primeira fase (unicamente anticorpos completos): filho normal, por ocasião do nascimento, mas com passagem de anticorpos aglutinantes, ou completos, no momento do parto. Logo a seguir, no recém-nascido, surge icterícia grave, com lesões viscerais e manifestações nervosas.

Segunda fase (anticorpos completos e incompletos): princípio de anemia hemolítica no feto e no recém-nascido, o aparecimento de icterícia grave, com lesões viscerais e manifestações nervosas.

Terceira fase (anticorpos incompletos de título crescente): **anemia hemolítica**, primeiramente do recém-nascido, na gestação seguinte, do feto e, progressivamente, mais grave.

Esta concepção de Wiener não é aceita pela maioria dos autores.

Uma das principais objeções a ela baseia-se no fato de que, sendo os anticorpos incompletos sinais de hipersensibilização, sua ocorrência deveria ser mais freqüente e seu título mais elevado nas formas graves da doença, e não nas benignas, conforme a concepção de Wiener.

Segundo Potter, não parece haver fundamento para a correlação exclusiva entre o tipo de anticorpo e a forma da doença.

Em suma: o mecanismo da produção da **DHPN** por imunização maternofetal ao fator **Rh_0 (D)**, não obstante as numerosas teorias propostas para sua explicação, não se acha elucidado. No entanto, pode-se constatar, de acordo com Van Hees, que tudo se passa como se uma das quatro eventualidades figuradas a seguir estivesse em jogo:

a) Nenhuma reação:
Ausência de passagem de antígeno — ausência de passagem de anticorpos.
b) **DHPN** (do segundo ou terceiro, em diante):
Passagem de antígeno — passagem de anticorpos.
c) **DHPN** do primeiro recém-nascido (resultante da sensibilização materna por transfusão pregressa):
Ausência de passagem de antígeno — passagem de anticorpos.
d) Mãe sensibilizada, com filho normal:
Passagem de antígeno — ausência de passagem de anticorpos.

Forma e Título dos Anticorpos Maternos

Com a demonstração do papel do fator **Rh_0 (D)** na patogenia da **DHPN**, era de esperar que a presença de anticorpos no soro materno e a elevação de seu título fossem os principais elementos ligados ao aparecimento e à gravidade da doença. Todavia, no início do estudo do sistema **Rh-Hr**, não se observou tal correlação, porque o único método empregado para essa investigação era efetuado em meio salino, só revelando os anticorpos completos.

A descoberta dos anticorpos incompletos ou bloqueadores trouxe a explicação para muitos casos de natimortos, cujas mães não continham, no soro, anticorpos aglutinantes ou completos.

Com a demonstração de que os anticorpos maternos da forma incompleta ou bloqueadora são os únicos a atravessarem, livremente, a placenta normal, durante todo o período da gravidez, e a penetrarem na circulação fetal, por serem constituídos da IgG, provou-se serem tais anticorpos responsáveis pelas diversas formas da **DHPN**.

A demonstração desses anticorpos no organismo fetal, especialmente sob a forma fixada aos glóbulos do sangue do cordão umbilical, pela **PC** direta, constitui o meio diagnóstico mais seguro da **DHPN**.

Na maioria dos casos, a mulher **Rh-negativo (cde)** imunizada produz anticorpos **anti-Rh_0 (anti-D)** da forma incompleta ou bloqueadora e, ocasionalmente, da forma completa ou aglutinante. É freqüente observar a associação destes anticorpos aos **anti-rh′ (anti-C)** ou, mais raramente, aos **anti-rh″ (anti-E)**, formando os anticorpos mistos **anti-Rh_1 (anti-CD)** e **anti-Rh_2 (anti-DE)**, respectivamente.

Em geral, os anticorpos completos surgem logo no início da sensibilização, caracterizando, portanto, as imunizações recentes; já os incompletos ou bloqueadores, via de regra, aparecem depois de estímulos repetidos, indicando imunização de longa duração ou hipersensibilização.

Tais anticorpos só são reveláveis depois do quinto mês de gestação, quando produzidos pela primeira vez; aumentam de título à medida que a gravidez evolui, podendo ser demonstrados na 34.ª semana, se o feto for acometido da doença. Quando presentes em gestação anterior, os anticorpos podem ser revelados na gestação seguinte, desde o início; às vezes seu título aumenta, mas, em geral, permanece estacionário. Se, na gestação seguinte, o feto for **Rh-negativo (cde)**, oriundo de pai **Rh (D)-positivo** heterozigoto, **Rr (D/d)**, os anticorpos, não obstante, persistem durante toda a gravidez.

O título dos anticorpos maternos é muito variável, parecendo não apresentar relação íntima com a gravidade da doença fetal; observam-se títulos baixos na presença de graves formas clínicas da doença, e vice-versa. Segundo Wiener, conforme já assinalado, tais casos podem decorrer de variação da avidez dos anticorpos **anti-Rh_0 (anti-D)**. Pode-se demonstrar tal fato nas gestações gemelares **Rh (D)-positivo**, nas quais, sob o meio ambiente uniforme da mesma concentração de anticorpos e da mesma duração, particularmente no caso de gêmeos idênticos, um deles é gravemente acometido da doença, enquanto o outro apresenta apenas sintomas benignos.

Todavia, os títulos elevados de anticorpos incompletos ou bloqueadores (acima de 32) acompanham-se, amiúde, das formas mais graves ou fatais da doença. Mollison e Cutbush observam que, quando o título de tais anticorpos se apresentava igual ou superior a 128, a mortalidade das crianças era três vezes maior do que quando igual ou inferior a 64. Wiener, Bappi e Gordon estabeleceram relação entre a percentagem de mortalidade (natimortos e mortes neonatais) e o valor absoluto do título dos anticorpos maternos, determinado pelo método de Wiener e Hurst, considerando tal relação o critério prognóstico pré-natal mais importante da doença, a saber:

Mortalidade de 12,2%, com título até 4; de 26%, com título até 16; de 46%, com título até 64; e de 72,2%, com título até 256.

Não obstante, nos casos individuais, tal correlação não é tão íntima, dependendo, segundo Wiener e cols., da resistência da criança à ação dos anticorpos.

A freqüência com que tais anticorpos se apresentam no soro materno, nos casos da **DHPN**, varia nos diferentes períodos de gestação e após o parto, como mostra o Quadro 22.34 de Béssis (1947):

O título dos anticorpos maternos varia, igualmente, no decurso das gestações e após o parto. Segundo observação de vários autores, tais anticorpos desaparecem do soro materno logo após o parto, durante cerca de 12 dias. Mas, até um mês após o parto, eles reaparecem, atingindo títulos mais elevados. A causa desta fase negativa e do aumento secundário do título dos anticorpos não é bem conhecida. Admite-se, porém, segundo Davidsohn, que os glóbulos fetais, ao penetrarem na circulação materna, durante o parto, combinem com os anticorpos e neutralizem temporariamente sua ação; depois do parto, tal neutralização torna-

Quadro 22.34

	Durante a Gestação	A Termo	De 12 a 30 Dias Após o Parto	Após um Mês a um Ano	Após um Ano
Freqüência de anticorpos	41%	66%	93%	83%	43%

se impossível, advindo daí o aumento extraordinário de seu título.

A partir do primeiro mês, até um ano após o parto, o título de anticorpos cai progressivamente, e, depois do primeiro ano, a presença deles no soro materno é revelada em cerca de 40% dos casos.

Tais anticorpos persistem, por vezes, durante longos anos — oito e, mesmo, 12 anos — após a última gestação. Halac e cols. assinalaram a presença de um anticorpo incompleto ou bloqueador **anti-Rh_0 (anti-D)**, com o título 256, 33 anos após a última gestação, em mulher **Rh-negativo (cde)**, sem antecedentes transfusionais, que tivera sete natimortos, após vários recém-nascidos normais e um eritroblastótico. Wiener observou caso semelhante, demonstrando a presença de tais anticorpos em mulher **Rh-negativo (cde)** que nunca recebera transfusões de sangue e que havia tido um filho eritroblastótico 22 anos antes, em sua última gestação.

Os anticorpos maternos podem desaparecer, em caso de nova gestação incompatível, durante toda a sua duração ou somente durante os oito primeiros meses. Mesmo quando não se pode revelar sua presença *in vitro* pelas provas, eles existem virtualmente, como demonstram as reações hemolíticas após uma transfusão de sangue **Rh-Hr** incompatível. Segundo as observações concordantes da maioria dos autores, tais anticorpos persistem durante toda a vida do indivíduo.

Os títulos mais correntes destes anticorpos são, em geral, baixos, oscilando entre 2 e 4, raramente ultrapassando 64, mesmo no período de sua maior elevação, isto é, entre 12 e 30 dias após o parto. Mollison e Cutbush encontraram títulos variando entre 1 e 64.000 em 43 pacientes. Ao contrário, tais anticorpos podem atingir títulos mais elevados após transfusões **Rh-Hr** incompatível. Béssis observou título de 64.000 em mulher **Rh-negativo (cde)** depois de uma transfusão de sangue **Rh (D)-positivo**, praticada após o parto prematuro de feto de seis meses, morto e macerado. Este título é dos mais elevados de que se tem conhecimento, com exceção do assinalado por Drummond e cols., de 1.024.000 (!), decorrente de transfusões múltiplas de sangue **Rh (D)-positivo**.

Embora a determinação do título absoluto dos anticorpos bloqueadores no soro materno tenha certo valor, revelando variações proporcionais à gravidade da doença fetal, as determinações periódicas, efetuadas mensalmente, a partir do terceiro mês de gestação, e quinzenalmente, depois do sétimo mês, fornecem dados mais sugestivos para o diagnóstico e prognóstico da **DHPN**. A curva resultante permite acompanhar a evolução da sensibilização materna e demonstra, com maior ou menor certeza, se o feto será **Rh (D)-positivo** ou **Rh-negativo (cde)**, se será acometido da **DHPN** ou não, bem como se a forma da doença será grave ou benigna.

A curva mais típica é a ascendente, na qual o título dos anticorpos cresce mensalmente. Este tipo de curva indica feto **Rh (D)-positivo**, acometido da forma mais grave da doença hemolítica. Quanto mais precocemente se eleva o título dos anticorpos, tanto pior o prognóstico.

A curva estacionária ou em **meseta**, na qual o título dos anticorpos se mantém constante, durante toda a gestação, indica, geralmente, *conceptus* **Rh-negativo (cde)**. Conforme já assinalado, tais títulos correspondem a anticorpos residuais de imunização anterior, obstétrica ou transfusional. O perfil em **meseta** por vezes é ambíguo, de difícil interpretação: o título dos anticorpos eleva-se no quinto ou sexto mês, mantendo-se constante até o final da gestação, coincidindo com o nascimento de uma criança, ora **Rh-negativo (cde) normal**, ora **Rh (D)-positivo**, moderada ou gravemente acometida da **DHPN**. Na última eventualidade, admite-se que o título dos anticorpos tenha atingido o máximo logo no quinto ou sexto mês de gestação. Tal título pode ser, entretanto, muito baixo, sugerindo, às vezes, feto **Rh-negativo (cde)**.

A curva ascendente inicial, que logo se torna descendente, pode indicar duas eventualidades: a) reação anamnéstica inespecífica por ação da gravidez em si, com feto **Rh-negativo (cde)**; b) morte de feto **Rh (D)-positivo** intra-uterino. Conforme já assinalado, Wiener e cols. não confirmaram tal efeito anamnéstico nas gestações **Rh-negativo (cde)**.

Boa parte das vezes, a curva é atípica, não permitindo tirar conclusões diagnósticas ou prognósticas.

De acordo com alguns autores, quando há predominância de anticorpos completos ou aglutinantes no soro materno, o prognóstico da doença é mais favorável do que quando só existem anticorpos incompletos ou bloqueadores em títulos comparáveis. Conforme já assinalado, decorre esse fato de os anticorpos aglutinantes não atravessarem a placenta íntegra.

Cumpre notar que as conclusões fornecidas pelas curvas já mencionadas nem sempre são verdadeiras, porque os anticorpos podem atingir seu título máximo logo no início da gestação.

Como os métodos de titulação dos anticorpos, em especial os incompletos ou bloqueadores, estão sujeitos a numerosas causas de erro, é imprescindível que tais titulações sejam efetuadas com o máximo rigor. Para que os títulos sucessivos sejam comparáveis, repetir, simultaneamente, a titulação da amostra do soro correspondente à colheita anterior, mantida congelada.

As titulações devem ser executadas tanto para os anticorpos completos ou aglutinantes (em meio salino), como, principalmente, para os incompletos ou bloqueadores (em meio albuminoso: albumina ou plasma-albumina; prova quantitativa de Coombs indireta ou a modificação de Unger, com a tripsinização prévia dos glóbulos; e prova quantitativa dos glóbulos tripsinizados).

Comparando a sensibilidade dos diferentes métodos empregados na titulação dos anticorpos incompletos ou bloqueadores, Wiener e cols. estabeleceram a seguinte relação entre eles: o título 1 pela prova do bloqueio, de Wiener, corresponde ao título 20 a 40 pela prova de Wiener e Hurst, ao 50, pela prova quantitativa de Coombs indireta, e ao título 100, pela prova quantitativa dos glóbulos tripsinizados.

Segundo Wiener e cols., os títulos de anticorpos singularmente elevados, de 1.000.000 ou mais, assinalados na literatura, tornam necessárias algumas considerações quanto à sua determinação e significação. Como se sabe, os anticorpos são imunoglobulinas

(Ig), devendo, por isso, existir relação íntima entre seu título e a concentração de tais globulinas específicas no soro. Este fato estabelece limite teórico ao título que um anticorpo pode atingir no soro. No caso dos anticorpos **anti-A** e **anti-B**, o título máximo razoável foi calculado em 16.000, correspondendo a 10 a 20 mg de proteína sob a forma de anticorpo por mililitro (1 a 2 g/dl). Por outro lado, o título de 82 milhões, assinalado por um autor, implicaria a concentração impossível de 60 g de proteína sob a forma de anticorpo por mililitro. As mesmas considerações aplicam-se às titulações dos anticorpos **anti-Rh**, cujo título máximo encontrado por Wiener e cols., em 363 pacientes **Rh-negativo (cde)**, foi 2.000, pelo método de Wiener e Hurst. Se o método empregado fosse o mais sensível, isto é, a prova quantitativa dos glóbulos tripsinizados, o título máximo encontrado teria sido, provavelmente, 10.000, porque este método é cerca de cinco vezes mais sensível do que o de Wiener e Hurst.

HISTÓRIA PREGRESSA DE TRANSFUSÃO DE SANGUE

De acordo com Levine e cols., a incidência da **DHPN**, em décadas passadas, foi consideravelmente influenciada pelo uso da Hemoterapia, isto é, transfusões praticadas antes da divulgação dos conhecimentos sobre a importância clínica da imunização ao fator **Rh_0 (D)**, bem como injeções intramusculares de sangue, aplicadas antes do emprego terapêutico da vitamina **K** e da globulina gama.

Os efeitos nocivos das transfusões ou das injeções intramusculares de sangue, sem a determinação prévia do fator **Rh_0 (D)**, são mais bem apreciados pela análise da **DHPN** no primeiro recém-nascido.

Os casos de doença hemolítica, na primeira gestação, quase sempre ocorrem em crianças cujas mães relatam história pregressa de transfusões ou injeções intramusculares de sangue **Rh (D)-positivo**.

Em 1952, Levine apresentou análise de 220 casos da **DHPN** no primeiro recém-nascido, dos quais 180 eram oriundos de mães sensibilizadas, previamente, por transfusões de sangue **Rh (D)-positivo**, e 40, de mães sem história transfusional anterior. Conforme assinalou Levine, é provável que esta desproporção seja bem maior, porquanto muitas mães do grupo não-transfundido poderiam ter recebido injeções intramusculares de sangue antes de 1939. No grupo das mães transfundidas, a ocorrência de natimortos foi duas vezes maior do que no das não-transfundidas.

Nesse mesmo trabalho, Levine mostrou que o emprego terapêutico das injeções intravenosas ou intramusculares de sangue, sem ter em conta o fator **Rh_0 (D)**, foi apreciável até 1946, decrescendo, rapidamente, com a divulgação desses conhecimentos e maior facilidade na obtenção dos soros **anti-Rh**. De acordo com estatística do mencionado autor, a história transfusional até 1946 ocorreu em 168 (93,4%) dos seus 180 casos de gestantes e, no período 1947-1952, atingiu apenas 12 (6,6%) dos referidos casos.

Segundo trabalho de Mellone, a história transfusional em São Paulo, antes de 1947, ocorreu em 41,1% das 29 gestantes estudadas por ele, atingindo 58,9% no período 1947-1952. É provável que tais percentagens se tornem ainda maiores, nos próximos anos, em virtude de não haver ainda tempo para verificar a repercussão funesta de numerosas transfusões praticadas ultimamente, sem a determinação prévia do fator **Rh_0 (D)**.

Em 1948, Discombe e Hughes fizeram um inquérito em 200 mulheres atendidas consecutivamente no pré-natal e chegaram à conclusão de que a história transfusional, sem ter em conta o fator **Rh_0 (D)**, é 18 vezes mais freqüente nas mães de filhos acometidos da doença hemolítica. Torna evidente o poderoso estímulo antigênico provocado pela transfusão de sangue sem a determinação do fator **Rh_0 (D)**. Os cálculos de probabilidade revelam que a possibilidade de um indivíduo **Rh-negativo (cde)** receber sangue **Rh (D)-positivo**, quando transfundido sem a determinação do referido fator, é de 85%, na primeira transfusão, passando para 97,7%, na segunda, e para 99,7%, na terceira.

Justifica-se, pois, amplamente, a determinação do fator **Rh_0 (D)**, antes de uma transfusão, em toda mulher, qualquer que seja a fase de sua vida, administrando-lhe sangue **Rh-negativo (cde)** sempre que ela for **Rh-negativo (cde)**.

Esta medida constitui a profilaxia transfusional da **DHPN**, cumprindo ser praticada pelos transfusionistas e obstetras, a fim de evitar não só que a mulher tenha graves acidentes hemolíticos imediatos, no caso de se tratar de multípara, já sensibilizada por gestações sucessivas, como também de impedir que tenha acidentes tardios, com conseqüências funestas para sua descendência, quando a mulher não foi ainda imunizada, conforme assinalado na parte referente à importância do sistema **Rh-Hr** nas transfusões de sangue.

Compatibilidade A-B-O Maternofetal

Conforme observação de numerosos pesquisadores, é de importância, na patogenia da **DHPN**, considerar as relações da imunidade maternofetal ao fator **Rh_0 (D)**, com os grupos do sistema **A-B-O** da mãe e do pai.

Parece paradoxal o fato de que as imunizações atribuídas aos fatores do sistema **Rh-Hr**, de poder e conteúdo antigênicos reduzidos (segundo Wiener a quantidade de antígenos **Rh-Hr** contida em cada glóbulo corresponde a 1/50 ou 1/25 da quantidade das substâncias A e B), sejam mais freqüentes do que as provocadas pelos aglutinogênios **A** e **B** do sistema **A-B-O**. Mas, conforme será assinalado, pode não ocorrer tal fato, pois, segundo Diamond, as imunizações ligadas aos aglutinogênios **A** e **B** são tão freqüentes quanto as filiadas ao fator **Rh_0 (D)**.

Em 1943, Levine chamou a atenção para um fato curioso: a sensibilização maternofetal ao fator **Rh_0 (D)** e a conseqüente produção da **DHPN** são mais freqüentes quando a gestação é homespecífica em relação ao sistema **A-B-O**, isto é, quando oriunda do cruzamento **A-B-O** compatível.

O cruzamento compatível é aquele em que o pai e a mãe pertencem ao mesmo grupo sanguíneo ou em que os aglutinogênios dominantes **A** ou **B**, ou ambos, estão presentes nos glóbulos maternos (transfusão possível do pai à mãe). Ao contrário, o cruzamento é incompatível quando os aglutinogênios dominantes A ou B, ou ambos, se acham presentes nos glóbulos paternos e ausentes nos maternos (transfusão impossível do pai à mãe). Neste último caso, a gestação é heterespecífica.

Nas populações brancas em geral, 65% dos cruzamentos são compatíveis e 35%, incompatíveis.

Na **DHPN** por imunização maternofetal ao fator **Rh_0 (D)**, de acordo com estatísticas de diversos autores (Levine, Race, Broman, Béssis, Wiener, Van Loghem e Spaander), compiladas por Van Loghem e Spaander, a freqüência média dos cruzamentos compatíveis foi de 81%, e a dos incompatíveis, 19%.

Não há dúvida, pois, de que a compatibilidade **A-B-O** maternofetal exerce grande influência na produção da doença hemolítica por imunização ao fator **Rh_0 (D)**.

São três as hipóteses propostas para explicar seu mecanismo.

A primeira, emitida por Wiener, em 1945, despertou grande interesse, em virtude de se relacionar com o problema da prevenção da imunização **Rh-Hr**. Baseia-se no princípio da competição dos antígenos, estabelecido por Landsteiner: quando se injetam dois antígenos no organismo, este responde unicamente (ou de modo mais intenso) a um deles, ao de poder antigênico mais forte. Assim, no caso da gestação heterespecífica (incompatível ao sistema **A-B-O**) — mãe do grupo **O**, **Rh-negativo (cde)** — feto do grupo **A**, **Rh (D)-positivo** —, o antígeno **A** do feto inibiria ou reduziria a ação do antígeno **Rh_0 (D)**, de menor poder antigênico. Neste caso, ocorreria a formação, unicamente, de anticorpos **anti-A** ou **anti-A** e **anti-Rh_0 (anti-D)**, mas não de **anti-Rh_0 (anti-D)** somente. Deste modo, poderia desencadear a doença hemolítica por imunização ao fator **A**. Ao contrário, na gestação homespecífica (compatível ao sistema **A-B-O**) — mãe do grupo **A**, **Rh-negativo (cde)** — feto do grupo **O**, **Rh (D)-positivo** —, a ação do antígeno **Rh_0 (D)** não seria desviada para segundo plano, e ocorreria a formação de anticorpos **anti-Rh_0 (anti-D)**, com a conseqüente manifestação da doença.

O mesmo princípio interviria nos diversos subtipos do sistema **Rh-Hr**: o fator **Rh_0 (D)**, sendo mais antigênico do que o **rh′ (C)** e o **rh″ (E)**, o organismo elaboraria, primeiramente, os anticorpos **anti Rh_0 (anti-D)** e, depois, menos intensamente os **anti-rh′ (anti-C)** e **anti-rh″ (anti-E)**.

Esta hipótese não é aceita pela maioria dos autores.

A segunda hipótese, formulada por Race (1950), constitui a explicação mais provável para o fato. Na gestação heterespecífica, os glóbulos fetais incompatíveis, em relação ao sistema **A-B-O**, ao penetrarem na circulação materna, seriam hemolisados e eliminados pelos anticorpos **anti-A** ou **anti-B** maternos, antes que pudessem exercer a ação imunizante do antígeno **Rh_0 (D)** neles existente. Na gestação homespecífica, ao contrário, não haveria tal destruição globular, e a imunização ao fator **RH_0 (D)** processar-se-ia livremente.

A terceira hipótese, proposta por Fisher, é confirmada por Levine e Van Loghem e Spaander. Segundo eles, a incompatibilidade **A-B-O** maternofetal é causa freqüente de abortos precoces. Deste modo, a incompatibilidade **Rh-Hr** maternofetal não pode se manifestar, em virtude da morte prematura do feto no útero.

Eis por que a **DHPN** é mais freqüente quando há incompatibilidade **Rh-Hr** e compatibilidade **A-B-O** entre a mãe e o feto.

Baseia-se esta hipótese em fatos observados por vários autores, inclusive Hirszfeld, que, já em 1928, notara a existência de maior número de filhos do grupo **A**, oriundos da combinação: pai do grupo **O** — mãe do grupo **A**, do que da combinação: pai do grupo **A** — mãe do grupo **O**.

Em corolário das considerações precedentes, figuram adiante as percentagens de probabilidade de mulher **Rh-negativo (cde)**, sem antecedentes transfusionais, dar nascimento a um filho acometido da doença hemolítica, com homem **Rh (D)-positivo**, segundo Race (1947):

Sem outros dados	5%
Se o genitor for **Rh (D)-positivo** heterozigoto **(Rr/D/d)**	2%
Se for **Rh (D)-positivo** homozigoto **RR (D/d)**	9%
Se a gestação for **A-B-O** incompatível	2 a 3%
Se a gestação for **A-B-O** compatível	7 a 8%
Se o genitor for **Rh (D)-positivo** heterozigoto **Rr (D/d)** e a gestação **A-B-O** incompatível	1%
Se o genitor for **Rh (D)-positivo** heterozigoto **Rr (Dd)** e a gestação **A-B-O** compatível	3%
Se o genitor for **Rh (D)-positivo** homozigoto **RR (D/D)** e a gestação **A-B-O** incompatível	4 a 5%
Se o genitor for **Rh (D)-positivo** homozigoto **RR (D/D)** e a gestação **A-B-O** compatível	11%

Freqüência

De acordo com estatísticas de vários autores, a freqüência das diversas formas da **doença hemolítica perinatal (DHPN)** varia entre 1:150 e 1:250 dos partos em geral.

Como, praticamente, todos os casos da doença são oriundos de cerca de 13% (0,85% × 0,15) de uniões incompatíveis, conforme já assinalado, sua freqüência, neste grupo suscetível, é apenas de 1:20 a 1:26 das gestações a termo. Todavia, se se considera o número de gestações, a freqüência da doença é variável, diminuindo para 1:42, na segunda, e crescendo para 1:12, na quinta.

Em nosso meio, Dias Corea, baseado em suas pesquisas, assinala que a incidência da **DHPN** foi de 1 caso para 300 gestações, sendo os progenitores, na maioria, da raça negra. Rezende e Junqueira registraram, no Rio de Janeiro, um caso de **DHPN** em 400 partos.

Dentro dos limites definidos pelas proporções variáveis dos genitores **RH (D)-positivo**, homozigoto **RR (D/D)** e heterozigotos **Rr (Dd)**, das mulheres **Rh-negativo (cde)**, a freqüência da doença hemolítica, em qualquer população, é diretamente proporcional à freqüência de indivíduos **Rh-negativo (cde)**. Assim, a doença hemolítica na raça negróide, com 5 a 10% de indivíduos **Rh-negativo (cde)**, ocorre na proporção de um a dois terços de sua freqüência na população caucasóide. A doença é muito rara entre os chineses, japoneses e os índios americanos, em virtude de haver apenas 1% ou menos de indivíduos **Rh-negativo (cde)** nessas raças. Os bascos da Espanha, da França e da Argentina, conforme já assinalado, têm a maior incidência **Rh-negativo (cde)** conhecida, a qual é de 30 a 35%. Embora a freqüência da doença hemolítica nesse povo não tenha sido ainda determinada, é provável que seja inferior à esperada porque, ligada à alta incidência de indivíduos **Rh-negativo (cde)**, há incidência proporcionalmente baixa de indivíduos **Rh (D)-positivo** homozigoto **RR (D/D)**.

Entre os diversos fatores responsáveis pela baixa incidência da **DHPN**, figuram, principalmente, os seguintes:

1. Tendência dos casais em limitar o número de filhos;
2. Alta freqüência de pais **Rh (D)-positivo** heterozigotos **Rr (D/d)**, os quais podem ser 50% de filhos **Rh-negativo (cde)** isentos da doença;
3. Incompatibilidade **A-B-O** maternofetal, a qual impede o estímulo antigênico do fator **Rh_0 (D) fetal** pelos mecanismos já assinalados;
4. Incapacidade de a maioria das mães **Rh-negativo (cde)** produzir anticorpos **anti-Rh_0 (anti-D)**. Este fator é o mais importante, pois, como já assinalado, embora apenas cerca de 5% de tais mães sejam capazes de sensibilizar-se ao fator **Rh_0 (D)**, o estímulo antigênico potencial para a produção de anticorpos está presente em todas as gestações sempre que o fator for **Rh (D)-positivo**.

Além dos fatores mencionados, que contribuem, naturalmente, para reduzir a freqüência da **DHPN**, é de esperar que ela venha a se reduzir sensivelmente, no futuro, em virtude da divulgação dos conhecimentos concernentes à profilaxia da imunização ao fator **Rh_0 (D)**, sobretudo a determinação sistemática do referido fator.

QUADRO CLÍNICO

As diversas formas clínicas da **DHPN** decorrem de fato comum — a hemólise dos glóbulos fetais pelos anticorpos maternos.

A distinção que se faz, habitualmente, entre tais formas é mais didática do que clínica, em virtude da inexistência de limites de transição entre elas; desde a discreta anemia hemolítica, a primeira manifestação da síndrome, até o feto morto e macerado; os diferentes quadros clínicos traduzem a intensidade e a duração de anóxia fetal.

A **DHPN** é, pois, afecção de gravidade variável. Nas formas graves, ela causa a morte do feto no útero, via de regra na 34.ª semana de gravidez. Quando isso acontece, a criança nasce macerada e muito edemaciada **(hidropsia fetal)**. A morte intrauterina raramente ocorre antes da 28.ª semana. Por outro lado, nas formas benignas, a criança pode apresentar-se normal ao nascer e durante o período neonatal, sem anemia ou icterícia apreciáveis.

As crianças gravemente acometidas nascem ictéricas e intensamente anemiadas, com a concentração hemoglobínica no sangue do cordão umbilical entre 5 e 10 g/dl (50-100 g/l). São, em geral, edemaciadas com pressão venosa elevada e podem morrer de insuficiência cardíaca. Já as crianças moderadamente acometidas nascem praticamente normais, com nenhuma icterícia ou presença discreta desta. O quadro ictérico instala-se, em geral, depois de 24 horas, em contraste com as crianças normais que se apresentam discretamente ictéricas nessa ocasião. A icterícia aumenta rapidamente, atingindo a concentração bilirrubínica no soro, valores de 20 mg/dl (342 μmol/l) ou mais, dentro de três dias. Se sobreviver, a icterícia diminui progressivamente. Embora a concentração hemoglobínica no sangue do cordão umbilical possa ser normal, por ocasião do nascimento, na maioria das vítimas da doença ela cai rapidamente, a partir do primeiro ou do segundo dia de vida. Clinicamente, a anemia é patente no segundo dia.

O baço e o fígado são palpáveis, na maioria dos casos, observando-se, às vezes, púrpura e/ou hemorragia das mucosas.

Há risco de instalar-se a complicação mais grave da doença — a icterícia nuclear **(*Kernicterus*)**, nas crianças que se tornam intensamente ictéricas. Os sinais de lesões neurológicas aparecem 36 horas ou mais depois do nascimento. A criança se torna sonolenta, apresentando opistótono e contrações musculares. A morte pode ocorrer por síncope respiratória. Esta síndrome clínica está ligada à impregnação biliar dos núcleos basais do encéfalo. Quanto mais precoces os sintomas, mais grave o prognóstico. O aparecimento da icterícia nuclear está relacionado, diretamente, com a intensidade da sensibilização e a prematuridade da criança, bem como com o grau da anemia e, em especial, da icterícia.

QUADRO HEMATOLÓGICO

Segundo Mollison e Cutbush, o quadro hematológico, especialmente a concentração hemoglobínica dos recém-nascidos eritroblastóticos, constitui valioso recurso diagnóstico e prognóstico da **DHPN**, como critério de sua gravidade, além de permitir indicar a terapêutica a ser instituída.

Para que tais dados tenham valor, é necessário, entretanto, que o exame seja efetuado no sangue colhido no cordão umbilical. Tal colheita deve ser feita em oxalato seco, sistematicamente, de todo recém-nascido de mãe suspeita de estar sensibilizada ao fator **Rh_0 (D)**.

Caso não se tenha colhido sangue do cordão, pode-se efetuar o exame, alternativamente, no sangue venoso ou no capilar. Em média, o recém-nascido recebe cerca de 100 ml de sangue procedente da placenta, o que ocasiona rápido aumento da concentração hemoglobínica poucas horas após o nascimento. Tal aumento está condicionado à ocasião em que se liga o cordão umbilical, pois cerca de 30% de todo o sangue fetal se acham na circulação placentária, ao fim da vida intra-uterina. A maioria dele passa ao recém-nascido, quando o útero se contrai na última fase do parto. Se o cordão umbilical for ligado imediatamente, após o nascimento, passará menor quantidade desse sangue, mas, de qualquer modo, ocorrerá rápida concentração de glóbulos nas primeiras horas após o nascimento. Em seguida, por hemoconcentração local, a taxa hemoglobínica do sangue capilar se torna mais elevada que a do sangue venoso. A soma destes efeitos torna a hemoglobina capilar, dentro de algumas horas após o nascimento, cerca de 5 g/dl mais elevada do que a do sangue do cordão umbilical. Este fato explica por que muitas crianças portadoras de forma ictérica da doença podem apresentar concentração hemoglobínica aparentemente normal, após o nascimento (de 15 g/dl), e é responsável pela idéia errônea de que esta forma da doença não se acompanha de anemia.

A grande diferença observada pelos autores entre a concentração hemoglobínica do sangue venoso e a do sangue capilar, colhidos simultaneamente, dificultava sobremaneira a interpretação clínica, particularmente nos primeiros dias de vida dos recém-nascidos.

Assim, chegou Mollison à conclusão de que só se pode estabelecer, com segurança, o diagnóstico de anemia dos recém-nascidos quando se colhe o sangue no cordão umbilical, por ocasião do nascimento, porquanto, nessas circunstâncias, os limites normais da hemoglobina são pouco variáveis. Ao contrário, a taxa hemoglobínica do sangue venoso do capilar, colhido algumas horas após o nascimento, é de interpretação difícil, porque os limites da normalidade são muito mais amplos, dependendo do momento em que se ligou o cordão.

Os limites normais dos níveis da hemoglobina dos recém-nascidos são os seguintes, segundo Kjeldsberg:

Sangue do cordão umbilical	13,0 a 19,0 g/dl (130-190 g/l)
Sangue venoso (primeiro dia) ...	14,0 a 22,0 g/dl (140-220 g/l)
Sangue capilar (primeiro dia) ...	15,0 a 22,0 g/dl (150-220 g/l)
Sangue capilar (último dia)	17,0 g/dl (170 g/l)
Sangue capilar (28.º dia)	15,5 g/dl (155 g/l)

Hemoglobina e Eritrócitos

Nos casos graves de **DHPN**, o exame do sangue de cordão umbilical revela anemia acentuada com taxa hemoglobínica inferior a 10 g/dl (100 g/l) e a contagem global dos eritrócitos abaixo de 3.000.000 por mm³. Caracteristicamente, há intensa macrocitose, apresentando-se o índice volumétrico, bem como o diâmetro médio dos eritrócitos, mais elevado do que nos recém-nascidos normais, especialmente quando há reticulocitose e eritroblastose acentuadas. Também o índice colorimétrico ou valor globular se apresenta elevado, acima da unidade, indicando **anemia hipercrômica**. Os esfregaços corados revelam hipercromia, policromasia, discreta pecilocitose eritrocítica e anisocitose, com predominância de macrócitos. Tal achado contrasta com os casos da doença por incompatibilidade **A-B-O**, nos quais a microsferocitose eritrocítica é a regra.

Após o nascimento, a anemia se intensifica progressivamente, mas de modo variável. Em geral, é moderada dentro dos primeiros dias: do terceiro dia em diante até o fim da primeira semana, intensifica-se muito, podendo a concentração hemoglobínica cair 3 g/dl (30 g/l) por dia. Como o fornecimento de anticorpos pela mãe cessa após o nascimento da criança, é necessária alguma explicação para o aumento crescente da anemia, já que era de esperar que se reduzisse. Não parece provável que decorra da quantidade insignificante de anticorpos, acaso absorvidos através do colostro ou do leite. A explicação mais plausível seria a diminuição da hiperfunção eritropoética compensatória que, até o nascimento, se equilibrava mais ou menos com a hemólise. O número de eritroblastos e reticulócitos cai rápida e sensivelmente, quase se normalizando após o primeiro ou o segundo dia. A diminuição da função eritropoética decorre, provavelmente, de aumento da tensão de oxigênio no sangue após o nascimento, comparada à tensão intra-uterina.

De modo geral, a concentração hemoglobínica dos recém-nascidos abaixo dos limites inferiores da normalidade, já assinalados, no sangue do cordão umbilical, no sangue venoso ou no capilar, colhidos no primeiro dia de vida, estabelece, praticamente, o diagnóstico da **DHPN**, em virtude de existirem poucas outras taxas anêmicas nos recém-nascidos.

Segundo Mollison e Cutbush, a taxa hemoglobínica no sangue do cordão umbilical das vítimas da doença está intimamente relacionada com sua probabilidade de sobrevivência: quanto mais baixa, tanto menores as possibilidades de sobrevida.

Mollison e Cutbush demonstraram o valor prognóstico hemoglobínico no sangue do cordão umbilical das crianças eritroblastóticas: entre as que apresentavam concentração superior a 10 g/dl (100 g/l), a mortalidade foi de 4%; entre as que tinham concentração inferior a 10 g/dl (100 g/l), a mortalidade foi de 68%. Observaram ainda que, na série de casos tratados, nos que tinham valor hemoglobínico de 8 g/dl (80 g/l) o índice de mortalidade foi de 50%.

Eritroblastos

Os eritrócitos nucleados ou eritroblastos, que deram um dos primeiros nomes à doença — **eritroblastose fetal** —, são encontrados, invariavelmente, em número elevado, nos esfregaços de sangue do cordão umbilical das vítimas da **DHPN**. Em geral, são macroeritroblastos eosinófilos, mas, nas formas mais graves da doença, podem ser observados eritroblastos policromatófilos ou mesmo basófilos. Seu número global pode exceder o dos leucócitos. Atinge, em alguns casos, a 10.000 por milímetro cúbico de sangue. Mesmo nas formas benignas da doença, o número ultrapassa o encontrado nas crianças normais, isto é, cerca de 10 para cada 100 leucócitos.

A eritroblastose em si não constitui sinal patognomônico da **DHPN**, em virtude de se apresentar em outras condições, tais como: prematuridade, anóxia, mãe diabética e hemorragia fetal (intracraniana ou retroplacentária).

Reticulócitos

A contagem reticulocitária como recurso prognóstico da doença hemolítica, de modo geral, tem sido pouco usada, a despeito de seu valor.

O número dos reticulócitos acha-se elevado, podendo atingir a 50%, nas formas graves da doença, e ultrapassar o normal, isto é, cerca de 5%, nas formas benignas.

Segundo Pickles, a reticulocitose elevada nas primeiras 24 horas constitui valioso auxílio na apreciação da gravidade do processo hemoglobínico, particularmente quando a concentração hemoglobínica e a contagem eritrocítica se acham dentro dos limites normais. Este fato pode ser previsto quando há rápida produção de novos glóbulos para compensar a hemólise. Ocorre intensa bilirrubinemia, de modo que, no quarto ou quinto dia, a criança sucumbe, sem anemia. Por outro lado, do terceiro ao quinto dia a reticulocitose pode cair, rapidamente, a valores quase normais. Como a destruição globular continua do mesmo modo, instala-se intensa anemia, do quarto ao oitavo dia, a despeito dos valores praticamente normais da hemoglobina e da contagem eritrocítica, na ocasião do nascimento.

A reticulocitose não constitui sinal patognomônico de síndrome hemolítica, pelo fato de ser também encontrada na separação prematura da placenta, com perda de sangue fetal.

Fragilidade Osmótica dos Eritrócitos

Em geral é normal, podendo, entretanto, encontrar-se aumentada nos casos muito graves.

Leucócitos

O número global dos leucócitos é, amiúde, de cerca de 30.000 por milímetro cúbico de sangue. Predominam os neutrófilos com desvio nuclear para a esquerda. Nas formas graves, seu número pode atingir 200.000 ou mais por milímetro cúbico.

Plaquetas

A taxa de plaquetas é, usualmente, normal, mas pode encontrar-se diminuída em algumas formas hemorrágicas ou purpúricas da doença. Em geral, observa-se redução, durante vários dias, após a exsanguineotransfusão **(transfusão de substituição)**.

Também os tempos de sangria e de coagulação prolongados já foram observados na **DHPN**, bem como a deficiência protrombínica, por insuficiência hepática.

Bilirrubina

A dosagem de bilirrubina no soro das vítimas da **DHPN** é de grande valor para seu diagnóstico e prognóstico, em especial quando efetuada periodicamente. O aumento da bilirrubina indireta indica processo hemolítico em atividade, ao passo que a elevação da bilirrubina direta revela lesão hepática concomitante.

Na maioria dos recém-nascidos normais, a concentração desse pigmento no soro do cordão umbilical varia entre 0,7 e 3,1 mg/dl (12 μmol/l e 53 μmol/l). No primeiro dia de vida, sua concentração eleva-se a 5 mg/dl (85,5 μmol/l), seguida de queda brusca, de modo que, no quinto ou sexto dia, retorna aos valores iniciais obtidos no cordão umbilical, desaparecendo todos os sinais clínicos de icterícia. Nos prematuros, o aumento é mais rápido até 10 mg/dl (170 μmol/l) no terceiro dia; a queda é mais lenta, e só no 10.º dia, ou mais tarde, seus valores voltam aos originalmente obtidos no cordão umbilical. Segundo a maioria dos autores, a icterícia fisiológica decorre da incapacidade do fígado em eliminar a bilirrubina por imaturidade funcional.

Nos casos da **DHPN**, a concentração bilirrubínica no soro do cordão umbilical aumenta mais rapidamente e alcança valores mais elevados do que nos recém-nascidos normais. A maioria das vítimas da doença apresenta concentração bilirrubínica entre 3 e 6 mg/dl (57 a 102 μmol/l) por ocasião do nascimento, manifestando-se a icterícia, clinicamente, dentro de 24 horas. Tal concentração não se eleva mais, em virtude da perda de bilirrubina no útero, transferida através da placenta à circulação materna.

Depois do nascimento, a taxa bilirrubínica sofre rápida elevação proporcional à destruição eritrocítica. Nos casos graves, pode aumentar 1 mg/dl (0,17/μmol/l) por hora, atingindo 30 mg/dl (513 μmol/l) ou mais, no segundo ou terceiro dia. Tal bilirrubinemia surge 12 a 24 horas antes da manifestação clínica máxima da icterícia. O aumento decorre de dois fatores: hemólise contínua e incapacidade funcional do fígado em excretar rapidamente a bilirrubina formada. Do quarto ao sétimo dia, o nível da bilirrubina diminui progressivamente, precedendo o desaparecimento da icterícia.

Ocasionalmente, o curso da doença pode ser complicado pela síndrome da bile inspissada, caracterizada pela persistência de icterícia, durante semanas ou meses, com valores elevados, tanto da bilirrubina direta como da indireta. Tal quadro, entretanto, é de bom prognóstico.

Embora a concentração bilirrubínica seja mais elevada nos recém-nascidos eritroblastóticos do que nos normais, sua determinação não contribui para o diagnóstico da doença, em virtude de poder se encontrar elevada em afecções oriundas de outras causas. Todavia, na experiência de Hsia, Allen, Diamond e Gellis, a bilirrubinemia igual ou superior a 10 mg/dl (170 μmol/l), nas primeiras 24 horas, permite o diagnóstico da doença hemolítica, até prova em contrário.

Sua maior contribuição, entretanto, é para o prognóstico, proporcionando dados valiosos para a apreciação da gravidade da doença; quanto maior sua concentração, tanto mais reservado o prognóstico. Mollison e Cutbush demonstraram que, nos recém-nascidos eritroblastóticos com concentração bilirrubínica inferior a 4 mg/dl (68 μmol/l), no soro do cordão umbilical, o índice de mortalidade foi de 12%, ao passo que, naqueles em que a concentração foi superior a 4 mg/dl (68 μmol/l), tal índice foi de 52%.

Há estreita relação entre o aparecimento da icterícia nuclear e o nível da bilirrubina. Em 30 casos estudados, cuja concentração bilirrubínica não excedeu 18 mg/dl (307 μmol/l), nenhum deles foi acometido dessa complicação, enquanto, em 11 casos com concentração bilirrubínica superior a 18 mg/dl (307 μmol/l), cinco deles morreram de icterícia nuclear ***(Kernicterus)*** e dois outros sobreviveram com lesões neurológicas.

Esta observação foi confirmada por Hsia, Allen, Gellis e Diamond, os quais afirmaram que, embora não esteja provado ser a hiperbilirrubinemia a causa determinante da icterícia nuclear, é quase certo o aparecimento dessa complicação da doença nos recém nascidos com concentração bilirrubínica superior a 30 mg/dl (513 μmol/l) e pouco provável naqueles com concentração inferior a 20 mg/dl (342 μmol/l).

Índice Ictérico

O índice ictérico, hoje em desuso, acha-se quase sempre elevado, sobretudo quando a doença já se manifestou com toda a sua intensidade. Em certos casos, pode ultrapassar 100 ou mesmo 200 Meulengracht. É prova empírica, mas ainda de algum valor em localidades do interior que dispõem de reduzidos recursos técnicos.

Medula Óssea

A medula óssea, nos primeiros dias de vida dos portadores da doença, reflete o processo hemolítico. Nos casos graves, revela intensa proliferação de todos os elementos figurados, com pronunciada eritroblastose. Depois de algumas semanas, com a regressão do processo hemolítico, a função medular retorna ao normal.

Exames Eventuais

Outros exames podem ser feitos eventualmente, tais como: dosagem dos cloretos, do azoto não-protéico e, principalmente, das proteínas plasmáticas, cujo teor se reduz sensivelmente, nas formas graves da **DHPN**, em especial na hidropisia fetal, ocorrendo inversão da relação albumina-globulina.

QUADRO SOROLÓGICO

O estudo sorológico dos recém-nascidos consiste na investigação dos anticorpos **anti-Rh$_0$ (anti-D)**, tanto os fixados nos glóbulos, *in vivo*, como os livres no plasma. Tal investigação deve ser efetuada, de preferência, no sangue do cordão umbilical. Pode-se empregar o sangue venoso, ou mesmo o capilar, sendo este último utilizado somente para a prova de Coombs direta.

A investigação dos anticorpos fixados aos glóbulos, *in vivo*, é feita pela prova de Coombs direta, a qual constitui o recurso diagnóstico mais seguro da **DHPN**. Quando negativa, a prova exclui o diagnóstico da doença por imunização ao fator **Rh$_0$ (D)**. Positiva, estabelece o diagnóstico com certeza quase absoluta. Todavia, a prova positiva não indica, necessariamente, que a criança venha a apresentar o quadro clínico da doença. Demais, por não ser específica da **DHPN**, a prova pode ser positiva em outros tipos de anemias hemolíticas adquiridas.

A intensidade da reação varia, sendo, em geral, fortemente positiva. As reações fracamente positivas ocorrem nas formas benignas da doença, embora nem sempre guardem paralelismo com a gravidade, conforme verificou Pickles. A reação permanece positiva durante várias semanas após o nascimento, embora sua intensidade diminua progressivamente. Todavia, a reação torna-se negativa dentro de alguns dias quando as vítimas da doença são tratadas pela exsanguineotransfusão (**transfusão de substituição**, denominação preferida por Aguiar, Guerra e Hamer-Schlak), com sangue **Rh-negativo (cde)**. Tal fato constitui um dos critérios mais seguros para avaliar o resultado da **TS** (exsanguineotransfusão). A persistência, durante várias semanas, de eritrócitos revestidos de anticorpos, na circulação das crianças eritroblastóticas não-tratadas, revela que tal revestimento ou sensibilização não é incompatível com a sobrevivência normal ou quase normal dos eritrócitos.

A prova de Coombs direta pode ser executada, também quantitativamente, de acordo com a técnica de Wiener e Gordon; constitui critério de valor na apreciação da gravidade da doença hemolítica.

Os anticorpos **anti-Rh$_0$ (anti-D)** livres podem ser revelados no soro ou no plasma, por ocasião do nascimento, pelas provas em meio albuminoso, pela prova de Coombs indireta ou pela prova dos glóbulos tripsinizados. Empregando a prova de Coombs indireta, Mollison e Cutbush conseguiram demonstrar a presença de anticorpos **anti-Rh$_0$ (anti-D)** em 35 de 41 casos investigados. Mas, o título dos anticorpos livres não parece estar ligado à intensidade da hemólise, conforme admitido clinicamente. Tais anticorpos podem persistir por longo tempo, diminuindo de título, progressivamente, durante semanas até quatro meses ou mais, em crianças repetidamente transfundidas com sangue **Rh-negativo (cde)**.

Esta investigação não se presta para o diagnóstico da doença, porque, no caso de imunização pouco intensa, ela se revela negativa, em virtude de todos os anticorpos já se terem fixado aos glóbulos. É útil, entretanto, para o prognóstico: título elevado de anticorpos livres faz prever a possibilidade de anemia secundária, depois da **transfusão de substituição (TS)**, em virtude de tais anticorpos destruírem os glóbulos **Rh (D)-positivo** que, progressivamente, se formam na criança.

PROFILAXIA

Conhecido o mecanismo da sensibilização maternofetal, empenharam-se os pesquisadores em descobrir meios de evitar o aparecimento da doença hemolítica perinatal (**DHPN**).

Tais meios visam a duas finalidades:

a) Profilaxia da sensibilização materna.
b) Profilaxia do acometimento fetal, depois de produzida sensibilização materna.

Profilaxia da Sensibilização Materna

Consiste a profilaxia da sensibilização materna em impedir a formação de anticorpos no organismo materno e, conseqüentemente, a produção da **DHPN**. Entre as várias medidas propostas, algumas são eficientes e radicais, mas de aplicação praticamente impossível; outras dão resultados satisfatórios e são de fácil execução.

1. Evitar o casamento de mulher Rh-negativo (cde) com homem Rh (D)-positivo. Esta medida teórica constitui o meio radical de suprimir a **DHPN** por imunização ao fator **Rh$_0$ (D)**. Todavia, apenas uma em 25 de tais mulheres se torna sensibilizada. Não se pode recomendar tal medida, pois podem acontecer incompatibilidades conjugais muito mais graves do que as decorrentes do sistema **Rh-Hr**. Por isso, não seria indicado, como regra, evitar a procriação nesses casos. Com receio de pequeno número de eventuais vítimas da doença, impedir-se-ia o nascimento de muitas crianças sadias.

Quando muito, poder-se-ia aconselhar a limitação do número de filhos, mediante medidas anticoncepcionais, após o primeiro ou o segundo filho, caso a mulher venha a se tornar intensamente sensibilizada. A multiparidade favorece o aparecimento da doença e agrava suas manifestações.

Nesses casos, cumpre advertir aos futuros cônjuges do perigo de tal incompatibilidade, mostrando-lhes o risco provável que sua descendência pode correr, se o futuro marido for homozigoto **RR (D/D)** ou heterozigoto **Rr (D/d)** e segundo exista ou não compatibilidade **A-B-O** entre eles.

Por outro lado, deve-se cientificá-los igualmente da integridade habitual do primeiro filho, bem como da eficácia do tratamento das vítimas da doença pela exsanguineotransfusão (**transfusão de substituição**).

Além disso, esta medida radical não mais se justifica em virtude de ter sido descoberto o meio de evitar a imunização das mulheres **Rh-negativo (cde)** por seu feto **Rh (D)-positivo**, ainda não sensibilizadas, mediante o emprego da imunoglobulina **anti-Rh$_0$ (anti-D)**, conforme a descrição no item 5.

2. Prática da inseminação artificial. Consiste em praticar a fecundação artificial nas mulheres **Rh-negativo (cde)**, mediante o emprego de esperma **Rh-negativo (cde)**. A gravidez assim obtida decorre normalmente, nascendo criança **Rh-negativo (cde)**, livre da doença hemolítica.

Tal medida tem sido indicada, para as mulheres **Rh (D)-negativo (cde)** que, com parceiro **Rh (D)-positivo** homozigoto **RR (D/D)**, já se acham imunizadas e já tenham dado nascimento a filhos com formas graves da doença hemolítica e que, por isso, não têm probabilidades, mas desejam ter filho normal.

Não obstante constituir meio profilático da doença, é medida quase impraticável em nosso meio, por motivos de ordem moral, ética, religiosa e econômica.

3. Nunca praticar transfusões ou injeções intramusculares de sangue Rh (D)-positivo em mulheres Rh-negativo (cde). Medida de fácil execução é a investigação prévia do sistema **Rh-Hr**, nos doadores e receptores.

Conforme já assinalado, as transfusões ou injeções intramusculares de sangue **Rh (D)-positivo**, nas mulheres **Rh-negativo (cde)**, em qualquer período anterior à gestação, mesmo na infância ou na adolescência, atuando como dose sensibilizante, criam sensibilização que persiste por toda a vida. Reativa-se, subitamente, pela gestação de feto **Rh (D)-positivo**, que corre grave risco de ser acometido da doença hemolítica, **mesmo sendo o primeiro filho**. Nestas condições, o feto sofre intensamente a ação dos anticorpos maternos já formados, apresentando as formas mais graves da doença.

Segundo estatísticas de Levine, em mais de 80% dos casos a **DHPN** ocorre em crianças cujas mães narram história de transfusões ou injeções intramusculares de sangue em época anterior à divulgação desses conhecimentos.

O não praticar transfusões de sangue **Rh (D)-positivo** em mulheres **Rh-negativo (cde)** constitui a profilaxia transfusional da **DHPN**. Este preceito deve ser respeitado, com rigor, pelos transfusionistas e obstetras. Reduz, sensivelmente, sua incidência nas primigestas, além de permitir-lhes, talvez, a única oportunidade de terem um filho normal, no caso de o parceiro ser **Rh (D)-positivo**.

4. Evitar a prática de abortos em mulheres Rh-negativo (cde). Esta medida constitui importante meio profilático da **DHPN**. Segundo Potter, os abortos, especialmente quando seguidos de curetagem, podem contribuir para a sensibilização das mulheres **Rh-negativo (cde)** gestantes de feto **Rh (D)-positivo**, em virtude de provocarem lesões das vilosidades placentárias, permitindo, assim, a passagem de glóbulos fetais à circulação materna. De acordo com a referida autora, os abortos equivalem a gestações a termo, do ponto de vista imunológico, sensibilizando do mesmo modo a mulher, que poderá gerar um filho, eritroblastótico na gestação **Rh (D)-positivo** seguinte.

No caso de abortos espontâneos, as manipulações devem ser reduzidas ao mínimo possível, e a curetagem só será feita quando absolutamente necessária.

5. Emprego da imunoglobulina anti-Rh ou anti-D. De conformidade com numerosos trabalhos (Freda e cols., Clark e cols. e vários outros), pode-se impedir que a gestante **Rh-negativo (cde)** seja sensibilizada pelo produto de sua concepção **Rh$_0$ (D)-positivo**. Consiste na administração IM de gamaglobulina **anti-Rh$_0$ (D)** de título elevado, dentro de 72 horas pós-parto. Esta imunoglobulina deve ser aplicada depois de cada gestação (parto a termo, gravidez ectópica, abortamento). O **Ac anti-Rh** destrói as células fetais que cruzaram a barreira placentária, antes que tenham oportunidade de estimular o sistema imune materno. A dose padrão é 300 mg do **Ac anti-Rh**, aplicada na 28.ª semana do início da gravidez. Seu efeito perdura por três a seis meses. Segundo a maioria dos AA, a administração da imunoglobulina **anti-Rh$_0$ (anti-D)** deve ser feita logo após o parto, pois a migração transplacentária é maior nesta fase. Não deve ser usada na vigência da gestação. Estes anticorpos exógenos são gradualmente destruídos dentro de três a seis meses.

Esse tratamento preventivo é indicado às gestantes **Rh-negativo (cde)** não-sensibilizadas cujo sangue, logo após o parto, contenha mais de 0,25 ml de glóbulos **Rh (D)-positivo** fetais, **A-B-O** compatíveis. Tais gestantes **A-B-O** compatíveis, por não disporem da proteção natural dos anticorpos **anti-A** e/ou **anti-B**, são mais suscetíveis à imunização ao **fator Rh_0 (D)**.

A prova da proteção dessa medida preventiva é a ausência completa de anticorpos imunes, seis meses até após o parto, entre as mulheres tratadas.

Cumpre assinalar que só se pode avaliar a eficácia protetora dessa medida preventiva seis meses após o parto, pois esse é o tempo necessário para que os anticorpos **anti-Rh_0 (anti-D)** administrados desapareçam por completo da circulação das mães submetidas ao tratamento. A comprovação mais expressiva da eficácia dessa medida protetora é dada pelas gestações subseqüentes com nascituros **Rh (D)-positivo**. A prevenção da **DHPN** é a prova final e direta da eficácia dessa medida protetora.

De acordo com observações experimentais feitas em cinco centros de estudo, citadas por Freda e cols., 329 mães **Rh-negativo (cde)**, que deram à luz crianças **Rh (D)-positivo**, **A-B-O** compatíveis, receberam dose protetora. Tais mães foram submetidas a exames de sangue, os quais revelaram ausência completa de **anti-Rh_0 (D)**. Ficaram todas protegidas contra a imunização ao fator **Rh_0 (D)**. Por outro lado, das 337 mães **Rh-negativo (cde)** que não receberam a injeção protetora, 46 tornaram-se imunizadas; produziram ativamente anticorpos **anti-Rh_0 (anti-D)**.

As observações em mães após a segunda gestação, com fetos **Rh (D)-positivo**, **A-B-O** compatíveis, feitas em quatro dos cinco centros de estudo citados, demonstraram que, das 31 que se submeteram ao tratamento protetor após a primeira gestação, nenhuma delas se tornou imunizada ao fator **Rh_0 (D)**; todas deram nascimento a crianças isentas da **DHPN**. Em contraste, 11 das 27 mães do grupo-testemunho tornaram-se imunizadas e deram à luz crianças com **DHPN**.

Para a obtenção da imunidade passiva ao fator **Rh_0 (D)**, tanto das gestantes **Rh-negativo** como dos voluntários **Rh-negativo (cde)**, foram empregados anticorpos **anti-Rh_0 (anti-D)** do tipo incompleto (IgG 7S). De acordo com trabalhos experimentais de Moller e cols., em camundongos, tais anticorpos têm poder imunossupressivo 100 a 200 vezes maior do que os do tipo completo ou salino (IgM 19S). Segundo observações de Clarke e cols., estes últimos anticorpos intensificam a formação de anticorpos **anti-Rh_0 (anti-D)**, em lugar de suprimi-la.

Para maior garantia da imunização passiva, Freda, Gorman e Pollack recomendam, desde 1961, o uso de gamaglobulina contendo anticorpos **anti Rh_0 (anti-D)** incompletos (IgG 7S), de título elevado, de ação mais eficaz na destruição dos glóbulos **Rh (D)-positivo**. Tal produto, agora denominado imunoglobulina **anti-Rh_0 (anti-D)**, foi preparado pela técnica de fracionamento de Cohn (fração II), de muitos litros de plasma, obtidos de doadores com título elevado (entre 1:1.280 e 1:4.096, em meio albuminoso) de anticorpos **anti-Rh_0 (anti-D)** incompletos. A imunoglobulina **anti-Rh (anti-D)** existe no comércio farmacêutico.*

O uso de imunoglobulina **anti-Rh_0 (anti-D)** na prevenção da doença **DHPN** constitui aplicação de fenômenos imunológicos comprovados exaustivamente; a administração passiva de anticorpos é capaz de produzir a imunossupressão específica da imunidade ativa que se segue à injeção de um antígeno.

A aplicação deste fenômeno imunológico à profilaxia da **DHPN** foi sugerida, em 1960, por Freda, Gorman e Pollack.

*__Matergam__ *(Hoechst)*, **Partogama** (Immuno), **Rhesonativ** (Darrow).

Em estudos experimentais em voluntários **Rh-negativo (cde)** Stern e cols. descobriram que, quando os glóbulos **Rh (D)-positivo**, usados para o estímulo, eram **A-B-O** compatíveis, os voluntários elaboraram anticorpos **anti-Rh_0 (anti-D)**; quando tais glóbulos eram **A-B-O** incompatíveis, os voluntários não se tornaram imunizados. Mais tarde, os mesmos pesquisadores demonstraram que os voluntários, que não responderam ao estímulo, produziram anticorpos **anti-Rh_0 (anti-D)**, quando injetados com glóbulos **A-B-O** compatíveis. Os referidos pesquisadores demonstraram também que os glóbulos **Rh (D)-positivo**, do grupo O, sensibilizados, *in vitro*, com anticorpos **anti-Rh_0 (anti-D)** incompletos, perdem seu poder antigênico. Quando glóbulos **Rh (D)-positivo**, do grupo A, sensibilizados com anticorpos **anti-A** e não **anti-Rh_0 (anti-D)**, foram injetados em indivíduos **Rh-negativo (cde)**, do grupo A, não houve interferência com a produção de anticorpos **anti-Rh_0 (anti-D)**. Concluíram que a influência protetora da incompatibilidade **A-B-O** sobre a produção de anticorpos **anti-Rh_0 (anti-D)** não está relacionada com a eliminação dos glóbulos, como geralmente se acredita, mas com uma competição clonal para o antígeno.

No início da gestação, os aglutinogênios contidos nos glóbulos fetais são ainda pouco desenvolvidos, sendo desprovidos das propriedades de aglutinabilidade e antigenicidade. Assim, ao penetrarem na circulação materna, tais glóbulos não são aglutinados e destruídos, nem causam estímulo antigênico ao fator **Rh_0 (D)**. Os glóbulos fetais **A-B-O** incompatíveis que atingem a circulação materna, por ocasião do parto, ao contrário, possuem os aglutinogênios, **A**, **B** e **Rh_0 (D)**, bem desenvolvidos; a sua rápida eliminação proporciona a proteção à imunização ao fator **Rh_0 (D)**.

Profilaxia do Acometimento Fetal, Depois de Produzida Sensibilização Materna

Teoricamente, consiste a profilaxia do acometimento fetal, depois de ocorrida a sensibilização materna, em adotar medidas capazes de anular ou atenuar a ação nociva dos anticorpos maternos no organismo fetal, impedindo sua passagem à circulação fetal ou sua união aos glóbulos **Rh (D)-positivo** fetais.

Lamentavelmente, na prática, as várias tentativas feitas nesse sentido, visando à neutralização, à remoção ou à destruição de tais anticorpos, bem como à redução de seu título, nao deram os resultados esperados.

Deste modo, não há meio capaz de evitar a **DHPN** depois de produzida a sensibilização materna. A única solução é a indução do parto antes do termo. Reduz exposição do feto à ação dos anticorpos maternos, durante o período em que lhe são mais nocivos, e poderá atenuar as manifestações clínicas da doença, permitindo o nascimento de criança viva, em melhores condições para o êxito do tratamento imediato pela exsanguineotransfusão **(transfusão de substituição)**. Essa medida, entretanto, só deve ser praticada depois do oitavo mês de gestação, a fim de não se juntar à doença o risco da prematuridade.

1. Indução do parto antes do termo. Durante os primeiros anos que se seguiram à descoberta da patogenia da doença hemolítica perinatal **(DHPN)**, a interrupção da gravidez era a medida profilática empregada pela maioria dos obstetras, nas gestantes **Rh-negativo (cde)** sensibilizadas, para reduzir a exposição do feto à ação dos anticorpos maternos durante o período em que lhe são progressivamente mais nocivos.

Como tal medida era praticada mui precocemente, seus resultados não foram satisfatórios, em virtude de muitas das crianças sucumbirem em conseqüência da prematuridade. Demais, com a demonstração de que a incidência da complicação mais grave da doença — a icterícia nuclear (***Kernicterus***) — é maior nos prematuros do que nas crianças nascidas a termo, tal medida foi praticamente abandonada.

Posteriormente, com o aumento crescente da freqüência da icterícia nuclear nos prematuros, o Congresso Internacional de Obstetrícia e Ginecologia, reunido em Nova Iorque, em 1950, decidiu desaconselhar, formalmente, a interrupção prematura da gravidez, tanto pela causa já referida, como pelas mortes neonatais decorrentes da prematuridade.

Todavia, os autores voltaram a preconizar a interrupção da gravidez mediante a indução médica do parto antes do termo, mas assegurando, previamente, por controle obstétrico, a viabilidade fetal, a fim de não se juntar à doença os inconvenientes da prematuridade.

Assim, Wiener, Allen e Diamond e outros indicam, em casos especiais, a interrupção precoce da gravidez, mediante o emprego de meios médicos e, só em casos excepcionais, a cesariana, por ser a única medida existente capaz de evitar a morte fetal intra-uterina que ocorreria no final da gestação.

Deste modo, a indução médica do parto antes do termo, nas gestantes **Rh-negativo (cde)** sensibilizadas, seguida do tratamento imediato da criança pela exsanguineotransfusão, constitui justificável medida profilática da doença, desde que sua indicação obedeça às duas seguintes condições:

A) Que o feto seja viável. Obter-se-á, assim, o nascimento de crianças de peso, em geral, superior a 2 kg, sem problemas de prematuridade.
B) Que o feto esteja realmente ameaçado pela doença. Esta condição de avaliação, mais difícil, pode, porém, ser orientada pelos seguintes critérios:

a) Antecedentes obstétricos.
Gestações anteriores, com morte fetal intra-uterina, fetos hidrópicos, macerados ou ictéricos, constituem indício provável da gravidade da doença hemolítica na gestação atual.
b) Antecedentes transfusionais.
Os filhos de mães **Rh-negativo (cde)** imunizadas por transfusões ou injeções intramusculares de sangue apresentam, amiúde, formas clínicas mais graves ou fatais da doença do que os de mães sensibilizadas por gestação.
c) Título, forma e época de aparecimento dos anticorpos maternos.
O título dos anticorpos maternos, quando determinado periodicamente, constitui critério de grande valor prognóstico. Em geral, os títulos mais elevados, com curva ascendente, correspondem às manifestações mais graves da doença.
A forma dos anticorpos presentes é, igualmente, de importância prognóstica. Quando há predominância de anticorpos bloqueadores ou incompletos (os responsáveis pela doença), o prognóstico é, evidentemente, pior do que quando só existem anticorpos aglutinantes ou completos. Os anticorpos bloqueadores ou incompletos atravessam facilmente a barreira placentária íntegra, atingindo o feto.
Também a época de aparecimento de tais anticorpos é de valor prognóstico, pois, quanto mais precocemente aparecerem, durante a gestação, tanto mais desfavorável será o prognóstico da doença.
d) Genótipo provável do genitor.
A determinação do genótipo provável do genitor é de real importância nesse sentido. Quando for homozigoto **RR (D/D)**, indicará, com certeza, que o feto será **Rh (D)-positivo**, sujeito à doença.

Assim, embora cada caso de gestante **Rh-negativo (cde)** deva ser estudado individualmente, para ponderar os fatores que entram em jogo e decidir a conduta a adotar, pode-se, na prática, obedecer às seguintes regras gerais:

a) Se a gestante não acusar antecedentes obstétricos ou transfusionais, deve-se esperar o parto espontâneo, a termo, mesmo que os anticorpos apareçam, pela primeira vez, no terceiro trimestre da gestação.
b) Se, ao contrário, existirem antecedentes obstétricos, caracterizados por mortes intra-uterinas ou neonatais, em gestações anteriores, e o genitor for homozigoto **RR (D/D)**, estará indicada a indução do parto, para evitar maior comprometimento fetal, mesmo que os anticorpos não sejam de título elevado e sua curva não seja ascendente.
c) Em eventualidade idêntica, mas com genitor heterozigoto **Rr (D/d)**, a indução é igualmente indicada se os anticorpos maternos forem de título elevado ou sua curva ascendente. Neste caso, mesmo que o nascituro seja **Rh-negativo (cde)**, não haverá inconveniente, pois se trata de feto viável, sem problemas de prematuridade.
d) Se os anticorpos surgirem precocemente, com elevação progressiva, formando curva ascendente, ou se existirem antecedentes de sensibilização por transfusões ou injeções intramusculares de sangue, causa das formas mais graves e fatais da doença, será também indicada a indução do parto, de acordo com as condições anteriormente assinaladas.

Nascida a criança, será ela submetida às investigações clínicas e laboratoriais, a fim de decidir a terapêutica a adotar.

2. Transfusão intra-uterina. A indução do parto antes do termo, quando praticada de acordo com as indicações já assinaladas (depois do oitavo mês de gestação, feto viável), permite o nascimento de crianças de peso normal, sem problemas de prematuridade.

Em certas gestações, entretanto, o comprometimento fetal pode se agravar precocemente, antes de tornar-se viável. Se se praticar o parto antes do termo, o feto sucumbirá, em conseqüência da prematuridade. Se se deixar a gravidez prosseguir, até tornar-se viável, ocorrerá a morte intra-uterina, pela ação dos anticorpos maternos.

Diante deste dilema, Liley reconheceu a necessidade de tratamento intra-uterino e relatou, em 1963, a primeira **transfusão intra-uterina**, praticada com sucesso.

Depois do artigo original de Liley, vários autores (Queenan, Queenan e Wyatt, Queenan e Douglas, Westberg e Margolis e outros) publicaram suas experiências com a transfusão intra-uterina.

Essa transfusão consiste em administrar sangue **Rh-negativo (cde/cde)**, do grupo **O**, através de agulha introduzida na parede abdominal materna, passando pela parede uterina e atingindo a cavidade peritoneal do feto. O sangue aí injetado será absorvido pela circulação fetal. O volume varia entre 30 e 150 ml, dependendo da idade do feto.

Esta medida profilática permite que o feto sobreviva, atingindo a viabilidade no útero, e nasça sem problemas de maturidade.

A técnica da transfusão intra-uterina é delicada e trabalhosa. Para praticá-la, consultar os trabalhos de Liley.

Cumpre assinalar que, para se praticar a **transfusão intra-uterina**, é imperioso proceder ao exame do líquido amniótico, colhido por amniocentese. O exame do líquido amniótico, meio diagnóstico e prognóstico da **DHPN**, permite prever o grau de comprometimento fetal. Orienta na conduta a adotar: esperar o parto a termo, interromper a gravidez ou praticar a transfusão intra-uterina.

DIAGNÓSTICO

O diagnóstico da **DHPN** pode ser feito tanto durante a gestação (eritroblastose fetal) — diagnóstico pré-natal — como após o nascimento da criança.

Diagnóstico Pré-natal

Consiste o diagnóstico pré-natal na investigação da imunização **Rh-Hr** maternofetal.

Tal investigação é, sem dúvida, de grande alcance, tendo-se incorporado à rotina na maioria das clínicas obstétricas. Permite, em certas circunstâncias, prever o nascimento de criança acometida da doença hemolítica, o que possibilita o tratamento adequado e precoce. Demais, para a mãe, esta investigação é de importância dupla, em virtude de permitir a profilaxia transfusional. Evita os acidentes pós-transfusionais, quando se trata de multigestas sensibilizadas, bem como a imunização transfusional, que poderá comprometer as futuras gestações, em se tratando de primigestas.

A investigação da sensibilização maternofetal deve ser feita sistematicamente, em todas as gestantes, a partir do terceiro mês de gestação, ou por ocasião da primeira consulta, orientando-se pela história clínica, particularmente no que se refere a transfusões ou injeções intramusculares de sangue, em qualquer período da vida da paciente, no caso de primigestas; antecedentes obstétricos (morte fetal na segunda metade de gestação, fetos com anasarca, recém-nascidos com icterícia precoce e anemia intensa, morte neonatal) em se tratando de multigestas.

O estudo sistemático das gestantes compreende:

1. Investigação da incompatibilidade imunológica do casal.
2. Investigação da imunização maternofetal.

Investigação da Incompatibilidade Imunológica Conjugal

Na prática, essa investigação compõe-se de duas fases:

a) Determinação do tipo e do subtipo **Rh-Hr** da gestante, diferenciando, se possível, os quatro fenótipos principais: **Rh (D)-positivo**, **Rh-negativo (cde)**, **rh′ (Cde)** e **rh″ (cdE)**, e classificação também do seu grupo e subgrupo **A-B-O**. Tal classificação deve ser feita rotineiramente; demonstra a compatibilidade ou incompatibilidade **A-B-O** entre os cônjuges, de importância não só na execução da prova de compatibilidade direta, como na produção da **DHPN** por imunização ao fator **Rh_0 (D)**. Além disso, esta classificação permite surpreender o risco potencial de uma doença hemolítica por incompatibilidade aos aglutinogênios **A** e **B** deste sistema, assunto a ser tratado à parte.

Se a gestante for **Rh (D)-positivo**, o estudo termina aí, não havendo necessidade de prosseguir a investigação, salvo se existirem antecedentes obstétricos sugestivos da doença hemolítica por imunização a outros fatores sanguíneos. Se, entretanto, for **Rh-negativo (cde)**, **rh′(Cde)** ou **rh″ (cdE)**, torna-se indispensável passar ao item b dessa investigação.

b) Determinação do tipo e do subtipo **Rh-Hr** do genitor, diferenciando os quatro fenótipos principais (conforme assinalado anteriormente para as gestantes), bem como do seu genótipo provável, quando indicado. Classificação, igualmente, do seu grupo e subgrupo **A-B-O**, pelos motivos mencionados.

Se o genitor for **Rh-negativo (cde)**, **rh′ (Cde)** ou **rh″ (cdE)**, não há necessidade de investigações posteriores, a não ser que a gestante refira história anterior de sensibilização obstétrica ou transfusional. Se, todavia, for **Rh (D)-positivo**, ficará demonstrada a incompatibilidade potencial entre os genitores, de maior importância na produção da **DHPN**; o binômio mulher **Rh-negativo (cde)** — genitor **Rh (D)-positivo**, cumprindo proceder à investigação da imunização maternofetal, que poderá revelar a transformação da incompatibilidade potencial em real, bem como à determinação do genótipo provável do genitor, se homozigoto, **RR (D/D)** ou heterozigoto **Rr (D/d)**, de interesse para o prognóstico das gestações, particularmente no que se refere à indicação do parto antes do termo.

Se o genitor for homozigoto **RR (D/D)**, todos os filhos serão, obrigatoriamente, **Rh (D)-positivo**, suscetíveis de sofrer a doença hemolítica. Se, entretanto, for heterozigoto **Rr (D/d)**, só a metade dos filhos será **Rh (D)-positivo** e sujeita, como no primeiro caso, à doença; a outra metade será **Rh-negativo (cde)** e estará isenta da doença.

Para se estabelecer tal distinção, bastariam os soros **anti-Rh_0 (anti-D)** e **anti-hr_0**. Mas, como o último, dada sua raridade, é de obtenção difícil, é necessário determinar o genótipo provável, que, embora sujeito a certa percentagem de erro, satisfaz na prática. Consiste na investigação dos tipos e subtipos **Rh-Hr**, do genitor, mediante o emprego dos soros puros disponíveis: **anti-Rh_0 (anti-D)**, **anti-rh′ (anti-C)**, **anti-rh″ (anti-E)**, **anti-hr′ (anti-c)** e, eventualmente, **anti-hr″ (anti-e)**.

Os genitores homozigotos **r′r′ (C/C)**, **hr′ (C)-negativo**, bem como os homozigotos **r″r″ (E/E)**, **hr″ (e)-negativo**, são geralmente homozigotos **RR (D/D)**. Do mesmo modo, os heterozigotos **r′r (C/c)**, **hr′ (c)-positivo**, bem como os heterozigotos **r″r (E/e)**, **hr″ (c)-positivo**, são, via de regra, heterozigotos **Rr (D/d)**.

Como se vê, tal determinação indica apenas o genótipo mais provável, com base em sua freqüência.

Outro meio de conhecer a constituição genética do genitor consiste na investigação dos tipos e subtipos **Rh-Hr** de seus ascendentes e descendentes. Se um deles (pai, mãe ou filhos) for **Rh-negativo (cde)**, pode-se afirmar ser o genitor heterozigoto **Rh (D/d)**. Se, porém, todos forem **Rh (D)-positivo**, nada se pode concluir. Entretanto, a probabilidade de que ele seja homozigoto é tanto maior, quanto maior for o número de filhos **Rh (D)-positivo**.

Investigação da Sensibilização Maternofetal

Confirmado o binômio: genitora **Rh-negativo (cde)** — genitor **Rh (D)-positivo**, cumpre proceder à investigação da imunização maternofetal, que consiste na investigação de anticorpos **anti-Rh_0 (anti-D)** no soro da gestante.

Tal investigação deve obedecer a uma seqüência lógica: primeiro, a pesquisa qualitativa dos anticorpos e, depois, em caso de resultado positivo, a identificação de sua especificidade, bem como de sua titulação.

A pesquisa de anticorpos no soro da gestante, sempre que possível, deve ser feita pela prova de compatibilidade direta, mediante o emprego de glóbulos do genitor. Estes oferecem a vantagem de conter o antígeno responsável pela imunização, o que, praticamente, permite revelar a existência de qualquer conflito antígeno-anticorpo, seja no sistema **Rh-Hr**, seja em outro sistema raro ou desconhecido. Infelizmente, a prova direta nem sempre é exeqüível, em virtude de incompatibilidade **A-B-O** entre os genitores. Por isso, é necessário, inicialmente, distinguir dois casos, segundo os genitores sejam ou não compatíveis em relação aos grupos do sistema **A-B-O**. Se compatíveis, isto é, se pertencerem ao mesmo grupo ou se os aglutinogênios dominantes **A** ou **B**, ou ambos, estiverem presentes nos glóbulos da mulher (transfusão possível do genitor à mulher), pode-se executar a prova direta. Se forem incompatíveis, isto é, se os aglutinogênios dominantes **A** ou **B**, ou ambos, estiverem presentes nos glóbulos do genitor e ausentes nos da mulher (transfusão impossível do genitor à mulher), não se pode realizar a prova direta, a não ser que se neutralizem por completo os anticorpos **anti-A** ou **anti-B**, ou ambos, presentes no soro da gestante, mediante o emprego das substâncias solúveis **A** e **B** de Witebsky e Klendshoj, ou da saliva de indivíduos secretores **AB**. Como tal neutralização pode prejudicar as provas destinadas a demonstrar os anticorpos **anti-Rh$_0$ (anti-D)** ou outros, o recurso será recorrer à prova de compatibilidade indireta; esta tem o inconveniente de deixar passar despercebidas algumas sensibilizações, especialmente por antígenos raros ou desconhecidos. Neste caso, pode-se utilizar um painel de glóbulos compatíveis com o grupo **A-B-O** da mulher, contendo antígenos de genótipo **Rh-Hr** idêntico ao do genitor.

Tal pesquisa deve ser feita tanto para os anticorpos aglutinantes ou completos (em meio salino), como, sobretudo, para os bloqueadores ou incompletos (provas em meio albuminoso: albumina ou plasma-albumina; prova de Coombs indireta, em especial a modificação de Unger, com glóbulos previamente tripsinizados; e prova dos glóbulos tripsinizados). A prova de Coombs indireta é a preferida, em virtude de preencher os requisitos de especificidade e sensibilidade; revela todos os anticorpos responsáveis pela imunização. Os soros que provocarem algutinação dos glóbulos em meio salino, na primeira fase da prova, conterão anticorpos aglutinantes. A maioria deles, entretanto, reagirá negativamente, nessas condições, pois seu aparecimento é raro, mesmo no início das sensibilizações. Portanto, depois de feitas as leituras, lavar os glóbulos três vezes com solução fisiológica e submetê-los à ação do soro de Coombs. Os soros que aglutinarem os glóbulos, nessa segunda fase da prova, conterão anticorpos bloqueadores.

Uma vez demonstrada a imunização, é indispensável identificar a especificidade do(s) anticorpo(s) presente(s), bem como determinar seu título.

As determinações precisas dos tipos e subtipos **Rh-Hr** dos genitores orientam quanto à especificidade dos anticorpos encontrados. Contudo, como é freqüente observar a imunização a dois ou mais antígenos, em especial ao **Rh$_0$ (D)**, associado ao **rh′(C)** ou, mais raramente, ao **rh″ (E)**, desde que presentes no genótipo do genitor e ausentes no da genitora, havendo produção de anticorpos mistos, **anti-Rh$_1$ (anti-CD)** ou **anti-Rh$_2$ (anti-DE)**, respectivamente, é necessário identificar os anticorpos presentes. Submete-se o soro da gestante à prova contra um painel de glóbulos conhecidos do grupo **O**, contendo isoladamente os antígenos **Rh$_0$ (cDe)**, **rh′ (Cde)** e **rh″ (cdE)**.

A determinação do título dos anticorpos deve ser feita de modo sistemático, periodicamente, desde o momento em que tais anticorpos forem encontrados no soro da gestante até o final da gestação.

Quando assim efetuadas, tais determinações fornecem dados valiosos para o diagnóstico e o prognóstico da doença hemolítica, em virtude de permitirem acompanhar, objetivamente, a atividade da sensibilização.

As determinações devem ser feitas para ambas as formas de anticorpos, pelos métodos já assinalados. Para a titulação dos anticorpos incompletos, os de maior importância na doença hemolítica, alguns pesquisadores, como Wiener e cols., empregam o método de Wiener e Hurst. Outros preferem a prova quantitativa de Coombs indireta ou a modificação de Unger, com a tripsinização prévia dos glóbulos, enquanto outros, ainda, utilizam ambos os métodos. Alguns usam o método de Diamond e Denton ou a prova quantitativa dos glóbulos tripsinizados.

Em virtude das variações de sensibilidade e das causas de erro a que estão sujeitos, os diferentes métodos de titulação, anteriormente referidos, devem ser executados com extremo rigor, em condições padronizadas, adotando-se sempre o mesmo método e os mesmos reativos (glóbulos, plasma, albumina etc.). Para que os títulos sucessivos sejam comparáveis, repetir, simultaneamente, a titulação da amostra de soro da colheita anterior, conservada no refrigerador.

A pesquisa de anticorpos no soro das gestantes deve ser feita, rotineiramente, antes do quarto mês de gestação. Quando positiva nessa fase, permite afirmar a existência de imunização anterior — transfusional ou obstétrica — que irá agravar o prognóstico, tornando imperiosa a determinação periódica do título dos anticorpos presentes, até o final da gestação.

Tal conduta pode parecer excessiva, nos casos de primigestas sem antecedentes transfusionais, em virtude de os anticorpos só aparecerem depois do quinto mês de gestação, quando produzidos pela primeira vez. Quando negativa, entre o terceiro e o quinto mês, a pesquisa oferece a vantagem de estabelecer base para estudos posteriores, excluindo a existência de estímulos antigênicos anteriores, com uma só exceção, pouco freqüente, representada pelas transfusões ou injeções intramusculares de sangue, praticadas na infância ou na adolescência. Por esse motivo, e também porque a gestação atual pode provocar, tardiamente, estímulo antigênico, é indispensável repetir a pesquisa de anticorpos na 34.ª semana. Caso negativa, pode-se assegurar, praticamente, a ausência de imunização, esperando-se o nascimento de criança normal. Se, ao contrário, a pesquisa for positiva, impõe-se a determinação do título e da forma dos anticorpos presentes, podendo ter ocorrido duas eventualidades.

a) A sensibilização é produto exclusivo da gestação em curso. Os anticorpos encontram-se, geralmente, em título baixo, predominando ou só existindo os aglutinantes ou completos. O prognóstico é, via de regra, favorável, podendo esperar-se o nascimento da criança a termo, com acometimento benigno, recuperável pelo tratamento adequado. Mas, mesmo com o mínimo de sensibilização, podem ocorrer formas clínicas graves.
b) A sensibilização decorre de estímulo antigênico transfusional, reativado nos últimos meses da gestação, ou de capacidade reacional extraordinária da gestante. Os anticorpos presentes, exclusivamente da forma bloqueadora ou incompleta, acham-se em título elevado. O prognóstico é, amiúde, mau, indicando possível anóxia ou grave acometimento fetal. Tais casos correm grande risco, exigindo, às vezes, a indução do parto antes do termo, não só para evitar maior comprometimento fetal (a hidropisia ou a morte intra-uterina), como para se proceder ao tratamento imediato da criança.

Nas secundigestas e multigestas, tal conduta é obrigatória, sobretudo se existirem antecedentes obstétricos sugestivos da doença hemolítica (morte fetal na segunda metade da gestação, hidropsia fetal, recém-nascidos com icterícia precoce e anemia intensa, morte neonatal), os quais devem ser analisados minuciosamente, pois poderão contribuir para o diagnóstico e o prognóstico da doença hemolítica na gestação atual.

Conforme já assinalado, uma vez produzidos os anticorpos, estes persistem por longos anos, sempre presentes na gestação seguinte. Com a persistência dos anticorpos, mesmo em título baixo, durante a gestação, a criança poderá ser gravemente acometida. Nas gestações sucessivas, com reativações renovadas, a doença se agrava, progressivamente, podendo terminar, nas últimas gestações, em hidropisia ou morte fetal intra-uterina.

Em tais casos, a pesquisa de anticorpos será iniciada, também, antes do quarto mês de gestação e, se negativa (secundigestas ou multigestas sem antecedentes), repetida na 34.ª semana.

Em quaisquer dos casos anteriormente mencionados, nos quais se verifique a presença de anticorpos no soro da gestante, impõe-se a determinação do título.

Ao mesmo tempo, cumpre determinar o genótipo provável do genitor mediante a investigação dos tipos e subtipos **Rh-Hr** dele ou dos seus ascendentes e descendentes, se houver, de importância para o prognóstico da gestação atual. As mulheres sensibilizadas cujos parceiros sejam homozigotos **RR (D/D)** estarão sempre sujeitas à reativação, durante cada gravidez, do seu processo de imunização, em virtude de ser o feto sempre **Rh (D)-positivo**. No caso de genitores **heterozigotos Rr (D/d)**, haverá 50% de possibilidades de ser o feto **Rh-negativo (cde)**, incapaz de provocar a imunização.

A titulação dos anticorpos presentes no soro das gestantes pode ser feita isolada ou periodicamente.

Embora as determinações isoladas tenham certo valor, revelando variações, via de regra proporcionais à gravidade da doença fetal, as periódicas, efetuadas mensalmente, a partir do terceiro mês de gestação, e quinzenalmente, depois do sétimo mês, oferecem a vantagem de proporcionar dados mais sugestivos para o diagnóstico da **DHPN**. Permitem a construção de uma curva que ilustrará, objetivamente, a atividade da imunização, além de demonstrar, com maior ou menor certeza, se o feto será **Rh (D)-positivo** ou **Rh-negativo (cde)**, se será acometido da doença ou não, bem como se a forma da doença será grave ou benigna.

De modo geral, a curva em ascensão mensal, até o final da gestação, indica feto **Rh (D)-positivo** acometido da doença hemolítica. A gravidade dependerá dos valores do título, bem como da precocidade da elevação. A elevação progressiva do título a valores não muito altos, até o final da gestação, autoriza prever prognóstico não muito grave para o recém-nascido. Os casos graves seriam aqueles em que o título dos anticorpos se elevasse precocemente, atingindo valores muito altos, exigindo, às vezes, a indução do parto.

A curva ascendente inicial, que logo se torna descendente, indica duas eventualidades: a) reação anamnéstica inespecífica, por ação da gravidez em si, com feto **Rh-negativo (cde)**, e b) morte do feto **Rh (D)-positivo** intra-uterino.

Os casos difíceis são aqueles em que a curva é estacionária, ou em **meseta**, mantendo-se o título dos anticorpos constante, até o final da gestação. Em tais casos, é provável que o feto seja **Rh-negativo (cde)**, principalmente em se tratando de genitor heterozigoto **Rr (D/d)**, correspondendo os títulos encontrados a anticorpos residuais de imunizações anteriores, obstétricas ou transfusionais.

Conforme já registrado, a curva, muitas vezes, é atípica, não fornecendo conclusões diagnósticas ou prognósticas.

Completando estes conceitos, cumpre assinalar que o diagnóstico pré-natal da forma mais grave da **DHPN** — a anasarca fetoplacentária — pode, também, ser feito pelos exames clínico, radiológico e ultra-sônico.

O exame clínico revela a falta de relação entre o crescimento uterino exagerado e a idade da gestação, além dos enormes edemas, especialmente maleolares, que aparecem na gestante.

O exame radiológico acusa halo característico ao redor da imagem esquelética do feto, decorrente da condensação e aumento de densidade das partes moles pelo edema, e atitude característica do feto, descrita por Javert em 1942 — **imagem de Buda** ou de rã — determinada por extremidades afastadas lateralmente e impossibilitadas de flexionar pela grande distensão do abdome.

Quando a curva de evolução dos anticorpos indicar feto **Rh (D)-positivo**, isto é, com grande probabilidade de estar acometido da doença hemolítica, fica o médico no dilema de esperar o parto espontâneo ou interromper a gestação.

Neste caso, cumpre recorrer a outros critérios, em especial aos antecedentes obstétricos e transfusionais da gestante, bem como ao genótipo provável do genitor, para decidir sobre a conduta a adotar.

Se a gestante não relatar antecedentes transfusionais nem obstétricos desfavoráveis, isto é, se a gestação anterior foi a termo, com o nascimento de criança viva, aguarda-se o parto espontâneo.

Se, ao contrário, existirem antecedentes obstétricos desfavoráveis (por mortes intra-uterinas ou neonatais em gestações anteriores), é perfeitamente justificável a interrupção da gravidez, particularmente se o progenitor for homozigoto **RR (D/D)**.

Também, se a gestante acusar antecedentes de sensibilização por transfusões ou injeções intramusculares de sangue, causadas por formas mais graves e fatais da doença, será indicada a interrupção precoce da gravidez.

Conforme assinalado na parte referente à profilaxia da **DHPN**, a interrupção precoce da gravidez, preconizada por diversos autores, mediante a indução do parto, constitui a única medida capaz de evitar a morte fetal intra-uterina. Esta ocorreria no final da gestação, em virtude de reduzir a exposição do feto à ação dos anticorpos maternos, durante o período em que lhe são mais nocivos, permitindo o nascimento de criança viva e em melhores condições para o êxito do tratamento imediato pela **transfusão de substituição** (TS). Tal medida, entretanto, só deverá ser praticada nos casos indicados, depois do oitavo mês de gestação, cerca de duas a quatro semanas antes da data provável do parto, a fim de que o feto adquira condições razoáveis de viabilidade; fica, assim, isento dos inconvenientes da prematuridade (icterícia nuclear e morte neonatal).

É importante providenciar o internamento da gestante em maternidade que disponha de recursos laboratoriais, bem como de serviço transfusional especializado, para que se tenha tudo adrede preparado, a fim de permitir o diagnóstico logo após o nascimento e tratamento imediato pela TS, quando indicada, de vez que a demora de algumas horas poderá ser fatal à criança.

Exame do Líquido Amniótico

O exame do líquido amniótico, valioso meio diagnóstico e prognóstico da **DHPN**, contribui especialmente para a avaliação da gravidade da doença, de importância na indicação da terapêutica.

A importância do exame do líquido amniótico na **DHPN** foi demonstrada em 1956, pelos trabalhos originais de Bevis, que observou, no líquido amniótico dos fetos eritroblastóticos, a presença de bilirrubina, em alta concentração, proveniente de hemólise exagerada. Desde então, vários autores, como Walker, Liley, Freda e Westberg e Margolis, confirmaram as observações de Bevis, comprovando a relação direta entre a concentração bilirrubínica no líquido amniótico e a presença de feto eritroblastótico.

Nas gestantes **Rh (D)-negativo** sensibilizadas cujos maridos sejam **Rh (D)-positivo** heterozigotos, a determinação periódica do título dos anticorpos **anti-Rh_0 (anti-D)**, que constitui índice da sensibilização materna, não permite prever o grau do comprometimento fetal. O exame do líquido amniótico, por outro lado, constituindo índice do estado fetal, demonstra, com precisão, o grau do comprometimento fetal. Indica a conduta a adotar. Se o feto for **Rh (D)-negativo**, ele se beneficia por não ter havido o parto antes do termo. Se for **Rh (D)-positivo** e acometido, a evolução da doença será acompanhada, orientando o médico (ver Quadro 22.36):

a) A esperar o parto a termo, se seu estado for favorável.
b) A praticar a transfusão intra-uterina, caso seja inviável e seu estado se agravar intensamente.
c) A fazer a indução do parto, se for viável e o estado do feto se tornar demasiado grave.

O líquido é colhido por amniocentese (cerca de 10 ml), de acordo com a técnica de Queenan e Adams. Bertini e cols. preconizam, para esta centese, o emprego da agulha para raquianestesia, calibre 10 com mandril, adaptada a seringa de 20 ml, com rigorosa assepsia e todos os cuidados seguidos em técnica cirúrgica. É colocado em frasco escuro, para evitar a ação da luz, centrifugado imediatamente, durante 15 minutos, para remover os elementos celulares, especialmente os eritrócitos, que, se presentes, serão hemolisados e alterarão a concentração bilirrubínica. Ao praticar a amniocentese, recomenda-se esvaziar a bexiga da gestante.

Conforme observação de vários autores (Zipursky e cols., Blaschman e cols., Henrion e cols. e outros), a amniocentese pode ocasionar lesão da placenta, quando atingida pela agulha puncionadora, provocando hemorragia e a conseqüente imunização da gestante **Rh-negativo (cde)** ainda não sensibilizada, se o feto for **Rh (D)-positivo**. Assim, este tipo de exame é contra-indicado. Caso tal acidente venha a acontecer, recomenda-se executar a prova da eluição ácida de Kleihauer, no sangue da gestante, para comprovar e determinar o grau da hemorragia transplacentária, a fim de indicar a conduta a ser adotada.

A primeira amniocentese é praticada entre a 28.ª e a 29.ª semana de gestação, mas pode ser feita mais cedo ou mais tarde, dependendo do quadro clínico. É então repetida, até o parto, semanal ou quinzenalmente, conforme a curva bilirrubínica. Em geral, a amniocentese só deve ser praticada quando o título dos anticorpos **anti-Rh_0 (anti-D)**, no soro materno, for igual ou superior a 32, pois, de ordinário, títulos inferiores não se acompanham de morte intra-uterina ou neonatal.

Depois de colhido, o líquido amniótico é filtrado e submetido ao exame químico (diazorreação) ou espectrofotométrico, para a determinação da bilirrubina. O líquido é analisado periodicamente, a fim de se verificar a possibilidade de prosseguimento da gestação, até que o feto adquira condições razoáveis de viabilidade. Se o líquido for anormal, o exame deve ser repetido semanal ou quinzenalmente, dependendo da curva bilirrubínica.

Stewart e cols. determinam a concentração bilirrubínica por modificação do método fotométrico de Bruckner, o mesmo usado para a dosagem no soro, mas empregando o volume do líquido cerca de 40 vezes maior, em virtude da reduzida concentração bilirrubínica existente normalmente no líquido amniótico.

A fim de facilitar a interpretação clínica, os referidos autores classificam a concentração bilirrubínica encontrada no líquido amniótico em três zonas, as quais apresentam relação direta com o título dos anticorpos maternos:

Zona 1 — inferior a 0,035 mg/ml (0,6 μmol/l), indicando feto não acometido da doença hemolítica.
Zona 2 — entre 0,035 e 0,060 mg/dl (1,02 μmol/l), indício de feto moderadamente acometido da doença.
Zona 3 — superior a 0,060 mg/dl (1,02 μmol/l), sinal de feto gravemente acometido da doença.

Freda emprega o espectrofotômetro de Perkin Elmer 202; pode-se usar igualmente o de Beckman.

As curvas anormais variam, segundo Freda, de acordo com os seus desvios do normal, em densidade óptica a 450 mμ:

1 + anormal	− 0,0	− 0,2
2 + anormal	− 0,2	− 0,35
3 + anormal	− 0,35	− 0,7
4 + anormal	− 0,7	ou superior.

Se o líquido amniótico revelar o desvio anormal de 1 +, o feto poderá ser **Rh (D)-negativo** ou **Rh (D)-positivo**, mas não correrá perigo de morte nas duas semanas seguintes. Se o desvio for de 2 +, o feto será **Rh (D)-positivo** e acometido da doença, mas estará fora de perigo de morte da primeira à segunda semana seguinte. O desvio anormal de 3 + indica que a doença fetal está se agravando, progressivamente, podendo o feto morrer dentro de 10 dias ou de poucas semanas. O desvio anormal de 4 + revela morte fetal iminente.

Diagnóstico Pós-natal

O diagnóstico pós-natal da **DHPN** deve ser feito com a maior rapidez possível, de preferência antes do aparecimento dos sinais e sintomas clínicos, a fim de permitir o tratamento precoce, de maiores probabilidades de êxito.

Pode-se estabelecer tal diagnóstico pelos exames clínico e hematológico do recém-nascido e, sobretudo, pela investigação da imunização **Rh-Hr** maternofetal.

Exame Clínico

O exame clínico deve ser cuidadosamente feito por pediatra que conheça os problemas da doença. Visa, principalmente, às manifestações determinadas no organismo do recém-nascido pela ação dos anticorpos maternos, a saber: alterações hematológicas (anemia, icterícia), alterações endoteliais (edemas e derrames nas cavidades serosas, petéquias, hemorragia e púrpura), lesões viscerais (espleno- e hepatomegalia) e lesões do sistema nervoso central (contrações musculares, opistótono, sonolência).

As manifestações clínicas da doença hemolítica perinatal **(DHPN)** são muito variáveis. Observa-se desde o nascituro aparentemente normal até o feto morto e macerado.

Ao nascimento, a maioria das vítimas da doença apresenta-se praticamente normal, sem icterícia ou anemia, pouco contribuindo o exame clínico para o diagnóstico. Passadas algumas horas, entretanto, surge icterícia, que se intensifica rapidamente, acompanhada de anemia e petéquias, sinais que levam ao exame do baço e do fígado, quase sempre aumentados de volume, permitindo estabelecer o diagnóstico, particularmente se há história de ocorrências semelhantes, em gestações anteriores, ou de abortos inexplicáveis. Outras vezes, aparece ligeira icterícia, seguida de hepatosplenomegalia discreta e de anemia de curso progressivo, que se instala nas primeiras três semanas de vida.

Essas formas da doença são, em geral, benignas, podendo, entretanto, caso a icterícia e a anemia se acentuem muito, tornar-se graves e fatais, se não tratadas a tempo.

Nas formas graves, as crianças já nascem francamente ictéricas e anêmicas, com edemas, petéquias e sufusões sanguíneas, apresentando o abdome distendido pela grande hepatosplenomegalia.

Tal forma da doença, bem como as referidas, tende a se agravar paulatinamente. Pode-se instalar, depois de 36 horas, sua complicação mais grave — a icterícia nuclear ***(Kernicterus)*** —, apresentando a criança sonolência, contrações musculares e opistótono, em especial quando a icterícia se intensifica demasiado, ou a hidropisia fetal, com o aparecimento de edemas generalizados e derrames nas cavidades serosas.

Essa forma da doença levará à morte, se a criança não for tratada precocemente. Todavia, no caso de se instalar a icterícia nuclear, o tratamento instituído, mesmo precocemente, não terá êxito, em virtude de serem irreversíveis as lesões nervosas. O mesmo acontecerá no caso da hidropisia fetal, por ser esta forma incompatível com a vida. A atenuação destes sintomas só poderá ser obtida mediante a indução do parto, a fim de reduzir o período de exposição de feto à ação nociva dos anticorpos maternos e permitir o tratamento precoce com êxito.

Finalmente, tem-se a forma clínica mais grave da doença: a hidropisia fetal que, via de regra, causa a morte fetal intra-uterina, entre o sexto e o oitavo mês de gestação, constituindo a anasarca fetoplacentária. Mas, às vezes, a criança nasce viva. Apresenta, então, palidez acentuada; enorme hepatosplenomegalia; edemas generalizados, infiltrando todos os tegumentos e invadindo as cavidades serosas; fácies mongolóide característica, motivada pelo grande edema facial.

Tal forma da doença é incompatível com a vida, sobrevindo a morte durante o trabalho de parto ou algumas horas depois do nascimento.

Exame Hematológico

O exame hematológico deve ser feito, sistematicamente, em todo recém-nascido cuja mãe esteja ou se suspeite estar sensibilizada ao fator **Rh_0 (D)**, porquanto, traduzindo o grau de sofrimento do recém-nascido, constitui valioso recurso coadjuvante do diagnóstico e critério prognóstico da doença.

Conforme já assinalado, tal exame deve ser feito, de preferência, no sangue do cordão umbilical colhido, rotineiramente, por ocasião do nascimento da criança, em oxalato seco ou na mistura dos oxalatos de Heller e Paul (ver Cap. 2). Caso não se tenha colhido, pode-se executar o exame no sangue venoso ou no capilar, desde que se levem em consideração as variações normais dos dados hematológicos dos recém-nascidos, em especial a concentração hemoglobínica, decorrentes da passagem de sangue placentário, a qual depende do momento da ligadura do cordão umbilical.

São as seguintes as investigações hematológicas: determinação da concentração hemoglobínica; contagem dos eritrócitos; verificação de alterações dos eritrócitos nos esfregaços corados (forma, tamanho e coloração), contagem dos reticulócitos e dos eritroblastos; contagem global e específica dos leucócitos; contagem global das plaquetas, determinação da concentração bilirrubínica e da fragilidade osmótica dos eritrócitos.

Algumas dessas determinações devem ser repetidas a intervalos de seis, 12 a 24 horas, pois, em certos casos, a crise hemolítica pode se instalar rapidamente e, em outros, lenta e insidiosamente.

Nos casos de **DHPN**, encontram-se: diminuição progressiva da concentração hemoglobínica e do número dos eritrócitos; presença de anisocitose, pecilocitose, policromasia e hipercromia nos esfregaços corados; reticulocitose e eritroblastose de graus variáveis; leucocitose com desvio dos neutrófilos para a esquerda; plaquetopenia (eventualmente); fragilidade osmótica dos eritrócitos normal; hiperbilirrubinemia indireta e, às vezes, direta.

Dentre todas as determinações referidas, a concentração hemoglobínica isolada, no sangue do cordão umbilical, é a que proporciona os dados mais importantes para o diagnóstico e, sobretudo, para o prognóstico da doença hemolítica. Constitui um dos critérios mais usados na indicação da imediata **transfusão de substituição**.

De modo geral, a concentração hemoglobínica dos recém-nascidos, abaixo dos limites da normalidade, já assinalados, no sangue do cordão umbilical, venoso ou capilar, colhido no primeiro dia de vida, permite estabelecer o diagnóstico provável da doença.

Todavia, sua maior contribuição é para o prognóstico. Constitui o melhor critério para a apreciação da gravidade da doença, em virtude de estar intimamente relacionada com a probabilidade de sobrevida dos recém-nascidos eritroblastóticos. Quanto mais baixa sua concentração, tanto menores as possibilidades de sobrevida das vítimas da doença.

Nos casos observados por Mollison e Cutbush, entre os que apresentavam a concentração hemoglobínica acima de 10 g/dl (100 g/l), a mortalidade foi de 4% e, entre aqueles com concentração inferior a 10 g/dl, a mortalidade foi de 68%. Na concentração de 8 g/dl, foi de 50%.

A concentração bilirrubínica constitui, também, valioso recurso diagnóstico e prognóstico da doença. Inicialmente, ocorre aumento da bilirrubina indireta, indicando processo hemolítico em atividade; nos casos mais graves, há elevação, também, da bilirrubina direta, por lesão hepática simultânea.

Embora o nível da bilirrubina se encontre mais elevado nas vítimas da doença do que nos recém-nascidos normais, sua determinação nem sempre contribui para o diagnóstico, em virtude de se achar, também, elevada em afecções de outras causas. Todavia, segundo Hsia, Allem, Diamond e Gellis, a bilirrubinemia igual ou superior a 10 mg/dl (170 μmol/l), nas primeiras 24 horas, permite estabelecer o diagnóstico da doença, até prova em contrário.

Sua maior contribuição é para o prognóstico: constitui valioso critério para a apreciação da gravidade da doença, conforme demonstraram Mollison e Cutbush: quando inferior a 4 mg/dl (68 μmol/l), a mortalidade foi de 52%.

Mostraram, ainda, os referidos autores existir relação íntima entre a concentração bilirrubínica e o aparecimento da icterícia nuclear; nos casos em que a concentração bilirrubínica não ultrapassou 18 mg/dl (37 μmol/l), nenhum deles foi acometido dessa complicação, enquanto, naqueles em que foi superior a 18 mg/dl (307 μmol/l), cerca de 64% deles foram vítimas de icterícia nuclear ***(Kernicterus)***.

A contagem dos reticulócitos, bem como a dos eritroblastos, fornece, igualmente, dados de valor, em especial para o prognóstico da doença.

Sua contribuição para o diagnóstico é relativa, porquanto tais elementos podem se encontrar em número elevado também em outras afecções dos recém-nascidos.

Na **DHPN**, o número dos reticulócitos e dos eritroblastos encontra-se quase sempre elevado, em relação direta com a intensidade da hemólise, em virtude de indicar regeneração eritrocítica.

Investigação da Sensibilização Maternofetal

É o recurso diagnóstico mais importante da **DHPN**. Consiste na demonstração de anticorpos **anti-Rh_0 (anti-D)** incompletos ou bloqueadores, fixados aos glóbulos do recém-nascido.

O estudo da imunização **Rh-Hr** maternofetal compreende duas partes:

1. Investigação da incompatibilidade Rh-Hr entre a mãe e o recém-nascido. Consta esta investigação de duas fases:

a) Determinação do tipo e subtipo **Rh-Hr** do recém-nascido. Tal determinação deve ser feita rotineiramente, não só para o conhecimento do tipo **Rh-Hr** do recém-nascido, como também para a indicação do genótipo provável de seus pais, além de permitir a seleção do sangue a utilizar no caso de transfusão. Cumpre assinalar causa de erro nessa determinação: nos casos de **DHPN**, os glóbulos **Rh (D)-positivo** da criança acham-se revestidos ou bloqueados pelos anticorpos **anti-Rh_0 (anti-D)**. Se feita em meio salino, não haverá aglutinação, correndo-se o risco de classificá-los falsamente como **Rh-negativo (cde)**.

Classificação, igualmente, do grupo e do subgrupo **A-B-O** do recém-nascido também deve ser feita sistematicamente, tanto pelos motivos anteriormente mencionados, como por permitir demonstrar a existência de compatibilidade ou incompatibilidade **A-B-O** entre a mãe e o recém-nascido.

Se o recém-nascido for **Rh-negativo (cde)**, **rh′ (Cde)** ou **rh″ (cdE)**, oriundo de pai **Rh (D)-positivo** heterozigoto **Rr (D/d)**, ele não será vítima da doença, não havendo necessidade de prosseguir a investigação, a não ser que apresente sintomas e sinais da doença hemolítica, ou que sua mãe refira antecedentes obstétricos sugestivos da doença hemolítica por imunização a outros fatores sanguíneos. Se, todavia, for **Rh (D)-positivo**, torna-se obrigatório passar ao item b desta investigação.

b) Determinação do tipo e subtipo **Rh-Hr** materno, bem como do seu grupo e subgrupo **A-B-O**, pelos motivos anteriormente referidos, caso tais determinações não tenham sido feitas antes da gestação ou no seu decurso.

Se a mãe for **Rh (D)-positivo**, não há necessidade de investigações posteriores, salvo se referir história anterior de imunização obstétrica ou transfusional a outros fatores sanguíneos. Se, entretanto, for **Rh-negativo (cde)**, **rh′ (Cde)** ou **rh″ (cdE)**, ficará demonstrada a incompatibilidade potencial entre a mãe e o recém-nascido, cumprindo passar à segunda parte da investigação.

2. Investigação da imunização maternofetal. Demonstrada a incompatibilidade potencial de maior importância na produção da doença — mãe **Rh-negativo (cde)** — recém-nascido **Rh (D)-positivo** —, cumpre proceder à investigação da imunização maternofetal, que poderá revelar a transformação, ocorrida durante a gravidez, da incompatibilidade potencial em atual ou real.

Tal investigação consiste na pesquisa e titulação dos anticorpos incompletos ou bloqueadores, sobretudo no sangue do recém-nascido, bem como no soro e no leite materno.

Investigação de Anticorpos no Sangue do Recém-nascido

Compreende demonstração de anticorpos **anti-Rh_0 (anti-D)**, incompletos ou bloqueadores, no sangue do recém-nascido, tanto os fixados aos glóbulos *in vivo* como os livres no plasma.

Tal investigação deve ser realizada, de preferência, no sangue do cordão umbilical. Caso não se tenha colhido, pode-se empregar o sangue venoso ou mesmo o capilar, este último sendo usado somente para a prova de Coombs direta.

A investigação dos anticorpos fixados aos glóbulos *in vivo* é feita pela prova de Coombs direta; constitui o recurso diagnóstico mais seguro da **DHPN**. Quando negativa, exclui o diagnóstico da doença por sensibilização ao fator **Rh_0 (D)**. Quando positiva, estabelece o diagnóstico dessa doença com certeza quase absoluta, afastadas as causas, já assinaladas, que poderiam tornar a prova positiva.

A intensidade de reação é variável, sendo em geral fortemente positiva. As reações fracamente positivas ocorrem nas formas benignas da doença. Mas, nem sempre sua intensidade varia na razão direta da gravidade, conforme observação de vários autores.

De qualquer modo, a positividade da prova demonstra a existência de glóbulos sensibilizados ou revestidos de anticorpos destinados a ser hemolisados, constituindo, quase sempre, indicação formal para o tratamento imediato da criança, pela exsanguineotransfusão **(transfusão de substituição)**.

A prova permanece positiva durante várias semanas após o nascimento, diminuindo progressivamente de intensidade.

A prova de Coombs direta pode ser feita, também, quantitativamente, de acordo com a técnica de Wiener e Gordon, constituindo valioso critério na avaliação da gravidade da doença.

Os anticorpos livres no plasma podem ser revelados pelas provas em meio albuminoso, pela prova de Coombs indireta ou pela prova dos glóbulos tripsinizados. Quando presentes, devem ser titulados. Tais anticorpos podem persistir por longo tempo, diminuindo progressivamente de título em crianças repetidamente transfundidas com sangue **Rh-negativo (cde)**.

A investigação dos anticorpos livres tem valor diagnóstico secundário. Pode ser útil para o prognóstico, uma vez que, quando se encontram em título elevado, tais anticorpos podem provocar anemia secundária depois da exsanguineotransfusão, em virtude de revestirem e destruírem os glóbulos **Rh (D)-positivo** da criança, que se vão formando progressivamente.

Investigação de Anticorpos no Soro Materno

Consiste essa investigação na pesquisa e titulação dos anticorpos **anti-Rh_0 (anti-D)**, incompletos ou bloqueadores, no soro materno.

Segundo Levine e cols., tal investigação deve ser feita, sempre, quatro a seis semanas depois do parto, em virtude de tais anticorpos poderem aparecer, embora raramente, pela primeira vez nessa ocasião. Este fato tem sido interpretado como a resposta à introdução dos glóbulos **Rh (D)-positivo** fetais na circulação materna durante o parto. Outra explicação seria a resposta tardia à passagem dos glóbulos fetais à circulação materna durante as duas últimas semanas da gestação.

Demais, esta investigação oferece a vantagem não só de confirmar o diagnóstico da imunização feito durante a gravidez, como também de permitir a descoberta de soros **anti-Rh_0 (anti-D)** de título elevado, para emprego na investigação do fator **Rh_0 (D)**.

A investigação dos anticorpos maternos pode ser feita pela prova de compatibilidade direta, submetendo-se os glóbulos do recém-nascido à ação do soro materno puro, se os grupos **A-B-O** de ambos forem compatíveis, ou absorvidos pelas substâncias **A** e **B** de Witebsky e Klendshoj ou pela saliva de indivíduos secretores **A** e **B**, caso haja incompatibilidade **A-B-O** entre eles. Nesse último caso, é preferível recorrer à prova de compatibilidade indireta, utilizando-se um painel de glóbulos **Rh (D)-positivo** compatíveis com o grupo **A-B-O** materno.

Os métodos empregados para essa investigação são os mesmos já assinalados. A presença de aglutinação indicará a existência de anticorpos incompletos ou bloqueadores no soro materno. Permite estabelecer, com grande probabilidade, o diagnóstico da **DHPN**, salvo se a imunização se processou durante o trabalho de parto.

Investigação de Anticorpos no Leite Materno

Consiste na pesquisa e titulação dos anticorpos **anti-RH$_0$ (anti-D)**, sobretudo os incompletos ou bloqueadores, no leite materno.

Essa investigação é de importância secundária, pois, embora tais anticorpos se encontrem no leite ou no colostro, nos oito primeiros dias da lactação, seu título, segundo Cathie, quase sempre é baixo. Não exerce, por isso, atividade maléfica sobre os recém-nascidos eritroblastóticos. Além disso, há controvérsia quanto à absorção de tais anticorpos pelo aparelho digestivo do recém-nascido.

Como a questão é controversa, a melhor conduta a adotar é suprimir a amamentação materna, pelo menos durante os primeiros 15 dias ou sempre que tais anticorpos forem revelados no leite, especialmente quando de título elevado. Alguns autores aconselham retirar e ferver o leite para inativar os anticorpos antes de sua administração.

TRATAMENTO

Confirmado o diagnóstico da doença hemolítica perinatal **(DHPN)**, cumpre proceder ao seu tratamento, que é essencialmente transfusional. Pode ser feito ou por transfusões simples e repetidas de sangue total ou de glóbulos concentrados, ou, em especial, pela exsanguineotransfusão **(transfusão de substituição)**.

Para que tenha eficácia, deve ser instituído precocemente, antes do aparecimento das manifestações clínicas da doença, pois, dada sua rápida evolução, a demora de algumas horas poderá prejudicar seriamente o recém-nascido.

Como o organismo do recém-nascido se acha passivamente imunizado pelos anticorpos maternos, é evidente que o sangue a utilizar não é nem o paterno — cujos glóbulos, por conterem o fator **Rh$_0$ (D)** contra o qual está imunizada a mãe, serão destruídos, como os do recém-nascido —, tampouco o materno, porquanto, embora **Rh-negativo (cde)**, seu plasma contém anticorpos **anti-Rh$_0$ (anti-D)** responsáveis pela doença. O sangue apropriado é o de doador **Rh-negativo (cde)**, mas não-imunizado do grupo **O**, ou, de preferência, do mesmo grupo **A-B-O** do recém-nascido.

Na seleção dos doadores **Rh-negativo (cde)**, é indispensável minuciosa anamnese, a fim de afastar os que já foram submetidos a transfusões sem determinação prévia do fator **Rh$_0$ (D)** ou, no caso de doadores do sexo feminino, os que apresentarem possibilidade de imunização por gestações anteriores. Em ambos os casos, convém pesquisar anticorpos, no soro de tais doadores, para evitar sua introdução no organismo do recém-nascido, já portador dos anticorpos maternos.

Quando o mecanismo patogênico da doença for decorrente de sensibilização a outros fatores sanguíneos, o sangue apropriado a empregar será, sempre, do mesmo tipo ou grupo do materno, mas desprovido dos anticorpos nocivos. Se se tratar de fatores pouco conhecidos ou desconhecidos, com dificuldade em encontrar o doador apropriado, utilizam-se os glóbulos maternos desplasmatizados, lavando-os duas a três vezes com solução fisiológica esterilizada e ressuspendendo-os nessa solução, ou, de preferência, em plasma **A-B-O** compatível. Também se pode recorrer aos glóbulos maternos assim lavados quando não se dispuser de outro sangue **Rh-negativo (cde)**.

Para segurança da inocuidade e da eficácia do tratamento transfusional, cumpre fazer, em todos os casos, prévia e sistematicamente, as provas de compatibilidade direta, submetendo-se os glóbulos do doador à ação do soro do recém-nascido, mediante as provas em meio albuminoso ou prova de Coombs indireta.

Transfusões de Sangue Total

As transfusões de sangue total foram empregadas no tratamento da **DHPN** pela primeira vez em 1932, com o fim de corrigir um de seus principais sintomas: a anemia. Todavia, só depois de conhecido o mecanismo patogênico da doença pôde tal terapêutica ser praticada com bases mais seguras, proporcionando melhores resultados.

A princípio, muito se discutiu sobre o sangue a empregar, se o **Rh-negativo (cde)** ou o **Rh (D)-positivo**. Entretanto, baseados no mecanismo patogênico da doença, Levine e cols. (1941) demonstraram pela primeira vez as vantagens do uso de sangue **Rh-negativo (cde)**. Sendo a anemia causada pela destruição dos glóbulos **Rh (D)-positivo** do recém-nascido pelos anticorpos maternos passivamente transferidos, reconheceram logo os referidos autores a necessidade do emprego do sangue **Rh-negativo (cde)** a fim de não expor os glóbulos transfundidos à ação dos anticorpos existentes no recém-nascido.

O sangue **Rh-negativo (cde)** é o único que não será hemolisado e permitirá ao recém-nascido viver, até que desapareçam de sua circulação os anticorpos passivamente introduzidos. Os glóbulos **Rh (D)-positivo** transfundidos desaparecem da circulação do recém-nascido dentro de 10 dias ou menos.

Segundo Béssis, esta orientação terapêutica melhorou consideravelmente o prognóstico da doença hemolítica, cuja mortalidade passou de 40 para 10% depois do emprego do sangue **Rh-negativo (cde)**.

Ficou estabelecida a superioridade do sangue **Rh-negativo (cde)** sobre o **Rh (D)-positivo** no tratamento da doença hemolítica por imunização ao fator **Rh$_0$ (D)**.

As transfusões simples de sangue total **Rh-negativo (cde)** são de grande eficácia no tratamento das formas benignas da doença, especialmente a anêmica, não só pela correção da anemia, como também, sobretudo, pelo repouso que proporcionam à medula óssea. Retardam a regeneração dos glóbulos **Rh (D)-positivo** do recém-nascido, que, deste modo, são expostos mais lentamente à ação dos anticorpos circulantes. O efeito inibidor das transfusões sobre os órgãos hematopoéticos do recém-nascido revela-se no hemograma, ao lado da correção da anemia, pela redução do número dos eritroblastos e dos reticulócitos, sinal de diminuição da atividade medular. Tornando-se mais lenta a regeneração dos glóbulos **Rh (D)-positivo**, a intensidade da hemólise diminui, atenuando os fenômenos tóxicos que acompanham a icterícia e possibilitando a evolução benigna da doença, a não ser que os fenômenos hemolíticos sejam de intensidade tal que provoquem a morte por toxemia, apesar da reparação da anemia. Como será tratado adiante, tais casos de icterícia grave, pelas complicações neurológicas que podem acarretar, tornaram-se de prognóstico mais favorável depois de instituído o tratamento precoce pela transfusão de substituição (**TS**).

O critério para indicação da transfusão é muito variável; há autores que consideram desnecessária a **TS** nos casos com a bilirrubina < 10 mg/dl (171,0 μmol/l). Mas, como a anemia, às vezes, só aparece 24 horas depois do nascimento, outros autores aconselham a transfusão logo após o nascimento, mesmo nos casos em que o exame hematológico não acuse anemia.

A administração do sangue é feita por uma veia superficial, que, em certos casos, precisa ser dissecada e nela inserida a cânula. As veias mais utilizadas são as do dorso da mão, da dobra do cotovelo, do tornozelo, do pé e do crânio, bem como a veia umbilical antes da secção do cordão. A veia jugular externa, embora de fácil acesso, é pouco usada, dada a dificuldade de contenção da criança nas transfusões de longa duração. O seio longitudinal superior, apesar de ainda utilizado por alguns, em virtude dos perigos, deve ser evitado, em especial nas transfusões muito demoradas. Quando não se conseguem encontrar veias para a transfusão, pode-se praticá-la na medula óssea tibial.

O sangue deve ser fresco, citratado, e não sangue conservado, pois os glóbulos deste último sobrevivem muito menos tempo.

A administração é feita gota a gota, lentamente, 15 a 20 ml por hora.

O volume de sangue em cada transfusão, bem como o número de transfusões a praticar, varia de acordo com o caso, com o grau de anemia e com a rapidez da hemólise. Em geral, fica entre 50 e 75 ml por vez, no total de 300 ml ou mais, distribuídos em várias transfusões.

Wiener, Wexler e Gamrin aconselham iniciar o tratamento com duas transfusões de 75 ml cada, em 24 horas. Segundo os referidos autores, este volume basta para a sobrevivência da criança, mesmo que a totalidade de seus glóbulos seja hemolisada. A evolução clínica e o exame hematológico, a intervalos de 12 ou de 24 horas, servirão de critério para julgar a necessidade de maior ou menor número.

Gimson pratica, em geral, uma só transfusão, gota a gota, 15 a 20 ml por hora. Calcula a quantidade de sangue a injetar aplicando a seguinte fórmula:

Percentagem de aumento de Hb

$$\frac{\text{Hb requerida}}{100} \times \text{Volume sanguíneo da criança}$$

O volume sanguíneo da criança é, em média, de 88 ml por quilo de peso. Assim, recém-nascido de 3 kg, com 40% de hemoglobina, requererá 158,4 ml de sangue.

Pickles adverte sobre o perigo de sobrecarga circulatória que pode decorrer de transfusões volumosas em organismos cujo volume circulante oscila entre 250 e 300 ml de sangue. Mesmo quando administrada muito lentamente, a transfusão de 200 ml pode acarretar fenômenos de sobrecarga circulatória, motivando, às vezes, a morte da criança por edema agudo do pulmão. A determinação da pressão venosa, nos casos graves da doença, tem acusado aumento. Tais crianças encontram-se em estado de franco desequilíbrio circulatório, em especial quando intensamente anemiadas, e não suportam impunemente o aumento da volemia.

Deste modo, é aconselhável empregar volumes menores, por exemplo, 100 ml (conforme recomenda Béssis), administrados lentamente, gota a gota, 20 ml por hora. Tais transfusões podem ser repetidas diariamente, de acordo com o grau da anemia.

Nos casos de evolução favorável, o exame hematológico revelará correção rápida da anemia, redução dos eritroblastos e dos reticulócitos, quando elevados, e regressão progressiva da icterícia, logo nos primeiros dias de tratamento pelas transfusões. Nos casos de evolução desfavorável, embora o exame hematológico demonstre melhoras da anemia, a icterícia continua a progredir, levando o recém-nascido à morte, por lesões neurológicas (icterícia nuclear) ou hepáticas, determinadas pela ação tóxica dos produtos da hemólise.

Transfusões de Glóbulos Concentrados

Alguns autores adotaram a prática de transfundir glóbulos **Rh-negativo (cde)** concentrados, obtidos por separação do plasma, mediante sedimentação espontânea ou centrifugação do sangue total.

Este método oferece, entre outras vantagens, a de proporcionar a correção mais rápida da anemia, sem aumentar excessivamente a volemia e, por isso, com menor risco de sobrecarga circulatória. Introduz-se o mesmo número de glóbulos em volume reduzido, aproximadamente pela metade, em relação ao sangue total.

Tratando com glóbulos concentrados, na dose de 60 ml, 28 casos de doença hemolítica, Pennell obteve resultados satisfatórios, superiores aos conseguidos com transfusão de sangue total.

Entretanto, como as vítimas da doença hemolítica sucumbem, via de regra, em conseqüência de lesões neurológicas ou hepáticas e, raramente, de anemia, cumpre sempre tratá-las precocemente pela exsanguineotransfusão **(transfusão de substituição)**.

As transfusões simples, de sangue total ou de glóbulos concentrados, são indicadas apenas em determinadas circunstâncias, a saber:

a) Quando um recém-nascido, portador de anemia intensa, não pode ser submetido a exsanguineotransfusão por falta de equipamentos e técnicos especializados.
b) Quando se trata de caso de doença hemolítica, benigna, de forma anêmica, depois de 24 a 48 horas de vida.
c) Em todos os casos em que a criança se torna anêmica depois do quarto dia.

Transfusão de Substituição (TS) (Exsanguineotransfusão)

Conforme já assinalado, as transfusões simples, repetidas, de sangue total ou de glóbulos concentrados **Rh-negativo (cde)**, são de grande eficácia no tratamento dos casos benignos da **DHPN** (forma anêmica), reduzindo sensivelmente a mortalidade. Nos casos graves, entretanto (forma ictérica), é, ao contrário, sem valor: intensifica-se a icterícia, progressivamente, a despeito do tratamento instituído. Nestes casos, pode ocorrer a morte logo nos primeiros dias de vida, por lesões neurológicas **(icterícia nuclear)** ou hepáticas, determinadas pela ação tóxica dos produtos da hemólise. Caso sobrevivam, poderão apresentar seqüelas neurológicas, das quais resultarão incapacitados físicos ou retardados mentais.

Para evitar a hemólise dos glóbulos do recém-nascido pela ação dos anticorpos maternos transferidos a ele, passivamente, foi proposta por Wallerstein solução terapêutica eficaz: a remoção parcial ou quase total do sangue circulante do recém-nascido e sua substituição por sangue **Rh-negativo (cde)**, **A-B-O** compatível através da **TS**. Este método, de emprego já antigo no tratamento das intoxicações, ressurgiu com bases mais científicas, constituindo a terapêutica de escolha da **DHPN**, em especial da forma ictérica grave.

Consiste a **TS** em transfundir sangue **Rh-negativo (cde)**, **A-B-O** compatível, praticando-se sangria simultânea de quantidade aproximadamente igual àquela injetada, de modo a substituir, parcial ou quase integralmente, o sangue do recém-nascido.

Aguiar, Guerra e Hamerschlek consideram errônea a denominação **exsanguineotransfusão**; preferem **transfusão por substituição**.

Os efeitos benéficos desta terapêutica acham-se bem estabelecidos. Como a doença hemolítica decorre de imunização passiva, por transferência transplacentária dos anticorpos maternos, a substituição do sangue do recém-nascido é, evidentemente, de real valor em seu tratamento. Promove os seguintes efeitos benéficos:

1. Remoção, da criança, de grande volume de glóbulos que já se acham sensibilizados ou revestidos pelos anticorpos e, portanto, destinados a ser destruídos rapidamente, durante as quatro ou oito semanas em que os anticorpos maternos persistem no organismo do recém-nascido. Como já comprovado, o volume de glóbulos retirados encerra cerca de 1 g de bilirrubina.
2. Substituição dos glóbulos da criança por glóbulos invulneráveis à ação dos anticorpos maternos. Conforme já demonstrado, os glóbulos transfundidos (compatíveis) sobrevivem normalmente, isto é, cerca de 120 dias, ao passo que os incompatíveis com os anticorpos maternos têm sobrevida breve.

Nestas condições favoráveis, outros resultados benéficos são, também, obtidos, a saber:

a) Correção rápida e eficaz de qualquer grau de anemia.
b) Supressão temporária da eritropoese, em virtude da remoção do estímulo hemolítico.
c) Eliminação dos produtos tóxicos provenientes da hemólise.
d) Tentativa de eliminação dos anticorpos que ainda se encontram livres no organismo da criança.

Todavia, para que os resultados assinalados sejam satisfatórios, é indispensável que a substituição do sangue da criança atinja determinada percentagem. É evidente que, quanto maior esta, tanto melhores os resultados daquela.

Várias fórmulas foram propostas para calcular o volume exato de sangue a ser substituído, de modo a dar a percentagem de substituição ideal.

Wiener e Wexler calcularam, mediante fórmulas matemáticas, a percentagem de substituição obtida para determinados volumes de sangue administrados e retirados, de modo contínuo e de igual valor, conforme o Quadro 22.35.

O volume sanguíneo do recém-nascido é de cerca de 88 ml por quilo de peso; pode-se, pois, tomar para base de cálculo 250 a 300 ml como seu volume total.

Veall e Mollison elaboraram um nomograma, o qual, conhecendo-se o peso e o valor hematócrito do sangue venoso da criança e o valor hematócrito do sangue a ser transfundido, permite indicar a quantidade de sangue requerida para se obter qualquer percentagem de substituição sanguínea.

Cumpre notar que, segundo Wiener e Wexler, é impossível, teoricamente, obter substituição completa do sangue do recém-nascido, porquanto, ao praticar a **TS**, a operação se torna, progressivamente, menos eficiente, em virtude de se retirar do recém-nascido cada vez mais sangue do doador e menos do seu.

Quadro 22.35

Volume de Sangue Administrado e Retirado	Percentagem do Sangue Substituída
1/2 volume de sangue do recém-nascido	39,4
1 volume de sangue do recém-nascido	63,2
1 1/2 volume de sangue do recém-nascido	77,7
2 volumes de sangue do recém-nascido	86,5
2 1/2 volumes de sangue do recém-nascido	91,8
3 volumes de sangue do recém-nascido	95,0

A maioria dos autores pratica a **TS**, administrando e retirando, sucessivamente, de 10 em 10 ml ou de 20 em 20 ml, volume de sangue equivalente a duas vezes o volume sanguíneo total da crianca, isto é, 500 a 600 ml, o que resulta na substituição de cerca de 86,5% de seu sangue. Esta percentagem de substituição é, em geral, suficiente, na maioria dos casos, desde que a criança fique com volume sanguíneo adequado, mas não excessivo, com valor hematócrito satisfatório e com o mínimo de cerca de 13,5% de seus próprios glóbulos. Nestes casos, o tipo **Rh-Hr** da criança, inicialmente **Rh (D)-positivo**, torna-se, depois da **TS**, **Rh-negativo (cde)**, o mesmo acontecendo com a prova de Coombs direta, a qual passa de positiva a negativa.

Quando o recém-nascido se acha muito anêmico (com a concentração hemoglobínica no sangue do cordão umbilical inferior a 10 g/dl), não é necessário efetuar a **TS** com dois volumes de sangue, bastando um a um e meio, os quais, embora substituam apenas 63,2 e 77,7% do sangue, respectivamente, serão suficientes. A criança ficará com valor hematócrito satisfatório, contendo menos de 13,5% de seus próprios glóbulos, em virtude da diferença entre o valor hematócrito baixo do sangue da criança e o valor hematócrito normal do doador. Ao contrário, quando pletórico o recém-nascido (com a concentração hemoglobínica no sangue no cordão umbilical superior a 17 g/dl), o sangue do doador apresentará valor hematócrito inferior ao seu, de modo que a substituição de dois volumes de sangue será suficiente para que a criança fique com cerca de 86,5% de glóbulos do doador. Nesses casos, será necessário substituir mais um volume. Pode-se, igualmente, reduzir o volume sanguíneo da criança, no início da operação, retirando-lhe sangue (cerca de 20% do seu volume total) e substituindo-o pelo plasma sobrenadante do sangue do doador.

Conforme já assinalado, o sangue a administrar deve ser **Rh-negativo (cde)** do grupo **O**, ou, de preferência, do mesmo grupo **A-B-O** da criança. Praticam-se, prévia e sistematicamente, para garantia da inocuidade e da eficácia, as provas de compatibilidade direta descritas, submetendo-se os glóbulos do doador à ação do soro do recém-nascido, mediante as provas em meio albuminoso ou a prova de Coombs indireta. O sangue deve ser fresco ou, no máximo, com 48 horas de conservação. É colhido na seguinte solução anticoagulante (50 ml desta para 500 ml de sangue):

Citrato de sódio	5 g
Glicose	6g
Água destilada	100 ml

Antes de injetar o sangue, é aconselhável retirar 50 a 100 ml do plasma sobrenadante, a fim de compensar a diluição produzida pela solução anticoagulante, tornando a concentração hemoglobínica superior, pelo menos, a 15 g/dl. Imediatamente antes do uso, deve ser aquecido a cerca de 37°C, em banho-maria; quando frio, pode causar espasmos venosos ou choque na criança.

Cumpre assinalar que a **TS** deve ser praticada sistematicamente, em sala de cirurgia, adotando-se todas as medidas de assepsia e mantendo-se a criança bem aquecida. Segundo Levine e cols., muitas vítimas da doença encontram-se em condições de saúde tão precárias a ponto de exigirem cuidados especiais, como aquecimento e administração de oxigênio. As manobras no decorrer da **TS** criam o perigo de exposição prolongada à temperatura ambiente, podendo sobrevir-lhe a morte, resultante, direta ou indiretamente, da hipotermia. Também a administração de oxigênio é indispensável. Deve ser feita rotineiramente, durante a **TS**. Caso a criança já se tenha alimentado, é conveniente esvaziar-lhe o estômago, mediante sonda gástrica, a fim de evitar a eventual aspiração de vômitos durante a operação.

Durante a **TS**, ou melhor, ao fim de cada 100 ml de sangue administrados, injetar 1 a 2 ml de gluconato de cálcio a 10%, diluídos em 5 ml de solução fisiológica, para neutralizar os efeitos do citrato de sódio empregado como anticoagulante, especialmente quando a criança se torna muito irritável, evitando-se, assim, a tetania hipocalcêmica.

A pressão venosa deve ser medida várias vezes no decorrer da **TS**, a fim de controlar a sobrecarga circulatória.

TÉCNICAS DA TS (Transfusão de Substituição)

As técnicas utilizadas, inicialmente, para a prática da **TS** sofreram modificações, desde o emprego do seio longitudinal superior e dos vasos periféricos até a cateterização dos vasos profundos. A técnica proposta por Diamond — a cateterização da veia cava inferior através da veia umbilical — tornou a **TS** operação isenta de perigos. É relativamente simples, exeqüível em qualquer serviço de transfusão de sangue.

As técnicas propostas para este fim são de três ordens, designadas pela via em que se faz a retirada do sangue:

1. Sinusal.
2. Artéria radial.
3. Cateterismo da veia cava inferior.

Via Sinusal

Esta via, embora permita, com relativa facilidade, a retirada de sangue, raramente é usada, devido ao risco de a agulha traumatizar a massa encefálica.

Via Artéria Radial

Esta via, empregada pela primeira vez por Polayes, é usada, rotineiramente, por Wiener e Wexler, que a modificaram heparinizando a criança, a fim de evitar as dificuldades na extração do sangue decorrentes da coagulação sanguínea no ponto de sangria. Consiste em administrar sangue **Rh-negativo (cde)** pela veia safena, procedendo-se, simultaneamente, à retirada de sangue pela artéria radial, dissecada ao nível do punho. Para facilitar a sangria, é necessário tornar incoagulável o sangue da criança, injetando-lhe, no início e no decorrer da operação, 100 a 200 unidades de heparina, diluída em solução fisiológica.

Cateterismo da Veia Cava Inferior

O cateterismo da veia cava inferior pode ser feito por três vias: umbilical, supra-umbilical e safena interna.

a) Via umbilical. A via umbilical, já empregada para transfusões em recém-nascidos, foi proposta por Diamond, servindo, simultaneamente, para injetar e extrair sangue da criança, mediante a introdução, através do anel umbilical até atingir a veia cava inferior, de cateter de polietileno, no interior do qual o sangue dificilmente se coagula, em virtude da lisura de suas paredes, semelhantes à dos vasos sanguíneos.

b) Via supra-umbilical. Esta via, descrita por Pinkus, é empregada em substituição à via umbilical, quando esta se encontra impermeável, sobretudo nos casos de diagnóstico tardio da doença hemolítica. Consiste em utilizar a porção da veia umbilical localizada dentro da parede abdominal, onde ela é acessível, mesmo depois de ocorrida a mumificação do cordão umbilical. Para isso, praticar incisão cutânea transversal, de 2 cm de comprimento, em 1 cm acima da cicatriz umbilical. Depois de dissecada e incisada a veia, introduzir nela o cateter de polietileno, até que o sangue possa ser aspirado com facilidade.

Esta via oferece a vantagem de permanecer permeável durante muitos dias, permitindo o cateterismo, conforme assinalaram vários autores, mesmo em crianças com 10 ou mais dias de vida.

c) Via safena. A via safena foi proposta por Arnold e Alford com o fim de substituir a via umbilical, nos casos em que esta se encontra obliterada por bridas ou trombos. Consiste em expor, por dissecação, a veia safena interna, ao nível da prega inguenal, e nela introduzir o cateter de polietileno, atingindo a veia cava inferior através da femoral. A transfusão e a sangria são feitas alternadamente, utilizando-se o conjunto de duas trivalvas, como na técnica da via umbilical. Segundo Buhot (1948), esta via, preconizada por ele na mesma ocasião que os autores já referidos, deve ser evitada, em virtude de provocar, com freqüência, distúrbios tróficos do membro inferior, conseqüentes à trombose da veia femoral.

Curso Pós-operatório

Durante as primeiras 24 horas depois da **TS**, praticada por qualquer das técnicas descritas, é conveniente manter a criança em incubadora de temperatura adequada, dispensando-lhe cuidadosa assistência por parte da enfermagem e administrando-lhe oxigênio, vitaminas C e K, bem como glicose por via oral. Também o emprego de antibióticos é indispensável, em especial quando praticada a operação por via umbilical, como profilaxia de complicações infecciosas decorrentes das manipulações prolongadas na região umbilical. A amamentação ao seio materno é permitida, a menos que se encontrem, no leite, anticorpos bloqueadores ou incompletos de título elevado. Mesmo neste caso, é pouco provável a atividade maléfica destes anticorpos, por ser duvidosa sua absorção pelo aparelho gastrintestinal da criança; demais, após a exsanguineotransfusão **(transfusão de substituição)**, os glóbulos da criança se tornam, em sua maioria, **Rh-negativo (cde)**, invulneráveis aos anticorpos maternos.

Para verificação da eficácia da **TS**, cumpre submeter a criança, a intervalos de 12 ou de 24 horas, a exames clínicos, visando, sobretudo, ao sistema nervoso, a fim de surpreender o aparecimento de sinais e sintomas neurológicos indicativos da **icterícia nuclear**, bem como a exames de sangue, especialmente a dosagem da bilirrubina, a qual, quando atinge concentração igual ou superior a 20 mg/dl (342 μmol/l), constitui indicação de segunda **TS** como profilaxia da icterícia nuclear **(*Kernicterus*)**. Nos casos de evolução favorável, o exame clínico nada revela de anormal para o lado do sistema nervoso; apenas a icterícia se acentua durante as primeiras 24 horas seguintes à **TS**, diminuindo de intensidade, até quase desaparecer no quarto dia de vida.

Em casos de evolução desfavorável, a criança apresenta sinais e sintomas neurológicos característicos da icterícia nuclear. A icterícia intensifica-se rápida e progressivamente, atingindo a bilirrubinemia concentração quase sempre superior a 20 mg/dl (342 μmol/l). Nesses casos, a criança sucumbe em geral com o quadro típico de **icterícia nuclear**, mesmo depois de praticada segunda ou terceira **TC**.

Os casos de evolução desfavorável devem ser acompanhados com exames clínicos e hematológicos periódicos, semanal ou bissemanalmente, durante quatro meses. Com exceção de algumas crianças gravemente acometidas, que requerem cuidados clínicos mais prolongados, a maioria delas pode ter alta do hospital, recuperadas e sem icterícia, dentro de cinco a 10 dias.

Depois de três a quatro semanas, podem se apresentar com anemia de grau variável, em conseqüência da redução normal dos glóbulos do doador, bem como da impossibilidade de sobrevida dos seus próprios glóbulos recém-formados.

Se, após a **TS**, a concentração hemoglobínica da criança for de 15 g/dl das quais 13 g/dl representam sangue do doador, e se houver rápida destruição dos próprios glóbulos da criança, resultando em sua completa ausência da circulação, durante várias semanas, a concentração hemoglobínica poderá cair cerca de 0,13 g/dl por dia (1% por dia). Como representa redução normal do sangue do doador, esta queda da concentração hemoglobínica pode acentuar-se com o aumento progressivo do peso corpóreo e do volume sanguíneo da criança. A aparente diminuição da concentração hemoglobínica do sangue do doador pode atingir cerca de 0,2 g/dl por dia (1,5%). Assim, ao fim de seis semanas, se houver poucos glóbulos próprios da criança, a concentração hemoglobínica do sangue do doador poderá reduzir-se a cerca de 4,6 g/dl.

A contagem dos reticulócitos permite orientar quanto à regeneração dos glóbulos da criança, especialmente durante os três primeiros dias após a **TS**, em virtude de revelar alterações iminentes. Tal contagem é também de valor quatro a oito semanas após a **TS**, quando ocorre a maior redução da concentração hemoglobínica. A reticulose de 3 a 10% revela boa regeneração sangüínea por parte do sistema hematopoético e dispensa transfusões suplementares. A ausência de reticulocitose, ao lado de concentração hemoglobínica igual ou inferior a 7 g/dl, constitui indicação de transfusões adicionais, de preferência de glóbulos concentrados por sedimentação espontânea ou por centrifugação, de cerca de 15 ml por quilo de peso, praticadas através de veia periférica, como a safena, ao nível do maléolo interno.

O processo hemolítico pode ser considerado terminado (em geral, quatro a oito semanas após a **TS**) quando o sangue circulante contém, pelo menos, 50% dos seus próprios glóbulos e a prova de Coombs direta se revela negativa.

A determinação periódica da percentagem de sangue do doador na circulação é, às vezes, necessária, pelo menos até que atinja quatro meses de idade, tempo normal de sobrevida dos glóbulos transfundidos. Esta determinação, feita pela prova de aglutinação diferencial, é de execução relativamene fácil. Deve ser efetuada, também, antes da **TS**, a fim de que seu resultado seja comparado com os obtidos posteriormente. Consiste a técnica em incubar em banho-maria a 37°C, durante uma hora, suspensão a 2% de glóbulos da criança, com igual volume do soro **anti-Rh$_0$ (anti-D)** bloqueador ou incompleto; em seguida, lavar os glóbulos quatro vezes com solução fisiológica e ressuspendê-los a 2% nessa solução. Tomar a metade dessa suspensão de glóbulos sensibilizados e misturá-la com igual volume de solução fisiológica; a outra metade é misturada, também, com igual volume de soro de Coombs. Ambas as suspensões são, a seguir, centrifugadas e fortemente agitadas três vezes. Depois de diluídas, rigorosamente, a 1:4 com solução fisiológica, distribuí-las em câmaras hematimétricas e proceder à contagem dos glóbulos da maneira usual, contando todos eles na primeira suspensão e, na segunda, somente os não-aglutinados. A diferença entre as duas contagens, dividida pela contagem total da primeira suspensão, representa a percentagem de glóbulos produzidos pela criança. Na prática não é necessário executar tais contagens: para a determinação da percentagem de glóbulos aglutinados, basta transferir algumas gotas de suspensão para a lâmina e fazer a leitura microscopicamente. Tais leituras serão mais exatas se forem feitas e comparadas, nas mesmas condições, com suspensões de glóbulos a 50, 20, 10 e 5%. A diferenciação entre os glóbulos do doador e os da criança, após a transfusão de substituição nos casos de doença hemolítica por imunização aos aglutinogênios **A** ou **B**, é muito mais simples, porquanto os glóbulos da criança são aglutinados, ou pelo soro **anti-A**, ou pelo **anti-B**, ao passo que os do doador do grupo **O** não se aglutinam.

Indicações da Transfusão de Substituição (TS)

O aperfeiçoamento das técnicas, a inocuidade e, sobretudo, seus efeitos benéficos fizeram da **transfusão de substituição** (*exchange transfusion*) a terapêutica de escolha da **DHPN**, em especial da forma ictérica grave. Quando praticada precocemente, reduz a incidência de icterícia nuclear ou, mesmo, impede seu aparecimento.

Outra forma grave da doença, cuja morte pode ser evitada pela **TS**, nas primeiras 24 horas de vida é a das crianças que se apresentam, ao nascimento, com anemia muito intensa (com concentração hemoglobínica no sangue do cordão umbilical inferior a 8 g/dl). Nesta eventualidade, a pressão venosa costuma ser muito elevada, correndo a criança o risco de morrer de insuficiência cardíaca. A transfusão simples, sem a retirada simultânea de sangue, pode aumentar a sobrecarga circulatória já existente e causar morte imediata. A simples sangria produz, às vezes, melhora sensível. Nestes casos, a **TS** (transfusão de substituição) é indicada, cumprindo, entretanto, retirar a maior quantidade de sangue do que a injetada. Reduz-se a pressão venosa e, assim, concorre-se para a diminuição do risco de insuficiência cardíaca.

O principal efeito da **TS** reside na sua capacidade de impedir o aparecimento da **icterícia nuclear**, a única causa freqüente de morte e/ou invalidez, após o primeiro dia de vida da criança. Segundo Allen, Diamond e Vaughan, entre 109 crianças tratadas pela **TS**, quase todas nascidas a termo, apenas uma foi acometida de **icterícia nuclear**. De acordo com Mollison e Walker e Armitage e Mollison, a **icterícia nuclear** é cinco ou três vezes, respectivamente, menos freqüente nas crianças submetidas à **TS** do que nas tratadas por transfusões simples. Nos prematuros, em especial quando do sexo masculino, pela sua suscetibilidade à **icterícia nuclear**, a **TS** é menos eficaz, devendo, por isso, ser praticada o mais precocemente possível.

Os resultados aqui assinalados, obtidos com a **TS**, demonstram, expressivamente, seu valor e sua superioridade sobre as transfusões simples. Reduz a mortalidade das vítimas da doença, bem como a incidência da **icterícia nuclear** e, por conseguinte, as lesões cerebrais permanentes nos que sobrevivem.

Como alguns casos benignos da doença se curam com transfusões simples e até espontaneamente, adotaram os autores certos critérios para a indicação da **TS**. Tais critérios são baseados nos mesmos dados empregados para o diagnóstico da doença. Dados tanto pré-natais (antecedentes obstétricos e transfusionais maternos e curva dos anticorpos maternos) como pós-natais (exame clínico, precocidade e intensidade da icterícia e exames sorológicos e hematológicos no sangue do cordão umbilical, reação de Coombs direta, concentração hemoglobínica e bilirrubínica e contagem reticulocitária) permitem prever o aparecimento da doença, bem como firmar o diagnóstico e avaliar a gravidade, possibilitando seu tratamento adequado e precoce.

Os critérios variam de acordo com o conceito de seus autores quanto ao seu valor na apreciação tanto do prognóstico como do efeito do tratamento.

Mollison e Cutbush, baseados na íntima relação, por eles demonstrada, entre a concentração hemoglobínica no sangue do cordão umbilical e a provável sobrevida da criança, adotaram tal concentração como o principal critério para avaliar o prognóstico da doença. Assim, preconizam a **TS** imediata nos seguintes casos, desde que a reação de Coombs direta tenha sido positiva.

1. Nos recém-nascidos cujo peso for igual ou inferior a 2.700 g, ou nos que tenham nascido três ou mais semanas antes do previsto (independentemente da concentração hemoglobínica ou de quaisquer outros dados).
2. Nos recém-nascidos cuja história obstétrica materna seja desfavorável, com ocorrência da doença hemolítica em outro(s) irmão(s) (independentemente da concentração hemoglobínica ou de quaisquer outros dados).
3. Nos recém-nascidos com hemoglobina no sangue do cordão umbilical inferior a 15,5 g/dl.

Além dos casos anteriormente assinalados, restam, ainda, numerosas crianças nascidas a termo, cuja concentração hemoglobínica no sangue do cordão umbilical se encontra acima de 15,5 g/dl. Nesses casos, se a concentração ultrapassar 17,5 g/dl, a criança não será acometida da icterícia nuclear, dispensa **TS**, em virtude de se curar espontaneamente. Será indispensável o emprego da **TS**, entretanto, se for superior a 15,5 g/dl, porém inferior a 17,5 g/dl, mas somente caso a criança, se do sexo masculino, em exames feitos a intervalos de oito horas, se tornar progressivamente ictérica dentro das primeiras 24 horas de vida. A **TS** será igualmente indicada sempre que a reticulocitose for superior a 10%.

De acordo com os autores mencionados, a incidência da **icterícia nuclear** (***Kernicterus***) nas crianças prematuras é bem maior nas do sexo masculino do que nas do feminino. Assim, nos casos de dúvida quanto à indicação da **TS**, o sexo da criança deve ser levado em consideração.

Wiener, adotando o título dos anticorpos maternos como principal critério prognóstico, preconiza a **TS** imediata nos seguintes casos, considerando que a reação de Coombs direta tenha sido positiva:

1. Nos recém-nascidos cujo título dos anticorpos maternos, determinado, durante a gestação, pela técnica de Wiener e Hurst, tenha sido superior a 8 (sem considerar quaisquer outros dados).
2. Nos recém-nascidos que apresentarem um ou mais dos seguintes dados determinados no sangue do cordão umbilical: concentração bilirrubínica igual ou superior a 20 mg/dl (342 μmol/l), concentração hemoglobínica inferior a 15 g/dl e reação de Coombs direta fortemente positiva (sem considerar o título dos anticorpos maternos ou quaisquer outros dados).
3. Nos recém-nascidos cujos antecedentes obstétricos maternos revelarem casos da **DHPN**.
4. Nos recém-nascidos cuja mãe **Rh-negativo (cde)** e primípara tenha sido sensibilizada por transfusões ou injeções intramusculares no sangue **Rh (D)-positivo** (sem considerar quaisquer outros dados).

Diamond, Allen e Thomas apresentam os seguintes critérios para indicar a **TS**:

1. Quando a criança (dentro das primeiras 24 horas de vida) apresenta as manifestações clínicas e hematológicas características da **DHPN**: icterícia precoce, anemia, edemas, petéquias, hepatoesplenomegalia, número de eritrócitos inferior a 4.500.000 mm^3 e hemoglobina abaixo de 13,5 g/dl.
2. Quando, em recém-nascido **Rh (D)-positivo**, com reação de Coombs direta positiva, o título dos anticorpos maternos, determinado durante a gestação, tenha sido igual ou superior a 16.
3. Quando o recém-nascido for **Rh (D)-positivo**, com história obstétrica materna desfavorável, em especial a ocorrência da **icterícia nuclear** em um ou mais irmãos (independentemente de quaisquer outros dados).
4. Quando o recém-nascido **Rh (D)-positivo** for prematuro.

Quanto à indicação de segunda ou terceira **TS** (transfusão de substituição), baseia-se a maioria dos autores na bilirrubinemia, determinada a cada oito horas, de acordo com os critérios adotados por Allen, Diamond e Vaughan, Hsia, Allen, Diamond e Gellis, Allen e Diamond e Jones, Diamond e Allen. Assim, a **TS** deve ser repetida, seja a intervalos de 24 horas, seja, nos casos mais graves, a cada 12 horas, sempre que, depois da primeira, a bilirrubinemia continua a se elevar (20 mg/dl 342 μmol/l, é a concentração máxima admissível). Por esse meio, visam a evitar o aparecimento da **icterícia nuclear**, assegurando os benefícios da primeira **TS** pela remoção dos glóbulos **Rh (D)-positivo** recém-formados. De modo geral, a **TS** é desnecessária quando a bilirrubinemia está abaixo de 10 mg/dl (170 μmol/l).

PROGNÓSTICO E SEQÜELAS

Difícil calcular a mortalidade causada pela **DHPN** em virtude de depender da intensidade do processo hemolítico, bem como do tratamento instituído e da precocidade com que é feito. Todavia, as estatísticas esparsas na literatura permitem estabelecer, com razoável fidelidade, o prognóstico da doença.

Mollison e Walker submeteram grupo de 477 crianças eritroblastóticas, nascidas a termo ou dentro de 35 dias antes da data esperada, a estudo terapêutico controlado. Algumas das crianças foram tratadas pela **TS**, outras por transfusões simples. As demais, com concentração hemoglobínica no sangue do cordão umbilical superior a 15,5 g/dl, não receberam tratamento algum. A análise dos resultados forneceu dados de grande importância para o prognóstico da doença, a saber:

a) A morte pode sobrevir no útero em cerca de 5% dos casos. Dentre as 477 nascituras do grupo anterior, houve 24 natimortos.
b) A morte ocorre no decurso da primeira semana (período de maior mortalidade) em cerca de 17,4% dos casos. Dentre as 453 nascituras do grupo, houve morte de 79 delas na primeira semana.
c) O índice de mortalidade total é, pois, de cerca de 22,4% dos casos. Dentre as crianças do grupo anterior, o total de mortes se elevou a 103.

A análise deste estudo revelou, igualmente, que a indução do parto três a cinco semanas antes da data prevista, embora tenha sido reduzida a incidência de natimortos, ofereceu a desvantagem de aumentar o índice de mortes neonatais, pois estas ocorreram em 36,4% dos casos, ao passo que a mortalidade após o parto espontâneo foi de 24,1%.

A superioridade da **TS** sobre a transfusão simples foi também demonstrada neste estudo. A mortalidade das crianças submetidas a transfusões simples foi de 37%, enquanto a das tratadas pela **TS** foi de apenas 13%. O valor da **TS** mostrou-se mais acentuado nas crianças nascidas a termo gravemente acometidas (com hemoglobina no sangue do cordão umbilical igual ou inferior a 11 g/dl) e nas prematuras moderadamente acometidas (com hemoglobina no sangue do cordão umbilical superior a 11 g/dl). Nas crianças nascidas a termo moderadamente acometidas (com hemoglobina no sangue do cordão umbilical superior a 11 g/dl), a mortalidade é baixa; nas prematuras gravemente enfermas (com hemoglobina no sangue do cordão umbilical inerior a 11 g/dl) é alta, mesmo quando submetida a **TS**.

O prognóstico da doença é variável. Assim, para o primeiro recém-nascido, que só é acometido em cerca de 8% dos casos, o prognóstico é, em geral, bom. De acordo com Allen, Diamond e Vaughan, 30% dos filhos da primeira gestação não apresentam sinais clínicos da doença e os natimortos são raros. A partir do segundo, o prognóstico se torna progressivamente menos favorável. Há, segundo Mollison e Cutbush, apenas cerca de 60% da possibilidade de sobrevida.

As probabilidades de sobrevida das vítimas da doença foram calculadas por Mollison e Cutbush, baseados na taxa hemoglobínica do sangue do cordão umbilical de 91 recém-nascidos, a saber:

A partir de 15,5 g/dl 99%
Até 10,0 g/dl 79%
Até 7,5 g/dl 39%

As taxas da bilirrubina no líquido amniótico contribuem para a avaliação do prognóstico da **DHPN**, como mostra o Quadro 22.36; em ascensão, é de mau prognóstico. Se se mantém, pode-se aguardar o parto espontâneo.

A **icterícia nuclear** (***Kernicterus***) acha-se diretamente ligada à gravidade da doença, ao grau de prematuridade e à intensidade e precocidade da icterícia. Sua incidência, de acordo com dados de Armitage e Mollison, é de 7% nas crianças nascidas a termo e de 16% nas prematuras. Uma vez instalada complicação neurológica, o prognóstico é mau, ficando comprometida a vida afetiva e intelectual da criança.

As seqüelas mais graves da **icterícia nuclear** são as que acometem as crianças que sobrevivem até a idade de um mês, podendo estas apresentar complicações neurológicas, segundo Mollison e Walker, em 3,5% dos casos (13 casos em 368).

As seqüelas neurológicas são de três ordens:

a) Motoras, por lesões, especialmente do sistema extrapiramidal: contraturas, coreatetose (do grego: *choreia* — dança; *athetos* — não fixo) e distonias diversas.
b) Psíquicas, por incapacidade motora: idiotia vegetativa e retardamento mental.
c) Sensoriais: surdez, quase sempre constante, por vezes isolada.

Além do comprometimento do sistema nervoso, outra seqüela relativamente comum é a coloração esverdeada dos dentes da criança, que, segundo Pickles, ocorre em 6% dos casos.

É quase certo que a **TS**, quando precoce, no primeiro dia de vida, possa, pela profilaxia da **icterícia nuclear**, reduzir substancialmente as conseqüências neurológicas.

O problema das seqüelas da doença é extremamente importante e delicado. Dada a impossibilidade de prever com segurança o seu aparecimento, salvam-se, por vezes, crianças que se tornariam incapacitados físicos ou débeis mentais.

Quadro 22.36 Valores da Bilirrubina Total no Líquido Amniótico e suas Relações com o Quadro Clínico da DHPN

Bilirrubina Total Em mg/dl	Em μmol/l	Exame Clínico
< 0,28	< 4,8	Normal
0,28-0,45	4,8-7,7	Acometido, mas não ameaçado
0,45-0,95	7,7-16,2	Em sofrimento
> 0,95	> 16,2	Morte fetal iminente

Doença Hemolítica por Sensibilização Maternofetal aos Aglutinogênios A e B do Sistema A-B-O

Está comprovado que a incompatibilidade maternofetal aos aglutinogênios **A** e **B** do sistema **A-B-O** constitui importante causa da **DHPN**.

É difícil demonstrar a participação dos aglutinogênios **A** e **B** na etiologia da **doença hemolítica perinatal (DHPN)**.

Durante alguns anos, a doença hemolítica ligada à incompatibilidade **A-B-O** foi abandonada e esquecida.

Hallbrecht individualizou uma forma de icterícia benigna no recém-nascido, bastante intensa, sobrevinda no transcurso das primeiras 24 horas de vida, sem anemia apreciável nem eritroblastose, a qual denominou **icterícia precoce benigna**, em oposição à **icterícia fisiológica**, mais tardia, e à **icterícia precoce maligna**, ligada à imunização ao fator $\mathbf{Rh_0}$ **(D)**. Tal quadro ictérico, filiado à imunização maternofetal aos aglutinogênios **A** e **B**, foi posteriormente comprovado por Wiener e cols.

A prova conclusiva da existência da doença hemolítica por sensibilização maternofetal aos aglutinogênios **A** e **B** só foi dada mais tarde. Os estudos da sobrevida globular, nos quais o sangue do grupo **O** é transfundido a recém-nascidos do grupo **A** acometidos da doença, mostraram que estes sobrevivem normalmente, ao passo que os glóbulos do grupo **A,** incompatíveis com o soro materno, sao rapidamente destruídos (Boorman, Dodd e Trinick, e Mollison e Cutbush).

Para melhor compreensão do assunto, é necessário definir os cruzamentos compatíveis e incompatíveis, relacionados com o sistema **A-B-O**.

O cruzamento compatível é aquele em que os pais pertencem ao mesmo grupo sanguíneo ou em que os aglutinogênios dominantes **A** ou **B**, ou ambos, estão presentes nos glóbulos maternos (transfusão possível do pai à mãe). As gestações ocorridas nestes casos são chamadas homespecíficas.

O cruzamento incompatível é aquele em que os pais pertencem ao mesmo grupo sanguíneo em que os aglutinogênios dominantes **A** ou **B**, ou ambos, se acham presentes nos glóbulos paternos e ausentes nos maternos (transfusão impossível do pai à mãe). Em tais casos, as gestações são denominadas hetero-específicas.

Nas populações caucasóides, em geral, 65% dos cruzamentos são compatíveis e 35% são incompatíveis. Como a maioria dos indivíduos dos grupos **A** e **B** é de genótipo heterozigoto (**AO** e **BO** em vez de **AA** e **BB**), a incompatibilidade dos glóbulos fetais, em relação ao soro materno, ocorre em apenas 26% de todos os nascimentos.

Figuram na lista que segue os sete cruzamentos incompatíveis possíveis, nos quais o grupo sanguíneo paterno precede o materno:

A × O	B × O	AB × O
A × B	B × A	AB × A
	AB × B	

Segundo Crawford, Cutbush e Mollison, a mãe, em geral, é do grupo **O**, e o pai e o filho, do grupo **A** (raramente do grupo **B**). Há formação, no soro materno, de anticorpos **anti-A** (ou **anti-B**), do tipo incompleto ou bloqueador, responsáveis pela hemólise dos glóbulos fetais.

Todavia, de acordo com trabalhos de Rosenfield, a mãe é, quase invariavelmente, do grupo **O** e o pai e o filho são do grupo **A** ou **B**, contendo terceiro fator desse sistema, o fator **C**. Assim se explicaria a existência de um anticorpo **anti-C** ativo, do tipo incompleto ou bloqueador, que só se formaria nos indivíduos do grupo **O** e que atravessaria a barreira placentária com mais facilidade do que o **anti-A** e o **anti-B**.

FREQÜÊNCIA

A freqüência da **DHPN** ligada à incompatibilidade **A-B-O** varia, segundo as estatísticas, entre 5 e 20% de todos os casos. Diamond afirma que esta forma da doença parece ser tão freqüente quanto a filiada à incompatibilidade **Rh-Hr**, mas escapa à observação, porque raramente se acompanha de anemia intensa e **hidropisia**.

Esta forma da doença está sendo reconhecida com freqüência crescente. Os centros especializados estão empenhados em estudos que permitirão estabelecer melhores critérios diagnósticos e indicações mais seguras para o tratamento.

Conforme verificaram Mollison e Crawford, muitos estímulos heterogenéticos, tais como injeções de produtos contendo soro de cavalo, inclusive frações digeridas pela pepsina suína (antitoxinas tetânica e diftérica) e vacinas antitifóides, podem provocar a formação de anticorpos imunes **anti-A** e **anti-B** em indivíduos do grupo **O**. Do mesmo modo, o plasma humano e o sangue do grupo **O** neutralizado podem ser responsáveis por muitos casos da doença ligada à imunização ao sistema **A-B-O**.

Quadro Clínico, Hematológico e Sorológico

A **DHPN** ligada à imunização dos aglutinogênios **A** e **B** difere, clínica, hematológica e sorologicamente, da produzida pelo sistema **Rh-Hr**.

Na doença por incompatibilidade **A-B-O**, o primeiro recém-nascido é acometido em cerca de 50% dos casos, em contraste com a incompatibilidade **Rh-Hr**, em que o primeiro filho, na ausência de transfusão anterior, não costuma ser vítima da doença. Mollison atribui este fato aos estímulos heterogenéticos já referidos.

A manifestação clínica principal é a icterícia que, em geral, surge no primeiro dia de vida do recém-nascido ou dentro de 36 horas. A hepatesplenomegalia pode faltar e, quando presente, é leve. O ***kernicterus*** (do alemão: *kern* — núcleo; icterícia nuclear) caracteriza-se por acentuada coloração amarela dos núcleos basais. O ***kernicterus*** é a complicação mais grave; ocorre em cerca de 5% dos casos, principalmente nos prematuros, e é mais freqüente na incompatibilidade **B** do que na **A**, com sério comprometimento neurológico. Lembre-se de que somente a bilirrubina não-conjugada produz o ***kernicterus.***

Embora benigna, com discreta ou nenhuma anemia, esta forma da **DHPN** pode apresentar todas as manifestações graves observadas na imunização ao fator **Rh_0 (D)** como a hidropisia fetal e a icterícia maligna.

Como já foi dito, a hemoglobina no sangue capilar de recém-nascidos portadores de formas moderadas da doença hemolítica por imunização ao fator **Rh_0 (D)**, durante seus primeiros dias de vida, raramente é inferior a 14 g/dl, embora revele anemia, quando determinada no sangue do cordão umbilical. Mollison admite que o mesmo fato pode acontecer no caso da doença ligada à imunização aos aglutinogênios **A** e **B**.

Ainda, segundo Mollison, a benignidade dessa forma da doença indica que o processo hemolítico é de intensidade e duração menores do que no caso da doença filiada à imunização ao fator **Rh_0 (D)**. Tal fato decorre da rápida ação absorvente ou neutralizante das substâncias grupo-específicas **A** e **B**, existentes em abundância em quase todos os tecidos e líquidos orgânicos do feto secretor, sobre os anticorpos **anti-A** e **anti-B**. Já os aglutinogênios do sistema **Rh-Hr** não dispõem deste mecanismo protetor, pois só se encontram nos glóbulos. Outra causa responsável por este fato seria, segundo Wiener, a baixa sensibilidade à aglutinação dos aglutinogênios **A** e **B** dos recém-nascidos, em conseqüência de seu incompleto desenvolvimento. Ao contrário, os aglutinogênios **Rh-Hr** são completamente desenvolvidos, desde o nascimento.

Nas formas graves da doença, a icterícia aparece logo após o nascimento e acentua-se progressivamente. Pode atingir a intensidade observada na doença por incompatibilidade **Rh-Hr**. Segundo Hsia e Gellis, a bilirrubinemia superior a 10 mg/dl (170 μmol/l) nas primeiras 24 horas constitui importante dado diagnóstico da doença.

As alterações hematológicas são semelhantes às encontradas na imunização **Rh-Hr**. Observam-se graus variáveis de anemia, reticulocitose e eritroblastose. O sangue colhido no cordão umbilical revela anemia.

Em contraste com a macrocitose, encontrada na doença por incompatibilidade **Rh-Hr**, esta forma da doença caracteriza-se por microsferocitose, de moderada a intensa. Embora possa persistir duas a três semanas, a microsferocitose é mais nítida quando os esfregaços são feitos logo após o nascimento da criança. Tal alteração hematológica pode se manifestar tão acentuada, a ponto de confundir o diagnóstico da doença com a anemia hemolítica constitucional **(microsferocitose hereditária)**.

Como era de esperar, em virtude da existência de microsferocitose, nessa forma da doença, há aumento da fragilidade osmótica dos eritrócitos, em contraste com a forma causada por incompatibilidade **Rh-Hr**, na qual raramente se observa tal alteração, mesmo nos casos mais graves.

A prova de Coombs direta, feita nos glóbulos do recém-nascido, em geral é negativa. Pode, às vezes, ser fracamente positiva, ao passo que, na doença por incompatibilidade **Rh-Hr**, é, na maioria dos casos, fortemente positiva, estabelecendo, com certeza, o diagnóstico da doença. Quando, entretanto, se colhem os glóbulos diretamente do cordão umbilical, há maiores probabilidades de obter resultados positivos.

Na doença hemolítica, por incompatibilidade **Rh-Hr**, a prova de Coombs direta fracamente positiva, na primeira semana de vida, indica forma benigna da doença. Já nos casos por imunização **A-B-O**, embora tal prova seja negativa ou fracamente positiva, a criança pode apresentar todas as manifestações graves da doença.

Todavia, quando se pratica a prova da antiglobulina, de acordo com a modificação descrita por Jones, em duas fases, com o emprego de outro soro antiglobulínico, preparado do soro de galinha anticoelho, as reações são positivas em cerca de 67% dos casos, mesmo quando negativas com o soro de coelho anti-humano.

A presença de anticorpos **anti-A** ou **anti-B** livres, do tipo bloqueador ou incompleto, é revelada no soro do cordão umbilical apenas pela prova de Coombs indireta.

Uma das muitas dificuldades, no diagnóstico dessa forma de doença hemolítica, é a interpretação do título dos anticorpos **anti-A** e **anti-B** no soro materno.

A titulação destes anticorpos, em meio salino, revela, às vezes, valores elevados, sem, entretanto, significação diagnóstica ou prognóstica, pois podem ocorrer sem que o recém-nascido seja acometido da doença hemolítica. A elevação do título de tais anticorpos pode ser observada mesmo durante as gestações homespecíficas. É, entretanto, mais acentuada nas heterespecíficas, particularmente quando o feto é secretor das substâncias grupo-específicas **A** ou **B**. Segundo estudos de Wiener, Wexler e Hurst, os portadores da doença são, via de regra, secretores **A** ou **B**.

É interessante observar que o caráter secretor grupo-específico parece exercer ações antagônicas em relação a essa forma da doença hemolítica: ação agravante, favorecendo a sensibilização materna, em virtude de as substâncias grupo-específicas solúveis atravessarem a barreira placentária com mais facilidade do que os glóbulos intactos; e ação protetora, atenuando a gravidade da doença, pelo fato de tais substâncias neutralizarem os anticorpos **anti-A** e **anti-B** imunes, de origem materna. Assim, de acordo com a predominância de uma dessas ações, ter-se-iam, respectivamente, as formas graves e benignas da doença.

As mães das crianças acometidas dessa forma da doença são, em geral, do grupo **O**; seu soro encerra, normalmente, anticorpos **anti-A** e **anti-B**, do tipo aglutinante ou completo. Torna-se difícil distingui-los dos do tipo bloqueador ou incompleto, provenientes da imunização maternofetal aos aglutinogênios **A** ou **B**, nos casos da doença hemolítica por estes aglutinogênios.

Os anticorpos bloqueadores só podem ser identificados na ausência de anticorpos aglutinantes ou completos. Assim, para demonstrar sua presença ou titulá-los, é necessário anular o efeito dos aglutinantes ou completos. Para isso, lança-se mão da neutralização parcial do soro, segundo o método de Witebsky, que consiste em adicionar, ao soro materno, as substâncias grupo-específicas **A** ou **B**, ou a saliva de secretores **A** ou **B**, em quantidade suficiente para neutralizar os anticorpos aglutinantes, conservando ativos os bloqueadores. Emprega-se um volume de diluição a 1% das substâncias grupo-específicas **A** ou **B**, ou um volume de saliva não diluída de secretores **A** ou **B** para um volume do soro materno. A quantidade exata a ser adicionada, entretanto, deve ser determinada por titulação. Depois da neutralização parcial do soro materno por esse meio, procede-se às provas para a demonstração ou titulação dos anticorpos bloqueadores, tais como: provas em meio albuminoso, prova de Coombs indireta (modificação de Unger), com a tripsinização prévia dos glóbulos, e prova dos glóbulos tripsinizados.

Embora tais provas sejam sempre positivas nas mulheres com filhos eritroblastóticos, não é raro que o sejam também naquelas com filhos normais.

Outra prova utilizada no diagnóstico desta forma da doença hemolítica foi proposta por Crawford, Cutbush e Mollison. Consiste em verificar a capacidade do soro materno em hemolisar os glóbulos incompatíveis do recém-nascido na presença de complemento. Normalmente, alguns soros maternos têm a propriedade de hemolisar os glóbulos dos adultos, mas não os dos recém-nascidos. Segundo os autores citados, o tipo imune dos anticorpos **anti-A** e **anti-B**, isto é, com propriedades hemolíticas e sensibilizantes, é o responsável pela hemólise dos glóbulos dos recém-nascidos. Sugeriram que, se o soro materno não hemolisar, *in vitro*, os eritrócitos do recém-nascido, não se pode admitir a possibilidade de que a doença hemolítica seja produzida pelos anticorpos **anti-A** ou **anti-B**.

Em suma: todas essas provas sorológicas têm valor diagnóstico, muito relativo, pelas seguintes razões:

1. Esta forma de doença hemolítica só ocorre quando os anticorpos maternos são de origem imune, do tipo bloqueador ou incompleto, os quais, atravessando facilmente a barreira placentária, podem atingir o feto.
2. A ausência destes anticorpos exclui o diagnóstico dessa doença.
3. A presença de tais anticorpos maternos não permite estabelecer, com certeza, o diagnóstico, em virtude de se formarem, também, por estímulos heterogenéticos (vacinas antitifóideas, antitoxinas tetânica, diftérica etc.).

DIAGNÓSTICO

Não se pode estabelecer o diagnóstico pré-natal dessa forma da doença, a menos que a gestante tenha dado à luz, anteriormente, crianças portadoras da doença hemolítica por imunização **A-B-O**.

O diagnóstico baseia-se nos dados clínicos, hematológicos e sorológicos descritos. Não é tão simples quanto o da doença por imunização **Rh-Hr**, porque a ocorrência dos anticorpos **anti-A** e **anti-B** não tem a mesma significação diagnóstica dos **anti-Rh**, cuja presença no soro indica, sempre, sensibilização em perigo potencial.

TRATAMENTO

Na maioria dos casos de imunização maternofetal aos aglutinogênios **A** e **B**, a doença é benigna, ocorrendo a recuperação espontânea, sem tratamento algum.

Em alguns casos, a doença é moderadamente grave. Basta, com freqüência, praticar, no recém-nascido, simples transfusão de glóbulos do grupo **O**, de tipo **Rh-Hr** compatível, para obter sua cura completa.

Já nos raros casos graves da doença, sobretudo nos prematuros (recém-nascidos de peso inferior a 2.500 g) propensos à **icterícia nuclear**, é imprescindível o emprego da **TS**, visando à profilaxia desta complicação nervosa.

O sangue indicado é sempre o do mesmo grupo materno, tanto do sistema **Rh-Hr** como do **A-B-O**, desprovido de anticorpos nocivos, isto é, de origem imune. Sendo a mãe, nestes casos, geralmente do grupo **O,** o sangue empregado é quase sempre deste grupo, de preferência contendo os anticorpos naturais **anti-A** e **anti-B** de título baixo.

Alguns autores recomendam neutralizar os anticorpos naturais, mediante a adição, ao sangue a injetar, das substâncias grupo-específicas **A** e **B**. Outros, inclusive Levine e cols., dispensam tal neutralização, em virtude de ser inócua para o recém-nascido a transfusão de sangue do grupo **O** sem neutralização.

As indicações de **transfusão de substituição (TS)** neste pequeno grupo de casos graves da doença não são precisas como as da doença por imunização **Rh-Hr**, pelo fato de possuírem os portadores da doença capacidade variável de produzir as substâncias grupo-específicas **A** e **B** para neutralizar os anticorpos nocivos, de origem imune.

O volume de sangue a injetar em cada transfusão varia de acordo com a gravidade de cada caso. Servem de orientação a reticulocitose (acima de 20%) e a rapidez do aumento da bilirrubinemia (0,5 a 1,0 mg/dl — 8,55 μmol/l a 17,1 μmol/l por hora).

A **TS** deve ser praticada dentro das primeiras 24 horas de vida, obedecendo as condições estabelecidas para o tratamento da doença hemolítica por imunização **Rh-Hr**.

PROGNÓSTICO

De modo geral, o prognóstico dessa forma da doença hemolítica é relativamente bom. A mortalidade, segundo Van Loghem e Reepmaker, atinge 10,8% dos casos.

APLICAÇÕES MÉDICO-LEGAIS DOS SISTEMAS SANGUÍNEOS

As aplicações dos sistemas sanguíneos em Medicina Legal baseiam-se nos seguintes fatos fundamentais.

1. O grupo ou tipo sanguíneo, bem como todas as propriedades conhecidas do sangue (sistema **A-B-O**, subgrupos de **A** e **AB**, caráter secretor grupo-específico, sistema **M-N-S-s**, sistema **P-Q**, sistema **Rh-Hr** e outros descobertos recentemente), constitui caráter individual, fixo, imutável. O indivíduo nasce, vive e morre sem que suas características grupais sofram modificações permanentes, por influência interna ou externa. As alterações de grupo observadas nas pessoas submetidas a transfusões copiosas ou **transfusão de substituição** são transitórias. O indivíduo readquire seu verdadeiro grupo sanguíneo tão logo desapareçam os glóbulos transfundidos.
2. Os grupos ou tipos sanguíneos mencionados transmitem-se de pais a filhos, seguindo, rigorosamente, as leis mendelianas da herança.

   A exatidão das teorias que explicam esta transmissão é de importância fundamental. Em alguns sistemas, como o **A-B-O**, elas são universalmente aceitas. Na teoria dos subgrupos de **A** e **AB**, há exceções de difícil explicação. Com os demais sistemas, em especial o **Rh-Hr** e os descobertos recentemente, a experiência é menor.
3. As substâncias que compõem as moléculas correspondentes às propriedades grupais resistem muito às condições do ambiente. Esta afirmativa se refere às substâncias **A** e **B**, as quais resistem à dessecação e se conservam mesmo em cadáveres decompostos. Estes fatos permitem compreender a importância de sua pesquisa nas manchas de sangue, esperma, saliva e vômitos e nas vísceras de cadáveres.

Por sua imutabilidade, por suas características de transmissão hereditária e por sua resistência às influências do tempo e do ambiente, os grupos ou tipos sanguíneos constituem o instrumento ideal nas diversas investigações para a identificação individual, sobretudo nos seguintes problemas médico-legais:

a) Exclusão da paternidade.
b) Exclusão da maternidade.
c) Troca de recém-nascidos nas maternidades.
d) Distinção entre gêmeos mono- e dizigotos.
e) Individualização de manchas de sangue e de outros líquidos orgânicos, como saliva, esperma e suco gástrico.

Dentre os problemas médico-legais mencionados, só serão tratados os relacionados com a exclusão da paternidade. Os demais, de menor importância, são raros na prática. Alguns deles, como a individualização de manchas de sangue e de outros líquidos orgânicos, são de difícil solução, exigindo técnica altamente especializada do domínio médico-legal.

Exclusão da Paternidade

A exclusão da paternidade constitui a aplicação médico-legal mais importante dos sistemas sanguíneos. Tal método é reconhecido, oficialmente, pela legislação de muitos países europeus e em alguns estados dos EUA, tendo os tribunais poderes para obrigar os implicados a se submeterem às investigações dos sistemas sanguíneos.

Esta investigação baseia-se nas teorias da herança dos fatores sanguíneos, consubstanciadas em dois princípios fundamentais:

1. Todo caráter sanguíneo presente no filho e ausente na mãe procede do genitor. Caso o suposto pai não o possua, deve ser excluído.
2. Todo caráter sanguíneo homozigoto, presente no filho, deve existir, por sua vez, na mãe e no genitor. Se o suposto pai não o possui, deve ser excluído.

Deste modo, podem-se prever os filhos possíveis e impossíveis, nas diversas combinações matrimoniais.

Estes princípios aplicam-se a todos os sistemas sanguíneos, desde que os alelos tenham igual potência, sem dominância nem recessividade, como no caso do sistema **M-N**. Não ocorre quando certos alelos são dominantes, como no sistema **A-B-O**, caso em que é preciso considerar este fato.

Mas, os quadros existentes, baseados nas teorias que regem a transmissão hereditária dos aglutinogênios dos diversos sistemas sanguíneos, facilitam, sobremodo, a interpretação dos resultados, indicando os filhos possíveis e impossíveis nos distintos cruzamentos. (Ver Quadros 22.31 e 22.32.)

O problema que se apresenta com maior freqüência é o seguinte: atribui-se a um homem a paternidade de uma criança, cuja mãe se conhece com certeza; o acusado nega tal possibilidade. Em outras circunstâncias, o homem duvida da legitimidade de um filho que aparentemente lhe pertence.

Em tais casos, a investigação dos fatores sanguíneos pode contribuir para a solução do problema, mas somente em um sentido, isto é, excluindo o homem ou a criança, como possível pai ou possível filho, respectivamente.

Alguns exemplos esclarecem melhor estes conceitos.

A mãe acusa determinado homem de ser o progenitor de seu filho. A investigação do sistema **A-B-O** revela os seguintes resultados:

Mãe .... grupo **A**
Filho .... grupo **B**
Suposto pai .... grupo **O**

Estes resultados permitem excluir o indigitado como possível pai, de acordo com a teoria de Bernstein, na qual o caráter grupal **B** não pode aparecer em um filho, se não existe em um ou em ambos os progenitores.

Mas suponhamos que os resultados fossem:

Mãe .... grupo **A**
Filho .... grupo **B**
Suposto pai .... grupo **B**

Neste caso, não se poderia afastar a possibilidade de ser o acusado o pai de tal filho; tampouco se poderia afirmar a paternidade com certeza, pois o progenitor legítimo pode ser outro homem do mesmo gurpo **B**.

Quando a investigação do sistema **A-B-O** não permite a exclusão, as possibilidades podem ser aumentadas, recorrendo-se aos demais sistemas sanguíneos.

Exemplo:

Mãe .... grupo **A — M — R_1r (CDe/cde)**
Filho .... grupo **A — MN — R_1r (CDe/cde)**
Suposto pai .... grupo **A — M — R_1r (CDe/cde)**

Neste caso, o acusado não pode ser o pai, pois o filho possui o fator **N,** ausente na mãe e no suposto pai. De acordo com a teoria de Landsteiner e Levine, o caráter **M** ou **N** não pode aparecer em um filho, se não existe em um ou em ambos os progenitores. A exclusão é, pois, decisiva pelos fatores do sistema **M-N.** No exemplo, os dados fornecidos pelos sistemas **A-B-O** e **Rh-Hr** são inconclusivos:

Outro exemplo:

Mãe .... grupo **O — N — R_1r (CDe/cde)**
Filho .... grupo **A — N — rr (cde/cde)**
Suposto pai .... grupo **A — M — R_1R_2 (CDe/cDE)**

Neste caso, o acusado é duplamente excluído pelos fatores dos sistemas **M-N** e **Rh-Hr**. O fator **N**, presente no filho, não existe no suposto pai. De acordo com a teoria da união de um progenitor homozigoto **M** com outro **N**, só podem nascer filhos heterozigotos **MN**. Por outro lado, sendo o suposto pai de genótipo **R_1R_2 (CDe/cDE)** transmitiria ao filho, forçosamente, uma das suas propriedades a **Rh_1 (CDe)** ou a **Rh_2 (cDE)**. Por ser o filho de genótipo **rr (cde/cde)**, o acusado fica excluído da paternidade. Também aqui o sistema **A-B-O** não contribuiu para a exclusão.

Método de Investigação

Consiste a investigação em determinar os grupos e subgrupos, referentes aos diversos sistemas sanguíneos, das três pessoas envolvidas no caso, isto é, a mãe, o filho e o suposto pai. Tais pessoas devem ser identificadas (Carteira de Identidade) no momento da colheita do sangue.

As provas empregadas em tais determinações são as mesmas utilizadas na pesquisa dos aglutinogênios globulares, já descritas para cada sistema sanguíneo.

Cumpre assinalar que essa investigação é complexa e trabalhosa. Exige extremo rigor em sua execução mediante o emprego de técnicas exatas e sensíveis e de soros de procedência garantida, rigorosamente selecionados, tanto em relação ao título como à especificidade.

A fim de tornar a investigação mais rigorosa, é aconselhável empregar, pelo menos, duas amostras de cada soro para a pesquisa dos aglutinogênios, assim como o uso de glóbulos testemunhos.

Um erro na classificação dos grupos ou tipos sanguíneos pode acarretar conseqüências lastimáveis, além de desacreditar o valor da investigação.

Estes fatos mostram a responsabilidade de quem executa tais provas.

Por isso e pela dificuldade na obtenção de muitos desses soros, as investigações para a exclusão da paternidade devem ser executadas, de preferência, por técnicos habituados a essas pesquisas, em laboratórios especializados, os quais, em geral, dispõem da maioria dos soros conhecidos.

Quadro 22.37

Sistemas Sanguíneos	Soros Utilizados	Número de Fenótipos Reconhecíveis
A_1-A_2-B-O	Anti-A-A_1-B	6
M-N-S	Anti-M-N-S	6
P	Anti-P	2
Rh-Hr	Anti-C-c-C_w-D-E-e	26
Lutheran	Anti-Lua	2
Kell	Anti-K	2
Lewis	Anti-Le_a	2
Duffy	Anti-Fy_a	2
Total de combinações fenotípicas		29.952

Sistemas Sanguíneos Empregados

Com as descobertas desses últimos anos, o número dos sistemas sanguíneos conhecidos aumentou extraordinariamente. A demonstração de novos alelomorfos, na maioria destes sistemas, já permite, embora teoricamente, a individualização do sangue, confirmando, em parte, a hipótese prevista por Landsteiner de que algum dia os sistemas sanguíneos seriam considerados característica individual de valor comparável ao das impressões digitais. Para se ter idéia deste fato, basta avaliar, a título de ilustração, o número das combinações fenotípicas possíveis (Quadros 22.31 e 22.32).

O número de genótipos reconhecíveis depende, naturalmente, dos soros de que se dispõe.

O Quadro 22.37 (Race e Sanger) mostra que, com os soros então disponíveis, já se chega, na prática, a apreciável individualização do sangue.

Este número está longe do que se pode obter, calculando-se todos os fenótipos teoricamente reconhecíveis, como fez Snyder (Quadro 22.38).

É importante notar que, quando se calcula um quadro de fenótipos teoricamente reconhecíveis, não há razão para excluir

Quadro 22.38

Sistemas Sanguíneos	Número de Fenótipos Teoricamente Reconhecíveis
O-A_1-A_2-A_3-B-A_1B-A_2B-A_3B	8
Caráter secretor grupo-específico	2
M-MS-N_1-N_2-N_1S-N_2S-MN_1-MN_2-MN_1S-MN_2S	10
P_1-P_2-P_1P_2-P-	4
C-C_w-C_u-c-c_v-CC_w-CC_u-Cc-Cc_v-C_uC_w-C_wc-C_wc_v-C_uc-C_uc_v-c_vc	15
D-D_u-d-DD_u-Dd-D_ud	6
E-Ee-e	3
Kell +, Kell −	2
Lewis +, Lewis −	2
Lutheran +, Lutheran −	2
Levay +, Levay −	2
Total de fenótipos teoricamente reconhecíveis	2.764.800

os sistemas mais raros. Assim, acrescentando-se outros ao quadro anterior, como os sistemas Duffy (dois fenótipos), Graydon (dois fenótipos), Jobbins (dois fenóipos), bem como os alelos **A_4** e **A_5** do sistema **A-B-O** (dois fenótipos) e **E_u** e **e_v** do sistema **Rh-Hr** (dois fenótipos), chega-se à cifra colossal de fenótipos reconhecíveis: 132.710.400. Incorporando-se outros sistemas de descobertas mais recentes, elevar-se-á ainda mais o número anteriormente assinalado.

Da individualização do sangue resultam conseqüências diversas. Uma delas é ser pouco provável encontrar em uma série de amostras de sangue várias combinações grupais idênticas, mesmo excluindo as possibilidades teóricas e limitando-se ao emprego dos soros mais comuns.

Race e Sanger, examinando 250 amostras de sangue com os soros mencionados (menos o **anti-Lu_a**), reconheceram, em uma população bastante homogênea (156 londrinos e 94 bostonianos), 178 combinações grupais diferentes, das quais 132 ocorreram uma só vez; 28, duas vezes; 11, três vezes; seis, quatro vezes; e uma, cinco vezes.

Outra conseqüência da multiplicidade dos sistemas sanguíneos e do número de alelos incomuns é a extrema raridade de certas combinações fenotípicas. Segundo Race, algumas delas não apareceriam em 100 anos de investigações constantes. De acordo ainda com o referido autor, só há três possibilidades, em 100 bilhões, de encontrar a combinação genotípica seguinte (na Inglaterra):

A_2B-NS-Cde/Cde-pp-Le(a+)-Kell+Lu(a+)

Na prática médico-legal, todos os sistemas sanguíneos conhecidos e bem estudados podem e devem ser empregados na elucidação dos casos de paternidade duvidosa. Quanto maior o número dos sistemas investigados, tanto maiores as possibilidades de exclusão. Todavia, muitos deles, particularmente os de descoberta mais recente, só são utilizados em serviços especializados, em vista da dificuldade na obtenção dos soros específicos, necessários à demonstração dos seus respectivos aglutinogênios.

Os sistemas sanguíneos a seguir são empregados na prática médico-legal.

Sistema A-B-O

O sistema **A-B-O** foi o primeiro a ser utilizado nessa investigação, graças a Schiff, na Alemanha, em 1924. Seu emprego generalizou-se em pouco tempo.

Os soros **anti-A** e **anti-B** não apresentam dificuldade de obtenção. Os aglutinogênios **A** e **B** são perfeitamente demonstráveis desde o nascimento. A transmissão hereditária é bem conhecida.

Para seu emprego, ver "Herança do sistema **A-B-O**" e o quadro onde figuram os filhos possíveis e impossíveis nos diversos cruzamentos, de acordo com a teoria de Bernstein. Os grupos são dados em fenótipos, demonstrados pelos soros **anti-A** e **anti-B**.

Subgrupos de A e Ab

Dentre tais subgrupos, só se empregam os **A_1**, **A_1B**, **A_2** e **A_2B**, cujos soros são de fácil obtenção. Os demais são muito raros. Tais subgrupos devem ser utilizados com muita cautela, pelo fato de existirem exceções difíceis de explicar, na teoria da sua transmissão. Há, mesmo, autores que desaconselham formalmente seu emprego. Wiener admite não haver dúvida quanto à exatidão do seu mecanismo de herança. Considera a maioria das exceções oriunda, talvez, da existência de formas raras do antígeno **A**, intermediárias entre **A_1** e **A_2**.

Os filhos possíveis e impossíveis, previstos pela teoria de Thomsen, Friedenreich e Worsae, acham-se assinalados no quadro referente à "Herança dos subgrupos de **A** e **AB**". Os grupos são dados em fenótipos, demonstrados pelos soros **anti-A**, **anti-B** e **anti-A_1**.

Caráter Secretor Grupo-Específico

O caráter secretor (**Se**) e o não-secretor (**se**) das substâncias grupo-específicas **A** e **B** na saliva são bem desenvolvidos, desde o nascimento. Podem ser usados nos casos de paternidade duvidosa. Os soros empregados são os mesmos do sistema **A-B-O**.

Para seu emprego, ver "Herança do caráter secretor grupo-específico" e o quadro onde se acham assinalados os filhos possíveis e impossíveis nos diversos cruzamentos, segundo a teoria de Schiff e Sasaki.

Sistema M-N

O sistema **M-N** é muito usado nas investigações médico-legais. Foi empregado, pela primeira vez, em 1931, na Alemanha.

De difícil preparo, os soros empregados, **anti-M** e **anti-N**, existem no comércio.* Os aglutinogênios desse sistema são bem desenvolvidos nos recém-nascidos. A existência dos subgrupos **M_2** e **N_2** não prejudica tais investigações, pois, além de serem muito raros, podem ser revelados pelo emprego de soros **anti-M** e **anti-N** de título suficientemente elevado.

Para o emprego desse sistema, ver "Herança do sistema **M-N**" e o quadro onde figuram os filhos possíveis e impossíveis nos diversos cruzamentos, de acordo com a concepção de Landsteiner e Levine. Os grupos são dados em fenótipos, definidos pelo soro **anti-M** e **anti-N**.

Sistema S-s

A investigação dessa subdivisão do sistema **M-N** permite ampliar, sensivelmente, o valor desses grupos em Medicina Legal, excluindo a paternidade em certos casos, nos quais a investigação do sistema **M-N** tenha sido inconclusiva.

Para seu uso, ver "Concepção genética atual do sistema **M-B-S-s**" e o quadro mostrando a descendência possível dos vários cruzamentos, segundo a teoria de Fisher e Race. Os grupos são dados em fenótipos, definidos pelos soros **anti-M**, **anti-N** e **anti-S**.

Sistema P-Q

Este sistema é pouco empregado pela dificuldade na obtenção de soros potentes. Para seu uso, consultar os manuais especializados em Sistemas Sanguíneos.

Sistema Rh-Hr

O sistema **Rh-Hr** constitui importante contribuição à exclusão da paternidade duvidosa.

*Labcare do Brasil Ltda., Tel.: (11)577-7955. São Paulo, SP, e outras firmas especializadas.

Para esta aplicação, torna-se necessária a investigação mais pormenorizada dos subgrupos **Rh-Hr** ou, se possível, a determinação do genótipo das pessoas implicadas no caso mediante o emprego de todos os soros **anti-Rh** conhecidos, especialmente os puros. Mas, a raridade de alguns desses soros torna impossível a determinação exata dos genótipos, exceto nos laboratórios especializados. Este fato dificulta, sobremodo, a aplicação deste sistema nas investigações médico-legais.

Assim, a maioria dos laboratórios restringe-se a apenas quatro soros **anti-Rh** puros: **anti-Rh_0 (anti-D), anti-rh′ (anti-C), anti- rh″ (anti-E) e anti-hr′ (anti-c)** e com três soros mistos: **anti-Rh_1 (anti-CD), anti-Rh_2 (anti-DE)** e **anti-Rh_1Rh_2 (anti-CDE)**.

Os demais soros puros, **anti-hr_0 (anti-d), anti-hr″ (anti-e) e anti-rh'_w (anti-C_w)**, são muito raros e de difícil obtenção.

O emprego isolado do soro **anti-Rh_0 (anti-D)**, o mais comum, pouco contribui para a solução do problema, pois só permite a exclusão de filhos **Rh (D)-positivo** de um suposto cruzamento **Rh-negativo (cde)** × **Rh-negativo (cde)**, sendo a freqüência de tal cruzamento de apenas 2,5%, na raça caucasóide, e muito menor na raça negróide.

Cumpre assinalar importante questão ligada à investigação desse sistema: a existência de numerosos alelomorfos, tais como D_u, C_w, C_v, E_u, e_v, e a de soros mistos como **anti-D** + **anti-D_u**, **anti-C** + **anti-C_w** etc. constituem freqüentes causas de erro. Torna-se necessário, a fim de evitá-las, executar, sempre e simultaneamente, com os mesmos soros, as determinações nas pessoas envolvidas. Por exemplo, o pai e o filho possuem o alelo **rh'_w (C_w)** e a mãe não o possui; se a investigação nos glóbulos do pai for feita com o soro puro **anti-rh′ (C)** e, nos do filho, com o soro misto **anti-rh′** + **anti-rh'_w (anti-C** + **anti-C_w)**, tido como soro puro **anti-rh′ (anti-C)**, só haverá aglutinação dos glóbulos do filho, revelando a presença do alelo **rh'_w (C_w)** como se fosse do gene **rh′ (C)**. Nos glóbulos do pai, a reação será negativa, indicando a ausência do gene **rh′ (C)**, assim como a do seu alelo **rh'_w (C_w)**, pois o soro puro **anti-rh′ (anti-C)** não aglutina os glóbulos contendo o alelo **rh_w (C_w)**. Neste caso, haverá falsa exclusão da paternidade. Ao contrário, se se utiliza o mesmo soro, isto é, o puro **anti-rh′ (anti-C)** ou o misto **anti-rh′** + **anti-rh'_w (anti-C** + **anti-C_w)**, o pai e o filho serão classificados como **hr′ (c)** ou **rh′ (C)**, e não haverá exclusão. Tais dificuldades poderão igualmente surgir com os demais alelos. No caso do alelo **D_u**, pode-se empregar a prova indireta de Coombs para sua identificação e, no alelo **rh'_w (C_w)**, o soro puro **anti-rh'_w (anti-C_w)**.

Para o emprego do sistema **Rh-Hr** na exclusão da paternidade, ver "Herança do fator **Rh** e dos seus subtipos", segundo a teoria de Wiener. Os quadros existentes, referentes aos genótipos possíveis dos filhos nos diversos cruzamentos, deixam de ser transcritos, por serem muito extensos. Contudo, os interessados poderão recorrer ao quadro publicado na obra de Race e Sanger, mostrando os filhos possíveis nos 78 cruzamentos originados de 12 subtipos **Rh-Hr**, identificados pelo emprego dos quatro soros mais comuns: **anti-Rh_0 (anti-D), anti-rh′ (anti-C), anti-rh″ (anti-E)** e **anti-hr′ (anti-c)**.

Outros Sistemas

Alguns dos sistemas sanguíneos ultimamente descobertos, especialmente os sistemas Lutheran, Kell e Duffy, podem ser empregados nessas investigações, em virtude de serem seus aglutinogênios reconhecidos no indivíduo desde o nascimento e já terem sua transmissão hereditária bem estabelecida.

Quadro 22.39

Sistemas Sanguíneos	**Percentagem de Exclusão em Cada Sistema**	**Percentagem de Exclusão Combinada**
A-B-O	17,60	17,60
M-N-S	27,41	40,19
Rh-Hr	25,52	55,26
Kell	4,21	57,14
Lutheran	3,33	58,57
Caráter secretor	2,58	59,64
Duffy	4,96	61,64

Para seu emprego, consultar manuais atualizados sobre o assunto.

PROBABILIDADES DA EXCLUSÃO DA PATERNIDADE

As possibilidades de um homem, falsamente acusado da paternidade de uma criatura, demonstrar sua inocência, mediante o emprego dos sistemas sanguíneos, variam segundo o grupo ou tipo sanguíneo a que pertence e a distribuição dos fatores sanguíneos na população considerada.

Para o cálculo de tais probabilidades, existem fórmulas matemáticas, baseadas na freqüência dos genes dos diversos sistemas sanguíneos.

Empregando-se apenas o sistema **A-B-O**, as probabilidades de exclusão de uma paternidade ilegítima são de cerca de 17,6%. Todavia, se se utilizam, simultaneamente, outros sistemas sanguíneos, tais probabilidades aumentam consideravelmente.

Segundo Race e Sanger, o especialista, dispondo da maioria dos soros existentes, pode, atualmente, excluir a quase totalidade dos injustamente indigitados de paternidade, conforme o Quadro 22.39, que, segundo os referidos autores, mostra as probabilidades de exclusão na Inglaterra.

Tais probabilidades dependem da freqüência dos genes. Por exemplo, no caso do sistema Kell, no qual 80,69% das combinações matrimoniais são do tipo **K** — × **K** —, só os filhos **K+** são suscetíveis de exclusão. A probabilidade de que o verdadeiro pai seja **K** + é 0,0522 (freqüência do gene **K+**). Assim, a probabilidade de exclusão por este sistema será:

$$0,8069 \times 0,0522 = 0,0422 \text{ ou } 4,22\%$$

As percentagens de exclusão anteriormente assinaladas demonstram, eloqüentemente, o valor da investigação dos sistemas sanguíneos na exclusão da paternidade. Permite inocentar homens que, de outro modo, seriam considerados pais e teriam que se responsabilizar por filhos que não lhes pertencem.

Na prática, entretanto, a freqüência da exclusão nunca atinge percentagens tão elevadas, principalmente pelo fato de muitos dos homens acusados não serem inocentes e, sim, os verdadeiros pais.

BIBLIOGRAFIA

AGUIAR, GUERRA e HAMERCHLAK: *in* Guimarães e Guerra, 1990.
ALLEN, Jr., F.H., DIAMOND, L.K. & NIEDZIELA, B.: A New Blood Group Antigen. *Nature, 167*:482, 1951.
AMERICAN ASSOCIATION OF BLOOD BANKS, *Technical Manual*, 7.ª edição, Washington, D.C., 1977.

ANDRESEN, P.H.: *Human Blood Groups Utilized in Disputed Paternity Cases and Criminal Proceedings*, Springfield, CHARLES C. THOMAS, 1952.

ARMITAGE, M., CAPPELLINI, R., IKIN, E.W. & MOURANT, A.E.: A New Allele of the Rh Gene E. *Boll. lst. Siero. Milanese, 29:*123, 1950.

BATTAGLIA, A.: Grupos Sanguíneos y Factor Rh en la Población de Buenos Aires. *Rev. Soc. Arg. Hemat. & Hemot., 1:*169, 1949.

BAUER, J.D.: Clinical Laboratory Methods. 9.ª ed., Saint Louis, The C.V. Mosby Company, 1982.

BELFORT, P.: Doença Hemolítica Perinatal. *J.B.M., 46:*125-131, 1984.

BERKOW, R. & FLETCHER, A.J.: The Merck Manual of Diagnosis and Therapy. 15.ª ed., Merck & Co. Inc. Rahway, N.J., 1987.

BERTINI., ANA M. *et al.*: Avaliação da Vitalidade Fetal Anteparto, *in* Guimarães e Guerra, 1990.

BESSIS, M. & GORIUS, J.: Répartition des Génotypes Rh en France. Étude sur 1.000 Subjects. *Compt. Rend. Soc. Biol., 141:*1.119, 1947.

BEVIS, D.C.A.: Blood Pigments in Haemolytic Disease of the Newborn. *J. Obst. & Gynaec. Brit. Cwlth, 63:*68, 1956.

BIER, O.: *Bacteriologia e Imunologia.* São Paulo, 20.ª ed., Edições Melhoramentos, 1980.

BIER, O.G. e cols.: *Imunologia Básica e Aplicada*, 3.ª ed., Rio de Janeiro, Editora Guanabara Koogan S.A., 1982.

BOORMAN, K.E., DODD, B.E. & TRINICK, R.H.: Haemolytic Disease of the Newborn Due to Anti-A Antibodies. *Lancet, 1:*1.108, 1949.

BRYANT, W.J.: *Review Manual for an Introduction to Immunohematology.* W.B. Saunders Co., Filadélfia, 1982.

CALLENDER, S.T. & RACE, R.R.: A Serological and Genetic Study of Multiple Antibodies Formed in Response to Blood Transfusion by a Patient with Lupus Erythematosus Diffusus. *Ann. Eugenics, 13:*102, 1946.

CALLENDER, S.T., RACE, R.R. & PAYKOC, Z.V.: Hypersensitivity to Transfused Blood. *Brit. M.J., 2:*83, 1945.

CARTER, B.B.: Rh Hapten: Its Preparation, Assay and Nature. *J. Immunol., 61:*79, 1949.

CASTLE, W.B., WINTROBLE, M.M. & SNYDER, J.: On The Nomenclature of the Anti-Rh Typing Serum. *Science, 107:*27, 1948.

CAZAL, P. & ELLIOT, J.: *Los Grupos Sanguineos del Sistema Rh.* Barcelona, JOSE JANÉS Editor, Tradução, 1953.

CHALMERS, J.N.M., IKIN, E.W. & MOURANT, A.E.: Basque Blood Groups. *Nature, 106:*27, 1948.

CHOWN, B.: Never Transfuse a Woman with her Husband's Blood. *Canad. M.A.J., 61:*419, 1949.

CLARKE, C.A.: Prophylaxis of Rhesus Iso-Immunization. *Brit. Med. Bull., 24:*3, 1968.

CLARKE, C.A. *et al.*: Further Experimental Studies on the Prevention of Rh Haemolytic Disease. *Brit. M.J., 1:*979, 1963.

CLARKE, C.A. *et al.*: Dose of Anti-D Gama-Globulin in Prevention of Rh Haemolytic Disease of The Newborn. *Brit, M.J., 1:*213, 1966.

COHEN, F. *et al.*: Mechanisms of Isoimmunization. I. The Transplacental Passage of Fetal Erythrocytes in Homospecific Pregnancies. *Blood, 23:*621, 1964.

COOMBS, R.R.A., MOURANT, A.E. & RACE, R.A.: New Test for the Detection of Weak and Incomplete Rh Agglutinins. *Brit. M.J., 26:*255, 1945.

COOMBS, R.R.A, MOURANT, A.E. & RACE, R.R.: Detection of Weak and Incomplete Rh Agglutinins: A New Test. *Lancet, 2:*15, 1945.

COOMBS, R.R.A., MOURANT A.E., RACE R.R.: In Vivo Isosensitization of Red Cells in Babies with Haemolytic Disease. *Lancet, 1:*264, 1946.

COSTA FERREIRA, H., LACAZ, C.S. & MELLONE, O.: Resultados de 260 Determinações do Fator Rh na Cidade de São Paulo. *Rev. Bras. Med., 3:*89, 1946.

CRAWFORD, A., CUTBUSH, M. & MOLLISON, P.L.: Haemolytic Disease of the Newborn Due to Anti-A. *Blood, 8:*620, 1953.

CUTBUSH, M. & MOLLISON, P.L.: The Duffy Group System. *Heredity, 4:*383, 1950.

CUTBUSH, M., MOLLISON, P.L. & PARKIN, D.M.: A New Human Blood Group. *Nature, 165:*188, 1950.

DARROW, R.R.: Icterus Gravis (Erythroblastosis) Neonatorum: An Examination of Etiologic Considerations. *Arch. Path., 25:*378, 1938.

DAUSSET, J.: *Immuno-Hématologie, Biologique et Clinique.* Paris, Editions Médicales Flammarion, 1956.

DAVIDSOHN, I., LEVINE, P. & WIENER, A.S.: Medicolegal Applications of Blood Grouping Tests. *J.A.M.A., 149:*699, 1952.

DAVIDSOHN, I. & ROSENFELD, I.: The Preparation of Anti-M and Anti-N Testing Fluids. *Am. J. Clin. Path., 9:*397, 1939.

DELASCIO, D., LACAZ, C.S. & ALMEIDA MOURA, J.C.: Tratamento de Gestantes Rh Negativas com Anidridroxiprogesterona. *Rev. A.M.B., 1:*94, 1954.

DIAMOND, L.K. & ABELSON, N.M.: The Demonstration of Anti-Rh Agglutinins: An Accurate and Rapid Slide Test. *J. Lab. & Clin. Med., 30:*204, 1945.

DIAMOND, L.K., ALLEN, Jr. F.H. & THOMAS, Jr. W.O.: Erythroblastosis Fetalis. VII. Treatment with Exchange-transfusion. *New Engl. J. Med., 244:*39, 1951.

DIAMOND, L.K. & DENTON, R.L.: Rh-Agglutination in Various Media with Particular Reference to the Value of Albumin. *J. Lab. & Clin. Med., 30:*821, 1945.

DIAS CORREA, M.: *Noções práticas de obstetrícia.* 9.ª edição, Cooperativa Editora e de Cultura Médica Ltda., Belo Horizonte, 1983.

ERVIN, D.M., CHRISTIAN, R.M. & YOUNG, L.E.: Dangerous Universal Donors. *Blood, 5:*533, 1950.

ETCHEVERRY, M.A.: El Factor Rh y Transfusiones Sanguíneas. Estudios de Receptoras Rh-Negativas que Han Recebido Sangre Rh-positiva. *La Semana Médica, 54:*576, 1947.

ETCHEVERRY, M.A.: Grupo Sanguíneo y Factor Rh en Los Vascos. *Rev. Soc. Arg. Hemat. & Hemot., 1:*114, 1949.

EYQUEM, M.A.: Répartition des Groupes Sanguins chez les Basques. *Ac. Nac. Med. Paris*, 1950.

FARIA, R.B. & COSTA FERREIRA, H.: Importância do Fator Rh em Pediatria. *Rev. Paul. Med., 35:*219, 1949.

FERRI, R.G. & LACAZ, C.S.: Soro-Albuminas Eqüina e Bovina para a Diluição de Soros Anti-Rh. *An. Inst. Pinheiros, 13:*161, 1950.

FISHER, R.A. & RACE, R.R.: The Gene Frequency in Britain. *Nature, 157:*48, 1946.

FREDA, V.J.: Rh Problems in Obstetrics and a New Concept of its Management Using Amniocentesis and Spectrophotometric Scanning of Amniotic Fluid. *Am. J. Obst. & Ginecol, 92:*341, 1965.

FREDA, V.J. *et al.*: Prevention of Rh Isoimmunization: Progress Report of the Clinical Trial in Mothers, *J.A.M.A., 199:*390, 1967.

FREDA, V.J. *et al.*: Special Symposium on Recent Advances of Immunohematology in Honor of Philip Lenive: Antepartum Management and Prevention of Rh Isoimmunization. *Ann. N.Y. Acad. Sci., 127:*909, 1965.

FREDA, V.J., GORMAN, J.G. & POLLACK, W.: Successful Prevention on Experimental Rh Sensitization in Man with an anti-Rh Gamma$_2$-Globulin Antibody Preparation. *Transfusion, 4:*26, 1964.

GARCIA, P.B., VAZ, E.B. & BARBIERI, D.: Fisiopatologia da Doença Hemolítica Perinatal. *LAES* 44-47, 1984.

GILBEY, B.E.: A New Blood Group Antigen, "Jobbins". *Nature, 106:*362, 1967.

GORIUS, J.: Comparaison des Differents Techniques du Detection de I Anticorp Rh. Faible ou Incomplete. *Rev. d'Hemát., 1:*472, 1946.

GRAYDON, J.J.: A Rare Iso-Hemmagglutinogen, M.J. *Australia, 2:*9, 1946.

GRAYDON, J.J., SIMMONS, R.T. & WOODS, E.F.: Frequency of Rh in Hollanders. *M.J. Australia, 1:*576, 1946.

GRUBB, R.: Correlation between Lewis Blood Group and Secretor Character in Man. *Nature, 162:*933, 1948.

GUIMARÃES R.X. & GUERRA, C.C.C.: *Clínica e Laboratório*, 4.ª edição. Sarvier, São Paulo, 1990.

HALSTED, J.A. & HALSTED, C.H.: *The Laboratory in Clinical Medicine*, 2.ª ed., Filadelfia, W.B. Saunders, Co., 1981.

HARDISTY, R.M. & WEATHERALL, D.J.: *Blood and its Disorders.* Oxford Blackwell Scientific Publications, 1974.

HENRION, R. *et al.*: Passage des Hematies Foetales dans la Circulation Maternelle au Cours des Amniocenteses Precoces. Realité et Évaluation du Risque. *J. Gynéc. Obst. Biol. Repr., 4:*373, 1975.

HILL, J.M., HABERMAN, S. & JONES, F.: Haemolytic Rh Imune Globulins: Evidence for a Possible Third Order of Antibodies Incapable of Aglutination or Blocking. *Blood, 3* (Special Issue n.° 2): 80, 1948.
HIRZFELD, D.L.: *Les Groupes Sanguins.* Paris, Masson & Cie., Éditeurs, 1938.
HOFFMAN, P.B. & EDWARDS, D.E.: A Preliminary Report on a New Concept in the Treatment of Rh-Negative Pregnant Women. *Am. J. Obst. & Gynec., 59*:207, 1950.
HSIA, D.Y.Y. & GELLIS, S.S.: Studies of Erythroblastosis Due to ABO Incompatibility. *Pediatrics, 13*:506, 1954.
HUNTER, Jr. O.B.: Cortisone Therapy in Rh Incompatibilities. *J.A.M.A., 154*:905, 1954.
JOBIM, L.F.J., MENDES, N.F. e OLIVEIRA LIMA, A.: *Imunologia Clínica*, Rio de Janeiro, Ed. Guanabara Koogan S.A., 1980.
JUNQUEIRA, P.C., WHISART, P.J. & ALVES, R.R.: Tratamento da Doença Hemolítica do Recém-nascido. *J. Pediat., 19*:373, 1954.
JUNQUEIRA, P.C., WHISART, P.J. & DUANE, G.M.: Provas Imuno-hematológicas para Exclusão da Paternidade. *Arq. Bras. Med., 45*:431, 1955.
KEYNES, G.: *Blood Transfusion.* Bristol, John Wright & Sons, Ltd. 1943.
KJELDSBERG, C. *et al.*: *Practical Diagnosis of Hematologic Disorders.* Chicago, ASCP Press, 1989.
KLERUMIAN, R.: *Génétique et Anthropologie des Groupes Sanguins R.* Paris, Vigot Freres, Éditeurs, 1951.
LACAZ, C.S.: *Contribuição para o Estudo dos Anticorpos Bloqueadores Através da Prova de Coombs, Mourant e Race.* Tese, São Paulo, 1953.
LACAZ, C.S. & COSTA FERREIRA, H.: Técnica de Determinação do Fator Rh. *O Hospital, 33*:241, 1948.
LACAZ, C.S., COSTA FERREIRA, H. & MELLONE. O.: Dados Estatísticos sobre o Fator Rh. *An. Paul. Med. & Cir., 53*:319, 1947.
LACAZ, C.S., COSTA FERREIRA, H., MELLONE O. & SAWAIA, M.: O Fator Rh e sua Importância nas Transfusões de Sangue. *Rev. Bras. Med., 4*:89, 1947.
LACAZ, C.S., MELLONE, O. & YAHN, O.: *Diagnóstico, Profilaxia e Tratamento da Doença Hemolítica do Recém-nascido (Eritroblastose Fetal).* São Paulo, Editora Dupont, 1951.
LANDSTEINER, K. & LEVINE, P.: A New Agglutinable Factor Differenciating Individual Human Bloods. *Proc. Soc. Exper. Biol. & Med., 24*:600, 1927.
LANDSTEINER, K. & LEVINE, P.: Further Observations on Individual Diferences of Human Blood. *Proc. Soc. Exper. Biol. & Med., 24*:941, 1927.
LANDSTEINER, K. & LEVINE, P.: On Individual Differences in Human Blood. *J. Exper. Med., 47*:757, 1928.
LANDSTEINER, K. & LEVINE, P.: On the Inheritance of Agglutinogens of Human Blood Demonstrable by Immune Agglutinins. *J. Exper. Med., 48*:731, 1928.
LANDSTEINER, K. & LEVINE, P.: On Agglutinin Reactions of Human Blood other than those Defining the Blood Groups. *J. Immunol., 17*:1, 1929.
LANDSTEINER, K. & LEVINE, P.: On the Inheritance and Racial Distribution of Agglutinable Properties of Human Blood. *J. Immunol., 18*:87, 1930.
LANDSTEINER, K. & WIENER, A.S.: On the Presence of M Agglutinogens in the Blood of Monkeys. *J. Immunol., 33*:19,1937.
LANDSTEINER, K. & WIENER, A.S.: An Agglutinable Factor in Human Blood Recognized by Immune Sera for Rhesus Blood. *Proc. Soc. Exper. Biol. & Med., 43*:223, 1940.
LANDSTEINER, K. & WIENER, A.S.: Studies on an Agglutinogen (Rh) in Human Blood Reacting with Anti-Rhesus Sera and with Human Isoantibodies. *J. Exper. Med., 74*:309, 1941.
LANDSTEINER, K., WIENER, A.S. & MATSON, G.A.: Distribution of the Rh Factor in American Indians. *J. Exper. Med., 76*:73, 1942.
LAWLER, S.D. & VAN LOGHEM, Jr. J.J.: The Rhesus Antigen C_w Causing Hemolytic Disease of the Newborn. *Lancet, 2*:545, 1947.
LEVINE, P.: The Influence of the ABO System on Rh Hemolytic Disease. *Human Biol., 30*:14, 1958.
LEVINE, P.: Landsteiner's Concept of the Individuality of Human Blood. *Exper. Med. & Surg., 2*:36, 1944.
LEVINE, P.: On the Hr Factor and the Rh Genetic Theory. *Science, 102*:1, 1945.
LEVINE, P.: A Survey of the Significance of the Rh Factor. *Blood, 3* (Special Issue n.° 2): 3, 1948.
LEVINE, P.: The Mechanism of Transplacental Isoimmunization. *Blood 3*:404, 1948.
LEVINE, P.: Present-day Concepts of the Rh-Hr Sensitization, Trans. Fifth. Amer. *Congress on Obst. & Gynec.* St. Louis, C.V. Mosby, Co., 1952.
LEVINE, P.: BACKER, M., WIGOD, M. & PONDER, R.: A New Human Hereditary Blood Property (Cellano) Present in 99,8% of All Bloods. *Science, 109*:464, 1949.
LEVINE, P., BOBBITT, O.B., WALLER, R.K. & KUHMICHEL, A.B.: Isoimmunization by a New Blood Factor in Tumor Cells. *Proc. Soc. Exper. Biol. & Med., 77*:403, 1951.
LEVINE, P., BURNHAM, L., KATZIN, E.M. & VOGEL, P.: The Role of Isoimmunization in the Pathogenesis of Erythroblastosis Fetalis. *Am. J. Obst. & Gynec., 42*:925, 1951.
LEVINE, P., FERRARO, L.R. & KOCH, E.: Hemolytic Disease of the Newborn Due to Anti-S. A Case Report with a Review of 12 Anti-S Sera Cited in the Literature. *Blood, 7*:1.030, 1952.
LEVINE, P. & KATZIN., E.M.: Isoimmunization in Pregnancy and the Varieties of Isoagglutinins Observed. *Proc. Soc. Exper. Biol. & Med., 45*:343, 1940.
LEVINE. , P., KATZIN, E.M. & BURNHAM, L.: Isoimmunization in Pregnancy: Its Possible Bearinge on Etiology of Erythroblastosis Fetalis, *J.A.M.A., 116*:825, 1941.
LEVINE, P., KATZIN, E.M., VIGEL, P. & BURNHAM, L.: The Antigenicity of the Rh Blood Factor in Transfusion and Pregnancy. Its Role in the Etiology of Erythroblastosis Fetalis. *In* Mudd, S. & Thalhimer, W.: *Blood Substitutes and Blood Transfusion.* Springfield, Charles C. Thomas, 1942.
LEVINE, P., KUHMICHEL, A.B., WIGOD, M. & KOCH, E.: A New Blood Factor's Allelic to S. *Proc. Soc. Exper. Biol. & Med., 78*:218, 1951.
LEVINE, P. & STETSON, R.E.: An Unusual Case of Intragroup Agglutination. *J.A.M.A., 113*:126, 1939.
LEVINE, P., STOCK, A.H., KUHMICHEL, A.B. & BRONIKOVSKY, N.: A New Human Blood Factor of Rare Incidence in the General Population. *Proc. Soc. Exper. Biol. & Med., 77*:402, 1951.
LEVINE, P., VOGEL, P., KATZIN, E.M. & BURNHAM, L.: Pathogenesis of Erythroblastosis Fetalis: Statistical Evidence. *Science, 94*:371, 1941.
LEVINE, P. & WALLER, R.K.: Erythroblastosis Fetalis in the First Born. Prevention of its most Severe Forms. *Blood, 1*:133, 1946.
LEVINE, P., WIGOD, M., BACKER, A.M. & PONDER, R.: The Kell-Cellano (K-k) Genetic System of Human Blood Factors. *Blood, 4*:869, 1949.
LILEY, A.W.: Liquor Amnii Analysis in the Management of the Pregnancy Complicated by Rhesus Sensitization. *Am. J. Obstet. & Gynec., 82*:359, 1961.
LILEY, A.W.: Intrauterine Transfusion of Fetus in Hemolytic Disease. *Brit. Med. J., 2*:1.107, 1963.
LILEY, A.W.: Error in the Assessment of Hemolytic Disease from Amniotic Fluid. *Am. J. Obstet. & Gynec., 86*:485, 1963.
LINCH, M.J. *et al.*: *Medical Laboratory Technology and Clinical Pathology.* Philadelphia, London & Toronto, W.B. Saunders Company, 1969.
MATSON, A.G. & ROBERTS, H.J.: Distribution of the Blood Groups M-N and Rh Types among Eskimos of the Koskowin Basin in Western, Alaska. *Am. J. Phys. Anthrop., 7*:109, 1949.
MEDINA, J., LACAZ, C.S., COSTA FERREIRA, H. & MELLONE, O.: A Profilaxia da Eritroblastose Fetal. Fatores que intervêm no Fenômeno da Isoimunização. *Rev. Bras. Med., 3*:349, 1947.
MELLONE, O.: Importância da Transfusão de Sangue na Etiologia da Doença Hemolítica do Recém-nascido. *Rev. A.M.B., 1*:89, 1954.
MESQUITA, M.P. & LEITE, RIBEIRO, V.R.: Pesquisas sobre o fator Rh na cidade do Rio de Janeiro. *O Hospital, 32*:505, 1947.

MINGIONE, C.J.G. E VIEIRA, A.: Incidência de Anticorpos Eritrocitários em Banco de Sangue do Hospital A. C. Camargo. *LAES, 12*:26, 1991.

MOHN, J.F. & WITEBSKY, E.: Studies on Rh Antibodies III. Analysis of a Zone Phenomenon in an Rh Antiserum Split by Dialysis into Four Fractions. *J. Lab. & Clin. Med., 33*:1.369, 1948.

MOLD, J.W., IANNONE, A.D. & WRONOSKI, A.W.: Factors in Prenatal Prognosis of Hemolytic Disease of the Newborn Due to Rh Immunization. *Am. J. Obst. & Gynec., 96*:883, 1966.

MOLLER, G. & WIGZELL, H.: Antibody Synthesis at the Cellular Level: Antibody-Induced Suppression of 19S and 7S Antibody Response. *J. Exp. Med., 121*:969, 1965.

MOLLISON, P.L. & CUTBUSH, M.: Haemolytic Disease of the Newborn: Criteria of Severity. *Brit. M.J., 1*:123, 1949.

MOLLISON, P.L. & CUTBUSH, M.: Haemolytic Disease of the Newborn Due to Anti-A Antibodies. *Lancet, 3*:173, 1949.

MORGANTI, G.: Distribuzione dei Tipi Rh nella Popolazione Italiana. *Il Sangue, 21*:181, 1948.

MORTON, J.A. & PICKLES, M.M.: The Proteolytic Enzyme Test for Detecting Incomplete Antibodies. *J. Clin. Path., 4*:189, 1951.

MOURANT, A.E.: A New Human Blood Group Antigen on Frequent Ocurrence. *Nature, 158*:237, 1946.

MOURANT, A.E.: The Blood Groups of the Basques. *Nature, 160*:505, 1947.

OLIVER, J.G. & ALVAREZ, A.M.R.: *La Transfusion de Sangre y sus Derivados*. Buenos Aires, Emecé, 1952.

OTTENBERG, R.: Studies on Isoagglutination. I. Transfusion and the Question of Intravascular Agglutination. *J. Exper. Med., 13*:425, 1911.

OTTENSOOSER, F.: Anticorpos Específicos em Plantas. *Arq. Biol., 39*:76, 1955.

OTTENSOOSER, F. & PASQUALIN, R.: Tipos Sanguíneos de Índios de Mato Grosso. *O Hospital, 37*:73, 1950.

PENNELL, S.: The Treatment of Erythroblastosis Fetalis by Transfusion with Sedimented Red Cells. *Blood, 5*:107, 1950.

POLAYES, S.H. & McNALLY, J.: Isoimmunization with the A and B Factors and its Relation to Hemolytic Disease of the Newborn. *Am. J. Clin. Path., 18*:375, 1948.

POTTER, E.L. & WILSON, J.R.: Artificial Insemination as a Means of Preventing Erythroblastosis. *J.A.M.A., 127*:458, 1945.

QUEENAN, J.T.: Multiple Intrauterine Transfusion for Erythroblastosis Fetalis. *J.A.M.A., 19*:943, 1965.

QUEENAN, J.T.: Amniocentesis and Transamniotic Fetal Transfusion for Rh Disease. *Clin. Obst. & Gynec. 9 (n.º 2)*:491, 1966.

QUEENAN, J.T. & ADAMS, D.W.: Amniocentesis for Prenatal Diagnosis of Erythroblastosis Fetalis. *Obstet. & Gynecol., 25*:302, 1965.

QUEENAN, J.T. & DOUGLAS, R.G.: Intrauterine Transfusion: A Preliminary Report. *Obstet. & Gynec., 25*:308, 1965.

QUEENAN, J.T. & WYATT, R.H.: Intrauterine Transfusion of Fetus for Severe Erythroblastosis Fetalis. *Am. J. Obst. & Gynec., 92*:375, 1965.

RACE, R.R., SANGER, R. & LAWLER, S.D.: The Antigen D_u *Ann. Engenics, 14*:171, 1948.

RACE, R.R., SANGER, R. & LAWLER, S.D.: Allelomorphs of the Rg Gene C. *Heredity, 2*:237, 1948.

RACE, R.R., SANGER, R., LAWLER, S.D. & BERTINSHAW, D.: The Inheritance of the M-N-S Blood Groups: A Second Series of Families. *Heredity, 3*:205, 1949.

RACE, R.R. & TAYLOR, H.G.L.: The Rare Gene Rh_y in Mother and Son. *Nature, 153*:560, 1944.

RACE, R.R. & TAYLOR, G.L.: Serological Reactions Caused by the Rare Human Gene Rh_z. *Nature, 155*:112, 1945.

RAMOS, J.G. SOUZA PINTO, G.: O Sistema de Grupos Sanguíneos Rh, XVI Congresso Brasileiro de Hematologia, Guarujá, SP. Out., 1983.

RAVEL, R.: *Laboratório Clínico*. Tradução, 4.ª ed., Guanabara Koogan, Rio de Janeiro, 1988.

REZENDE, C.L.: *Contribuição para a Técnica da Exsanguineotransfusão pela Veia Umbilical na Doença Hemolítica do Recém-nascido*. Belo Horizonte, Carneiro & Cia., Editores, Tese, 1957.

REZENDE, J.: *Obstetrícia*, 4.ª edição, Guanabara Koogan, Rio de Janeiro, 1982.

ROBINSON, G.C., PHILLIPS, R.M. & PRYSTOWSKY, M.: Spherocytosis and Increased Fragility Occuring in Erythroblastosis Fetalis Associated with ABO Incompatibility. *Pediatrics, 7*:164, 1951.

ROSEMBERG, S.A. & DAVID, J.R.: Inhibition of leukocyte migration: evaluation of this in vitro assay of delayed hipersensitivity in man to a soluble antigen. *J. Immunol., 105*:1.447, 1970.

RUFFIÉ, J.: *Les Groups Sanguins chez l'Homme Étude Sérologique et Génétique*. Paris, Masson & Cie., Éditeurs, 1953.

SCHWARTZ, RUTH, W.: Abnormalities and Complications of Pregnancy. *In* Berkow, R. & Fletcher, A.J., 1987.

SIMMONS, R.T. & GRAYDON, J.J.: Blood Groups, Subgroups, M. N. Types and Rh Subtypes in Filipinos. *M.J. Australia, 2*:325, 1945.

SIMMONS, R.T. & GRAYDON, J.J.: Blood Group Frequencies in Admiralty Islanders. Further Observations on the Filians and Indonesians, and on Rh Gene Frequencies in some other Races. *M.J. Australia, 1*:577, 1947.

SIMMONS, R.T. & GRAYDON, J.J.: The Rh Blood Types in Australian Aborigenes. *M.J. Australia, 2*:113, 1948.

SIMMONS, R.T., GRAYDON, J.J. & WOODS, E.F.: Further Observations on the Rh and Hr Factors, and the Blood Group Frequencies in Papuans. *M.J. Australia, 1*:537, 1946.

STEWART, M.A., TAYLOR, W.C. & BECK, R.P.: Amniotic Fluid Billirubin Levels and the Rh-Isoimmunized Mother. *Am. J. Obst. & Gynec., 97*:338, 1967.

STRATTON, F. & RENTON, P.H.: The Rhesus Fator D_u, a Note on its Practical Importance. *Brit. M.J., 2*:682, 1949.

SUSSMAN, L.N. & MILLER, E.B.: Un Nouveau Facteur Sanguin Vel. *Rev. d'Hémat., 7*:368, 1952.

TETRY, A.: *Le Système Sanguin Rhesus*. Paris, Éditions, Albin Michel, 1950.

THORSBY, E. & BRATLIE, A.: A rapid method for preparation of pure lymphocyte suspensions, *in* P.I. Terazaki: Histocompatibility Testing, Munksgaard, 1970.

TORREGROSA, M.V.: Rh Factor: Incidence of 8 Types among White Puerto Ricans. *Proc. Soc. Exper. Biol. & Med., 60*:215, 1945.

VAN DEN BOSCH, C.: The Very Rare Rh Genitype $R_y r$ (CdE/cde) in a Case of Erythroblastosis Fetalis. *Nature, 162*:781, 1948.

VAN LOGHEM, Jr. J.J., BARTELS, H.L.J.B. & van den HART, M.: La Production d'un Anticorps Anti-C_w par Immunisation Artificielle d'un Donneur Bénévole. *Rev. d'Hémat., 4*:173, 1949.

VAN LOGHEM, Jr. J.J. & REEMPMAKER, J.: La Maladie Hémolytique du Nouveau-né Due à l'Immunisation ABO. Résultats Sérologiques et Observations Cliniques de 400 Familles. *Rev. d'Hémat., 10*:245, 1955.

VERSIANI, W.: O Fator Rh em Belo Horizonte, *Brasil Méd., 60*:367, 1946.

WALKER, A.H.C. & JENNISON, R.F.: Antenatal Prediction of Hemolytic Disease of Newborn. *Brit. Med. J., 2*:1.152, 1962.

WALLER, R.K. & LEVINE, P.: On the Rh and other Blod Factors in Japanese. *Science, 100*:453, 1944.

WALLERSTEIN, H.: The Treatment of Erythroblastosis Fetalis by Substitution Transfusion. *Blood, 3* (Special Issue n.º 2):170, 1948.

WEINER, W., NORRIS, V. & DAVIDSON, S.: Transfusion Treatment of Women of Child-Bearing Age: A Statistical Study of the Incidence of Anti-Rhesus Immunization. *Brit. J., 2*:975, 1952.

WESTBERG, J.A. & MARGOLIS, A.J.: Amniotic Fluid Evaluation and Intrauterine Transfusion for Erythroblastosis Fetalis. *Am. J. Obstet. & Gynec., 92*:583, 1965.

WIENER, A.S.: I. Subdivisions of Group A and Group AB, II. Isoimmunization of A_2 Individual against A_1 Blood, with Special Reference to the Role of the Subgroups in Transfusion Reactions. *J. Immunol., 41*:181, 1941.

WIENER, A.S.: I. Hemolytic Reactions Following Transfusions of Blood of Homologous Group II. Further Observations on the Role of Property Rh, Particularly in Cases without Demonstrable Isoantibodies. *Arch. Path., 32*:227, 1941.

WIENER, A.S.: Hemolytic Transfusion Reactions, III. Prevention with Special Reference to the Rh and Cross-Match Tests. *Am. J. Clin. Path., 12*:302, 1942.
WIENER, A.S.: Role of the Subtypes of Rh in Hemolytic Transfusion Reactions and in Erythroblastosis. *Am. J. Clin. Path., 14*:52, 1944.
WIENER, A.S.: A New Test (Blocking Test) for Rh Sensitization. *Proc. Soc. Exper. Biol. & Med., 56*:173, 1944.
WIENER, A.S.: Pathogenesis of Congenital Hemolytic Disease (Erythroblastosis Fetalis). I. Theoretic Considerations. *Am. J. Dis. Child., 71*:14, 1946.
WIENER, A.S.: Nomenclature of the Rh Blood Types. *Am J. Clin. Path., 17*:165, 1947.
WIENER, A.S.: Heredity of the Rh Blood Types. VII. Additional Family Studies, with Special Reference to the Genes R_z and r_y. Proceedings of the 8th International Congress of Genetics. *Hereditas, Suppl., 500*, 1949.
WIENER, A.S.: Origin of Naturally Occurring Hemagglutinins and Hemolysins: A Review: *J. Immunol., 66*:287, 1951.
WIENER, A.S., BELKIN, R.N.B. & SONN, E.B.: Distribution of the A_1A_2-B-O-M-N and Rh Blood Factors Among Negroes of New York City. *Am. J. Phys. Anthrop., 2*:187, 1944.
WIENER, A.S., NAPPI, R. & GORDON, E.B.: Studies in Rh Sensibilization. I. Methods. II. Effect of Rh-Negative Pregnancies on Rh Antibody Titer. *Blood, 6*:522, 1951.
WIENER, A.S., NAPPI, R. & GORDON, E.B.: Studies in Rh Sensitization. III. Effect of Rh Positive Pregnancies on Rh Antibody Titer. IV. Persistence of Rh Antibodies in Serum of Sensitized Individuals. *Blood, 6*:789, 1951.
WIENER, A.S., NAPPI, P. & GORDON, E.B.: Studies in Rh Sensitization. V. Importance of the Titer of Rh Antibodies in the Sensitized Pregnant Rh-negative Woman for Prognosis. *Am. J. Obst. & Gynec., 63*:6, 1952.
WIENER, A.S. & SONN, E.B.: Permeability of the Human Placenta to Isoantibodies. *J. Lab. & Clin. Med., 31*:1.020, 1946.
WIENER, A.S., SONN, E.B. & YI, C.L.: Blood Groups, Subgroups, M-N and Rh Types of Chinese. *Am. J. Phys. Anthrop., 2*:267, 1944.
WIENER, A.S., ZEPEDA, J.P., SONN, E.B. & POLIVKA, H.R.: Individual Blood Differences in Mexican Indians, with Special Reference to the Rh Blood Types and Hr Factor. *J. Exper. Med., 81*:559, 1945.
WOODROW, J.C. *et al.*: Prevention of Rh Haemolytic Disease: A Third Report. *Brit. Med. J., 1*:279, 1965.
ZIPURSKY, A. *et al.*: Transplacental Foetal Haemorrhage After Placental Injury during Delivery or Amniocentesis. *Lancet, 1*:493, 1971.

23

Diagnóstico de Doenças Infecciosas e Genéticas pela Reação em Cadeia de Polimerase (PCR)

INTRODUÇÃO

A exploração dos ácidos nucléicos de agentes infecciosos é a mudança mais profunda nos anos recentes na prática de patologia clínica. Em princípio, os ácidos nucléicos, que contêm toda a informação genética do organismo, representam o componente molecular mais útil para seu diagnóstico. Em primeiro lugar, a estrutura química dos ácidos nucléicos é exatamente a mesma em qualquer organismo, facilitando a padronização de sua detecção. Em segundo lugar, a seqüência precisa dos nucleotídeos no DNA ou RNA reflete o fenótipo do organismo, permitindo a definição de espécie, cepa ou variante. Em terceiro lugar, cada organismo tem um único genoma, portanto a quantidade de ácido nucléico específico corresponde exatamente à quantidade de organismo, permitindo a quantificação exata do agente infeccioso.

A análise direta de ácidos nucléicos também oferece, em princípio, a melhor abordagem para o diagnóstico de malignidade no ser humano e de doenças genéticas, uma vez que são todas causadas diretamente por mutações no genoma. Assim, a análise de ácidos nucléicos permite o diagnóstico baseado na detecção da causa e não em sintomas ou efeitos secundários.

Até os anos 70, o grande potencial dos ácidos nucléicos no diagnóstico clínico não tinha sido explorado por falta de tecnologias apropriadas. Sem dúvida, o avanço técnico que mais facilitou o início do uso dos ácidos nucléicos na clínica foi a reação em cadeia de polimerase (em inglês, *polymerase chain reaction* ou PCR). Essa reação enzimática permite a detecção, por amplificação, de qualquer fragmento de DNA (ou indiretamente RNA), cuja seqüência seja conhecida. A base da reação é ilustrada na Fig. 23.1.

Existem três componentes cruciais na reação: a enzima (polimerase de DNA) que copia uma fita simples de DNA, produzindo sua fita complementar; dois fragmentos pequenos de DNA de fita simples, iniciadores (*primers*) complementares das duas extremidades do fragmento a ser amplificado; e o DNA molde, que será copiado. Além disso, a reação contém um tampão apropriado para a enzima e os nucleotídeos que serão incorporados no DNA sintetizado. A reação procede através de alterações cíclicas de temperatura. Na primeira etapa, a reação é aquecida a 92-95°C para desnaturar o DNA molde presente, separando suas duas fitas. Na segunda etapa, a temperatura é abaixada para cerca de 55°C, o que permite o emparelhamento dos iniciadores. Na terceira etapa, a temperatura é elevada a 72°C, o que permite à enzima, que é extraída de um organismo adaptado a temperaturas elevadas e assim é termoestável, estender a nova cópia de DNA. Em seguida, a temperatura é elevada a 92°C de novo, para começar um novo ciclo, no qual o DNA sintetizado agora faz parte do DNA molde. Em cada ciclo, a quantidade do fragmento de DNA definido pelo par de iniciadores é amplificada em escala exponencial, até que os reagentes na reação acabem. Normalmente, 25 a 35 ciclos são feitos, que resultam numa amplificação de até um bilhão de vezes do pequeno fragmento de DNA definido pelos iniciadores. As quantidades de DNA produzidas são da ordem de nanogramas, em reações de volume de cerca de 20 μL, suficientes para detecção por tecnologias simples.

PRINCÍPIOS DA APLICAÇÃO DO EXAME

A aplicação mais comum da PCR em diagnóstico é demonstrar a presença ou ausência de determinada seqüência de DNA numa amostra clínica. O exame consiste em três fases: a extração dos ácidos nucléicos da amostra, a amplificação de fragmento de DNA alvo e, por último, a detecção (visualização) dos produtos da amplificação. Quando o alvo do teste é fragmento de RNA e não DNA, a primeira etapa é a conversão de RNA para cDNA usando transcritase reversa. Após essa conversão, todas as etapas subseqüentes são idênticas a qualquer outra PCR. Reações de PCR que envolvem essa etapa preliminar são conhecidas como RT-PCR.

Em princípio, qualquer amostra clínica pode ser examinada por PCR, até fragmentos de biópsias ou peças cirúrgicas preservadas em blocos de parafina por vários anos. Entretanto, a grande maioria de testes são feitos em amostras de sangue, urina, escarro ou outros fluidos biológicos. A abordagem para a extração de DNA dessas amostras é basicamente a mesma e é detalhada adiante. A extração de RNA é mais complexa, devido à alta labilidade dessa molécula, comparada com o DNA. Em geral, a extração de RNA só é necessária para a detecção de certos vírus, como, por exemplo, HIV ou HCV que têm RNA, em vez de DNA, como a forma química de seu genoma ou translocações de cromossomas que são normalmente mais fáceis de detectar através da presença de mRNAs híbridos do que fragmentos de DNA genômico rearranjados.

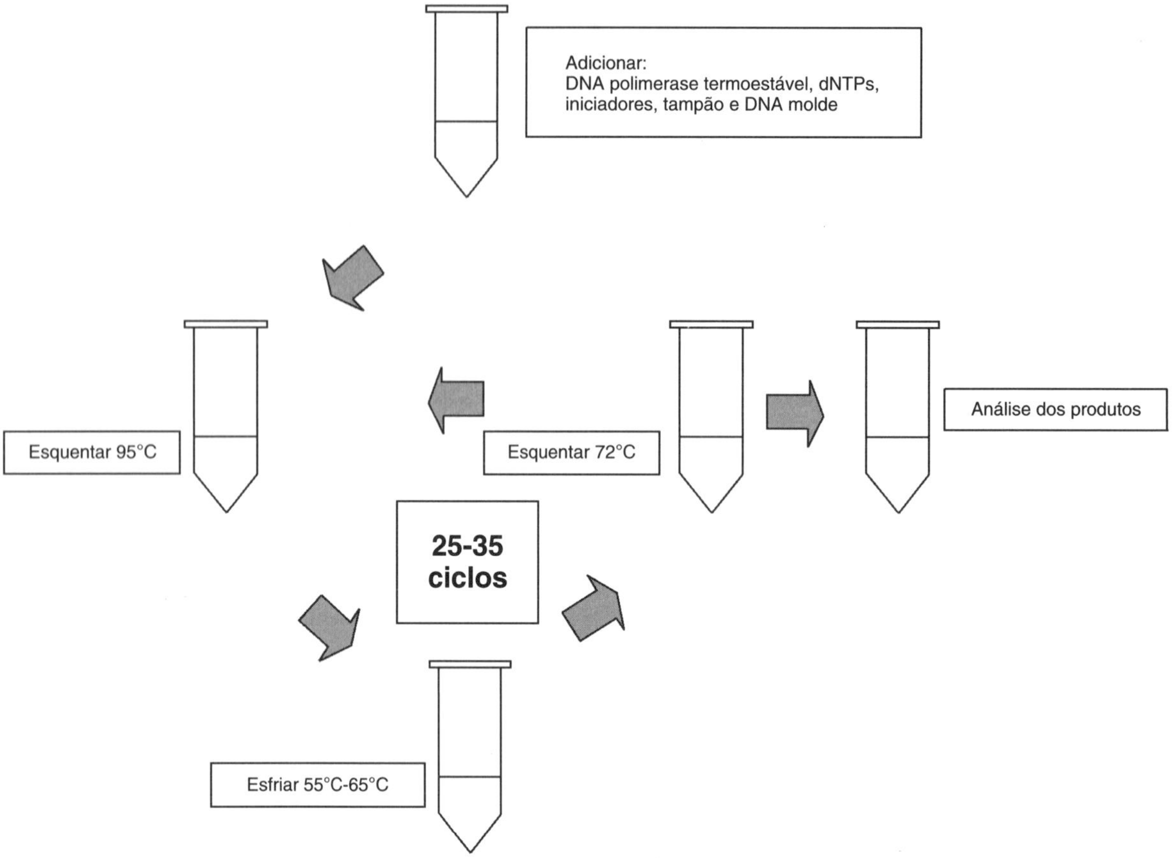

Fig. 23.1 A reação em cadeia de polimerase "PCR".

A reação de amplificação é executada de maneira semelhante, independente do fragmento de DNA a ser amplificado. A especificidade da reação é totalmente determinada pela seqüência dos iniciadores. Estes são desenhados a partir de seqüências conhecidas do genoma de organismo alvo. Os genomas de todos os vírus que causam as principais infecções no homem são bem conhecidos, e os genomas completos de várias bactérias patogênicas como *Haemophilus influenzae*, *Helicobacter pylori* e *Mycoplasma genitalium* também já são completamente determinados. No caso de outras bactérias e os principais parasitos, um número suficiente de genes já foi seqüenciado, e o desenho de iniciadores para PCR não é problema. A seqüência inteira do genoma humano provavelmente será conhecida agora, no ano 2000, permitindo verdadeira explosão de diagnósticos genéticos baseados na análise de DNA. Sempre todos os cuidados devem ser tomados para escolher iniciadores que têm complementaridade somente com o fragmento de DNA de interesse. Invariavelmente, iniciadores são extensivamente testados antes de serem relatados na literatura médica para uso diagnóstico. Assim, recomendamos somente utilizar iniciadores altamente testados e citados na literatura neste contexto. Exemplos de iniciadores para diagnósticos específicos estão listados mais adiante, neste capítulo. A composição exata dos iniciadores determina a temperatura em que eles se pareiam com o DNA molde e assim a temperatura de pareamento usada na reação. As temperaturas usadas para a desnaturação do DNA molde e para a extensão são constantes em todas as reações.

A consideração de maior importância na aplicação da PCR no diagnóstico clínico é de contaminação. A reação é altamente sensível, com a capacidade de detectar uma única cópia de um fragmento de DNA numa amostra. De outro lado, em cada teste diagnóstico milhões de cópias de um fragmento alvo são produzidos. Fragmentos pequenos de DNA são altamente estáveis e pode-se espalhar facilmente no laboratório. A regra fundamental na aplicação de testes baseados em PCR é que a área na qual o DNA é extraído e as reações montadas tem que ser fisicamente separada da área onde os produtos são analisados. Além disso, nunca deve ter um fluxo de material, reagentes, equipamento ou pessoal da área de análise para a área de preparo das reações ou das amostras.

Em cada teste feito por PCR, quatro controles são essenciais. A omissão de qualquer um dos controles pode impossibilitar a interpretação dos resultados. Em primeiro lugar, é essencial um controle negativo, no qual todos os componentes da reação são incluídos, exceto o DNA molde; no seu lugar é colocado um DNA sabidamente sem o alvo do diagnóstico. Além disso, para controlar os possíveis falso-positivos, é incluída uma amplificação, denominada 'branco', que não contém nenhum DNA. A presença de produtos de amplificação nesses tubos-controle no final do teste demonstra que ocorreu contaminação e que os resultados do exame não são confiáveis. Além do controle negativo, são necessários dois controles positivos. No primeiro destes, um DNA molde é incluído, em vez de a amostra ser testada, que sabidamente contém o DNA para ser amplificado. A ausência de produtos após a amplificação nesse tubo demonstra que a reação falhou e tem que ser repetida em sua integridade, normalmente substituindo todos os componentes da reação por novos estoques. O segundo é o controle positivo da qualidade da amostra. Para demonstrar que a amostra foi preparada de maneira adequada e que não contém inibidores capazes de impedir que a reação ocorra eficientemente, um outro par de iniciadores é também utilizado; ele flanqueia uma região do DNA humano tal como parte do gene de globina. Uma vez que o DNA humano é extraído junto com o DNA do organismo a ser diagnosticado, esse controle deve resultar em produtos de amplificação independentemente da positividade ou não da amostra. A ausência de produtos nesse controle positivo impossibilita a interpretação dos resultados daquela amostra. Quando esse controle é negativo, o procedimento normal é de reextrair a amostra. No caso de exames feitos por RT-PCR, esse controle tem que também incluir o uso de transcriptase reversa para demostrar que RNA de boa qualidade foi preparado. Então esse controle envolverá duas etapas, transcriptase reversa e amplificação, e usará um mRNA conhecido, ou até adicionado à amostra original, como controle. Exemplo desse tipo de PCR é o exame para Cromossoma Philadelphia, descrito adiante.

A detecção dos produtos da reação é altamente padronizada e independente da especificidade dos iniciadores que estão sendo utilizados. A maneira mais simples de detectar a presença de um produto é por eletroforese, já que o tamanho exato do produto é conhecido. Recomendamos o uso de géis de acrilamida corados pela prata para esse fim. Tais géis evitam o uso de reagentes carcinogênicos e luz ultravioleta necessários para a detecção do DNA em géis de agarose, e também podem ser secados e guardados, evitando a necessidade de fotografá-los.

SEPARAÇÃO DE CÉLULAS

A preparação de soluções está descrita adiante, em Reagentes e Preparo de Soluções.

Sangue (separação de leucócitos)

Baixa Escala

- Colocar 1 mL de sangue total em um tubo Eppendorf de 2,0 mL.
- Adicionar 1,0 mL de Tris-EDTA (TE).
- Vortexar.
- Centrifugar por 2 minutos, a 14.000 rpm.
- Descartar o sobrenadante, deixando as células no tubo.
- Repetir o procedimento, desde a adição de 1 mL de TE, por 3 vezes, para lisar todas as hemácias, deixando os leucócitos. Se o *pellet* formado não for usado logo a seguir, congelá-lo a −20°C. Se for para uma extração de RNA, guardar a −70°C.

Alta Escala

- Diluir 10 mL de sangue, colhidos em presença de EDTA, em 10 mL de *Phosphate Buffered Saline Solution.*
- (PBS) 1 × pH 7,4.
- Colocar 20 mL de uma solução de *Ficoll-Hypaque* em um tubo limpo, previamente identificado.
- Acrescentar, lentamente, o sangue diluído.
- Centrifugar por 30 minutos, a 1.200 rpm.
- Separar as células — halo branco — e transferi-lo para outro tubo limpo, de 15 mL.
- Completar o volume do tubo com PBS 1 × e centrifugar por 20 minutos, a 2.000 rpm.
- Aspirar a solução e ressuspender o agregado de células em 10 mL de PBS 1 ×.
- Centrifugar novamente a 2.000 rpm, por 10 minutos.
- Aspirar o sobrenadante, lavar mais uma vez com PBS 1 ×. Se o *pellet* formado não for usado logo a seguir, congelá-lo a −20°C. Se for para extração de RNA, guardar a −70°C.

Líquido Amniótico e Líquor (LCR)

- Centrifugar 2 mL de líquido amniótico, durante 5 minutos, em rotação de 14.000 rpm.
- Descartar o sobrenadante. Se o *pellet* formado não for usado logo a seguir, congelá-lo a −20°C. Se for para uma extração de RNA, guardar a −70°C.

Tratamento de Amostras Emblocadas em Parafina

- Cortar quatro fatias, de 6 micra cada, do bloco.
- Centrifugar por três segundos, a 3.000 rpm.
- Adicionar 200 μL de TEP (Tris/EDTA/PK).
- Vortexar e centrifugar novamente, por três segundos, a 3.000 rpm.
- Colocar no banho-maria, a 55°C, por sete dias. Todos os dias deve-se centrifugar por três segundos, a 3.000 rpm, e vortexar o tubo com a amostra. No sétimo dia, olhar se a amostra já está dissolvida o suficiente para permitir a purificação do DNA. Usar, para a purificação, o protocolo de fenol-clorofórmio (descrito adiante) ou *kits* existentes no mercado (*Pharmacia Biotech/Gibco– Life Technologies*).

Urina

- Vortexar todo o volume recebido.
- Transferir oito a 12 mL para um tubo limpo.
- Centrifugar por 15 minutos, em rotação de 3.000 rpm.
- Desprezar o sobrenadante. Se o *pellet* formado não for usado logo a seguir, congelá-lo a −20°C. Se for para uma extração de RNA, guardar a −70°C.

EXTRAÇÃO DO DNA

A extração do DNA consiste basicamente em três etapas. A primeira é a fase da lise da membrana celular e nuclear, para liberação do DNA, seguida da digestão das proteínas. A segunda etapa é determinada pela remoção da proteína desnaturada, e a última consiste na precipitação para purificar os ácidos nucléicos (isolar o DNA). Neste capítulo, descreveremos uma das maneiras de se fazer a extração do DNA. Se usarmos a separação de células em baixa escala já descrita, as duas fases seguintes serão feitas por *kits*; já existem alguns, de várias empresas (da *Amersham Pharmacia Biotech*, por exemplo), disponíveis no mercado, que funcionam muito bem. Se a opção for por não os usar, usar a separação de sangue em alta escala há pouco descrita, onde o rendimento do ácido nucléico será maior. Os reagentes e a preparação das soluções estão descritos no final deste capítulo.

É essencial o uso de luvas para proteção do técnico.

- Acrescentar ao agregado de células (*pellet*) 2 mL de uma solução de TES e 10 μL de proteinase K (20 mg/mL).
- Incubar por 14/16 horas, a 37°C, ou por quatro horas, a 55°C, para que ocorram a lise e a digestão das proteínas.
- Adicionar igual volume — adquirido na etapa anterior — de fenol (ver preparo de soluções).
- Agitar por cinco minutos (lentamente para evitar a quebra do DNA).

- Centrifugar por 10 minutos, na rotação de 3.000 rpm.
- Retirar o sobrenadante (fase aquosa) e colocá-lo em outro tubo limpo, previamente identificado.
- Neste tubo com o sobrenadante, acrescentar o mesmo volume de clorofórmio e álcool isoamílico.
- Agitar, suavemente, por cinco minutos e centrifugar por mais 10 minutos, na rotação de 3.000 rpm.
- Retirar o sobrenadante e, novamente, colocá-lo em tubo limpo, identificado.
- Novamente, neste tubo com o sobrenadante, acrescentar o mesmo volume de clorofórmio e álcool isoamílico.
- Agitar, delicadamente, por cinco minutos e centrifugar por mais 10 minutos, na rotação de 3.000 rpm.
- Retirar o sobrenadante, colocando-o em outro tubo identificado e limpo.
- Acrescentar 2,5 vezes do volume do sobrenadante de etanol absoluto gelado.
- Do volume total do tubo, acrescentar 1/10 (um décimo) de acetato de sódio, 0,3 M pH 6.
- Deixar precipitar por 14/16 horas, a −20°C, ou por uma hora, a −70°C.
- Centrifugar por vinte minutos, a 12.000 rpm.
- Descartar o sobrenadante.
- Lavar com 1 mL de etanol, a 70%, gelado.
- Centrifugar por 10 minutos, a 12.000 rpm, descartar o sobrenadante.
- O precipitado é seco e ressuspendido em 200 μL de tampão TE.

EXTRAÇÃO DE RNA

O protocolo descrito usa células mononucleares separadas do sangue, em alta escala (descrita anteriormente). É essencial o uso de luvas ao longo da extração, para evitar não só a contaminação do técnico mas também a degradação do RNA.

- Colocar 1 mL de RNAzol™ B (*tel-test Inc.*) em cima do *pellet* de células (deve estar a 4°C) conseguido através da separação do sangue.
- Agitar suavemente até ressuspender o *pellet*.
- Adicionar 100 μL de clorofórmio puro.
- Agitar suavemente e incubar a 4°C, por 15 minutos.
- Centrifugar por 15 minutos, também a 4°C, a 14.000 rpm.
- Retirar a fase aquosa e transferi-la para o tubo previamente identificado.
- Adicionar 800 μL de álcool iso-propílico, gelado.
- Incubar por 14-16 horas a −20°C ou por duas horas a −70°C.
- Após a incubação, centrifugar por 15 minutos, a 14.000 rpm.
- Retirar o sobrenadante.
- Lavar com 1 mL de etanol 75%, diluído com água com dietilpirocarbonato — DEPC (100 mL de água mili-Q mais 100 μL do DEPC, autoclavar).
- Centrifugar por 10 minutos, a 4°C, a 14.000 rpm.
- Retirar o sobrenadante e deixar o tubo invertido, para secar, durante 30 minutos.
- Ressuspender o RNA em 40 μL de DDW (tratada com DEPC).
- Acrescentar 1 μL de inibidor de ribonuclease (RNAsin da Promega).

A partir daqui, inicia-se o procedimento de síntese de cDNA de fita simples, com iniciadores aleatórios.

- Agitar suavemente e deixar, durante 10 minutos, a 56°C, para desnaturação do mRNA.
- Separar 5 μL de RNA, preparado como descrito anteriormente, em tubo de 500 μL.
- Acrescentar, para cada amostra: 0,3 μL de $Pd(N)_6$ (iniciador aleatório) diluído em 14,7 μL de água DDW, tratada com DEPC.
- Colocar duas gotas de óleo mineral puro.
- Colocar a 70°C, por 10 minutos.
- Incubar no gelo, por aproximadamente cinco minutos, para evitar a renaturação do RNA (enquanto estiver fazendo o pré-mix a seguir).
- Em outro tubo, de 1 mL, fazer um pré-mix (multiplicar esse conjunto pelo número de amostras); 6 μL de First Strand — tampão 5 × (*Gibco—Life Technologies*) + 3 μL de DTT 0,1 M + 1,5 μL de dNTPs 10 mM.
- Acrescentar esse pré-mix ao tubo de 500 μL com o RNA.
- Incubar por dois minutos a 42°C (no termociclador).
- Ainda no termociclador, sem retirar os tubos, acrescentar 1 μL de enzima de transcriptase reversa (*Super Script II da Gibco BRL*).
- Incubar a 42°C, por 50 minutos.
- Guardar o cDNA sintetizado no *freezer* a −20°C.

PREPARAÇÃO E EXECUÇÃO DE GÉIS DE POLIACRILAMIDA, CORADOS PELA PRATA

A preparação das soluções está descrita no final deste capítulo.

- Limpar bem, com lenço de papel embebido em álcool, as placas do aparato do aparelho de eletroforese (*mini-PROTEAN II Electrophoresis System — Bio-Rad Laboratories*), onde será colocada a solução polimerizadora que será o gel.
- Preparar a solução polimerizadora (6 mL de TBE, 6 μL de TEMED e 60 μL de APS).
- Aplicá-la entre as placas, com auxílio de uma pipeta de vidro, evitando a formação de bolhas e certificando-se de que toda a placa foi coberta.
- Colocar os pentes, rápida mas cuidadosamente, para que as canaletas sejam bem formadas.
- Após a polimerização, retirar o pente, lavar as canaletas com DDW para retirar os excessos de poliacrilamida e montar os suportes do aparato.

Coloração de gel de acrilamida pela prata.

- Colocar os géis, retirados do aparato, na solução fixadora.
- Agitar, com cuidado, por quatro a cinco minutos.
- Retirar o fixador e reservar.
- Acrescentar a solução de nitrato de prata, tendo o cuidado de colocá-la na cuba, nunca despejando sobre os géis.
- Agitar por cinco minutos.
- Desprezar a solução e lavar com água mili-Q, por 10 segundos.
- Colocar o revelador e agitar até alcançar a coloração desejada.
- Jogar fora a solução e recolocar a solução fixadora inicial, reservada.

AMPLIFICAÇÃO DO GENE DE GLOBINA COMO CONTROLE INTERNO POSITIVO DE DIAGNÓSTICOS POR PCR

- Identificar e enumerar os tubos para as amostras, um controle positivo, um controle negativo e um branco (colocar água em vez de DNA), que é indicador de que não houve contaminação, na reação.
- Para se preparar um pré-mix, multiplicar os volumes estabelecidos de cada reagente pelo número de amostras, acrescidos dos controles. Preparação do pré-mix: 2 μL de tampão 10 $\times$ + 0,4 μL de dNTPs 10 mM + 0,2 μL de PCO_3 20 mM + 0,2 μL de PCO_4 20 mM + 0,16 μL de taq polimerase + 14,84 μL DDW + 1,2 μL de $MgCl_2$ 50 mM, por tubo.
- Colocar 19 μL do pré-mix em cada tubo.
- Adicionar 2 μL de DNA, exceto no tubo do branco (controle de contaminação).
- Colocar os tubos no termociclador e executar o seguinte programa: 1) 95°C durante cinco minutos; 2) 55°C durante um minuto; 3) 72°C durante dois minutos; 4) 95°C durante um minuto; 5) 55°C durante um minuto; 6) 72°C durante dois minutos — os passos 4, 5 e 6 devem ser repetidos 33 vezes; 7) 95°C durante um minuto; 8) 55°C durante um minuto; 9) 72°C durante sete minutos.

Para o gel de acrilamida, acrescentar o peso molecular (ØX 174 Hae III) que servirá de referência para o tamanho do fragmento amplificado (a altura da banda).

- Distribuir 5 μL do produto amplificado + 5 μL do tampão de amostra (corante) em cada tubo previamente identificado.
- Aplicá-los nas canaletas do gel de acrilamida e desenvolver a eletroforese, a 88 *V*, tomando cuidado para não deixar o primeiro corante (azul-de-bromofenol) ultrapassar a linha inferior da placa.
- Corar os géis e interpretar o resultado.

Interpretação. A altura da banda que deverá formar-se nos casos em que a globina estiver presente é de 120 pares de base, conforme Fig. 23.2. O excesso de DNA pode deixar um rastro no gel, ou quantidades pequenas podem produzir uma banda fraca. Caso o controle positivo e o branco tenham funcionado e a globina não, reextrair o DNA da amostra. Se persistir com ausência de banda, solicitar nova coleta. Caso as bandas tenham aparecido e os controles funcionado bem, prosseguir para a PCR específica.

DETECÇÃO DE DNA DE CITOMEGALOVÍRUS POR PCR

A técnica para diagnóstico de infecção por citomegalovírus (CMV) é exemplo de PCR simples, de DNA. O uso de *hot start* (Hot Start — *Storage and Reaction Tubes* $_{TM}$ — MβP™) é opcional, mas aumenta a especificidade da reação. O *hot start* envolve tubos especiais que contêm parafina solidificada em seu interior. Essa metodologia garante a especificidade do exame (impede o aparecimento de bandas inespecíficas no gel), porque evita que o DNA presente na amostra comece a elongar antes do tempo, no aumento da temperatura. O que garante que isto não ocorra é a separação da enzima dos iniciadores, conseguida através da parafina. A Fig. 23.3 mostra um gel de acrilamida de uma

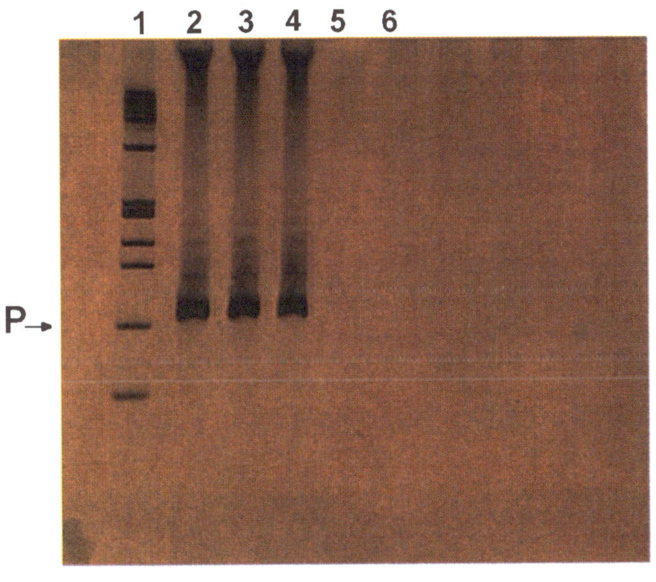

Fig. 23.2 Gel de poliacrilamida, corado pela prata, de uma PCR com iniciadores específicos para o gene de β-globina humana, controle interno da reação. A banda específica, de 120 pares de base, aparece indicada pela seta com a letra P (Produto).
1) Padrão de peso molecular
2) Amostra positiva
3) Amostra positiva
4) Amostra positiva
5) Amostra negativa
6) Branco

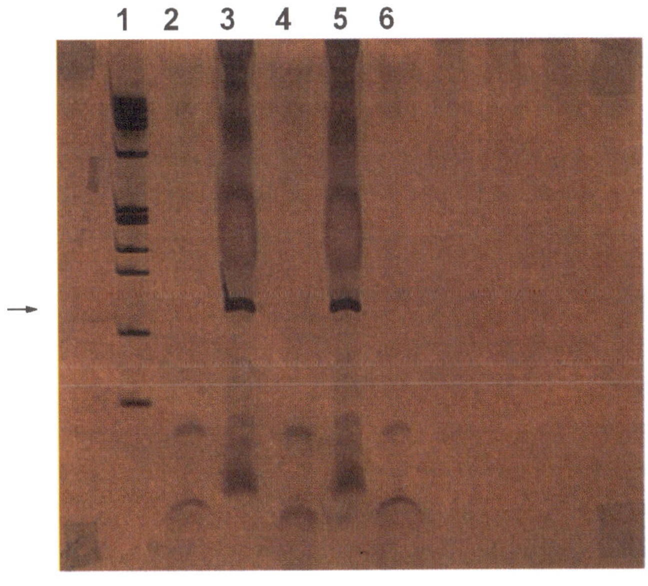

Fig. 23.3 Gel de poliacrilamida, corado pela prata, dos produtos de uma PCR com iniciadores específicos — LA1 e LA2 — para citomegalovírus (CMV). A banda específica, com 136 pares de base, está indicada pela seta, com a letra P (Produto).
1) Padrão de peso molecular
2) Controle negativo
3) Controle positivo
4) Amostra negativa
5) Amostra positiva
6) Branco

PCR para amplificação de DNA de CMV, a partir de sangue periférico, usando-se *hot start*.

Por parte do paciente, não é necessário nenhum preparo especial para a realização do exame, nem mesmo jejum, e o material a ser utilizado pode variar. No caso de sangue, que é o material de excelência, são necessários 5 mL, com EDTA (não usar heparina).

- Após a certificação de que há DNA de boa qualidade na amostra (através da amplificação do gene de globina), rotular adequadamente tubos de *hot start* para cada amostra, um controle negativo, um controle positivo e um branco.
- Para a PCR específica, preparar o pré-mix, multiplicando os volumes estabelecidos de cada reagente pelo número de amostras, acrescidos dos controles. Preparação do 1.º pré-mix: 2,5 μL de tampão 10 × + 1,0 μL de dNTPs 10 mM + 3,0 μL de $MgCl_2$ 50 mM + 1,0 μL de LA1 + 1,0 μL de LA2 + 16,5 μL DDW, por tubo.
- Distribuir 25 μL em cada tubo.
- Levar o tubo a 95°C, por três minutos. A parafina irá desprender-se da parede do tubo e formar a capa sobre esta solução.
- Esperar a parafina solidificar, aproximadamente um minuto, à temperatura ambiente.
- Fazer o 2.º pré-mix: 2,5 μL de tampão 10 × + 17,2 μL DDW + 0,3 μL de taq polimerase, por tubo.
- Distribuir 20 μL em cada tubo.
- Assim que o 2.º pré-mix estiver distribuído nos tubos das amostras e controles, acrescentar 5 μL do cDNA de cada paciente no tubo previamente identificado.
- Colocar no termociclador, seguindo o programa: 1) 94°C durante três minutos; 2) 94°C durante 30 segundos; 3) 72°C durante dois minutos — os passos 2 e 3 deverão ser repetidos 40 vezes.

Para o gel de acrilamida, acrescentar o peso molecular que servirá de referência para a altura da banda (pares de base).

- Distribuir 5 μL do produto amplificado + 5 μL do tampão de amostra em cada tubo previamente identificado.
- Distribuí-los nas canaletas do gel de acrilamida e desenvolver a eletroforese, tomando cuidado para não deixar o primeiro corante (azul-de-bromofenol) ultrapassar a linha inferior da placa.
- Corar o gel e interpretar o resultado.

Interpretação. Se os controles funcionaram e na canaleta do paciente houver aparecido uma banda com 136 pb, o resultado é positivo, ou seja, aquele paciente tem infecção ativa por citomegalovírus (ver Fig. 23.3). Caso o paciente tenha sorologia negativa, isso significa que ele está em uma janela imunológica onde o paciente já é portador do vírus, e que ele está em atividade, mas seu sistema imunológico ainda não produziu os anticorpos. Se não houver aparecido a banda específica, o resultado é "não detectado". Caso o paciente tenha sorologia positiva e a PCR seja negativa, isto quer dizer que ele tem resposta imunológica (anticorpos para CMV), mas não infecção ativa; não há vírus replicando naquele momento, o que dispensa tratamento.

Outros organismos podem ser detectados, utilizando-se esta metodologia, bastando, portanto, trocar os iniciadores específicos para cada um deles. Por exemplo, *Pneumocystis carinii*, herpes vírus etc. Uma listagem com alguns organismos e seus respectivos iniciadores está adiante, neste capítulo.

Seqüência dos iniciadores (*primer*) de CMV:
LA1: 5′CGCAACCTGGTGCCCATGG 3′ e
LA2: 5′CGTTTGGGTTGCGCAGCGGG 3′
(CABALLERO O.L. *et al.*, 1997.)

DETECÇÃO DE DNA DE *Toxoplasma gondii* POR *NESTED*-PCR

A metodologia para detecção do *Toxoplasma* é exame de *nested*-PCR, que se constitui de duas PCRs seguidas, e os iniciadores da segunda reação pareiam em sítios internos ao produto da primeira região. É importante lembrar que este é método altamente sensível à contaminação, pois a segunda PCR é feita de produto previamente amplificado. Certifique-se de estar sendo bem rigoroso com as regras básicas anticontaminação e principalmente com os controles negativo e branco. A Fig. 23.4 mostra um gel de acrilamida com resultado de diagnóstico de *T. gondii,* de amostras extraídas a partir de líquido amniótico.

Não há nenhum preparo especial para a realização do exame. Em casos de sangue, são necessários 5 mL, colhidos na presença de EDTA, ou 2-3 mL de líquido amniótico que segue o mesmo protocolo de extração que o sangue. O uso de colunas (*GlassMAX* DNA isolation *Spin Cartridge System, GibcoBRL*[R], *Life Technologies*) nestes casos é recomendado, pois elas funcionam muito bem.

- Após a certificação de que há DNA de boa qualidade na amostra (através do gel de amplificação do gene de globina), rotular adequadamente os tubos de *Eppendorf* para cada amostra, um controle positivo, um controle negativo e um branco.

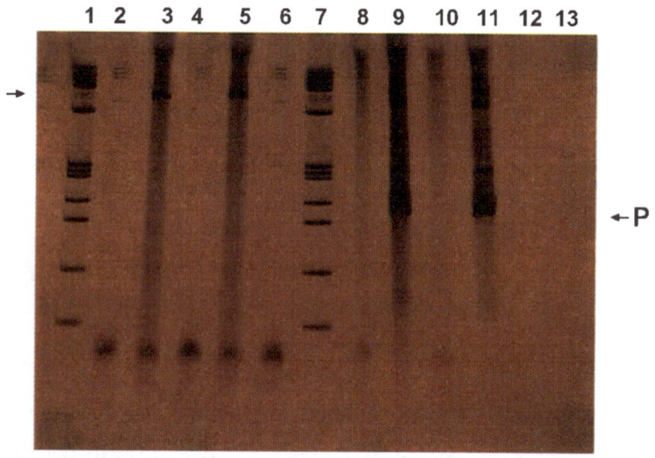

Fig. 23.4 Gel de poliacrilamida, corado pela prata, dos produtos de uma *nested*-PCR com iniciadores específicos — *Ext1, Ext2, T1 e T4* — para *Toxoplasma gondii.* Na 1.ª PCR, do número 1 ao número 6, foram usados os iniciadores ext1 e ext2. A banda, indicada pela seta da esquerda, tem 762 pares de base. Na 2.ª PCR, complementando a 1.ª, do número 7 ao 13, foram usados os iniciadores T1 e T4. A banda específica, indicada pela seta da direita, com a letra P (Produto) tem 193 pares de base. O produto das duas PCRs foi aplicado no mesmo gel.

1) Padrão de peso molecular
2) Controle negativo
3) Controle positivo
4) Amostra negativa
5) Amostra positiva
6) Branco
7) Padrão de peso molecular
8) Controle negativo
9) Controle positivo
10) Amostra negativa
11) Amostra positiva
12) Branco da 1.ª reação
13) Branco da 2.ª reação

- Para se preparar um pré-mix para PCR, multiplicar os volumes estabelecidos de cada reagente pelo número de amostras, acrescidos dos controles. Preparação do 1.º pré-mix: 2,5 μL de tampão 10 × + 0,5 μL de dNTPs 10 mM + 0,15 μL de taq polimerase + 1,5 μL de $MgCl_2$ 50 mM + 0,5 μL de ext1 + 0,5 μL de ext2 + 18,35 μL DDW, por tubo.
- Distribuir 24 μL em cada tubo.

• Assim que o 1.º pré-mix estiver distribuído nos tubinhos das amostras e controles, acrescentar 1 μL do DNA de cada paciente no tubo previamente identificado.
• Colocar no termociclador, seguindo o programa: 1) 94ºC durante cinco minutos; 2) 58ºC durante um minuto; 3) 72ºC durante um minuto; 4) 94ºC durante um minuto — os passos 2, 3 e 4 devem ser repetidos 23 vezes; 5) 58ºC durante um minuto; 6) 72ºC durante cinco minutos.
• Fazer o 2.º pré-mix: 2,5 μL de tampão 10 × + 0,5 μL de dNTPs 10 mM + 0,15 μL de taq polimerase + 1,5 μL de $MgCl_2$ 50 mM + 0,5 μL de T1 + 0,5 μL de T4 + 17,35 μL DDW.
• Distribuir 23 μL em cada tubo. Adicionar 2 μL do produto amplificado na 1.ª PCR.
• Colocar no termociclador, seguindo o programa: 1) 94ºC durante cinco minutos; 2) 60ºC durante um minuto; 3) 72ºC durante um minuto; 4) 94ºC durante um minuto — os passos 2, 3 e 4 devem ser repetidos 23 vezes; 5) 60ºC durante um minuto; 6) 72ºC durante cinco minutos.

Para o gel de acrilamida, acrescentar o peso molecular que servirá de referência para a altura da banda (pares de base).

• Distribuir 5 μL do produto amplificado + 5 μL do tampão de amostra (corante) em cada tubo previamente identificado.
• Aplicar o volume total nas canaletas do gel de acrilamida e desenvolver a eletroforese, tomando cuidado para não deixar o primeiro corante ultrapassar a linha inferior da placa.
• Corar o gel e interpretar o resultado.

Interpretação. Se os controles funcionaram e na canaleta do paciente houver aparecido uma banda com 193 pb, o resultado é positivo, ou seja, aquele paciente tem infecção ativa por *T. gondii*. Caso o paciente tenha sorologia negativa, significa que temos aí uma janela imunológica onde o paciente já está infectado pelo parasita, mas seu sistema imunológico ainda não produziu os anticorpos. Se não houver aparecido a banda específica, o resultado é "não detectado". Caso o paciente tenha sorologia positiva e a PCR seja negativa, isso quer dizer que ele tem resposta imunológica (anticorpos para toxoplasma), mas não infecção ativa, o que dispensa tratamento.

Seqüência dos iniciadores de *Toxoplasma gondii*:
T1: 5′GGAACTGCATCCGTTCATGAG
T2: 5′TCTTTAAAGCGTTCGTGGTC
Ext1: 5′TTCACTCCATCTCTCGTCTTC
Ext2: 5′TGGGAGAAAAAGAGGAAGAGA
(BURG, J.L. *et al.*, 1989.)

DETECÇÃO DA PRESENÇA DE TRANSLOCAÇÃO[9,22] (CROMOSSOMA PHILADELPHIA) POR *REVERSE TRANSCRIPTASE* PCR (RT-PCR)

A maior incidência da Leucemia Mielóide Crônica (LMC) é na quarta década de vida, podendo afetar também crianças e idosos. A LMC origina-se da transformação de uma célula tronco pluripotente e sua expansão monoclonal.

Citogeneticamente, é possível detectar esta patologia através do Cromossoma Philadelphia, que resulta da translocação recíproca do material genético entre o braço longo do cromossoma 9 e o braço longo do cromossoma 22. Desta fusão origina-se o gene quimérico BCR/ABL, com atividade tirosinoquinase. Devido às limitações e, algumas vezes, incerteza da citogenética, a análise molecular para diagnóstico da LMC veio como complemento no auxílio à clínica.

Dentro do diagnóstico molecular, a técnica mais usada e com maior sensibilidade e especificidade é a RT-PCR para a detecção do RNA mensageiro do gene quimérico.

As Figs. 23.5 e 23.6 ilustram o teste diagnóstico para Cromossoma Philadelphia, de amostras extraídas a partir de sangue periférico. A Fig. 23.5 mostra a amplificação do DNA com iniciadores A e C, que funcionam como o controle interno da reação. A Fig. 23.6 mostra a amplificação do DNA com iniciadores D e E, que é a PCR específica para a translocação[9,22].

O exame pode ser feito em sangue periférico (8 mL) ou da medula (3 mL), quando se tratar de diagnóstico; para diagnóstico de doença residual mínima, é aconselhável que o teste seja realizado na medula, uma vez que pode ser detectada antes que no sangue.

• Extrair o RNA e sintetizar o cDNA de simples fita, como detalhado anteriormente. Em seguida, fazer um controle análogo ao de globina, mas específico para RNA. Isto é feito usando iniciadores "A/C", que amplificam o RNA.
• Rotular os tubos de *hot start (Hot Start — Storage and Reaction Tubes* ™ — MβP™) para cada amostra e para os controles positivo, negativo e branco.

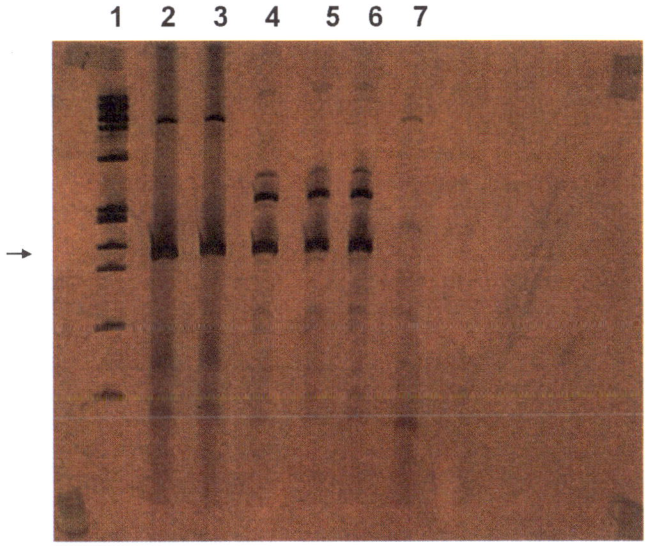

Fig. 23.5 Gel de poliacrilamida, corado pela prata, de uma PCR com iniciadores específicos — *A* e *C* — para Cromossoma Philadelphia que funciona como controle interno da reação. A banda para controle interno é de 180 pb, indicada pela seta, à esquerda. Primeira PCR, todas com controle interno positivo.
1) Padrão de peso molecular
2) Controle negativo
3) Controle positivo
4) Amostra negativa
5) Amostra positiva
6) Amostra positiva
7) Branco

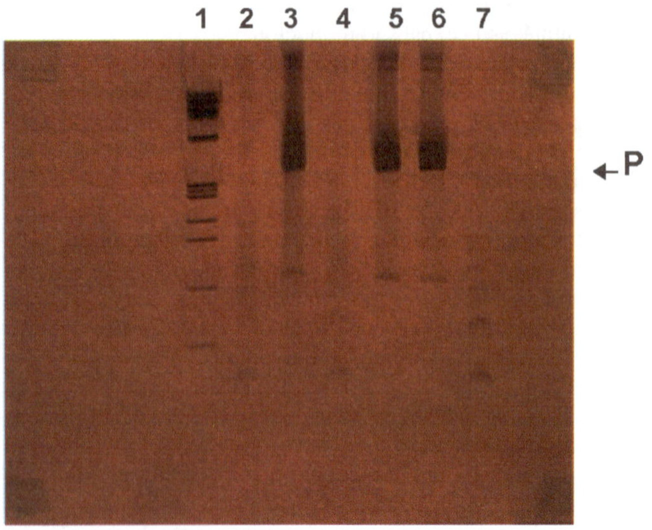

Fig. 23.6 Gel de poliacrilamida, corado pela prata, de uma PCR com iniciadores específicos — *D* e *E* — para Cromossoma Philadelphia. A banda específica, indicada pela seta à direita, com a letra P (Produto), é de 304/379 pares de base. Segunda PCR, das mesmas amostras.
1) Padrão de peso molecular
2) Controle negativo
3) Controle positivo
4) Amostra negativa
5) Amostra positiva
6) Amostra positiva
7) Branco

- Para se preparar o pré-mix, multiplicar os volumes estabelecidos de cada reagente pelo número de amostras, acrescidos dos controles. Preparação do 1.º Pré-mix (*lower*): 1,75 μL de tampão 10 × + 0,5 μL de dNTPs 10 mM + 0,75 μL de $MgCl_2$ 50 mM + 0,5 μL de iniciadores A/C + 8,5 μL DDW, por tubo.
- Distribuir 12,5 μL por tubo.
- Levar a 95°C , por três minutos. A parafina vai desprender-se da parede do tubo e formar a capa sobre esta solução.
- Esperar a parafina solidificar e colocar, sobre ela, o 2.º pré-mix (*upper*).
- 2.º pré-mix (*upper*): 1,75 μL de tampão 10 × + 0,2 μL de taq polimerase + 9,55 μL DDW, por tubo.
- Distribuir 11,5 μL por tubo.
- Assim que o 2.º pré-mix estiver distribuído nos tubos, acrescentar 1,5 μL do cDNA de cada paciente em seus respectivos tubos, previamente identificados.
- Colocar no termociclador, seguindo o programa de Cromossoma Philadelphia: 1) 95°C durante cinco minutos; 2) 55°C durante um minuto; 3) 72°C durante dois minutos; 4) 95°C durante um minuto; 5) 55°C durante um minuto; 6) 72°C durante dois minutos — os passos 4, 5 e 6 devem ser repetidos 33 vezes; 7) 95°C durante um minuto; 8) 55°C durante um minuto; 9) 72°C durante sete minutos.

Para o gel de acrilamida, acrescentar o peso molecular que servirá de referência para a altura da banda (pares de base).

- Distribuir 5 μL do produto amplificado + 5 μL do tampão de amostra (corante) em cada tubo previamente identificado.
- Distribuí-los nas canaletas do gel de acrilamida e correr em eletroforese, tomando cuidado para não deixar o primeiro corante ultrapassar a linha inferior da placa.
- Corar o gel e interpretar o resultado.

A interpretação neste estágio é que se houve amplificação por A/C, banda com 180 pares de bases, submeter as amostras a uma PCR de detecção de BCR-ABL, com iniciadores A/B, da mesma maneira que a anterior, trocando apenas os iniciadores. Isto é um *nested* PCR. O fato de terem aparecido as bandas significa que as amostras em processamento estão adequadas, portanto não há risco de resultados falso-negativos, uma vez que essa PCR serve como controle interno da reação. Se não aparecer a banda, repetir a extração a partir do cDNA, usando 10 μL de RNA. Se, ainda assim, não conseguir amplificar, solicitar nova coleta.

- Para se preparar o 3.º pré-mix, para a primeira parte da PCR diagnóstica, multiplicar os volumes estabelecidos de cada reagente pelo número de amostras, acrescidos dos controles. Preparação do 3.º pré-mix: 1,75 μL de tampão 10 × + 0,5 μL de dNTPs 10 mM + 0,75 μL de $MgCl_2$ 50 mM + 0,5 μL de A/B + 8,5 μL DDW, por tubo.
- Distribuir 12,5 μL por tubo.
- Levar os tubinhos ao banho a 95°C, por três minutos. A parafina vai desprender da parede do tubo e formar a capa sobre esta solução.
- Esperar a parafina solidificar, aproximadamente um minuto à temperatura ambiente, e colocar o 4.º pré-mix.
- 4.º pré-mix: 1,75 μL de tampão 10 × + 0,2 μL de taq polimerase + 9,55 μL DDW, por tubo.
- Distribuir 11,5 μL por tubo.
- Assim que distribuir o 4.º pré-mix nos tubos, vortexar.
- Acrescentar 2 μL de cDNA de cada paciente.
- Colocar no termociclador e usar novamente o programa: 1) 95°C durante cinco minutos; 2) 55°C durante um minuto; 3) 72°C durante dois minutos; 4) 95°C durante um minuto; 5) 55°C durante um minuto; 6) 72°C durante dois minutos — os passos 4, 5 e 6 devem ser repetidos 33 vezes; 7) 95°C durante um minuto; 8) 55°C durante um minuto; 9) 72°C durante sete minutos. Não é necessário fazer gel.
- Para a 3.ª PCR, novamente usando *hot start*, fazer o 5.º pré-mix: 2,5 μL de tampão 10 × de PCR + 1,0 μL de dNTPs 10 mM + 0,2 μL de $MgCl_2$ 50 mM + 0,5 μL de D/E + 18,5 μL DDW, por tubo.
- Distribuir 25 μL por tubo.
- Levar o tubo a 95°C, por três minutos. A parafina vai desprender-se da parede do tubo e formar a capa sobre esta solução.
- Esperar a parafina solidificar, aproximadamente um minuto à temperatura ambiente, e está na hora de colocar o 6.º pré-mix: 6.º pré-mix: 2,5 μL de tampão 10 × + 0,4 μL de taq polimerase + 20,1 μL DDW, por tubo.
- Distribuir 23 μL em cada tubo.
- Agitar no *Vórtex*.
- Acrescentar 2,0 μL do produto de A/B, nos respectivos tubos.
- Levar ao termociclador para o programa: 1) 95°C durante cinco minutos; 2) 55°C durante um minuto; 3) 72°C durante dois minutos; 4) 95°C durante um minuto; 5) 58°C durante um minuto; 6) 72°C durante dois minutos — os passos 4, 5 e 6 devem ser repetidos 33 vezes; 7) 95°C durante um minuto; 8) 55°C durante um minuto; 9) 72°C durante sete minutos.

Interpretação. A banda específica tem altura de 379 ou 304 pb. Se ela estiver presente, o resultado será "translocação detectada"; se não, o resultado deverá ser "translocação não detectada" (Fig. 23.6). É importante lembrar que só foram para este resultado aquelas amostras cuja banda específica da 1.ª PCR (180 pb) esteve presente (controle interno).

Seqüência dos iniciadores (*primers*):
A: 5′ TGATTATAGCCTAAGACCCGGAGCTTTT 3′
B: 5′ GAGCGTGCAGAGTGGAGGGAGAACATCCGG 3′
C: 5′ TTCAGCGGCCAGTAGCATCTGACTT 3′
D: 5′ GACCCGGAGGTTTTCACCTTTAGTT 3′
E: 5′ GAAGAAGTGTTTCAGAAGCTTCTCC 3′
(HUGHES, T.P. *et al.*, 1991.)

DETECÇÃO DE MUTAÇÕES NO GENE HUMANO DO FATOR V DE LEIDEN POR PCR DE DNA COM RFLP (*RESTRICTION FRAGMENT LENGTH POLYMORPHISM*)

O fator V de Leiden é uma mutação comum no gene do fator V do sistema de coagulação humano (ARG 506 → GLN) que aumenta a suscetibilidade à trombose. Quando comparados a não portadores da mutação, indivíduos heterozigotos para esta mutação têm risco cinco a dez vezes maior de desenvolverem trombose nas veias profundas, e em homozigotos este risco é 50 a 100 vezes maior. Associadas à pesquisa de fator V, que, apesar de não tão comprometedoras, são de alta prevalência, estão a pesquisa de protrombina e de metilenotetraidrofolato-redutase.

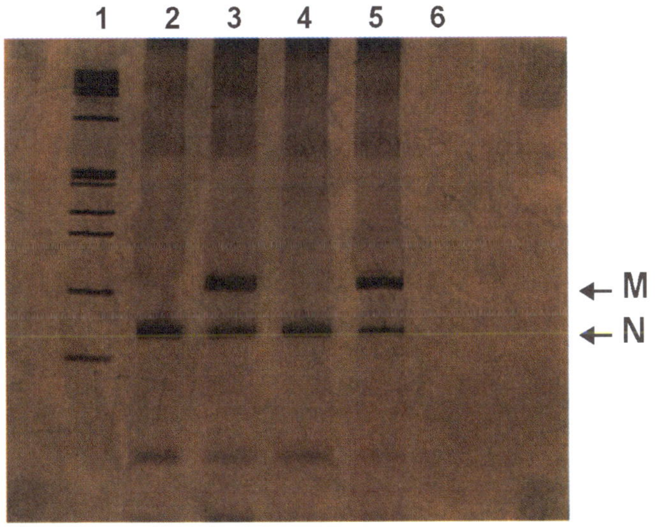

Fig. 23.7 Gel de poliacrilamida, corado pela prata, dos produtos de uma PCR com iniciadores específicos — fator V3 e fator V6 — para fator V de Leiden. As bandas N e M, indicadas pela seta, têm altura de 85 e 122 pares de base, respectivamente.
1) Padrão de peso molecular
2) Controle negativo
3) Controle positivo
4) Amostra de paciente não portador de mutação
5) Amostra de paciente portador de mutação (Heterozigoto)
6) Branco

A Fig. 23.7 mostra um gel com resultado de diagnóstico de fator V de Leiden, com DNA extraído a partir de sangue periférico.

Não é necessário nenhum preparo especial por parte do paciente, nem mesmo jejum, e o material necessário são 5 mL de sangue, colhidos com EDTA.

- Após a certificação de que há DNA de boa qualidade na amostra (através do gel de amplificação do gene de globina), rotular adequadamente os tubos. É importante lembrar-se de colocar um controle positivo, um negativo e um branco.
- – Para se preparar o pré-mix, multiplicar os volumes estabelecidos de cada reagente pelo número de amostras, acrescidos dos controles. Preparação do 1.º pré-mix: 2,0 μL de tampão 10 × + 0,4 μL de dNTPs 10 mM + 0,3 μL de taq polimerase (5 U/μL) + 1,2 μL de $MgCl_2$ 50 mM + 0,5 μL de iniciador de fator V3 (20 mM) + 0,5 μL de iniciador de fator V6 (20 mM) + 14,1 μL DDW, por tubo.
- Distribuir 19 μL por tubo.
- Acrescentar 1 μL de cDNA de cada paciente.
- Levar para o termociclador obedecendo ao programa de fator V: 1) 95°C durante três minutos; 2) 94°C durante 40 segundos; 3) 67°C durante um minuto; 4) 72°C durante 40 segundos — os passos 2, 3 e 4 devem ser repetidos 35 vezes; 5) 72°C durante cinco minutos. Caso tenha ocorrido amplificação, a banda surgirá com 147 pares de bases; prosseguir para a segunda etapa, a da digestão com enzima de restrição, a RFLP.
- 2.º pré-mix: 3 mL de tampão 10 × para PCR + 20,0 μL DDW, por tubo.
- Agitar no *Vórtex*.
- Distribuir 23 μL do 2.º pré-mix nos tubos previamente identificados.
- Acrescentar 4,0 μL do material amplificado de cada paciente em seu respectivo tubo.
- Acrescentar 1,0 μL de enzima *Mnl I* em cada tubo, exceto no branco.
- Incubar a 37°C por, no mínimo, três horas.
- Aplicar e correr em gel de poliacrilamida, conforme protocolo.

Interpretação. Se aparecerem duas bandas, uma com 85 pares de base (pb) e outra com 122 pb, isso significa que este indivíduo possui uma mutação neste gene e é heterozigoto; se aparecer apenas a banda com 122 pb, isso quer dizer que aquele paciente possui uma mutação e é homozigoto; e, para indivíduos não portadores de mutação, só aparecerá a banda de 85 pb.

Seqüência dos iniciadores (*primers*):
fator V3 — 5′CATGAGAGACATCGCCTCTG
fator V6 — 5′GACCTAACATGTTCTAGCCAGAAG
(BEAUCHAMP, N.J. *et al.*, 1994.)

SEQÜÊNCIAS DE ALGUNS INICIADORES (*PRIMERS*)

Herpes vírus:
HSV-1 — 5′CATCACCGACCCGGAGAGGGAC 3′
HSV-2 — 5′GGGCCAGGCGCTTGTTGGTGTA 3′
HSV-3 — 5′TACATCGGCGTCATCTGCGGGG 3′
HSV-4 — 5′CAGTTCGGCGGTGAGGACAAAG 3′
(EPY, M.J. *et al.*, 1993.)

Pneumocystis carinii:
5′ATAAGGTAGATAGTCGAAAG 3′
5′CCAGCTATATCCTAGTCCGA 3′
(DE LUCA *et al.*, 1995.)

Rubéola vírus:
5′TGCTTTGCCCCATGGGACTCTGAG 3′
5′GGCGAACACGCTCATCACGGT 3′
(INDERLIED, C.B. & NASH, K.A., 1993.)

Varicella-Zoster vírus:
(VZ7) 5′ATGTCCGTACAACATCAACT 3′
(VZ8) 5′CGATTTTCCAAGAGAGACGC 3′
(PUCHHAMMER-STOCKL, E. *et al.*, 1993.)

Helicobacter pylori:
(CAM-2) 5′TAACAAACCGATAATGGCGC 3′
(CAM-4) 5′CATCTTGTTAGAGGGATTGG 3′
(VALENTINE, J.L., 1993.)

REAGENTES E PREPARO DE SOLUÇÕES

1. Bis acrilamida 30% (*Gibco BRL—Life Technologies*)
   29 g de acrilamida + 1 g de bis-acrilamidase + 100 mL de DDW
2. Clorofórmio
   24 partes de clorofórmio + uma parte de álcool isoamílico
3. DEPC—Dietilpirocarbonato
   100 mL de água mili-Q + 100 μL do DEPC (Dietilpirocarbonato); autoclavar e usar após 16 horas.
4. EDTA 0,5 M pH 8,0 — (*Gibco BRL—Life Technologies*)
5. Etanol absoluto — Merck KGaA
6. Fenol
   Usar fenol cristalizado. Saturá-lo com tampão pH 7,4.
7. *Ficoll-Hypaque*
   64 g de Ficoll 6,4% + 10 ampolas de *Hypaque* 10% (Diatrizoato de sódio) + 0,7 g NaCl 0,07%. Completar com DDW até inteirar 1 litro.
8. Padrão de peso molecular (ØX 174 Hae III) (*Gibco BRL—Life Technologies*)
   16 μL de tampão de amostra 6 × + 80 μL de TE + 4 μL de (ØX 174 Hae III, 20 ng/μL)
9. Persulfato de amônio 10% (APS) — (*Gibco BRL—Life Technologies*)
   1 g de persulfato de amônio + 10 mL de DDW
10. Proteinase K (Fungal) *Gibco BRL—Life Technologies*
11. RNAzol ™ *B TEL-TEST, INC.*
12. SDS 10% (*Sodium dodecyl sulfate solution*) *Gibco BRL—Life Technologies*
13. Solução Fixadora (para fixar o gel)
    30 mL de ETOH + 1,5 mL de ácido acético. Completar com DDW até 300 mL e agitar por 5′.
14. Solução de nitrato de prata (para corar o gel)
    0,3 de $AgNO_3$ + 150 mL de DDW. Agitar por 5′.
15. Solução reveladora (para revelar o gel)
    4,5 g de NaOH + 0,45 mL de formaldeído. Completar com DDW até 150 mL.
16. *Super Script™ II RNAse H Reverse Transcriptase* (*Gibco BRL—Life Technologies*)
17. Tampão de amostra (corante)
    1,0 mL de azul-de-bromofenol 0,25% + 1,0 mL de xilocianol 0,25% + 3,0 mL de ficol 15% + 18 mL de DDW
18. Tampão de extração com SDS
    5 mL de 50 mM de Tris HCl (1 M) pH 8,0 + 10 mL de 50 mM de EDTA (0,5 M) + 2 mL de 100 mM de NaCl (5M) + 10 mL de SDS 1%
19. Tampão 10 × para PCR
    10 mL de KCL + 2 mL de Tris + 300 μL $MgCl_2$ + 7,7 mL de DDW
20. Taq Polimerase
    - Taq Pht—*Phoneutria Biotecnologia & Serviços* (para PCRs de globina) 5 U/μL
    - *Gibco BRL—Life Technologies* (para demais PCRs) 5 U/μL
21. TBE 10 ×
    219 g de Tris (*Gibco BRL—Life Technologies*) + 110 g de ácido bórico (*Gibco BRL—Life Technologies*) + 80 mL de EDTA. Completar com DDW até 2 L
22. TE
    20 mL de Tris HCl (1 M) pH 7,5 + 4 mL de EDTA. Completar com DDW até 2 L
23. TEMED
    Gibco BRL—Life Technologies
24. TEP (TRIS, EDTA, Proteinase K)
    100 μL de Tris 1 M, pH 8 + 20 μL de EDTA 0,5 M + 500 μL de SDS 10% + 200 μL de PK 20 mg/mL + 9.280 μL de DDW. Fazer alíquotas de 1 mL.
25. TES (TRIS, EDTA, SDS)
    Tris HCL 1 mM pH 8,0 + 10 mL de EDTA 0,5 mM + 5 mL de SDS 10%

OBS.: Molaridade dos iniciadores usados nas reações: 20 mM.

Considerações Finais

Detalhamos aqui os princípios da PCR e os procedimentos para alguns exemplos de seu uso. Para várias infecções de grande importância clínica, como HIV, hepatite B e C, clamídia, micobactéria da tuberculose, existem *kits* comerciais de alta qualidade, produzidos pela *Roche Diagnostics*, que utilizam a PCR. Em certos casos, por exemplo, HIV e HCV, também existem variantes do teste nas quais a amostra é diluída numa maneira seriada, permitindo a quantificação do vírus. Recomendamos o uso dos *kits*, quando possível, por causa de sua reprodutibilidade, fácil uso e confiabilidade. Os testes de *kits* diferem daqueles detalhados aqui na detecção do produto, que é feito por uma reação de hibridização numa placa de ELISA, evitando assim a necessidade de executar análises eletroforéticas.

BIBLIOGRAFIA

BEAUCHAMP, N.J. *et al.*: High prevalence of mutation in the factor V gene within the U.K. population: relationship to activated protein C resistance and familial thrombosis. *British Journal of Haematology*, 1994, 88, 219-222.

BERTINA, R.M. *et al.*: Mutation in blood coagulation Factor V associated with resistance to activated Protein C. Nature, 1994, vol. 639, p. 64-67.

BURG, J.L. *et al.*: Direct and sensitive detection of a pathogenic protozoan, *Toxoplasma gondii*, by Polymerase Chain Reaction. *Journal of Microbiology*, Aug. 1989, p. 1787-1792.

CABALLERO, O.L. *et al.*: Clinical application of molecular detection of human cytomegalovirus. *Journal of the Brazilian society for virology*, 1997, vol. 02, n.º 1-2.

CONE, R.W. & HOBSON, A.C.: PCR detection of herpes simplex virus. *In:* Diagnostic Molecular Microbiology — Principles and Applications, ASM; Washington, 1993, p. 337-336.

DE LUCA, A. *et al.*: Variable efficiency of three pairs for the diagnosis of *Pneumocystis carinii* pneumonia by the polymerase chain reaction. *Molecular and Cellular Probes*, 1995, 9:p. 333-340.

ESPY, M.J. ASLANZADEH, J. & SMITH T.F.: PCR detection of herpes simplex vírus DNA sequences in cerebrospinal fluid. *In:* Diagnostic Molecular Microbiology — Principles and Applications, ASM; Washington, 1993, p. 332-336.

HUGHES, T.P. *et al.*: Detection of residual leukemia after bone marrow transplant for chronic myeloid leukemia: role of polymerase chain reaction in predicting relapse. Blood, vol. 77, n.º 4 (February 15), 1991, p. 874-878.

PUCHHAMMER-STOCKL, E.: PCR Detection of Varicella-Zoster. *In:* Diagnostic Molecular Microbiology — Principles and Applications, ASM; Washington, 1993, p. 356-360.

SONIBROOK, J. *et al.*: Molecular Cloning: a laboratory manual, Ed. 2, New York: Cold Spring Harbor Laboratory Press, 1989.

VALENTINE, J.L.: PCR Detection of *Helicobacter pylori*. *In*: Diagnostic Molecular Microbiology — Principles and Applications, ASM; Washington, 1993, p. 282-287.

Apêndices

INTRODUÇÃO

Os Apêndices 1, 2 e 3 contêm relação dos valores normais (valores de referência) de componentes bioquímicos do sangue (adulto e criança) e da urina. Foram compulsadas as publicações mais recentes sobre o assunto, como mostrado na Bibliografia.

As principais fontes para a obtenção dos valores de referência constantes destes Apêndices foram as determinadas pela respeitável Organização Mundial de Saúde *(WHO)*, o referencial de normalidade usado pelo *Massachusetts General Hospital* e os padrões empregados pela Associação Médica Americana em todas as suas publicações.

A literatura médica brasileira é pobre em trabalhos sobre o estabelecimento de faixas de normalidades em nosso meio, razão da escassez de artigos nacionais na bibliografia deste Apêndice.

A coluna 1 do Apêndice 1 consigna valores de referência (mg/dl); a 2 mostra os fatores de conversão (FC); e a 3 registra os índices em ***SI*** (mol/l). Multiplicando-se os valores convencionais pelo FC respectivo, obtêm-se os correspondentes em SI; inversamente, dividindo-se os valores em ***SI*** pelo FC, têm-se os equivalentes em mg/dl.

O Apêndice 4 contém relação de substâncias para provas cutâneas de contacto, com as respectivas diluições e veículos empregados como descrito no Cap. 1. O Apêndice 5 mostra meios de cultura mais comuns e sua preparação.

Os valores fornecidos são obviamente aproximados, mas permitem ajuizar se os resultados do exame pedido se encontram ou não dentro da faixa considerada normal.

Vários fatores devem ser considerados no estabelecimento das faixas ditas normais: a metodologia empregada, o rigor técnico do exame pedido, a amostragem da população estudada, as condições sócio-econômicas desta população, a raça, a difícil caracterização do indivíduo normal, o sexo, a idade e a interferência de uso de medicamentos. além de outras circunstâncias que podem alterar o comportamento biológico de cada indivíduo.

Outra limitação dos dados apresentados é o fato de que as médias registradas são, em sua maioria, calcadas em trabalhos realizados em países étnica e economicamente distintos do nosso.

Sem embargo, os parâmetros consignados se prestam para julgar se determinado resultado de dosagem é normal ou não, especialmente se se distancia muito dos números aqui registrados.

As taxas de valores bioquímicos do sangue se acham expressas na primeira coluna, em g/dl (ou seus submúltiplos), e na terceira, em ***SI***. Esta abreviatura representa o *Système International d'Unités*, criado pela **Conferência Geral de Pesos e Medidas**, organismo intergovernamental responsável pelas unidades padrão.

A 30.ª Assembléia Mundial de Saúde, pela sua resolução *WHO* 30.39, de maio de 1977, propôs este novo sistema para exprimir os valores em química e física, segundo publicação da Organização Mundial de Saúde — *WHO (Le SI pour les professions de la santé)*. Este novo padrão resultou de esforços internacionais de mais de um século, no sentido de se conseguir um **Sistema de Unidades** de medição que pudesse ser universalmente adotado.

Esta 30.ª Assembléia recomendou que a comunidade científica mundial, particularmente a comunidade médica, oficialize o Sistema *SI*.

Segundo Hoxter, no Brasil estas resoluções foram oficializadas em 3 de maio de 1978, pelo Decreto 81.621, da Legislação Federal.

Os componentes químicos reagem entre si, *in vitro* e *in vivo*, em proporções que dependem de suas massas moleculares (peso molecular), de reações governadas pelas leis estequiométricas, e os valores são medidos em quantidades de matéria (mole ou molécula-grama). A utilização de unidade de massa, como, por exemplo, mg/dl, se presta para determinar, de modo arbitrário, se um valor obtido é maior ou menor do que o padrão de referência.

A expressão mol/l exprime também se está dentro da faixa de normalidade, mas com a vantagem adicional de fornecer indicações preciosas sobre as proporções em nível funcional. O exemplo a seguir, extraído de Hoxter, esclarece este ponto:

Sódio no sangue total: 195 mg/dl;
expresso em SI: 85 mmol/l.
Cloro no sangue total: 301 mg/dl;
expresso em SI: 85 mmol/l.
Hemoglobina no sangue total: 14,5 mg/dl;
expresso em SI: 9 mmol/l.
Ferro no sangue total: 50 mg/dl;
expresso em SI: 9 mmol/l.

Os grupos internacionais que colaboraram na criação deste novo Sistema acordaram em que a abreviatura *SI* seja usada em todas as línguas vivas.

A substituição definitiva das unidades convencionais pelas novas unidades *SI* demandará tempo, pois não é fácil mudar, em nosso raciocínio, valores padrões usados durante anos. Por isso, recomenda-se sejam as duas expressões fornecidas, simultaneamente, nas publicações e nos resultados de exames de laboratório clínico, vindo uma entre parênteses, e que as novas gerações se habituem a raciocinar em termos do novo sistema. Em obediência a esta recomendação, todos os valores consignados no texto desta obra se acham expressos nas duas formas — a convencional (mg/dl) e, entre parênteses, a nomenclatura recomendada pela **OMS** (mol/l e seus submúltiplos). Para se transformar mg/dl em mmol/l, divide-se a concentração em mg/dl por 1/10 (um décimo) do peso molecular, como, por exemplo:

Glicose (peso molecular: 180) no sangue = 70 mg/dl; temos, pois:
70 mg/dl ÷ 18 = 3,88 mmol/l
Creatinina (p.m. 113) no sangue = 2 mg/dl; temos:
2 mg/dl ÷ 11,3 = 0,177 mmol/l ou 177 mol/l

A partir de 1.º de julho de 1986, a Associação Médica Americana *(AMA)* adotou as Unidades ***SI*** em todas as suas publicações (*JAMA* e as nove revistas especializadas). A unidade convencional (mg/dl), sempre seguida do valor correspondente em SI entre parênteses, a fim de que os médicos se familiarizassem com a nova unidade.

Dois anos depois, em 1.º de julho de 1988, a *AMA* determinou que todas as suas publicações passassem a usar somente as unidades ***SI***, sem referência às unidades convencionais (mg/dl e outras).

Hoje em dia, a quase totalidade das publicações científicas de todo o mundo (especialmente as do setor de saúde) adotam este sistema internacional. Como exemplo, entre as revistas médicas, citam-se o *American Journal of Cardiology, American Journal of Clinical Pathology, Annals of Internal Medicine, Lancet, British Medical Journal, Acta Medica Scandinavica, The Medical Journal of Australia*, além de dezenas de outras publicações.

A partir de julho de 1992, o *New England Journal of Medicine* passou a usar as unidades internacionais (SI) entre parênteses e os valores convencionais em primeiro lugar.

Níveis plasmáticos de alguns agentes farmacológicos estão incluídos na relação dos valores de referência de componentes do sangue.

ABREVIATURAS E SÍMBOLOS USADOS

a — ano
°C — grau Celsius
c — centi (10^{-2})
d — deci (10^{-1})
dens — densidade
g — grama
h — hora
Hb — hemoglobina
k — quilo
l — litro
mEq — milequivalente
m — mili (10^{-3}), metro
mg — miligrama (10^{-3} = 0,001 g)
min — minuto
mm — milímetro
mol — molécula-grama, mole
µ — micro (10^{-6})
n — nano (10^{-9})
ng — nanograma (10^{-9})
pg — picograma (10^{-12})
pa — pascal (unidade de pressão)
RIE — radioimunoensaio
s — segundo
sem. — semana
SI — Sistema Internacional de Medidas
U — Unidade
UI — Unidade Internacional
µg — micrograma (10^{-6})
> — maior que
< — menor que
♂ — homem
♀ — mulher

BIBLIOGRAFIA

BARCLAY, W.R.: Medicine, Metrication and SI Units, *JAMA, 244*:241, 1980.

BOREL, J. *et al.: Como Prescrever e Interpretar um Exame Laboratorial* (original francês). São Paulo, Organização Andrei Editora, Ltda., 1984.

BORGES, D.S.R. *et al.: Valores de Referência em Exames de Laboratório*. São Paulo, Livraria Editora Santos, 1982.

CAMPION, E.W.: *A Retreat from SI Units, New Eng. J. Med. 327*:49 (julho) 1992.

CHRISTIE, R.W. & MARALLO, T.: Experiences with conversion to Système International Units. *N. Engl. J. Med., 323*:1075, 1990.

COPELAND, B.E.: SI Units, World. *Med. J., 25*:12, 1978.

EASTEHAN, R.D.: *Valores Bioquímicos em Clínica Médica* (tradução da 6.ª edição inglesa). São Paulo, Editora Manole Ltda., 1980.

GORINA, A.B.: A Clínica e o Laboratório, trad. 16.ª ed. Espanhola. Medsi, 1996.

HENRY, J.B.: Clinical Diagnosis and Management by Laboratory Methods, W.B. Saunders Co., Philadelphia, 1996.

HOXTER, G.: Sistema Internacional de Unidades de Medida. *LAES, I*:55-57 (maio), 1983.

KRATZ A. & LEWANDROSKI, K.B.: *Normal Laboratory Values, N. Eng. J. Med. 339:*1063-1072, 1998.

LAPOSATA, M.: *SI Unit Conversion Guide,* Boston, *New England J. Med.,* 1992.

LE SI POUR LES PROFESSIONS DE LA SANTÉ, Genebra: Organisation Mondiale de la Santé, 1977.

LUNDBERG, G.D., IVERSON, C.E. & RADULESCU, G.: Editorial — Now read this: The SI units are here. *JAMA, 256*:2329-2339, 1986.

MAGALHÃES, FERREIRA, V.L.: *O Radioimunoensaio*. Belo Horizonte, Cooperativa Editora de Cultura Médica Ltda., 1983.

MATHIAS, MARIA, R.C., CERVI, EDNA, C., MIRAK, L.R., CURI, P.R. e BURINI, R.C.: Estabelecimento das faixas de normalidade de variáveis hematológicas e bioquímicas de indivíduos adultos. *Rev. Bras. Pat. Clín., 22*:106-112, 1986.

McQUEEN M.J.: *SI Unit Pocket Guide,* Chicago, ASCP Press, 1990.

MEITES, S.: *Pediatric Clinical Chemistry. Washington, American Association for Clinical Chemistry,* 1977.

NASPITZ, C.K *et al.:* Níveis séricos de IgG, IgM e IgA em crianças brasileiras normais. *Rev. Bras. Pat. Clín., 18*:79-84, 1982.

OLIVEIRA LIMA, A., BENJAMIN SOARES, GRECO, J.B., GALIZZI, J. e CANÇADO JR.: *Métodos de Laboratório Aplicados à Clínica,* 7.ª ed. Rio de Janeiro, Editora Guanabara Koogan, 1992.

Apêndice 1

Bioquímica do Sangue (Adultos)

	VALORES DE REFERÊNCIA		
Dosagem	**Convencionais**	**Fator de Conversão (FC)**	**em SI**
A			
Acetona	0,3-2,0 mg/dl		3-20 mmol/l
Ácido ascórbico (ver Vitamina C)			
Ácido delta-aminolevulínico	0,01-0,03 mg/dl	7,6	0,75-2,3 μmol/l
Ácido fólico	> 1,9 ng/ml	2,26	> 4,3 nmol/l
Ácido lático			
sangue total (arterial)	3,0-7,0 mg/dl	0,1110	0,03-0,8 mmol/l
	0,6-1,8 mEq/l	1,0	0,6-1,8 mmol/l
sangue total (venoso)	5,0-20 mg/dl	0,1110	0,5-2,2 mmol/l
Ácido pirúvico	0,7-1,2 mg/dl	112,0	79-135 μmol/l
Ácido úrico			
homens	2-7,5 mg/dl	59,48	0,12-0,42 mmol/l
mulheres	2-6,5 mg/dl	59,48	0,12-0,38 mmol/l
Ácidos aminados	4-6 mg/dl	0,7	2,8-4,2 mmol/l
Ácidos biliares	0,3-3 mg/dl	10,0	3,0-30 g/l
Ácidos graxos totais	200-400 mg/dl		
ACTH (ver Hormônio adrenocorticotrópico)			
Adrenalina (v. Epinefrina)			
Alanina-aminotransferase (ver Transaminase)			
Albumina (ver também Proteinograma)	3,5-5,0 g/dl	10	35-50 g/l
Álcool (ver Etanol)			
Aldolase	3,0-8,0 U/dl (Sibley)		0,4-1,0 μkat/l
Aldosterona (*RIE*)	3,0-10 ng/dl	27,74	83-270 pmol/l
Alfa-1-antripsina	200-400 mg/dl	0,01	2,0-4,0 g/l
Alfa-1-fetoproteína (recém-nascido)	1,0-40,0 mg/dl		
ALT (ver Transaminase)			
Alumínio	10 μg/l		0,37 μmol/l
Amilase	60-150 U Somogyi/h		1,8-4,9 μkat/l
Amônia (em NH_3)	40-80 μg/dl	0,5871	22-44 mol/l
Antiestreptolisina "O"	até 200 U (Todd)		
Aspartato amino-transferase (ver Transaminase)			
AST (ver Transaminase)			
Aspirina (ver Salicilato)			
Azoto (ver Nitrogênio)			
B			
Barbitúricos		0 (coma: fenobarbital: > 10 mg/dl; outros barbitúricos: 2,5 mg/dl)	
Bases totais	145-160 mEq/l	1,0	145-160 mmol/l
BEI (ver Iodos)			
Betalipoproteína	230-600 mg/dl		
Bicarbonato	20-30 mEq/l	1,0	20-30 mmol/l
Bilirrubina			

Bioquímica do Sangue (Adultos) (cont.)

Dosagem	VALORES DE REFERÊNCIA		
	Convencionais	Fator de Conversão (FC)	em SI
direta	0,1-0,4 mg/dl	17,10	1,7-6,8 μmol/l
indireta	0,1-0,6 mg/dl	17,10	1,7-10 μmol/l
total	0,2-1,0 mg/dl	17,10	até 17 μmol/l
Bromossulfaleína	< 5% de retenção/45 min		< 0,05/l
BUN (ver Uréia)			
C			
Cádmio (não-fumantes)	0,35 μg/dl	0,088	31 nmol/l
(fumantes)	0,65 μg/dl	0,088	57 nmol/l
Cálcio			
ionizado	4,2-5,5 mg/dl	0,2495	1,05-1,4 mmol/l
	2,1-2,6 mEq/l	1,0	2,1-2,6 mmol/l
total	8,5-10,5 mg/dl	0,2495	2,0-2,6 mmol/l
	4,2-5,3 mEq/l	1,0	4,0-6,3 mmol/l
Calcitonina	0		
no CA medular da tireóide	> 100 pg/ml (*RIE*)	0,3	> 30 pmol/l
Captação de iodo (ver I_{131})			
Captação de T_3 (ver T_3)			
Carbazina	4-12 μg/ml		17-50 μmol/l
Carboxiemoglobina			
fumantes	5-9% de saturação de Hb		
não-fumantes	1,5%		
Carotenóides	0,8-4 μg/dl	1,87	1,5-7,5 μmol/l
Catecolaminas (*RIE*)	supino 200-600 ng/dl		
Ceruloplasmina	20-50 mg/dl	0,06250	1,3-3,3 μmol/l
Cetosteróides (17)	25-125 μg/dl	0,02759	0,85-4,4 μmol/l
Chumbo (tóxico)	< 0,5 μg/dl (em crianças)	0,0048	< 2,4 μmol/l
CK (ver Creatinoquinase)			
Cloreto			
em Cl (soro)	355-380 mg/dl	0,282	95-110 mmol/l
	95-110 mEq/l	1,0	95-110 mmol/l
em NaCl (soro)	570-620 mg/dl	0,282	160-174 mmol/l
no suor (mucoviscidose)	< 50 mEq/l	1,0	< 50 mmol/l
Cobre (soro/plasma)	70-150 μg/dl	0,157	11-24 μmol/l
Colesterol (total)	150-250 mg/dl	0,0258	3,9-6,5 mmol/l
depois dos 50 anos	150-300 mg/dl	0,0258	3,9/7,74 mmol/l
ésteres	70% do total		
HDL homens	30-40 mg/dl	0,0258	0,9-1,9 mmol/l
mulheres	40-50 mg/dl	0,0258	1,9-2,4 mmol/l
LDL	70-200 mg/dl	0,0258	1,8-5,2 mmol/l
Colinesterase (hemátias)	0,65-1,0 U pH/h	1,0	0,65-1,0
pseudo (plasma)	0,50-1,3 U pH		
Cortisol			
8 às 10 horas	5,0-25 μg/dl (*RIE*)	2,759	138-690 nmol/l
16 às 18 horas	2,0-18 μg/dl (*RIE*)	2,759	55-495 nmol/l
(meia-noite)	< 5,0 μg/dl	2,759	140 nmol/l
CPK (ver Creatinoquinase)			
Creatina			
homens	0,2-0,6 mg/dl	72,25	15-46 μmol/l
mulheres	0,6-1,0 mg/dl	72,25	46-76 μmol/l
Creatinina	0,5-1,5 mg/dl	88,0	44-132 μmol/l
depuração endógena	♂ 123 16 ml/min	0,01667	2,0-0-0,27 ml/s
	♀ 97 10 ml/min		1,6-0,17 ml/s
Creatinoquinase (*CK* ou *CPK*)			
homens	10-100 m UI/h		0,17-1,67 μkat/l
mulheres	10-60 m UI/l		0,17-1,0 μkat/l
MB	0-12 m UI/ml		
Crescimento (ver Hormônio do)			
Crioglobulinas	Negativo		

Bioquímica do Sangue (Adultos) (cont.)

Dosagem	VALORES DE REFERÊNCIA Convencionais	Fator de Conversão (FC)	em SI
D			
Deidroepiandrosterona (*RIE*)	50-500 ng/ml (homens até 50 a)		
Deidrotestosterona	50-200 ng/dl (homens até 50 a)		12-32,8 nmol/l
Desidrogenase			
alfa-hidroxibutírica	55-125 U/ml		
lática (*LDH*)	80-120 U Wacker/ml		0,64-0,95 μkat/l
Dextrose (ver Glicose)			
Diazepam (terapêutico)	0,1-0,25 mg/dl	3,512	350-900 nmol/l
Digitoxina (faixa terapêutica)	5-40 ng/ml	0,12	0,6-4,8 nmol/l
Digoxina (faixa terapêutica)	0,5-2,0 ng/ml	7,181	20-30 nmol/l
Dióxido de C (CO_2)	20-30 mEq/l	1,0	20-30 mmol/l
E			
Epinefrina	30-95 pg/ml	5,458	170-500 pmol/l
Eritropoietina	4,5 μ U/ml	0,2	
Estradiol (*RIE*)			
mulheres			
fase folicular	3-10 ng/dl	3,671	11,0-36,7 pmol/l
fase lútea	7-30 ng/dl	3,671	25,5-110 pmol/l
grávidas	120-1.500 ng/dl	3,671	440-5.506 pmol/l
menopausa	> 2 ng/dl		
Estriol (*RIE*)			
gravidez (6.ª semana)	1,5-3,5 ng/ml		
gravidez (6.º mês)	5-25 ng/ml		
Etanol	50-100 mg/dl: altera visão estereoscópica		10-20 mmol/l
	100-150 mg/dl: euforia, desinibição		20-30 mmol/l
	150-200 mg/dl: distúrbio do equilíbrio e da coordenação		30-40 mmol/l
	200-350 mg/dl: intoxicação grave, inconsciência		40-70 mmol/l
	350-500 mg/dl: coma profundo, muitas vezes fatal		70-100 mmol/l
Excesso de base (diferença de)	− 2,3 + 2,3 mEq/l	1,0	− 2,3 a + 2,3 mmol/l
F			
Fenilalanina			
adulto	0-2,0 mg/dl	60,0	0-120 μmol/l
Ferritina (soro)	0-20 ng/ml (*RIE*)	1,00	0,20 μg/l
Ferro			
capacidade de combinação	250-400 μg/dl	0,1791	45-75 μmol/l
sérico	50-150 μg/dl	0,1791	9-27 μmol/l
Fetoproteína (*RIE*)	0,20 ng/ml	1,0	0-20 pg/l
Fibrinogênio	200-400 mg/dl	0,01	2-4 g/l
Fluoreto	0,05 mg/dl	0,54	0,027 μmol/l
Fosfatase			
ácida			
U Bessey Lowry	0,13-0,63 U/ml		36-175 μkat/l
U Bodansky	0,0-1,0 U/ml		0,99 μkat/l
U Gutman	1,4-5,5 U/ml		
U King Armstrong	1,0-4,0 U/ml		12-47 μkat/l
U Roy	0,0-0,56 U/ml		
U Shinowara	0,0-6,0 U/ml		0-54 μkat/l
prostática (Fishman-Lerner)	0-0,7 U/dl		
(no sêmen)	2.500 U/ml (King-Armstrong)		
alcalina			
adultos			
U Bessey-Lowry	0,8-2,3 U/ml		222-640 μkat/l
U Bodansky	1,5-4,5 U/ml		0,13-0,40 μkat/l
U Gutman	3-10 U		
U King Armstrong	4,0-13 U/ml		0,45-1,55 μkat/l
U Roy	12-45		

Bioquímica do Sangue (Adultos) (cont.)

Dosagem	VALORES DE REFERÊNCIA		
	Convencionais	Fator de Conversão (FC)	em SI
U Shinowara	15-35 U/ml		135-315 μkat/l
Fosfato inorgânico (em P)			
adultos	3,0-4,5 mg/dl	0,3229	0,95-1,45 mmol/l
	1,8-2,6 mEq/l	1,0	1,8-2,6 mmol/l
Fosfolipídios	125-300 mg/dl	0,02	2,6-5,5 mmol/l
Fosfo-hexose-isomerase	Até 70 UI/l (Ratliff)		
FSH (ver Hormônio folículo-estimulante)			
G			
Gamaglobulina	0,5-1,6 g/dl	10,0	5-16 g/l
Gama-glutamil-transpeptidase	até 30 UI/l (Szasz)		
Gastrina (*RIE*)	0-200 pg/ml	1,00	0-200 pmol/l
Glicerol livre	0,5-1,7 mg/dl		
Glicose			
plasma ou soro	70-110 mg/dl	0,0555	4-6 mmol/l
sangue total	60-100 mg/dl	0,0555	3,3-5,5 mmol/l
Globulina total (ver também Proteinograma)	2,0-3,5 g/dl	10,00	20-35 g/l
Glucagon	50-100 pg/ml	1,00	50-100 ng/l
Glutamil-transferase (*GGT*)	0-30 U/l (30°)	1,0	0-30 U/l
Glutationa	24-37 mg/dl	0,03	0,77-1,18 mmol/l
Gonadotrofina coriônica			
mulheres não-grávidas	< 0,5 ng/dl		
2 meses de gravidez	30.000-40.000 ng/dl		
H			
Haptoglobina	100-200 mg/dl	0,15	15-31 μmol/l
HDL (ver Lipidograma e Colesterol)			
Hemoglobina			
homem	13,5-18 g/dl	10,0	135-180 g/l
mulher	12,0-16 g/dl	10,0	120-160 g/l
Hemoglobina A_1 (glicolisada)	5-8% da Hb total		
Hemoglobina F	0,5-1,5% da Hb total		
na criança até 1 a	< 15% da Hb total		
Histamina (*RIE*)	0,1-0,5 ng/ml		
Hormônio			
adrenocorticotrópico (*ACTH*)	15-70 pg/ml (*RIE*)	0,2202	3,3-15,4 pmol/l
no estresse	até 500 pg/ml	0,2202	110 pmol/l
crescimento	3-10 ng/ml (*RIE*)		< 0,45 nmol/l
estimulante da tireóide (*TSH*)	0,5-3,5 μU/ml	1,0	0,5-3,5 mU/l
folículo-estimulante (*FSH*)			
homem	5-20 mUI/ml	1,0	5-20 U/l
mulher			
fase folicular	5-20 mUI/ml	1,0	5-20 U/l
fase luteínica	5-15 mUI/ml	1,0	5-15 U/l
fase ovulatória	15-30 mUI/ml	1,0	15-30 U/l
menopausa	5-100 mUI/ml	1,0	5-100 U/l
luteinizante (*LH*)			
homem	5-15 mUI/ml (*RIE* 40-100 ng/ml)	1,0	5-15 U/l
mulher			
fase extra-ovulatória	5-15 mUI/ml (*RIE* 40-100 ng/ml)	1,0	5-15 U/l
menopausa	50-100 mUI/ml 200-500 ng/ml (*RIE*	1,0	50-100 U/l
pico ovulatório	30-60 mUI/ml 100-200 ng/ml (*RIE*	1,0	30-60 U/l
paratireóide	< 10 μl equiv./ml	1,0	< 10 ml equiv./l
I			
I^{131} (captação)			
6 horas	10-35%		
24 horas	20-50%		

Bioquímica do Sangue (Adultos) (cont.)

Dosagem	VALORES DE REFERÊNCIA		
	Convencionais	Fator de Conversão (FC)	em SI
Imunoglobulinas			
IgA	50-400 mg/dl	0,01	0,50-4,0 g/l
IgD	0,5-3,0 mg/dl	0,001	0,005-0,03 g/l
IgE < 3 a	0,01-0,04 mg/dl	10,0	0,1-0,4 mg/l
> 3 a	50 UI/ml (média)		
IgG	800-2.000 mg/dl	0,01	8,0-20,0 g/l
IgM	30-300 mg/dl	0,01	0,03-3,0 g/l
Índice de tiroxina livre (ver T_4)			
Índice ictérico	4-6		
Insulina	5-30 μU/ml (*RIE*)		43-187 pmol/l
Inulina (infiltração glomerular)	75-165 ml/min/superfície corporal		
Iodo			
extraído pelo butanol (*BEI*)	3,5-6,5 μg/dl	0,08	0,20-0,51 μmol/l
protéico (*PBI*)	4,0-8,0 μg/dl	0,08	0,32-0,63 μmol/l
ITL (ver T_3)			
L			
Leucina aminopeptidase	até 25 UI/l		
LDL (ver Colesterol e Lipidograma)			
LH (ver Hormônio luteinizante)			
Lidocaína (xilocaína)	1-5 μg/ml	5,0	5-25 μmol/l
Lipase	até 1,5 U/ml (mét. óleo de oliva)		
Lipídios totais	400-1.000 mg/dl	0,01	4,0-10,1 g/l
Lipidograma (lipoproteinograma)			
alfa (*HDL*)	30-70 mg/dl	0,02586	0,80-1,80 mmol/l
beta (*LDL*)	62-190 mg/dl	0,02586	1,60-4,90 mmol/l
pré-beta (*VLDL*)	10-50 mg/ml		
quilomícron	0		
Lítio	Tóxico acima de 2 mEq/l	1,0	Tóxico acima de 2 mmol/l
nível terapêutico	0,5-1,5 mEq/l	1,0	0,5-1,5 mmol/l
M			
Macroglobulina	30-300 mg/dl	0,01	0,3-3,0 g/l
Magnésio	1,5-3,0 mg/dl	0,4114	0,61-1,23 mmol/l
	0,1-2,3 mEq/l	0,500	0,62-1,23 mmol/l
Metemoglobina	0,0-0,25 g/dl (1-2% da Hb total)		
Monóxido de C	< 2% de Hb		
Morfina (ver Opiáceo)			
Mucoproteína	2,5-4,5 mg/dl (em tirosina)		
N			
N da uréia (BUN) (ver Uréia)			
Nitrogênio não-protéico (NNP)	15-35 mg/dl	0,3570	2,9-8,9 mmol/l
Nucleotidase (5′)	0,3-3,2 U Bodansky		30-290 nmol/s^{-1}/l
O			
Opiáceo	50 mg/ml	3,5	175 nmol/l
Osmolalidade	285-295 mOsm/kg	1,0	285-295 mmo/kg
Osmolaridade	280-300 mOsm/l		
P			
Paratormônio (ver Hormônio da paratireóide)			
PBI (ver Iodo)			
PCO_2			
sangue arterial	35-45 mmHg	0,1333	4,7-5,0 kPa
sangue venoso	40-50 mmHg	0,1333	5,4-5,7 kPa

Bioquímica do Sangue (Adultos) (cont.)

Dosagem		VALORES DE REFERÊNCIA Convencionais	Fator de Conversão (FC)	em SI
Pepsinogênio		200-400 U/ml		
pH				
cordão umbilical		7,36-7,40		
sangue arterial		7,35-7,45		
sangue venoso		7,36-7,41		
PO_2		95-100 mmHg		12,5-13,3 kPa
Potássio		3,5-5,0 mEq/l	1,0	3,5-5,0 mmol/l
		14-20 mg/dl		
Pressão oncótica		20-30 mmHg		2,7-4,0 kPa
Progesterona				
fase folicular		< 2 ng/ml (*RIE*)	3,180	6 nmol/l
fase luteínica		2-20 ng/ml (*RIE*)	3,180	6-64 nmol/l
gravidez		> 80 ng/ml (*RIE*)	3,180	254 nmol/l
Prolactina		2-15 ng/ml (*RIE*)	0,04	0,08-6 nmol/l
Prostaglandinas				
PGE		250-290 pg/ml (*RIE*)		
PGF		115-125 pg/ml (*RIE*)		
Próstata, antígeno específico da		2,5-7,5 ng/ml		
Proteína C reativa		0,02 mg/dl		
Proteína total		6-8 g/dl	10,0	60-80 g/l
Proteinograma (eletroforese)				
albumina	52-65%	3,5-5,0 g/dl	10,0	35-50 g/l
globulina				
alfa-1	2,5-5%	0,1-0,5 g/dl	10,0	1,0-5,0 g/l
alfa-2	7,0-13%	0,4-0,8 g/dl	10,0	4,0-8,0 g/l
beta	8,0-15%	0,5-1,0 g/dl	10,0	5,0-10,0 g/l
gama	12,0-22%	0,5-1,6 g/dl	10,0	5,0-16,0 g/l
Protoporfirina		10-30 μg/dl	0,018	0,18-0,54 μmol/l
PSA, ver Próstata, antígeno específico da				
R				
Renina, atividade				
de pé		2,0-1,7 ng/ml/h (*RIE*)		1,5-1,3 (nmol/l)h
supino		1,1-0,8 ng/ml/h (*RIE*)	1,0	0,9-0,6 (nmol/l)h
Reserva alcalina		24-30 mEq/l	1,0	24-30 nmol/l
		53-65 vol.%		
Riboflavina no plasma, livre		0,8 μg/dl (*RIE*)		
total		3,2 μg/dl (*RIE*)		
S				
Salicilato (aspirina)				
nível terapêutico		20-25 mg/dl	0,07240	1,4-1,8 mmol/l
nível tóxico		> 25 mg/dl	0,07240	1,8 mmol/l
Secretina		30-50 pg/ml (*RIE*)		
Serotonina		150-170 ng/ml (*RIE*)		
SGOT (ver Transaminase)				
SGPT (ver Transaminase)				
Siderofilina (ver Transferrina)				
Sódio no soro		310-350 ng/dl	0,436	135-152 mmol/l
		135-150 mEq/l	1,0	135-150 mmol/l
no suor (na mucoviscidose)		> 60 mEq/l	1,0	> 60 mmol/l
Somatotropina (ver Hormônio de crescimento)				
Sulfato (inorgânico em SO_4)		0,5-1,5 mEq/l	0,5	0,25-0,75 mmol/l
T				
Teofilina (nível terapêutico)		10-20 μg/ml	5,5	55-110 μmol/l
Testosterona				
homens		400-1.200 ng/dl (*RIE*)	3,467	14-42 nmol/l
mulheres		30-120 ng/dl (*RIE*)	3,467	1,1-4,2 nmol/l
Tireoglobulina		30-40 ng/ml		
Tiroxina (ver T_4)				

Bioquímica do Sangue (Adultos) (cont.)

Dosagem	VALORES DE REFERÊNCIA Convencionais	Fator de Conversão (FC)	em SI
T_3	75-175 ng/dl (*RIE*)	0,01536	1,2-2,7 nmol/l
captação ou retenção I^{125}	40 a 60%		
T_4			
competição isotópica	5,0-11,5 μg/dl		64-148 nmol/l
livre	0,8-2,5 ng/dl		12,30 pmol/l
índice (*ITL*)	2 a 6		
Transferase (Transaminase)			
SGOT (aspartato amino-transferase — *ASAT*)	5-50 UI/m (Karmen)	1,0	5-50 U/l
SGPT (alanina amino-transferase — *ALAT*)	2-40 UI/m (Karmen)	1,0	2-40 U/l
Transferrina	200-400 mg/dl	0,01	2-4 g/l
Triglicerídeos	50-200 mg/dl	0,01129	0,5-2,2 mmol/l
Triodotironina (ver T_3)			
TSH (ver Hormônio estimulante da tireóide)			
U			
Uréia	25-40 mg/dl	0,16	4,0-6,7 mmol/l
expressa em N (*BUN*)	10-20 mg/dl	0,3570	3,5-6,42 mmol/l
depuração padrão	40-65 ml/min		
máxima	65-100 ml/min		
V			
Vitamina			
A_1	15-60 μg/dl	0,03491	0,5-2,0 μmol/l
B_1	cerca de 1 μg/ml		
B_{12}			
homens	200-800 pg/ml (*RIE*)	0,7378	150-600 pmol/l
mulheres	100-650 pg/ml (*RIE*)	0,7378	75-480 pmol/l
C			
no plasma	0,4-1,5 mg/dl	56,78	23-85 pmol/l
no sangue total	07,2,0 mg/dl	56,78	40-110 μmol/l
Volume sanguíneo	8,5 a 9% do peso corpo		
X			
Xilose, absorção	5-8 g 5 h após ingestão		
na urina	de 25 g		
no sangue	40 mg/dl 2 h após ingestão de 25 g		
Z			
Zinco	50-150 μg/dl	0,1530	7,7-23 μmol/l

Apêndice 2

Bioquímica do Sangue (crianças)

	VALORES DE REFERÊNCIA	
Dosagem	**Convencionais**	**em SI**
A		
Ácido ascórbico (ver Vitamina C)		
Ácido fólico		
sangue	5-20 ng/ml (RIE)	11-45 nmol/l
eritrócitos	> 160 ng/ml (RIE)	360 nmol/l
Ácido lático		
recém-nascido	3-4 mg/dl	270-360 nmol/l
criança	1-3 mg/dl	90-270 mmol/l
Ácido pirúvico	0,7-1,2 mg/dl	79-135 μmol/l
Ácidos graxos livres		
recém-nascido	0-1.800 μEq/l	0-1.800 μmol/l
4 m-10 a	300-1.100 μEq/l	300-1.100 μmol/l
Ácido úrico	2-6 mg/dl	0,12-0,36 mmol/l
Alanina-aminotransferase		
(ver também Transaminases)		
1-3 dias	1-25 U	
6 m	25-35 U	
6-12 m	16-36 U	
1-5 a	7-23 U	
6-15 a	2-15 U	
Albumina		
recém-nascido até 2 a	2,9-5,5 g/dl	29-55 g/l
criança	3,8-5,5 g/dl	38-55 g/l
Albumina (eletroforese)		
recém-nascido	3,2-4,8 g/dl	
1-3 m	2,0-4,5 g/dl	
4-6 m	3,2-3,90 g/dl	
7 m-1 a	3,2-4,3 g/dl	
1-2 a	1,9-5,0 g/dl	
3-5 a	2,9-5,2 g/dl	
6-8 a	3,2-5,0 g/dl	
9-11 a	3,1-5,0 g/dl	
Aldolase		
recém-nascido	4-24 U/l	
criança	2-12 U/l	
Aldosterona	0,015-0,020 μg/dl	
Alfa-1-antitripsina	200-400 mg/dl	
Alfa-fetoproteína		
ao nascer	< 10 mg/dl	
1-2 semanas	0	
Amilase		
até 1 a	0 de atividade	
Amônia (em N)		
recém-nascido	90-150 μg/dl	65-105 μmol/l
até 2 semanas	80-130 μg/dl	55-95 μmol/l
criança	40-80 μdl	27-55 μmol/l

Bioquímica do Sangue (crianças) (cont.)

	VALORES DE REFERÊNCIA	
Dosagem	**Convencionais**	**em SI**
Antiestreptolisina "O"	0-200 U (Todd)	
Arilsulfatase (leucócitos)	50-200 U	
Aspartato aminotransferase (ver Transaminases)		
Azoto não-protéico (ver Nitrogênio não-protéico)		
B		
Base (excesso de)		
2 m-2 a	(−6,5)-(−0,2) mmol/l	
Bicarbonato		
recém-nascido	12,2-23,5 mmol/l	
2 m a 2 a	16-24 mmol/l	
Bilirrubina (total)		
prematuro		
24 horas	1-6 mg/dl	17-100 μmol/l
48 horas	6-8 mg/dl	100-136 μmol/l
3-5 d	10-15 mg/dl	170-250 μmol/l
A termo		
24 horas	2-6 mg/dl	34-100 μmol/l
48 horas	6-7 mg/dl	100-120 μmol/l
3-5 d	4-12 mg/dl	65-200 μmol/l
Após 1 m	1 mg/dl	17 μmol/l
Bilirrubina		
direta	0-0,3 mg/dl	0-0,45 μmol/l
indireta	0,2-1,0 mg/dl	3,4-17 μmol/l
C		
Cálcio		
prematuro (1.ª semana)	6-10 mg/dl	1,5-2,5 mmol/l
a termo (1.ª semana)	7-12 mg/dl	1,75-3 mmol/l
criança	8-11 mg/dl	2-2,75 mmol/l
Cálcio (ionizado)	4,5-5,5 mg/dl	1,1-1,37 mmol/l
Carbóxi-hemoglobina		
recém-nascido (mãe não-fumante)	cerca de 1%	
Carotenóides	50-100 μg/dl	0,90-1,85 μmol/l
Ceruloplasmina	20-40 mg/dl	1,3-2,7 μmol/l
Chumbo	até 4 μg/l	até 1,9 μmol/l
Cloreto		
Prematuro	90-110 mEq/l	90-110 mmol/l
a termo	95-105 mEq/l	95-105 mmol/l
(no suor)	< 50 mEq/l	< 50 mmol/l
Cobre		
0-6 m	< 70 μg/dl	< 11 μmol/l
6 m-6 a	25-150 μg/dl	3,9-23,5 μmol/l
5-17 a	95-235 μg/dl	15-37 μmol/l
Colesterol (livre)		
recém-nascido	17-60 mg/dl	0,44-1,55 mmol/l
2-14 a	40-70 mg/dl	1,04-1,80 mmol/l
Colesterol (total)		
1-2 a		
2-16 a	130-250 mg/dl	3,5-6,5 mmol/l
Coproporfirina		
no eritrócito	0,5-2,0 μg/dl	7,6-30 nmol/l
Creatina	0,20-0,80 mg/dl	15-60 μmol/l
Creatinina		
5-10 a	0,5-1,0 mg/dl	44-88 μmol/l
Creatinina (depuração)		
recém-nascido	40-65 ml/min	
6 meses	75 ml/min	
12 meses	100 ml/min	
E		
Eritrossedimentação		
1 h	1-15 mm	
Estradiol		
0-4 a	0-7 pg/ml	0-14,5 pmol/l
4-6 a	0-14 pg/dl	0-29 pmol/l

Bioquímica do Sangue (crianças) (cont.)

Dosagem	VALORES DE REFERÊNCIA Convencionais		em SI	
Estradiol (cont.)				
6-8 a	0-10 pg/dl		0-36,0 pmol/l	
8-14 a	0-100 pg/dl		0-360 pmol/l	
14-16 a	7-105 pg/dl		25-385 pmol/l	
16-25 a	7-320 pg/ml		25-1.170 pmol/l	
F				
Fenilalanina				
recém-nascido	até 4 mg/dl		até 242 μmol/l	
criança	0,7-3 mg/dl		43-182 μmol/l	
Fenilalanina/tirosina (relação)	< 1,3			
Ferro (sérico)				
recém-nascido	110-270 μg/dl		19,7-48,3 μmol/l	
4-10 m	30-70 μg/dl		5,4-12,5 μmol/l	
3-10 a	53-120 μg/dl		9,5-21,0 μmol/l	
Ferro				
capacidade fixadora				
recém-nascido	60-175 μg/dl		10-31 μmol/l	
3-10 a	250-400 μg/dl		45-71 μmol/l	
Fibrinogênio	200-400 mg/dl		5,8-11 μmol/l	
Fosfatase ácida				
recém-nascido	7,5-19,5 U/l			
2-13 a	6,5-15,0 U/l			
Fosfatase alcalina				
recém-nascido	5-15 U (King-Armstrong)			
1 m	10-30 U			
3 a	10-20 U			
10 a	15-30 U			
Fosfolipídios				
2-13 a	1,65-2,45 g/l			
Fósforo inorgânico				
recém-nascido	5,0-7,5 mg/dl		1,60-2,5 mmol/l	
1 a	4,0-6,8 mg/dl		1,30-2,20 mmol/l	
5 a	3,5-6,5 mg/dl		1,15-2,10 mmol/l	
10 a	3,5-6,0 mg/dl		1,15-1,90 mmol/l	
G				
Galactose	até 20 mg/dl		até 1,1 mmol/l	
Gastrina	< 300 pg/ml (RIE)		< 300 ng/l	
Glicose				
prematuro	20-60 mg/dl		1,1-3,6 mmol/l	
a termo	20-80 mg/dl		1,1-4,5 mmol/l	
criança	60-90 mg/dl		3,3-5,0 mmol/l	
Globulinas (g/dl)	Alfa-1	Alfa-2	Beta	Gama
recém-nascido	0,10-0,60	0,25-1,0	0,2-1,1	0,55-2,1
1-2 m	0,20-0,40	0,45-0,80	0,4-1,1	0,4-0,9
3-6 m	0,25-0,45	0,38-0,82	0,6-1,1	0,3-0,6
7-12 m	0,15-0,46	0,40-0,85	0,5-1,2	0,3-1,2
1-2 a	0,17-0,48	0,40-0,86	0,55-1,2	0,8-1,1
acima de 3 a	0,12-0,46	0,35-0,90	0,45-0,9	0,5-1,2
Glutamiltransferase (gama)				
prematuro	55-230 U			
recém-nascido	0-100 U			
3 sem.-3 m	5-110 U			
1 a 15 a	0-25 U			
Gonadotropinas (Ul/l)	FSH ♂	FSH ♀	LH ♂	LH ♀
1-10 a	1-8	1-10	1-5	1-10
11-16 a	5-13	5-20	5-12	5-22
H				
Haptoglobinas				
1 a	400-1.800 mg de Hb ligada/litro		750-1.100 μmol/l	
Hemoglobina				
recém-nascido	15-25 g/dl		2,32-3,85 mmol/l	
1 m	11-17 g/dl		1,70-2,60 mmol/l	

Bioquímica do Sangue (crianças) (cont.)

Dosagem	VALORES DE REFERÊNCIA	
	Convencionais	em SI
Hemoglobina (cont.)		
6 m	10,5-14,5 g/dl	1,62-2,25 mmol/l
1 a	11-15 g/dl	1,70-2,32 mmol/l
3 a	10-14,8 g/dl	1,55-2,30 mmol/l
6-10 a	10,5-15,7 g/dl	1,62-2,43 mmol/l
Hemoglobina (no plasma)	10-40 mg/l	0,155-0,62 μmol/l
Hemoglobina (variante F)		
recém-nascido	50-85% da Hb total	
1 a	< 15% da Hb total	
2 a	< 2% da Hb total	
8 a e adulto	0,25-0,75% da Hb total	
Hemossedimentação (ver Eritrossedimentação)		
Hidroxiprogesterona (17)		
até 4 d	< 15 μg/l	45 nmol/l
mais de 4 a	< 5 μg/l	14 nmol/l
Hormônio do crescimento		
basal em repouso	0,10-ng/ml (RIE)	0,47 nmol/l
Hormônio estimulador da tireóide (TSH)	2-5 μU/ml	
I		
Imunoglobulinas		
IgA		
recém-nascido	até 8 mg/dl	
6 d-4 sem.	4-36 mg/dl	
1-3 m	15-25 mg/dl	
4-6 m	até 65 mg/dl	
7-12 m	12-105 mg/dl	
2 a	20-110 mg/dl	
3-5 a	40-150 mg/dl	
6-8 a	90-400 mg/dl	
9-11 a	60-500 mg/dl	
12-14 a	65-550 mg/dl	
IgD	2 mg/dl	
IgE		
1 a	7 U/ml	
2-3 a	10 U/ml	
3 a	20 U/ml	
7 a	25 U/ml	
10 a	40 U/ml	
(I U = 2,4 ng)		
IgG — recém-nascido	630-1.500 mg/dl	
6 d-4 sem.	400-1.250 mg/dl	
1-3 m	190-660 mg/dl	
4-6 m	55-790 mg/dl	
7-12 m	280-1.100 mg/dl	
2 a	280-950 mg/dl	
3-5 a	470-1.380 mg/dl	
6-8 a	620-1.600 mg/dl	
9-11 a	700-1.600 mg/dl	
12-14 a	750-2.100 mg/dl	
IgM — recém-nascido	1-20 mg/dl	
6 d-4 sem.	20-80 mg/dl	
1-3 m	8-50 mg/dl	
4-6 m	10-80 mg/dl	
7-12 m	40-150 mg/dl	
2 a	30-150 mg/dl	
3-6 a	25-270 mg/dl	
6-8 a	40-230 mg/dl	
9-13 a	30-180 mg/dl	
Insulina		
1-3 a	2-15 μUSPU/ml	
4-10 a	2-20 μUSPU/ml	
11-18 a	5-45 μUSPU/ml	

Bioquímica do Sangue (crianças) (cont.)

Dosagem	VALORES DE REFERÊNCIA	
	Convencionais	em SI
Inulina		
Filtração glomerular		
6 m-adulto	75-165 ml/min/m^2 (superfície corp.)	
recém-nascido	50% do valor acima	
Iodo protéico	3,5-7,0 μg/dl	276-500 mmol/l
L		
Lactato		
sangue venoso	50-180 mg/l	0,56-2 mmol/l
sangue arterial	30-70 mg/l	0,34-0,90 mmol/l
lactose, tolerância		
(2 g lactose/kg de peso)	Aumento de 20 mg/dl ou mais da glicemia	
Lipídios totais		
criança	100-350 mg/dl	
Lipoproteínas		
alfa	280-450 mg/dl	
pré-beta	20-70 mg/dl	
beta	270-430 mg/dl	
M		
Magnésio		
recém-nascido	1,50-2,30 mEq/l	0,75-1,15 mmol/l
criança	1,40-1,90 mEq/l	0,70-0,95 mmol/l
Metemoglobina	0-0,3 g/dl < 3% de Hb total	0-0,045 mmol/l
Mucoproteínas (em Tirosina)	2,5-3,5 mg/dl	13,8-19,3 μmol/l
N		
Nitrogênio não-protéico		
sangue total	25-40 mg/dl	17,8-28,5 mmol/l
plasma	12-22 mg/dl	13,0-21,0 mmol/l
O		
Osmolalidade	270-295 mOsm/kg	270-295 mmol/kg
P		
PBI (ver Iodo protéico)		
pH		
recém-nascido	7,30-7,49	
1 d	7,25-7,43	
2 d-1 m	7,32-7,43	
2 m-2 a	7,34-7,46	
Pirofosfato	40-80 μg/dl	2,25-4,50 μmol/l
Piruvato	3-9 mg/l	35-105 μmol/l
Pco_2		
recém-nascido	27-40 mmHg	3,6-5,3 kPa
2 m-2 a	26,5-41 mmHg	3,5-5,5 kPa
criança e adulto	36-45 mmHg	4,8-6,1 kPa
sangue venoso	40-50 mmHg	5,3-6,6 kPa
Po_2	90-100 mmHg	12,0-13,3 kPa
Potássio		
prematuro	4,5-7,2 mEq/l	4,5-7,2 mmol/l
a termo	5,0-7,7 mEq/l	5,0-7,7 mmol/l
2 d-2 sem.	4,0-6,0 mEq/l	4,0-6,0 mmol/l
2 sem.-3 m	4,0-6,2 mEq/l	4,0-6,2 mmol/l
3 m-1 a	3,5-5,5 mEq/l	3,5-5,5 mmol/l
1-16 a	3,5-5,0 mEq/l	3,5-5,0 mmol/l
Prolina	35-75 g/ml	0,30-0,65 μmol/l
Proteína C reativa	0 a < 1 mg%	
Proteínas totais (eletroforese)		
recém-nascido	4,75-8,0 g/dl	
1-3 m	3,65-7,35 g/dl	
4-6 m	4,30-6,00 g/dl	

Bioquímica do Sangue (crianças) (cont.)

		VALORES DE REFERÊNCIA		
Dosagem		**Convencionais**		**em SI**
Proteínas totais (eletroforese) (cont.)				
7 m-1 a		5,0-7,30 g/dl		
1-2 a		3,70-7,50 g/dl		
3-5 a		4,90-8,00 g/dl		
6-8 a		6,00-8,00 g/dl		
R				
Reserva alcalina		25-30 mEq/l		25-30 mmol/l
em volume %		40-60		
Retinol (ver Vitamina A)				
S				
Salicilato				
normal		0,0		0,0
intoxicação leve		20-30 mg/dl		1,45-2,10 nmol/l
intoxicação grave		50-70 mg/dl		3,60-5,00 μmol/l
Serotonina		130-190 ng/dl (RIE)		0,7-1,0 μmol/l
Sódio				
prematuro		130-140 mEq/l		130-140 mmol/l
a termo		133-142 mEq/l		133-142 mmol/l
criança		135-145 mEq/l		135-145 mmol/l
(no suor)		< 70 mEq/l		< 70 mmol/l
Somatotropina				
(ver Hormônio do crescimento)				
T				
T_3 (ver Triiodotironina)				
T_4 (ver Tiroxina)				
Testosterona	♂	♀	♂	♀
até 2 a	4-37 ng/dl	7-18 ng/dl	0,14-1,28 nmol/l	0,24-0,6 nmol
2-4 a	5-15 ng/dl	7-20 ng/dl	0,17-0,52 nmol/l	0,24-0,69 nmol/l
4-6 a	8-40 ng/dl	10-20 ng/dl	0,28-1,38 nmol/l	0,35-0,69 nmol/l
6-8 a	6-30 ng/dl	10-30 ng/dl	0,21-1,04 nmol/l	0,52-1,04 nmol/l
8-10 a	9-50 ng/dl	20-40 ng/dl	0,31-1,73 nmol/l	0,69-1,38 nmol/l
10-12 a	8-290 ng/dl	20-50 ng/dl	0,28-10,0 nmol/l	0,60-1,73 nmol/l
12-14 a	5-760 ng/dl	30-70 ng/dl	0,17-26,3 nmol/l	1,04-2,42 nmol/l
14-16 a	90-560 ng/dl	35-95 ng/dl	3,10-19,3 nmol/l	1,21-3,29 nmol/l
16-18 a	260-730 ng/dl	40-95 ng/dl	9,0-25,2 nmol/l	1,38-3,29 nmol/l
Tiamina (ver Vitamina B_1)				
Tirosina				
recém-nascido		2-50 mg/l		11-276 μmol/l
prematuro		até 300 mg/l		até 1,656 μmol/l
Tirotropina				
(ver Hormônio estimulador da tireóide)				
Tiroxina		3,5-8,0 μg/dl		45-104 nmol/l
Tocoferol, alfa				
(ver Vitamina E)				
Transaminases				
oxalacética (TGO)				
(aspartato aminotransferase)				
1-3 d		15-25 U/ml		
< 6 m		20-45 U/ml		
1-8 a		5-30 U/ml		
pirúvica (TGP)				
(alanina aminotransferase)				
1-3 d		1-25 U/ml		
6 m		25-35 U/ml		
6 m-1 a		15-35 U/ml		
1-5 a		7-25 U/ml		
6-15 a		2-15 U/ml		
Triglicerídeos		30-155 mg/dl		0,34-1,75 nmol/l
Triiodotironina (“T_3”)		70-200 ng/dl		1,08-3,08 nmol/l
THS				
(ver Hormônio estimulador da tireóide)				

Bioquímica do Sangue (crianças) (cont.)

Dosagem	VALORES DE REFERÊNCIA	
	Convencionais	em SI
U		
Uréia (em N)		
recém-nascido	8-28 mg/dl	2,9-10 mmol/l
1-2 a	5-15 mg/dl	1,8-5,5 mmol/l
2-16 a	14-30 md/dl	5,0-11,0 mmol/l
V		
Vitamina A		
> 6 m	20-90 μg/dl	0,70-3,14 μmol/l
1-5 a	30-100 μg/dl	1,0-3,50 μmol/l
5-12 a	60-100 μg/dl	2,0-3,50 μmol/l
Vitamina B_1	5,5-9,5 μg/dl	
Vitamina B_{12}	330-1.025 pg/ml	240-740 pmol/l
Vitamina C	0,5-1,0 mg/dl	28-56 μmol/l
Vitamina E		
recém-nascido	> 0,3 mg/dl	> 7 μmol/l
lactente	0,5-1,2 mg/dl	11,0-28 μmol/l
Volume sangüíneo		
prematuro	98 ml/kg	
1 a	70-110 ml/kg	
após 1 a	50-85 ml/kg	
X		
Xilose (absorção)		
(0,5 g de xilose/kg)		
concentração no sangue		
1 hora após	30-50 mg/dl	2,0-3,3 mmol/l
(1,2 g de xilose/kg)		
concentração no sangue	20-25 mg/dl	1,5-1,65 mmol/l
2 horas após		
Z		
Zinco		
0-1 a	75-145 μg/dl	11-22 μmol/l
2-10 a	70-130 μg/dl	10,7-19,5 μmol/l

Apêndice 3

Urina

Dosagem	VALORES DE REFERÊNCIA Convencionais	em SI
A		
Acidez titulável	20-50 mEq/24 h ou 20-50 ml NaOH 1 N	20-50 mmol/d
Ácido aminolevulínico (δ)		
adulto	1,0-7 mg/24 h	7,5-53 μmol/d
criança	0,50 mg/24 h	3,8 μmol/d
Ácido ascórbico	50 mg/24 h	0,30 mmol/d
Ácido homogentísico	0,00	0,00
Ácido homovanílico	< 15 mg/24 h	< 80,0 μmol/d
Ácido lático	50-200 mg/24 h	
Ácido oxálico	10-50 mg/24 h	
Ácido úrico	250-750 mg/24 h	1,5-4,5 mmol/d
Ácido vanilmandélico (***VMA***)	até 9 mg/24 h	até 45 μmol/d
Ácidos aminados	200-400 mg/24 h	
Addis, contagem		
cilindros hialinos	até 5.000/12 h	$0,5 \times 10^3$/12 h
hemácias	até 500.000/12 h	$0,5 \times 10^6$/12 h
piócitos	até 1.000.000/12 h	$1,0 \times 10^6$/12 h
Adrenalina (ver Epinefrina)		
Aldosterona	5-20 μg/24 h	14-53 nmol/d
Amilase	30-250 U Somogyi/h	0,10-0,80 μkat/d
Aminoácido (em N)	200-700 mg/24 h	
Amoníaco	0,5-1,0 g/24 h	35-70 mmol/d
Androsterona		
homem	2-5 mg/24 h	7-17 μmol/d
mulher	0,5-3,0 mg/24 h	1,7-10μmol/d
C		
Cálcio		
dosagem	< 150 mg/24 h	< 3,8 mmol/d
pesquisa (Sulkovitich)	+ turvação	
Catecolaminas (total)	< 150 μg/24 h	< 85 nmol/d
Cetosteróide (17)		
homem	10-20 mg/24 h	35-70 μmol/d
mulher	6-12 mg/24 h	21-42 μmol/d
Chumbo	< 100 μg/24 h	< 0,48 μmol/d
Cloretos		
em Cl	6-9 g/24 h 75-200 mEq/l	75-200 mmol/d
em NaCl	10-15 g/24 h	
Cobre	0,0-100 μg/24 h	0,0-1,6 μmol/d
Concentração, prova de Fishberg	dens. > 1,025 (1,020, acima dos 60 anos)	
Contagem de Addis (ver Addis)		
Coproporfirina	50-250 μg/24 h	80-380 nmol/d
Cortisol	< 150 μg/24 h	

Urina (cont.)

Dosagem	VALORES DE REFERÊNCIA Convencionais	em SI
Creatina		
homem	0-40 mg/24 h	0,0-0,30 mmol/d
mulher	0-100 mg/24 h	0,0-0,75 mmol/d
Creatinina	15-25 mg/kg peso/24 h	
depuração		
homem	85-125 ml/min	
mulher	75-115 ml/min	
Creatinina		
homem	1,0-2,0 g/24 h	8,8-17,5 mmol/d
mulher	0,8-1,8 g/24 h	7,0-15,5 mmol/d
D		
Deidroepiandrosterona		
homem	0,2-2,0 mg/24 h	0,7-7,0 μmol/d
mulher	0,1-1,5 mg/24 h	0,35-5,2 μmol/d
Deidrogenase lática	até 8.000 U/8 h	
Densidade	1,010-1,030	
E		
Epinefrina	0,0-20 μg/24 h	0,0-0,10 μmol/d
Estrogênios totais		
homem	8,0-10 μg/24 h	0,02-0,036 μmol/d
mulher	15-45 μg/24 h	0,05-0,16 μmol/d
F		
Fenóis	0,04 g/24 h	
Fenolsulfonaftaleína, prova de		
15 min	25-50% eliminados	
30 min	16-24% eliminados	
60 min	9-17% eliminados	
120 min	3-10% eliminados	
Ferro	até 800 μg/24 h	140 μmol/d
Fluoreto	< 1,0 mg/24 h	
Fosfato		
adulto	500-1.000 mg/24 h	16-32 mmol/d
criança	320-1.000 mg/24 h	11-32 mmol/d
FSH (ver Hormônio folículo-estimulante)		
H		
Hidroxicorticosteróide (17)		
homem	5-15 mg/24 h	17-50 μmol/d
mulher	4,5-13 mg/24 h	15-45 μmol/d
Hormônio folículo-estimulante (FSH)		
adulto	6-50 UI/24 h	
pré-puberdade	< 10 UI/24 h	
pós-menopausa	> 50 UI/24 h	
Hormônio luteinizante		
pré- e pós-ovulação	20-100 UI/24 h	
ovulatória	150-600 UI/24 h	
pós-menopausa	20-100 UI/24 h	
HVA (ver Ácido homovanílico)		
L		
Lactose	10-40 mg/24 h	
LH (ver Hormônio luteinizante)		
M		
Magnésio	0,2-0,3 g/24 h	8-12 mmol/d
Mioglobina	6,0-8,5 mEq/l	3,0-4,3 mmol/d
	< 4 mg/l	
Mucina	100-150 mg/24 h	
N		
Nitrogênio total	10-15 g/24 h	710-1.000 mmol/d

Urina (cont.)

	VALORES DE REFERÊNCIA	
Dosagem	**Convencionais**	**em SI**
Noradrenalina (ver Norepinefrina)		
Norepinefrina	< 100 μg/24 h	< 0,60 μmol/d
O		
Osmolalidade	500-800 mOsm/kg	
P		
pH	4,5-8,0	
Porfirinas		
coproporfirina		
adulto	50-250 μg/24 h	80-380 nmol/d
criança	0-80 μg/24 h	0-120 nmol/d
uroporfirina	10-30 μg/24 h	12-36 nmol/d
Potássio	1,0-5,0 g/24 h	
	40-60 mEq/l	40-60 mmol/d
Pregnandiol		
homem	0-1 mg/24 h	0,0-3,0 μmol/d
mulher	1-8 mg/24 h	3,0-25 μmol/d
gravidez	60-100 mg/24 h	180-310 μmol/d
PSP (ver Fenolsulfonaftaleína)		
S		
Sódio	1,0-5,0 mg/24 h	80-180 mmol/d
	80-180 mEq/24 h	
Sólidos totais	50-70 g/24 h	
Sulfatos	270-650 mg/24 h	
U		
Uréia	10-20 g/24 h	200-400 mmol/d
em N	6-17 g/24 h	0,2-0,6 mmol/d
Urobilinogênio	0,05-2,5 mg/24 h	0,10-4,2 μmol/d
Uropepsina	1.500-5.000 U/24 h	
V		
Vitamina C (ver Ácido ascórbico)		
VMA (ver Ácido vanilmandélico)		
Volume	1.000-1.500 ml/24 h	
X		
Xilose (teste de absorção)		
5 g por via oral	1,0-2,5 g/5 h	6,5-16 mmol/5 h
25 g por via oral	5,0-8,0 g/5 h	33-53 mmol/5 h
Z		
Zinco	0,5-1,2 mg/24 h	

Apêndice 4

Substâncias para Teste de Contato (Diluições Empregadas nas Provas)

Substância	Diluição %	Veículo
Ácido oxálico	5	água
Alcatrão vegetal	5	óleo
Alumínio (acetato)	10	água
Amoníaco	2	água
Amônio, carbonato de	15	água
Amônio, cloreto de	3	água
Amônio, dicromato de	0,5	água
Amônio, dissulfureto de	0,5	água
Amônio, fluoreto de	0,5	água
Amônio, nitrato de	10	água
Amônio, persulfato de	1	água
Amônio, sulfato de	10	água
Anestésicos locais	2	água
Anidrido benzóico	10	água
Anidrido ftálico	1	água
Anil	em natureza	
Antibióticos (cremes)	como usados	
Anti-histamínicos (creme)	como usados	
Antimônio, cloreto de	2	água
Antimônio, óxido de	10	vaselina
Antipirina	10	água
Antraceno	10	óleo de oliva
Antralina	10	óleo de oliva
Antrarobina	3	vaselina
Argirol	10	água
Arnica, tintura de	20	vaselina
Aroeirinha (v. *Lithrae*)		
Arseniato de sódio	10	água
Arsênico, trióxido de	1	água
Asfalto	em natureza	
Atropina	1	água
Azocloramina	0,2	vaselina
Azul-brilhante de cresil	não-diluído	
Azul-de-antraquinona	não-diluído	
Azul-de-metileno	não-diluído	
Azul-de-pontamina	não-diluído	
Azul-do-nilo	não-diluído	
Azul-solúvel	não-diluído	
Azul-vitória	não-diluído	
Baquelita	em natureza	
Bálsamo-do-canadá	não-diluído	
Bálsamo-do-peru	10	vaselina
Banha	em natureza	
Barbitúricos (em geral)	em natureza	
Bário, hidróxido de	0,5	água
Bário, sulfato de	50	água
Batom	em natureza	
Baunilha (*Vanilla*)	10	acetona
Benadril, pomada de	como usada	
Benjoim	10	álcool
Benzaldeído	10	água
Benzantrona	50	vaselina
Benzeno	50	vaselina
Benzidina	não-diluída	
Benzina	50	vaselina
Benzoato de benzila	10	água
Benzoato de metila	1	óleo de oliva
Benzocaína (anestesia)	5	água
Benzoilaminometoxicloroantraquinona	2	água
Benzoilquinona	1	água
Bergamota (v. óleo de)		
Beta hidroxiantraquinona	1	óleo de oliva
Beta naftol	10	vaselina
Bicromato (v. Potássio dicromato)		
Bismark, marrom de	não-diluído	
Bismogenol	como usado	
Bismuto, oxicloreto de	5	vaselina
Bismuto, subnitrato de	25	vaselina
Bismuto, subsalicilato de	10	vaselina
Bórax (borato de sódio)	10	água
Borracha (acelerador)	10	vaselina
Borracha (antioxidante)	10	vaselina
Borracha (em geral)	em natureza	
Brilhantinas (em geral)	como usadas	
Burrow, líquido de	dil. a 1:20	água
Butesin, picrato de	1	vaselina
Butyn, sulfato de (butacaína)	2	água
Cacau, manteiga de	como usada	água
Cafeína	1	água
Calamina, loção de	como usada	água
Cálcio, arsenato de	10	água
Cálcio, carbonato de	3	água
Cálcio, cianamida de	10	água
Cálcio, cloreto de	2	água
Cálcio, fluoreto de	0,5	água
Cálcio, fosfato de	10	água
Cálcio, hidrato de	0,1	água
Cálcio, nitrato de	10	água
Cálcio, óxido de	0,1	água
Cálcio, sulfureto de	1	água
Cálcio, tioglicolato de	1	água
Calomelano (pó)	não-diluído	

Substâncias para Teste de Contato (Diluições Empregadas nas Provas) (cont.)

Substância	Diluição %	Veículo	Substância	Diluição %	Veículo
Camomila, óleo de	10	vaselina	Dicloronitrobenzeno	0,5	acetona
Canela, óleo de	5	óleo de oliva	Dietileno glicol	5	água
Cânfora	não-diluída		Difenilguanidina	2	vaselina
Cantaridina, tintura de	1	álcool	Diidroestreptomicina	5	água
Carbono (papel)	em natureza		Diidroxiantraquinonas	0,5	álcool
Carbono, tetracloreto de	50	vaselina	Dimetilanilinas	10	óleo de oliva
Cera (abelha)	em natureza		Dinitroclorobenzeno	0,2	acetona
Cera (assoalho)	10	vaselina	Dinitrocresol	5	clorofórmio
Cera (sapatos)	50	vaselina	Dinitrofenol	5	água
Chiclete (v. Mástique)			Dinitrotoluol	5	acetona
Chocolate	como usado		Dopa	10	álcool
Chumbo, arsenato de	5	água	Efedrina, sulfato de	1	óleo de oliva
Chumbo, cloreto de	10	água	Enxofre, precipitado	2	vaselina
Chumbo, subcetato de	0,2	água	Eosina	em natureza	
Chumbo, sulfureto de	1	água	Epóxi (endurecedor)	0,1	água
Chumbo-tetraetil	50	óleo de oliva	Eritrosina	em natureza	
Cimento branco	20	água	Esbach, reativo de	2	água
Cinabar (HgS)	3	vaselina	Escatol	10	álcool
Cinamato de benzila	10	vaselina	Escopolamina	1	água
Cinnamomum (v. canela)			Esmaltes (unhas, madeiras etc.)	como usados	
Citronela	em natureza		Esparadrapo	como usado	
Cloral, hidrato de	10	água	Espermacete	em natureza	
Cloramina	0,5	água	Estanho, cloreto de	5	água
Cloreto de benzila	5	água	Estreptomicina	2,5	água
Cloreto de picrila	0,5	acetona	Estrôncio, sulfureto	2	água
Clorofórmio	40	óleo de oliva	Éter	60	óleo de oliva
Clorotimol	1	vaselina	Eticloreto de mercúrio	0,5	água
Clorox	10	água	Etilenodiamina	5	água
Coal-tar	5	vaselina	Etilfosfato de mercúrio	0,5	água
Cobalto, cloreto de	2	água	Eucalipto, óleo de	1	álcool
Cobalto, óxido de .	10	água	Eugenol	1	vaselina
Cobre, cianureto de	10	água	Fenacaína (v. Holocaína)		
Cobre, cloreto de	1	água	Fenacetina	10	água
Cobre, sulfato de	2	água	Fenantreno	50	vaselina
Codeína, sulfato de	1	água	Fenergan (creme)	como usado	
Cola (pintores, marceneiros etc.)	em natureza		Fenilglicina	50	água
Cold-cream	como usado		Fenilnaftilamina	50	vaselina
Colódio	em natureza		Fenol	1	água
Colofônio	10	óleo de oliva	Fenolftaleína	2	álcool
Cosméticos (em geral)	como usados		Fenolortofenila	1	água
Couros (em geral)	em natureza		Ferro, cloreto de	2	água
Crayon	em natureza		Ferro, ferricianureto de	5	água
Creosoto	10	vaselina	Ferro, sesquióxido de	5	água
Cresol	0,5	água	Ferro, sulfato de	5	água
Crisarobina	1	vaselina	Filme de fotografia	em natureza	
Crisoidina, marrom de	em natureza		Fluoroceína	1	álcool
Cristal violeta	2	água	Formol	5	água
Cromo, cloreto de	2	água	Fósforo, trissulfato de	0,5	vaselina
Cromo, sulfato de	2	água	Fowler, sol. de	não-diluída	
D.D.T.	5	vaselina	Fucsina	10	água
Decaidronaftaleno	50	vaselina	Furfural	50	álcool
Dentifrícios (em geral)	5	água	Galactita	em natureza	
Depilatórios	50	água	Gasolina	50	óleo de oliva
Dermatol (pó)	em natureza		Ginger, óleo de	25	óleo de oliva
Desodorantes cutâneos	como usados		Glicerina	não-diluída	
Dextrinas	em natureza		Goma-arábica	em natureza	
Diacetilaminoazotoluol	2	vaselina	Goma de mascar (v. Mástique)		
Diazonium, sais de	1	vaselina	Goma-laca	em natureza	
Dibetanaftil parafenilenodiamina	2	óleo de oliva	Grafite	em natureza	
Dicloreto de etileno	10	óleo de oliva	Guanidinas	não-diluídas	
Diclorobenzeno	5	clorofórmio	Guta-percha	em natureza	
Diclorobenzidina	5	água	Hexaclorofeno	2	água
Diclorofeno	2	água	Hexaidrofenol	50	óleo de oliva
			Hexametilenotetramina	50	água

Substâncias para Teste de Contato (Diluições Empregadas nas Provas) (cont.)

Substância	Diluição %	Veículo
Hexilresorcinol	1	água
Hidroquinona	5	água
Hipoclorito de sódio (v. Javelle, água de)		
Holocaína	2	água
Homatropina	1	água
Hortelã (v. óleo de)		
Ictiol	5	vaselina
Índigo, vermelho	em natureza	
Indol	50	água
Inecto (tinta de cabelo)	como usada	
Intracaína	2	água
Iodofórmio	10	vaselina
Iodo, tintura de	5	álcool
Irídio, cloreto de	10	água
Javelle, água de (hipoclorito)	2	água
Lã	em natureza	
Lanolina	em natureza	
Látex	em natureza	
Lauril sulfato de sódio	1	água
Lavanda, óleo de	1	álcool
Lidocaína (v. Xilocaína)		
Limão, óleo de	1	álcool
Limoneno	1	álcool
Linhaça (v. Óleo de)		
Linho (tecidos)	como usado	
Liquor carbonis detergens	5	álcool
Lírio florentino (*orris-root*)	10	álcool
Listerina	10	água
Lithraea sp	extrato 1:5.000	acetona
Lugol	50	água
Luminal	em natureza	
Luvas de borracha	em natureza	
Lysol	1	água
Madeiras (em geral)	pó de serragem	
Manganês, óxido	1	água
Marrom de crisoidina	20	álcool
Mástique (*Pistacia lentiscus*) — goma de mascar	em natureza	
Melissa, óleo de	1	álcool
Mentol	5	água
Mentol	1	vaselina
Mercaptobenzoatiazol	1	vaselina
Mercúrio amoniacal	5	vaselina
Mercúrio, bicloreto de	0,1	água
Mercúrio, fulminato de	2	água
Mercúrio, oxicianureto de	0,1	água
Mercúrio, óxido amarelo de	5	vaselina
Mercurocromo	2	água
Mertiolato, tintura de	não-diluída	
Metacresol de amila	10	álcool
Metafen, tintura de	0,5	álcool
Metais (em geral)	1	
Metaminofenol	em natureza	vaselina
Metatoluidinadiamina	50	vaselina
Meticaína	2	água
Metil anilina	10	óleo de oliva
Metilcarbono de heptina	0,1	álcool
Metilcelulose	como usada	água
Metil orange	5	água
Metil violeta	2	água
Mistol	não-diluído	
Monobenzilparaminofenol	50	álcool
Monoclorobenzeno	5	óleo de oliva

Substância	Diluição %	Veículo
Monômero acrílico	25	óleo de oliva
Morfina	1	água
Mostarda, óleo de	1	água
Nafta	50	vaselina
Naftenol	50	vaselina
Naftilamina	2	álcool
Naftocaína	2	vaselina
Naftol amarelo	50	vaselina
Náilon, tecidos de	como usado	
Neomicina (creme)	como usado	
Nicotina, salicilato de	5	água
Nigrosina	50	álcool
Níquel, cloreto de	5	água
Níquel, nitrato de	5	água
Níquel, sulfato de	5	água
Nitrobenzol	10	vaselina
Nitrofenol	5	clorofórmio
Nitrosodimetilanilina	1	álcool
Novocaína (procaína)	2	água
Nupercaína (percaína)	2	água
Nylander, reativo de	não-diluído	
Oidiomicina	não-diluída	vaselina
Óleo de amêndoas	não-diluído	
Óleo de bergamota (*Citrus bergamia*)	1	álcool
Óleo de cade	5	vaselina
Óleo de camomila	10	vaselina
Óleo de essências diversas	1	álcool
Óleo de fígado de bacalhau	não-diluído	
Óleo de hortelã	25	óleo de oliva
Óleo de lavanda (alfazema)	1	álcool
Óleo de linhaça	50	óleo de oliva
Óleo de lubrificação (em geral)	50	óleo de oliva
Óleo de máquinas	50	óleo de oliva
Óleo de motores	50	óleo de oliva
Óleo de oliva	não-diluído	
Óleo de rosa	25	óleo de oliva
Óleos sulfonatados	não-diluídos	
Onduladores permanentes (cabelos)	50	óleo de oliva
Ortofórmio (ortocaína)	1	água
Ortonitranisol	5	água
Ouro, cloreto	2	água
PABA	5	água
Paládio, cloreto de	10	água
Pantocromo (*blue-black*)	não-diluído	
Paraben	5	álcool
Paradiclorobenzeno	10	álcool
Parafenilenodiamina	2	vaselina
Parafina	em natureza	
Paramidofenol	5	vaselina
Paraminofenilamina	3	água
Paraminofenol	10	vaselina
Paranitrosobenzeno	5	acetona
Paranitrosodimetilanilina	1	acetona
Para-red (deep-light)	em natureza	
Pastas (dentifrícios)	50	água
Peles (de animais)	em natureza	
Pelidol	2	água
Pentadecilcatecol	0,1	acetona
Percaína (v. Nupercaína)		
Perfumes em geral	em natureza	
Peróxido de benzoíla	10	vaselina
Peróxido de hidrogênio	não-diluído	

Substâncias para Teste de Contato (Diluições Empregadas nas Provas) (cont.)

Substância	Diluição %	Veículo
Picrato de butesin	em natureza	
Piretro (pó)	em natureza	
Pirogalol	5	água
Plaster-de-paris	em natureza	
Plásticos flexíveis	em natureza	
Polidores de metais	10	água
Polidores de móveis	10	óleo de oliva
Polidores de unhas	em natureza	
Polietileno glicol	10	água
Polissorbato 80 (v. *Tween* 80)		
Pomadas terapêuticas (em geral)	como usadas	
Pontacil (*black-light*)	não-diluído	
Pontocaína (tetracaína)	2	água
Pó-de-arroz (cosméticos)	como usados	
Potássio, acetato de	10	água
Potássio, bromato de	5	água
Potássio, bromureto de	5	água
Potássio, carbonato de	1	água
Potássio, citrato de	10	água
Potássio, clorato de	10	água
Potássio, cloreto de	5	água
Potássio, cromato de	0,5	água
Potássio, dicromato de	1	água
Potássio, ferricianureto de	10	água
Potássio, ferrocianureto de	10	água
Potássio, hidróxido de	0,1	água
Potássio, iodureto de	25	vaselina
Potássio, nitrato de	5	água
Potássio, permanganato de	1	água
Potássio, persulfato de	2	água
Potássio, salicilato de	10	água
Platina, cloreto de	10	água
Pragmatar (*Eskay*)	como usada	
Prata, nitrato de	1	água
Prata, nucleinato de	5	água
Primula obconica (folha)	como tal	água
Procaína (novocaína)	2	água
Propileno glicol	10	água
Querosene	50	óleo de oliva
Quinino, cloridrato de	1	água
Quinino, sulfato de	25	vaselina
Quinolo (pasta)	10	vaselina
Quinosan	0,2	água
Rayon (tecidos)	como usados	
Removedores de cutícula (unhas)	50	água
Removedores de esmalte (unhas)	10	acetona
Removedores de tintas (pintores)	10	óleo de oliva
Resinas vinílicas	como usadas	
Resorcina	5	água
Rhus toxicodendron	extrato 1:5.000	acetona
Rivanol (etacridina)	10	vaselina
Rodamina B	não-diluída	
Rouge	como usado	
Sabão (lavagem de roupas)	1	água
Sabonetes (em geral)	1	água
Safranina	não-diluída	
Sagrotan	1	água
Sais para banhos	1	água
Salicilato de metila	2	óleo de oliva
Saligenina (saligonol)	2	água
Salol	em natureza	
Sândalo, óleo de	1	álcool
Sassafrás, óleo de	1	álcool
Schinus (Aroeira)	1:5.000	acetona
Selênio, sulfureto	2	água
Serragem de madeira	como tal	
Shellac	50	óleo de oliva
Sódio, arsenato de	10	água
Sódio, benzoato de	20	água
Sódio, bicarbonato	10	água
Sódio, borato de	50	água
Sódio, brometo de	5	água
Sódio, carbonato de	10	água
Sódio, dicromato de	3	água
Sódio, estearato de	1	água
Sódio, fluoreto de	0,5	água
Sódio, fluossilicato de	0,5	água
Sódio, fosfato trissódico	2	água
Sódio, hidróxido de	0,1	água
Sódio, hipoclorito de	5	água
Sódio, hipossulfito de (tiossulfato)	1	água
Sódio, metassilicato de	2	água
Sódio, oleato de	1	água
Sódio, salicilato de	1	água
Sódio, sulfato de	10	água
Solventes de graxas (mecânicos)	50	óleo de oliva
Sombreadores (pálpebras)	como usados	
Sudan III	5	álcool
Sulfarsfenamina	1	água
Sulfas (em geral)	5	vaselina
Sulfogênio de carbono	50	vaselina
Sulfureto de hidrogênio	10	água
Surfacaína (ciclometicaína)	2	água
Tabaco (folhas)	extrato 20%	água
Talco	em natureza	
Tártaro emético	3	água
Terebintina	10	óleo de oliva
Tetracloreto de carbono	como usado	
Tetracloronaftaleno	25	óleo de oliva
Tetraidronaftaleno	25	óleo de oliva
Tetrametildiaminobenzofenona	5	álcool
Tetril	1	acetona
Timerosal (v. Mertiolato)		
Timol	1	vaselina
Tinta-da-china (nanquim)	como usada	
Tinta de escrever (comum)	como usada	
Tinta de fitas de máquina datilográfica	como usada	
Tintas de pintores (em geral)	50	vaselina
Tintas de tecidos	50	vaselina
Tintas para pintura de casas	50	vaselina
Tintas para sapatos	50	vaselina
Tioglicolato	5	água
Tirosina	50	água
Toluidina	10	óleo de oliva
Toluol	10	óleo de oliva
Tragacanto, tintura de	1	álcool
Triacetina	50	água
Tricloroetileno	20	óleo de oliva
Triclorotoluol	20	óleo de oliva
Tricofitina	não-diluída	vaselina

Substâncias para Teste de Contato (Diluições Empregadas nas Provas) (cont.)

Substância	Diluição %	Veículo
Trinitrotoluol	50	álcool
Trinotroanisol	0,01	clorofórmio
Triparsamida	1	água
Tuberculinas	não-diluídas	
Tumenol	5	vaselina
Tumenol amônio	5	vaselina
Tween 80 polissorbato (80)	5	água
Undercoat	como usado	
Urânio, cloreto de	5	água
Uréia	10	água
Uretana	10	água
Vanilina (baunilha)	10	vaselina
Vegetais comestíveis (folhas)	em natureza	
Veratrum viride, tintura	10	álcool
Verde malachita	10	álcool
Vernizes para madeiras	10	óleo de oliva
Vernizes para metais	10	óleo de oliva
Vernizes para pintores	10	óleo de oliva
Vernizes (esmalte) para unhas	em natureza	
Vinagre	3	água
Viofórmio	3	vaselina
Violeta de genciana	1	água
Xampu (não-saponáceo)	50	óleo de oliva
Xampu (saponáceo)	1	água
Whitfield, pomada de	1	vaselina
Wintergreen, óleo de (*Gaultheria*)	1	álcool
Xilocaína (lidocaína)	2	água
Xilol	10	óleo de oliva
Zinco, aminocloreto de	2	vaselina
Zinco, cloreto de	2	vaselina
Zinco, estearato de	10	vaselina
Zinco, óxido de	10	vaselina
Zinco, peróxido	como tal	
Zinco, sulfato de	5	água
Zincônio, lactato	4	vaselina

Apêndice 5

MEIOS DE CULTURA

Transcrevemos a seguir algumas fórmulas de meios de cultura básicos e especiais de uso corrente. Os pormenores de técnica de preparação destes devem ser buscados em textos especializados em bacteriologia, alguns dos quais se acham citados ao fim deste Apêndice.

Existem, no mercado especializado, meios de cultura desidratados (*BBL, Difco* e outros), assim como ingredientes padronizados para a preparação dos meios em cuja fabricação se pode confiar. Esses oferecem muitas vantagens, uma vez que são excepcionalmente estáveis e podem ser preparados com rapidez, seguindo-se as instruções que acompanham a embalagem. Recomendam-se para os laboratórios em que não há facilidade de preparação de certos meios complexos ou raros. São confiáveis e de grande comodidade para o laboratorista.

Limpeza do Material. Para lavar toda a vidraria, usa-se a conhecida **solução** ou **mistura sulfocrômica**, na qual se mergulha toda a vidraria por um dia ou mais.

Fórmula da **mistura sulfocrômica**:

Bicromato de potássio comercial	100 g
H_2SO_4 concentrado comercial	250 ml
Água	750 ml

Infusão de Carne (Simples)

Carne moída	500 g
Água de torneira	1.000 ml

Juntar a carne à água e misturar bem. Deixar em infusão na geladeira durante 24 horas; coar em gaze e espremer bem, de modo a obter todo o suco da carne. Aquecer até que apareçam coágulos pardos; filtrar em papel, completar com água o volume para 1 litro e ajustar ao pH 7,2. Distribuir em quantidade de 250 a 500 ml e esterilizar na autoclave a 121°C, durante 30 minutos.

A infusão da carne não é usada por si, mas serve de base para os vários meios de cultura. Na prática, usam-se dois tipos de infusão de carne: a simples, cuja preparação foi dada anteriormente, e a de "dupla concentração", ou simplesmente infusão concentrada de carne. Para a preparação dessa última, é necessário o uso de partes iguais de carne e água. Em alguns laboratórios, costuma-se preparar, em primeiro lugar, a infusão concentrada de carne e guardar o resíduo, o qual se emprega na obtenção da infusão simples, de modo que as duas fórmulas são:

Infusão Concentrada de Carne

Carne moída	1.000 g
Água	1.000 ml

Infusão Simples de Carne

Resíduos de carne da infusão concentrada	1.000 g
Água	1.000 ml

A infusão concentrada é usada na confecção de meios com ágar, ao passo que a infusão simples é empregada no preparo de caldos.

Caldo com Infusão de Carne ou Caldo Comum

Infusão de carne simples	1.000 ml
Peptona	10 g
NaCl	5 g

Juntar a 100 ml da infusão os outros ingredientes e ferver até a dissolução. Ajustar ao pH 7,6. Ferver na autoclave a 125°C, durante cinco minutos. Restabelecer o volume original com água. Filtrar em papel. Distribuir em tubos e balões. Autoclavar a 121°C, durante 20 minutos. Antes de usar, controlar a esterilidade, deixando na estufa a 37°C, durante três dias.

Caldo com Extrato de Carne (para Uso Rotineiro)

Extrato de carne	3 g
Peptona	10 g
NaCl	5 g
Água de torneira	1.000 ml

Aquecer até a dissolução de todos os ingredientes; resfriar e acrescentar duas claras de ovos bem batidas; aquecer lentamente até a ebulição; ferver durante cinco minutos e filtrar em papel.

Geralmente, não é necessário ajustar a reação, a menos que a peptona tenha reação ácida. Quando necessário, ajustar o pH neutro (7,0). Distribuir em tubos e balões e esterilizar na autoclave a 121°C, durante 20 minutos. Antes de usar, colocar na estufa a 37°C, durante três dias, para controle de esterilidade.

Caldo Glicosado

Infusão de carne simples	1.000 ml
Peptona	10 g
Cloreto de sódio	5 g
Glicose	10 g

Dissolver a peptona e o cloreto de sódio na infusão de carne com o auxílio do calor, agitando continuamente. Ferver durante cinco a 10 minutos. Completar o volume de 1.000 ml com água. Adicionar a glicose e agitar até sua dissolução. Ajustar ao pH de 7,8 a 8,0.

Filtrar em papel de filtro e distribuir em tubos e balões que são esterilizados na autoclave a 121°C, durante 20 minutos. Antes de usar, controlar a esterilidade.

Caldo de Avery

Caldo com infusão de carne, pH 7,4 a 7,8, estéril	100 ml
Glicose, solução aquosa a 20%, estéril	5 ml
Sangue de coelho, desfibrinado e estéril	5 ml

Adicionar assepticamente a solução de glicose e o sangue ao caldo. Misturar bem e distribuir assepticamente em tubos estéreis. Antes de usar, incubar por 24 a 48 horas.

Caldo-soro ou Caldo-sangue

Soro sanguíneo estéril, sangue desfibrinado ou citratado, estéril	50 a 100 ml
Caldo comum, estéril	900 a 950 ml

Ajuntar assepticamente o soro ou o sangue estéril, agitar bem e distribuir em tubos estéreis.

Caldo-peptona de Dunham

Água destilada	1.000 ml
Peptona	10 g
Cloreto de sódio	5 g

Aquecer até dissolver. Filtrar em papel. Distribuir em tubos, em quantidade de 10 ml. O pH final deve ser 7,6. Esterilizar na autoclave a 121°C, durante 20 minutos. Antes de usar, controlar a esterilidade.

Ágar com Extrato de Carne (para Exame de Água e Leite)

Ágar	15 g
Peptona	5 g
Extrato de carne	3 g
Água destilada	1.000 ml

Dissolver o ágar em 800 ml de água, aquecendo na autoclave a 121°C, por 30 minutos. Dissolver a peptona e o extrato de carne em 200 ml de água. Misturar as duas soluções. Ajustar a reação de modo que o pH final seja entre 6,6 e 7,0. Aquecer a 100°C e filtrar em gaze e algodão. Distribuir em tubos e balões e esterilizar na autoclave a 121°C, durante 20 minutos.

Ágar com Infusão Concentrada de Carne ou Ágar Comum

Ágar em pó em filamentos	15 g
Água de torneira	500 ml
Peptona	10 g
NaCl	5 g
Infusão concentrada de carne	500 ml
Albumina de ovo	1 g

Juntar o ágar à água e ferver até a dissolução completa. Acrescentar a peptona e o cloreto de sódio e continuar a ebulição até que esses ingredientes se tenham dissolvido. Restabelecer o volume primitivo pela adição de água; esfriar a cerca de 60°C e acrescentar 500 ml de infusão concentrada de carne. Aquecer lentamente até a fervura; ajustar a reação para pH 7,4 ou 7,6 e adicionar a albumina previamente dissolvida em pequena porção de água (cerca de 2 ml). Deixar ferver durante 10 minutos. Filtrar, enquanto estiver **muito quente**, através de algodão molhado, com **água quente** e em **funil quente**. Pode-se pôr pedaço de tela de arame no funil por baixo do algodão, com o fim de obter superfície de filtração maior. A filtração em algodão dá um meio bastante claro para os trabalhos comuns; se desejar ágar particularmente claro, ele pode ser filtrado em papel de filtro dentro da autoclave. Distribuir e esterilizar a 121°C, durante 30 minutos. Antes de usar, controlar a esterilidade.

Ágar-sangue e Ágar-soro

Sangue desfibrinado ou citratado, estéril, ou soro sanguíneo estéril	5 a 10 ml
Ágar com infusão de carne	90 a 95 ml

Aprontar o sangue ou soro (de cavalo, de carneiro ou humano), colhido em condições assépticas. Fundir ágar com infusão de carne, contendo 2% de ágar, e, depois, esfriar a 50°C. Juntar o sangue ou soro, a 50°C, ao ágar liquefeito, também a 50°C. Fazer isso sob rigorosas condições de esterilidade e misturar completamente. Distribuir em tubos e placas de Petri esterilizados.

Incubar.

Para desfibrinar, colher o sangue em frasco estéril contendo pérolas de vidro e agitar até que a fibrina se tenha formado.

Para obter sangue citratado, colocar 1 ml de solução de citrato de sódio a 10%, estéril, para cada 90 ml de sangue colhido, em frasco estéril.

Pode-se preparar também ágar-ascite e ágar-hidrocele (para pneumococos, estreptococos e gonococos).

Soro de Löffler (Meio para Bacilos Diftéricos)

Caldo glicosado pH 6,8 a 7,0	250 ml (uma parte)
Soro sanguíneo	750 ml (três partes)

A composição do caldo glicosado é a seguinte:

Extrato de carne	3,0 g
Peptona	10,0 g
Cloreto de sódio	5,0 g
Água destilada *q.s.*	1.000,0 ml
Glicose	10,0 g

Para se obter este caldo glicosado, pode-se partir do **caldo com extrato de carne**, ao qual se adiciona a glicose. A esterilização deve ser feita de preferência pelo método intermitente. Podem-se também dissolver pelo calor todos os ingredientes do caldo e misturar o soro ao caldo esfriado a 50°C.

O soro sanguíneo é obtido do seguinte modo: colher no matadouro o sangue de boi ou de porco e deixar na geladeira, separando depois, cuidadosamente, o coágulo das paredes do vaso. Após cerca de 24 horas, o soro está completamente separado, podendo ser conservado com um pouco de clorofórmio até o momento do uso. Quando muito abundantes, as hemácias escurecem o meio, mas não o prejudicam.

Para preparar o soro de Löffler, juntar o caldo e o soro; misturar bem; distribuir em tubos, que se colocam com a inclinação própria na autoclave ou no inspissador; coagular à temperatura de 80-90°C e esterilizar pelo método intermitente (100-105°C, durante 15 minutos, três dias consecutivos) ou na autoclave, durante 30 minutos, a 114°C.

Antes de usar, incubar a 37°C, três dias, para controle de esterilidade.

Meio de Petroff (para Bacilo de Koch)

Carne moída	500 g
Glicerina	75 ml
Água destilada	425 ml

Adicionar a carne aos dois outros componentes, misturar e deixar tudo na geladeira durante a noite. Espremer bem em gaze e filtrar em algodão e em papel de filtro.

Lavar vários ovos e esterilizá-los, por imersão, em álcool a 70%, durante 10 minutos ou mais; quebrá-los em recipiente esterilizado e batê-los bem.

Misturar uma parte do caldo de carne com duas partes de ovos, volumetricamente, e, para cada 100 ml da mistura, juntar 1 ml de solução alcoólica a 1% de violeta de genciana (cristal-violeta). Coagular a 80-85°C, depois de distribuído o meio em tubos que devem ficar inclinados, e esterilizar por aquecimento àquela temperatura (80-85°C) por três dias, durante uma hora. Antes de usar, incubar por três dias. Para o isolamento do bacilo bovino, omitir a glicerina.

Meio de Brewer (Tioglicolato) (Cultura de Anacróbios e Provas de Esterilidade)

Hidrolisado pancreático de caseína	15 g
Cloreto de sódio	2,5 g
Glicose	5 g
Extrato de levedura	5 g
Ágar	0,75 g
L-cistina	0,75 g
Tioglicolato de sódio	0,5 g
Azul-de-metileno, sol. a 0,02%	10 ml
Água destilada *q.s.*	1.000 ml

Aquecer em vapor fluente, filtrar, ajustar o pH em 7,1 e acertar o volume. Distribuir em tubos de 20 mm de diâmetro (15 ml em cada tubo) e esterilizar a 120°C, por 30 minutos. Conservar à temperatura ambiente, ao abrigo da luz. Aquecer o meio, para regenerá-lo, quando tiver absorvido muito oxigênio do ar (anel superficial corado em mais de um terço da altura).

Meio de Löwenstein

Fosfato monopotássico	1 g
Citrato de sódio tribásico	1 g
$MgSO^4 \cdot 7H_2O$	1 g
Asparagina	3 g
Glicerina	60 ml
Água destilada	1.000 ml

A 150 ml da solução anterior, adicionar 6 g de fécula de batata; colocar a mistura num frasco e imergir em água fervente, durante 15 minutos, agitando sempre, para dissolver. Manter a 56°C durante uma hora e acrescentar, então, quatro ovos completos (claras e gemas) que tenham sido assim preparados: lavados em água corrente e imersos em fenol a 5%, durante 15 minutos, e, depois, em álcool a 95%. Quebrar os ovos em recipiente esterilizado, contendo pérolas de vidro, e agitar até obter-se massa homogênea.

À mistura anterior, acrescentar 5 ml de solução aquosa estéril de vermelho-congo a 2%. Filtrar em gaze estéril e distribuir em tubos e placas de Petri estéreis. Esterilizar no inspissador a 80-85°C, por duas horas, em dois dias consecutivos. Incubar para controlar a esterilidade. Se estéril, parafinar os tampões de algodão com parafina estéril.

Este meio tem sido modificado. O vermelho-congo é substituído pelo verde-malaquita, e o fosfato monopotássico, pelo dipotássico. Também se têm usado os líquidos de enriquecimento.

Meio de Löwenstein-Jensen

Fosfato monopotássico	4 g
Sulfato de magnésio	0,4 g
Citrato de magnésio	1 g
Asparagina levógira	6 g
Glicerina bidestilada	20 ml
Água destilada	1.000 ml

Esterilizar em vapor fluente. A balão de 1 litro contendo 600 ml da mistura anterior, acrescentar 30 g de fécula de batata; aquecer em banho-maria fervente e agitar até consistência homogênea. Resfriar; adicionar 1 litro de ovos frescos, previamente limpos e esterilizados por imersão em álcool. Adicionar 20 ml da solução aquosa a 2% de verde-malaquita e distribuir com funil separador provido de gaze estéril. Coagular a 85-87°C, durante 1 hora, de preferência em coagulador de areia. Deixar 24 horas a 37°C para prova de esterilidade. Conservar a 4°C e usar dentro de 60 dias.

Meio N. N. N. (Nichols, Novy e McNeal)

Cloreto de sódio	6 g
Ágar	14 g
Sangue estéril de coelho	300 ml
Água destilada	900 ml

Juntar à água o cloreto de sódio e ferver até a dissolução do ágar. Distribuir em tubos e esterilizar na autoclave a 121°C, durante 30 minutos. Guardar como estoque. Quando desejado, fundir e adicionar assepticamente o sangue estéril, desfibrinado, de coelho, na proporção de duas partes do meio para uma de sangue. Misturar completamente e inclinar. A adição do sangue deve ser feita a 55°C. Misturar sem formar bolhas. Antes de usar, incubar.

Meio de Batata

Lavar algumas batatas brancas e grandes; descascar e lavar em água corrente. Cortar em cilindros com fura-rolhas e, depois, cortar obliquamente em fragmentos com forma de cunha. Cada pedaço deve ter base de bom tamanho e ser bastante grande. Lavar em água corrente durante a noite ou mergulhar, durante várias horas, em solução de carbonato de sódio a 1:1.000. Colocar cada fragmento em tubo de ensaio com pequena porção de algodão no fundo. Acrescentar água para cobrir o fundo. Autoclave a 121°C, durante 30 minutos.

Meio com Verde-brilhante

A base deste meio é o ágar com extrato de carne a 1,5%, com indicador.

Ágar com extrato de carne a 1,5%	1.000 ml
Indicador Andrade	30 ml

Processo. A preparação é a mesma que a do ágar com extrato de carne a 1,5%, mas não é necessário ajustar a reação.

Medir o ágar filtrado, de reação não-ajustada, e adicionar 3% de indicador Andrade. Verificar a reação e, se ela se mantém entre pH 7,2 e 7,6, não ajustar; caso contrário, ajustar ao pH 7,6. (Via de regra, este acerto da reação não é necessário.)

Distribuir em cinco volumes de 100 ml em balões de 240 ml. O restante distribuir em quantidades de 400 ml em frascos de 480 ml. Esterilizar pelo vapor a 121°C, durante 30 minutos. Logo que o material é removido da autoclave, adicionar, a cada uma das quantidades de 100 ml de ágar, 5 ml de uma solução estéril contendo 2% de glicose e 30% de lactose. Ao primeiro balão, acrescentar 0,1 ml; ao segundo, 0,2 ml; ao terceiro, 0,3 ml; ao quarto, 0,4 ml; e, ao quinto, 0,5 ml de solução de verde-brilhante a 0,1%. (Estas quantidades podem variar com as diferentes amostras de corante.) De cada frasco de 100 ml, fazer seis placas de Petri, marcando a quantidade de solução de verde-brilhante e a data da preparação do ágar na tampa da placa. Essas placas servem para determinar a quantidade ótima de verde-brilhante. Quando se necessita de placas de ágar com verde-brilhante, empregam-se os frascos contendo 400 ml de ágar, que é então fundido na autoclave a 100°C, juntando-se 20 ml de uma solução estéril contendo 2% de glicose a 20% de lactose. Adiciona-se então a quantidade da solução aquosa de verde-brilhante a 0,1% que foi julgada mais conveniente, usando-se geralmente duas: uma fraca e outra forte.

Essas expressões significam o seguinte: para experimentar o meio de verde-brilhante, preparam-se placas contendo quantidades crescentes do corante. Semeia-se cada série de placas com b. coli, b. tífico e b. disentérico Shiga. "Fraca" é a diluição que melhor inibe o crescimento do b. coli sem afetar o desenvolvimento dos bacilos tíficos. "Forte" é a diluição que inibe o desenvolvimento do b. coli completamente, ou quase completamente, e não mais do que 50% do desenvolvimento do bacilo tífico.

Meio de Endo

A base para o meio de Endo é o ágar com extrato de carne, que deve ser preparado obedecendo à fórmula seguinte:

Extrato de carne	5 g
Peptona	10 g
Cloreto de sódio	5 g
Ágar-ágar	30 g
Água destilada	1.000 ml

Colocar todos os ingredientes na água e ferver vigorosamente. Restabelecer o volume. Ajustar a reação ao pH 7,8 a 8,2. Filtrar em algodão a quente, dentro da autoclave. Distribuir em volumes de 100 ml e esterilizar na autoclave a 121°C, durante 30 minutos.

Na preparação do meio, usa-se a base do seguinte modo:

Fundir 100 ml do ágar com extrato de carne (base) e acrescentar 1 g de lactose e 0,5 ml de uma solução de fucsina e sulfito de sódio assim preparada:

Solução de sulfito de sódio anidro a 10%	10 ml
Solução alcoólica de fucsina básica a 10%	2 ml

Misturar e aquecer por alguns minutos.

Depois de acrescentar a mistura lactose-fucsina-sulfito, agitar e distribuir em placas.

O meio final, depois de juntos a base e os outros ingredientes, pode ser esterilizado na autoclave a baixa temperatura, devendo-se evitar altas temperaturas para não hidrolisar a lactose.

As bactérias que fermentam a lactose (bacilo coli etc.) dão, no meio de Endo, colônias de cor vermelha; as outras bactérias (b. tíficos, b. paratíficos e b. disentéricos) dão colônias incolores ou acinzentadas.

Ágar S. S. *(Salmonella-Shigela)*

Extrato de carne	5 g
Proteose-peptona	5 g
Lactose	10 g
Sais biliares (Bacto n.º 3)	8,5 g
Tiossulfato de sódio	8,5 g
Citrato férrico	1 g
Ágar	17 g
Vermelho-neutro	25 mg
Verde-brilhante	0,33 mg
Água destilada *q. s.*	1.000 ml

Misturar os ingredientes (menos o citrato e os corantes) em 250 ml de água. Dissolver à parte o citrato e os corantes. Aquecer 700 ml de água até a fervura; juntar a mistura de ágar, sob agitação constante; ferver um a dois minutos; adicionar a solução com o citrato e corantes; misturar; acertar o volume para 1 litro; ajustar o pH em 7,0 e distribuir em placas.

Meio de Harris e Teague (Holt-Harris e Teague, *J. Inf. Dis.*, *18*:596, 1916)

Assemelha-se ao meio de Endo, mas é usado por alguns, de preferência a este.

Extrato de carne	3 g
Peptona de Witte	10 g
Cloreto de sódio	5 g
Ágar-ágar	30 g
Água destilada	1.000 ml

Fundir o ágar em mais ou menos 900 ml de água, na autoclave a 121°C, durante 30 minutos. Dissolver na água restante os outros ingredientes com o auxílio do calor. Misturar, restabelecer o volume e ajustar ao pH 7,0 ou 7,2. Aquecer na autoclave e filtrar em algodão, a quente. Distribuir em volumes de 100 ml e esterilizar a 121°C, durante 30 minutos.

Para uso, fundir a 100°C o meio anteriormente preparado (100 ml) e juntar os outros componentes, que são os três seguintes:

1. Solução A	Sacarose	10 g
	Lactose	10 g
	Água	100 ml

2. Eosina amarela em solução aquosa a 3%
3. Azul-de-metileno em solução aquosa a 0,5%

As seguintes quantidades devem ser adicionadas aos 100 ml de ágar fundidos:

Solução A (sacarose-lactose)	5,0 ml
Eosina a 3%	1,3 ml
Azul-de-metileno a 0,5%	2,0 ml

Agitar e distribuir em placa. Incubar para controlar a esterilidade.

Meio Uréia-indol (Segundo Le Minor)

L-triptofano	0,3 g
Uréia	2 g
Cloreto de sódio	0,5 g
Fosfato monopotássico (KH_2PO_4)	0,1 g
Álcool a 95°	1 ml
Vermelho-fenol, sol. a 1%	0,25 ml
Água destilada	100 ml

Dissolver os ingredientes; filtrar em Seitz ou em velas; distribuir assepticamente em ampolas. Distribuir 0,2 ml, em tubos finos, no momento de usar.

Meio Manita-mobilidade (Segundo Le Minor)

Peptona (Bacto-Tryptone, ou outra)	20,0 g
Manita	10,0 g
Vermelho-fenol, sol. 1%	2,5 ml
Ágar	4,0 g
Água destilada	1.000 ml

Aquecer em autoclave até dissolver; acertar o pH em 7,4; filtrar em algodão (ainda quente); distribuir em tubos em pé e esterilizar a 120°C, durante 15 minutos. Semear em picada.

Meio Combinado Lactose-glicose-H_2S (Segundo Le Minor)

Peptona (Bacto-Tryptone ou outra)	20,0 g
Cloreto de sódio	5,0 g
Lactose	10,0 g
Glicose	1,0 g
Hipossulfito de sódio	0,2 g
Sulfato de ferro amoniacal	0,2 g
Vermelho-fenol, sol. a 1%	2,5 ml
Ágar	13,0 g
Água destilada	1.000 ml

Distribuir em pé. No momento de usar, fundir e inclinar. Semear em picada e em estria.

Meio com Ácido Rosólico (Calazens-Rangel Pestana)

Água destilada	1.000 ml
Extrato de carne	0,5%
Ágar	3%
Peptona	1%
Lactose	2%
Solução de ácido rosólico	1%

Dissolver o ágar na água destilada, na autoclave, a 121°C, durante 20 minutos, reservando cerca de 100 ml para dissolver os outros ingredientes. Dissolver a peptona e o extrato de carne na água reservada para esse fim, com o auxílio do calor. Misturar as duas partes e restabelecer o volume para 1 litro. Ajustar a reação ao pH 7,0 a 7,6 com Na_2CO_3 1 N. Aquecer a 121°C, durante cinco a 10 minutos. Filtrar em algodão, dentro da autoclave. Distribuir. Esterilizar. Para o uso, junta-se a solução estéril de lactose para fazer a concentração a 2%. Mais 1% da solução de ácido rosólico (esta solução é a 1 g em 100 ml de álcool a 50%).

O ácido rosólico (também coralina ou aurina) apresenta-se sob a forma de fragmentos de cor marrom-avermelhada, brilho metálico esverdeado, reduzindo-se facilmente a pó. Insolúvel no álcool, dando soluções de cor vermelho-amarela. Indicador com zona de viragem entre pH 6,8 (amarelo) e 8,2 (vermelho).

Meios de Dubos (Líquido)

Solução "A"	
Fosfato monopotássico	1 g
Fosfato dissódico	6,3 g
Asparagina	2 g
Água destilada	100 ml
Solução "B"	
Hidrolisado de caseína	0,5 g
Citrato de ferro amoniacal	50 mg
$MgSO_4$, sol. a 1%	1 ml
$CaCl_2$, sol. a 0,05%	1 ml
$ZnSO_4$, sol. a 0,01%	1 ml
$CuSO_4$, sol. a 0,1%	1 ml
Água destilada	800 ml

Misturar as soluções "A" e "B"; ajustar o pH em 6,5-6,8; adicionar 5 ml de solução a 10% de "Tween 80"; autoclavar a

120°C, por 10 minutos. Juntar em condições assépticas, a cada 90 ml da mistura anterior, 10 ml da seguinte solução:

Albumina bovina (fração V)	5 g
Glicose	7,5 g
Água destilada	100 ml

Essa solução deverá ser esterilizada por filtração e, depois, aquecida a 56°C, durante 30 minutos, para destruir a lipase da fração albumina.

Por fim, distribuir em tubos e comprovar a esterilidade.

Meio para Hemocultura (Kracke e Teasley)

A) Coração de boi desengordurado, fresco e em pequenos pedaços ... 500 g
Água destilada ... 1.000 ml

Macerar e deixar na geladeira durante a noite. Espremer bem através de gaze (quatro camadas). Aquecer o filtrado até a ebulição e filtrar em tela de arame fina.

B) Cérebro de boi, em pequenos pedaços ... 250 g
Água destilada ... 500 ml

Macerar e deixar na geladeira durante a noite. Filtrar em gaze (quatro camadas). Aquecer lentamente o filtrado até a ebulição, agitando constantemente. Não filtrar. Misturar 800 ml de (A) com 110 ml de (B) e dissolver, com o auxílio do calor, nessa mistura, os seguintes ingredientes:

Citrato de sódio ($Na_3C_6H_5O_7 \cdot 5\ 1/2\ H_2O$)	1 g
Fosfato dissódico ($Na_2HPO_4 \cdot 12\ H_2O$)	2 g
Cloreto de sódio	4 g
Peptona	10 g
Glicose	10 g

Ajustar a reação ao pH 7,4; distribuir em volume de 50 ml e autoclavar a 121°C, durante 20 minutos.

Antes de usar, incubar.

Ágar-hormônio (Huntoon) (Meio Estoque para os Processos Bacteriológicos Gerais)

Água destilada	1.000 ml
Coração moído (ou carne moída)	500 g
Ágar	0,5 até 1,5%
Peptona	1%
Cloreto de sódio	0,5%
Ovo	0,5%

Lavar os filamentos do ágar (de 5 a 15 g) em água corrente e dissolver, pelo calor, em 1 litro de água destilada. Resfriar a 50 ou 60°C. Juntar o coração ou a carne macerada e o ovo, de acordo com a fórmula; aquecer até a ebulição e deixar cozinhar lentamente, durante 15 a 20 minutos. Filtrar através de peneira para farinha e, depois, em algodão de vidro (evitar algodão ou papel de filtro). Adicionar a peptona (10 g) e o cloreto de sódio (5 g) e ferver durante cinco minutos. Medir o volume e corrigir a reação para o pH 7,5, usando o Na_2CO_3 1 N, depois de ter-se juntado de 0,25 a 1% de glicose. Deixar o precipitado depositar e decantar o meio claro sobrenadante. Distribuir e esterilizar na autoclave ou no esterilizador de Arnold, a 100°C, durante 30 minutos, por três dias consecutivos, ou ainda na autoclave a 121°C, durante 30 minutos.

Ágar-hormônio-sangue (Meio para Pneumococo, Estreptococo, Gonococo)

Ágar-hormônio (anteriormente descrito)	100 ml
Água destilada esterilizada	40 ml
Sangue fresco estéril de carneiro	40 ml

Fundir o ágar a 50°C. Acrescentar, com as precauções de esterilidade, a água destilada e o sangue. Distribuir em placas, que se incubam a 37°C, por 18 horas.

Ágar-hormônio-ascite

A preparação é semelhante ao meio anterior (ágar-hormônio-sangue), substituindo-se, porém, o sangue pelo líquido.

Ágar-sangue-chocolate (Meio para Gonococo)

Peptona	10 g
Fosfato de sódio dibásico (Na_2NPO_4)	2 g
Água destilada	1.000 ml
Carne moída	500 g
Ágar	12 g

Dissolver os 10 g de peptona e os 2 g de fosfato de sódio dibásico nos 1.000 ml de água destilada. Aquecer a 60°C. Juntar os 500 g de carne de vaca moída, magra. Manter a temperatura a 60°C, durante 45 minutos; a seguir, ferver na autoclave durante 30 minutos. Filtrar e ajustar a reação ao pH 7,4. Dissolver os 12 g de ágar (ou menos, podendo-se, pela percentagem do ágar, regular a consistência do meio, que deve ser "mole"), fervendo o menos possível. Repartir em quantidades de 100 ml de balões de 200 ml; colocar na autoclave a 121°C, durante 15 minutos, e guardar no refrigerador. Para uso, fundir o meio estoque e, enquanto **estiver ainda muito quente**, juntar 10 ml de sangue humano citratado para cada 100 ml do meio. Misturar completamente. A mistura ficará marrom-escura imediatamente, em vez de apresentar a cor vermelha do ágar-sangue que é preparado em temperaturas mais baixas. Distribuir em placas de Petri e usar no mesmo dia do preparo.

Meio de Bordet-Gengou (para Isolamento do Bacilo Pertussis)

Batatas descascadas	500 g
Água destilada	1.000 ml
Glicerina	80 ml
Ágar	60 g
Cloreto de sódio, sol. a	0,6%

Passar os 500 g de batatas descascadas em máquina de moer carne e juntar a 1.000 ml de água destilada; acrescentar, então, 80 ml de glicerina, agitar bem o frasco e colocar em esterilizador de Arnold por uma hora, ou na autoclave a 121°C, durante 30 minutos. Coar em gaze e espremer bem, de modo a obter todo o líquido possível. Para cada 500 ml do líquido obtido, juntar 1.500 ml da solução de cloreto de sódio a 0,6% e 60 g de ágar. Aquecer até dissolver, de preferência na autoclave. Filtrar e distribuir em quantidades de 150 ml. Esterilizar a 100°C, durante uma hora, por três dias consecutivos, ou 121°C, durante 30 minutos.

Para uso, fundir e resfriar a 45-50°C e juntar a 10% de sangue de cavalo ou carneiro, citratado, estéril, recentemente obtido (no máximo de 72 horas). Pode-se usar também sangue desfibrinado de coelho.

Não há necessidade de ajustar o pH, que é usualmente de 6,6 a 7,3. Antes de usar, controlar a esterilidade, incubando a 37°C, durante três dias.

Ágar com Infusão de Testículos (Base de Meios para Gonococos)

Testículo de boi	500 g
Água destilada	1.000 ml
Ágar	2,5%
Peptona	2,0%
NaH_2PO_4	0,3%
Glicose	0,2%

Preparação do caldo concentrado: lavar bem os testículos em água corrente e remover a túnica de revestimento e o tecido conjuntivo, tanto quanto possível. Misturar, pesar e acrescentar a metade da quantidade total de água (500 ml). Deixar, durante a noite, em infusão, na geladeira. Aquecer a 50°C no banho-maria e manter a essa temperatura pelo prazo de 30 minutos. Levar o banho-maria à ebulição, agitando constantemente até que as proteínas se coagulem e comecem a depositar-se. Filtrar em gaze ou em peneira fina de arame. Juntar água para restabelecer o volume inicial da água (500 ml). Para cada 500 ml da infusão, adicionar 20 g de peptona, 3 g de fosfato de sódio monobásico e dissolver.

Preparação do ágar: À outra metade da água, juntar os 25 g de ágar. Dissolver pelo aquecimento na autoclave a 121°C, durante 30 minutos.

Processo. A 500 ml do caldo concentrado, acrescentar 500 ml do ágar a 5%. Ajustar ao pH 7,8. Acrescentar e dissolver a glicose. Distribuir e esterilizar por vapor a 121°C, durante 30 minutos.

Para preparar o ágar-sangue com infusão de testículos, juntar sangue desfibrinado na proporção de 5% (processo comum de ágar-sangue ou juntar o sangue ainda quente para dar ao meio cor de chocolate).

Ágar-Infusão de Fígado (para Br. Abortus)

1. Infusão de fígado de boi	500 ml
2. Água destilada	500 ml
3. Ágar	20 g
4. Peptona	10 g
5. NaCl	5 g
6. Albumina de ovo	10 g

Para preparar o item 1, pesar 500 g de fígado moído de boi, adicionar 500 ml de água destilada e deixar em infusão em lugar fresco por 24 horas. Espremer em gaze e recolher os 500 ml da infusão. Adicionar então o ágar ao item 2 e autoclavar, durante 30 minutos, a 15 libras de pressão. Dissolver 4 e 5 em 1. Dissolver 6 em 10 ml de água. Misturar todos os ingredientes, exceto a albumina, e completar o peso perdido pela evaporação. Ajustar a reação ao pH 7. Resfriar a 50°C e adicionar a albumina de ovo dissolvida. Aquecer a 100°C por hora e meia. Passar em peneira fina e filtrar em algodão de vidro limpo. Reajustar ao pH 7,0. Distribuir em tubos porções de 15 ml e autoclavar à pressão de 15 libras, por 30 minutos. Quando necessário, fundir e inclinar ou verter em placas.

Caldo Saponina (para Hemocultura)

Juntar ao caldo com infusão de carne (caldo comum) citrato de sódio, de modo a fazer uma solução de 2%. Acrescentar saponina branca (B.D.H.) para fazer uma solução de concentração de 0,1%. Esterilizar pelo método fracionado (vapor) em três dias sucessivos, durante 30 minutos, e distribuir em volumes de 10 ml.

Depois da adição de 2 ml de sangue, a diluição final da saponina passa a ser de 0,08%.

Caldo Tripsina-glicosado

Consiste em caldo com infusão de carne (caldo comum) a que se juntou glicose na proporção de 1% e adicionado ainda de solução filtrada de tripsina *(Allen* e *Slanburys)* na proporção de uma parte da solução de tripsina para 10 de caldo.

Meio de Carne de Robertson

Cozer a fogo lento, durante 30 minutos, 500 g de coração de boi cortado em pequenos pedaços em 500 ml de NaOH N/20. Decantar o líquido. Espremer em gaze completamente. Colocar, em tubos de ensaio esterilizados, pequena porção do músculo cardíaco assim preparado e juntar caldo comum de modo a recobrir o músculo por 1 a 2 cm. Esterilizar na autoclave.

Caldo Cerebroglicosado (para Estreptococos)

Dissolver 8 g de caldo com infusão de carne "Bacto" *(Difco Laboratories,* Detroit) e 8 g de cloreto de sódio em 1.000 ml de água fervente. Resfriar e juntar 2 g de glicose puríssima e 1 ml de indicador Andrade. Distribuir em tubos de 200 × 20 mm. Juntar a cada tubo três pequenos pedaços de cérebro de vitelo e dois ou três fragmentos de mármore e esterilizar na autoclave a 121°C, durante 20 minutos.

Esse meio é usado vantajosamente nas hemoculturas. Por causa do indicador, pode-se notar a origem e crescimento bacteriano antes que as colônias sejam reconhecidas nas placas. O mármore age como tampão.

Meios com Bile (para Bacilos Tíficos)

Obtém-se a bile (de boi ou de porco) no matadouro. Distribuir em tubos e esterilizar.

Caso seja mais conveniente, usar a seguinte fórmula:

Bile de boi desidratada (Bacto)	30 g
Peptona	2,5 g
Água	250 g

Dissolver, distribuir em tubos, esterilizar.

Meio de Prova Sabouraud

Ágar	18 g
Peptona	10 g
Maltose	40 a 60 g
Água	1.000 ml

Dissolver os ingredientes na água, pelo calor: se formar um precipitado, resfriar a 60°C. Misturar uma gema de ovo com 10 ml de água e juntar ao meio, agitando bem. Filtrar a quente em algodão molhado. Distribuir em tubos e balões; esterilizar na autoclave a 121°C, durante 30 minutos. Controlar a esterilidade, incubando a 37°, durante três dias.

Meio de Conservação de Sabouraud

Peptona	30 g
Ágar	18 g
Água destilada	1.000 ml

Preparação análoga ao meio anterior.

Meio de Czapeck

Nitrato de sódio	3 g
Fosfato bipotássico (K_2HPO_4)	1 g
Sulfato de magnésio	0,5 g
Cloreto de potássio	0,5 g
Sulfato ferroso	0,01 g
Ágar	15 g
Água destilada	1.000 ml
Sacarose	30 g

Dissolver todos os ingredientes, menos o ágar, no litro de água; acrescentar à solução o ágar; aquecer na autoclave a baixa temperatura (para fundir o ágar). Filtrar em algodão molhado em água destilada; distribuir em tubos e balões e esterilizar na autoclave.

Meio de Hiss (para Identificação dos Germes Intestinais)

Gelatina	40 g
Ágar	8 g
Cloreto de sódio	2 g
Peptona	10 g
Extrato de carne	1 g
Água destilada	1.000 ml

Dissolver na autoclave a 100°C, durante 50 minutos, em cerca de 900 ml de água, o cloreto de sódio, o ágar e a gelatina. Na água restante, dissolver a peptona e o extrato de carne, em banho-maria. Misturar as duas partes e restabelecer o volume para 1.000 ml. Ajustar a reação ao pH 7,4 a 7,6 com Na_2CO_3 1 N. Autoclavar a 121°C, durante cinco a 10 minutos. Depois de filtrado, adicionar ácido rosólico, na proporção de 1%, e os açúcares na proporção de 2%.

Distribuir e esterilizar na autoclave a 100°C, durante 30 minutos. Usar tubos de 110 × 10 mm.

Meio de Krumwiede, com Três Açúcares

Ágar	15 g
Cloreto de sódio	5 g
Extrato de carne	3 ml
Peptona	5 g
Lactose	10 g
Sacarose	10 g
Glicose	0,5 g
Indicador Andrade	30 ml
Água destilada	1.000 ml

Dissolver o ágar em cerca de 900 ml de água, aquecendo na autoclave a 121°C, durante 30 minutos. Na água restante, dissolver a peptona, o cloreto de sódio e o extrato de carne, também com o auxílio do calor. Misturar as duas partes e restabelecer o volume para 1 litro. Acrescentar o indicador e ajustar a reação rigorosamente ao pH 7,5. Adicionar então os açúcares. Distribuir em tubo 12 × 12 e esterilizar na autoclave a 121°C, durante 12 minutos. Semi-inclinar.

Indicador Andrade

Adicionar NaOH 1 N a uma solução aquosa de fucsina ácida, até que a cor mude de vermelho para alaranjado e para amarelo. Juntar o álcali em pequenas porções, em intervalos mais ou menos longos, porque a mudança de cor tem lugar lentamente. Cada 1.000 ml da solução de fucsina ácida requer cerca de 16 ml do álcali. Esterilizar na autoclave a 121°C, durante 20 minutos. Usar, para cada 100 ml de meio, 1 ml do indicador.

Solução de Bromocresol-púrpura

Bromocresol-púrpura	1,6 g
Álcool	100 ml

Usar 1 ml para cada 1.000 ml de meio, a menos que seja indicado proceder de outra forma.

Solução de Bromotimol-azul e de Fenol-vermelho

Substituir, na fórmula anterior, o bromocresol-púrpura pelo bromotimol-azul ou fenol-vermelho.

Solução de Clark e Lubs (para Reações de Vogs-Proskauer e do Vermelho-de-metila)

Peptona	5 g
Glicose	5 g
Fosfato dipotássico	5 g
Água destilada	1.000 ml

Misturar e dissolver pelo aquecimento. Filtrar em papel e substituir a água perdida. Distribuir em volumes de 10 ml em tubos de ensaio e esterilizar a 100°C, durante 20 minutos, em três dias consecutivos.

Solução de Ehrlich, para Pesquisa do Indol

Paradimetilaminobenzaldeído	4 g
Álcool a 96%	380 ml
Ácido clorídrico concentrado	80 ml

IMPERMEABILIZAÇÃO DE MESAS DE LABORATÓRIO

1. Lixar a madeira.
2. Desengordurar com algodão embebido em gasolina.
3. Passar uma camada da seguinte solução:

Permanganato de potássio	2 g
Sulfato de ferro (pó amarelo-claro)	4 g
Sulfato de cobre	4 g
Água	100 ml

Dissolver a quente e passar com "boneca" de pano ou algodão. Repetir a operação, passando nova camada, de sorte a impregnar toda a superfície da madeira.

4. Depois de secar, passar sabão-do-reino, umedecido. Passar com o próprio pedaço de sabão. Destarte, a massa do sabão obtura poros e frestas. Limpar com pano úmido, retirando o excesso de massa.
5. Deixar secar e passar uma camada de:

Óleo de anilina	12 g
Ácido clorídrico	18 ml
Água	100 ml

Passar com "boneca" de pano ou algodão. A madeira tornase preta. Se a madeira não tiver ficado bem impregnada, podese voltar a passar mais solução de permanganato e repetir todo o processo. No fim, limpar com pano molhado e deixar secar. Dissolver parafina em gasolina e passar com algodão, ou empregar ferro de engomar, quente, para distribuí-la em camada fina.

BIBLIOGRAFIA

ALMEIDA, F.P.: *Micologia Médica.* São Paulo, Companhia Melhoramentos de São Paulo, 1939.

BIER. O.: *Microbiologia* e *Imunologia,* 23.ª edição. São Paulo, Melhoramentos, 1984.

LACAZ, C.S.: Manual de Micologia Médica. S. Paulo, *1, Nacional Livro,* S. Paulo, 1973.

SALLE, A.J.: *Fundamental Principles of Bacteriology.* New York, McGraw-Hill Co. Inc., 1954.

SIMMONS, J.S. & GENTZKOW, C.J.: *Medical and Public Health Laboratory Methods.* Lea & Febiger, Filadélfia, 1955.

SONNENWIRTH. A.C. & JARETT, L.: *Gradwohl Clinical Laboratory Methods and Diagnosis.* St. Louis, Mosby, 8.ª ed., 1980.

TOPLEY, W. W. & WILSON, G.S.: *The Principles of Bacteriology and Immunity,* 6.ª ed., Butler e Tanner, Londres, 1975.

Índice Alfabético

B

C

D

F

G

H

M

N

O

P

Q

R

S

T

U

V

X

Y

Z

Pré-impressão, impressão e acabamento

GRÁFICA SANTUÁRIO

grafica@editorasantuario.com.br
www.graficasantuario.com.br
Aparecida-SP

2019
1 2 3 4 5 6 7 8 9 10